KB152121

6th Edition

산과학

OBSTETRICS

6th Edition

산과학

OBSTETRICS

첫째판 1쇄 발행 | 1987년 10월 15일
여섯째판 1쇄 인쇄 | 2019년 9월 6일
여섯째판 1쇄 발행 | 2019년 9월 20일
여섯째판 2쇄 발행 | 2021년 3월 10일
여섯째판 3쇄 발행 | 2024년 2월 27일

지 은 이 대한산부인과학회
발 행 인 장주연
출판기획 이성재
출판편집 박미애
편집디자인 양은정
표지디자인 김재욱
발 행 처 군자출판사
등록 제4-139호(1991. 6. 24)
본사 (10881) 파주출판단지 경기도 파주시 회동길 338(서패동 474-1)
전화 (031) 943-1888 팩스 (031) 955-9545
홈페이지 | www.koonja.co.kr

ISBN 979-11-5955-483-4
정가 150,000원

집필진

강윤단	단국의대	박문성	아주의대	이동형	부산의대
강혜심	제주의대	박미혜	이화의대	이미영	울산의대
경규상	한림의대	박병관	성균관의대	이민아	충남의대
고현선	가톨릭의대	박성남	원광의대	이수정	울산의대
곽동욱	아주의대	박성윤	성균관의대	이순애	경상의대
구화선	차의과학대	박인양	가톨릭의대	이승미	서울의대
권자영	연세의대	박중신	서울의대	이 영	가톨릭의대
권지영	가톨릭의대	박지권	경상의대	이영주	부산의대
권하얀	동국의대	박지윤	서울의대	이정재	순천향의대
권한성	건국의대	박지은	경상의대	이정헌	전북의대
길기철	가톨릭의대	박찬욱	서울의대	이준호	연세의대
김광준	중앙의대	박현수	동국의대	이지연	차의과학대
김문영	차의과학대	박희진	차의과학대	이필량	울산의대
김미선	차의과학대	배진곤	계명의대	전종관	서울의대
김민아	연세의대	부혜연	한양의대	정영주	전북의대
김병재	서울의대	서용수	인제의대	정진훈	차의과학대
김사진	가톨릭의대	설현주	경희의대	조금준	고려의대
김상태	충북의대	성원준	경북의대	조연경	차의과학대
김석영	가천의대	성지희	성균관의대	조용균	인제의대
김선민	서울의대	손가현	한림의대	조인애	경상의대
김수현	차의과학대	손인숙	건국의대	조해중	원광의대
김승철	부산의대	송지은	한림의대	조현진	인제의대
김애란	울산의대	신승주	차의과학대	주다혜	울산의대
김연희	가톨릭의대	신재은	가톨릭의대	차동현	차의과학대
김영남	인제의대	신종철	가톨릭의대	차현화	경북의대
김영주	이화의대	심성신	차의과학대	최규연	순천향의대
김영한	연세의대	심소현	차의과학대	최상준	조선의대
김용범	서울의대	심순섭	제주의대	최석주	성균관의대
김용진	고려의대	심재윤	울산의대	최성진	연세원주의대
김윤숙	순천향의대	안기훈	고려의대	최세경	가톨릭의대
김윤하	전남의대	안태규	강원의대	최수란	인하의대
김종운	전남의대	양정인	아주의대	최지현	조선의대
김지연	차의과학대	오경준	서울의대	최진영	충북의대
김해중	고려의대	오관영	을지의대	한유정	차의과학대
김형태	울산의대	오민정	고려의대	한정렬	국립중앙의료원
김호연	고려의대	오수영	성균관의대	호정규	한양의대
김희선	인제의대	원혜성	울산의대	홍성연	대구가톨릭의대
나성훈	강원의대	위정하	가톨릭의대	홍수빈	서울의대
노정래	성균관의대	윤보현	서울의대	홍순철	고려의대
노지현	인제의대	윤항구	고신의대	홍준석	서울의대
류현미	차의과학대	이경아	이화의대	황종윤	강원의대
문종수	한림의대	이경진	차의과학대	황한성	건국의대
박교훈	서울의대	이귀세라	가톨릭의대		

산과학 제6판의 출간에 즈음하여

대한산부인과학회에서 산과학 제5판이 출간된 지도 벌써 5년이 지났습니다. 그동안 모체태아의학 분야도 급속한 발전과 새로운 연구결과들이 많이 축적되었고, 영역도 확장됨에 따라 보다 넓어진 새로운 분야에 대한 지식의 정리가 필요하게 되었습니다. 이에 대한산부인과학회 제23대 김승철 이사장을 비롯한 집행부에서는 개정판에 대한 필요성과 함께 출간을 재임기간동안에 완성하기로 결정하였고 이에 따라 2019년 2월에 '산과학 제6판' 편집간행위원회가 구성되어 원고제출 및 4차에 걸친 수정작업이 순조롭게 진행되어 2019년 대한산부인과학회 제105차 학술대회 이전에 출간할 수 있게 되었습니다.

산과학 교과서는 1987년 처음 출간된 이후 4차례의 개정을 하였고 2014년에 마지막으로 개정되었습니다. 그동안 이 '산과학'은 전국 의과대학과 의학전문대학 학생들의 표준 교과서로서, 산부인과 전공의뿐 아니라 개원하신 선생님들의 표준 치료지침서로서, 그리고 교수님들의 교육지침서로 자리를 잡아 우리나라 모체태아의학 발전에 밑거름이 되었습니다.

'산과학 제6판'은 제5판과 마찬가지로 산부인과 전공의와 전문의의 수준에 맞추어 집필하였습니다. 이에 따라 산부인과의 전문적인 수련과정을 거치는 동안 반드시 알아야 할 지식을 총망라하고자 하였습니다.

'산과학 제6판'의 집필은 대부분 현재 대학에서 가장 활발하게 활동하시는 모체태아의학 교수님들을 중심으로 이루어졌으며, 일부 유관분야의 내용들은 해당 전문분야의 교수님들이 집필에 참여하였습니다. 도표와 사진은 최대한 집필진들이 실제 임상에서 경험하고 사용하시던 내용으로 삽입하여 완성도를 높이도록 노력하였습니다. 또한 제5판과 마찬가지로 집필하신 교수님의 소속과 실명을 밝힘으로서 책임감과 함께 향후 집필내용에 대한 궁금한 사항은 직접 연락하여 알 수 있도록 하였습니다.

'산과학 제6판'에 사용된 의학 용어는 대한의사협회에서 출판된 의학용어집 제5판을 참조하였으며, 모체태아의학 영역에서 인정되어 있는 약자는 간단하게 정리하여 책의 앞면에 실어두고, 전체적으로 간편한 약자를 사용하도록 하였습니다.

'산과학 제6판'의 내용은 우리나라 모체태아의학 분야의 현재의 상황과 향후 지향하여야 할 목표에 방향을 맞추었습니다. 그리고 모체태아의학 분야의 관점에서 우리나라의 두드러진 현상인 급속한 고령여성의 증가와 출산율의 현저한 저하, 의료의 법리적 문제를 인식하며 집필하였습니다. 한편, 모체태아의학 분야에서는 태아초음파의 중요성이 더욱 높아졌고 태아 자기공명영상검사의 이용이 점차 많아지면서 '산과영상'의 내용들을 더 보강하였고 산전

진단과 태아치료에 대한 최신지견들을 보강하였습니다. 또한 비만 관련 내용을 새로이 추가하였습니다. 산과마취와 신생아관리, 임신중 악성신생물에 대해서는 해당 전문분야의 교수님들이 집필에 참여하였습니다.

'산과학 제6판'은 제5판에서 이미 방대한 부분에 대해서 비교적 잘 정리되어 있다고 판단하여 일부 장들을 제외하고는 수정과 보완을 통해 더욱 완성도를 높이는 데 주력하였습니다. 7개월이라는 짧은 집필기간으로 인한 미흡한 부분은 여전히 남아 있으나 다음 개정판에서 이를 더 보완할 수 있으리라 기대하며 너그러이 이해해 주시기를 부탁드립니다.

끝으로 '산과학 제6판'의 출간을 위해서 헌신적인 수고와 노력을 아끼지 않으신 많은 분들께 진심으로 감사의 마음을 전합니다. 바쁜 일정에도 항상 참석하셔서 꼼꼼히 챙기시고 관심을 보여주신 김승철 이사장님과 김세광 회장님께 감사드립니다. 바쁜 진료와 업무 중에서도 집필을 쾌히 허락해주시고 훌륭한 내용의 원고를 주신 집필진 교수님들, 특히 단원의 책임을 맡아 수고하신 단원책임자 교수님들께 다시 한번 감사의 말씀을 드립니다. 원고를 꼼꼼히 읽어주시고 오자와 도표와 그림 등 전반적인 흐름을 보아주셨던 선생님들께도 감사드립니다. 교정과 출간업무를 잘 마무리해주신 군자출판사와 출판사 여러분들께도 감사드립니다. 또한 책의 출판을 위해 뒤에서 물심양면으로 도움을 주신 학회사무국 여러분께도 감사를 드립니다.

아무쪼록 새로 출간된 '산과학 제6판'이 여러 선생님들의 사랑받는 교과서가 되기를 기대합니다.

2019년 9월

산과학 교과서 편집간행위원장 신 종 철

대한산부인과학회 이사장 김 승 철

목차

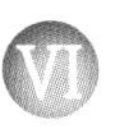
이상임신 및 합병증

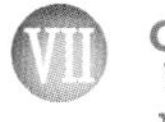
임신 중 동반질환

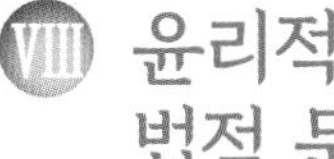
윤리적, 법적 문제

I
서론

제1장

산과학 개요

Overview of Obstetrics

손인숙 | 건국의대

1. 산과학의 정의

산과학은 임신의 준비 및 시작에서 출산 후까지 임산부, 태아 및 신생아의 건강을 다루는 의학의 한 분야이다(지제근, 2004). 산과학을 뜻하는 영어 단어 obstetrics는 라틴어의 obstetrix에서 유래되었으며 이는 산파(midwife)를 의미한다. 또한 라틴어의 obstetrix는 obstare에서 왔을 것이라고 추정되는데 이는 '뒤에서 지켜본다'라는 뜻이다(J Drife, 2002). 오늘날 산과학에서는 임산부와 태아 및 신생아의 건강과 연관 있는 학문을 다루는 모체 태아의학(maternal fetal medicine), 주산기학(perinatology)이라는 전문화된 산과학을 지향하고 있으며 이 분야는 가임여성, 정상 및 비정상의 임산부, 태아 및 신생아의 해부, 생리, 병리, 진단 및 치료 등을 광범위하게 다루고 있다.

2. 산과학의 목적

산과학의 목적은 임산부와 태아의 건강관리를 증진시키는 것이다. 즉, 산과학은 생식과정에서 발생하는 임산부, 태아 및 신생아의 사망과 이환율을 극소화하여 산모와 신생아의 육체적 또는 정신적 손상을 감소시켜 건강한 생활을 영위하는 데 있다. 거시적인 목적으로는 태아가 처해 있는 자궁 내 환경요인이 성인이 된 후 질병 발생에 영향을 미친다는 자궁 내 태아프로그래밍 학설을 근거로 임산부와 태아의 건강관리를 증진시킴으로써 건강한 사회와 국가를 이루는 데 있다. 또한 생식과 관련된 생명과학분야의 발전에도 기여하는 것이다.

3. 산과학 용어의 정의

국가 간 인구동태 통계자료를 비교하기 위하여 산과학 용어의 표준화된 정의가 필요하다. 세계보건기구(WHO)의 제10차 개정 국제질병분류에 의한 한국표준질병사인분류(KSCD, 통계청, 2016년 7차 개정)에서 사용하고 있는 산과학 용어의 정의를 기준으로 하였다. 그러나 일부 용어는 한국표준질병사인분류에 없는 경우도 있어 세계보건기구(WHO), 미국산부인과학회(ACOG), 미국소아과학회(AAP), 미국국립건강통계센터(NCHS), 미국질병본부(CDC) 등의 용어정의를 사용하였으며, 용어정의는 단체에 따라 조금씩 차이가 있어 이러한 경우 출처를 명시하였다.

- 주산기(perinatal period): 임신기간을 기준으로 만 22주(154일)부터 생후 만 7일(168시간)까지를 말한다(WHO). 미국에서는 임신 20주부터 생후 28일까지(Williams obstetrics, 2018), OECD에서는 임신 28주부터 생후 만 7일까지를 말한다.
- 출산(birth): 제대의 절단이나 태반의 부착여부에 관계없이 모체로부터 태아가 완전만출 된 경우를 말하며, 인구동태 통계상 태아체중이 500 g 미만일 때는 출산이 아닌 유산이라 한다.
- 출생률(birth rate): 인구 1,000명당 출생수(live birth)를 말한다.
- 유산(abortion): 태아가 자궁 밖으로 나왔을 때 생존능력이 없는 것을 말한다(Annas et al., 2012). 태아 체중을 기준으로 할 때 500 g 미만, 임신 기간을 기준으로 할 때 임신 20주 미만에 임신이 종결된 것을 유산으로 정의한다.(WHO, NCHS)
- 출생(live birth): 임신주수와 관계없이 태아가 모체로부터 완전히 만출한 것으로, 생명의 증거로서 자발 호흡, 심장박동, 수의근의 명백한 움직임 등이 있는 경우를 말한다.
- 사산(stillbirth, fetal death): 태아가 모체로부터 완전히 만출되기 전에 사망하는 경우를 말한다. 태아 사망이란 모체로부터 분리 후에도 어떤 생명의 징표도 나타내지 않는 것이다. 임신 기간을 기준으로 유산과 구분하는 경우에는, 사산은 임신 20주를 포함한 이후 태아가 자궁 내에서 사망한 것을 말한다. 미국산부인과학회에서는 태아의 체중을 기준으로 500 g 이상의 태아가 자궁 내에서 사망한 경우를 사산으로 정의한다(ACOG, 2009).
- 사산율(stillbirth rate, fetal death rate): 출생(live birth) 및 사산을 포함한 1,000명의 태어난 영아당 사산아 수를 말한다.

$$\text{사산율} = \frac{\text{사산아}}{\text{출생아+사산아}} \times 1{,}000$$

- 생식률(fertility rate): 15세부터 44세(또는 49세)까지의 여성인구 1,000명당 생존 출생 수를 말한다.
- 일반출산율(general fertility rate, GFR): 특정 1년간의 총 출생아수를 당해 연도의 가임 여성인구(15~49세 여성인구)로 나눈 수치를 1,000분비로 나타낸 것을 말한다.

$$\text{일반 출산율} = \frac{\text{당해 연도 총 출생아 수}}{\text{당해 연도 가임기여성의 인구}} \times 1{,}000$$

- 연령별 출산율(age-specific fertility rate, ASFR): 특정 연도의 15~49세까지 여성의 연령별 당해 연도의 출생아 수를 당해연령의 여성인구로 나눈 비율을 1,000분비로 나타낸 것으로 출산력 수준을 파악하는 가장 대표적인 지표로서 인구추계 작업에 쓰인다.
- 합계출산율(total fertility rate, TFR): 한 여성이 평생 동안 평균 몇 명의 자녀를 낳는가를 나타내며, 출산력 수준 비교를 위해 대표적으로 활용되는 지표로서 연령별 출산율(ASFR)의 총합을 말한다.
- 신생아(neonate): 출생일부터 28일까지의 아기를 말한다(Wikipedia, 2019).
- 신생아사망(neonatal death): 조기신생아사망(early neonatal death)은 생후 7일까지, 후기신생아 사망(late neonatal death)은 생후 8일 후부터 28일까지, 즉 29일 이전의 사망을 의미한다.
- 신생아사망률(neonatal mortality rate): 1,000명 출생당 신생아 사망(live birth) 수를 말한다.

$$\text{신생아 사망률} = \frac{\text{당해 연도 출생 후 28일 이내 사망자 수}}{\text{당해 연도의 연간 출생아 수}} \times 1{,}000$$

- 주산기 사망률(perinatal mortality rate): 1,000명 출산(birth)당 사산수와 신생아 사망수를 합친 것을 말한다. 통계청 및 OECD 통계에서 주산기사망률이란 1,000명 출생당 임신 28주이상의 태아사망과 출생 7일까지 신생아 사망수를 말한다.

$$주산기\ 사망률 = \frac{당해\ 연도\ 주산기\ 사망자\ 수}{당해\ 연도의\ 총\ 출생아\ 수} \times 1,000$$

- 영아(infant): 영아는 태어나서 365일 미만까지의 아기를 말한다(통계청, WHO, OECD). 신생아와 구분하기 위해 신생아기 이후의 아기, 즉 출생 1개월(29일)부터 12개월(365일) 미만까지를 말하는 경우도 있다(Wikipedia, 2019).
- 영아사망(infant death): 출생한 신생아가 12개월(365일) 미만에 사망한 경우를 말한다.
- 영아사망률(infant mortality rate): 1,000명 출생 당 영아 사망수를 말한다.

$$영아\ 사망률 = \frac{당해\ 연도\ 0세\ 사망아\ 수}{당해\ 연도\ 연간\ 출생아} \times 1,000$$

- 출생체중(birth weight): 분만 즉시 측정한 신생아 체중(g)으로 표시한다.
- 저출생체중(low birth weight): 분만 후 계측체중이 2,500 g 미만인 경우를 말한다.
- 극소저출생체중(very low birth weight): 분만 후 계측체중이 1,500 g 미만인 경우를 말한다.
- 초극소저출생체중(extremely low birth weight): 분만 후 계측체중이 1,000 g 미만인 경우를 말한다.
- 만삭아(term neonate): 임신 37주(259일)부터 41주 6일(293일)을 포함하여 그 사이에 출생한 신생아를 말한다.
- 조산아(preterm neonate): 임신 36주 6일(258일)을 포함하여 그 이전에 출생한 신생아를 말한다.
- 낙태아(abortus): 임신 22주 또는 체중 500 g 미만으로 자궁으로부터 배출된 태아 또는 배아를 말한다. 임신 20주 이전을 기준으로 하는 경우도 있다.
- 인공 임신중절(induced termination of pregnancy): 자궁 내 임신을 의도적으로 중절하는 것을 말한다.
- 직접모성사망(direct maternal death): 임신, 분만 또는 산욕기 중 산과적 합병증이나 부적절한 치료 등에 의한 모성사망을 말한다. 직접모성사망을 모성사망이라고도 한다. 자궁파열에 의한 심한 출혈로 임산부가 사망한 경우 등이다(그림 1-1).
- 간접모성사망(indirect marternal death): 임산부가 임신 전 앓고 있던 질환 또는 임신, 분만 그리고 산욕기 중에 발생한 질환이 임신에 적응하는 과정 중에 악화되어 그로 인해 사망한 것을 말한다. 임신 중 승모판 협착증의 합병증에 의한 모성사망 등이다(그림 1-1).
- 비모성사망(nonmaternal death): 임신과 관련이 없는 사고 또는 우발적 원인에 의한 모성사망을 말한다. 교통사고에 의한 모성사망이 여기에 해당된다(그림 1-1).
- 모성사망비(maternal mortality ratio): 10만 생존 출생당 임신, 분만, 산욕기에 발생한 모성사망수를 말한다.

$$모성\ 사망비 = \frac{당해\ 연도\ 모성사망자}{당해\ 연도\ 연간\ 출생아\ 수} \times 1,000$$

- 임신관련사망(pregnancy-related death): 사망의 원인과 관계없이 임신 중 또는 분만 후 42일 이내에 발생한 여성 사망을 말한다.

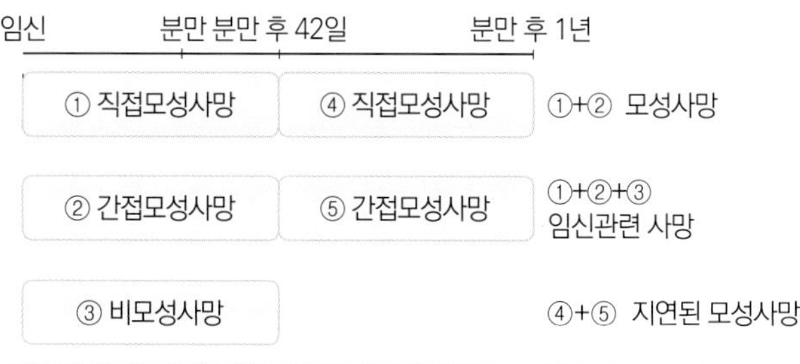

그림 1-1. **모성사망의 분류(한국표준질병사인분류, 2016)**

4. 모성사망

한국은 현대의학의 발달과 함께 1977년 이후 의료보험 제도를 도입하여 전 국민이 병의원에서 산전진찰, 출산 그리고 신생아들이 진료를 받게 됨에 따라 모자보건수준이 꾸준히 향상되어 왔다. 한국의 모성사망비 추세를 보면 1995년 출생아 10만 명당 20명에서 2008년에는 12.4명까지 감소하였다. 그러나 이후 다시 급격히 증가하기 시작하여 2009년 13.5명, 2010년 15.7명, 2011년에는 17.2명으로 불과 3년만에 28%(4.8명) 증가하였고 2012년에는 다시 감소하여 9.9명, 2013년에는 11.5명을 기록하였다. 이후 점차 크게 감소하여 2017년 7.8명으로 최저치를 기록하였다. 2015년까지 경제협력개발기구(OECD) 회원국의 평균보다 높은 수준이었으나 2016년에는 8.4로 같은 수치를 보였고 2017년에는 7.8로 낮아졌으나, OECD 평균자료가 없어 비교하기 어렵다(그림 1-2).

산모연령별 모성사망비는 5세 간격별 산모연령별 출생아를 분모로 하여 모성사망비를 구한다. 산모연령별 출생아 분포는 인구동태통계의 산모연령별 출생아 분포를 적용하여 계산한다. 2009년과 2017년의 산모연령별 모성사망비 추이를 보면 20대 후반과 30대 초반에서 가장 낮은 모성사망비 수준을 유지하다가 35~39세 이후부터 급격히 증

(A)

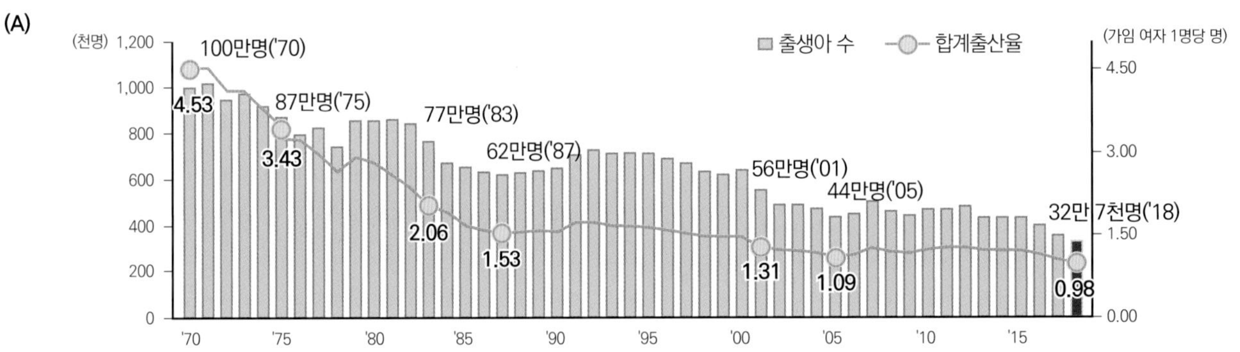

(B)

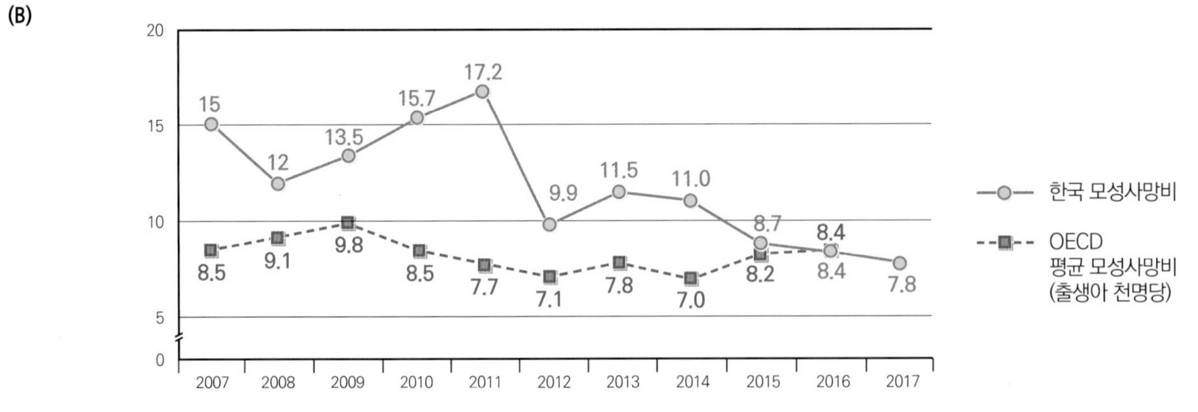

그림 1-2. **한국의 출생아 수(A)와 모성사망비(B) (통계청, 2018)**

가하였다. 산모 나이 40세 이후 모성사망비는 2009년에는 78.3에서 2017년에는 15.9로 감소하였으나, 20대 후반에 비해 3.87배로 매우 높은 비율을 나타내고 있어 고령임신부의 모성사망 위험이 크게 증가하는 것을 알 수 있다. 더욱이 매년 출산률이 감소하는 것에 비해 고령산모(35세 이상)가 차지하는 구성비가 1995년 4.7%에서 2010년 17.1%, 2013년 20.2%, 2013년 20.2%, 2015년 23.9%, 2017년 29.4%로 지속적으로 증가하여 고령산모의 모성사망률 감소를 위한 노력이 점차 중요해지고 있다(그림 1-3, 4).

최근까지 우리나라의 모성사망률이 OECD 평균에 비해 높은 원인은 저출산으로 인해 분만 건수 감소, 낮은 분만수가, 의료사고 분쟁에 대한 부담감으로 분만을 하는 산부인과 병의원과 산부인과 전문의의 수의 감소를 들 수 있다(그림 1-5). 이와 동반하여 산부인과 병의원의 분포가 지역에 따라 차이가 심해졌으며, 2014년 기준 전국 46개 시, 군에서는 분만취약지(지역내에 출산 가능한 산부인과가 없거나 분만 가능한 산부인과로 부터 차량이동시간이 1시간 이상 걸리는 지역)가 발생하여 분만 시 산모들의 적절한 처치가 어려워졌으나, 국가의 분만취약지에 대한 지원으로 2016년 37곳, 2019년 33곳으로 줄어들고 있다.

연도별 모성사망비는 사망원인에 따라 직접모성사망비와 간접모성사망비로 나눈다. 직접모성사망비의 경우

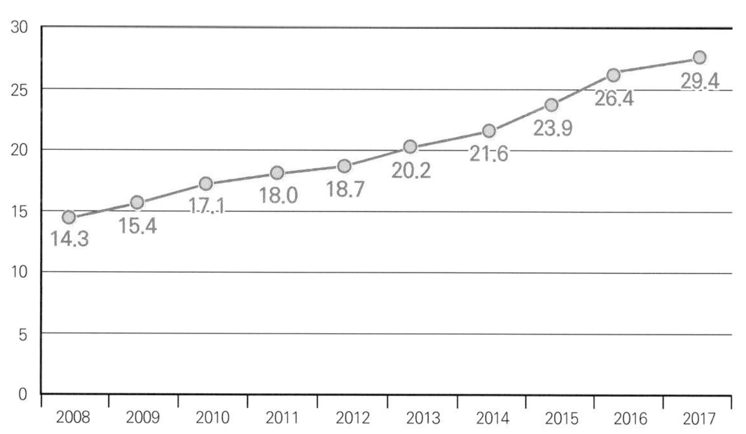

그림 1-3. **고령산모(35세 이상) 구성비(통계청, 2018)**

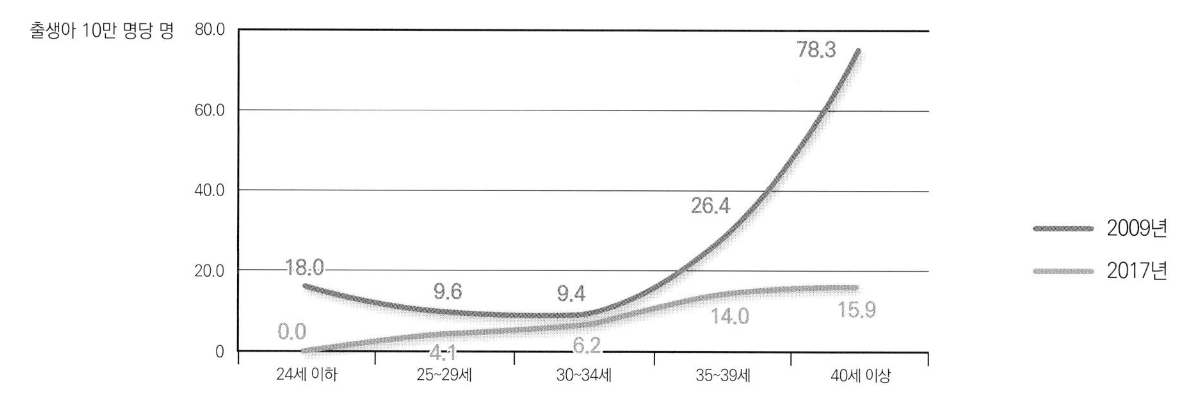

그림 1-4. **연령별 모성사망비(통계청, 2018)**

(A)

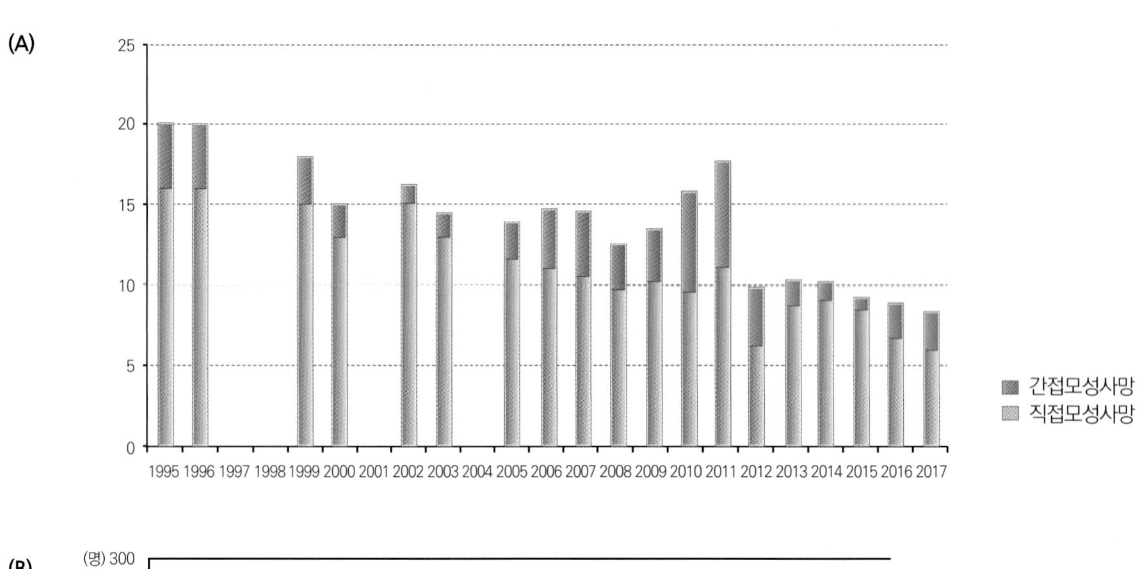

(B)

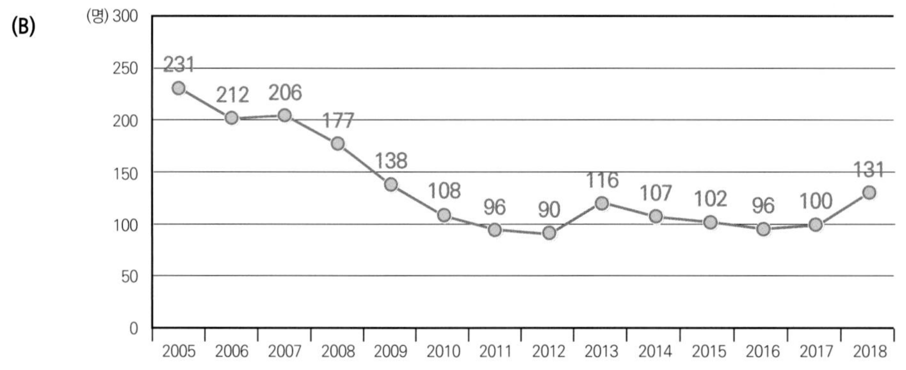

그림 1-5. 직·간접 모성사망비(A)와 산부인과 전문의 배출(B)(통계청, 2018; 대한산부인과학회, 2018)

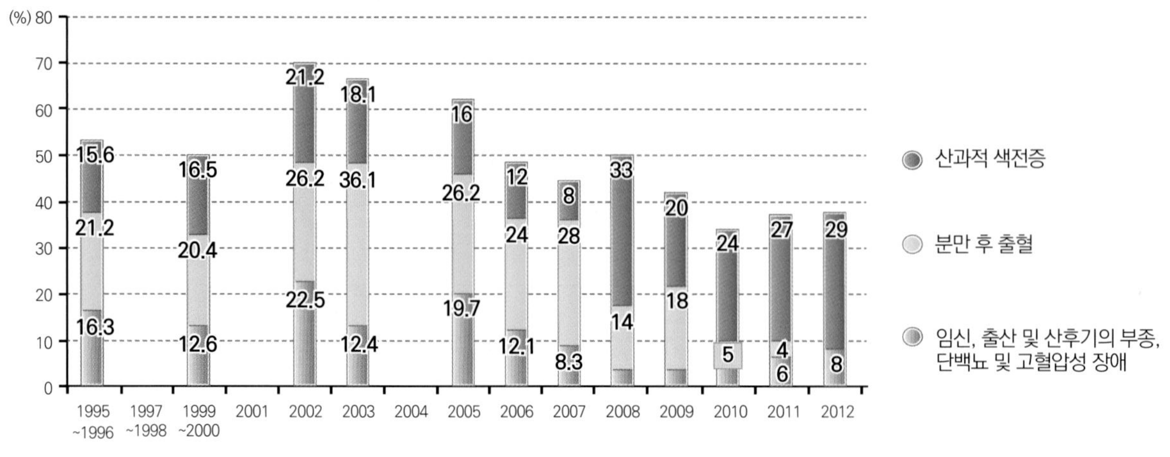

그림 1-6. 모성사망 3대 원인별 구성비(통계청, 2013)

표 1-1. **사망원인별 모성 사망자 수 및 분포(통계청, 2013)**

	1995~1996		1999~2000		2002		2003		2005		2006	
	사망자 수	사망비 (%)	사망자 수	사망비 (%)	사망자 수	사망비 (%)	사망자 수	사망비 (%)	사망자 수	사망비 (%)	사망자 수	사망비 (%)
유산된 임신	18	6.3	16	7.8	4	5	1	1.4	5	8.2	5	7.6
임신, 출산 및 산후기의 부종, 단백뇨 및 고혈압성 장애	47	16.3	26	12.6	18	22.5	9	12.4	12	19.7	8	12.1
주로 임신과 관련된 기타 모성 장애	7	2.4	3	1.5	-	-	-	-	1	1.6	-	-
태아와 양막강 및 가능한 분만 문제와 관련된 산모 관리	14	4.9	12	5.8	2	2.5	4	5.6	2	3.3	6	9.1
진통 및 분만의 합병증	81	28.1	66	32	23	28.7	26	36.1	16	26.2	18	27.3
분만후 출혈	61	21.2	42	20.4	21	26.2	26	36.1	16	26.2	16	24
주로 산후기에 관련된 합병증	49	17	41	19.9	18	22.5	15	20.9	13	21.3	9	13.6
산과적 색전증	45	15.6	34	16.5	17	21.2	13	18.1	10	16	8	12
달리 분류되지 않은 기타 산과적 병태	17	5.9	10	4.9	9	11.3	10	13.9	-	-	3	4.5
직접 산과적 사인	233	80.9	174	84.5	74	92.5	65	90.3	49	80.3	49	74.2
간접 산과적 사인	55	19.1	32	15.5	6	7.5	7	9.7	12	19.7	17	25.8
전체	288	100	206	100	80	100	72	100	61	100	66	100

	2007		2008		2009		2010		2011		2012	
	사망자 수	사망비 (%)	사망자 수	사망비 (%)	사망자 수	사망비 (%)	사망자 수	사망비 (%)	사망자 수	사망비 (%)	사망자 수	사망비 (%)
유산된 임신	6	8.3	6	10.3	2	3	1	1	4	5	3	6
임신, 출산 및 산후기의 부종, 단백뇨 및 고혈압성 장애	6	8.3	2	3.4	2	3	3	4	5	6	4	8
주로 임신과 관련된 기타 모성 장애	2	2.8	1	1.7	2	3	0	0	1	1	1	2
태아와 양막강 및 가능한 분만 문제와 관련된 산모 관리	5	6.9	3	5.2	4	7	3	4	4	5	1	2
진통 및 분만의 합병증	25	34.7	9	15.5	17	28	17	23	13	16	7	15
분만후 출혈	20	28	8	14	11	18	4	5	3	4	0	0
주로 산후기에 관련된 합병증	8	11.1	22	37.9	14	23	20	27	24	30	15	31
산과적 색전증	6	8	19	33	12	20	18	24	22	27	14	29
달리 분류되지 않은 기타 산과적 병태	0	-	2	3.4	19	32	30	41	30	37	17	35
직접 산과적 사인	52	72.2	45	77.6	45	75	45	61	56	69	31	65
간접 산과적 사인	20	27.8	13	22.4	15	25	29	39	25	31	17	35
전체	72	100	58	100	60	100	74	100	81	100	48	100

표 1-2. 사망원인별 모성 사망자 수 및 분포(2013~2017, 통계청, 2018)

	2013		2014		2015		2016		2017	
	사망자 수	사망비 (%)	사망자 수	사망비 (%)	사망자 수	사망비 (%)	사망자 수	사망비 (%)	사망자 수	사망비 (%)
유산된 임신	2	0.5	2	0.5	0	-	5	0.5	0	-
임신, 출산 및 산후기의 부종, 단백뇨 및 고혈압성 장애	2	0.5	4	0.9	3	0.7	4	1.0	4	1.1
주로 임신과 관련된 기타 모성 장애	0	-	2	0.5	0	-	0	-	1	0.3
태아와 양막강 및 가능한 분만 문제와 관련된 산모 관리	6	1.4	1	0.2	3	0.7	4	1.0	1	0.3
진통 및 분만의 합병증	11	2.5	17	3.9	12	2.7	4	1.0	8	2.2
분만	0	-	0	-	0	-	0	-	0	-
주로 산후기에 관련된 합병증	16	3.7	13	3.0	17	3.9	14	3.4	8	2.2
달리 분류되지 않은 기타 산과적 병태	1	0.2	9	2.1	1	0.2	0	-	0	-
간접 산과적 원인	12	2.8	9	2.1	2	0.5	6	1.5	6	1.7
직접 산과적 원인	38	8.7	39	9.0	36	8.2	28	6.9	22	6.1
총 사망자 수	50	11.5	48	11.0	38	8.7	34	8.4	28	7.8

(출생아 10만 명당)
* 주요 모성 사망원인인 분만힘의 이상(자궁무력증 등), 분만 후 출혈은 '진통 및 분만의 합병증'에, 산과적 색전증은 '주로 산후기에 관련된 합병증'에 포함

표 1-3. 연도별 영아사망률(통계청, 2018)

	2007	2008	2009	2010	2011	2012	2013	2014	2015	2016	2017
사망률(%, 출생아 천명당)	4.9	4.7	3.2	3.2	3.0	2.9	3.0	3.0	2.7	2.8	2.8
OECD사망률(%, 출생아 천명당)			4.6	4.4	4.3	4.1	3.8	4.0	3.6	3.3	2.8

*OECD 평균은 자료 이용이 가능한 34개 국가의 가장 최근자료를 이용하여 계산

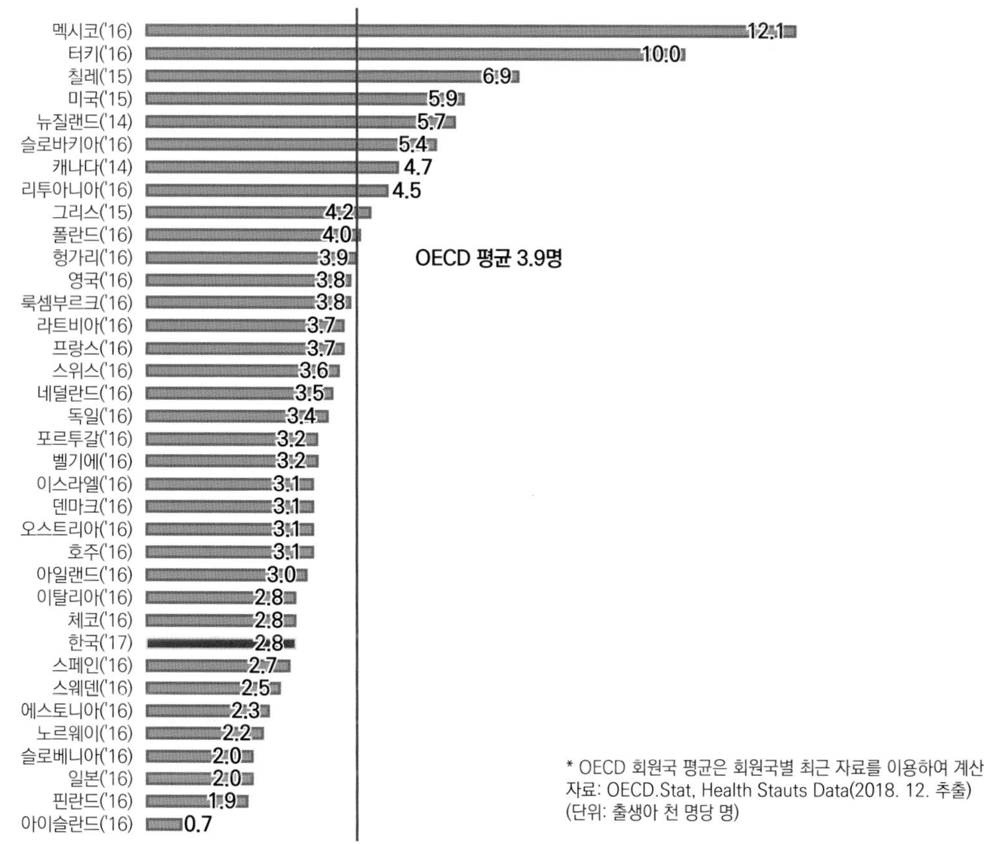

그림 1-7. OECD 회원국 영아사망률(통계청, 2018)

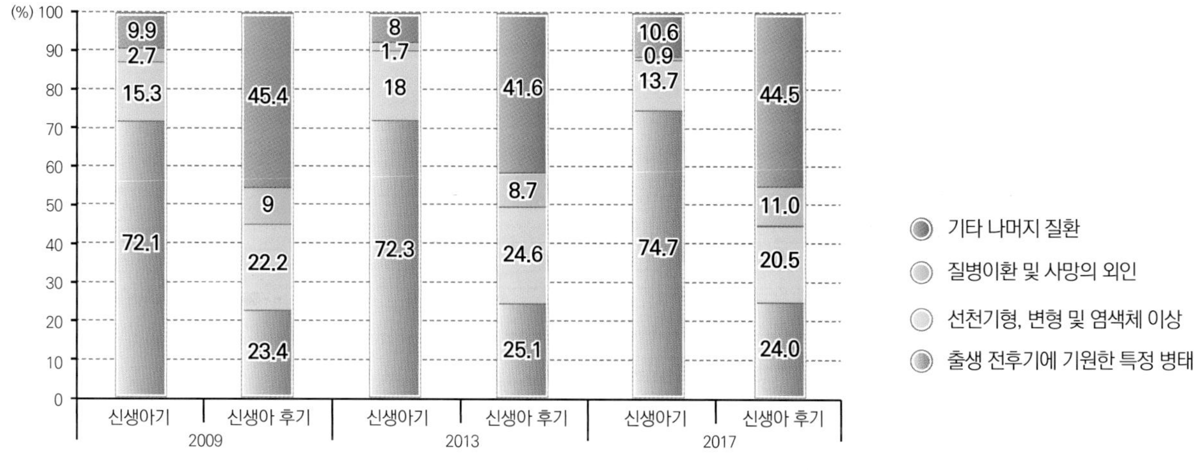

그림 1-8. 생존기간별 사망원인 대분류 구성비 (통계청, 2018)

1995년 이후 꾸준한 감소추세를 이어가고 있으며, 간접 모성사망비의 경우 연도에 따라 다르다(그림 1-5).

모성사망의 세부 원인을 살펴보면 1995~1996년도의 경우 진통 및 분만의 합병증이 28.1로 가장 많았다. 그 다음이 산욕기 합병증 17.0%, 단백뇨 및 고혈압성 장애 12.6%, 유산 7.8%, 태아, 양막강, 분만문제와 관련된 산모관리 5.8%의 순서였다. 이들 모성사망의 원인 중 단일 원인으로는 분만 후 출혈이 21.21%로 가장 높았으며 다음은 산과적 색전증 15.7%, 단백뇨 및 고혈압성 장애 16.3%로서, 위 세 가지 원인이 53.2%로 절반 이상을 차지하고 있다. 2007년까지도 분만 후 출혈을 포함한 진통 및 분만의 합병증이 34.7%로 가장 많은 비중을 차지하였으나, 2008년에는 분만 후 출혈이 28%에서 14%로 감소하고, 산과적 색전증 8%에서 33%로 증가하며, 산욕기에 관련된 합병증이 37.9%로 가장 많은 비중을 차지하였다. 모성사망의 3대 세부원인 질환 가운데 단백뇨 및 고혈압성 장애와 분만 후 출혈은 다소 변동을 보이면서 지속적으로 감소하고 있으나, 산과적 색전증의 구성비는 15% 이상으로 계속 높은 비율을 보이고 있다(표 1-1, 그림 1-6). 2013년 이후 통계청 분류에서 색전증이 주로 산후기에 관련된 합병증으로 분류되어 정확히 비교할 수는 없으나 2017년에는 2.2%로 감소하였다. 또한 분만 후 출혈 등이 포함된 분만과 관련된 모성사망은 2013년부터 0명을 유지하고 있다. 고혈압성 장애 및 분만 후 출혈로 인한 모성 사망을 예방하기 위해서는 산전관리의 횟수와 함께 그 질적 내용을 개선하여야 하며, 특히 최근 들어 증가하고 있는 고령 임신 등의 고위험 임신군에 대한 분만 및 산욕기 관리 계획을 세우고, 응급환자 후송체제를 재정비하여야 할 필요가 있다. 산과적 색전증 중 많은 부분을 차지하고 있는 양수색전증은 아직 원인을 잘 모르고 치명률이 60% 이상인 중증질환으로 예방에는 어려움이 있어 산과 색전증에 대한 모니터링과 함께 발생위험 요인 및 진단, 치료에 있어서 역학적, 임상적 연구가 더욱 진행되어야 할 것이다.

5. 영아사망

한국은 사회경제적 발전과 더불어 산과학 및 주산기의학의 발전에 따라 영아들이 출생 후 적절한 진료를 받게 되어 영아사망이 지속적으로 감소하고 있다. 한국의 영아사망률은 1993년 출생아 1,000명당 9.9%에서 2002년 5.3%(OECD 평균 5.9%), 2013년 3.0%(OECD 평균 4%), 2017년 2.8%(OECD 평균 3.9%)를 기록하였으며, 영아사망자수는 2002년 2,631명에서 2013년 1,305명, 2017년

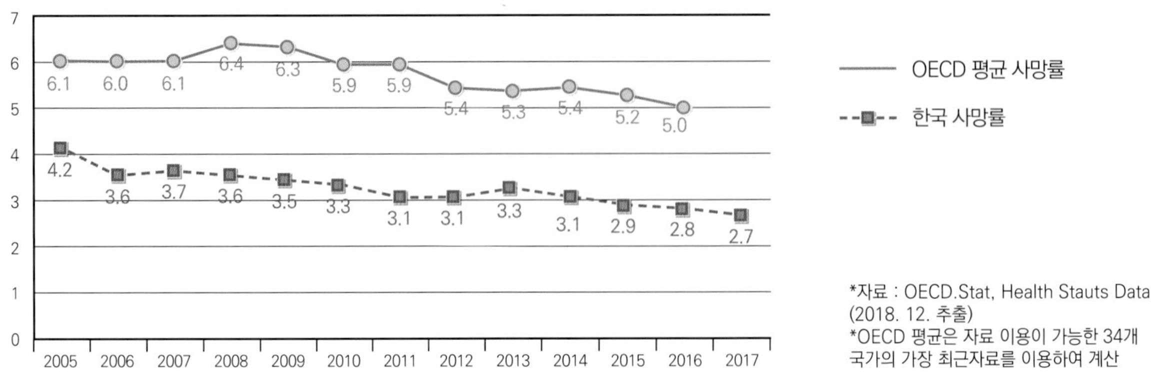

그림 1-9. **출생전후기 사망률 추이(통계청, 2018)**

1,000명으로 감소하였다. 2002년 이후 현재까지 출생아 수는 지속적으로 감소하고 있으며, 영아사망자는 크게 감소하였고, 영아 사망률 역시 지속적으로 감소하였다(표 1-3). 1999년 영아사망 6.2 중 신생아사망이 3.8로서 약 61%를, 2013년 영아사망 3 중 신생아 사망이 1.7로 약 57%, 2017년 영아사망 2.8 중 1.5로 약 55%를 차지하고 있다. 또한 2017년 우리나라 영아사망의 사인분포를 보면 출생전후기에 기원한 특정병태(51.7%)와 선천기형, 변형(deformity) 및 염색체 이상(16.8%)이 전체 영아사망의 68.5%를 차지하여 영아사망 양상이 선진국형 저출산시대의 양상을 보여주고 있다(그림 1-8).

한국의 주산기사망률은 1996년 출생아 1,000명당 6에서 2006년 3.6으로 40% 감소한 뒤 2013년 3.3, 2017년 2.7으로 현재까지 등락을 반복하며 감소추세를 보이고 있다(그림 1-9).

참고문헌

- 지제근. 알기쉬운 의학용어풀이집. 3판. 고려의학:2004.
- 통계청. 2009~2011년 사망원인 보완조사 결과(영아·모성·출생전후기사망) 2012.
- 통계청. 2010~2012년 영아사망·모성사망·출생전후기사망 통계 2013.
- 통계청. 2017년 영아사망·모성사망·출생전후기사망 통계 2018.
- 통계청. 2017년 사망원인통계 2018.
- 통계청. 2018년 혼인·이혼 통계 2019.
- 통계청. 한국표준질병·사인분류, 제2권 지침서, 대한의무기록협회: 2016.
- 통계청. 한국표준질병·사인분류(Korean standard classification of disease), 제7차 개정. 대한의무기록협회; 2016.
- 한국보건사회연구원, 보건복지부. 2002~2003 영아, 모성사망조사 2005;6-98.
- 한국보건사회연구원, 보건복지부. 2007~2008 영아, 모성사망조사-모성사망-2010.
- American College of Obstetricians and Gynecologists. ACOG Issues New Guidelines on Managing Stillbirths. [Internet]. Available form:http://www.acog.org/About-ACOG/News-Room/News-Releases/2009/ACOG-Issues-New-Guidelines-on-Managing-Stillbirths.
- Annas, George J. Elias, Sherman. 54. Legal and Ethical Issues in Obstetric Practice. In: Steven G. Gabbe, Jennifer R. Niebyl, Joe Leigh Simpson, Mark B. Landon, Henry L. Galan, Eric R.M. Jauniaux, et al. Obstetrics: Normal and Problem Pregnancies. 6th. Elsevier;2012. p.1200-2.
- Centers for Disease Control and Prevention/National Center for Health Statistics. National vital statistics system, Fetal death data. [Internet]. Available from: http://www.cdc.gov/nchs/fetal_death.htm.
- CDC/NCHS. National vital statistics system, Linked Birth and Infant Death Data. [Internet]. Available from:http://www.cdc.gov/nchs/linked.htm.
- Dorland's Medical Dictionary for Health Consumers. Abortus [Internet]. Available form: http://medical-dictionary.thefreedictionary.com/abortus.
- J Drife. The start of life : a history of obstetrics. Postgrad Med J 2002;78:311-5.
- Jonathan S. Berek. Berek & Novak's Gynecology. 15th. Lippincott Williams& Wilkins;2012.
- Kottke, Melissa J.; Zieman, Mimi. 33. Management of Abortion. In Rock, John A.; Jones III, Howard W. TeLinde's Operative Gynecology. 10th. Lippincott Williams & Wilkins;2008.
- Standard terminology for reporting of reproductive health statistics in the United States. In: Riley, L.E., Stark, A.R. Guidelines for Perinatal Care. 7th. American Academy of Pediatrics and the American College of Obstetricians and Gynecologists. Elk Grove Village; 2012. p.497.
- Steven G. Gabbe, Jennifer R. Niebyl, Joe Leigh Simpson, Mark B. Landon, Henry L. Galan, Eric R.M. Jauniaux, et al. Obstetrics: Normal and Problem Pregnancies. 6th. Elsevier;2012.
- Wikipeida, the free encyclopedia. Infant. [Internet]. Available form: http://en.wikipedia.org/wiki/Infant.
- Wikipeida, the free encyclopedia. Obstetrics. [Internet]. Available form: http://en.wikipedia.org/wiki/Obstetrics.

제2장

여성 생식기의 해부학

Anatomy of Female Genital Organ

신승주 | 차의과학대
김수현 | 차의과학대

산부인과 의사로서 진료 및 술기를 시행하기 위해 복벽과 여성 생식기의 해부학을 이해하는 것은 기초적이고 중요하다.

1. 복벽

복벽은 피부, 피하지방층, 근막, 근육, 복막으로 이루어져 있다.

랑거선이란 피부의 아교질(collagen) 섬유들이 배열하고 있는 방향으로서 일반적으로 바로 밑에 위치하는 근육 섬유들의 방향과 평행하다. 특정 부위 피부의 랑거선의 방향을 아는 것은 수술 절개를 고려할 때 도움이 된다. 앞쪽 복벽에서 랑거선은 횡으로 정렬되어 있다. 그러므로 복벽에 수직으로 절개를 할 경우에는 가쪽으로 장력이 더 많이 걸려서 일반적으로 상처가 넓다. 반면에 판넨스틸(Pfannenstiel) 절개와 같이 낮은 횡절개를 할 경우에는 랑거선을 따라가기 때문에 일반적으로 상처가 적고 미용적이다.

피하조직은 사람에 따라 다양한 양의 지방을 포함하고 있다. 여기에는 표층의 Camper 근막과 심부의 Scarpa 근막이 있다.

복벽의 근막에는 표재근막(superficial fascia), 복직근초(rectus sheath), 복횡근근막(transversalis fascia)이 있다. 궁상선(arcuate line) 하부에서는 외복사근, 내복사근, 복횡근근막이 모두 복직근의 앞면에 위치하기 때문에 복직근의 아래는 바로 복횡근근막이 위치하게 된다. 복직근근막과 복횡근근막 사이에는 하복벽동맥(inferior epigastric artery)이 주행하다가 복직근을 뚫고 들어가게 된다.

복횡근근막의 안쪽에는 전복막지방(preperitoneal fat)이 있고, 그 안쪽에는 복막(peritoneum)이 있다.

1) 혈관

온엉덩동맥(common iliac artery)에서 바깥엉덩동맥(External iliac artery)과 속엉덩동맥(internal iliac artery)으로 나뉘어진다. 바깥엉덩동맥은 대퇴동맥(femoral atery)으로 이어지고 대퇴륜(femoral ring)을 나오면서 얕은배벽동맥(superficial epigastric artery), 얕은엉덩휘돌이동맥(superficial circumflex iliac artery), 바깥음부동맥(external pudendal artery)의 분지를 낸다. 이 중 얕은배벽동맥

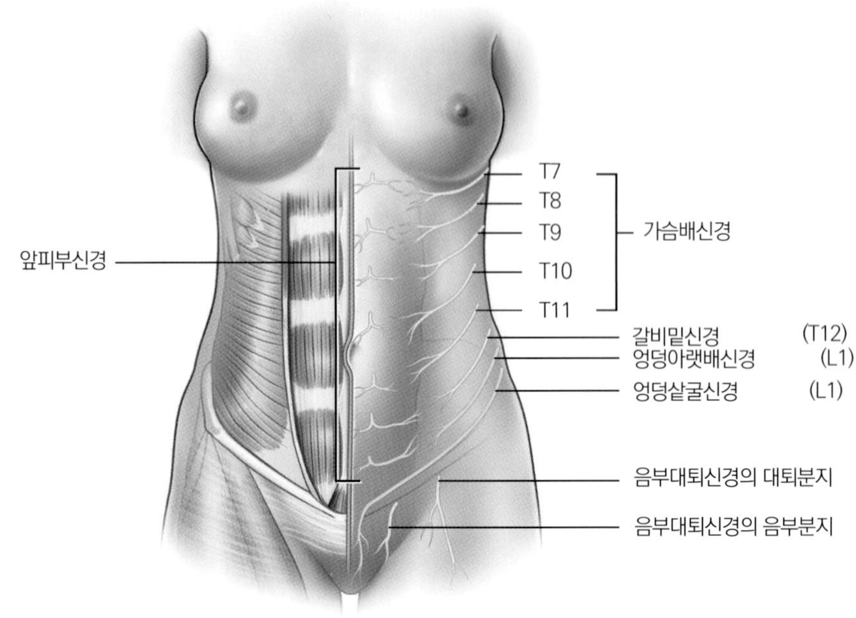

그림 2-1. 앞복벽의 신경분포

은 산과적 수술 시에 중요하다. 이는 대퇴륜에서 나와 피부 및 피하지방층에 혈류를 담당하며 배꼽 쪽으로 비스듬하게 주행하고 배꼽 근처에서 위배벽동맥(superior epigastric artery)과 연결된다. 낮은횡복벽절개(low transverse abdominal incision)를 할 경우에 양쪽으로 피부와 배곧은근집(rectus sheath) 가운데에서 관찰된다.

2) 신경분포

앞복벽은 7번째에서 11번째 갈비사이신경(늑간신경, intercostal nerves, T7-11), 갈비밑신경(subcostal nerve, T12), 엉덩아랫배신경(iliohypogastric nerve, L1)과 엉덩샅굴신경(ilioinguinal nerve, L1)의 신경이 분포한다. 10번째 흉부 피부분절(T10dermatome)은 배꼽 주변을 담당한다. 그러므로 분만진통 및 질식분만을 위한 마취는 이 수준이 적절하고, 제왕절개수술을 위한 부위마취는 T4까지가 이상적이다(그림 2-1).

2. 바깥생식기관(External genital organs)

1) 외음(음문, Vulva)

여성의 바깥생식기관(그림 2-2) 중 외음은 불두덩(치구, mons pubis)에서 회음(샅, perineum)까지 외부적으로 볼 수 있는 구조물로써 대음순(labia majora), 소음순(labia minora), 음핵(clitoris), 질어귀(전정, vestibule) 등이 포함된다.

대음순의 내측은 미분만 여성에서 점막과 유사하나 다분만 여성에서는 피부와 비슷하다. 소음순은 그 내부에 발기성 해면조직과 작은 혈관 및 신경종말(nerve ending) 등이 많이 분포하고 있는 매우 민감한 조직이다. 양쪽 소음

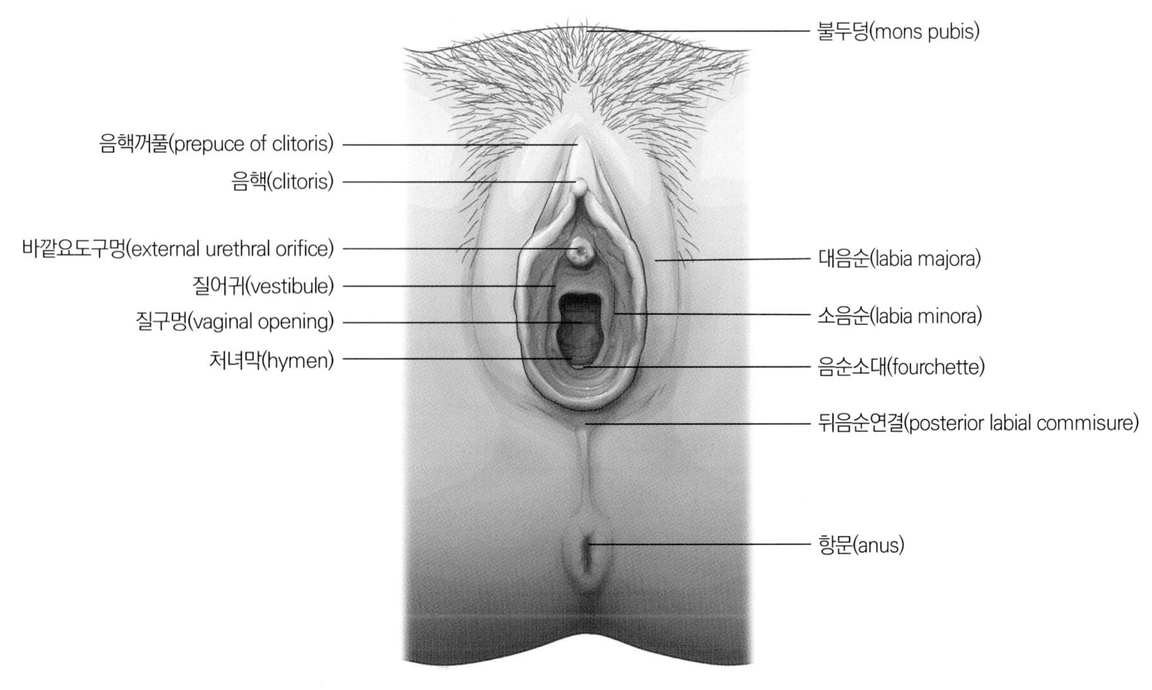

그림 2-2. **바깥생식기관**

순이 아래쪽에서 만나 이루는 낮은 능선을 음순소대(fourchette)라고 부른다. 소음순은 모양과 크기가 다양한데, 미분만 여성에서는 대음순 안에 숨어있는 경우가 많고 다분만 여성에서는 대음순 밖으로 튀어나온 경우가 많다. 소음순은 위로 두 개의 판(lamellae)을 형성하는데 위쪽은 음핵꺼풀(Prepuce)이고, 아래쪽은 음핵꺼풀주름띠(frenulum of clitoris)이다. 소음순이 아래쪽에서 만나는 곳은 음순소대(fourchette)이다. 소음순의 크기는 사람마다 아주 다양한데, 길이는 2~10 cm이고 너비는 0.7~5 cm이다(Lloyd, 2005). 음핵은 소음순이 위로 만나는 곳에 위치한 발기성 기관으로, 신경종말이 풍부하게 분포하여 성적 흥분에 관여한다. 남성에서의 발생학적 상동기관은 음경(penis)이다(표 2-1). 음핵은 귀두(glans), 몸통(corpus) 및 두 개의 다리(crura)로 이루어져 있다. 몸통을 포함한 음핵의 크기는 대부분 2 cm을 넘지 않는다(Verkauf, 1992). 질어귀는 소음순으로 둘러싸인 공간이며, 앞으로 음핵과 뒤로 음순소대가 위치한다. 발생학적으로는 비뇨생식굴(urogenital sinus)에 해당한다. 질전정에는 6개의 구멍이 있는데, 이는 요도, 질, 두 개의 큰질어귀샘(대전정구샘, greater vestibular gland; 바르톨린샘, Bartholin gland), 두 개의 작은 질어귀샘(소전정선, lesser vestibular gland; 스킨샘, Skene gland)이다. 큰질어귀샘은 0.5~1 cm 정도의 크기로 질구멍은 양 후외측에 있으며, 성적 흥분 시 점액을 분비한다. 작은질어귀샘은 요도구멍과 질구멍사이로 열리는 작은 분비샘이며, 요도곁샘(paraurethral gland)이라고도 불린다. 질전정구(vestibular bulb)는 질어귀 양쪽에 위치한 3~4 cm 길이의 발기성 혈관조직으로, 발생학적으로 남성 음경의 요도해면체(corpus spongiosum)에 해당한다. 아래로는 질구멍 중간쯤부터 시작하여 위로는 음핵까지 이른다. 분만 중에 손상을 받아 음문혈종(vulvar hematoma)을 만들기도 한다.

처녀막(hymen)은 질과 바깥생식기관의 경계가 되는 점

표 2-1. 상동기관

여성	남성
대음순(labia majora)	음낭(scrotum)
소음순(labia minora)	배쪽 음경(the ventral shaft of the penis)
음핵(clitoris)	음경(penis)
질전정구(vestibular bulb)	요도해면체(corpus spongiosum)
난소(ovary)	고환(testis)

막주름으로 질구멍의 변연을 이룬다. 개구는 핀구멍 크기로부터 손가락 한두 개 들어가는 크기까지 다양하다. 처녀막의 모양만으로 성행위를 시작하였는지 알 수는 없으나, 초기 성행위에서 파열과 반흔화가 생기는 것이 일반적이다. 아기를 낳으면 처녀막은 다양한 크기의 반흔 결절이 여러 개 있는 것으로 보이게 된다. 처녀막막힘증(imperforate hymen)은 질구멍이 완전히 막혀있는 드문 병이다.

2) 질(Vagina)

질은 자궁목(uterine cervix)에서 질어귀(질전정, vaginal vestibule)에 이르는 근육·막성(musculomembranous) 구조물로, 앞으로는 방광과 뒤로는 곧창자(rectum) 사이에 위치하고 있다(그림 2-3). 질의 윗부분은 뮐러관(müllerian duct) 유래이고 아래부분은 비뇨생식굴(urogenital sinus) 유래이다. 미분만 여성에서는 많은 질점막가로주름(rugae of vagina)이 있으나, 분만을 한 여성에서는 매끈하기도 하다. 보통, 자궁 앞뒤벽은 마주 닿아 있으며, 앞벽의 길이는 6~8 cm, 뒷벽의 길이는 7~10 cm 정도이다. 질의 윗끝에 해당하는 질천장(vaginal fornix)은 앞질천장, 뒤질천장, 양쪽의 가질천장으로 나뉜다. 내진 시 질천장의 얇은 벽을 통하여 내부 장기를 촉지할 수 있고, 특히 뒤질천장(posterior fornix)을 통해서는 외과적으로 복강 내로 들어갈 수 있는 부위이다. 뒤질벽의 상부 1/4은 곧창자와 분리되어 있는데, 이 부분을 곧창자자궁오목(직장자궁오목, rectouterine pouch) 또는 더글라스 막힌주머니(더글라스오목, cul-de-sac of Douglas)라고 부른다. 질에는 샘(gland)이 없어서 자궁목에서 나오는 소량의 분비물로 습윤함을 유지하는데, 임신 중에는 질분비물의 양이 증가한다. 질은 혈행이 풍부하여, 상부 1/3은 자궁동맥(uterine artery)에서, 중간과 아래부분은 질동맥(vaginal artery)에서 혈행공급을 받으며, 정맥은 질정맥얼기(질정맥총, vaginal venous plexus)를 형성한다. 질 하부 1/3과 음부(vulva)의 림프는 주로 샅고랑림프절(inguinal lymph nodes)로, 질 중간부분은 속엉덩림프절(internal iliac nodes)로, 질 상부 1/3은 엉덩림프절(iliac nodes, internal & external)로 흘러간다.

3) 회음(샅, Perineum)

회음은 아래골반문(골반하구, 골반출구, pelvic outlet)을 덮고 있는 부분으로, 앞으로 두덩결합(치골결합, symphysis pubis), 양옆으로 궁둥두덩가지(ischiopubic rami), 궁둥뼈결절(좌골결절, ischial tuberosity), 뒤로 엉치결절인대(sacrotuberous ligament), 꼬리뼈(미골, coccyx) 끝에 이르는 마름모꼴의 공간이다. 회음은 깊은 층으로서 골반바닥(pelvic floor)을 이루는 골반가로막(골반격막, pelvic diaphragm)(그림 2-4)과 이보다 얕은 층으로서 샅의 앞쪽삼각에 위치하는 비뇨생식가로막(비뇨생식격막, urogenital diaphragm)(그림 2-5)에 의해 주로 지탱된다. 양쪽 궁둥뼈결절을 잇는 가상의 선을 기준으로 앞쪽삼각부위를 비뇨생식삼각(urogenital triangle), 뒤쪽삼각을 항문삼각(anal triangle)이라고 한다. 양쪽 궁둥뼈결절의 가운데, 즉 샅의 중앙부분에 위치하는 섬유성 근육덩어리를 샅힘줄중심(회음체, perineal body)이라고 부른다.

골반가로막은 항문올림근(항문거상근, levator ani m.)과 꼬리근(미골근, coccygeus m.)으로 이루어져 있으며, 두덩결합(치골결합, symphysis pubis)에서 폐쇄구멍 안쪽면을 지나 궁둥뼈가시(좌골가시, ischial spine)에 이르는 항문올림근힘줄활(tendinous arch of levator ani m.)에서 나와 질벽, 곧창자벽, 샅중심체, 꼬리뼈 등에 닿아 있어 골반아래면의 해먹(hammock)과도 같은 역할을 한다. 항문올

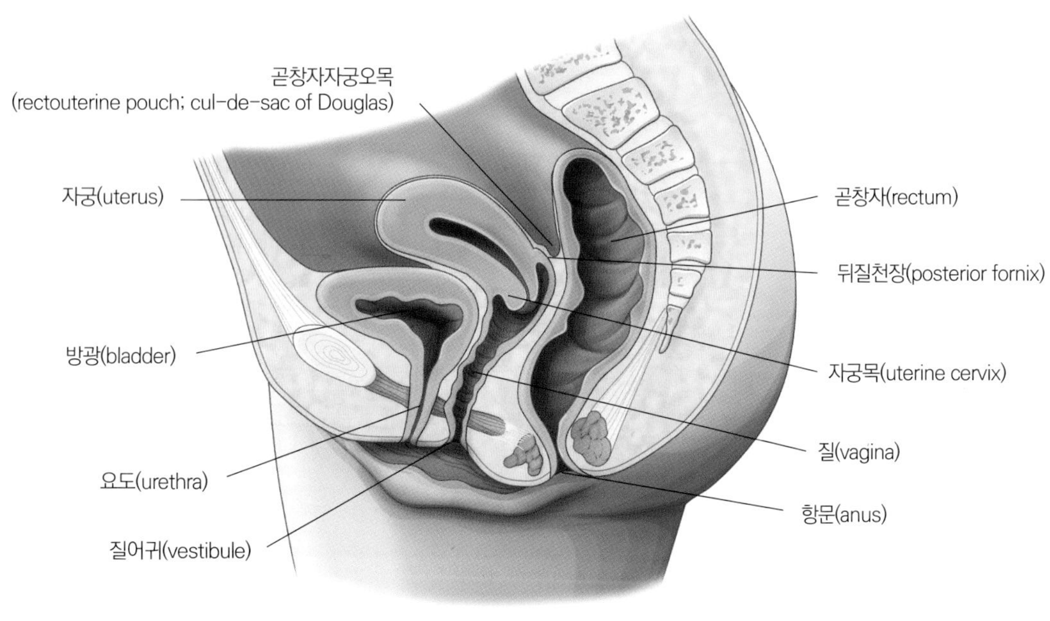

그림 2-3. **골반의 정중절단면**

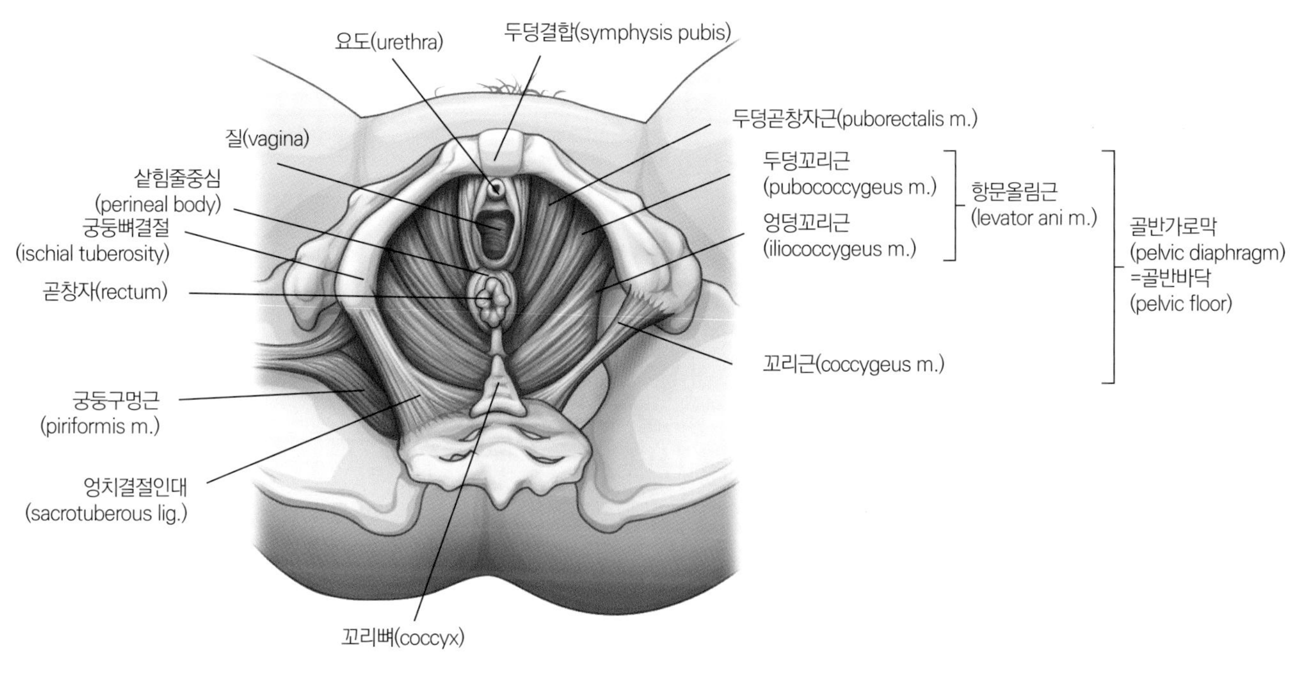

그림 2-4. **골반가로막(pelvic diaphragm)(=골반바닥, pelvic floor)**

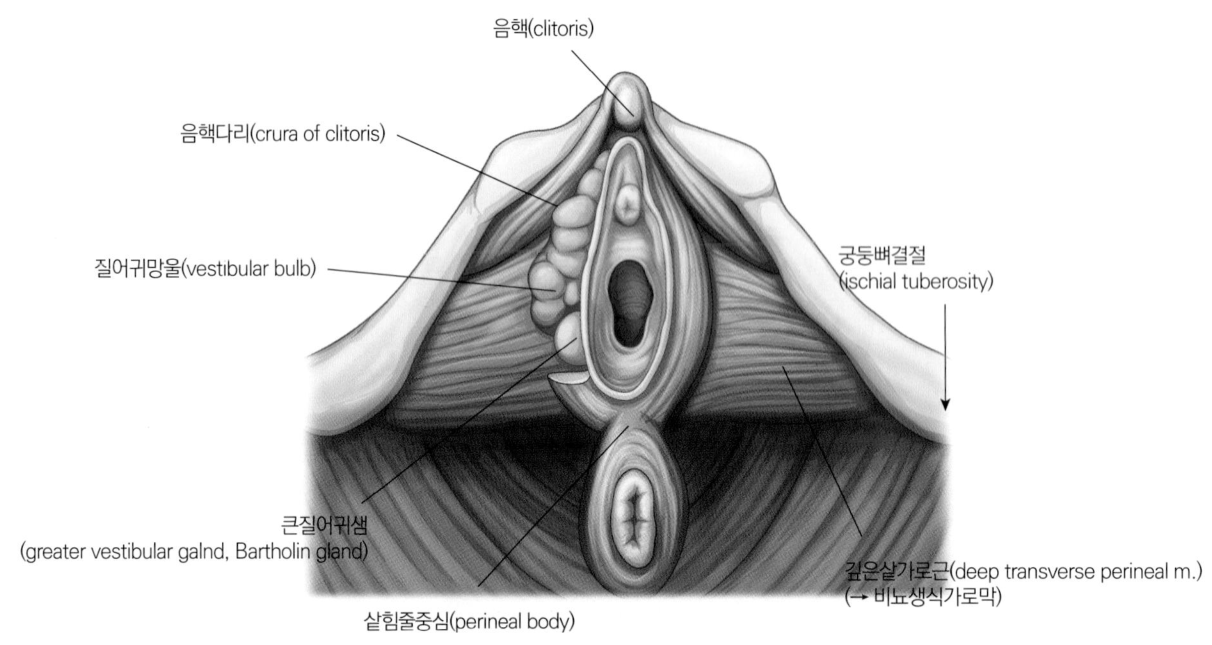

그림 2-5. **비뇨생식가로막(urogenital diaphragm)과 그 아래의 얕은샅공간(superficial perineal space)**

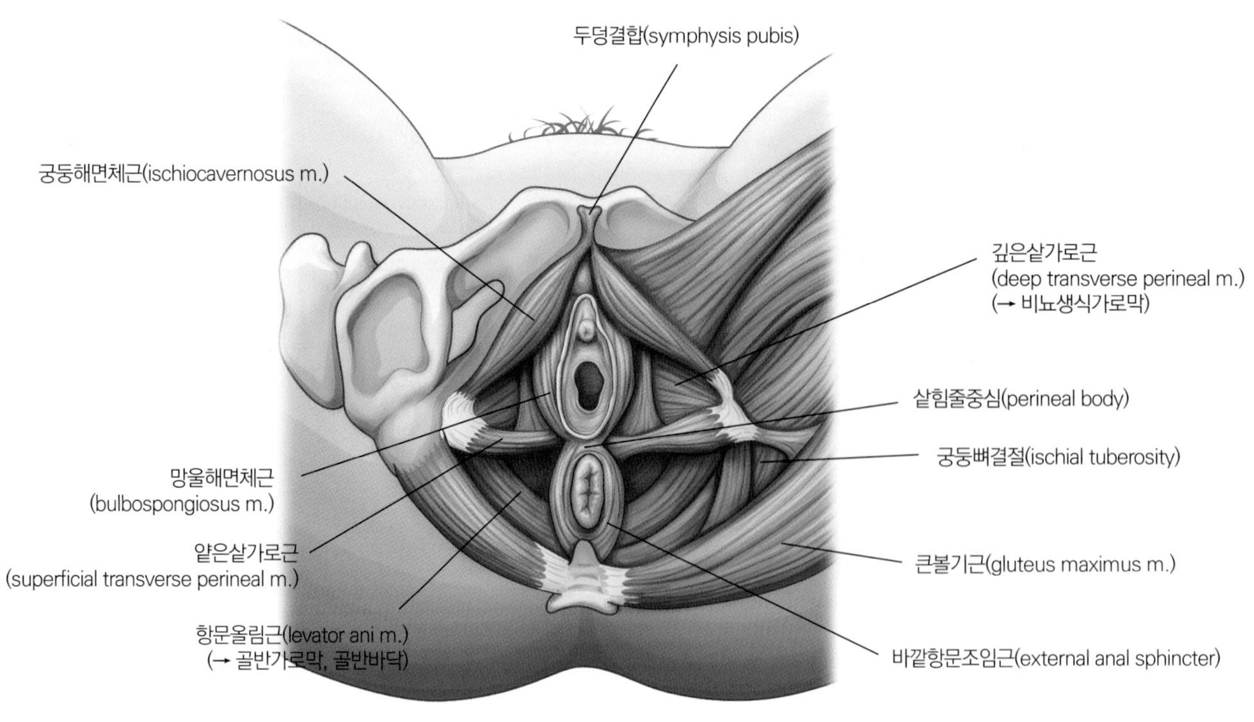

그림 2-6. **얕은샅공간(superficial perineal space)**

림근은 두덩곧창자근(치골직장근, puborectalis m.), 두덩꼬리근(치골미골근, pubococcygeus m.), 엉덩꼬리근(장골미골근, iliococcygeus m.)으로 구성된다.

비뇨생식가로막은 깊은샅가로근(deep transverse perineal muscle)과 그 앞의 바깥요도조임근(external urethral sphincter muscle)으로 이루어져 있으며, 이를 감싸는 위근막과 아래근막이 있다. 비뇨생식가로막 아래부분을 얕은샅공간(그림 2-6)이라고 부르는데, 음핵뿌리, 질전정구(vestibular bulb)가 있고, 이들을 궁둥해면체근(좌골해면체근, ischiocarvenosus m.), 망울해면체근(구해면체근, bulbospongiosus m.), 얕은샅가로근(천회음횡근, superficial transverse perineal m.)이 덮고 있다. 망울해면체근, 얕은샅가로근, 바깥항문조임근(external anal sphincter)이 샅중심체(회음체, perineal body)로 모이며, 샅중심체는 샅 부위를 받쳐주는 역할을 한다.

3. 속생식기관(Internal Genital Organs)

1) 자궁(Uterus)

자궁은 속에 공간이 있는 근육성 장기로, 골반 내에서 방광과 곧창자(직장, rectum) 사이에 위치한다. 장막(serosa)이 자궁 뒷면 거의 전체를 덮고 있고 그 아랫끝부분은 더글라스오목(pouch of Douglas)의 일부를 이룬다. 자궁 앞면은 윗부분만 장막으로 덮여 있고 자궁 아래부분은 방광과 맞닿아 있다.

(1) 구조

자궁은 자궁몸통(body of uterus)과 자궁목(cervix of uterus)로 구분된다(그림 2-7). 이 둘 사이에 약간 좁아진 부분을 자궁잘룩(isthmus of uterus)이라 하는데, 임신 중에

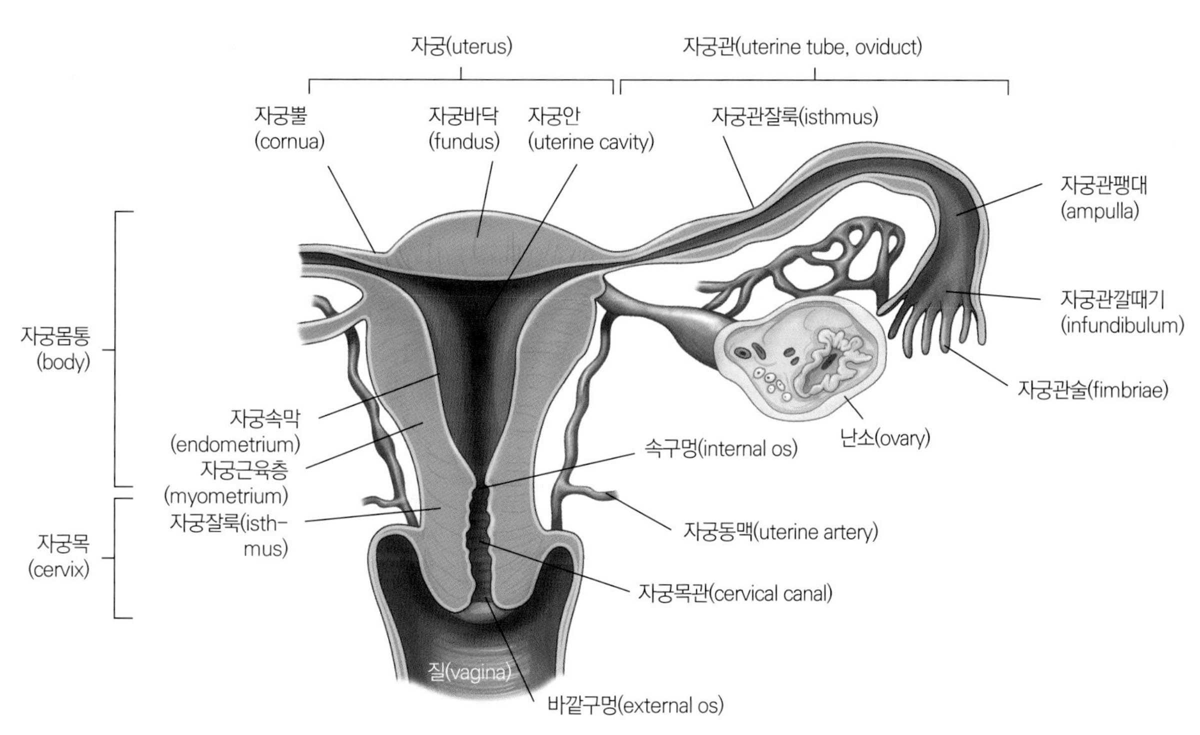

그림 2-7. **속생식기관**

는 이 부분이 자궁아래분절(low uterine segment)을 형성하게 된다. 자궁 윗부분과 옆부분이 만나는 부분을 자궁뿔(cornua of uterus)이라 하는데, 여기에서 자궁관(oviduct, fallopian tube)이 나온다. 두 자궁관 사이의 둥근 윗쪽 자궁부위를 자궁바닥(자궁저, fundus of uterus)이라고 부른다. 자궁원인대(round ligament)가 난관 아래쪽에 자궁 앞면으로 붙어 있으며, 이는 자궁넓은인대(broad ligament)라고 부르는 주름막으로 덮여있다.

자궁의 크기는 미분만 여성에서 길이는 6~8 cm, 무게는 50~70 g이며, 다분만 여성에서 길이는 9~10 cm 정도, 무게는 80 g 이상이다(Langlois, 1970; Sheikhazadi, 2010). 미분만 여성에서는 자궁목과 자궁몸통의 길이가 비슷하나, 다분만 여성에서는 자궁목의 길이가 자궁 전체 길이의 1/3을 조금 넘는 정도이다. 자궁몸통은 거의 대부분 근육으로 구성되어 있으며, 자궁의 앞뒤 내벽은 거의 맞닿아 있다. 자궁목관(cervical canal)은 속구멍(내구, internal os)을 통해 자궁강(uterine cavity)과, 바깥구멍(external os)을 통해 질공간과 이어진다.

임신 중에는 근육섬유의 비대로 뚜렷한 자궁 성장이 이루어져 비임신 중의 70 g 정도이던 자궁의 무게는 만삭 때 1,100 g 정도에 이르며, 부피도 5 L 정도가 된다.

① **자궁목**(자궁경부, Uterine cervix)

자궁목은 길이가 2 cm 정도인 자궁 아래 끝부분으로서 질공간으로 돌출해 있다. 윗경계는 속구멍이며 앞쪽으로 복막(장막)이 방광으로 이어지는 부분이다. 자궁목은 자궁목 뒷면을 덮고 있는 복막의 유무에 따라 질위부분(supra-vaginal part)과 질부분(portio vaginalis)으로 나뉘며, 질위부분은 앞쪽으로 기인대(중심인대, cardinal ligament)가 붙어 있다. 분만 전 자궁목 바깥구멍은 매끈한 작은 계란형 구멍인데, 분만 후에는 가로틈새 모양으로 되어 자궁목을 앞입술(전순, anterior lip)과 뒤입술(후순, posterior lip)로 부르게 된다. 자궁목관의 점막에는 많은 샘들이 있어 매우 끈적한 분비물을 낸다.

② **자궁몸통**(자궁체, Uterine body)

자궁벽은 장막(serosa), 근육(muscle), 점막(mucosa)의 세 층으로 되어 있다. 장막은 자궁을 덮고 있는 복막으로, 방

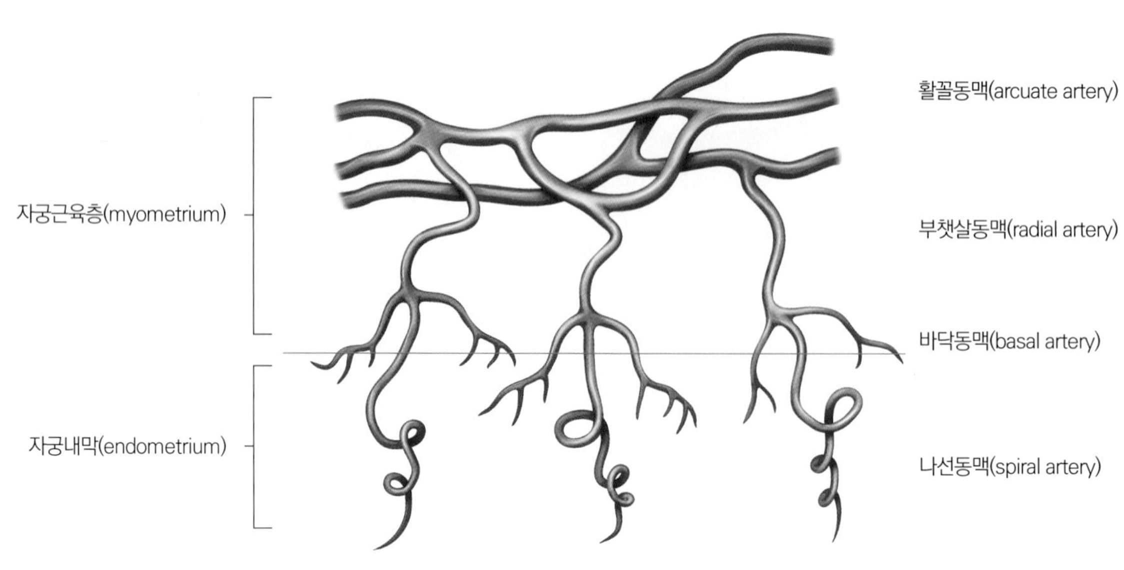

그림 2-8. **자궁내막과 자궁근육층의 혈관 구조**

광과 맞닿아 있는 앞쪽 아래부분과 자궁넓은인대(자궁광인대, broad ligament)를 이루는 옆부분을 제외한 나머지 부분을 덮고 있다.

자궁내막(endometrium)은 비임신 시에 자궁강(uterine cavity)을 덮고 있는 점막층으로서, 표면상피, 샘(glands), 풍부한 혈류의 샘사이중간엽기질(interglandular mesenchymal stroma)로 이루어져 있으며, 생리주기에 따라 두께가 변화한다. 상피는 키가 큰 한 층의 섬모원주상피(ciliated columnar epithelium)로 되어 있으며, 사이사이에 많은 샘이 분포한다.

자궁과 자궁내막의 혈관구조를 이해하는 것은 임신에서 매우 중요하다. 자궁동맥과 난소동맥의 분지들이 자궁벽을 비스듬히 뚫고 들어가, 자궁표면과 평행한 평면에 분지하면서 분포하는데 이를 활꼴동맥(arcuate artery)이라 부른다. 활꼴동맥에서 수직으로 분지하는 부챗살동맥(radial artery)은 자궁내막으로 들어와서 바닥동맥(basal artery)과 나선동맥(spiral artery)을 낸다(그림 2-8). 나선동맥은 용수철 모양으로 자궁내막 표면에까지 이르는데, 호르몬에 민감하게 반응하여 월경의 기전에 중요한 역할을 하는 것으로 보인다. 바닥동맥은 자궁내막의바닥층(기저층, basal layer)에 분포하며 호르몬에 반응하지 않는다.

자궁근육층(자궁근층, Myometrium)은 자궁의 주요 구성요소로서, 평활근 다발과 탄력섬유가 많은 결합조직으로 이루어져 있다. 자궁의 근육섬유수는 아래쪽으로 갈수록 점차 적어져 자궁목에서는 10%만이 근육조직이다. 임신 중 자궁 위쪽 부분의 자궁근육층에는 현저한 비대(hypertrophy)가 생기는 데 반하여, 자궁목의 근육량에는 변화가 없다.

③ 인대(Ligament)

자궁넓은인대(자궁광인대, broad ligament)는 두 층의 복막으로 이루어진 주름으로, 자궁의 양쪽에서부터 골반벽까지 이어져 있어서, 골반강(pelvic cavity)을 앞뒤의 두 오목(fossa)으로 나눈다. 상연의 내측 2/3는 자궁관간막(mesosalpinx)을 형성하여 자궁관(난관, fallopian tube)이 부착하고, 상연의 외측 1/3은 깔때기골반인대(infundibulopelvic ligament) 또는 난소걸이인대(suspensory ligament of ovary)라고 부르며 난소혈관들이 이곳을 지난다.

자궁넓은인대의 아랫쪽은 넓어져 골반바닥(pelvic floor)의 결합조직과 연속적이며, 결합조직이 밀집되어 근막을 이루는 부분을 기본인대(cardinal ligament) 또는 가로자궁목인대(횡자궁경인대, transverse cervical ligament)라고 부르는데, 질위 부분 자궁목과 단단히 결합해 있다.

자궁원인대(자궁원삭, round ligament)는 자궁관 기시부의 약간 앞쪽 아래부분의 자궁에서 기시하며, 자궁넓은인대와 연속적인 복막 주름 속에 위치한다. 자궁원인대는 샅굴(서혜관, inguinal canal)을 지나 대음순 상부까지 이어지고 있으며, 발생학적으로는 남성의 고환길잡이(gubernaculums testis)에 해당한다.

자궁엉치인대(자궁천골인대, uterosacral ligament)는 질위부분 자궁목의 후외측에서 기시하여 곧창자(직장, rectum)를 둘러 엉치뼈(천골, sacrum)의 근막에 부착하며, 더글라스오목의 외연을 이룬다.

④ 혈관, 림프관 및 신경분포

속엉덩동맥(내장골동맥, internal iliac artery)에서 배꼽동맥(umbilical artery), 위방광동맥(superior vesical artery), 폐쇄동맥(obturator artery), 속음부동맥(internal pudendal artery), 자궁동맥(uterine artery), 둔부동맥(gluteal artery)의 분지를 낸다(그림 2-9).

자궁은 주로 자궁동맥(uterine artery)과 난소동맥(ovarian artery)에서 혈액 공급을 받는다.

자궁동맥은 속엉덩동맥의 가지로서, 자궁넓은인대의 아래 기저부위에서 내측으로 자궁의 바깥쪽에 닿은 후, 자궁목과 질로 가는 가지를 내고, 위쪽으로 꼬불거리며 올라가면서 주된 혈관이 내는 수많은 분지가 자궁몸통을 뚫고 들어가며, 자궁 상부에 이르러서는 난소, 자궁관, 자궁저(fundus)에 분포하는 혈관이 된다. 자궁목의 약 2 cm 외측에서, 자궁동맥이 요관의 위앞쪽을 가로지르는데, 거리가

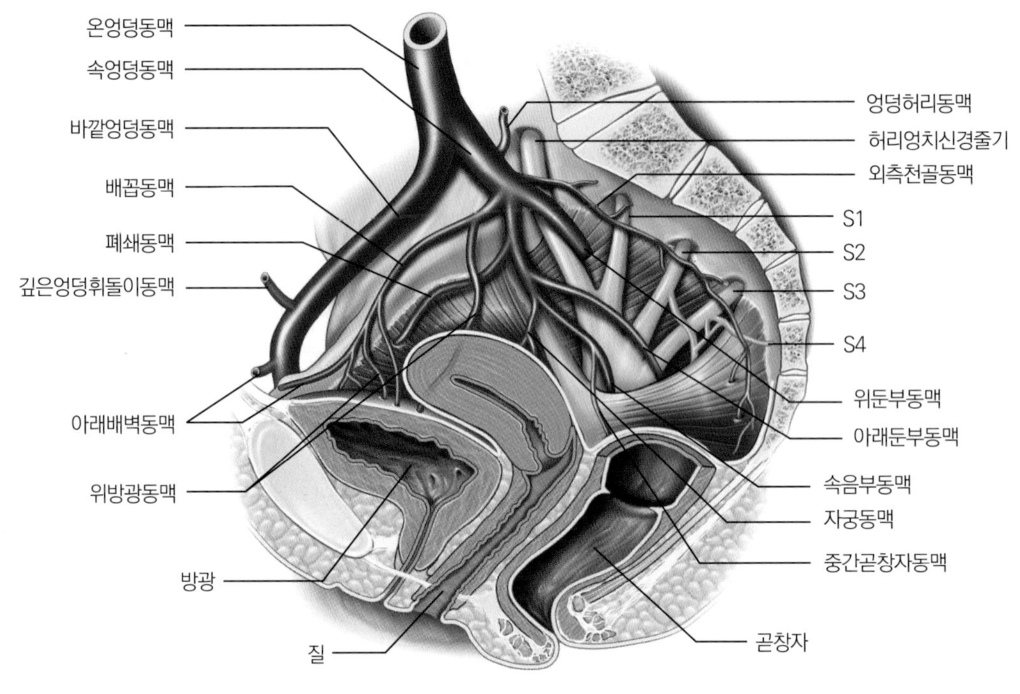

그림 2-9. **온엉덩동맥과 분지들**

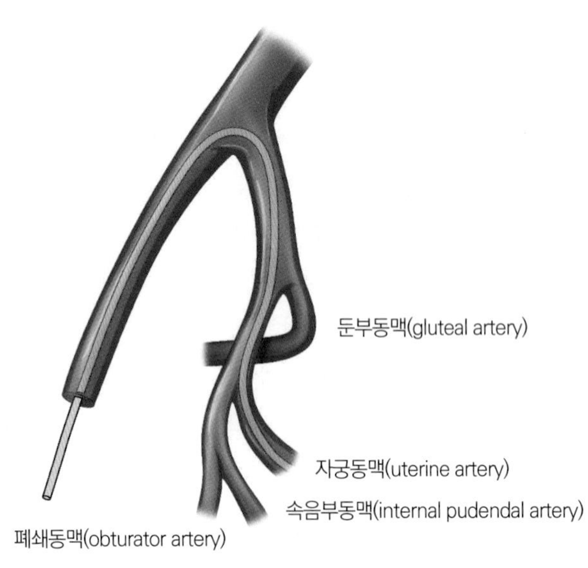

그림 2-10. **자궁동맥색전술의 모식도**

가깝기 때문에 자궁절제술 중 이 혈관을 자르고 묶을 때 요관이 손상을 받을 수도 있으므로 주의해야 한다.

고식적인 치료에 반응하지 않는 산과적 출혈의 처치로 자궁적출술 외에 경피적자궁동맥색전술을 시행하여 자궁을 보존하고 출혈양을 줄이기도 한다(윤지영, 2009). 이것은 넙다리동맥을 통하여 관을 넣어 속엉덩동맥으로 접근한 뒤 자궁동맥에 색전술을 시행하는 모식도이다(그림 2-10).

난소동맥은 대동맥에서 바로 분지하여 깔때기골반인대를 통하여 난소에 이르며, 이후 혈관은 자궁넓은인대 안을 계속 주행하여 자궁 상외측에서 자궁동맥의 난소분지와 연결된다.

자궁 양 옆으로 자궁정맥얼기(uterine venous plexus)가 형성되어 있고, 정맥혈은 자궁정맥과 난소정맥으로 흘러간다. 활꼴정맥(arcuate vein)의 혈액은 자궁정맥(uterine v.)을 거쳐 속엉덩정맥(내장골정맥, internal iliac v.), 온엉

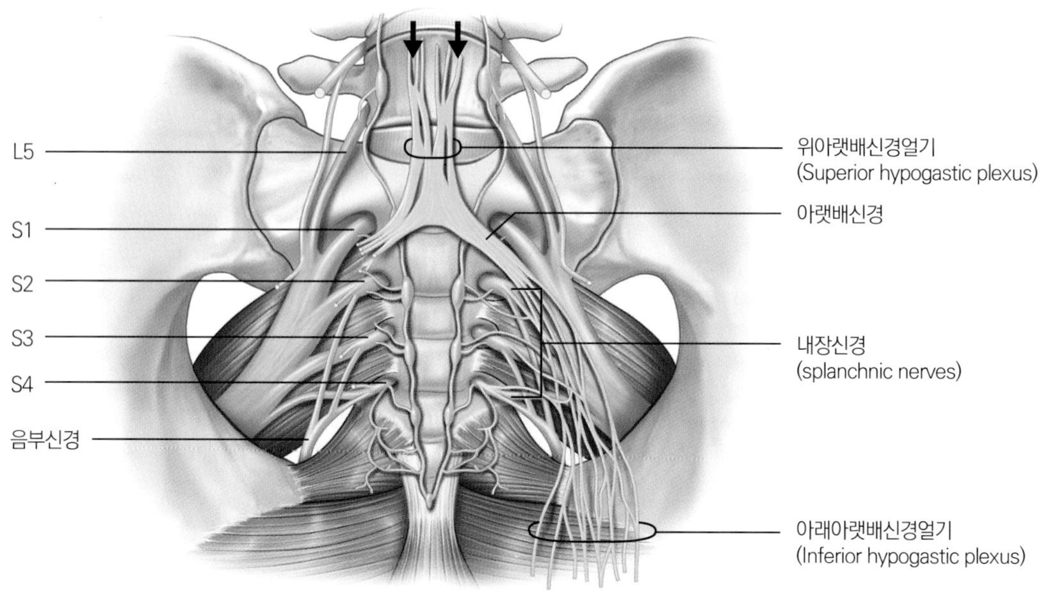

그림 2-11. **골반의 신경분포**

덩정맥(common iliac v.)으로 흘러가고, 우난소정맥(right ovarian v.)은 아래대정맥(inferior vena cava)으로, 좌난소정맥은 좌콩팥정맥(left renal v.)으로 이어진다.

자궁내막(endometrium)과 자궁근육층(자궁근층, myometrium)의 림프관은 장막면 바로 아래에서 림프얼기(lymphatic plexus)를 형성한다. 자궁목에서 나오는 림프관은 주로 온엉덩정맥(총장골동맥, common iliac v.)의 분지 부분에 있는 아랫배림프절(hypogastric node)로 이어지며, 자궁몸통에서 나오는 림프관은 속엉덩림프절(internal iliac node)로 가는 갈래와 난소 부근의 림프와 함께 대동맥주위림프절(periaortic lymph node)로 가는 갈래로 나뉜다.

말초신경계는 몸신경(somatic)과 자율신경(autonomic)으로 나눌 수 있는데, 골반 내장 신경분포는 대개 자율신경이다. 골반 내장으로 가는 교감신경은 위아랫배신경얼기(superior hypogastric plexus, 엉치앞 신경 presacral nerve)에서 시작하여 엉치뼈곶(sacral promontory)에서 좌, 우, 아랫배신경으로 나뉜다. 골반 내의 신경얼기를 골반신경얼기(pelvic plexus) 또는 아래아랫배신경얼기(하하복신경총, inferior hypogastric plexus)라고 부르며, 자궁 옆의 자궁질신경얼기(uterovaginal plexus)는 골반신경얼기의 일부이다. 부교감신경계는 2, 3, 4번째 엉치분절(S2, 3, 4)에서 분지하는 골반내장신경(pelvic splanchnic nerve)을 통하여 골반신경얼기와 연결되어 있다. 교감신경계는 교감신경줄기(sympathetic trunk)로부터 대동맥을 따라 있는 여러 신경얼기를 거쳐 아랫배신경(hypogastric n.)을 통하여 골반신경얼기와 연결되어 있다(그림 2-11).

자궁 윗쪽 부분의 통증은 교감신경계의 경로를 거쳐 11, 12번째 가슴분절(T11, 12)로 전달된다. 자궁목과 질 상부의 통증은 부교감신경계의 경로를 거쳐서, 질 하부와 샅의 통증은 음부신경을 거쳐서 2, 3, 4번째 엉치분절로 전달된다.

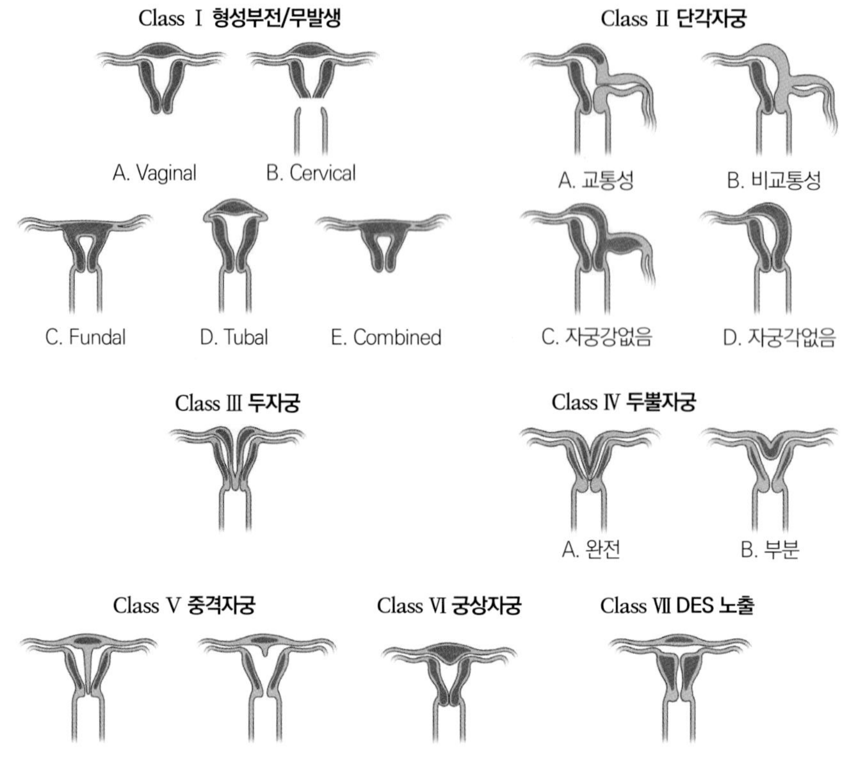

그림 2-12. 뮐러관기형의 분류법

(2) **자궁기형**(Uterine anomaly)

자궁체부기형의 분류는 1988년에 발표한 미국 불임학회(American Fertility Society, AFS)에 의한 뮐러관기형(müllerian anomalies) 분류를 가장 널리 사용하고 있다(그림 2-12). 자궁기형의 발생빈도는 보고자에 따라 0.4~10%까지 다양하다(Byrne, 2000 Saravelos, 2008 Dreisler, 2014).

Class I 발육부전 또는 무발육(Hypoplasia or agenesis)
Class II 단각자궁(Unicornuate uterus)
Class III 두자궁(Uterine didelphys)
Class IV 두뿔자궁(Bicornuate uterus)
Class V 중격자궁(septate uterus)
Class VI 궁상자궁(Arcuate uterus)
Class VII 디에틸베스트롤(Diethylstillbestrol, DES) 노출

자궁기형과 관련된 임신 합병증으로는 유산(pregnancy loss), 임신 제2삼분기 유산(mid trimester loss), 조기양막파수(premature rupture of membranes), 조기진통(preterm labor), 이상태위(malpresentation) 등이 있다(Reichman, 2009; Chan, 2011; Hua, 2011).

2) 자궁관(난관, Oviduct, uterine tube, fallopian tube)

자궁관은 뿔(horn) 부분의 자궁에서 양 옆으로 뻗어나와 복막강(peritoneal cavity)으로 열리는 관 구조물로, 자궁넓은인대의 일부인 자궁관간막(난관간막, mesosalpinx) 안에 들어 있다. 길이는 8~14 cm, 속지름은 1 mm 정도이며, 자궁에서 난소쪽으로 가면서 자궁부분(uterine part, interstitial portion), 자궁관잘룩(난관협부, isthmus), 자

궁관팽대(난관팽대부, ampulla), 자궁관깔때기(난관누두, infundibulum)로 구분되며, 자궁관깔때기 끝에는 자궁관술(난관채, fimbriae)이 달려있다.

난자의 이동에 점막 섬모의 움직임과 함께 자궁관의 꿈틀운동(연동, peristalsis)이 매우 중요할 것으로 생각되고 있다.

3) 난소(Ovary)

(1) 구조

난소는 발생학적으로 남성의 고환에 해당하는 생식샘(gonad)으로, 자궁의 뒤아래쪽에 있으며, 자궁넓은인대의 뒷면에 난소간막(mesovarium)이라는 짧은 복막주름에 의해 붙어 있다. 자궁과는 고유난소인대(ligament of ovary)라고 하는 둥근 끈으로 연결되어 있으며, 깔때기골반인대(누두골반인대, infundibulopelvic ligament)는 난소 윗쪽 끝에서부터 골반 벽까지 이어져 있다. 난소의 크기는 다양한데, 가임기 여성은 길이 2.5~5 cm, 폭 1.5~3 cm, 두께 0.6~1.5 cm 정도이며, 폐경 후에는 현저히 작아진다. 난소의 위치도 다양한데, 대개 골반강(pelvic cavity) 윗쪽에, 속 및 바깥 엉덩혈관(iliac vessel)이 분지한 곳의 약간 옴폭한 부분인 난소오목(난소와, ovarian fossa)에 위치하는 경우가 많다.

난소는 겉질(피질, cortex)과 속질(수질, medulla)로 구성되어 있다. 겉질에는 방추모양 결합조직 사이에 다양한 발달 단계에 있는 원시난포(primordial follicle)와 성숙난포(graafian follicle)들이 산재해 있다. 겉질의 제일 바깥부분은 백색막(tunica albuginea)이 덮고 있다. 속질은 성긴 결합조직으로 난소간막(mesovarium)의 결합조직과 연속적이며, 혈관이 많이 분포하고 있다.

난소의 난소신경얼기(난소신경총, ovarian plexus)는 난소혈관(ovarian vessel)을 따라 교감신경계와 연결되는데, 일부는 자궁질신경얼기를 통해 교감신경계와 연결된다. 또한, 난소신경얼기는 미주신경(vagus nerve)을 통해 부교감신경계의 영향도 받는다.

(2) 난소와 생식세포의 형성

원시종자세포(primordial germ cell)는 원시외배엽(primitive ectoderm)에서 유래하는데, 수정 후 4~6주 사이 난황낭(yolk sac)에서 생식샘능선(gonadal ridge)까지 아메바모양 운동(amoeboid movement)으로 이동하며 분열한다. 생식샘능선이란 발생 초기 원시종자세포가 모여드는, 중간콩팥(mesonephros) 배쪽면 체강상피(coelomic epithelium)의 도드라진 부분을 말하는데, 수정 후 6~9주에 걸쳐 생식샘으로 발달한다. 생식샘능선이 있는 주름에는 중간콩팥관(mesonephric duct; 볼프관, wolffian duct)과 뮐러관(müllerian duct; 중간콩팥곁관, paramesonephric duct)이 위치한다. Y 염색체 단완 SRY (sex-determining region on the Y chromosome) 유전자 산물인 TDF (testis-determining factor)가 존재하는 경우, 고환(testis)으로 발달하게 되는데, 7주경 세르톨리 세포(Sertoli cell; 버팀세포, supporting cell)에서 항뮐러 호르몬(AMH, antimüllerian hormone)이, 8주경 라이디히 세포(Leydig cell)에서 테스토스테론이 분비되면서 남성화가 이루어진다.

여성에서는 TDF의 영향이 없어서 난소로 발달하게 되는데, 임신 6~8주경부터 생식세포(종자세포, germ cell)가 빠른 속도로 유사분열을 하여 많은 수의 난조세포(oogonia)를 만든다. 난조세포의 수는 16~20주경 6~7백만 개로 최고치에 달한다. 난조세포는 11~12주경부터 감수분열에 들어가 난모세포(oocyte)로 바뀌기 시작하는데, 일차 감수분열 전기(prophase of meiosis I)에서 정지된다. 상당수 난모세포는 퇴행하고, 나머지 난모세포는 생식상피(germinal epithelium)에서 유래한 세포들이 둘러싸서 원시난포(primordial follicle)를 형성한다. 원시난포의 바깥으로는 바닥막(기저막, basement membrane)이 감싸고 있다. 출생 시 생식세포의 수는 100~200만 개 정도이며, 사춘기 시작 때에는 30~50만 개로 감소해 있다. 이후 35~40년의 생식기간 동안 400~500개가 배란되고 나머지는 퇴행하여, 원시난포의 수가 수백 개 정도로 소진되면 폐경에 이르게 된다. 일차 감수분열 전기에서 정지되어 있던 일차 난모세포(primary oocyte)는 배란 직전 일차 감수분열을 마

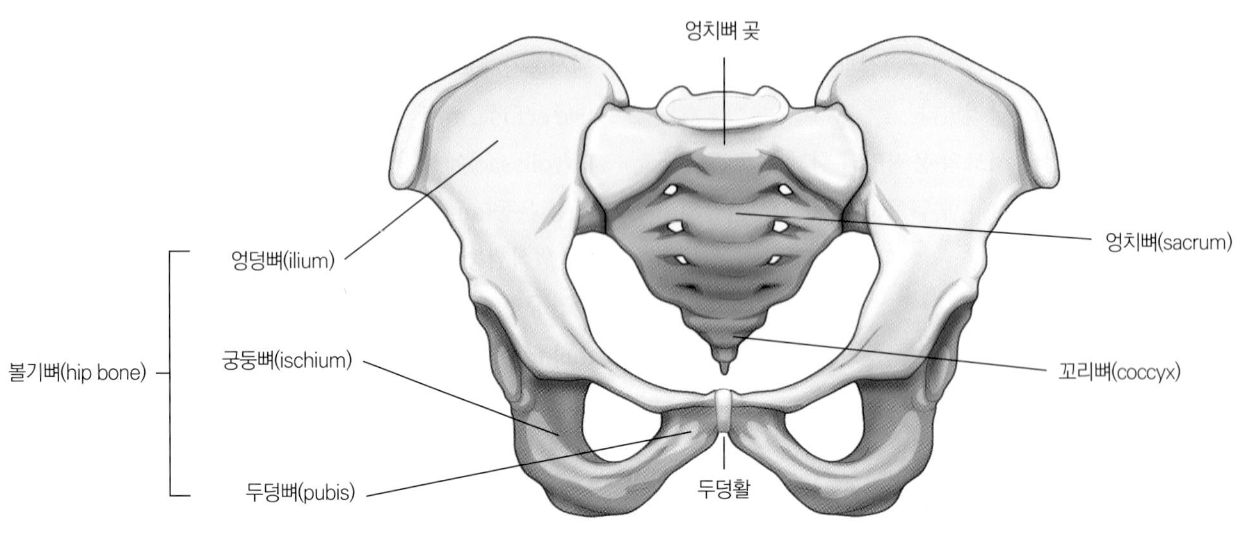

그림 2-13. **뼈골반(bony pelvis)**

쳐, 제1극체(first polar body)와 이차 난모세포(secondary oocyte)로 되며, 배란 후 정자 관통(sperm penetration)이 되면 이차 감수분열이 완료되면서 제2극체(second polar body)와 성숙 난자(mature oocyte)가 되어 수정이 이루어진다.

3. 뼈골반(Bony Pelvis)

1) 구조

골반은 깔때기 모양의 구조로 사람 몸통의 하부를 받치고 있는 부분이다. 뼈골반은 골반의 골격 구조를 말하는데, 볼기뼈(관골, hip bone), 엉치뼈(천골, sacrum), 꼬리뼈(미골, coccyx)로 이루어져 있다. 볼기뼈는 다시 엉덩뼈(장골, ilium), 궁둥뼈(좌골, ischium), 두덩뼈(치골, pubis)로 구성된다(그림 2-13).

뼈골반의 안쪽 공간은 아래쪽의 참골반(true pelvis; 작은골반, 소골반, lesser pelvis)과 윗쪽의거짓골반(false pelvis; 큰골반, 대골반, greater pelvis)으로 나누는데, 그 경계를 분계선(linea terminalis) 또는 골반테두리(골반연, pelvic brim)라고 부른다. 분계선은 엉덩뼈의 활꼴선(궁상선, arcuate line), 두덩뼈빗(치골줄, pectineal line), 두덩결합(치골결합, symphysis pubis)의 상연을 지나는 경사면이다. 거짓골반은 뒤로는 허리뼈(요추, lumbar vertebrae), 양옆으로는 엉덩뼈오목(장골와, iliac fossa), 앞으로는 앞배벽(anterior abdominal wall) 하부가 있다.

참골반은 산도로서 중요한 역할을 하는데, 윗경계인 골반입구(pelvic inlet)는 엉치뼈곶(갑각, promontory)과 분계선을 지나는 선이며, 아랫경계인 골반출구(pelvic outlet)은 골반바닥(pelvic floor)인데 앞으로는 두덩뼈 아래가지, 옆으로는 궁둥뼈결절(좌골결절, ischial tuberosity), 뒤로는 꼬리뼈가 있다(그림 2-14). 양쪽 두덩뼈 아래가지는 앞에서 만나 90~100° 정도의 각도로 활모양을 이루는데, 이를 두덩활(치골궁, pubic arch)이라고 부른다. 참골반의 내강은 비스듬이 놓인 굽은 원통형으로 앞쪽면의 길이는 5 cm, 뒷

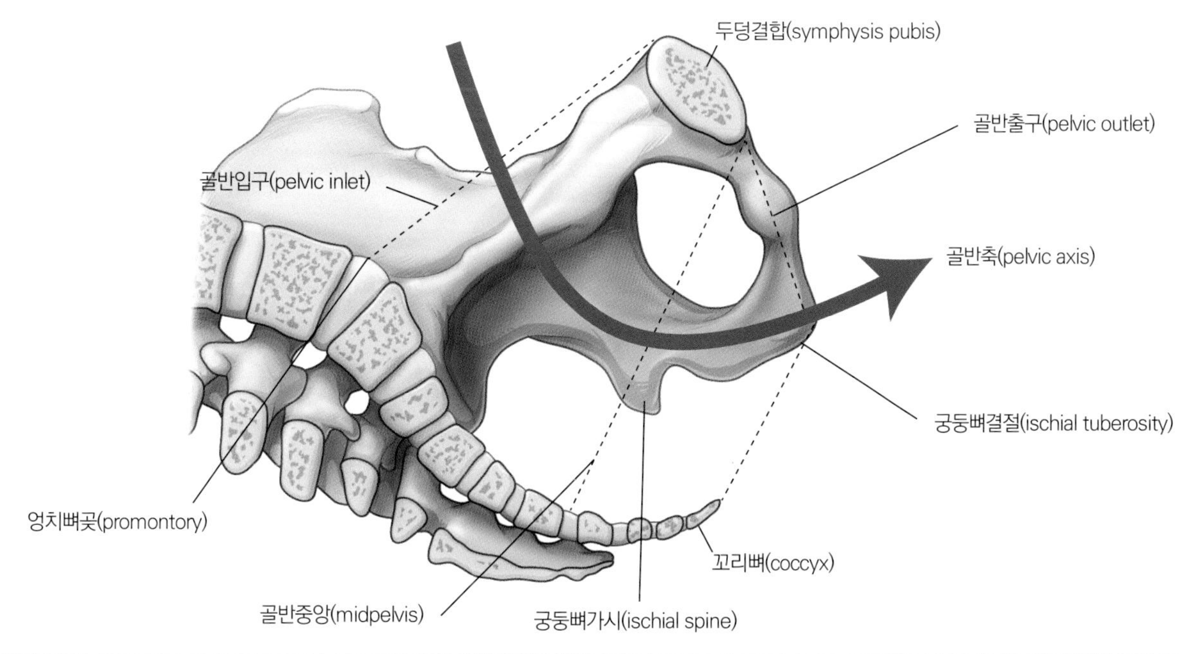

그림 2-14. **산도(birth canal)**

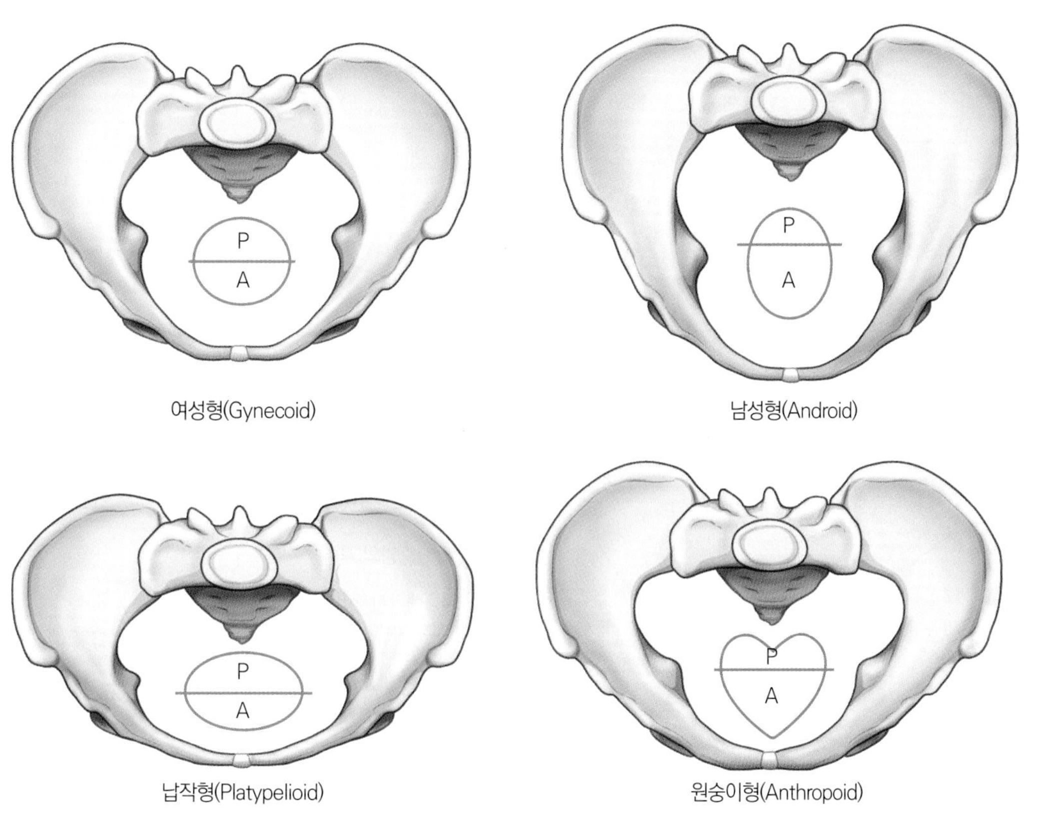

그림 2-15. **여성 뼈골반의 4가지 형태**

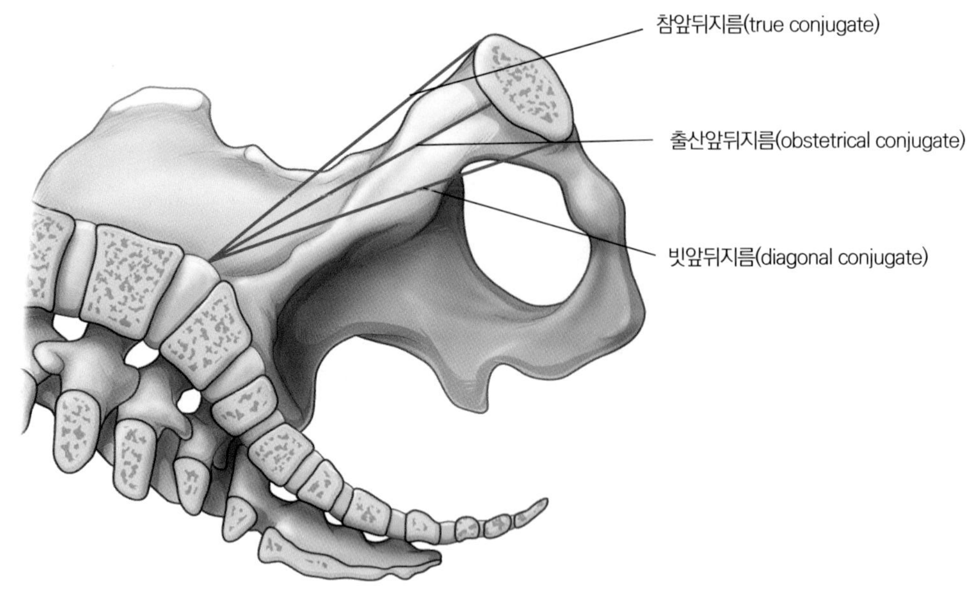

그림 2-16. **골반입구의 앞뒤지름**

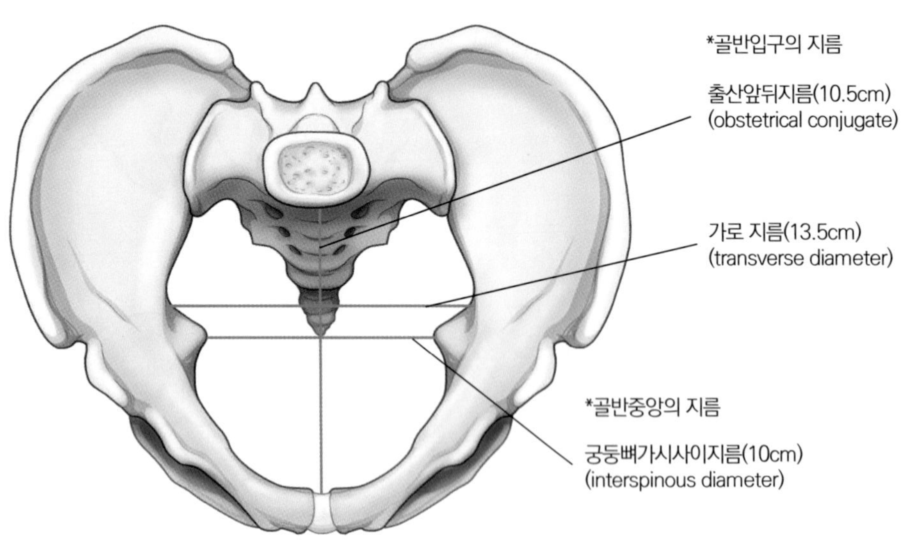

그림 2-17. **정상 성인 여성 골반의 앞뒤 및 좌우 지름**

쪽면의 길이는 10 cm 정도 된다. 참골반 내강의 중간에 궁둥뼈가지(좌골가시, ischial spine)가 궁둥뼈후연에 달려 있는데, 산도 중 가장 좁은 부분이면서 태아 선진부(presenting part)의 높이를 평가하는 기준이기도 하여 산과적으로 중요한 구조물로 간주되며, 이 부위를 골반중앙(midpelvis)이라고 부른다.

2) 골반 관절

두덩결합(치골결합, symphysis pubis)은 좌우의 두덩뼈가 앞쪽에서 연결되는 부위로 섬유연골로 이루어진 관절원반(interpubic disc)과 위, 아래의 인대로 구성되어 있다. 특히, 아래두덩인대(하치골인대, inferior pubic ligament)는 두덩활의 상연을 이르어 두덩활꼴인대(치골궁인대, arcuate ligament of pubis)라고도 불린다.

엉치엉덩관절(천장관절, sacroiliac joint)은 골반의 뒷쪽으로, 엉치뼈와 엉덩뼈가 연결되는 윤활관절로서 약간의 움직임만이 가능하다.

임신 중에는 이러한 관절들의 이완이 일어나는데, 아마도 호르몬 변화 때문인 것으로 보인다. 임신 중에는 두덩결합의 폭이 증가했다가 분만 후 정상화된다. 엉치엉덩관절도 미끄러짐 운동이 있어, 누운 골반내진자세(dorsal lithotomy position)나 웅크림자세(squatting position)에서는 골반출구의 지름을 약간 증가시킬 수 있는 것으로 생각되고 있다.

3) 골반의 면

골반입구(pelvic inlet)의 경계는 뒤로는 엉치뼈곶과 엉치뼈날개(천골익, ala of sacrum), 옆으로는 분계선, 앞으로는 두덩결합으로 이루어진다. Caldwell-Moloy 분류는 골반입구의 모양을 여성형(gynecoid), 원숭이형(anthropoid), 남성형(android), 납작형(platypelloid)의 4가지 기본 형태로 나누었다(그림 2-15). 이 중 여성형은 원형에 가까운 모양으로 분만에 적합하며, 여성의 50%에서 이러한 형태를 가지고 있다. 일부 여성은 앞뒤로 길쭉한 원숭이형을 하고 있다. 남성형 골반은 뒷쪽 길이가 짧고 앞쪽은 좁은 각을 이루고 있어 분만에 매우 불리하다.

출산앞뒤지름(obstetrical conjugate)은 엉치뼈곶과 두덩결합 사이의 최단거리로서 산과적으로 중요하며, 정상적으로는 10 cm를 넘는다. 출산앞뒤지름은 참앞뒤지름(true conjugate)보다 작다. 임상에서는 빗앞뒤지름(diagonal conjugate)을 사용하는데, 두덩결합의 하연에서 엉치뼈곶까지의 거리로, 내진을 함으로써 측정할 수 있고, 이 수치에서 1.5~2.0 cm를 뺀 수치를 출산앞뒤지름으로 추정하고 있다(그림 2-16).

골반중앙(midpelvis)은 궁둥뼈가시가 있는 높이로, 양쪽 궁둥뼈가시 사이의 거리는 10 cm 남짓으로 대개 골반에서도 가장 좁은 곳이다(그림 2-17).

골반출구(pelvic outlet)는 앞뒤 두 삼각형 부위로 구분되는데, 이 두 삼각형은 한 평면에 있지 않다. 밑변은 두 궁둥뼈결절을 연결한 선이며, 뒤꼭지점은 꼬리뼈, 앞쪽 삼각형은 두덩활 부위로 이루어진다.

4) 골반의 크기

(1) 골반입구의 측정

협착골반(contracted pelvis)에서 출산앞뒤지름이 짧아진 경우가 있는데, 임상적으로는 빗앞뒤지름을 평가한 후 이보다 1.5~2.0 cm 작은 값으로 추정하게 된다.

내진 방법은, 두 손가락을 질에 넣어 우선 꼬리뼈의 움직임을 평가한 후, 엉치뼈 앞면을 촉지하는데 샅을 누르지 않은 상태에서는 엉치뼈 아래 세분절만이 만져진다. 엉치뼈곶을 촉지하기 위해서는 주먹쥔 나머지 손가락이 샅 부위를 강하게 누르게 된다. 장지의 끝이 엉치뼈곶에 닿으면 손을 위로 이동시켜 두덩활에 닿게 한 후, 뼈에 인접한 지점을 표시한다(그림 2-18). 이 길이가 11.5 cm보다 크면 골반입구가 대개 적절한 크기라고 짐작하게 된다.

진입(engagement)이란, 태아머리의 양두정면(biparietal plane)이 골반입구를 지나 하강(descent)한 것을 말한

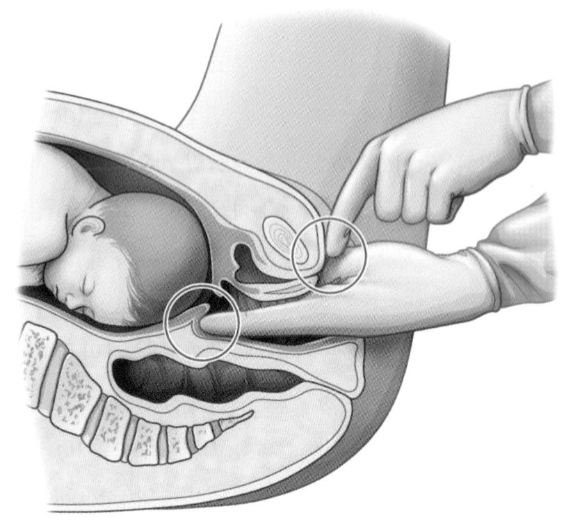

그림 2-18. **빗앞뒤지름의 측정**

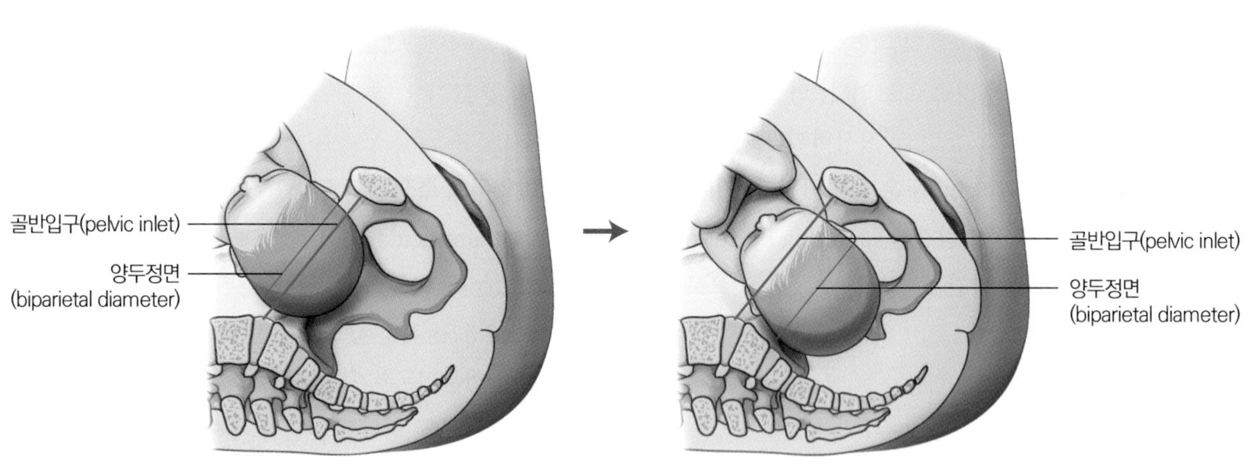

그림 2-19. **진입**

다. 대개 진통하면서 진입이 되는 것으로 생각하지만, 미분만부(nullipara)에서는 임신 말 몇 주 동안 진입이 되어 있기도 하여 골반입구의 크기가 태아의 머리에 대해 적절한 크기임을 알 수 있는 경우도 있다.

진입 여부는 내진이나 복부검사를 통하여 평가하게 된다. 내진으로는, 태아머리 최하부의 위치가 궁둥뼈가시의 높이보다 낮으면(station > 0), 대개는 진입이 된 것으로 본다(그림 2-19). 골반입구와 궁둥뼈가시 사이의 거리는 5 cm 정도인데, 태아머리끝에서 양두정면까지의 거리가 대개 3-4 cm이기 때문이다. 그러나, 상당한 두개변형(molding) 또는 산류(caput succedaneum)가 있는 경우에는 정확한 평가가 어려울 수 있다. 복부검사는 더 부정확한데, 손을 복부 아래로 쓸어가면 진입이 된 경우에는 태아머리 하부로 촉지해 들어갈 수 없지만 진입이 되지 않은 경우에는 촉지해 들어갈 수 있다.

고정(fixation)이란 하복부를 통해 태아를 좌우로 밀 때 자유로이 움직이지 않을 정도로 태아머리가 하강한 것을 말하는데, 반드시 진입된 것이라고 할 수 없다.

(2) 골반중앙의 평가

임상적으로 골반중앙의 직접적인 측정은 불가능하지만, 궁둥뼈가시가 현저히 튀어나와 있거나, 측벽이 점점 좁아지거나, 엉치뼈 앞면이 너무 가까워 쉽게 촉지되면, 협착을 의심하게 된다.

(3) 골반 출구의 측정

골반출구 크기의 임상평가로, 궁둥뼈결절사이거리(좌골결절간직경, intertuberous diameter)가 8 cm가 넘으면 정상으로 생각한다. 주먹을 골반 출구에 대보는데, 주먹의 폭이 대개 8 cm를 넘기 때문이다. 두덩활의 모양도 평가한다.

참고문헌

- 대한해부학회 편. 국소해부학. 둘째판. 서울: 고려의학 2005.
- 윤지영, 류의남, 노수경, 송승은, 서은성, 이수호, 최석주, 오수영, 노정래, 김종화. 산과적 출혈 처치에 있어서 응급 자궁적출술 및 경피적혈관색전술 적용의 임상적 양상과 효과 비교. Obstet Gynecol Sci 2009;52(2):180-7.
- Byrne J, Nussbaum-Blask A, Taylor WS, Rubin A, Hill M,O'Donnell R, Shulman S. Prevalence of Mullerian duct anomalies detected at ultrasound. Am J Med Genet Sep 2000;94(1):9-12.
- Chan YY, Jayaprakasan K, Tan A, Thornton JG, Coomarasamy A, Raine-Fenning NJ. Reproductive outcomes in women with congenital uterine anomalies: a systematic review. Ultrasound ObstetGynecol 2011;38(4):371-82.
- Dreisler E, Stampe Sorensen S. Mullerian duct anomalies diagnosed by saline contrast sonohysterography: prevalence in a general population. Fetil Steril 2014;102(2):525-9.
- Hua M, Odibo AO, Longman RE, Macones GA, Roehl KA, Cahill AG. Congenital uterine anomalies and adverse pregnancy outcomes. Am J Obstet Gynecol 2011;205(6):558e1-5.
- Langlois PL. The size of the normal uterus. J Reprod Med 1970;4(6):220-8.
- Lloyd J, Crouch NS, Minto CL, Liao LM, Creighton SM. Female genital appearance: "normality" unfolds. BJOG 2005;112(5):643-6.
- Reichman D, Laufer MR, Robinson BK. Pregnancy outcomes in unicornuate uteri: a review. Fertil Steril 2009;91(5):1886-94.
- Saravelos SH, Cocksedge KA, Li TC. Prevalence and diagnosis of congenital uterine anomalies in women with reproductive failure: a critical appraisal. Hum Reprod Update 2008;14(5):415-29.
- Sheikhazadi A, Sadr SS, Ghadyani MH, Taheri SK, Manouchehri AA, Nazparvar B, et al. Study of the normal internal organ weights in Tehran's population. J Forensic Leg Med 2010;17(2):78-83.
- Verkauf BS, Von Thron J, O'Brien WF. Clitoral size in normal women. Obstet Gynecol 1992;80(1):41-4.

II
정상 임신

제3장

임신의 성립

Establishment of Pregnancy

오민정 | 고려의대
김용진 | 고려의대

1. 수정, 착상 및 초기 배아발달(Fertilization, implantation, and early embryonic development)

1) 수정과 착상(Fertilization & Implantation)

(1) 난자 수정과 수정란 분할(Ovum fertilization & Zygote cleavage)

수정이 가능한 난자가 배란되기 위해서는 황체화호르몬(luteinizing hormone)의 급격한 상승으로 난자의 성숙이 이루어져야 한다. 이 과정을 통해 난자는 1차 감수분열(meiosis)의 전기(prophase)에서 2차 감수분열 중기(metaphase)로 생식세포 분열과정이 재개되어 배란된다. 배란된 난자는 투명대(zona pellucida; 당단백질로 이루어진 다공성 층)로 싸여 있고, 주변에는 난포세포더미(cumulus oophorus; 배란된 난자에 붙어 있는 과립층 세포)가 달라붙어 있다(그림 3-1).

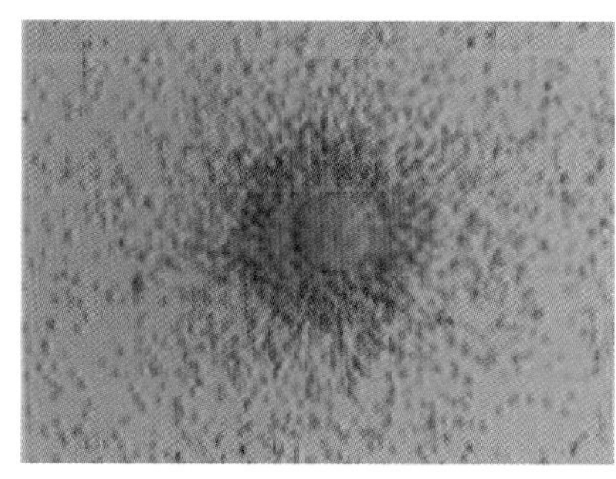

그림 3-1. **배란된 난자와 난포세포더미(cumulus oophorus)**

배란된 후 2~3분만에 자궁관술(난관채, fimbriae)에 잡혀, 대개 자궁관팽대(난관팽대부, ampulla) 안에서 정자와 만나 수정된다. 난자와 정자의 수정가능 기간은 확실히 알려져 있지는 않으나, 대개 난자는 배란된 후 12~24시간 내,

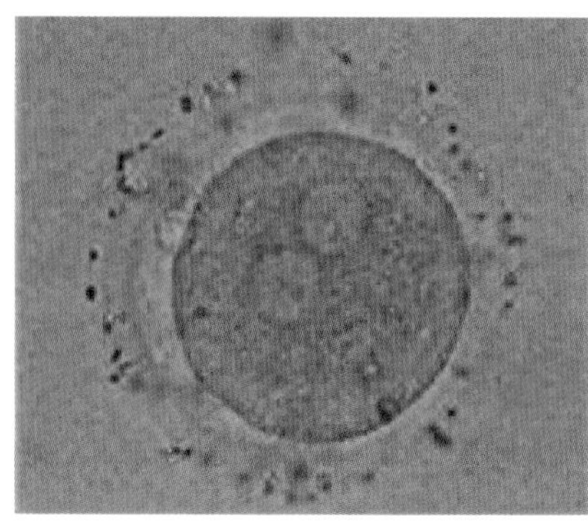

그림 3-2. **전핵(pronucleus)이 형성된 수정 1일째의 수정란**

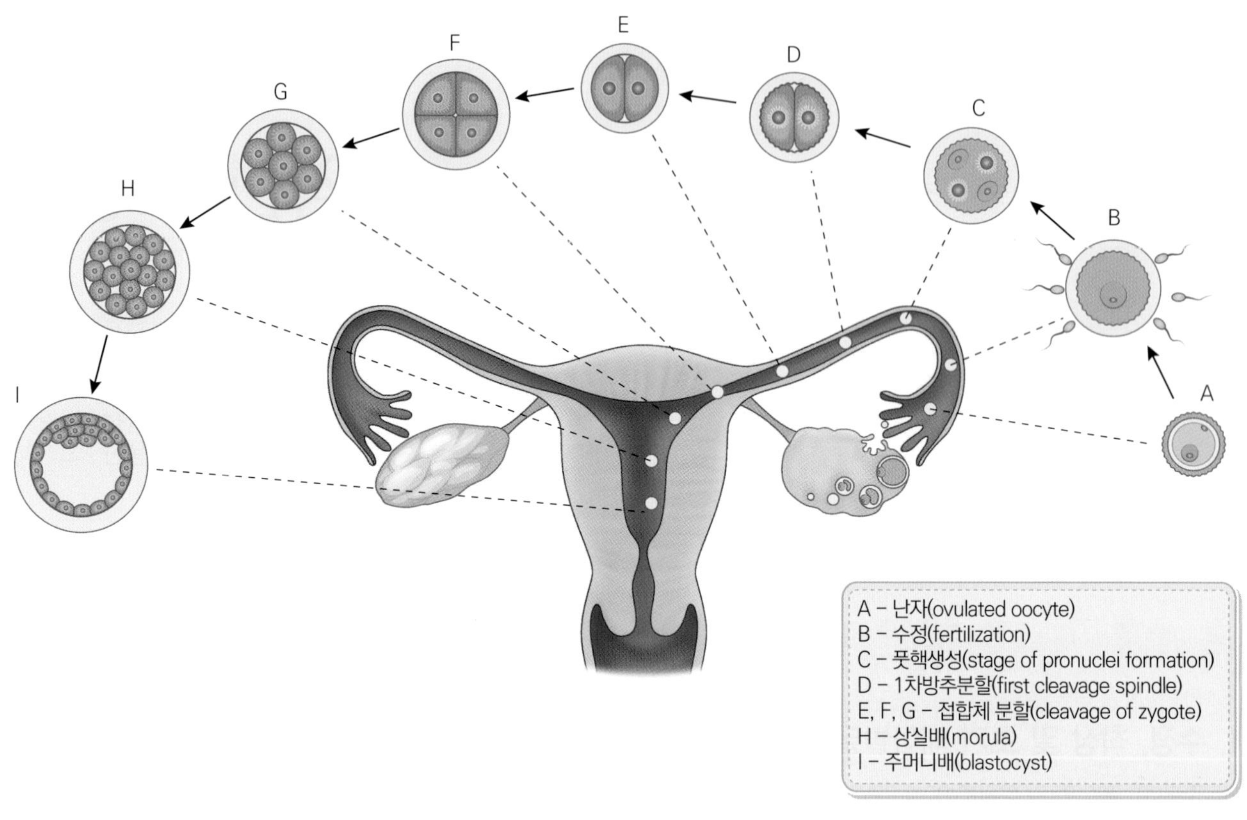

그림 3-3. **수정란의 이동**

정자는 사정된 후 48~72시간 내로 추산되고 있다. 정자와 난자의 결합을 통한 배우자접합(syngamy)은 2차 감수분열이 재개되고 전핵(pronucleus)이 형성되는 수정과정을 통해 수정란(fertilized ovum; 접합체, zygote)이 되며, 이후 체세포분열(mitosis)이 시작된다(그림 3-2).

수정란은 자궁관(uterine tube)의 섬모 운동과 꿈틀 운동(연동, peristalsis)으로 약 3일에 걸쳐 자궁쪽으로 이동한다(그림 3-3).

(2) 착상과 수정 후 1주

수정이 이루어진 후 접합자(zygote)는 분할하여 분화한 작은 세포인 분할세포(blastomeres)가 된다. 수정 후 약 3일 뒤 12개 이상의 분할세포로 구성된 구형의 상실 배(morula)가 자궁 내로 들어가게 되며, 체외수정(in vitro fertilization)을 통한 임신 시도의 경우도 수정 후 2~5일 사이에 자궁강 안으로 배아이식(embryo transfer)을 시행한다(그림 3-4).

상실배(morula) 내에 공간이 형성되어 이후에 배아모체(embryoblast), 주머니배공간(blastocystic cavity)과 영양막(trophoblast)으로 구성된 주머니배(blastocyst)로 변환된다. 수정 후 4~5일 후 배아모체 주위의 영양막이 자궁내막상피(endometrial epithelium)에 붙게 된다.

영양막은 2개의 층으로 구성되는데, 외측의 융합영양막(syncytiotrophoblast)과 내측의 세포영양막(cytotrophoblast)으로 분화한다. 융합영양막은 자궁내막상피와 아래의 결합조직으로 침입하게 된다. 수정 1주 후반부에 주머니배가 표면적으로 자궁내막에 착상된다(그림 3-5).

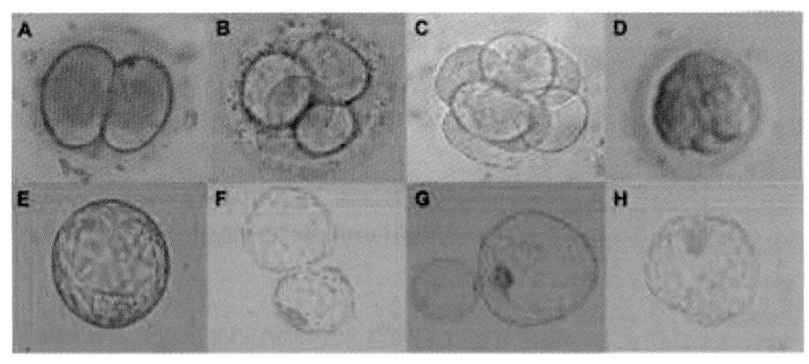

A-2 세포기, B-4 세포기, C-8 세포기, D-상실배(morula), E, F, G, H-주머니배(blastocyst)의 부화

그림 3-4. **착상전 배아**

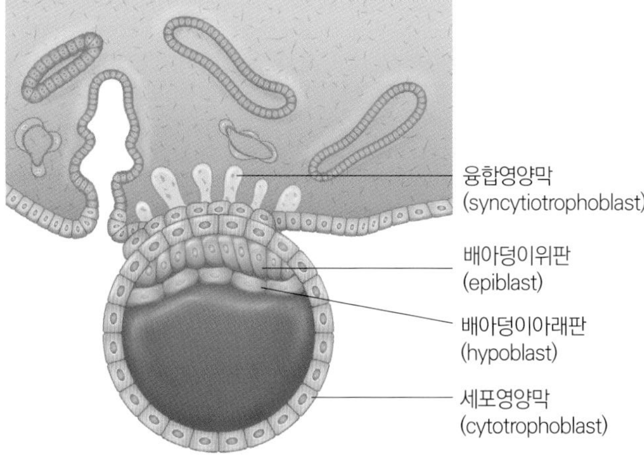

그림 3-5. **주머니배(blastocyst) 착상**

2) 초기 배아발달(Early embryonic development)

(1) 수정 후 2주

2주에는 영양막이 빠르게 성장하고 분화하여 주머니배가 완전히 자궁내막에 착상하게 된다. 이때 자궁내막은 착상이 잘 이루어지도록 주위 조직이 변화를 일으키는데 이를 탈락막반응(decidual reaction)이라 한다. 일차난황주머니(primary yolk sac)(그림 3-6)와 배아바깥중배엽(extraembryonic mesoderm)이 발달하며, 배아바깥중배엽에서 배아바깥체강(extraembryonic coelom)(그림 3-7)이 형성이 되고 이는 나중에 융모막강(chorionic cavity)이 된다. 일차난황주머니가 작아지면서 서서히 소멸되고 이차난황주머니(secondary yolk sac)가 발달한다.

양막공간(amniotic cavity)이 세포영양막과 배아모체(embryoblast) 사이에서 나타난다. 배아모체는 양막공간과 연관된 배아덩이위판(epiblast)과 주머니배공간 주위의 배아덩이아래판(hypoblast)의 두겹배엽원판(bilaminar embryonic disc)으로 분화된다(그림 3-8). 배아덩이 아래판의 일부가 두꺼워져서 착삭전판(prechordal plate)(그림 3-8, 9)이 형성되고 이는 이후에 태아의 머리뼈부위(cranial region)와 입으로 발달하게 된다.

(2) 수정 후 3주

두겹배엽원판이 창자배형성(gastrulation) 과정을 거치면서 세겹배엽원판(trilaminar embryonic disc)으로 분화되어 원시선(primitive streak)이 나타난다(그림 3-10). 원시선은 배아덩이위판세포(epiblastic cell)가 원판의 정중면(median plane)으로 이동하면서 형성된다.

이 시기 후반부에 배아는 납작하고 난형의 형태가 된다. 입인두막(oropharyngeal membrane)을 제외하고 중배엽(mesoderm)이 외배엽(ectoderm)과 내배엽(endoderm) 사이에 존재한다.

수정 후 3주 초반부터 원시선에서 유래한 중간엽세포(mesenchymal cell)가 척삭돌기(notochordal process)를 형성하고, 이는 원시결절(primitive node)부터 착삭전판으로 연장된다. 척삭관(notochordal canal)의 바닥에서 개구가 발생하고 여기서 척삭판(notochordal plate)이 발생한다. 이 부분이 안쪽으로 말려 척삭(notochord)이 형성된다(그림 3-10).

발달하는 척삭에 의하여 배아외배엽(embryonic ectoderm)이 두꺼워진 것 같은 신경판(neural plate)이 유발된다. 여기에 세로 방향의 신경고랑(neural groove)이 발생하고, 측면에 신경주름(neural fold)이 위치한다. 이 주름이

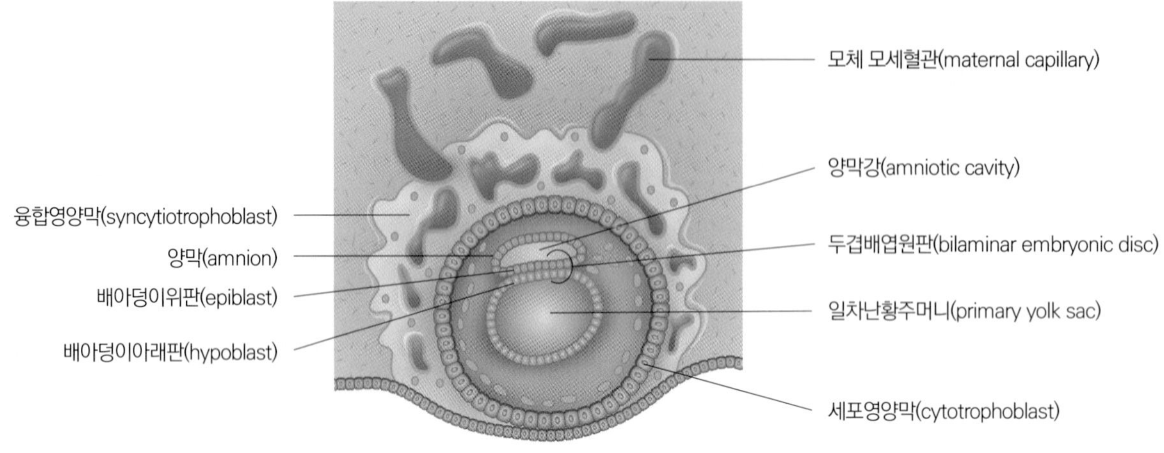

그림 3-6. **태아막(fetal membrane) 형성**

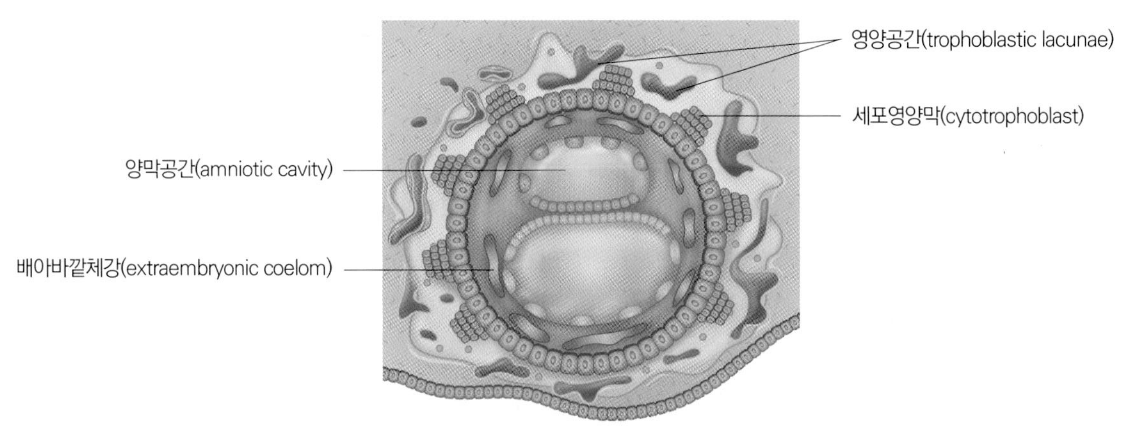

그림 3-7. **착상된 주머니배**

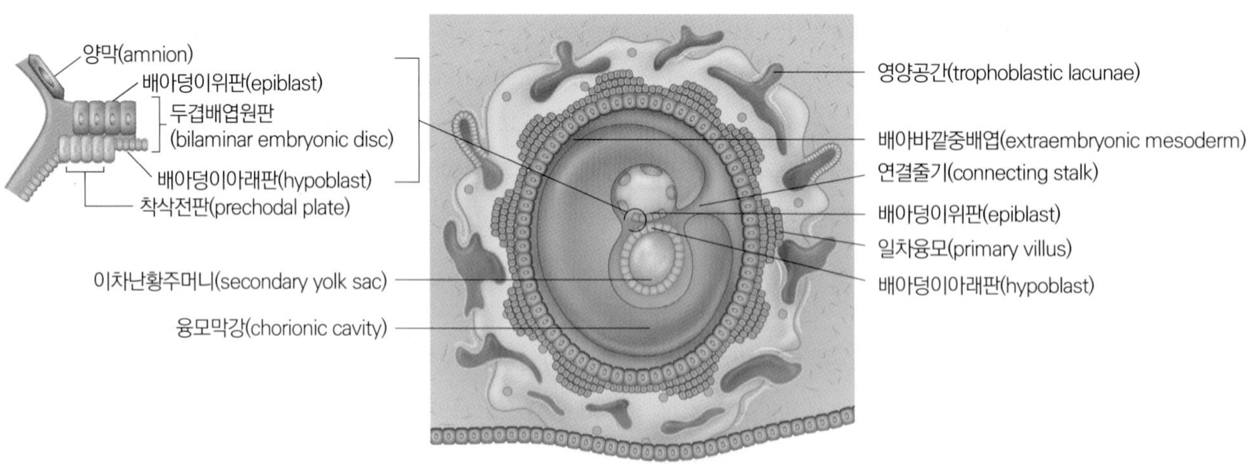

그림 3-8. **융모막강(chorionic cavity) 형성**

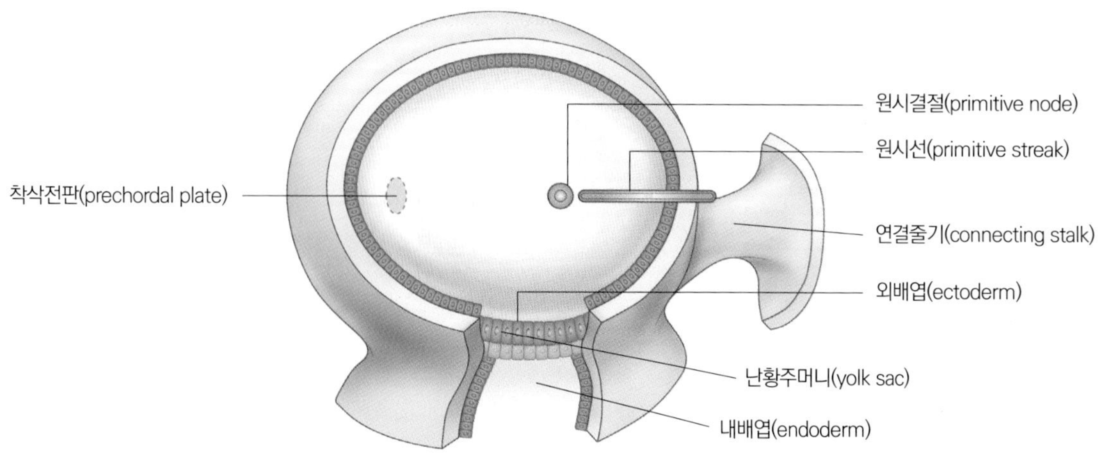

그림 3-9. **배엽원판의 등쪽상(dorsal view)**

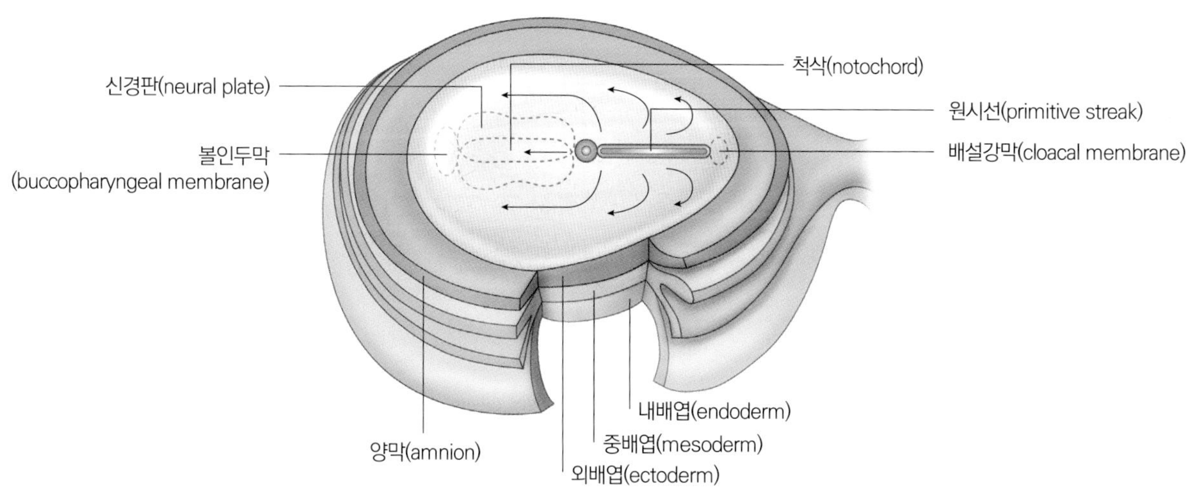

그림 3-10. **척삭(notochord) 형성**

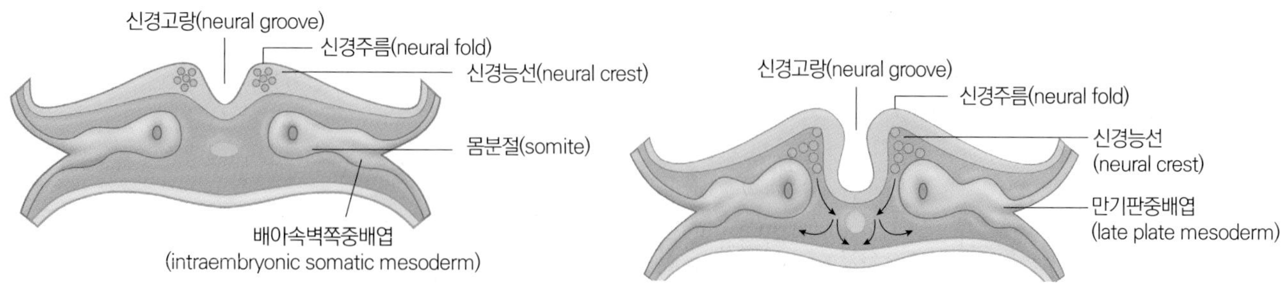

그림 3-11. **신경능선세포(neural crest cell)의 분화**

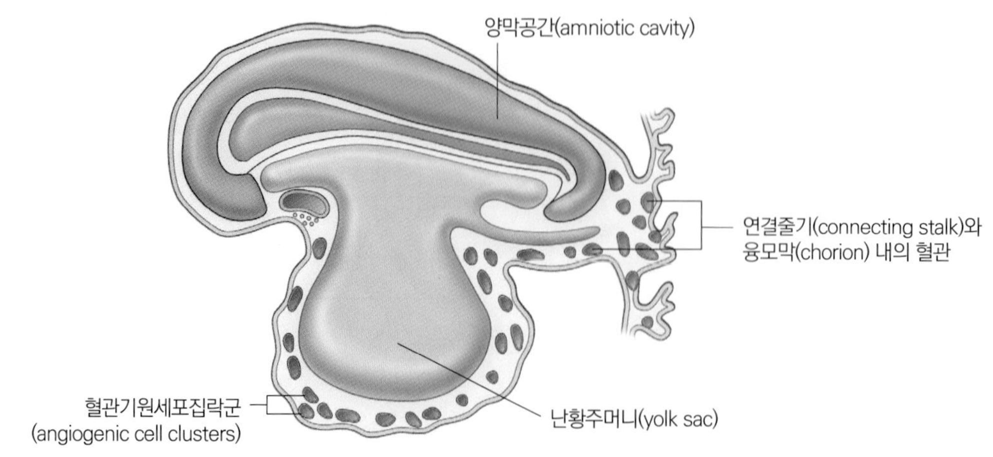

그림 3-12. **배아바깥혈관(extraembryonic vessels)의 형성**

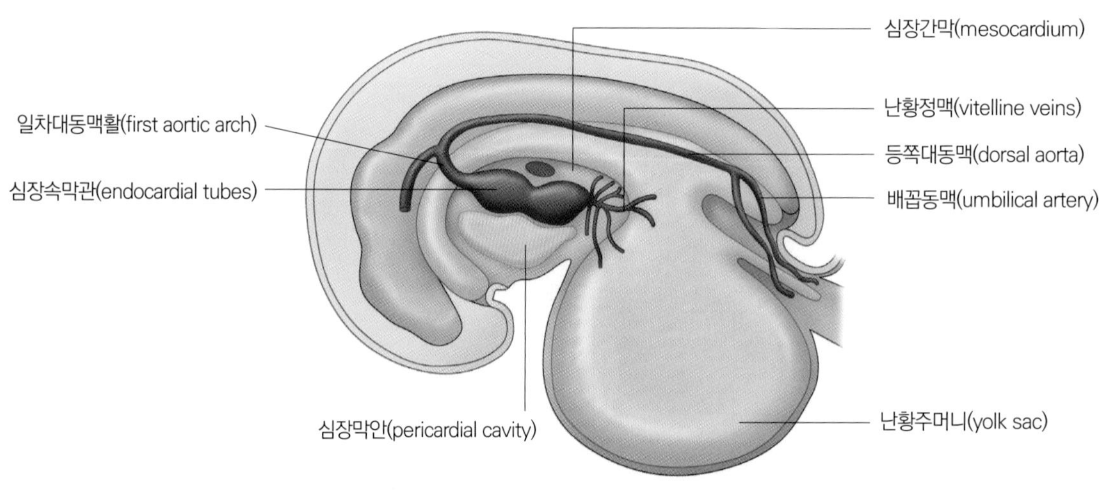

그림 3-13. **초기 심장혈관계통(cardiovascular system)의 형성**

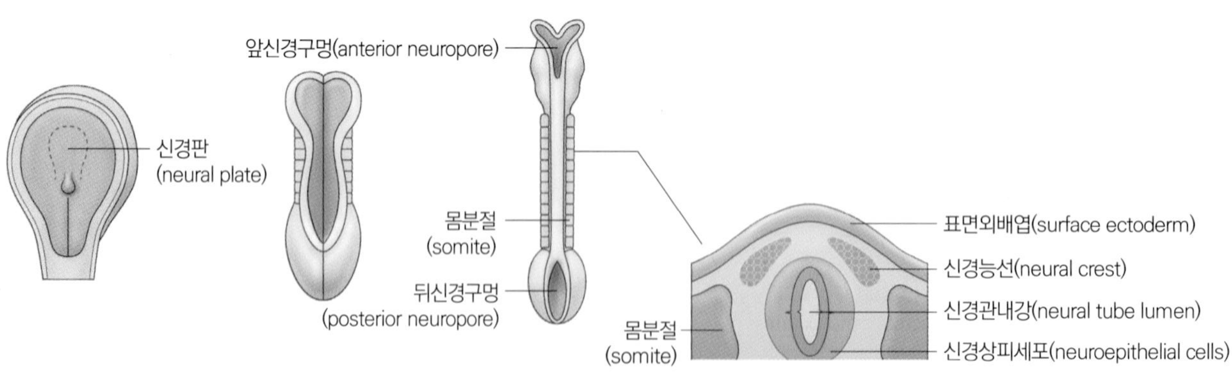

그림 3-14. **신경판(neural plate) 주름형성(folding)**

통합하여 중추신경계의 초기단계인 신경관(neural tube)이 형성된다(그림 3-11).

이 시기 후반부에 척삭의 양 측면의 중배엽이 압축되어 세로 방향의 원주를 형성하는데 이를 몸분절(somite)이라 한다(그림 3-11).

난황주머니, 요막(allatois)과 융모막(chorion)에 혈관이 나타나기 시작하며(그림 3-12), 초기 심장은 한 쌍의 심장속막관(endocardial tube)으로 나타난다. 이 시기 후반부에 심장관이 융합되어 관모양의 심장을 형성하고 이는 태아, 배꼽소포(umbilical vesicle), 융모막 등과 연결되어 초기단계의 심장혈관계통을 형성한다(그림 3-13).

(3) 수정 후 4주

4주 초기의 태아는 직선 모양이며, 신경관이 몸분절의 반대쪽에 형성되어 있다. 아직까지 경구멍(neuropore)의 위와 아래는 닫히지 않는다(그림 3-14).

수정 후 24일째 두 개의 인두굽이(pharyngeal arch)가 나타나며(그림 3-15), 첫 번째 인두굽이의 대부분은 아래턱뼈(mandible)를 형성하고 일부가 위턱융기(maxillary prominence)가 되어 위턱뼈(maxilla)를 형성하게 된다(그림 3-16). 이 후부터 태아는 머리와 꼬리 때문에 약간 곡선 모양을 가지게 된다.

팔싹(upper limb bud)이 수정 26일 혹은 27일째에 배의 옆에 나타난다. 초기 내이(inner ear)인 귀오목(otic pit)도 이 시기에 나타나며, 이후 렌즈가 될 부분의 외배엽이 두꺼워져 머리의 양측에 발생한다. 다리싹(lower limb bud)은 4주 후반부에 나타나며, 일반적으로 팔에 비하여 4일 혹은 5일 정도 늦게 발달한다. 이 시기 후반부에 아래쪽 경구멍이 닫힌다.

(4) 수정 후 5주

수정 후 4주째보다는 성장이 더디게 일어나는 시기이나 머리의 성장은 빠른데 이는 뇌와 얼굴융기(facial prominence)의 발달이 급속하게 이루어지기 때문이다.

또한 이 시기에 중간콩팥(mesonephros)이 형성될 위치에 중간콩팥능선(mesonephric rigde)이 나타난다(그림 3-17, 18).

(5) 수정 후 6주

팔이 팔꿈치와 손판(hand plate)으로 발달하기 시작한다. 가락선(digital ray)으로 알려진 초기단계의 손가락이 손판에서 발달하기 시작한다. 이 시기 태아는 동체 및 사지를 실룩거리는 움직임을 시작한다.

귓바퀴결절(auricular hilock)이 첫 번째와 두 번째 인두굽이사이의 인두고랑(pharyngeal groove)에서 발생하며, 이는 이후에 귓바퀴과 외이의 조개모양(shell-shape) 형태를 형성한다.

망막색소(retinal pigment)가 형성되어 눈이 더욱 분명하게 나타나게 된다. 머리는 목 부분에서 앞쪽으로 구부러지고 몸통과 목은 곧은 형태를 나타내기 시작한다.

장은 탯줄의 기부(proximal part)의 배아바깥체강 안으로 들어가게 되어 이 시기의 탈장은 정상 소견이다(그림 3-19).

(6) 수정 후 7주

이 시기에는 사지의 발달이 특징적으로 나타난다. 손판과 발판 내의 가락선에 홈이 생겨 손가락과 발가락이 분명하게 구분되기 시작한다. 후반부에는 팔의 뼈형성이 시작된다.

(7) 수정 후 8주

배아기(embryonic period)의 마지막 주로 막은 남아 있으나 손가락이 각각 분리된다. 이 주의 후반부로 갈수록 손가락 및 발가락이 길어지고 각각이 확실하게 분리된다. 의미 있는 사지의 움직임이 나타나며, 장골(femur)의 뼈형성이 시작된다. 목 부분이 확실하게 완성되며, 눈꺼풀은 닫혀 있으나 분명해진다. 장은 아직 탯줄의 기부에 위치하고 있다. 외부 성기가 성별에 따라 다르게 분화하나 아직 이 시기에는 확실하게 구분할 수 없다.

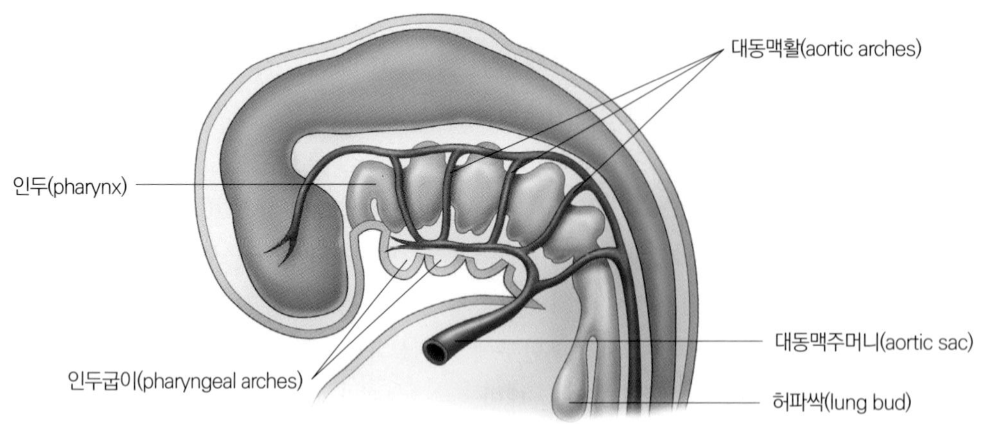

그림 3-15. **인두굽이(pharyngeal arch) 형성**

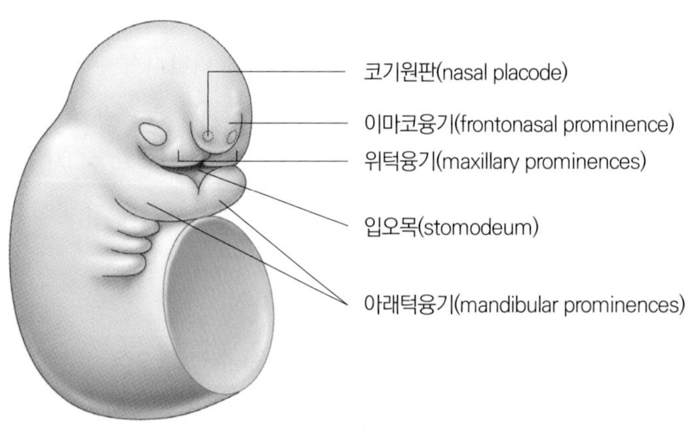

그림 3-16. **안면(face) 발달**

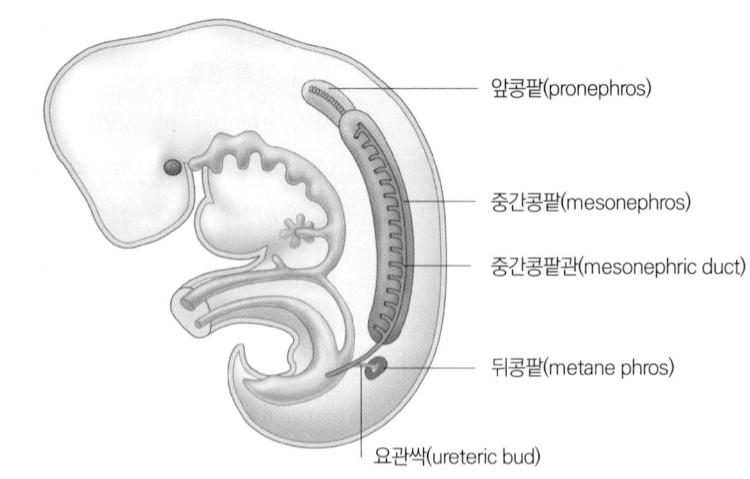

그림 3-17. **콩팥(kidney) 발달**

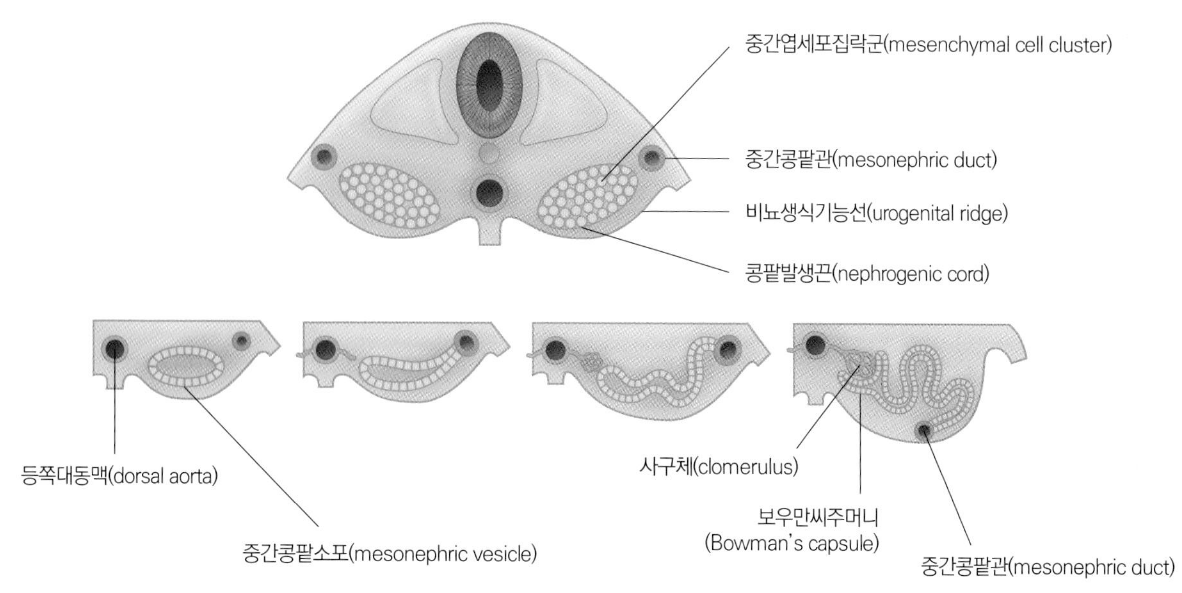

그림 3-18. **중간콩팥세관(mesonephric tubules)의 발달**

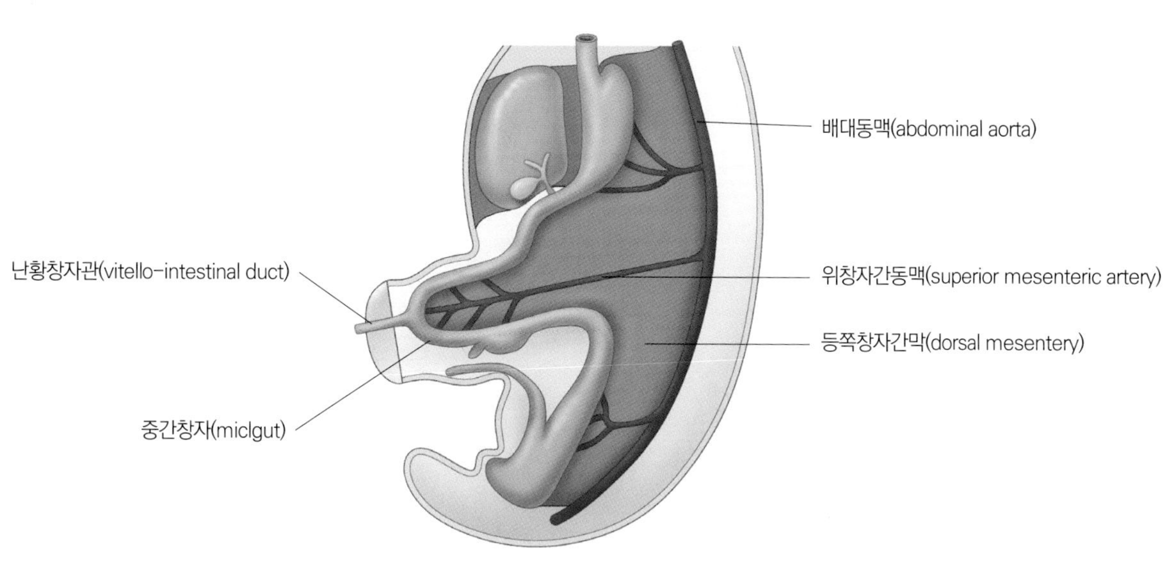

그림 3-19. **중간창자고리(midgut loop)의 탈장(herniation)**

2. 탈락막(Decidua)

1) 탈락막의 구조

임신 중에는 자궁내막이 특수하게 변화하는데, 이런 임신 중의 자궁내막 조직을 탈락막이라고 부른다. 탈락막이 침윤하는 영양막세포와 상호작용을 주고받으며, 혈액융모태반형성(hemochorial placentation)이 이루어진다. 탈락막은 위치에 따라 세 가지로 구분되는데, 주머니배(포배, blastocyst)의 착상부 바로 밑 부분을 바닥탈락막(decidua basalis), 자라나는 주머니배의 위쪽을 덮고 있는 부분을 피막탈락막(decidua capsularis), 나머지 자궁안(자궁강, uterine cavity)을 덮고 있는 부분을 벽쪽탈락막(decidua parietalis)이라고 부른다. 임신 초기에는 피막탈락막과 벽쪽탈락막 사이에 공간이 있으나, 임신 14~16주경에는 두 탈락막이 융합하여 공간이 폐쇄된다. 탈락막은 세 층으로 이루어져 있는데, 각각 표면의 치밀층(zona compacta), 중간의 해면층(zona spongiosa), 아래의 바닥층(zona basalis)이며, 치밀층과 해면층은 한데 묶어서 기능층(zona functionalis)이라고도 부른다(그림 3-20).

2) 탈락막 반응(Decidual reaction)

분비기에 전탈락막 변화(predecidual changes)가 나선동맥 주변의 기질세포에서부터 나타나기 시작하여, 착상 이후에 탈락막반응이 완성된다. 탈락막세포(decidual cell)는 자궁내막 기질세포의 크기가 커지면서 다각형 또는 둥근 모양을 하고, 핵은 둥글고 수포성으로 되며, 세포질은 맑고 약간 호염기성으로 되고, 세포는 투명한 막 모양의 기질로 둘러싸이게 된다.

3) 탈락막의 혈액공급(Decidual blood supply)

착상된 주머니배 아래, 바닥탈락막에 있는 나선동맥은 이후에는 태반에 혈액을 공급하게 되는데, 영양막세포가 동맥을 침습하여 본래의 혈관구조를 파괴하고 평활근이나 내피세포가 없는 골격만 남게 되어, 혈관작용제(vasoactive agents)에 반응하지 않고 산모 혈액을 안정적으로 태반에

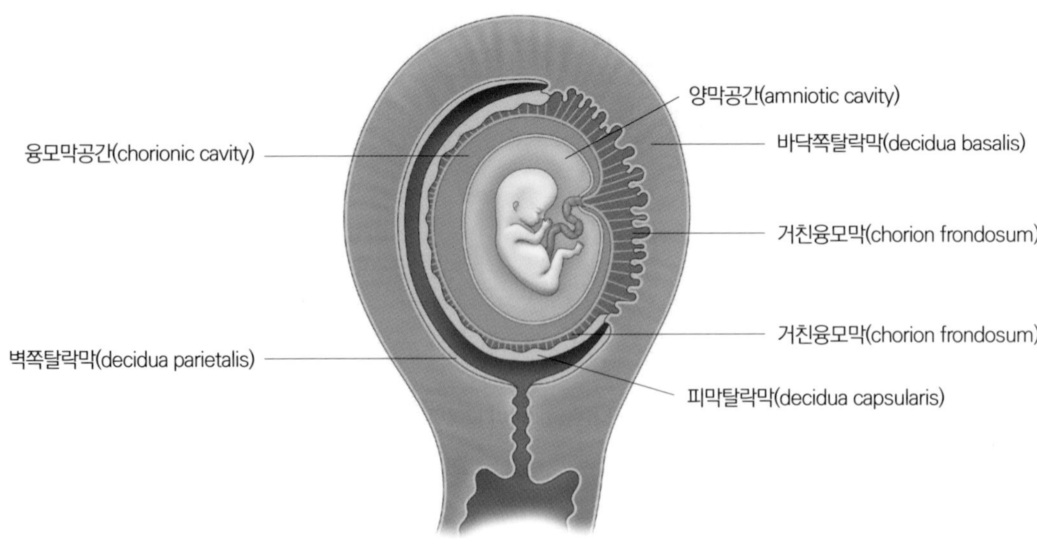

그림 3-20. **탈락막(decidua)의 발달**

공급하는 자궁태반혈관(uteroplacental vessel)으로 변하게 된다. 이를 나선동맥의 생리적 변형 (physiological transformation)이라고 부르며, 이러한 변화가 잘 이루어지지 않으면 이후 자간전증이나 태아성장 지연과 관련된다고 알려져 있다.

4) 탈락막의 조직학(Decidual histology)

탈락막은 여러 종류의 세포로 구성되어 있는데, 그 중에도 자궁내막 기질세포에서 유래한 탈락막세포가 주된 세포이다. 치밀층의 탈락막세포는 크기가 크고, 빽빽히 채워져 있고, 상피모양이고, 다각형이며, 둥근 핵을 가진, 연하게 염색되는 세포이다. 그 밖에 자궁내막 큰과립림프구(endometrial large granular lymphocytes)는 일종의 자연세포독성세포(natural killer cell)로서, 세포질이 거의 없는 조그맣고 동그란 세포가 탈락막세포 사이에 흩어져 분포한다. 해면층에는 증식된 샘조직이 보이며 주머니배의 영양에 관여하는데, 임신 후반에는 샘조직은 대부분 사라진다. 그리고 많은 동정맥이 있으며 많은 수의 영양막세포에 의해 침습된다. 바닥탈락막은 태반형성에 역할을 하기 위하여 특징적인 조직학적 모습을 보이는데, 영양막세포의 침습은 탈락막에 생기지만 흔히 자궁근육층 상부까지 이른다. 침범영양막이 탈락막과 만난 경계에 섬유소성변성(fibrinoid degeneration)이 생기는데, 이를 니타부흐층(Nitabuch layer)이라고 하며, 유착태반(placenta accreta)에서는 보이지 않는다.

5) 탈락막의 신호전달물질 분비

탈락막은 프로락틴을 비롯하여 릴랙신(relaxin), 인슐린 유사성장인자(insulin-like growth factor), 인슐린유사 성장인자결합단백(insulin-like growth factor binding protein) 등의 신호전달 물질을 분비한다. 양수 내에 높은 농도로 존재하는 프로락틴은 탈락막에서 유래하는 것으로 보이며, 양수량 및 수분 전해질 이동의 조절에 관여하고, 태아의 자궁 내 수용성을 증가시키는 기능을 하는 것으로 생각되고 있다. 탈락막에서 만들어지는 프로락틴은 그 밖에도 면역세포에 영향을 주거나 착상과정 중 혈관 신생 등에도 관여하는 것으로 생각되고 있다. 탈락막의 프로락틴 분비는 프로게스테론(progesterone), 릴랙신, 인슐린 등에 의해 증가되나 도파민 작용제나 길항제의 영향은 받지 않는다.

참고문헌

- Bao L, Tessier C, Prigent-Tessier A, Li F, Buzzio OL, Callegari EA, et al. Endocrinology 2007;148:2326-34.
- Boss AL, Chamley LW, James JL. Placental formation in early pregnancy: how is the centre of the placenta made? Hum Reprod Update 2018;24:750-60.
- Carlson BM. Human embryology and developmental biology. 6th ed. St. Louis, MO: Elsevier; 2018.
- Diedrich K, Fauser BC, Devroey P, Griesinger G. The role of the endometrium and embryo in human implantation. Hum Reprod Update 2007;13:365-77.
- Gardner DK, Sakkas D, Seli E et al. Human gametes and preimplantation embryos : assessment and diagnosis. New York: Springer; 2013.
- Hur EM, Zhou FQ. GSK3 signalling in neural development. Nat Rev Neurosci 2010;11:539-51.
- Jirasek JE, Keith LG. An atlas of the human embryo and fetus: a photographic review of human prenatal development. New York ; London: Parthenon; 2001.
- Kliegman RM. Nelson textbook of pediatrics. 21st edition. ed. Philadelphia, MO: Elsevier; 2019.
- Knobil E, Neill JD. Knobil and Neill's physiology of reproduction. In. Amsterdam ; Boston: Elsevier; 2006:1 online resource (2 v. (xxix, 3230 p.)).
- Lewis J, Hanisch A, Holder M. Notch signaling, the segmentation clock, and the patterning of vertebrate somites. J Biol 2009;8:44.
- Liu W, Komiya Y, Mezzacappa C, Khadka DK, Runnels L, Habas R. MIM regulates vertebrate neural tube closure. Development 2011;138:2035-47.
- Strauss JF, Barbieri RL. Yen & Jaffe's reproductive endocrinology: physiology, pathophysiology, and clinical management. Eighth edition. ed. Philadelphia, PA: Elsevier; 2019.

제4장

태반과 태아막

Placental Development

오민정 | 고려의대
설현주 | 경희의대

1. 태반의 형성과 발달(Formation and Development of Placenta)

태반은 태아에게 있어서 호흡 및 영양공급, 임신유지에 필요한 호르몬 합성 등의 기능을 담당하는 장기로서, 건강한 아기를 분만하기 위해서는 정상적인 태반의 형성이 필수적인 조건이다. 따라서 태반형성과정에 이상이 발생한 경우 유산이나 태아사망, 자간전증, 자궁내 성장제한과 같은 합병증이 발생하게 된다. 태반의 형성은 주머니배(blastocyst)가 자궁에 착상이 된 후 배아조직과 배아밖조직으로 분화되면서 시작된다.

1) 영양막(Trophoblast)의 분화

태반의 형성은 영양외배엽(trophoectoderm)에서 시작된다. 영양외배엽은 오디모양배아시기(morula stage)에 나타나며 이것은 이후 주머니배를 둘러싸고 있는 영양막으로 변화한다. 영양막은 테반올 구성하고 있는 가장 중요한 세포로 매우 다양한 기능을 가지고 있는데, 특징적인 침습성으로 인해 임신 초기 주머니배가 자궁안 탈락막(decidua)에 부착가능하게 하고, 수태물에 영양을 공급하는 일을 담당하며, 많은 호르몬을 합성, 분비하여 임신을 유지시키는 한편 모체가 임신으로 인한 변화에 잘 적응할 수 있게 하는 역할을 수행한다.

수정 후 8일째, 초기 착상이 이루어진 후 영양막은 바깥쪽은 다수의 핵을 가진 융합체(syncytium)-원시적 융합세포영양막(primitive syncytiotrophoblast)과 안쪽의 원시적 단핵세포인 세포영양막(cytotrophoblast)의 2종류로 분화가 된다(그림 4-1). 세포영양막은 융합체를 만드는 종자세포(germinal cell)로서, DNA 합성과 유사분열을 하며 풍부하고 투명한 세포질과 둥근 핵을 가진 경계가 뚜렷한 단핵세포로, 주로 융모 기질에 접해있다. 이웃하고 있는 융합세포영양막과는 결합체(desmosome)에 의해 잘 결합되어 있으며 세포소기관의 발달은 미약한 편이다. 세포영양막은 임신 초기에는 활발하게 세포분열을 하며 융모(villi) 기질을 빠짐없이 연속적으로 둘러싸고 있으나 임신 중기에는 50%, 임신말기에는 20% 정도만 둘러싸고 있다. 그러나 저산소증과 같은 상황에서는 그 수가 증가한다. 융합세포영양막은 경계가 불분명하며 형태가 없는 세포질로 다수의 핵을 가지고 있으며 그 크기와 모양은 매우 다양한 양상을

속세포덩이(EB)
세포영양막
(CT)
융합세포영양막(ST)
세포영양막
(CT)
융합세포영양막(ST)
소포(V)
(A) 수정 후 6~7일
(B) 수정 후 7~8일
(C) 수정 후 8~15일

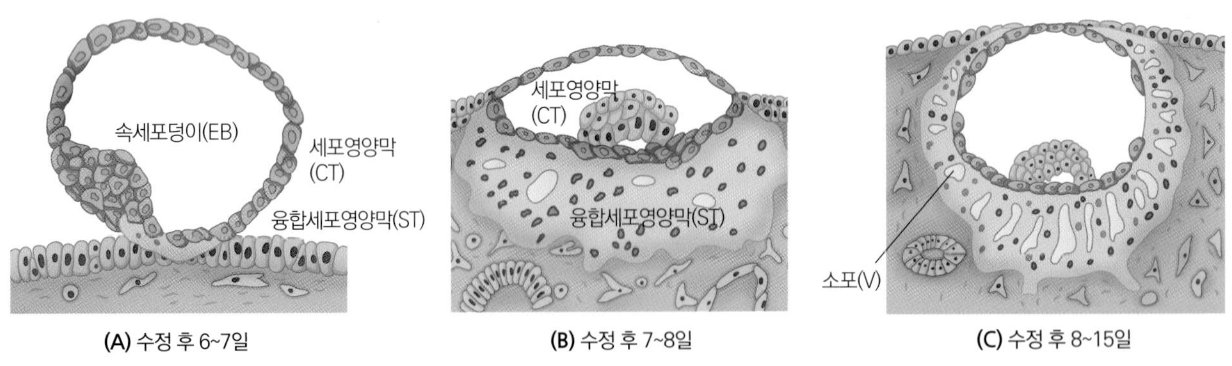

그림 4-1. **초기태반의 형성단계.** EB: embryoblast, CT: cytotrophoblast, ST: syncytiotrophobalst, V: vesicle

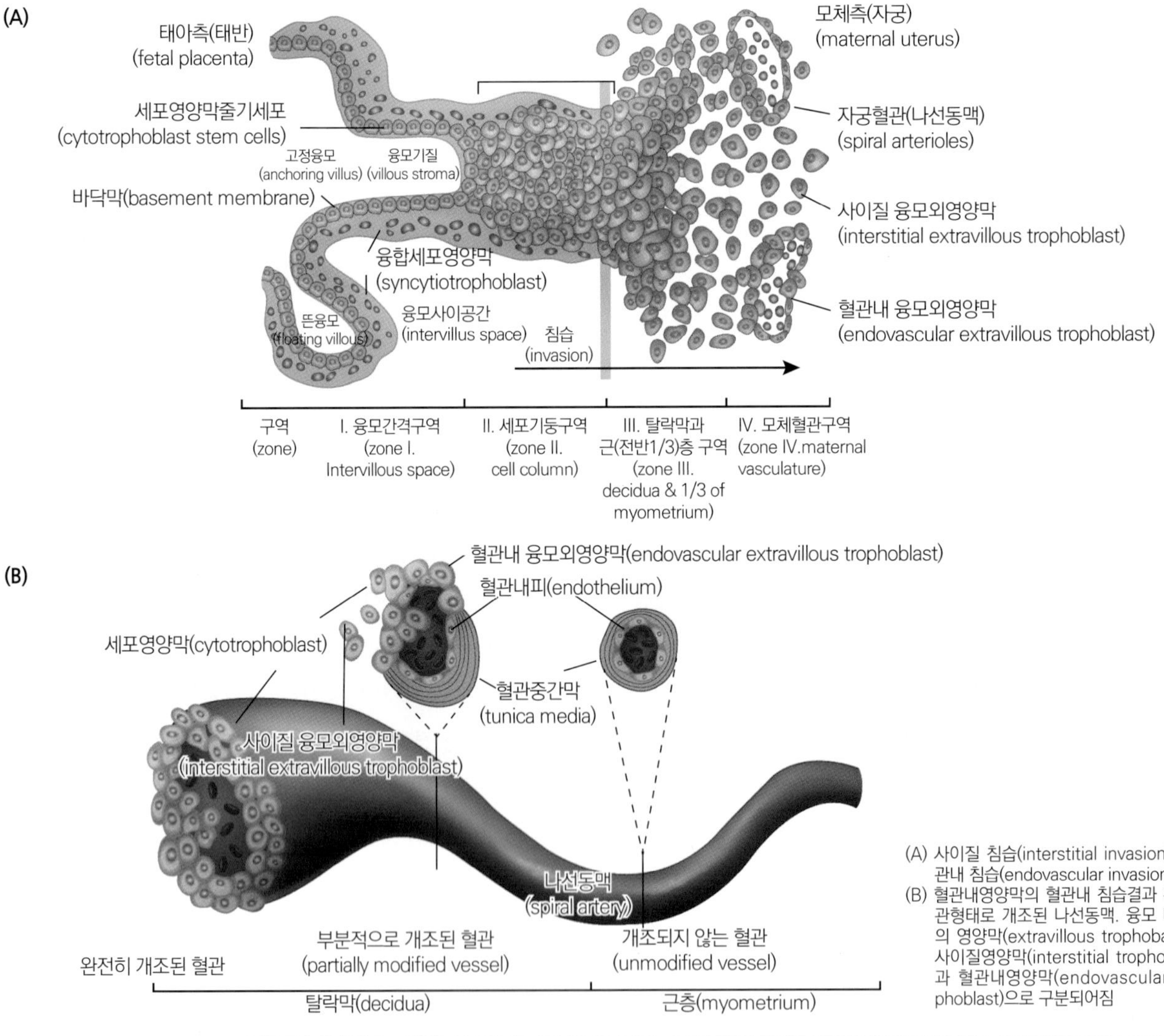

(A)
태아측(태반)
(fetal placenta)
모체측(자궁)
(maternal uterus)
세포영양막줄기세포
(cytotrophoblast stem cells)
고정융모
(anchoring villus)
융모기질
(villous stroma)
바닥막(basement membrane)
자궁혈관(나선동맥)
(spiral arterioles)
사이질 융모외영양막
(interstitial extravillous trophoblast)
융합세포영양막
(syncytiotrophoblast)
뜬융모
(floating villus)
융모사이공간
(intervillus space)
침습
(invasion)
혈관내 융모외영양막
(endovascular extravillous trophoblast)
구역
(zone)
I. 융모간격구역
(zone I.
Intervillous space)
II. 세포기둥구역
(zone II.
cell column)
III. 탈락막과
근(전반1/3)층 구역
(zone III.
decidua & 1/3 of
myometrium)
IV. 모체혈관구역
(zone IV.maternal
vasculature)
(B)
혈관내 융모외영양막(endovascular extravillous trophoblast)
혈관내피(endothelium)
세포영양막(cytotrophoblast)
혈관중간막
(tunica media)
사이질 융모외영양막
(interstitial extravillous trophoblast)
나선동맥
(spiral artery)
완전히 개조된 혈관
부분적으로 개조된 혈관
(partially modified vessel)
개조되지 않는 혈관
(unmodified vessel)
탈락막(decidua)
근층(myometrium)

(A) 사이질 침습(interstitial invasion)과 혈관내 침습(endovascular invasion)
(B) 혈관내영양막의 혈관내 침습결과 확장된 관형태로 개조된 나선동맥. 융모 바깥쪽의 영양막(extravillous trophobalst)이 사이질영양막(interstitial trophoblast)과 혈관내영양막(endovascular trophoblast)으로 구분되어짐

그림 4-2. **영양막의 침습(trophoblast invasion)**

보이고 있다. 고정융모의 끝을 제외한 나머지 융모의 가장 바깥 층을 싸고 있으며 융모사이공간(intervillous space)에서 모체 혈액과 직접적으로 접하고 있어 혈관내피세포의 역할을 담당한다. 세포는 증식능력이 없으며 표면에는 미세융모(microvilli)가 잘 발달해 있고, 세포질 내에 세포질 제망(endoplasmic reticulum) 및 리보솜(ribosome)이 발달되어 있다.

착상이 완전히 이루어진 후에 영양막은 그 위치에 따라 융모막융모(chorionic villi)를 이루는 융모영양막(villous trophoblast)과 융모에서 떨어져 나가 탈락막, 자궁근층 및 모체혈관을 침습하는 융모외영양막(extravillous trophoblast)으로 구분된다. 융모막융모는 모체와 태아사이의 산소 및 영양분의 교환을 담당한다.

융모외영양막은 다시 그 위치에 따라 탈락막과 자궁근층으로 침습하는 사이질영양막(interstitial trophoblast)과 나선동맥(spiral artery)을 침습하는 혈관내영양막(endovascular trophoblast)의 2종류로 분화된다. 사이질영양막은 침습해 들어간 탈락막과 자궁근층에 태반상거대세포(placental bed giant cell)의 형태로 존재하거나 자궁나선동맥을 둘러싸고 있다(그림 4-2).

2) 공간 형성(Lacunae formation)

수정 후 6~7일에 주머니배가 자궁내막상피세포에 접촉하여 침식(erosion)으로 침습하여 들어오면 영양막이 증식하여 안쪽은 세포영양막으로, 바깥쪽은 융합세포영양막으로 이루어진다. 배아극(embryo pole) 위의 세포영양막은 빠르게 증식하여 다수의 핵을 가진 두터운 무정형의 융합세포영양막의 덩이(융합체, syncytium)를 형성한다. 수정 후 8~15일 동안 이 융합세포영양막 사이에 공포(vesicle)가 생기고 그 크기가 증대되고 서로 합쳐져 공간(lacuna)을 형성한다. 배아가 자라면서 융합세포영양막에 의한 바닥탈락막(decidua basalis)의 침습은 점점 심해져서 달락막에 위치한 모세혈관이 침습되어 공간에 모체의 혈액이 들어오게 되며 동시에 주변의 탈락막반응(decidual reaction)은 심해져서 탈락막 기질세포(decidual stromal cell)들이 커지고 글리코겐(glycogen)이 축적된다.

3) 융모막융모의 발달

수정 후 12일 경 융합세포영양막융합체 속으로 세포영양막이 증식하면서 침입하여 손가락 모양의 단단한 돌기를 형성하는데 이것을 1차융모(primary villi)라고 한다. 융합세포영양막 내의 공간들은 서로 합쳐져서 미로(labyrinth)를 이루는데 이것이 태반의 융모사이공간의 시초이며, 미로 내에는 모체혈액이 들어와 천천히 흐르게 되는데 이것은 자궁태반순환(uteroplacental circulation)의 시초이다. 2일 후 초기 융모판(primary chorionic plate) 위에 있는 배아밖 중배엽에서 유래된 중간엽세포(mesenchymal cell)가 1차융모에 침입하여 2차융모(secondary villi)를 이루며, 수정 후 15~20일경 2차융모내의 간엽세포에서 신생혈관형성(angiogenesis)이 이루어지면 3차융모(tertiary villi)가 된다(그림 4-3). 3차융모 안의 신생혈관은 융모막(chorion)과 연결줄기(connecting stalk)의 간엽세포에서 분화된 혈관을 통하여 배아의 심장과 연결되어 수정 후 3주 말에는 태아의 혈액이 융모막융모 안의 모세혈관을 통하여 태아태반간의 순환이 이루어진다.

융모의 분화가 이루어짐과 동시에 융모막융모의 세포영양막세포(cytotrophoblast cell)는 융합세포영양막 층으로 뚫고 들어가 합쳐짐으로써 세포영양막울타리(cytotrophoblastic shell)를 형성하며, 이는 융모낭(chorionic sac)을 자궁내막에 부착시키는 역할을 한다. 이렇게 세포영양막울타리를 통하여 모체조직과 연결된 융모막 융모를 줄기융모(stem villi) 또는 고정융모(anchoring villi)라고 하고, 줄기융모에서 옆으로 자라는 융모를 가지융모(branch villi)라고 하며 가지융모는 모체와 태아사이의 물질들의 교환에 주된 역할을 한다.

인간의 태반은 모체의 혈액이 융모사이공간으로 유입되어 직접적으로 융모의 융합세포영양막과 직접 닿아 있는 혈액융모태반(hemochorial placenta)으로 융모사이공간

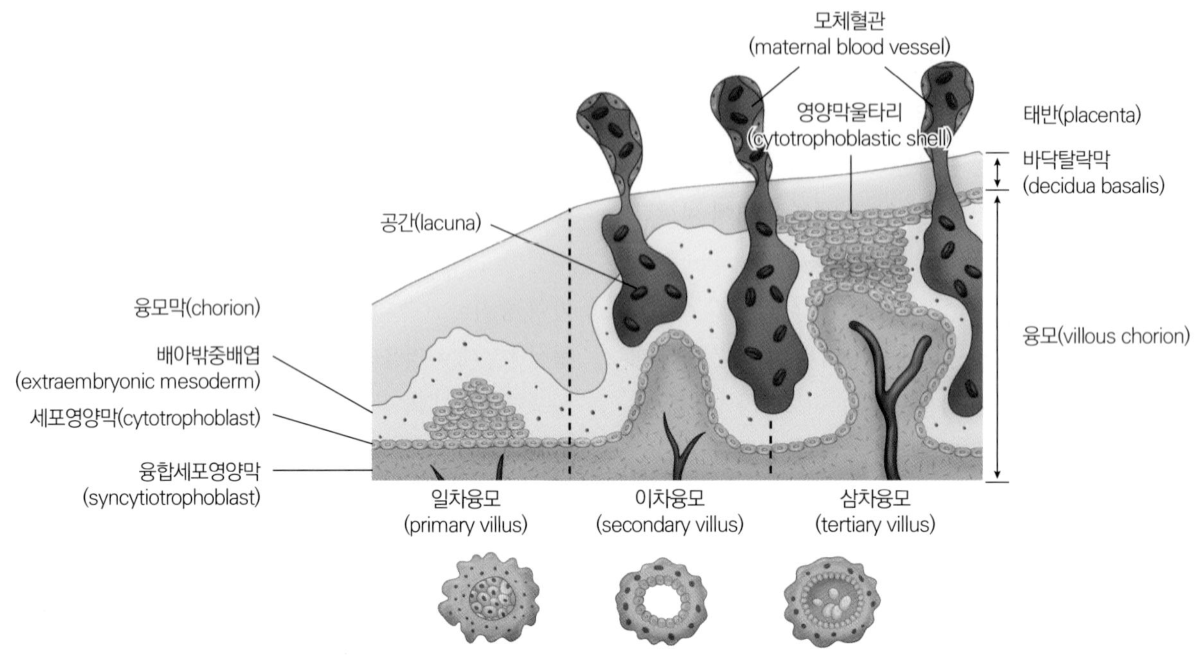

그림 4-3. **일차, 이차, 삼차융모**

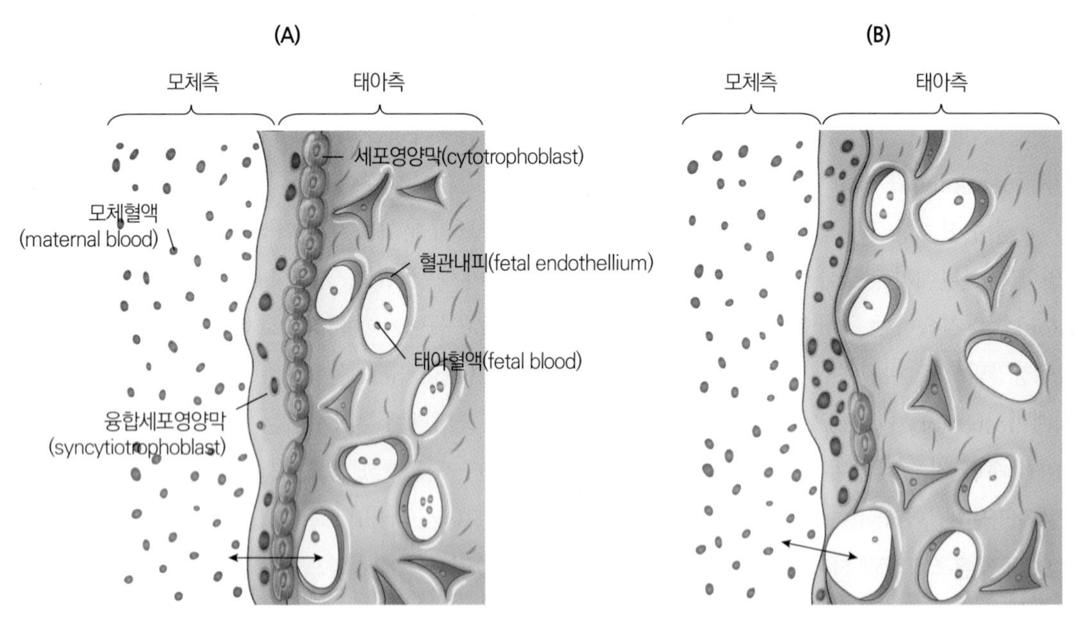

그림 4-4. **혈액융모태반(hemochorial placenta)**
(A) 혈액두융모태반(hemodichorial placenta), (B) 혈액일융모태반(hemomonochorial placenta)

으로 들어온 모체 혈액의 산소나 영양소가 융모 내의 태아 모세혈관을 통과하여 태아혈액으로 전달된다. 인간의 혈액융모태반은 융모사이공간이 두 개의 영양막(임신 제1삼분기에는 주로 안쪽 세포영양막, 바깥쪽 융합세포영양막으로 둘러싸임)으로 둘러싸여 있는지 또는 하나의 영양막(임신후기로 갈수록 안쪽의 세포영양막은 점차 사라짐)으로 둘러싸여 있는지에 따라 혈액두융모태반(hemodichorial)과 혈액일융모태반(hemomonochorial)으로 구분될 수 있다(Enders, 1965)(그림 4-4).

4) 융모막의 형성

수정 후 8주 경까지는 융모막공간(chorionic cavity, chorionic sac, gestational sac)은 융모막융모로 빙 둘러싸여 있으나 배아 및 배아밖 조직이 계속해서 성장함에 따라 자궁내막강으로 향한 피막탈락막(decidua capsularis) 부분의 융모는 혈액순환이 감소되어 점차 융모가 사라지고 혈관이 없는 얇은 막(평활융모막, chorion laeve, smooth chorion)으로 변한다. 평활융모막은 세포영양막과 태아의 중배엽세포들로 구성되어 있으며 두께는 1 mm를 넘지 않고 비교적 저산소 상태에서도 생존이 가능하다. 반면 그 반대쪽 바닥탈락막(decidua basalis)에 남아 있는 부분의 융모막융모는 가지를 형성하면서 점차 증식하여 융모융모막(chorion frondosum, leafy chorion)을 이루며 태반의 태아측 구성요소가 된다.

(1) 영양막 침습(Trophoblast invasion)

임신 제1삼분기 태반의 융모외영양막은 매우 침습적으로 자궁내막과 자궁근층의 상부 1/3까지도 파고 들어간다. 이러한 침습과정은 저산소상태에서 이루어지는데 저산소상태로 인하여 발생하는 조절물질들이 영양막의 침습을 더욱 활성화시킨다(Soares et al., 2012). 침습해 들어가는 영양막은 세포외바탕질(extracellular matrix)을 분해할 수 있는 단백분해효소들(proteolytic enzymes)을 분비하고 자궁내막에 존재하고 있는 단백분해효소들을 활성화시킨다. 영양막은 유로키나제형 플라즈미노겐활성제(urokinase-type plasminogen activator)를 분비하여 플라즈미노겐을 세린단백분해효소(serin protease)인 플라즈민(plasmin)으로 전환시키는데 플라즈민은 바탕질단백(matrix protein)을 분해하며 또한 바탕질금속단백분해효소(metrix metalloproteinase, MMP)를 활성화 할 수 있다. 바탕질금속단백분해효소 중에서도 바탕질금속단백분해효소-9(MMP-9)는 영양막 침습에 매우 중요한 역할을 하고 있는 것으로 알려져 있다.

영양막의 침습은 시기적으로 다른 양상을 보여 임신 초기에 비하여 임신 후기에는 침습성이 감소하며, 침습성인자(proinvasive factor)뿐 아니라 항침습성인자(antiinvasive factor)에 의하여 그 침습성이 조절된다.

영양막의 침습은 단백분해효소뿐 아니라 영양막과 자궁내막의 자가분비(autocrine) 및 주변분비(paracrine) 물질에 의해서도 조절되는데 영양막이 분비하는 인슐린양성장인자II(insulin-like growth factor II)는 영양막이 자궁내막으로 침습하는 것을 촉진시키는 반면 탈락막세포가 분비하는 인슐린양성장인자결합단백-4(insulin like growth factor binding-protein type 4)는 이를 억제시키는 작용을 하고 있다.

임신 제1삼분기의 낮은 에스트라디올(estradiol) 농도도 융모외영양막이 발달하는 과정에서 영양막표면에 인테그린 수용체(integrin receptor)가 나타나는 데 중요한 역할을 한다. 이 특정 인테그린은 세포외바탕질단백콜라겐IV(extracellular matrix proteins collagen IV), 라미닌(laminin)과 섬유결합소(fibronectin)를 인식하는데 이것이 탈락막의 세포외바탕질단백에 부착하면서 영양막세포의 이동과 분화가 시작된다. 임신이 진행되어 에스트라디올의 농도가 올라가면 영양막 표면의 혈관내피성장인자(vascular endothelial growth factor, VEGF)와 인테그린 수용체의 표현이 감소되면서 자궁혈관의 개조가 억제되는 것을 볼 수 있다(Bonagura et al, 2012).

① 영양막 침습에 대한 탈락막자연살해세포(Decidual natural killer cell, dNK)의 역할

임신 전반부에 탈락막에서 발견되는 탈락막자연살해세포는 자궁자연살해세포(uterine natural killer cell)라고도 불리우며 영양막의 침습에 중요한 역할을 한다. 영양막세포와 직접 접촉하고 있는 탈락막자연살해세포는 임신 전 순환계나 자궁내막에서 발견되는 자연살해세포와는 달리 세포독성(cytotoxicity)이 적고 염증성 T도움세포17의 기능을 약화시켜 모체가 태아세포를 이질적(foreign)인 것으로 인식하여 파괴하는 것을 예방한다(Fu et al., 2013; Winger et al., 2013). 탈락막자연살해세포와 영양막세포는 서로를 유인하는 케모카인(chemokine)을 분비하여 모체-태아 인접부위에 탈락막자연살해세포를 끌어들임으로써 상호작용을 한다. 탈락막자연살해세포와 영양막세포의 상호작용에 대해서는 이장의 태반면역학에 자세히 기술되어 있다.

(2) 영양막의 나선혈관내 침습(Invasion of spiral arteries)

태반 형성 과정에서 가장 특이할 만한 것은 임신 전반부에 걸쳐 일어나는 영양막세포들에 의한 자궁내 모체혈관의 광범위한 변화이다. 즉 자궁나선동맥이 혈관내영양막의 침습에 의하여 내피세포(endothelium)와 평활근이 소실되고 대신 혈관내영양막으로 대체되어 모체 혈관운동신경의 조절을 받지 않는 비탄력적인 확장된 관의 형태로 변하게 되는 것이다(그림 4-2B). 그 결과 임신 24주경에 이르러서는 나선동맥의 혈관저항이 현저히 감소하게 되고 따라서 태반으로 가는 모체의 혈류가 급격하게 증가하며 자궁태반혈류는 모체의 관류압(perfusion pressure)에 의하여 조절된다. 실제로 임신 제2삼분기 동안에 자궁동맥의 혈류를 도플러로 관찰해보면 확장기 혈류속도가 점차 증가하여, 비임신 상태에서 보이는 확장기패임(diastolic notch)소견은 정상 임신에서는 임신 24주경 없어진다.

이와 같은 혈관의 개조(remodeling)과정이 정상적으로 일어나지 않을 경우 자궁태반혈관의 저항은 감소되지 않고 높은 상태로 지속되어 자간전증(preeclampsia), 자궁내 태아성장제한 및 조산과 같은 병적인 상태로 발전하게 된다.

나선동맥으로의 침습은 나선동맥 주위에 있는 사이질영양막과 혈관내영양막에 의하여 진행된다. 나선동맥을 둘러싸고 있는 사이질영양막은 혈관내영양막이 나선동맥을 침습하기 쉽게 나선동맥의 평활근을 감소시키고 섬유소성물질(fibrinoid material)을 침착시키는 역할을 한다(Benirschke et al., 2012). 혈관내영양막은 나선동맥의 내강(lumen)을 따라 수 센티미터까지 나선동맥을 침습할 수 있으며 동맥 흐름의 반대 방향으로 이동한다. 이러한 영양막에 의한 나선동맥의 침습은 벽쪽탈락막(decidua parietalis)에서는 일어나지 않으며, 탈락막에 있는 정맥에서는 일어나지 않는다.

영양막이 나선동맥으로 침습하는 과정은 두 단계로 나누어 볼 수 있는데 첫 번째 단계는 수정 후 12주 이전에 발생하는 탈락막과 근층의 경계에 있는 나선동맥까지의 혈관 침습이고, 두 번째 단계는 수정 후 12~16주에 발생하는 자궁근층에 있는 나선동맥에도 침습이 일어나 혈관의 개조를 보이는 것이다(Ramsey et al., 1980).

4) 임신주기에 따른 융모의 변화

임신이 진행됨에 따라 태반의 융모는 가지를 많이 치고, 세포영양막은 점차 감소하며 융합세포영양막은 얇아지는 반면 태아혈관은 점점 증가하고 융모의 표면에 가깝게 위치하게 되어, 태아가 성장함에 따라 필요한 물질의 전달과 교환을 증가시키는 방향으로 성숙된다.

또한 임신초기의 성긴 간질은 임신이 진행됨에 따라 좀 더 촘촘해지고, 세포는 좀 더 방추(spindle)모양으로 변하며 밀접하게 위치하며 호프바우어세포(Hofbauer cell)가 증가한다. 호프바우어세포는 한쪽으로 치우친 핵과 과립(granular) 또는 공포(vacuolated)가 있는 세포질(cytoplasm)을 가진 둥근 세포질내지질(intracytoplasmic lipid)을 가진 태아 대식세포(macrophage)인데 모체태아 사이에서 발생하는 수직감염을 막는 중요한 역할을 한다(Johnson et al., 2012). 호프바우어세포는 탐식기능(phagocytic), 면역억제 특성(immune suppressive phenotype)도 가지고 있으며 다양한 시토카인을 분비하며, 주변분비로서 영양막 기능을 조절한다(Cervar et al., 1999; Vince et al, 1996). 최근 지카바이러스의 태아감염에 대한 연구에 의하면 호프바우어세포가 지카바이러스의 수직감염에 관여하고 있을 가능성이 있다(Quicke et al., 2016).

(1) 임신 제1삼분기

임신 제1삼분기에는 태반이 태아보다 빠르게 성장하나 임신 17주경(수정 후 15주경)에는 태반과 태아의 무게가 거의 같아지며 만삭이 되면 태반의 무게는 태아무게의 약 1/6이 된다. 수정 후 3주 말에 3차융모내의 모세혈관들이 탯줄혈관들과 연결이 됨으로써 원시적인 태아태반순환이 이루어지나 아직 융모의 혈관발달이 미숙하여 혈관저항이 크기 때문에 임신 제1삼분기에 탯줄동맥의 도플러 초음파 검사를 해보면 확장기말 혈류가 소실되어 있는 소견을 보이며 산소의 전달도 효과적으로 이루어지지 못하는 상태이다.

(2) 임신 제2삼분기

이 시기의 큰 조직학적 변화는 가장 원시적인 형태의 3차융모인 중간엽융모(mesenchymal villi)가 미성숙중간융

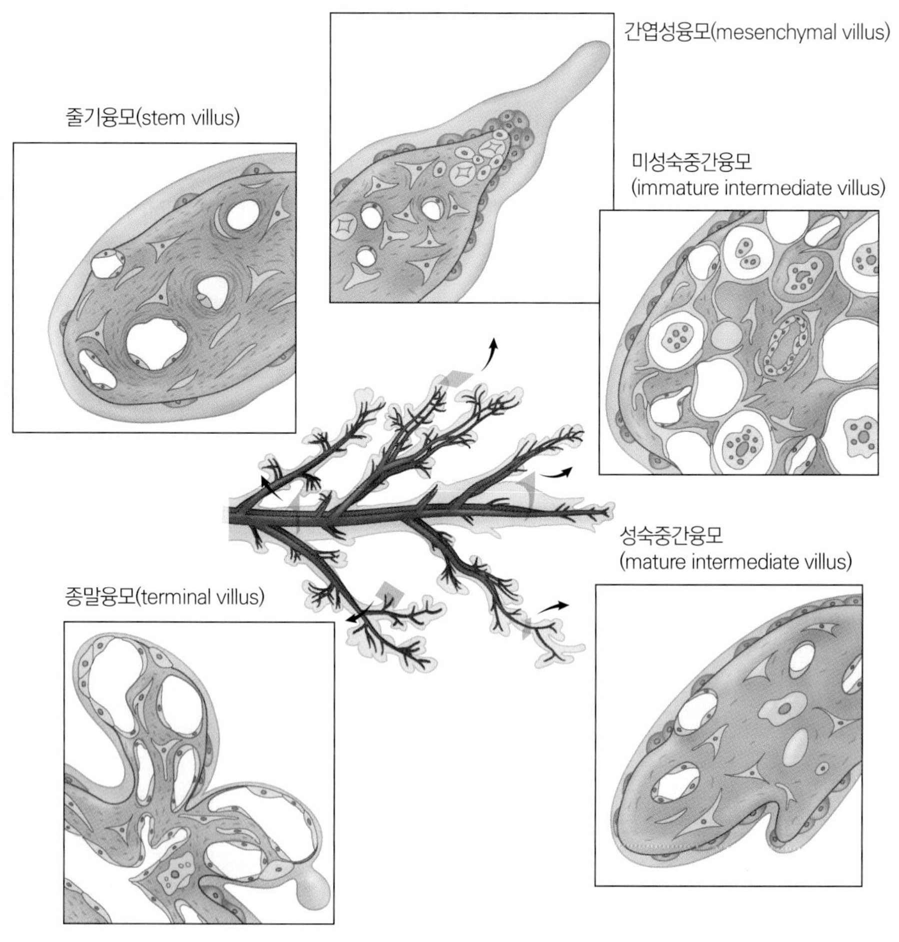

그림 4-5. **융모의 형태**

모(immature intermediate villi)로 변환되는 것인데, 미성숙중간융모는 아교질(collagen)이 없는 성긴 간질(intercellular matrix)과 특징적인 분지성 혈관형성(branching angiogenesis)으로 모세혈관의 수가 증가되어 있다(Castellucci et al., 1990). 미성숙중간융모는 연속적으로 분지를 내어 융모의 작은 군집을 이루는데 근위부의 미성숙중간융모는 아교질이 증가하고 말초의 모세혈관은 퇴화하는 반면, 중심의 모세혈관들은 세동맥과 세정맥으로 분화하면서 줄기융모로 변하게 된다(그림 4-5).

(3) 임신 제3삼분기

태아의 생존 가능 시기인 임신 24~26주경이 되면 미성숙중간융모의 형성이 중단되고 성숙중간융모(mature intermediate villi)의 형성으로 전환된다. 임신 제3삼분기 동안에는 말초에서 가스교환의 역할을 하는 종말융모(terminal villi)가 형성되는 것이 특징이다. 즉 성숙중간융모 내의 모세혈관에서 비분지성 혈관형성(non-branching angiogenesis)이 주로 일어나게 되어 융모의 성장보다 모세혈관의 성장이 더 빠른 속도로 진행되기 때문에 결국 모세혈관의 고리(loop)가 측변으로 돌출되면서, 융모사이공간과 태아모세혈관 사이의 층이 막처럼 얇아져 가스교환이 일어나는 종말융모의 수가 급격하게 증가한다(Mayhew et al., 1993). 그리하여 임신말기까지 가스교환이 일어나는 종말융모의 표면적이 13 m²에 이르게 되고 종말융모의 모세혈관내 혈액양은 전체 태아태반혈액양의 25%에 해당하는 80 mL 정도에 이르게 된다(Luckhardt et al., 1996).

2. 태반의 구조

1) 육안적 구조

보통 태반의 모양은 원반모양의 원형 또는 타원형이며 만삭분만의 경우 평균 직경은 185 mm, 두께는 23 mm, 용적은 497 mL, 무게는 508 g으로 알려져 있다(Boyd et al., 1970). 그러나 태반의 무게는 그 처리 방법에 따라 큰 차이를 보이는데 만삭의 정상임신에서 태아막과 탯줄을 제거한 후의 태반의 무게는 보통 400~500 g 정도이다. 인종이나 산모가 살고 있는 지역의 고도 등에 따라 차이가 있으며 흡연이나 질병유무도 태반 무게에 영향을 미칠 수 있다.

보통 탯줄은 태반의 중앙에 부착되는데 태반의 가장자리에 부착되는 경우가 전체의 약 7% 정도이고 태아막에 부

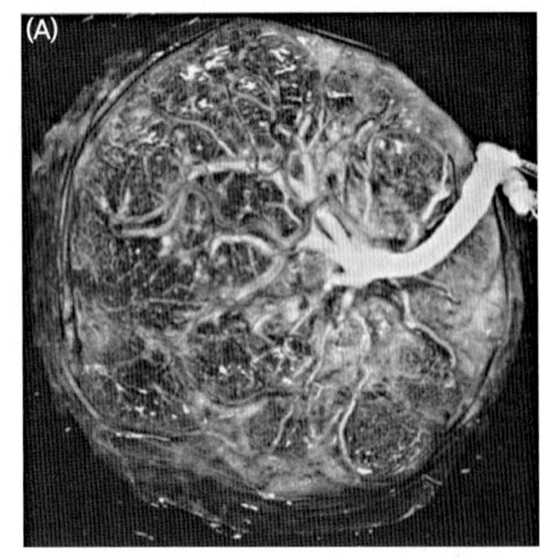

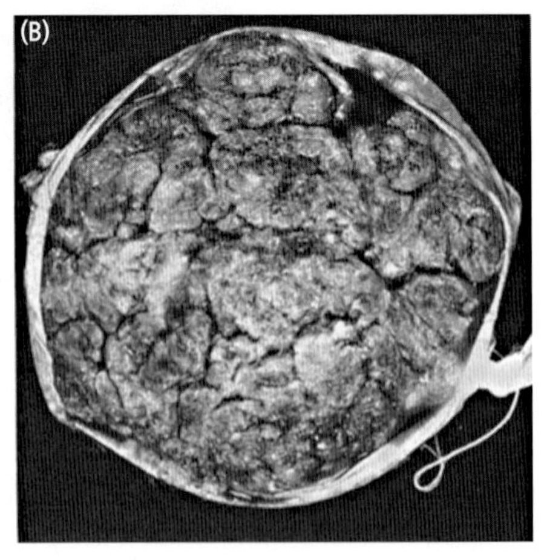

그림 4-6. **융태반의 육안적 소견.** (A) 태아측 표면, (B) 모체측 표면

착하는 경우는 1%정도이다. 탯줄에는 2개의 탯줄동맥과 1개의 탯줄정맥이 있는데 탯줄이 태반에 부착된 후 탯줄 혈관들은 부착부위를 중심으로 나무뿌리처럼 분지해 나가며 융모판(chorionic plate)의 표면을 덮고 있다(그림 4-6A). 융모판에서 두 가지 형태의 혈관분포를 볼 수 있는데 혈관의 직경은 변하지 않으면서 혈관들이 태반의 가장자리까지 주행하는 형태와 혈관이 분지해 나감에 따라 점점 혈관의 직경이 감소하는 분산된 형태(dispersed type)로 구분할 수 있으나 형태의 차이가 태아상태에 미치는 영향은 없다(Creasy et al., 2004). 보통 융모막동맥(chorionic artery)은 융모막정맥을 동반하여 주행하고 이로부터 분지되어 태반 내로 들어가는 한 쌍의 줄기혈관(truncal vessel)이 한 개의 태반엽(cotyledon)에 혈액을 공급한다. 태반엽은 하나의 줄기융모로부터 기원한 태반의 분획을 말하는 것으로, 태반에는 약 20개 정도의 태반엽이 존재한다. 이러한 태반엽은 모체쪽에서 보면 불완전하게 태반중격에 의하여 구분된다(Wigglesworth, 1967)(그림 4-6B).

2) 현미경적 구조

임신 초기에 간엽성융모가 출현하여 만삭까지 존재하며 여기에서 줄기융모와 중간융모(intermediate villi)가 형성된다. 간엽성융모는 성긴 기질의 중앙에 확장되지 않은 태아 모세혈관이 자리잡고 있으며 융모의 크기가 크다. 줄기융모는 직경이 80-3,000 ㎛로 임신 기간 동안 점점 커지며, 기질 내에 한 개 또는 여러 개의 큰 근육성 혈관(muscular vessels)들이 존재한다. 미성숙중간융모는 연속적으로 분지를 내는 융모의 작은 군집을 이루는데, 융모는 비교적 크기가 크고, 아교질이 없는 성긴 기질과 혈관 발달이 미약한 것이 특징이며, 대식세포의 일종인 다수의 호프바우어 세포를 포함하고 있다. 성숙중간융모는 직경이 60~150 ㎛이며, 주로 길게 잘리는데 혈관 발달이 미약한 성긴 기질을 가지고 있다. 이렇게 융모가 말단으로 분지해 가면서 결국 영양막과 융모의 간질 내에 있는 모세혈관이 접촉하는 융모를 형성하여 융모간격에 접하게 되는데, 이 말단 융모를 종말융모라 한다. 이는 태반의 기능적 단위(functional unit)로, 종말융모는 성긴 기질 내에 한 융모당 2~6개의 모세혈관을 가지고 있으며, 포도송이 모양을 하고 있다. 이 종말융모에서 태반의 주기능인 태아-모체 간 순환에서 대사의 장벽(barrier) 역할을 하는 구조를 혈관-융합체막(vasculo-syncytial membrane)이라고 하는데, 이는 융합세포영양막의 세포질, 세포영양막의 기저막, 기질의 결합조

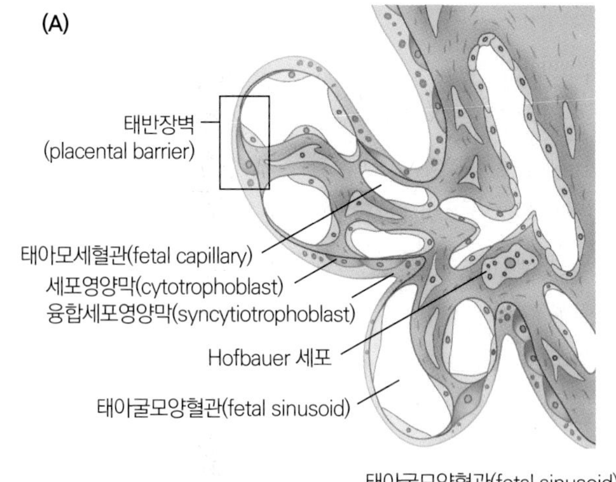

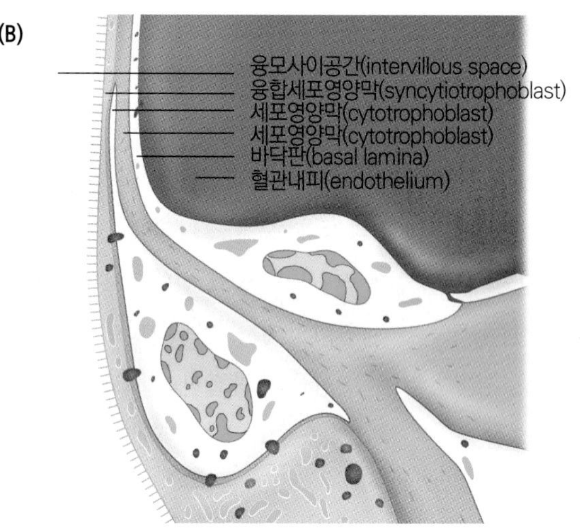

그림 4-7. (A) 융모의 기본 구조, (B) 태반장벽

직, 혈관 기저막 및 모세혈관 내피세포로 구성되어 있으며, 성숙하면서 점점 두께가 얇아져 만삭 때는 두께가 1~3 ㎛ 정도이다(이종건, 2002)(그림 4-7).

3. 태반혈액순환

1) 태아측 순환(Fetal circulation)

태아로부터 탈산소화된 혈액은 두 개의 탯줄동맥을 통하여 태반으로 유입되고 고농도의 산소를 함유한 혈액이 한 개의 탯줄정맥을 통하여 태아에게로 들어가게 된다. 태아의 혈액은 탯줄정맥 옆 나선형으로 있는 탯줄동맥에서 태반으로 유입되고 태반에 도달하기 전에 두 개의 동맥은 하나 또는 두 개의 연결맥관(anastomotic vessels)으로 연결된다. 또한 하나의 동맥으로 결합하고 나서 두 갈래로 나눠지기도 한다(Szpakowski, 1974). 태반의 탯줄부착부위로부터 탯줄혈관들은 분지를 계속하여 말단융모에서 최종적으로 모세혈관망(capillary network)을 형성한다. 태반의 태아측 표면 융모판을 주행하는 융모막혈관들은 해부학적으로나 형태학, 조직학적으로 다른 혈관들과는 다른 특징을 가지고 있다. 무엇보다 특이한 것은 그 주행인데, 융모막동맥은 항상 융모막정맥을 타고 지나가기 때문에 융모막동맥과 정맥은 쉽게 구별할 수 있다. 그러나 조직학적으로는 큰 차이를 보이지 않아 구별하기가 어렵다. Boe 등은 말단 융모순환을 3가지 패턴으로 설명하였다(Boe, 1953). 크기가 큰 융모는 중요 동맥의 가지와 모세혈관망에서 혈액을 받아서 중요 정맥으로 곧바로 나간다. 중간 크기의 융모는 오로지 모세혈관망에서만 혈액을 받지만 중요 정맥으로 곧바로 나간다. 작은 융모는 모세혈관망에서 혈액을 받아서 모세혈관망으로 나간다. 이런 혈관들의 복잡한 시스템이 혈류의 속도를 조절하는데 유연성을 주고, 모체-태아 교환에서 최적의 혈류 속도를 만든다.

임신 10주 이전까지는 탯줄동맥 도플러에서 확장기 혈류를 볼 수 없으나, 10주 이후가 되면 확장기 혈류가 관찰되기 시작하며 그 양이 점점 증가하는데 이는 태아태반순환의 저항감소와 태아 혈압의 증가를 반영하는 것이다. 만삭에 태반을 통과하는 태아 혈류는 분당 500 mL이며 태아 심장의 수축이 주요 추진력으로 작용하며 말단융모 맥박 또한 함께 작용한다(Graf et al., 1995). 수축 세포, 즉 근섬유모세포(myofibroblast)는 미성숙중간융모, 줄기융모로 존재하며 이들의 규칙적인 수축이 정맥혈이 태아로 돌아가게 하는 역할을 한다(Ten Berge et al., 1955).

2) 모체측 순환(Maternal circulation)

태아는 모체를 통해 산소와 영양소가 공급되기 때문에 효과적인 모체태반 순환이 이루어져야만 그 생존이 가능하다. 태반순환이 다른 일반 혈액순환과 다른 점은 모체혈이 동맥순환계를 떠나서 모세혈관의 내피세포가 아닌 융합세포영양막으로 둘러싸인 무정형의 공간인 융모간격으로 유입되면서도 동정맥지름길(arteriovenous shunt)이 형성되지 않고 충분한 시간동안 융모와 접하면서 태아모체간의 효과적인 교환이 일어난 후 정맥으로 배출된다는 것이다.

태반순환의 경로는 1960년대 Ramsey와 Davis의 연구에 의하여 알려지게 되었다(Ramsey et al., 1963; Ramsey et al., 1966). 모체혈액은 모체 동맥압에 의해 생긴 분출력으로 융모간격 내로 들어가며, 이 힘은 융모판에 이르면 약화되어 혈류가 양측으로 분산된다. 계속 유입되는 동맥혈은 기저판에 있는 정맥출구를 향하여 혈액을 밀어내게 되며 결국 융모간격 내의 혈액은 자궁정맥으로 배출된다(그림 4-8). 순환시스템의 생리학적 원리는 모체의 세동맥의 압력이 융모간격의 평균 압력보다 더 높은 압력차에 의한 것으로 생각할 수 있다. 또한 태반에서 모체 혈액에 대하여 혈류의 저항성이 매우 작기 때문에 모체측 순환에서 동맥혈이 융모판을 지나 다른 방해 없이 정맥 출구로 흘러 나가는 것에 충분하다.

융모간격으로 유입되는 나선동맥의 수는 만삭에는 약 120개 정도에 이르는데(Bronsens et al., 1963) 각각의 나선 세동맥들은 독립적으로 작용하기 때문에 동시에 모두

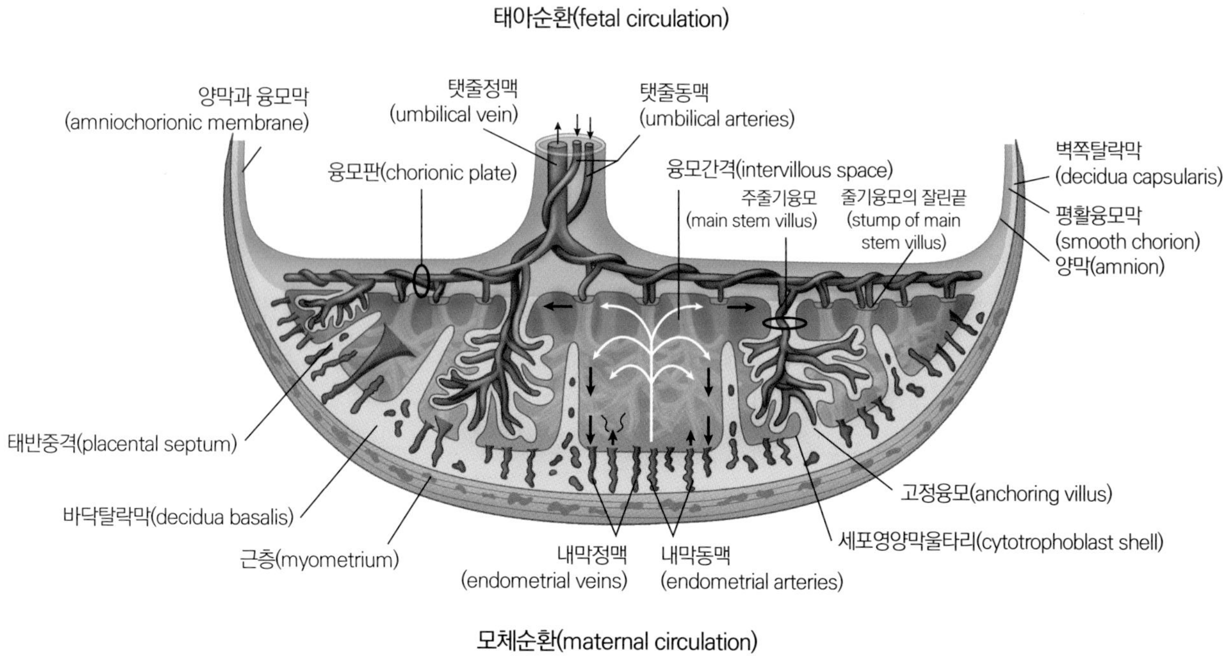

그림 4-8. **태반순환**

열려 있거나 모두 방출하고 있지 않다. 나선동맥들은 자궁벽에 수직으로 주행하는데 반해 정맥의 경우 자궁벽에 평행하게 주행하기 때문에 자궁수축이 일어나면 동맥으로부터의 혈류유입보다 정맥으로의 유출이 더 많이 차단되어 융모간격 내의 혈액량은 줄어들지 않고 오히려 약간 증가된 상태로 유지된다(Bleker et al., 1975). 융모간격에서의 혈류를 조절하는 주요 요소들로는 동맥혈압, 자궁내 압력, 자궁수축의 양상 및 동맥벽에 특이하게 작용하는 인자들을 들 수 있다.

3) 모체 순환계와 태아측 태반엽에서의 관계

Ramsey 등은 융모간격으로 흐르는 동맥 혈류의 혈역학적 시스템은 임의로 위치한 동맥 입구를 통과한다고 하였다. 모체 혈관과 태아 측 태반엽에서의 관계가 밝혀지고 있으나 이들의 관계는 아직 명확히 확립되지 않은 상태로 두 가지 상반되는 주장이 있다. Freese와 Wigglesworth의 주장은 기저판(basal plate)의 동맥 입구에서는 각각의 모체의 혈관으로부터의 혈류가 태아 태반엽의 중앙 융모가 없는 공간으로 흐르고 혈액이 바깥방향인 태반엽을 통해 간엽공간(interlobular area)으로 흐른다고 하였다. 그리고 기저정맥 출구로 빠져나간다고 하였다(Freese, 1966; Wigglesworth, 1967). 상반되는 의견으로 Lemtis와 Gruenwald은 모체의 혈관이 태반엽의 중앙 공간이 아닌, 간엽공간으로 열리고 혈액은 태반엽 주위를 원형으로 지나고 기저 출구로 나가기 전에 태반엽으로 들어와서 나간다고 하였다(Lemtis et al., 1969; Gruenwald, 1973).

어느 한 이론이 옳다고 할 수는 없으나 중요한 것은 모체태아 간의 교환이 오로지 태반엽을 구성하는 융모에서 일어나는 것이다. 진짜 간엽공간은 융모막하 저수지(subchorial lake), 중앙 소엽내 공간(central intralobular area), 간엽공간에 있고 융모는 이 공간에는 없거나 거의 희박하다. 그러나 이런 공간들은 기능적으로 융모간격과 분리되지는 않는다.

4. 태반면역학

태아조직에는 모계에서 유래된 항원뿐만 아니라 부계에서 유래된 항원도 존재하기 때문에, 태아가 자궁 내에서 모체의 면역반응을 일으키지 않고 생존할 수 있는 기전을 규명하기 위하여 많은 연구가 이루어져 왔으나 아직 확실하게 밝혀진 바는 없다. 그러나 오랫동안 수태물에 대한 모체의 면역반응을 동종면역의 개념으로만 이해하여 모체의 면역반응이 수태물에 해롭게 작용하여 생존을 불가능하게 할 것으로만 인식되어 왔으나 최근 연구들에 의하면 모체와 태아조직 간의 정상적인 상호면역반응이 오히려 태아의 성장과 발달에 기여하는 것으로 나타나고 있다.

태아의 정상적인 성장을 위해서는 모체로부터 산소와 각종 영양소들이 태반을 통해 태아에게 전달되어야 하므로 임신 기간 동안에는 자궁 혈류의 증가가 일어나게 된다. 자궁 혈류의 증가를 위한 자궁나선동맥의 생리적 변형은 융모외세포영양막 세포들이 자궁나선동맥내로 침윤해 들어감으로써 일어나게 되는데 이 때 융모외세포영양막과 직접 접촉하게 되는 모체조직인 자궁 탈락막에는 많은 수의 자궁자연살해세포가 있어 융모외세포영양막의 침윤을 조절하고 있다. 또한 영양막에서의 사람백혈구항원(human leukocyte antigen, HLA)의 발현은 다른 조직에서와는 다른 매우 특이한 형태를 보이고 있어 이것이 탈락막에 존재하는 림프구와 함께 태아조직이 모체의 면역반응으로부터 생존할 수 있도록 하는 데 중요한 역할을 담당하고 있는 것으로 보인다.

1) 영양막 항원

(1) 사람백혈구항원(Human leukocyte antigen, HLA)

면역학적인 관점에서 볼 때 태아는 배아 자체를 구성하고 있는 배아세포와 태반을 형성하는 배아밖 영양막세포(extraembryonic trophoblast cell)로 구성되어 있다. 그 중 영양막세포만이 자궁내 모체 조직과 직접 접하게 되는데, 부

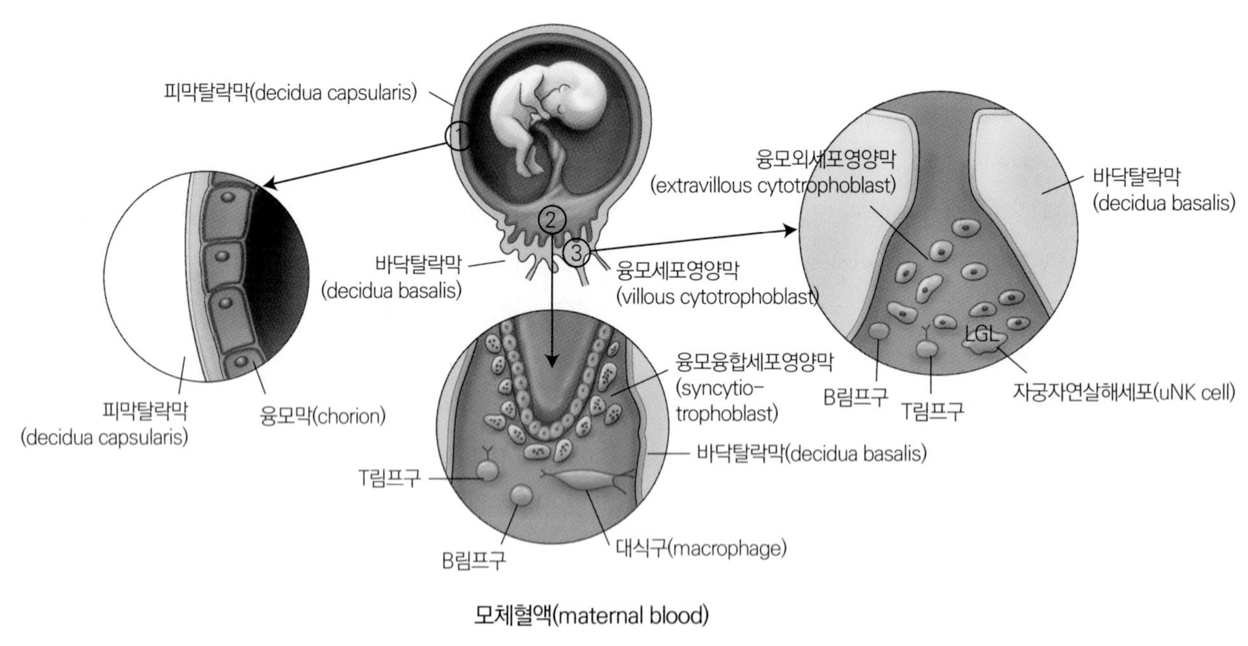

그림 4-9. **모체와 태아의 인터페이스(interface)**

융모의 가장 바깥층 세포인 융합세포영양막은 융모간격 내의 모체혈액과 접하게 되고 융모외세포영양막은 모체의 탈락막으로 침습해 들어가면서 그와 접하게 된다(그림 4-9).

모계뿐 아니라 부계의 유전자도 가진 태아가 모체의 거부반응을 일으키지 않고 생존할 수 있는 이유로 오랫동안 태반조직의 항원성이 모체의 거부반응을 유발하지 않기 때문으로 생각해왔으나 그러나 태반에서도 이식항원인 HLA가 발현됨이 확인되었다(Billingham, et al. 1964). HLA는 6번 염색체의 단완에 존재하며 클래스 I과 II로 구분되는데 클래스 I HLA는 표준(classic) Ia 항원과 비표준(nonclassic) Ib 항원으로 구분된다. 표준 Ia 항원에는 HLA-A, B, C가 속하는데 이들은 다형성인(polymorphic) 반면, HLA-E, F, G가 속하는 비표준 Ib 항원은 사람에 따라 차이를 보이지 않는 단형성(monomorphic)으로, 다른 사람의 항원이라도 면역체계는 '자신'으로 인식하게 된다. 영양막에서의 HLA발현은 매우 특이한 양상을 보이고 있다. 다형성인 클래스 II HLA는 임신 전 기간동안에 영양막에서 발현되지 않으며(Weetman, 1999) 모체의 혈액과 접하고 있는 융합세포영양막에서는 클래스 I과 II의 HLA가 모두 발현되지 않는 데 반해(Bulmer et al., 1985; Hunt et al., 1988), 자궁을 침윤해 들어가는 융모외세포영양막에는 클래스 I(b)의 HLA-G가 주로 발현되며 그 외에도 HLA-C와 HLA-E가 발현되어 있다.

2) 자궁자연살해세포(Uterine natural killer cells, NK cells)

자궁자연살해세포는 월경주기 중 착상 시기에 해당하는 황체기 중기에 다량으로 자궁내막에 출현하는데 임신이 안 될 경우에는 황체기 말에 이르러 그 핵이 붕괴되나 임신이 될 경우에는 임신 초기 동안 탈락막에 계속 존재하게 되며 임신 제1삼분기 말에는 자궁내막에 존재하는 백혈구의 약 70%를 차지하게 되고 만삭이 되면 거의 소실된다. 골수에서 유래한 자연살해세포 계통에 속하는 림프구로, 표면에 다량의 CD56이 존재하는데(Moffet-King, 2002; Loke et al., 1995) 프로게스테론 및 버팀질세포(stromal cell)가 분비하는 인터루킨-15(interleukin-15)와 프로락틴(prolactin)에 의해서 자궁자연살해세포의 침습이 증가하는 것으로 알려져 있다(Dunn et al., 2002; Gubbay et al., 2002). 자궁자연살해세포들은 특히 임신 제1삼분기 시기에 많은 수가 융모외세포영양막에 근접해 있는 것을 볼 수 있는데 이들은 과립구큰포식세포집락자극인자(granulocyte-macrophage colony-stimulating factor, GM-CSF)를 분비하여 영양막의 세포자멸사(apoptosis)를 미연에 방지하는 역할을 하고 있는 것으로 보인다(Jokhi et al., 1999).

3) 영양막세포-자궁자연살해세포 상호작용

자궁자연살해세포가 태반의 발달에 중요하다는 것은 동물실험에 의하여 확인된 바 있다. 유전적 조작에 의해 자궁자연살해세포가 결핍된 생쥐에서는 태반의 크기가 매우 작고 사람의 전자간증에서 볼 수 있는 동맥경화증의 소견을 보이게 되는데(Guimond et al., 1997) IFN-γ가 부족한 생쥐에서도 이와 비슷한 소견을 볼 수 있는 것으로 보아 생쥐에서는 자궁자연살해세포가 IFN-γ를 분비하여 태반을 성장시키는 것으로 보인다(Ashkar et al., 1999).

일반 자연살해세포는 병원체가 침입해 들어 왔을때 세포독성작용을 통해 초기방어기전으로 작용하고 있는 데 반하여 자궁자연살해세포는 특징적으로 세포독성작용보다는 여러 가지 시토카인과 혈관형성인자(angiogenic factors)를 분비하여 임신 초기 영양막 침윤과 혈관의 리모델링에 관여함으로써 태반의 발달에 중요한 역할을 하고 있다(Hanna et al., 2006). 정상적인 태반의 발달을 위해서는 자궁내막과 나선동맥으로의 영양막 침습이 잘 조절되어 태아의 성장과 발달에 적합하도록 이루어져야 하며 또한 영양막의 과도한 침습이 일어나지 않도록 조절하는 기전도 필요하다. Moffett-King은 융모외세포영양막의 특이적인 HLA발현과 탈락막에 존재하는 자궁자연살해세포가 세포외영양막의 자궁벽 침습을 허용하며 또한 반대로 과도한 침습을 억제하는데도 중요한 역할을 하고 있는 것으로 보고한 바 있다(Moffet-King, 2002). 자궁자연살해세포는 인터루킨-8(interleukin-8)과 인터페론유도단백-10과 같은 케모카인을 분비함으로써 영양막세포의 침습을 조절하고 VEGF와 같은 혈관형성인자를 분비하여 탈락막내의 혈관 생성을 유도하게 되는데 이와 같은 작용은 자궁자연살해세포에 존재하는 활성 또는 억제성 수용체와 모체 태아 경계면에 표현되는 특이적 리간드(ligand)와의 상호작용에 의해 일어난다(Hanna et al., 2006).

세포영양막의 HLA-G가 탈락막자연살해세포에 미치는 영향은 두 가지로 요약될 수 있는데, 아버지로부터 유래된 HLA-G라도 단형성이기 때문에 자연살해세포로 하여금 '자기'로 인식하게 하여 세포 용해로부터 영양막을 보호하고 다른 한편으로는 자연살해세포의 활성화를 통해 시토카인과 혈관형성인자들을 분비하게 하여 영양막 침윤과 조직의 리모델링에 관여한다.

4) 그 외 다른 면역세포

모체와 태아의 인터페이스(interface)에는 자궁자연살해세포 외에도 조절 T세포(regulatory T cell)와 항원제시세포(antigen-presenting cell)인 대식세포, 가지세포(dendritic cell) 등의 면역세포들이 존재한다. 최근 연구결과에 의하면 탈락막에는 CCR2-CD11cLO (CD11clow, ~80%), CCR2-CD11cHI (CD11chigh, ~5%), and CCR2+CD11cHI (CD11chigh, 10~15%) 3가지 종류의 대식세포가 존재하고 있는 것으로 밝혀졌는데 CCR2+CD11cHI 대식세포는 전염증적(pro-inflammatory)인 특징을 가지고 있는 반면, CC R2-CD11cHI 대식세포는 항산화, 항염증적 특징을 가지고 있어 모체와 태아의 인터페이스에서 염증반응의 균형을 이루면서 임신을 유지하는데 기여하고 있는 것으로 보인다(Jiang et al., 2018). 모체와 태아의 인터페이스에 존재하는 T세포 중 FOXP3+ 조절 T세포 또한 이종항원에 대한 면역반응을 억제하여 임신을 유지하는 데 역할을 하고 있다(Liu et al., 2017).

5. 태반호르몬

인간의 태반은 임신 전 기간 동안 어떤 내분비기관보다도 다양하고 많은 호르몬을 생산한다. 스테로이드 호르몬인 에스트로겐과 프로게스테론은 임신하지 않은 여성에 비하여 수백 배에서 수천 배까지 증가하며 스테로이드 호르몬 외에도 다양한 호르몬이 태반에서 합성된다. 태반의 호르몬들은 임신 유지와 태아의 발달에 중요한 것으로 추측되지만 명확한 기능에 대해서는 아직까지는 확실하지 않다.

1) 사람융모생식샘자극호르몬(Human chorionic gonadotropin, hCG)

뇌하수체의 황체형성호르몬(Luteinizing hormone, LH)과 비슷한 생리작용을 갖는 당단백호르몬으로 특징적으로 임신한 여성에서 검출되기 때문에 임신호르몬으로도 불리운다. 융모성상피암과 같은 악성 종양이 있을 때도 다량 생산되며 남성이나 임신하지 않은 여성 및 태아 조직에서도 소량 생성된다.

(1) 분자구조와 생성

hCG는 분자량이 36,000~40,000 Da이며 당단백으로 14,500 Da의 α-아단위(92 아미노산)와 22,200 Da (145아미노산)의 β-아단위의 비공유결합으로 구성되어 있다. 결합된 분자만이 생물학적 활동성을 보이고 결합되지 않는 각각의 아단위분자는 생물학적 활동성을 나타내지 못한다. hCG, LH, 난포자극호르몬(Follicle stimulating hormone, FSH) 및 갑상샘자극호르몬(Thyroid stimulating hormone, TSH)의 α-아단위는 서로 동일하지만 β-아단위는 각각 특징적인 아미노산 배열을 가지고 있는데 이 β-아단위가 각 호르몬의 생물학적 특성과 연관되어 있다.

hCG의 α-아단위와 β-아단위는 각각 다른 유전자에 의해 조절된다. hCG, LH, FSH 및 TSH의 α-아단위는 6번 염색체에 위치하는 단일 유전자에 의해 생성되는 반면, β-아단위는 19번 염색체에 위치하고 있는 7개의 서로 다른 유전자에 의해 생성되는데 이중 6개의 유전자는 hCG의 β-아단위를 생성하고 한개의 유전자만이 LH의 β-아단위 생성에 관여한다(Miller-Lindholm et al, 1997). hCG의 mRNA는 6~8세포의 분할세포에서 처음 확인되고 착상 후 융합세포영양막에서 호르몬이 검출된다. hCG는 임신 5주 이전에는 융합세포영양막과 세포영양막에서 생성되지만 이후부터 임신부의 혈청 농도가 가장 높이 올라가는 시기까지는 주로 융합세포영양막에서만 생성된다. 임신 초기부터 농도가 급격히 증가하여 10주경 최고 농도로 나타나는데 초기의 급격한 농도 상승은 미성숙영양막 융모의 증식과 광범위한 융합세포영양막층에 의한 것이며 10주 이후부터 임신 18주까지 농도가 감소하는 것은 세포영양막과 융합세포영양막의 상대적인 감소를 반영하는 것이고, 임신 20주부터 만삭까지 농도가 점차적으로 증가하는 것은 태반의 무게와 융모 용적 증가를 반영하는 것이다. 즉, 임신 초기 hCG의 농도가 급격히 상승하는 것은 증식하고 침투하는 태반의 조직학적 양상을 나타내는 것이고 이후 농도가 감소하는 것은 상대적으로 영양막세포가 감소하면서 태반이 침투조직에서 전달기관으로 형태학적으로 변화하는 것을 반영하는 것이다. 태반의 생식샘자극호르몬분비호르몬(gonadotropin-releasing hormone, GnRH)은 hCG생성에 연관된 것으로 추정되는데 GnRH를 임신부에게 투여하였을 때 hCG농도가 상승하였고(Iwashita et al., 1993) 영양막세포에 GnRH를 투여하여 배양하면 hCG가 증가하는 것이 확인되었다(Siler-Khodr et al, 1991). hCG는 간에서 70% 정도 대사되며 나머지는 신장으로 배설된다.

(2) 혈중 농도

hCG는 LH상승 7~9일 후 주머니배가 착상될 때 혈액에서 검출되며, 월경 예정일 정도에는 혈장 농도가 100 IU/mL 정도 나타난다. 혈장 농도는 매 2일마다 두 배가 증가되어 마지막 월경일에 60~80일 사이에 100,000 IU/mL까지 상승한다. 이후 혈장 농도는 감소하여 임신 20주경 10,000~20,000 IU/mL로 최저농도를 보이다가 임신 후반기 동안 비슷한 수준으로 유지된다. 태아혈액의 hCG의 농도변화 추이는 모체의 혈중농도변화 추이와 비슷하지만 농도는 모체 혈중농도의 약 3% 수준이다. 양수 내 hCG의 농도는 임신초기에는 모체의 혈중농도와 비슷하지만 점차 감소하여 임신 말기에는 모체 혈중농도의 1/5 수준으로 나타난다. 다태임신, 태아적아구증, 포상기태, 융모성상피암 등에서 hCG는 정상 임신보다 높은 농도를 보이며 다운증후군 태아를 임신한 경우에도 hCG의 혈중농도가 증가하여 제2삼분기 모체혈청을 이용한 다운증후군 선별검사에 hCG가 사용된다. 반대로 초기 유산이나 자궁외임신의 경우 hCG의 농도는 낮게 나타난다.

(3) 생물리학적 작용

① 임신초기 난소황체의 구출 및 기능 유지

hCG는 임신초기에 난소황체의 LH수용체에 결합하여 황체를 퇴화시키지 않고 프로게스테론을 생성하게 하여 임신을 유지시키는 것으로 추정된다. 그러나 임신 초기 hCG농도가 지속적으로 상승하는데도 불구하고 6주 이후에는 난소황체에서 생성되는 프로게스테론의 양이 감소하기 때문에 hCG의 난소황체 구출기능은 설명이 충분하지 않다.

② 태아고환의 자극

hCG는 태아고환을 자극하여 테스토스테론을 분비시키는 역할을 한다. hCG가 최고농도로 상승하는 시기가 태아의 외부생식기가 분화되는 시기로 태반에서 합성된 hCG는 태아의 혈액을 통해 Leydig세포의 LH수용체에 작용하여 테스토스테론을 분비시킨다.

③ 임신부 갑상샘의 자극

임신부의 갑상샘은 고농도의 hCG에 의해 자극을 받기 때문에 임신영양막병(gestational trophoblastic disease)의 환자에서 갑상선기능항진증이 발생하기도 한다. hCG는 소당류(oligosaccharide)의 변형에 따라 갑상샘을 자극하는 방법이 다르고 갑상샘의 TSH 및 LH-hCG수용체를 통해 갑상샘을 자극하는 것으로 보인다.

④ 기타 기능

hCG는 난소황체에서 리랙신(relaxin) 분비를 증가시키며 자궁 근층과 혈관의 LH-hCG수용체를 통해 자궁혈관과 자궁근육의 이완에 관여하는 것으로 추정된다(Kurtzman et al., 2001). hCG는 임신 초기에 성공적인 임신 유지에 중요한 역할을 하는 자궁자연살해세포를 조절한다(Kane et al., 2009).

(4) 임신의 진단과 모니터링

hCG의 혈중 농도 측정과 모니터링은 정상 및 비정상임신의 진단에 유용하게 이용된다. hCG는 혈장에서 수태 후 8~11일 사이에 확인된다. 신속한 임신 반응검사는 혈장농도 25~30 IU/mL에서 양성으로 나타난다. 25 IU/mL 이상은 확실히 임신이라고 할 수 있으며 5 IU/mL 이하는 임신을 배제할 수 있다. 혈중 농도가 2일 동안 두 배가 되지 않거나, 오히려 떨어지면 자궁외임신이나 자연유산 등을 의심할 수 있고 이때 초음파검사를 병행하면 감별진단이 가능하다.

2) 프로게스테론(Progesterone)

프로게스테론은 임신 기간 동안 태반에서 대부분 생성되지만 임신 6~7주 이전에는 황체에서 주로 생성되기 때문에 이 시기 이전에 수술로 난소를 제거하는 경우에는 프로게스테론을 투여하지 않으면 유산이 된다. 태반의 프로게스테론은 임신 8주이후부터 생산이 증가하는데 임신 말기에는 하루 생산량이 약 250 mg이고 쌍둥이의 경우 600 mg 이상 생산되어 비임신 시에 비해 농도가 10~5,000배까지 증가한다.

(1) 생성과 대사

태반의 프로게스테론은 대부분 임신부의 콜레스테롤을 원천으로 두 단계를 거쳐 합성된다. 우선, 콜레스테롤이 미토콘드리아에서 cytochrome p450 콜레스테롤 측쇄분할효소(cytochrome p450 cholesterol side-chain cleavage enzyme)에 의해 프레그네놀론으로 전환되며, 이는 세포질그물(endoplasmic reticulum)에서 3-히드록시스테로이드 디히드로게나아제(3β-steroid dehydrogenase)에 의해 프로게스테론으로 전환된다. 영양막에서 콜레스테롤의 합성은 제한적이기 때문에 태반이 프로게스테론을 생성하기 위해서는 외부로부터 콜레스테롤을 얻어 와야 한다. 여러 연구 결과 태반에서 생성되는 프로게스테론의 원천은 90% 이상이 임신부 혈액으로부터 공급받는 콜레스테롤이다. 영양세포막은 저밀도 지방단백(LDL) 콜레스테롤을 이용하여 프로게스테론을 합성하는데 이는 영양세포막에 있는 LDL 수용체 수에 의존하며 자궁-태반 혈류에는 독립적이다. 프로게스테론의 대사물인 5알파-디하드로프로게스테론의 농도는 프로게스테론에 비해 불균형적으로 높은데 이에 대한 이유는 확실하지 않다. 또한 프로게스테론은 강력한 광물부신겉질스테로이드인 디옥시코르티코스테론으로 전환하여 임신부와 태아 모두에서 현저하게 증가한다.

(2) 생물리학적 작용

프로게스테론은 PR-A와 PR-B수용체를 통해 자궁수축을 조절하는데 임신 기간 중 자궁을 이완시켜 임신을 유지하며 PR-A수용체를 통해 진통 개시에 관여한다. 에스트로겐과 달리 태아사망, 탯줄결찰, 무뇌아 등에서 농도가 감소하지 않아 프로게스테론은 태아의 안녕과는 밀접한 관계가 없다.

3) 에스트로겐(Estrogen)

태반은 모체와 태아 부신의 전구물질을 이용하여 많은 양의 에스트로겐을 생성하며 임신 말기에는 임신부의 혈중 농도가 12~20 ng/mL까지 상승한다. 만삭의 정상임신부가 하루 생산하는 에스트로겐 양은 배란이 되는 1,000명의 여성이 하루 생산하는 에스트로겐 양과 비슷하다. 임신 첫 2~4주 동안에는 hCG에 의해 황체에서 에스트라디올이 생성되는데 임신 7주 이후에는 에스트로겐의 50% 이상이 태

반에서 생성된다

(1) 생성

임신 중 태반의 에스트로겐 합성 경로는 비임신 때 난소의 경우와 차이가 있다. 인간 태반은 에스트로겐 합성에 중요한 17알파 하이드록시라제(17α-hydroxylase)와 17, 20데스몰라제(17, 20-lyase)가 존재하지 않아 C21 스테로이드가 프로게스테론 합성에 중요한 전구체인 C19 스테로이드로 전환될 수 없다. 따라서 태반에서는 콜레스테롤이나 프로게스테론이 에스트로겐의 전구물질로 이용될 수 없다. 부신에서 생성되는 디히드로에피안드로스테론 술페이트(dehydroepiandrosteron sulfate, DHEAS)가 태반에서 에스트로겐의 합성의 전구물질로 이용되는데 태아의 부신은 DHEAS의 중요한 원천이다. 임신 말기에 생성되는 에스트라디올과 에스트론이 약 60%는 태아의 전구체에서 만들어지고 40%는 모체의 전구체에서 합성된다(Siiteri et al, 1963). DHEAS가 태반에서 에스트라디올로 전환되기 위하여 다음의 4가지 효소가 필수적이다. ① DHEAS가 DHEA로 전환하는 데 필요한 스테로이드 술파타아제(sulfatase), ② DHEA가 안드로스테네디온으로 전환하는 데 필요한 3β-히드록시스테로이드 디히드로게나제(3β-hydroxysteroid dehydrogenase), ③ 안드로스테네디온이 에스트론으로 전환하는 데 필요한 시토크롬 P450아로마타제(cytochrome P450 aromatase), ④ 에스트론이 에스트라디올로 전환하는 데 필요한 17β-히드록시스테로이드 디히드로게나제 1형(17β-hydroxysteroid dehydrogenase type 1)이며 이 효소들은 융합세포영양막에 존재한다. 에스트라디올이 태반에서 생성되는 주요 에스트로겐이지만 에스트리올과 에스테트롤도 임신부의 혈액에 상당량 존재한다. 태아의 간에 존재하는 16알파 하이드록시라제(16α-hydroxylase)에 의해 DHEAS는 16알파-히드록시디히드로에피안드로스테론(16α-hydroxydehydroepiandrosteron, 16-OHDHEA)으로 전환되며 이는 태반에서 에스트리올로 전환된다. 임신 말기 태반에서 생성되는 에스트리올과 에스테트롤의 90%는 태아의 전구체에서 합성된다. 과거에는 임신부의 에스트리올과 에스테트롤농도로 태반의 기능이나 태아 안녕을 평가하고자 하였으나 민감도와 특이도가 낮아 더 이상 사용하지 않게 되었다. 태반에서 생성된 에스트로겐은 대부분은 임신부의 혈액순환으로 분비된다(그림 4-10).

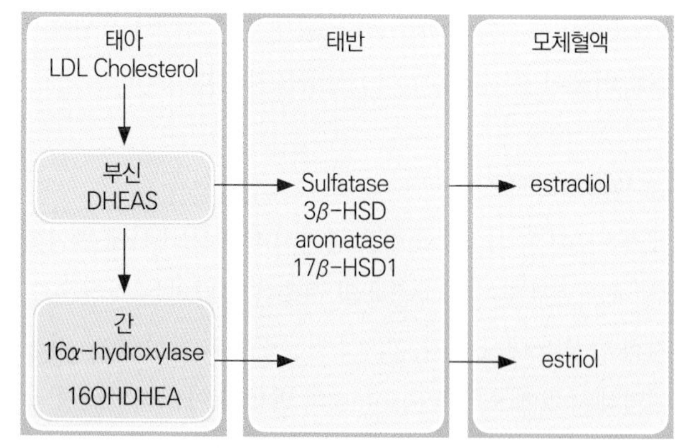

그림 4-10. 임신 중 에스트로겐 생성

LDL: low density lipoprotein, DHEAS: dehydroepiandrosteron sulfate, 16OHDHEA: 16α-hydroxydehydroepiandrosteron, 3βHSD: 3β-hydroxysteroid dehydrogenase, 17βHSD1: 17β-hydroxysteroid dehydrogenase type 1

(2) 태아 부신

형태적, 기능적 그리고 생리적으로 태아의 부신은 매우 중요한 기관이다. 태아 부신의 85% 이상은 성인에서는 볼 수 없는 태아대로 구성되어 있다. 태아 부신에서 하루에 생산되는 스테로이드 양은 100~200 mg으로 휴식상태의 성인에서 생산되는 20~40 mg에 비하여 월등히 많다. 스테로이드는 콜레스테롤을 이용하여 합성되는데 콜레스테롤은 태아 부신에서 자체 생산되기도 하지만 스테로이드 합성을 위해서는 태아의 혈중 콜레스테롤이 부신으로 유입되어야 한다. 태아의 부신은 콜레스테롤을 합성하기 위해 지단백을 이용하는데 LDL이 콜레스테롤 생성에 가장 효과적이다. 태아의 혈중 콜레스테롤은 대부분의 태아 간에서 합성된다. 태아의 혈중 LDL농도가 낮은 것은 LDL합성의 장애가 아니라 태아 부신에서 스테로이드 합성을 위해 LDL

이 신속히 소모되기 때문이다. 반대로 무뇌아의 신생아는 LDL 이용이 감소되어 있어 LDL농도가 높다.

(3) 생물리학적 작용

에스트로겐은 자궁수축력을 증가시켜 진통 개시에 관여한다. 에스트로겐이 자궁근육의 수축을 유발하는 기전은 인지질 합성과 대사 증가, 프로스타글란딘의 합성 증가, 자궁내막에서 용해소체(lysosome)의 발현과 아드레날린성 작용을 통해서 나타난다(Casey et al, 1983). 에스트로겐은 자궁의 혈류를 증가시켜 태아에게 적절한 산소와 영양소를 공급하며 임신 중 유방의 변화에 중요하다. 태아의 발달에도 관여하는 것으로 보이며 태아안녕 상태에 대한 정보를 제공한다.

(4) 에스트로겐 생성에 영향을 주는 인자들

① 에스트로겐 생성 감소

태아사망, 무뇌아, 태아부신형성저하증에서 임신부의 에스트로겐 농도가 매우 낮다. 무뇌아의 경우 부신겉질의 태아대가 없고 태아부신형성저하증에서도 부신 겉질이 저형성되어 있어 C19 스테로이드 전구체가 감소되어 있기 때문에 에스트로겐 생성이 감소한다. 태반 술파타아제 결핍은 1/2,000~5,000 출생의 빈도로 남아에서만 발생하는 X 염색체 질환으로 에스트로겐 생성이 감소하여 진통 발생 지연과 연관되어 있다. 태반 아로마타아제 결핍 시 에스트로겐 생성이 감소한다. 태반 아로마타아제가 결핍되면 태아부신의 DHEAS가 태반에서 안드로스테네디온으로 전환된 후 에스트라디올로 전환되지 못하기 때문에 안드로스테네디온 증가에 의해 임신부와 여자 태아의 남성화를 유발하기도 한다. 다운 증후군 태아를 임신한 임신부 혈액 내 비결합에스트리올(unconjugated estriol)이 감소되어 있는 것이 밝혀졌고 비결합에스트리올은 제2삼분기 다운증후군 선별검사에 사용된다(Benn, 2002). 태아의 LDL 콜레스테롤 합성이 저하된 경우에도 에스트로겐이 감소한다. 임신부에게 글루코코르티코이드를 투여하거나 임신부의 부신기능이상의 경우 에스트로겐 농도가 감소한다.

② 에스트로겐 생성 증가

태아적혈모구증(erythroblastosis fetalis)의 경우 에스트로겐 생성이 증가하는데 거대한 태반조직이 원인으로 보인다. 임신부의 안드로겐생성종양의 경우에도 태반에서 에스트로겐 합성이 증가하며 임신영양막병의 경우에는 태아부신의 진구체가 존재하지 않으므로 에스트라디올이 주로 생성된다.

3) 사람태반락토겐(Human placental lactogen, hPL)

사람태반락토겐은 태반에서 강한 젖샘자극호르몬 및 성장호르몬과 유사한 작용을 갖고 있는 단백호르몬이며 융모성장호르몬이라고도 불리운다. 이 호르몬은 수정 2~3주부터 태반에서 관찰되고 융합세포영양막에 농축되어 있다.

(1) 분자구조와 생성

hPL은 분자량이 22,279 Da으로 단일 폴리펩타이드 사슬의 구조를 가진다. 아미노산 배열이 성장호르몬과는 96%, 유즙분비호르몬과는 67%가 동일하여 hPL, 유즙분비호르몬, 성장호르몬은 공동의 조상유전자에서 유래한다고 본다.

hPL은 염색체 17번에 위치한 성장호르몬-hPL유전자 조합체에 존재하는 5개의 유전자에서 합성된다. 수정 5~10일째 태반에서 검출되고 수정 3주째 임신부의 혈액에서 측정되기 시작하여 임신 34~36주까지 점진적으로 증가한다. 임신 후기 hPL의 혈중 농도는 5~15 ug/mL이며 만삭에는 하루 생성량이 1 g으로 인체의 어느 호르몬보다 많이 만들어진다. 임신부의 높은 혈중농도와는 달리 임신부의 소변이나 태아의 혈액에서는 hPL이 거의 검출되지 않으며 양수 내 농도는 임신부 혈중농도보다 낮다. hPL이 주로 임신부의 혈액에 존재하는 것은 hPL의 기능이 태아조직보다는 모체 조직에 작용하는 것을 시사하지만, 여전히 hPL이 태아의 성장에 특별한 역할이 있는 것으로 여겨진다. 임신 기간 동안 융합융모막세포내 hPL mRNA는 일정하므로 hPL이 분비되는 양은 태반의 크기에 비례하는 것으로 추정되고 있다.

임신 전반기에 장기간 영양결핍이 있으면 hPL의 혈중 농도는 증가하지만 단기간의 혈당 및 인슐린 농도 변화는 hPL농도에 영향을 주지 않는다. 인슐린, 인슐린유사성장인자-1은 hPL의 생성을 증가시키고(Bhaumick et al., 1987), PGE2와 PGF2α는 생성을 억제시킨다(Genbacev et al., 1977).

(3) 대사작용

hPL의 몇 가지 중요한 대사과정에 관여한다. 임신부의 지방분해작용으로 혈중 유리 지방산의 농도를 증가시켜 임신부와 태아의 에너지원을 공급한다. 정상적 임신부에 나타는 항인슐린 작용은 단백질합성을 촉진시키고 태아에게 제공되는 아미노산의 유용한 원천을 제공하는 역할을 하는데 hPL은 동시에 인슐린 저항성을 상쇄하기 위해 임신부의 인슐린농도를 증가시킨다. hPL과 유즙분비호르몬은 triptophan hydroxylase-1을 통해 세로토닌 합성을 증가시켜 임신부의 베타세포를 증식시키고 베타세포의 유즙분비호르몬수용체에 작용하여 인슐린 분비를 증가시킨다(Georgia et al., 2010; Kim et al., 2010). hPL은 강력한 혈관형성호르몬으로 태아의 혈관 형성에 중요한 역할이 있을 것으로 본다.

4) 코티코트로핀분비호르몬(Corticotropin releasing hormone, CRH)

코티코트로핀분비호르몬(CRH)과 관련된 펩타이드는 CRH, urocortin, urocortin II 및 urocortin III을 포함하는 거대한 호르몬 군이다. CRH의 혈중농도는 임신하지 않는 경우 5~10 pmol/L에서 임신 중 꾸준히 증가하여 제3삼분기 초기에 100 pmol/L까지 상승하고 임신 마지막 5~6주경에는 급격히 상승하여 500 pmol/L까지 상승한다. 분만 진통이 개시되면 더욱 증가하여 농도가 2~3배까지 상승하게 된다(Petraglia et al., 1990). CRH는 태반, 태아막 및 탈락막 등에서 합성되며 CRH수용체는 태반, 부신, 교감신경절, 림프구, 위장관계, 췌장, 성선, 자궁근층 등 다양한 조직에 존재한다. CRH수용체는 1형과 2형이 존재하는데 영양막, 양막, 융모막에는 두 개의 수용체가 모두 존재한다. CRH와 urocortin은 영양막의 ACTH의 생성을 증가시키며 영양막에서 합성된 CRH은 많은 양이 임신부의 혈액으로 들어가지만 CRH결합단백질과 결합하여 비활성화된다.

CRH는 자궁근육층이나 혈관에 있는 평활근육의 이완을 유도하고 면역을 억제시킨다. 그러나 임신 말기에는 CRH의 농도가 증가하면서 자궁근육의 수축을 일으켜 분만개시에 관여한다(Wadhwa et al., 1998). 실험적으로 태반, 양막, 융모막 및 탈락막에 CRH를 처치하면 프로스타글란딘이 생성되는데 이는 CRH가 분만의 개시에 연관되어 있음을 시사하는 것이다(Jones et al., 1989).

글루코코티코이드는 시상하부에서는 음성되먹임 기전으로 CRH의 분비를 억제하지만 태반에서는 CRH의 발현을 증가시킨다. 태반 CRH는 태반 ACTH의 생성을 자극하고 이는 다시 글루코코티코이드 생성을 증가시키는 양성되먹임 기전은 태아의 폐성숙과 분만개시에 중요하게 관여한다(Nicholson et al., 2001).

5) 융모부신겉질자극호르몬(Chorionic adrenocorticotropin, ACTH)

융모부신겉질자극호르몬의 기능은 확실하지 않지만, 앞서 언급한 바와 같이 태반 CRH에 의해 자극되어 농도가 증가하며 이는 코티솔을 증가시키고 코티솔은 다시 태반 CRH를 증가시키는 양성되먹임 기전을 통해 태아의 폐성숙과 분만개시에 관여하는 것으로 보인다.

6) 성장호르몬변종(Growth hormone variant, hGH-v)

성장호르몬변종은 시상하부에는 존재하지 않으며 태반성장호르몬이라고도 불리운다. hGH-v는 22,000 Da의 크기로 성장호르몬과 같은 크기로 15개의 아미노산이 차이가 있다. 성장호르몬과 기능이 유사하여 성장을 촉진하고 지방형성을 억제하는데 성장호르몬에 비하여 당뇨병을 발생과 유즙 분비 기능이 감소되어 있다(Vickers et al., 2009). hGH-v는 임신 21~26주경 혈액에서 검출되기 시작하여 36주까지 혈중농도가 증가하다가 이후 일정한 농도로 유지되며 인슐린유사성장인자-1농도와 연관되어 있다. 쥐를 이용한 동물 실험에서 hGH-v의 발현이 증가한 경우 심각한 인슐린저항성이 나타났는데 이는 hGH-v가 임신 중 인슐린저항성과 연관되어 있는 것을 시사한다(Barbour et al., 2002).

7) 생식샘자극호르몬분비호르몬(Gonadotropin releasing hormone, GnRH)

생식샘자극호르몬분비호르몬은 태반에 다량 존재하는데 특징적으로 세포영양막에서만 분비되고 융합세포영양막에서는 합성되지 않는다. 태반 GnRH는 hCG의 생성을 조절하고 이는 GnRH의 농도가 임신초기에 높은 것으로 설명된다.

8) 성장호르몬분비호르몬(Growth hormone-releasing hormone, GHRH)

태반의 성장호르몬분비호르몬의 기능은 아직 밝혀지지 않았다. 태반에서 합성되는 ghrelin도 GHRH 분비 조절에 연관되어 있을 것으로 추정되며 영양막세포의 ghrelin 발현은 임신 중기에 가장 증가되어 있다(Fuglsang et al., 2005).

9) 리랙신(Relaxin)

리랙신은 황체, 탈락막, 태반에서 발현되는데 인슐린 및 인슐린유사성장인자와 구조가 유사하다. 리랙신 유전자는 H1, H2 및 H3 세가지가 있으며 황체에서는 H2와 H3가 전사되고, 태반과 태아막에서는 H1과 H2가 발현된다. 리랙신은 프로게스테론과 함께 자궁이완을 유지시킬 뿐만 아니라 태반과 태아막 내에서 자가분비와 주변분비로 작용하여 출산 후 세포외 기질의 분해에도 관여한다.

10) 부갑상샘호르몬량 단백(Parathyroid hormone-related protein, PTH-rP)

부갑상샘호르몬량 단백은 모체의 자궁근층, 내막, 황체, 수유 중인 유방조직에 존재하지만 부갑상샘에서는 생산되지 않고 태아 혈액에는 존재하지 않는다. PTH-rP는 태반의 칼슘 이동과 무기질 항상성에 관여하는 것으로 보인다(Simmons et al., 2010).

11) 렙틴(Leptin)

렙틴은 정상적으로 지방세포에서 분비되는 호르몬으로 뼈의 성장과 면역기능을 조절하고 비만을 억제하는 기능이 있다(Cock et al., 2003). 임신 중 렙틴의 농도가 증가하는데 태아의 성장과 발달에 관여하는 것으로 추정된다.

12) 신경펩타이드 Y (Neuropeptide Y)

신경펩타이드 Y는 뇌에 광범위하게 분포하며 심혈관계, 호흡계, 위장관계 및 비뇨생식계를 지배하는 교감신경에서도 발견된다. 태반에서 신경펩타이드 Y와 수용체가 확인되었으며 태반세포에 신경펩타이드 Y를 처치하면 CRH의 분비가 증가된다(Robidoux et al., 2000).

13) 인히빈(Inhibin)과 액티빈(Activin)

인히빈은 고환, 난소의 황체 및 과립세포 등에서 생성되고 뇌하수체의 FSH분비를 억제하며 α-아단위와 2가지의 β-아단위인 βA와 βB 중 하나가 결합하여 구성된다. 임신 중 인히빈의 역할은 FSH의 분비를 감소시켜 배란을 억제하고 GnRH를 통해 태반의 hCG 분비를 조절하는 것이다.

액티빈은 두개의 β-아단위로 구성되어 있고, 진통이 시작되기 전에는 태아 혈액에서 검출되지 않고 진통이 시작되면 검출되어 분만 후 농도가 급격히 감소한다. 인히빈과 액티빈이 GnRH 합성 외에도 태반의 대사과정에 관여하는지는 확실하지 않다.

6. 태아막과 탯줄

태아막은 양막(amnion)과 평활융모막(chorion laeve)을 말하며 태반의 가장자리에 부착되어 있다. 양막은 태아의 외배엽에서 발생되고, 탯줄과 태아의 피부를 싸고 있는 상피세포와 결합조직으로 이루어지며 혈관을 가지고 있지 않는 0.02~0.5 mm의 얇은 층이다(Luckett, 1971). 평활융모막은 양막의 바깥에 위치하면서 양막과는 쉽게 분리되는 결합조직으로 구성되고, 융모요막(chorioallantoic)에서 기원한 태아혈관을 가지고 있으며, 융모의 흔적도 발견된다. 기능적으로 이 태아막은 양수의 형성, 분만진통의 개시 등에 관여한다.

1) 발생

수정 후 3주가 되면 피포융모에 있는 융모는 퇴행하여 치밀한 다층 구조의 융모막을 형성하게 되고 전체 융모막주머니의 70%를 차지한다. 수정 13일 경 주머니배강에는 배아밖중간판(extraembryonic mesoblast)들이 차 있으며 이 세포들 사이에 작은 공간들이 서로 융합하여 배아밖체강(extraembryonic coelom, exocoelom)를 형성한다. 이때 배아모세포(embryoblast)와 영양막사이에 양막상피세포의 기원이 되는 양막형성 세포들이 나타나고 배아모세포를 중심으로 두개의 소포 즉 양막소포(amnionic vesicle)와 일차난황주머니(primary yolk sac)를 가진다. 이양막강은 배아의 측면으로부터 둘러싸고 결국 탯줄을 감싸게 되며 태아가 발달하면서 양수를 생성하여 양막강이 확장되게 된다. 한편 배아밖중배엽세포들은 융모중배엽(chorionic mesoderm)과 양막중배엽(amnionic mesoderm)을 형성한다. 이 융모중배엽층과 양막중배엽층은 초기에는 분리되어 있으나, 양수에 의하여 양막강이 확장되면서 수정 12주경 융합이 거의 마무리되어 이후 양막강은 배아밖체강을 완전히 차지하게 된다. 양막은 그 부착 부위에 의해 즉 태반에 부착된 부위를 태반양막(placental amnion), 융모막에 부착된 부위를 굴절양막(reflected amnion) 그리고 탯줄에 부착된 부위를 탯줄양막(umbilical amnion) 등으로 각각 불리운다. 수정 18일경 배아밖중배엽세포에 의하여 융모막에 연결되는데 이것이 연결줄기(connecting stalk)이며 이것에 의하여 태아가 태아막에 고정된다. 따라서 이 연결줄기는 탯줄의 전구구조물이 된다. 또한 이때 난황주머니로부터 관모양의 계실이 발생되어 연결줄기쪽으로 발달하는데 이것이 요막(allantois)이며 원시배아밖방광(primitive extraembryonic urinary bladder)이고 이 요막관(allantoic duct)을 배꼽창자간막관(omphalomesenteric duct)이라고 불리운다. 이 후 3주에 걸쳐서 다음과 같은 일련의 발생과정이 일어난다. 첫째, 태아가 회전하면서 착상쪽으로 위치변화, 둘째, 양막소포의 태아주변으로의 증식, 셋째, 태아가 앞뒤로 굽어지고 옆으로 꼬부라지면서 양막소포내로 빠져들어간다. 수정 28~40일 사이에 양막강은 확장되어 태아를 둘러싸고 연결줄기, 요막, 난황주머니 등을 압박하게 되어 가는 끈의 구조가 되어 탯줄을 형성하게 된다. 탯줄은 태아의 등쪽이 양막강내로 빨려들어가므로 길어진다(Benirschke et al., 2012). 수정 제 3주경 배아밖에 있는 난황주머니와 배꼽창자간막관은 태아의 창자와 연결되고 요막은 태아로부터 혈관을 공급을 받는다. 인간은 내장골동맥(internal iliac artery)으로부터 두개의 요막동맥(allantoic arteries)이, 그리고 간정맥으로 가는 한 개의 요막정맥의 혈관들이 태반으로 침투하여 들어가 융모혈관을 이루게 된다. 이렇게 태반의 혈관형성에 요막혈관이 참여하므로 인간의 태반은 융모요막태반(chorioallantoic placenta)이라고 부른다.

2) 구조

분만 후 태아막이 자궁벽으로 부터 분리되면 그 두께는 평균 200~300 μm이며 안쪽에서 바깥쪽으로 양막상피, 20~30 μm의 기저막, 15~30 μm의 양막중배엽, 다양한 두께의 중간층, 15~20 μm의 융모중배엽, 10~50 μm의 영양막 및 50 μm의 탈락막 등과 같은 조직학적 층으로 구분된다.

(1) 양막(Amnion)

양막은 태아막의 가장 안쪽부근으로 조직학적으로 단층의 상피세포, 기저막, 치밀층, 중간엽세포층 및 융모막으로 연결되는 해면층(spongiosa) 등의 5층으로 구성되어 있다. 양막 자체는 혈관을 가지고 있지 않으므로 융모액, 양수 그리고 태반표면 혈관 등으로부터 영양과 산소를 공급받는다. 양막에는 혈관이외에도, 평활근육, 신경, 림프관 등이 없다.

① 양막상피세포(Amnion epithelial cells)

단층의 입방 또는 원주세포로 구성되어 있고 세포표면은 양수와 양막 사이에 물질 전달의 장소를 제공하는 미세융모가 잘 발달되어 있다. 양막상피세포내에는 금속분해효소-1(metalloproteinase-1)의 조직억제제(tissue inhibitor), 프로스타글란딘 E2, 태아섬유결합소, 옥시토신, 바소프레신, 시토카인, 엔도텔린, 부갑상샘호르몬관련단백질 등이 확인되었다(Moore et al., 1988; Eliott et al., 1992; Economos et al., 1992). 그리고 바닥판이나 치밀층에 있는 아교질 I형과 III형, IV형, 라미닌, 섬유결합소 등의 생성에도 관여한다.

② 양막중간엽세포(Amnion mesenchymal cells)

중간엽세포는 양막의 주요 기능을 담당하여 IL-6, IL-8과 같은 시토카인들과 단핵구화학적친화단백(monocyte chemoattractant protein, MCP)-1 등을 생성한다. 시토카인은 진통과 관련하여 양수 내에 염증매개물질들이 축적되는 것과 관련있다. 이러한 이유로 양막중간엽세포가 양막상피세포보다 프로스글란딘 E2의 주된 공급원이 되며 부분적으로 조기양막파수와 관련이 있다(Mogami et al., 2013; Whittle et al., 2000). 또한 양막의 치밀층을 구성하고 있는 사이질 아교질(interstitial collagen)을 생성한다(Casey et al., 1996). 만삭 때 태아막에서 생성된 코티솔은 아교질 단백질의 양을 줄여 태아막의 파막에 기여한다(Mi et al., 2017).

③ 기능

양막은 탄력성을 지닌 구조물로 임신 기간 동안 두 배 정도 팽창한다(Benirschke et al., 2012). 양막의 강도는 치밀층을 구성하고 있는 사이질 아교질 I형과 III형에 의해 유지된다. 사이질 아교질 I은 강도가 강한 것이 특징이며 사이질 아교질 III는 강한 강도뿐 아니라 팽창시키는 능력이 있어, 양막 이외에도 혈관, 방광, 담낭관, 장, 임신 자궁 등 팽창능력이 큰조직에 존재한다(Bryant-Greenwood et al., 1998). 양막은 대사작용이 활발한 조직으로 엔도텔린-1과 같은 혈관활성화 단백질에 의한 수분의 이동을 조절하고, 탄소탈수효소(carbonic anhydase) 동종효소-1과 -2에 의해 양수의 산도를 조절하는 등 양수의 항상성을 유지한다. 양막에서 분비되는 뇌성나트륨이뇨펩타이드(brain natriuretic peptide), 태아섬유결합소와 금속분해효소-1에 인한 프로스타글란딘 E2의 합성증가는 자궁수축 및 자궁경부 숙화에 영향을 준다(Carvajal et al., 2013; Mogami et al., 2013). 양막상피세포와 양막중간엽세포들은 자가분비와 주변분비 작용에 의해서 양막의 기능에 변화를 준다(Bryant-Greenwood et al., 1998; Maradny et al., 1996; Mogami et al., 2013).

(2) 평활융모막(Chorion laeve)

평활융모막은 질긴 섬유조직층으로 태아혈관을 함유하고 있다. 이 융모막의 안쪽이 양막이고 바깥쪽으로 융모가 발생된다. 태반원판에 해당되는 부위가 융모판이고, 굴절융모(reflected chorion)가 평활융모막이라 불리우며, 이 융모막은 조직학적으로 3층으로 구분된다.

① 중간층 혹은 해면층(Intermediate or spongy layer)

양막과 융모막 사이로 두막이 쉽게 분리되는 것은 바로 이 해면층이 있기 때문이며 이는 임신 초기 양막과 융모막의 불완전한 융합에 기인한다. 여기에 아교섬유와 섬유모세포(fibroblast), 대식세포 등이 관찰된다.

② 융모중배엽층(Chorionic mesoderm)

해면층과 뚜렷한 구별 없이 연결되는 결합조직층으로 양막의 중배엽층과 유사하여 아교섬유, 섬유모세포, 대식세포 등이 섞여 있으며 이 결합조직은 라미닌, 아교질 IV형, 섬유결합소, 아교질 III형 등으로 구성되어 있고, 융모중배엽층 태아혈관은 임신 6개월까지 존재한다.

③ 영양막층(Trophoblast layer)

영양막층은 만삭 때까지 존재하고 전의 융모의 잔여물들이 섞여 있다. 영양막 사이에 기질형의 유사섬유소(fibroid)가 관찰되고 이 세포사이는 틈에 의하여 분리되는데 이 틈안에 라미닌, 아교질 IV형, hepatran sulfate proteoglycan, 태아섬유결합소 등 바닥판의 구성물이 있다. 또한 영양막세포들은 결합체(desmosome)에 의하여 서로 연결되어 있으며 틈새이음(gap junction)을 가지고 있다. 그리고 레닌(renin), 스테로이드, 락토겐 등을 분비하고, 표피성장인자(epidermal growth factor)와 결합하는 것 등으로 보아 잔여 또는 퇴행성 구조보다는 성장촉진 혹은 성장조절에 표적이 되는 조직으로 본다.

(3) 탯줄(Umbilical cord)

탯줄은 제대라고도 하며 배아나 태아의 배꼽과 태반을 연결시키는 유연한 구조로써 직경이 0.8~2.0 cm, 길이는 30~100 cm(평균 55 cm)이다. 탯줄의 외부는 흐린 백색이고 양수에 의해 젖어 있으며 양막으로 덮여 있고 내부에 탯줄혈관을 갖고 있다.

① 양막상피

탯줄은 양막상피세포로 덮여 있으며, 배꼽근처에서는 각질화되지 않은 다층의 편평상피로 되어 복벽으로 연결된다.

② 왈톤 젤리(Wharton jelly)

탯줄의 결합조직은 왈톤 젤리라 하는데 이는 배아밖중간판에서 유래되며 액화되는 특징이 있다. 기질세포사이에 틈(cleft) 안의 젤리에 분포되어 있는 근육섬유모세포(myofibroblast)는 섬유를 생성하는 세포로 평활근육처럼 수축력을 가지고 있다. 이러한 젤리가 찬 틈과 수축세포의 망구조가 탯줄이 잡아 당겨지는 것을 조절하여 주고 탯줄정맥혈관의 압박을 방지하여 주는 역할을 한다. 탯줄에는 림프관이 없다.

③ 탯줄혈관

탯줄에는 2개의 동맥과 1개의 정맥이 있으며, 원래 발달되었던 제2 정맥은 주로 우측탯줄정맥으로 임신 초기에 사라지게 되며 좌측정맥만 남게 된다. 임신의 1%에서 한 개의 탯줄동맥을 갖고 있다. 평균 동맥의 직경은 3 mm이며 정맥은 이 두 배가 된다. 인간 탯줄혈관은 특징적으로 혈관내피에 소기관들이 풍부하게 함유하며 탯줄혈관의 벽은 양수형성에 기여함을 보여준다. 탯줄혈관에는 vaso vasorum이 없으나, 임신 20주 이후 탯줄동맥의 복부 내 부분에는 있으며, 신경을 갖고 있지 않다.

④ 기능

탯줄은 융모막판의 태아측 태반부위에서부터 태아의 배꼽까지 연결되어 있다. 탯줄정맥을 따라 태아의 몸속으로 들어간 혈액의 대부분은 정맥관(ductus venosus)의 연결통로를 따라 하대정맥으로(inferioor vena cava)로 유입되며 일부는 간을 거쳐 하대정맥으로 유입된다. 내장골동맥에서 나오는 두 개의 탯줄동맥은 출생 후에 제대의 절단으로 폐쇄되고 흔적만 남는데 제동맥삭(medial umbilical ligament)으로 흔적을 남긴다.

참고문헌

- 이종건. 임신중독증. 서울: 여문각, 2002.
- Ashkar AA, Croy BA. Interferon-γ contributes to the normalcy of murine pregnancy. Biol Reprod 1999;61:493-502.
- Barbour LA, Shao J, Qiao L, Pulawa LK, Jensen DR, Bartke A et al. Human placental growth hormone causes severe insulin resistance in transgenic mice. Am J Obstet Gynecol 2002;186:512-7.
- Benirschke K, Gurton GJ, Baergen RN, Pathology of the human placenta. 6th ed. Heidelberg: Springer; 2012.
- Benn PA. Advances in prenatal screening for Down syndrome: I. general principles and second trimester testing. Clin Chim Acta 2002;323:1-16.
- Bhaumick B, Dawson EP, Bala RM. The effects of insulin-like growth factor-I and insulin on placental lactogen production by human term placental explants. Biochem Biophys Res Commun 1987;144:674-82.
- Billingham RE. Transplantation immunity and the maternal fetal relation. N Engl J Med 1964;270:667-72.
- Bleker OP, Kloosterman GJ, Mieras DJ, Oosting J, Sallé HJ. Intervillous space during uterine contractions in human subjects: An ultrasonic study. Am J Obstet Gynecol 1975;123:697-9.
- BØE F. Studies on the vascularization of the human placenta. Acta Obstet Gynecol Scand Suppl 1953;32:1-92.
- Bonagura TW, Babischkin JS, Aberdeen GW, Pepe GJ, Albrecht ED. Prematurely elevating estradiol in early baboon pregnancy suppresses uterine artery remodeling and expression of extravillous placental vascular endothelial growth factor and $\alpha1\beta1$ and $\alpha5\beta1$ integrins. Endocrinology 2012;153:2897-906.
- Boyd JD, Hamilton WJ. The Human Placenta. Cambridge: England Heffer; 1970.
- Bronsens I, Dixon H. The anatomy of the maternal side of the placenta. Eur J Endocrinol 1963;73:357.
- Bryant-Greenwood GD: The extracellular matrix of the human fetal membranes: structure and function. Placenta 1998;19:1-11.
- Bulmer JN, Johnson PM. Antigen expression by trophoblast populations in the human placenta and their possible immunobiological relevance. Placenta 1985;6:127-40.
- Carvajal JA, Delpiano AM, Cuello MA, Poblete JA Mechanical stretch increases brain natriuretic peptide production and secretion in the human fetal membranes. Reprod Sci 2013;20:597-604.
- Casey ML, MacDold PC. The endothelin-parathyroid hormone related protein vasoactive peptide system in human endometrium modulation by transforming growth factor-beta.. Human Reprod II Suppl 1996;2:62-82.
- Casey ML, Winkel CA, Porter JC, MacDonald PC. Endocrine regulation of the initiation and maintenance of parturition. Clin Perinatol 1983;10:709-21.
- Castellucci M, Scheper M, Scheffen I, Celona A, Kaufmann P. The development of the human placental villous tree. Anat Embryol 1990;181:117-28.
- Cervar M1, Blaschitz A, Dohr G, Desoye G. Paracrine regulation of distinct trophoblast functions in vitro by placental macrophages. Cell Tissue Res 1999;295:297-305.
- Cock TA, Auwerx J. Leptin: cutting the fat off the bone. Lancet 2003;362:1572-4.
- Creasy RK, Resnik R, Iams JD, editors. Maternal-fetal medicine. fifth ed. Philadelphia: Saunders; 2004.
- Dunn CL, Critchley HO, Kelly RW. IL-15 regulation in human endometrial stromal cells. J Clin Endocrinol Metab 2002;87:1898-901.
- Economos K, MacDonald PC, Casy ML. Endothelin-1 gene expression and protein biosynthesis in human endometrium potential modulator of endometrial blood flow. J Clin Endocrino Meta 1992;74:14-9.
- Eliott CL, Allport VC, n Loudon JA, Wu GD, Benett PR. Nuclear factor-kappa B is essential for up-regulation of interleukin-8 expression in human amnion and cervical epithelial cells. Mol Hum Reprod 2001;7:787-90.
- Enders AC. A comparative study of the fine structure of the trophoblast in several hemochoril placentas. Am J Anat 1965;116:29-67.
- Freese, U.E. The fetal-maternal circulation of the placenta. I. Histomorphologic, plastoid injection, and X-ray cinematographic studies on human placentas. Am J Obstet Gynecol 1966;94:354-60.
- Fu B, Li X, Sun R, Tong X, Ling B, Tian Z, et al. Natural killer cells promote immune tolerance by regulating inflammatory TH17 cells at the human maternal-fetal interface. Proc Narl Acad Sci USA 2013;110:E231-40.
- Fuglsang J, Skjaerbaek C, Espelund U, Frystyk J, Fisker S, Flyvbjerg A et al. Ghrelin and its relationship to growth hormones during normal pregnancy. Clin Endocrinol (Oxf) 2005;62:554-9.
- Genbacev O, Ratković M, Kraincanić M, Sulovi V. Effect of prostaglandin PGE2alpha on the synthesis of placental proteins and human placental lactogen (HPL). Prostaglandins. 1977;13:723-33.
- Georgia S, Bhushan A. Pregnancy hormones boost beta cells via serotonin. Nat Med. 2010;16:756-7.
- Graf R, Schonfelder G, Muhlberger M, Gutsmann M. The

perivascular contractile sheath of human placental stem villi: its isolation and charaterization. Placenta 1995;16:57-66.
- Gruenwald P. Lobular structure of hemochorial primate placentas, and its relation to maternal vessels. Am J Anat 1973;136:133-52.
- Gubbay O, Critchely HO, Bowen JM, King A, Jabbour HN. Prolactin induces ERK phosphorylation in epithelial and CD56(+) natural killer cells of the human endometrium. J CLin Endocrinol Metab 2002;87:2329-35.
- Guimond MJ, Luross JA, Wang B, Terhorst C, Danial S, Croy BA. Absence of natural killer cells during muringe pregnancy is associated with reproductive compromise in Tgε26 mice. Biol Reprod 1997;56:169-79.
- Hanna J, Goldman-Wohl D, Hamani Y, Avraham I, Greenfield C, Natanson-Yaron S, et al. Decidual NK cells regulate key developmental processes at the human fetal-maternal interface. Nat Med 2006;12(9):1065-74.
- Hunt JS, Fishback JL, Andrews GK, Wood GW. Expression of class I HLA genes by trophoblast cells: Analysis by in situ hybridization. J Immunol 1988;140:1293-9.
- Iwashita M, Kudo Y, Shinozaki Y, Takeda Y. Gonadotropin-releasing hormone increases serum human chorionic gonadotropin in pregnant women. Endocr J 1993;40:539-44.
- Jiang X, Du MR, Wang H. Three macrophage subsets are identified in the uterus during early human pregnancy. Cell Mol Immunol 2018;15:1027-37.
- Johnson EL, Chakraborty R. Placental Hofbauer cells limit HIV-1 replication and potentially offset mother to child transmission (MTCT) by induction of immunoregulatory cytokines. Retrovirology 2012;9:101.
- Jokhi PP, King A, Loke YW. Production of granulocyte/macrophage colony-stimulating factor b human trophoblast cells and by decidual large granular lymphocytes. Hum Reprod 1999;9:1660-9.
- Jones SA, Challis JR. Local stimulation of prostaglandin production by corticotropin-releasing hormone in human fetal membranes and placenta. Biochem Biophys Res Commun 1989;159:192-9.
- Kane N, Kelly R, Saunders PT, Critchley HO. Proliferation of uterine natural killer cells is induced by human chorionic gonadotropin and mediated via the mannose receptor. Endocrinology 2009;150:2882-8.
- Kim H, Toyofuku Y, Lynn FC, Chak E, Uchida T, Mizukami H, et al. Serotonin regulates pancreatic beta cell mass during pregnancy. Nat Med 2010;16:804-8.
- Kurtzman JT, Wilson H, Rao CV. A proposed role for hCG in clinical obstetrics. Semin Reprod Med 2001;19:.63-8.
- Lemtis HG. New insights into the maternal circulatory system of the human placenta. In : Pecile A, Finzi C. The Foeto-Placental Unit. Amsterdam: Excerpta Medica;1969.p. 25-30.
- Liu S, Diao L, Huang C, Li Y, Zeng Y, Kwak-Kim JYH. The role of decidual immune cells on human pregnancy. J Reprod Immunol 2017;124:44-53.
- Loke YW, King A. Human Implantation. Cell Biology and Immunology. Cambridge: Cambridge University Press; 1995.
- Luckett WP. Amniogenesis in the early human and rhesus monkey embryo. Anat Rec 1973;175:375.
- Luckhardt M1, Leiser R, Kingdom J, Malek A, Sager R, Kaisig C, et al. Effect of physiologic perfusion-fixation on the morphometrically evaluated dimensions of the term placental cotyledon. J Soc Gynecol Investig 1996;3:166-71.
- Maradny EE, Kanayama N, Halim A, Maehara K, Terao T. Stretching of fetal membranes increases the concentration of interleukin-8 and collagenase activity. Am J Obstet Gynecol 1996;174:843-9.
- Mayhew TM, Jackson MR, Boyd PA. Changes in oxygen diffusive conductances of human placentae during gestation (10-41 weeks) are commensurate with the gain in fetal weight. Placenta 1993;14:51-61.
- Mi Y, Wang W, Zhang C, Liu C, Lu J, Li W, et al. Autophagic degradation of collagen 1A1 by cortisol in human amnion fibroblasts. Endocrinology 2017;158:1005-14.
- Miller-Lindholm AK, LaBenz CJ, Ramey J, Bedows E, Ruddon RW. Human chorionic gonadotropin-beta gene expression in first trimester placenta. Endocrinology 1997;138:5459-65.
- Moffet-King A. Natural killer cells and pregnancy. Nat Rev Immunol 2002;2:656.
- Mogami H, Kishore AH, Shi H, Keller PW, Akgul Y, Word RA. Fetal fibronectin signaling induces matrix metalloproteases and cyclooxygenase-2 (COX-2) in amnion cells and preterm birth in mice.J Biol Chem. 2013;288:1953-66.
- Moore JJ, Dubyak GR, Moore RM, Vander KD.. Oxytocin activates the inositol-phospholipid-protein kinase-C system and stimulates prostaglandin production in human amnion cells. Endocrinology 1988;123:1771-7.
- Nicholson RC, King BR. Regulation of CRH gene expression in the placenta. Front Horm Res 2001;27:246-57.
- Petraglia F, Giardino L, Coukos G, Calza L, Vale W, Genazzani AR. Corticotropin-releasing factor and parturition: plasma and amniotic fluid levels and placental binding sites. Obstet Gynecol 1990;75:784-9.
- Quicke KM, Bowen JR, Johnson EL, McDonald CE, Ma H, O'Neal JT, et al. Zika virus infects human placental macrophages. Cell Host Microbe. 2016;20:83-90.
- Ramsey EM, Davis R. A composite drawing of the placenta to show its structure and circulation. Anat Rec 1963;145:366.

- Ramsey EM, Donner MW. Placental vasculature and circulation. Philadelphia: Saunders; 1980.
- Ramsey EM, Harris J. Comparison of uteroplacental vasculature and circulation in the rhesus monkey and man. Contrib Embryol 1966;38:59.
- Robidoux J, Simoneau L, St-Pierre S, Masse A, Lafond J. Characterization of neuropeptide Y-mediated corticotropin-releasing factor synthesis and release from human placental trophoblasts. Endocrinology 2000;141:2795-804.
- Siieri PK, MacDonald PC The utilization of circulating dehydroisoandroseron sulfate for estrogen synthesis during human pregnancy. Steroids 1963;2:713-30.
- Siler-Khodr TM1, Kang IA, Khodr GS. Effects of chorionic GNRH on intrauterine tissues and pregnancy. Placenta 1991;12:91-103.
- Simmonds CS, Karsenty G, Karaplis AC, Kovacs CS. Parathyroid hormone regulates fetal-placental mineral homeostasis. J Bone Miner Res 2010;25:594-605.
- Soares MJ, Chakraborty D, Renaud SJ, Kubota K, Bu P, Konno T, et al. Regulatory pathways controlling the endovascular invasive trophoblast cell lineage. J Reprod Dev 2012;58:283-7.
- Szpakowski, M. Morphology of arterial anastomoses in the human placenta. Folia Morphologica 1974;33:53-60.
- Ten Berge BS. Capillary activity in the placenta. Arch Gynakol 1955;186:253-6.
- Vickers MH, Gilmour S, Gertler A, Breier BH, Tunny K, Waters MJ et al. 20-kDa placental hGH-V has diminished diabetogenic and lactogenic activities compared with 22-kDa hGH-N while retaining antilipogenic activity. Am J Physiol Endocrinol Metab 2009;297:E629-37.
- Vince GS, Johnson PM. Immunobiology of human uteroplacental macrophages--friend and foe? Placenta 1996;17:191-9.
- Wadhwa PD, Porto M, Garite TJ, Chicz-DeMet A, Sandman CA. Maternal corticotropin-releasing hormone levels in the early third trimester predict length of gestation in human pregnancy. Am J Obstet Gynecol 1998;179:1079-85.
- Weetman AP. The immunology of pregnancy. Thyroid 1999; 9:643-6.
- Whittle WL, Gibb W, Challis JR. The characterization of human amnion epithelial and mesenchymal cells: the cellular expression, activity and glucocorticoid regulation of prostaglandin output. Placenta 2000;21:394-401.
- Wigglesworth JS. Vascular organization of the human placenta. Nature 1967;216:1120-1.
- Winger EE, Reed JL. The multiple faces of the decidual natural killer cell. Am J reprod Immunol 2013;70:1-9.

제5장

태아의 성장과 발달 및 태아 영양

Fetal Growth, Development and Nutrition

이정재 | 순천향의대
김윤숙 | 순천향의대

1. 태아의 성장과 발달(Fetal growth and Development)

1) 성의 분화(Sexual differentiation)

배아는 수정할 때 핵형(karyotype)으로서 유전적인 성(genetic sex)이 결정된다. 이후 분화(differentiation)를 통해 표현형(phenotype)을 갖는다. 먼저 성선이 정소나 난소로 분화하게 되는데, Y염색체에 있는 성결정구역(sex determinig region of Y chromosome, SRY)유전자가 정소로의 분화에 중요한 역할을 한다. 즉, SRY유전자가 발현되면 난소분화에 관여하는 WNT-4. DAX-1 유전자들의 발현이 억제(Koopman et al., 1991)되어 남성으로 분화된다. 그 외에 윌름즈 종양유전자 1(Wilms tumor gene 1), Lim1, Emx2, SRY box 관여유전자 9(SOX9), 스테로이드 형성인자 -1(steroid-genic factor-1) 등이 정소 분화에 관여한다. 여성 난소로의 분화에는 WNT-4, DAX-1 등의 유전자가 필요하므로 자동적으로 이루어지는 과정(default process)은 아니다. 특히 DAX-1 유전자는 난소로의 분화에 결정적 역할을 하여 항정소인자(anti-testis factor)로 알려져 있다. 임신 9주 이전까지는 비뇨생식기계의 원시구조(primordial structure), 즉 중간 콩팥관(mesonephric duct)과 중간 콩팥곁관(paramesonephric duct) 등은 남녀에서 서로 같은 구조물이지만, 분화하는 성선으로부터 분비되는 호르몬에 의하여 내부와 외부생식기의 분화가 이루어진다. 세르토리 세포(Sertoli cell)의 항뮐레리안 호르몬(antimullerian hormone)은 여성내부 생식기로의 분화를 억제하고, 레이디 세포(Leydig cell)의 테스토스테론(testosterone)은 남성 내부생식기의 발육 및 중간 콩팥관 분화를 안정적으로 일으키게 도와준다. 남성외부생식기의 발달은 생식기 피부나 요생식동(urogenital sinus)에서 5α-환원효소(5α-reductase) 제2형의 표현에 의하여 테스토스테론으로부터 변환된 디하이드로테스토스테론(dihydrotestosterone, DHT)에 의하여 일어난다. 테스토스테론, 디하이드로테스토스테론 모두가 안드로겐 수용체에 결합하여 남성 성기로 발달시켜 임신 14주에 완결된다. 여성 외부생식기는 임신 11주에 나타나지만, 임신 20주는 되어야 남녀의 차이를 명확하게 구별할 수 있다. 이와 같이 성결정(sex determination)과 성분화(sexual differentiation)를 합하여 성발달(sex development)이라고 한

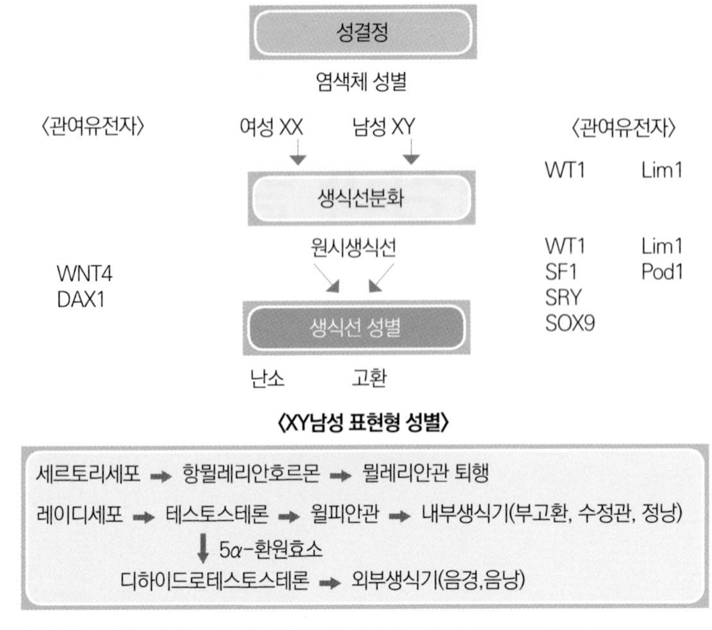

그림 5-1. **태아의 성분화, 그 과정에 관여하는 유전자들, 남성 표현형 성별**

다(그림 5-1). 이러한 성적분화에 관여하는 스테로이드 형성효소들, 항뮐레리안 호르몬과 그 수용체, 안드로겐 수용체 및 5α-환원효소 등의 관련유전자에 변이가 있으면 성기 불분명성(genital ambiguity)과 같은 비정상적인 성적분화가 발생한다(Quigley et al., 1995). 성의 결정이나 분화에 이상이 있는 질환들에는 성선발생장애(gonadal dysgenesis), 진성 반음양(true hermaphroditism), 남-여, 여-남 역전(male-to-female, female-to-male reversal), 남성 및 여성 가성 반음양(male and female pseudohermaphroditism) 등이 있다(Sinisi et al., 2003)

2) 태아의 성장(morphological growth)

(1) 배아 형성(embryogenesis)

최근에는 새로운 영상 기술들을 사용하여 얻어진 태아의 장기 발달에 관한 새로운 지식들이 계속 누적되고 있다. 예를 들면 영상기술의 발달을 통하여, 3차원적으로 장기에 대한 유전자 조절(gene regulation)과 조직 간 상호작용(tissue interaction)의 역할을 3차원적 형태학적으로 구현하기에 이르렀다(Mohun et al., 2011).

수정 후 2주가 지나면서 배아시기(embryonic period)가 시작되며 이때는 대부분의 임신반응검사가 양성소견을 보인다. 배아밖조직(extraembryonic tissue)으로는 몸줄기(body stalk), 난황낭(yolk sac) 등이 나타난다(그림 5-2).

배아형성(embryogenesis)은 모양을 만들어내는 형태발생(morphogenesis)과 세포가 앞으로 어떻게 분화될지, 고유기관을 결정하는 패턴형성(pattern formation), 그리고 각 세포가 고유한 표현형을 갖게 되는 분화 등의 3단계로 나눌 수 있다. 형태발생과 패턴형성과정은 주로 골형성단백(bone morphogenetic proteins, BMPs)들과 호메오박스(homeobox) 유전자들에 의하여 조절된다. 활발한 골형성단백 신호가 있으면 복부가 되고, 없으면 배부가 된다. 호메오박스는 동물의 각 기관이 알맞게 발달할 수 있게 하는 유전자들이다. 호메오박스 유전자가 전사가 되면 호메오도메인(homeodomain)이라는 단백질들을 만들어내는데, 이 단백질들은 전사인자로 작용해서 어떤 유전자를 발현할

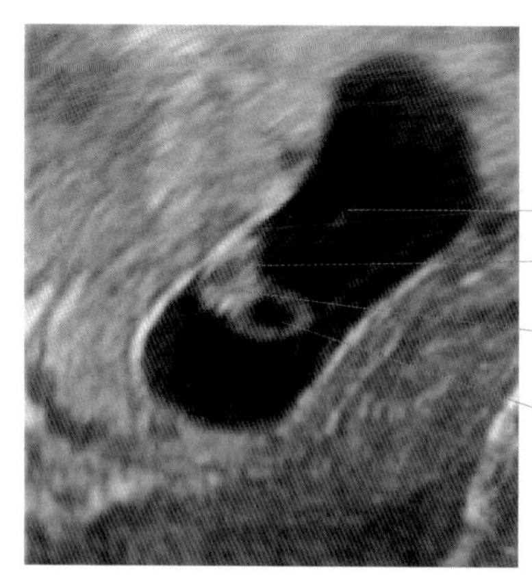

그림 5-2. **배아의 초음파 사진(6주), 태아머리둔장크기(crown rump length) 3 mm와 명칭들**

지를 결정하는 역할을 한다. 호메오박스 유전자들이 배아가 발생하는 과정에서 매우 중요한 역할을 하기 때문에, 호메오박스 유전자에 기형이 생기면 배아에 심각한 기형이 생긴다. 호메오박스 유전자들에는 두가지가 있는데 Hox 혹은 class I 호메오박스 유전자라 불리는 덩어리 호메오박스(clustered homeobox)유전자들이 있고, Pax, Max 등의 분리된 호메오박스(nonclustered 또는 divergent homeobox) 유전자들이 있다. Hox 유전자는 배아에서 골격, 생식, 소화기관, 능형뇌(hindbrain), 일부의 두개안면부 등의 발생에 관여하고, 분리된 형태의 호메오박스 유전자들은 콩팥, 심장, 전뇌(forebrain) 등의 발생에 관여한다(Mark et al., 1997; Graff, 1997). 일단 미래에 발달될 조직이 결정된 후부터는 세포와 세포외기질(extracellular matrix) 사이의 상호작용에 의하여 세포의 성장 및 분화가 이루어진다. 즉, 상피-중간엽 상호작용(epithelial-mesenchymal interaction)에 의하여 서로 신호를 주고 받으면서 각각 다른 조직으로 분화하게 된다.

(2) 태아 기관발달(Fetal organogenesis)

분만 전에 나타나는 태아의 발달 상태는 태아의 기관발달과 성장표(그림 5-3)에 잘 표시되어 있다. 이 표에는 월경시작일 기준으로 임신주수에 따른 기관의 발생을 표시해 놓

표 5-1. **배아 발생의 단계**

수정(정자 + 난자) → 접합체(zygote) → 배포(blastocyst) → 배아(embryo) → 태아(fetus)

았다. 가장 먼저 발달이 일어나는 기관은 심장이고, 다음은 신경관, 그 다음 비뇨생식기, 다음은 장의 순임을 한 눈에 알 수 있다. 월경시작 제14일경에 수정이 일어난 후 접합체(zygote)가 나타난다. 접합체가 나팔관에서 분열을 계속해가며 배포(blastocyst)를 형성하게 되고, 이 배포가 자궁내막에 착상한 후 배아(embryo)로 발달하게 된다(Moore et al., 2015). 초기발생 배아는 각 시기에 따라 독특한 형태학적 특징이 있어서 이를 기준으로 하여 배아발생의 단계를 구뷰한다(표 5 1). 수정이 일어난 때부터 발생 1단계가 시작되고, 수정 후 56일째인 23단계에서 배아발생은 끝이 난다. 수정 후 9주(임신 11주)부터는 태아(fetus)라고 부르기 시작한다. 이 시기 태아 각 기관의 성장은 임신 32주까지는 주로 기관발생(organogenesis)에 의하고, 32주 이후에는 에너지 증대(energy accretion) 즉, 간 글리코겐 및 지방축적에 의한 기관 증대에 의한다. 태아는 임신 14~15주에는 하루에 5 g, 임신 20주에는 10 g, 32~34주에는 30~35 g의 몸무게 증가가 있다(Williams et al., 1982).

(3) 태아 크기증가와 조절(Fetal size increase and regulation)

태아의 크기는 배아/태아 유전체(embryo/fetal genome)와 모체의 자궁환경에 따라 달라지며, 유전체가 태아 체중에 미치는 영향은 30~60% 정도로 알려져 있다. 태아의 성장에 영향을 줄 수 있는 유전적 요인으로는 13, 18, 21번 등의 세염색체(trisomy) 등이 있다. 또한 태반에 국한된 섞임증(confined placental mosaicism), 태반과 태아 모두에게 있는 전체섞임증(full mosaicism) 등이 있다. 태아성장에 영향을 줄 수 있는 비유전적 요인으로는 내분비인자(endocrine factor)와 주변분비인자(paracrine factor) 등이 있다. 내분비 인자 중에 태아성장에 관계되는 대부분의

<table>
<tr><td>기간</td><td colspan="2">착상</td><td colspan="6">배아시기(기관발달)</td><td colspan="32">태아기(성장)</td></tr>
<tr><td>주수</td><td>1</td><td>2</td><td>3</td><td>4</td><td>5</td><td>6</td><td>7</td><td>8</td><td>9</td><td></td><td></td><td>12</td><td></td><td></td><td></td><td>16</td><td></td><td></td><td></td><td>20</td><td></td><td></td><td></td><td>24</td><td></td><td></td><td></td><td>28</td><td></td><td></td><td></td><td>32</td><td></td><td></td><td></td><td>36</td><td></td><td></td><td></td><td>38</td></tr>
<tr><td>CRL (cm)</td><td colspan="2"></td><td colspan="6"></td><td colspan="32">6-7 12 16 21 25 28 32</td></tr>
<tr><td>몸무게 (g)</td><td colspan="2"></td><td colspan="6"></td><td colspan="7"></td><td>110</td><td colspan="3"></td><td>320</td><td colspan="3"></td><td>630</td><td></td><td></td><td></td><td>1100</td><td colspan="3"></td><td>1700</td><td></td><td></td><td></td><td>2500</td><td></td><td></td><td></td><td></td></tr>
<tr><td>뇌</td><td colspan="2" rowspan="16"></td><td colspan="2">신경관</td><td colspan="7">뇌반구, 소뇌, 뇌실들, 맥락총</td><td colspan="29">측두엽, suici, cellular maigration, myelinization</td></tr>
<tr><td>얼굴</td><td colspan="2"></td><td colspan="14">입술, 혀, 구개, cavitation, fusion</td><td colspan="22"></td></tr>
<tr><td>눈</td><td colspan="2"></td><td colspan="7">optic cups, 렌스, eyelids</td><td colspan="8"></td><td colspan="21"></td></tr>
<tr><td>귀</td><td colspan="5"></td><td colspan="11">canals, 코클리어, 내이, ossicles</td><td colspan="22"></td></tr>
<tr><td>귀바퀴</td><td colspan="11"></td><td colspan="27">pinnae(귀바퀴)</td></tr>
<tr><td>횡격막</td><td colspan="2"></td><td colspan="3">가로격막</td><td colspan="33"></td></tr>
<tr><td>폐</td><td colspan="2"></td><td colspan="7">기관지-식도격막, 세기관지, 엽</td><td colspan="4"></td><td colspan="12">canaliculi</td><td colspan="13">terminal sacs</td></tr>
<tr><td>심장</td><td colspan="6">원시관, 대혈관, 밸브, 방</td><td colspan="32"></td></tr>
<tr><td>장</td><td></td><td colspan="4">전장, 간,
췌장, 중장</td><td></td><td colspan="3">복벽, 장회전</td><td colspan="29"></td></tr>
<tr><td>비뇨</td><td></td><td>중간콩팥관</td><td colspan="5">뒤콩팥관</td><td colspan="26">사구체</td><td colspan="5"></td></tr>
<tr><td rowspan="3">생식기</td><td colspan="2"></td><td colspan="5">genital folds, phallus, labioscrotal swelling</td><td colspan="31"></td></tr>
<tr><td colspan="6"></td><td colspan="7">남: penis, 요도, scrotum</td><td colspan="25"></td></tr>
<tr><td colspan="6"></td><td colspan="5">여: clitoris, labia</td><td colspan="27"></td></tr>
<tr><td>골격</td><td colspan="2"></td><td colspan="4">척추, 골화</td><td colspan="32"></td></tr>
<tr><td>사지</td><td colspan="2"></td><td colspan="5">buds, rays, webs, separate digits</td><td colspan="31"></td></tr>
<tr><td>피부</td><td colspan="11"></td><td colspan="9">finger nails</td><td colspan="4">vernix</td><td colspan="9">lanugo hair</td><td colspan="5"></td></tr>
</table>

그림 5-3. **월경시작첫날(last menstrual period, LMP)기준 임신주수에 따른 기관발달과 태아 성장**

모체호르몬은 태반을 통과하지 못하며, 태반을 통과할 수 있는 코르티졸(cortisol)은 태반에서 불활성화되므로 태아 성장에 직접적인 영향을 끼치지는 못한다. 태반을 통하여 전달된 기질(substrates)들은 산화대사(oxidative metabolism)와 새로운 조직증대(new tissue accretion)에 이용된다. 이러한 대사와 증대에 관여하는 태아호르몬의 역할은 아직 명확하게 규명되어 있지 못하다. 인슐린은 세포분열 촉진을 통하여서 성장을 이루게 하는 호르몬으로 인슐린유사성장인자(insulin like growth factor, IGF)를 통하여 작용하는 것으로 알려져 있다. IGF는 1형, 2형의 두 가지 종류가 존재한다. IGF-1형은 태아크기와 직접적인 연관이 있어서, 망막(retina)을 포함한 태아 중추신경 발달에 매우 중요하며, 따라서 조산한 경우 농도가 낮아서 조산아 뇌실출혈, 조산아 망막병증, 괴사성 장염과 밀접한 관계가 있다(Hellström et al., 2016). IGF-1형의 감소는 또한 태아 발육제한을 유발하는 것으로 알려져 있다. IGF-2형은 국소적으로 발현된 주변 조직에서 태아성장을 이루게 한다. 이러한 IGF는 임신 12주 이후부터 조직 내에서 발견되며 티록신(thyroxine)을 투여하면 IGF-I형의 혈중농도가 증가한다. 모체에게 겉질스테로이드(corticosteroid)를 투여한 경우 태아에서는 당류부신피질호르몬(glucocorticoid)의 분비가 증가되어 태아발육제한을 초래하였다는 동물실험이 보고되었다. 주변 분비인자가 조직 내에서 성장에 관계하는 방법에는 몇 가지 조절기전이 필요하다. 세포외기질분자(extracellular matrix molecule)의 적절한 생성과 변화, 세포인식분자(cellular recognition molecule)의 발현 및 펩티드성장인자(peptide growth factors) 등, 세포 간 전령(intercellular messengers)의 발현 등이 필요하다. 그러나 이런 기전과 태아성장에 대하여서는 앞으로 많은 연구가 필요하다. 이러한 기전 외에도 표피성장인자(epidermal growth factor), 전환성장인자(transforming growth factor), 섬유모세포 성장인자(fibroblast growth

표 5-2. 태아 성장에 영향을 주는 요인들

유전적 요인	비유전적 요인	
	내분비인자	주변분비인자
13, 18, 21 Trisomy Confined placental mosaicism	IGF-1,2 Corticosteroid	EGF TGF FGF NGF

factor), 신경성장인자(nerve growth factor) 등이 배아 및 태아의 성장과 형태발생에 관여하는 물질들로 알려져 있다(표 5-2).

2. 태아영양(Fetal nutrition)

임신 첫 2개월간 배아는 거의 수분으로 형성되어 있고, 그 후 임신이 진행되면서 수분, 지방, 질소, 무기질 등 신체의 조성이 변한다. 그런데 사람의 난자는 난황이 적으므로, 초기 발달과정 중의 배아성장은 모체로부터의 영양에 의존한다. 착상 후 처음 며칠 동안 배포의 영양은 자궁내막 및 주위조직의 간질액(interstitial fluid)으로부터 얻는다. 다음 융모간강(intervillous space)의 전신(forerunner)이 형성되나, 처음에는 모혈로 가득 차 있는 작은 공간(lacunae)이다. 수정 제3주에는 융모막 융모에 태아의 혈관이 생기고, 제4주에는 심혈관계통이 형성되며, 이로써 배아체내는 물론, 배아와 융모막 융모 간에 실제적 순환이 성립된다. 결국, 태아에 공급되는 모든 영양소는 임신부의 식사에 의존하며, 에너지의 요구에 부응하고, 조직의 회복, 새로운 성장 및 그 외에도 임신과 관련된 여러 변화에 대비하여, 섭취된 음식물은 지속적으로 수급 가능하도록 저장형태로 바뀐다.

모체의 중요한 저장고인 간, 근육 및 지방조직과 주요호르몬인 인슐린은 임신부의 장으로부터 흡수되는 영양소의 대사에 긴밀한 관련을 갖는다. 임신부의 인슐린은 소화 및 흡수 시에 분비되는 각종 화합물에 반응하여 유리된다. 즉 인슐린의 분비는 높은 혈당 및 아미노산에 의하여 유지되고, 이로써 일차적으로 간이나 근육에 글리코겐(glycogen)과 같은 포도당으로 저장하고, 어느 정도의 아미노산은 단백으로, 그리고 나머지는 지방으로 저장한다. 임신부의 저장지방은 임신 제2삼분기(second trimester)에 최고에 달하고, 이후 임신이 진행하면서 태아의 요구량이 증가하므로 재고는 감소한다. 금식하는 동안 글리코겐으로부터 포도당이 유리되지만, 임신부의 글리코겐 저장량이 크지 않으므로, 임신부의 열량과 태아의 성장에 필요한 요구량만큼의 적절한 포도당 공급을 할 수 없다. 이때 지방조직(adipose tissue)에 저장된 트리아실글리세롤(triacylglycerols)이 분해되어 유리지방산(free fatty acid)의 형태로 임신부의 에너지원으로 쓰인다. 지질분해는 글루카곤(glucagon), 노에피네프린(norepinephrine), 인간태반락토겐(human placental lactogen), 당류부신피질호르몬(glucocorticoids), 갑상선 호르몬 등과 같은 여러 호르몬들에 의하여 직간접적으로 활성화된다.

1) 포도당과 태아성장

태아는 영양에 관한한 전적으로 어머니에 의존하지만, 수동적 기생체(passive parasite)가 아닌 스스로의 조달을 위한 능동적 기능도 가지고 있다. 임신 중기에 태아의 포도당 농도는 어머니의 혈당과 상관이 없고, 때로는 그보다도 높을 수도 있다. 포도당은 태아의 성장과 에너지의 주영양소이고, 임신 중에는 포도당 항상성(glucose homeostasis)의 기전이 있어, 태아의 요구량을 충당하기 위하여 모체의 포도당 소모를 최소화하는 것이 태아에게 유리하다. 임신 중 태아에는 없으나 모체에는 다량 존재하는 인간태반락토겐의 대사 작용은, 모체의 유리지방산의 동원 및 사용을 촉진하는 동시에, 말초에서의 포도당 흡착 및 사용을 차단하는 작용이 있다. 그러나 인간태반락토겐이 정상임신을 위하여 필수적인 것은 아니며, 태반성장호르몬(placental growth hormone)도 이와 마찬가지이다.

2) 포도당이동단백(Glucose transport proteins, GLUT)

포도당의 세포막을 통한 이동은 운반체매개(carrier-mediated), 입체적 특이성(stereospecific), 비농축성(non-concentrating) 과정, 촉진확산(faciliated diffusion)에 의하여 이루어지며, SLC2A 유전자군에 의하여 암호화된(en-coded) 14종류의 GLUT가 발견되었다. 그런데 이들은 조직 특이적 분포를 보이고 있다(Leonce et al., 2006). GLUT-1은 광범위하게 발현되는 동종(isoform)이며, 비속도제한적(non-rate-limiting) 당의 이동기전으로, 많은 조직에서 기본적인 포도당흡수기능을 담당한다. 그리고 GLUT-1은 적혈구 세포막에서 분리 정제된 유일한 자연단백 당운반체로서, 적혈구세포막의 5%를 구성할 정도로 널리 존재하며, 앞에서 언급한 대로 태아 및 성인의 여러 조직에서 발견된다. GLUT-2는 간, 췌장의 β-cells 및 장 등에서 발현되며, 간에서 혈액의 과다한 포도당 제거, 췌장(pancreas)에서 인슐린 분비를 조절하는 기능을 담당하고 있다.

GLUT-3는 미카엘리스(Michaelis) 상수가 낮아(low-KM) 기질과 친화력이 큰 동종으로서, 뇌와 고환에서 발현되며, 기본적인 포도당 흡수기능을 담당한다. GLUT-4는 인슐린에 반응하는 조직, 즉 지방 및 골격근에만 분포하고, 인슐린에 의하여 활성이 증가한다. GLUT-5는 과당(fructose) 운반체이며, 창자, 고환, 콩팥에서 발현된다(Nelson et al., 2013). GLUT-6는 가성유전인자(pseudo-gene)이어서 아마도 수송기능은 없다고 사료된다. GLUT-7은 형질내세망(endoplasmic reticulum)의 세포 내 포도당운반체이다.

(1) 태반 포도당이동단백(Placental GLUT)

GLUT-1 및 GLUT-3과 같은 D-포도당 운반체 단백은 사람의 융합세포영양막 미세융모(syncytiotrophoblast mi-crovilli) 원형질막(plasma membrane)에서 발견된다. 이때 DNA 메틸화(methylation)가 태반 GLUT유전자 발현을 조절한다(Novakovic et al., 2013). 사람의 태반에서 특징적으로 발현되는 GLUT-1은 탈락막반응에 필수적이며, 임신이 지속되면서 증가하고, 거의 모든 성장인자(growth factors)에 의하여 나타난다(Frolova et al., 2011; Sakata et al., 1995). 성인 뇌의 대표적인 포도당 운반체인 GLUT-3은 사람의 태반, 즉 융합세포 영양막에 국한되어 발현되며, 미카엘리스 상수가 낮은(low-Km) 동종으로, GLUT-3와 운반하고자 하는 포도당의 친화성(affinity)이 좋아져서, 즉 GLUT-3는 낮은 농도에서도 포도당을 쉽게 운반할 수 있다. 그리고 인슐린 작용에 대한 반응으로 세포 내 GLUT-3는 세포원형질막에 재분포(redistribution) 된다.

(2) 임산부 비만과 거대아

임신부의 영양이 태아성장발달에 미치는 영향에 관한 연구 결과, 태아의 크기가 임산부의 영양에 의해서만 결정되는 것이 아님이 밝혀졌다. 예를 들면, 아직 합병증에 의한 유의한 혈관 병변이 없는 당뇨 임신 중 일부에서 평균크기 태아와 비교하여 태아가 큰 경우가 있고, 그와 반대인 경우도 있다. 임산부가 비만한 경우 태아 심근병이나, 선천적 심기형이 발생할 수 있다(Roberts et al., 2015).

(3) 인슐린유사성장인자

당뇨병 환자가 임신을 하는 경우, 특히 혈당조절이 잘 안되면, 합병증으로 태아큰몸증이 올 수 있으나, 태아큰몸증의 병태생리학적 변화(biomolecular event)는 아직 정립되어 있지 않다, 하지만 태아의 고인슐린혈증(hyperin-sulinemia)이 중요한 원인임에는 틀림이 없다. 그러나 혈당이 잘 조절되고 있는 임신부에서도 태아큰몸증이 흔히 올 수 있고, 또한 고혈당증(hyperglycemia) 지속기간의 지표가 되는 당화혈색소(glycosylated hemoglobin) 농도와는 대체적으로 무관하게 발생한다. 재태기간에 비하여 큰 신생아들은 제대혈(cord blood)에서 IGF-1 (insulin-like growth factor-1), 인슐린, IGFBP-3 (insulin growth factor-binding protein-3)의 농도가 유의하게 높고, 반면 IGFBP-1은 유의하게 낮음이 보고되었다. 당뇨병 임신부, 혹은 태아큰몸증 임신부의 경우 양수, 제대 및 모혈청 섬유모세포 성장인자-2 (fibroblast growth factor-2, FGF-2)치 역시 높게 측정되었다. 따라서 고인슐린혈증 및 선별적인 성장인자의 상승은 융합세포막 GLUT단백들의 발현의 증가와 더불어, 태아의 과성장 즉, 큰몸증을 촉진시키는 것으로 설명되고 있으며, 당뇨병 임신부가 태아성장의 조절, 특히 태아의 큰몸증 발생에 대한 병식(insights)을 이해할 수 있는 모형이 될 수 있다. IGF와 FGF는 태반의 발육과 기능의 중요한 조절자들이라는 보고가 있다(Forbes et al., 2010; Giudice et al., 1995). 더욱이 최근의 연구결과에 따르면, 태반코르티코트로핀분비호르몬(corticotropin-releasing hormone, CRH)이 태반에서 GLUT-1의 융모막 발달을 촉진하게 하고, CRH-R1 receptor에 영향을 주어 GLUT-3의 발현을 억제한다고 되어 있다. 이로 미루어서 영양학적인 측면에서 태반 CRH가 태아발육과 발달을 조절한다고 생각할 수 있다(Gao et al., 2012).

3) 렙틴(Leptin)

이 다중결합물(polypeptide) 호르몬은 지방세포들(adipocytes)의 산물이다. 이 호르몬은 혈관형성(angiogenesis), 조혈(hemopoiesis), 골형성(osteogenesis), 폐성숙(pulmonary maturation), 그리고 신경내분비(neuroendocrine), 면역(immune), 생식(reproductive)에 영향을 미친다(Henson et al., 2005; Maymo et al., 2009). 렙틴은 모체와 태아와 태반에서 형성된다. 렙틴은 합포체영양막(syncytiotrophoblast)과 태아의 혈관내막세포(vascular endothelial cell)에서 발현된다. 그리고 태반에서 렙틴의 5%는 태아순환으로 들어가고, 95%는 모체로 이동한다(Mouzon et al., 2006). 따라서 태반에서의 렙틴생성이 모체의 렙틴농도에 큰 영향을 미친다. 태아의 렙틴농도는 임신 중기 양수에서 제일 높다(Scott-Finley et al., 2015). 비정상적인 렙틴농도는 태아발육부전과 임신중독증과 연관관계가 있다. 산욕기에는 렙틴농도가 신생아와 모체에서 감소하나(Grisaru-Granovsky et al., 2008), 주산기 렙틴농도는 성인이 된 후 발생하는 대사증후군과 연관이 있다는 보고도 있다(Briffa et al., 2015; Granado et al., 2012).

4) 유산염(Lactate)

유산염도 역시 촉진확산에 의하여 태반을 통과하며, 수소이온(hydrogen ion)과 공동 운반되어, 아마도 유산(lactic acid) 형태로 운반되는 것으로 생각한다.

5) 유리지방산(Free fatty acid)과 중성지방(Triglyceride)

태아 지방성분은 체중의 약 16%로 비교적 많은 부분을 차지하며, 이는 임신 말기에 태아에게 운반되는 물질의 많은 부분이 지방으로 저장됨을 의미한다. 모체의 비만이 태반의 지방산 흡수(uptake)에 영향을 미치지만, 태아의 성장에는 별 영향이 없는 듯하다(Dube et al., 2012). 중성지방은 태반을 통과할 수 없으나, 글리세롤(glycerol)은 통과한다. 긴 사슬 다불포화 지방산(long-chain polyunsaturated fatty acids)의 형태로 태반에서 태아로 이동이 이루어지는 경향이 있다(Gil- Sanchez et al., 2012). 대부분의 지방산은 단순 확산에 의하여 태반을 통과하며, 태반은 지방산을 합성하기도 한다. 태반의 모체 측에는 지질단백 리파제(lipoprotein lipase)가 존재하나, 태아측에는 존재하지 않으며, 이러한 구조로 태아혈액 내에서는 이들 중성지방들이 보존되지만, 모체측의 융모간강 내에서는 중성지방의 가수분해(hydrolysis)가 일어난다. 태아에 운반된 유리지방산은 태아의 간에 중성지방으로 전환이 가능하다. 모혈청의 저밀도 지방단백질(low density lipoprotein, LDL) 입자들은 융합세포영양막의 모측 표면에 있는 미세융모의 특이 LDL수용체와 결합한다. 큰 LDL (약 250,000d)입자는 수용체중개(receptor-mediated)세포내 이입(endocytosis) 과정에 의하여 흡착된다. 아포단백(apoprotein) 및 LDL 콜레스테롤 에스터(esters)들은 합포체(syncytium) 내 리소솜 효소(lysosomal enzyme)들에 의하여 가수 분해되어 ① 황체호르몬(progesterone) 합성을 위한 콜레스테롤 공급, ② 필수아미노산을 포함한 유리아미노산(free amino acid) 공급, ③ 필수지방산, 특히 LDL 콜레스테롤 에스터(cholesterol esters)의 가수분해에 의한 리놀레산

(linoleic acid)를 공급한다. 필수지방산인 리놀레산의 가수분해로 생기는 아라키돈산(arachidonic acid)의 농도는 모체 혈청보다 태아혈청에서 높다. 리놀레산 혹은 아라키돈산은 임신부 음식섭취에서 얻어진다. 중성지방의 농도가 높거나 낮으면 태아 기형과 연관이 있다는 보고가 있다(Nederlof et al., 2015).

6) 아미노산(Amino acids)

태반은 LDL의 가수분해 외에도 많은 종류의 아미노산들을 세포 내로 끌어들인다. 영양막은 최소한 3종류 이상의 특이적 과정을 통하여 모체혈청으로부터 중성아미노산을 끌어들이고, 이들 아미노산은 융합세포영양막에 모여 확산에 의하여 태아에게로 이동된다. 최근에 제대천자(cordocentesis)로 얻은 태아의 제대혈에서 얻은 결과를 보면, 제대혈청의 아미노산 농도가 모체측 정맥 혹은 동맥혈과 비교하여 높은 것으로 보고되었다. 상기와 같은 아미노산의 이동은 임신주수와 환경적인 요소들에 의하여 영향을 받는다. 예를 들면 열스트레스(heat stress), 저산소증(hypoxia), 과소나 과다영양, 글루코코르티코이드, 성장호르몬, 그리고 렙틴 같은 호르몬들의 영향을 받는다(Fowden et al., 2006). 임신 중 mammalian target of rapamycin complex1 (mTORC1)이 영양배엽에 작용하여 태반을 통과하는 아미노산 이동을 조절한다는 연구도 있다(Jansson et al., 2012). 태아의 과다 발육과 연관된 임신성 당뇨에서 어떤 아미노산의 이동을 조절하여, 치료를 하거나 분만을 촉진시키려는 많은 연구들이 진행 중이다(Jansson et al., 2006; Huhtala et al., 2018).

7) 면역글로불린(Immunoglobulin)

일반적으로 큰 단백들의 태반을 통한 이동에는 한계가 있다. 예외로, 면역글로불린 G (IgG)는 태반을 용이하게 통과하며, 또 다른 예로, 레티놀결합단백(retinol-binding protein)이 있다. 따라서 임신 말기에 IgG 농도는 제대 혈청과 모혈청 사이에 차이가 없으나, 모혈청의 IgA 및 IgM은 태반을 효과적으로 통과하지 못하므로 이들의 제대혈청 농도는 현저하게 낮다. IgG의 이동은 세포 내 이입이라는 통상적인 방법을 통하여 영양막의 Fc수용체에 의하여 이루어진다. 다만 태아에 감염이 있어 면역체계를 자극하면, 태아에게서도 IgM의 상승을 볼 수 있다.

8) 미량금속들(Trace metals)

요오드화물(iodide)의 태반을 통한 이동은 에너지를 요하는 운반체중개(carrier mediated)에 의하여 능동적으로 일어나므로, 태반은 효과적으로 요오드화물을 끌어들인다. 태아혈청의 아연도 역시 모혈청 농도보다 높다. 그러나 태아 혈청의 구리 농도는 모혈청보다 낮다.

9) 중금속들(Heavy metals)

중금속결합단백인 메탈로티오네인(metallothionein-1)은 사람의 융합세포영양막에서 발현된다. 이 단백은 아연, 구리, 납(lead) 및 카드미움(cadmium) 등 다수의 중금속들과 결합한다. 납은 모체농도의 90%가 태아에게 들어가지만, 카드미움의 태반이동은 제한된다(Kopp et al., 2012). 카드미움의 가장 흔한 환경적 근원은 흡연이고, 임신부의 흡연은 모혈청 및 태반의 카드미움치를 높이지만, 태아로의 이동은 증가하지 않는다. 따라서 제대혈의 카드미움 농도는 모혈청보다 낮으며, 태아의 간이나 신장에는 거의 존재하지 않는다. 그 이유는 영양막의 메탈로티오네인이 카드미움과 효과적으로 결합하기 때문으로 생각한다. 카드미움은 메탈로티오네인 유전자의 전사(transcription)를 증가시키는 역할을 하며, 이로 인하여 증가된 영양막의 메탈로티오네인은 태반에 카드미움을 누적시킨다. 쥐(rat)를 이용한 동물실험에서 카드미움은 영양막의 수를 감소시키고, 결과로 태반의 발육을 불량하게 만든다(Lee et al., 2009). 메탈로티오네인은 구리(Cu^{2+})와도 결합하고, 따라서 제대혈청의 낮은 구리농도를 설명할 수 있다. 많은 종이 포유류 효소들(mammalian enzymes)은 Cu^{2+}를 필요로 한다. 간질 콜라겐(interstitial collagen)의 라이신 잔류물(lysine residues)의 교차결합(cross linking)을 촉매하는 lysyl 산화효소(oxidase)가 Cu^{2+}를 필요로 하는 효소이다. 따라서 Cu^{2+}결핍은 콜라겐 교차결합장애를 유발하고, 이는 조직의 신장력(tensile strength) 저하를 일으킨다. 양수 내 카드미움 농도는 모혈청치와 유사하다. 태아막/양막(fetal membranes/amnion) 조기파열(preterm premature rupture)의 빈도는 흡연여성에서 높다. 카드미움이 양막의 메탈로티오네인 합성을 촉진하고, 이는 Cu^{2+}를 끌어 모으고, Cu^{2+}가 간질콜라겐 치밀층(compact layer)의 양막합성(amnion synthesis) 장소인 양막간엽세포(amnion mesenchymal cells)의 lysyl산화효소와 접근하는 것을 차단함으로써, 가성 구리결핍(pseudocopper deficency)을 초래하여 조직의 신장력이 감소하여 양막파수를 야기한다.

10) 칼슘(Calcium)과 부갑상선호르몬유사단백(Parathyroid hormone related protein, PTH-rP)

칼슘과 인(phosphorus)도 태반을 능동적으로 통과하여 태아에게로 간다. 칼슘은 태아의 골격의 무기질화(mineralization)를 위하여 이동한다(Olausson et al., 2012). 태반에는 칼슘결합단백(calcium-binding protein)이 있다. PTH-rP는 여러 장기에서 adenylate cyclase의 활성화(activation) 및 Ca^{2+}의 이동과 같은 부갑상선호르몬(parathyroid hormone, PTH)의 작용을 대신하며, 이 물질은 자궁내막/탈락막(decidua) 및 자궁근에서도 작용한다. PTH-rP은 성인의 부갑상선에서는 생산되지 않으나, 태아의 부갑상선, 태반 및 기타 태아조직, 특히 콩팥에서 생산된다. 사람의 태아혈청에서는 PTH이 발견되지 않으나, PTH-rP은 존재하므로, 때로 이것을 태아의 부갑상선호르몬으로 생각하기도 하였다. 온전한(141 amino acid) PTH-rP 분자는 특징적으로 양의 태반(sheep placenta)의 Ca^{2+} 통과를 자극하지만, PTH1-84는 이러한 작용이 없다.

또 다른 태반 PTH-rP의 특징은 부갑상선과 같은 Ca^{2+} 감지수용체(Ca^{2+}-sensing receptor)를 영양막에서도 갖는다는 것이다. 다른 세포들과는 달리, 세포영양막의 PTH-rP 발현은 세포외 Ca^{2+} 농도에 의하여 조절되고, 따라서 탈락막, 태반 및 기타 태아조직에서의 PTH-rP 합성은 태아로의 칼슘 전달과 태아칼슘 항상성(homeostasis)의 유지에 중요하다.

11) 비타민(vitamins)

(1) 비타민 A (Retinol)

비타민 A의 농도는 태아측이 모혈청보다 높다. 태아혈청의 비타민 A는 레티놀결합단백(retinol-binding protein) 및 전알부민(pre-albumin)과 결합한다. 레티놀결합단백은 합포체(syncytium)을 통과하여 모측으로부터 전달된다.

(2) 비타민 C (Ascorbic acid)

태반을 통한 비타민 C의 태아로의 이동은 에너지의존(energy-dependent), 운반체중개(carrier-mediated) 과정에 의한다.

(3) 비타민 D (Cholecalciferol)

1,25-dihydroxycholecalciferol과 같은 기본적인 비타민 D 대사물들은 태아혈청과 비교하여 모혈청에 더 높다. 25-hydroxyvitamin D3의 1베타-수산화(1β-hydroxylation)는 태반 및 탈락막에서 이루어지는 것으로 알려졌다.

3. 태아생리(Physiology of fetus)

1) 태아조혈과 혈액순환

(1) 주수에 따른 조혈기관의 변화

임신 약 10주까지 태아의 조혈작용은 난황낭(yolk sac)에서 이루어지게 되고, 간, 흉선(thymus), 골수로 옮겨간

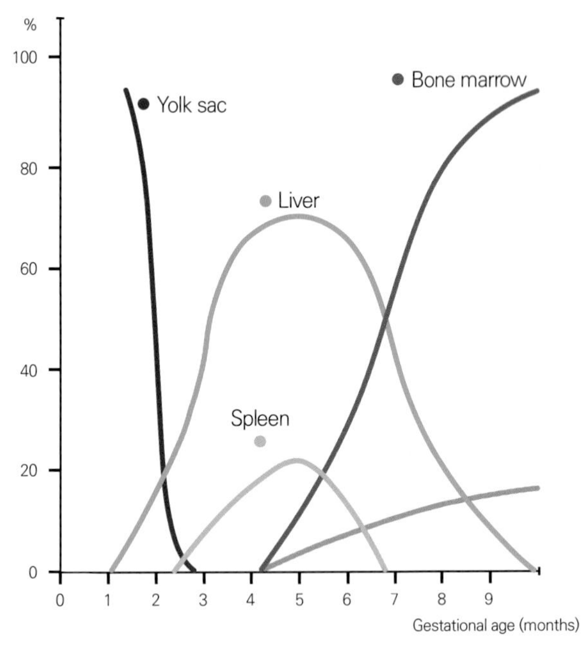

그림 5-4. **임신 주수에 따른 조혈작용 기관**

표 5-3. **임신 주수에 따른 조혈기관의 변화**

임신주 수	조혈기관
~10주	난황낭
6주~출생	간
4~28주(주로 8~16주)	비장
20주~출생 후 계속	골수(대부분)
20주~출생 후 계속	림프절(일부)

다(Peault, 1996). 조혈모세포는 중배엽기원의 혈관모세포에서 유래하며 난황에서 주로 적혈구 생성이 일어난다(그림 5-4, 표 5-3). 처음 생성되는 적혈구는 원시형의 유핵(nucleated) 적혈모구(erythroblast)이고, 이후 형성되는 적혈구는 무핵(unnucleated)이다. 태아 적혈구는 처음에는 수명이 짧지만, 임신 제3삼분기부터 점점 증가하여 만삭이 되면 적혈구 수명이 90일이 된다. 태아의 적혈구생성은 모체의 에리스로포이에틴이 태반을 통과하지 않으므로, 태아 에리스로포이에틴에 의해 조절된다. 태아가 성숙되면서 에리스로포이에틴의 수치가 증가한다.

① 중아세포기(Mesoblastic period)

혈구생성은 14~19일된 배아의 난황낭에서 시작된다.

② 간성조혈기(Hepatic hemopoiesis)

적혈구 및 골수구계 생성이 6주에는 태아의 간에서, 12주가 되면 비장에서 관찰된다. 림프구 생성은 17주부터 동맥주위 림프구대에서 주로 일어나며 일생동안 계속된다. 거핵구는 임신 5~6주에 난황낭에서 처음 관찰되며, 11주에 혈액에서 혈소판이 보인다.

③ 골수 조혈기(Medullary hemopoiesis)

20주가 되면 적혈구 및 골수구생성(myelopoiesis)이 골수에서 일어난다. 이때부터 전 생애에 걸쳐 골수가 조혈의 주요 장기가 된다. 22주부터 골수의 혈구생성이 왕성해져 모든 계통의 세포가 출현한다. 임신 제3삼분기에는 태아의 성장이 빨라 적혈구 생성이 성인보다 3~4배가 빠르지만, 출생 시에는 적혈구생성의 상대적 속도가 1/10로 떨어져 일시적으로 생리적 빈혈이 발생한다. 태아 혈소판의 생성은 약간의 변동이 있기는 하나 임신 중기까지 일정하게 유지된다.

(2) **태아심장순환**(Fetal heart circulation)

태아 심박출량의 약 40%(200 mL/kg/min)가 태반순환에 사용된다. 태반에서 나오는 탯줄혈류의 약 50%는 정맥관(ductus venosus)을 경유하고, 나머지는 간-문맥정맥계(hepatic-portal venous system)를 통과하여 하대정맥으로 연결된다(Edelstone et al., 1978). 정맥관을 통해 온 혈액과 복부 하대정맥에서 온 혈류는 섞이지 않고 우심방으로 들어간다. 우심방에서 상대정맥에서 온 혈액과 섞여서 우심실로 가고, 우심실에서 심박출량의 65%가 동맥관을 경유하여 태반으로 가서 산소를 공급 받는다. 좌심방의 산소포화도가 높은 혈액은 좌심실을 통해 심박출량의 35%가 전신에 공급된다(그림 5-5).

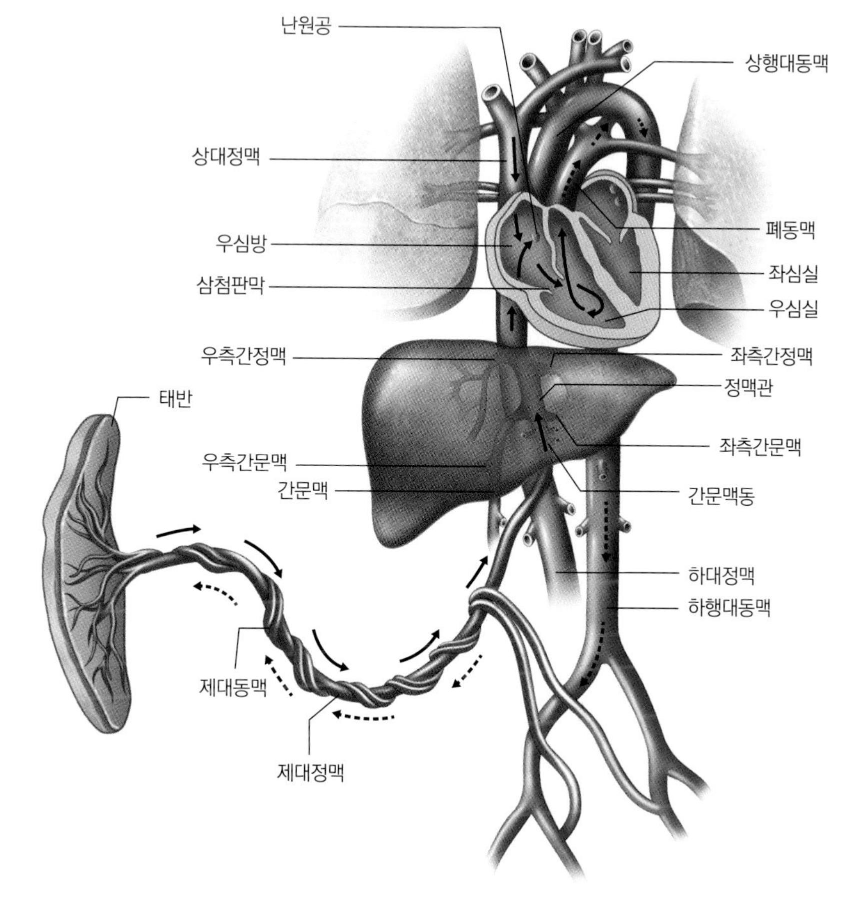

그림 5-5. 태아의 혈액순환
고산소농도: 붉은색: 태반에서 나감→제대정맥→간문맥동→정맥관→우심방+상대정맥에서 온피→우심실
저산소농도: 파란색: 우심실→동맥관→하행대동맥→제대동맥→태반으로 들어감

태아순환은 성인과 여러 가지 면에서 다르다.

① 우측 심실의 심박출양이 좌측보다 많다.
② 임신기간 중 점진적으로 기관이 성장한다.
③ 주수가 증가하면 말초저항이 감소하여 전부하(preload)가 증가하고, 심박출량이 증가한다.
④ 폐혈관저항이 높아서, 폐로 가는 혈류가 적다.
⑤ 난원공(foramen ovale)를 통해 우-좌 혈액의 흐름이 발생한다.
⑥ 이러한 기전에 의해 산소가 많은 혈액을 뇌와 심장에 운반할 수 있다.

(4) 태아 혈액순환 조절(Control of fetal circulation)

태아혈액의 산소농도가 감소하게 되면 뇌, 심근, 부신으로 가는 혈류는 증가하고, 폐로 가는 혈류는 감소한다. 성인과는 달리 태아혈액에는 태반에서 생성되는 프로스타글란딘들이 존재하며, 태아의 동맥관을 유지시킨다.

(5) 태아태반의 혈류량(Fetoplacental blood volume)

정확하게 태아태반 혈류량(fetoplacental blood volume)을 측정할 수는 없지만, 정상 만삭 신생아에서 분만 후 제대를 즉시 묶었을 때 신생아는 평균 태아의 체중 당 78 mL/kg의 혈액을 함유하고 있다(Usher, et al, 1963). 또한 만삭 신생아에서 분만 후 제대를 즉시 묶었을 때 태반은 태아 체중당 45 mL/kg의 혈액을 함유하고 있는 것을 발견했다(Gruenwald et al., 1967). 위의 두 사실을 종합하면 만삭에 태아 태반의 혈액양은 평균 태아의 체중당 125 mL/kg일 것으로 추측할 수 있다.

2) 호흡기계

(1) 태아 호흡운동(Fetal breathing movement)

리듬호흡운동(rhythmic breathing movement)은 초음파로 임신 11주부터 보이며, 점차 그 빈도가 늘어난다. 평균 횟수는 30-31주경에는 분당 58회 정도이며, 38-39주경에는 분당 41회 정도로 감소한다. 호흡운동은 모체의 식후, 혈당이 높을 때, 모체 운동 후에 증가하고 야간에 증가한다. 조기진통, 만삭 진통직전, 조기양막파수, 융모양막염, 태아발육지연 시에는 감소한다(표 5-4). 저산소증이 있으면 태아 호흡이 몸운동에 비해 급작스런 감소를 보이며, 단시간 내에 호흡운동감소가 있을 수 있다. 태아 호흡운동은 대아안녕평가방법 중 하나인 생물리학적계수(biophysical profile score) 측정에 사용된다(Giussani. 2016; Manning et al., 1987).

(2) 태아 폐발달(Fetal lung development)

태아 폐발달은 4단계로 나눌 수 있는데

① 거짓샘시기(pseudoglandular stage): 임신 6-16주, 구역속 기관지나무(intrasegmental bronchial tree)가 발달된다.

② 소관기(canalicular stage): 임신 16-26주, 선포세포(acinus)와 혈관생성이 이루어진다.

표 5-4. 태아호흡운동에 영향을 주는 인자들

태아호흡운동이 증가하는 경우	태아호흡운동이 감소하는 경우
모체의 식후 모체 운동 혈당이 높을 때 야간	조기진통 만삭 진통직전 조기양막파수 융모양막염 태아발육지연 스테로이드(베탐, 덱사)투여 48시간 이내 태아저산소증

③ 종말낭(terminal sac): 임신 26-32주, 폐포(alveoli)는 종말낭인 원시폐포가 된다.

④ 폐포기(alveolar stage): 세포외기질, 모세혈관그물, 림프계 등이 성숙되고 가스교환이 일어나고, 제2형 폐세포가 표면활성제(surfactant)를 생성하기 시작한다. 정상 폐포화(alveolarization)를 주관하는 인자에 대해 아직 명확히 알려져 있지는 않지만, 고산소혈증, 저산소증, 기계적 환기 등이 장애인자로 알려져 있다(Massaro, et al., 2002). 융모양막염이 있으면 염증성 사이토카인들이 폐포형성을 방해하여 기관지폐 형성이상(bronchopulmonary dysplasia)을 초래한다. 출생 당시 신생아 폐는 성인 폐포의 15% 정도밖에 안 되지만 8세까지 계속 증가하여 발달하게 된다. 임신 20주 이전에 조기양막파수가 되어 양수가 적은 경우가 발생하면 기관지 분지형성(bronchial branching)과 연골발달은 정상이나, 태아 폐포는 미성숙한 상태가 되어, 출생 후 생존이 불가능하다. 임신 24주 이후에는 조기양막파수가 되어도 폐조직에는 거의 영향을 미치지 않는다.

(3) 표면활성제

출생 후 숨을 내쉴 때, 즉 폐포의 조직-공기 경계면(tissue-air-interface)에서 압력이 떨어질 때 폐포가 쭈그러들지 않게 하는 표면활성제는 제2형 폐세포에서 생성된다.

표면활성제의 구성은 인 지질이 70-80%, 단백질이 8%, 중성지질이 8%를 차지한다(Veldhuizen et al., 1998)(표 5-5). 인지질은 인지질콜린(phosphatidylcholine)이 대부

표 5-5. **표면활성제의 구성성분**

구성성분	%
포화인지질콜린(saturated phosphatidylcholine)	50
불포화인지질콜린(saturated phosphatidylcholine)	20
인지질글리세롤(phosphatidyl glycerol, PG)	8
중성지방(neutral lipids)	8
표면활성제결합단백-A,B,C,D	8
기타 인지질(other phospholipids)	6

표 5-6. **표면활성제(SP) apoprotein의 종류와 역할**

표면활성제 apoprotein의 종류	역할
SP-A	선천적 숙주방어 단백질, 폐에서 백혈구의 염증성 반응조절, SP-A의 비율이 감소할수록, 기관지폐형성이상이 잘 생김
SP-B	생성된 표면활성제가 결집되는 데 필요한 인자
SP-C	SP-C가 결핍되면, 간질성폐질환(interstitial lung disease), 호흡곤란 증후군발생
SP-D	선천적 숙주방어 단백질, 폐에서 백혈구의 염증성 반응조절

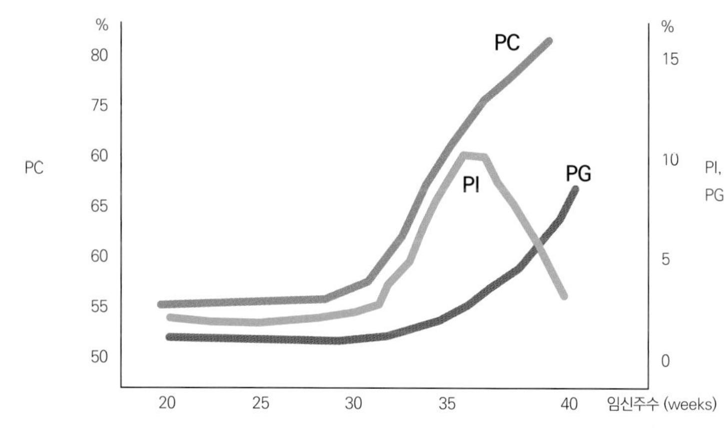

그림 5-6. **표면활성제의 임신주수별 성분변화**
PC: phosphatidylcholine, PI: phosphatidylinositol, PG: phosphatidylglycerol

분을 차지하고, 인지질이노시톨(phosphatidylinositol)은 34주경부터 감소하고, 인지질글리세롤(phosphatidylglycerol)은 34주경부터 계속 증가한다(그림 5-6).

미성숙태아일수록 인지질글리세롤이 감소되어 있고, 인지질이노시톨이 증가한다.

표면활성제와 결합하는 단백질(surfactant protein, SP)은 SP-A, B, C, D 등 4가지 종류가 밝혀져 있다(표 5-6). SP의 apoprotein B, C (SP-B, SP-C)가 표면활성제의 역할을 최적화시키는 데 중요하다. 표면 활성제의 합성 후 분비를 자극하는 것에는 베타작용제, 폐의 팽창, 과호흡 등의 기계적 자극, 카테콜라민 등이 있다.

3) 양수의 기능과 성분(Functions and composition of the amniotic fluid)

(1) 양수의 기능과 양수양

① 양수의 기능은 여섯 가지로 볼 수 있다.

가. 태아의 움직임을 용이하게 하여 성장을 도우며,

나. 외부 충격으로부터 태아를 보호하고,

다. 일정한 온도를 유지시켜주고,

라. 양수 내에 포함된 성장호르몬을 통하여 태아의 성숙을 도우며, 폐와 소화기계의 성장과 분화를 돕는다.

마. 태아의 건강에 관한 정보를 제공하고,

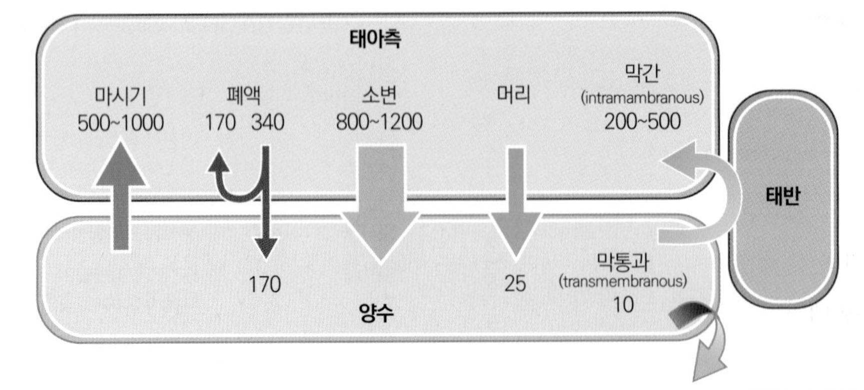

그림 5-7. **하루 양수의 생성과 흡수(단위 mL)**

표 5-7. 양수의 생성과 소비장소

양수 생성장소	양수 제거장소
2/3는 태아소변 1/3은 태아폐액	2/3는 태아가 마심 1/3 막내/막간의 흡수

바. 분만 중 태아의 선진부가 자궁하부에 밀착되어 있지 않은 경우 양수가 선진부를 대신하여 자궁 개대 및 숙화를 진행시켜 분만진행에 도움을 주는 중요한 역할을 한다.

② 임신초기 양수의 성분은 모체 혈장의 초미세여과(ultrafiltration)에 의해 생성되며, 임신 제2삼분기에 이르면 태아의 혈장이 확산되어 양수를 구성하게 된다. 임신중기 이후 태아 표피의 각질화에 의하여 혈장의 확산이 억제되어, 그 이후에는 태아 소변이 양수의 주요 구성성분이 된다. 태아가 생성하는 소변의 양은 임신 9주에는 시간당 5 ml/hr이다가, 임신 말기에는 시간당 30 ml/hr가 되어 24시간마다 새 양수로 교환될 정도의 소변을 생성한다. 태아의 폐액(lung fluid)도 양수량의 일정 부분을 차지한다(그림 5-7). 태반 융모양막세포막에 있는 아쿠아포린 8번과 9번이 양수의 흐름에 중요한 역할을 한다(Jiang, 2012).

③ 양수의 양은 임신 8주에 약 10 mL, 임신 12주에 50 mL, 21주까지 매주 60 mL씩 증가하여, 임신 중기에 400 mL 정도가 되며, 임신 34주에 최고가 되어 1,000 mL 정도가 된다. 만삭이 가까워지면 양수의 양은 감소하여 임신이 분만예정일을 넘기게 되면 그 양은 더욱 적어지게 된다. 따라서 만삭 이후에는 양수과소에 유의해야 한다.

4) 양수 구성성분

정상임신에서도 양수의 양과 농도는 여러 가지 기전에 의해 큰 차이를 나타낸다 . 태아신장은 임신 12주가 되면 소변을 생성하게 되며, 18주에 이르면 하루 7~14 mL의 소변을 배출하게 된다. 임신이 진행되면서 임신 제 16~18주부터 태아소변이 양수구성에 중요한 역할을 한다. 태아소변은 낮은 전해질 농도 때문에 임신부나 태아의 혈장에 비해서 매우 저장성이지만 요소, 크레아티닌, 요산은 혈장보다 많이 함유한다. 따라서 양수의 삼투질농도는 임신이 진행함에 따라 감소한다. 임신이 진행됨에 따라서 폐로부터 분비된 인지질, 박리된 태아세포, 취모, 두피모, 태지가 양수에 축적된다.

식도폐쇄 때에 양수과다증을 초래할 수 있다. 반대로 요도폐쇄나 신장발육부전의 경우 양수과소증이 된다. 태아신장 무형성, 조기양막파수로 임신 초기부터 장기간의 양수과소가 지속되면 폐형성부전으로 태아에 치명적이다.

따라서 폐 내에 양수가 일부 저류하는 것이 정상적인 폐의 성장에 매우 중요하다.

5) 태아순환계(Fetal circulatory system)

실제적인 태아의 성장과 유지를 위해 필요한 물질들은 태반과 탯줄정맥에 의해 태아에게 보내지기 때문에 태아순환은 근본적으로 성인의 순환과는 다르다. 탯줄 속에 있는 탯줄정맥이 풍부한 산소와 영양소가 함유된 혈액을 태반에서 태아로 이동시킨다. 탯줄 정맥은 태아로 들어가서 전복벽을 따라 상행하여 간으로 들어간다. 산소가 부족한 혈액은 하행대동맥을 거쳐 2개의 하복동맥을 통해 탯줄동맥으로 연결되어 태반으로 들어간다. 출생과 더불어 탯줄혈관, 동맥관, 난원공, 정맥관은 정상적으로 수축하거나 막혀 태아순환의 혈액역동은 현저하게 변한다. 동맥관은 출생 후 10~96시간에 기능적으로 폐쇄되고, 해부학적으로는 2~3주에 막힌다.

인도메타신같은 프로스타글란딘 생성억제제가 동맥관을 조기 폐쇄시킬 수 있으므로 사용할 때 주의해야 한다. 상기 약제는 분만 후 동맥관 개존증의 치료제로 사용될 수 있다. 하부동맥 원위부는 생후 3~4일 후 폐쇄되어 탯줄인대가 된다. 탯줄동맥은 자궁원인대가 되고, 정맥관은 정맥인대가 된다.

6) 태아면역계

(1) 면역글로블린 G

모체로부터 IgG의 이동은 임신 약 16주경에 시작되어 임신이 지속될수록 증가한다. 대부분 마지막 4주 동안 이동하므로, 조산아는 모체로부터 항체를 적게 받게 된다.

(2) 면역글로블린 M과 A

면역글로불린 M (Immunoglobulin M, IgM)은 모체에서 태아로 이동되지 못하므로 태아나 신생아의 IgM은 태아에서 직접 생성된 것이다. 풍진, 거대세포바이러스감염, 톡소플라즈모증 등이 있을 때 매우 증가한다. 탯줄혈액의 IgM측정은 태아의 자궁내 감염 진단에 효과적이다. 양수에는 적은 양의 태아분비 IgA가 포함되어 있으며, 이 IgA는 장염에 대한 보호작용을 한다.

(3) B 림프구와 T 림프구

면역체계는 태아기초에 성숙되기 시작한다. B 림프구는 임신 9주경에 간에서 나타나며 임신 12주에 혈액과 비장에서 발견되고, T 림프구는 흉선에서 임신 14주부터 나오기 시작한다.

(4) 단핵구

신생아의 단핵구에는 모체의 항원 특이 T 세포에 대한 항원이 있다.

(5) 태아면역반응

모체로부터 태아에 이전되는 IgG가 태아에게 유해한 경우는 태아의 용혈성질환(hemolytic disease)과 Rh동종면역(Rh isoimmunization)으로 태아의 적혈구를 파괴하는 경우이다. 인간 보체(complement)의 모든 성분은 태아발육 초기부터 생산되며, 임신말기 탯줄혈액에서의 보체의 양은 성인의 절반 정도이다.

초유의 IgA는 장내감염에 대한 방어작용을 한다(Zusman et al., 2005).

7) 중추신경계와 척수(Central nervous system and spinal cord)

(1) 태아 뇌발달

연접(synaptic) 기능은 임신 8주경에 충분히 발달되어 목과 상체의 굴절운동이 가능하다. 임신 10주경에 비록 임신부는 느끼지 못하지만, 자율적인 태동이 있고 국소적인 자극 시 손가락을 쥐거나 입을 벌리고 눈을 가늘게 뜨기도 한다. 그러나 손가락을 완전하게 쥐는 것은 임신 4개월에 가능해진다. 연하운동이나 호흡운동도 같은 시기에 일어나며, 흡철반사(sucking reflex)는 임신 6개월 이후에 가능하고, 임신 제3삼분기 동안에 신경계나 근육 기능은 빠르게 성숙된다. 임신 24~26주경이면 자궁내부에서도 소리를 알아듣게 된다. 빛에 대한 눈의 반응이나 인식능력은 임신 7개월경에 이루어진다. 미뢰(taste bud)는 조직학적으로 임신 3개월부터 관찰가능하다. 뇌척수신경과 뇌간의 수초화(myelination)는 약 임신 6개월에서부터 시작된다.

(2) 척수

척수의 수초화는 임신 중기에서 시작되어 출생 후 1세까지 계속된다. 시냅스의 기능은 임신 8주에 목과 몸통에서 증명되었다(Maletta et al., 1968).

8) 소화기계(Gastrointestinal system)

(1) 태아위장관의 발달

위장기관은 다른 기관에 비하여 태아 초기에 거의 완벽하게 발달되어 만삭 전에 기능적으로 거의 완성된다. 임신 10~12주경부터 소장은 연하(swallowing)운동을 하며, 임신 4개월이 되면 위장기능이 충분히 발달한다.

(2) 태아 흡입, 연하운동

태아는 흡입운동과 연하운동을 함께 한다. 양수의 일부는 흡입 운동에 의해 폐로 들어간 다음 흡수되거나 또는 폐의 섬모 운동에 의해 후두로 배출된 후 위장관으로 들어가는 것으로 생각된다. 임신초기 태아 연하운동은 양수양에 별 영향을 주지 못한다. 그러나 임신후반기에는 하루에 약 500~1,000 mL의 양수를 삼키며, 임신 후반기에는 대부분 태아 연동운동에 의해 양수양이 조절되므로, 식도 폐쇄증이나, 횡격막탈장 등처럼 연동운동에 장애가 생기면 양수과다증이 발생된다.

(3) 태변(Meconium)

태아가 양수를 흡입한 후 소화되지 않은 찌꺼기는 태변의 구성성분이 된다. 태변은 소화되지 않은 찌꺼기뿐만 아니라, 위장계에서 분비되거나 탈락되는 여러 가지 물질로 이루어져 있다. 정상적으로 태아는 자궁 내에서 배변을 하지 않으나, 저산소증에 빠지면 태아뇌하수체로부터 아르기닌 바소프레신(arginine vasopressin, AVP)이 분비되어 대장 평활근을 수축시켜 태변이 양수 내로 배출된다. 그러나 자궁 내에서 태변을 배출한다고 하여 반드시 태아 저산소증을 의미하지는 않는다. 태변은 호흡기계에는 독성으로 작용하여 태변흡인증후군을 유발할 수 있다.

(4) 태아 간과 췌장

① 간

태아간은 효소가 상당히 저하되어 있어 유리빌리루빈(free bilirubin)을 빌리루빈 디글루크로노사이드(bilirubin diglucuronoside)로 전환하는 능력이 한정되어 있다. 특히 태아가 미성숙할수록 빌리루빈 결합능력은 더욱 결핍된다. 태아 혈액 내의 비결합성 빌리루빈은 모체와 태아 사이를 자유롭게 이동하나, 결합성 빌리루빈은 약간만 이동한다. 태아 간의 당원농도는 만삭에는 성인의 2~3배로 매우 높으나, 분만 후 급격히 저하된다.

② 췌장

태아 췌장은 외분비(exocrine)기능이 없는 것은 아니나 매우 제한되어 있다. 인슐린을 함유한 과립이 임신 9~10주경에 태아췌장에서 확인되고 혈장 인슐린은 임신 12주경에 측정된다. 당뇨병임산부의 신생아 혈청의 인슐린 농도가 높아 태아가 과발육되며, 분만 후 신생아 저혈당이 올 수 있다.

9) 태아 비뇨기계(Fetal urinary system)

신장의 발달은 2가지 원시(primitive) 요로계인 앞콩팥(pronephros)과 중간 콩팥(mesonephros)이 뒤콩팥(metanephros)으로 발전되어 이루어진다. 처음 두 가지 중 어느 하나의 발생학적 장애는 명백한 요로계의 기형을 초래할 수도 있다. 비록 신장이 기능적으로 태아기 동안 미성숙한 상태이기는 하지만, 임신 제1삼분기 후반이 되면 콩팥단위(nephron)는 사구체 여과를 통하여 배뇨의 기능을 갖게 된다.

태아소변은 전해질의 함량이 낮기 때문에 태아혈장에 비해 저장성(hypotonic)이다. 소변의 생산은 임신 12주부터 시작되고, 임신 18주에 1일 7-14 mL, 임신 30주에 시간당 평균 10 mL이고, 만삭 때는 시간당 27 mL 즉, 1일 650 mL로 증가한다. 24주 이전에 만성무뇨로 양수과소가 온 경우 태아 폐성숙이 저하된다.

10) 태아내분비계(Fetal endocrine system)

(1) 뇌하수체전엽(Anterior pituitary)

태아의 뇌하수체전엽은 5개의 세포형태로 분화하여 6종의 단백호르몬을 분비한다(표 5-8).

(2) 신경하수체(Neurohypophysis)

태아의 신경하수체는 임신 10주에서 12주경에 잘 발달되며 옥시토신과 AVP가 이때 나타난다. 또한 AVP는 뇌하수체와 송과선에서 발견되는데, 아르기닌 바소토신은 포유류이외의 척추동물에서 존재하는 호르몬으로서 인간에서는 태생기에만 존재한다.

(3) 뇌하수체중엽

뇌하수체의 중엽은 태아에서 잘 발달되어 있으나, 만삭이전에 사라지기 시작하여 성인에서는 나타나지 않는다.

(4) 갑상샘

뇌하수체와 갑상샘 사이의 유기적인 관계는 임신 제1삼분기 말경에 기능적으로 완료되나 갑상샘자극호르몬과 갑상샘호르몬의 분비는 임신중반까지 낮은 상태이며 그 뒤에 서서히 증가한다. 갑상샘자극호르몬은 거의 태반을 통과하지 못한다. T4의 농도는 생후 24-36시간에 최고치에 달한다.

free T4, free T3, TBG의 농도는 임신 중 점차 증가한다. 태아 갑상샘은 모든 태아조직의 발달에 중요하고, 특히 뇌의 발달에 중요하다. 모체의 갑상샘자극호르몬은 태반을 통과하여 태아의 갑상샘을 자극하여 태아 티록신의 분비를 촉진한다(Donnelley et al, 2015). 태아에서 갑상선기능항진증을 유발시키고, 빈맥, 간비종대, 성장지연 등을 유발한다.

(5) 부신

태아부신은 성인과 비교하면, 태아체중에 비하여 매우 크다. 이러한 지나친 비대는 부신피질의 태아대(fetal zone) 때문이고, 출생 후 빠르게 위축된다.

11) 태반 이동(Placental transfer)

태반은 임신부와 태아 사이에 물질교환이 일어나는 장소이다. 태아의 혈액과 모체의 혈액이 직접적으로 섞이지 않고 융모막융모에 있는 융합세포영양막을 통해 일어난다.

표 5-8. 뇌하수체전엽의 세포형태와 분비하는 단백호르몬

뇌하수체전엽 세포형태	분비하는 단백호르몬 종류
락토트로프세포(lactotropes)	프로락틴(prolactin, PRL)
성장자극세포(somatotropes)	성장호르몬(growth hormone, GH)
부신겉질자극세포(corticotropes)	부신겉질자극호르몬(corticotropin, ACTH)
갑상샘자극호르몬(thyrotropes)	갑상샘자극호르몬(thyroid stimulating hormone, TSH)
생식샘자극세포(gonadotropes)	황체형성호르몬(luteinizing hormone, LH) 난포자극호르몬(follicle stimulating hormone, FSH)

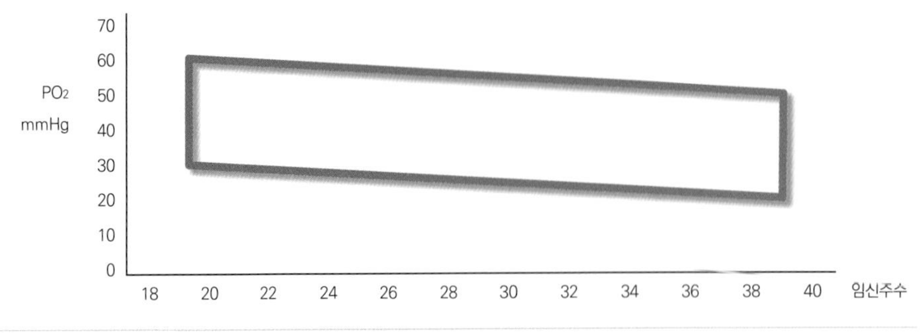

그림 5-8. 임신주수에 따른 제대정맥의 산소분압(PO_2)

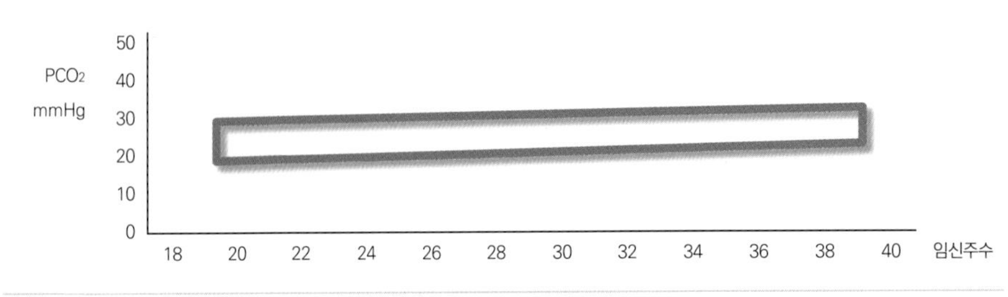

그림 5-9. 임신주수에 따른 제대동맥의 이산화탄소분압(PCO_2)

(1) 융모간강(Intervillous space)

막달에 융모간강 공간에 약 140 ml의 혈액이 잔류한다. 이 공간의 압력은 자궁동맥압보다는 낮고, 정맥압보다는 높아서 임신부의 자세에 따라 압력이 변한다.

(2) 태반이동

분자량이 500 Da 미만이면, 단순확산에 의해 태반을 통과할 수 있다. 여기에는 산소, 이산화탄소, 대부분의 전해질, 마취가스가 있다. 인슐린, 스테로이드 호르몬, 갑상선 호르몬은 매우 천천히 태반을 통과한다. IgG는 분자량이 160,000 Da이지만 예외적으로 세포영양막(trophoblast) 수용체를 매개로 태반을 통과할 수 있다(Stach et al., 2014).

(3) 산소와 이산화탄소의 이동

태반을 통한 산소이동은 혈류흐름에 제한적이다. 산소는 임신부 혈액에서 융모간 공간을 통해 태아로 이동하므로, 태아 산소농도는 임신부 모세혈관 산소 농도와 비슷한 65~75%, 산소 분압(PO_2)은 30~35 mmHg이다(그림 5-8). 이산화탄소는 단순확산에 의해 산소보다 더 빨리 태반을 통과한다. 만삭에 제대 동맥의 이산화탄소분압(PCO_2)은 50mm Hg보다 낮고 모체의 융모간 공간보다 약 5 mmHg가 높다(그림 5-9). 태아 혈액은 모체혈액보다 이산화탄소에 대한 친화력이 높아 이산화탄소를 빨리 태아에서 모체로 전달할 수 있다. 또한, 임산부의 경도의 과호흡을 통해 모체의 이산화탄소 농도를 떨어뜨려, 태아측에서 모체측으로 빨리 이산화탄소를 이동시킬 수 있다.

참고문헌

- Briffa JF, McAinch AJ, Romano T, Wlodek ME, Hryciw DH. Leptin in pregnancy and development: a contributor to adulthood disease?Am J Physiol Endocrinol Metab 2015;308(5):E335-50.
- Donnelly MA, Wood C, Casey B, Hobbins J, Barbour LA. Early severe fetal Graves disease in a mother after thyroid ablation and thyroidectomy.Obstet Gynecol 2015;125(5):1059-62.
- Dube E, Gravel A, Martin C, Desparois G, Moussa I, Ethier-Chiasson M, et al. Modulation of fatty acid transport and metabolism by maternal obesity in the human full-term placenta. Biol Reprod 2012;87:14:1-11.
- Edelstone DI, Rudolph AM, Heymann MA. Liver and ductus venosus blood flows in fetal lambs in utero. Circ Res 1978;42:426-33.
- Forbes K, Westwood M. Maternal growth factor regulation of human placental development and fetal growth. J endocrinol 2010;207:1-16.
- Fowden AL, Ward JW, Wooding FPB, Forhead AJ, Constancia M. Programming placental nutrient transport capacity. J Physiol 2006;572:5-15.
- Froloba AI, Moley KH. Quantitative analysis of glucose transporter mRNAs in endometrial stromal cells reveals critical role of GLUT1 in uterine receptivity. Endocrinology 2011;152:2123-8.
- Gao L, Lv C, Xu C, Li Y, Cui X, Gu H, et al. Different regulation of glucose transporters mediated by CRH receptor type 1 and type 2 in human placental trophoblasts. Endocrinology 2012;153:1464-71.
- Gil-Sanchez A, Koletzko B, Larqe E. Current understanding of placental fatty acid transport. Curr Opin Clin Nutr Metab Care 2012;15:265-72.
- Giudice LC, De-Zegher F, Gargosky SE, Dsupin BA, De Las Fuentes L, Crystal RA, et al. Insulin-like growth factors and their binding proteins in the term and preterm human fetus and neonate with normal and extremes of intrauterine growth. J clin Endocrinol Metab 1995;80:1548-55.
- Graff JM. Embryonic patterning: to BMP or not to BMP? that is the question. Cell 1997;89:171-4.
- Granado M, Fuente-Martin E, Garcia-Caceres C, Argente J, Chowen JA. Leptin in early life: a key factor for the development of the adult metabolic profile. Obes Facts 2012;5:138-50.
- Grisaru-Granovsky S, Samueloff A, Elstein D. The role of leptin in fetal growth: a short view from conception to delivery. Eur J Obstet Gynecol Repro Biol 2008;136:146-50.
- Gruenwald P, Funakawa H, Mitani S, Nishimura T, Takeuchi S. Influence of environmental factors on foetal growth in man. Lancet 1967;13;1:1026-8.
- Giussani DA. The fetal brain sparing response to hypoxia: physiological mechanisms. J Physiol. 2016;594(5):1215-30.
- Henson MC, Castracane VD. Leptin in pregnancy: an uptate. Bio Reprod 2006;74:218-29.
- Hellström A, Ley D, Hansen-Pupp I, Hallberg B, Ramenghi LA, Löfqvist C, et al. Role of Insulin like Growth Factor 1 in Fetal Development and in the Early Postnatal Life of Premature Infants. Am J Perinatol. 2016;33:1067-71.
- Jansson T, Aye IL, Goberdhan DC. The emerging role of mTORC signaling in placental nutrient-sensing. Placenta 2012;33(Suppl 2):e23-9.
- Jansson T, Cetin I, Powel TL, Desoye G, Radaelli T, Ericsson A, et al. Placental transport and metabolism in fetal overgrowth-workshop report. Placenta 2006a;27:s109-13.
- Jiang SS, Zhu XJ, Ding SD, Wang JJ, Jiang LL, Jiang WX, et al. Expression and localization of aquaporins 8 and 9 in term placenta with oligohydramnios. Reprod Sci 2012;19:1276-84.
- Koopman P, Gubbay J, Vivian N, Goodfellow P, Lovell-Badge R. Male development of chromosomally female mice transgenic for SRY. Nature 1991;351:117-21.
- Kopp RS, Kumbartski M, Harth V, Bruning T, Kafferlein HU. Partition of metals in the maternal/fetal unit and lead-associated decreases of fetal iron and manganese: an observational biomonitoring approach. Arch Toxicol 2012;86:1571-81.
- Lee CK, Lee JT, Yu SJ, Kang SG, Moon CS, Choi YH, et al. Effects fo cadmium on the expression of placental lactogens and Pit-1 genes in the rat placental trophoblast cells. Mol Cell Endocrinol 2009;298:11-8.
- Leonce J, Brockton N, Robinson S, Venkatesan S, Bannister P, Raman V, et al. Glucose production in the human placenta. Placenta 2006;27:S103-8.
- Maletta GJ, Timiras PS. Choline acetyltransferase activity and total protein content in selected optic areas of the rat after complete light-deprivation during CNS development. J Neurochem 1968;15:787-93.
- Manning FA, Morrison I, Harman CR, Lange IR, Menticoglou S. Fetal assessment based on fetal biophysical profile scoring: experience in 19,221 referred high-risk pregnancies. II. An analysis of false-negative fetal deaths. Am J Obstet Gynecol 1987;157:880-4.
- Mark M, Rijli FM, Chambon P. Homeobox genes in embryogenesis and pathogenesis. Pediatr Res 1997;42:421-9.
- Massaro D, Massaro GD. Invited Review: pulmonary alveoli: formation, the "call for oxygen," and other regulators. Am J Physiol Lung Cell Mol Physiol 2002;282:L345-58. Review.
- Maymo JL, Perez perez A, Sanchez-Magalet V, Duenas JL, Carlos Caqlvo J, Varone CL. Upregulation of placental leptin

by chorionic gonadotropin. Endocrinology 2009;150:304-13.

- Mikael S. Huhtala MS, Tertti K, Pellonperaö, Rönnemaa T. Amino acid profile in women with gestational diabetes mellitus treated with metformin or insulin. Diabetes Research and clinical Practice 2018;126:8-17.
- Mohun TJ, Weninger WJ. Imaging heart development using high resolution episcopic microscopy. Curr Opin Genet Dev 2011;21:573-8.
- Moore KL, Persaud TVN, Torchia MG. The developing human: Clinically Oriented Embryology. 10th ed. PA: Saunders; 2015.
- Mouzon SH, Lepercq J, Caralano P. The known and unknown of leptin in pregnancy. Am J Obstet Gynecol 2006;193:1537-45.
- Nederlof M, HEK de Walle HEK, van Poppel MNM, TGM Vrijkotte TGM, Gademana MGJ. Deviant early pregnancy maternal triglyceride levels and increased risk of congenital anomalies: a prospective community-based cohort study. BJOG 2015;122:1176-83.
- Nelson DL, Cox MM. Lehninger Principles of Biochemistry. 6th ed. NY: WH Freeman and Company; 2013.
- Novakovic B, Gordon L, Robinson WP, Desoye G, Saffery R. Glucose as a fetal nutrient: dynamic regulation of several glucose tranporter genes by DNA methylation in the human placenta across gestation. N Nutr Biochem 2013;24:282-8.
- Olausson H, Goldberg GR, Laskey A, Schoenmakers I, Jarjou LMA, Prentice A. Calcium economy in human pregnancy and lactation. Nutr Res Rev 2012;25:40-67.
- Péult B. Hematopoietic stem cell emergence in embryonic life: developmental hematology revisited. J Hematother 1996;5:369-78. Review.
- Quigley CA, De Bellis A, Marschke KB, el-Awady MK, Wilson EM, French FS. Androgen receptor defects: historical, clinical and molecular perspectives. Endocr Rev 1995;16: 271-321.
- Roberts VH, Frias AE, Grove KL. Impact of maternal obesity on fetal programming of cardiovascular disease. Physiology (Bethesda). 2015;30(3):224-31.
- Sakata M, Kurachi H, Imai T, Tadokoro C, Yamaguchi M, Yoshimoto Y, et al. Increase in human placental glucose transporter-1 during pregnancy. Eur J Endocrinol 1995;132:206-12.
- Scott-Finley M, Woo JG, Habli M, Ramos-Gonzales O, Cnota JF, Wang Y, et al. Standardization of amniotic fluid leptin levels and utility in maternal overweight and fetal undergrowth. Journal of Perinatology; 2015. p.547-52.
- Sinisi AA, Pasquali D, Notaro A, Bellastella A. Sexual differentiation. J Endocrinol Invest 2003;26:23-8.
- Stach SC, Brizot Mde L, Liao AW, Francisco RP, Palmeira P, Carneiro-Sampaio M, et al. Transplacental Total IgG Transfer in Twin Pregnancies. Am J Reprod Immunol 2014;72(6):555-60.
- Usher R, Shephard M, Lind J. The blood volume of the newborn infant and placental transfusion. Acta Paediatr 1963;52:497-512.
- Veldhuizen R, Nag K, Orgeig S, Possmayer F. The role of lipids in pulmonary surfactant. Biochem Biophys Acta 1998; 1408:90-108. Review.
- Williams RL, Creasy RK, Cunningham GC, Hawes WE, Norris FD, Tashiro M. Fetal growth and perinatal viability in California. Obstet Gynecol 1982;59:624-32.
- Zusman I, Gurevich P, Ben-Hur H. Two secretory immune systems (mucosal and barrier) in human intrauterine development, normal and pathological (Review). Int J Mol Med 2005;16:127-33.

제6장

모체의 변화

Maternal Adaptation

신종철 | 가톨릭의대
고현선 | 가톨릭의대
위정하 | 가톨릭의대

모체는 임신의 시작과 함께 해부학적, 생리학적, 그리고 대사적 변화를 겪게 된다. 임신 중에 오는 이러한 변화는 비임신 시에 질환으로 진단될 수 있을 정도로 급격하지만 출산과 수유 후에는 임신 전의 상태로 회복된다. 산과 의사는 모체의 증상이나 징후가 임신의 정상적인 과정의 일부인지 혹은 임신 자체가 원인이거나 임신으로 악화되는 과정의 일부인지를 잘 이해해야 한다.

1. 대사기능의 변화(Changes in metabolic function)

모체는 임신기간 동안 필요한 영양과 대사량을 충족시키기 위하여 해부학적, 생리학적, 대사적 변화가 크게 일어난다. 이 중 외형적으로 가장 현저한 변화는 체중 증가로서, 임신 전반기의 영양 축적은 동화작용 물질대사(anabolic metabolism)를 통해 지방의 축적으로 나타난다. 임신 후반기에는 태아의 성장이 빨라지므로 모체는 이화작용 물질대사(catabolic metabolism)를 하게 되면서 태반을 통하여 영양분을 태아측으로 전달하게 된다(Butte et al., 1999). 임신 제3삼분기에는 모체의 기저대사율(basal metabolic rate)이 비임신 시에 비하여 약 10~20% 상승하며, 쌍태임신에서는 10%가 추가적으로 상승하는 것으로 보고된다(Shinagawa et al., 2005).

1) 체중증가(Weight gain)

임신 중 체중증가는 주로 태아, 태반, 양수, 자궁, 유방, 혈액량 및 세포외액의 증가 등에 의해 일어나며, 그 외에 세포내액의 증가, 지방이나 단백질의 축적 등도 영향을 미친다.

2) 대사의 변화(Changes in metabolism)

(1) 수분

임신 중에는 삼투압 감소(약 10 mOsm/kg) 및 레닌-안지오텐신(renin-angiotensin)계의 변화에 의해 활성 나트륨 및 수분의 저류가 나타나, 수분의 과부하 상태가 된다(Lindheimer et al., 1987). 임신 말기의 전체 수분량은 6.5~8.5 L까지 증가하는데, 이 중 태아, 태반 및 양수가 3.5 L를 차지하고, 모체의 혈액량은 1.5~1.6 L, 혈장양은 1.2~1.3 L, 적혈구가 300~400 mL 정도 증가한다(Theunissen et al.,

1994). 그 외에 자궁과 유방의 혈관외액, 세포내액, 지방조직의 증가로 수분이 증가한다. 이러한 수분의 증가는 모체의 체중 증가 외에도 혈액희석, 생리적 빈혈, 모체의 심장박출량 증가 등을 가져온다.

(2) 단백질

임신 동안 태아와 태반의 성장과 발달을 위하여 에너지와 단백질 요구도가 증가되는데, 이는 모체의 영양섭취뿐만 아니라 임신 전 모체의 근육과 지방에 저장된 단백질에 의해 충족된다. 아미노산은 태반을 능동적으로 통과하여 태아측으로 운반되어 태아가 단백질을 합성하고 에너지원으로 사용하는 데 이용된다. 태반은 단백질 합성, 산화, 비필수아미노산의 아미노기 전이(transamination)를 담당하기도 한다(Galan et al., 2009). 임신 말기의 태아와 태반은 약 4 kg이 되며, 약 500 g의 단백질을 포함한다. 그 외에 자궁 근육, 유방의 유선조직, 모체 혈액 내의 단백질 등이 약 500 g 추가로 증가하여 임신 중에 약 900~1,000 g의 단백질 증가가 일어나게 된다.

(3) 탄수화물

탄수화물 대사는 임신 동안에 심한 생리적변화가 일어난다. 정상 임신의 탄수화물 대사는 공복 시 경증의 저혈당, 식후 고혈당, 고인슐린혈증이 특징이다(Phelps et al., 1981). 임신 초기에는 당 항상성(homeostatis)이 인슐린분비가 β-세포에 대한 에스트로겐의 자극이 증가됨으로써 일어나는 인슐린분비의 증가에 의해 영향을 받는다(Van Assche et al., 1978). 임신 중 공복 시 혈당은 임신 주수의 증가와 함께 감소한다. 정확한 기전은 밝혀지지 않았으나, 임신 중 혈장량의 증가에 따른 희석효과, 임신 말기 태아와 태반의 당 요구도 증가에 따른 모체의 당 활용도 증가, β-세포 기능 증가에 따른 모체의 흡수 증가, 간의 당 생성 한계 등이 영향을 미치는 것으로 알려졌다(Catalano et al.,1991). 임신 후반기에는 공복혈당 감소로 간의 당 생산이 증가하고, 동시에 β-세포 기능을 증가시켜 공복 인슐린이 증가하게 된다. 인슐린에 의해 정상적으로 간의 당 생산은 억제되는데, 임신 중 인슐린에 대한 민감도 감소는 이를 덜 억제시키게 되는 것이다(Catalano et al., 1992). 비만 여성에서 간의 인슐린 감수성은 더욱 감소한다(Sivan et al., 1997). 공복 혈당의 감소는 공복시간이 지속되면 급격히 악화되는데 이는 비임신 시에 비하여 보상기전이 불완전하고 생산능력도 부족하다는 것을 의미한다(Metzger et al., 1982). 임신 중 인슐린에 대한 민감도 감소 및 인슐린 저항성의 기전은 명확하지 않으나 임신 중 증가하는 여러 호르몬과 사이토카인이 영향을 미치는 것으로 알려져 있는데, 태반젖샘자극호르몬(human placental lactogen, hPL), 프로게스테론, 젖분비호르몬(prolactin)과 코르티솔(cortisol)이 관련된 호르몬으로 제시되고 있다. 사이토카인 중에서는, 태반에서 기인하는 것으로 알려지는 종양괴사인자(tumor necrosis factor-α, TNF-α)가 임신 중 인슐린의 신호전달체계를 약화시켜, 인슐린 저항성을 증가시키는 것으로 알려져 있으며, TNF-α는 임신 중 인슐린에 대한 민감도를 나타내는 지표로서 제시된다. 그 외에 다른 영향인자로 제시된 유리지방산은 임신 말기에 모체 내에서 증가되는데, 인슐린에 의한 당 섭취가 증가하는 중요 조직인 골격근과 지방조직에서의 인슐린 신호전달체계를 둔화시켜, 인슐린 감수성을 저하시키는 데에 영향을 미치는 것으로 알려졌다(Lain et al., 2007).

(4) 지방

정상체중의 산모에서 지방조직의 임신 중 증가는 몸의 전반적인 수분 증가에 따른 것이며 혈장 지질과 지질단백(lipoprotein)도 증가한다. 흉곽 중간부위부터 허벅지 중간부위까지 이르는 몸의 중심부 피하지방이 임신 초기에 증가하게 되고, 임신 제3삼분기까지 서서히 내장지방과 복부 피하지방이 증가하는 것으로 알려져 있다. 중성지방은 2~3배 증가하고 총 콜레스테롤은 25~50% 증가한다. 임신 중기까지 저밀도 지질단백(low-density lipoprotein, LDL)은 50%, 고밀도 지질단백(high-density lipoprotein, HDL)은 30% 정도 증가하며, 이후 만삭까지는 약간 감소하지만 비임신 시에 비해서 15% 정도 증가한다. 콜레스테롤과 중성지방은 분만 후 6주까지는 정상으로 돌아온다. 지방은 임신 말기 증가된 에너지 요구도를 따라가기 위한 칼로리를 저장하는 것뿐 아니라 대사에도 중요한 역할하며, 특히 LDL의 증가는 태반의 스테로이드 생성에 필요한 것으로 보인다. 임신 동안에 지질의 변화에 대해서는 아직 완전히 이해되는 것은 아니지만 부분적으로는 에스트로젠, 황체호르몬 및 hPL의 증가에 의해서 야기되는 것으로 보인다. 지방세포들은 사이토카인과 염증매개 물질들의 풍부한 원천으로 인슐린 저항성을 증가(TNF-a)시키거나 감소(adiponectin)시키는 데에 역할을 한다. 모체의 지방세포기원과 태반기원의 사이토카인들의 상호작용은 모체의 대사에 미치는 영향이 매우 큰 것으로 여겨진다. 한편, 임신동안에 콜레스테롤과 지질이 상승하기는 하지만, 동맥경화증에 대한 장기적인 위험도의 상승은 없는 것으로 보인다(Salameh et al., 1994).

(5) 무기질

혈장 내 알부민 농도의 감소로 인하여 임신 중 혈액 내 칼슘농도는 감소하고, 따라서 단백질에 결합하는 칼슘량도 감소한다. 그러나, 혈청 내 이온화 칼슘 수치는 변하지 않는다(Powers et al., 1999). 태아는 모체로부터 상당한 칼슘을 필요로 하는데, 만삭까지 약 30 g의 칼슘이 태아 골격형성을 위해 요구되며, 80%는 제3삼분기에 요구된다. 이를 위해 모체의 장내 칼슘흡수율이 2배로 증가되며, 모체의 칼슘부족을 막기 위하여 충분한 칼슘섭취가 필요하다(Kovacs et al., 2006). 혈청 마그네슘 농도도 감소하는데 총 마그네슘과 이온 마그네슘 모두 감소한다.

(6) 렙틴(Leptin)

렙틴은 지방세포에서 일차적으로 분비되며, 몸의 지방과 에너지 소비의 조절에 중추적인 역할을 한다. 임신 동안에 렙틴은 점차 증가하여 임신 제2삼분기에 최고로 높아지고 임신 말까지 그대로 유지된다. 렙틴은 또한 태반에서도 생산이 된다. 태반의 무게는 제대혈에서 측정한 렙틴 농도와 밀접한 관계가 있다(Pighetti et al., 2003).

3) 전해질(Electrolytes)

임신 중 신장 내에 존재하는 항이뇨호르몬(antidiuretic hormone, ADH)에 대한 삼투수용기(osmoreceptor)와 갈증을 자극하는 역치는 감소하게 된다. 혈장 삼투압은 약 270 mOsm/kg이 되고 혈청 나트륨(sodium) 수치는 약 4~5 mEq/L 감소하게 된다. 이러한 변화는 사람융모생식샘자극호르몬(human chorionic gonadotropin, hCG)의 증가에 의한 것이다(Davison et al., 1988). 혈청 나트륨 수치의 감소는 혈관확장, 동맥압 감소, ADH 분비의 감소와 관련이 있는 것으로 여겨진다(Schrier et al., 2010). 임신 중 분비가 증가되는 릴랙신(Relaxin)은 ADH 분비를 일으키고, 갈증을 일으키는 것으로 동물실험에서 보고된 바 있다(Schrier et al., 1995). 경도의 저나트륨혈증은 동시에 알도스테론(aldosterone)과 이것의 항이뇨 효과의 증가와 동반된다. 디옥시코르티코스테론(deoxycorticosterone)은 또한 나트륨 저류와 여러 막을 지나는 나트륨 펌프의 증가를 촉진한다. 이것이 신장 사구체여과율(glomerular filtration rate), 심방 나트륨 이뇨인자(atrial natriuretic peptide), 황체호르몬의 증가에 의한 이뇨작용과 균형을 이루는 것이다. 임신 중 총 염분증가는 약 900~1,000 mEq이며, 이런 균형에 의해서 삼투압 감소와 수분의 저류가 일어나는 경향이 발생한다. 이는 황체호르몬의 항칼륨뇨증(antikaliuretic) 효과 때문에 알도스테론에 의한 나트륨 저류에도 불구하고 발생한다. 칼륨의 분비는 임신 전 기간에 걸쳐 일정하다. 혈청 마그네슘 농도도 감소하는데, 칼슘이온과는 달리 마그네슘이온은 감소한다(Kametal et al., 2003).

2. 내분비계의 변화(Endocrinologic changes)

1) 뇌하수체(Pituitary gland)

뇌하수체의 전엽은 임신 중 약 3배 정도까지 커지고, 출산 후 약 6개월경 정상크기로 돌아온다(Feldt-Rasmussen et al., 2011). 뇌하수체의 증가는 에스트로겐에 의한 비대와 젖분비호르몬 분비세포의 증식에 기인한 것이다. 뇌하수체가 커짐에 따라 혈액공급의 변화에 대해 더 민감하고 산후 경색(Sheehan 증후군)의 위험도가 증가한다. 생식샘자극세포들의 수는 감소하고, 코르티솔 분비세포와 갑상샘호르몬 분비세포의 수는 일정하다. 성장자극세포는 태반에서 생성되는 성장호르몬에 의하여 음성 되먹임(negative feedback)을 받아 억제양상을 보인다.

(1) 젖분비호르몬(Prolactin)

모체의 혈장 젖분비호르몬은 임신 5주에서 8주 사이에 증가하기 시작하여 임신 말기에는 150 ng/mL로 10배 이상 증가한다. 그러나 임신 중에도 브로모크립틴(bromocriptine)을 투여하면 프로락틴이 잘 억제된다(Prager et al., 1995). 수유를 하는 중에도 혈장 내 농도는 분만 후 감소하는데, 수유초기 아기의 젖빨기에 반응하여 호르몬의 분비는 역동적인 양상을 나타낸다. 임신 초기 에스트로겐 증가에 따른 뇌하수체 전엽의 젖분비세포 증가가 임신 중 호르몬 증가의 주요인으로 알려져 있다(Andersen et al., 1982). 임신 초기 젖분비호르몬의 증가는 유선상피세포와 유방의 꽈리(alveolar) 세포의 DNA 합성증가 및 세포분열을 증가시키며, 이들 세포의 에스트로겐, 젖분비호르몬의 수용체 수를 증가시킨다. 최종적으로 젖분비호르몬은 꽈리세포의 RNA 합성, 젖생산, 카세인(casein) 생산, 락토알부민, 락토오즈, 지방의 생산을 증진시킨다(Anderson et al., 1982).

젖분비호르몬은 자궁의 탈락막(decidua)에서 합성되어, 양수 내에 고농도로 존재하는데, 임신 20~26주에는 10,000 ng/mL에 이르렀다가 이후 감소하여 34주 이후 최저에 다다른다. 양수 내 젖분비호르몬의 정확한 기능은 알려져 있지 않지만 수분이 태아에서 모체로 이동하는 것을 저해하여 태아의 탈수를 예방하는 기능이 제시된 바 있다. 그러나, 산후 심근병증의 발생에 젖분비호르몬의 분절이 원인이 되기도 한다는 보고도 있다(Cunningham et al., 2012).

(2) 성장호르몬(Growth hormone)

성장호르몬은 임신 제1삼분기 동안에 모체의 뇌하수체에서 주로 분비되며 혈청과 양수 내의 농도는 비임신 시와 유사한 0.5~7.5 ng/mL를 유지한다(Kletzky et al., 1985). 성장호르몬은 임신 8주부터 태반에서 분비되어(Lonberg et al., 2003), 임신 약 17주까지는 성장호르몬의 주 생산부위가 된다(Obuobie et al., 2001). 모체 혈청농도는 임신 10주부터 임신 28주까지 서서히 증가한 후 그대로 유지된다. 양수 내의 성장호르몬은 임신 14~15주에 최고에 도달한 후 임신 36주까지는 기저선(baseline)까지 서서히 감소한다. 태반에서 형성되는 성장호르몬은 태아의 성장과 전자간증의 발생에 영향을 주는 것으로 보인다(Mittal et al., 2007; Pedersen et al., 2010). 태반 성장호르몬은 임신 중기 이후 모체의 인슐린 저항성의 주원인이 된다. 모체의 혈청 수치는 태아의 출생체중과 양의 상관관계에 있으나, 태아발육제한과 자궁동맥의 저항성에 음의 상관관계에 있다(Chellakooty et al., 2004; Schiessl et al., 2007). 태반의 락토겐(lactogen)과 다른 신체락토겐(somatolactogens)들과 더불어 태아성장을 조절하는 것으로 보인다(Freemark et al., 2006)

(3) 부신겉질자극호르몬(Adrenocorticotropic hormone, ACTH)

부신겉질자극호르몬은 임신 초기 급격히 감소했다가, 10주경부터 ACTH와 유리 코르티솔 수치가 함께 급격히 증가하는데 이 기전은 아직 밝혀지지 않았다. 임신 중 증가된 황체호르몬에 반응하여 항상성을 이루는 데 유리 코르티솔이 필요하다고 제시된 바 있으며, 동물실험에서도 모체의 증가된 코르티솔과 알도스테론 분비가 임신 후반기 증가된 혈장 양을 유지시키는 데에 필요하다는 것이 증명된 바 있다(Jensen et al., 2002).

(4) 갑상샘자극호르몬(Thyroid stimulating hormone, TSH)

갑상샘자극호르몬은 hCG와 알파 아단위(alpha subunit)의 구조가 동일하고, 베타 아단위(beta subunit)는 유사하기는 하지만 아미노산 순서가 다르다. 이러한 구조적 유사성 때문에 임신 중 증가하는 hCG는 갑상샘을 자극하게 된다. 따라서 임신 전 정상수치를 보인 여성들 중 약 80% 이상이 임신 중 TSH 감소를 나타낸다. 임신 동안 정상적으로 발생하는 TSH의 억제는 무증상의 갑상샘항진증으로 잘못 진단할 수 있다. TSH는 임신 제1삼분기에서 일시적으로 감소하다가 임신 제1삼분기 말 이후부터는 임신 전과 같아진다(Ballbio et al., 1996).

2) 갑상샘(Thyroid gland)

임신과 더불어 갑상샘 기능에 영향을 미치는 여러 생리학적 변화가 일어난다(Krassas et al., 2010). 그러나 갑상샘은 임신기간 동안에 형태학적, 조직학적 및 검사지표들의 변화에도 불구하고 정상갑상샘(euthyroid) 상태이다. 합포체영양막세포(syncytiotrophobalst)에서 생산되는 hCG는 갑상샘의 TSH 수용체에 결합하여 이를 활성화시키고, 임신 중 고에스트로겐혈증에 따른 티록신-결합 글로불(throxin-binding globulin, TBG)의 분비증가에 의하여 임신 중 갑상샘의 기능은 약 50% 정도 증가하게 된다. 보조생식술 시의 배란유도에 따른 난소의 과자극도 갑상샘 기능을 증가시키는 것으로 알려져 있다. 혈중 티록신-결합 글로불린의 증가는 유리 티록신(thyroxine, T4)의 감소를 일으키고, 이에 따라 TSH가 증가하여 갑상샘을 자극하는 것이다. 요오드는 갑상샘호르몬의 생합성에 필수적으로, 세계보건기구, 유니세프, 요오드결핍질환의 조절을 위한 국제협회(the International Council for the Control of Iodine Deficiency disorders, ICCIDD) 등에서는 성인에 있어 하루 150 ㎍을 섭취하는 것을 권장하고 있으며, 임신 중에는 모체와 태아 갑상샘의 티록신 요구도 증가와, 소변에서의 요오드 배출증가로, 하루에 200~300 ㎍을 섭취하도록 권장하고 있다(Marchioni et al., 2008). 임신 중 요오드의 부족은 모체와 태아의 갑상선종(goiter), 유산, 자궁내 태아사망, 태아성장지연, 신생아갑상샘기능저하, 성인기 생식력 저하와 관련이 있을 수 있으며(Ferri et al., 2003), 인지기능의 저하에서부터 진성 크레틴 병에 이를 수 있다(Delange et al., 2001). 갑상샘의 소포(follicle)와 태반 조직에서의 요오드 이동은 공통된 양상을 보인다. 갑상샘 세포는 기저막에 존재하는 염분-요오드 동시수송체(sodium-iodie symporter, NIS)를 통해 요오드를 능동적으로 받아들이고, 갑상샘호르몬의 합성을 위하여 pendrin이라고 하는 이온 수송체(transporter)를 통해 소포 내로 요오드를 보낸다(Manley et al., 2005). 총 티록신과 총 삼요오드티로닌(triiodothyronine, T3)치는 티록신-결합 글로불린증가의 결과 임신 제1삼분기에 증가하기 시작하여 임신 중반에 최고치에 이른다. TGB는 임신 제1삼분기에 증가하여 임신 12~14주에 정점지속(plateau)을 보인다. T4와 T3의 소량은 TBG와 결합하지 않고 유리 부분(free fraction)으로 있어 유리 T4는 총 T4에 0.04%, 유리 T3는 총 T3의 0.5%를 차지한다. 이러한 유리 T4, T3는 정상 갑상샘상태에 대한 중요한 결정인자이다.

(1) 갑상샘 및 갑상샘자극분비호르몬(Thyroid-releasing hormone, TRH)

갑상샘은 임신 중 분비샘의 증식과 혈관확장에 의해 임신 동안 크기가 증가한다. 임신 제1삼분기 갑상선의 부피는 약 12 mL에서 분만 시에는 15 mL로 보고된 바 있다(Glinoer et al, 1990). 이러한 약간의 크기증가는 병적인 현상은 아니지만, 확실한 갑상샘 크기 증가를 일으키지는 않으므로 갑상샘종이 의심될 때는 언제든지 검사를 시행해 보아야 한다. TRH의 수치는 정상임신에서 증가하지 않으나 이 물질은 태반을 통과하고 태아의 뇌하수체를 자극하여 갑상샘자극호르몬을 분비하도록 한다.

(2) 태아갑상샘

모체의 갑상샘은 태아의 갑상샘 기능을 태반을 통해서 간접적으로 관여한다. 즉, 태반은 요오드와 소량의 티록신이 태아로 이동하는 것을 조절한다. 태아는 임신 초기에 정상적인 신경발달을 위해서 모체의 티록신 공급에 절대적으로 의존한다. 태반의 탈요오드효소 작용(deiodinase activity)에 의해 대부분의 티록신은 태아로 이동하기 전에 파괴된다.

3) 부갑상샘(Parathyroid gland)

부갑상샘호르몬 농도는 임신 제1삼분기 동안에 감소하고 나머지 기간 동안에 점차적으로 증가한다(Pitkin et al., 1979). 칼슘 농도의 조절은 마그네슘, 인, 부갑상샘 호르몬, 비타민 D, 칼시토닌(calcitonin)의 변화와 서로 밀접하게 연관되어 있다. 뼈의 대사와 관련된 표지자들은 임신기간 동안 증가되어 있고, 출산 후 12개월까지 기저치로 돌아온다(More et al., 2003). 태아의 성장과 수유에 필요한 칼슘은 일정부분 모체의 뼈로부터 기인한다. 태아 뼈의 미네랄화는 약 30g의 칼슘을 필요로 하는데, 이는 주로 임신 제3삼분기 때에 이루어진다(Cooper et al., 2011). 이는 모체의 뼈 내에 존재하는 총 칼슘 양의 약 3%이지만, 모체로서는 부담이 될 수 있는 양이다.

(1) 부갑상샘 호르몬과 칼슘의 관계

혈청 내 칼슘의 감소 또는 마그네슘의 감소는 부갑상샘호르몬의 분비를 자극한다. 부갑상샘호르몬은 뼈와 장에서의 칼슘 흡수, 신장에서의 칼슘 재흡수에 관여하여 세포 외의 칼슘농도를 증가시키고 인의 농도는 감소시키는 작용을 한다.

(2) 칼시토닌과 칼슘의 관계

칼시토닌의 작용은 골격 석회화를 방지하려는 부갑상샘 호르몬과 비타민 D의 역할을 억제하는 것으로 알려져 있다. 칼시토닌 분비 C세포는 발생학적으로 신경능선(neural crest)으로부터 유래되고 주로 갑상샘의 소포주위(perifollicular) 부위에 위치한다. 칼슘과 마그네슘은 칼시토닌의 생합성과 분비를 증가시킨다.

(3) 비타민 D와 칼슘의 관계

비타민 D는 칼슘의 장 흡수를 점차 증가시켜 임신 제3삼분기 때에는 하루 약 400 mg의 칼슘을 장에서 흡수한다. 임신 동안에 비타민 D는 간에서 25-hydroxyvitamin D3로 전환이 되고, 이는 다시 신장, 탈락막 및 태반에서 생물학적 활성형인 1,25-dihydroxyvitamin D3로 전환된다. 활성형 비타민 D는 태반에서 부갑상샘호르몬 또는 부갑상샘호르몬 관련 단백질의 생성이 증가함에 따라 증가한다.

4) 부신(Adrenal gland)

임신 동안 부신피질의 기능은 많은 변화가 온다. 즉, 혈청 알도스테론(aldosterone), 11-디옥시코르티코스테론(11-dexoycorticosterone, DOC), 코르티고스테로이드 결합 글로불린(corticosteroid-binding globulin, CBG), 코르티솔(cortisol) 및 유리 코르티솔(free cortisol)이 증가한다(Goland et al., 1994). 부신의 무게는 별로 증가하지 않지만 일차적으로 글루코코르티코이드(glucocorticoid)를 생산하는 다발대(zona fasciculata)의 팽창이 관찰된다. 혈장 CBG 농도는 임신 6개월 말까지는 비임신기에 비해 2배로 되며, 결과적으로 혈장 코르티솔 농도를 증가시킨다.

(1) 코르티솔(Cortisol)

혈청 내 순환하는 코르티솔의 농도는 증가하는데, 상당부분이 코르티솔 결합 글로불린에 결합되어 있다. 부신에서 분비되는 코르티솔의 속도는 변화가 없지만 대사되어 제거되는 속도는 감소하여 반감기가 임신 전에 비하여 약 2배에 이른다. 대부분의 경구피임약을 포함하여 에스트로겐의 투여는 혈청 코르티솔 수치에 변화를 준다(Jung et al., 2011).

(2) 11-디옥시코르티코스테론(11-deoxycorticosterone, DOC)

임신 중 디옥시코르티코스테론의 수치는 증가하여 만삭시는 15배 이상으로 약 1,500 pg/mL까지 증가한다. 이러한 급격한 증가는 부신분비에 의하여가 아니라 에스트로겐의 자극에 의하여 신장에서의 생성이 증가하기 때문이다. 태아 혈액 내의 수치도 모체의 혈액 내에서보다 더 증가하는데, 이는 태아의 디옥시코르티코스테론이 모체로 이동됨을 시사한다.

(3) 알도스테론(Aldosterone)

임신 15주부터 모체의 부신에서 알도스테론의 분비가 증가하여 임신 제3삼분기에는 하루 약 1 mg이 분비된다. 염분섭취가 제한될 경우 알도스테론의 분비는 더욱 증가된다. 동시에 레닌과 안지오텐신 II의 수치도 증가하는데, 임신 중반이후 특히 증가한다. 이렇게 증가된 알도스테론 분비는 프로게스테론과 심방 이뇨인자의 이뇨 효과에 대한 보호작용을 한다. 최근 알도스테론이 임신영양막세포의 성장과 태반성장을 조절하는 역할이 있다는 것도 발표된 바 있다(Gennari-Moser et al., 2011).

(4) 안드로스테네디온과 테스토스테론(Androstenedione & Testosterone)

임신 중에는 안드로겐의 활성도가 증가한다. 안드로스테네디온과 테스토스테론 모두 임신 중 증가하는데 이들은 태반에서 에스트라디올(estradiol)로 변환된다. 확실치는 않으나 이렇게 증가된 C19-스테로이드 생산은 난소로부터 기인한 것으로 보인다. 그러나 모체의 테스토스테론은 태아의 혈중 내로 전달되지는 않는데, 거의 대부분의 테스토스테론은 영양막세포에서 17베타-에스트라디올(17β-estradiol)로 변환되기 때문이다.

(5) 디히드로에피안드로스테론 황산염(Dehydroepiandrosterone sulfate, DHEAS)

모체와 혈청과 소변 내의 DHEAS는 임신 중 감소한다. 이는 간에서의 16베타-히드록실화(hydroxylation)와 태반에서 이들이 에스트로겐으로 변환되는 것을 통해 대사청소율이 증가하기 때문이다.

3. 혈액학적 변화(Hematologic changes)

1) 혈색소농도 및 적혈구용적률(Hemoglobin concentration and hematocrit)

임신 동안에 적혈구생성인자(erythropoietin)의 농도는 임신 16주부터 증가하여 제3삼분기 말에는 비임신에 비하여 2~3배 정도 증가한다. 골수에서는 중등도 정도의 적혈구 증식이 발견되고, 그물적혈구(reticulocyte)는 약간 증가한다. 이러한 변화는 적혈구 생성인자가 증가되어 오는 것으로 보인다(Ireland et al., 1992). 그러나 임신기간 동안에 혈색소 농도와 적혈구용적률은 약간 감소한다. 건강한 임신에서 생리적 빈혈은 적혈구 양의 증가에 비해서 혈장 양의 증가가 많기 때문에 발생한다. 혈색소 농도는 임신 28~36주 사이에 최저수치에 달하는데, 철분제를 꾸준히 복용하는 여성에서는 임신 전 빈혈수치에 비하여 약 1 g/dL 감소하고, 철분제를 복용하는 않은 여성은 약 2 g/dL 감소하는 것으로 보고된다. 만기임신에서 혈색소 농도는 평균 12.5 g/dL이며, 11 g/dL 미만이면 철분결핍성 빈혈을 의심해야 한다.

2) 백혈구 기능과 면역계

백혈구는 임신 동안 점차 증가하는데, 임신 중 15,000/uL까지를 정상 범위로 간주한다. 특히 분만진통 중에는 20,000~30,000/mm³로 증가한 후 산후 1주 말까지는 비임신기의 수준으로 돌아온다(Pitkin et al., 1979). 백혈구 증가는 주로 호중구(neutrophils)와 과립구(granulocytes)의 증가 때문이며, 기전은 확실하지 않지만 에스트로겐과 코티졸의 증가 때문으로 생각하고 있다.

임신을 면역학적인 측면에서 보면, 배우자의 항원에 대한 모체의 내성(tolerance) 기전으로 설명되었다. 모체의 내성은 모체의 세포독성 면역반응으로부터 태아를 보호하는 여러 가지 특정한 기전들이 일어나는 것과 연관성이 있는 것으로 생각하고 있다(Wilder et al., 1998). 임신은 면역결핍상태는 아니지만 면역기능이 달라진 상태라고 할 수 있다(Stirrat et al., 1994). 즉, 중요한 변화는 체액(humoral), 즉 항체-매개 면역반응이 우세해지고, 세포독성 면역반응은 억제되는 것이다. T 조력 1세포(T helper 1 cell)와 자연세포독성세포(natural killer cell)는 감소하는 반면에 T 조력 2세포(T helper 2 cell)는 증가한다. 한편, 세포독성면역의 감소는 세포-매개 면역질환인 류마티스 관절염이 있는 여성이 임신 동안에 종종 호전이 되는 이유에 대한 설명이 가능하다(Wilder et al., 1998). 반대로 자가항체에 의한 자가면역질환 중 하나인 루푸스의 경우 임신 초기에 활동성인 경우, 임신 중 질병의 활성도가 급증할 수 있다. 모체의 면역글로불린 A와 G는 임신 제3삼분기에 최고조 로 증가하면서 태반을 통해 태아에게 면역글로불린 G가 전달되거나, 모유를 통해 전달하여 신생아를 감염으로부터 보호하는 데 도움을 준다. 또한 임신 중 자궁경부 점액 내 면역글로불린의 증가가 질을 통한 상행감염을 막는 데에 일조한다. 최근에는 태반이 면역조절기관으로서 외부의 병원체 침입 시 면역반응 및 면역인자들을 통해 모체와 태아를 보호하고, 모체의 내성 유도를 통한 임신유지에도 기인하는 기전들이 밝혀지고 있다(Racicot et al., 2014).

3) 혈소판과 혈액응고 기능

임신 동안에 혈소판은 파괴가 증가되며, 따라서 혈소판 수는 감소된다. Burrow와 Kelton(1988)은 임신 제3삼분기에 임신여성의 8%에서 70,000~150,000/mm^3 정도의 임신성 혈소판감소증이 생기지만 이로 인한 합병증은 없었고 분만 후 1~2주만에 정상으로 돌아온다고 보고하였다. 또한 임신 중에는 항응고에 관련된 총 S 단백과 C 단백은 감소하고, 혈액 응고인자 중 II, Vll, X, von Willebrand factor 등이 증가 되고 섬유소원(fibrinogen) 역시 상당히 증가하게 되어 결과적으로 출산 시 다량의 출혈에 대비하게 된다(McLean et al., 2012).

이러한 혈액 응고 성향의 증가는 임신 정맥저류의 증가와 혈관벽의 손상 등과 더불어 임신 중 혈전색전증의 위험을 높인다.

4) 심방나트륨이뇨인자(Atrial natriuretic factor or Atrial natriuretic peptide, ANP)

ANP는 심방이 확장이 되면서 심방의 심근세포에 의해 분비되며, 이는 세포외액의 용적을 조절하는 역할을 한다. 즉, 이뇨작용, 나트륨이뇨작용, 혈관이완작용 및 레닌-안지오텐신계에 대한 길항작용을 한다. 임신 중에 ANP 분비의 증가에 대해서는 논란이 있지만, Castro 등(1994)은 임신 중에 약 40% 증가하고, 산후 첫 주 동안은 약 150% 증가한다고 하였다. 한편, Sala 등(1995)은 ANP가 임신 제1삼분기와 앙와위에서만 증가한다는 사실을 발견하였다. 이들은 임신 동안에 임산부의 자세가 ANP 생산에 큰 영향을 줄 수 있다고 추정하였다. 임신 후기에는 ANP치가 정상이 되는데, 이는 커진 자궁에 의한 대정맥의 압박, 심방혈액량의 감소 및 ANP 분비에 대한 자극이 감소되기 때문인 것으로 보인다.

5) 철

철은 2가(divalent)의 제일철(ferrous) 상태로만 십이지장에서 흡수된다. 식물에서 오는 제이철(ferric)은 3가(trivalent)로서 제이철 환원효소(ferric reductase)에 의해 2가로 변환되어야 한다(Kaneshige et al., 1981).

(1) 철저장량

만약 체내의 철저장량이 정상이면 섭취된 철의 약 10% 정도만 흡수되며, 대부분 변으로 배설되기 전에 점막 세포나 장세포(enterocyte)에 남아 있다(Andrews et al., 1999). 철요구량이 증가된 상태에서 흡수된 철의 비율이 증가한다. 흡수된 철은 장세포에서 혈액 내로 분비되어 트랜스페린(transferrin)과 결합된 상태로 간, 비장, 근육 및 골수로 운반된다. 이들에서 철은 트랜스페린과 유리되어 헤모글로빈(철의 75%), 미오글로빈(myoglobin)으로 합쳐지거나 페리틴(ferritin)이나 혈철소(hemosiderin)으로 저장된다.

(2) 철요구량

임신 동안의 철요구량은 약 1,000 mg이다. 이를 세분하면 모체 적혈구의 증가에 500 mg(적혈구 1 mL에 철 1.1 mg이 존재), 태아가 300 mg, 그리고 정상적인 모체의 철요구량으로 200 mg 등이 필요하다. 따라서 하루에 평균 약 3.5 mg의 철이 필요하지만, 실제로는 시기마다 다르며 임신 제

3삼분기의 철요구량은 하루 6-7 mg으로서 가장 많이 필요한 시기이다. 철은 주로 임신 제3삼분기에 능동적 운반(active transport)을 통해 태아에게 공급된다. 또한 모체가 철결핍이 있어도 태아는 적당량의 철을 공급받는다. 따라서 모체와 태아의 헤모글로빈 농도는 상관관계가 없다.

철을 보충하지 않고 철이 많은 음식물만 섭취한 임부는 빈혈이 아니더라도 임신말기에는 철이 상당히 부족하다. 따라서 임신 동안의 철을 보충하는 이유는 모체의 혈색소치를 높이거나 유지하기 위해서가 아니라 모체 내에 철을 정상적으로 유지하기 위함이다. 철의 보충은 20주 이전에는 거의 필요하지 않다. 권장량은 하루 30 mg의 철이나 ferrous gluconate 325 mg이다. 임신 20주 이전에 섭취하면 오심이나 구토가 더 심해질 수 있다. 철결핍성 빈혈 여성이 임신을 하면, 기본적으로 필요한 1,000 mg에 추가적인 철의 보충이 필요하다. 사용할 수 있는 철분제로는 ferrous sulfate 325 mg (65 mg의 철), ferrous gluconate 325 mg (35 mg의 철) 및 ferrous fumarate 325 mg (107 mg의 철) 등이 있다. 빈혈치료를 위해서는 ferrous sulfate 1개를 하루 2회 복용한다. 이때 변을 부드럽게 하는 약물을 사용하기도 한다.

4. 장기 및 계통의 변화

1) 피부

(1) 복벽

임신 후반기가 되면 복부의 피부에 붉고 약간 함몰된 줄무늬가 흔히 관찰되며, 이는 때로 유방과 허벅지 피부에 나타나기도 한다. 이들을 일컬어 임신선(striae gravidarum)이라고 한다. 다분만부에서는 현재 임신으로 인한 붉은 줄무늬 외에 이전 임신 시에 생긴 임신선의 반흔으로서 반짝이는 은색의 선이 나타나기도 한다. 때로는 복벽의 근육들이 장력을 이기지 못해서 복직근이 중심선에서 갈라지게 되어 다양한 정도의 복직근 분리(diastasis recti)가 발생한다. 심한 경우에는 복벽이 오직 한층의 피부층과 얇아진 근막, 그리고 복막으로만 되어 있는 수도 있다.

(2) 색소침착

대다수 여성에서 복부피부의 정중선에 색소가 침착되어 흑갈색을 띠게 되어 흑색선(linea nigra)을 형성한다. 때로는 얼굴과 목에 다양한 크기의 불규칙한 갈색 반이 나타나서 기미(chloasma) 혹은 임신기미(melasma gravidarum)로 나타나기도 한다. 유륜과 성기주위 피부의 색소 침착도 심화된다. 이러한 색소 변화는 분만 후에 없어지거나 상당 부분 회복된다. 경구용 피임약 복용 시에도 비슷한 변화가 일어난다. 이러한 색소침착의 원인에 대해서는 별로 알려진 바가 없지만 부신겉질자극호르몬(corticotropin)과 유사한 폴리펩티드인 멜라닌세포자극호르몬(melanocyte-stimulating hormone)이 임신 2개월 말부터 말기까지 현저히 상승함이 관찰되었다. 에스트로겐과 프로게스테론도 멜라닌세포를 자극하는 효과를 나타낸다고 보고되었다.

(3) 피부혈관의 변화

거미혈관(vascular spider)이라 일컬어지는 혈관종은 백인 여성에서는 3분의 1, 흑인 여성에서는 약 10%에서 관찰된다. 이는 특히 얼굴, 목, 상부흉부, 그리고 팔 등의 피부에서 미세하고 붉게 융기되어 중심부위로부터 갈라져 뻗어나가는 형태로 나타난다. 이런 상태는 모반, 혈관종, 혹은 모세혈관확장증의 형태를 띠기도 한다. 손바닥 홍반은 백인 여성의 3분의 2, 흑인 여성의 3분의 1에서 나타난다. 이 둘의 임상적 의의는 없으며 임신기간이 끝난 직후 대부분에서 사라진다. 이들은 대부분 과에스트로겐 상태에 기인하는 것으로 여겨진다.

2) 유방

임신초기에 간혹 유방의 통증이나 저린 증상을 경험하게 된다. 2개월 이후에는 유방의 크기가 커지고 피하 정맥이 보이게 된다. 유두는 커지고 색소가 침착되며 더욱 발기성

조직으로서의 특성을 띤다. 임신 첫 몇 개월이 지난 후에는 유두를 부드럽게 마사지하면 진하고 노란색의 초유가 짜지기도 한다. 이와 같은 시기에 유륜은 넓어지고 더욱 짙은 색을 띈다. 몽고메리선이라는 다수의 작은 융기가 유륜 근처에 산재하게 되는데, 이는 피지선이 비대해져서 형성된 것이다. 유방이 커지게 되면 복부에서 보이던 줄무늬가 관찰되기도 한다. 흥미로운 것은 임신 전 유방의 크기와 모유 생성량과는 관계가 없다는 것이다(Hytten et al., 1991).

3) 자궁

비임신상태의 자궁은 약 70 g의 고형에 가까운 장기이며 내강은 10 ml 이하이다. 임신을 하게 되면 자궁은 상대적으로 얇은 층의 근육으로 된 장기로 바뀌게 되어 태아, 태반, 그리고 양수를 담을 수 있게 된다. 만삭 시 자궁 내용물의 평균 용적은 5 L이지만 20 L까지도 가능하여 임신 말기의 자궁은 비임신자궁보다 용적이 500~1,000배 늘어나게 된다. 이에 따라 무게도 증가하여 만삭에는 1,100 g에 달한다. 임신 중 자궁크기의 증가는 근육세포들의 신전과 비대 때문이며, 근육세포가 새로 생기는 일은 드물다. 근육세포 크기의 증가와 더불어 섬유조직 특히, 외측 근육층에서 탄성 조직의 상당한 증가와 함께 축적된다. 추가된 조직의 결합체는 자궁벽의 물리적 강도를 높여준다. 자궁체부는 임신 첫 수개월에 걸쳐서 상당히 두꺼워지지만 임신이 지속되면서는 점차 얇아져서 만삭에 이르면 1.5 cm 이하로까지 얇아진다. 아직까지, 제왕절개 수술 후 자연분만시도에 있어서 자궁벽의 두께를 측정하는 것을 일반화하지는 않으며, 자연분만시도 여부를 결정하는 데에 자궁벽 두께의 기준은 확립되지 않았으나, 최근 메타분석에서는 과거 제왕절개수술을 받은 여성에서 임신 36주 이후 자궁아래분절(lower uterine segment)의 두께가 3.65 mm 이상일 경우, 다음 질식분만을 시도할 때 자궁파열의 위험이 낮은 것으로 보고하였다(Swift et al., 2019).

임신 초기의 자궁 비대는 주로 에스트로겐에 의하며 프로게스테론도 작용을 할 것이다. 자궁외 임신 때도 비슷한 자궁의 변화가 일어나기 때문에 수태산물의 기계적 확장이 임신 초기의 자궁 비대를 일으킨다고 볼 수는 없다. 그러나 12주 이후의 자궁 크기 증가는 주로 수태산물의 증가로 인한 압력에 의한다.

자궁의 증가는 주로 저부(fundus)에서 일어난다. 임신 초기에 난관과 난소, 그리고 원인대는 자궁저부의 첨부 바로 아래에 부착되어 있지만, 후반기에는 자궁 중반부의 약간 위에 부착되게 된다. 태반 부착부위 주변의 자궁이 그 외의 부분보다 더 빨리 커지기 때문에 태반의 위치 또한 자궁의 비대에 영향을 준다.

(1) 근육세포들의 배열

임신 중 자궁근육은 세 층으로 배열되어 있다. 바깥층은 덮개모양으로 되어 있어서 자궁저부 및 각종 인대에 까지 연장되어 있다. 중간층은 각 방향의 단단한 근섬유들의 얼개로 이루어져 있어서 이들 사이로 혈관들이 관통된다. 안쪽의 층은 난관입구 주위와 자궁경부 내구 주위의 괄약근 형태의 섬유로 구성되어 있다.

이 중 중간층이 자궁벽의 대부분을 차지하고 있다. 이 층의 근섬유들은 혈관들 주위에 각 방향으로 겹쳐서 이중곡선을 이루며 배열되어서 두 개의 섬유를 조합하면 8자형을 이룰 수 있게 된다. 이렇게 배열되었기 때문에 분만 후 근세포들이 수축을 하면 이 층을 통과하는 혈관들을 압박하여 지혈역할을 하게 된다.

(2) 자궁의 크기, 모양 및 위치

임신 첫 수 주 동안은 원래의 서양배 모양을 유지하지만 임신이 지속되면서 체부와 저부가 둥글게 되면서 12주가 되면 구형으로 변하게 된다. 그 후 자궁의 폭보다는 길이가 더 빨리 커지게 되어 난원형을 이루게 된다. 12주 말에는 자궁이 커져서 골반 밖으로 나오게 된다. 자궁이 계속 커짐에 따라 전복벽과 맞닿게 되어 장을 측상방으로 밀기 시작하여 나중에는 간 위치까지 도달하게 된다. 자궁이 골반에서부터 상승하면서 보통 우측으로 회전하게 되는데 이는 골반의 좌측에 직장 및 구불결장이 있기 때문일 것이다. 자궁이 커지면서 광인대 및 원인대에 장력이 가해지게 된다.

임신부가 선자세를 취하면 자궁의 장축은 골반입구의 축과 일치하게 된다. 복벽이 자궁을 지지하는데, 상당한 이완이 되지 않는 한 자궁의 장축과 골반입구의 축은 동일하게 유지된다. 임신부가 누운 자세를 취하면 자궁은 뒤로 젖혀져서 척추 위에 놓이게 되어 주위의 큰 혈관, 특히 하행대정맥과 대동맥을 누르게 된다.

(3) 수축력

임신 제1삼분기부터 자궁에서는 불규칙적인 수축이 일어나는데, 대부분은 무통성이다. 임신 제2삼분기에서는 이러한 수축이 촉지된다. 이런 수축이 Braxon Hicks(1872)에 의해 처음 기술되었기 때문에 Braxon Hicks 수축이라고 한다. 이런 수축은 예고 없이 산발적으로 일어나며 대부분 불규칙적이고 세기는 5~25 mmHg이다(Alvarez et al., 1958). 마지막 달까지 Braxton Hicks 수축은 드물게 나타나다가 마지막 1~2주에 자주 나타난다. 이 때 이러한 수축은 10~20분마다 일어나기도 하며 약간의 규칙성을 나타내기도 한다. 임신 후반기에 이들 수축은 어느 정도의 불편감을 유발하여 가진통에 해당되기도 한다.

(4) 자궁태반의 혈류

임신 중 모체의 혈관과 태아의 혈관은 기본적으로 직접적으로 만나지 않는다. 모체 자궁 내 동맥에서 정맥으로 혈류가 흐르고 융모간 공간(intervillous space)을 적셔 주게 되며 이 혈액 내의 산모와 이산화탄소 및 각종 영양분, 미네랄 등이 다양한 방식으로 융모 내의 태아 모세 혈관 내로 유입되게 된다. 이처럼 융모막 공간에서 충분한 관류에 의해 태아와 태반이 성장하고 대사되기 위해 필수적인 물질이 공급되고 대사산물이 제거된다. 태반관류는 총 자궁 혈류량에 영향을 받는데, 이는 대부분 자궁 및 난소동맥으로부터 공급을 받는다. 자궁태반의 혈류는 임신 중 점차 증가하여 만삭에 가까우면 분당 500~750 ml에 이른다(Wilson et al., 2007).

탄력소 함량과 교감신경 밀도의 감소를 포함한 여러 요인으로 인한 자궁 정맥이 재구성되어 정맥의 직경과 확장성이 증가하게 된다. 자궁태반 혈류의 엄청난 증가에 적응하기 위해서는 이러한 변화가 필수적이다.

(5) 자궁태반 혈류의 조절

임신이 지속되면서 태반과 태아 사이의 혈류는 태반 혈관의 지속적인 성장으로 인해 증가하는 반면, 모체와 태반 사이의 혈류의 증가는 주로 혈관 확장에 의해 일어난 다. 이 시기의 혈관확장은 어느 정도 에스트로겐 자극의 결과로 온다. Naden 등(1985)은 임신하지 않은 양에게 17β-에스트라디올을 주입했더니 임신 때와 비슷한 심혈관계 변화를 일으킴을 발견하였다. Jauniaux 등(1994)은 자궁동맥 저항계수를 측정하여 에스트라디올과 프로게스테론이 임신 후반기의 혈관 저항의 감소에 기여함을 보고하였다.

에스트라디올과 프로게스테론 외에도 다른 매개체들이 임신 중 자궁태반 순환을 포함한 혈관저항에 영향을 준다. 예를 들면, 카테콜라민이 주입된 양에서 태반 관류가 현저히 줄어듦을 들 수 있다(Weiss et al., 1993). 이 반응은 전신 혈관계에 비해 자궁태반 영역의 에피네프린과 노르에피네프린 민감도가 크기 때문일 것이다. 반면에 정상 임신 혈관에서는 안지오텐신 II에 의한 승압효과가 나타나지 않는 특징이 있다. 이런 무감응성으로 인해 자궁태반 혈류가 증가될 수 있다(Rosenfeld et al., 1981). 산화질소(nitric oxide)는 혈관내피세포에서 나오는 강력한 혈관 확장제이다. 이는 혈관저항성을 조절하여 임신 중 자궁태반 혈류를 개선하는 데 중요한 역할을 한다(Hull et al., 1994). 에스트로겐, 프로게스테론, 액티빈, 태반성장인자, 혈관내피성장인자도 혈관형성(angiogenesis)에 중요한 역할을 하고, sFlt-1은 태반성장인자와 혈관내피성장인자를 억제하므로 이들의 비율이 전자간증의 병리와 연관성이 있다.

(6) 자궁경부

이르면 수태 후 1개월경부터 자궁경부는 매우 부드러워지고 푸른빛을 띠기 시작한다. 이러한 변화는 자궁경부의 비대와 증식과 더불어 전체 자궁경부의 부종과 혈관 증가 때문이다. 자궁경부는 평활근도 소량 존재하지만 주로 결체조직으로 이루어져 있다. 임신이 만삭까지 유지되고 분만과정에서는 확장되고 분만 후에는 다시 복구되어 다음 임신이 반복될 수 있도록 하기 위해서는 콜라겐이 풍부한 결체조직으로 재구성되어야 한다.

임신 전에는 전체 자궁경부의 일부만 차지하던 자궁 경부의 샘들은 급격한 분화를 거쳐서 임신 말기에는 전체 자궁경부 부피의 절반을 점유하게 된다. 이런 정상 임신에 따른 변화는 증식하고 있는 내자궁경부 원주상선(columnal glands)의 확장, 외번(eversion)으로 나타난다. 이 조직은 붉고 부드러우며 자궁경부세포진 검사와 같은 작은 자극에도 출혈을 일으키기도 한다.

내자궁경부 점막세포들은 수정 직후 많은 양의 끈끈한 점액을 분비해서 자궁경관을 막는다. 이 점액에는 면역글로불린과 사이토카인이 풍부하다(Kutteh et al., 2001). 분만진통이 시작되면 점액마개가 배출되어 혈성 이슬이 나타난다. 더욱이 임신 중 자궁경부 점액의 성상이 바뀐다. 대부분의 임신부에서는 자궁경부 점액을 유리 슬라이드 위에 도말하고 말리면 프로게스테론의 영향으로 특징적인 염주 모양의 결정체가 나타난다. 어떤 여성에서는 양수 누출의 결과로 가지 모양(양치상)의 결정체가 나타나기도 한다.

임신 중 편평-원주 경계(squamo-columnar junction) 근처의 기저 세포가 크기, 모양, 그리고 염색성에서 특징적으로 뚜렷하게 나타난다. 이런 변화들은 에스트로겐에 의한 것으로 여겨진다. 이러한 기저 세포의 변화로 인해 임신부에서 시행된 자궁경부 세포진 검사가 부정확하게 나올 수 있다(Kost et al., 1993).

4) 난소 및 난관

임신 중 배란은 멈추게 되고 새로운 난포의 성숙이 정지된다. 임신부 난소에서는 보통 하나의 황체만 관찰된다. 이는 첫 6~7주(배란 후 4~5주) 동안 최대로 프로게스테론 생성 활동을 하고 그 후 점차 줄어든다. 이와 같은 사실은 임신 7주(배란 후 5주) 이전에 황체를 외과적으로 절제하면 모체 혈중 프로게스테론이 급격히 떨어져서 자연 유산이 이르는 것을 보면 확인될 수 있다(Csapo et al., 1973). 이 시기가 지나면 황체를 제거해도 보통은 유산으로 이어지지 않는다. 임신 동안에는 난소 표면 안팎에 서 자궁내막 실질에서 발견되는 것과 유사한 탈락막 반응(decidual reaction)이 흔히 일어나며, 제왕절개를 시행할 때 관찰할 수 있다. 이러한 융기된 반응은 쉽게 출혈되며 일견 보기에 유착부위가 방금 찢어진 것처럼 보인다. 유사한 탈락막 반응이 자궁 후벽의 장막 혹은 다른 복강 내외의 장기에서 보이기도 한다. 난소정맥의 직경은 비임신상태에서는 0.9 cm 정도이지만 점차 증가하여 만삭에서는 2.6 cm까지 된다(Hodgkinson et al., 1953).

(1) 릴랙신(Relaxin)

릴랙신은 인슐린, 인슐린유사성장인자(insulin-like growth factors) I 및 II와 비슷한 구조를 갖고 있는 단백 호르몬이다. 주요 생물학적 작용은 생식기관 결체조직이 재구성되어 임신에 적응하고 분만을 성공적으로 이끌게 하는 것이다(Weiss et al., 1993). 릴랙신은 황체, 탈락막, 그리고 태반에서 hCG와 유사한 양상으로 분비된다.

사람의 임신에서 릴랙신의 역할은 완전히 규명되어 있지 않지만, 자궁경부의 생화학적 구조에 영향을 주는 것으로 알려져 있다(Brennand et al., 1997). 이 호르몬은 자궁근육의 수축에도 영향을 주어 조산과 관련이 된다. 임신 중 각 관절의 유동성 증가와 혈중 릴랙신 농도는 연관되지 않는다(Marnach et al., 2003).

(2) 임신황체종(Pregnancy luteoma)

임신황체종의 특징적인 초음파 소견으로서 고형이고, 복잡한 모양을 한 단측 혹은 양측의 종괴가 출혈부위에 해당하는 낭성 양상과 같이 나타난다. 대체로 초음파 단독으로는 황체화 난포막종(luteinized thecoma), 과립막세포종양(granulosa cell tumor) 혹은 Leydig 세포종양 등과 같은 고형 난소 종양과 감별할 수 없다(Koller et al., 1982). 비록 황체종은 분만 후 쇠퇴되지만 다음 임신에서 다시 나타날 수 있다(Shortle et al., 1987). 임신황체종은 모체의 남성화를 일으킬 수 있으나 여자 태아에는 영향을 미치지 않는다. 이는 태반이 보호 역할을 하며 안드로겐과 안드로겐 유사 스테로이드들을 에스트로겐으로 바꿀 수 있는 능력이 크기 때문이다(Laird-Meeter et al., 1979). 그러나 매우 드물지만 여자 태아가 남성화 될 수도 있다.

(3) 난포막황체 낭종(Theca-lutein cyst)

이 양성 난소 병변은 hyperreactio luteinalis라 불리우며 과도한 생리적 난포자극 때문에 발생된다. 이 반응은 혈중 hCG의 과도한 증가와 관련이 있다. 비록 세포 형태는 황체종과 비슷하지만 이들 양측성 낭성 난소들은 중등도 내지는 대량의 크기 증가를 나타낸다. 임신성 융모성 질환에서 잘 발견되며, 당뇨병, D-동종면역, 그리고 다태아와 같은 큰 태반을 동반한 임신과 종종 연관된다(Tanaka et al., 2001). 난포막황체낭종은 hCG 청소율의 감소로 인한 만성 신부전에서 보고되었고, 갑상선 기능항진증에서는 hCG와 TSH의 구조가 비슷하다고 보고되었다(Coccia et al., 2003). 또한 정상임신이지만 hCG가 높은 경우에도 발견될 수 있다(Bidus et al., 2002). 대부분 무증상이지만 낭종으로의 출혈로 인해 복통을 일으킬 수 있다. 더욱이 모체의 남성화가 25%까지 관찰된다(Foulk et al., 1997). 안드로스테네디온과 테스토스테론의 증가와 함께 나타나는 변화로서 일시적 탈모, 다모증 및 음핵비대를 들 수 있다(Bradshaw et al., 1986). 난소는 대개 양측성으로 커져 있고 내부에 여러 개의 낭종이 관찰되는 특징적인 초음파 소견과 이와 해당하는 임상적 양상으로 진단할 수 있다. 이런 상태는 자연히 해소되며 궁극적으로 분만 후에는 저절로 없어진다. 그러나 어떤 경우에는 성선자극호르몬(gonadotropin)에 대한 난소 반응성의 증가가 산후 몇 주 후까지 확인될 수도 있다.

(4) 난관

난관의 근육은 임신기간 동안에 비대해지며, 난관 점막의 상피는 어느 정도 납작해진다. 자궁관 내막의 실질에서 탈락막 반응이 일어나기도 하지만 탈락막이 연속하여 형성되지는 않는다.

5) 질과 회음부

임신 중 회음부와 외음부의 피부와 근육에서는 밑에 있는 많은 결체조직의 연화와 더불어 혈관이 증가되고 충혈이 일어난다. 특히, 질의 혈관이 증가하여 푸른색을 띄게 되어 Chadwick 징후를 나타낸다. 질벽에서는 많은 변화가 일어나는데 이는 분만진통 동안에 잘 늘어날 수 있도록 대비하기 위해서이다. 이러한 변화로서 점막 두께의 상당한 증가, 결체조직의 이완, 평활근세포의 비대 등을 들 수 있다. 질점막의 유두도 상당히 비대되어 가는 돌기모양을 이룬다. 질내에는 약간 두텁고 하얀 자궁 경부 분비물이 상당히 증가되어 있다. Lactobacillus acidophilus의 작용으로 질 상피내의 글리코겐으로부터 젖산(lactic acid)의 생성이 증가되어 pH 3.5~6으로 산성을 나타낸다.

임신 초기에 질의 상피는 황체기와 비슷한 양상을 나타낸다. 임신이 지속되면서 두 가지 반응양상이 보인다. 첫째, 중간(intermediate)세포가 자궁경부 세포진 검사에서 작고 단단한 무리로 나타난다. 이들 난원형의 세포들은 수포성의 어느 정도 긴 핵을 갖고 있다. 둘째, 세포질이 없는 거품핵(vesicular nuclei)이 많은 Lactobacillus와 함께 보인다.

6) 심혈관계

심혈관계의 변화는 임신 첫 8주간 두드러지는데, 전신 혈관 저항이 감소하고 심박 박동수가 빨라지면서 심장박출량이 증가한다. 수축기, 이완기 혈압 모두 임신 초기부터 유의하게 감소하고, 맥박은 10회 정도 빨라진다(Mahendru et al., 2012).

(1) 혈액량

임신 10주와 20주 사이에는 혈장량이 증가해서 전부하가 증가하게 된다. 임신 32주가 되면 혈장량이 최고에 이르러 4,700~5,200 mL이 되며 이는 비임신 시 에 비해 45%가량 증가된 양이다(Zeeman et al., 2009). 그러나 이러한 혈액량 증가는 개개인에 따라 매우 달라서, 어떤 여성의 경우 소량 증가에 그치는 데 반하여 어떤 여성에서는 거의 2배 가까이 증가한다. 자간증 산모들에서의 혈액량 증가는 비임신 시에 비하여 약 10% 증가에 그치는 것으로 보고된 바 있다(Zeeman et al., 2009). 임신에 의한 혈액량 증가는 비대해진 자궁과 혈관계의 대사량을 충족시키고, 태반과 태아에 필요한 영양분과 산소를 공급하는 역할을 한다. 또한 눕거나 서 있는 자세에서 정맥혈 유입의 감소로 모체와 태아에 미칠 수 있는 악영향으로부터 임산부를 보호하는 역할을 하며, 출산 시의 혈액 손실로부터 보호하는 역할을 한다. 적혈구 용적에 비해 혈장량이 더 증가하기 때문에 생리적 희석이 일어나서 모체 적혈구용적율이 약간 감소하게 되며, 이는 임신 제3삼분기 중반에 극대화되어 나타난다. 이는 혈액의 점도를 낮춰서 임신 중 혈전증이 생기는 것을 예방해주는 역할을 하며 융모사이 관류(intervillous perfusion)에도 좋은 영향을 미치는 것으로 생각된다.

(2) 심장의 구조적 변화

임신 중 횡경막이 올라감에 따라, 심장은 좌측 상방으로 이동하고 장축을 따라 회전을 하게 된다. 이로 인해 흉부 사진 촬영 시 심장이 약간 커 보이는 경향이 있다. 정상적으로 임신 중 소량의 심낭 삼출이 발생하기도 하는데 이런 경우 중등도의 심장 비대와 구분이 어려울 수 있다.

(3) 심장박출량

임신 중 심실의 기능은 정상이다. 임신 중 혈액량, 모체의 체중, 기초 대사량은 증가하는 반면, 동맥 혈압과 혈관 저항은 감소하며 이러한 변화로 인해 심박출량이 변화한다. 심장 박출량은 산모 자세에도 영향을 받는다. 옆으로 누운 자세(lateral recombent position)에서는 임신 초기부터 안정 시 심장박출량이 현저히 증가하고 출산할 때 까지 유지된다. 똑바로 누워 있는 자세에서는 자궁이 정맥을 압박하여 하지로부터의 정맥 환류가 감소하게 되고, 경우에 따라서는 자궁이 대동맥을 바로 압박하기도 하여 심장 충전(cardiac filling)이 감소하고 심장박출량이 감소할 수 있다(Bieniarz et al., 1968). Nelson 등(2015)은 산모가 바로 누워 있다가 왼쪽 옆으로 돌아누우면 임신 26~30주에는 20%, 32~34주경에는 10% 정도 심장박출량이 증가한다고 보고하였다. 산모가 서 있을 때는 심장박출량이 비임신수준으로 떨어진다. 진통 중인 산모가 앙와위로 누울 때보다는 옆으로 누워 있을 때 태아의 산소 포화도가 10% 정도 더 높다는 보고도 있다(Simpson and James, 2005). 심장박출량은 분만 제1기에는 중등도로 증가하다가 분만 제2기에 힘주기를 할 때는 더욱 증가한다(Easterling et al.,1988). 증가된 심장박출량은 분만직후 대부분 비임신 상태로 회복되는데, 회복에 걸리는 시간은 분만 당시의 출혈량에 따라 달라진다.

다태 임신은 심혈관계의 예비능이 적어 심장 박동수와 심장 수축력이 더 증가하고, 심장박출량은 단태 임신보다 약 20%가량 더 증가한다. 다태임신은 단태임신에 비해 전부하가 더욱 증가하기 때문에 좌심방, 좌심실의 이완 말기 용적도 15%가량 추가로 더 증가한다(Kametas et al., 2003). 쌍둥이 임신부의 임신 초기 심장박출량은 평균 5.5L/min으로 산욕기보다 20%가량 높은 수치이며 임신 제2,3삼분기의 심장박출량은 평균 6.3 L/min가량으로 임신 초기에 비해서도 15%가량 높다(Ghi et al., 2015).

(4) 혈압의 변화

동맥압은 산모의 자세에 따라 달라진다. 상완동맥(brachial artery)에서 측정한 혈압은 앉아서 측정할 때 보다 바로 눕거나 옆으로 누워서 측정할 때 더 높게 측정된다(Bamber et al., 2003). 또한 옆으로 누워서 측정할 때보다 바로 눕거나 쭈그려 앉아 있을 때 수축기 혈압이 더 높게 측정된다. 동맥압은 임신 중 점차 감소하여 임신 24~26주경 가장 낮아지고 그 이후에 다시 상승하는데, 확장기 혈압이 수축기 혈압보다 더 많이 감소한다.

팔꿈치 앞쪽에서 측정되는 정맥압은 임신 중 큰 변화가 없지만, 바로 누운자세에서 측정한 대퇴부의 정맥압은 임신 후반기로 갈수록 증가한다. 임신 후기에 자궁이 커지면서 골반의 정맥과 하대정맥의 폐색을 초래하기 때문에 산모가 옆으로 누운 자세를 제외하고는 하지의 정맥 혈류가 저류된다(Wright et al., 1950). 증가된 정맥압력은 산모가 옆으로 눕거나 혹은 출산을 하게 되면 정상으로 회복된다. 이러한 정맥혈의 저류 때문에 임신 중 체위 부종(dependent edema), 하지와 외음부의 정맥류, 치질 등이 자주 발생하며, 심부정맥 혈전증의 원인이 되기도 한다.

출산 후에는 임신 전보다 동맥 탄성이 증가하고, 동맥 경직도(arterial stiffness)가 감소한다. 이는 다음 임신의 전자간증 빈도를 줄이는 요인 중 하나로 생각된다(Morris et al., 2015).

(5) 혈압 조절인자

레닌-안지오텐신-알도스테론 축은 염분과 수분의 균형을 통하여 콩팥을 통한 혈압 조절에 중요한 역할을 한다. 레닌, 안지오텐신, 알도스테론 모두 임신 중 증가한다. 임신 중 증가된 안지오텐시노겐은 혈압유지에 중요하다(Lumbers et al., 2014). 정상 혈압인 초산부는 안지오텐신 II를 주입해도 정상 혈압을 유지하는 '안지오텐신 II 불응성(refractoriness)'을 보이지만, 고혈압 산모는 이러한 불응성을 보이지 않는다. 정상 산모는 태반 만출 후 30분 안에 안지오텐신 II에 대한 불응성이 소실되지만, 진통 후반기에 프로게스테론은 근주하면 불응성이 더 오래 나타날 수 있다(Gant et al., 1973).

심장나트륨이뇨인자(cardiac natriuretic peptide)에는 A형 (atrial natriuretic peptide, ANP)과 B형 펩티드(B-type peptide, BNP)가 있으며 이들은 심방벽이 신전되는 자극에 의해 심근에서 분비된다. 이들 펩티드들은 나트륨배설, 혈관 평활근 이완 및 이뇨작용을 통해 혈액양을 조절하는 역할을 한다. B형 심장나트륨이뇨인자(BNP), Nt pro-BNP (amino-terminal pro-brain natriuretic peptide) 등이 임신 중 좌심실 수축 기능 부전과 만성 심부전의 예후를 평가하는 선별 검사로 유용할 것으로 기대되고 있다(Tihtonen et al., 2007).

임신 중 혈장량이 늘어남에도 불구하고, 혈장 ANP와 BNP수치는 일정하게 유지된다(Yurteri-Kaplan et al., 2012). 정상임신에서 BNP는 중간값으로 20 pg/mL 정도 유지되나, 중증 전자간증 산모에서는 증가하는데 이는 증가된 후부하(afterload)에 의하여 심근의 변형이 발생하기 때문인 것으로 생각된다(Tihtonen et al., 2007).

임신 중 증가하는 프로스타글란딘은 혈관 긴장도, 혈압, 나트륨 평형 조절에 중요한 역할을 한다. 콩팥 수질에서 생성되는 프로스타글란딘 E2는 나트륨 이뇨에 관여하는 것으로 보인다. 혈관 내피의 주요 프로스타글란딘인 프로스타싸이클린(prostacyclin, PGI2)도 임신 말기에 증가하여 혈소판 기능과 혈압을 조절하고 임신 중 혈관을 확장시키는 역할을 한다. PGI2 결핍은 병적인 혈관 수축과 관련이 있다(Shah ct al., 2015). 산모의 소변과 혈액에서 관찰되는 PGI2와 트롬복산(thromboxane)의 비율은 전자간증의 병인에서 중요한 특징이다(Majed et al., 2012).

엔도텔린(endothelin)-1은 혈관 내피와 혈관 평활근에서 생산되는 강력한 혈관 수축 인자로서 국소적인 혈관 운동 긴장(vasomotor tone)을 조절한다(George et al., 2011). 정상 임신에서 엔도텔린-1에 대한 혈관의 민감도는 변화가 없지만, 전자간증에서는 민감도가 병적으로 증가하며 전자간증의 발현에 중요한 역할을 하는 것으로 보인다(Saleh et al., 2016).

일산화질소(nitric oxide)는 혈관 내피 세포에서 분비되어 임신 중 혈관저항을 조절한다. 또한 태반 혈관의 발달과 긴장도를 조절하는 중요한 인자로서 전자간증의 발생과 연관이 있다(Krause et al., 2011, Kulandavelu et al., 2013).

(6) 누운자세 저혈압증후군(Supine hypotension syndrome)

산모가 앙와위로 누운 자세에서는 자궁이 대혈관을 압박하여 동맥 저혈압이 발생할 수 있는데 이를 누운자세 저혈압 증후군(supine hypotensive syndrome)이라고 하며 산모의 약 10%에서 발생한다. 이 경우 상완동맥보다 자궁 동맥의 압력 및 혈류가 더욱 유의하게 감소하는데, 이것이 저위험군 산모에서도 태아의 심장 박동수에 직접적인 영향을 미치는지에 대해서는 불확실하다(Armstrong et al., 2011). 이러한 변화는 임신 중 과량의 출혈이나 척추 마취 후에도 발생할 수 있다.

(7) 정상적으로 생길 수 있는 증상들

임신 중에는 임신 초기임에도 호흡곤란과 같은 증상이 나타난다. 이는 정상적인 신체 활동을 할 수 없을 정도는 아니지만 마치 심장이나 폐에 문제가 있는 것처럼 느껴지기도 한다. 이는 일회호흡량이 증가하여 혈중 이산화탄소 분압이 약간 감소하면서 역설적으로 호흡곤란을 일으키는 것으로 생각된다. 임신 중 심음 청진소견은 변화한다. 90%의 여성에 서 제1 심음이 커지고 더 넓게 분할되는데, 이러한 분할 은 임신기간 동안에 승모판이 일찍 닫혀서 발생하는 것으로, 심전도 상의 Q파와 제1 심음 사이의 간격이 짧아지는 것으로 알 수 있다. 제2 심음은 임신 30주까지 큰 변화는 없으며, 이 시기가 되면 호흡과 무관한 심음의 분할이 지속된다. 제3 심음은 90%의 임신부에서 크게 청진된다. 수축기 잡음은 약 90%의 임신부에서 청진되며 복장 뼈(sternum)의 좌측 경계를 따라서 가장 잘 들리고 대부분이 대동맥이나 폐동맥에서 발생된다. 임신기간에 도플러 심초음파 검사를 하면 삼천판 역류가 많이 관찰되는데, 이로 인해 명치 가슴 부위에서 수축기 잡음이 들리게 된다. 이들 심음 변화의 대부분이 임신 12~20주에 처음 들리기 시작해서 분만 후 1주일이면 회복되지만 20% 가까이에서는 분만 후 4주째까지도 수축기 잡음이 계속 들릴 수 있다. 임신 시 수축기 잡음이 2/4등급 이상이거나 모든 정도의 확장기 잡음이 들리는 것은 비정상으로 간주된다. 증가된 유방 혈류에 의해 지속적인 잡음이 들리기도 하며 이는 2번째 갈비 사이 공간에서 가장 크게 들린다.

7) 호흡기계

임신 중 호르몬 변화와 자궁 비대로 인한 흉곽의 구조적인 변화로 인해 폐 기능의 변화가 발생한다. 임신 중 증가한 프로게스테론에 의해 이산화탄소에 대한 호흡 중추의 민감도가 증가하며 이로 인해 호흡 동인(drive)이 증가한다. 에스트로겐은 호흡에 대한 프로게스테론 수용체의 민감도를 증가시키는 역할을 한다. 자궁이 비대해지면서 횡경막이 4 cm 정도 상승하고, 호기말 식도 및 위장관 내 압력이 증가하여 흉곽 내 음압이 증가하면서 작은 기관지의 폐색이 일찍 발생하여 폐의 잔기량이 감소한다. 임신 후반기로 가면서 흉곽의 횡단면이 2 cm, 흉곽둘레가 6 cm 정도 증가하지만 줄어든 폐의 잔기량을 보상할 수 있는 정도는 아니다.

(1) 폐 기능

임신 중 호흡수는 변하지 않지만, 임신 후반기로 갈수록 일회 호흡량(tidal volume), 분당 호흡량(minute ventilation)은 증가한다. 임신 중 가장 중요한 폐기능의 변화는 횡경막 상승으로 인해 잔기량(residual volume)과 호기 예비량(Expiratory reserve volume, ERV)이 감소하고 이로 인해 전체 기능적 잔기 용량(Functional residual capacity, FRC)이 약 20~30%(400~700 ml) 정도 감소하는 것이다. 임신 중 자궁이 커지면서 흉곽의 구조적 변화로 인해 폐 용적이 줄어드는 변화는 있지만 최대 호흡 용적(maximum breathing capacity), 강제 폐활량(Forced vital capacity, FVC), 강제 1초 호기량(Forced expiratory volume in 1 sec, FEV_1)과 같은 폐활량 측정값은 대체적으로 비임신 시와 비슷하게 유지된다. 임신 중 프로게스케론에 의해 기도 저항과 폐저항(pulmonary resistance)이 감소하면서 기관 확장 효과로 인해 흡기 용적(inspiratory capacity), 즉 호기 예비량으로부터 들이마실 수 있는 최대 부피가 5~10%(200~350 ml)정도 늘어난다. 이로써 호기 예비량 감소로 줄어들 수 있는 총 폐용량(Total lung capacity)이 비임신과 비교하여 거의 변화가 없거나 감소하더라도 만삭에 5% 정도 줄어드는 수준에 그치게 된다(hegesald et al., 2011)(그림 6-1). 쌍태 임신은 단태 임신과 비교하여 폐기능 변화의 차이가 크지 않다.

(2) 임산부의 산소 요구도

임신 중 산소 소비량은 약 20%가량 증가한다. 분만 진통 중

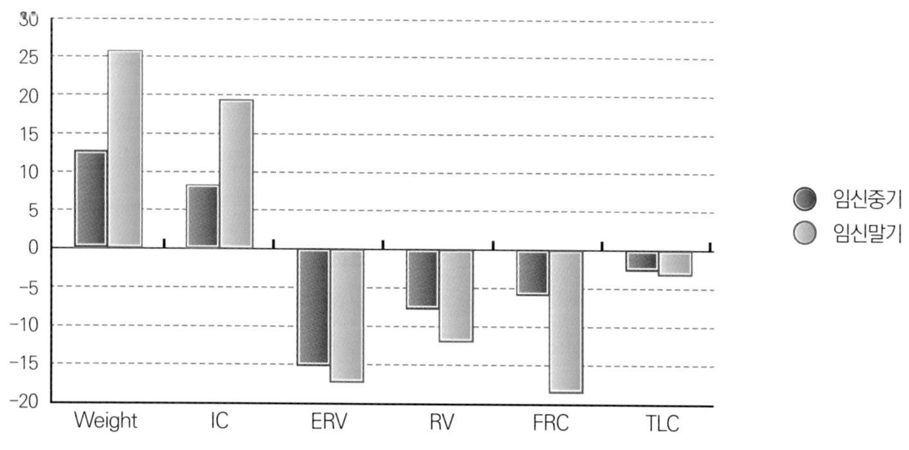

그림 6-1. **임신 중 폐용적의 변화**
IC: inspiratory capacity, ERV: expiratory reserve volume, RV: residual volume, FRC: functional residual capacity, TLC: total lung capacity

에는 40~60%가량 증가하며 다태임신은 단태보다 약 10% 가량 더 증가한다(Bobrowski et al., 2010). 임신 중 증가된 산소 요구량은 일회호흡량의 증가로 충분히 충족시킬 수 있다. 또한 심장박출량이 증가하고, 총 혈색소의 양이 증가하여 전체 산소 운반 능력이 증가되어 동정맥 간의 산소 차이는 줄어든다.

8) 비뇨기계

(1) 콩팥

임신 중 콩팥의 크기는 약간 1 cm 정도 커진다. 사구체 여과율(Glomerular filtration rate, GFR)이 증가하며, 아미노산과 수용성 비타민과 같은 일부 영양소들도 소변을 통한 배설량이 증가한다(shibata et al., 2013). 사구체 여과율이 증가하는 이유는 임신 중 혈액량 증가로 인해 혈청이 희석되어 신장 사구체의 미세 혈류 순환으로 유입되는 단백질과 혈장의 삼투압이 감소하기 때문이다. 신장 혈장 유량이 증가하는 것 역시 사구체 여과율을 증가시키는 요인 중 하나이다. 사구체 여과율 증가로 인해 임신 제3삼분기에 많은 임산부가 빈뇨와 야뇨를 경험한다(Frederice et al., 2013). 만삭이 되면 콩팥 혈장 유량은 줄어들지만 사구체 여과율은 증가된 상태로 유지된다. 출산 후 첫날까지도 사구체 모세혈관 삼투압이 감소로 인해 사구체 여과율이 증가된 상태이며 출산 2주까지도 혈장량 증가와 혈장 희석상태가 지속된다(Odutatyo et al., 2012).

릴랙신(relaxin)은 임신 중 발생하는 사구체 여과율과 콩팥 혈장 유량 증가에 중요한 역할을 한다(Conrad et al., 2014; Helal et al., 2012). 릴렉신에 의해 일산화질소(nitric oxide) 생산이 증가하면 신장 혈관이 확장되고 신장 내 유출 유입 동맥의 저항이 감소하고 신장 혈장 유량과 사구체 여과율이 증가한다.

모체의 자세는 신기능에도 일부 영향을 미치며 자세에 따른 사구체 여과율과 콩팥 혈장 유량의 변화는 다양하게 나타난다. 임신 후반기의 바로 누운 자세에서의 나트륨 배설율은 옆으로 누운 자세의 절반 정도이다.

① 소변 검사

임신 중 사구체 여과율이 증가하고 당의 요세관 재흡수가 감소하여 정상적으로도 요당이 검출될 수 있다. 그러나 일단 요당이 확인되면 당뇨의 가능성은 염두에 두어야 한다. 혈뇨는 소변 검체를 받는 과정에서 섞여 들어간 것이 아니라면 신장 질환 또는 감염을 의심해야 하는 소견이지만, 분만 진통 중에는 난산으로 방광과 요도의 손상이 발생하여 혈뇨가 관찰되기도 한다.

비임신 시에는 하루 150 mg의 단백질이 소변에서 검출되면 단백뇨로 정의한다. 그러나 임신 중에는 사구체여과율이 증가하고 세뇨관에서 재흡수가 감소할 수 있기 때문에 하루 300 mg 이상 배설될 때 의미 있는 단백뇨로 간주한다(Odutatyo et al., 2012). 단백뇨를 평가하는 방법은 Dipstick검사, 24시간 정량검사, 무작위 소변의 알부민/크레아티닌비 또는 단백질/크레아티닌비를 이용할 수 있다.

Dipstick검사는 소변의 농축 및 희석 여부를 반영하지 못해 희석이 많이 된 소변의 경우 의미 있는 단백뇨가 있어도 음성 또는 실제보다 적은 양으로 확인될 수 있다. 24시간 소변 정량검사를 시행할 때는 요로가 확장되면서 생기는 변화를 고려야 하여야 한다. 검사에 정확을 기하기 위해서는 우선 산모에게 수액을 공급하고 옆누운자세를 45~60분간 취하게 한 후 산모에게 소변을 보게 하여 검사 시작 전부터 요로에 저류되어 있던 소변을 비운 다음 24시간 소변을 채집한다. 그리고 마지막 1시간째 소변을 채취할 때도 마찬가지로 옆누운자세를 취하게 하여 소변을 보도록 하여야 한다(Lindheimer et al., 2010).

소변 단백/크레아티닌비는 간편하고 비교적 정확한 방법으로 알려져 있지만, 단위 크레아티닌당 배출되는 단백질의 양이 일정하지는 않고 비정상으로 진단할 수 있는 참고치가 다양하다는 것이 제한점이다.

② 콩팥기능검사

임신 중 혈청 크레아티닌 수치는 평균 0.7 mg/dL에서 0.5 mg/dL로 감소하고, 0.9 mg/dL이 넘으면 콩팥질환을 의심해야 한다. 임신 중 크레아티닌 청소율은 임신하지 않은 경우에 비해 30%가량 높다. 크레아티닌 청소율은 채뇨가 적절한 시간에 정확히 이루어졌을 때 임신 중 콩팥기능을 평가 하는 데 주요한 검사이다. 낮에 임산부는 체위 의존 부종으로 수분이 저류되는 경향이 있고 밤에 누워 있을 때 이 저류된 체액이 동원되어 이뇨작용이 일어난다. 이렇게 비임신 상태와는 반대로 일어나는 일일주기로 인해 야뇨가 잦다. 산모는 수면과 같이 장시간 물을 섭취하지 않는 경우, 비임신 시처럼 요를 농축시켜 체내 수분을 유지하는 것이 아니라 낮은 삼투압상태인 세포외액을 동원할 수 있어 요를 농축시킬 필요가 없다.

(2) 요관

자궁이 커져서 골반 밖으로 나오면 요관 바로 위에 위치하게 된다. 이 시기에 자궁은 요관을 바깥쪽으로 밀게 되고 골반 가장자리에서는 요관을 압박하게 된다. 이 압박부위 위쪽의 요관긴장도가 아래쪽 보다 높다(Schulman et al., 1975). 우측 요관에 더욱 많이 발생하는데 이는 좌측 요관은 구불창자(sigmoid colon)에 의해 압박이 완충되며 우측 요관은 우회전된 자궁에 의해 더 압박되기 때문이다. 또한 우측 요관의 주행 방향에 위치한 우측 난소 정맥 복합체가 임신 중 더욱 확장되는 것 역시 우측 호발 요인 중 하나이다. 프로게스테론은 요관 확장에 영향을 미치지만 임신 중기에 갑자기 요로 압박이 발생하는 것으로 미루어 호르몬보다는 물리적인 압박이 가장 주요한 원인이라고 생각된다.

(3) 방광

방광은 임신 12주 이전까지는 해부학적 변화가 거의 없다가 12주부터 자궁이 커지면서 골반 내 장기의 충혈, 방광 근육과 결체조직의 과형성으로 방광 삼각이 위로 올라가면서 방광 삼각내의 요관 진입부위 가장자리가 두꺼워진다. 이런 현상은 임신 말기까지 지속되어 방광 삼각이 매우 깊어지고 넓어지게 된다. 방광 점막은 혈관이 커지고 굽게 되는 것 외에는 별다른 변화가 없다. Iosif 등(1980)은 요도방광검사를 통해서 초산모의 방광압이 임신초기 8 cm H_2O에서 만삭 때 20 cm H_2O로 증가하는 것을 발견하였다. 줄어든 방광용적을 보완하기 위해서 절대적 및 기능적 요도길이가 증가하고 동시에 요실금이 발생하지 않도록 최대 요도내압이 증가한다. 그럼에도 약 반 이상의 여성들이 임신 중 요실금을 경험하며 양막 파열과 감별이 필요하게 된다(van Brummen et al., 2006). 진통이 발생하기 전부터 선진부가 진입되는 경우가 많은 초산모는 임신 말기로 갈수록 방광 기저부 전체가 배쪽, 머리쪽으로 밀려서 정상적인 볼록한 형태가 오목하게 바뀌게 된다. 이로 인해 진단 및 치료를 위한 시술이 어려워지는 경우가 많다. 더욱이 선진부의 압력으로 방광 기저부의 혈액 및 림프액이 잘 배출되지 못해서 잘 붓고 쉽게 손상을 받으며 감염에 취약해진다.

9) 소화기계

(1) 위장관계

임신 중에는 프로게스테론과 에스트로겐으로 인해 위의 수축력과 운동성이 모두 감소한다. 프로게스테론은 위-식도 괄약근의 긴장도를 감소시키며, 에스트로겐은 위산이 식도로 역류하는 것을 증가시키는 듯하다. 임신 중 위장과 장은 자궁에 의해 위쪽으로 이동하며 맹장은 위쪽, 약간 바깥쪽 위로 밀려 오른쪽 옆구리에 위치하게 된다. 임신 중 위산의 역류로 속쓰림이 흔히 발생한다. 이는 임신 중 발생하는 위장의 위치 변화, 하부 식도 괄약근의 긴장도 감소, 위장 내 압력에 비해 식도 내 압력 감소, 식도의 연하작용의 저하와 관련된다. 위배출시간은 임신 중 크게 변하지 않는다(Wong et al., 2007). 그러나 분만 진통 중에 진통제를 투여하면 위배출시간이 눈에 띄게 지연된다. 분만 시에 전신마취를 하면 위내용물이 역류되거나 흡인될 위험이 높아진다.

(2) 장

임신 중에는 소장과 대장이 종종 불안정한 운동성을 보이며, 이로 인해 변비가 증가하고 간혹 설사도 할 수 있다. 변비의 빈도는 임신 초기에 더 높다. 소장 운동성은 임신 동안 감소되며, 대장 통과 시간에 대한 견해는 다양하나 감소하는 것으로 생각된다. 과거에는 프로게스테론이 위장관의 운동성 감소의 일차적 이유라고 생각했지만, 최근 연구에서는 에스트로겐이 위장관을 지배하는 신경에서 일산화질소의 분비를 증가시키고 위장관의 근육을 이완시켜 운동성이 감소한다는 견해도 있다. 소장 통과시간의 증가로 영양 흡수는 더 효율적으로 이루어지며, 대장에서는 수분과 나트륨 섭취가 증가한다.

(3) 간

임신 중 에스트로겐의 상승으로 거미혈관종(spider angioma)과 수장 홍반(palmar erythema)이 올 수 있으며, 분만 후에는 바로 사라진다. 임신 중 간 크기의 변화는 없으나 간 동맥과 간 문맥 정맥혈류는 꾸준히 증가한다(Clapp et al., 2000). 단백질과 알부민 양은 혈액량 증가와 함께 전체적으로 증가하지만, 임신 중에 발생하는 혈액 희석효과에 의해 단백질과 알부민 농도는 임신 후반기로 갈수록 점차 감소한다. 알칼리 인산 분해 효소(alkaline phosphatase) 활성도는 2배가 되는데 간 자체에서 생성이 증가한다기 보다는 태반에서 생성되는 동종효소의 영향으로 증가한다. 혈청 빌리루빈, 아스파르테이트아미노전달효소(aspartate transaminase, AST), 알라닌아미노전달효소(alanine transaminase, ALT), 감마-글루타밀전이효소(γ-glutamyl transpeptidase, GGT)은 비임신에 비해 약간 감소한다(Cattozzo et al., 2013).

(4) 담낭

담낭은 임신 중 프로게스테론 영향을 많이 받는다. 담낭의 수축은 주로 콜레시스토키닌(cholecystokinin)을 매개로 한 평활근의 수축을 통해 조절되는데 프로게스테론은 이를 방해하여 담낭 수축을 방해한다. 담낭의 배출시간 지연, 담즙의 정체, 임신 중 증가하는 담즙 콜레스테롤 포화도의 영향으로 다산부에서 담석의 빈도가 증가한다. 임신 중 8~20%의 빈도로 담석 찌꺼기(sludge), 담석 등이 발견된다(Ko et al., 2014).저류된 담즙산염으로 인해 임신가려움증(pruritus gravidarum)이 유발된다는 것은 잘 알려져 있지만, 임신이 모체 혈중의 담즙산 농도에 어떤 영향을 미치는지에 대해서는 여전히 잘 알려져 있지 않다(Ko et al., 2014).

10) 기타 장기 계통의 변화

(1) 눈

각막 두께의 증가와 안구 내 압력의 감소가 임신 중 안구에 발생하는 특징적인 변화이다. 안구 내 압력은 임신 중에 약 10%에서 감소하는데, 유리체(vitreous)의 유출이 증가하며 녹내장을 가진 경우에는 개선된다(Sunness et al., 1988). 임신 후반기가 되면 각막의 민감도가 감소한다. 대부분의 임신부에서 부종 때문에 각막의 두께가 증가하여 그전에 잘 맞던 콘택트렌즈를 쓰는 데 불편함을 느낄 수도 있다. 임신 및 수유기간 중 양안 조절 능력이 일시적으로 저하되는 것 이외에 시력에는 변화가 없다.

(2) 근골격계

임신 후반기로 갈수록 척주앞굽음증(lordosis)이 점차 진행된다. 척주앞굽음증이 심해서 목이 앞으로 굽게 되고 어깨 이음뼈가 내려가게 되어 자신경(ulnar nerve), 정중신경(median nerve)이 당겨지게 되면 상지의 통증, 저림, 쇠약 등 손목굴증후군과 비슷한 증상이 발생하기도 한다.

또한 임신 중 엉치엉덩(sacroiliac), 엉치꼬리(sacrococcygeal), 두덩뼈(pubic bone) 관절의 유동성(laxity)이 증가하는데, 이러한 변화는 대부분 임신 전반기에 발생한다. 이러한 변화와 그로 인해 관련된 불편감이 증가하는 것은 모체의 에스트라디올, 프로게스테론 혹은 릴랙신의 증가와는 관련이 없는 것으로 알려져 있다(Aldabe et al., 2012). 이완된 관절의 회복은 출산 직후부터 바로 시작되어 출산 3~5개월 사이에 완료된다.

관절 유동성의 증가는 모체의 자세를 변하게 하고 허리 통증을 야기시키며, 특히 임신 후기에 문제가 되는데 이 시기에 상지의 통증, 저림, 쇠약 등을 간혹 경험하기도 한다. 이는, 골반의 뼈와 인대는 임신 중 상황에 맞춰 많은 적응 과정을 거친다. 임신 중 골반 관절, 두덩결합이 이완될 수 있는데 대개는 임신 전반기에 일어난다. 퇴축은 분만 직후에 시작되어 3~5개월 이내에 완료된다.

(3) 기억력

임신 중 중추 신경계에 발생하는 변화는 크지 않으며 뇌혈관자동조절에도 변화가 없다(Cipolla et al., 2014). 임신 중 기억력에 대한 연구는 제한적이지만, 임신 및 산욕기 초기에 주의력, 집중력, 기억력, 공간 식별 능력이 감소되는 것으로 알려져 있다(Farrar et al., 2014). 기억력 감퇴는 임신 제3삼분기에 국한되며 일시적이고 출산 후 대부분 회복된다. 기억력이 감소하는 것은 우울감, 불안, 수면장애와는 관련이 없는 것으로 알려져 있다.

(4) 수면장애

임신 12주경부터 분만 후 2개월까지는 수면장애 즉, 잠을 잘 이루기 힘들고 자주 깨며 밤 수면이 짧아지고 수면의 효율성이 줄어들 수 있다(Lee et al., 2000). 수면 장애는 출산 후 더 자주 발생하며 산후 우울 기분과 우울증의 원인이 되기도 한다.

참고문헌

- Aldabe D, Ribeiro DC, Milosavljevic S, et al: Pregnancy-related pelvic girdle pain and its relationship with relaxin levels during pregnancy: a systematic review. Eur Spine J 21:1769, 2012.
- Alvarez H, Caldeyro-Barcia R. Contractility of the human uterus recorded by new methods. Surg Gynecol Obstet 1958; 91:1-13.
- Andersen JR. Prolactin in amniotic fluid and matarmal serum during uncomplicated human pregnancy. Dan Med Bull 1982:29:266-74.
- Andrews N. Disorders of iron metabolism. N Engl J Med 1999:341:1986-95.
- Armstrong S, Fernando R, Columb M, et al: Cardiac index in term pregnant women in the sitting, lateral, and supine positions: an observational, crossover study. Anesth Analg 113:318, 2011.
- Bamber JH, Dresner M. Aortocaval compression in pregnancy The effect of changing the degree and direction of lateral tilt on maternal cardiac output. Anesth Analg 2003;97:256-8.
- Bidus MA, Ries A, Magann EF, Martin JN. Markedly elevated

beta-hCG levels in a normal singleton gestation with hyperreactio luteinalis. Obstet Gynecol 2002;99:958-61.
- Bobrowski RA. Pulmonary physiology in pregnancy. Clin Obstet Gynecol 2010;53:285-300.
- Bradshaw KD, Santos-Ramos R, Rawlins SC, MacDonald PC, Parker CR Jr. Endocrine studies in a pregnancy complicated by ovarian theca lutein cysts and hyperreactio luteinalis. Obstet Gynecol 1986;67:66S-69S.
- Brennand, JE, AA Calder, CR Leitch . A randomized, double bind, placebo controlled trial of the safety of vaginal recombinant human relaxin for cervical ripening. Obstet Gynecol 1997;82:328-33.
- Butte NF, Hopkinson JM, Mehta N, Moon JK, Smith EO. Adjustments in energy expenditure and substrate utilization during late pregnancy and lactation. Am J Clin Nutr 1999;69:299-307.
- Castro L, Hobel C, Gornbein J. Plasma levels of atrial natriuretic peptide in normal and hypertensive pregnancies: a meta-analysis. Am J Obstet Gynecol 1994;71:1642-51.
- Catalano PM, Tyzbir ED, Roman NM, Amini SB, Sims EA. Longitudinal changes in insulin release and insulin resistance in nonobese pregnant women. Am J Obstet Gynecol 1991; 165:1667-72.
- Catalano PM, Tyzbir ED, Wolfe RR, Roman NM, Amini SB, Sims EA. Longitudinal changes in basal hepatic glucose production and suppression during insulin infusion in normal pregnant women. AmJ Obstet Gynecol 1992;167:913-9.
- Cattozzo G, Calonaci A, Albeni C, et al: Reference values for alanine aminotransferase, α-amylase, aspartate aminotransferase, γ-glutamyltransferase and lactate dehydrogenase measured according to the IFCC standardization during uncomplicated pregnancy. Clin Chem Lab Med 51:e239, 2013.
- Chellakooty M, Vangsgaard K, Larsen T, Scheike T, Falck-Larsen J, Legarth J, et al. A longitudinal study of intrauterine growth and the placental growth hormone (GH)-insulin-like growth factor I axis in maternal circulation. J Clin Endocrinol Metab 2004;89:384-91.
- Cipolla MJ, Zeeman GG, Cunningham FG: Cerebrovascular (patho)physiology in preeclampsia/eclampsia. In Taylor RN, Roberts JM, Cunningham FG (eds): Chesley's Hypertensive Disorders in Pregnancy, 4th ed. Amsterdam, Academic Press, 2014.
- Clapp JF 3rd, Stepanchak W, Tomaselli J, Kortan M, Faneslow S. Portal vein blood flow-effects of pregnancy, gravity and exercise. Am J Obstet Gynecol 2000;183:167-72.
- Coccia ME, Pasquini L, Comparetto C, Scarselli G. Hyperreactio luteinalis in a woman with high-risk factor: A case report. J Reprod Med 2003;48:127-9.
- Conrad KP, Gaber LW, Lindheimer MD. The kidney in normal pregnancy and preeclampsia. In: Taylor RN, Roberts JM, Cunningham FG(eds). Chesley's Hypertensive Disorders in Pregnancy. 4th ed. Amsterdam: Academic Press; 2014.
- Cooper MS. Disorders of calcium metabolism and parathyroid disease. Best Pract Res Clin Endocrinol Metab 2011;25: 975-83.
- Csapo AI, Pulkkinen MO, Wiest WG. Effects of luteectomy and progesterone replacement therapy in early pregnant patients. Am J Obstet Gynecol 1973;115: 759-65.
- Cunningham FG. Peripartum cardiomyopathy: we've com a long way, but …. Obstet Gynecol 2012;120: 992-4.
- Delange F. Iodine deficiency as a cause of brain damage. Postgrad Med J 2001;77:217-20.
- Easterling TR, Schmucker BC, Benedetti TJ: The hemodynamic eects of orthostatic stress during pregnancy. Obstet Gynecol 72:550, 1988.
- Farrar D, Tunell D, Neill J, et al: Assessment of cognitive function across pregnancy using CANTAB: a longitudinal study. Brain Cogn 84:76, 2014.
- Feldt-Rasmussen U1, Mathiesen ER. Endocrine disorders in pregnancy: physiological and hormonal aspects of pregnancy. Best Pract Res Clin Endocrinol Metab 2011;25:875-84.
- Ferri N, Ulisse S, Aghini-Lombardi F, Graziano FM, Di Mattia T, Russo FP, et al. Iodine supplementation restores fertility of sheep exposed to iodine deficiency. J Endocrinol Invest 2003; 26:1081-7.
- Foulk RA, Martin MC, Jerkins GL, Laros RK. Hyperreactio luteinalis differentiated from severe ovarian hyperstimulation syndrome in a spontaneously conceived pregnancy. Am J Obstet Gynecol 1997;176:1300-4.
- Frederice CP, Amaral E, Ferreira Nde O: Urinary symptoms and pelvic floor muscle function during the third trimester of pregnancy in nulliparous women. J Obstet Gynaecol Res 39:188, 2013.
- Freemark M. Regulation of maternal metabolism by pituitary and placental hormones: roles in fetal development and metabolic programming. Horm Res. 2006;65 Suppl 3:41-9.
- Galan HL, Marconi AM, Paolini CL, Cheung A, Battaglia FC. The transplacental transport of essential amino acids in uncomplicated human pregnancies. Am J Obstet Gynecol 2009; 200:91.e1-7.
- Gant NF, Daley GL, Chand S, et al: A study of angiotensin II pressor response throughout primigravid pregnancy. J Clin Invest 52:2682, 1973.
- Gennari-Moser C, Khankin EV, Schüller S, Escher G, Frey BM, Portmann CB, et al. Regulation of placental growth by aldosterone and cortisol. Endocrinology 2011;152:263-71.

- George EM, Granger JP: Endothelin: key mediator of hypertension in preeclampsia. Am J Hypertens 24(9):964, 2011.
- Glinoer D. The regulation of thyroid function in pregnancy: pathways of endocrine adaptation from physiology to pathology. Endocr Rev 1997;18:404-33.
- Hegewald MJ, Crapo RO : Respiratory physiology in pregnancy. Clin Chest Med 32(1):1, 2011.
- Helal I, Fick-Brosnahan GM, Reed-Gitomer B, Schrier RW. Glomerular hyperfiltration: definitions, mechanisms and clinical implications. Nat Rev Nephrol 2012;8:293-300.
- Hodgkinson CP. Physiology of the ovarian veins in pregnancy. Obstet Gynecol 1953;1:26-37.
- Hull AD, White CR, Pearce WJ. Endothelium-derived relaxing factor and cyclic GMP-dependent vasorelaxation in human chorionic plate arteries. Placenta 1994;15:365-75.
- Hytten FE, Chamberlain G. Clinical Physiology in Obstetrics. Blackwell Scientific Publications, Oxford; 1991;67:152-6.
- Ireland R, Abbas A, Thilaganathan B, Melbye O, Snjiders R, Layton R. Fetal and maternal erythropoietin levels in normal pregnancy. Fetal Diagn Ther 1992;7:21-5.
- Jauniaux E, Johnson MR, Jurkovic D, Ramsay R, Campbell S, Meuris S. The role of relaxin? in the development of the uteroplacental circulation in early pregnancy. Obstet Gynecol 1994;84:338-42.
- Jensen EC, Gallaher BW, Breier BH, Harding JE. The effect of a chronic maternal cortisol infusion on the late-gestation fetal sheep. J Endocrinol 2002;174:27-36.
- Jung C, Ho JT, Torpy DJ, Rogers A, Doogue M, Lewis JG, et al. A longitudinal study of plasma and urinary cortisol in pregnancy and postpartum. J Clin Endocrinol Metab 2011;96: 1533-40.
- Kameta N, McAuliffe F, Krampl E Sherwood R, Nicolaides KR. Maternal electrolyte and liver function changes during pregnancy at high altitude. Clin Chim Acta 2003;328:21-9.
- Kaneshige E, Serum ferritin as an assessment of iron stores and other hematologic parameters during pregnancy. Obstet Gynecol 1981;57:238-42.
- Ko CW, Napolitano PG, Lee SP, et al: Physical activity, maternal metabolic measures, and the incidence of gallbladder sludge or stones during pregnancy: a randomized trial. Am J Perinatol 31:39, 2014.
- Koller O. The clinical significance of hemodilution during pregnancy. Obstet Gynecol Surv 1982;37:649-52.
- Kost ER, Snyder RR, Schwartz LE, Hankins GD. The "less than optimal" cytology: Importance in obstetric patients and in a routine gynecologic population.? Obstet Gynecol 1993;81: 127-30.
- Kovacs CS, Fuleihan Gel-H. Calcium and bone disorders during pregnancy and lactation. Endocrinol Metab Clin North Am 2006;35:21-51.
- Krassas GE, Poppe K, Glinoer D. Thyroid function and human reproductive health. Endocr Rev 2010;31:702-55.
- Krause BJ, Hanson MA, Casanello P. Role of nitric oxide in placental vascular development and function. Placenta 2011;32:797-805.
- Kulandavelu S, Whiteley KJ, Bainbridge SA, Qu D, Adamson SL. Endothelial NO synthase augments fetoplacental blood flow, placental vascularization, and fetal growth in mice. Hypertension 2013;61:25966.
- Kutteh WH, Franklin RD. Quantification of immunoglobulins and cytokines in human cervical mucus during each trimester of pregnancy? Am J Obstet Gynecol 2001;184:872-4.
- Lain KY, Catalano PM. Metabolic changes in pregnancy. Clin Obstet Gynecol 2007;50:938-48.
- Laird-Meeter K, van de Ley G, Bom TH, Wladimiroff JW, Roelandt J. Cardio circulatory adjustments during pregnancy: An echocardiographic study. Clin Cardiol 1979;2:328-32.
- Lee KA, Zaffke ME, McEnany G. Parity and sleep patterns during and after pregnancy. Obstet Gynecol 2000;95:14-8.
- Lindheimer MD, Kanter D: Interpreting abnormal proteinuria in pregnancy: the need for a more pathophysiological approach. Obstet Gynecol 115(2 Pt 1):365, 2010.
- Lindheimer MD, Richardson DA, Ehrlich EN, Katz AI. Potassium homeostasis in pregnancy. J Reprod Med 1987;32:517-22.
- Lonberg U, Damm P, Adersson AM, Main KM, Chellakooty M, Lauenborg J. Increase in maternal placental growth hormone during pregnancy and disappearance during parturition in normal and growth hormone-deficient pregnancies. Am J Obstet Gynecol 2003;188:247-51.
- Lumbers ER, Pringle KG: Roles of the circulating renin-angiotensin-aldosterone system in human pregnancy. Am J Physiol Regul Integr Comp Physiol 306:R91, 2014.
- Mahendru AA1, Everett TR, Wilkinson IB, Lees CC, McEniery CM. Maternal cardiovascular changes from pre-pregnancy to very early pregnancy. J Hypertens 2012;30:2168-72.
- Majed BH, Khalil RA: Molecular mechanisms regulating the vascular prostacyclin pathways and their adaptation during pregnancy and in the newborn. Pharmacol Rev 64(3):540, 2012
- Marchioni E, Fumarola A, Calvanese A, Piccirilli F, Tommasi V, Cugini P, et al. Iodine deficiency in pregnantwomenresiding in an area with adequate iodine intake. Nutrition 2008;24: 458-61.
- Marnach ML, Ramin KD, Ramsey PS, Song SW, Stensland JJ, An KN. Characterization of the relationship between joint laxity and maternal hormones in pregnancy. Obstet Gynecol 2003;101:331-5.

- McLean KC, Bernstein IM, Brummel-Ziedins KE. Tissue factor-dependent thrombin generation across pregnancy. Am J Obstet Gynecol. 2012 Aug;207(2):135.e1-6.
- Mittal P, Espinoza J, Hassan S, Kusanovic JP, Edwin SS, Nien JK, et al. Placental growth hormone is increased in the maternal and fetal serum of patients with preeclampsia. J Matern Fetal Neonatal Med 2007;20:651-9.
- More C, Bhattoa HP, Bettembuk P, Balogh A. The effects of pregnancy and lactation on hormonal status and biochemical markers of bone turnover. Eur J Obstet Gynecol Reprod Biol 2003;106:209-13.
- Morris EA, Hale SA, Badger GJ, et al: Pregnancy induces persistent changes in vascular compliance in primiparous women. Am J Obstet Gynecol 212:633.e1, 2015.
- Naden RP, Rosenfeld CR. Systemic and uterine responsiveness to angiotensin II and norepinephrine in estrogen-treated nonpregnant sheep Am J Obstet Gynecol 1985;153:417-25.
- Nelson DB, Stewart RD, Matulevicius SA, et al: The eects of maternal position and habitus on maternal cardiovascular parameters as measured by cardiac magnetic resonance. Am J Perinatol 32:1318, 2015.
- Pedersen NG, Juul A, Christiansen M, Wøjdemann KR, Tabor A. Maternal serum placental growth hormone, but not human placental lactogen or insulin growth factor-1, is positively associated with fetal growth in the first half of pregnancy. Ultrasound Obstet Gynecol 2010;36:534-41.
- Phelps RL, Metzger BE, Freinkel N. Carbohydrate metabolism in pregnancy. XVII. Diurnal profiles of plasma glucose, insulin, fatty acids, triglycerides, cholesterol, and individual amino acid in late normal pregnancy. Am J Obstet Gynecol 1981;140:730-6.
- Pighetti M, Tommaselli GA, D'Elia A, Di Carlo C, Mariano A, Di Carlo A, et al. Maternal serum umbilical cord blood leptin concentrations with fetal growth restriction. Obstet Gynecol 2003;1023:535-43.
- Pitkin R, Witte D. Platelet and leukocyte counts in pregnancy. JAMA 1979;242:2696-8.
- Powers RW, Majors AK, Kerchner LJ, Conrad KP. Renal handling of homocysteine during normal pregnancy and preeclampsia. J Soc Gynecol Investig 2004;11:45-50.
- Rosenfeld CR, Gant NF Jr. The chronically instrumented ewe: A model for studying vascular reactivity to angiotensin II in pregnancy. J Clin Invest 1981;67:486-92.
- Sala C, Campise M, Ambroso G, Motta T, Zanchetti A, Morganti A. Atrial natriuretic peptide and hemodynamic changes during normal human pregnancy. Hypertension 1995;25:631-6.
- Salameh W, Mastrogiannis D. Maternal hyperlipidemia in pregnancy. Clin Obstet Gynecol 1994;37:66-77.
- Saleh L, Verdonk K, Visser W, et al: The emerging role of endothelin-1 in the pathogenesis of preeclampsia. Ther Adv Cardiovasc Dis 10(5):282, 2016.
- Schiessl B, Strasburger CJ, Bidlingmaier M, Gutt B, Kirk SE, Oberhoffer R, et al. Role of placental growth hormone in the alteration of maternal arterial resistance in pregnancy. J Reprod Med 2007;52:313-6.
- Schrier RW. Systemic arterial vasodilation, vasopressin, and vasopressinase in pregnancy. J Am Soc Nephrol 2010;21:570-72.
- Schulman A, Herlinger H.: Urinary tract dilatation in pregnancy. Br. J Radiol 48:638, 1975.
- Shah DA, Khalil RA: Bioactive factors in uteroplacental and systemic circulation link placental ischemia to generalized vascular dysfunction in hypertensive pregnancy and preeclampsia. Biochem Pharmacol 95:211, 2015.
- Shibata K, Fukuwatari T, Sasaki S, et al: Urinary excretion levels of water-soluble vitamins in pregnant and lactating women in Japan. J Nutr Sci Vitaminol 59:178, 201.
- Shinagawa S, Suzuki S, Chihara H, Otsubo Y, Takeshita T, Araki T. Maternal basal metabolic rate in twin pregnancy. Gynecol Obstet Invest 2005;60:145-8.
- Shortle BE, Warren MP, Tsin D. Recurrent androgenicity in pregnancy: A case report and literature review. Obstet Gynecol 1987;70:462-6.
- Simpson KR, James DC: Eicacy of intrauterine resuscitation techniques in improving fetal oxygen status during labor. Obstet Gynecol 105:1362, 2005.
- Stirrat G. Pregnancy and immunity: changes occur, but pregnancy does not result in immunodeficiency. BMJ 1994;308:1385-6.
- Sunitha M, Chandrasekharappa S, Brid SV: Electrocradiographic QRS axis, Q wave and T-wave changes in 2nd and 3rd trimester of normal pregnancy. J Clin Diagn Res 8:BC17, 2014.
- Sunness JS. The pregnant woman's eye. Surv Ophthalmol 1988;32:219-38.
- Swift BE, Shah PS, Farine D. Sonographic lower uterine segment thickness after prior cesarean section to predict uterine rupture: A systematic review and meta-analysis. Acta Obstet Gynecol Scand 2019 Jul;98(7):830-841.
- Tanaka Y, Yanagihara T, Ueta M, Hanaoka U, Kuno A, Kanenishi K, et al. Naturally conceived twin pregnancy with hyperreactio luteinalis, causing hyperandrogenism and maternal virilization. Acta Obstet Gynecol Scand 2001;80:277-8.
- Theunissen I, Parer J. Fluid and electrolytes in pregnancy. Clin Obstet Gynecol 1994;37:3-15.

- Van Assche F, Aerts L, De Prins F. A morphologic study of the endocrine pancreas in human pregnancy. Br. J Obstet Gynecol 1978:85:818-24.
- van Brummen HJ, Bruinse HW, van der Bom JG, Heintz AP, van der Vaart CH. How do the prevalences of urogenital symptoms change during pregnancy? Neurourol Urodyn 2006;25:135-9.
- Weiss G, Goldsmith LT, Sachdev R, Von Hagens, Lederer R. Elevated first-trimester serum relaxin concentrations in pregnant women following ovarian stimulation predict prematurity risk and preterm delivery. Obstet Gynecol 1993;82:821-8.
- Wilder R. Hormones, pregnancy, and autoimmune diseases. Ann N Y Acad Sci 1998;840:45-50.
- Wilson MJ, Lopez M, Vargas M, et al: Greater uterine artery blood flow during pregnancy in multigenerational (Andean) than shorter-term (European) high-altitude residents. Am J Physiol Regul Integr Comp Physiol 293:R1313, 2007.
- Wolf JM, Williams AE, Delaronde S, Leger R, Clifton KB, King KB. Relationship of serum relaxin to generalized and trapezial-metacarpal joint laxity. J Hand Surg Am 2013:38:721-8.
- Wong CA, McCarthy RJ, Fitzgerald PC, Raikoff K, Avram MJ. Gastric emptying of water in obese pregnant women at term. Anesth Analg 2007;105:751-5.
- Wright HP, Osborn SB, Edmonds DG: Changes in rate of flow of venous blood in the leg during pregnancy, measured with radioactive sodium. Surg Gynecol Obstet 90:481, 1950.
- Yurteri-Kaplan L, Saber S, Zamudio S: Brain natriuretic peptide in term pregnancy. Reprod Sci 19(5):520, 2012.
- Zeeman GG, Cunningham FG, Pritchard JA. The magnitude of hemoconcentration with eclampsia. Hypertens Pregnancy 2009;28:127-37.

제7장

분만진통의 기전

Parturition

이필량 | 울산의대
나성훈 | 강원의대
주다혜 | 울산의대

1. 분만 시기의 분류

분만이란 자궁 근육의 규칙적인 수축이 점점 짧아지고 강해지면서 자궁경부가 숙화되고 개대되어 태아가 자궁으로부터 나오려는 생리적 과정이다. 이러한 현상은 순차적으로 일어나게 되는데 우선 자궁경부 결합조직의 생화학적 변화가 먼저 나타나게 되고 이후 자궁의 수축과 더불어 자궁경부의 개대가 일어나게 된다. 이러한 변화의 끝은 자연적인 양막의 파열이다. 그러나 분만진통의 정확한 기전은 아직까지 밝혀지지 않았다. 한 동물연구에서 분만의 시기는 태아의 시상하부 뇌하수체 부신축이 코르티솔의 생산을 증가시켜 에스트로겐을 생성하고 이로 인하여 자궁의 프로스타글란딘의 생성과 분만을 조절하는 것으로 밝혀졌으나 인간의 태반과 동물의 태반에서 생성되는 물질이 다르기 때문에 이와는 다르리라 여겨진다. 최근 많은 연구들이 진행됨에 따라 관여하는 인자들이 더 많이 밝혀지고 있다. 인간의 분만진통은 태아의 신호 전달로부터 이루어진다는 이론과 생화학적인 자궁 수축물질이 분비되어 분만진통이 일어난다는 이론으로 나뉜다.

1) 분만의 단계

인간의 평균 임신기간은 마지막 월경 첫날을 기준으로 평균 280일, 약 40주이다. 이 기간 동안 자궁의 휴지와 조직적인 자궁수축 사이의 균형으로 유지되고 이 균형이 깨지게 되면 분만진통이 일어나게 된다. 분만은 휴지기, 진통의 준비기, 진통의 진행기 및 산욕기 네 단계로 나눌 수 있다(그림 7-1).

(1) 휴지기

마지막 월경의 첫날부터 자궁이 활성화되기 전까지의 기간으로 임신 전체의 90% 이상을 차지한다. 이 시기를 분만의 제1기(Phase 1)라고 부르기도 한다. 임신 초기 자궁의 근육세포의 수가 증가되고 이후 세포의 크기가 증가된다. 또한 림프절과 혈관도 증가한다. 임신 후반기로 진행되는 동안 자궁체부는 늘어나고 얇아진다. 그러나 자궁의 하부는 이러한 변화가 일어나지 않는다. 자궁경부는 자궁체부와 다른 반응이 일어난다. 콜라겐의 양은 임신이 진행되는 동안 감소하나 섬유소는 증가한다. 또한 임신이 진행되는 동안 자궁경부의 세포외 기질의 변화가 일어난다.

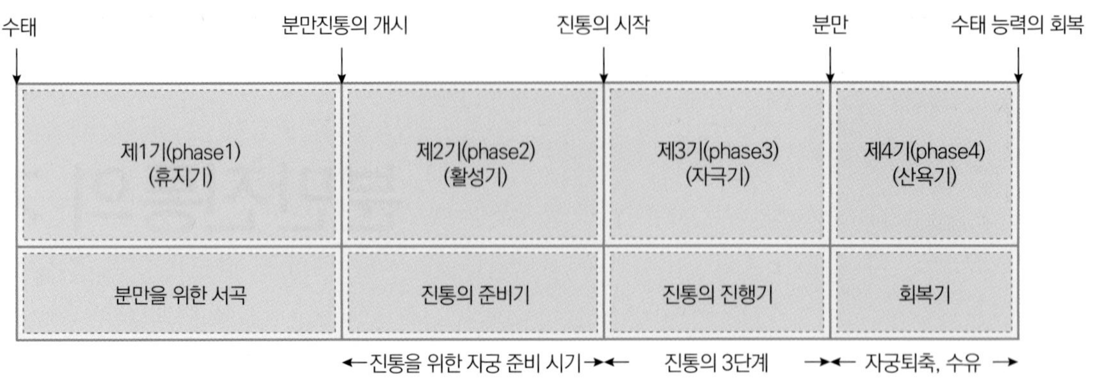

그림 7-1. **분만진통기(phases of parturition)와 진통(labor)의 시작**

(2) 진통의 준비기

이 시기는 휴지기가 끝나고 비동시적으로 발생하던 자궁수축이 협조적으로 발생하게 되는 시기로 임신 후반기에 나타나게 된다. 이 시기가 분만의 제2기(phase 2)로 자궁수축을 조절하는 중요한 단백질인 수축관련단백(contraction-associated-protein, CAPs)이 관여한다. 이는 자궁근육의 옥시토신 수용체의 증가 및 자궁근육세포 사이의 틈새이음(gap junction)을 형성하여 수축신호를 체계적으로 전달하게 한다. 이것은 또한 태반의 스테로이드 호르몬에 의해서도 조절된다. 특히 프로게스테론보다 에스트로겐이 주도적인 역할을 하게 된다. 태반 호르몬은 프로스타글란딘의 형성을 촉진시키고, 산화질소의 활성을 저하시키고 근세포내로 칼슘을 유입시킨다. 이 시기에 자궁하부가 형성된다. 분만 수주 전 자궁경부의 결합조직은 분만을 준비하기 위하여 생화학적 변화가 일어난다(Danforth, 1947). 최근 자궁하부에서 발현된 HoxA13 gene이 수축관련 단백을 발현시킨다는 연구논문이 발표되었다. 위에 언급한 여러 변화가 자궁경부에도 작용하여 자구경부의 숙화와 개대를 촉진하게 된다. 임신 중 증가되었던 섬유소의 재배치가 일어나고, 콜라겐이 파괴된다. 또한 글라이코사미노글리칸(glycosaminoglycan)의 변화로 히알루론산(hyaluronic acid)이 증가하고, 황산데르마탄(dermatan sulfate)은 감소하여 조직에 수분을 증가시키고, 콜라겐 섬유의 변화를 일으킨다 (Cabrol et al., 1985). 이와 더불어 시토카인(cytokine)의 증가와 백혈구의 증가가 콜라겐의 파괴가 촉진된다.

(3) 진통의 진행기

분만진통기는 규칙적이고 고통스러운 자궁수축이 강도가 세지고 수축간격이 짧아지고 빈도가 증가되어 자궁경부가 숙화되고 개대되어 태아 및 부산물이 만출되는 단계로 분만의 제3기(Phase 3)라 한다. 이슬(bloody show, 소량의 피가 섞인 점액성 질 분비물)이 비친다는 것은 분만 진통이 이미 시작되었거나 수 시간에서 수 일 내로 진통이 시작된다는 신호이다. 분만진통의 과정은 시간적 순서대로 나타나게 되고 이는 세단계로 나뉜다. 태아의 만출을 위해 자궁경부가 개되되는 시기를 분만진통의 제1기(1st stage of labor)라하고 자궁경부가 10 cm 열린 후부터 태아가 분만되는 시기까지를 분만진통의 제2기(2nd stage of labor), 마지막은 태반과 태아막이 나오는 시기를 분만진통의 제3기(3rd stage of labor)라 한다. 또한 분만진통의 제1기는 다시 자궁경부의 개대 정도에 따라 세 단계로 나뉜다. 자궁경부가 느리게 열리는 잠복기(latent phase)로 개인에 따라 시간 차이가 크며 진정제를 사용하면 시간이 길어질 수 있고 자궁수축제의 사용으로 시간이 짧아질 수 있다. 자궁경부가 급격히 열리는 활성기(active phase), 이는 가속기(acceleration phase), 절정기(phase of maximum slope)

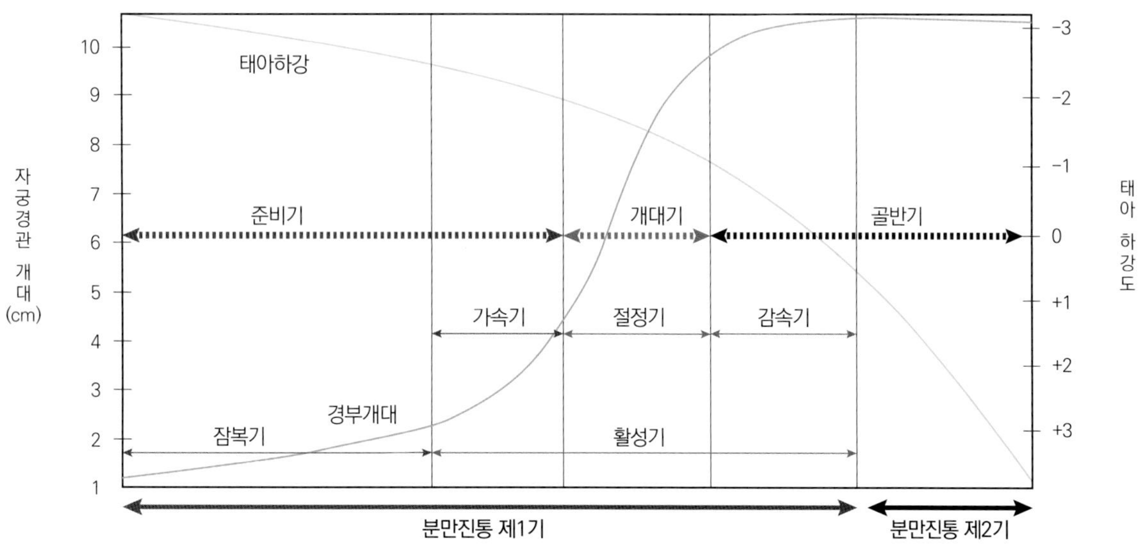

그림 7-2. **초산부 진통시 경과에 따른 자궁경관 개대와 태아하강 관계**

및 감속기(deceleration phase)로 나눈다(Friedman et al., 1978)(그림 7-2). 또한 정상 분만진통을 기능적으로 세 단계로 나누는데 준비기(preparatory division), 개대기(dilatational division)와 골반기(pelvic division)로 구분한다(그림 7-2). 정상 초산모의 경우 태아의 선진부가 골반강 내로의 진입은 진통 전에 이미 이루어지나 자궁경부가 개대되기 전까지는 더 아래로 내려오지 않는다.

① 자궁수축의 특성

자궁근층의 평활근의 수축은 근육층 내의 두껍고 가는 필라멘트의 조직적인 움직임으로 인해 나타난다. 이때 통증이 나타나는데 이유는 자궁근육의 저산소증, 근육다발이 신경절을 압박함으로써 통증이 생긴다는 이론과 자궁경부가 당겨지면서, 마지막으로 자궁을 덮고 있는 복막이 확장되면서 통증이 발생한다는 가설이 있다. 이중 근육이 신경절을 누름으로 통증이 발생된다는 이론이 가장 신빙성이 있다. 자궁경부를 인위적으로 넓혔을 때 자궁의 수축이 증가하게 되는데 이를 Ferguson반사(Ferguson reflex)라 한다(Ferguson, 1941). 이유는 정확히 밝혀지지 않았으나 옥시토신과 프로스타글란딘이 관여할 것으로 예측한다.

또한 자궁상부와 하부의 수축에도 차이가 있다. 자궁상부의 수축은 능동적으로 일어나 수축이 생긴 근육은 이완이 되더라도 이전의 길이로 돌아가지 않는다. 수축이 진행되면서 자궁상부는 점차 두꺼워져 태아를 밀어내는 데 도움을 준다. 분만직후 가장 두껍다. 그러나 자궁하부의 근육수축은 수동적으로 일어나 계속적으로 늘어나고 얇아지면서 자궁경부를 개대시킨다. 상부와 하부 사이에 홈이 형성되는데 이를 생리적인 수축륜(physiologic retraction ring)이라 한다. 난산이 되면 자궁하부는 매우 얇아져 생리적인 수축륜이 병리적 수축륜(pathologic retraction ring)으로 바뀌어 이는 자궁파열이 임박하였음을 나타내는 징후다. 이러한 과정으로 자궁의 모양은 변화한다. 수축이 진행될수록 자궁은 수축이 일어나기 전보다 5~10 cm 길어지고 직경은 감소한다. 이러한 변화는 태아를 신전시켜 자궁하부에 압력을 가해 태아 선진부는 점점 하강하게 된다. 이를 태아축압(fetal axis pressure)이라 한다. 또 이러한 모양의 변화로 자궁하부와 경부는 당겨 올라가게 되어 자궁경부 개대를 촉진한다.

② 분만진통에 관여하는 부수적인 힘

분만은 자궁근육의 수축력과 태아의 크기와 방향 그리고 골반의 크기와 모양, 골반의 연부조직과 골반뼈의 저항성이 상호 작용하여 일어나는 것이다. 이에 자궁경부가 열린 후 배변 시 숨을 깊이 들여 마신 후 숨을 참고 복부에 힘을 주어 복부 근육을 수축시켜 모체의 복압을 증가 시켜 분만을 도울 수 있는데 이를 밀어내기(pushing)라 한다.

③ 태반과 태아막의 만출

태아의 분만이 이루어진 후 자궁의 형태가 변화하면서 착상부위가 줄어들게 되고 출혈이 갑자기 증가하고 자궁의 위치가 복강위쪽으로 올라가고 탯줄이 튀어나오게 되면 태반이 자궁에서 분리된다는 신호이다. 태반이 분리된 후 태아막이 분리되어 만출된다. 이때 모체측의 해면 탈락막(decidua spongiosa)은 탈락막의 가장 취약한 부위로 태반과의 분리가 일어나는 부위가 된다. 탈락막은 자궁내막이 호르몬의 영향으로 구조적 변화가 일어나 생긴 막으로 탈락막의 여러세포에서 프로스타글란딘, 히스타민, 시토카인이 분비되어 자궁의 수축과 이완에 영향을 미친다.

(4) 산욕기

분만이 끝난 직후부터 1시간까지 분만 제4기라 하고, 이후 임신기간 중 변화되었던 자궁, 자궁경부 및 골반기관이 비임신 상태로 회복하는 기간으로 분만 후 6주 정도를 산욕기라 한다. 임신 중 확장되었던 혈관이 작아지고 막히게 되면서 자궁의 크기도 줄어들게 된다.

2) 분만진통에 따른 해부학적 변화

자궁근육의 세포내에 간극결합, 이온통로와 펌프의 변화와 활성화, 분만진통을 일으키는 호르몬의 작용에 의해 수축이 일어난다. 자궁의 근육은 평활근 다발로 구성되며, 두꺼운 필라멘트와 얇은 필라멘트가 무작위로 섞여 있어 횡문근에 비하여 더 적은 에너지로 수축력이 더 크고 힘 발생 용량도 더 크다. 자궁근육층의 내부에 자궁내막이 있고 외부에는 장막상피가 있어 자궁을 보호하고 수축하는 근육이 장력을 발생시키도록 도와준다. 자궁근육세포는 방추형 모양이고 길이는 300~600 μm이며 콜라겐과 엘라스틴을 포함하는 세포외기질의 형태로 구성된다. 자궁근육의 수축은 미오신(myosin)과 액틴(actin) 상호작용으로 이루어지는데 이때 이온통로와 간극결합의 활성화에 의해 근육섬유의 활동전위가 변화하면서 세포사이의 칼슘이동을 촉발하게 하고 이 움직임이 자궁수축을 동시에 발생하게 만든다. 또한 칼슘은 근육다발과 각각의 근세포에 신호전달을 하는 역할을 한다(Huszar, 1981). 프로스타글란딘과 옥시토신은 칼슘통로를 더 자극시키고 에스트로겐은 활동전위의 변화에 관여하는 것으로 동물연구에서 밝혀졌다(Garfield et al., 1980). 그러나 인체에서는 아직 명확하지 않다.

분만이 진행되는 동안 자궁경부의 결체조직은 임신동안 증가되었던 콜라겐의 재배치와 파괴가 일어나게 된다. 자궁경부의 숙화는 자궁근육의 수축과 상관없이 염증반응과 비슷하게 일어나는 것으로 다핵구의 침윤과 효소의 파괴로 인해 콜라겐의 파괴가 촉진된다. 자궁경부의 경도에 영향을 미치는 성분은 기질 내에 있는 글라이코사미노글리칸이다. 분만진통 제1기에서 자궁수축이 자궁경부의 변화를 유발한다. 태아막을 통한 정수압(hydrostatic pressure)이 자궁하부와 자궁경부에 변화를 일으키고, 태아막이 파열된 후에는 태아 선진부가 압력을 가해 변화를 일으킨다. 자궁경부의 소실은 두께가 얇아지면서 깔때기 모양으로 변화한다(그림 7-3). 이 과정이 진행되면 점액이 배출되면서 이슬이 비치면서, 태아막이 파열되지 않으면 양막강이 전낭(forebag)을 형성한다(그림 7-4).

2. 분만진통의 변화: 해부-생리-생화학적 측면

인간의 임신에서 분만진통이 어떻게 시작되고 유지되는지 아직은 정확하게 모르고 있다. 지금까지의 연구결과를 정리해 보면, 연구자에 따라서 태아가 중요 역할을 한다고 주장하는 흐름과 분만을 일으키는 어떤 자궁수축 물질이 만

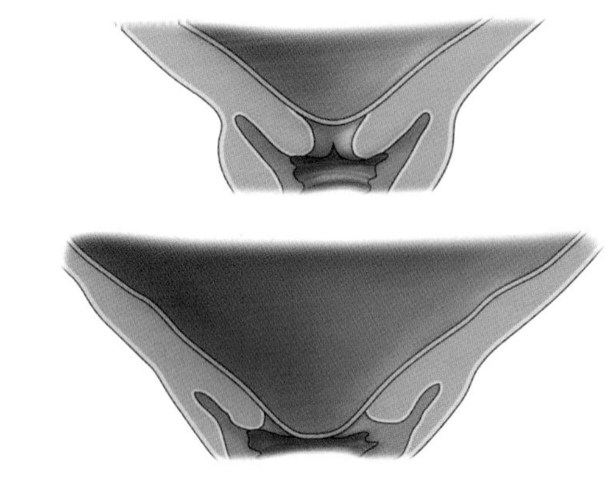

그림 7-3. **자궁경관의 소실, 자궁경관이 깔대기 모양으로 변화함**
위의 그림은 초분만부이고 아래 그림은 다분만부이다.

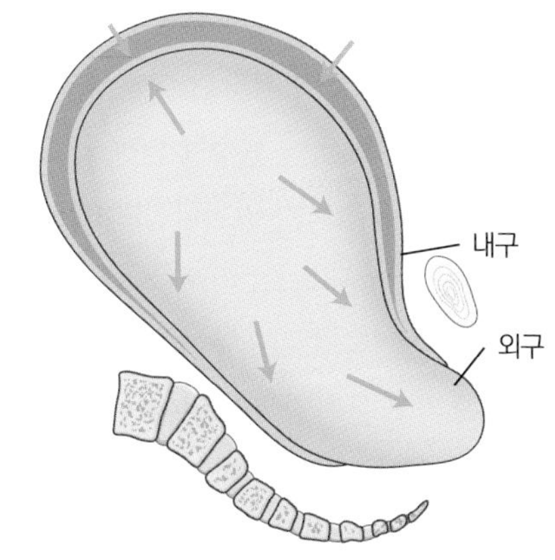

그림 7-4. **양막강 내 압력에 의한 자궁경관의 완전개대**

들어지면서 이것이 작용할 것이라는 흐름으로 나눌 수가 있을 것이다.

1) 분만진통에 관여하는 자궁내 조직

양막, 융모막 및 탈락막은 분만진통에 중요한 역할을 한다. 조기진통의 발생에도 관여하며 임신의 유지와 분만개시에 이들 조직으로부터 분비되는 다양한 물질들 즉, 시토카인, 성장인자 및 호르몬 등의 분만진통에 관여한다.

(1) 양막

양막은 혈관이 없고, 모체로부터 백혈구, 미생물 및 종양세포의 침투를 막아주며 선택적 투과성이 있어서 양수내 성분이 모체 및 자궁에 해가 되는 것을 막아준다. 또한, 양막은 막이 찢어지거나 터지는 것을 막는 장력에 가장 중요한 역할을 하는 것으로 알려져 있다. 몇 가지 펩티드와 프로스타글란딘이 양막에서 합성되며, 자궁의 이완과 수축에 관여한다. 임신후반기에는 양막에서 프로스타글란딘의 합성이 증가하는데, 양막내의 포스포리파제 A2와 제2형 프로스타글란딘 H 합성 효소(prostaglandin H synthase 2, PGHS-2)의 활동성성이 증가된다. 양수 내 프로스타글란딘은 주로 양막에서 만들어진다.

(2) 융모막

융모막은 양막과 같이 방어조직이며, 면역학적 수용성을 가지고 있다. 융모막은 자궁수축물질을 분해시키는 프로스타글란딘 탈수소효소(prostaglandin dehydrogenase, PGDH), 옥시토시네이스(oxytocinase), 엔케팔리나제 등의 다양한 효소들을 만든다. PGDH는 융모막에서 프로스타글란딘을 활성화시키는 대사작용을 통해 양막에서 만들어진 프로스타글란딘의 통과를 막는다. 따라서 양막에서 만들어진 프로스타글란딘은 주로 양수내로 분비되고 융모막의 통과는 제한된다. 그런데, 태아막이 파열되면 프로스타글란딘은 인접한 탈락막이나 자궁근육에 영향을 준다. 융모막의 PGDH는 프로게스테론에 의해 증가되고, 코르티솔은 이를 감소시킨다. 따라서 임신 후반기의 태아 코르티솔의 증가와 프로게스테론 소퇴는 PGDH을 감소시킨다. 진통동안에 PGDH 수치가 감소되면서 양막에서 만들어진 프로스타글란딘은 양막의 파열과 자궁수축에 영향을 주는 것으로 알려져 있다.

(3) 탈락막

분만개시에 있어 탈락막은 중요한 역할을 하는 것으로 알려져 있다. 탈락막에서 생산되는 자궁수축물질은 인접한 자궁근육층에 작용하여 분만진통을 일으킨다(Casey et al.,

1988). 그러나, 탈락막 활성화가 분만진통이 시작되기 전에 일어나는지, 분만진통이 시작된 이후에 나타나는 현상인지는 논란이 많다. 즉, 전낭 형성에 의해 국소적으로 노출된 탈락막 조직에서 활성화가 일어나는데 외상이나 저산소증 또는 질분비물 속에 내독소, 리포폴리사카라이드(lipopolysaccharide), 미생물, IL-1β 등에 노출된 탈락막 조직은 염증반응을 일으키고 분만진통이 일어난다. 탈락막의 염증반응 동안 시토카인이 만들어지며 자궁수축물질을 만들고, 자궁수축을 일으킨다. 탈락막에서 생산되는 시토카인에는 종양괴사인자-α (tumor necrosis factor, TNF-α), IL-1, 6, 8 및 12 등이 있다. 이들은 자궁으로 호중구와 호산구를 모이게 하는 케모카인(chemokine)으로 작용하여 자궁수축을 증가시키고 진통을 증가시킨다. 탈락막에서 프로스타글란딘의 농도나 생산이 증가되어 만삭에 진통이 시작되는지는 불명확하다. 최근 연구에서는 탈락막의 프로스타글란딘의 주요 조절기능이 합성이 아니라 PGF2α 수용체의 발현이 증가되는 것이라고 하였다(Olson et al., 2007).

2) 자궁근육 변화: 해부생리학 측면

근육조직은 그 형태와 기능에 따라 평활근(smooth muscle), 골격근(skeletal muscle), 심장근(cardiac muscle)의 세 가지 유형으로 나눌 수 있다. 평활근은 심장이외에 다른 내장 기관인 혈관, 자궁, 소화관, 방광 등의 벽에 분포하며 불수의근으로 자율신경의 지배를 받는다. 그 중 자궁근육은 평활근으로 구성되어 있는데, 골격근과는 다른 특성을 가지고 있으며 분만진통 및 분만과정에서 특징적인 역할을 수행한다. 특징을 살펴보면 횡문근의 수축 속도보다 1/10~1/100 정도 느리지만 수축의 강도는 더 강하고 골격근의 근육 섬유의 방향에 따라서만 수축력이 생길 수 있지만, 평활근은 여러 방향으로 힘이 작용할 수 있다. 또한, 자궁근육에서 그물모양의 두께가 다른 인대의 다발이 있으며 이런 구조는 짧은 시간에 힘을 생성하게 해준다. 자궁기저부는 하부와 달리 직접적으로 힘을 전달하는 구조를 가지고 있다. 이러한 모든 특징이 결국에는 진통과 분만 과정을 좀 더 효과적으로 하게 한다.

3) 평활근 조절의 기전: 수축 및 이완

자궁 수축의 조절은 진통의 시작과 임신 유지에 아주 중요하다. 자궁근육은 어떤 신경학적 혹은 호르몬의 자극이 없어도 스스로 활성화되는 평활근이다. 자궁근육 내에 존재하는 미오신(myosin)과 액틴(actin)의 상호작용은 근육 수축에 필수적인 요소이다. 골격근과 유사하게 근육을 수축시키기 위해서는 굵은 미세섬유(filament)와 가는 미세섬유가 서로 활성화되어 결합해야 하는데 자궁근육의 수축에는 근육속막(sarcolemma)을 통한 Ca^{2+}의 증가가 필수적이다. 자궁평활근의 세포질 안에 Ca^{2+}이 증가하게 되면 칼슘, 칼모듈린(calmodulin), 미오신경쇄활성효소(myosin light chain kinase, MLCK) 사이에 활성복합체가 형성된다(그림 7-5). 체내에서 MLCK는 고리형 AMP (cyclic adenosine monophosphate)나 고리형 GMP (cyclic guanosine monophosphate) 의존성 단백질활성효소나 Ca^{2+}-칼모듈린 의존성 단백질활성효소와 같은 효소들에 의해 인산화되는데, 이 활성효소들은 미오신 위에 있는 경쇄를 인산화 시켜 P-미오신(P-myocin)을 형성한다. 이것은 액틴의 결합을 일으키고 미오신 마그네슘-아데노신 삼인산효소(myosin magnesium-ATPase)를 활성화시켜 결국 평활

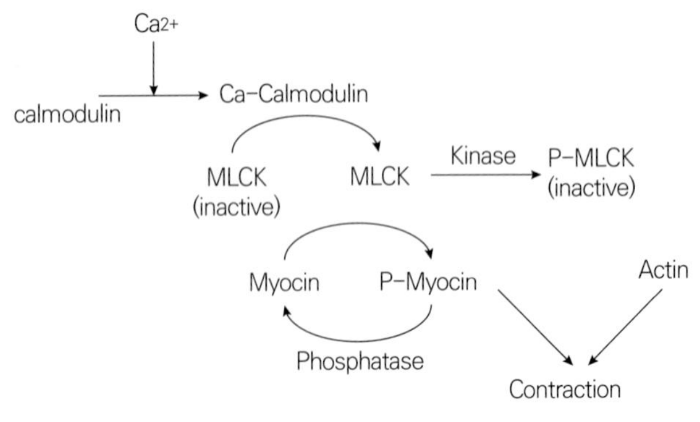

그림 7-5. 자궁평활근의 수축기전

근의 수축은 아데노신(adenosine triphosphate, ATP)의 가수분해와 함께 일어난다. P-미오신은 인산분해효소에 의해 탈인산화(dephosphorylation)되어 근육이완을 일으킨다. 만일 MLCK가 Ca^{2+}-칼모듈린 의존성 활성효소 II에 의해서 인산화되면 미오신을 인산화 시키는 데 있어서 덜 효과적이 되어 근육이완을 일으키며 평활근 세포질 안에 Ca^{2+}농도 감소도 근육이완을 일으키게 된다. 근육의 이완이 일어나기 위해서는 다음과 같은 기전이 있어야 한다(Wray et al., 1993).

① 평활근 세포질 내의 Ca^{2+} 농도의 감소
② 칼슘-칼모듈린-MLCK 복합체의 불활성화
③ 인산분해효소에 의한 미오신 경쇄의 탈인산화

4) 자궁근육 조절자: 세포표면 수용체

자궁 근육은 에스트로겐과 프로게스테론 수용체뿐만 아니라 세포의 수축을 직접 조절할 수 있는 다양한 세포 표면의 수용체가 존재한다. 수용체들은 헵타나선 수용체로서 G-단백계열, 이온통로계열, 효소계열로 분류되며, 이에 작용하는 물질들은 주로 신경펩티드(neuropeptide), 호르몬, 오타코이드(autacoids) 등이다. 이 물질들은 수용체에 대해 모체 혈청으로부터 오는 내분비(endocrine)와 주변조직이나 세포에서 오는 주변분비(paracrine), 평활근 근육세포에서 직접 합성하는 자가분비(autocrine)으로 작용한다(Gude et al., 1998).

5) 자궁근육들 사이의 통로: 틈새이음(Gap junction)

다른 근육과 같이 자궁근육은 세포사이에 교류를 효과적으로 하게 하는 통로가 있는데 이것을 틈새이음이라고 한다. 이것을 통해 근육의 수축과 이완의 조절에 관여하며, 전기, 이온 및 대사교류가 이루어진다. 자궁의 틈새이음에는 네 개의 코넥신(connexin) 26, 40, 43, 45이 있으며 이중 코넥신 43은 비임신 시에 비해 임신 때 증가되는 것으로 알려져 있다(Chow et al., 1994).

6) 임신유지의 보완계(Fail-safe system): 자궁수축을 조절하는 기능

자궁근육은 체외에서 자연적으로 수축력을 보이는 조직이지만, 임신기간 동안 태아, 양수, 태반과 양막을 유지하면서 태아가 성장하도록 매우 안정적이고 수축이 없는 상태로 유지된다. 자궁의 평온 상태를 유지하기 위해서 다양한 물질들이 관여할 뿐만 아니라, 자궁수축을 억제하는 임신유지의 보완계가 작동하는 것으로 알려져 있다. 분만 제1기에 이완상태가 유지되는 이유는 세포내 수용체에 대해 에스트로겐과 프로게스테론의 작용과 자궁근육 세포막 수용체에 의해 고리형 AMP와 고리형 GMP의 증가뿐만 아니라, 이온통로의 변형이 관여하기 때문인 것으로 알려져 있다.

(1) 프로게스테론과 에스트로겐의 분만 제1기에 역할

임신의 유지와 분만의 시작에서 에스트로겐과 프로게스테론의 역할은 매우 중요하다. 지금까지 알려진 바로는 에스트로겐은 진통을 시작하게 하고, 프로게스테론은 억제하는 것으로 알려져 있다. 분만의 기전연구에서 프로게스테론의 퇴축(withdrawal)은 분만을 유발하는 중요 요인으로 알려져 있지만, 인간의 분만에서 프로게스테론의 퇴축 없이도 분만이 시작되는 이유에 대해서는 아직 알려져 있지는 않다(Challis et al., 1994). 실제 정상 임신의 혈중 에스트로겐과 프로게스테론의 농도는 매우 높아서 수용체의 작용범위를 넘어서기 때문에, 절대적인 농도보다는 두 호르몬 농도의 비가 더 중요하게 작용할 것으로 생각된다. 에스트로겐의 정확한 역할에 대해서는 아직 잘 모르지만, 아마도 프로게스테론의 반응성을 증가시켜서 자궁 무활동 상태를 유지시키는 것으로 알려져 있다.

(2) 스테로이드 호르몬의 자궁근육 세포교류에 대한 조절

많은 연구에서 프로게스테론은 자궁수축관련단백질의 생산을 억제함으로써 자궁의 무활동 상태를 유지하는 것으로 알려져 있다. 자궁수축관련단백질은 주로 근육의 수축과 이완에 관여하는 이온통로를 구성하고, 틈새이음에 관여하며, 근육 수축물질의 수용체와 연관이 있다. 프로게스테론은 틈새이음 단백인 코넥신 43의 합성을 억제하며, 에스트로겐은 반대로 합성을 촉진시킨다.

7) 자궁근육 활성화의 보완계

분만의 제2기에는 자궁근층과 자궁경부의 형태학적 및 기능적인 변화가 나타난다. 이시기에 자궁수축에 대한 반응도가 증가하고, 틈새이음을 통한 세포 사이의 교류가 증가하며, 근육세포 내의 칼슘농도를 조절하는 수용능력이 달라진다. 이러한 자궁의 반응성의 증가는 자궁근육의 활성화를 일으킨다. 이를 통해 분만의 제2기는 제3기로 진행되면서 분만진통의 복잡한 기전이 시작된다.

(1) 프로게스테론의 퇴축

인간의 분만에서 프로게스테론의 퇴축이 분만개시와 관련이 있을 것이라는 것에 대해 많은 연구가 진행되어 왔으나, 인간에게서는 태반만출 이후에 프로게스테론 퇴축이 나타나는 것으로 알려져 있다. 따라서 프로게스테론의 모체 혈액 내 주입으로 조기진통을 억제하거나 진통 시작을 지연시킬 수 있는지에 대해서는 논란이 있다. 그러므로 인간의 분만에서 프로게스테론의 퇴축이론을 입증하기는 아직 어렵다(Challis et al., 1994). 최근에 대규모 연구에서 프로게스테론이 포함되어 있는 주사제나 질좌약을 조산의 병력을 가진 임신부에게 예방적인 목적으로 사용했을 때 조산을 예방할 수 있다는 결과가 나오면서 많은 연구가 진행되고 있는 중이며, 많은 나라에서 임상적 지침으로 현재 사용이 권장되고 있다.

(2) 프로게스테론 수용체의 대항제와 분만

프로게스테론 수용체의 대항제인 RU486 (미페프리스톤, mifepristone)을 배란 주기 후반부에 투여하면 월경이 일찍 시작되며, 임신 초반기에는 유산을 일으킨다. RU486은 자궁경부를 부드럽고 얇게 해주며 자궁수축물질에 대한 자궁근육층의 감수성을 증가시킨다. 그러나 프로게스테론 수용체의 대항제가 임신 후반기에 분만을 유도하지는 못한다.

(3) 기능적 프로게스테론 퇴축이나 대항작용

기존의 프로게스테론의 퇴축 개념과는 달리 많은 연구자들은 인간에서 프로게스테론 활성을 억제시키는 특유의 방법이 존재하는지에 대해 관심을 가져 왔다. 실제로 혈중 프로게스테론의 수치가 높음에도 불구하고 프로게스테론 퇴축이 가능하다는 사실이 밝혀졌다. 기능적인 프로게스테론 퇴축이나 대항작용을 일으키는 기전으로 알려져 있는 것은 세포의 핵이나 막에서 프로게스테론 수용체(PR-A, PR-B, PR-C)의 발현 변화나 단백질 번역 후 변형과 coactivator와 corepressor의 발현에 따른 수용체의 변화, 스테로이드 효소나 자연적인 대항제에 의한 직접적인 프로게스테론 불활성화, 마이크로RNA에 의한 것도 최근에 보고되었다(Williams et al., 2012).

(4) 옥시토신 수용체의 기능과 분포

분만 제2기 동안 자궁근육 내 옥시토신 수용체의 수는 50배 이상 증가하며, 이에 따라 옥시토신에 대한 자궁수축의 반응성이 증가한다. 분만지연은 이러한 수용체 증가가 지연되는 것과 관련이 있다. 그러나 옥시토신이 자궁수축이 시작하는 초반에도 역할을 하는지 혹은 태아의 만출기에만 중요한 역할을 하는지에 대해서는 논란이 많다. 자궁근육세포 내의 옥시토신 수용체가 자궁수축과 밀접한 관련이 있을 것으로 추정되며, 프로게스테론과 에스트라디올(estradiol, E2)은 옥시토신 수용체의 발현에 중요한 조절자 역할을 하는 것으로 알려져 있다. E2는 자궁근육세포 내의 옥시토신 수용체를 증가시키고, 프로게스테론은 자궁근육세포 내에서 옥시토신 수용체를 감소시킴으로써 옥시토신의 활성을 억제한다. 옥시토신 수용체는 자궁내막과 만삭의 탈락막에도 존재하며 프로스타글란딘의 생성을 촉진한다. 또한 적지만 양막과 융모-탈락막 조직에도 존재한다.

8) 분만 시작에 대한 태아의 역할

흥미롭게도 태아가 성장하여 성숙단계에 이르게 되면, 태아의 뇌로부터 모체에 신호가 전달되어 분만이 시작되는 것으로 생각되고 있으며, 태아의 뇌, 부신 및 태아혈액의 신호전달 과정이 분만에 관여하는 것으로 알려져 있다(Casey et al., 1994; Medelson et al., 2009).

(1) 분만에서 자궁신전의 영향

태아가 성장함에 따라 자궁근육과 양수압도 증가하게 된다. 이는 분만 제2기의 자궁활성화에 중요한 요소로 알려져 있다. 자궁근육의 신전은 코넥신 43, 옥시토신 수용체와 가스트린방출펩티드(gastrin-releasing peptide)의 발현을 증가시킨다(Tattersall et al., 2012). 자궁의 신전으로 쌍태임신에서 단태임신보다 조기진통의 위험성이 증가하고, 단태임신에서도 양수과다인 경우에는 위험성이 증가하는 것을 설명할 수 있다.

(2) 분만기전의 태아 내분비고리

태아의 시상하부-뇌하수체-부신 축의 활성화는 정상 분만의 중요한 요소이다. 이 축이 조기에 활성화되면 양에서처럼 인간 태아의 부신 스테로이드 생성물이 태반과 막에 영향을 주어 자궁근육을 수축시켜서 조기진통이 유발된다(Liggins et al., 1967, 1973). 태반에서 분비되는 코르티코트로핀분비호르몬(corticotropin-releasing hormone, CRH)이 사람 분만에서 중요한 역할을 하는 것으로 알려져 있다.

(3) 태아 부신에서의 코르티코트로핀분비호르몬의 역할

태아 부신은 형태학적, 기능적 및 생리학적으로 중요한 기관이다. 출생 당시 태아 부신은 어른의 무게와 같게 되고 인접한 태아 콩팥과 크기가 비슷하다. 태아 부신에서 생성되는 스테로이드는 분만에 이르러서는 성인 부신에서 생성되는 양인 하루 30~40 mg보다 더 많은 하루 100~200 mg까지 이르게 된다. 태아 부신에서 생성되는 코르티솔 수치는 임신 마지막 주에 증가한다(Murphy et al., 1982). 디히

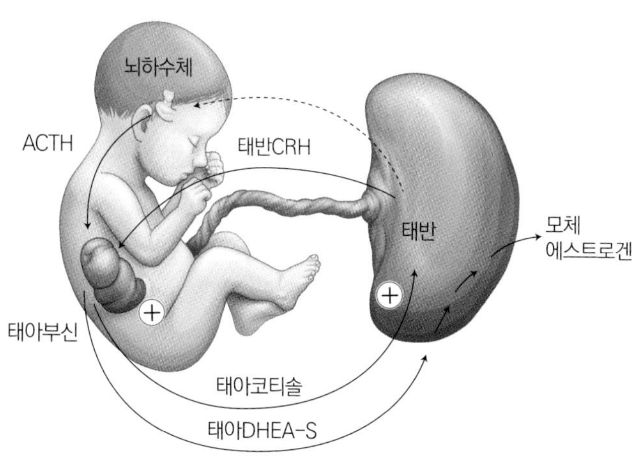

그림 7-6. 태반-태아 부신호르몬 상관도
임신 후반기 CRH는 태아부신으로부터 DHEA-S와 코티솔 분비를 증가시킨다. 코티솔은 태반 CRH분비를 자극하고 이는 다시 태아 부신의 호르몬 생산을 촉진시킨다.

드로에피안드로스테론설페이트(dehydroepiandrosterone sulfate, DHEA-S)의 생성도 같은 기간 동안 의미 있게 증가되어 임신부 E2의 증가를 가져온다. 태아의 뇌하수체에서 분비되는 부신겉질자극호르몬(adrenocorticotrophic hormone, ACTH)의 양이 제한되어 있음에도 불구하고 태반에서 분비되는 CRH가 태아부신을 자극하여 DHEA-S와 코코르티솔 합성을 촉진시킨다. 태반 CRH는 태아부신에서 코르티솔과 DHEA-S를 증가시키는데, 이 코르티솔은 다시 태반에서 CRH 분비를 자극하게 된다. DHEA-S는 모체 E2를 증가시킨다(Parker et al., 1999)(그림 7-6).

① 태반 코르티코트로핀 분비호르몬 생성

CRH는 임신부와 태아의 시상하부에서 분비될 뿐만 아니라, 더 많은 양이 태반에서 합성된다(Grino et al., 1987; Saijonmaa et al., 1988). 코르티솔은 태반 CRH 생성을 자극하는데 임신부의 CRH 혈장농도는 임신 초기에 낮았다가 분만 후기로 갈수록 증가된다. 임신 마지막 12주 동안 CRH 혈장농도는 급격하게 증가하고 분만 당시에 최고치가 되며 분만 후에 감소하게 되는데, 양수의 CRH 농도 역

시 임신 말기에 증가한다. 태아가 스트레스를 받으면 태아의 혈장, 양수 및 산모의 혈장에서 CRH의 농도가 정상임신보다 모두 증가한다(Toriicelli et al., 2011). 이때의 CRH는 주로 태반에서의 생성이 증가하여 나타나는데, 합병증을 동반한 임신에서 태반 CRH의 과도한 분비는 태아 부신 코르티솔 합성을 증가시킨다(Murphy et al., 1982). 예를 들어 자간증의 임신부는 정상 임신부보다 4배 정도 혈장 CRH가 증가된다(Pekins et al., 1995).

② 분만시작에 있어 CRH의 역할

분만을 조절하는 데 태반 CRH의 역할은 매우 중요한 것으로 알려져 있다. 이론을 정리해보면, 첫째, 태아의 코르티솔생산을 증가시켜서 증가된 코르티솔이 다시 태반 CRH 생성에 양성 되먹임을 하게 하는 이론이 있으며, 둘째는 코르티솔이 양막에서 프로스타글란딘 합성을 증가시킴으로써 자궁근육에 간접적으로 작용을 하는 이론과, 셋째는 태반 CRH가 태아 부신의 C19-스테로이드 합성을 자극함으로써 태반에서 생성된 C19-스테로이드는 에스트로겐으로 전환된다. 이러한 에스트로겐 생성 증가는 자궁근육층의 휴식기를 중단시켜서 분만을 시작하게 한다. 임신말기 CRH의 증가로 인한 분만시기의 유도를 태아-태반시계(fetal-placental clock)라고 하며 분만을 시작하게 하는 신호의 기원에 대해서는 아직 논란이 많다. 지금까지는 태아 코르티솔과 태반 CRH의 양성 되먹임이 인간의 분만 시기에 중요한 역할을 하는 것으로 알려져 있다.

(4) 태아기형과 자연분만과의 관계

임산부에서 낮은 에스트로겐 농도를 보이는 태아무뇌증, 부신발육저하, 태반 술파타아제(sulfatase) 결핍증의 경우에는 지연분만과 관련이 있는 것으로 알려져 있다. 그러나 에스트로겐이 분만개시에 어떤 역할을 하는지에 대해서는 명확히 알려져 있지 않다. 한편, 양수생성에 문제가 있는 콩팥무발생(renal agenesis)이나 폐분비물이 줄어드는 폐형성저하증(pulmonary hypoplasia)의 경우에는 지연분만이 없는데, 그 이유는 태아-모체 간 신호전달체계의 주변분비축(paracrine arm) 때문인 것으로 알려져 있다. 드물게 뇌기형이 분만 시기를 지연시키는데 태아 무뇌증의 경우 374일(53주)만에 분만된 예도 있었으며, 이러한 지연분만의 원인으로 시상하부-뇌하수체-부신 축이 분만개시에 관여하기 때문이라고 보고하였다(Malpas et al., 1933). 무뇌증 태아의 부신은 정상태아에 비해 5~10% 크기로 작아져 있기 때문에 태아부신이 분만시작 시기에 매우 중요한 역할을 하는 것으로 추측된다.

9) 분만 제3기 수행의 보완계

분만 제2기는 자궁수축물질이 증가해서 자궁수축이 규칙적으로 발생하여 서서히 자궁경부가 열리고 분만이 진행되는 시기이다. 자궁수축은 분만 제1기에는 없으며, 분만 제2기에 서서히 시작하여 분만 제3기에 증가하는데, 이 시기에 자궁수축물질은 분만 제3기의 활성기(active phase)에 중요한 역할을 한다. 현재 알려진 자궁수축물질은 옥시토신, 프로스타글란딘, 히스타민, 혈소판활성인자(Platelet activating factor, PAF), 세로토닌, 엔도텔린-1, 안지오텐신 II, CRH, hCG, PTH-rP 등이 있다. 이들은 G-단백 결합을 통해 평활근을 자극한다.

(1) 옥시토신

옥시토신은 그리스어로 '빠르게 태어남'이라는 의미를 가지고 있으며, 많은 동물들에서 뇌하수체 후엽에서 분비되는 신경전달물질로, 자궁수축 호르몬이라고도 한다. 1906년에 처음으로 뇌하수체 후엽추출액이 자궁수축에 관여한다는 사실을 발견한 이후, 1909년 자궁수축 성질을 가진 물질을 분리하였으며, 1911년부터는 임상적으로 이용되기 시작하였다. 1950년에 Pierce와 du Vigneud가 옥시토신의 구조를 확인하였다. 옥시토신은 아홉 개의 아미노산으로 구성된 펩타이드로 뉴로피신(neurophysin)이라는 운반단백질과 함께 막결합포(membrane bound vesicle) 형태를 이루며 뇌하수체 후엽의 신경엽(neural lobe)을 따라 이동하다가 분비된다. 원래는 옥시토신 전구호르몬으로 생성되어 효소의 작용으로 이동 중에 옥시토신으로 변화된다. 옥시토신은 포스포리파제(phospholipase)를 활성화시키는 헵타나선 수용체를 통해 작용한다. 연구자들은 만삭에 가까운 임신부의 유도분만에 옥시토신을 사용해서 성공적인 분만을 한 것을 근거로 옥시토신이 분만개시에 영향을 준다고 생각하였으며, 최근 연구에서는 다음과 같은 이유로 옥시토신이 분만개시에 관여할 것이라고 생각하고 있다. 첫째는 만삭임신에서 탈락막과 자궁근육 조직의 옥시토신 수용체의 수가 급격히 증가하며, 둘째는 옥시토신이 탈락막에서 프로스타글란딘을 만들며, 셋째는 옥시토신은 태반 및 탈락막, 태아조직에서 직접 합성된다는 것이다(Chibbar et al., 1993; Zingg et al., 1995). 또한, 옥시토신은 활성기 진통에는 관여하는 것으로 알려져 있다. 옥시토신은 분만진통 제2기, 분만직후, 모유수유 중에는 증가하는데 이로 인해 자궁수축이 강하게 일어나서 산후출혈을 막고, 젖 분비를 촉진시킨다.

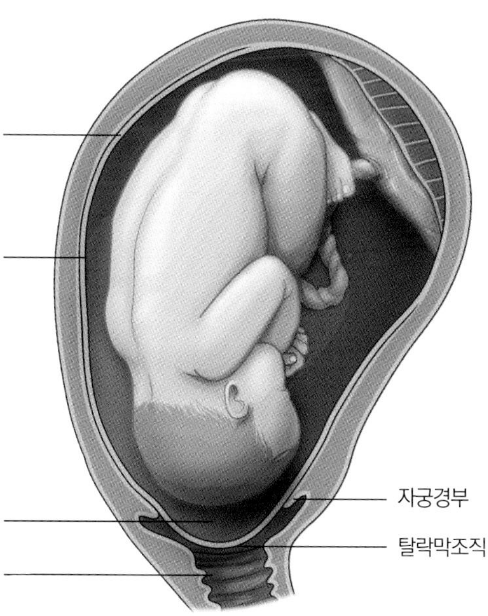

탈락막
양막
전낭
질
자궁경부
탈락막조직

그림 7-7. 노출된 전낭(forebag)의 측면도
부착된 탈락막 조직이 자궁경부에 노출된 모습이 보인다.

(2) 프로스타글란딘

많은 연구에서 프로스타글란딘 특히 PGE2와 PGF2α는 분만 제2기에는 불분명하지만 분만 제3기에는 명확하게 관여하는 것으로 알려져 있다. 그 근거를 살펴보면 다음과 같다. 첫째, 분만이 진행하는 동안 양수와 모체혈청 및 소변에서 프로스타글란딘과 그 대사산물의 농도가 증가되었다(Keirse et al., 1979). 둘째, 프로스타글란딘으로 분만진통을 일으킬 수 있다(Novy et al., 1980). 셋째, 제2형 프로스타글란딘 H 합성효소 억제제를 임신한 여성에게 투여한 경우 분만시작을 지연시키거나 때로는 조기분만을 억제시켰다(Loudon et al., 2003). 넷째, 시험관에서 자궁의 평활근 조직에 프로스타글란딘을 처리하면 근육수축이 유발되는 경우가 있다. 일단 분만진통이 시작되면 프로스타글란딘은 옥시토신처럼 자궁근육의 수축에 중요한 역할을 한다. 자궁근육의 수축을 위해서는 자궁근육에서의 프로스타글란딘 생성이 중요하지만, 태아막과 태반에서도 프로스타글란딘이 만들어진다. 프로스타글란딘 특히, PGE2와 PGF2α는 임신전반기에 걸쳐 양수 내에서 발견된다. 태아가 성장함에 따라 양수 내 프로스타글란딘의 농도는 서서히 증가하다가 분만진통이 시작되면 양수 내 프로스타글란딘은 현저히 증가한다(MacDonald et al., 1993). 이때 증가한 프로스타글란딘은 일종의 염증반응 결과로 생각된다.

분만진통에서 양수 내 프로스타글란딘의 증가는 임신자궁의 해부학적 변화와도 관련이 있으며, 태아막의 가장 하단부는 구조적으로 양막의 전낭(forebag)을 형성한다. 태아막은 자궁의 탈락막과 접촉하고 있는데, 자궁경부가 개대되면서 전낭이 자궁벽을 밀고 내려올 때 탈락막의 일부가 떨어져 나와서 평활융모막(chorion laeve)에 부착된 채 남아있다(그림 7-7). 질 안의 각종 미생물과 세균독소의 영향을 받은 양막은 시토카인(cytokine)과 프로스타글란딘을 생산하게 된다. 전낭의 탈락막이 찢어져 손상을 받으면 염증반응이 일어나고, 질 안의 각종 미생물 및 독소 등에 의해 더 심해지면서 전낭의 양수 내에는 프로스타글란딘 농도가 증가하게 된다. 이러한 자궁의 해부학적 변화와 그에 따른 염증반응은 프로스타글란딘의 합성 증가와 그에 따른 자궁경부의 빠른 변화와 분만진통을 증가시킨다.

(3) 엔도텔린-1(Endothelin-1)

엔도텔린-1은 강력한 평활근 수축제이며, 엔도텔린수용체는 자궁근층 내에 존재한다(Word et al., 1990). 만삭의 자궁근육에서 생성 되서 프로스타글란딘이나 염증매개물질들의 합성을 유발할 수 있다(Momohara et al., 2004; Sutcliffe et al., 2009). 최근 연구에서는 조산이나 자궁 평활근종에서 비정상적인 엔도텔린-1의 발현을 보고하였다(Tanfin et al., 2011, 2012). 또한, 엔도텔린-1은 양막에서도 합성된다. 자궁근육층을 포함한 평활근에 존재하는 엔도텔린 A 수용체는 G-단백의 Gαq-, Gαi-아형을 연결해서 세포내 칼슘을 증가시킨다. 엔케팔리나아제(enkephalinase)는 엔도텔린-1 뿐만 아니라 다른 소활성분자인 엔케팔린(enkephaline), 서브스턴스 P(substance P), 심방나트륨이뇨펩티드(atrial natriuretic peptide, ANP), 뇌나트륨이뇨펩티드(brain natriuretic peptide, BNP) 같은 물질의 분해를 촉진한다(Eis et al., 1992).

(4) 혈소판활성인자

혈소판활성인자는 자궁근육에 칼슘 농도를 증가시켜서 자궁수축을 증가시키는 헵타나선 막수용체이다. 혈소판활성인자는 분만진통 동안 양수 내에서 증가되며, 혈소판활성인자를 자궁근육에 처리하면 근육수축을 유도한다(Billah et al., 1983). 혈소판활성인자는 프로스타글란딘, 시토카인 및 엔도텔린-1 등과 같이 염증반응의 결과로 백혈구에서 생산되는데, 자궁경부에 양막의 전낭이 형성되면서 손상 받은 태아막조직이 질분비물에 노출되면서 만들어진다. 탈락막에 존재하는 큰포식세포(macrophage)는 혈소판활성인자의 작용을 억제하는 것으로 알려져 있다.

(5) 표면활성제 단백질 A (Surfactant protein A, SP-A)

SP-A는 태아 폐에서 생성되는 것으로 알려져 있으며 폐성숙에 필요한 물질로 알려져 있다. 이것은 양막과 탈락막에서 분비되고 양수에 존재하면서 자궁 근 세포의 신호전달을 촉진하는 역할을 하는 것으로 알려져 있다(Snegovskikh et al., 2011). 그러나, 아직까지 자궁내막을 SP-A가 어떻게 자궁내막 수축을 활성시키는지에 관한 정확한 기전은 잘 밝혀지지는 않았다. 한 가지 주장으로 프로스타글란딘이 영향을 준다는 보고가 있었다. SP-A가 탈락막에서 PG F2α를 선택적으로 억제하지만 임신말기에는 양수에서 감소되는 것이 보고되었다(Chaiworapongsa et al., 2008). 태아 폐는 SP-A 뿐만 아니라, 자궁수축인자인 혈소판활성인자를 생성한다(Frankel et al. 1996). 이러한 인자와 SP-A는 분만을 위한 태아-모체 신호전달에서 역할을 하는 것으로 알려져 있다(Gao et al., 2015).

(6) 안지오텐신 II

자궁 내에는 두 개의 헵타나선형 G-단백연결 안지오텐신 II(angiotensin II, AT) 수용체들 즉, AT1 및 AT2 등이 있다. 비임신 여성에서는 AT2 수용체가 주로 존재하지만 임신한 여성의 근육층 내에는 주로 AT1 수용체가 많다. 안지오텐신 II는 임신 동안에 혈장막수용체에 결합하여 자궁근육의 수축을 유발하지만 AT2 수용체를 발현하는 혈관평활근은 반응도가 떨어져서 승압효과가 나타나지 않는다(Cox et al., 1996). 그러나, 분만이 가까워지면 안지오텐신 II가 분만진통 제3기 자궁수축물질로 작용하여 자궁근육세포에 칼슘을 증가시킨다(Anton et al., 2009).

(7) 코르티코트로핀 분비호르몬(Corticotropin-releasing hormone, CRH), 사람 융모생식자극호르몬(Human chorionic gonadotropin, hCG) 및 부갑상샘호르몬관련단백질(Parathyroid hormone-related protein, PTH-rP)

임신 후반기에는 CRH, hCG 및 PTH-rP에 대한 수용체 변화가 일어나며 자궁근육에서 cAMP 형성이 감소되는 대신 세포내 칼슘이 증가하면서 G-단백결합의 변화가 나타난다. 옥시토신은 자궁근육조직에서 CRH 자극에 의한 cAMP의 축적을 감소시키며 CRH는 자궁근에서 옥시토신에 대한 수축력을 증가시킨다. CRH는 또한 PGF2α 에 대한 자궁근육의 수축력을 증가시킨다(Benedetto et al., 1994).

참고문헌

- Anton L, Merrill DC, Neves LA, Diz DI, Corthorn J, Valdes G, et al. The uterine placental bed renin-angiotensin system in normal and preeclamptic pregnancy. Endocrinology 2009;150:4316-25.
- Benedetto C, Petraglia F, Marozio L, Chiarolini L, Florio P, Genazzani AR, et al. Corticotropin-releasing hormone increases prostaglandin F2 alpha activity on human myometrium in vitro. Am J Obstet Gynecol 1994;171:126-31.
- Billah MM, Johnston JM. Identification of phospholipid platelet-activating factor (1-0-alkyl-2-acetyl-sn-glycero-3-phosphocholine) in human amniotic fluid and urine. Biochem Biophys Res Commun 1983;113:51-8.
- Cabrol D, Dallot E, Cedard L, Sureau C. Pregnancy-related changes in the distribution of gluycosaminoglycans in the cervixand corpus of the human uterus. Eu J Obstet Gynecol Reprod Biol 1985;20:289.
- Casey ML, MacDonald PC. Biomolecular processes in the initiation of parturition: decidual activation. Clin Obstet Gynecol 1988;31:533-52.
- Casey ML, MacDonald PC. Human parturition. In: Bruner JP (editors). Infertility and Reproductive Medicine Clinics of North America. Philadelphia: Sauders; 1994. p.765.
- Chaiworapongsa T, Hong JS, Hull WM, Kim CJ, Gomez R, Mazor M, et al. The concentration of surfactant protein-A in amniotic fluid decreases in spontaneous human parturition at term. J Matern Fetal Neonatal Med 2008;21(9):652-59.
- Challis JR, Lye SJ. Parturition. In: Knobil E, Neill JD, editors. The Physiology of Reproduction. 2nd ed. New York: Raven Press; 1994. p.985-1031.
- Chibbar R, Miller FD, Mitchell BF. Synthesis of oxytocin in amnion, chorion, and decidua may influence the timing of human parturition. J Clin Invest 1993;91:185-92.
- Chow L, Lye SJ. Expression of the gap junction protein connexin-43 is increased in the human myometrium toward term and with the onset of labor. Am J Obstet Gynecol 1994;170:788-95.
- Cox BE, Word RA, Rosenfeld CR. Angiotensin II receptor characteristics and subtype expression in uterine arteries and myometrium during pregnancy. J Clin Endocrinol Metab 1996;81:49-58.
- Danforth DN. The fibrous nature of the human cervix and its relation to the isthmic segment in the gravid and non-gravid uteri. Am J Obstet Gynecol 1947;53:541.
- Eis AW, Mitchell MD, Myatt L. Endothelin transfer and endothelin effects on water transfer in human fetal membranes. Obstet Gynecol 1992;79:411-5.
- Fergsuson JKW. A study of the motility of the intact uterus at term. Surg Gynecol Obstet 1941;73:359.
- Frenkel RA, Muguruma K, Johnston JM. The biochemical role of platelet-activating factor in reproduction. Prog Lipid Res 1996; 352(2):155-68.
- Friedman EA. Labor: Clinical Evaluation and Management. 2nd ed. New York: appleton-Century-Crofts; 1978.
- Gao L, Rabbitt EH, Condon JC, Renthal NE, Johnston JM, Mitsche MA, et al. Steroid receptor coactivators 1 and 2 mediate fetal-tomaternal signaling that initiates parturition. J Clin Invest 2015;125(7):2808-24.
- Garfield RE, Kannan MS, Daniel EE. Gap junction formation in myometrium: control by estrogen, progesterone and prostaglandins. Am J physiol 1980;238:C81-90.
- Garfield RE, Saade G, Buhimschi C, Buhimschi I, Shi L, Shi SQ, et al. control and assessment of the uterus and cervix during pregnancy and labour. Hum Reprod Update 1998;4:673-95.
- Grino M, Cchrousos GP, Margioris AN. The corticotropin releasing hormone gene is expressed in human placenta. Biochem Biophys Res Commun 1987;148:1208-14.
- Gude NM, King RG, Brennecke SP. Autacoid interaction in the regulation of blood flow in the human placenta. Clin Exp Pharmacol Physiol 1998;25:706-11.
- Huszar G. Biology and biochemistry of myometrial contractility and cervical maturation. Semin Perinatol 1980;5:216-35.
- Huszar G. Biology and biochemistry of myometrial contractility and cervical maturation. Semin Perinatol 1981;25:706-11.
- Keirse MJNC. Prostaglandins in parturition. In: Kerise M, Anderson A, Gravenhorst J (editors). Human Parturition. Hague: Martinus Nijhoff; 1979. p.101.
- Leppert PC. Anatomy and physiology of cervical ripening. Clin Obstet Gynecol 1995;38:267-79.
- Liggins GC, Fairclough RJ, Grieves SA, Kendall JZ, Knox BS. The mechanism of initiation of parturition in the ewe. Recent Prog Horm Res 1973;29:111-59.
- Li H, Yu Y, Shi Y, Fazli L, Slater D, Lye S, Dong X. HoxA13 Stimulates Myometrial Cells to Secrete IL-1β and Enhance the Expression of Contraction-Associated Proteins.Endocrinology. 2016 May;157(5):2129-39.
- Liggins GC, Kennedy PC, Holm LW. Failure of initiation of parturition after electrocoagulation of the pituitary of the fetal lamb. Am J Obstet Gynecol 1967;98:1080-6. 1973.
- Liggins GC. Initiation of labor. Biol Neonate 1989;55:366-94.
- Loudon JA, Groom KM, Bennett PR. Prostaglandin inhibitors in preterm labour. Best Pract Res Clin Obstet Gynaecol 2003; 17:731-44.
- MacDonald PC, Casey ML. The accumulation of prostaglandins

(PG) in amniotic fluid is an after effect of labor and not indicative of a role for PGE2 or PGF2 alpha in the initiation of human parturition. J Clin Endocrinol Metab 1993;76:1332-9.
- Malpas P. Postmaturity and malformations of the fetus. J Obstet Gynaecol Br EMP 1933;76:1332-9.
- Medelson CR. Minireview: fetal-maternal hormonal signaling in pregnancy and labor. Mol Endocrinol 2009;23:947-54.
- Momohara Y, Sakamoto S, Obayashi S, Aso T, Goto M, Azuma H. Roles of endogenous nitric oxide synthase inhibitors and endothelin-1 for regulating myometrial contractions during gestation in the rat. Mol Hum Reprod 2004;10:505-12.
- Moretti M, Sibai BM. Maternal and perinatal outcome of expectant management of premature rupture of membranes in the mid-trimester. Am J Obstet Gynecol 1988;159:390-6.
- Murphy BE. Human fetal serum cortisol levels related to gestational age: evidence of a midgestational fall and a steep late gestational rise, independent of sex or mode of delivery. Am J Obstet Gynecol 1982;144:276-82.
- Norwitz ER, Robinson JN, Challis JR. The control of labor. N Engl J Med 1999;341:660-6.
- Novy MJ, Liggins GC. Role of prostaglandins, prostacyclin, and thromboxanes in the physiologic control of the uterus and in parturition. Semin Perinatol 1980;4:45-66.
- Olson DM, Ammann C. Role of the prostaglandins in labour and prostaglandin receptor inhibitors in the prevention of preterm labour. Front Biosci 2007;1329-43.
- Parker CR Jr, Stankovic AM, Goland RS. Corticotropin-releasing hormone stimulates steroidogenesis in cultured human adrenal cells. Mol Cell Endocrinol 1999;155:19-25.
- Parkington HC, Tonta MA, Brennecke SP, Coleman HA. Contractile activity, membrane potential, and cytoplasmic calcium in human uterine smooth muscle in the third trimester of pregnancy and during labor. Am J Obstet Gynecol 1999;181:1445-51.
- Pekins AV, Wolfe CD, Eben F, Soothill P, Linton EA. Corticotrophin-releasing hormone-binding protein in human fetal plasma. J Endocrinol 1995;146:395-401.
- Rath W, Ismers R, Adelmann-Grill BC, Stuhlsatz HW, Szevereny M, Kuhn W. Biochemical changes in human cervical connective tissue after intracervical application of prostaglandin E2, Prostaglandins. 1993;45:375-844.
- Saijonmaa O, Laatikainen T, Wahlstrom T. Corticotrophin-releasing factor in human placenta: localization, concentration and release in vitro. Placenta 1988;9:373-85.
- Snegovskikh VV, Bhandari V, Wright JR, Tadesse S, Morgan T, Macneill C, et al. Surfactant protein-A (SP-A) selectively inhibits prostaglandin F2alpha (PGF2alpha) production in term decidua: implications for the onset of labor. J Clin Endocrinol Metab 2011;96(4):E624-32.
- Somlyo AP, Somlyo AV. Signal transduction and regulation of smooth muscle. Nature 1994;372:231-236.
- Sutcliffe AM, Clarke DL, Bradbury DA, Corbett LM, Patel JA, Knox AJ. Transcriptional regulation of monocyte chemotactic protein-1 release by endothelin-1 in human airway smooth muscle cells involves NF-kappaB and AP-1. Br J Pharmacol 2009;157:436-50.
- Tanfin Z, Leiber D, Robin P, Oyeniran C, Breuiller-FouchéM. Endothelin-1: physiological and pathological roles in myometrium. Int J Biochem Cell Biol 2011;43:299-302.
- Tanfin Z1, Breuiller-FouchéM. The endothelin axis in uterine leiomyomas: new insights. Biol Reprod 2012;87:1-10.
- Tattersall M, Cordeaux Y, Charnock-Jones DS, Smith GC. Expression of gastrin-releasing peptide is increased by prolonged stretch of human myometrium, and antagonists of its receptor inhibit contractility. J Physiol 2012;590(Pt 9):2081-93.
- Toriicelli M, Novembri R, Bloise E, De Bonis M, Challis JR, Petraglia F. Changes in placental CRH, urocortins, and CRH-receptor mRNA expression associated with preterm delivery and chorioamnionitis. J Clin Endocrinol Metab 2011;96:534-40.
- Vink JY, Qin S, Brock CO, Zork NM, Feltovich HM, Chen X, Urie P, Myers KM, Hall TJ, Wapner R, Kitajewski JK, Shawber CJ, Gallos G. A new paradigm for the role of smooth muscle cells in the human cervix. Am J Obstet Gynecol. 2016 Oct;215(4):478.e1-478.e11.
- Wary S. Uterine contraction and physiological mechanism of modulation. Am J Physiol 1993;264:C1-18.
- Williams KC, Renthal NE, Condon JC, Gerard RD, Mendelson CR. MircoRNA-200a serves a key role in the decline of progesterone receptor function leading to term and preterm labor. Proc Natl Acad Sci USA 2012;109:7529-34.
- Word RA, Kamm KE, Stull JT, Casey ML. Endothelin increases cytoplasmic calcium and myosin phosphorylation in human myometrium. Am J Obstet Gynecol 1990;162:1103-8.
- Zingg HH, Rozen F, Chu K, Larcher A, Arslan A, Richard S, et al. Oxytocin and oxytocin receptor gene expression in the uterus. Recent Prog Horm Res 1995;50:255-73.

III
산전 관리

제8장

임신 전 관리

Preconceptional Care

김사진 | 가톨릭의대
신재은 | 가톨릭의대

임신 전 관리(preconceptional care, PCC)는 가임기 여성에서 임신 전에 임신부의 의학적인 요소나 정신사회학적 문제에 관심을 가져 향후 여성건강의 증진과 정상적인 건강한 태아를 출산하기 위한 일련의 중재(intervention) 역할이며, 미국이나 영국에서의 정부정책은 임신 전 관리의 증진을 통하여 주산기 이환율과 사망률을 줄이는 데 있다(Cefalo et al., 1995a; Jack et al., 1990; Johnson et al., 2006; Stephenson et al., 2014). 최근에는 배우자를 포함하여 평상시에 일상적인 생활 속에서 건강한 생활 습관을 유지하도록 관리하는 것이 향후 정상적인 태아, 건강한 임신결과를 이끌어 내는 임신 전 건강 관리(health care)로 변화해가는 추세이다(CDC, 2018; Frey et al., 2008).

미국질병통제 센터는 2006년 임신 전 건강과 관리를 증진시키는 여러 추천사항-개인적 책임감, 수요자 인식, 예방적 방문, 위험인자에 대한 중재, 임신 간 관리, 임신 전 진단, 건강보험, 공중보건 프로그램 및 정책, 연구 및 감시 증진 등, 여러 추천사항의 궁극적인 목표를 다음과 같이 정하였다(Johnson et al., 2006).

① 임신 전 건강에 관련되는 남성과 여성의 지식, 태도 및 행동의 증진
② 미국에서 가임기 모든 여성이 적합한 건강상태에서 임신할 수 있도록 임신 전 관리서비스를 받는 것에 대한 보증(예: 증거 중심의 위험도 선별검사, 건강증진 및 중재적 시술 등)
③ 임신부와 장래 태아의 건강문제를 예방하거나 최소화할 수 있도록 임신 사이 기간 동안 중재를 통하여 기왕력의 유해한 임신결과에 따른 위험도 감소
④ 불량한 임신 결과들에 대한 집단 간의 차이 감소

미국에서 2001년 640만 임신 중에서 49%가 비계획 임신으로 가임기여성(15~44세)의 전체 임신에서 1,000명당 51명(5%)을 보고하였으나, 소집단으로 분류하여 분석한 바 결혼여부, 경제적인 소득차이, 교육 정도, 인종 등의 개별 집단에서의 차이가 커서 이러한 차이점에 대한 계속적인 연구가 필요하고 다양한 접근방식의 임신 전 관리가 필요하다고 하였으며, 또한 임신 전 관리의 전향적 연구에서 저소득 계층 임신 전 건강 증진 프로그램에 참가하여 상담을 받았던 군에서 계획 임신 가능성이 상담을 받지 않은 군에 비하여 64.2%로 증가하였다고 하였다(Finer et al., 2006; Moos et al., 1996). 2001년 미국의 결혼 전 임신은 43.9%로 이 중 비계획임신의 빈도는 결혼한 상태의 비계획임신보다 2배 이상 증가하는 경향을 보이고, 우리나라에서 비계획임신은 48.5%로 대표적인 예는 혼전임신으로 2011년 통계청 혼인통계에 따르면 전체 출산의 9.6%에 이르는 수치로 미국보다는 낮은 수치이나, 이러한 비계획임신의 경우 위험인자에 대한 노출이 약 1.5배로 증가하여 임신 전 관리의 필요성에 시사하는 바가 크며, 임신 전부터 위험 환경을 멀리하고 위험 요소에 대한 노출을 예방적으로 방지하는 것이 임신 전 관리의 주요 관점이다(이상림 등, 2013; Finer et al., 2006; Han et al., 2005).

1. 대상 및 시작시기

임신할 가능성이 있는 모든 여성들을 대상으로 하며, 가임기 여성의 일상적인 병원 방문할 때가 임신 전 건강 및 습관의 중요성을 강조할 수 있는 좋은 기회로 임신의 위험 요소가 있는지를 살펴보고 필요하면 적절한 중재를 실시하고 계획된 임신의 장점 등을 교육하는 것이 바람직하고, 보통 임신이 확인되는 수정 후 3~4주 후에는 기관형성이 이미 시작하는 시기로 신경관 결손 방지를 위한 엽산투여를 포함한 여러 예방적 처치가 효과가 없을 수 있으므로 임신반응검사가 음성일 때가 가장 좋은 임신 전 상담시기이다(Cheng et al., 2009).

2. 방법 및 구성요소

임신 전 상담은 체계적이고 철저하게 위험요소를 검토하고 특성에 맞게 교육을 실시하며 필요하면 중재 및 처치를 시행한다. 임신 전 관리의 구성요소는 개인 및 가족의 의학력 및 유전력, 과거 감염이나 예방접종상태, 부인과적 문제, 개인 환경, 음식 습관, 기형유발 물질에 노출정도, 약물사용, 알코올, 개인 및 가족의 선행 혈전증유무, 선천성기형, 수술이나 임신의 합병증 및 환경적 요소 등이 포함될 수 있으며 이학적 검사와 적절한 혈청검사를 통하여 이루어진다(홍순철 등, 2011; Braspenningx et al., 2013; Cefalo et al., 1995b; Ebrahim et al., 2006; Korembrot et al., 2002; Lanik., 2012; Leuzzi et al., 1996; Rappaport, 2008; Reynolds, 1998).

1) 가족력(Family history)

건강과 생식력에 대해 부부 각각을 대상으로 고혈압, 심장병, 간질환, 청력 시력 장애, 갑상샘 등 내과적 질환의 여부, 정신 지체, 간질, 불임, 유산 등에 대하여 조사한다. 가족력을 얻는 가장 좋은 방법은 기호(그림 8-1)를 사용하여 가계도를 만들어 보는 것으로 유럽에서는 여성과 배우자 모두를 포함하여 이차 친족(second degree relatives)까지의 가족력 조사를 권유한다. 유전적 요인을 알아보기 위해 시행하는 가족력 검사, 특히 유전적 보인자(carrier) 여부에 대한 선별 검사는 임신 전에 시행하는 것이 중요한데, 가족력이나 부부 각각의 인종적 배경을 바탕으로 시행한다. 외국인의 경우에는 각 인종에 따라 특이한 유전 질환의 발생이 높은 경우가 있으며, 이러한 질환의 예로, Tay-Sachs 질환의 경우 동유럽의 유태인이나 프랑스계 캐나다인에게 많으며, 지중해성 빈혈(thalassemia)의 경우 알파형은 남아시아나 아프리카인 계열, 베타형의 경우 지중해 연안의 국가들, 남아시아, 인도인, 파키스탄인, 아프리카 계열의 인종에서 많고, 낫적혈구 빈혈(sickle cell anemia)의 경우 아프리카 계열, 지중해 연안국가, 중앙아시아인, 카리브해인, 라틴 계열의 미국인에 많다. 낭성 섬유증(cystic fibrosis)의 이환 여부는 가족력을 살펴보면 쉽게 알 수 있다. 유전적 보인자 상태를 수태 전에 알게 됨으로써 여성과 그 배우자는 보통염색체 열성(autosomal recessive) 질환에 대한 위험의 정도를 알 수 있고, 이러한 위험의 정도를 근거로 임신을 시도할 것인지를 결정할 수 있으며, 임신 후에 신생아에게 해야 할 검사들에 대한 지식도 갖게 된다. 또한 유약엑스증후군(fragile X syndrome)이나 다운증후군과 같은 다른 유전

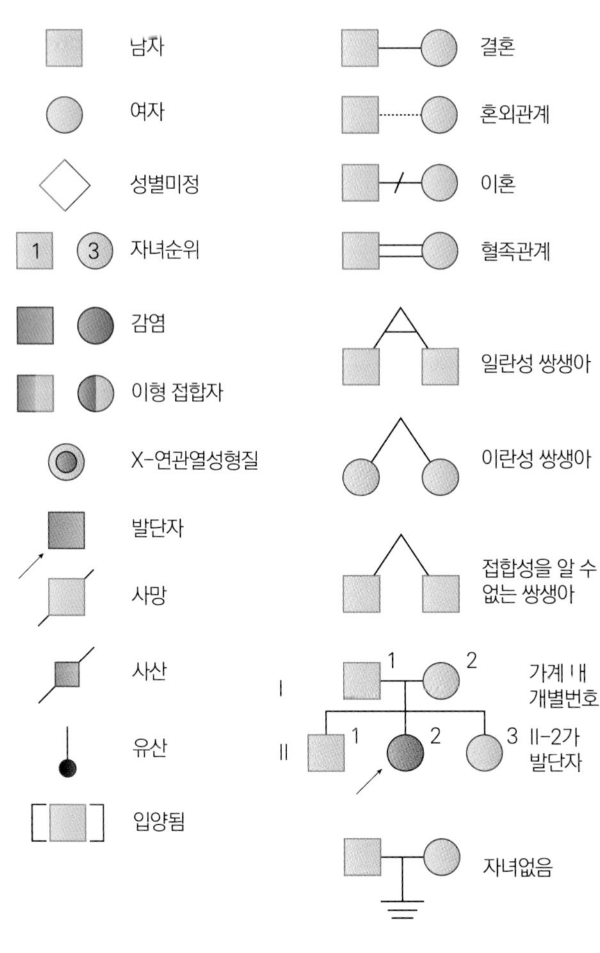

그림 8-1. **가계도에 사용되는 기호들**

적 질환의 위험성도 어느 정도 알 수 있게 된다.

임신 전 유전 상담은 유전질환의 위험성이 있는 부부에게 위험의 정도를 알게 하는 데 도움을 주고, 임신 중에 융모막융모생검이나 양수천자를 비롯한 기타의 염색체 핵형을 알기 위한 검사가 필요한 경우, 이 검사가 왜 필요한지를 이해할 수 있게 한다. 또한 이러한 검사들에 의해 아주 낮은 빈도이지만 유산이라는 합병증이 발생할 수 있음을 알게 한다. 그 외 보조생식기술(assisted reproductive technology, ART)을 이용하여 시행하는 착상전유전진단(preimplantation genetic diagnosis)에 대하여 상담하거나, ART로 인한 선천성 기형 빈도 증가여부는 세포질내 주입술(intracytoplasmic injection)은 기형아 증가와 의의있게 관련성이 있으나 나이나 다른 위험도를 보정하면 체외수정(in vitro fertilization, IVF)은 그렇지 않다는 유전상담을 할 수 있다(Davis et al., 2012).

2) 의학적 조사(Medical assessment)

산부인과 의사는 임신으로 인하여 그 여성의 삶에 치명적인 나쁜 영향을 줄 수 있거나, 혹은 태아에게 합병증이 생길 가능성이 높은 질환들을 면밀히 찾아보고 상담하는 것에 중점을 두어야 하며, 임신의 결과를 향상시킬 수 있는 방법들을 조언해야 한다. 예를 들면, 인슐린 의존성 당뇨병을 가진 여성의 경우 임신하면 태아에서 선천성 기형의 빈도가 증가하는데, 당뇨병을 가진 가임기의 여성에게는 임신을 항상 생각하여 혈당 조절에 주의하고, 저혈당위험도 없이 가장 낮은 당화 혈색소(HbA1c)를 유지하도록 하는 임신 전 관리가 중요하며, 비슷한 예로 간질 질환이 있는 여성이 임신에 앞서 1년간 발작 증세가 없었던 경우에는 임신 중 경련의 위험성이 50~70% 감소하여 가능한 조건에서 임신 전에 항경련제의 투여를 중지해 볼 수 있으나, 약물의 중지가 어려운 경우 최소한의 약제를 사용하고 약제 투여시 선천성 기형예방목적으로 엽산의 투여를 병행 권유하기도 하나 그 효과가 명확하지는 않다(Kitzmiller et al., 2008; Kjaer et al., 2008; Morrow et al., 2009; Vajda et al., 2008). 아큐탄(accutane)은 isotretinoin 제재로 심한 여드름 치료에 사용되고 있는데 임신 중 아큐탄을 복용한 경우 25~38%의 태아기형이 보고되고 있어 임신 1달 전에는 투약을 금지한다(Lammer et al., 1985).

임신 전 관리의 의학적조사에서 자가면역질환, 고혈압, 간질, 페닐케톤뇨(phenylketonuria), 알레르기병, 갑상샘질환, 천식, 심장혈관계 질환, 낫적혈구 빈혈을 포함한 다양한 빈혈, 암, 신장 질환, 우울 및 불안질환들의 만성 병여부를 조사하여야 한다.

3) 감염 및 예방접종

임신 전 관리에서 감염성 질환에 대한 검사도 포함되어야 한다. 풍진, B형 간염, 결핵균, 수두, 파보바이러스 B19, 거대세포바이러스(신생아 중환자실 근무자, 소아와 접촉이 많은 기관의 근무자, 투석실 근무자)나 톡소포자충증(toxoplasmosis, 고양이 키우는 사람, 날고기를 먹거나 다루는 사람)에 노출될 위험이 많은 여성들에게는 임신 전에 이러한 감염 여부를 알아보는 검사를 받아보도록 권고한다. 또한 모든 여성에게 사람면역결핍바이러스감염(HIV)에 대해 상담하고 동의한 여성에게는 사람면역결핍바이러스 감염 여부 검사를 실시하며, 임균(Neisseria gonorrheae), 클라미디아 트라코마티스, 매독균 등 성병의 감염 여부도 조사한다.

백신은 변성독소(예: 파상풍), 비활성화백신(예: 인플루엔자, 폐렴사슬알균(streptococcus pneumoniae), B형 간염, 수막알균(meningococcus)), 생백신 혹은 독성약화백신(예: 수두, 홍역, 볼거리, 회색질척수염(poliomyelitis), 풍진, 황열병), 사멸백신(광견병)이 있다. 임신중 변성독소, 불활성화 또는 사멸백신의 투여는 태아의 이상발생과 관련이 없다. 하지만 생백신은 임신 중에 사용하지 말아야 하며, 임신을 시도하기 최소한 1달 이전에 접종을 시행하는 것이 바람직하다. 홍역, 볼거리, 풍진(MMR)은 어린 시절 접종하였더라도 항체 역가가 떨어질 수 있으므로, 임신 전에 항체 검사하여 없거나 낮으면 예방접종을 권고하고, 임신 초에 항체가 없으면 분만 후에 모유 수유할 때 예방접종을 권고하고 있다. 그러나 무심코 임신 중에 생백신을 맞은 경우라도 임신중절을 할 필요는 없다. 그 이유는 임신 전후 3개월 이내 MMR 접종 산모에서 분만 후 조사한 결과 신생아에서 선천성 풍진증후군이 한 명도 없었다고 보고하였으며, 이러한 생백신의 태아에 대한 위험은 이론적인 위험에 불과하다(Bart SW et al., 1985). 파상풍, 디프테리아, 백일해(TDP, Tdap)는 소아 예방 접종으로 성인이 되면 항체가 감소하므로, 모든 성인은 Tdap 백신을 1회 접종하고 매 10년마다 추가 접종이 권고 되고, 가임기 여성이 우선 권장 대상이며, 임신 중에는 임신 27-36주 사이에 접종하여 모체의 항체가 태아에 전달되어 신생아 시기에 백일해에 대한 수동면역을 획득하게 하는 것을 권고하고 있다(질병관리본부, 2012; ACOG, 2017a). B형간염 접종은 보통은 임신 전, 출산 후 접종이 권고되나, 임신 중이라도 의료기관이나 수용시설 근무자 등의 고위험이면서 바이러스 항체를 안 가지고 있는 경우 임신 도중에도 권고 된다. A형간염백신은 가임기 여성에서 접종이 권고되며, 백신의 임산부에 대한 안전성은 결정되지 않았으나, A형간염 유행지역 여행자, 군인, 외식업 종사자 등 바이러스에 노출될 위험이 큰 고위험 대상이라면 임신 전, 임신 중, 출산 후 모두 권고된다. 임신한 여성이 A형 간염바이러스에 노출된 경우 면역글로블린(immune globulin)의 접종이 권고된다. 인플루엔자 백신은 불활성화백신으로 유행 시기에 1회 접종하도록 되어 있으며, 임신 전, 임신 중, 분만 후 모두 권고된다. 인유두종바이러스 백신은 비활성화백신으로 임신 전에 권고되며 접종 기간중에 임신이 되는 경우 분만 후 접종으로 연기한다(CDC, 2010). 수두백신은 생백신으로 임신 전 항체가 없다면 예방접종이 권고되며 그밖에 생백신인 폴리오(poliomyelitis), 황열(yellow fever), 장티푸스(typhoid)백신은 임신 도중 금기이나, 위험지역에 노출되었을 때 손익을 고려하여 접종할 수 있다. 일본뇌염(japan encephalitis)과 콜레라(cholera)도 득실을 고려하여 접종하며, 수막구균(pneumococcus)의 경우 당뇨, 심혈관 질환, 면역저하, 천식 등 고위험에 노출된 경우 임신 전에 예방접종을 권고하나, 임신 중에도 고위험이라면 접종가능하다(질병관리본부, 2012).

지카 바이러스(Zika virus)는 임산부에 감염 시 태아에 소두증, 뇌위축 등의 선천성 기형을 유발할 수 있으면서 백신이 없어 최근 그 위험성이 대두되고 있다. 배아 발생시기부터 27주 이후 감염도 중추신경계 이상 유발이 보고되어, 임신 주수에 상관없이 감염이 가능하다고 알려져 있으므로, 임신부는 유행 지역으로의 여행은 피할 것을 권고하고 있다(Reynolds et al., 2016; 질병관리본부, 2017). 모기에 의한 전파 외 성접촉으로 전파도 가능하므로, 유

표 8-1. 지카바이러스 감염증의 진단 및 검사

역학적 위험요인	증상 시작 전 2주 이내 (1) 지카바이러스 감염증 발생국가 방문(최신 발생국 현황은 질병관리본부 홈페이지 참조) (2) 지카바이러스 감염자와 성접촉 (3) 지카바이러스 감염증 발생지역에 최근 6개월 이내 방문 이력이 있는 사람과 성접촉 (4) 지카바이러스 감염증 방생국가에서 수혈력이 있는 경우
임상 증상	발진과 함께 다음 증상 중 하나 이상이 동반된 경우 - 동반증상: 관절통/관절염, 근육통, 비화농성 결막염/결막충혈
대상별 검사방법	(1) 의사환자 - 임신부: real-time RT-PCR(혈청, 소변), ELISA(혈청), PRNT (혈청) - 임신부: real-time RT-PCT(혈청, 소변) (2) 비의사환자 - real-time RT-PCR(소변)

실시간 역전사 중합효소 연쇄반응법(real-time RT-PCR), 효소결합면역흡착측정법(ELISA, enzyme-linked immunosorbent assay), 플라크감소중화시험(PRNT, plaque reduction neutralization test). 질병관리본부, 2017b

행 지역을 여행한 남자와 여자 모두 최소 6개월의 피임을 권고하며, 임신부의 배우자가 유행 지역 여행 시 임신 기간 동안 금욕 또는 피임할 것을 권고한다(질병관리본부, 2017a)(표 8-1).

4) 영양 평가(Nutritional assessment)

여성에게 임신 전에 식사 평가와 더불어 태아에게 유익한 식습관으로 바꾸는 것은 임신 전 관리의 중요한 구성요소 중 하나이고 이 경우 영양사나 영양학자에게 상담을 구하는 것이 좋다. 영양상태의 조사는 키에 대한 체중의 적절성 여부와 식습관을 알아보는 것이며, 식습관을 조사할 때는 채식주의자인지, 단식 혹은 다이어트 중인지, 이식증(pica)이나 먹기장애(eating disorder)가 있는지, 대량비타민제(megavitamin)를 복용하고 있는지 등을 알아보아야 한다. 식습관은 각각의 여성에 맞게 조절하는 것이 이상적이다.

영양상태 평가에서 문제점이 발견된 경우에는 전문가와 상담을 할 수 있도록 주선해 준다. 채식주의자의 경우, 정상적인 배아 발달을 위해 필요한 단백을 보충해줘야 하는데, 이를 위해 계란, 콩 관련 식품, 치즈의 섭취를 증가시키는 식습관의 변화가 필요하다. 비만(obesity)의 경우 고혈압, 자간전증, 임신성 당뇨병, 진통 중 진행장애, 지연임신, 제왕절개분만의 빈도 증가 및 수술 후 부작용의 증가 등의 모체 합병증과 신경관결손증, 복벽결손, 후기태아사망, 조산 등의 태아 관련 합병증이 증가한다(American College of Obstetricians and Gynecologists, 2015a). 이외에 식욕부진(anorexia)과 폭식증(bulimia)에서는 전해질 장애, 심부정맥, 소화기계의 병리 등 모체 합병증이 발생한다. 식욕부진의 경우 임신 중 모체의 체중 증가가 적게 되고 작은 신생아를 분만하게 된다. 모체의 영양결핍은 자궁내 태아 성장지연, 저체중 출생, 장기적으로는 인지능력장애, 운동능력장애, 만성질환과도 연관이 있다(Kouba et al., 2005). 최근 우리나라 청소년은 채소와 우유의 섭취가 부족하고, 탄산음료와 패스트푸드의 섭취는 과다인 것으로 보고되었으며, 또한, 2016년 국민건강영양조사 제7기 1차년도 보고에 따르면, 우리나라 19세 이상 성인의 영양섭취는 ① 에너지 섭취량 중 탄수화물 62.2%, 지방 22.9%, 단백질 14.9% 차지하여, 지방 섭취량은 1998년 17.9%에서 꾸준히 증가하는 양상, ② 나트륨 섭취는 영양섭취기준의 253.3%로 과잉, 칼슘은 60%로 부족, ③ 20대 2명 중 1명 아침식사 결식(10~20대에서 가장 높은 수준)으로 요약된다. 청소년기의 영양상태는 향후 태아의 체중과 건강에 영향을 줄 수 있으므로 소아, 청소년기부터의 건강한 식생활습관과 체중관리는 임신 전 관리 영역에 포함될 수 있다(질병관리본부, 2016).

페닐케톤뇨증을 가진 여성의 경우는 태아에게 유전되는 질환이 아닌 산모질환에 의하여 손상받는 병으로 혈중 페닐알라닌 농도가 1,200 μ/L 이상인 치료받지 않은 산모에게서 태어난 태아는 작은머리증, 정신지체 등이 생길 수 있고, 자연유산, 자궁내 태아 성장지연, 선천성 심장병의 가능성이 증가한다. 이런 경우 임신 전 선행 3개월 동안에 혈중 페닐알라닌 농도를 100~250 μ/L로 정상화하여 임신 기간 내에 유지하는 것이 권유된다(Maillot et al., 2007; ACOG, 2015b).

엽산은 비타민 B군 중의 하나로 아미노산, 핵산 합성, 세포 분열과 성장 등에 중요한데, 임신 전 엽산 복용은 태아의 신경관 결손을 예방하는 데에 도움이 되는 것은 이미 알려져 있다. 따라서 미국의 공중보건산업기구에서는 모든 가임 여성에게 매일 0.4 mg의 엽산을 복용할 것을 권장하고 있으며, 일반 산모에서는 임신 약 1개월 전부터 임신초기 3개월까지 매일 0.4~0.8 mg, 신경관 결손 임신의 과거력, 당뇨, 간질약 복용 등의 고위험 산모에서는 매일 4 mg을 복용하는 것이 권장된다. 시금치, 브로콜리, 견과류, 오렌지, 키위 등 엽산이 풍부한 식이를 하는 것도 도움이 되나, 현실적으로는 임신 전부터 엽산을 복용하는 것이 쉽지 않고, 임신 중 엽산 복용율을 높이는 것 또한 쉽지 않았기 때문에 1998년 미국과 캐나다 정부는 모든 밀가루 제품과 옥수수가루 제품에 엽산을 강화(30~70%) 하는 것을 의무화하였다. 그 이후 캐나다에서 보고된 연구결과, 무뇌아, 척추 갈림증, 척수수막류, 뇌류와 같은 신경관 결손의 빈도는 의무적 엽산강화식품정책 이후 54%로 감소한 것으로 나타났다(Mills et al., 2004). 따라서, 우리나라 가임기 여성에서 임신 전 엽산보충에 대한 교육의 확대와 국가적으로도 엽산 강화정책에 대한 논의가 선천성 질환의 예방을 위해 이루어져야 할 것이다.

5) 사회적 환경 조사

여성의 나이, 사회 활동, 생활 방식 등에 관한 질문을 통해 임신의 결과에 좋지 않은 영향을 미칠 수 있는 행동이나, 애완동물, 카페인, 담배, 술, 약물사용이나 사회적, 재정적,

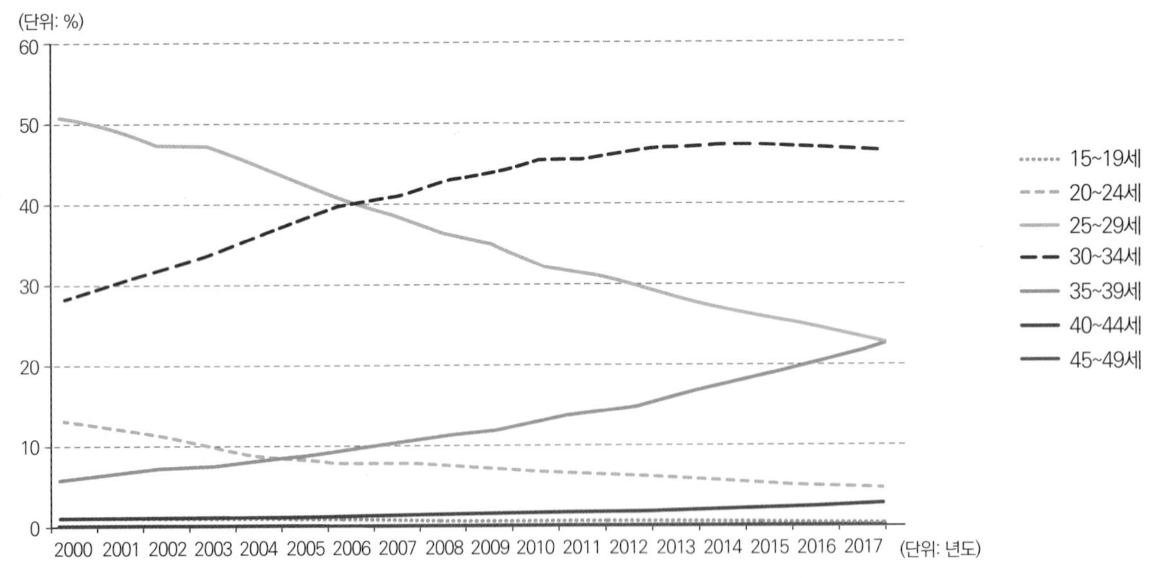

그림 8-2. 연령별 출산율 변화(통계청, 2018)

정신저인 시항에 관한 정보를 확인하여 언제 임신하는 것이 좋은지 알아본다. 취미, 습관, 가정 및 직장 환경에 관한 일반적인 평가로 특히 중금속, 방사선 노출등 임신에 좋지 않은 영향을 미칠 수 있는 사항들을 알아보고 임신하기 전에 이러한 사항들의 영향을 최소화하도록 한다. 환경적요인은 여성과 배우자 모두 조사받을 것을 권유한다.

(1) 나이

① 청소년기 임신(Adolescent pregnancy)

미국의 경우 2001년도에 만 15세에서 만 19세 사이의 임신이 전체 임신의 11%를 차지하였으며, 우리나라 통계청 연령별 출산율 변화(그림 8-2)에 따르면 15~19세의 청소년기의 임신은 2002년 1.1%로 최고조에서 2017년 0.5%로 서서히 감소하는 추세이다(통계청, 2018). 청소년기에는 빈혈, 조산, 전자간증, 특히 비계획임신의 위험도가 20~35세 군보다 증가하며 임신 전 상담을 거의 받지 못하는 실정이고, 임신기간 동안에도 성매개질환의 발생이 높고 청소년기는 성장과 발육이 계속되고 있는 시기이므로 이 시기에 임신하게 되면 보다 많은 칼로리를 섭취해야 하며, 약물 남용에 관한 광범위한 조사가 필요하고 임신여부 판정과 임신의 예방에 관한 교육이 필요하다(Usta et al., 2008).

② 고령임신(35세 이상)

우리나라 통계청 연령별 출산율 변화에 따르면 35세 이상 고령임신은 2002년 8.2%에서 2010년 15%, 2017년 25.5%로 가파르게 증가하는 경향을 보이는 바, 고령 여성의 경우는 임신을 좀더 미루기 위한 상담을 위해서, 좋은 임신의 결과를 얻기 위해서, 또는 불임 등의 이유 등으로 병원을 찾을 기회가 많아지므로 임신 전 상담의 기회가 훨씬 많아지게 된다(그림 8-2). 35세를 기준으로 그 이상을 고령임신이라고 하는 것은 현 시대에 맞지 않긴 하지만, 이 시기를 기준으로 몇몇 좋지 않은 임신의 결과가 증가함은 분명한데, 이는 연령이 증가할수록 만성 질환의 빈도가 증가하고 신체적 상태가 나빠지기 때문일 것이다.

고령임신에서 임신부의 경우는 ① 임신성 당뇨병, ② 임신성 고혈압(pregnancy associated hypertension), ③ 조산, ④ 저체중 출생아, ⑤ 전치 태반, ⑥ 태반 조기 박리, ⑦ 제왕절개분만의 빈도 등이 증가하고, 주산기 이환율과 사

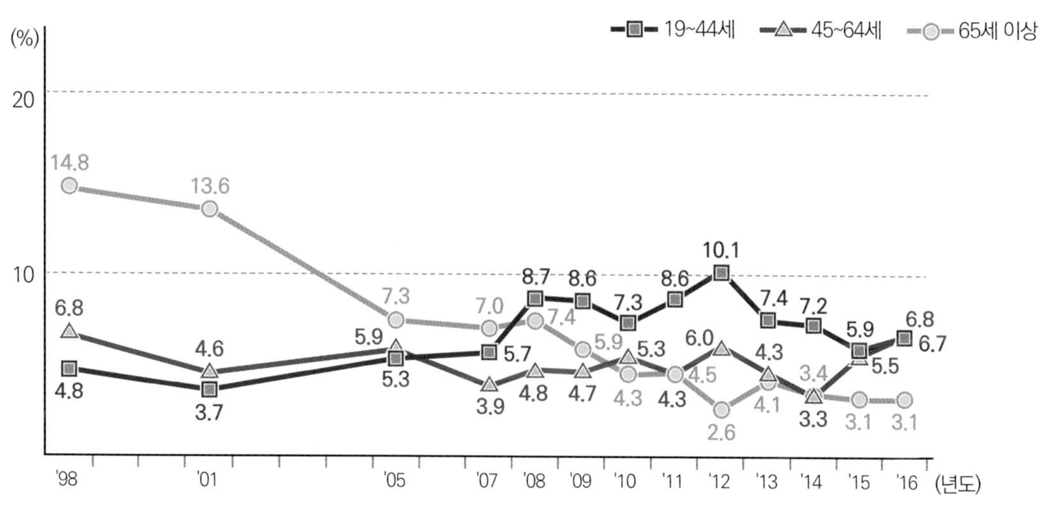

그림 8-3. 우리 나라 여성의 생애주기에 따른 연도별 현재 흡연율*(질병관리본부, 2016)

* 평상 담배 100개비 이상 피웠고 현재 담배를 피우는 여성

망률, 사산 등의 산과적 부작용의 위험도가 증가한다(Cunningham et al., 1995; Huang et al., 2008). 임신부의 나이와 관련하여 증가하는 태아의 위험은 ① 고혈압, 당뇨와 같은 임신부의 합병증에 의한 조산, ② 특발성 조기 진통 증가, ③ 모성의 만성 질환이나 다태임신에 의한 태아 성장장애, ④ 태아의 홀배수체(aneuploidy) 염색체 이상의 증가, ⑤ 보조생식기술에 의한 다태임신 및 태아기형 증가이다.

배우자 나이가 많으면 보통 염색체의 새로운 우성변이(autosomal dominant mutation)가 증가하나 그 빈도는 낮다. 최근에는 건강한 태아를 위하여 예비 아빠에게 적절하게 향상된 지식을 전달하고, 예비아빠가 얻어진 지식에 기반하여 각자의 생활습관에 대한 행동을 변화시키는 책임있는 부성으로서의 임신 전 관리가 강조되고 있으나 아직까지는 학문적인 근거는 부족한 상태로 논쟁의 여지가 있다(Frey et al., 2008; van der Zee et al., 2013).

(2) 술, 담배 및 약물 남용

임신부에게 술, 담배, 마약성 제재의 복용이 일반적인 주위 위험환경들보다 태아에게 더 위험하다는 것을 주지시켜줘야 한다. 음주는 정신지체(mental retardation)와 관련이 있으며 유일하게 일차예방이 가능한 정신지체의 원인이다. 코카인은 기형, 조산, 태반조기박리 및 다른 합병증과의 연관성이 밝혀져 있다.

흡연의 경우는 저체중아와 연관되고 흡연의 용량에 비례한다. 또한 조산, 학업시기에 나타나는 주의력결핍장애, 행동장애, 학습능력저하와도 관계가 있다. 이 외에도 흡연은 혈관에 손상을 주어 태반기능부전, 태반조기박리의 위험성도 증가시킨다(ACOG, 2017b). 흡연에 의한 저체중아 출산은 예방이 가능하다. 우리나라에서도 가임기 여성의 흡연이 증가 추세에 있는 바 임신 전 금연이나 흡연의 양을 줄이기 위한 프로그램이 제공되어야 한다(그림 8-3). 이러한 약물 및 유해물질에 의한 태아손상을 예방하기 위해서는, 우선 이런 물질의 사용 및 용량에 관하여 정확히 파악하는 것이 중요하다.

알코올 중독여부는, 알코올중독의 진단에 사용되는 DSM-Ⅳ와 관련이 많은 TACE 질문을 사용한다. TACE 질문내용은 술에 대한 내성(T, tolerance), 중독 언급에 대한 괴로움(A, annoyed), 줄이기(C, cut down)위한 노력, 아침 시간의 음주(E, eye opener) 등이다. 많은 여성들이 임신된 후 이러한 약제에의 노출이 위험하다는 것을 잘 이해하고 있지만, 임신초기의 중요성을 잘 알지 못하고 또한 노출을 줄이는 것보다는 완전히 차단하는 것이 중요하다는 것을 알지 못한다. 이러한 물질에 중독된 경우에는 조직화된 재활 프로그램이 필요한 경우가 많다. 이러한 이유들로 인하여 모든 여성에게 술, 담배, 중독성 약물의 사용여부에 대해 면밀히 조사해야 한다. 임신 전 조사 및 면담은 이런 약제들의 사용 및 남용에 의한 악영향, 이런 약제들이 임신에 미치는 위험성, 그리고 중독자의 경우는 관리 방법 등을 알려줄 수 있는 좋은 기회이다(ACOG, 2017c). 피임의 경우에는 경구피임제나 피임 삽입물(implants)이 기형 유발작용이 있다는 근거는 없지만, 임신을 준비하는 여성의 경우는 사용에 신중을 기하는 것이 좋으며, 작용기간이 긴 피임 주사제를 사용할 경우는, 사용하기 전에 미리 피임 주사제의 사용기간 동안에는 생리가 없으며, 사용을 중지한 후에도 다시 생리가 시작될 때까지 오랜 시간이 걸린다는 것을 알고 있어야 한다. 질내 살정제(spermicide)는 사용기간 중 임신이 되었거나 임신 직후에 사용을 중지한 경우에도 기형을 유발하지 않는 것으로 되어 있다. 그러나 문제는 아직도 현재 사용되고 있는 많은 약제들의 경우, 이것들이 태아에게 미치는 영향이 아직 확실하게 밝혀지지 않았고, 또한 새로운 약제들이 계속 개발되어 사용되고 있다는 것이다.

(3) 환경 유해물질

플라스틱, 농약, 살충제의 원료인 비닐 단량제(vinyl monomers)와 같은 유기용제나 납, 수은과 같은 중금속이 이에 속한다. 일단 의심되는 부분이 발견되면 다양한 관련 자료들을 검색하여 유해물질들이 임신에 미치는 영향에 관한 정보를 최대한 찾아보도록 한다. 메틸수은은 몇몇 종류의 큰 생선류에게 오염되어 있는 등 임신부들의 주변 환경에

표 8-2. 직장에서 가임기여성에게 유해한 화학적 물리적 물질

물질	관찰결과	잠재적으로 노출된 직군
암치료제 (예, 메토트렉세이트)	불임, 유산, 기형, 저체중아	의료종사자, 약사
화학물질 (예, 톨루엔, 자일렌, 포름알데히드)	유산	의료종사자, 실험실 연구자, 제조업체 종사자, 인쇄업 종사자
납	불임, 유산, 저체중아, 발달장애	베터리 제조업체 종사자, 군인, 용접공, 리모델링 종사자
육체적으로 힘든 일 (장기간 서서 일하는 직업, 교대/야간 근무)	유산, 조산	다양한 종류의 직업군

출처: Rice, 2007

흔히 노출되어 있고, 수은은 신경독소로 태반을 잘 통과하며 태아의 신경학적 발달에 이상을 가져온다. 미국식품의약국(FDA)은 2004년 임신기간 주당 340 g 이상의 최대 생선 섭취량을 제한하였으나 생선이 건강에 이롭다는 추가적인 연구결과에 따라, 2014년 미국식품의약국은 임신한 여성과 수유 중인 여성, 어린이들이 생선을 더 많이 먹어야 하고 수은 함유량이 많은 상어, 황새치, 왕고등어, 옥돔보다는 수은 함유량이 낮은 새우나 연어, 메기, 대구, 참치 통조림 등 생선 230~340 g을 매주 2~3번 나누어 먹는 보완된 건강권고안 초안을 발표하였다(U.S. Environmental Protection Agency, 2014).

가임기 여성이 직장에서 유해한 화학 물질에 노출되면 유산, 선천성 기형, 조산이나 태아 성장 이상을 일으킬 수 있으므로 주의하여야 한다(표 8-2). 임신 전이나 임신 중에는 분무 살충제 사용을 피하고 바닥이나 표면을 닦을 때는 먼지가 흩날리지 않게 물걸레를 사용하며, 대부분 옷말리는 기계는 perchloroethylene (PERC)을 사용하므로 마른 세척보다는 물 빨래를 권장하며, 몇몇 플라스틱 제품은 염화비닐(vinyl chloride), phthalates와 bisphenol A (BPA)를 방출하기 때문에 주의하고 가능하면 유리나 스테인레스 제품을 권유한다(McCarthy, 2010). 고압 전기선, 전기담요, 전자레인지, 휴대전화 등의 전자기파(electromagnetic energy)에 대한 노출이 태아에 영향을 미치지 않을까 우려가 과거에 있었으나 아직까지 동물이나 인간에 대한 어떠한 유해 증거도 없다(O' Connor, 1999; Robert, 1999).

(4) 배우자 폭력

가정 폭력의 유무도 임신 전에 확인되어야 한다. 가정폭력은 임신 중에도 계속될 수 있고, 또한 임신은 대인관계를 악화시킬 수 있어 임신기간은 가정폭력에 있어 더욱 위험한 시기이다. 미국에서는 1~20%가 임신기간 동안 육체적인 학대를 받는다고 하였으며, 이러한 학대로 태반조기박리, 분만전 출혈, 태아골절, 자궁·간·비장파열, 조산 등이 발생할 수 있으므로 학대받은 여성에게는 대처할 수 있는 적절한 사회적, 법적 수단에 관한 정보를 제공하고, 가해자에 대한 대응방법도 알려주어야 한다(Silverman et al., 2006).

(5) 운동

운동이 임신 전이나 임신 중에 나쁜 영향을 미친다는 연구결과는 없으며, 중증도 이상의 임신 전 육체 운동도 임신부의 건강에 도움을 주나, 임신이 진행하면서 균형잡기가 힘들어지고 관절이 느슨해짐에 따라 정형외과적 손상을 받기가 쉬워진다(Downs et al., 2012). 임신 중에는 심한 운동, 바로 눕는 자세, 몸의 중심을 잃기 쉬운 운동, 열손실이 과대한 운동, 극한 환경에서의 운동은 피하는 것이 좋다(ACOG, 2009b).

3. 유용한 선별 검사들

임신 초기의 기본 검사들에 포함되어 있지만 임신 전 관리의 일환으로 풍진, 수두, B형 간염의 면역 여부를 조사해

보아서, 면역이 없는 경우 능동면역을 시행할 수 있다.

임신 전에 미생물학적검사나 혈청학적 검사를 통하여 결핵, 성병, 톡소포자충증, 거대 세포바이러스 등 관련 여부를 알 수 있다.

온혈구계산(complete blood count)을 시행하여 심각한 유전성 빈혈들을 감별할 수 있다. 그 외에 혈색소의 전기영동법을 이용하여, 낫적혈구증이나 지중해빈혈(thalassemia) 여부를 검사해 볼 수 있으며, 최근에는 착상 전 유전 진단(preimplantation genitic diagnosis)으로 태아 이환에 대한 공포없이 실질적으로 혈색소병증의 예방을 임신 전에 시행하고 있다(Kuliev et al., 2011). 남편이 보통염색체 유전질환의 보인자로 밝혀진 경우에는 아기로의 이환율을 계산하여 볼 수 있다. 부부가 이환된 아기를 가질 가능성이 높은 경우 임신을 하기 전에 심사숙고 하도록 권고한다. 좀더 특이적인 검사들은 만성적 내과질환을 가진 여성의 상태 파악에 많은 도움이 된다. 예를 들면, 만성 신장 질환을 가진 여성의 경우 혈장의 크레아티닌 농도 결과로 임신의 예후와 결과를 예측해 볼 수 있다. 청색증 심장질환을 가진 여성에게서는 몇 가지 인자 즉, 질환의 종류, 혈색소 수치, 동맥내 산소포화도, 임신부의 나이, 단락(shunt)의 존재 여부로 임신의 결과를 어느 정도 추정해 볼 수 있다(Presbitero et al., 1994). 또한, 당화혈색소의 측정으로 지난 6주 전의 당뇨 조절 상태를 알 수 있는데, 특히 임신 제1삼분기의 수치는 선천성 기형의 발생 빈도와 밀접한 관계가 있다.

미국에서는 임신 전 관리를 통하여 담배, 술, 부적절한 엽산 복용, 비만, 고혈압, 당뇨 등 유해한 임신결과와 연관성 있는 여성의 행동 및 만성 상황 등의 감소가 증거에 기반하여 보고되고 있으며, 2006년부터는 공중보건감독을 최대화하기 위하여 임신 전 관리 향상을 위한 감시시스템을 운영하고 있다(CDC, 2006; Robbins et al., 2009). 우리나라에서 임신 전 관리는 모자보건법 11조 난임극복 지원사업으로, "국가와 지방단체는 난임 등 생식 건강문제를 극복하기 위한 지원 사업을 할 수 있다." 정도이고, 정부의 임신 출산 관련 지원정책은 고운맘 카드, 철분제 및 엽산제 지원, 영양플러스 사업, 보건소 임신부 등록 및 임신관련 검진 등 임신이 확정된 상태에서 이루어지는 것이 대부분이다. 일부 보건소나 지방자치단체에서 이루어지는 지원정책은 임신 전 무료 건강 검진이나 기초적인 선별검사에 그치는 경향이 있으나, 몇몇 지역에서 계획임신 및 임신 전 엽산제 복용, 임신 전 건강관리 행동에 대한 접근이 이루어지고 있고, 최근들어 임신 전 엽산 공급정책 및 국가 엽산 강화 쌀 정책, 임신 전 관리 서비스에 대한 정부지원정책, 환경조성, 자원지원, 교육, 홍보등을 통한 임신 전 출산 건강 증진 정부 정책들이 제안되고 있다(박문일 등, 2012; 이상림 등, 2013).

참고문헌

- 박문일, 한동훈, 홍순철, 호정규, 최수정, 서유진. 임신 전 상담기준 마련 및 임신 확산을 위한 기초 연구 [Internet]. Seoul (KR): 한국건강증진개발원; c2012 [cited 2012 Sep]. Available from: https://www.khealth.or.kr/kps/rsrhBusnRept/view.
- 이상림, 박지연, 안이수, 김근영. 임신전 출산건강관리 실태 및 지원방안. 1판. 서울; 경성문화사; 2013.
- 질병관리본부. 예방접종전문위원회 성인분과위원회. 성인예방접종가이드 [Internet]. Seoul (KR): 질병관리본부 [Cited 2012]. Available from: http://www.cdc.go.kr/CDC/together/CdcKrTogether0302.jsp?menuIds=HOME001-MNU1154-MNU0004-MNU0088&fid=51&q_type=title&q_value=%EC%84%B1%EC%9D%B8&cid=19605&pageNum=.
- 질병관리본부. 2016 건강행태 및 만성질환 통계 [Internet]. c2017 [cited 2017 Dec 29]. Available from: https://knhanes.cdc.go.kr/knhanes/sub04/sub04_03.do?classType=7.
- 질병관리본부. 임산부 지카바이러스 감염 진료 가이드라인 2-1판 [Internet]. Cheongju-si (KR): 질병관리본부; c2017a [cited 2017 Mar 10]. Available from: http://www.cdc.go.kr/CDC/together/CdcKrTogether0302.jsp?menuIds=HOME006-MNU2804-MNU3027-MNU2979&cid=138101.
- 질병관리본부. 지카바이러스 감염증 진단검사지침 제3-1판 [Internet]. Cheongju-si (KR): 질병관리본부; c2017b [cited 2017 Dec 15]. Available from: http://www.cdc.go.kr/CDC/together/CdcKrTogether0302.jsp?menuIds=HOME006-MNU2804-MNU3027-MNU2979&cid=138035.
- 통계청. 인구동향조사 [Internet]. Daejeon(KR): 통계청; c2018 [cited 2018 Aug 22]. Available from: http://kosis.kr/statHtml/statHtml.do?orgId=101&tblId=DT_1B81A21&conn_path=I3.

- 홍순철, 최준식, 한정렬, Alejandro NOA, Koren G. 임신전 여성의 관리. J Korean Med Assos 2011;54:799-807.
- American College of Obstetricians and Gynecologists. ACOG Committee opinion no. 549: obesity in pregnancy. Obstet Gynecol. 2013;121:213-7.
- American College of Obstetricians and Gynecologists. Committee Opinion No. 650: Physical Activity and Exercise During Pregnancy and the Postpartum Period. Obstet Gynecol. 2015a;126:e135-42.
- American College of Obstetricians and Gynecologists. Committee opinion no: 636: Management of women with phenylketonuria. Obstet Gynecol 2015b ;125:1548-50.
- American College of Obstetricians and Gynecologists. Committee Opinion No. 718: Update on Immunization and Pregnancy: Tetanus, Diphtheria, and Pertussis Vaccination. Obstet Gynecol. 2017a;130:e153-e157.
- American College of Obstetricians and Gynecologists. Committee Opinion No. 721: Smoking Cessation During Pregnancy. Obstet Gynecol. 2017b;130:e200-e204.
- American College of Obstetricians and Gynecologists. Committee opinion no. 496: At-risk drinking and alcohol dependence: obstetric and gynecologic implications. Obstet Gynecol. 2011;118:383-8. Reaffirmed 2017c.
- Bart SW, Stetler HC, Preblud SR, Williams NM, Orenstein WA, Bart KJ, et al. Fetal risk associated with rubella vaccine: an update. Rev Infect Dis 1985:7(suppl 1):S95-102.
- Braspenningx S, Haagdorens M, Blaumeser B, Jacquemyn Y, Mortier G. Preconceptional care: a systemic review of the current situation and recommendations for the future. FVV in OBGYN 2013;5:13-25.
- CDC (Centers for Disease Control and Prevention). Planning for Pregnancy [Internet]. Atlanta (GA): Centers for Disease Control and Prevention; c2018 [cited 2018 Jan 23]. Available from: http://www.cdc.gov/preconception/planning.html.
- CDC. Recommendations to improve preconception health and health care-United States: a report of the CDC/ATSDR Preconception Care Work Group and the Select Panel on Preconception Care. MMWR. 2006;55(RR-06):1-23.
- CDC. FDA licensure of bivalent human papillomavirus vaccine (HPV2, Cervarix) for use in females and updated HPV vaccination recommendations from the Advisory Committee on Immunization Practices (ACIP). MMWR Morb Mortal Wkly Rep 2010;59:626-9.
- Cefalo RC, Moos MK. Preconceptional health promotion. In: Preconceptional health care: a practical guide. 2nd ed. St. Louis, MO: Mosby; 1995a.
- Cefalo RC, Bowes WA Jr., Moos MK. Preconception care: a means of prevention. Baillieres Clin Obstet Gynecol 1995b;9:403-16.
- Cheng D, Schwarz EB, Douglas E, Horon I. Unintended pregnancy and associated maternal preconception, prenatal and postpartum behaviors. Contraception 2009;79:194-8.
- Cunningham FG, Leveno KJ. Childbearting among older women- the message is cautiously optimistic. N Engl J Med 1995;333:953-7.
- Davies MJ, Moore VM, Wilson KJ. Reproductive technologies and the risk of birth defects. N Engl J Med 2012;56:1.
- Downs DS, Chasan-Taber L, Evenson KR, Leiferman J, Yeo S. Physical activity and pregnancy: past and present evidence and future recommendations. Res Q Exerc Sport 2012;83: 485-502.
- Ebrahim SH, Lo SS, Zhuo J. Models of preconception care imprementation in selected countries. Matern child health J 2006;10:S37-42.
- Finer LB and Henshaw SK. Disparities in rates of unintended pregnancy in the united states, 1994-2001. Perspect Sex Reprod Health 2006;38:90-96.
- Frey KA, Navarro SM, Kotelchuck M, Lu MC. The clinical content of preconceptional care: preconception for men. Am J Obstet Gynecol 2008;199:S389-95.
- Han JY, Nava-Ocampo AA, Koren G. Unintended pregnancies and exposure to potential human teratogens Birth Defects Research(partA): Clinical and Molecular Teratology 2005;73:245-248.
- Huang L, Sauve R, Birkett N, Ferqusson D, van Malraven C. Maternal age and risk of stillbirth: a systematic review. CMAJ 2008;178:165-72.
- Jack BW, Culpepper L. Preconception care: risk reduction and health promotion in preparation for pregnancy. JAMA 1990;264:1147-9.
- Johnson K, Posner SF, Biermann J, Cordero JF, Atrash HK, Parker CS, et al. Recommendations to improve preconception health and health care--United States. A report of the CDC/ATSDR Preconception Care Work Group and the Select Panel on Preconception Care. MMWR Recomm Rep. 2006;21; 55(RR-6):1-23.
- Kitzmiller JL, Block JM, Brown FM, Catalano PM, Conway DL, Coustan DR, et al. Managing preexisting diabetes for pregnancy: summary of evidence and consensus recommendations for care Diabetic care. 2008;31:1060-79.
- Kjaer D, Horvath-PuhóE, Christensen J, Vestergaard M, Czeizel AE, Sørensen HT, et al. Antiepileptic drug use, folic acid supplementation, and congenital abnormalities: a population-based case-control study. BJOG 2008;115:98-103.
- Korenbrot CC, Steinberg A, Bender C. Preconception care: a systemic review. Matern Child Health J 2002;6:75-88.

- Kouba S, Hällström T, Lindholm C, Hirschberg AL.. Pregnancy and neonatal outcomes in women with eating disorders. Obstet Gynecol 2005;105:255.
- Kuliev A, Pakhalchuk T, Verlinsky O, Rechitsky S. Preimplantation genetic diagnosis for hemoglobinopathies Hemoglobin. 2011;35(5-6):547-55.
- Lammer EJ, Chen DT, Hoar RM, Agnish ND, Benke PJ, Braun JT et al. Retinoic acid embryopathy. N Engl J Med 1985;313:837.
- Lanik AD. Preconception counseling. Prim Care. 2012;39:1-16.
- Leuzzi RA, Scoles KS. Preconception counseling for the primary care physician. Med Clin North Am 1996:80:337-74.
- Maillot F, Cook P, Lilburn M, Lee PJ. A practical approach to maternal phenylketonuria management. J Inherit Metab Dis 2007;30:198-201.
- McCarthy JP. Protecting Our Families from Toxic Substances [Internet]. San Francisco (CA): University of California; c2010 [cited 2014 Aug 20]. Available from: http://www.prhe.ucsf.edu/prhe/pdfs/ToxicMatters.pdf.
- Mendelian inheritance [internet]. Available from: http://www.uic.edu/classes/bms/bms655/lesson3.html.
- Mills JL, Signore C. Neural tube defect rates before and after food fortification with folic acid. Birth Defects Res A Clin Mol Teratol 2004;70:844-5.
- Moos MK, Banqdiwala SI, Meibohm AR, Cefalo RC. The impact of a preconceptional health promotion program on intendedness of pregnancy. Am J Perinatol 1996;13:103-8.
- Morrow JI, Hunt SJ, Russell AJ, Smithson WH, Parsons L, Robertson I, et al. Folic acid use and major congenital malformations in offspring of women with epilepsy: a prospective study from the UK Epilepsy and Pregnancy Register. J Neurol Neurosurg Psychiatry 2009;80:506-11.
- National Institute for Occupational Safety and Health. The Effects of Workplace Hazards on Female Reproductive Health [Internet]. Cincinnati (OH): CDC; c1999 [cited 1999 Feb]. Available from: https://www.cdc.gov/niosh/docs/99-104/pdfs/99-104.pdf?id=10.26616/NIOSHPUB99104.
- O'Connor ME. Intrauterine effects in animals exposed to radiofrequence and microwave fields. Teratology 1999;59:287-91.
- Presbitero P, Somerville J, Stone S, Aruta E, Spiegelhalter D, Rabajoli F. Pregnancy in cyanotic congenital heart disease. Outcome of mother and fetus. Circulation 1994;89:2673-6.
- Rappaport VJ. Prenatal diagnosis and genetic screening-integration into prenatal care. Obstet Gynecol Clin North Am 2008;35:435-458.
- Reynolds HD. Preconception care. An integral part of primary care for women. J Nurse Midwifery 1998;43:445-458.
- Reynolds MR, Jones AM, Petersen EE, Lee EH, Rice ME, Bingham A et al. Vital signs: update on Zika virus-associated birth defects and evaluation of all US infants with congenital Zika virus exposure-US Zika Pregnancy Registry, 2016. Morb Mortal Wkly Rep. 2017;66:366-373.
- Rice HR, Baker BA. Workplace hazards to women's reproductive health, Minn Med. 2007;90:44-47.
- Robbins CL, Zapata LB, Farr SL, Kroelinger CD, Morrow B, Ahluwalia I, et al. Centers for Disease Control and Prevention. Core state preconception health indicators-pregnancy risk assessment monitoring system and behavioral risk factor surveillance system, 2009. MMWR Survell Summ 2014;25:63: 1-62.
- Robert E. Intrauterine effects of electromagnetic fields (low frequency, mid-frequency RF, and microwave): Review of epidemiologic studies. Teratology 1999;59:292-8.
- Silverman JG, Decker MR, Reed E, Raj A. Intimate partner violence victimization prior to and during pregnancy among women residing in 26 U.S. states: associations with maternal and neonatal health. Am J Obstet Gynecol 2006;195:140-8.
- Stephenson J, Patel D, Barrett G, Howden B, Copas A, Ojukwu O, et al. How do women prepare for pregnancy? Preconception experiences of women attending antenatal services and views of health professionals. PLoS One. 2014 24;9(7): e103085. doi: 10.1371/journal.pone.0103085.
- Vajda FJ, Hitchcock A, Graham J, O'Brien T, Lander C, Eadie M. Seizure control in antiepileptic drug-treated pregnancy Epilepsia 2008;49:172-6.
- van der Zee B, de Wert G, Steegers EA, de Beaufort ID. Ethical aspects of paternal preconception lifestyle modification. Am J Obstet Gynecol 2013;209:11-6.
- U.S. Environmental Protection Agency. Fish: what pregnant women and parents need to know [Internet]. c2014. [cited 2016 Sep 19] Available from: http://www.fda.gov/Food/FoodborneIllnessContaminants/Metals/ucm393070.htm.
- Usta IM, Zoorob D, Abu-Musa A, Naassan G, Nassar AH. Obstetric outcome of teenage pregnancies compared with adult pregnancies. Acta Obstet Gynecol Scand 2008;87:178-83.

제9장

임신의 진단과 관리

Diagnosis of Pregnancy and Prenatal Care

조용균 | 인제의대
곽동욱 | 아주의대

최근 임신부 연령이 높아짐에 따라 임신과 관련된 합병증의 빈도가 증가할 가능성이 높으므로 정기적인 산전진찰이 매우 중요할 것으로 판단된다.

1. 임신의 진단

1) 임신의 증상과 징후

규칙적으로 월경을 했던 건강한 가임기 여성에서 갑작스러운 월경의 중단은 임신을 의심할 수 있는 첫 번째 증상이다. 생리주기는 달라질 수 있으므로 다음 월경 예정일보다 10일 이상 경과한 경우 임신의 한 가지 지표로 간주할 수 있다. 임신 초기에 주머니배(blastocyst) 착상에 의한 출혈이 있을 수 있는데 이는 정상적인 현상이지만 때로는 월경혈로 오인되기도 한다. 그렇다 하더라도 임신 초기에 출혈이 되는 경우 비정상 임신과의 감별이 필요하다. 사람마다 다르지만 대개 임신 16~18주경에는 임신부가 태동을 느끼게 되며, 초산모의 경우 2주 정도 늦을 수 있다. 약 20주경부터는 검사자가 태동을 인지할 수 있게 된다.

그 외 유방 및 자궁, 하부 생식기관의 변화가 나타나며, 이에 대한 자세한 내용은 6장에 기술되어 있다.

2) 사람융모생식샘자극호르몬(Human chorionic gonadotropin, hCG)의 검출

사람융모생식샘자극호르몬은 착상된 이후부터 융합세포영양막(syncytiotrophoblast)에서 분비되기 시작하여 임신 제1삼분기(first trimester) 동안에는 기하급수적으로 증가한다. 혈청 사람융모생식샘자극호르몬 농도가 두배로 증가하는 데 걸리는 시간(doubling time)은 1.4~2.0일이다. 대략 임신 10주에 최고치를 보이며 이후 점점 감소하다가 16주 이후에는 임신 기간 내내 일정한 농도를 유지한다(그림 9-1). 이 기간에 임신부의 혈장과 소변에서 이 호르몬이 검출되기 시작하는데 민감한 검사법을 사용했을 때, 빠르면 배란(ovulation)이 되고 나서 8일 또는 9일째부터 검출이 가능하다.

(1) 사람융모생식샘자극호르몬의 측정

사람융모생식샘자극호르몬은 알파-아단위(α-subunit)와

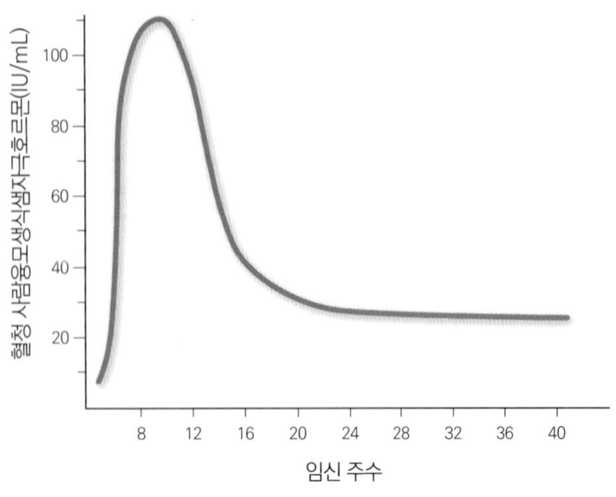

그림 9-1. 정상임신에서 임신 주수에 따른 혈청 사람융모생식샘자극호르몬 농도 변화

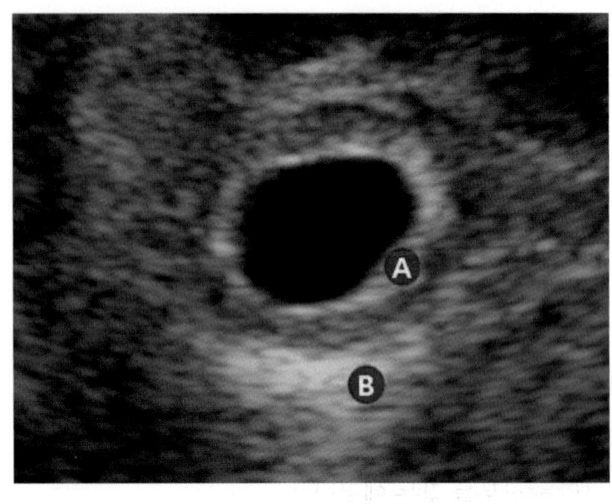

그림 9-2. 임신 제1삼분기에 자궁강 내 정상임신 질초음파 사진
이중탈락막 징후(double decidual sign)는 무에코의 임신낭을 둘러싼 두 겹의 탈락막, 즉 피막탈락막(A: decidua capsularis)과 벽쪽탈락막(B: decidua parietalis)을 의미한다.

베타-아단위(β-subunit)로 구성되어 있다. 이 중에서 알파-아단위는 황체형성호르몬(luteinizing hormone, LH), 난포자극호르몬(follicle stimulating hormone, FSH), 갑상샘자극호르몬(thyroid stimulating hormone, TSH) 등과 동일한 구조이며 베타-아단위 구조에서 차이를 보인다. 따라서 베타-아단위에 대한 특이적인 항체를 개발하여 혈청 또는 소변에 존재하는 사람융모생식샘자극호르몬의 농도를 측정하는 방법이 도입되었다. 최근에는 면역방사측정법(immunoradiometric assay)으로 1.0 mIU/mL보다 낮은 혈중 농도의 사람융모생식샘자극호르몬도 검출할 수 있게 되었다.

(2) 양성 사람융모생식샘자극호르몬 검사결과의 해석

사람융모생식샘자극호르몬 검사결과가 거짓양성(false positive)으로 나오는 경우는 드물다. 하지만, 일부 여성의 혈액 내에 존재하는 특정 인자 또는 물질이 검사 항체와 결합하여 혈중 사람융모생식샘자극호르몬이 실제 존재하지 않아도 양성으로 나오는 경우가 있다(Braunstein, 2002). 뇌하수체 사람융모생식샘자극호르몬 유사체는 비임신 여성과 남성의 혈액 내에 소량이 존재하기 때문에 민감한 검사법으로 검사를 할 때 양성 반응을 보일 수 있다. 이 외에도 생식세포종양(germ cell tumor)과 같이 유리 베타-사람융모생식샘자극호르몬을 생성하는 경우, 동물과 밀접하게 접촉하는 환경에서 근무하는 사람에게서 보일 수 있는 동물 유래 항체가 검사 항체와 결합하는 경우, 불임 환자에서 이전에 사람융모생식샘자극호르몬을 투여 받았던 경우, 사람융모생식샘자극호르몬에 대해 항체가 있는 경우 등에서 거짓양성 반응을 보일 수 있다. 그 외에도 포상기태 임신과 같은 임신영양막병(gestational trophoblastic disease)에서 사람융모생식샘자극호르몬의 혈중 농도가 증가할 수 있으므로 검사 결과가 양성으로 나왔다고 하더라도 정상 임신이 아닐 수 있음을 임상의사는 반드시 고려해야 한다.

3) 초음파검사에 의한 임신의 확인

최종월경일 기준으로 임신 4~5주경부터 질초음파촬영(transvaginal ultrasonography)으로 자궁강에 무에코의 수분수집(anechoic fluid collection)의 형태로 보이는 태아주머니(gestational sac)를 관찰할 수 있다. 그러나 자궁외임신(ectopic pregnancy)인 경우에도 태아주머니로 오인될 수 있는 비슷한 모양의 수분수집이 관찰될 수 있는데 이것을 거짓태아주머니(pseudogestational sac)라고 한다. 임신 초기에 정상 자궁내임신과 자궁외임신에 의한 거짓 태아주머니를 감별하는 초음파검사 소견으로는 '탈락막내 징후(intradecidual sign)'와 '이중탈락막 징후(double decidual sign)' 등이 있다(그림 9-2). 이후 태아주머니 내에 무에코의 중심부를 갖는 에코발생고리(echogenic ring)가 관찰되는데 이를 난황주머니(yolk sac)라고 한다. 임신 6주 경에는 난황주머니에 바로 인접해서 선구조(linear structure)를 보이는 배아가 관찰되고 이 시기부터 심장박동을 확인할 수 있다.

2. 초기 산전평가

1) 용어의 정의

- 제1삼분기(first trimester): 최종월경주기의 첫째 날부터 임신 14주 0일까지
- 제2삼분기(second trimester): 임신 14주 1일부터 28주 0일까지
- 제3삼분기(third trimester): 임신 28주 1일부터 42주 0일까지
- 미분만부(nullipara): 유산의 범위(임신 20주 0일)를 지나 임신을 종결한 경우가 없는 여성으로 자연유산이나 선택유산의 경험은 관계없다.
- 초산부(primipara): 생존 또는 사망한 태아를 임신 20주(20주 0일) 이후에 분만한 횟수가 1번인 여성
- 다분만부(multipara): 생존 또는 사망한 태아를 임신 20주(20주 0일) 이후에 분만한 횟수가 2번 이상인 여성
- 임신부(gravida): 임신의 결과와는 관계없이, 현재 임신 중이거나 과거에 임신했던 여성. 처음 임신하면 초임부(primigravida), 이전에 반복해서 임신한 경우 다임신부(multigravida)라고 한다.
- 미임신부(nulligravida): 임신한 경험이 한 번도 없는 여성
- 분만부(parturient): 현재 분만진통 중에 있는 여성
- 산후부(puerpera): 바로 전에 분만을 끝낸 여성

2) 임신주수 판정과 출산예정일 계산

총 임신기간은 최종월경주기의 첫째 날로부터 대략 280일 또는 40주 정도이다. 흔하게 사용되는 출산예정일 계산법은 최종월경주기의 첫째 날의 일수에서 7일을 더하고 월수에서 9개월을 더하거나 3개월을 빼면 되는데 이를 "Naegele's rule"이라고 한다. 예를 들면, 최종월경일의 첫째 날이 10월 10일이라고 가정하면 10일에서 7일을 더하고 10월에서 3개월을 빼면 다음해 7월 17일이 출산예정일이 된다. 그러나 이러한 계산법은 월경주기가 28일로 규칙적인 여성을 가정한 것으로 모든 경우에 적용할 수 없는 단점이 있다. 이에 미국산부인과학회(ACOG, 2017)에서는 임신 제1삼분기에 측정한 머리엉덩길이(crown-rump length, CRL)를 임신 주수를 평가하는 가장 정확한 방법으로 결론지었다. 시험관 시술을 한 경우에는 난자 채취일을 기준으로 임신 주수를 설정한다.

3) 병력청취

(1) 일반적인 측면

연령, 직업, 결혼여부, 교육 정도 등을 물어본다. 불규칙한 월경력, 임신 전 피임약 복용 여부 등은 임신 주수 설정에, 자궁 내 장치 사용 여부는 자궁 외 임신을 진단하는 데 도움이 될 수 있다.

(2) 산과적 측면

임신력, 출산력, 이전 임신의 결과(유산, 조산, 태아기형, 저체중출생아, 과체중출생아 등), 분만방법, 산전과 산후 그리고 분만 중 합병증 등을 물어본다. 이전 임신과 관련하여

자세하게 산과력을 청취하는 것은 필수적이다. 왜냐하면 많은 산과 합병증은 다음 임신에 재발하는 경향이 있기 때문이다.

⑶ 내외과적 측면

심장혈관질환, 콩팥병, 대사병, 감염병, 알레르기병, 약물 복용 유무 등에 대해 물어본다.

⑷ 가족력

고혈압, 당뇨병, 간질, 유전질환, 기형, 다태임신 등의 여부를 파악한다.

⑸ 정신사회적 측면

흡연 및 음주 여부, 산전관리에 대한 장벽, 영양상태, 가정폭력에의 노출 위험, 우울증, 스트레스 정도 등을 포함한 임신부의 정신사회적 측면에 대한 병력청취를 통해 향후, 임신에 부정적인 영향을 미칠 가능성이 있는지를 파악한다. 이러한 정신사회 선별 프로그램을 시행했을 때 조산 또는 저출생체중아 분만, 임신당뇨병, 조기양막파열, 질출혈의 위험을 낮추었다는 보고가 있다(Coker et al., 2012).

① 흡연

2013년 미국의 자료에 의하면 임신 중 흡연율은 12~13% 정도로 보고하였다(Tong et al., 2013). 2010년에 발표된 한국 여성을 대상으로 소변 코티닌(cotinine) 농도를 측정하여 흡연에 노출된 임신부의 유병률을 조사한 연구에서는 한국 여성의 임신 중 흡연율을 3.03%로 보고하였다(Jhun et al., 2010). 임신 중 흡연은 유산 및 자궁외 임신, 태아기형의 위험을 증가시키고, 태아성장지연, 태아사망, 조산, 저체중출생아, 전치태반, 태반조기박리, 조기양막파열, 영아돌연사증후군, 정신운동 장애 등과 연관성이 있는 것으로 알려져 있다(이정재, 2002; Tong et al., 2009).

② 음주

알코올은 대표적인 기형유발물질(teratogen) 중 하나이며, 임신 중 알코올의 노출은 성장지연, 안면이상, 중추신경계 기능 이상을 특징으로 하는 태아알코올증후군의 원인이 될 수 있다. 미국의 경우, 천명당 0.5~2명의 아동이 태아알코올증후군으로 진단되며(May et al., 2001), 태아알코올증후군의 진단기준을 만족하지는 않지만 임신 중 알코올에 대한 태아손상을 모두 포함하는 개념인 태아알코올스펙트럼장애(fetal alcohol spectrum disorder)의 빈도는 0.8%에 이르는 것으로 조사된 바 있다(Lange et al., 2017). 2009년 한국 임신부를 대상으로한 설문조사에 의하면 임신 중 음주율은 16.4%로 나타났다(오동렬 등, 2009).

③ 폭력에의 노출

배우자 또는 가족구성원에 의해 육체적, 정신적 폭력에 노출되어 있거나 위협받고 있지는 않은지 반드시 확인해야 한다. 또한 성적학대 여부와 박탈에 의해 제대로 보살핌을 못 받고 있지는 않은지 등도 반드시 가족이나 친구가 없을 때, 개별적으로 은밀하게 물어 보아야 한다. 2012년 미국산부인과학회에서는 이러한 가정폭력을 선별할 수 있는 질문표 예시를 제공하여 첫 번째 산전 방문 시, 매 삼분기마다, 그리고 분만 후에 점검하도록 권고하고 있다(ACOG, 2012).

4) 신체진찰

혈압, 신장, 체중을 포함한 완전진찰을 시행하고 신체비만지수(body mass index, BMI)를 계산한다. 그 외 필요한 경우 유방, 심장, 폐, 복부, 골반 진찰을 시행한다. 특히 골반진찰을 시행할 때에는 음문과 회음부의 병적소견 여부를 관찰한다. 이후 질경을 이용하여 자궁경부의 상태를 육안으로 확인한 다음, 질염 여부를 관찰하고 자궁경부질세포진검사(Pap smear)를 시행한다. 또한 내진 혹은 초음파 검사를 통해 자궁과 부속기의 상태를 확인한다. 만약 직장의 통증이나 출혈 등을 호소하는 경우, 직장 수지 검사를 시행한다.

표 9-1. **산전 관리 스케줄**

	첫 방문	임신 주수		
		15~20	24~28	29~41
병력청취	★	★	★	★
신체진찰				
전신진찰	★			
임신부체중	★	★	★	★
혈압	★	★	★	★
내진	★			
태위와 태아심음측정	★	★	★	★
검사				
혈액형(ABO/Rh)	★			
항체선별검사	★			
일반혈액검사	★		(A)	
자궁경부질세포진검사	★			
경구당부하검사	(B)		★(B)	
태아목덜미 투명대 측정	★(C)			
모체혈청선별검사	(D)	★(D)		
요단백 평가	★			
소변검사	★			
풍진항체검사	★			
매독혈청검사	★			(E)
B형간염 항원항체검사	★			(E)
사람면역결핍바이러스 혈청검사	★			(E)
항-D 면역글로불린 주사			(F)	

(A) 적응증에 해당하는 경우 임신 28주에 시행한다. 임신부가 Rh 음성이면 항체선별검사를 먼저 시행해서 민감화(sensitization)되지 않았음을 확인하고 항-D 면역글로불린을 투여한다.
(B) 모든 임신부는 24주에서 28주사이에 경구당부하검사를 시행한다. ① 심한 비만, ② 2형 당뇨병의 가족력, ③ 임신당뇨병의 과거력, 당대사장애 또는 요당배출(glucosuria)이 있는 경우 중 1개 이상 존재하는 경우, 임신성 당뇨병의 고위험군에 해당되며, 첫 방문 시에 경구당부하검사를 시행할 수 있다. 첫 방문 검사에서 임신당뇨병으로 진단되지 않았을 경우 24~28주 또는 고혈당의 증상 및 징후가 있을 때 재검사를 시행한다.
(C) 임신 11~13주에 시행한다.
(D) 제1삼분기 모체혈청선별검사는 임신 11~14주에 시행한다.
(E) 고위험 임신부는 임신 제3삼분기가 되면 재검사를 해야 한다.
(F) Rh 음성인 임신부에서 민감화되지 않았을 경우 임신 28주 경에 투여한다.

5) 첫 번째 산전 방문 시 검사실 검사

(1) 혈액

임신 시기별로 시행하는 산전검사 스케줄은 표 9-1과 같다. 처음 방문 시 시행하는 일상검사(routine test)에는 ABO/Rh 혈액형검사, 항체선별검사, 혈색소와 적혈구용적률, 매독혈청검사, 풍진항체검사, B형간염항체검사, 사람면역결핍바이러스 혈청검사가 필수 혈액검사에 포함된다. 이중에서 사람면역결핍바이러스 혈청검사는 반드시 권고하여야 하며 만약 임신부가 검사를 거절하였을 경우에는 의무기록에 기록해 놓아야 한다.

(2) 소변

요단백 평가와 소변배양검사를 모든 임신부에서 시행하는데 요단백의 경우, 첫 검사 이후 산전관리를 받는 동안 고혈압이 발생하지 않는다면 추가검사는 필요 없다(Murray et al., 2002). 비임신 여성과 달리 임신부에서 무증상세균뇨(asymptomatic bacteriuria)를 치료하지 않았을 경우, 25%에서 신우신염과 같은 상행감염으로 발전하게 된다(Smaill et al., 2015). 항균제를 사용하여 치료하였을 때 상행감염을 상당부분 예방할 수 있다(Whalley, 1967).

(3) 자궁경부

임신부의 자궁경부에서 클라미디아트라코마티스(Chlamydia trachomatis)는 2~13%에서 분리된다. 우리나라 여성에서 조사된 임신초기 클라미디아트라코마티스 유병률은 9%로 보고된 바 있다(임종인 등, 2004). 2012년 미국소아과학회와 미국산부인과학회에서는 모든 임신부에서 클라미디아에 대한 선별검사를 첫 산전검사 시에 시행하도록 권고하고 있다. 그러나 영국 국립임상보건연구원(National Institute for Health and Clinical Excellence, NICE)에서는 근거가 부족함을 들어 모든 임신부에서 클라미디아 선별검사를 시행하는 것에 대해 권장하지 않고 있다.

임균(Neisseria gonorrheae)에 대한 선별검사는 미국소아과학회와 미국산부인과학회에서 고위험군에 한해서 초기 산전검사와 제3삼분기에 시행하도록 권고하고 있다.

6) 임신 위험도 평가

단순히 '고위험 임신'이라는 용어는 의미가 모호하고 범위가 넓어 적절치 않은 용어이다. 특정 진단명으로 규정할 수 있다면 이러한 용어의 사용을 피해야 한다. 2017년 미국소아과학회와 미국산부인과학회에서는 자문 협진을 구해야 할 질환을 표기하였다(표 9-2).

표 9-2. **모체-태아의학 전문가에게 자문 협진을 구해야 할 질환**

내외과적 병력
심장병: 청색증, 심근경색증의 기왕력, 중등도 또는 중증 판막협착 또는 판막역류, 마르팡증후군(Marfan syndrome), 인공판막, 미국심장학회 분류 2등급 이상의 상태
종말기관(end-organ) 손상이 있거나 조절되지 않는 고혈당이 있는 당뇨병
유전자 이상의 가족력 또는 개인력
혈색소병증
심장 또는 콩팥질환을 동반하거나 조절되지 않는 만성고혈압
1일 500 mg 이상의 단백뇨, 혈청 크레아티닌 1.5 mg/dL 이상 또는 고혈압과 연관된 콩팥부전
중증 제한폐병 또는 폐쇄폐병(중증 천식도 포함됨)
사람면역결핍바이러스 감염
폐색전증 또는 심부정맥혈전증의 기왕력
자가면역질환을 포함한 중증전신질환
비만수술력
조절이 안되거나 또는 한 가지 항경련제로 조절되지 않는 간질
암, 특히 임신 중 치료해야 하는 암
산과 병력 및 합병증
Rh 또는 다른 혈액형 동종면역(ABO 및 루이스는 제외)
이전 태아 또는 현재 태아의 구조이상 또는 염색체이상
산전진단 및 태아치료를 요하는 상태
수태전후에 알려진 기형유발물질에 노출된 경우
선천성감염을 일으킬 수 있는 균에 감염 또는 노출된 경우
세 쌍둥이 이상의 다둥이임신
양수양의 중증 장애

3. 추적 산전관리

정상 임신의 경우 임신 28주까지는 4주마다, 36주까지는 2주마다, 36주 이후에는 매주 정기 산전관리를 시행한다. 합병증이 있는 고위험임신의 경우에는 정상임신보다 자주 산전감시를 하게 된다. 방문 시마다 임신주수를 기록하고 임신부의 혈압, 체중, 태아심박동을 확인하며 초음파검사를 할 때에는 태아크기, 양수양, 태아자세, 태동 등을 평가한다. 이 외에도 두통, 시야흐림, 복통, 오심, 구토, 출혈, 질에서의 액체유출, 배뇨곤란 등에 대해 질문한다.

임신 말기에는 내진을 통해 골반 입구의 협착 정도 및 태아 선진부의 하강정도, 자궁경부의 개대 및 숙화 등을 확인한다.

1) 태아염색체 홀배수체(Aneuploidy) 선별검사

태아염색체 홀배수체 선별검사의 시행 시기는 임신 11~14주 또는 임신 15~20주이며, 나이나 가족력, 과거력 등의 위험도에 따라 검사를 선택할 수 있다. 이러한 검사법에 대한 자세한 설명은 제11장에서 다루기로 하겠다. 신경관결손에 대한 혈청선별검사를 15~20주에 시행하는데 모체혈청 알파태아단백질은 삼중표지자 또는 사중표지자검사에 포함되어 있으며 경우에 따라 단독으로 시행하기도 한다.

2) 초음파검사

초음파 검사는 태아의 해부학적 구조, 성장 및 안녕(well-being)에 대한 중요한 정보를 제공한다. 미국 산부인과 학회(2016)에서는 산전초음파는 적절한 적응증이 있을 경우에 한하여 시행할 것을 규정하고 있다. 반면 산모가 초음파검사를 원할 경우, 그 요구에 부응하는 것 또한 타당하다고 언급하였다.

3) 임신당뇨병 선별검사

임신 24~28주에 경구당부하검사를 시행하는 것이 가장 민감한 방법이기는 하지만, 임신당뇨병에 대한 위험도 평가는 첫 번째 산전방문 시에 이루어져야 한다. 병력과 신체진찰 소견을 포함한 위험인자의 유무에 따라 첫 산전방문 시에 임신당뇨병 선별검사를 시행할 수 있고 이 시기에 정상이더라도 임신 24~28주에 추적검사를 반드시 시행하도록 한다.

4) 항-D 면역글로불린 투여

민감화되지 않은 Rh 음성 임신부에서 임신 28~29주에 항체선별검사를 반복 시행하여 항체가 없을 경우 항-D 면역글로불린을 투여한다.

5) B군 연쇄구균 선별검사

미국질병통제예방센터(Centers for Disease Control and Prevention, CDC)와 미국산부인과학회(ACOG)에서는 35~37주 사이의 모든 산모에서 B군 연쇄구균 선별검사 및 선별검사 결과에 따른 분만 진통 중 예방적 항생제 사용을 권장하고 있다. 예방적 항생제 요법의 효과는 이미 입증되어 있으나, 고용량 항생제 사용에 따른 부작용의 단점도 존재하므로 모든 산모에 시행하는 전반적인 선별검사(universal screening)는 국가나 지역의 역학에 맞게 고려되어야 한다.

4. 임신 중 영양

1) 임신 중 체중증가

2009년 미국의학원(Institute of Medicine)에서는 임신 중 다양한 신체비만지수 범주에 따른 적절한 임신 중 체중증

표 9-3. 임신 중 총 체중증가 범위

구성성분	체중증가 권고 범위(kg)	
임신 전 신체비만지수 범주	단태(singleton)	쌍태(twin)
저체중(<18.5 kg/m²)	12.5~18	기준 없음 (근거자료 부족)
정상(18.5~24.9 kg/m²)	11.5~16	16.8~24.5
과체중(25~29.9 kg/m²)	7~11.5	14.1~22.7
비만(≥30 kg/m²)	5~9	11.4~19.1

가에 대해 개정된 권고안을 발표하였다(표 9-3). 미국소아과학회와 미국산부인과학회에서도 이러한 권고안을 지지하고 있다. 이 권고안에 의하면 임신 전 정상 신체비만지수를 가진 임신부는 11.5~16 kg의 체중 증가를 권장하고 있다(Yaktine et al., 2009). 정상 미분만부는 전체 임신기간 중 평균적으로 12.5 kg 정도 체중이 증가한다. 증가된 체중 분포를 보면 태아, 태반, 양수, 자궁의 증대, 모체 혈액량의 증가, 유방의 발육, 세포바깥액(extracellular fluid) 증가 등 정상 생리적 현상으로 약 9 kg이 증가하고, 나머지 3.5 kg은 모체에 지방으로 축적된다. 비만 임신부의 경우에는 임신 중 권장 체중증가가 5~9 kg에 불과하다. 이는 신체비만지수가 증가할수록 지방 축적 정도가 더 커서 에너지 소비량이 상대적으로 적기 때문인 것으로 여겨지고 있다. 반면, 한국인을 대상으로 한 신체비만지수별 체중권고안은 아직 없는 실정이다.

2) 임신과 비만

(1) 비만의 정의

비만을 분류하는 여러 체계가 있지만, 체중(kg)을 키(m)의 제곱으로 나눈 값인 신체비만지수(kg/m²)가 널리 사용된다. 신체비만지수가 25 이상은 과체중(overweight), 30 이상은 일반적으로 비만(obesity)으로 정의된다. 아시아 인종의 경우, 적은 신체비만지수에서 심혈관계 질환이나 당뇨의 위험도가 높은 것으로 알려져 있다. 따라서 한국인 산모의 경우, 신체비만지수가 23 이상을 과체중, 25 이상을 비만으로 정의하기도 한다(Choi et al., 2011).

(2) 임신 및 주산기 예후

과체중과 비만은 임신당뇨병, 전자간증, 제왕절개율 증가, 분만후출혈, 골반감염, 요로감염, 상처감염, 태아큰몸증(macrosomia), 주산기 사망, 분만후 우울증, 혈전질환 등 여러 임신합병증의 위험 인자이다(Sebire et al., 2001; Ovesen et al., 2011; LaCousiere et al., 2009). 비만 임신부에서 여러 임신합병증의 발생률은 신체비만지수가 증가할수록 더 높은 경향을 보이며(Weiss et al., 2004), 태아와 신생아 이환율도 비만 임신부에서 증가한다. 비만 임신부에서 다양한 기형의 발생률이 정상체중 임신부에 비해 2~3배 증가하는 것으로 알려져 있다(Watkins et al., 2003). 대표적인 기형으로는 신경관결손과 심장기형이다. 비만 임신부에서 이러한 주산기 이환율의 유의한 증가와 관련된 보조인자(cofactor)는 당뇨병과 만성고혈압이다. 임신부의 비만은 이들에게서 태어난 자녀의 신생아기 뿐만 아니라 소아기 비만 및 대사증후군과도 관련이 있다(Catalano et al., 2005). 임신부의 비만이 자녀의 체내 대사에 미치는 영향을 '태아 프로그래밍(fetal programming)' 가설로 설명하려는 시도가 있어 왔다. 즉 자궁내 환경이 자녀의 소아기와 청소년기뿐만 아니라 성인기의 건강에 영향을 미친다는 것이다. 임신부의 비만 또는 임신당뇨병이 이들에게서 태어난 자녀의 소아청소년기 및 성인기 과체중과 관련이 있다는 여러 연구결과가 있었다. 그러나 아직까지는 정확한 기전이나 생물학적 원인에 대해서는 불분명한 실정이다. 발달 프로그래밍의 동물모델에서는 임신 중 또는 생후 초기의 영양 환경이 중추신경계 시상하부의 체중 및 식욕조절중추와 신경조절호르몬에 영구적인 변화를 야기하고, 말초기관에서는 근육, 지방, 간, 췌장에 영향을 주어 인슐린 저항성과 당조절이상을 유발한다고 제시하고 있다(Rkhzay-Jaf et al., 2012). 환경적 요인 외에 유전적 요인도 소아기 비만 및 대사이상에 복합적인 영향을 미칠 것으로 보인다. 특히 DNA 메틸화(methylation)

등의 후성유전자 변화가 발달 프로그래밍에 영향을 미칠 것으로 생각되나 명확한 유전자가 아직 제시되지는 않고 있다(김영남, 2012).

(3) 임신 중 관리

① 산전 관리

비만 여성을 관리하는 최적의 시기는 임신 전이다. 임신 전에 건강식이요법과 강도 높은 운동을 통해 체중을 감량 하는 것이 널리 권장되고 있다. 그리고 임신 전 엽산 섭취는 하루 400 μg 이상을 권장한다. 2010년 영국산부인과학회에서는 비만 여성에서 수태 전후 하루 5 mg의 엽산 섭취를 권고하고 있다. 일반적으로 임신 중 체중 감량은 권장되지 않는다. 비만 임신부의 임신 중 권장되는 체중 증가는 5~9 kg이다. 식이 조절을 통해 임신 전 신체비만지수가 높았던 임신부들에서 권장되는 체중 증가 범위 이내로 체중을 조절해야 하고 적절한 운동을 병용해야 한다. Quinlivan 등은 비만 임신부에서 식이조절을 통해 신생아의 출생 체중에 영향을 주지 않으면서 임신 중 체중증가를 감소시킬 수 있다고 보고하였다(Quinlivan et al., 2011). 특히 생활습관 중재와 육체적 활동을 통해 비만 및 과체중 임신부에서 임신예후를 향상시킬 수 있다는 보고도 있었다(Petrella et al., 2013). 그러나 예후의 향상에 대해서는 이와 상충된 연구결과들도 있어서 아직 결론을 내리기에는 근거가 불충분하여 더 많은 연구가 필요한 실정이다. 비만 임신부가 산전관리를 위해 처음 방문했을 때에는 면밀한 산전 감시를 통해 당뇨병과 고혈압의 초기 징후를 잘 발견해야 한다. 또한 갑상샘질환, 간 및 담낭질환, 수면 무호흡, 심장질환 등 내과적 질환의 유무와 정도를 면밀히 파악해야 한다. 고도 비만의 여성에서는 임신초기 산전 기본검사 항목에서 생화학검사, 24시간 요단백정량검사, 심장초음파 검사를 추가적으로 하는 것이 좋다. 신체비만지수가 25 이상인 임신부에서 임신초기 자연유산의 발생 위험은 1.67배였다(Metwally et al., 2008). 태아기형 선별검사는 표준적인 선별초음파 검사를 통해 시행한다. 다만 비만 임신부에서 한 번의 검사로 태아의 모든 해부학적 구조를 보기 어려운 경우가 있어 추가적인 검사가 필요할 수 있다. 선별검사 후 태아의 구조적 이상이 발견되어 침습적인 검사를 할 때에도 기술적인 어려움을 겪을 수 있으며, 검사 바늘의 길이 조절과 해상도 좋은 초음파 기기를 사용하는 것이 도움이 될 수 있다. 태아 성장 이상 및 자궁 내 태아사망의 빈도가 증가하므로 연속적인 초음파 검사를 통해 태아 성장을 잘 감시하고 산전 진찰의 횟수를 늘리는 것이 권장된다.

② 진통과 분만

비만 임신부에서 제왕절개의 위험이 증가한다(Weiss et al., 2004). 또한 응급제왕절개분만율도 증가한다(Lynch et al., 2008). 이로 인해 마취에 의한 위험과 합병증도 증가하고, 비만으로 인해 부위마취 시 기술적인 어려움 또한 증가한다. 따라서 비만 임신부의 분만 계획을 세울 때에는 마취통증의학과 전문의의 자문과 협진을 통해 사전에 평가하여야 한다. 복부절개 방향은 수술자의 선호도와 임신부의 상황에 따라 개별화해야 한다. 비만 임신부에서 유념해야 할 점은 피하층을 봉합할 때이다. 복부절개 깊이가 2 cm가 넘는 경우 피하층 봉합을 반드시 해야 상처 벌어짐을 줄이는 데 도움이 된다(Chelmow et al., 2004). 상처감염을 포함한 상처 합병증이 비만 임신부에서 증가하므로 상처관리에 주의를 기울여야 한다. 유도분만 실패율 역시 비만 임신부에서 높다고 알려져 있는데, 신체비만지수가 40이 넘는 임신부에서 옥시토신 사용시간과 용량이 정상 여성보다 증가하였고 자연진통이 오더라도 분만 경과가 길어지는 것을 관찰하였다(Cedergren, 2009; Vahratian et al., 2004). 분만 전후 혈전색전증이 비만 임신부에서 잘 발생하는 것으로 알려져 있으므로, 수분공급, 압박 스타킹(graduated compression stocking) 착용, 조기보행을 통해 이를 예방하여야 한다. 혈전색전증의 위험이 매우 높은 임신부의 경우 저용량의 헤파린을 사용해 볼 수 있다(ACOG, 2018).

③ 산욕기 관리

비만이 동반되었을 때 산후기에 자궁내막염, 상처감염, 혈전색전증 등 여러 합병증의 발생 위험이 높다. 따라서 이를 예방하기 위한 관리를 지속적으로 하여야 한다. 모유수유는 체중의 감소에 도움이 되는 것으로 알려져 있으므로 적극 권장한다. 임신 중 증가한 체중이 분만 후에도 줄지 않고 지속적으로 남아 있을 위험이 높은데 이러한 경우 다음 임신 시 합병증 발생 위험 요소로 작용할 뿐만 아니라 향후 심혈관 및 대사 질환을 유발할 위험이 증가하므로 생활습관 개선에 대한 상담이 필요하다(김영남, 2012). 산후 피임 방법과 관련하여 저용량 경구피임제는 비만 여성에서 피임 실패율이 높으므로(Holt et al., 2002) 레보노르게스트렐(levonorgestrel) 함유 자궁 내 피임장치가 장기적으로 적합할 수 있다.

3) 영양권장량

미국의학원에서는 2006년과 2011년에 영양권장량을 발표하였다. 이 권고안에서는 임신부와 수유부에 대한 영양권장량도 포함되어 있다. 우리나라에서도 2010년 한국영양학회에서 '한국인 영양섭취기준 개정판'을 출간하였으며, 가장 최근의 권고안을 표 9-4에서 요약 정리하였다. 여기서 한국인 영양섭취기준이란 질병이 없는 대다수의 한국 사람들이 건강을 최적상태로 유지하고 질병을 예방하는데 도움이 되도록 필요한 영양소 섭취 수준을 제시하는 기준이다. 4가지 수준으로 각 영양소에 대한 영양섭취기준을 제시하였는데 그 중에서 평균필요량(estimated average requirement. EAR)은 대상 집단을 구성하는 건강한 사람들의 절반에 해당하는 사람들의 일일 필요량을 충족시키는 값이며 대상 집단의 필요량 분포치 중앙값으로부터 산출한 수치이다. 권장섭취량(recommended nutrient intake, RNI)은 평균필요량에 표준편차의 2배를 더하여 정하였다. 최근 자의로 비타민-무기질 보충제를 산전에 복용하는 임신부가 많은데 권장량보다 많은 영양섭취에 대한 우려가 있다. 특히 철, 아연, 셀레늄, 비타민 A, B6, C, D 등은 과도한 섭취 시 독성으로 작용할 수 있다. 예를 들어, 비타민 A를 1일 10,000 IU 이상 복용하였을 경우 기형을 유발할 위험이 있

표 9-4. 표한국인 임신부와 수유부에서 1일 권장 영양섭취기준 (Dietary Reference Intakes for Koreans, KDRIs)

연령(세)[a]	임신부	수유부
지용성 비타민		
비타민 A	720 μg	1,140 μg
비타민 D[b]	10 μg	10 μg
비타민 E	10 mg	13 mg
비타민 K[b]	65 μg	65 μg
수용성 비타민		
비타민 C	110 mg	140 mg
티아민(thiamine)	1.5 mg	1.5 mg
리보플라빈(riboflavin)	1.6 mg	1.7 mg
니아신(niacin)	18 mg	17 mg
비타민 B_6	2.2 mg	2.2 mg
엽산(folate)	620 μgDFE[c]	550 μgDFE[c]
비타민 B_{12}	2.6 μg	2.8 μg
무기질(Mineral)		
칼슘(calcium)	700 mg	700 mg
인(phosphorus)	700 mg	700 mg
나트륨(sodium)[b]	1.5 g	1.5 g
칼륨(potassium)[b]	3.5 g	3.9 g
염소(chlorine)[b]	2.3 g	2.3 g
마그네슘(magnesium)	320 mg	280 mg
철(iron)	24 mg	14 mg
아연(zinc)	10.5 mg	13 mg
구리(copper)	930 μg	1,280 μg
요오드(iodine)	240 μg	340 μg
셀레늄(selenium)	64 μg	70 μg
망간(manganese)[b]	3.5 mg	3.5 mg
기타		
단백질(protein)[d]	50~55 g 65~70 g 80~85 g	75~80 g
식이섬유(fiber)	25 g	25 g

[a] 19~49세 기준

[b] 충분섭취량(adequate intake)

[c] Dietary Folate Equivalents, 가임기 여성의 경우 400 μg/일의 엽산보충제 섭취를 권장함.

[d] 임신 제1, 2, 3삼분기별 권장섭취량

출처: 한국영양학회, 한국인영양섭취기준위원회, 2015.

다. 따라서 1일 권장섭취량의 2배 이상은 섭취하지 않도록 한다.

(1) 열량

임신 중 열량섭취는 비임신 시에 비해 1일 100~300 kcal 정도가 더 필요하다. 주로 임신 제2삼분기 이후부터 추가적으로 섭취해야 하는데 임신 제2삼분기에는 1일 340 kcal, 제3삼분기에는 1일 450 kcal를 추가적으로 섭취할 것을 권고하고 있다.

(2) 단백질

임신부에서 단백질이 추가적으로 요구되는 이유는 모체혈액량의 증가와 태아, 태반, 자궁 및 유방의 성장과 발달에 필수적인 요소이기 때문이다. 임신 후반기 동안에 약 1,000 g의 단백질이 더 필요하다. 한국인의 경우 임신 제2삼분기에는 1일 15 g, 제3삼분기에는 30 g의 단백질을 추가적으로 섭취할 것을 권고하고 있다.

(3) 무기질

철을 제외한 무기질은 균형 있는 식사를 통해 대개 섭취되므로 보충제를 추가 복용할 필요는 없다.

① 철

임신부에서 철의 1일 권장섭취량은 비임신 여성에 비해 10 mg이 추가적으로 필요하다. 임신중기 이후 총 1,000 mg의 철이 필요한데, 이중에서 300 mg은 태아와 태반으로, 500 mg은 모체 적혈구량 증가에 필요하고 나머지 200 mg은 여러 경로를 통해 배설되는 양이다. 2010년 한국영양학회 권고안에 의하면 가임기 여성에서 1일 14 mg의 철 섭취를, 임신부에서는 1일 24 mg의 철 섭취를 권장하고 있다. 미국소아과학회와 미국산부인과학회에서도 성분철 기준으로 1일 대략 27 mg의 철 섭취를 권장하고 있다. 체구가 큰 여성, 쌍둥이임신, 불규칙하게 철을 복용해 왔던 경우, 임신후기에 철 보충을 시작한 경우에는 1일 60~100 mg의 철을 섭취하는 것이 도움이 된다.

② 칼슘

임신을 하게 되면 모체의 장에서 칼슘 흡수율이 증가하며 대략 30 g의 칼슘이 임신 기간 축적된다. 그리고 이렇게 흡수된 대부분의 칼슘은 임신 후기에 태아에 축적된다(Pitkin et al., 1985). 임신 시 1일 280 mg, 수유 시 1일 370 mg의 칼슘 추가 섭취가 권장된다. 임신 기간 중 칼슘 복용이 자간전증을 예방하는 것에 대한 효과는 입증되지 않았다.

③ 아연

아연 결핍 시 식욕부진, 성장저하, 상처치유 지연, 난쟁이증(dwarfism), 생식샘저하증(hypogonadism) 등을 유발한다. 2015년 한국영양학회 권고안에 의하면 임신부에서는 1일 권장량보다 10.5 mg의 추가 섭취가 필요하다. 표준적인 식사를 하는 건강한 임신부에게 추가적인 아연 보충제 투여가 도움이 된다는 근거는 없다.

④ 칼륨

임신 중기 산모의 혈중 칼륨 농도는 0.5 mEq/L 정도 감소한다. 과도한 입덧으로 인해 저칼륨혈증이 발생할 수 있다.

⑤ 요오드

2015년 한국영양학회 권고안에 의하면 가임기 여성에서 1일 요오드 권장섭취량은 150 μg이며 임신으로 인해 1일 90 μg이 추가적으로 더 필요하다. 요오드의 섭취는 점차 감소하는 추세이며, 특정 국가에서는 부족한 것으로 조사되었다(Casey, 2017). 한국 산모를 대상으로 한 연구에 의하면 한국인의 임신 중 요오드 섭취는 충분한 것으로 조사되었다(Cho et al., 2016).

⑥ 미량원소

크롬, 망간, 구리, 셀레늄 등은 특정 효소기능에 중요한 역할을 담당한다. 이러한 성분들은 임신으로 인해 추가 권장량 섭취가 요구되나 대개 평균적인 식사로 보충이 가능하다.

(4) 비타민

임신을 하게 되면 일부 비타민 종류를 제외하고는 거의 모든 비타민의 추가 섭취가 요구된다. 하지만 엽산을 제외하면 일반적인 식사만으로도 늘어난 요구량의 보충이 가능하다. 가난한 나라에서 멀티비타민의 복용으로 저체중아의 빈도를 감소시킨 반면, 조산이나 주산기 사망의 빈도는 줄이지 못한 것으로 조사된 바 있다(Fawzi, 2007).

① 엽산

엽산의 결핍이 신경관결손의 원인이므로, 가임기 여성에서 1일 0.4 mg의 엽산섭취가 권장되고 있다. 이전에 신경관결손 아이를 분만하였거나 간질약을 복용 중인 여성에서 수태 전 1개월부터 임신 제1삼분기까지 1일 4 mg의 엽산을 복용하게 되면 신경관결손 또는 간질약 복용으로 인한 태아기형의 위험을 낮출 수 있다.

② 비타민 A

임신부가 비타민 A 보충제를 추가로 섭취할 필요는 없다. 임신부가 1일 10,000 IU 이상 섭취하였을 경우 선천기형의 위험이 증가하므로 주의해야 한다. 여드름 치료제에 포함된 이소트레티노인(isotretinoin)은 중요한 기형유발물질로 알려져 있으나, 과일이나 채소에 들어있는 베타카로틴(beta-carotene)은 태아에게 독성이 없다.

③ 비타민 B12

비타민 B12는 동물성 식품에만 함유되어 있기 때문에 채식주의자는 이를 보충하여야 한다. 비타민 C의 과도한 섭취는 비타민 B12의 기능적 결핍을 초래할 수 있다. 논란의 여지가 있지만, 임신전 비타민 B12의 부족 또한 신경관 결손의 빈도를 증가시킬 수 있다(Molloy, 2009).

④ 비타민 B6

일반적으로 임신부에게 비타민 B6 보충제 추가가 필요하지는 않지만, 심각한 결핍의 위험이 있는 경우에는 1일 2-mg 보충제 섭취가 권장된다. 입덧이 있을 경우 비타민 B6와 함께 항히스타민제인 독실아민(doxylamine)의 복용이 증상 완화에 도움이 된다.

⑤ 비타민 D

비타민 D는 대사과정을 거친 후 활성형으로 되어 장에서 칼슘의 흡수를 촉진하거나 뼈의 무기질침착(mineralization)과 성장을 돕는다. 따라서 산모의 비타민 D 부족은 선천성 구루병이나 신생아 골절의 원인이 될 수 있으며, 천식을 진단받은 산모에서 비타민 D 복용이 아동기 천식의 위험도를 감소시킬 수 있었다는 연구가 있다(Litonjua et al., 2016). 전적으로 식이를 통해 얻을 수 있는 다른 비타민과는 달리 비타민 D는 햇볕에 노출되었을 때 체내에서 합성되는 특징이 있다. 2015년 한국영양학회 권고안에 의하면 임신부의 경우 1일 충분섭취량은 10 μg을 권장(미국 의학원은 1일 15 μg)하고 있다. 한국인 산모를 대상으로 한 조사에서 비타민 D 결핍 산모의 빈도는 높았으며, 임신 제3삼분기 보다 제1삼분기에, 여름보다는 겨울에 더 흔한 것으로 보고하였다(Choi et al., 2015). 그러나 아직까지 임신 중 적절한 수준이 확립되어 있지 않아 혈중 농도를 측정해서 낮아져 있을 경우, 어느 정도 용량을 보충해 줄 것인지에 대해서는 지침이 없는 실정이다.

5. 임신 중 일반상식

1) 운동

임신부라고 해서 운동을 제한할 필요는 없다. 2009년 미국산부인과학회에서는 조산의 위험이 있는 경우, 질출혈이 있는 경우, 심장질환 또는 제한폐질환 등의 금기 상황을 제외하고는 임신 중 규칙적이고 중등도의 강도로 주당 150분 이상 운동을 할 것을 격려하도록 권고하고 있다(ACOG, 2015). 그러나 넘어지거나 복부에 충격이 가해질 수 있는 운동은 삼가야 하고 안하던 운동을 새로 시작하는 것도 주의해야 한다. 그 외에도, 임신성 고혈압, 조기진통, 전치태반 등이 진단된 경우 서 있는 것에 비해 앉은 자세가 도움이 될 수 있으며, 태아성장지연이나 다태임신에서도 적절한 안정이 필요하다.

2) 여행

자동차를 탈 때 임신부도 3점 형식의 안전벨트를 착용하여야 한다. 특히 안전벨트 하단을 복부 아래에 위치시키고 허벅지 상부를 가로 지르도록 착용하여야 한다. 비행기여행은 임신 36주까지 할 수 있으며, 장기간 앉아서 하는 여행은 정맥혈액의 정체와 혈전색전증의 위험을 증가시키므로 적어도 한 시간마다 하지를 규칙적으로 움직여 정맥순환을 촉진시켜 주어야 한다.

3) 직업

임신 중 합병증이 없는 건강한 여성은 진통이 시작될 때까지 일을 지속할 수 있다. 그러나 피곤을 유발할 정도의 노동은 조산, 태아성장지연, 고혈압, 조기양막파열 등의 임신합병증의 위험을 증가시킨다. 따라서 임신부에게는 적절한 휴식 기간이 제공되어야 한다. 특히 이전 임신에 합병증을 경험했던 임신부는 육체노동을 최소화 하도록 조언해야 한다.

4) 목욕

임신 중 또는 산후기에 목욕은 큰 문제가 없다. 다만 임신 초기에는 사우나나 뜨거운 욕조목욕을 피해야 한다. 그 이유는 임신부의 중심체온이 상승하여 고열(hyperthermia)이 발생하게 되면 태아기형을 유발할 수 있다고 알려져 있기 때문이다.

5) 성교

건강한 임신부에서 마지막 4주를 포함한 임신 전 기간에 걸쳐 성교는 해롭지 않다. 다만 유산이나 소산의 위험, 전치태반이 있는 경우는 피해야 한다. 구강-질 성교는 일부 해롭다는 보고가 있어 임신 중에는 바람직하지 않다.

6) 치아 관리

산전 진찰 시 치아 검진이 포함되어야 하며 임신 중 좋은 치아위생을 권장해야 한다. 치주질환은 조산과 관련이 있으나 치과치료를 통해 조산을 예방하지는 못하였다(Michalowicz et al., 2006). 임신 중 방사선검사를 포함한 치과치료는 가능하며 제한을 둘 필요는 없다.

7) 예방접종

일반적으로 생백신인 홍역, 볼거리, 풍진, 수두백신은 임신 중 금기이다. 그러나 수유 중에는 금기가 아니다. 만약 임신 중 우연히 풍진백신을 접종하였더라도 이로 인한 선천풍진증후군으로 이환된 보고는 없다. 불활성화 바이러스 또는 박테리아 백신, 변성독소(toxoid), 면역글로불린은 임신 중 접종이 가능하다. 인플루엔자 백신은 모든 임신부에서 임신 시기와 무관하게 접종이 권장된다. 일본뇌염과 콜레라 백신은 득실을 고려하여 접종한다. 최근 전 세계적으로 백일해 유병률이 증가하고 있는데 특히 1세 미만의 영아에서 백일해로 인한 사망의 위험이 높다. 따라서 미국산부인과학회에서는 임신 중 임신 27~36주 사이에 파상풍-디프테리아-백일해 백신(Tdap)을 접종하도록 권고하였다(ACOG, 2017). 우리나라에서도 백일해의 발생빈도가 증가하여 질병관리본부(2018)에서는 임신전 백일해 백신을 접종하지 못한 경우 임신 27~36주 사이에 접종을, 임신 중에 접종하지 못한 경우 분만 후 신속하게 접종할 것을 권장하고 있다.

8) 해산물 섭취

물고기는 단백질이 풍부하고 포화지방산 함량이 적고 오

메가-3 지방산을 함유하고 있어 이들 영양소의 좋은 공급원이다. 그러나 거의 모든 해산물에는 수은이 존재한다. 임신부와 수유부는 메틸수은을 비교적 고농도로 함유한 상어, 황새치, 고등어, 옥돔과 같은 물고기의 섭취를 피해야 한다.

9) 카페인

임신 중 카페인을 1일 500 mg 이상 과도하게 섭취하였을 경우 유산의 위험이 있다는 보고가 있으나 일반적으로 1일 200 mg 이하의 카페인 섭취는 문제가 되지 않는다. 미국영양학회에서는 1일 카페인 섭취량을 300 mg 이내로 제한할 것을 권고한 바 있다(ADA, 2008).

10) 무분별탐식증(Pica)과 침과다증(Ptyalism)

무분별탐식증은 임신 중 얼음, 진흙 등을 계속 먹는 증상으로 심한 철결핍증에서 나타나기도 하지만 모두 그런 것은 아니다. 침과다증은 임신 중 과도하게 침을 흘리는 증상인데 원인은 잘 알려져 있지 않다. 때로는 녹말 섭취에 의한 침샘자극으로 침과다증이 유발되기도 한다.

11) 정맥류(Varicosities)

정맥류는 임신 후반기에 하지 또는 외음부에 잘 나타난다. 주기적으로 다리를 올리고 쉬거나 탄력스타킹을 착용하는 것이 도움이 되며 출산 후 6개월에도 지속되면 수술을 할 수 있다. 임신 중 수술은 권장되지 않는다.

12) 구역과 구토

구역과 구토는 임신 초기에 흔하게 호소하는 증상이다. 임신부의 75% 정도에서 생기는데 대개 임신 6주경부터 시작하여 임신 14~16주까지 지속되며 일명 '입덧(morning sickness)'이라고 한다. 주로 아침에 심하지만 대부분의 임신부가 이 시기에 거의 하루 종일 구역을 느낀다. 입덧이 심할 때는 적은 양을 자주 섭취하는 것이 좋고, 구역과 구토를 유발하는 음식은 피한다. 심한 경우 임신과다구토(hyperemesis gravidarum)가 나타날 수 있다.

13) 변비와 치핵(Hemorrhoids)

임신 중 생리적으로 장운동이 감소하여 변이 딱딱해지고 커진 자궁에 의해 직장이 압박되어 변비가 잘 생긴다. 딱딱한 변을 배출할 때 출혈과 항문열창(anal fissure)이 생기고 치핵도 발생할 수 있다. 치핵은 직장정맥에 생긴 정맥류라고 할 수 있는데 골반 정맥압 상승으로 임신 중 처음 발생할 수 있으며 이전 임신에 이환되었던 경우 재발이 잘 된다. 국소마취연고, 좌욕, 대변연화제 등을 임신 중에 일차 치료로 사용해 볼 수 있다.

14) 요통

요통은 임신부의 거의 70%에서 경험하는 흔한 증상이다. 앉아있을 경우 허리를 베개같은 것으로 받쳐 주는 것이 도움이 되며 굽이 높은 신발은 피한다. 임신 주수가 증가함에 따라 요통의 정도도 증가한다. 만약 중증의 요통을 호소한다면 임신으로 인한 요통으로 간주하지 말고 반드시 정형외과 진료를 받도록 조언해야 한다.

15) 명치쓰림(Heartburn)

이 증상도 임신 중 흔하게 호소하는 증상 중 하나이다. 커진 자궁에 의해 위가 눌려서 위산이 역류할 때 명치쓰림을 경험하게 된다. 적게 자주 섭취하는 것과 제산제가 도움이 된다.

16) 백색질분비물(Leukorrhea)

임신 중 질분비물이 증가하는데 이는 증가된 여성호르몬의 영향으로 자궁목에서 점액의 생산이 증가하기 때문이다. 음문질감염(vulvovaginal infection)으로 인해 질분비물이 증가할 수 있으므로 잘 감별해야 한다.

17) 수면과 피로

임신 초기 피로를 쉽게 느끼고 잠을 많이 자게 되는데, 이는 황체호르몬의 영향 때문으로 보인다. 임신이 진행될 수록 수면효율(sleep efficiency)은 떨어지게 된다.

6. 고위험임신의 산전관리

임신 또는 기존의 질병으로 인해 모체 또는 태아의 건강에 위협이 되는 경우가 있는데 이러한 임신을 고위험임신이라고 한다. 이러한 임신의 경우 대개 재발하는 경향이 많아 다음 임신의 관리에도 상당한 주의가 필요하다. 대표적인 임신합병증으로는 조산(제26장), 과숙임신(제27장), 태아성장이상(제29장), 자궁내 태아사망(제30장), 태아기형(제12장과 제13장), 산과적 출혈(제33장), 임신성 고혈압(제34장), 임신성 당뇨병(제42장) 등이 있다. 다태임신(제28장)은 조산, 자간전증, 임신성 당뇨병, 자궁내 태아사망, 태아성장지연 등 거의 모든 임신합병증의 위험을 높이는 고위험임신에 해당한다. Rh 음성 임신부도 민감화 여부에 따라 태아 건강에 중대한 영향을 줄 수 있다(제31장). 청소년기 임신 또는 고령임신도 임신예후에 영향을 주는 요인이다. 임신예후 또는 태아 및 신생아예후에 영향을 미치는 대표적인 내과질환으로는 심장병(제35장), 만성고혈압(제36장), 천식(제37장), 혈전색전증(제38장), 혈색소병증(제41장), 항인지질증후군(제45장), 비만, 현성당뇨병(제42장), 갑상샘병(제43장), 감염질환(제48장) 등이 있다. 이러한 고위험임신의 산전관리는 임신부와 태아의 안녕 상태를 평가하는 일반적인 산전관리에 추가적으로 각 질병의 특성과 임신에 미치는 위험 정도에 따라 개별화된 산전관리가 이루어져야 한다(AAP & ACOG, 2012). 이러한 개별화된 임신부 및 태아관리는 산전관리, 진통 및 분만관리, 분만후 관리로 이루어진다. 일반적으로 고위험임신의 산전관리 중 태아안녕평가는 수축자극검사, 비수축검사, 생물리학계수, 도플러초음파검사로 구성되며, 개별화된 산전관리 시기는 임신 32주부터 시작하는 것을 대부분의 전문가들이 권고하고 있다. 중증의 합병증을 동반한 임신인 경우에는 빠르면 26~28주부터 시작해야 한다.

고위험임신은 모체와 태아의 안녕상태에 따라 조산을 하는 경우가 많으므로 산전관리에서 유념해야 할 사항은 태아 폐성숙이다. 임신을 유지하는 상황에 따르는 위험성이, 분만에 따르는 위험성을 상회할 때에는 분만을 고려해야 하며 39주 이전에 분만을 결정하려면 반드시 모체 또는 태아의 적절한 내과적 적응증에 근거해야만 한다. 7일 이내에 조산의 위험성이 있는 임신부에서는 임신 24~34주 사이에 코르티코스테로이드를 한 차례 투여하는 것을 거의 모든 지침서에서 권고하고 있으며, 이전에 코르티코스테로이드 투여를 받지 않았던 후기 조산(임신 34~37주)이 의심되는 산모에서 코르티코스테로이드 투여를 고려할 수 있다(ACOG, 2017). 태아생존력이 없다고 간주되는 임신 24주 이전에는 아직 근거 부족을 이유로 코르티코스테로이드 투여는 권장되지 않는다. 진통 중에 원인이 확실하지 않으면서 임신부 발열이 있는 경우에는 융모양막염(chorioamnionitis)의 가능성이 높다. 이러한 상황에서 분만 전에 적절한 항생제를 투여한 경우, 투여 받지 않은 임신부의 신생아에 비해 감염과 관련된 여러 합병증이 줄어든다는 점이 확인되었으므로 반드시 항생제를 투여해야 한다. 항생제 사용은 페니실린 또는 암피실린 단독사용보다는 병합요법이 추천된다. 심장질환의 예후에 있어서 중증의 위험도가 높은 경우가 아니라면, 일반적인 질식분만 또는 제왕절개분만 시에 더 이상 심내막염에 대한 예방적 항생제 투여는 권고되지 않는다. 조산의 위험성이 높은 고위험 임신부를 선별하여 산전관리를 시행하고자 할 때, 조산의 과거력 이외에는 유용한 인자가 없다. 다만 조기진통의 증상이 있는 임신부에서 태아섬유결합소(fetal fibronectin)검사가 음성예측도(negative predictive value)가 높은 유용한 검사법으로 알려져 있어, 이러한 임신부에서 불필요한 중재를 피할 수 있는 유용한 검사이다. 이전에 조산의 과거력이 있었거나, 임신 중기에 자궁경부 단축이 진단된 경우 조산의 재발을 예방하고자 하는 목적으로 임신 16주부터 프로게스테론 보충요법이 인정되고 있다.

참고문헌

- 김영남. 임신 중 비만이 산모와 자녀에게 미치는 영향. 대한주산의학회잡지 2012;23:231-41.
- 오동열, 이소희, 김은주. 태아알코올증후군 예방을 위한 임신부 음주 현황 및 태아 발육 상태 평가. 국립서울병원 국립정신보건교육연구센터 용역보고서 2009:1-65.
- 이정재. 흡연이 임신에 미치는 영향. 대한주산의학회잡지 2002;13:357-65.
- 임종인, 정수전, 김영남, 정대훈, 성문수, 김기태. 초기 임신부에서 클라미디아 트라코마티스 감염의 이환율. 대한산부회지 2004;47:2059-63.
- 정희진. 우리나라 성인에서 필요한 예방접종. J Korean Med Assoc 2011;54:1289-96.
- American Academy of Pediatrics, American College of Obstetricians and Gynecologists: Guidelines for perinatal care, 8th ed. Elk Grove Village, AAP, 2017.
- American College of Obstetricians and Gynecologists. ACOG Committee Opinion No. 196: Thromboembolism in Pregnancy. Obstet Gynecol 2018;132:243-8.
- American College of Obstetricians and Gynecologists. ACOG Committee Opinion No. 650: Exercise during pregnancy and the postpartum period. Obstet Gynecol 2015;126:e135-42.
- American College of Obstetricians and Gynecologists. ACOG Committee Opinion No. 443: Air travel during pregnancy. Obstet Gynecol 2009;114:954-5.
- American College of Obstetricians and Gynecologists. ACOG Committee Opinion No. 518: Intimate partner violence. Obstet Gynecol 2012;119:412-7.
- American College of Obstetricians and Gynecologists. ACOG Committee Opinion No. 700: Methods for estimating due date. Obstet Gynecol 2017;129:967-8.
- American College of Obstetricians and Gynecologists. ACOG Committee Opinion No. 713: Antenatal corticosteroid therapy for fetal maturation. Obstet Gynecol 2017;130:493-4.
- American College of Obstetricians and Gynecologists. ACOG Committee Opinion No. 718: Update on immunization and pregnancy: tetanus, diphtheria, and pertussis vaccination. Obstet Gynecol 2017;130:e153-7.
- American College of Obstetricians and Gynecologists. ACOG Committee Opinion No. 549: Obesity in pregnancy. Obstet Gynecol 2013;121:213-7.
- American College of Obstetricians and Gynecologists. ACOG Practice Bulletin No. 137: Gestational diabetes mellitus. Obstet Gynecol 2013;122:406-16.
- Barker DJ. The fetal origins of adult hypertension. J Hypertens Suppl 1992;10:S39-44.
- Braunstein GD. False-positive serum human chorionic gonadotropin results: causes, characteristics, and recognition. Am J Obstet Gynecol 2002;187:217-24.
- Casey BM, Thom EA, Peaceman AM, Varner MW, Sorokin Y, Hirtz DG, et al.: Treatment of subclinical hypothyroidism or hypothyroxinemia in pregnancy. N Engl J Med 2017;376:815-25.
- Catalano P, Ehrenberg H. The short and long term implications of maternal obesity on the mother and her offspring. BJOG 2006;113:1126-33.
- Cedergren MI. Non-elective caesarean delivery due to ineffective uterine contractility or due to obstructed labour in relation to maternal body mass index. Eur J Obstet Gynecol Reprod Biol 2009;145:163-6.
- Centers for Disease Control and Prevention (CDC). Alcohol use and binge drinking among women of childbearing age--United States, 2006-2010. MMWR Morb Mortal Wkly Rep 2012;61:534-8.
- Chelmow D, Rodriguez EJ, Sabatini MM. Suture closure of subcutaneous fat and wound disruption after cesarean delivery: a meta-analysis. Obstet Gynecol 2004;103:974-80.
- Cho YY, Kim HJ, Oh SY, Choi SJ, Lee SY, Joung JY, et al. Iodine status in healthy pregnant women in Korea: a first report. Eur J Nutr. 2016;55:469-75.
- Choi R, Kim S, Yoo H, Cho YY, Kim SW, Chung JH, et al. High prevalence of vitamin D deficiency in pregnant Korean women: the first trimester and the winter season as risk factors for vitamin D deficiency. Nutrients. 2015;7:3427-48.
- Choi SK, Park IY, Shin JC. The effects of pre-pregnancy body mass index and gestational weight gain on perinatal outcomes in Korean women: a retrospective cohort study. Reprod Biol Endocrinol. 2011;9:6.Coker AL, Garcia LS, Williams CM, Crawford TN, Clear ER, McFarlane J, et al. Universal psychosocial screening and adverse pregnancy outcomes in an academic obstetric clinic. Obstetrics & Gynecology 2012;119:1180-9.
- Del Valle HB, Yaktine AL, Taylor CL, Ross AC. Dietary reference intakes for calcium and vitamin D. Washington, D.C.:

National Academies Press; 2011.

- Godfrey KM, Barker DJ. Fetal programming and adult health. Public health nutrition 2001;4:611-24.
- Hellwig JP, Otten JJ, Meyers LD. Dietary Reference Intakes: The Essential Guide to Nutrient Requirements: National Academies Press; 2006.
- Holt VL, Cushing-Haugen KL, Daling JR. Body weight and risk of oral contraceptive failure. Obstet Gynecol 2002;99: 820-7.
- Jhun HJ, Seo HG, Lee DH, Sung MW, Kang YD, Syn HC, et al. Self-reported smoking and urinary cotinine levels among pregnant women in Korea and factors associated with smoking during pregnancy. J Korean Med Sci 2010;25:752-7.
- Kaiser L, Allen LH. American Dietetic Association. Position of the American Dietetic Association: nutrition and lifestyle for a healthy pregnancy outcome. J Am Diet Assoc 2008;108:553-61.
- LaCoursiere D, Barrett Connor E, O'Hara M, Hutton A, Varner M. The association between prepregnancy obesity and screening positive for postpartum depression. BJOG 2010; 117:1011-8.
- Lange S, Probst C, Gmel G, Rehm J, Burd L, Popova S. Global prevalence of fetal alcohol spectrum disorder among children and youth: A systematic review and meta-analysis. JAMA Pediatr. 2017;171(10):948-56.
- Litonjua AA, Carey VJ, Laranjo N, Harshfield BJ, McElrath TF, O'Connor GT, et al: Effect of prenatal supplementation with vitamin D on asthma or recurrent wheezing in offspring by age 3 years: the VDAART randomized clinical trial. JAMA 2016;315:362.
- Lynch C, Sexton D, Hession M, Morrison JJ. Obesity and mode of delivery in primigravid and multigravid women. Am J Perinatol 2008;25:163-7.
- May PA, Gossage JP. Estimating the prevalence of Fetal Alcohol Syndrome. A summary. Alcohol Res Health. 2001;25:159-167.
- Metwally M, Ong KJ, Ledger WL, Li TC. Does high body mass index increase the risk of miscarriage after spontaneous and assisted conception? A meta-analysis of the evidence. Fertil Steril 2008;90:714-26.
- Michalowicz BS, Hodges JS, DiAngelis AJ, Lupo VR, Novak MJ, Ferguson JE, et al. Treatment of periodontal disease and the risk of preterm birth. N Engl J Med 2006;355:1885-94.
- Modder J, Fitzsimons K. CMACE/RCOG Joint Guideline: management of women with obesity in pregnancy: Centre for Maternal and Child Enquiries and the Royal College of Obstetricians and Gynaecologists; 2010.
- Murray N, Homer CS, Davis GK, Curtis J, Mangos G, Brown MA. The clinical utility of routine urinalysis in pregnancy: a prospective study. Med J Aust 2002;177:477-80.
- National Institute for Health and Care Excellence. NICE clinical guideline 62 Antenatal care [Internet]. London: NICE, 2011 [cited 2014 Aug 28]. Available from: http://www.nice.org.uk/guidance/CG62.
- Ovesen P, Rasmussen S, Kesmodel U. Effect of prepregnancy maternal overweight and obesity on pregnancy outcome. Obstet Gynecol 2011;118:305-12.
- Petrella E, Facchinetti F, Bertarini V, Pignatti L, Neri I, Battistini NC. 55: Occurrence of pregnancy complications in women with BMI>25 submitted to a healthy lifestyle and eating habits program. Am J Obstet Gynecol 2013;208:S33-S34.
- Pitkin RM. Calcium metabolism in pregnancy and the perinatal period: a review. Am J Obstet Gynecol 1985;151:99-109.
- Quinlivan JA, Julania S, Lam L. Antenatal dietary interventions in obese pregnant women to restrict gestational weight gain to Institute of Medicine recommendations: a meta-analysis. Obstet Gynecol 2011;118:1395-401.
- Smail FM, Vanquez JC: Antibiotics for asymptomatic bacteriuria in pregnancy. Cochrane Dtabase Syst Rev 8:CD000490,2015.
- Tong VT, Dietz PM, Morrow B, D'Angelo DV, Farr SL, Rockhill KM, et al: Trends in smoking before, during, and after pregnancy-pregnancy risk assessment monitoring system, United States, 40 sites, 2000-2010. MMWR 62(6):1, 2013.
- Whalley PJ: Bacteriuria of pregnancy. Am J Obstet Gynecol 97:723, 1967.

제10장

산과 유전학

Genetics in Obstetrics

차동현 | 차의과학대
박희진 | 차의과학대
심소현 | 차의과학대

유전 질환은 흔하게 발생한다. 신생아의 2~3%는 선천적 구조 결함을 가지고 태어나며, 인구의 2/3는 일생 동안 유전적 원인에 의한 질병을 경험하게 되는 것으로 알려져 있다(Bodurtha et al., 2012). 유전자 연구와 진단기법의 발달로 인해 많은 질환의 원인이 유전자 변이에 있음이 밝혀지고 있다. 휴먼 게놈 프로젝트는 완전한 인간 유전체를 도해(mapping)하고자 하는 목표를 가지고 2000년에 인간유전지도의 초안을 발표하였고, 2003년에 25,000여 개의 인간 유전자를 해독하여 종결되었다. 이러한 연구결과는 유전 질환의 이해를 돕는 많은 연구를 촉발시켰으며 유전자 기능의 연구 및 유전 질환의 진단과 치료의 근간을 만들어 가고 있다.

시간이 갈수록 원인을 모르던 질병의 유전적 관련성이 밝혀지고 있으며, 이러한 정보들은 전문 웹사이트를 통해 계속 업데이트 되고 있다. 미국 국립생물정보센터(National Center for Biotechnology Information, NCBI)는 미국 국립보건원(National Institutes of Health, NIH) 산하 기관으로 GeneReviews 데이터베이스를 통해 700개가 넘는 유전성 질환에 관한 자세한 임상 정보를 제공하고, Gene Testing Registry (GTR) 데이터베이스에서는 유전 질환의 진단을 위한 정보를 제공하고 있다. OMIM (Online Mendelian Inheritance in Man)의 웹사이트는 단일유전자 질환과 미토콘드리아 유전 질환의 표현형과 원인 유전자에 관한 정보를 소개하고 있으며 새로운 유전 질환이 발견될 때마다 웹상에서 추가되어 소개되고 있다.

유전 질환은 단일유전자질환(single gene), 염색체 이상(chromosomal), 다인성질환(multifactorial)으로 나누어 볼 수 있으며 산과에서 흔하게 접하는 유전 질환 및 산전 진단을 중심으로 다루고자 한다. 최근 유전체학의 놀라운 발전은 갈수록 유전 질환에 관한 많은 정보를 제공하고 있다. 유전학의 기본 개념은 산전 진단의 이해 및 적용에 반드시 필요하다. 유전자 진단 결과는 윤리적, 법적, 사회적 문제를 야기시킬 수 있다. 특히 유전학의 이해 없이 산전 진단 결과를 잘못 해석할 경우 태아의 생명까지 위협할 수 있다는 것을 명심하여야 한다.

1. 유전학의 역사

유전학의 태동은 오스트리아의 수도승이었던 Gregor

Mendel(1822~1884)(그림 10-1)로부터 시작했다. 1865년 멘델은 7년간의 완두콩 실험 결과를 학계에 처음 보고하였고, 훗날 멘델의 유전법칙으로 알려지게 되었다. 멘델은 완두콩의 대조적인 형질들을 연구했고, 한 가지 형질에 대해서 다른 각각의 실험 변종들을 사용했다. 예를 들어, 노란색 콩과 같은 특징을 위해 녹색 변종을 교배시켜 첫 번째 F1세대의 모든 자손이 노란색 콩으로 나타난다는 점에 주목했다. 만약 이 F1세대의 식물들끼리 교배하면, 이것은 3:1의 비율로 노란색 콩과 녹색 콩이 발현되었다. 이때 F1세대에 나타나는 형질을 우성(dominant), F2세대에 다시 나타나는 형질을 열성(recessive)이라고 명명하여, '우열의 법칙'과 우성과 열성이 일정한 비율로 나타나다는 '분리의 법칙'을 도출하였다. 또한 서로 다른 두 가지 형질 양성잡종을 자가 수분했을 때 둥글고 노란 콩과 주름지고 녹색 콩의 형질이 F2세대에서는 9:3:3:1의 비율로 각각의 형질이 독립적으로 발현된다는 '독립의 법칙'을 밝혀내었다. 멘델의 유전법칙은 현재까지도 단일 유전자 질환에서는 중요한 원칙으로 인정받고 있다.

1909년 Johannsen이 유전의 기본단위로 유전자(gene)라는 명칭을 사용하였고 1944년 Oswald Avery는 deoxyribonucleic acid (DNA)가 유전자의 기본 물질임을 밝혀내었다. 1953년 James Watson과 Francis Crick이 DNA의 이중 나선형 구조를 밝혀냄으로써 분자 유전학(molecular genetics)의 기틀을 다지게 된다.

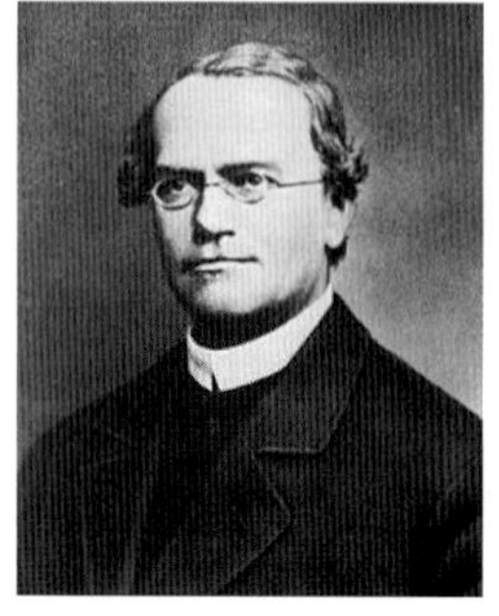

그림 10-1. Gregor Mendel

이후 수십 년간 유전체 진단 분야의 발전은 놀라울 정도이다. 실질적인 DNA 염기 서열 해석법은 1975년 Frederick Sanger에 의해 개발되었다. 생어 염기서열분석(Sanger sequencing)법은 현재도 쓰이는 분석법이다. 최근에는 차세대 염기서열 분석(Next Generation Sequencing, NGS)의 출현으로 유전체 분석의 시간과 비용이 현격히 감소하고, 처리할 수 있는 정보의 양은 더욱 방대해지면서 산전 유전체 검사분야에도 많은 발전을 가져오게 되었다.

2. 표준명명법

1) 약자 표기법

인간의 정상 염색체는 23쌍으로 46개이고, 22쌍의 상동 염색체와 1쌍의 성염색체로 구성된다. 단완부(short arm)와 장완부(long arm)를 각각 'p'와 'q' 기호로 표시하고 염색체의 핵형은 세포유전학 국제 명명규약ISCN (International System for Human Cytogenetic Nomenclature)(2013)에 따라 표기하는데 처음에 총 염색체 개수를 표기하고 성염색체가 뒤를 따르며 마지막으로 염색체의 구조적 변형을 표기한다. 염색체핵형을 묘사하는 약자는 다음과 같다(표 10-1).

2) 비정상 핵형(Karyotyping)의 표기 예

(1) 47,XY,+21

21번 염색체가 세 개인 다운증후군 남자

(2) 47,XX,+21/46,XX

정상 세포군을 포함한 다운증후군을 가진 모자익형으로 정상은 항상 마지막에 표기한다.

(3) 46,XX,dup (5)(p14p15.3)

5번 염색체의 단완 14와 15.3 부위가 중복된 여성

(4) 46,XY,del (5)(p13)

5번 염색체가 13번 밴드에서 단완의 끝까지 결실된 남성

(5) 45,XY, der (13;14)(q10;q10)

13번 염색체의 장완 10부위와 14번 염색체 장완 10부위가 융합되어 총 45개의 염색체를 갖는 로버트슨전위형의 남성

(6) 46,XY,t (11;22)(q23;q11.2)

11번 염색체의 장완 23부위와 22번 염색체의 장완 11.2부위에서 균형 상호전좌가 일어난 남성

(7) 46,XX,inv (9)(p11q12)

9번 염색체가 단완 11부위와 장완 12 부위가 역위되었으며, 여기서는 절단점(break point)이 두 개이지만 같은염색체 이므로 ;을 사용하지 않는다.

(8) 46,X,r (X)(p22.1q27)

X염색체 하나는 정상이고 다른 한 개는 단완 22.1 부위와 장완 27부위에서 절단이 일어나고 연결되어 환모양의 X염색체를 갖는 여성

(9) 46,X,i (X)(q10)

X염색체 하나는 정상이고 다른 한 개는 장완의 등완 염색체를 갖는 여성

3) 형광제자리부합법(Fluorescent in situ hybridization)의 표기 예

(1) metaphase cells에서 FISH를 시행한 경우 ish로 시작한다.

46,XX.ish 7q11.23 (ELNx2)

William's 증후군에 대해서 정상을 보이는 여성, William's 증후군의 원인으로 알려진 elastin유전자 결실을 확인하기 위한 FISH 검사결과 두 개의 정상 signal을 확인한 결과.

표 10-1. **염색체핵형 표기 약사**

약자	뜻
cen	Centromere
del	Deletion
der	Derivative
dup	Duplication
ins	Insertion
inv	Inversion
ish	Metaphase FISH
nuc ish	Interphase FISH
mar	Marker
mos	Mosaic
p	Short arm
q	Long arm
r	Ring chromosome
t	Translocation
ter	terminal

Signal 수를 (x)로 표시함

46,XY.ish del (22)(q11.2q11.2)(D22S75-)

DiGeorge 증후군을 나타내는 남성, 22번 염색체 장완 q11.2의 D22S75좌위의 결실('-'로 표시)이 있음을 나타냄

46,XY.ish del (15)(q11.2q11.2)(SNRPN-, D15S10-)

Prader-Willi/Angelman 증후군을 가진 남성, 15번 염색체 장완 q11.2부위의 SNRPN과 D15S10 좌위의 결실을 나타냄

(2) interphase nuclei에서 FISH를 시행한 경우 nuc ish로 시작한다.

nuc ish (D21S65x3)

21번 염색체 D21S65좌위가 세 copy가 존재함-다운증후군에 대한 interphase FISH 결과

nuc ish (D13S319, D18Z1, D21S65)×2

13, 18, 21번 염색체에 대한 정상 interphase FISH 결과

4) 마이크로 어레이(Microarray)

arr이라는 약자로 시작하고 비정상 소견을 보이는 염색체의 번호와 위치 및 크기를 표시한다.

arr(8)×3,(21)×3
마이크로 어레이 분석상 염색체 8번과 21번이 세 개임

arr(1-22)×3,(X)×2,(Y)×1
마이크로 어레이 분석상 triploidy 69,XXY를 나타냄

arr 17p11.2(16,512,256-20,405,113)×3 dn
마이크로 어레이 분석결과 17번 염색체 단완 p11.2부위에서 부모로부터 물려받지 않은 (dn: de novo) 약 3.9 Mb의 중복이 있음

3. 단일유전자질환

단일유전자질환은 단일유전자의 돌연변이나 변화에 의해 발생되고 전형적인 멘델 유전방식을 취하며 상염색체, X염색체, Y염색체, 사립체 질환으로 나뉘어 진다.

1) 상염색체 우성유전(Autosomal dominant)

염색체 한 쌍 중 하나에만 돌연변이 유전자가 있는 이접합체(heterozygous)인 경우 임신부에게 질환이 나타날 수 있으며 정상 남자와 결혼할 경우 자녀 2명 중 1명에서 질환이 나타난다. 질환이 생긴 자녀의 자손 50%에서 이환된다(그림 10-2). 대표적인 질환들은 연골무형성(achondroplasia), 급성 간헐 포르피린증(acute intermittent porphyria), 성인형 다낭 신장병(adult polycystic kidney disease), BRCA1과 BRCA2 유방암(BRCA1 and BACA2 breast cancer), 가족성 고콜레스테롤혈증(familial hypercholesterolemia), 헌팅턴무도병(Huntington chorea), 마르판 증후군(Marfan syndrome), 근긴장성이 영양증(myotonic dystrophy), 신경섬유종증(neurofibromatosis type 1 & 2), 골형성부전증(osteogenesis imperfecta tarda), 결절성경화증(tuberous sclerosis) 등을 들 수 있다. 중요한 것은 몇 가지 인자가 이환된 환자에서 나타나는 표현형, 즉 증상에 영향을 미치는데 그 인자들을 간단히 살펴보면 다음과 같다.

- 투과도(penetrance): 돌연변이 유전자를 가진 사람의 총수와 인지할 수 있을 정도의 표현형을 나타내는 보인

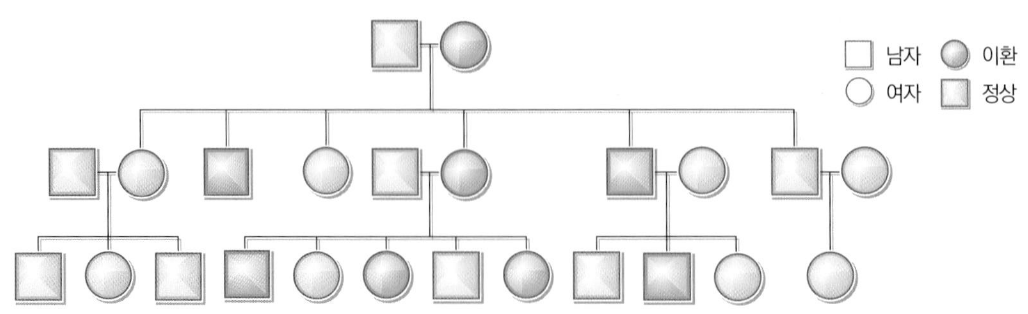

그림 10-2. 상염색체우성유전 질환의 가계도

자의 비. 만일 돌연변이 유전자를 가진 모든 사람이 그 표현형을 나타낼 때 투과도는 100%가 된다.

- 표현도(expressivity): 표현형이 나타나는 정도는 경증에서 중증까지 같은 가족 내에서도 다를 수 있다.
- 예상도(anticipation): 일부 상염색체 우성질환에서는 세대가 지남에 따라 병이 발현되는 나이가 점점 빨라지며 나타나는 증상은 점점 심해지는 현상으로써 불안정한(unstable) DNA의 팽창이 그 원인이다.
- 부친의 나이(advanced paternal age): 부친의 나이가 40세 이상이면 유전자 자연변이 [spontaneous mutation]가 증가한다. 특히 자연변이는 fibroblast growth factor receptor type 3 (FGFR3) gene의 변이로 연골무형성(achondroplasia)에 이환되는 아이들의 80%가 해당되는 것을 예로 들 수 있다.
- 상호 우성유전자(Co-dominant genes): 같은 표현형에 대하여 한 쌍의 유전자(gene)에 두 개의 대립유전자(allele)가 존재하면서 두개의 형질이 동시에 나타나는 경우를 말한다. 예를 들면 혈액형의 경우 A와 B는 모두 O와 관련하여 우세하나, 유전자형 AB를 가진 개인은 혈액군 A와 혈액군 B의 표현형을 모두 발현한다.

(1) 연골무형성증(Achondroplasia)

25,000명당 한 명의 빈도로 발생하고 Fibroblast growth factor receptor 3 (FGFR3) 유전자(4p16.3)의 돌연변이에 의해 발병한다. 성장판의 연골세포의 증식을 방해하여 뼈의 성장이 이루어지지 않아 키가 125~130 cm 정도로만 성장하며 짧은 팔다리에 척추 측만증, 콧등 함몰, 튀어나온 이마 등이 특징이다. 운동 장애가 동반되지만 지능 발달은 정상 범위이다.

(2) 성인형 다낭신장병(Adult polycystic kidney disease)

일반적으로 30~40대부터 증상이 나타나는 다낭포신증은 투명한 액체로 차 있는 여러 개의 낭포들이 콩팥의 실질 부위를 대체하게 되는 상염색체 우성유전 질환으로 드물게 상염색체 열성유전 질환이 있기도 하다. 간, 췌장, 심장, 뇌를 침범하여 낭포를 형성하기도 한다. Polycystin1을 만드는 16번 염색체 단완에 위치하는 PKD1 유전자와 Polycystin 2을 만드는 4번 염색체 장완에 위치하는 PKD2유전자가 관여한다.

2) 상염색체 열성유전(Autosomal recessive)

임신부와 남편이 모두 보인자인 이접합체일 때 자녀에게 질병이 나타날 위험은 1/4(25%)의 확률이며 1/2(50%)은 보인자, 1/4은 정상이다. 배우자 중 한 사람이 보인자인 이접합체인 경우에는 자녀에게 질환이 나타나지 않는

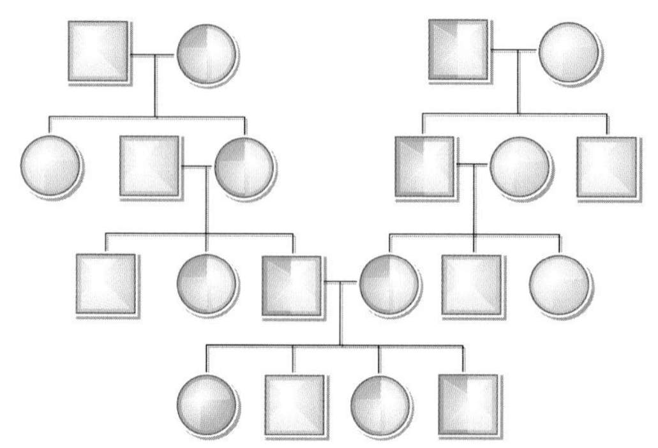

그림 10-3. **상염색체열성 유전 질환의 가계도**

다. 근친결혼인 경우에는 빈도가 증가된다. 그러나 때로는 한 세대에서만 병이 나타날 수 있어 수평전파(horizontal transmission)라고도 한다(그림 10-3). 여기에 속하는 대표적인 질환들은 백색증(albinism), 낭성섬유증(cystic fibrosis), 고쉐병(Gaucher's disease), 유전성난청(deafness), 페닐케톤뇨증(phenylketonuria), 겸상세포빈혈(sickle-cell anemia), 윌슨병(Wilson's disease), 선천성부신과형성(congenital adrenal hyperplasia) 등을 들 수 있다

(1) **선천성 대사이상증**(Inborn errors of metabolism)

대부분이 보통염색체 열성의 형태로 유전되는 질환이며 효소결핍으로 인해 단백질, 당, 지방의 불완전한 대사가 초래된다. 페닐케톤뇨증이 대표적 질환으로 페닐알라닌(phenylalanine)을 티로신(tyrosine)으로 전환시키는 데 필요한 효소인 페닐알라닌 수산화효소의 결핍 때문에 생기는 질환으로 대표적인 대사이상 질환이다. 이 환자는 페닐알라닌의 독성 때문에 지능장애가 올 수 있다. 이 페닐케톤뇨증은 10,000~15,000명의 백인 출생아 중 1명꼴로 나타나며 흑인에서는 빈도가 낮다. 현재 한국에서는 페닐케톤뇨의 정기검사가 신생아에서 정부차원의 지원으로 이루어져 저페닐알라닌 식이요법을 시행함으로써 신생아를 정상적으로 발육시킬 수 있다.

(2) **근친결혼**(Consanguinity)

근친결혼 때는 보통염색체 열성유전자를 가질 확률이 높은데 사촌끼리 결혼한 경우 1/8, 팔촌끼리 결혼한 경우 1/16의 확률을 나타낼 수 있다. 근친에서 이와 같은 보통염색체 열성유전의 질환을 가질 확률이 높은 이유는, 근친의 관계에 있는 배우자일수록 똑같은 좋지 않은 유전자를 가질 수 있기 때문이다.

3) 반성유전(X-linked and Y-linked genes)

반성유전은 거의 대부분이 X 염색체와 연관되며, X 연관성 열성유전을 한다. X 연관성 우성유전은 이접합체 모친에게서 1/2의 확률로 딸에게로 이환되며 아들인 경우는 치명적인 결과를 보인다. 여기에 속하는 질환들은 비타민D 저항성구루병(vitamin-D-resistant rickets), 색소실소증(incontinentia pigmenti), 국한성 피부저형성증(focal dermal hypoplasia) 등을 들 수 있다. X 연관성 열성질환은 여자가 보인자로서 이접합체인 경우에는 정상으로 보이나 남자는 반접합(hemizygous) 상태이므로 어머니가 보인자일때 아들의 1/2에서 질환이 나타난다. 여기에 속하는 질환들은 색맹(color blindness), 요붕증(diabetes insipidus), 혈우병(hemophilia), 고환여성화(testicular feminization), 근이영양증(Duchenne muscular dystrophy) 등이다. Y 염색체

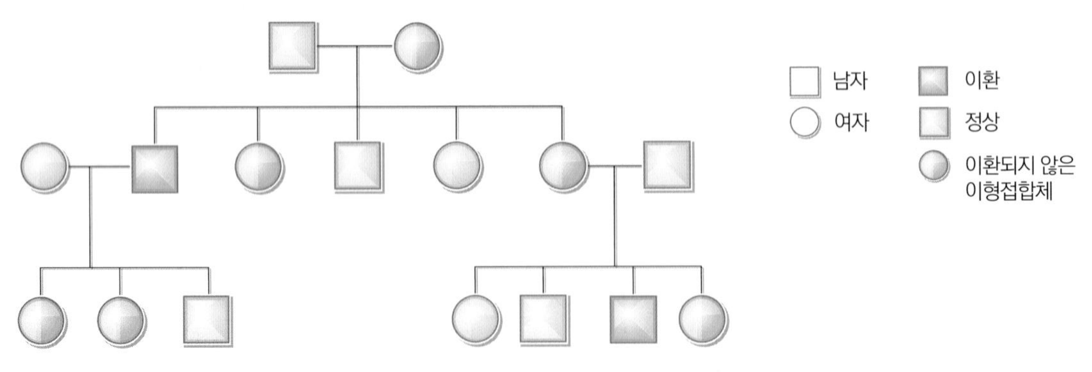

그림 10-4. **반성열성 질환의 가계도**

연관성 유전자는 많이 알려진 바는 없으나 대표적으로 성 결정(sex determination) 그리고 정자형성(spermatogenesis), 골형성(bone development) 등의 세포기능과 관계되는 것이 이에 해당된다. 최근에 알려진 것으로 Y 염색체 장완에 결실이 있는 경우 심한 정자형성 장애로 인한 남성 불임이 초래된다(그림 10-4).

(1) 혈우병(Hemophilia)

X 연관성 열성질환인 Hemophilia A는 가장 흔한 출혈성 유전질환으로 혈액 응고인자 VIII을 암호화하는 유전자의 돌연변이로 발생하며 남성에서 5,000~10,000명당 한 명의 비율로 발생한다. Hemophilia B도 X 연관성 열성질환으로 Hemophilia A의 오분의 일정도의 비율로 발생하고 혈액응고인자 IX의 결핍을 유발한다.

(2) 근이영양증(Duchenne muscular dystrophy, DMD)

X 연관성 열성질환으로 전세계 인종과 상관없이 남성에서 4,000명당 한 명의 비율로 동일하게 발생한다. DMD gene의 돌연변이로 인해 근세포막을 구성하는 디스트로핀(dystrophin)이 생성되지 않아 점차 근육 세포가 죽어간다. DMD의 증상은 보통 5세 이전에 나타나는데, 운동기능 발달지연, 보행이상으로 나타나기 시작하여 점차 골격근들은 결국 퇴화하게 되고, DMD를 가진 대부분의 환자들은 11살까지 휠체어에 의존하게 된다. 심장과 호흡의 근골격계가 손상되고, 사망은 대개 호흡부전이나 심근부전으로 일어나며 25세 이전에 사망하게 된다.

4. 염색체 이상

1) 염색체의 수적 이상

인간 염색체는 1번부터 22번까지의 44개의 상염색체와 2개의 성염색체로 구성된다. 염색체의 수적 이상은 염색체 이수성(aneuploidy)이라고도 한다. 여기에는 염색체 하나가 더 많은 경우인 세염색체(trisomy), 하나가 모자라는 경우인 일염색체(monosomy), 염색체수가 반감되어 있는 반수체성(haploidy), 염색체 수가 배수로 되어 있는 다배수성(polyploidy)이 있다. 대부분의 세염색체와 일염색체는 감수분열 시 비분리(nondisjunction) 현상에 의해 일어난다. 비분리현상은 모체의 연령이 높아질수록 증가한다. 난모세포(oocyte)는 태생기부터 배란직전까지 감수분열 1기의 전기(prophase) 상태로 존재하며, 난모 세포가 노화되면 염색체 정렬을 유지하고 있는 교차점(chiasmata)이 약화된다고 알려져 있다. 배란 시 감수분열기의 비분리현상으로 인해 두 개의 염색체를 갖는 생식세포(gamete)가 생성되고, 이 경우 수정을 하면 세염색체를 형성하게 된다. 염색체를 받지 않은 나머지 생식세포는 수정 시 일염색체를 형성한다. 정자의 3~4%와 난자의 10~20%는 감수분열 오류에 의해 염색체 이수성(aneuploidy)이 되며, 이들 비정상 생식세포는 자연선택(natural selection)에 의해 정상 생식세포보다 임신될 가능성이 적다. 만일 수정이 일어난다면 대부분의 염색체 이수성 임신은 조기에 유산된다. 각 23쌍의 염색체가 모두 분리 오류(segregation error)의 가능성을 가지고 있지만, 단지 몇몇 세염색체만이 임상 분야에서 발견된다. 일부 세염색체는 심한 이상으로 착상 전이나 바로 직후에 유산되는데, 16 세염색체의 예를 들 수 있다. 16 세염색체는 임신 초기 유산에서 가장 흔하지만 임신 초기 이후에는 발견되지 않는다. 13, 18, 21 세염색체 증후군만이 임신말기까지 생존 가능하며 21 세염색체 증후군을 제외한 대다수는 출산 전에 사망하며 모체의 연령에 비례하여 발생이 증가한다(Loane M et al, 2013).

이론적으로 비분리현상이 일어나면 2개의 염색체를 갖는 생식세포(disomic gamete)와 염색체를 받지 않은 생식세포(nullisomic gamete)가 같은 수로 만들어지나, 실제로 일염색체(monosomy)와 모체의 나이와의 연관성은 밝혀진 바 없다. 일염색체는 거의 생존이 불가능하여 착상기간 동안 사망한다. 이처럼 염색체 수가 모자라는 경우에는 염색체가 많은 경우보다 생체에 미치는 영향이 크다. 터너 증후군은 유일하게 생존 가능한 일염색체로 임신초기 3개월 내 유산의 20%를 차지하며, 소수만이 출산까지 생존한다.

배수성 이상은 대부분 임신 초기에 유산된다. 삼배체증(triploidy)의 2/3의 한 개의 난자에 두 개의 정자가 수정되면서 발생하며, 1/3은 감수분열 오류에 의해 두 배수체를 가지는 생식세포(diploid gamete)와 수정된 경우 발생한다. 추가된 염색체가 부계로부터인지 모계로부터인지에 따라 다른 표현형을 보인다. 부계로부터 유래된 경우(diandric)에는 태반은 부분 포상기태로 비정상적으로 크거나 낭포를 형성하고, 태아의 이상을 보이며, 이러한 임신은 중기에 심한 자간전증을 일으킬 수 있다. 추가된 염색체가 모계로부터 유래한 경우(digynic)에는 정상적인 모양의 태반과 태아를 보이나, 태아는 심한 성장지연 및 결함을 동반한다.

부친의 나이가 많은 경우 신경섬유종증 또는 연골무형성증과 같은 보통염색체성 우성질환을 유발하는 자연적인 새로운 돌연변이의 위험률이 증가한다. 이러한 새로운 돌연변이는 임신초기 유산의 인자로도 작용한다. 세포질내 정자주입(intracytoplasmic sperm injection, ICSI)에 의한 임신에서 염색체 이상의 빈도가 증가한다고 보고되고 있으며(Retzloff et al, 2003), 또한 이들 태아는 Y염색체 결실을 물려받을 위험이 증가한다.

(1) 상염색체 이상

① 21 세염색체 증후군(Trisomy 21 syndrome)

가장 흔한 염색체이상으로 신생아 700~1,000명당 1명의 빈도로 발생하는 상염색체의 세염색체 질환으로 다운증후군이라고 한다. 21 세염색체의 약 95%는 모계의 21번 염색체의 비분리현상(nondisjunction)으로 기인하며, 비분리 현상의 75%는 감수분열 I기에서, 25%는 감수분열 II기에서 발생한다. 나머지는 섞임증(mosaicism)이나 염색체 전위(translocation)에서 기인한다. 혀를 내미는 증상, 편평한 후두부와 작은 머리, 편평한 코, 치켜져 올라간 눈꼬리, 목덜미에 처진 피부, 짧은 손가락, 일자 손금, 새끼손가락의 가운데 마디가 없거나 안쪽으로 굽어져 있고,

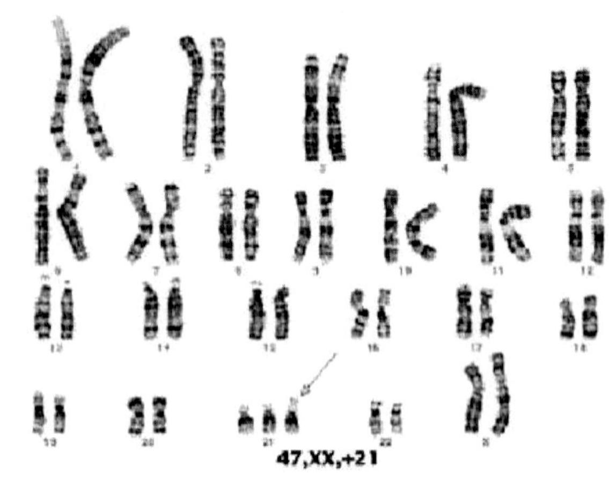

그림 10-5. **다운증후군의 핵형**

샌들 모양의 엄지 발가락, 긴장저하 등을 보인다. 주요 결함으로는 다운증후군 환아의 40%에서 심장기형이 나타나며 심장내막완충결손과 심실중격결손이 많고, 위장폐쇄증, 수두증 등이 있다. 다운증후군 환아는 백혈병, 갑상샘질환의 발병률이 높다. 지능지수는 대부분 25~50의 범위이며, 대부분 평균 3~4세의 사회 적응력을 갖는다. 정신지체와 연관된 부분은 21번 염색체의 21q22.12~22.2 지역이다. 비분리현상에 의한 21 세염색체의 재발 위험율은 약 1%이며, 임신부의 나이가 많은 경우는 나이에 따른 다운 증후군의 위험률과 같다. 약 4%는 주로 21번 염색체가 끝결매듭염색체(acrocentric chromosome: 13,14,15,21,22번)에 융합되는 로버트슨(Robertsonian) 전위와 관련되어 발생한다. 로버트슨전위에 의한 다운증후군의 발생은 임신부의 연령과 무관하며, 부모가 보인자인 경우에는 재발률이 높기 때문에 부모의 염색체 검사가 필요하다. 부모가 보인자이면 다음 임신에서 착상전 유전자검사(preimplantation genetic diagnosis, PGD)를 통해 다운증후군을 예방할 수 있다(그림 10-5).

② 18 세염색체 증후군(Trisomy 18 syndrome)

에드워드증후군은 신생아 6,000~8,000명당 1명의 빈도

로 발생하며, 다운증후군처럼 산모의 나이가 많을수록 증가한다. 18 세염색체 태아의 대부분은 보통 임신 10주부터 임신 말기 사이에 사망한다. 안면의 특징은 작은 머리, 돌출된 후두부, 외이 결함(malformed auricles), 작은턱 등이 있다. 주먹을 움켜쥔 손의 특징을 보이며 집게손가락이 가운데 손가락 위를, 새끼손가락이 넷째 손가락위에 덮고 있는 경우가 많다. 심실 또는 심방중격결손, 동맥관열림증 등의 심장결함과 여러 종류의 기형이 동반된다. 대부분 생후 1달 또는 수개월 내에 사망한다. 생존한 경우 심한 지체를 보인다. 예후가 좋지 않으므로 산전에 진단되면 임신중절 여부를 결정하고, 임신 지속 시에는 분만 방법이 논의되어야 한다. 18 세염색체 태아는 일반적으로 진통 시 태아심박동 이상을 보이는 경우가 많으므로 제왕절개분만에 의한 불필요한 수술을 줄이기 위해 질식 분만을 시도하는 것이 바람직하다.

③ 13 세염색체 증후군(Trisomy 13 syndrome)

파타우 증후군으로도 알려진 13 세염색체는 출생 20,000명당 1명의 빈도로 발생하며, 산모의 나이가 많아질수록 증가한다. 대부분 세염색체성 질환이나 약 20% 정도는 로버트슨전위형태로 발생한다. 특징적인 이상으로는 심장결손, 완전전뇌증(holoprosencephaly)이 있다. 완전전뇌증은 소두증, 양안단축증(hypotelorism), 안와, 코, 구개의 두드러진 이상을 나타낸다. 환아는 또한 비정상적인 귀, 배꼽탈출, 다낭성 신장, 요골무형성증(radial aplasia) 등을 보이며, 예후는 나쁘다.

(2) 성염색체 이상

① 47,XXY

클라인펠터증후군으로 600명의 남자 당 한 명 정도의 비율로 발생한다. 키가 크고 마른 체형에 다리가 길고 고환 용적은 감소되어 있다. 여성형 유방을 가질 수도 있으나 이는 수술적 치료가 가능하다. 정신지체는 매우 드물며, 평균 IQ는 95로 71~122 범위를 보인다. 일부에서는 경한 정도의 발달장애와 언어장애, 신경성 혹은 학습장애가 있을 수도 있다. 대부분 생식능력이 없는 것으로 알려져 있으나 최근 보조 생식술의 발달로 불임 치료의 가능성이 보고된 바 있다. 11세경부터 남성호르몬 치료가 도움이 된다.

② 47,XXX

발생빈도는 1,000명의 여자당 한 명이며, 정상 외모와 키가 크며, 정상 사춘기 발달과 생식력을 나타낸다. 내안각주름(epicanthal folds), 언어능력 발달지체, 근긴장도 저하(hypotonia), 측만지(clinodactyly), 행동 정신 발달 장애, 조기 폐경의 증상이 나타날 수 있다. 지능은 47,XXY와 비슷하게 다양한 범위를 보인다. 네 개 이상의 X염색체를 가지는 경우 더 심한 신체이상과 정신지체를 보인다.

③ 47,XYY

발생빈도는 1,000명의 남자당 한 명 정도이며 47,XYY 남성은 외형상 정상으로 키가 큰 편이며 생식기능은 정상이다. 정상 기능을 갖지만 그들의 지능지수의 평균을 형제자매의 지능지수 보다 약간 낮은 경향이 있으며 학습장애가 있을 수 있다. 죄수나 심각한 정신장애를 갖는 집단을 대상으로 한 초기 논문에서는 범죄나 폭력적 행동과 연관이 있다고 잘못 알려졌으며 이는 선택 치우침(selection bias)이 많았던 연구 결과임이 밝혀졌고, 최근 10여 년 동안의 전향적인 연구 결과 및 장기 추적 검사 결과 공격적인 성향과는 별 관계가 없는 것으로 여러 연구자들에 의해 밝혀졌다(Linden et al., 2002). 언어 능력의 장애가 있을 수 있지만 지능은 정상범위이다(Ross et al., 2009). 48,XYYY, 49,XXXYY 등의 여러 개의 X, Y 염색체를 갖는 경우에는 더 심한 신체이상과 정신지체를 갖는다.

④ 45,X

터너 증후군으로도 불리는 45,X는 신생아 5,000명당 1명의 빈도로 발생하며, 생존 가능한 유일한 일염색체(monosomy)이며, 모친의 나이와 발생은 관계가 없고 대부분 부친 성염색체 전이의 실패로 알려져 있다. 유산 조직에서 보이는 가장 흔한 수적이상으로, 임신 초기 유산의 20%를 차지한다. 45,X의 대부분은 임신초기 3개월 내에 유산되며, 임신 초기 이후에는 낭포성 히그로마(cystic hygroma), 태아 수종, 태아 사망 등을 보인다. 출생한 경우 키는 140 cm 정도로 키가 작고, 양쪽 유두의 폭과 가슴이 넓으며, 선천성 림프수종, 낮은 두발선, 경한 뼈, 연골이상과 함께 대동맥 협착 또는 이첨판 대동맥 판막 같은 두드러진 심장결함을 보인다. 수행 지능지수(performance IQ)가 언어 지능지수보다 낮기는 하나 지능은 정상범위를 보인다. 90% 이상에서 난소부전(ovarian dysgenesis)을 보이고, 조기에 발견하여 사춘기 전까지 장기간 호르몬 치료를 하면 키나 외부 생식기의 성장을 보여준다. 난소 기능 부전으로 대부분 불임이나 난자를 제공받을 경우 불임시술로 임신이 가능할 수 있다. 터너증후군의 표현형이 다양한 이유는 섞임증의 빈도가 높기 때문이다. 터너증후군의 약 50%는 감수분열기 오류에 의한 섞임증이 없는 45,X로만 구성되어 있다. 섞임증 은 유사분열 오류에 의해 발생하며, 45,X/46,XX 또는 45,X/46,XY의 핵형을 갖게 된다. 이중 50%는 말초혈액에서 섞임증을 보이나, 나머지는 혈액 배양검사로는 알 수 없는 조직에서만 발현되는 섞임증을 갖고 있다고 알려져 있다. 만일 세포의 대다수가 45,X라면, 터너 증후군 표현형을 가질 것이지만, 다른 세포 개체군이 존재한다면 표현형은 변형된다.

2) 염색체의 구조적 이상

(1) 염색체 전위(Chromosomal translocations)

① 상호전위(Reciprocal translocations)

두 개의 다른 염색체에서 절단(break)이 생긴 후 서로 자리

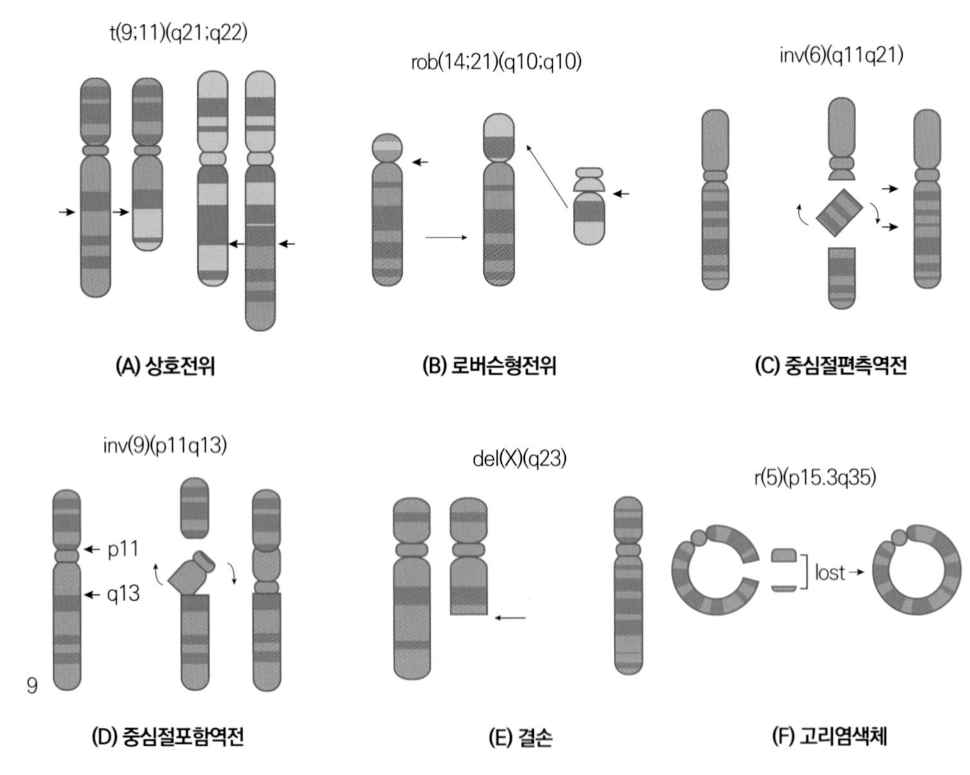

그림 10-6. **염색체 의상의 모형도**

비꿈을 한 상태이다(그림 10-6A). 재배열된 염색체는 유도된 염색체(derivative, der)라고 하며, 염색체 양의 증감이 없으면 균형전위(balanced translocation)라고 한다. 염색분절(chromosomal segment)의 자리바꿈으로 인한 특정 유전자의 재배치에 의하여 이상을 일으킬 수있긴 하지만, 대부분의 경우 유전자 기능은 영향을 받지않고 정상 표현형을 보이는 균형 보인자(balanced carrier)이다. 균형전위 보인자들은 비정상 자손이 생길 수 있는 불균형 생식세포를 만들 수 있다(그림 10-7). 두 개의 정상 염색체나 두 개의 전위된 염색체를 동시에 가지는 생식세포의 경우에 자손은 일반적으로 정상 표현형을 갖는다. 그러나 전위된 염색체들 중의 하나만을 가진 생식세포와 수정을 한다면, 하나의 염색체는 부분 일염색체(monosomy), 다른 염색체는 부분 세염색체(trisomy)를 가지게 되어 임신 초기에 유산이 되거나 비정상 표현형을 보일 수 있다. 전위 보인자는 습관성 유산이나 기형출산(5~30%)의 위험이 있으므로 매 임신 시마다 산전진단 또는 착상전 유전자 진단을 받아야 한다.

② 로버트슨전위(Robertsonian translocations)

두개의 끝결매듭염색체(acrocentric chromosome)들의 장완이 중심절에서 결합된 형태이다(그림 10-6B). 끝결매듭염색체로는 염색체 13, 14, 15, 21, 22가 있다. 중심절 부위에서의 결합으로 인해 한 쪽 중심절과 염색체의 단완의 위성체 부위(satellite regions)를 잃게 된다. 이는 단지 리보솜알엔에이(ribosomal RNA)를 코드하는 부위로 다른 끝결매듭염색체에 여러 개가 있어(multiple copies) 결합된 장완이 온전히 존재하는 한, 전위 보인자는 일반적으로 정상 표현형을 갖는다. 로버트슨전위의 보인자는 45개의 염색체를

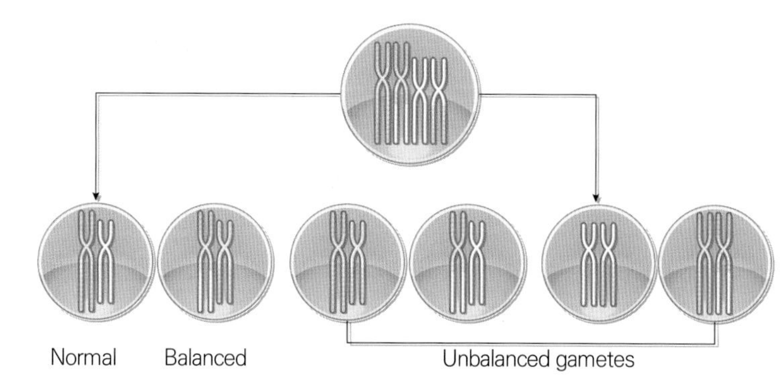

그림 10-7. **상호전위의 생식세포**

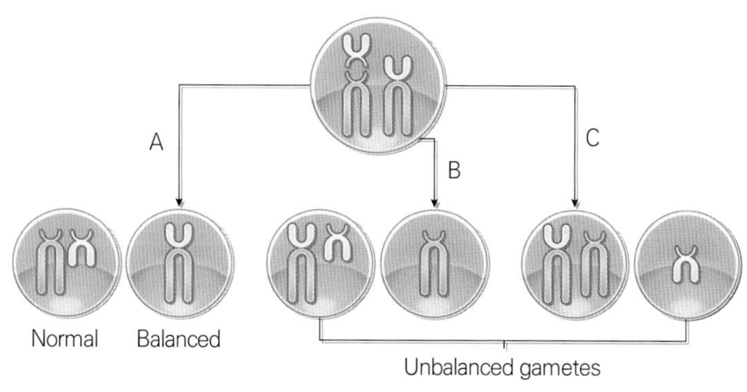

그림 10-8. **로버트슨전위의 생식세포**

갖는다.

같은 염색체 쌍이 결합된 전위(homologous Robertsonian translocation)를 가진 보인자는 불균형전위된 생식세포만을 만든다(그림 10-8). 예를 들어 rob (21q21q)의 경우 21 세염색체 또는 21 일염색체(모두 유산됨)만을 만들게 되므로 다운증후군 아기만을 출산하게 된다. 같은 염색체 결합이 아닌 경우(nonhomologous Robertsonian translocation)에는 이론적으로는 6개의 가능한 생식세포 중의 4가지, 즉 66%가 비정상이 된다. 그러나 이러한 비정상 생식세포는 임신 초기에 유산되므로 비정상의 자손이 발생할 경험적 발생률은 어머니가 보인자라면 10~15%, 그리고 아버지가 보인자라면 2~3%이므로 매 임신 시마다 산전 진단이 요구된다. 로버트슨전위는 습관성유산의 원인 중 약 5% 미만을 차지한다. 전위 세염색체(translocation trisomy)형태의 태아 또는 신생아가 진단되면, 부모의 염색체 분석을 해야한다.

(3) 염색체 역전(Chromosomal inversions)

한 염색체에 두 개의 절단점이 생기고 중간 유전 물질의 방향이 바뀔 때 발생한다. 비록 유전물질의 손실이나 중복(duplication)이 없다 하더라도, 재배열(rearrangement)로 인해 유전자의 기능이 변할 수 있다. 중심절을 포함하지 않는 중심절편측역전(paracentric inversion)은 한쪽 팔에서만 역전 현상이 일어나고 중심절은 역전된부분에 포함되지 않는다(그림 10-6C). 중심절편측역전 보인자는 정상 또는 균형된 생식세포를 만들거나 아주 비정상적이어서 수정이 불가능한 생식세포를 만들기 때문에, 비록 불임의 문제가 있기는 하지만 비정상의 자손의 위험률은 매우 낮다. 중심절을 사이에 두고 일어나는 중심절포함역전(pericentric inversion)은 절단점이 한 염색체의 각 팔에 존재하기 때문에 역전된 염색물질은 중심절을 포함한다(그림 10-6D). 이런 역전은 감수분열시기에 염색체의 정렬(alignment)에 문제를 일으키기 때문에, 보인자는 비정상의 생식세포를 만들어 비정상의 자손을 낳을 위험률이 높다. 위험률은 역전의 위치에 따라다르지만, 9번 염색체의 뭉친염색질(heterochromatin)부위의 중심절포함역전인 inv(9) (p11q12)는 가장 흔한 역전으로, 임상적 영향이 없는 정상 범위의 변이(normal variant)로 알려져 있다.

(4) 염색체 결손(Chromosomal deletions)

같은 염색체 내에 2개 부위의 절단점(breakpoint)에 의하여 염색체의 일부분이 없어진 경우이다(그림 10-6E). 대부분의 결손은 감수분열 시기에 상동염색체(homologous chromosome)가 짝을 이룰 때 생기는 중심맞추기 이상(malalignment)이나 불일치(mismatching)현상에 의해 발생한다. 만약 두 개의 염색체가 적절하게 정렬되지 않으면, 정렬되지 않은 고리(loop)는 결손된다. 유전자핵형검사(karyotying)로 확인할 수 있는 유전자 결실의 크기는 약 10Mb 정도라 꽤 많은 유전자 결손을 의미하고 전신적 다발성 기형을 야기한다. 미세결실 증후군(microdeletion syndrome)은 3Mb보다 적은 유전자 결실을 의미하고 일반적인 유전자핵형검사(karyotying)으로 확인할 수 없다. 인접한 여러 개의 유전자 발현에 영향을 줄 수 있어서, 인접유전자 증후군(contiguous gene syndrome)이라고도 불리며 형광제자리부합법(fluorescence in situ hybridization)으로 진단한다. 태아 및 신생아가 염색체 결손이 있으면 염색체 이상의 보인자 여부를 확인하기 위해 반드시 부모염색체 검사를 해야 한다.

① 결손(Deletion)

- 4p 결손(Deletion 4p)
  4번 염색체 단완의 부분 결손(4p16.3)으로 Wolf-Hirchhorn 증후군(Wolf-Hirchhorn syndrome)으로 알려져 있다. 성장지연, 근육긴장저하, 독특한 얼굴기형, 정신지체, 손발가락과다증(polydactyly), 심장기형 등을 동반한다. 대부분 심한 발작을 일으키며 소아기까지 생존하는 경우는 드물다.
- 5p 결손 Deletion 5p
  5번 염색체 단완의 부분 결손(5p15.2-15.3)으로 고양이울음증후군(Cri-du-chat syndrome)으로 불리운다. 성상지연, 근육긴장저하, 심한 정신지체를 동반하며 비정상적인 후두발달에 의한 고양이 울음이 특징적이며 대부분 성인기까지 생존할 수 있다.

② 미세결손(Microdeletion)

- 22q 미세 결손 증후군(22q microdeletion syndrome)
  과거에는 다른 질환으로 알려져 있던 Shprintzen 증후군과 DiGeorge 증후군은 22번 염색체 22q11.2의 미세 결손에 의한 것으로 밝혀졌다. Shprintzen 증후군은 velocardio-facial 증후군이라고도 불린다. 갈림입천장샛길(cleft palate fissure), 입천장 인두기능부전(veloparyngeal incompetence), 돌출된코, 심장기형, 학습장애, 작은 키를 동반할 수 있다. DiGeorge 증후군은 가슴샘 형성저하 또는 무형성증(thymic hypoplasia or aplasia), 부갑상샘 형성저하 또는 무형성증, 대동맥활결함(aortic arch malformations) 등의 특징을 보인다. 짧은 안검틈새(short palpebral fissures), 짧은 인중과 작은 턱, 귀의 결함을 보인다. DiGeorge와 Shprintzen의 표현형은 같은 염색체 위치의 결손과 관련된 2개의 극단적인 spectrum의 대표적인 예로 인접유전자 결손 증후군(contiguous gene deletion syndrome)의 하나이다. 팔로네징후 등의 뿔줄기 기형(conotruncal anomaly)이 임신 중에 진단되면, 태아의 염색체 검사 및 22q 미세 결손 진단을 위한 형광제자리부합법이 고려된다.
- Prader-Willi & Angelman 증후군
  동일한 15q11-q13 부위의 결실로 발생하지만 다른 임상양상을 보이는 두 질환은 부친유래 염색체의 결실은 Prader-Willi 증후군으로 나타나고 Angelman 증후군은 모친유래 염색체의 결실에 의해 나타난다. Angelman 증후군은 간질, 근긴장도저하, 간질, 정신지체, 운동실조(ataxia), 행복한 꼭두각시(happy puppet)로 불리는 발작적 웃음이 특징이다. Prader-Willi 증후군은 비만, 근긴장도저하, 정신지체, 생식샘기능저하(hypogonadotrophic hypogonadism), 작은 키와 손과 발을 특징으로 나타낸다.
- Smith-Magenis 증후군(Smith-Magenis syndrome)
  17p11.2 부위의 결실로 나타나며 작은 코, 처진 귀, 난청, 학습행동장애, 수면장애를 보인다.

(5) **고리 염색체**(Ring chromosome)

염색체의 양쪽 끝에 결손이 있을 때 양 끝이 결합되어 고리(ring)를 형성한다(그림 10-6F). 만약 결손이 중요한 부위에 있으면, 비정상 표현형을 나타낸다. 종말체(telomeres)는 염색체의 끝 부분으로 염색체 끝 부위의 보호, 복제(replication), 그리고 안정 등의 기능을 하는 핵단백질 복합체(nucleoprotein complex)이다. 단지 종말체(telomeres)만 손실되고 주위의 중요한 유전물질은 보존된다면 보인자는 정상 표현형을 보인다. 그러나 감수분열 시기에 고리는 정상적인 정렬을 방해해서 비정상의 생식세포를 만든다. 또한 세포 분열을 방해하기 때문에 많은 조직에서 비정상적인 성장의 원인이 되며 작은 체구, 정상범위에서부터 경한 정도의 정신지체를 보인다. 고리염색체는 돌연변이에 의해 생기거나 보인자 부모로부터 유전될 수 있다.

(6) **등완염색체**(Isochromosome)

등완 염색체는 단완(p arm)이나 장완(q arm) 중 한쪽 완이 소실되고 남은 완이 거울상으로 복제되어 있는 형태로 제2 감수분열시기에 동원체가 종단 분리가 되지 못하고 횡단 분리가 되어 발생하거나 로버트슨 전위시에도 일어날 수 있다. 임상적으로 터너증후군의 15%에서 발견되는 i(Xq)가 등완 염색체의 가장 흔한 형태이다(그림 10-9).

(7) **염색체 섞임증**(Chromosomal mosaicism)

한 개체에서 두 개 혹은 그 이상의 세포유전학적으로 구별되는 세포주(cell lines)가 있는 경우이다. 진성섞임증(true mosaicism)은 적어도 2개 이상의 집락(colony)에서 똑같은 염색체 이상이 2개 이상 발견되는 경우이다. 이에 반해 가성섞임증(pseudomosaicism)은 한 개의 집락에서 똑같은 염색체 이상이 발견되는 경우로, 세포배양 중에 생기는 인공물(artifact)이므로 태아에게 특별한 문제를 초래하지

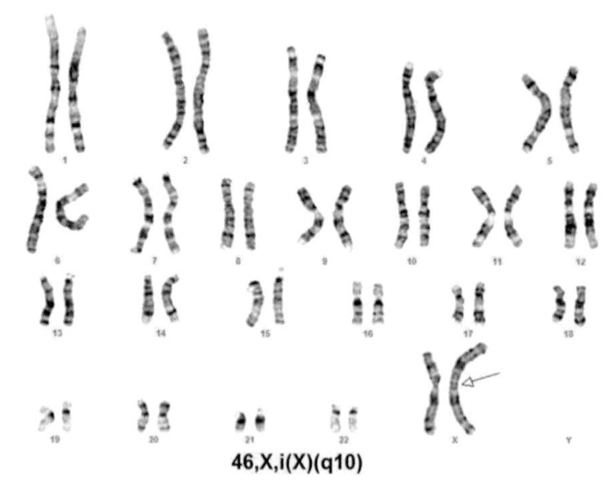

그림 10-9. 터너증후군의 등완염색체i(Xq)

않는다. 섞임증(mosaicism)의 표현형은 비정상적인 염색체를 가진 세포들의 분포에 따라 달라진다. 태반국한섞임증(confined placental mosaicism, CPM)은 태아와 태반의 핵형이 다른 경우로 융모막세포의 약 1~2%에서 발견된다. 태반으로 될 세포의 일부 또는 전체에서 초기 체세포 분열 시 비분리현상(nondisjunction)의 결과로 발생한다. 또한 감수분열 오류로 생긴 세염색체에서 부분적인 교정이 일어나서 발생된다. 즉 세염색체가 체세포분열을 하면서 태아가 될 세포들에서는 추가 염색체가 결손되나 태반이 될 세포에서는 세염색체를 가지고 있는 경우이다. 이것은 세포유전학적으로 이상이 있는 태아의 생존에 중요한 역할을 할 수 있다. 예를 들면, 임신 말기까지 생존하는 13 세염색체와 18 세염색체 태아의 경우 태반세포는 초기 세염색체 교정으로 정상 핵형을 가지고 있어 정상적인 태반 기능을 하였기 때문으로 설명된다. 반대로, 세포유전학적으로 정상인 태아의 심한 성장 지체가 태반에만 국한된 염색체 이상으로 인한 경우도 보고되었다. 세염색체 교정 후에 남은 두 염색체가 같은 부모로부터 전해진 것이라면, 단부모이염색체성(uniparental disomy)이라 부르며 성장지연이나 열성유전 질환 등을 가질 수 있다.

생식샘 섞임증(gonadal mosaicism)은 생식선에만 제한된 섞임증으로, 체세포 분열의 이상이 생식선으로 될 세포에서만 발생하여 비정상의 세포군을 가질 수 있다. 생식샘 섞임증은 가족력이 전혀 없는 가계의 자손에서 같은 질병이 재발될 때 의심할 수 있다.

5. 비멘델 유전

1) 삼핵산반복질환(Trinucleotide repeat disorder)

멘델의 법칙에 의하면 부모에서 자녀에게 유전될 때 유전자는 변화하지 않는다. 그러나 어떤 유전자는 불안정하여 크기나 기능이 부모에서 자녀에게 유전될 때 변화한다. 이를 불안정 DNA 유전이라고도 하며 가장 흔한 예가 삼핵산 반복질환이다. 삼핵산 반복은 세대를 거치면서 증폭되기 때문에, 세대를 거치면서 병의 증상은 더욱 심해지며 좀 더 이른 나이에 나타나게 되는데, 이를 표현 촉진(anticipation)이라고 한다. 삼핵산 반복질환에는 유약 X 증후군, 근육긴장퇴행위축, 헌팅턴병, Friedreich 조화운동불능(Friedreich ataxia), 케네디병(Kennedy disase), 척수소뇌 조화운동불능(spinocerebellar ataxia) 등이 포함된다.

(1) 유약 X 증후군(Fragile X syndrome)

유약 X 증후군은 다운증후군 다음으로 흔한 정신지체의 원인이다. 유전성 정신지체의 가장 흔한 원인으로 정신지체의 2.8%에 해당된다(최영민 등, 1999). 환자의 빈도는 남자에서 3,600명당 1명, 여자에서 4,000~6,000명당 1명이다. 유약 X 증후군은 X 염색체(Xq27.3)에 위치한 FMR1 (fragile X mental retardation 1) 유전자의 CGG 삼중자 반복수(triplet repeats)가 비정상적으로 증가하여 질환을 초래한다. 반복수의 증가로 크기가 커지면 FMR1 유전자는 메틸화되고 불활성화되어 FMR1 단백질 생성을 중단한다. FMR1 단백질의 기능은 확실히 밝혀지지는 않았으나, 뇌와 고환에서 높게 발현된다. CGG 삼중자 반복수와 메틸화의 정도에 따라 정상, 중간(intermediate, grey zone), 초기변이(premutation), 완전변이(full mutation)로 나눈다(ACOG, 2010). 정상인은 CGG 삼중자 반복수가 45 미만이며, 중간(intermediate)은 45-54의 반복수를 보인다. 중간의 반복수를 가진 여성은 감수분열 시 반복수 확장이 일어나, 초기변이를 가진 환아를 낳을 수 있다. 초기변이는 55-200의 반복수를 보이며 보인자로 표현되기도 하고, 정상 표현형을 가지나 남성의 경우 신경퇴화성 질환(fragile X tremor ataxia syndrome, FXTAS), 여성의 경우 조기폐경(fragile X-associated primary ovarian insufficiency)과 관련이 있다고 알려져 있다. 초기변이를 가진 여성은 감수분열 시 반복수 확장이 일어나 완전변이를 가진 환아를 낳을 수 있으며, 반복수의 정도에 따라 완전변이 환아의 확률이 높아진다(55~59: 4%; 60~69: 5%; 70~79: 31%; 80~89: 58%; 90~99: 80%; 100~200: 98%)(Nolin et al., 2003). 반면 초기변이를 가진 남성은 유전될 때 반복수의 변화가 거의 없다. 완전변이는 200을 초과하는 반복수를 가지며, 일반적으로 메틸화가 일어나면 질환을 일으킨다. 완전변이 남성의 대부분은 정신지체를 보이나, 여성의 경우 X 염색체의 무작위 불활성화를 통해 다양한 발현양상을 보인다. 남성은 IQ가 35~45이며, 여성의 경우는 일반적으로 남성보다 높다. 유약 X 증후군 환자는 자폐증, 주의력 결핍과 행동장애, 언어장애를 보인다. 종종 특이한 신체 양상을 나타내며, 길고 좁은 안면, 돌출된 귀, 큰고환증(macroorchidism) 등이 알려져 있고, 나이가 들어가면서 현저해진다. 서던블롯분석법(Southern blot analysis)과 중합효소연쇄반응(polymerase chain reaction, PCR)을 이용하여 CGG 반복수와 메틸화의 상태를 진단할 수 있다. 산전진단 시 융모막융모생검 결과 완전변이의 반복수가 보이는 경우 융모막 세포에서는 메틸화 상태를 결정하기가 어렵기 때문에 양수검사를 재시행하여 메틸화의 상태를 정확히 확인하는 것이 필요할 수 있다.

(2) 근육긴장퇴행위축(Myotonic dystrophy)

근육긴장퇴행위축은 9번 염색체 장완의 불안정한 CTG 삼중자반복수 증폭으로 초래된다. 정상인은 3~30 반복수를 지니고 3,000까지 증폭도 가능하다. 40 정도의 적은 반복수 증폭도 근육긴장퇴행위축을 일으킨다. 발병한 가계에서 세대가 거듭될수록 증상 발현의 나이가 빨라지고, 증상도 더 심해진다. 근육긴장퇴행위축은 반복수에 따라 다른 증상을 보인다. 약 100 반복수는 가벼운 안면근육 위축, 전측 대머리, 백내장 등의 경한 증상을 보인다. 1,000 이상의 반복수를 보이는 경우 근육 위축과 심근병증, 정신지체, 내분비 이상, 비정상 안면, 백내장 등의 완전한 근육긴장퇴행위축 증상을 보인다. 적어도 10 kb의 증가를 보이는 선천성 근육긴장퇴행위축 신생아는 근육긴장저하, 안면근육위축, 울음과 젖을 빠는 횟수의 감소, 호흡 불충분 등으로 성인까지의 생존이 힘들다. 안면근육위축을 가진 환자가 임신할 경우에는 삼키기 감소, 태동의 감소, 양수과다증이 발생할 수 있다(김연주 등, 2001).

(3) 헌팅턴병(Huntington disease)

헌팅턴병은 약 40세에 진행성 무도증, 운동완만, 경축(rigidity), 지능의 진행성 악화의 증세를 보인다. 4번 염색체의 CAG 삼중자 반복수 증가가 원인이며 정상인은 10~35 반복수를 갖지만, 환자는 36~121의 반복수를 보인다. 근육긴장퇴행위축과 마찬가지로 반복수와 발병시기는 높은 상관관계를 가진다. 이 유전자는 부계에서 유전될 때 더욱 불안전하다.

2) 각인(Imprinting)

각인이란 부모로부터 유래된 두 염색체의 유전자들 중에서, 한쪽 염색체의 유전자들만이 발현되는 기전을 말한다. 유전자의 불활성을 통한 표현형은 유전되는 부모의 성에 의해 결정되며, 다음 세대에 바뀔 수 있다. 각인은 후생유전학적 조절(epigenetic control)을 통해 유전자의 발현에 영향을 주는데, 예를 들면 유전자의 변화 없이 메틸기가 첨가되어 유전체 구조의 변화를 통한 유전자 발현의 변화로 표현형에 영향을 준다. 각인에 관한 한 가지 예로 15번 염색체(15q11-13)의 미세 결손에 의한 프라더윌리증후군

(Prader-Willi syndrome)과 엔젤만증후군(Angelman syndrome)이 있다. 프라더윌리증후군은 비만, 폭식, 저신장, 작은 손과 발, 작은 외부생식기관, 경도의 정신지체를 보인다. 반면 엔젤만증후군은 키와 몸무게는 정상범위이나, 말이 적고, 심각한 정신지체, 발작, 조화운동 불능, 부적당한 웃음발삭(paroxysms of inappropriate laughter) 등을 보인다. 같은 유전자의 결손에 의하지만 아버지로부터 전달받은 15번 염색체의 미세 결손은 프라더윌리증후군을 일으키나, 엔젤만증후군은 어머니로부터 유래한 염색체의 미세 결손으로 유발된다.

각인의 다른 예로, 완전포상기태(complete hydatidiform mole)는 오직 부계에서 유래한 한 쌍의 염색체만을 가지며, 태아구조는 없으면서 태반의 과도 성장이 특징이다. 반면 오직 모계에서 유래한 한 쌍의 염색체에 의한 난소 기형종(ovarian teratoma)은 태반조직이 없고 다양한 태아 조직의 성장만을 보여준다.

3) 단부모이염색체성(Uniparental disomy)

상동 염색체의 두 부분이 모두 부모의 한쪽으로부터 유래된 것으로 미세결손이 없는 프라더윌리증후군이나 엔젤만증후군의 일부에서 15번 염색체의 상동 염색체 2개 모두를 모계에서 받았을 때 프라더윌리증후군이 유발되고, 2개 모두를 부계에서 받았을 때 엔젤만증후군이 유발된다. 단부모이염색체성은 대개 삼염색체 구조(trisomic rescue, 2n+1→2n)의 기전으로 발생하게 되는데, 이는 비분리(nondisjunction)에 의해 삼염색체증의 태아가 만들어진 후 하나의 상동염색체가 소실되어 정배수성이 될 때 정상분리(disjunction)에 의한 상동염색체가 소실되고 비분리에 의한 부모의 한쪽으로부터 유래된 상동 염색체가 남을 때 단부모이염색체성이 성립된다. 6,7, 11, 14, 또는 15번 염색체가 단부모이염색체성일 경우 이상소견을 보이게 된다(Shaffer et al., 2001). 열성 유전병의 보인자가 보인자가 아닌 배우자와 결혼하였을 경우에도, 태아가 보인자인 부모로부터 질환을 일으키는 같은 염색체를 2개 받아서 환자로 발병할 수 있다.

4) 사립체유전(Mitochondrial inheritance)

인간세포는 수백 개의 사립체를 갖는다. 사립체는 자체의 유전자와 복제 체계를 가지고 자발적으로 행동하며 모계를 통해서만 유전된다. 인간의 난자는 약 100,000개의 사립체를 가지는 반변, 정자는 약 100개를 갖는다. 수정되면 정자의 사립체는 파괴된다. 각각의 사립체는 원형 DNA를 포함하고 있으며, 산화 인산화(oxidative phosphorylation)에 관계하는 폴리펩티드와 rRNA 및 tRNA의 유전자를 가진다. 사립체유전은 어머니에서 자녀에게 유전자가 전달된다. 만약 사립체의 돌연변이가 일어나면, 세포 분열 시기에 딸세포 내로 들어가 유전된다. 돌연변이된 사립체 DNA의 빈도에 의해 증상의 정도가 다르다. 만약 많은 돌연변이가 일어난 사립체 DNA를 가진 난자가 수정된다면, 자녀는 사립체 질환을 갖는다. 사립체 질환은 오직 모체로부터만 유전되지만 질환은 성에 관계없이 발현된다. 사립체 질환으로는 적색섬유소를 지닌 간대성근경련간질(myoclonic epilepsy with ragged red fibers, MERRF), Leigh 증후군 등 28개의 질환이 보고되고 있다.

6. 다인자성 유전(Multifactorial inheritance)

다유전자성 성향(traits)은 여러 유전자들의 복합적인 효과에 의해, 다인자성 성향은 여러 유전자들과 환경 인자에 의해 결정된다. 대다수의 유전성향은 다유전자성 또는 다인자성으로 출생결함이 멘델리안 유전양식을 따르지는 않으면서 가족 내에 재발하는 경향이 있는 경우이다. 직계에 대한 재발위험도는 보통 3~5%이다.

1) 연속변이성향(Constinuously variable traits)

키, 몸무게, 머리둘레와 같은 정량적 성질은 연속변수로 빈도분포는 대략 정규분포를 보이며 환경요인과 여러 유전자들이 복합되어 나타난다. 측정치가 인구집단의 평균보다 2배의 표준편차 이상이거나 미만인 경우 비정상으로 언급된다. 이런 성향들은 평균으로 돌아가려는 통계의 일반 원리(regression to the mean)에 의해 환자의 자손에게서는 덜 극단적인 경향을 가진다.

2) 역치성향(Threshold traits)

역치를 넘어서야 어떤 형질을 보이는 경우이다. 질환 경향(liability)의 여러 요인이 연속적으로 분포하며 이러한 분포의 극단에서 역치를 넘어선 경우에만 그 성향이나 결함을 보인다. 그러므로 표현형 이상은 증상을 보이거나 전혀 보이지 않는 all-or-none 현상이 된다. 고위험 가계에서는 역치에 가깝게 하는 많은 비정상 유전자와 환경을 가진다. 구순열과 구개열, 위문협착증이 역치성향의 예이다. 일부 역치성향은 성에 따라 이환율이 확실히 다른데, 덜 감수성적인 성이 이환 시 그 자녀, 특히 감수성이 높은 성의 자녀를 출산 시 가장 높은 위험도를 가진다. 위문협착증은 남성에서 호발하는데, 이환된 여성의 아들이 가장 높은 위험도를 가진다. 또한 역치성향은 결함이 심각할수록 재발위험도는 높아진다. 편측 단독 구순열을 가진 환아를 가진 경우 재발위험도는 4%인 데 반해, 양측 구순구개열의 경우 재발위험도는 8%로 높아진다.

3) 심장결함(Cardiac defects)

심장결함은 1,000명 출생 당 6~8명 정도 발생하는 가장 흔한 결함이다. 심장결함의 대다수는 다인자성이다. 100개 이상의 유전자가 심혈관계 형태 발생에 관여하며, 이들은 전사 요소, 세포의 단백, 단백 수용체를 생산한다. 어머니가 심장기형이 있는 경우에는 심장기형을 가진 환아를 가질 위험도는 5~6%, 아버지가 있는 경우 위험도는 2~3%이다. 좌심형성부전증후군, 이엽성 대동맥판막, 대동맥 축착과 같은 특정 결함은 재발 위험도가 4~6배 증가한다.

4) 신경관 결손(Neural tube defects)

신경관 결손은 다인자성 유전의 전형적인 예로 선천성 구조 이상 중 심장결함 다음으로 두 번째로 흔하다. 고체온증, 고혈당증, 기형유발물질에의 노출, 인종, 가족력, 태아성별, 다양한 유전자의 영향에 의해 발생한다. 특정 결함이 특정 위험요인과 연관된다는 사실은 많은 유전자가 신경관 발달에 관여함을 시사한다. 즉 고체온증은 무뇌아, 현성 당뇨병은 두개 및 경흉부 결함, 발프로산에 노출된 경우에는 요천추부 결함과 연관이 있다.

신경관계 결함의 원인적 요소로서 비정상적인 엽산 대사가 관여한다. 엽산 복용을 하지 않은 경우 재발위험도는 3~5%이고, 하루 4 mg의 고용량 엽산 복용 시 위험도는 70%까지 감소하여 1% 미만이 된다. 신경관계 결함은 단순히 산모의 엽산 부족뿐만 아니라, 엽산 운반이나 축적의 유전적 변이, 비타민 B12나 콜린 부족에 의한 엽산 이용 장애, 엽산 의존적 대사효소의 유전적 변이 등에 의해 복합적으로 영향을 받는다.

7. 염색체 검사법

현재 시행되고 있는 산전염색체 이상 검사는 선별검사와 진단 검사가 있다. 선별검사는 임신부의 혈액검사로 태아 혹은 태반 유래의 단백질을 분석하거나 세포 유리 태아 DNA (cell-free fetal DNA)를 분석하여 태아 염색체의 수적 위험도를 산출하는 것이다. 진단검사는 임신 시기에 따라 융모막융모생검이나 양수 천자술로 채취한 태아세포로부터 염색체 핵형검사(KARYOTYPING), 형광제자리부합법(fluorescent in situ hybridization), 염색체 마이크로어레이(CMA)검사가 가장 많이 쓰이는 방법이다.

1) 세포유전학적 분석(Cytogenetic analysis)

핵형분석(karyotype analysis)을 위해서는 활발하게 분열

중인 세포들이 준비되어야 한다. 융모막 세포나 골수처럼 자연적으로 분열 상태에 있는 세포들은 배양과정 없이 바로 염색체를 얻을 수 있으나, 혈액이나 양수세포 등 대부분의 세포들은 염색체를 얻기 위해 일정시간의 배양과정을 거친다. 배양세포를 염색체가 최고로 농축(condensation)되는 세포 분열 중기(metaphase)에서 표본을 제작한 후, 여러 가지 염색법을 실시하여 광학현미경이나 형광현미경을 이용하여 분석한다. 일반적으로 염색체의 수적 이상이나 구조적 이상을 진단하기 위해서 가장 많이 사용되는 염색법은, 염색체의 길이를 따라 희고 검은 띠가 차례로 나타나는 띠염색법(banding)이다. 이로는 G-띠염색법, R-띠염색법, Q-띠염색법 등이 있다. 5~10 million base pairs (Mb) 크기의 염색체 구조를 확인할 수 있고 고해상도 염색법(High-resolution banding)은 염색체의 길이가 중기보다 길어져 있는 전기(prophase)와 전중기(prometaphase)의 염색체를 이용하므로 관찰할 수 있는 띠의 개수가 300에서 450개 정도 많게는 800여 개까지 늘어날 수 있다. 따라서 기존의 방법으로 보이지 않던 염색체 이상의 진단이 가능하다.

2) 형광제자리부합법(Fluorescent in situ hybridization)

FISH는 분자유전학의 발달로 특정 DNA에 형광물질을 결합시켜 염색체 상의 위치를 확인하는 방법이다. 형광 표지된 탐색자인 상보적 DNA (complementary DNA)를 변성된 단일 가닥의 중기(metaphase), 전기(prophase), 혹은 간기(interphase) 염색체 DNA에 노출시킨다. 탐색자 DNA는 변성된 DNA의 특정 부위와 결합하여 형광현미경(fluorescence microscope)으로 관찰할 수 있다. FISH를 이용하면 세염색체 증후군 같이 염색체 개수가 증가된 경우와 미세한 부분적 결손을 진단할 수 있다. FISH는 고해상도 염색법(High-resolution banding)보다도 더 미세한 1 million base pairs (1 Mb) 정도로 작은 결실도 진단이 가능하다. Prader–Willi syndrome (microdeletion of 15q11.2)(그림 10-10)나 Williams syndrome (microdeletion of 7q11.2) 같은 흔한 미세결실 증후군을 진단하는 데 많이 쓰인다.

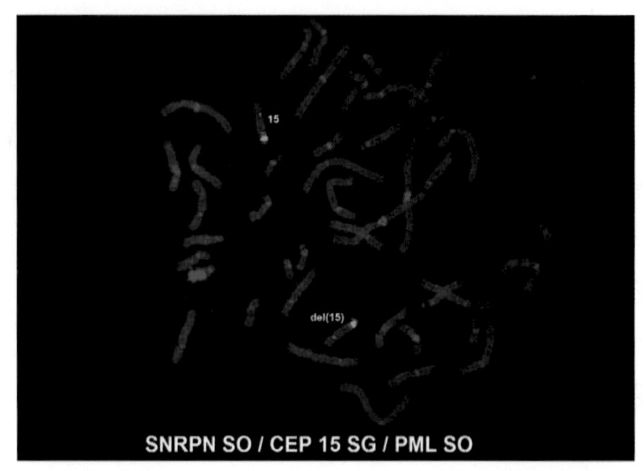

그림 10-10.
loci SNRPN, PML은 SpectrumOrange로, CEP(chromosome enumeration probe) 15는 SpectrumGreen으로 형광물질을 붙인 probe를 사용. 15번 염색체 장완의 band 11.2 (15q11.2) 부분이 결실된 상태임

3) 마이크로어레이(Chromosomal microarray, CMA)검사

양수천자와 융모막융모생검을 이용한 CMA검사는 고전적 핵형 검사로 알 수 있는 다운증후군 같은 염색체의 수적이상뿐 아니라 현미경을 통해 찾을 수 없는 50~100 kilobases 크기 정도의 미세 결실과 중복을 확인할 수 있고 유전자 복제수변이(copy number variants, CNVs)에 대한 이상유무도 확인할 수 있다. 주로 태아초음파 검사에서 태아의 기형이 발견된 경우가 적응증인데(Kearney HM et al., 2011) 비정상초음파 소견을 보인 태아의 6%에서 핵형 분석에서 정상판정을 받았으나 비정상 CMA 결과가 추가로 보고되는 것으로 알려져 있다. 초음파상 태아 이상 소견없이 고령이거나 다운증후군 선별검사에서 고위험 판정을 받은 임신부 중 핵형 분석이 정상 소견이어도 1.7%에서 CMA 검사상 비정상 소견이 보고되었다(Wapner RJ et al, 2012). 따라서 태아의 심장기형, 뇌기형, 구순열, 다발성 기형이 있을 때는 CMA 검사를 권유한다(ACOG Committee Opinion 2016). CMA는 핵형 분석과 달리 세포배양이나 분열중인 세포가 필요치 않고 추출된 DNA로만 검사가 가능하여 결과가 빨리 보고될 수 있어 자궁내 태아 사망이나 사산아의

원인규명이 더 용이하다(Reddy UM et al,2012).

마이크로어레이 검사에 사용되는 chip은 단일유전자변이(single nucleotide polymorphisms, SNPs)와 비교게놈혼성화법(comparative genomic hybridization, CGH)에 의한 2가지 종류가 있다. CGH array는 양수천자와 융모막융모생검으로 얻어진 태아 DNA에 형광 표지자를 부착시키고 chip의 DNA와 결합시키는 동시에 정상 대조군의 DNA는 다른 색의 형광 표지자를 부착시킨 뒤 역시 chip의 DNA와 결합시킨다. 양측 Chip의 형광성 점들의 발현 정도를 비교한다. 대조군보다 발현 강도가 증가된 것은 유전자의 양이 정상보다 많은 것이고 감소되면 유전자의 양이 적은 것으로 진단한다. SNP array는 칩안에 이미 알려진 단일유전자변이(SNPs)를 포함하는 DNA 변이 가닥(sequence variants)이 있고 형광 표지된 태아 DNA가 이와 결합할 때 발현하는 형광신호의 강도로 유전자 복제변이수(Copy number variation)를 알 수 있다. CMA로는 유전자 복제수 변이 (Copy-number variation, CNV), 염색체이수성(aneuploidy), 불균형전위(unbalanced translocation), 미세 결실과 미세 중복 등 유전자의 양이 증가되거나 감소한 것을 알 수 있지만 균형전위(balanced translocation)는 진단할 수 없기 때문에 반복유산의 과거력이 있는 부부의 유전 상담 시에는 핵형검사를 우선적으로 권유하여야 한다(Society for Maternal-Fetal Medicine, 2016). 또한 태아의 말초혈액이나 성선(gonads)과 다른 조직에 소량 존재하는 유전자의 모자이시즘(mosaicism)은 다른 검사법으로도 진단할 수 없지만 CMA도 마찬가지이다. 또한 SNPs 분석을 이용한 CMA로는 삼배수성(triploidy)을 진단할 수 없다(ACOG Committee Opinion 2016).

- 유전자 복제수변이(copy number variants, CNVs): 최소 1,000 base pairs크기의 DNA 분절(segment)의 결실이나 중복을 의미한다. CNVs가 모두 임상적인 의미를 갖는 것은 아니며 유전질환을 일으킬 수 있는 CNVs는 15% 정도로까지 보고되기도 하였다(Vissers LE et al., 2005). 산전 진단에서 병적인 CNVs를 확인할 가능성은 태아의 구조적 이상이 동반되었을 때 가능성이 높아진다. 하지만 CMA 검사로 진단되는 CNVs의 상당부분이 아직까지 임상적 의미가 불분명하다는 것이 제한점이다. 이러한 임상적 의미가 불분명한 CNVs 를 VUS 혹은 VOUS (copy number variants of uncertain significance) 라고 지칭한다. 앞으로 유전체 연구가 발전할수록 VUS의 의미도 밝혀질 것으로 기대할 수 있다.

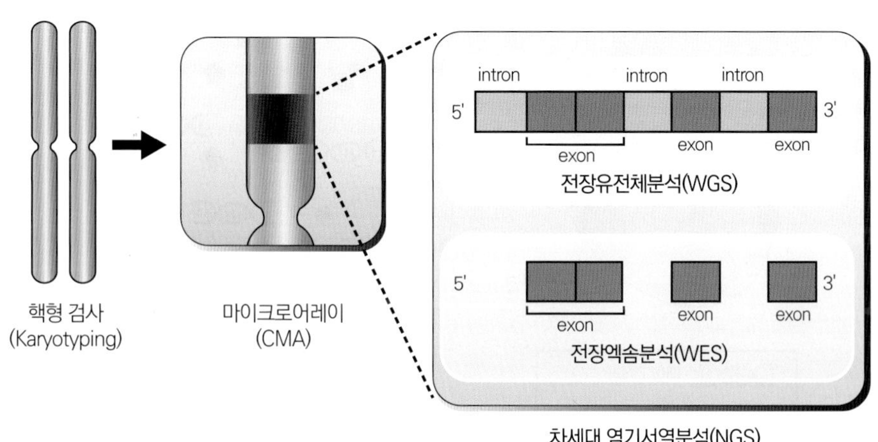

그림 10-11. **차세대 염기서열분석의 개요**

• 단일유전자변이(single nucleotide polymorphism, SNP, NGS): 동종의 서로 다른 개체의 DNA 염기배열에서 서로 차이를 보이는 단일 뉴클레오티드의 변이로 1,000 염기당 1개꼴로 나타난다. 이러한 다형성은 질병의 발생뿐 아니라 피부색, 눈동자 색깔, 혹은 약물에 관한 감수성 등 다양한 형질 표현과 관련되어 있다.

태아의 CNVs 혹은 SNPs의 발생은 임신부의 나이와는 상관이 없는 것으로 알려져 있다(ACOG Committee Opinion 2016).

4) 차세대 염기서열분석(Next-generation sequencing) 전장엑솜분석(Whole-exome sequencing, WES)과 전장유전체분석(Whole-genome sequencing, WGS)

CMA가 핵형 검사의 한계를 여러모로 극복하기는 했지만 아직도 다발성 기형을 가진 많은 태아의 핵형 검사와 CMA상 이상이 없는 경우가 대부분이다(Shaffer LG et al., 2012). 이런 경우 전장유전체 분석(Whole-Genome Sequencing)이나 전장엑솜분석(Whole-Exome Sequencing)을 시행해볼 수 있다. WGS (Whole-Genome Sequencing)는 유전 정보가 없는 인트론(intron)과 유전정보가 있는 엑슨(exon)을 포함하여 전체 염색체를 분석한다. 그러나 인트론의 해석은 임상적 의의를 밝히기 힘들고 검사비용도 많이 소요되기 때문에 유전정보를 가지고 있는 엑슨(exon)을 분석하는 WES (Whole-Exome Sequencing)가 임상적인 활용도가 더 크다. 최근 연구 결과에 따르면 기형이 있는 태아의 핵형 검사와 CMA상 정상 판정을 받은 20~30%가 WES 검사로 유전적이상이 추가로 밝혀졌다(Drury S et al, 2015). 따라서 ACMG (American College of Medical Genetics and Genomics)에서는 유전적 이상이 의심되는 다발성 기형을 가진 태아의 염색체검사에서 이상소견을 발견하지 못하면 WES를 검사하도록 권유하고 있다(ACMG, 2012). WES를 가장 효과적으로 검사하는 방법은 태아와 생물학적 부모의 유전체 검사를 동시에 실행하는 것이다 이를 trio sequencing이라고 한다. Trio sequencing은 수천 개 이상의 의미 없는 유전적 변이를 걸러줄 수 있기 때문에 진단의 정확도를 높여준다. WES를 임상에서 활용하기까지는 표준화되고 숙련된 기술이 필요하며 유전정보의 해석에 관한 경험도 더 많이 축적되어야 한다. 향후에는 WES와 WGS가 차세대 염기서열분석(next-generation

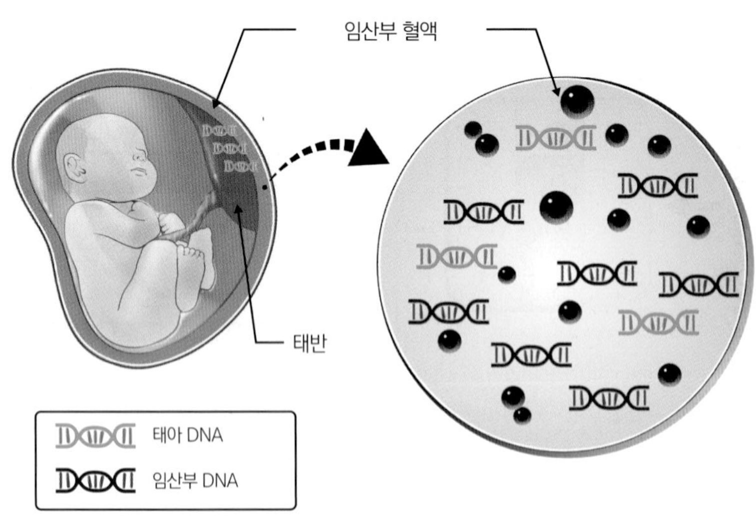

그림 10-12. **모체 혈장내 태아유리DNA**

sequencing, NGS)의 주축을 이룰 것으로 보인다.

5) 모체 혈장내 태아유리DNA

태아 자체의 세포는 모체의 혈액 내에 매우 극소량 존재하기 때문에 혈액 검사로 온전한 태아세포를 산전 진단을 위해 사용하는 것은 제한점이 있다. 반면, 임신부의 혈장내 존재하는 태아 세포유리 DNA (cell-free DNA, cfDNA)는 200 base pair 이하의 작은 DNA 조각으로 태반으로부터 유래한다. 태아 DNA는 임신 4주때부터 임신부의 혈액에서 시작하여 임신 10주 이후에는 임신부의 혈장 내 전체 세포유리 DNA의 약 10~15%를 차지하게 된다(Norton ME et al, 2012)(그림 10-12).

태아 DNA 선별검사

NIPT (Non-Invasive Prenatal Testing, cf-DNA Testing)이라고도 하며 임신부의 혈액을 채취하여, 임신부의 혈액 속으로 들어간 소량의 태아 DNA의 양적 차이를 정상군과 비교하여 분석한다. 태아 DNA로 분석하기 때문에 모체 혈청 선별검사에 비해 높은 검출률을 보이고 다운증후군의 검출률은 약 99%에 달한다. NIPT의 원리는 수백만 개의 DNA 조각들을 동시에 분석하여 예상치보다 증가된 특정 염색체(예를 들면 21번)의 DNA 조각의 비율을 확인하여 염색체 수의 이상을 예측할 수 있다.

참고문헌

- ACMG Board of Directors. Points to consider in the clinical application of genomic sequencing. Genet Med 2012;14:759-61.
- ACOG Committee Opinion No. 469: Carrier screening for fragile X syndrome. Obstet Gynecol 2010;116:1008-10.
- Bodurtha J, Strauss JF III. Genomics and perinatal care. N Eng J Med 2012;366:64-73.
- Committee Opinion No.682: Microarrays and Next-Generation Sequencing Technology: The Use of Advanced Genetic Diagnostic Tools in Obstetrics and Gynecology. Committee on Genetics and the Society for Maternal-Fetal Medicine. Obstet Gynecol. 2016 Dec;128(6):e262-e268.
- Drury S, Williams H et al. Exome sequencing for prenatal diagnosis of fetuses with sonographic abnormalities. Prenat Diagn 2015;35:1010-7.
- Kearney HM, Thorland EC et al. American College of Medical Genetics standards and guidelines for interpretation and reporting of postnatal constitutional copy number variants. Genet Med. 2011;13:680-5.
- Linden MG, Bender BG. Fifty-one prenatally diagnosed children and adolescents with sex chrmosome abnormalities. Am J Med Genet 2002;110:11-8.
- Loane M et al. Twenty-year trends in the prevalence of Down syndrome and other trisomies in Europe: impact of maternal age and prenatal screening. Eur J Hum Genet. 2013;21:27-33.
- Nolin SL, Brown WT, Glicksman A, Houck GE Jr., Gargano AD, Sullivan A, et al. Expansion of the fragile X CGG repeat in females with premutation or intermediate alleles. Am J Hum Genet 2003;72:454-64.
- Norton ME, Brar H et al. Non-Invasive Chromosomal Evaluation (NICE) Study: results of a multicenter prospective cohort study for detection of fetal trisomy 21 and trisomy 18. Am J Obstet Gynecol. 2012 Aug;207:137.e1-8. doi: 10.1016/j.ajog.2012.05.021. Epub 2012 Jun 1.
- Reddy UM, Page GP et al. Karyotype versus microarray testing for genetic abnormalities after stillbirth. NICHD Stillbirth Collaborative Research Network. N Engl J Med 2012;367:2185-93.
- Retzloff MG, Hornstein MD. Is intracytoplasmic sperm injection safe? Fertil Steril 2003;80:851-9.
- Ross JL, Zeger MP, Kushner H, Zinn AR, Roeltgen DP. An extra X or Y chromosome: contrasting the cognitive and motor phenotypes in childhood in boys with 47,XYY syndrome or 47,XXY Klinefelter syndrome. Dev Disabil Res Rev 2009;15:309-17.
- Shaffer LG, Agan N, Goldberg JD, Ledbetter DH, Longshore JW, Cassidy SB. American College of Medical Genetics statement of diagnostic testing for uniparental disomy. Genet Med 2001;3:206-11.
- Shaffer LG, Rosenfeld JA et al. Detection rates of clinically significant genomic alterations by microarray analysis for specific anomalies detected by ultrasound. Prenat Diagn 2012;32:986-95.
- Simons L.G. Shaffer R.J. Cytogenetic Nomenclature: Changes in the ISCN 2013 Compared to the 2009 Edition Cytogenet Genome Res 2013;141:1-6.
- Vissers LE, Veltman JA et al. Identification of disease genes

by whole genome CGH arrays. Hum Mol Genet 2005;14:215-23.

- Wapner RJ, Martin CL et al. Chromosomal microarray versus karyotyping for prenatal diagnosis. N Engl J Med. 2012;367:2175-84.
- Yang JH, Kim YJ, Chung JH, Kim MY, Ryu HM, Han JY, et al. A multi-center study for birth defect monitoring systems in Korea. J Korean Med Sci 2004;19:509-13.

제11장

산전진단 및 유전상담

Prenatal Diagnosis and Genetic Counseling

류현미 | 차의과학대
구화선 | 차의과학대
부혜연 | 한양의대
한유정 | 차의과학대

산전진단(Prenatal diagnosis)은 산과의 중요 영역 중 하나로, 발달하고 성장하는 태아의 구조적 또는 기능적 이상을 밝히는 분야이다. 산전진단의 정보는 출생 전후 태아 및 신생아를 위한 치료적 준비, 임신 유지에 대한 선택, 아기에 대한 정보로 정신적, 사회적, 경제적 준비 및 분만 방법의 결정 등에 이용된다. 산전진단은 산전선별검사(prenatal screening test)와 산전침습적진단검사(prenatal invasive diagnostic test)의 두 가지로 구분된다(그림 11-1).

산전선별검사는 목표 질환의 고위험군 여부 및 위험 정도를 알아보는 검사이다. 임신부 혈액 내의 단백질을 분석하는 모체혈청선별검사(maternal serum screening)와 임신부 혈액 내의 태아 DNA분석을 이용한 태아DNA선별검사(cell free DNA screening, NIPT: Non-invasive prenatal testing) 및 초음파검사를 이용한 방법 등이 있다. 모체혈청선별검사는 임신주수, 임신부 체중, 인종, 인슐린의존성 당뇨, 태아 수, 초음파상 태아 크기 등이 분석의 정확도에 영향을 미칠 수 있다(대한모체태아의학회, 2019). 산전선별검사에서 고위험 결과가 나온 경우 산전침습적진단검사를 권유하게 된다. 산전침습적진단검사는 태아의 검체를 이용하여 염색체 검사 등의 유전자 검사를 시행하여 태아의 이상을 진단하는 방법으로 융모막융모생검이나 양수천자술 등의 시술이 필요하다.

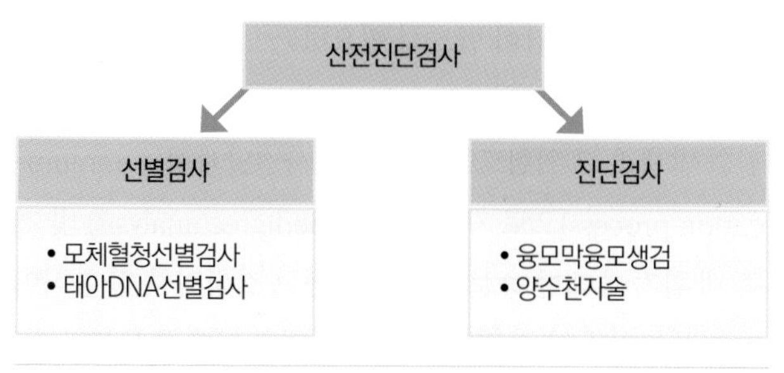

그림 11-1. **산전진단의 종류**

모든 임신부에게 선별이 가능한 태아 염색체 질환에 대한 정보, 임신부 연령에 따른 염색체 이상에 대한 위험률, 각 선별검사의 염색체 이상 발견율, 위양성율, 장점, 단점, 한계점에 대한 상담과, 침습적진단검사의 장, 단점에 대한 상담을 동시에 시행해야 한다(대한모체태아의학회, 2019). 표 11-1은 이러한 내용을 간략하게 정리한 것이다. 모든 임신부는 충분히 상기 정보를 이해하고 어떤 검사를 할지 선택하여야 하며, 검사에서 고위험 결과가 나온 경우 다음 단계 검사를 선택할 수 있다(그림 11-2).

표 11-1. 태아 염색체 선별검사와 진단검사에 대한 요약

	선별검사		진단검사
	모체혈청선별검사	태아DNA선별검사(NIPT)	침습적진단검사
검사 개요	태아 혹은 태반 유래의 단백질 분석	임신부 혈장내의 태아 DNA 분석	융모막융모, 양수에서 태아 염색체 분석
채취 방법	임신부 혈액 채취	임신부 혈액 채취	침습적 시술
검사 시기	통합선별검사, 순차적검사: - 1차: 임신 11~13주 - 2차: 임신 15~22주 쿼드검사 : 임신 15~22주	임신 10주 이후	융모막융모생검: 임신 11~13주 양수천자술: 임신 15주 이후
검사 질환	다운·에드워드·파타우증후군, 신경관결손	다운·에드워드·파타우증후군 또는 성염색체 수적이상	염색체 수적, 구조적 이상
다운증후군 발견율	통합선별검사: 94~96% 쿼드검사: 81%	98~99%	99.9%
위양성율	5%	0.5% 이하	거의 없음
제한점	고위험 결과 시, 태아DNA선별검사 또는 침습적 진단검사	고위험 결과 시, 침습적 진단검사	시술로 인한 유산 위험률 0.1~0.3%

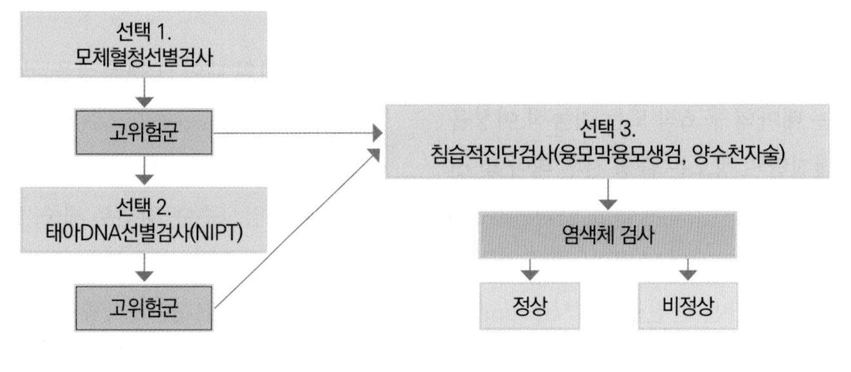

그림 11-2. **태아 염색체 선별검사와 진단검사의 선택 흐름도**

산전진단의 주요 목표 질환은 특별한 가족력이나 과거력 등이 없는 경우에는 태아의 신경관결손 및 다운·에드워드·파타우 증후군과 같은 염색체 수적이상 질환이다. 또한 유전질환의 가족력이 있는 경우에는 가계 내에 이미 알고 있는 유전자 변이(mutation)에 대한 특정 유전질환을 진단하게 된다.

산전진단은 검사에 대한 충분한 이해를 한 후 임신부 스스로가 자율적인 선택을 할 수 있도록 하여야 하므로, 의료인은 산전진단에 대한 충분한 정보를 제공하여 임신부가 선택할 수 있도록 하는(informed choice) 상담의 역할이 매우 중요하다. 특히 유전질환의 가족력이 있는 경우 등에서는 산전유전상담이 반드시 필요하다.

유전상담(Genetic counseling)이란 가계(family)의 유전질환 발생과 그 위험도를 다루는 의사전달과정(communication process)으로 가계도 분석(pedigree analysis) 및 가족 내 환자에 대한 충분한 정보를 얻고 질병의 유전 방식이나 발생원인 등을 설명하여 질병에 대한 이해를 돕는다. 또한 정확한 진단 방법, 재발 위험도 및 그에 따른 임신 방법 등을 제시한다. 유전상담은 비지시적(nondirectiveness)으로 이루어져야 한다. 즉 상담자가 가족의 결정에 영향을 미치지 않고, 가족 내에서 결정할 수 있도록 충분한 정보를 제공한다. 산과 영역에서의 유전상담은 유전질환 전반에 관한 것뿐만 아니라, 산과력의 분석 및 산전진단의 장단점 등과 관련하여 그 범위가 매우 넓다.

유전질환의 가족력이 있는 경우 등의 특정 유전질환의 고위험군에서는 산전침습적진단검사 또는 착상전유전자검사 등을 통해 배아 및 태아에서 특정 유전질환을 진단하게 된다. 배아 및 태아를 대상으로 하는 유전자 검사는 배아 및 태아의 생명을 다루는 분야로 산전유전상담에서는 윤리적, 법적, 사회적 영향(ethical legal social implications, ELSI)이 고려되어야 한다.

국내에서는 배아 및 태아 대상 검사의 오남용을 줄이기 위해 2005년부터 "생명윤리 및 안전에 관한 법률"에서 배아 및 태아를 대상으로 시행할 수 있는 유전자검사를 제한하고 있다. 초기에는 63종으로 허용하였다가, 이후 2009년에는 76종, 2011년 15종을 추가하여 총 154종의 유전질환 등으로 계속 확대하고 있다. 그러나 유전체 분석기술이 발전하면서 새로운 희귀질환이 진단되고 있어, 허용 질환명을 법에서 규정하는 것은 한계가 있는 상황이다.

희귀질환(Rare diseases)은 특정질환이 아닌 질병의 발생빈도가 매우 낮은 질환을 총칭하는 용어로 세계보건기구에 의하면 약 6,000여 종이 넘는 질환이 있는 것으로 보고되고 있다. 현재 국내에서는 2016년 희귀질환관리법이 제정됨에 따라 유병(有病)인구가 2만 명 이하이거나 진단이 어려워 유병인구를 알 수 없는 질환을 희귀질환으로 정의하고 있으며, 희귀질환자들을 체계적으로 지원, 관리하는 제도적 여건이 마련되고 있다.

배아 및 태아 유전자 검사가 허용될 수 있는 질환을 선정하는 기본 원칙으로, 2013년 한국유전자검사평가원 유전자검사 적절성평가위원회에서는 전문가 회의를 통해 객관적인 지표로써, 표 11-2와 같은 배아 및 태아 유전자검사의 기본 원칙을 제시하고 있으며, 추후 시대의 변화에 따른

표 11-2. 배아 및 태아 유전자검사의 기본 원칙에 대한 전문가 의견(2013년)

아래에 해당되는 경우에는 산과 전문의의 유전상담 후에 산전침습적진단검사가 수행될 수 있다.
배아 및 태아 유전자 검사가 허용될 수 있는 질환은 다음과 같다.
1. 염색체 이상 질환 2. 단일유전질환(아래의 가, 나, 다에 해당하는 3가지 조건을 만족한 경우) 가) 치명적 질환으로(성인기 이전에 발병하여 사망할 우려가 있거나, 성인기 이전에 발병하여 기능적 장애가 심하거나, 성인기 이전에 발병하여 기능적 회복이 어려운 유전질환) 나) 진단법이 확립된 단일유전질환 다) 가족 중 환자가 있는 경우 또는 태아 초음파 검사 등에 의해 임상적으로 의심되는 경우 단, 1) 질병감수성 검사와 보인자 진단에 관한 유전자 검사는 추천하지 않되, 심사를 통하여 예외를 인정할 수 있다. 2) 성인기에 발병하는 단일유전질환 또는 가족성 종양은 원칙적으로 제한하되, 심사를 통하여 예외를 인정할 수 있다. 3) 목적 이외에 관련성이 낮은 유전자까지 함께 검사하는 다유전자패널검사(multi-gene panels)는 추천하지 않는다.
배아 및 태아 유전자 검사를 할 수 있는 조건은 다음과 같다.
1. 산전 유전자 검사는 충분한 유전상담 후 시행한다. 유전상담은 다음의 내용을 포함한다. 1) 부모에게 질병에 걸린 태아를 가질 가능성에 대한 적절한 설명 2) 검사 방법에 있어서의 한계점 3) 임신부와 태아에서의 시술 위험성 4) 검사 결과로 인한 잠재적 부작용 2. 산전 유전자 검사를 위한 시술은 산부인과 전문의에 의해 직접 수행되어야 한다. 3. 검사 이후에도 결과에 대한 충분한 유전상담이 이루어져야 한다.

한국유전자검사평가원, 2013

개정이 필요할 수 있다.

최근 급속하게 발전한 인간유전체의 해독과 기능의 이해, 유전자발현 조절 및 단백 정제기술, 유전체 대량분석 및 정보처리기술, 유전체편집 등 다양한 기술의 발전은 과거에는 진단과 치료가 불가능하다고 생각되었던 많은 희귀유전질환들뿐 아니라, 흔한 질환(common diseases)에서도 유전학에 근거한 개별화된 의료서비스가 가능한 시대가 되고 있다. 유전체 분석기술이 발전하면서 질병 스펙트럼이 넓어지고 있고, 이러한 발전은 산전진단 틀의 변화로 이어지고 있는 시점이다.

최근의 예로써 그동안은 고식적 방법인 모체혈청선별검사로 진행되던 산전선별검사는 차세대염기서열분석법(next generation sequencing, NGS) 및 생물정보학(Bioinformatics)의 발전과 더불어 모체혈액내 세포 유리 DNA 분석이 가능하게 되어, 미국에서는 2011년부터 태아DNA선별검사가 임상에 적용되기 시작하였고, 국내에서도 2016년부터 산전선별검사로 이용되고 있다. 침습적 진단검사 분야에서도 주로 양수나 융모 검체를 이용하여 세포유전학(Cytogenetics) 검사를 통한 염색체 핵형 분석(karyotyping)만을 시행하다가, 최근에는 염색체마이크로어레이(chromosomal microarray, CMA)가 산전검체에 적용되고 있다. 더욱이 차세대염기서열분석법을 이용한 검사를 산전진단 분야에 다양하게 적용하고자 하는 많은 연구들이 진행되고 있다. 이는 원인 불명의 반복적인 태아기형 등의 원인 규명을 위한 연구(research)에는 이용될 수 있지만, 현 시점에서 해석이 되지 않는 많은 변이가 발견될 수 있고, 검사의 해석이 어려워 불필요한 불안감을 초래할 수 있으므로 미국산부인과의사협회(American College of Obstetrics and Gynecology, ACOG)에서는 전체엑솜시퀀싱(whole exome sequencing)을 기본적인 산전진단에 사용하지 않을 것을 권유하고 있다(ACOG, 2016a).

산전진단은 배아 및 태아의 생명을 다루는 중요한 분야이기 때문에 다양한 유전질환 및 유전자 분석법에 대한 이해뿐만 아니라 윤리적인 고려 등의 산부인과 전문의의 역할이 매우 중요한 시대가 되었다. 산전진단의 특수성을 고려할 때 서면화된 사전동의(informed consent) 및 세밀한 유전상담이 반드시 필요하며, 산전진단의 확대에 따른 관련 임상진료지침 및 법령의 지속적인 보완이 필요하겠다.

본 장에서는 산전진단 분야에 대해 다음의 순서로 다루고자 한다.

1. 태아 신경관결손 선별검사(Screening for neural tube defect)
2. 태아 염색체 선별검사(Screening for aneuploidy): 모체혈청선별검사, 태아DNA선별검사, 임신 제2삼분기 초음파 선별검사(Sonographic screening)
3. 가임기 여성을 대상으로 하는 유전질환의 보인자 선별검사(Carrier screening for genetic disorder)
4. 산전침습적진단검사(Prenatal invasive diagnostic test)
5. 착상전유전검사(Preimplantation genetic testing)

1. 태아 신경관결손 선별검사(Screening for neural tube defect)

1972년 Brock 등에 의해 신경관결손 태아를 임신한 임신부의 혈액과 양수내 알파태아단백(α-feto protein, AFP)이 증가된다는 보고 이후, 모체혈청 알파태아단백검사는 신경관결손 선별검사로 이용되고 있다.

알파태아단백은 임신초기에 태아의 난황낭에서, 후기에는 태아의 소화관과 간에서 합성된다. 합성된 알파태아단백은 태아의 혈청을 순환하여 태아의 소변을 통해 양수에 존재하게 된다. 모체혈청 내 알파태아단백은 임신 주수가 진행하면서 증가한다. 피부로 덮여 있지 않은 태아체벽의 개방성 결함 시 많은 알파태아단백이 양수로 새어 나가고, 이로 인해 모체혈청의 값이 증가하게 된다.

신경관결손 선별검사는 임신 15~20주 사이에 시행하며, 모체혈청 알파태아단백은 ng/mL로 측정되고 중앙값의 배수인 MoM (multiple of the median)으로 보고한다. MoM으로 보고함으로써 알파태아단백 분포의 표준화가 가능하며, 검사실과 인종이 다른 경우의 결과 비교가 가능하다. 모체혈청 알파태아단백은 태아 염색체 선별검사를 위한 사중표지물질검사(Quadruple test, 쿼드 검사)에 포함하여 시행할 수도 있고 신경관결손 선별을 목적으로 단독으로도 시행할 수 있다.

모체혈청 알파태아단백 2.5 MoM 이상을 고위험군으로 간주했을 때, 12,084명의 임신부에서 18명의 태아 개방형 신경관결손이 확인되었는데 이 중 15건(83%)을 모체혈청 알파태아단백 검사로 발견하였다고 보고한 연구 결과가 있었다(Burton et al., 1983). 사중표지물질검사를 이용한 알파태아단백의 신경관결손 선별 시, 17,316명의 분석에서 위양성율이 1%일 때 개방형 신경관결손 태아 15건 중 11건(73%)을 발견할 수 있었다. 이 연구에서 무뇌아(anencephaly) 6건은 모두 알파태아단백이 2.5 MoM 이상이었고, 척추갈림증(spina bifida)은 8건 중 4건(50%)을 선별할 수 있었다(Jaques et al., 2006). 태아 신경관결손의 발견율(detection rate, 민감도: sensitivity)은 사중표지물질검사에 포함하여 분석하거나 모체혈청 알파태아단백 단독검사로 분석하는 것에 상관없이 75% 정도로 같게 나타났다. 상한 기준치로 2.5 MoM을 사용했을 때, 선별검사의 양성율은 3~5%에서, 무뇌아의 민감도는 90%, 척추갈림증의 민감도는 80%이며 양성예측률(positive predictive value)은 단지 2~6%이다(Milunsky et al., 2004).

모체혈청 알파태아단백이 2.0 MoM 이상으로 상승된 경우 기본적인 초음파검사를 시행하여 임신주수, 태아 생존여부, 태아 수 등을 확인한다. 모체혈청 수치는 임신 주수에 따라 변하므로 정확한 임신 주수가 중요하다. 모체혈청 알파태아단백이 2.5 MoM 이상으로 증가된 경우는 신경관결손의 고위험군으로 임신부에게 상담 후 태아의 신경관결손 진단을 위한 검사를 시행한다. 모체혈청 알파태아단백은 신경관결손 외에 복벽결함 등의 다른 종류의 기형, 태아 사망, 다태 임신, 태반 이상에서도 증가한다. 최근 초음파 해상도의 발달로 신경관결손의 대부분이 초음파검사만으로도 진단되고 있어서, 모체혈청 알파태아단백이 높은 경우 우선 정밀초음파검사로 신경관결손 유무를 확인해야 한다. 초음파검사의 진단율이 높으므로 정밀초음파검사상 정상소견을 보이는 경우에는 양수 내 알파태아단백측정을 위한 양수천자술은 필요치 않으며 신경관결손의 위험이 감소한다고 알려져 있으나, 일각에서는 초음파를 통한 진단율이 특히 22주 이전엔 100%에 훨씬 못 미치므로 양수천자술을 하라고 권하고 있다. 양수천자를 하게 되는 임신부들에게 양수 내 알파태아단백은 개방성 신경관결손 시에는 증가하나 3~5%에 해당하는 피부로 둘러 싸인 신경관결손은 진단할 수 없다는 점을 설명하는 것이 필요하다.

2009년 미국의학유전학회(American College of Medical Genetics), 2016년 미국산부인과의사협회에서는 임신 제1삼분기에 모체혈청선별검사나 융모막융모생검을 받았던 임신부는 임신 제2삼분기에 태아 신경관결손 선별검사인 모체혈청 알파태아단백검사나 초음파검사로 태아 신경관결손 여부를 확인할 것을 권하고 있다(Driscoll et al., 2009; ACOG, 2016c). 태아DNA선별검사를 받은 임신부의 경우도 마찬가지로 신경관결손 선별검사를 위해 임신 제2삼분기에 모체혈청 알파태아단백 검사나 초음파검사를 받을 것을 권하고 있다(ACOG, 2015). 대한모체태아의학회에서도 임신 제1삼분기에 태아 염색체 선별검사를 한 임신부의 경우, 임신 제2삼분기 모체혈청 알파태아단백 선별검사를 하고 신경관결손을 포함한 다른 기형 여부를 확인하기 위해 초음파 검사를 시행할 것을 권하고 있다(대한모체태아의학회, 2019).

2. 태아 염색체 선별검사(Screening for aneuploidy)

태아 염색체의 수적이상(홀배수체, aneuploidy)은 한 개 이상의 염색체의 숫자가 더 많거나 적은 염색체 이상으로 자연유산의 약 50%, 임신 중기 유산의 약 20%, 사산 또는 신생아 사망의 약 6~8%를 차지한다. 산전에 발견되는 태아 염색체 수적이상의 약 70%는 다운증후군, 에드워드증후군, 파타우증후군이며, 10~13%는 성염색체 수적이상이다(Wellesley et al., 2012).

표 11-3. 만삭 시 임신부 연령에 따른 태아 염색체 이상의 위험도

만삭 시 나이	다운증후군 위험도	전체 염색체 이상의 위험도*
24	1:1,380	1:475
25	1:1,340	1:475
26	1:1,290	1:475
27	1:1,220	1:454
28	1:1,140	1:434
29	1:1,050	1:416
30	1:940	1:384
31	1:820	1:384
32	1:700	1:322
33	1:570	1:285
34	1:456	1:243
35	1:353	1:178
36	1:267	1:148
37	1:199	1:122
38	1:148	1:104
39	1:111	1:80
40	1:85	1:62
41	1:67	1:48
42	1:54	1:38
43	1:45	1:30
44	1:39	1:23
45	1:35	1:18
46	1:31	1:14
47	1:29	1:10
48	1:27	1:8
49	1:26	1:6
50	1:25	-

자료: Morris et al., 2003; Hook, 1981
*전체 염색체 이상: 다운, 에드워드, 파타우증후군, 47,XXY, 47,XYY, 45,X와 다른 임상적 의미를 가지는 염색체 이상을 포함하였으며, 47,XXX는 제외함

산전선별검사는 다운증후군 위험도가 증가하는 태아를 비침습적으로 선별하는 방법이다. 태아 염색체의 수적 이상은 임신부의 나이가 증가할수록 증가한다(표 11-3). 과거에는 분만 시 만 35세 이상의 고령임신의 경우, 임신부의 나이만으로 침습적 진단검사의 적응증이 되었다(Hook, 1981). 그러나 35세 이상의 임신부에 있어서도 산전선별검사의 정확도가 향상되어, 현재는 임신부의 나이만으로 태아의 다운증후군 위험도를 평가하지 않는다.

표 11-4. 단태임신에서 선별검사의 종류에 따른 발견율

선별검사	발견율	위양성율	양성 예측률
제1삼분기 선별검사 목덜미투명대, hCG, PAPP-A 목덜미투명대 단독	 80~84% 64~70%	 5% 5%	 3~4%
사중표지물질검사 AFP, hCG, uE3, inhibin A	 80~82%	 5%	 3%
통합선별검사	94~96%	5%	5%
순차적검사 계단식 분할식	 92% 91%	 5.1% 4.5%	 5% 5%
태아DNA선별검사 고위험군 Low fetal fraction 또는 no result	 99% –	 0.1% 4~8%	 연령에 따라 다름 4%

자료: Baer et al., 2015; Gil et al., 2015; Malone et al., 2015; Norton et al., 2015; Pergament et al., 2014; Quezada et al., 2015; Dashe, 2016

2007년 미국산부인과의사협회에서는 임신부의 나이를 태아의 다운증후군 위험도 평가에 단독으로 사용하는 것은 효과적인 선별방법이 아니므로, 모체혈청선별검사를 통하여 태아의 다운증후군 위험도를 재평가할 것을 권고하였다(ACOG, 2007). 또한, 모든 임신부는 나이와 상관없이 산전선별검사, 산전진단검사 및 검사를 하지 않을 선택(No test)을 자율적으로 결정해야 한다고 명시하였다(ACOG, 2016c). 산전진단에 관한 상담 시에는 임신부 연령에 따른 염색체 이상에 대한 위험도뿐만 아니라, 염색체 이상 태아의 임신 과거력 또는 부부의 염색체 이상 여부 등의 임신부가 이미 가지고 있는 위험도(prior risk)에 대한 상담도 포함하여야 한다.

다음은 모체혈청선별검사에 대한 대한모체태아의학회의 권고 사항이다(대한모체태아의학회, 2019).

- 모든 임신부에게 선별이 가능한 태아 염색체 수적이상에

표 11-5. 태아DNA선별검사의 양성예측률

임신부 나이	다운증후군	에드워드증후군	파타우증후군	45, X	47, XXY
20	48%	14%	6%	41%	29%
25	51%	15%	7%	41%	29%
30	61%	21%	10%	41%	29%
35	79%	39%	21%	41%	30%
40	93%	69%	50%	41%	52%
45	98%	90%	NA%	41%	77%

Perinatal Quality Foundation: NIPT/cell free DNA screening predictive value calculator. 2016.

대한 정보, 임신부 연령에 따른 염색체 이상에 대한 위험률, 각 선별검사의 염색체 이상 발견율, 위양성율, 장점, 단점, 한계점에 대한 상담과 침습적 진단검사의 장, 단점에 대한 상담을 동시에 시행해야 한다.

- 모체혈청선별검사나 진단검사에 대해서 첫 산전 진찰 시 상담을 하는 것이 이상적이며 임신 초기에 상담이 시행되어야 한다.
- 모든 임신부는 나이와 상관없이 모체혈청선별검사에 대한 설명을 제공받아야 한다.

선별검사 결과의 해석

선별검사는 검사의 종류와 발견하고자 하는 증후군의 발생빈도 등에 따라 검사의 양성예측률이 달라진다(표 11-4). 통합선별검사는 검사를 받은 모든 임신부 중에서 다운증후군 태아를 발견할 확률은 약 95%이지만, 이 검사에서 고위험군으로 결과를 받은 경우, 실제 태아가 다운증후군일 확률(양성예측률)은 약 5%이다. 태아DNA선별검사의 다운증후군 발견율은 약 99%이고 이 검사에서 고위험군이라고 나온 경우 실제 태아가 다운증후군일 양성예측률은 나이에 따른 발생빈도가 반영된다. 즉, 25세 임신부의 경우는 고위험군 10명 중 5명(약 51%)만 다운증후군이며 35세 임신부인 경우 10명 중 8명(약 79%)이 다운증후군이다. 따라서, 태아DNA선별검사에서 고위험군으로 나온 경우, 반드시 침습적진단검사를 권유해야 한다(표 11-5).

1) 모체혈청선별검사(Maternal serum screening test)

모체혈청선별검사는 임신부의 혈액 속에 포함된 태아 혹은 태반 유래의 단백질을 분석하여, 다운증후군등의 세염색체(trisomy) 증후군과 신경관결손과 같은 질환에 대한 태아의 위험도를 예측하는 검사이다. 모든 염색체 이상을 선별하지 못하며 주로 21, 18, 13번 염색체의 세염색체 증후군을 선별할 수 있다. 임신부의 나이에 따른 염색체 수적이상의 위험도에 각 분석물질의 우도비(likelihood ratio)를 곱하여 해당 세염색체에 대한 위험도를 계산한다. 선별검사에서 '양성' 또는 '고위험군'이라는 것은 위험도가 증가했다는 것이지 태아가 다운증후군이라는 것은 아니다. 모체혈청선별검사는 임신 제1삼분기와 임신 제2삼분기에 시행하는 검사로 나뉜다.

(1) 임신 제1삼분기 선별검사(First trimester screening test)

임신 제1삼분기 선별검사 방법으로는 임신 제1삼분기 정밀초음파로 측정하는 태아 목덜미투명대 검사와 임신관련혈장단백-A (pregnancy associated plasma protein A, PAPPA), 사람융모성성선자극호르몬(human chorionic gonadotropin, hCG)의 두 가지 혈청 물질을 함께 검사하여 분석하는 병합선별검사가 있다.

① 목덜미투명대(Nuchal translucency)

태아 목덜미투명대는 임신 제1삼분기 말 정밀초음파검사

표 11-6. 태아 목덜미투명대 두께에 따른 염색체 이상 빈도

목덜미투명대 두께 (mm)	태아 수 (%)	비정상 핵형	염색체 이상 종류				
			다운증후군	에드워드증후군	파타우증후군	터너증후군	기타
3.5~4.4	217 (42.2)	43 (19.8)	31 (72.1)	7 (16.3)	1 (2.3)	0 (0)	4 (9.3)
4.5~5.4	94 (18.3)	30 (33.0)	18 (58.0)	7 (22.6)	2 (6.7)	1 (3.3)	2 (6.7)
5.5~6.4	69 (13.4)	35 (50.7)	13 (37.1)	18 (51.4)	2 (5.7)	1 (2.9)	1 (2.9)
≥6.5	134 (26.1)	90 (67.2)	19 (21.1)	33 (36.7)	3 (3.3)	24 (26.7)	11 (12.2)
총	514	198 (38.5)	81 (40.9)	65 (32.8)	8 (4.0)	26 (13.1)	18 (9.1)

Kwak et al., 2019

시 태아의 경추 후부의 피부와 연조직 사이에 체액이 차 있는 무에코성 피하 공간을 말한다(Nicolaides et al., 1992). 태아 목덜미투명대는 태아의 머리-엉덩길이(crown-rump length, CRL)가 45~84 mm인 시기에 측정하며, 태아의 머리엉덩길이에 따른 중앙값의 배수인 MoM값으로 바꾸어서 혈청분석치와 함께 위험도를 계산할 수 있다. 목덜미투명대는 측정 시 정확성과 재현성이 부족하며, 기관별, 시행자별 목덜미투명대의 중앙값이 다르고, 같은 시행자 사이에서도 중앙값이 다를 수 있으므로 정확한 측정 방법을 숙지하고 있어야 한다. 영국의 Fetal Medicine Foundation (FMF)은 태아 목덜미투명대 측정법에 대한 기술적 권고안을 처음 제시하였으며(https://fetalmedicine.org/fmf-certification/certificates-of-competence/nuchal-translucency-scan), 미국에서는 Nuchal Translucency Quality Review (NTQR) Program을 통해 태아 목덜미투명대 측정법 권고안을 제시하였다(NTQR Web site, 2006).

태아 목덜미투명대 증가는 다운증후군 같은 염색체 수적이상뿐 아니라 선천성 심장 기형, 다양한 유전질환을 예측하는데 중요한 임신 제1삼분기의 초음파 표지자가 되었다(Koos et al., 2006; Souka et al., 2005). 태아 목덜미투명대 검사는 단독으로 사용하는 경우 5% 위양성율에서 다운증후군의 진단율이 약 64~70%이며(Snijders et al., 1998; Kim et al., 2006), 임신 제1삼분기 모체혈청 표지자와 함께 병합선별검사(combined screening test)로 사용하면 다운증후군의 진단율을 약 79~87%로 높일 수 있다(Wald et al., 2003; Wapner et al., 2003). 목덜미투명대의 증가 자체는 태아기형을 의미하는 것이 아니며, 태아기형의 고위험군으로 정밀검사 즉 정밀초음파검사 및 태아염색체 검사가 필요하다는 것을 의미한다.

목덜미투명대의 두께 증가의 기준은 2.5 mm, 3.0 mm, 임신 주수에 따라 95 백분위수(Chung et al., 2004) 등 기관마다 다르게 적용하고 있다. 국내에서 발표된 목덜미투명대의 두께에 따른 태아염색체 이상의 빈도는 다음과 같다(표 11-6). 2016년 미국산부인과의사협회에서는 목덜미투명대가 3.0 mm 이상이거나 99 백분위수 이상으로 증가되어 있으면, 태아DNA선별검사나 융모막융모생검을 할 것을 권하고 있다(ACOG, 2016c). 또한 이러한 경우 임신 제2삼분기 때 정밀초음파검사를 하여 태아심장에 대하여 자세하게 확인할 것을 권고하고 있다(ACOG, 2016c). 그러나 태아 림프물주머니소견이 보이는 경우에는 융모막융모생검을 하여 태아염색체를 확인할 것을 권고하고 있다(ACOG, 2016c).

다음은 대한모체태아의학회의 권고 사항이다(대한모체태아의학회, 2019).

- 임신 제1삼분기 초음파검사에서 목덜미투명대 증가, 명확한 이상소견, 낭림프관종 등이 관찰되는 임신부에게는 태아 염색체 이상에 대한 침습적진단검사 및 태아 구조적 기형을 확인하기 위한 정밀초음파검사를 시행해야 한다.

- 태아 목덜미투명대 확장 또는 낭림프관종이 관찰되었던 임신부에서 정상 태아염색체가 확인된 경우에는 임신 제2삼분기 정밀초음파와 심장초음파를 시행하고, 태아 염색체검사로 발견되지 않는 유전질환 가능성 및 불량한 주산기 위험이 증가 할 수 있음을 설명해야 한다.

② 병합선별검사(Combined screening test)

병합선별검사는 임신 11주에서 14주 사이에 시행하며, 임신관련혈장단백-A, 사람융모성성선자극호르몬의 두 가지 모체혈청 물질과 임신 제1삼분기 정밀초음파로 측정하는 태아 목덜미투명대 두께로 이루어진다.

다운증후군에서 유리 사람융모성성선자극호르몬(free β-hCG)은 2.0 MoM 이상으로 증가되고, 임신관련혈장단백-A는 0.5 MoM 이하로 감소하는 것으로 알려져 있다. 다운증후군에서 사람융모성성선자극호르몬이 증가하는 이유는 다운증후군 태반이 상대적으로 미성숙하여 임신 초기 때처럼 상대적으로 많은 양의 사람융모성성선자극호르몬이 계속 방출되어 높아지기 때문이다(Macri et al., 1990). 다운증후군 태반에서 유리 사람융모성성선자극호르몬이 전체 사람융모성성선자극호르몬(total hCG)에 비해 상대적으로 높게 측정되어, free β-hCG가 total hCG보다 더 우수한 표지인자로 제시되고 있다(Eldar-Geva et al., 1995). 그러나 임신부 혈액 내 free β-hCG는 total hCG의 0.5%에 해당하는 양만 존재하기 때문에 정상적으로 급격히 농도가 떨어지는 임신 중기에 사용하기에는 너무 적은 양이 검출되어서 현재는 임신 초기 검사에 이용되고 있다. 에드워드증후군, 파타우증후군은 사람융모성성선자극호르몬과 임신관련혈장단백-A 모두 감소한다(Malone et al., 2005).

BUN 연구(Biochemistry, Ultrasound, Nuchal translucency)는 미국과 캐나다의 13개 산전 진단기관에서 공동으로 임신 제1삼분기 모체혈청 내 사람융모성성선자극호르몬과 임신관련혈장단백-A, 목덜미투명대를 측정하여 다운증후군을 선별한 결과를 보고하였다. 약 8,215명의 임신부를 검사한 결과, 분리값(cut-off value)을 1:270으로 하였을 때 85.2%의 발견율과 9.4%의 위양성율을 보였다. 5%의 위양성율로 계산하면 79%의 발견율을 나타내었다(Wapner, 2005). 2005년 발표된 FASTER 연구에서는 제1삼분기 모체혈청선별검사의 다운증후군 발견율을 위양성율이 5%일 때 82~87%로 발표하였다(Malone et al., 2005). 최근 다기관연구 결과에서는 임신 제1삼분기 모체혈청선별검사의 다운증후군 발견율이 79%(위양성율 5%)이며, 양성예측률은 3~4%로(Norton et al., 2015), 이전 결과들보다 낮게 보고하였다.

(2) 임신 제2삼분기 선별검사(Second trimester screening test)

임신 제2삼분기 모체혈청선별검사는 임신 15~22주 사이에 시행하며, 적정한 검사 시기는 임신 16~18주이다. 1980년대 초반에는 알파태아단백(AFP) 한 개의 표지 물질로 이용하다가 1980년대 후반에는 알파태아단백(AFP), 사람융모성성선자극호르몬(hCG), 비결합에스트리올(unconjugated estriol, uE3)를 분석하는 삼중표지물질검사(Triple test)를 이용하였으며, 1990년대 초반에는 삼중표지물질에 인히빈 A(inhibin-A)를 추가하여 네 가지 모체혈청 물질을 이용하는 사중표지물질검사가 주로 이용되었다. 다운증후군의 경우 알파태아단백과 비결합에스트리올은 감소하고, 사람융모성성선자극호르몬과 인히빈 A는 증가한다. 사중표지물질검사의 다운증후군 발견율은 위양성율이 5%일 때 80~82%로 임신 제1삼분기에 시행하는 모체혈청선별검사보다 약간 낮으며. 다운증후군의 양성예측률은 3%정도이다(Malone et al, 2005). 임신 제1삼분기에 염색체 선별검사를 시행하지 않았거나, 임신 제2삼분기에 임신을 처음 알게 된 경우에 주로 사중표지물질검사를 시행하게 된다.

(3) 임신 제1,2삼분기 병합검사

임신 제1삼분기와 제2삼분기 모체혈청선별검사를 병합한 검사로는 통합선별검사(integrated screening test)와 순차적검사(sequential screening test)가 있다.

① 통합선별검사

통합선별검사는 임신 11~14주에 태아 목덜미투명대 두께와 임신관련혈장단백-A를 검사하고, 임신 15~22주에 사중표지물질검사를 시행한 후 검사 항목을 통합 분석하여 다운증후군의 위험도를 계산한다. 위양성율이 5%일 때 다운증후군 발견율이 94~96%로 가장 효과적인 모체혈청선별검사이나, 결과를 임신 제2삼분기까지 기다려야 하는 단점이 있다(Malone et al., 2005). 통합선별검사의 다운증후군에 대한 양성예측률은 5%이다. 목덜미투명대 두께를 제외한 혈청 물질들로만 시행하는 경우를 혈청 통합선별검사(serum integrated screening test)라고 하는데, 이러한 경우 다운증후군 발견율은 85~88%로 감소한다(Malone et al., 2005).

② 순차적검사

순차적검사는 통합선별검사와 달리 임신 제1삼분기 선별검사 결과를 임신부에게 제공하게 되며, 위험도 분류 방법에 따라 계단식 순차적검사(stepwise sequential test)와 분할식 순차적검사(contingent sequential test)로 나뉜다. 계단식 순차적검사는 제1삼분기 선별검사 결과를 저위험군, 고위험군으로 나누어, 저위험군에서는 제2삼분기 선별검사를 추가로 시행하고, 고위험군에서는 침습적 진단검사를 시행한다. 분할식 순차적검사는 제1삼분기 선별검사 결과를 저위험, 중간위험, 고위험군으로 나누어, 저위험군에서는 추가 검사를 시행하지 않고, 중간위험군에서 제2삼분기 선별검사를 추가로 시행하며, 고위험군에서는 침습적 진단검사를 시행한다. 순차적검사에서 제2삼분기 선별검사를 추가로 시행하는 경우 최종 결과는 제1,2삼분기 선별검사를 통합 분석하여 다운증후군의 위험도를 계산한다. 태아DNA선별검사가 도입된 이후, 순차적검사의 중간위험군이나 고위험군에서 추가 검사로 태아DNA선별검사도 고려해볼 수 있다.

(4) 모체혈청선별검사 후 상담

① 저위험군

모체혈청선별검사는 다운증후군, 에드워드증후군, 파타우증후군의 위험도를 추정하는 검사로, 검사 결과가 '저위험군'으로 나온 경우에는 선별 가능한 해당 염색체 질환에 대한 위험도가 낮아지는 것을 의미하는 것이지 정상임을 의미하는 것은 아니다. 위양성율이 5%일 때, 다운증후군 발견율은 임신 제1삼분기 병합선별검사의 경우 임신 11, 12, 13주에 각각 87%, 85%, 82%였고, 임신 제2삼분기 사중표지물질검사는 81%로, 임신 제1삼분기 모체혈청선별검사가 임신 제2삼분기 사중표지물질검사보다 다운증후군 발견율이 더 높다(Malone et al., 2005). 따라서 2013년 유전상담사 협회(National Society of Genetic Counselors)와 2016년 미국산부인과의사협회에서는 임신 제1삼분기 모체혈청선별검사와 제2삼분기 모체혈청선별검사를 독립적으로 시행하는 것은 위양성이 증가하므로 권하지 않아야 한다고 명시하였다(Wilson et al., 2013; ACOG, 2016c). 대한모체태아의학회에서도 모체혈청선별검사 결과가 저위험군인 경우, 독립적으로 다른 혈청선별검사를 추가 시행하는 것은 위양성 결과를 증가시킬 수 있으므로 권고하지 않는다(대한모체태아의학회, 2019).

② 고위험군

모체혈청선별검사 결과가 '고위험군'으로 나온 경우, 선별 가능한 해당 염색체 질환에 대한 위험도가 높아지는 것을 의미하는 것이지 염색체 이상을 의미하는 것은 아니다. 따라서 임신부에게 해당하는 모체혈청선별검사의 정확도를 알려주고(표 11-4) 그 다음 고려해야 할 검사 방법들의 장단점을 자세히 설명해주어야 한다. 임신부가 추가 검사를 원하는 경우 태아DNA선별검사나 침습적진단검사를 시행할 수 있다. 추가적으로 태아DNA선별검사를 원하는 경우, 태아DNA선별검사에서도 고위험인 경우에는 반드시 침습적진단검사로 확인을 해야 하기 때문에 태아 염색체 이상의 진단이 늦어질 수 있는 한계를 잘 설명하고 시행해야 한다. 특히 모체혈청선별검사에서 고위험군이었던 경우, 태아DNA선별검사가 저위험군이어도 세염색체성 이외의 다른 염색체 이상의 잔존위험이 2% 정도로 남아 있기 때문에(Norton et al., 2014), 이에 대한 설명도 함께 이루어져야 한다. 2019년 대한모체태아의학회에서는 임신부에게 모체

혈청선별검사 고위험 결과가 바로 염색체 이상을 의미하는 것이 아님을 설명하고 태아DNA선별검사 혹은 침습적진단검사에 대한 상담을 시행할 것을 권고하고 있다(대한모체태아의학회, 2019).

(5) 쌍태임신에서 모체혈청선별검사

쌍태임신에서 다운증후군 위험도는 태아의 숫자와 접합성(zygosity)에 영향을 받게 되다. 임신부의 나이로 위험도를 평가할 때, 일란성 쌍태임신부는 단태임신부와 동일한 다운증후군 위험도를 갖지만 이란성 쌍태임신부는 각각의 태아가 갖는 다운증후군 위험도를 합쳐서 평가해야 하므로 단태임신부보다 높은 위험도를 갖게 된다. 그러나 쌍태임신은 단태임신에 비해 다운증후군 위험도 분석에 대한 데이터가 부족하고 모체혈청선별검사는 각각의 태아를 평가할 수 없기 때문에 모든 모체혈청선별검사는 단태임신에 비해 정확성이 낮을 수밖에 없다. 쌍태임신부 410명을 대상으로 삼중표지물질검사의 다운증후군 발견율을 분석한 연구 결과를 살펴보면, 5%의 위양성율일 때 다운증후군 발견율은 일란성 쌍태임신에서 73%, 이란성 쌍태임신에서 43%, 전체 발견율은 53%로 확인되어 단태임신에 비해 낮음을 확인할 수 있었다(Neveux et al., 1996). Neveux의 연구결과를 바탕으로 다운증후군 태아를 임신한 일란성 쌍태임신에서 모체혈청 물질의 혈중농도를 이용하여, 이란성 쌍태임신에서 태아 다운증후군의 모체혈청 물질농도를 예측하여 다운증후군 발견율을 보고한 연구도 있었다. 연구 결과, 위양성율이 5%일 때 통합선별검사에서 다운증후군 발견율은 단일융모막에서 93%, 이융모막에서 78%로 모든 쌍태임신에서 80%의 다운증후군을 선별할 수 있는 것으로 추정되었으나 전향적 연구로 확인되지는 않았다(Wald et al., 2005).

모든 모체혈청선별검사는 쌍태임신에서 단태임신보다 정확성이 낮다는 정보를 알려야 하며, 특히 다태임신에서 일측태아가 사망 혹은 기형이 발견된 경우에는 모체혈청선별검사가 부정확할 수 있음을 설명해야 한다. 태아 염색체 수적이상 확인을 위해서는 침습적진단검사를 고려할 수 있다(대한모체태아의학회, 2019).

2) 태아DNA선별검사

1997년 임신부 혈액 내에 세포 유리 태아 DNA (cell free fetal DNA, cff-DNA)의 존재가 처음 발견되었고(Lo et al., 1997), 이는 태반 세포인 영양막 세포(trophoblast)의 자가세포사멸(apoptosis)과 괴사(necrosis)에서 발생하여 임신 기간 동안 모체의 순환계에 존재하는 것으로 알려져 있다(Tjoa et al., 2006; Alberry et al., 2007)(그림 11-3).

임신부 혈액 내에 존재하는 태아 DNA는 200 base pair 이하의 작은 DNA조각으로, 임신 4주 때부터 임신부의 혈액에서 나타나기 시작한다. 임신 10주 이후에는 임신부 혈장 내에 존재하는 전체 세포 유리 DNA (total cell free DNA)의 약 10~15% 정도를 태아 DNA가 차지하게 된다(Norton et al., 2012). 따라서 세포 유리 태아 DNA는 임신 기간 동안 태아의 상태를 조기에 확인할 수 있는 효과적인 자원으로, 대표적으로 태아 다운증후군과 기타 상염색체의 수적이상 질환에 대한 비침습적인 산전선별검사(noninvasive prenatal testing)로 사용되고 있다. 태아 DNA선별검사는 DNA의 미세한 양적 차이를 감지할 수 있

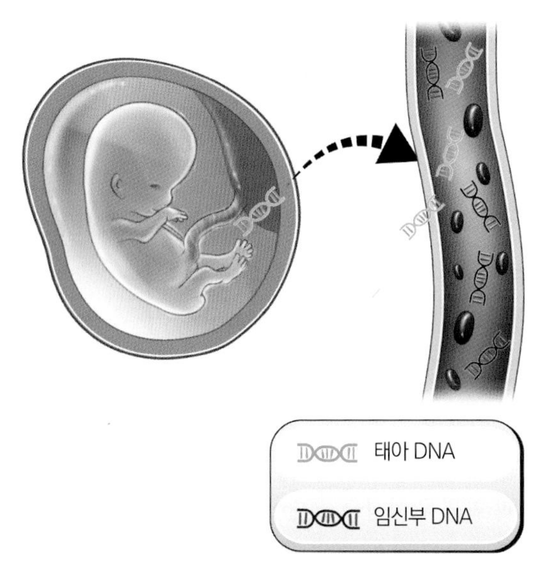

그림 11-3. 모체의 혈관 내에 존재하는 태아 DNA

는 차세대염기서열분석법과 생물정보학 분석을 이용하여, 임신 10주부터 태아 염색체 수적이상인 다운증후군, 에드워드증후군, 파타우증후군과 성염색체 수적이상을 선별할 수 있다(Nicolaides et al., 2012; Alamillo et al., 2013; Wellesley et al., 2012).

(1) 태아DNA선별검사의 검사대상

태아DNA선별검사가 기존의 모체혈청선별검사와 비교 시, 다운증후군에 대한 민감도와 특이도가 더 높은 것은 분명하나 모든 임신부에게 적용해야 하는지는 국제적으로 학회마다 다양한 의견이 있다.

35세 미만의 저위험군에서는 태아DNA선별검사의 양성예측률이 35세 이상의 고위험군보다 떨어지게 된다(표 11-5). 따라서 저위험군에서 태아DNA선별검사를 적용하게 되면 위양성이 증가하여 불필요한 침습적진단검사가 증가할 수 있다.

또한 태아DNA선별검사는 모체혈청선별검사를 통해 선별할 수 있는 염색체 이상의 16.9%는 선별할 수 없으며(Norton et al. 2015), 현재까지는 태아DNA선별검사가 고비용 검사이므로, 이를 모든 임신부에게 적용하였을 때 의료비 상승을 유발할 수 있다. 따라서 미국산부인과의사협회에서는 태아DNA선별검사의 이러한 한계점과 비용효과적인 부분을 고려하였을 때, 저위험군 임신부에게 가장 적절한 검사는 모체혈청선별검사로 명시하였다(ACOG, 2015).

미국모체태아의학회에서의 태아DNA선별검사 권고 대상(SMFM, 2015a)

- 만 35세 이상의 고령임신부
- 초음파검사에서 다운증후군, 에드워드증후군, 파타우증후군의 가능성이 증가한 소견이 있는 경우
- 모체혈청선별검사에 고위험군이 나온 경우
- 부모의 염색체 이상으로 태아가 파타우나 다운증후군의 위험이 증가한 경우 등의 고위험군 임신부에게 시행할 것을 권고하였다.

대한모체태아의학회에서의 태아DNA선별검사 권고 사항(대한모체태아의학회, 2019)

- 모든 임신부에게 태아 DNA선별검사에 대한 정보를 줄 수 있고, 자율적인 선택이 가능하지만 고위험군 임신부에게 우선적으로 권유되어야 한다.
- 태아DNA선별검사로 세염색체 중 21, 18, 13을 선별할 수 있으며, 성염색체 수적이상 또한 선별할 수 있다. 아직까지 미세결실(microdeletion)의 선별에는 추천되지 않는다.
- 태아DNA선별검사가 기존의 모체혈청선별검사보다 모든 면에서 우월하지는 않으므로 우선적으로 권고할 수는 없다.
- 태아DNA선별검사는 임신 10주 이후에 시행할 것을 권장한다.
- 다태임신의 경우, 현재까지 단태임신만큼의 검사 효용성을 보이지 못하고 있어서 권고되지 않는다.

(2) 태아DNA선별검사의 정확도

태아DNA선별검사는 다운증후군, 에드워드증후군, 파타우증후군에 대하여 높은 민감도와 특이도를 보이는데 특히 다운증후군에서 99.3%의 높은 민감도와 99.8%의 특이도를 보인다. 에드워드증후군에 대해서는 민감도 97.4%, 특이도는 99.8%, 파타우증후군과 성염색체 수적이상의 경우에는 91%의 민감도와 99%이상의 특이도를 보인다(Gil et al., 2015; Porreco et al., 2014; Snijders et al., 1995; Benn et al., 2013; Verweij et al., 2014). 태아DNA선별검사의 주요 염색체 이상에 대한 위양성율은 약 1%이며, 특히 다운증후군에 대한 위양성율은 더 낮은 것으로 알려져 있다. 성염색체 수적이상 발견율은 90% 이상이며 위양성율은 약 1%이다(Porreco et al., 2014; Mazloom et al., 2013; Samango-Sprouse et al, 2013; Nicolaides et al., 2014).

태아DNA선별검사 결과 중 'No call' 결과가 나온 경우 실제 염색체 이상의 위험성이 증가하여 침습적검사를 권하게 된다. 검사 기관마다 'No call'의 빈도를 1~8% 정도로 다양하게 보고하고 있는데, 이를 반영하여 양성예측률을 다

시 계산하게 되면 실제 양성예측률은 훨씬 낮아지게 된다(Yaron, 2016). 현재 논문에서 보고가 되고 있는 태아DNA선별검사의 양성예측률은 대부분 'No call'을 반영하지 않은 결과이므로 결과 해석에 주의가 필요하다.

태아DNA선별검사의 불일치결과들의 원인을 체계적으로 고찰한 연구에 의하면, 불일치결과들 중 위양성율이 88%, 위음성율이 12%로 위양성을 보이는 경우가 훨씬 많았다(Hartwig et al., 2017). 위양성의 주요 원인으로 유전자복제수변이(copy number variation), 태반국한성모자이씨즘(confined placenta mosaicism)이 가장 많은 빈도를 보였고, 그 외에도 임신부의 악성종양이나 쌍태아 소실 등이 있었으며, 위음성을 보였던 경우는 대부분이 태아가 모자이씨즘이었던 경우였다(Hartwig et al.,2017).

태아DNA선별검사로 미세결실에 대한 선별검사를 하는 것은 임상연구에서 아직 검증되지 않았으며, 민감도와 특이도는 불확실하다. 미세결실의 발생률이 1~1.5%로 낮기 때문에 양성예측률도 3.8~17%로 매우 낮아 임상적 유용성은 불명확하다(Gregg et al., 2016). 따라서 현재까지 국내외 관련학회에서는 태아DNA선별검사로 미세결실을 위한 선별검사는 추천하지 않는다(SMFM, 2015a; ACMG, 2016; 대한모체태아의학회, 2019).

(3) 검사 후 결과 상담

① 저위험군

태아DNA선별검사의 검사 결과가 '저위험군'이라는 것은 선별하는 해당 염색체의 위험도가 낮아진다는 것이지 태아의 염색체가 모두 정상이라는 것을 의미하는 것이 아니다. 즉 태아DNA선별검사의 검사 결과가 저위험군이라는 것이 유전적으로 문제가 없는 태아라는 뜻은 아니라는 것을 임신부가 충분히 이해하도록 해야 한다(대한모체태아의학회, 2019). 미국모체태아의학회에서는 태아DNA선별검사가 저위험군인 임신부에서 초음파상 부수 소견(soft signs, minor markers)이 단독으로 확인된 경우는 정상변이로 간주하고 침습적진단검사를 권유하지 않을 것을 명시하였다(SMFM, 2017). 그러나 태아DNA선별검사가 저위험군의 결과가 나왔더라도 초음파에서 주요 구조적 기형이 있는 경우에는 반드시 침습적진단검사를 권유하여야 함을 강조하고 있다(SMFM, 2017).

② 고위험군

태아DNA선별검사의 검사 결과가 '고위험군'으로 나온 경우에는 염색체 이상의 확진을 위한 침습적진단검사에 대한 상담이 반드시 이루어져야 한다. 2011년 태아DNA선별검사가 미국에서 임상에 처음 도입된 후 태아DNA선별검사의 고위험 결과를 받았던 임신부 356명 중 6.2%에 해당하는 임신부가 확진검사 없이 임신을 종료하였다(Dar et al., 2014). 임신부에게 태아DNA선별검사가 민감도가 높은 검사이나 위양성율이 있는 검사임을 충분히 설명하고, 확진검사 없이 태아DNA선별검사 결과만으로 임신부가 잘못된 선택을 하지 않도록 해야 한다. 대한모체태아의학회에서도 태아DNA선별검사에서 고위험군으로 나온 경우, 태아 염색체이상을 확인하기 위한 침습적진단검사를 권고하며, 침습적진단검사 없이 비가역적인 산과적 처치를 하지 않도록 권고하고 있다(대한모체태아의학회, 2019).

③ No call

태아DNA선별검사를 시행하였으나 결과를 보고하기 어려운 경우에는 검사결과가 'No call'로 보고된다. 이는 검사결과를 보고하거나 해석할 수 없는 검사 실패를 의미하는 것으로 검사를 제공하는 회사에 따라 1~8% 정도로 다양한 빈도를 보인다. 'No call'의 원인에는 검체 채취나 운송과정의 문제, DNA 추출, 증폭이나 시퀀싱의 문제, 낮은 태아 분율(fetal fraction) 등이 있다. 비만 임신부의 경우도 검사 실패의 원인으로 알려져 있다. 임신부의 체중이 113 kg 이상인 경우 약 20%에서, 159 kg 이상인 경우 약 50%에서 'No call' 결과를 보인다고 발표한 연구 결과도 있다(Ashoor et al., 2013). 낮은 태아 분율의 원인으로 이른 임신 주수에 검사를 시행한 것을 생각해 볼 수 있다. 또한 태아 분율이 낮게 나오는 경우 에드워드증후군이나 파타우증후군같은 염색체 이상의 위험도가 높아질 수 있음을 고려하여야 한다. Norton의 연구에 의하면 'No call' 그룹에서 염색체 이상이 2.7%로 확인되어 일반적인 코호트에서 0.4%의 빈도를 보이는 것에 비하여 약 7배 정도로 높은 염색체 수적이상을 확인할 수 있었다(Norton et al., 2015). 따라서 미국산부인과의사협회에서는 'No call' 결과를 받은 임신부는 정밀초음파검사와 침습적진단검사를 받을 것을 권유하였다(ACOG, 2016c). 대한모체태아의학회에서도 결과 분석에 실패한 경우, 재검보다는 침습적진단검사를 고려할 것을 권장한다(대한모체태아의학회, 2019).

3) 임신 제2삼분기의 초음파 선별검사(Sonographic screening)

임신 중 초음파검사를 통해 임신 주수와 다태 임신 여부를 확인하고, 태아의 구조적 기형(major anomaly) 및 부수소견 여부를 파악할 수 있다. 임신 중 초음파 검사는 진단적 검사를 대신할 수는 없지만, 구조적 이상의 유무와 종류에 따라 태아 염색체 이상의 위험도를 예측하고 적절한 상담과 검사를 하는 데 많은 도움을 주고 있다.

(1) 주요 구조적 이상 소견(Major anomaly)

초음파검사에서 태아의 주요 구조적 기형이 진단된 경우에는 선별검사가 아닌 산전침습적진단검사로 세포유전학적인 핵형 검사가 권유되며, 최근에는 해상도가 더 높은 염색체 마이크로어레이도 권유할 수 있다.

(2) 부수소견

부수소견은 태아의 기형 소견이라기보다는 정상 변이형(normal variants)으로서 염색체 수적이상이나 다른 기형이 동반되지 않는다면 태아의 예후에 영향을 미치지는 않는다. 부수소견은 주로 임신 15~22주 사이에 의미 있게 발견될 수 있고, 정상 임신의 최소 10%가량에서 발견될 수 있다(Bromley et al., 2002;Nyberg et al., 2003).

다운증후군과 연관이 있는 부수소견에는 목덜미 비후(nuchal fold thickening), 경증의 신우확장증(mild renal pelvis dilation), 심장내 에코부위(echogenic intracardiac focus), 음영발생장(echogenic bowel), 대퇴골 및 상완골 단축(short femur or humerus) 등이 있다(표 11-7, 그림 11-4).

표 11-7. 다운증후군과 연관이 있는 초음파 부수소견

단두증(Brachycephaly)
대퇴골 또는 상완골 단축(Short femur or humerus)
목덜미 비후(Nuchal fold thickening)
경증의 신우확장증(Mild renal pelvis dilation)
심장내 에코부위(Echogenic intracardiac focus)
음영발생장(Echogenic bowel)
측만지증(Clinodactyly)
코뼈무형성 혹은 형성부전(Nasal bone absence or hypoplasia)
편위된 우측쇄골하동맥(Aberrant right subclavian artery)

태아 목덜미 피부 두께(Nuchal skinfold)는 태아 머리의 경소뇌단면도(transcerebellar view)에서 측정한다. 두개골의 바깥쪽에서 목덜미 피부의 바깥쪽을 측정하여 6 mm 이상인 경우 목덜미 비후로 간주한다(Benacerraf et al., 1985). 심장내 에코부위는 심장의 구조적 혹은 기능적 이상과는 무관한 심장내 유두근(papillary muscle)의 부분적 석회화이다. 태아의 경증의 신우확장증은 대부분 일시적이며, 이상소견을 의미하지는 않는다. 신장의 횡단면에서 신우의 전후 길이를 측정하여 4 mm 이상 시 신우확장으로 정의한다. 음영발생장은 태아의 장이 태아의 뼈와 에코음영이 비슷하거나 더 증가한 경우를 말한다. 대퇴골 또는 상완골 단축은 대퇴골 혹은 상완골이 해당 주수의 2.5th percentile 미만으로 측정될 때를 말한다(ACOG, 2016c). 저위험군 임신부의 태아에서 대퇴골 단축이 단독소견으로 발견되는 경우, 대부분은 추가적인 상담이나 검사가 필요한 정도로 다운증후군의 위험도가 증가하지는 않는다.

이러한 각각의 부수소견의 빈도와 다운증후군에 대한 우도비는 부수소견의 종류와 발견된 부수소견의 수에 따라 다르다(표 11-8).

태아 염색체 선별검사를 하지 않은 임신부의 임신 제

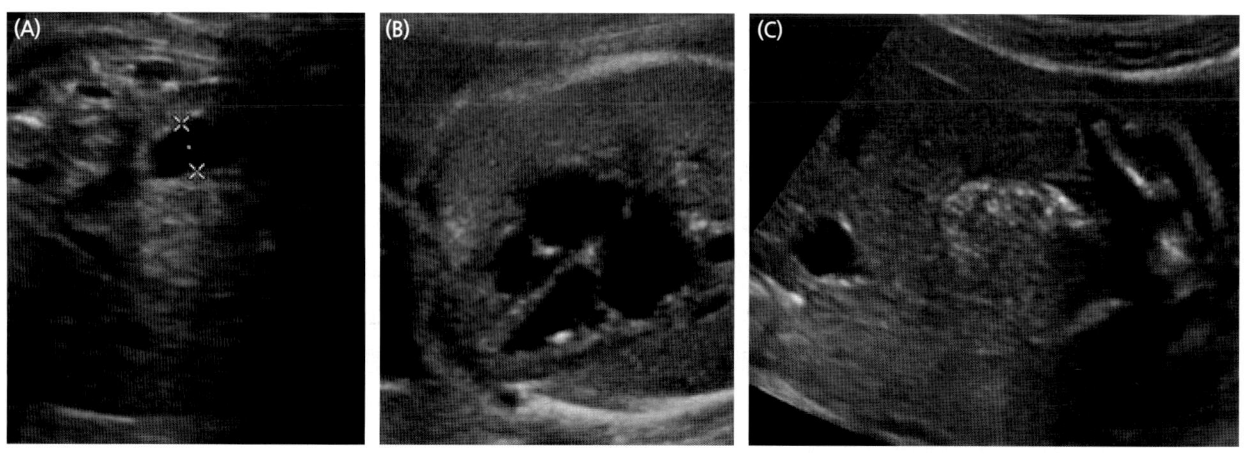

그림 11-4. **다운증후군과 연관이 있는 초음파 부수소견들**
(A) 경증의 신우확장증(Mild renal pelvis dilation), (B) 심장내 에코부위(Echogenic intracardiac focus), (C) 음영발생장(Echogenic bowel)

표 11-8. **다운증후군과 연관이 있는 초음파 부수소견과 각 소견의 빈도 및 다운증후군에 대한 우도비**

초음파 소견	정상 임신에서 유병율(%)	양성 시 우도비	음성 시 우도비
목덜미 비후(Nuchal fold thickening)	0.5	11~17	0.8
신우확장증(Renal pelvis dilation)	2.0~2.2	1.5~1.9	0.9
심장내 에코부위(Echogenic intracardiac focus)	3.8~3.9*	1.4~2.8	0.8
음영발생장(Echogenic bowel)	0.5~0.7	6.1~6.7	0.9
대퇴골 단축(Short femur)	3.7~3.9	1.2~2.7	0.8
상완골 단축(Short humerus)	0.4	5.1~7.5	0.7
하나의 부수소견이 있을 때	10.0~11.3	1.9~2.0	
두가지 부수소견이 있을 때	1.6~2.0	6.2~9.7	
세가지 이상의 부수소견이 있을 때	0.1~0.3	80~115	

*아시아인에서는 30%까지 발생(Shipp et al., 2000).
Bromley et al., 2002;Nyberg et al., 2001;Smith-Bindman et al., 2001;Agathokleous et al., 2013.

2삼분기 초음파검사에서 다운증후군과 관련된 부수소견이 단독으로 발견되면, 모체혈청선별검사나 태아DNA선별검사 등의 선별검사가 권유된다(대한모체태아의학회, 2019; ACOG, 2016c). 태아 염색체 선별검사를 시행하여 저위험군 결과를 확인한 임신부에서 부수소견이 단독으로 발견된 경우 부수소견의 유무에 따라 우도비를 체계적으로 적용하여 위험도를 보정할 수도 있다. 하지만 부수소견만 단독으로 확인된 대부분의 경우, 기존 모체혈청선별검사의 위험도에 영향을 거의 미치지 않는다(Agathokleous et al., 2013). 기존에 태아DNA선별검사를 시행한 경우에는 단독 부수소견에 따라 추가검사나 위험도 재보정을 권고하지 않는다(Reddy et al., 2014). 즉 임신 제2삼분기 초음파에서 다운증후군과 관련된 부수소견이 단독으로 발견되었을 때 염색체 선별검사 결과가 저위험군이었다면 추가적인 검사가 권고되지 않는다(대한모체태아의학회, 2019).

3. 유전질환의 보인자 선별검사(Carrier Screening for genetic disorder)

유전선별검사(Genetic screening)는 증상이 없는 개인이 특정 유전질환과 관련된 변이를 가지고 있는지를 알아보는 유전검사로, 주로 열성 유전질환에 대한 보인자 선별검사(carrier screening)에 적용된다. 선별검사의 목표는 의미있는 유전정보를 환자에게 제공함으로써 앞으로의 임신 계획에 도움을 주는 것이다.

유전선별검사에는 크게 민족 특이 유전선별검사(ethnic-based screening), 모든 민족에게 공통으로 시행하는 유전선별검사(pan-ethnic screening), 그리고 확대 보인자 선별검사(expanded carrier screening)의 총 3가지 종류가 있으며, 각각의 방법 모두 이점과 단점 그리고 한계점을 가지고 있다. 예를 들어 확대 보인자 선별검사를 실시할 경우 50% 이상에서 1개 이상의 유전질환의 보인자가 발견되는 것으로 알려져 있고, 이러한 결과는 임신을 계획하고 있는 환자 및 가족에게 불필요한 불안을 안겨줄 수 있기 때문에 매우 신중하게 시행 및 해석되어야 한다. 따라서 각각의 유전선별검사 방법의 장단점 및 한계점을 잘 이해하고 적용해야 할 것이다(ACOG, 2017a). 또한 유전선별검사가 모든 개개인의 위험도를 정확하게 확인할 수 있는 것은 아니기 때문에 유전선별검사를 시행한 환자는 반드시 전문가에게 결과에 대한 상담을 받아야 한다.

2017년 미국산부인과의사협회에서는 확대 보인자 선별검사의 대상이 되는 질환 선정 기준을 아래와 같이 권고하고 있다(ACOG, 2017a).

1) 최소한 보인자의 빈도는 1:100, 환자의 빈도는 1:40,000 이상인 질환
2) 질환에 대한 표현형(phenotype)이 잘 정립되어 있고, 삶의 질에 매우 나쁜 영향을 미치거나, 인지 및 신체장애를 동반하고, 어린시기에 발병하거나, 약물 또는 수술적 치료가 필요한 질환
3) 성인기 이후 발병하는 질환은 권장되지 않는다.
4) 특정질환에 대한 고위험군인 경우, 확대 보인자 선별검사에 특정 유전자 부위가 포함되어 있지 않을 수도 있다는 사실을 숙지해야 한다.

보인자 선별검사를 통해서 얻은 정보는 임신을 계획하는 부부에게 그들의 보인자 여부가 2세에게 미칠 영향에 대한 정보를 제공해 주기 때문에, 보인자 선별검사는 임신 전에 이루어지는 것이 이상적이다. 보인자 선별검사를 통하여 특정 유전학적인 상황의 보인자가 발견되었다면 그들의 친척에서도 같은 변이의 보인자가 있을 가능성이 증가하므로 친척에게도 정보가 제공될 수 있도록 설명되어야 하며, 이어서 배우자의 보인자 검사를 진행해야 한다. 만약 부부 모두에게서 특정 유전자의 보인자가 발견되었다면 다음 세대에 이환될 가능성이 있기 때문에 산전진단을 고려해야 하며, 이에 대한 유전상담이 반드시 이루어져야 한다. 유전상담 시 본인의 동의 없이 보인자 여부에 대한 개인정보를 가족을 포함한 타인에게 전달해서는 안 된다.

미국산부인과의사협회에서는 보인자 선별검사에 관한 정보를 모든 임신부에게 제공할 것을 권장하고 있으며(ACOG, 2017a; ACOG, 2017b), 그 중 척수성 근위축(spinal muscular atrophy), 낭성 섬유증(cystic fibrosis), 혈색소 질환(지중해빈혈증: thalassemia, 혈색소이상증: hemoglobinopathies) 및 취약X증후군(fragile X syndrome) 등의 몇몇 흔한 유전질환에 대한 보인자 선별검사를 권장하고 있다(ACOG, 2017a).

그러나 국내에서는 일반인을 대상으로 하는 보인자 선별검사보다는 가족력에 기반하여 열성유전질환 또는 염색체 이상을 가진 환자의 가족의 경우에 한정하여 보인자 여부와 자손에서의 발병률 여부를 알아보기 위한 보인자 선별검사를 시행하고 있다(유한욱, 2008). 또한 국내에서는 민족 특이 유전질환이 매우 드물어 아직 유전질환의 보인자 선별검사에 대한 구체적인 임상진료지침은 없는 상황이다. 그러나 국내에도 최근 다문화가정의 증가로 민족 특이 유전질환의 빈도 변화가 예상되고 유전체 진단법의 발달로 일각에서 유전질환의 보인자 선별검사에 대한 필요성이 대두되고 있다.

다음은 비교적 흔하게 고려되는 유전질환의 보인자 선

별검사기 고려되는 질환이다.

1) 척수성 근위축 1형(Spinal Muscular Atrophy)

척수성 근위축 1형은 상염색체 열성 질환으로, 척수와 뇌간의 운동신경세포 손상으로 근육이 점차적으로 위축되는 신경근육계 희귀 유전질환이다. 원인 유전자로는 주로 5번 염색체에 있는 생존운동신경원(survival motor neuron, SMN) 유전자의 돌연변이에 의한다고 알려져 있다(질병관리본부 희귀질환 헬프라인).

여성과 남성에게 동일한 비율로 나타나며, 매년 6,000에서 10,000명 생존 출생아 중 1건이 발생하는 질환으로 추정되고 있다(ACOG, 2017b). 일반인에서 보인자의 빈도는 민족에 따라 35~117명의 한 명으로 알려져 있으며(ACOG, 2017b), 국내 보인자 빈도는 47명당 1명으로 보고되고 있다(Lee et al., 2004).

척수성 근위축의 가족력이 있는 환자에서는 이환된 환자에서의 유전자 검사 및 부모의 보인자 검사를 통한 평가가 이루어져야 한다. 미국산부인과의사협회에서는 척수성 근위축에 대한 선별검사를 모든 임신을 고려하는 또는 현재 임신 중인 여성에게 권장하고 있다(ACOG, 2017a; ACOG, 2017b). 또한 최근 척수성 근위축의 유전자 치료제가 개발되고 있으며, 일부 약물은 국내에서도 급여체계에서 환자에게 적용이 가능하게 되었다. 유전자 치료제의 적용을 위해서는 환자의 조기 발견이 중요하므로, 향후 국내에서도 척수성 근위축 질환에 대한 보인자검사에 대한 필요성이 대두될 것으로 예상된다.

2) 낭성 섬유증(Cystic fibrosis)

낭성 섬유증은 낭포성 섬유증 막횡단 전도 조절 유전자(cystic fibrosis transmembrane conductance regulator gene, CFTR)의 돌연변이로 인해 발생하는 상염색체 열성 유전질환으로 주로 폐와 소화기관 등 여러 장기에 영향을 미치는 질환이다. 특히 기관지 확장증과 세기관지확장증을 일으키는 만성 기도 감염, 외분비 췌장기능 부전증, 비정상적 땀샘 기능과 비뇨생식계 기능 부전을 특징으로 한다.

미국에서는 3,400 생존 출생아 중 1명의 비율로 발생하고, 보인자 빈도는 1:37.6으로 보고하고 있다(Strom et al., 2011). 아시아에서는 1/14,000-1/350,000까지 매우 다양하고 낮은 유병률을 보고하고 있다(Mirtajani et al., 2017).

서양에서는 모든 임신을 고려하는 또는 현재 임신 중인 여성에게 낭성 섬유증의 보인자에 대한 선별검사를 권장한다. 선별검사를 위해서는 환자군에게 적용되는 DNA sequencing을 이용한 CFTR (cystic fibrosis transmembrane regulator) 유전자에 대한 전체 유전자 분석을 하지는 않으며, 비교적 흔한 유전자 부위를 선택하여 검사하게 된다(ACOG, 2017b). 만약 부모 모두 질환에 이환되지는 않았지만 한쪽 또는 양쪽에서 낭성 섬유증에 대한 가족력이 있다면 유전 상담 및 가족력에 대한 조사가 이루어져야 한다. 또한 여성의 배우자가 낭성 섬유증을 진단받았거나 선천적 양측 정관(vas deferens)의 결핍이 진단되었다면 유전상담을 통하여 돌연변이에 대한 상담이 이루어져야 한다(ACOG, 2017b).

국내에서의 유병률은 알려져 있지 않으나 매우 드문 질환으로, 현재로는 국내 보인자 선별검사의 고려 대상이 되고 있지 않다.

3) 혈색소이상증(Hemoglobinopathies)

혈색소이상증은 적혈구의 이상으로 발생하는 혈액 관련 질환을 말한다. 혈색소이상증은 단일유전질환(single-gene disorder)으로, 가장 흔한 것은 낫적혈구(sickle-cell)질환이다. 전세계 인구의 약 7%인 420백만 명정도가 보인자인 것으로 알려져 있다. 적혈구의 여러 가지 지표를 포함한 전체 혈구검사(complete blood count)는 혈색소이상증을 감별하고, 임신부의 빈혈여부를 판단하기 위하여 반드시 시행되어야 한다. 혈색소이상증이 비교적 흔한 인종이 분포되어 있는 아프리카, 지중해, 중동, 동남아시아 또는 서인도에서는 혈색소의 전기영동검사(electrophoresis)가 반드시 이루어져야 한다.

4) 취약X증후군(Fragile X syndrome)

취약X증후군은 원인이 밝혀진 유전성 지능지체의 가장 흔한 원인 질환으로, 발생빈도는 민족에 따른 큰 차이가 없으며, 미국에서는 남자 4,000명 당 1명, 여자 8,000명 당 1명 꼴의 빈도를 보인다(질병관리본부 희귀질환 헬프라인). 보인자는 남자가 1/1,000. 여자가 1/250의 빈도를 보인다고 알려져 있다(질병관리본부 희귀질환 헬프라인). 국내 보인자의 빈도는 1/781 (0.13%)로 보고하고 있는데 이는 일반적으로 서양보다는 낮지만 다른 아시아인에 비하면 높은 것으로 알려져 있다(Kim et al., 2013).

X-연관열성유전방식으로 유전되나, 전형적 유전방식을 따르지 않으며 보인자 여성을 통해 세대를 거듭할수록 임상증상이 심해지고 뚜렷해지는 양상을 보인다. 지적능력저하의 가족력이 있는 임신 중 또는 임신을 준비 중인 여성, 원인불명의 조기폐경이 진단된 여성에서 취약X증후군의 원인 유전자인 FMR 1 premutation에 대한 보인자 선별검사가 권장된다.

4. 산전침습적진단검사(Prenatal invasive diagnostic test)

산전진단에 사용되는 침습적 시술로는 양수천자술, 융모막융모생검, 그리고 드물게 탯줄천자술 등이 있다. 산전침습적진단검사의 위해성인 태아소실 위험도 증가를 고려할 때, 35세 이상의 모든 임신부에게 침습적진단검사를 추천하는 것은 권고하지 않는다(대한모체태아의학회, 2019). 최근에는 태아DNA선별검사 등 산전선별검사의 발전으로 인해 과거보다 침습적 시술이 많이 줄고 있다. 2012년 태아DNA선별검사가 임상적으로 소개된 이후, 융모막융모생검 시술은 70%, 양수천자술은 50%까지 감소하였다(Larion et al.,2014). 국내에서도 태아DNA선별검사 이후 양수천자의 빈도가 56%에서 10%로 감소한 것으로 보고하기도 하였다(Kim et al., 2018).

1) 시술로 채취된 검체를 이용한 유전자 검사의 종류

산전침습적진단검사를 시행한 목적에 따라 다양한 유전자 검사가 시행될 수 있다.

(1) 세포유전학적 염색체 검사

염색체 수적이상과 5~10 메가베이스(megabase, Mb) 크기 이상의 염색체 구조적이상을 현미경을 통해 확인할 수 있으며, 세포유전학 검사의 진단 정확도는 99% 이상이다. 세포분열 중기에 염색을 통해 각 염색체의 특징적인 띠(band)를 관찰하므로 세포 배양과정이 필요하다. 양수 세포의 경우, 보통 7~10일의 배양 기간이 소요된다.

(2)형광정량법(Quantitative Fluorescent-Polymerase Chain Reaction, QF-PCR)

염색체마다 특이적으로 존재하는 DNA의 반복부위(short tandem repeat)에 형광 표식자를 붙여 연쇄효소중합반응(polymerase chain reaction, PCR)으로 증폭한 후, DNA 염기서열 분석기를 이용하여 분석하는 방법이다. 배양과정이 필요 없어 흔한 염색체 수적이상에 대해 빠르게 결과를 제공할 수 있는 장점이 있다.

(3) 형광제자리부합법(Fluorescence in situ hybridization, FISH)

알고자 하는 염색체 부위에 형광물질을 입히고 그 부위의 염기서열을 가진 DNA 탐식자를 접합시키는 방법이다. 대개 24~48시간 내에 결과를 확인할 수 있어서 흔한 염색체 수적이상에 대해 빠르게 결과를 제공할 수 있다. 또한 목표로 하는 유전자 부위에 해당하는 탐식자를 이용하여 세포유전학적 검사에서 확인할 수 없는 부위를 검사할 수 있다.

(4) 염색체 마이크로어레이 검사(Chromosomal microarray, CMA)

유전체 전체의 변화를 한 번에 분석할 수 있는 방법으로, 5 Mb 미만의 미세한 변이를 검출할 수 있어 현미경을 통해 볼 수 없는 미세결실과 중복을 포함한 다양한 유전자복제수변이를 확인할 수 있다(ACOG, 2007). 결과는 보통 세포 배양과정 없이 3~5일 내에 바로 결과를 확인할 수 있고, 양수 세포의 배양이 필요한 경우에는 10~14일이 소요된다(ACOG, 2016b).

유전자복제수변이는 선천성 심장질환 등의 태아기형이나 신경발달장애 등의 원인이 될 수 있다. 특히 산전 태아 초음파에서 주요 기형이 발견된 경우, 세포유전학 검사가 정상이어도 약 6.0%에서 의미 있는 유전적 변이를 염색체 마이크로어레이 검사를 통해서 발견할 수 있다(Callaway et al., 2013; de Wit et al., 2014). 따라서 이러한 경우 침습적검사 시술시, 염색체 마이크로어레이 검사도 추가로 고려해 볼 수 있다.

미국산부인과의사협회와 미국모체태아의학회에서는 태아의 구조적 기형이 발견된 경우, 세포유전학 검사 대신 염색체 마이크로어레이 검사를 우선적으로 시행할 것을 권고하고 있다(ACOG, 2016b; SMFM, 2016). 그리고 염색체 마이크로어레이 검사를 시행할 경우, 검사의 장단점을 포함한 유전상담 또한 이루어져야 한다(SMFM, 2016).

이처럼 산전 염색체 마이크로어레이 검사는 세포유전학 검사의 보조적 또는 대체할 수 있는 검사로 외국에서는 널리 시행되고 있다. 그러나 국내에서는 아직 산전 검체에 대한 검사 경험의 부족, 기반여건의 차이, 의료환경 및 문화사회적 배경의 차이가 있어 일방적으로 국외의 가이드라인을 준수하기에는 제한이 있다.

2013년 한국유전자검사평가원 유전자검사 적절성평가위원회에서는 고식적 세포유전학 검사를 산전 진단의 1차적 주요 검사로 하고, 일부 경우에서만 마이크로어레이 검사를 보조적인 검사로 권고하고 있다. 1) 산전 태아 초음파에서 주요기형이 있으면서 세포유전학 검사가 정상이거나, 균형재배열 염색체를 보이거나, 현미경상에서는 비징상 염색체로 추정되나 명확한 진단을 내리기 어려운 경우, 2) 태아에게 표적 염색체(marker chromosome)가 있는 경우, 3) 부모가 염색체 균형 재배열 보인자인 경우, 4) 사산이나 유산의 경우에서 태아 또는 배아의 고식적 핵형분석을 할 수 없는 경우가 이에 해당한다(한국유전자검사평가원, 2013). 대한모체태아의학회에서도 침습적진단검사를 하기로 결정한 모든 임신부에서 통상적인 세포유전학 검사 대신 염색체 마이크로어레이를 하는 것은 권고하지 않고 있다(대한모체태아의학회, 2019).

검사를 시행하는 경우, 모든 임신부에게 검사의 장점, 한계점, 특히 유전자복제수변이의 분석에 대한 한계점의 내용을 포함한 유전상담이 검사 전후에 이루어져야 한다(한국유전자검사평가원, 2013).

(5) 단일유전질환의 유전자검사

가족의 가계도 분석 및 유전자 변이의 진단 여부 등에 따라 유전자 검사의 종류는 유전상담을 통하여 결정한다.

2) 산전침습적진단검사 시술의 종류

(1) 양수천자술(Amniocentesis)

양수천자는 안전성과 정확성이 인정된 가장 많이 시행되는 침습적진단 방법으로 일반적으로 임신 15주 이후에 시행한다.

① 검사의 목적

양수천자술은 태아의 유전질환, 선천성 감염, 동종면역의 진단과 폐성숙 평가 등을 위해 시행된다.

② 시술방법

초음파 유도하에 20~22 gauge 바늘을 피부에 수직으로 삽입하여 태반, 탯줄 및 태아를 피하여 양막을 천자한다(그림 11-5). 채취한 양수의 첫 1~2 mL는 모체세포가 섞여 있을 수 있으므로 버리는 것이 일반적이다. 이후 약 20~30 mL의 양수를 태아의 세포유전학 검사나 염색체

마이크로어레이 검사를 위해 채취한 후 바늘을 제거한다. 시술 후 자궁을 찌른 부위에 출혈은 없는지 관찰하고 임신부에게 태아의 심박동을 보여준다.

쌍태임신에서 양수천자 시 이양막성 쌍태인 경우, 쌍태아 분리막과 각 임신낭의 위치를 주의 깊게 파악하는 것이 중요하다. 시술 시에는 첫 번째 임신낭 시술 후 바늘을 제거하기 전에, 소량의 인디고카민(Indigo carmine dye)을 주입하여, 두 번째 임신낭 시술 시 첫 번째 임신낭과 구분할 수 있다.

③ 합병증

경험이 많은 시술자일수록 혈액이 섞인 양수나 양막파수, 다발천자의 빈도는 적다. 과거에 비하여 태아 소실의 빈도도 많이 낮아져 2016년 미국산부인과의사협회에서는 경험 있는 시술자에 의해 시술된 경우 단태 임신에서의 시술 관련 태아소실율(fetal loss rate)을 약 0.1~0.3%로 보고하였으며(ACOG, 2016b), 국내에서도 약 1,000명당 1명 정도의 소실율을 보고하였다(Han et al., 2012). 태아 소실이 있었던 경우, 양수천자 시술 자체와는 관련 없는 태반조기박리, 비정상적인 태반 착상, 감염 등과 같이 기존 문제가 원인이 되는 경우도 있다. 그 외 합병증은 흔하지 않으며 일시적인 질출혈 또는 양막파수가 1~2% 에서 있을 수 있다. 바늘에 의한 태아의 손상은 초음파 유도하에 시행하는 경우 드물게 발생한다.

④ 조기양수천자술(Early amniocentesis)

임신 11~14주에 시행하는 양수천자로, 양막이 자궁벽과 융합되기 전에 시행하므로 임신낭 천자가 어렵다는 점 이외에는 중기 양수천자술과 방법은 같다. 각 임신주수 당 1 mL 정도의 양수를 채취한다. 하지만 조기양수천자술은 다른 침습적 방법에 비해 시술 관련 합병증이 증가한다. 태아의 곤봉발(club foot)의 경우 임신중기양수천자술 시술 시 발생률이 0.1%인데 비해 조기양수천자술 시 발생률이 1.3%로 증가하며, 태아소실율 또한 임신중기양수천자술 시는 0.7%, 조기양수천자술 시는 2.5%이다(Canadian Early and Mid-Trimester Amniocentesis Trial, 1998). 조기양수천자술 시에는 세포배양 실패율이 높아 추가 침습적 시술이 필요한 경우가 증가한다(Winsor et al., 1999). 이러한 내용을 바탕으로 미국산부인과의사협회 및 국내 대한모체태아의학회에서는 조기양수천자술은 권고하지 않고 있다(ACOG, 2016b; 대한모체태아의학회, 2019).

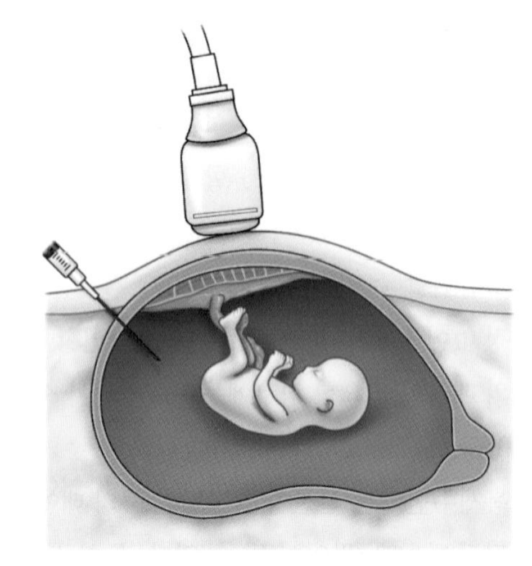

그림 11-5. **양수천자술**

(2) 융모막융모생검(Chorionic villus sampling, CVS)

임신 10~13주에 시행하며, 융모막융모생검의 장점은 결과를 임신 초기에 알 수 있어 조기에 임신관리를 할 수 있다는 점이다. 융모막융모생검과 양수천자술의 적응증은 특별히 양수 또는 태반조직을 요구하는 일부 분석을 제외하고는 동일하다.

① 시술방법

태반에 접근하기 쉬운 방법으로 자궁경부 또는 복부를 경유하여 융모를 채취한다(그림 11-6). 두 접근방법의 안전성과 효과는 동일하다(ACOG, 2016b). 자궁경부를 경유하여 융모막융모생검을 시행하는 경우에는 특별히 제작된 무딘 끝을 가진 유연한 폴리에틸렌 카테터를 사용하고, 복부로 접근하는 경우에는 18~20 gauge 바늘을 사용한다. 초음파를 이용하여 카테터 혹은 바늘이 초기 태반 안으로 잘 접근하는지 확인하고 융모를 흡인하여 채취한다. 질출혈, 생식기 감염, 자궁의 전굴 또는 후굴이 과도한 경우, 또는 자궁의 접근을 어렵게 하거나, 선명한 초음파 영상을 방해하는 신체조건을 가진 경우에는 시행하지 않는다.

② 합병증

융모막융모생검 이후 전체적인 태아 소실율은 임신중기 양수천자보다 높다. 이는 시술 자체와는 관련 없이 임신중기와 임신초기 기간 사이에 발생할 수 있는 유산율 때문이며, 시술 자체에 의한 태아소실율은 양수천자와 비슷하다. 초기에 융모막융모생검과 관련된 합병증으로 사지변형결함(limb reduction defect) 등이 보고되었으나 임신 10주 이후에 시행할 경우 사지변형결함의 발생률은 기본 발생률과 동일한 1,000명당 1명 정도이다(Evans et al., 2005; Kuliev et al., 1996). 임신 9주 이전에 융모막융모생검을 하는 경우, 태아 소실 및 기형의 위험도가 증가하므로, 융모막융모생검은 하지 않는 것을 권고한다(대한모체태아의학회, 2019). 자궁경부를 경유한 융모막융모생검 이후 질출혈은 흔하지 않으며, 대부분 저절로 회복되고 태아 소실로 이어지지 않는다. 감염 발생률은 0.5 % 미만이다(ACOG, 2016b).

③ 융모막융모생검의 제한점

융모막융모생검의 제한점은 검체의 2%에서 염색체 모자이씨즘(mosaicism)이 있다는 것이다(Malvestiti et al., 2015). 염색체 모자이씨즘은 세포유전학 검사에 하나 이상의 세포주가 발견되는 것이다. 이 경우 진성 태아 모자이씨즘(true fetal mosaicism)과 태반에만 존재하는 태반국한성모자이씨즘의 감별을 위하여 양수천자술이 권고된다(대한모체태아의학회, 2019). 양수천자술에서 태아 세포유전학 검사 결과가 정상인 경우 모자이씨즘이 태반에 국한된 것으로 생각할 수 있다. 태반국한성모자이씨즘의 경우 태아의 염색체는 정상이지만 자궁내발육지연, 태반 기능이상으로 인한 태아사망 등과의 연관성이 보고되기도 하였다(Baffero et al., 2012; Wilson et al., 2005).

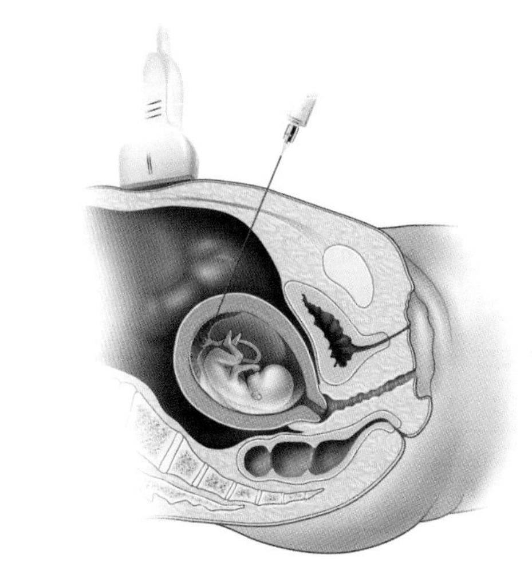

그림 11-6. **융모막융모생검**

(3) 탯줄천자술(Cordocentesis)

태아채혈술(Fetal blood sampling) 혹은 경피제대혈채취(percutaneous umbilical cord blood sampling, PUBS) 라고도 한다. 처음에 동종면역의 평가와 이에 의한 태아 빈혈에서 적혈구 수혈을 위하여 사용되었으며, 태아 빈혈의 평가는 탯줄천자술의 가장 흔한 적응증이다. 탯줄천자술은 혈소판 동종면역 평가와 치료 및 태아 세포유전학 검사를 위해서도 사용된다. 양수천자술에서 모자이씨즘이 발견된 경우 탯줄천자술을 시행하여 태아 염색체 결과를 해석하는데 도움이 될 수 있다. 대개 태아혈액의 염색체검사는 배양기간이 짧기 때문에 24~48시간 내에 이루어진다. 최근 양수천자술과 융모막융모생검시의 유전자검사법의 발달로 탯줄천자술의 필요성이 줄고 있다(SMFM, 2013).

① 시술방법

초음파를 보면서 제대정맥의 태반 삽입부위를 22~23 gauge 바늘로 천자하여 혈액을 채취한다. 고정되어 있지 않고 양수에 떠있는 탯줄에 접근할 수도 있다. 제대동맥

천자 시 혈관수축과 태아 서맥이 발생할 수 있으므로 제대동맥 천자는 피해야 한다.

② 합병증

탯줄천자의 합병증은 양수천자에서와 동일하나, 부가적으로 제대혈 출혈, 제대 혈종, 태아-모체 출혈, 태아 서맥이 발생할 수 있다. 대부분의 합병증은 일시적이며 드물게 태아사망을 초래할 수 있다(오지영 등, 2002). 시술과 연관된 태아 사망률은 약 1.4%이나 각 시술의 적응증과 시술 당시의 태아상태에 따라 달라진다(Ghidini et al., 1993).

3) 시술 시 유의할 점

침습적진단검사 전 또는 후에 항생제 사용은 권고되지 않는다. Rh D 음성 비감작 임신부에서는 시술 후 72시간 안에 항D면역글로블린을 투여할 것을 권고한다. 임신부가 B형간염, C형감염 혹은 에이즈 등의 바이러스 감염 질환에 이환된 경우, 침습적 시술시 수직 감염의 발생 증가 가능성이 있으므로 대상 임신부의 상황을 고려하여 임상적 판단에 따라 침습적진단검사의 시행 여부를 결정하는 것이 권고된다.

4) 쌍태임신에서의 침습적진단검사

침습적진단검사는 시술자의 능숙도에 따라서 태아손실의 위험성이 달라질 수 있다는 보고가 있으나, 일반적으로 쌍태임신에서 침습적진단검사에 따른 태아손실의 위험성은 단태임신의 경우보다 높다(대한모체태아의학회, 2019). 임신 초기에 단일 융모막이 확인되었고, 이후 두 태아의 성장과 구조가 일치할 때는 한 태아에 대해서만 침습적진단검사를 할 수 있으나, 체외수정에 의한 임신, 두 태아의 성장이 다른 경우, 태아에게서 기형이 발견된 경우에는 양쪽 태아 각각에 대한 침습적진단검사를 할 것을 권고하고 있다(대한모체태아의학회, 2019).

5. 착상전유전검사(Preimplantation genetic testing)

착상전유전검사는 유전병에 이환되지 않은 정상적인 태아를 임신하기 위하여 시행되는 방법이다. 이를 위해서 체외수정(In vitro fertilization) 방법이 이용된다. 시험관아기시술을 통하여 생성된 배아의 세포를 착상전유전검사에 이용한다. 착상전유전검사 기술을 통하여 단일유전질환 이나 염색체 이상에 대한 의미 있는 정보를 제공할 수 있다.

1) 착상전유전검사의 용어

과거에는 착상전유전검사의 용어를 목적 질환의 진단 목적으로 진행되는 착상전유전진단(preimplantation genetic diagnosis, PGD)과 선별검사 목적의 착상전유전선별검사(preimplantation genetic screening, PGS)로 나누었다.

최근에는 검사의 목적 질환에 따라 아래와 같이 크게 세개의 범주로 나누고 있다(Zegers-Hochschild F et al., 2017).

- 염색체 수적이상 착상전유전검사(preimplantation genetic testing for aneuplodies, PGT-A)
- 단일유전질환 착상전유전검사(preimplantation genetic testing for monogenic/single gene defects, PGT-M)
- 염색체 구조적이상 착상전유전검사(preimplantation genetic testing for chromosomal structure rearrangements, PGT-SR)

이들 모두 각각의 적응증을 가지고 있으며, 착상전유전검사를 시행하기 전에 종합적인 유전상담이 반드시 이루어져야 한다. 개인적 또는 가족력이 있는 유전질환이 진단된 환자는 임신을 계획하는 단계에서 반드시 산전유전상담(prenatal genetic counseling)이 시행되어야 한다. 산전유전상담을 통하여 유전질환을 갖는 신생아가 태어날 위험도에 대한 정보를 제공받아야 하며, 이를 예방하기 위한 착상전유전검사를 포함한 산전 검사방법에 대한 정보 및 산전

유전진단의 한계에 대한 정보를 제공 받아야 한다.

2) 착상전유전검사의 상담 원칙

2008년 미국생식의학회(American Society of Reproductive Medicien, ASRM)에서는 착상전유전검사 시행 시 아래와 같은 내용에 대하여 상담해야 한다고 강조하고 있다(Practice committee of ASRM, 2008).

- 착상전유전검사를 위해서는 반드시 시험관 아기시술이 이루어지며 시술에 따른 위험도에 대하여 설명하여야 한다.
- 배아생검 및 5일 배양에 따른 위험도를 설명하여야 한다.
- 상염색체 또는 X염색체 연관 질환의 보인자인 경우, 이러한 질환이 아이의 삶의 질에 영향을 미치는 심각한 질환인 경우에 시행할 수 있다.
- 균형적 염색체 변위의 보인자 및 다른 염색체 구조 이상일 경우 감수분열시 발생할 수 있는 불균형 염색체 변위의 발생 가능성을 설명하여야 한다.
- 착상전유전검사의 기술적 한계 및 오진의 가능성 때문에 산전유전진단(융모막융모생검 또는 양수천자술)을 통하여 착상전유전검사의 결과를 확인할 것을 권하며 검사에 따른 위험도를 설명하여야 한다.
- 검사한 모든 배아가 질환을 가지고 있어서 착상전유전검사 시행 시 이식 가능한 배아가 없을 수 있으며, 보인자 배아가 이식될 수 있음을 설명하여야 한다.
- 착상전유전검사 외에 생식세포 기증(donor gametes)을 통하여 유전질환의 이환을 막을 수 있음을 설명하여야 한다.

3) 착상전유전검사의 방법

(1) 체외수정 시술

착상전유전검사를 위해서는 체외수정 시술이 필수적이다. 성선자극호르몬을 이용하여 과배란을 유도하고, 난포가 충분히 성숙되면 난자채취를 한다. 난자와 정자의 수정 시 다른 세포의 유전물질의 혼입을 방지하기 위하여 반드시 미세조작술(세포질내정자주입술, intracytoplasmic sperm injection, ICSI)을 이용하여 수정을 시도한다.

(2) 배아생검

① 극체 생검(Polar body biopsy)

발달하는 난자가 모계의 유전질환에 이환되었는지를 확인하는 방법이다. 첫 번째와 두 번째 극체는 일반적으로 제1, 2 감수분열 이후에 생성된다. 따라서 극체 생검 자체가 난자의 발달에 영향을 미치지 않는 것으로 알려져 있다. 하지만 모계에서 유래되는 유전질환만을 발견할 수 있으며 두 개의 극체를 모두 얻는 데 작업량이 많다는 단점이 있다. 이러한 극체 생검의 정확도는 99%를 넘는 것으로 알려져 있으나(Verlinsk et al., 1996) 최근에는 거의 사용되지 않는 방법이다.

② 난할단계 배아의 할구 생검(Blastomere biopsy)

할구 생검은 배아를 3일 배양한 상태인 6~8세포기에서 세포 1개를 분석하는 방법이다. 이 방법은 현재까지 가장 많이 사용되는 방법으로 모계와 부계의 유전질환의 이환 여부를 모두 평가할 수 있다는 장점이 있다(Goossens et al., 2012). 그러나 진단을 위하여 1~2개의 세포만을 이용해야 하는 단점이 있으며 염색체 수적이상을 위한 평가에서 체세포분열 시 비분리현상(mitotic non-disjunction)으로 인한 모자이씨즘을 완벽하게 배제할 수 없다는 단점이 있다.

③ 영양세포외배엽 생검(Tropectoderm biopsy)

이 방법은 5~6일 배양한 배반포(blastocyst)에서 5~7개의 세포를 이용하여 분석하는 방법이다. 할구 생검에 비하여 여러 개의 세포를 진단에 이용하기 때문에 좀 더 정확한 진단이 가능하다는 장점이 있다(de Boer et al., 2004). 최근 배양기술의 발달로 5일 배양의 성공률이 증가하면서 난할단계 배아의 할구 생검과 함께 많이 시행되는 방법이다. 영양세포외배엽은 배아 발달 시 태반으로 발달하기 때문에 배아 자체의 발달에 영향을 미치지 않는다는 장점이 있다. 하지만 5~6일 배양이 이루어져야만 시행할 수 있으며, 이에 따라서 채취주기에 이식을 진행하지 못하고 다음 주기에 냉동배아이식을 진행해야 하는 단점이 있다.

(3) 생검된 세포에서의 목적질환에 따른 유전학적 분석방법

① 단일유전질환 착상전유전검사(preimplantation genetic testing for monogenic/single gene defects, PGT-M)

단일유전질환의 위험도가 높은 부부에서 사용되는 방법이다. 단일유전질환에서 특정 유전자의 돌연변이 부위에 대한 진단을 위하여 연쇄효소중합반응 방법이 주로 사용된다.

② 염색체 수적이상 착상전유전검사(preimplantation genetic testing for aneuplodies, PGT-A)

염색체의 수적이상 검사는 아직까지 정확한 적응증을 가지고 있지는 않다. 실제 임상에서는 염색체이상에 의한 유산을 여러 번 경험하였거나, 염색체 수적이상의 위험도가 높은 고령임신부, 반복착상실패 또는 심한 남성원인의 난임에서 염색체 수적이상 검사를 실시하고 있다(Practice committee of ASRM, 2008). 염색체 수적이상 검사를 위해서는 형광제자리부합법(FISH) 또는 차세대염기서열분석법이 사용되고 있다. 하지만 최근 조사에 의하면 염색체 수적이상 검사가 모든 시험관아기 시술 환자의 임신율 향상에 기여하지는 않는 것으로 보고하고 있다. 다만 특별한 경우, 즉 단일배아 이식을 원하는 경우에 배아 선별을 위한 방법으로 사용될 경우에는 임신율 향상에 도움을 준다고 보고하고 있다(Practice committee of ASRM, 2018).

③ 염색체 구조적이상 착상전유전검사(preimplantation genetic testing for chromosomal structure rearrangements, PGT-SR)

균형적 염색체 전좌(balanced chromosomal translocation), 역위(inversion), 염색체의 구조적 재배열(structural chromosomal rearrangement)이 진단된 경우 그들의 생식세포는 불균형적인(unbalanced) 염색체 구성을 가질 확률이 증가하기 때문에 착상전유전검사의 적응증이 된다. 이를 진단하기 위하여 형광제자리부합법이 주로 사용되었다. 형광제자리부합법은 염색체의 구조적 이상 또는 수적 이상을 진단하기 위하여 사용되는 방법이다. 모든 신호 판독상의 문제 및 사용가능한 색의 제한으로 모든 염색체를 진단할 수 없다는 단점이 있다. 또한 비용과 시간이 많이 드는 단점이 있다. 이에 비해 차세대염기서열분석법은 한 번의 플랫폼으로 수십만 내지 수십억 개의 서로 다른 염기서열 분석반응이 동시에 진행되고 판독 가능한 방법이다. 이를 이용하면 분석 가능한 유전적 범위가 확대되고 대량의 유전정보를 얻을 수 있다는 장점이 있기 때문에 최근에는 염색체 구조적이상 착상전유전검사를 위해 차세대염기서열분석법을 이용하고 있다(Kim et al., 2015;Wang et al., 2019).

(4) 배아이식

선별된 배아를 이식한다.

참고문헌

- 대한모체태아의학회 산전진단위원회. 태아 염색체 선별검사와 진단검사에 대한 대한모체태아의학회 임상진료지침. 1판, 서울: 제이플러스; 2019.
- 오지영, 원혜성, 김소라, 김종수, 구본상, 정지윤, 등. 산전진단 및 치료를 위한 제대천자술: 461예의 임상적 고찰. 대한산부회지 2002;45:1996-2000.
- 유한욱. 유전자검사의 현황과 오남용 문제점. 대한내과학회지 2008;74:s310-5.
- 질병관리본부 희귀질환 헬프라인(http://helpline.nih.go.kr/cdchelp/index.jsp).
- 한국유전자검사평가원, 유전체검사 관련 가이드라인 개발. 2013.
- Agathokleous M, Chaveeva P, Poon LC, Konsinski P, Nicolaides KH. Meta-analysis of second-trimester markers for trisomy 21. Ultrasound Obstet Gynecol 2013;41:247-61.
- Alamillo CM, Krantz D, Evans M, Fiddler M, Pergament E.

Nearly a third of abnormalities found after first trimester screening are different than expected: 10-year experience from a single center. Prenat Diagn 2013;33:251-6.

- Alberry M, Maddocks D, Jones M, Abdel Hadi M, Abdel-Fattah S, Avent N et al. Free fetal DNA in maternal plasma in anembryonic pregnancies: confirmation that the origin is the trophoblast. Prenat Diagn 2007;27:415-8.
- American College of Obstetricians and Gynecologists: Invasive prenatal testing for aneuploidy. Practice Bulletin No. 88. Obstet Gynecol 2007;110:1459-67.
- American College of Obstetricians and Gynecologists: Cell-Free DNA Screening For Fetal Aneuploidy. Committee Opinion No. 640. Obstet Gynecol 2015;126:e31-7.
- American College of Obstetricians and Gynecologists: Microarrays and Next-Generation Sequencing Technology: The Use of Advanced Genetic Diagnostic Tools in Obstetrics and Gynecology. Committee Opinion No.682. Obstet Gynecol 2016a;128:e262-8.
- American College of Obstetricians and Gynecologists: Prenatal diagnostic testing for genetic disorders. Practice Bulletin No. 162. Obstet Gynecol 2016b;127:e108-22.
- American College of Obstetricians and Gynecologists: Screening for fetal aneuploidy. Practice Bulletin No. 163. Obstet Gynecol 2016c;127:e123-37.
- American College of Obstetricians and Gynecologists: Carrier Screening in the Age of Genomic Medicine. Committee opinion No. 690. Obstet Gynecol 2017a;129:e35-e40.
- American College of Obstetricians and Gynecologists: Carrier Screening for Genetic Conditions. Committee opinion No. 691. Obstet Gynecol 2017b;129:e41-e55.
- Ashoor G, Syngelaki A, Poon LC, Rezende JC, Nicolaides KH. Fetal fraction in maternal plasma cell free DNA at 11-13 weeks' gestation: relation to maternal and fetal characteristics. Ultrasound Obstet Gynecol 2013;41:26-32.
- Baer RJ, Flessel MC, Jelliffe-Pawlowski LL, Goldman S, Hudgins L, Hull AD, et al. Detection Rates for Aneuploidy by First-Trimester and Sequential Screening. Obstet Gynecol 2015;126:753-9.
- Baffero GM, Somigliana E, Crovetto F, Paffoni A, Persico N, Guerneri S, et al. Confined placental mosaicism at chorionic villus sampling: risk factors and pregnancy outcome. Prenat Diagn 2012;32:1102-8.
- Benacerraf BR, Barss VA, Laboda LA. A sonographic sign for the detection in the second trimester of the fetus with Down's syndrome. Am J Obstet Gynecol 1985;151:1078-9.
- Benn P, Cuckle H, Pergament E. Non-invasive prenatal testing for aneuploidy: current status and future prospects. Ultrasound Obstet Gynecol 2013;42:15-33.
- Bromley B, Lieberman E, Shipp TD, Benacerraf BR. The genetic sonogram: a method for risk assessment for Down syndrome in the second trimester. J Ultrasound Med 2002;21:1087-96.
- Burton BK, Sowers SG, Nelson LH. Maternal serum alpha-fetoprotein screening in North Carolina: experience with more than twelve thousand pregnancies. Am J Obstet Gynecol 1983;146:439-44.
- Callaway JL, Shaffer LG, Chitty LS, Rosenfeld JA, Crolla JA. The clinical utility of microarray technologies applied to prenatal cytogenetics in the presence of a normal conventional karyotype: a review of the literature. Prenat Diagn 2013;33:1119-23.
- Canadian Early and Mid-Trimester Amniocentesis Trial (CEMAT) Group. Randomised trial to assess safety and fetal outcome of early and midtrimester amniocentesis. Lancet 1998;351:242-7.
- Chetty S, Garabedian MJ, Norton ME. Uptake of noninvasive prenatal testing (NIPT) in women following positive aneuploidy screening. Prenat Diagn 2013;33:542-6.
- Chung JH, Yang JH, Song MJ, Cho JY, Lee YH, Park SY, et al. The distribution of fetal nuchal translucency thickness in normal Korean fetuses. J Korean Med Sci 2004;19:32-6.
- Dar P, Curnow KJ, Gross SJ, Hall MP, Stosic M, Demko Z et al. Clinical experience and follow-up with large scale single-nucleotide polymorphism-based noninvasive prenatal aneuploidy testing. Am J Obstet Gynecol. 2014;211:527 e1-17.
- Dashe JS. Aneuploidy Screening in Pregnancy. Obstet Gynecol 2016;128:181-94.
- de Boer KA, Catt JW, Jansen RP, Leigh D, McArthur S. Moving to blastocyst biopsy for preimplantation genetic diagnosis and single embryo transfer at Sydney IVF. Fertil Steril 2004;82:295-8.
- de Wit MC, Srebniak MI, Govaerts LC, Van Opstal D, Galjaard RJ, Go AT. Additional value of prenatal genomic array testing in fetuses with isolated structural ultrasound abnormalities and a normal karyotype: a systematic review of the literature. Ultrasound Obstet Gynecol 2014;43:139-46.
- Driscoll DA, Gross SJ; Professional Practice Guidelines Committee. Screening for fetal aneuploidy and neural tube defects. Genet Med. 2009;11:818-21.
- Eldar-Geva T, Hochberg A, deGroot N, Weinstein D. High maternal serum chorionic gonadotropin level in Downs' syndrome pregnancies is caused by elevation of both subunits messenger ribonucleic acid level in trophoblasts. J Clin Endocrinol Metab. 1995;80:3528-31.
- Evans MI, Wapner RJ. Invasive prenatal diagnostic procedures 2005. Semin Perinatol 2005;29:215-8.

- Ghidini A, Sepulveda W, Lockwood CJ, Romero R. Complications of fetal blood sampling. Am J Obstet Gynecol 1993;168:1339-44.
- Gil MM, Quezada MS, Revello R, Akolekar R, Nicolaides KH. Analysis of cell-free DNA in maternal blood in screening for fetal aneuploidies: updated meta-analysis. Ultrasound Obstet Gynecol 2015;45:249-66.
- Goossens V, Traeger-Synodinos J, Coonen E, De Rycke M, Moutou C, Pehlivan T, et al. ESHRE PGD Consortium data collection XI: cycles from January to December 2008 with pregnancy follow-up to October 2009. Hum Reprod 2012;27: 1887-911.
- Gregg AR, Skotko BG, Benkendorf JL, Monaghan KG, Bajaj K, Best RG, et al. Noninvasive prenatal screening for fetal aneuploidy, 2016 update: a position statement of the American College of Medical Genetics and Genomics. Genet Med 2016; 18: 1056-65.
- Han YJ, Kim YY, Lee SW, Kim MH, Chung JH, Ahn HK, et al. Fetal loss rate after mid-trimester amniocentesis. J Genet Med 2012;9:22-4.
- Hartwig TS, Ambye L, SØrensen S, JØrgensen FS. Discordant non-invasive prenatal testing (NIPT) - a systematic review. Prenat Diagn. 2017;37:527-39.
- Hook EB. Rates of chromosome abnormalities at different maternal ages. Obstet Gynecol 1981;58:282-5.
- Jaques AM, Collins VR, Haynes K, Sheffield LJ, Francis I, Forbes R, et al. Using record linkage and manual follow-up to evaluate the Victorian maternal serum screening quadruple test for Down's syndrome, trisomy 18 and neural tube defects. J Med Screen 2006;13:8-13.
- Kim JY, Lee HS, Kang IS, Preimplantation genetic diagnosis. J Korean Med Assoc 2015;58:979-88.
- Kim MH, Park SH, Cho HY, Choi JS, Kim JO, Ahn HK et al. Threshold of nuchal translucency for detection of chromosomal aberration: Comparison of different cut-offs. J Korean Med Sci 2006; 21:11-4.
- Kim MJ, Kim DJ, Kim SY, Yang JH, Kim MH, Lee SW, et al. Fragile X carrier screening in Korean women of reproductive age. J Med Screen 2013;20:15-20.
- Kim SM, Kim HH, Han YJ, Choi JS, Rhu HM, Yang S, et al. Change in rates of prenatal tests for chromosomal abnormality over a 12-year period in women of advanced maternal age. Obstet Gynecol Sci 2018;61:453-460.
- Koos BJ. First-trimester screening: lessons from clinical trials and implementation. Curr Opin Obstet Gynecol 2006;18:152-5.
- Kuliev A, Jackson L, Froster U, Brambati B, Simpson JL, Verlinsky Y, et al. Chorionic villus sampling safety. Report of World Health Organization/EURO meeting in association with the Seventh International Conference on Early Prenatal Diagnosis of Genetic Diseases, Tel-Aviv, Israel, May 21, 1994. Am J Obstet Gynecol 1996;174:807-11.
- Kwak DW, Boo HY, Chang EH, Ryu HM, Han YJ, Chung JH et al. Chromosomal Abnormalities in Korean Fetuses with Nuchal Translucency above the 99th Percentile. Perinatology 2019;30:78-82.
- Larion S, Warsof SL, Romary L, Mlynarczyk M, Peleg D, Abuhamad AZ. Association of combined first-trimester screen and noninvasive prenatal testing on diagnostic procedures. Obstet Gynecol 2014;123:1303-10.
- Lee TM, Kim SW, Lee KS, Jin HS, Koo SK, Jo IH et al., Quantitative Analysis of SMN1 Gene and Estimation of SMN1 Deletion Carrier Frequency in Korean Population based on Real-Time PCR. Korean Med Sci 2004;19:870-3.
- Lo YM, Corbetta N, Chamberlain PF, Rai V, Sargent IL, Redman CW et al. Presence of fetal DNA in maternal plasma and serum. Lancet. 1997;350:485-7.
- Macri JN, Kasturi RV, Krantz DA, Cook EJ, Moore ND, Young JA, et al., Maternal serum Down syndrome screening: free beta-protein is a more effective marker than human chorionic gonadotropin. Am J Obstet Gynecol. 1990;163:1248-53.
- Malone FD, Canick JA, Ball RH, Nyberg DA, Comstock CH, Bukowski R, et al. First-trimester or second-trimester screening, or both, for Down's syndrome. N Engl J Med 2005;353: 2001-11.
- Malvestiti F, Agrati C, Grimi B, Pompilii E, Izzi C, Martinoni L, et al. Interpreting mosaicism in chorionic villi: results of a monocentric series of 1001 mosaics in chorionic villi with follow-up amniocentesis. Prenat Diagn 2015;35:1117-27.
- Mazloom AR, Dzakula Z, Oeth P, Wang H, Jensen T, Tynan J, et al. Noninvasive prenatal detection of sex chromosomal aneuploidies by sequencing circulating cell-free DNA from maternal plasma. Prenat Diagn 2013;33:591-7.
- Milunsky A, Carnick JA. Maternal serum screening for neural tube defect and other defects. In Milunsky A (ed): Genetic disorders and the Fetus. Diagnosis, Prevention, and Treatment, 5th ed. Baltimore, Johns Hopkins University Press, 2004
- Mirtajani SB, Farnia P, Hassanzad M, Ghanavi J, Farnia P, Velayati AA. Geographical distribution of cystic fibrosis; The past 70 years of data analyzis. Biomed Biotechnol Res J 2017;1:105-12.
- Morris JK, Wald NJ, Mutton DE, Alberman E. Comparison of models of maternal age-specific risk for Down syndrome live births. Prenat Diagn 2003;23:252-8.
- Neveux LM, Palomaki GE, Knight GJ, Haddow JE. Multiple marker screening for Down syndrome in twin pregnancies.

Prenat Diagn 1996;16:29-34.

- Nicolaides KH, Azar G, Byrne D, Mansur C, Marks K. Fetal nuchal translucency: ultrasound screening for chromosomal defects in first trimester of pregnancy.BMJ 1992;304:867-9.
- Nicolaides KH, Syngelaki A, Ashoor G, Birdir C, Touzet G. Noninvasive prenatal testing for fetal trisomies in a routinely screened first-trimester population. Am J Obstet Gynecol 2012;207:374 e1-6.
- Nicolaides KH, Musci TJ, Struble CA, Syngelaki A, Gil MM. Assessment of fetal sex chromosome aneuploidy using directed cell-free DNA analysis. Fetal Diagn Ther 2014;35:1-6.
- Norton ME, Brar H, Weiss J, Karimi A, Laurent LC, Caughey AB, et al. Non-Invasive Chromosomal Evaluation (NICE) Study: results of a multicenter prospective cohort study for detection of fetal trisomy 21 and trisomy 18. Am J Obstet Gynecol 2012;207:137 e1-8.
- Norton ME, Jacobsson B, Swamy GK, Laurent LC, Ranzini AC, Brar H, et al. Cell-free DNA analysis for noninvasive examination of trisomy. N Engl J Med 2015; 372: 1589-97.
- Norton ME, Jelliffe-Pawlowski LL, Currier RJ. Chromosome abnormalities detected by current prenatal screening and noninvasive prenatal testing. Obstet Gynecol 2014;124:979-86.
- NTQR Web site 2006. Available from: https://www.ntqr.org/SM/Provider/wfProviderInformation.aspx. Accessed November 20, 2006.
- Nyberg DA, Souter VL, El-Bastawissi A, Young S, Luthhardt F, Luthy DA. Isolated sonographic markers for detection of fetal Down syndrome in the second trimester of pregnancy. J Ultrasound Med 2001;20:1053-63.
- Nyberg DA, Souter VL: Use of genetic sonography for adjusting the risk for fetal Down syndrome. Semin Perinatol 2003;27:130-44.
- Pergament E, Cuckle H, Zimmermann B, Banjevic M, Sigurjonsson S, Ryan A, et al. Single-nucleotide polymorphism-based noninvasive prenatal screening in a high-risk and low-risk cohort. Obstet Gynecol 2014;124:210-8.
- Perinatal Quality Foundation: NIPT/cell free DNA screening predictive value calculator.2016. Available at: https://www.perinatalquality.org/Vendors/NSGC/NIPT/
- Philip J, Silver RK, Wilson RD, Thom EA, Zachary JM, Mohide P, et al. Late first-trimester invasive prenatal diagnosis: results of an international randomized trial. Obstet Gynecol 2004;103:1164-73.
- Porreco RP, Garite TJ, Maurel K, Marusiak B, Obstetrix Collaborative Research N, Ehrich M, et al. Noninvasive prenatal screening for fetal trisomies 21, 18, 13 and the common sex chromosome aneuploidies from maternal blood using massively parallel genomic sequencing of DNA. Am J Obstet Gynecol 2014;211:365 e1-12.
- Practice Committee of Society for Assisted Reproductive Technology; Practice Committee of American Society for Reproductive Medicine. Preimplantation genetic testing: a Practice Committee opinion. Fertil Steril 2008;90:S136-43.
- Practice Committees of the American Society for Reproductive Medicine and the Society for Assisted Reproductive Technology. The use of preimplantation genetic testing for aneuploidy (PGT-A): a committee opinion. Fertil Steril 2018;109:429-36.
- Quezada MS, Gil MM, Francisco C, Oròsz G, Nicolaides KH. Screening for trisomies 21, 18 and 13 by cell-free DNA analysis of maternal blood at 10-11 weeks' gestation and the combined test at 11-13 weeks. Ultrasound Obstet Gynecol 2015;45:36-41.
- Reddy UM, Abuhamad AZ, Levine D, Saade GR; Fetal Imaging Workshop Invited Participants. Fetal imaging: Executive summary of a joint Eunice Kennedy Shriver National Institute for Child Health and Human Development, Society for Maternal-Fetal Medicine, American Institute for Ultrasound in Medicine, American College of Obstetricians and Gynecologists, American College of Radiology, Society for Pediatric Radiology, and Society of Radiologists in Ultrasound Fetal Imaging Workshop. Obstet Gynecol 2014;123:1070-82.
- Resta RG. Changing demographics of advanced maternal age (AMA) and the impact on the predicted incidence of Down syndrome in the United States: Implications for prenatal screening and genetic counseling. Am J Med Genet A 2005;133a:31-6
- Samango-Sprouse C, Banjevic M, Ryan A, Sigurjonsson S, Zimmermann B, Hill M, et al. SNP-based noninvasive prenatal testing detects sex chromosome aneuploidies with high accuracy. Prenat Diagn 2013;33:643-9.
- Shipp TD, Bromley B, Lieberman E, Benacerraf BR. The frequency of the detection of fetal echogenic intracardiac foci with respect to maternal race. Ultrasound Obstet Gynecol 2000;15:460-2.
- Smith-Bindman R, Hosmer W, Feldstein VA, Deeks JJ, Goldberg JD. Second-trimester ultrasound to detect fetuses with Down syndrome. A meta-analysis. JAMA 2001;285:1044-55.
- Snijders RJ, Sebire NJ, Nicolaides KH. Maternal age and gestational age-specific risk for chromosomal defects. Fetal diagnosis and therapy 1995;10:356-67.
- Snijders RJ, Noble P, Sebire N, Souka A, Nicolaides KH. UK multicentre project on assessment of risk of trisomy 21 by maternal age and fetal nuchal-translucency thickness at 10-14 weeks of gestation. Fetal Medicine Foundation First Trimester Screening Group. Lancet 1998;352:343-6.

- Society for Maternal-Fetal Medicine, Berry SM, Stone J, Norton ME, Johnson D, Berghella V. Fetal blood sampling. Am J Obstet Gynecol 2013;209:170-80.
- Society for Maternal-Fetal Medicine (SMFM) assistance of, Norton ME, Biggio JR, Kuller JA et al. Cell free DNA analysis vs sequential screening as primary testing considering all fetal chromosomal abnormalities. Am J Obstet Gynecol 2015b;212:S2.
- Society for Maternal-Fetal Medicine (SMFM), Norton ME, Biggio JR, Kuller JA, Blackwell SC. The role of ultrasound in women who undergo cell-free DNA screening. Am J Obstet Gynecol 2017;216:B2-7.
- Society for Maternal-Fetal Medicine (SMFM) Publications Committee. #36: Prenatal aneuploidy screening using cell-free DNA. Am J Obstet Gynecol. 2015a;212:711-6.
- Society of Maternal-Fetal Medicine: The use of chromosomal microarray for prenatal diagnosis. SMFM Consult series No. 41. Am J Obstet Gynecol 2016;215:B2-9.
- Souka AP, Von Kaisenberg CS, Hyett JA, Sonek JD, Nicolaides KH. Increased nuchal translucency with normal karyotype. Am J Obstet Gynecol 2005;192:1005-21.
- Strom CM, Crossley B, Buller-Buerkle A, Jarvis M, Quan F, Peng M et al. Cystic fibrosis testing 8 years on: lessons learned from carrier screening and sequencing analysis. Genet Med 2011;13:166-72.
- Summers AM, Farrell SA, Huang T, Meier C, Wyatt PR. Maternal serum screening in Ontario using the triple marker test. J Med Screen 2003;10:107-11.
- Tjoa ML, Cindrova-Davies T, Spasic-Boskovic O, Bianchi DW, Burton GJ. Trophoblastic oxidative stress and the release of cell-free feto-placental DNA. Am J Pathol 2006;169:400-4.
- Verweij EJ, de Boer MA, Oepkes D. Non-invasive prenatal testing for trisomy 13: more harm than good? Ultrasound Obstet Gynecol 2014;44:112-4.
- Wald NJ, Rish S. Prenatal screening for Down syndrome and neural tube defects in twin pregnancies. Prenat Diagn 2005;25:740-5.
- Wang J, Li D, Xu Z, Diao Z, Zhou J, Lin F et al. Analysis of meiotic segregation modes in biopsied blastocysts from preimplantation genetic testing cycles of reciprocal translocations. Mol Cytogenet 2019;12:11.
- Wapner R, Thom E, Simpson JL, Pergament E, Silver R, Filkins K, et al. First-trimester screening for trisomies 21 and 18. N Engl J Med 2003;349:1405-13.
- Wapner RJ. First trimester screening: the BUN study. Semin Perinatol 2005;29:236-9.
- Wellesley D, Dolk H, Boyd PA, Greenlees R, Haeusler M, Nelen V, et al. Rare chromosome abnormalities, prevalence and prenatal diagnosis rates from population-based congenital anomaly registers in Europe. Eur J Hum Genet. 2012;20:521-6.
- Wilson KL, Czerwinski JL, Hoskovec JM, Noblin SJ, Sullivan CM, Harbison A, et al. NSGC practice guideline: prenatal screening and diagnostic testing options for chromosome aneuploidy. J Genet Couns 2013;22:4-15.
- Wilson RD, Davies G, Gagnon A, Desilets V, Reid GJ. Summers A, et al. Genetics Committee of the Society of Obstetricians and Gynaecologists of Canada. Amended Canadian guideline for prenatal diagnosis (2005) change to 2005-techniques for prenatal diagnosis. J Obstet Gynaecol Can 2005;27:1048-62.
- Winsor EJ, Tomkins DJ, Kalousek D, Farrell S, Wyatt P, Fan YS, et al. Cytogenetic aspects of the Canadian early and mid-trimester amniotic fluid trial (CEMAT). Prenat Diagn 1999;19:620-7.
- Yaron Y1. The implications of non-invasive prenatal testing failures: a review of an under-discussed phenomenon. Prenat Diagn. 2016;36:391-6.
- Zegers-Hochschild F, Adamson GD, Dyer S, Racowsky C, de Mouzon J, Sokol R et al., The International Glossary on Infertility and Fertility Care, 2017.Fertil Steril 2017 Sep;108(3):393-406.
- https://fetalmedicine.org/fmf-certification/certificates-of-competence/nuchal-translucency-scan

제12장

기형학

Teratology

한정열 | 국립중앙의료원
조연경 | 차의과학대

기형학(Teratology)은 선천성기형(congenital malformation)을 다루는 학문이다. 기형학의 어원인 'teras'는 그리스어에서 기원하며 괴물(monster) 또는 경이로운 것(marvel)이라는 의미를 가진다. 선천성 기형의 예로는 그림 12-1과 같은 다지증을 포함하여 심실중격결손증, 다운증후군, 척추이분증, 다지증 그리고 태아알코올증후군 등이 있다. 선천성기형 중 치명적 또는 내과적 외과적 치료가 필요하거나 성형적으로 중요한 경우는 주요선천성기형(major congenital malformation)이라 한다. 일반적으로 출생 시 주요선천성기형의 발생 빈도는 2% 정도이다. 이러한 빈도는 사람, 쥐, 개, 고양이, 소, 말에서 비슷하다. 기형발생의 65~70%는 원인을 알지 못하고, 알려진 원인 중 가장 많은 것은 유전질환(20%)이며 약물과 환경적 화학물질(4~5%), 염색체이상(3~5%), 감염(2~3%) 순이다(Holmes et al., 2005). 사람의 기형유발물질(human teratogen)은 자궁 내 자손(offspring)에게 일상의 환경에서 영구적인 병리적(pathologic) 또는 병리생리적(pathophysiologic) 이상을 초래하는 화학물질, 약물, 대사상태(metabolic state), 물리적 인자(physical agent) 또는 정신적 이상(psychological alteration)으로 정의한다(Brent, 1986). 알려진 기형유발물질로는 표 12-1과 같으며, 이소트레티노인(Isotretinoin), 발프로산(Valproic acid), 알코올, 흡연, 수은, 방사선 등이 포함된다. 기형학과 관련된 보다 확장된 분야인 발달 독성학(Developmental toxicology)은 임신 중 뿐만 아니라 임신이전(부모)과 출생 후에 환경적 인자에 노출된 후 사춘기까지 자손에서 나타나는 부정적 영향을 다룬다는 점에서 노출 시기뿐만 아니라 노출에 따른 영향의 폭이 기형학 보다는 범주가 커서 관련 연구 및 임상에서 더욱 실용적으로 받아들여지고 있다.

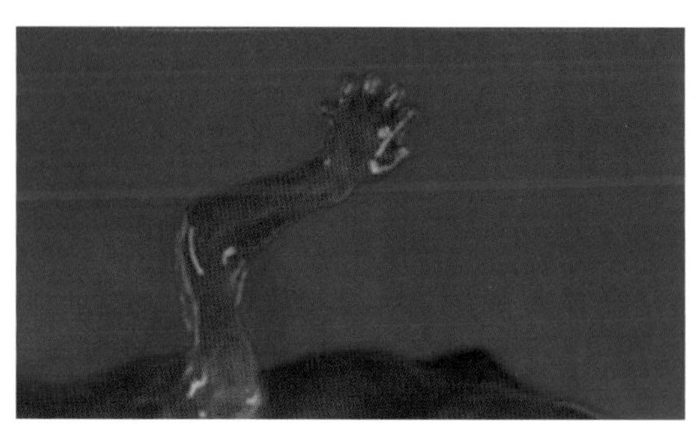

그림 12-1. **다지증(polydactyly)**(제일병원 사례)

1. 기형학의 기본원리(Basic principles of Teratology)

기형학의 6가지 기본원리는 Wilson(1973)에 의해서 제안되었다.

1) 기형학의 원칙(Principles of teratology)

(1) 기형발생의 감수성(susceptibility)은 태아의 유전형에 의존한다.

특정 유전형이 기형을 유발하는 환경적 인자와 상호 작용함으로써 기형을 발생시킨다. 예로는 모체가 흡연 시 모체의 유전형에 상관없이 저체중아가 발생하지만 CYP1A1유전자의 어떤 변이(variants)를 가진 영아는 체중이 더 적은 것으로 밝혀졌다.

(2) 기형발생의 감수성은 노출시기가 태아의 발달단계 중 어느 시기인지에 따라 달라진다.

기형유발물질은 시기-특이성(time-specificity)의 특징이 있어 그림 12-2와 같이 태아의 발달단계 중 노출 시기에 따라 다른 종류의 기형 및 이상을 유발한다.

① 착상전기(Preimplantation period, 4주 이전)

임신 4주 이전은 정상 월경 시작부터 수정 후 착상까지의 기간을 일컫는다. 이 시기에는 세포단계로 이때 환경적 인

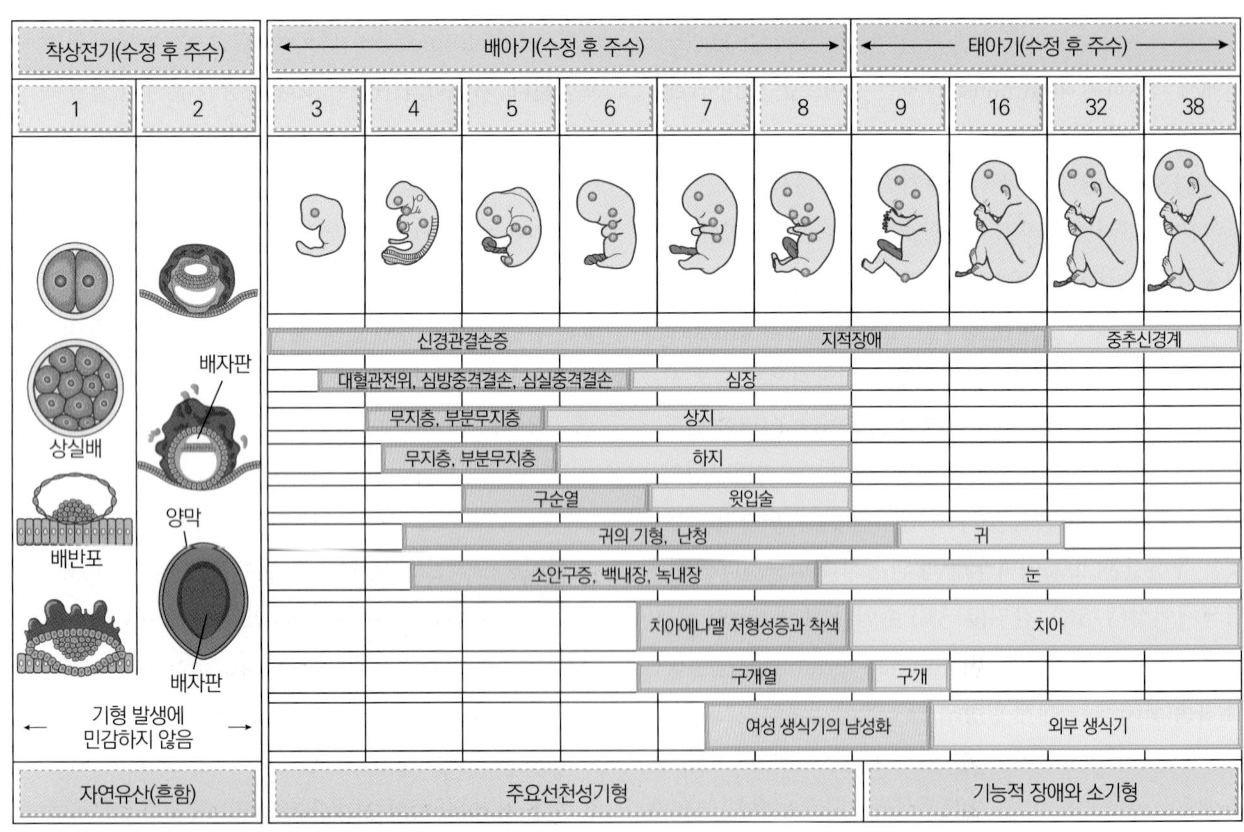

그림 12-2. 임신시기에 따른 배아형성 및 태아발달

기에 의해서 세포손상이 크면 세포의 사멸(cell death)이 일어나지만 세포손상이 작다면 보상이 가능하여 정상적인 발달이 가능한 시기이다. 이런 이유로 이 시기를 'all or none' 시기라고 부르기도 한다. 즉 유산 아니면 정상아를 출산할 수 있다.

② 배아기(Embryonic period, 임신 4주부터 10주까지)

배아가 착상된 후 활발한 세포분열을 통해서 외배엽, 내배엽, 중배엽 기관들이 형성되며 환경적 인자에 가장 민감한 시기이다. 하지만 이 시기에 기형유발물질에 노출되었다고 해서 모든 경우에서 기형을 유발하는 것은 아니고 특정 시기에 특정 약물에 노출된 경우 특정 기형이 발생하는 시기이다. 예를 들면 탈리도마이드(thalidomide)에 의해서 포코멜리아(phocomelia)와 심장기형, 신장기형 같은 기형이 발생할 수 있는데 이는 임신 34~50일 사이에 노출 시 발생한다.

③ 태아기(Fetal period, 임신 10주부터 출생까지)

태아기에는 기관의 성숙과 기능적 발달이 일어나는 시기이다. 이 시기는 기형유발물질에 의해서 기형이 유발되지는 않지만 알코올 같은 신경기형물질에 의해서 지능저하나 행동장애를 유발할 수 있다.

(3) 기형유발물질이 발달 세포와 조직에 비정상적 발달을 일으키는 것은 특정한 기전(Specific mechanism)에 따른다.

Wilson(1973)에 의하면 많은 기형유발물질이 다른 기형유발물질에 의해서 유발된 것과 다른 특징적 기형을 유발하는 것을 발견하였고 이를 요인-특이성(agent specificity)으로 간주하였다. 요인-특이성의 기전은 분화되고 성장하는 배아에서 특이적 방식으로 특정한 대사과정을 방해함으로써 각 요인들이 작용한다. 요인-특이성의 예로 디에틸스틸베스테롤(Diethylstilbesterol)을 들 수 있는데 이는 에스트로겐 수용체에 결합함으로써 생식기에 기형을 유발할 뿐만 아니라 질암(vaginal cancer)을 유발한다. 또한, 메토트렉세이트(Methotrexate)는 엽산과 길항작용하여 DNA를 만드는 뉴클레오타이드의 합성을 방해함으로써 신경관결손증 등의 기형을 유발한다.

하지만 이러한 요인-특이성은 다음에 열거하는 여러 이유로 잘 나타나지 않을 수 있다.

① 태아가 사망함으로써 특징적 기형이 제거된다.
② 요인의 용량에 따라서 기형 양상의 변동이 있다.
③ 다른 종 또는 다른 계통에서 같은 요인에 대한 다양한 반응이 나타난다.
④ 연구자의 관심과 연구 방법의 다양성에 기인한다.

(4) 기형유발물질 발달 세포에 영향을 미치는 것은 물질의 특성에 의존한다.

대부분의 화학적 기형유발물질(chemical teratogens)이 발생하고 있는 배아나 태아의 조직에 영향을 미치기 위해서는 태반을 통과해야 한다. 태반 통과는 물질의 분자량의 크기, 지질용해도, 분자의 이온화, 단백질 결합 및 다른 분자와의 결합에 의해서 영향을 받는다. 물리적 기형유발물질(physical teratogens)은 태반 통과와 상관없다.

(5) 비정상 발달의 4가지 표현형은 사망(Death), 기형(Malformation), 성장지연(Growth retardation), 기능적 손상(Functional deficit)이다.

기형유발물질에 의해서 발생되는 표현형은 사망, 기형, 성장지연, 기능적 손상이 고전적인 소견이지만 최근 보다 세분화되어 자연유산, 성장지연, 소뇌증(microcephaly), 소기형(minor malformations)과 대기형(major malformations), 대사이상(metabolic dysfunction), 인지이상(cognitive dysfunction), 지능결핍(mental deficiency), 이상사회행동(altered social behavior), 암(malignancy)까지도 포함한다. 각 표현형은 노출 시기에 의해서 영향을 받는다.

(6) 이상 발달의 표현형들은 노출 용량에 따라 빈도와 정도가 무영향(No-effect)부터 완전 치사까지 증가한다.

기형유발물질이 기형을 유발하기 위해서는 용량(dose)이

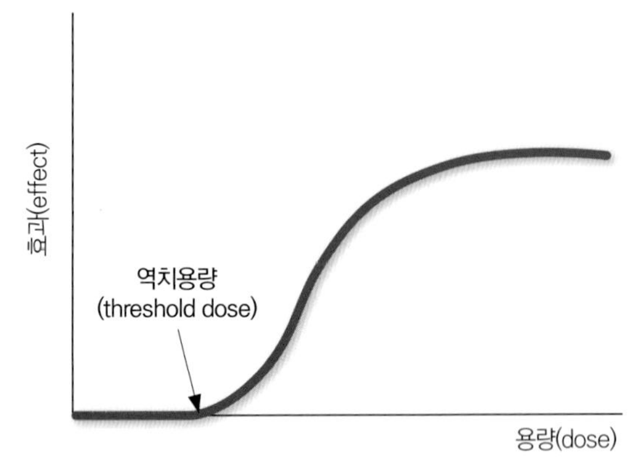

그림 12-3. **기형유발물질의 용량-반응(Dose-response)**(Brent, 1999)

역치(threshold) 수준에 도달해야 한다(그림 12-3). 역치는 배아나 태아의 반응이 노출에 대하여 보상할 수 없는 상태가 되어 손상을 받게 되는 점의 용량이다. 이는 역치 수준보다 낮은 용량에 노출 시에는 해를 입지 않지만 역치수준보다 높은 용량에 노출 시에는 해를 입는다는 의미이다. 예를 들면 탈리도마이드의 경우 민감한 시기에 임신부가 50 mg에 노출되었을 때는 배아에 영향을 미치지만 같은 시기에 0.5 mg에 노출되었을 때는 어떠한 영향도 미치지 않는다.

2) 기형유발성 평가(Assessment of teratogenicity)

(1) 동물실험(Animal test for teratogenicity)

탈리도마이드에 의한 기형아 출산은 동물실험에 의한 기형유발성 평가의 한계를 보여준 좋은 예이다. 이 약을 판매하기 전에 시행한 기형유발성평가를 쥐(rat)에서만 시행했고 이 때 기형이 발생하지 않은 위음성(false negative)의 결과가 나타난 것이 후에 많은 기형아의 출산을 초래한 원인이 되었다. 이후 동물실험에 의한 기형유발성 평가의 무용론이 한때 생기기도 했다. 하지만 많은 기형발생 약물들이 동물실험결과와 유사한 기형을 사람에게서 나타낸다. 약물이 시판되기 전에 동물실험으로 태자기형을 평가하는 것은 해당 약물의 기형유발성(teratogenicity)을 예측하는데 도움이 된다. 또한, 탈리도마이드 사건 이후 약물의 기형유발성 실험에 대한 규제가 강화되어 최소 2종 이상의 동물에서 실험을 의무화하고 있고, 일반적으로는 쥐와 토끼에서 시행하고 있다. 기형발생과 관련하여 쥐와 토끼는 사람과의 일치율이 약 65% 정도이다. 이러한 결과는 근본적으로 사람과 동물은 약물에 대한 유전적 감수성(genetic susceptibility) 및 생리(physiology)가 다르고 노출량(exposed dose)의 차이가 있기 때문이다. 따라서 동물실험의 결과를 활용하여 약물의 기형유발성 평가 시 주의가 필요하다.

(2) 역학 연구(Epidemiologic studies)

약물의 기형유발성을 평가하기 위한 역학연구는 동물실험과 달리 사람에게 연구된다는 점에서 보다 직접적인 연구방법이다. 하지만 사람에게 연구하는 것은 윤리적인 문제때문에 무작위비교연구(randomized controlled trials)를 하기 어렵고 연구의 결론을 얻기에는 표본수의 한계가 있다. 행동발달이나 인지 등의 장기적인 연구결과를 도출하는 데도 많은 어려움이 있다.

① 증례 보고(Case report)

많은 기형유발물질들은 초기에 증례 보고를 통해서 알려졌다. 예로는 와파린, 디에틸스틸베스테롤, 이소트레티노인 등이다. 하지만 벤덱틴의 경우 증례 보고에서 기형발생과 관련 있다고 보고되었으나 많은 역학연구들에 의해서 기형발생과 상관없다고 보고되었고, 최근미국 식품의약국(FDA)에 의해서 입덧 치료를 위해 시판할 수 있도록 재승인 되었다. 따라서 증례 보고들은 유용할 수도 있고 무용할 수도 있다.

② 환자-대조군 연구(Case-control study)

환자-대조군 연구는 후향적 연구로 특정 기형을 가진 사람(환자군)과 그 기형이 없는 사람(대조군)을 선정하여 기형발생과 관련이 있다고 생각되는 어떤 배경인자나 위험요인에 대해 노출된 정도를 상호 비교하는 연구방법이다. 단기간에 적은 비용으로 특정 기형과 의심되는 노출의 연관성을 파악할 수 있는 장점이 있다. 하지만 기형아를 출산했던 환자군에서는 연구대상이 되는 특정 약물 노출에 관해 더 잘 기억하는 반면 정상아를 출산했던 대조군의 경우 잘 기억하지 못함으로써 통계학적 연관성이 있는 것처럼 만드는 회상편견(recall bias)이 끼어들 수 있다. 예를 들면 다이아제팜(Diazepam)의 경우 초기 환자-대조군 연구에서는 구열(oral cleft)과 연관이 있다고 보고되었지만, 이후 보다 잘 계획된 연구에서는 연관이 없는 것으로 보고되었다.

③ 전향적 코호트 연구(Prospective cohort study)

모집단에서 어떤 질병의 원인으로 의심되는 위험요인에 노출된 집단(노출 코호트)과 노출되지 않은 집단(비노출 코호트)을 대상으로 일정 기간 두 집단의 질병발생 빈도를 추적 조사하여 위험요인에 대한 노출과 특정 질병발생의 연관성을 규명하는 연구방법이다. 이 연구의 장점은 후향적 환자-대조군 연구에서의 회상편견을 줄일 수 있는 장점이 있다. 하지만 연구결과를 모으는데 많은 시간이 걸리는 단점이 있다. 이 연구방법은 기형유발물질정보서비스(Teratology Information Service)에서 이용하는 전향적 연구방법으로 약물에 노출된 임신부를 대상으로 기형발생의 위험에 대한 상담 후 임신결과를 모른 상태에서 임신부의 약물노출등록(drug exposure registry in pregnancy)을 통해 출산까지 추적 후 특정 약물의 기형유발성을 평가한다. 예로써 기형유발물질정보서비스인 한국마더세이프전문상담센터에서 수행한 전향적 코호트 연구로 수정시기에 경구용 피임약에 노출된 임신부의 임신결과 등이 있다(Ahn et al., 2008).

또한 다기관 전향적 코호트 연구가 있다. 이는 임신 중 노출이 드문 약물에 대하여 단기간에 다기관의 참여로 다수의 노출 임신부를 연구에 포함시켜 결과를 내는 장점이 있다. 예로써 임신 중 골다공증 치료제인 비스포스포네이트(Bisphosphonates)에 노출된 후 임신결과를 알아본 연구가 있다.

④ 메타분석(Meta-analysis)

약물의 기형유발성(teratogenicity)을 평가하는 역학적 연구방법의 하나이다. 개별적 연구의 한계로 작용하는 연구방법론과 표본수(sample size)의 문제를 극복하기 위하여 통계적 기법을 사용하여 포괄적이고 거시적이며 객관성을 지닌 결론을 이끌어내는 장점이 있지만 출판편향(publication bias) 등에 따른 문제가 있을 수 있다. 약물의 기형유발성에 대한 평가에서 중요한 역학과 증거-기반의학(evidence-based medicine)에 널리 사용되고 있다. 연구의 예로는 벤조다이아제핀계 약물의 태아 안전성에 관한 메타분석 연구 등이다.

(3) 제약회사의 보고

약물을 만들어내는 제약회사의 보고는 종종 후향적이거나 전향적 증례들의 혼합인 경우가 많고 추적관찰이 잘 안 되어 결과에 대한 정보가 적다. 중요한 것은 문제가 발생했던 경우들만 보고되기 쉽다는 점이다. 따라서 특정 약물에 대한 정보의 질은 매우 낮다. 예를 들면 비타민 A계 배아병증(Retinoic acid embryopathy)의 발생률의 경우 전향적으로 모았던 연구에서는 36%인 반면 제약회사의 자발적인 후향적 보고(voluntary retrospective reporting)에서는 80%의 기형발생률을 보여준다.

따라서 제약회사의 보고는 초기 역학연구에서 기형발생에 대한 경향성을 파악하고 가설을 세우는데 중요하지만 인과관계의 증거로는 불충분하다.

3) 인간의 기형유발물질(Human teratogen)

인간의 기형유발물질이 되기 위한 기준으로는 Brent(1978)와 Shepard(1995)가 제시하는 내용들을 기준으로 발전시켜왔다. 중요 조건으로는 특징적 기형이나 증후군이 파악되고, 결정적 시기(critical time)에 노출이 있어야 하며, 적어도 2개 이상의 역학 연구에서 노출과 기형발생의 연관성이 일관성 있게 나타나야 한다. 해당 역학 연구는 비뚤림이 없고 혼란변수가 잘 조정된 전향적 연구로 비교 위험도가 최소 3 이상이어야 한다. 그리고 부수적 조건으로는 연관성이 생물학적으로 타당성이 있어야 하며 반드시 동물실험에서 기형유발성이 나타날 필요는 없지만 나타나는 것이 중요하다. 또한 실험용 동물에서도 인간에서와 마찬가지의 기전으로 작용하여야 한다. 이상의 증거가 충족되어야만 인간의 기형유발물질로 받아들여지는 것이다. 따라서 이러한 조건을 충족하는 경우는 매우 제한되어 있고 일부 약물들은 사용되고 있지 않아서 현재 임상에서 사용되고 있는 기형유발약물은 30여 개 정도이다.

표 12-1은 사람에게 기형을 일으키는 것으로 알려진 약물, 케미칼, 감염, 대사질환에 대한 정리이다.

4) 부체의 노출(Paternal exposure)

부체(父體)의 노출은 배우자의 임신 전 또는 임신 중에 노출되는 것을 말하며 알코올, 흡연, 항암치료, 방사선치료, 직장 내 노출, 처방되는 약물 등이 포함된다. 수정 전 부체 매개의 생식독성(reproductive toxicity)의 기전으로는 첫째로 정액 내 약물에 기인하는 비유전적 기전과 둘째로 유전자돌연변이나 염색체이상과 관련된 유전적 기전, 마지막으로 게놈각인(genomic imprinting)이나 DNA메틸화에 의한 유전자 발현이상과 관련된 후성유전학적(epigenetic) 기전이 있다.

임신 중 부체가 복용하는 약물에 관해 우려하는 경우가 많은데 실제로는 임신 중에 남성이 복용하는 약물이 정액을 통해서 전달되는 양은 아주 소량이며 아기에게 전달되어 기형을 일으킬 가능성은 낮은 것으로 알려져 있다. 남성의 암치료를 위해 사용되는 항암제와 방사선은 치료 동안 정자형성에 영향을 미치며 대부분은 치료 후 정상으로 회복된다. 보통은 치료가 끝난 후 적어도 3개월은 기다린 후 임신을 하도록 권하고 있으나 이때 임신한 경우 선천성기형의 증가를 일으킨다는 보고는 없다. 한편 남성의 직장 내 노출로 납, 유기용제, 살충제, 방사선에 대한 연구들이 있는데 남성의 직장 내 노출에 의해서 기형 증가와 관련된다는 보고는 없다. 하지만 일부 연구는 정자 수의 감소, 수정

표 12-1. 인간의 기형유발물질과 영향*

Drugs	
ACE inhibitors	Intrauterine growth retardation, fetal death, oligohydramnios, neonatal anuria, hypoplasia calvaria
Aminoglycosides Streptomycin Dihydrostreptomycin kanamycin	Hearing deficit
Androgen hormones	Masculinization of female fetuses
Antiepileptics (AED) Phenytoin Valproic acid Carbamazepine Trimethadion Phenobarbital Lamotrigine Topiramate	 Phenytoin or AED syndrome, distal phalanges hypoplasia Spina bifida, AED syndrome, lower IQ Intrauterine growth retardation, spina bifida Fetal trimethadion syndrome Fetal phenobarbital syndrome Cleft lip and palate Cleft lip and/ or cleft palate
Antineoplastics Folic acid antagonists (Aminopterin, Methotrexate)	Spontaneous abortion, fetal death, specific syndrome
Antimetabolites (Azauridine, Cytarabine, 5-Fluorouracil, 6-Mercaptopurine)	Limb defects, renal defects, central nervous system defects
Alchilant agents (Busulfan, Clorambucil, Cyclophophamide)	Limbs defects, renal defects, central nervous system defects
Antithyroids Iodide, I131 Methimazole	Goiter with hypo- or hyperthyroidism Scalp defects
Bexarotene	Eye and ear anomalies, cleft palate, incomplete ossification
Corticosteroids	Oral clefts
Diethylstilbestrol	Vaginal adenocarcinoma, vaginal adenosis, utero-vaginal defects, female infertility, testicular defects, male infertility
Efavirenz	CNS abnormalities
Fluconazole	Congenital malformation resembling Antley-Bixler syndrome in high dose
Leflunomide	Hydrocephalus, eye anomalies, skeletal abnormalities, embryo death
Lenalidomide	Analogue of thalidomide

Drugs	
Lithium carbonate	Congenital heart defects, Ebstein's anomaly
Misoprostol	Transverse Limb defects, Moebius sequence
Mycophenolate	Spontaneous abortion, ear abnormalities
Non- steroidal Antinflammatory Analgesics(NSAIDs)	Premature closure ductus arteriosus
Penicillamine	Cutis laxa
Paroxetine	ASD, VSD , Neonatal behavioral syndrome, Persistent pulmonary hypertension of the newborn
Retinoids (Isotretinoin, Acitretin, Etretinate, Tretinoin)	Microtia, hydrocephalus, encephalocele, mental retardation, conotruncal heart defects
Ribavirin	skull, palate, eye, skeleton, and gastrointestinal abnormalities
Tamoxifen	DES-like syndrome
Thalidomide	Phocomelia and specific syndrome
Tetracyclines	Dental staining
Warfarin,	Nasal hypoplasia, Condrodisplasia
Coumarin derivatives	punctata
Chemicals	
Alcohol	Feto-alcohol syndrome
Cocaine	Abruptio placentae, Disruptive defects
Methyl mercury	Minamata disease
Lead	Mental retardation
Physical agents	
Cigarette smoke	Intrauterine growth retardation
Ionizing radiations (high doses, at least>5 rad)	Central nervous system defects, Microcephaly, skeletal defects, mental retardation

Biological agents (embryofetal infections)	
Rubella	Cataracts, sensorineural deafness, congenital heart disease (Rubeolic syndrome), intrauterine growth retardation, retinopathy, panencephalitis, endocrinopathies
Cytomegalovirus	Central nervous defects, mental retardation, oculo-auditory lesions, hepatosplenomegaly, thrombocytopenia, chorioretinitis, pneumonitis, intrauterine growth retardation, hearing deficit
Varicella-Zoster	Microcephaly, cerebellar and cortical atrophy, ocular defects, cutaneous and musculoskeletal defects
Toxoplasmosis	Intrauterine growth retardation, icterus, hepatosplenomegaly, thrombocytopenia, mental retardation, hydrocephalus, microcephalus, chorioretinitis, cerebral calcifications
Venezuelan Equine Encephalitis	Spontaneous abortion, destruction of the cerebral cortex (hydroanencephaly), microphthalmia
Maternal diseases	
Pregestational diabetes	Increased incidence of congenital defects, congenital heart defects, caudal dysplasia or caudal regression syndrome
Phenylketonuria	Spontaneous abortion, microcephaly, mental retardation, intrauterine growth retardation
Iodine deficiency	Growth retardation, mental retardation
Thyroid diseases with antibodies	Hypothyroidism
Virilizing tumors	Masculinization of female fetuses
Pheochromocytoma	Spontaneous abortion
Autoimmune connective tissue disorder(SLE)	Congenital heart block

*Modification of Bertolini R., et al.(1993)

능력 감소, 자연유산이 증가된다는 보고들이 있다. 따라서 직장 내에서 중금속, 살충제, 다른 케미칼에 노출된 남성은 집에 올 때 이런 유해물질들을 집으로 옮기지 않기 위해 옷과 신발을 바꾸는 등의 주의가 필요하다.

5) 기형발생물질의 노출과 상담(Exposure and counseling of teratogen)

임신 중에 약물 등 기형유발물질에 노출되는 경우는 적지 않다. 대부분은 임신인지 모른 상태에서 방광염, 위장장애 등 급성질환 또는 고혈압, 당뇨병, 천식, 류마티스관절염 등의 만성질환이 있는 경우이다. 이러한 노출은 임신이 계획되지 않은 경우에 2~3배 더 높다(Han et al.,2005).

임신부가 약물 등 기형유발물질에 노출 시 잘못된 정보(misinformation)와 잘못된 인식(misperception)으로 임신부는 부정적인 방향으로 반응한다. 실제로 기형발생을 유발하지 않는 약물에 노출된 경우도 기형발생 위험률에 대한 자가 인식은 39% 정도로 이소트레티노인에 의한 기형발생률인 30%보다 높게 나타나고 있다(한정열 등, 2002).

임신부가 잘못된 정보와 잘못된 인식을 가지는 것은 약물의 태아 위험성 및 안전성에 관한 정보가 부족한 결과이다. 임신부에게 약물의 기형유발성을 평가하는 것은 윤리적, 방법론적 이유로 근본적 한계가 있으며, 동물실험의 결과도 사람에게 그대로 외삽(extrapolation)하는 것도 종(species), 생리(physiology), 사용량(dose)의 차이로 어려운 실정이다. 그리고 약물정보에 대한 미국 식품의약국 분류도 여러 한계점이 있다. 많은 약물이 사람보다는 동물실험의 자료에 근거하고, 대부분의 약물이 사람에게서 평가가 필요한 C군으로 분류되어 있다. 미국 외의 나라에서 사용되는 약물인 경우에는 분류 자체가 되어 있지 않으며 예로써 리보스타마이신(Ribostamycin)이 있다. 많은 의료인들이 이 분류의 해석을 어려워하여 C군은 A, B군과 D, X군의 중간 위험정도로 이해하고 있으며 만약 X군에 노출되는 경우에는 임신 시기와 상관없이 임부금기 약물로 각인되어 임신부가 심하게 불안해한다.

우리나라 식품의약품안전처(KFDA)의 임부금기 약물은 태아에게 매우 심각한 위해성(태아기형 또는 태아독성 등)을 유발하거나 유발할 가능성이 높으므로 치료의 유익성이 위험성을 더 상회한다는 명확한 임상적 근거나 사유가 없으면 임부에게 처방 또는 조제해서는 안 되는 의약품으로 정의하고 있다(표 12-2). 미국 식품의약국의 등급은 임신부에게 약물 처방의 위험성과 이익을 고려하여 안전하다고 알려진 약물을 A, B군, 주의를 요하는 위험한 약물을 D군, 임부금기 약물을 X군으로 분류한다.

반면, 우리나라 식품의약품안전처의 임부금기 등급분류에서 1등급은 임신부의 금기약물로 미국 FDA의 X군에 해당하며 2등급은 약물의 위험성이 있지만 치료상의 이점이 더 큰 경우 사용가능하다는 FDA의 D군에 해당한다. 여기에는 임신부에게 안전한 약물에 대한 정보는 없다. 2등급의 경우는 1등급 외의 모든 약물을 포함할 가능성이 있어서 임신 시 질병으로 인한 약물사용이 꼭 필요한 경우조차도 약물사용을 지나치게 제한할 수 있다. 달리 이야기하면 미국 식품의약국의 약물분류나 우리나라의 임부금기 등급분류는 약물에 노출된 임신부들에게 잘못된 정보를 주어 불안을 키우며 심한 경우 임신중단을 선택하게 만들 수 있다.

미국 식품의약국은 기존의 FDA category letters (A, B, C, D, X)가 위에 언급한 여러 문제가 있음을 받아들여, 2015년 6월 이후부터는 승인되는 신약에 새로운 〈Pregnancy and Lactation Labeling Rule (PLLR)〉을 적용하도록 하고 있다. 여기에는 대표적으로 반드시 FDA category letters (A, B, C, D, X)를 제거하도록 하는 내용이 포함되었다. 그리고 이외도 새로운 PLLR에는 그림 12-4와 같이 기존 분류의 8.1 Pregnancy와 8.2 Labor and Delivery를 새 분류에서는 8.1 Pregnancy로 그리고 8.3 Nursing Mother를 8.2 Lactation으로 그리고 기존에 없었던 〈Females and males of reproductive potential〉을 새롭게 8.3에 포함하고 있다.

임신의 경우에 포함되어 제공되는 정보는 〈Pregnancy Exposure Registry〉, 〈Risk Summary〉, 〈Clinical Consid-

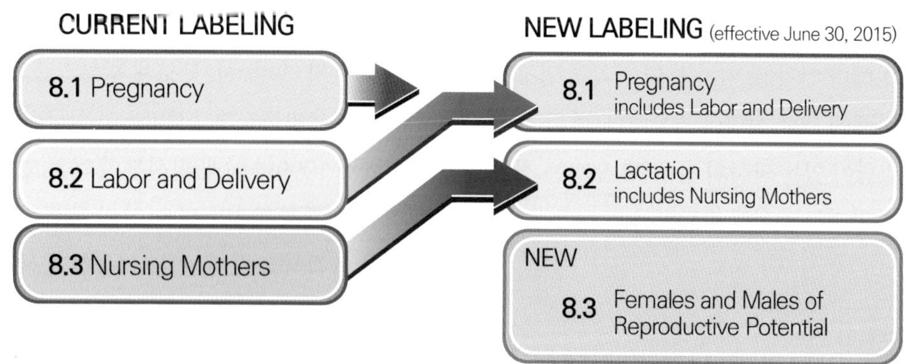

그림 12-4. **Prescription Drug labeling in specific population**
Available from: 2019. 4. 4, https://www.fda.gov/drugs/developmentapprovalprocess/developmentresources/labeling/ucm093307.htm

erations〉, 〈Data〉로 구성되어 있다.

〈Pregnancy Resistry〉를 가장 먼저 두는 것은 이와 관련한 사람에서의 자료 여부와 이에 기반한 근거자료 제공을 권장하기 위해서이다. 그리고 〈Risk Summary〉는 특정 약물의 위험률을 기형발생의 일반적 발생율 3~5%에 비교하여 몇 배나 기형이 발생하는지 그리고 유산의 일반적 발생율 15~20%에 비교해서 얼마나 증가하는지에 관한 정보를 제공한다. 그리고 〈Clinical considerations〉에는 처방과 관련된 정보제공으로 처방에 따른 어떤 위험요인이 있는지 기술하고 있다. 예를 들면, 류마티스 치료에 사용하는 ACTEMRA® (tocilizumab)의 경우 면역억제제로 임신말기에 태아에게 많이 넘어가기 때문에 임신중 이 약물에 노출된 후 태어난 영아에서는 생백신 또는 약화된 생백신을 투여 전에 위험과 이익을 고려해야 하는 것으로 밝히고 있다.

하지만, 새로운 〈PLLR〉이 등급관련 범주를 제공하지 않기 때문에 기존의 범주에 익숙해 있는 의료인들과 임신부들에게 혼란을 가져올 수 있다. 또한, 새로운 분류가 발표되면서 형식 관련 문제는 해소되었다는 긍정적인 부분이 있지만, 그럼에도 임신 중 약물의 안전성 및 위험성에 대한 근거의 한계는 여전히 보완되어야 할 문제이다.

한국마더세이프 전문상담센터에서 10년 동안 임신 중 약물에 노출된 임신부 5,032건의 상담 후 추적결과 7~8%가 임신을 중단하였다. 하지만 약물 노출군과 비노출군 간의 주요선천청기형발생률은 각각 3.7%와 3.2%로 통계학적 차이가 없었다(한정열 등, 2009).

상담 시 최근의 정확한 정보를 제공해야 하며 온라인상으로 이러한 정보를 얻기 위해서는 Reprotox, MotherToBaby, 보건복지부에 의해 임신부 및 모유수유부에게 약물의 안전성 및 위험성을 제공하는 한국마더세이프 전문상담센터의 정보를 활용하는 것이 도움이 된다.

임신부의 약물노출에 따른 상담 시 주의가 필요한 내용은 다음과 같다. 첫째는 임신부의 약물노출에 대한 정보 제공 및 상담 시 임신부나 가족이 쉽게 이해할 수 있는 언어로 제공되어야 한다. 둘째는 약물정보가 어떤 방향으로든 유도되지 않는 공정한 상태에서 각 약물의 상대위험도보다는 구체적 위험도를 제시하고 임신의 노출 시기가 고려되어야 한다. 예를 들면 SSRI (Selective Serotonin-and Norepinephrine Reuptake Inhibitors) 계 약물의 하나인 파록세틴(Paroxetine)의 심장기형 위험도는 1.46배로 46% 증가하는 것으로 나타난다. 이러한 결과를 단순하게 환자에게 제공하는 경우 불안을 증가시킬 수 있다. 하지만 일반적 선천성 심장기형의 발생률이 1% 정도이며, 약물복용 시 1.46%의 선천성심장기형이 발생한다는 정보가 주어질 때 환자의 불안감이 감소하여 임신을 유지하고 임신 중에도 필요하다면 이 약물을 계속 사용할 가능성이 높아진다. 셋째는 약물의 위험도를 긍정적인 입장에서 제공해주며 약물의 노출이 없을 때도 주요선천성기형 발생의 기본위험도가 3% 정도라는 것을 알려주어야 하며 인지 및 지능 등의 장기적 연구결과의 부재에 따른 한계에 대한 설명이 필요하다. 예를 들면 1~2%의 기형발생위험이 있는 약물의 경우 98~99%는 정상으로 낳을 수 있음을 알려주는 것이 바람직하다.

2. 임신부의 노출 약물과 임신결과에 대한 역학적 접근

1) 임신부 노출 등록(Pregnancy exposure registry)

임신부 노출 등록은 임신 시 약물 또는 백신에 노출된 여성으로부터 건강정보를 모으는 연구의 한 형태이다. 미국 식품의약국에서는 임신부의 질병상태(medical condition)와 약물 및 백신(medical product)에 따라 분류하여 등록을 진행하고 있다.

질병상태에 의한 경우로는 자가면역질환(OTIS Auto-Immune Diseases Study), 천식(OTIS Pregnancy Outcomes and Asthma Medications in Pregnancy Study), 암(Cancer and Childbirth Registry), 간질(Antiepileptic Drug Pregnancy Registry), HIV (Antiretroviral Pregnancy Registry), 장기이식(National Transplantation Pregnancy Registry, NTPR)이 있다. 그리고 약물 및 백신에 의한 경우로는 아리피프라졸 (Aripiprazole, 비전형 항정신질환제), 토실리주맙(tocilizumab, 면역억제제), 레플루노마이드(Leflunomide, 면역억제제)를 포함하여 추가로 50개 이상이 있다(FDA, 2014).

이 임신부 노출 등록은 약물 또는 백신에 노출되는 시점에 등록하여 출산 후 임신결과로 자연유산(임신 20주 이전), 인공임신중절, 사산(임신 20주 이후), 기형과의 연관성을 파악 할 수 있다. 노출 약물 및 백신에 대한 위험 평가가 불가능할 때 이 등록에 의해서 위험성 및 안전성을 어느 정도 확인시켜줄 수 있다. 그리고 전임상 또는 시판 전 임상 연구에 의해 제기된 위험을 모니터할 수 있다. 또한 가설상으로 부정적 임신결과의 위험요인으로 작용하는 약물 및 백신의 용량, 노출 시기, 모체의 특성을 알 수 있다. 국내에서는 기형유발물질정보서비스인 한국마더세이프전문상담센터에서 1999년 이래 임신부의 약물 및 백신 등의 노출에 관하여 현재까지 3만 건 이상의 등록과 임신결과에 대한 자료를 축적하고 있다. 이를 이용하여 국내 유통 약물이 임신결과에 미치는 영향에 관하여 모니터하고 있다. 예로서 아미노글라이코사이드계 리보스타마이신의 경우 국내에서만 사용되는 약물로 임신 초기 노출 시 임신결과에 영향을 미치지 않음을 보고한바 있다(Lee et al., 2009). 임신 중 여드름 치료제인 이소트레티노인에 노출된 임신부의 26%가 임신중단을 선택한 내용을 보고한 문헌도 있다.

2) 기형유발약물과 임신예방프로그램

대부분의 약물들은 주요선천성기형발생의 일반적인 기본위험률 이내의 위험성을 보이나 일부 몇가지 약물들은 이를 훨씬 상회하는 기형발생률을 보인다(그림 12-5). 이에 우리나라 식품의약품안전처(KFDA)는 2018년 7월에 비타민 A계 기형유발약물 이소트레티노인, 알리트레티노인(Alitretinoin), 아시트레신(Acitretin)과 항경련제인 발프로산을 임신예방프로그램의 하나인 위해성관리

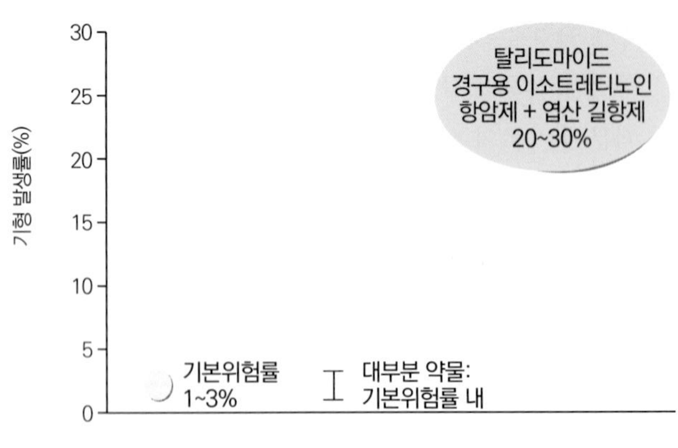

그림 12-5. 임신 중 약물의 기형발생 위험성
(Nava-Ocampo et al., 2007)

계획(Risk Management Plan)에 포함시킨다고 발표했다 (http://www.mfds.go.kr/brd/m_74/view.do?seq=42668 2019.4.4.).

비타민A계 약물들과 항경련제인 발프로산은 기형유발성이 높고 지능저하와 관계되는 것으로 알려져 있다.

임신예방프로그램의 대표적인 약은 이소트레티노인으로 미국에서는 iPLEDGE 프로그램으로 엄격하게 제한하고 있다(FDA, 2006). 그리고 발프로산은 최근 유럽을 중심으로 임신예방프로그램의 필요성이 제기되고 있었다 (Macfarlan et al., 2018). 이들 임신예방프로그램의 주요내용은 약을 처방받은 환자들이 이 약물이 기형을 유발한다는 것을 인지하고, 처방 전 임신반응검사를 시행하고, 치료 중 2가지 이상의 피임법을 사용하도록 권장하는 것이다. 이렇게 함으로써 기형유발약물로부터 태아를 보호하고, 노출에 따른 인공임신중절을 예방할 수 있다.

3) 입덧 치료제

국내 임신부의 80% 이상이 입덧을 경험한다. 입덧의 중증도가 심할수록 임신부의 건강상태가 악화된다(Choi et al., 2017).

또한, 입덧이 심한 경우 모체의 체중감소, 탈수, 영양결핍이 있으며, 조산, 저체중아 출산과 관련된다(Fiaschi et al., 2018). 입덧 치료와 관련하여 미국 식품의약국은 2013년 의미 있는 결정을 한다. 한때 오비이락으로 발생하는 기형 때문에 1983년 시장에서 퇴출되었던 입덧약 벤덱틴(Bendectin: doxylamine, pyridoxine)을 30년만에 재승인하였다. 이후 국내에도 2016년 도입되어 시판되고 있다. 이 약물은 한 때 "The second Thalidomide"로 불리면서 기형유발물질로 잘못 알려져 1983년 시장에서 퇴출되었으나 당시 의심되었던 사지의 감소결손(Limb reduction deformities) 등의 변화는 없는 반면에 심한 입덧으로 인한 임신부의 입원률이 급격히 증가하는 등의 결과를 보이게 되었고 이후 다시 시장에서 판매되었다(Kutcher et al., 2003) (그림 12-6).

4) 국가선천성기형아 예방(National birth defects prevention)

(1) 국가선천성기형아 예방 연구

미국에서 33명의 출산아당 1명은 선천성기형을 가지고 태어난다. 미국질병예방국(CDC)과 선천성기형 프로그램은 선천성기형의 원인을 찾기 위해 공동으로 연구하고 있다. 미국의 영아사망 주요원인인 선천성기형은 전체 원인 중

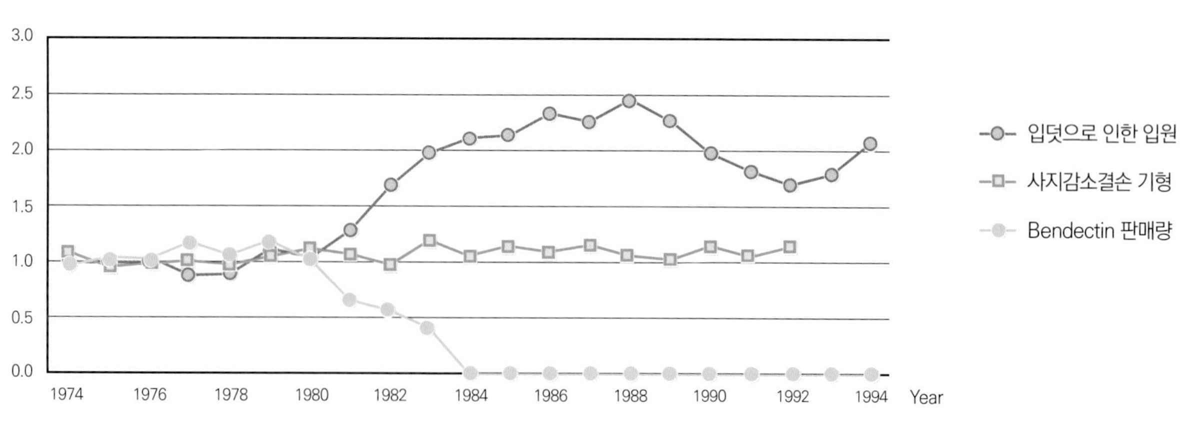

그림 12-6. 미국에서의 Bendectin관련 공중보건자료

20% 이상인 것으로 파악되고 있다. 선천성기형은 질병과 장기적 장애를 동반한다. 하지만 전체 기형의 약 70%는 원인을 알지 못한다. 국가선천성기형아 예방 연구(National Birth Defect Prevention Study, NBDPS)는 선천성기형의 원인을 찾는 미국의 연구 프로젝트의 하나이다. 이 연구는 1996년에 시작되어 캘리포니아를 비롯한 10개의 주가 참여하고 있고 35,000명 이상의 여성들이 등록하였다. 이들은 건강한 아이를 출산했거나 선천성기형아를 낳았던 여성들로 이들과 가족들의 뺨세포(cheek cells)를 향후 유전학 연구를 위해 채취한다. 출산 후 6주와 24개월에는 약물노출과 의학적 위험요인에 관한 정보를 얻기 위해 표준화된 설문을 한다. 국가선천성기형아예방연구가 중요한 이유는 선천성기형의 원인을 아는 것이 예방에 도움을 줄 수 있기 때문이다. 이 연구의 규모와 범위는 국가에 선천성기형을 발생시키는 원인을 찾기 위한 방대한 자원을 제공한다. 그리고 우리 환경에서 성장하는 아이에게 해를 줄 수 있는 새로운 물질을 찾을 뿐만 아니라 환경적 물질과 상호작용하는 유전요인들을 연구할 수 있다. 이러한 대규모 연구는 통계적 검증력뿐만 아니라 상대적으로 작은 연관성까지도 찾을 수 있게 해준다. 이 연구를 통해서 얻는 가치 있는 정보들은 선천성기형을 예방하기 위한 효과적인 프로그램의 개발을 가능하게 한다(CDC, 2014). 예를 들면 이 연구를 통해 임신 초기 항경련제인 토피라메이트(Topiramate) 사용이 구개열, 구순열 발생과 연관이 있다는 정보를 얻을 수 있었다.

국내의 국가선천성기형아 예방을 위한 최근 사업으로는 질병관리본부의 지원으로 이루어지고 있는 국내 주요선천성기형의 유전학적, 보건학적 특성을 규명하기 위한 등록과 자원 수집을 목적으로 하는 코호트 연구가 있다. 이 연구 사업은 2010년부터 2012년까지 수도권 중심의 6개 병원에서 진행되었다. 선천성기형군과 정상대조군을 모집하여 전향적 연구를 시행하였다. 유전학적 연구를 위해 임신부, 배우자, 신생아에게서 DNA를 채취하여 보관하였다. 선천성기형군 633명, 정상대조군 1,034명의 결과는 측뇌실확장이 273건으로 가장 많았으며, 폐분리증 105건, 선천성낭종폐기형 102건, 심실중격결손증 88건, 입술갈림증 85건 순이었다. 선천성기형아군에서는 562건의 DNA를 획득하였다. 선천성기형 발생과 관련하여 선천성기형 가족력, 산모의 취급화학물질, 집 근처 유해환경시설, 기형관련 물질(약물, 흡연, 음주, 유기용제), 고열, 엽산섭취가 적을 때(1,491 mcg/주) 통계학적으로 의미 있게 기형발생이 증가하는 것으로 나타났다. 반면에 산모의 어패류 섭취가 주 1회 이상인 경우 30% 이상 기형을 예방하는 것으로 나타났다. 이 연구 사업은 선천성기형의 원인으로써 환경적 노출뿐만 아니라 유전적 원인을 평가할 수 있는 가계의 DNA를 포함했다는 점에서 미국의 국가선천성기형아예방연구에 근접해있다고 할 수 있다(원혜성 등, 2012).

(2) 선천성기형아 예방을 위한 엽산 강화(Folic acid fortification)

1998년 미국과 캐나다에서는 주식인 밀가루, 옥수수, 쌀에 의무적으로 엽산을 강화하여 공급하기 시작했다. 이후 결과는 미국 및 캐나다에서 최고 32~55% 정도 신경관결손증(neural tube defect) 발생이 감소된 것으로 나타났다. 이는 1965년 엽산이 신경관결손증 발생을 줄인다는 가설이 세워진 이래 이 시대의 공중보건의 금자탑의 하나로 받아들여지고 있다. 전 세계적으로 엽산에 의해서 예방할 수 있는 척추이분증(spina Bifida)과 무뇌아(anencephaly)는 연간 약 30만 건 정도로 알려져 있다. 이는 탈리도마이드에 의한 기형(Phocomelia) 발생의 30배에 달하는 결과이다.

한편, 엽산강화에 따른 공중보건(public health)과 관련된 주요 우려는 비타민 B12결핍에 의한 빈혈이 있는데도 그 현상을 가려지게 해서 신경병증을 악화시킬 수 있다는 것이다. 하지만 이는 관련성의 불충분으로 증명되었다. 최근 엽산과 관련하여 초점이 되는 내용은 후성유전학적(epigenetic) 변화이다. 후성유전학은 DNA시퀀스의 변화 없이 일어나는 유전성변화에 관한 연구이다. 엽산은 DNA 합성과 DNA메틸화를 위해 사용된다. 유전자-환경의 상호작용에서 엽산은 선천성기형과 암, 정신건강에 긍정적 또는 부정적으로 관련될 수 있다. 대부분의 우려는 암 발생과 관련된다. 명백히 암에서 DNA메틸화의 변화가 나타나고, 이는 일부 암의 발생을 예방하는 반면, 이미 존재하는 다른 암은 진행을 촉진시킬 수 있다.

하지만 최근 무작위대조시험(RCTs)의 메타분석에서 엽산 강화는 암의 발생률을 증가시키지 않고 암 사망률 또한 증가시키지 않는 것으로 나타났다. 또한 1998년 미국의 의무적 엽산 강화 후 오히려 직장암의 발생률과 사망률은 감소되는 것으로 나타났다(Crider et al., 2011). 북미기형학회와 유럽기형학회는 각 정부의 의무적 엽산 강화를 권고하고 있다.

3. 태아에 영향을 미치는 약물

1) 항경련제

간질은 반복적 경련이 발생하는 만성신경질환으로 이중에서도 잘 조절되지 않는 대발작은 임신 동안 모체와 태아 모두에게 매우 위험할 수 있다. 발작으로 인해 임신부의 손상 및 사망과 태아의 유산, 저산소증, 산증, 사망이 발생할 수 있기 때문에 임신 중 약물에 의한 기형이 우려되어 항경련제를 중단하게 되면 약물에 의해서 생길 수 있는 부정적인 영향보다도 더 큰 위험에 빠질 수 있다. 하지만 치료를 위해 항경련제를 임신 중 사용하게 되는 경우 주요 선천성 기형 발생의 위험이 증가한다고 알려져 있다. 일반적인 군에서 기형발생이 2~3%인 데 반해서 임신 중 항경련제를 복용한 경우 주요선천성기형은 2~3배 높은 4~8%로 증가한다고 보고되고 있다. 산모가 간질의 병력이 있는 것만으로는 주요선천성기형의 발생이 증가하지 않는 것으로 보이며 즉, 항경련제가 기형의 발생에 주요 역할을 한다고 볼 수 있다(Holmes et al., 2001).

각각의 항경련제들은 주요기형 발생률에 있어서 차이를 보이는데 일반적인 경우에서의 발생률과 거의 유사한 정도부터 3~4배 증가하는 경우도 있는 등 성분마다 상당한 차이를 보인다. 그러므로 간질로 인해 불가피하게 항경련제를 복용해야 하는 경우라면 임신 전에 가능한 한 태아에게 문제가 적은 약물을 선택하여 최소량으로 사용하여야 한다. 치료로 많이 쓰이고 있는 약 중 발프로산은 가장 우려되는 약물이다. 임신 중 노출되는 경우 그림 12-7과 같은 신경관결손증으로 수막척수류(Meningomyelocele)가 발생할 수 있고 이외에도 심장이나 얼굴, 머리, 손발가락, 비뇨생식기계 기형이 포함되는 태아 발프로산 증후군(Fetal valproate syndrome)을 초래할 수 있다. 최근 연구는 임신 제1삼분기에 노출 시 약 9%에서 주요기형이 발생하며 특히, 1~2%에서는 신경관결손증이 나타나는 것으로 보고되고 있는데 이는 일반적인 발생율의 10~20배에 해당하는 수치이다. 또한 이 약물에 노출된 경우 low IQ(<69)의 빈도가 22%로 치료되지 않은 경우에 발생할 확률인 2%에 비해 높은 것으로 나타나고 있다. 그리고 이러한 영향은 치료용량에 비례하는 경향을 보이는데, 즉, 1,500 mg/day 이상으로 고용량치료를 하는 경우 그렇지 않은 경우보다 주요기형이 약 3배 증가하는 모습을 보인다(Thomson et al., 2018). 즉, 여러 간질 치료제 성분 중 발프로산이 주요장기 기형발생에 있어 가장 높은 발생률을 보이고 있으며 페니토인과 페노바비탈도 상대적으로 높은 발생률이 보고되었다. 카바마제핀, 토피라메이트 등은 약간 정도의 증가를 보이며 라모트리진(Lamotrigine), 레베티라세탐(Levetirace-

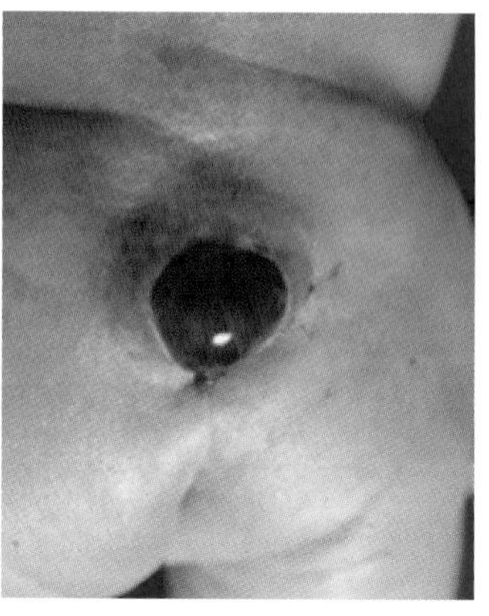

그림 12-7. **수막척수류(Meningomyelocele)**(제일병원 사례)

tam), 옥스카바제핀(Oxcarbazepine) 등은 일반 인구 집단과 비슷한 정도의 발생빈도를 보이고 있다(Hernández-Díaz et al., 2012). 한편, 영국에서는 발프로산의 임신예방 프로그램에 치료 전 임신여부 평가, 태아기형위험과 피임법상담제공, 위험인지서명, 경고카드 같은 시각적 경고를 포함하고 있다. 이러한 내용은 최근 여러 나라에서 받아들여지고 있으며 우리나라에서도 위해성관리계획에 포함하고 있다(Macfarlane A, 2018).

예전에 많이 쓰였던 페니토인의 경우 손발가락 말단부 형성부전(Hypoplasia of distal phalanges)을 비롯한 다양한 정도의 형성저하증, 두개안면기형(short nose, low nasal bridge, hypertelorism), 심장기형, 성장장애, 정신지체를 포함하는 태아히단토인증후군(Fetal hydantoin syndrome)을 발생시킨다. 임신 중 페니토인에 노출 시 10%에서 이러한 증후군이 발생할 수 있다. 카바마제핀(Carbamazepine)은 위의 약제들에 비해 주요기형발생율이 낮은 편이어서 단일약제 사용 시 우선 고려되는 성분이다. 신경관결손증, 심장기형, 구개열, 비뇨생식기계 기형등의 발생이 증가한다고 알려져 있으나 최근 연구들에 따르면 이러한 주요기형발생율이 2.2~5.5% 내에서 보고되고 있다(Tomson et al., 2018). 또한 발프로산과는 다르게 인지 및 신경발달에 있어서도 대조군과 비교하여 차이가 적은 것으로 밝혀져 있다(Forsberg et al., 2011).

그리고 기형발생에 있어서 단일치료제를 사용하는 단일요법 또는 여러 약물을 함께 사용하는 중복요법 여부에 따라서도 그 영향이 다르게 나타난다. 단일약제로 치료하는 단일요법(monotherapy)의 경우보다 여러 약물을 함께 사용하여 치료하는 중복요법(polytherapy)인 경우 주요기형발생율은 6.0~8.6%으로 증가한다. 특히, 발프로산을 이용한 병합요법 시 그 발생률이 더욱 증가하기 때문에 임신 전이라도 가임연령대의 여성에게 중복요법을 고려할 경우에는 가급적 발프로산을 제외하고 다른 약제들로 조합하는 것이 기형발생의 증가를 줄일 수 있는 방안일 수 있다. 이에 미국신경과학회(2009)는 중복요법 사용 시 발프로산을 금하고 페니토인과 페노바비탈의 사용도 가급적 피하도록 권고하고 있다.

간질 질환을 가진 여성의 임신 예후에 영향을 주는 요인으로 지금까지 언급한 기형발생을 증가시키는 항경련제의 복용 외에도 간질 질환자체, 질환의 심각한 정도, 환자의 유전적 경향 등도 고려 대상이다. 그렇기 때문에 임신을 앞두고 임신과 관련하여 약을 복용하지 않았을 때의 경련성 질환이 미칠 위험성과 항경련제로 인한 기형발생 가능성에 대한 상담이 이루어져야 한다. 항경련제의 성분이나 용량에 대한 조절은 임신 시도 6개월 이전에 고려되어야 하며 가능하다면 단일제제의 최소 용량으로 조절하길 권하며 한다. 또한 항경련제 복용으로 인한 엽산 감소로 인해 발생할 수 있는 태아기형을 예방하기 위해 임신 3개월 전부터 임신 제1삼분기까지 매일 엽산 5 mg 복용을 권한다. 적절한

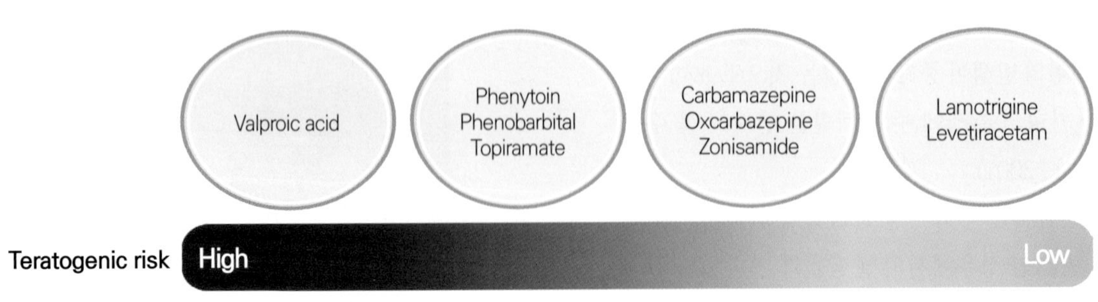

그림 12-8. 항경련제의 기형발생에 대한 상대적 위험도

계획임신, 임신 중 그리고 분만 중 관리가 이루어진다면 간질 환자에 있어서도 전체 임신의 95%는 좋은 임신 예후를 보인다.

2) 항우울제 및 정신과적 약물

한 연구에 의하면 지난 10년 전과 비교하여 최근 임신 중 항우울제의 사용이 16배 증가했지만 임신 3개월 이내에 반 정도는 중단한 것으로 나타났다. 이런 이유는 임신부뿐만 아니라 의료인들이 갖는 항우울제가 태아에게 미칠 수 있는 부정적 영향에 대한 우려 때문인 것으로 보고하고 있다(Jimenez-Solem et al., 2013). 다행히 항우울제를 비롯한 대부분의 정신과적 약물이 주요기형물질은 아닌 것으로 알려졌지만, 이들 약물로 인해 신생아에서 나타날 수 있는 신생아행동증후군(neonatal behavioral syndrome)에 대한 주의와 관리가 필요하다.

(1) 벤조디아제핀(Benzodiazepine)

다이아제팜, 로라제팜(Lorazepam) 등의 벤조디아제핀 계열의 약품들은 과거 일부 환자-대조군 연구에서 임신 중 노출 시 구개열과의 연관성이 있는 것으로 나타났다. 또한 일부 동물연구에서 고용량의 벤조다이아제핀 노출 시 구개열 발생이 증가했다는 보고가 있다. 하지만 이후 다수의 대규모 관찰연구에서 벤조다이아제핀계와 구개열 등의 주요장기기형발생 증가와의 연관성을 밝히지 못하였다(NICE clinical guideline, 2014). 기형과의 연관성이 있다는 측면에서 보더라도 절대적인 면에서 증가는 크지 않은데 예를 들면 10,000명의 출생아 중 비노출군에서는 6명에서 구개열이 있다면 노출군에서 11명이 있는 정도이고 대부분의 환자-대조군 연구에서는 회상편견이 많고 또 다른 약물에 동시에 노출되는 경우도 많아서 이 통계 또한 정확한 사실을 뒷받침하는 가에 관해서는 의문점이 있다. 벤조다이아제핀계 약물도 다른 정신과적 약물과 마찬가지로 분만에 임박해서까지 만성 복용된 경우 신생아에서 낮은 아프가점수, 저체온증, 불안, 과다근육긴장증, 근육긴장저하, 호흡곤란, 진전 등의 중독 또는 신생아금단증후군(Neonatal abstinence syndrome)이 나타날 수 있어서 주의가 필요하다.

(2) 선택적세로토닌재흡수억제제(Selective Serotonin-and Norepinephrine Reuptake Inhibitors, SSRI)

시탈로프람(Citalopram), 에스시탈로프람(Escitalopram), 플로옥세틴(Fluoxetine), 플로복사민(Fluvoxamine), 파록세틴, 설트랄린(Sertraline) 등이 SSRI계 약물에 속하며, 대부분의 연구에서 이들은 주요기형발생과 큰 관련이 없다고 보고하고 있으며 일부에서 SSRI와 심장기형발생의 소량 증가를 보고하였다 (Malm et al., 2015). 비노출그룹에 비해 비교위험도는 1.4로 일반적인 인구집단에서 심장기형발생이 대략 1,000명당 5명 발생하는 것을 감안하면 1,000명 출생 당 7명 발생 정도의 비율을 보일 수 있다(Reis et al., 2013). 하지만 임신 제1삼분기에 파록세틴 노출 시 심실중격결손 등의 심장기형이 증가한다고 보고되었다. 대조군과 비교해서 전체적 기형발생률은 그 차이가 크지는 않으나 심장기형의 경우 약 1.5~2배 증가하는 것으로 나타났다(Wogelius et al., 2006). 따라서 임신 제1삼분기에 파록세틴 노출 시 임신 20주경 태아심장정밀초음파를 반드시 시행하여 심장기형여부를 면밀히 살펴보아야 한다. 이러한 이유로 2012년 미국산부인과학회(ACOG)에서는 임신 중 파록세틴의 복용을 금하였다. 또한 플루옥세틴을 비롯한 SSRI계통의 약물을 임신 20주 이후에 복용한 경우 출생 후 신생아에게서 안절부절, 흥분, 수유장애 등의 금단증상, 그리고 드물긴 하지만 지속성 폐고혈압이 발생하는 등 심각한 폐질환을 유발할 수 있으므로 각별한 주의가 필요하다.

임신 중 SSRI 복용에 관해 위와 같이 주의를 기울이기도 하지만 임신 중 많게는 1/10까지도 발생할 정도로 우울증이 심한 상태에서 항우울제를 끊게 되는데 이 경우 유지요법을 하는 경우보다 재발이 5배 빈번하다는 것 또한 중요한 사실이다. 적절한 치료를 받지 못해 우울증이 잘 조절되지 못할 때 유발될 수 있는 상황이 모체 또는 태아의 건강을 더욱 위협적일 수도 있다는 점도 반드시 고려해야 한다.

(3) 리튬(Lithium)

리튬은 조울증의 치료에 사용되며 비노출군에 비해 전체적인 기형발생이 2배로 증가함이 보고되었고 특히 심장과 관련이 있는데 그 중에서도 엡스타인기형(Ebstein's anomaly), 대동맥축착(Coarctation of aorta) 등이 보고되었다. 엡스타인기형은 리튬 노출시 가장 관련있는 심장기형이라고 하더라도 일반군에서 20,000명당 1명 비율로 발생하는 드문 질환으로 임신 제1삼분기에 노출된 경우 20배 가량 증가한다 해도 절대수치는 1,000명당 1명에 해당되는 것으로 절대적인 수치로는 낮은 편에 속한다(ACOG, 2008) 이외에 출생 후 행동발달면에는 차이가 없는 것으로 보고되고 있으나 임신 제2삼분기 또는 제3삼분기에도 지속적으로 복용 시 모체뿐만 아니라 태아에서도 갑상샘종이 발생할 수 있다(Frassetto et al., 2008). 출생 직전 사용 시 신생아에게 리튬에 대한 독성이 발생하여 부정맥, 근긴장도 저하, 호흡곤란, 수유곤란 등이 발생할 수 있다. 조울증의 증상이 심하여 임신 후반기에 복용을 중단할 수 없다면 분만 직전 24~48시간만이라도 복용을 중단하고 출산 후에 다시 복용을 시작하면 신생아와 산모의 증상을 모두 감소시킬 수 있다.

3) 피부과 치료제

(1) 이소트레티노인(Isotretinoin)

다른 치료법으로 잘 치료되지 않는 심한 정도의 여드름 치료에 종종 쓰이는 일종의 레티노이드로 임신과 관련하여 여러 종류의 동물실험에서 중추신경계뿐만 아니라 두개, 안면기형, 뇌, 흉선, 사지, 심혈관 계통의 선천성기형발생을 증가시키는 것으로 보고되었다. 기형 발생 기전은 신경능선세포(neural crest cell)의 이동 방해와 관련되는 것으로 알려져 있다.

여러 역학연구에서도 임신 제1삼분기에 노출 시 약 25~35%에서 수두증, 소두증, 소이증 또는 무이증, 소하악증, 구개열, 심혈관계기형, 흉선 및 눈의 기형, 사지의 단축기형 등이 동반될 수 있다고 보고되었다. 이러한 기형 발생 이외에 자연유산, 조산도 증가시키며 출생 이후 성장기에서 행동발달에도 영향을 미칠 수 있다.

이소트레티노인의 반감기는 약 50시간이며 마지막 투여 후 10일 이내에 대부분 체외로 배설되는 것으로 알려져 있지만 최소한 임신 시도 1개월 전에는 사용을 중단할 것을 권하고 있다(Dai et al., 1989). 이 성분의 복용 전후 1개월은 2가지 이상의 피임법을 사용해야 하며 이 중 한 가지 피임법은 피임약 또는 자궁 내 피임장치와 같이 피임효과가 높은 방법이 반드시 포함되어야 한다. 임신테스트가 음성임을 확인한 후 복용해야 하며 2번째 임신테스트는 생리시작 후 첫 5일 이내에 시행해야 한다. 심각한 기형유발물질인 이소트레티노인 노출로부터 임신을 예방하기 위해서 미국 FDA에서는 의사와 약사들에게 이 약을 처방받는 환자들을 등록하게 하고 있다. 이 임신예방프로그램이 iPLEDGE 프로그램이다(FDA, 2006). 우리나라에서도 이소트레티노인 복용 중 임신이 되는 경우가 적지 않다. 마더세이프 전문상담센터의 콜센터에서 2010년부터 2016년까지 상담했던 임신부 22,374명 중 650명(2.9%)이 이소트레티노인에 노출되어 있었으며, 이들 중 80%는 사용이 금지되는 투약 종료 후 30일 이내 임신과 임신 중 노출되었다(Kim et al. 2018). 한편, 임신 중 노출되는 경우 50%가 임신중절을 하는 것으로 나타났다(Yook et al. 2012). 국내에서도 이소트레티노인 임신예방프로그램의 하나인 위해성관리계획이 시행될 예정이다.

(2) 아시트레틴(Acitretin)과 에트레티네이트(Etretinate)

이 두 성분은 모두 건선에 사용되는 치료제로 레티노이드 계통 약물이며 아시트레틴이 에트레티네이트의 대사물질이기도 하다. 임신 중, 특히 제1삼분기에 이들 성분을 복용한 경우 신경발달지연을 포함한 중추신경계이상, 망막, 시신경이상, 두개안면기형, 흉선과 심장이상 등이 관찰되는 레티노이드배아병증(Retinoid embryopathy)의 모습을 띠게 된다. 아시트레신 복용 중 알코올을 섭취하게 되면 아시트레신보다 더 반감기가 길어서 체내잔류가 더 연장되는 에트레티네이트로 전환되는 비율이 더 증가하기 때문에 치료 중 알코올 섭취는 금하기를 권한다(Larsen et al., 2000). 이 성분을 복용 시에는 철저한 피임이 권유되며 이 약을 중단한 지 약 3년 경과 후 임신을 시도하는 것을 권하고 있다. 하지만, 2003년 이후 국내에서 건선의 치료로 아시트레틴을 복용한 사람들이 헌혈한 혈액을 수혈한 경우가 발생했는데 이 혈액을 수혈받은 9명의 임신부의 출산 후 기형아 발생은 발견되지 않았다(Han et al., 2009).

4) 항응고제(Anticoagulant): 와파린(Warfarin)과 헤파린(Heparin)

와파린은 태반을 통과할 수 있으며 임신초기에는 기형유발물질로, 그리고 임신시기 전반에 걸쳐 태아에 항응고효과를 유발, 두개내출혈 등으로 이어질 수 있어 일반적으로 임신 중 사용을 피하고 있다. 임신 제1삼분기에 와파린에 노출 시 골격계이상, 코형성저하증, 연골, 관절 등의 골격이상, 안구이상, 청각장애, 자궁 내 성장지연, 심장기형 등의 태아와파린증후군(Fetal Warfarin Syndrome)이 발생할 수 있다. 이러한 위험성 때문에 임신 전 기간에 걸쳐 복용하지 말 것을 권고하지만 하루 5 mg 미만의 저용량에서는 태아 합병증의 가능성이 적다는 보고도 있어서 임신 제2삼분기에 동안 사용을 하기도 한다. 이런 경우에도 분만 2~4주 전에는 분만 전후 출혈감소를 위해 헤파린으로 바꾸고 분만 12시간 전에는 헤파린 또한 중지하기를 권한다. 헤파린은 분자량이 커서(3,000 to 30,000 daltons) 태반을 통과하지 않으며 이에 따라 태아에게 유해한 작용을 일으키지 않아 임신 중 우선적인 항응고제로 사용되지만, 빈도는 드물긴 하나 모체에게 골감소증, 혈소판감소증을 일으킬 수 있다는 보고도 있다(Fausett et al., 2001). 실제 임상적으로 인공판막이 있는 산모의 경우 임신 전부터 임신 전 기간에 걸쳐 헤파린 또는 지분자량 헤파린을 사용하거나 임신 제1삼분기에는 헤파린 또는 저분자량 헤파린을 사용하다가 임신 제2삼분기에 와파린으로 바꾸며 임신 36 또는 37주경부터는 다시 헤파린 또는 저분자량 헤파린으로 바꾸는 2가지 방법을 고려할 수 있다(Nishimura et al., 2014).

5) 플루코나졸(Fluconazole)

칸디다균 등의 진균 감염에 쓰이는 치료제로 여러 종류의 동물실험에서 용량에 따라 다른 형태의 독성이 관찰되었다. 임신 제1삼분기에 대부분 노출되는 등 장기간 400~800 mg/day의 고용량에 노출된 경우 앤틀리-빅슬러 증후군(Antley-Bixler syndrome)과 비슷한 형태의 선천성 기형을 유발한다고 보고되었고 칸디다성 질염 등에 일반적으로 흔히 쓰이는 용법인 일회성, 150 mg의 저용량에 노출 시에는 선천성 기형발생의 증가와는 관련이 없다고 보고되고 있다(Kaplan et al., 2015).

6) 프로필티오우라실(Propylthiouracil, PTU)과 메티마졸(Methimazole)

임신부가 갑상샘기능항진증을 앓게 되면 조기진통과 임신중독증을 초래할 수 있고 또 악화되면 갑상샘중독위기(thyroid storm, thyrotoxic crisis)로 임신부가 위험한 상태에 빠질 수 있으며 태아에게는 빈맥, 저체중, 조산, 사산이 발생할 수 있다. 이에 항갑상샘 약물인 프로필티오우라실이나 메티마졸이 사용될 수 있으며 이들 모두 태반을 통과할 수 있어 태아에게 갑상샘종을 발생시킬 수 있다는 우려가 있다. 이전에는 프로필티오우라실이 메티마졸보다 태반통과가 적고 메티마졸의 경우 선천성 피부무형성(Aplasia cutis), 후비공폐쇄증(Chonal atresia)과 연관이 있다는 보고가 있어 임신 중에는 일차적으로 프로필티오우라실을 우선 사용했으나 이후 여러 연구들에서 임신 중 사용 시 그 위험은 두 성분에서 매우 적은 편이어서 모두 임신 중 사용할 수 있다고 보고 있다. 하지만 메티마졸이 항갑상샘 작용이 좀 더 강하고 기형발생의 정도가 조금 더 증가할 수 있기 때문에 임신 제1삼분기에는 프로필티오우라실을, 제

2삼분기 이후에는 프로필티오우라실의 장기사용에 따른 간독성에 대한 우려로 메티마졸을 사용하는 경우가 증가하고 있다. 갑상샘기능항진증의 정도, 양상에 따라 처방 양상은 다양할 수 있으나 모든 경우에서 항갑상샘약제를 사용 시 태아, 신생아에서 갑상샘기능저하증이 발생할 수 있기 때문에 임신 중 가능한 최소용량으로 복용하기를 권한다(Andersen et al., 2017).

7) 항고혈압제

임신 중 고혈압의 발생은 임신부와 태아에게 모두 악영향을 끼칠 수 있으며 혈압이 잘 조절되지 않을 경우 자궁 내 발육지연, 양수과소증, 조산, 태반조기박리, 사산 등을 유발할 수 있다.

여러 항고혈압제 중 메틸도파(Methyldopa)는 임신성 고혈압에서 그동안 널리 사용되었고 분명한 기형발생의 증가를 보이지 않으며 장기적인 면에서도 성장 또는 인지장애를 일으키지 않는다고 알려져 있다. 프로프라놀롤(Propranolol), 아테놀롤(Atenolol) 등의 베타차단제(beta-blocker)는 동물실험과 사람에서의 경험에 근거하여 기형발생을 증가시키는 것으로 보이지는 않지만 자궁 내 성장지연과 관련될 수 있다고 알려져 있다(Yakoob et al., 2013) 칼슘채널차단제(Calcium channel blocker)에서는 제한된 연구이기는 하지만 임신초기 자연유산이 증가한다는 보고는 있으나 여러 연구에서 기형발생을 증가시키는 영향은 크지 않은 것으로 보여 임신 중 사용가능한 치료제 중 하나로 쓰이고 있다. 단, 안지오텐신 전환효소억제제와 안지오텐신II 수용체차단제는 임신 제2삼분기 이후 사용하는 경우 태아의 신장과 순환계에 영향을 미쳐 저혈압, 무뇨증을 유발할 수 있고 이 결과로 양수과소증이 발생, 태아의 폐성숙 저하, 사지의 구축, 사망까지 초래할 수 있다. 임신 제1삼분기에 노출 시 구조적 기형의 발생의 증가는 분명치 않아 보인다.

8) 항결핵제

임신 중 추천되는 일차약물로는 아이소나이아지드(Isoniazid), 리팜핀(Rifampin), 에탐부톨(Ethambutol)로 활동성결핵인 경우 처음 7개월간 아이소나이아지드와 리팜핀을 복용하고 이후 2개월 더 에탐부톨을 추가하여 총 9개월간 복용하여야 한다. 경우에 따라 피라지나마이드(Pyrazinaimde)를 추가할 수 있으나 이는 태아에 대한 연구가 충분치 않아 필요한 경우에 한한다. 아이소나이아지드, 리팜핀 그리고 에탐부톨은 일반적으로 임신 중 별다른 문제를 유발하지 않는 것으로 보고되고 있는데 아이소나이아지드는 선천성기형을 유발할 가능성은 매우 낮으나 비타민 B6결핍을 발생시켜 경련 등의 신경독성을 유발할 수 있어 예방목적으로 피리독신(Pyridoxine)을 함께 투여하길 권한다. 스트렙토마이신(Streptomycin), 카나마이신(Kanamycin)은 장기간 노출 시 8번 뇌신경에 영향을 미쳐 태아의 청력소실과 관련이 있다는 보고가 있어 임신 중 사용을 금한다(Nahid et al., 2016).

9) 비스테로이드성 항염증약물(Nonsteroidal anti-inflammatory drugs, NSAIDs)

아스피린(Aspirin), 이부프로펜(Ibuprofen), 인도메타신(Indomethacin) 등이 이에 해당하며 이들은 프로스타글란딘합성을 방해하면서 효과를 나타낸다. 비스테로이드성 항염증약물의 경우 선천성 기형과의 연관성에서 복벽결손이나 심장중격막결손 등이 증가한다는 보고가 있으나 전반적으로 선천성기형과는 큰 연관관계가 없는 것으로 보고되고 있다. 하지만 임신 초기 이 약물의 복용이 유산을 증가시킨다는 보고가 있어 난임 또는 습관성유산의 경우에는 임신초기에 사용을 금하는 것이 바람직할 수 있다. 아스피린의 경우 2002년 Kozer의 연구에 따르면 임신 제1삼분기에 아스피린 사용과 선천성기형과의 관련이 있다는 증거를 찾지 못했다. 반면 아스피린을 임신 중 장기간 복용한 경우 지연임신이 증가하였고 이는 자궁수축을 감소시킨 것이 원인으로 보인다. 분만이 가까운 임신 후반기에 비스테로이드성 항염증약물를 사용하면 태아의 동맥관을 조기 폐쇄시켜 폐동맥 고혈압을 유발할 수 있다. 또한 혈소판 부착성과 응집성을 감소시키므로 분만 시 출혈이나 신생아에서의 두개 내 출혈 등을 유발할 수 있어 임신 제3삼분기에는 사용을 금해야 한다. 또한 태아의 신장기능에 영향을 미칠 수도 있어서 인도메타신 등을 조기진통억제제로 사용해야 하는 경우 양수과소증 발생 여부와 태아의 상태 관찰을 위해 자주 초음파검사를 시행해야 한다. 하지만 항인지질증후군(Anti-phospholipid syndrome)의 치료 또는 임신중독증의 예방을 위해 사용되는 저용량(81 mg/day)의 아스피린의 경우, 이 용량에서는 이러한 영향이 일반적인 경우와 비교해서 큰 차이가 없어 보여 필요한 경우에 한해 사용할 수 있다(Askie et al., 2007).

10) 아세트아미노펜(Acetaminophen)

임신 중 이를 복용한 경우 기형발생이 증가하지 않았다는 여러 연구가 있었으며 아스피린 및 비스테로이드성 항염증약물 사용 시 보이는 부작용들이 거의 없으므로 일반적인 치료용량 범위 내의 사용은 임신 중 전 기간에 걸쳐 가장 많이 추천되고 있다. 하지만 최근 들어 아세트아미노펜을 장기간 복용 시 소아기에 천식발생이 증가한다거나 주의력결핍과다활동장애(Attention deficit hyperactivity disorder, ADHD)의 위험이 있다고 보고되었다(Liew et al., 2014). 이의 인과관계에 대해서는 좀 더 많은 연구가 이루어져야 하겠지만 이러한 우려가 있기 때문에 임신 중의 복용은 꼭 필요한 경우에 한해 신중하게 복용할 것을 권한다.

11) 항생제

(1) 아미노글리코사이드(Aminoglycoside)

신독성, 이독성은 잘 알려진 아미노글리코사이드의 부작용인데 스트렙토마이신의 경우 임신 중 복용 시 출생 후 이독성이 보고되었다. 이외의 약에서는 기형발생과 관련하여 분명한 증가를 보이는 보고는 없으나 안전성을 확신하기엔 아직 자료가 부족한 상황이다. 하지만 이 성분이 치료에 필요하다면 겐타마이신(Gentamicin)을 우선적으로 고려할 수 있는데 이를 임신기간 동안 비경구적으로 투여한 경우 기형발생이 증가하지 않았음을 보고한 경우가 상대적으로 많기 때문이다(Czeizel et al., 2000).

(2) 시프로플록사신(Ciprofloxacin)

호흡기감염, 귀, 코, 인후감염, 구강, 요로, 골반염, 안과적 감염증 등 많은 부분에 쓰이고 있는 광범위 항균작용을 갖고 있는 퀴놀론(Quinolone)계 항생제이다. 이 성분을 장기간 복용했던 청소년과 어른에게서 관절통, 근막염 등이 보고되었기 때문에 18세 이전의 소아, 청소년, 임신부에게는 추천하지 않으며 또한 다양한 종의 동물실험에서 연골, 관절병증 등이 보고되어 사람에게서도 발생할 수 있는 가능성에 대한 우려가 있어 임신기간 동안 피할 것을 권한다. 하지만 이 약에 노출된 산모들을 대상으로 한 연구에서 선천성기형이나 근골격계 이상을 발견할 수 없었고 3주에서 3개월가량 장기간 노출된 산모들을 대상으로 한 연구에서도 선천성기형은 보고되지 않았다(Bar-Oz et al., 2009).

(3) 테트라사이클린(Tetracycline)

테트라사이클린은 그람양성 및 음성균에 의한 감염치료 및 여드름, 페니실린에 알러지가 있는 환자의 매독, 임질의 치료, 클라미디아, 마이코플라즈마로 인한 감염 등에 치료로 쓰인다. 여러 역학 연구에서 임신 제1삼분기 노출 시 주요 기형발생의 증가는 없었으나 임신 25주 이후 복용 시에는 치아의 석회화로 인해 출생 이후 아기의 치아변색을 유발할 수 있으며 골성장지연을 초래할 수 있다. 치아변색은 영구적인 변화이나 골성장지연은 투약을 중단하면 회복하게 된다(Vennila et al., 2014).

12) 메토트렉세이트(Methotrexate)

디하이드로엽산환원효소(dihydrofolate reductase)를 억제하여 활성형인 테트라하이드로폴레이트(tetrahydrofolate)로의 전환을 감소시키는 역할을 한다. 즉 엽산길항제로 작용하여 배아와 융모조직에 독성을 일으켜 임상적으로 자궁 외 임신의 치료목적 또는 유산을 유도할 때 사용한다. 임신초기 노출 시 여러 연구에서 중추신경계기형, 사지손상, 'clover-leaf' skull, wide nasal bridge, low-set ears, micrognathia 등의 특징적인 기형이 나타나며 발달장애, 지능저하가 보고되었다(Del Campo et al., 1999).

13) 코르티코스테로이드(Corticosteroid)

류마티스성 질환, 피부질환, 안과질환, 호흡기성 질환 등에 널리 사용되고 있다. 이 성분은 글루코코르티코이드(Glucocorticoid)와 미네랄로코르티코이드(Mineralocorticoid)를 포함하며 이들은 항염증작용과, 면역억제작용을 갖는다. 이들은 동물실험에서 구개열의 발생을 증가시키고 자궁 내 성장지연과 연관 있는 것으로 보고되었다. 역학 연구에서도 약 3배 정도의 구개열 발생을 증가시키는 것으로 그간 알려져 왔으나 최근의 연구에서는 그와는 달리 임신초기 노출과 구개순, 구개열의 발생과는 의미 있는 연관관계는 없는 것으로 보고되었다.

14) 한방약(Herbal medicine)

한방약은 동식물 또는 광물에서 채취된 다양한 성분으로 이루어져 있다. 우리나라에서는 임신을 하게 되면 임신부의 건강을 위한다는 생각에 한방약 등을 복용하는 경우가 종종 있는데 이에 반해 한방약의 성분과 관련한 발생 독성학 연구는 거의 없다. 천궁, 현호색, 홍화, 당귀, 결명자, 지각, 산사 등에서 자궁수축 등을 유발할 수 있다고 하며 유산과 관련된 성분으로는 박하, 목단피, 금은화, 반하, 위령선, 강황 등이 알려져 있다. 특히 임신 중 감초(licorice)에 노출 시 일반 임신부와 비교하여 사산율이 13배 정도 높은 것으로 나타났다. 더 많은 임신부를 대상으로 추가적인 연구가 필요해 보인다(Choi et al., 2013).

4. 태아에 영향을 미치는 기호물 및 환경물질

1) 알코올(Alcohol)

태아알콜스펙트럼장애(Fetal Alcohol Spectrum Disorders, FASDs)는 임신 중 산모의 알코올 섭취로 인해 태아에게 발생할 수 있는 모든 질환을 포함하는 넓은 의미의 용어이다. 이 중 태아알코올증후군(Fetal Alcohol Syndrome)은 가장 심한 임상형태로 배 발생 단계나 태아기에 분화 및 성장에 손상을 받아 정신지체, 성장장애, 특징적인 얼굴기형 등을 보이는 질환이다. 일반적으로 발생률은 1,000명의 출생아당 1명이며 태아알코올스펙트럼장애는 출생아 100명당 1명으로 알려져 있다.

이렇듯 태아에 영향을 미칠 수 있는 알코올 섭취가 임신 중 적지 않은데 그 이유는 우선 전체 임신의 절반 이상이 계획임신이 아니기 때문이다. 태아에게 영향을 적지 않게 미치는 몇 가지 기형유발물질 중에서도 특히 알코올은 조금만 신경 쓰면 예방이 가능한 경우가 대부분이고 아직 어느 정도 섭취까지는 안전하다는 역치량이 알려진 바 없기 때문에 현재 임신 중이 아니더라도 임신 가능성이 있다면 그리고 피임을 확실히 하고 있지 않다면 술을 마시지 않도록 해야 한다. 이렇게 금주를 하거나 피임을 철저하게 한다면 최소한 음주로 인한 태아의 이상은 예방할 수 있다.

음주가 태아에게 위험할 수 있다는 내용은 20세기 후반에서야 알려졌는데 1968년 Lemoine 등이 태아에게 미치는 알코올의 효과에 관한 논문을 처음 발표한 이후 1973년 Jones and Smith가 태아알코올증후군이라는 용어를 처음 소개하면서 활발한 연구가 이루어졌다. 태아알코올증후군의 전형적인 세 가지 특징적 증후로는 임신 중 모체의 알코올 섭취력과 함께 첫째, 짧은 안검열(Short palpebral fissures), 길고 편평한 인중(smooth or flattened philtrum), 얇은 윗입술(thin vermillion of upper lip) 등의 특징적인 얼굴기형이 나타나며 둘째, 출생 전 또는 후의 성장지연(키나 몸무게가 10백분위수 이하) 셋째, 두위가 10백분위수 미만의 뇌 성장 저하 또는 구조적인 뇌기형, 지능저하 등의 중추신경계의 이상 등이 포함된다.

특히 뇌구조의 변화가 두드러지는데 두개골 크기의 감소뿐 아니라 같은 나이의 정상인에 비해 뇌용적이 약 10% 작다는 보고가 있으며 백질(white matter)의 저형성을 보인다. 또한 왼쪽 뇌의 감소, 소뇌 전충부(anterior vermis) 등의 크기 감소도 있어 이로 인해 사물을 인지하지 못하거나 언어장애, 운동조정, 평형기능의 장애를 가져올 수 있다. 그리고 양쪽 뇌의 정보전달원 역할을 하는 뇌량(corpus callosum)이 없는 뇌량무발생증(agenesis of corpus callosum)이 일반적인 경우에 비해 더 많다고 보고되었다. 이외에도 심장, 골격계, 신장, 눈, 귀, 손가락 등의 선천적 기형 및 시력, 청력장애 등 다양한 선천적 결손을 동반할 수 있다.

또한 임신부의 알코올 노출에 의해서 이차적 장애(secondary disability)가 나타날 수 있으며 학령기 학습장애, 성인기의 사회적 적응장애 및 범죄에 연루되는 경우가 자주 나타난다.

태아알코올스펙트럼장애를 진단하기 위해서는 임신 중 알코올 노출력이 매우 중요하며 이를 위해서는 TWEAK 스크린과 같은 설문과 생체표지물질을 이용할 수 있다. 한정열 등(2009)의 연구에 의하면 임신부의 36%는 임신 중 1회 이상의 음주를 하였고 TWEAK 스크린 양성으로 습관적 음주자는 23%인 것으로 나타났다. 한편 임신부의 알코올 노출평가를 위해서는 임신부의 혈액 내에서 알코올대사물질인 Phosphatidylethanol (PEth)을 측정함으로써 최대 금주 후 4주까지도 임신 중 음주여부를 확인할 수 있었고 (Kwack et al., 2014) 태변(meconium) 내 Fatty acid ethyl ethanol (FAEE)과 같은 생체표지물질(biomarker)을 측정함으로써 태아가 알코올에 노출되었는지를 보다 객관적으로 측정하는 것이 가능하다(Kwak et al., 2012).

국내에서 태아알코올증후군의 발생률에 관한 진단과 연구가 북미에 비해 활발하지 않은 상황에서 이해국(2010)이 미국의 Jones가 포함된 NIAAA (National Institute on Alcohol abuse and Alcoholism)팀과 함께 국내의 정신지체 및 특수교육시설에서 조사한 결과에 의하면 조사대상자의 14% (13/93)가 태아알코올증후군으로 진단되었으며 43% (40/93)는 태아알코올증후군이 의심되었던 것으로 조사하였다.

태아알코올증후군(FAS)은 알려진 지능저하의 가장 흔한 원인이며 경제적으로 막대한 손실을 동반하기는 하지만 계획임신과 임신부의 금주를 통해서 100% 예방할 수 있는 질환이므로 의료인들의 지속적인 관심이 필요하다.

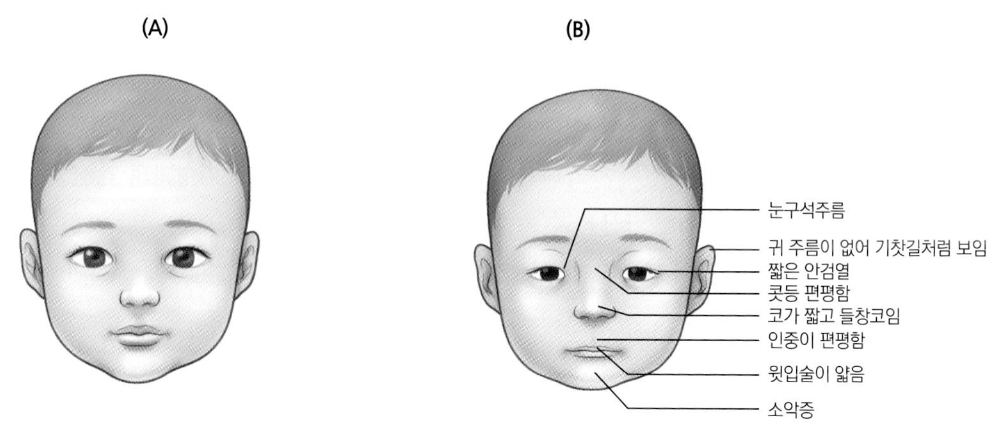

그림 12-9. **태아알코올증후군 환아의 특징적 모습.** (A)정상아의 얼굴, (B) 태아알코올증후군의 얼굴

2) 흡연(Tobacco)

흡연 시 발생하는 케미칼은 니코틴, 타르, 납, 비소, 카드뮴, 시아니드, 일산화탄소 등 4,000가지 이상으로 알려져 있다. 이들 중 40여 가지 이상은 암을 유발할 수 있는 것으로 알려져 있다. 임신 중 흡연은 구순 및 구개열 등 다양한 기형발생과 관련되며, 저체중아 출산 및 자연유산, 사산, 전치태반, 태반조기박리 및 조산과 관련된다. 또한, 흡연의 장기적 영향으로 집중력저하 및 과잉행동장애(ADHD)와 관련될 수 있는 것으로 알려져 있다. 그리고 최근에 밝혀진 바에 따르면 1개비/일 정도의 가벼운 흡연이라 하더라도 임신 전 기간을 통해 행해진 경우 영아 돌연사 증후군(Sudden Unexpected Infant Death, SUID) 이 2배 증가한다고 알려졌다. 또한 흡연과 사산과의 관계처럼 이 증후군도 흡연양에 비례하여 그 위험이 증가한다(Anderson et al., 2019) 흡연도 알코올과 마찬가지로 안전하다고 알려져 있는 역치량(threshold dose)이 밝혀져 있지 않아 간접흡연에도 노출되지 않도록 주의해야 한다.

3) 카페인(Caffeine)

생쥐에게 시행한 동물실험에서 근골격계 이상 등의 기형과 성장지연, 원숭이에서의 실험에서는 자연유산 등이 증가한다고 보고되었다. 임신부에 대한 역학 조사에서는 자연유산이 1.36배, 성장지연이 1.5배 증가한다는 보고가 있으나 임신 중 카페인 소비와 기형발생과의 연관성에 관해서는 밀접한 관련이 없는 것으로 나타났다. 대부분의 연구에서 하루 150~300 mg 이내의 카페인 섭취는 태아에게 별다른 영향을 미치지 않을 것으로 추정하였지만 카페인은 커피뿐 아니라 녹차, 홍차, 콜라 등의 일부 탄산음료, 초콜릿, 핫초코, 종합감기약 등에도 카페인이 함유되어 있는 경우가 많으므로 주의해야 한다.

4) 독성 중금속(Toxic metals)

(1) 수은(Mercury)

메틸수은은 태반을 통과하는 성질이 있고 세포분열과 신경세포의 이동을 방해함으로써 임신부가 수은중독의 증상이나 징후가 없었음에도 기형발생, 정신지체, 뇌손상으로 인한 구음장애(dysarthria), 시야장애(constriction of the visual field), 감각장애(sensory disturbances, glove and stocking type), 청각장애 등을 초래할 수 있다.

이들에 대한 증거는 1950~1960년대 일본의 미나마타와 니이가타만에서 수은에 중독된 어류의 섭취, 그리고 1970년대 이라크에서의 항진균제로 사용한 수은에 오염된 밀을 이용한 빵 섭취로 인한 사고를 들 수 있다(Harada, 1995) 또한 모든 물고기는 어느 정도의 메틸수은을 가지고 있는데 이는 먹이사슬을 통해서 전달되어 최상위에 있는 물고기나 바다포유류에 대량으로 축적되고 농축되어 이를 포식하는 사람에게 전달된다. 일상 식생활에서 접할 수 있는 어류 중에서 참치, 황새치, 옥돔 등에 다량이 존재하고 있는 것으로 알려져 있다.

(2) 납(Lead)

임신 중 작업장에서 납에 고용량에 노출되는 경우 계류유산이나 조기양수파막, 조산이 발생할 확률이 증가한다. 또한 납은 신경계에 독성을 일으키기 때문에 태아의 신경독성과 관련될 가능성이 높다. 즉, 임신 중 10mcg/dL (0.48 micromol/L)의 낮은 농도의 납에 노출되어도 학습 또는 행동장애 등 인지발달장애가 발생할 수 있다는 여러 보고들이 있다. 반면에 현재까지의 연구결과 등에 따르면 임신 중 납 노출과 구조적 기형과의 연관성은 명확하지 않다.

5) 이온화 방사선(Ionizing radiation)

19세기 후반 뢴트겐(Röntgen)이 X-선을 발견하기 전까지는 방사선이 노출되는 원인으로는 태양, 토양, 대기 등에서 발생하는 자연적인 원인뿐이었으나 발견된 이후 의학 분야에서의 방사선 이용이 확대되면서 현재 많은 분야에서 진단 또는 치료목적으로 널리 쓰이고 있다. 반면에 임신 시 이의 노출로 태아에 미치는 영향에 대해 많은 관심이 있어 왔다.

(1) 방사선의 종류

방사선은 크게 비이온화 방사선, 이온화 방사선으로 나눌 수 있다. 이 중 마이크로파, 초음파, 라디오파 등은 장파(long-wavelength)로 약한 에너지를 방출하여 인체에 특별한 영향이 없으며 임신 중에 노출 시 유해한 보고는 거의 알려진 것이 없는 비이온화 방사선에 해당한다. 반면 의학적으로로 많이 쓰이는 x-선(x-ray), 감마선(γ- ray) 등은 단파(short wavelength)로 상당한 양의 에너지를 방출함으로써 직접적으로 분자구조를 변형하거나 자유라디칼(free radical) 등을 생성하여 조직 손상을 일으킬 수 있는 이온화 방사선이다. 앞으로 논의되는 방사선이라 함은 이온화 방사선에 대한 것이다.

(2) 방사선의 단위

방사선의 영향을 알아보기에 앞서 이의 양을 산정하기 위해서는 방사선의 단위에 대해 알아볼 필요가 있다. 먼저 방사선을 방출하여 대기에 노출되는 정도(roentgen (R): number of ions produced X-rays per kilogram of air), 사람의 조직으로 흡수되는 정도(rad, gray: amount of energy deposited per kilogram of tissue, 100 rad=1 Gy (Gray)), 방사선이 흡수된 후 나타내는 생물학적 효과(rem: roentgen-equivalent man, amount of energy deposited per kilogram of tissue normalized for biological effectiveness, 100 rem=1 Sv (Sivert)) 등의 단위가 있다. 흡수된 에너지와 조직손상을 유발하게 되는 에너지의 생물학적 효과 사이에는 relative biological effectiveness (RBE) 계수가 있는데 이는 연부조직에서는 그 값이 거의 1에 가까워 대개의 경우 rad와 rem, Gy와 Sv는 혼용해서 쓰이고 있다.

1 rad=0.01 gray (Gy)=0.01 sivert (Sv)=1 rem

(3) 방사선이 임신에 미치는 영향

방사선에 의한 생물학적 영향에 관한 연구는 제2차 세계대전 시 일본에 시행된 원폭투하 이후 생존자들을 대상으로 한 약 30여 년의 연구결과를 바탕으로 하고 있다.

임신 중 방사선 노출 시 태아에게 발생할 수 있는 현상은 크게 두 가지로 나눌 수 있다.

첫째, 방사선 노출로 세포가 파괴되어 일어날 수 있는 변화인데 이는 특정 수준 이상의 노출에 이른 다음에야 영향이 나타난다(threshold phenomenon). 즉, 특정 수준 이하의 노출에서는 그 영향이 나타나지 않는 특징이 있고 그 이상에 노출된 경우에는 용량이 증가함에 따라 영향의 심각도가 심해진다. 이로 인한 대표적인 영향으로 유산, 사산, 중추신경계이상, 백내장, 성장지연, 태아기형, 행동장애까지 발생할 수 있다.

임신 중 방사선 노출 시 태아에 미치는 영향에 관해 가장 중요한 것은 임신 중 어느 시기에 노출되었는 가와 흡수된 양의 정도이다. 수정 후 14일 이내 즉, 착상 이전의 시기에 노출 시에는 착상이 되지 않거나 유산이 발생할 수 있으나 기형발생은 거의 증가하지 않는다. 수정 후 3주에서 8주 사이는 태아의 주요기관 형성기로 방사선 노출 시 형성 중인 기관에서 기형이 발생할 수 있다. 대표적으로는 구개열, 소안구증, 망막의 색소침착, 백내장, 골격계 기형 등이 있다. 하지만 이러한 현상들은 100~200 mGy 이상 노출 시 발생하며 또한 자궁 내 발육지연, 지능저하 등을 동반하는 것이 특징이다. 즉, 형태학적인 기형이 발생하기 위한 최소용량보다 적은 정도의 방사선 노출에 지능저하, 발육지연이 먼저 나타나는 사실을 볼 때, 임신 중 방사선 노출은 특히 중추신경계발달에 큰 영향을 미친다는 것을 알 수 있다. 이 영향은 수정 후 8~15주 사이 가장 두드러지고 16~25주에 다소 적어지다가 25주 이후 방사선 노출 시에는 태아의 주요기형이나 지능 관련 이상이 증가하지 않는 양상을 보인다. 방사선 노출의 양과 관련하여 500 mGy 이상 급성으로 방사선 노출 시 소두증, 정신지체, 성장지연 등은 대표적으로 관찰할 수 있는 현상이며 방사선으로 인해 기형이 발생한 경우 성장지연, 중추신경계의 이상을 반드시 동반한다. 많은 사람들이 진단적 목적으로 방사선 검사를 받게 되었을 때에는 대개 50 mGy 이하이며 이런 경우는 지금까지 언급한 여러 기형, 성장지연 등은 관찰되지 않는다. 반면에 치료목적으로 행해지는 방사선에 노출된 경우는 그 양이 훨씬 증가되어 태아에게 상당한 위험을 끼칠 수 있다.

둘째, 방사선 노출 시 손상된 DNA의 복구부전 등으로 인해 출생 후 암, 백혈병 등이 발생할 수 있는데 이들은 위의 경우와는 달리 그 영향이 나타나기 위한 특정 값(threshold dose)이 있지 않고 노출 용량이 증가함에 따라 그 위험도가 점차적으로 증가한다. 임신 중 방사선노출량이 상대적으로 적은 진단적 X-선 촬영 시에도 소아암 및 백혈병의 발생을 증가시킨다는 환자-대조군 연구가 있기는 하나 그 외에 많은 코호트 연구를 비롯한 여러 연구들에서는 이러한 결과를 뒷받침하지는 않았다.

(4) 임신과 진단적 방사선

임신 중 방사선 노출의 가능성을 피하기 위해서는 검사 전 소변이나 혈액을 이용하여 임신여부를 확인해야 한다. 검사들을 통해 임신여부를 확인하기 어려운 임신 첫 2주 이내에 방사선에 노출되는 상황을 막기 위해서는 방사선 검사가 반드시 필요한 경우가 아니라면 최종월경일(LMP)로부터 10일 이내에 시행하기를 권한다. 또한 임신 중 또는 임신가능성이 있다면 초음파 등의 다른 검사로 대체할 수는 없는지, 임신주수, 태아에게 전달될 방사선의 양, 산모의 질환상태 등을 고려하여 검사필요성을 판단해야 한다. 골반을 제외한다면 방사선 검사가 태아로부터 멀리 떨어져 있는 신체부위에 적용되는 경우 임신 중 시기를 불문하고 복부 가리고 검사를 시행할 수도 있다. 하지만 복부와 골반에 X-선 촬영을 해야 한다면 그 검사를 시행하지 않아 진단을 정확히 내리지 않았을 때의 위험이 태아의 방사선 노출로 인한 위험보다 크다고 판단될 때 한해서 검사를 시행해야 한다. 일반적인 진단적 목적으로 시행되는 방사선 검사들의 태아에 대한 방사선 노출량 정도는 임신, 태아에 어떠한 부정적인 영향을 더 가중시킬 것으로 여겨지진 않는다.

5) 임신과 초음파

산부인과 영역에서 초음파는 상당히 중요한 부분을 차지하고 있는 반면 이의 사용을 두고 태아에게 있어 과연 안전한 것인가에 관해 항상 문제가 제기되었다. 우선, 초음파에서 발생하는 고온(hyperthermia)과 동공화(cavitation)형성으로 태아조직에 손상을 줄 수 있다고 보고되어 왔는데 이러한 사항에 대해 이후 많은 연구가 진행되어 왔으나 아직 명확하게 결론이 나지 않은 상태이다. 초음파가 연부조직이나 골격에 흡수되면서 열로 전환되는데 이때 모체의 심부체온이 1.5~2.0℃ 이상 상승하면 태아에 영향을 미친다고 알려져 있으나 실제로 진단목적으로 쓰이는 그레이스케일(grey scale) 방식의 초음파기기에서의 열 발생은 매우 미미한 정도여서 태아가 영향받을 가능성은 매우 낮을 것으로 보인다(Sande et al., 2012). 하지만 도플러시스템에서는 보다 많은 열을 발생시킬 수 있어서 이는 필요성을 고려하여 사용해야 하며 검사시간도 최소화하는 것이 필요하다. 미국초음파의학회(AIUM)에서는 질병의 진단을 위해 초음파를 사용하는 경우 이로 인한 위험보다는 얻을 수 있는 이득이 더 많다고 보고하고 있다. 이렇기 때문에 보다 많은 이득을 얻으면서 위험을 최소화하기 위해 ALARA (as low as reasonably achievable) 원칙을 검사 시 적용하기를 권하고 있다(Callen, 2008).

6) 핵의학 검사

대부분 진단적 목적으로 쓰이는 경우 핵의학 검사는 단시간 작용하는 것으로 태아노출용량이 많지 않지만 용량이 많은 경우 태반을 통과한다는 점과 신장을 통해 배설되는 경우 태아와 가까운 위치에 있는 방광에 일정시간 저장되어 있으면서 태아에게 영향을 줄 수 있다는 점이 문제가 된다. 갑상샘기능항진증 또는 갑상샘암의 치료에 흔히 쓰이는 방사성 요오드(I131)는 미량 사용 시 태아에 대한 위험은 미미하나 치료적 수준으로 사용 시 태아 갑상샘의 영구적 기능저하를 유발할 수 있기 때문에 임신 중 사용은 금기이다. 임신 중 방사성 요오드로 치료받은 경우는 이후 6개월 정도 피임을 권한다. 이런 이유는 물론 모체에 잔류하는 방사선 양을 최소화시켜 태아에 영향을 미치는 용량을 최소화하기 위함이기도 하지만 그보다는 다음 임신 전에 갑상샘기능항진증 또는 암의 추가적인 치료가 필요한 가능성을 염두에 두고 병이 완치되고 임신을 하기 위한 목적이 더 크다.

최근 젊은 연령층의 여성에서 갑상샘암, 갑상샘기능항진증이 증가하면서 치료로 쓰이는 경우가 증가하고 있다. 이는 태반을 잘 통과하고 임신 10~12주에 태아의 갑상샘에 고농도로 축적되어 태아의 갑상샘기능저하증 내지 이후 갑상샘암의 발병률을 증가시킬 수 있어 임신 중 사용은 금하며 만약 수정 후 8주 후에 임신사실을 모른 채 투여하고 12시간 이내에 알았다면 60~130 mg의 KI (Potassium iodide)를 주입하여 태아 갑상샘을 요오드(iodine)로부터 미리 차단함으로써 효과를 감소시킬 수 있다(Koren, 2001).

7) 임신 중 방사선 노출 시 상담

임신 중 방사선의 노출로 상담 시 방사선 노출 시의 임신주수, 내과력, 산과력, 기형발생의 가족력, 환경적 요인, 태아 부모의 연령 등을 고려하여 일반적으로 임신 중 발생할 수 있는 합병증의 위험도를 설명하고 대개 50 mGy 이하의 진단적 방사선 노출 시 태아에게 미치는 영향은 극히 적다는 점, 소아암과의 관련, 이러한 용량에서도 그 위험도가 증가할 수 있으나 전체 발생빈도에 비하면 매우 적은 부분의 증가로 볼 수 있다는 점 등을 설명하며 임신유지를 권하게 된다. 하지만 이것이 곧 건강한 임신을 의미하는 것은 아님을 주지시켜야 하며 이후 태아상태를 보다 자세히 파악하기 위한 산전검사를 권해야 한다.

미국산부인과학회에서 제시한 임신 중 영상진단에 대한 가이드라인은 다음과 같다. 첫째 초음파와 자기공명영상장치(MRI)는 이 검사시행이 의학적 도움이 된다고 판단할 때 임신부에게 별다른 위험요소 없이 시행될 수 있다. 둘째, 일부 예외적인 경우를 제외하고는 일반적인 X선 촬영, 컴퓨터단층촬영 (CT), 핵의학영상 등은 태아에게 영향을 미칠 수 있는 정도보다 훨씬 적다(표 12-2). 초음파나 MRI로도 진단이 애매하여 추가적으로 이들 검사가 필요하다면 임신부에서도 검사를 미뤄서는 안 된다. 셋째, MRI 검사시 gadolinium 조영제의 사용은 최근에 태아에게 부정적인 영향이 증가한다는 보고가 있어 꼭 필요한 경우가 아니라면 제한해야 한다. 넷째, gadolimium을 투여하는 경우라도 수유는 가능하다(ACOG, 2017).

표 12-2. 각 방사선 검사 시 태아에 노출되는 방사선 양

Examination	Typical conceptus dose (mGy)
Cervical spine(AP, lat) plain film	<0.001
Extremities plain film	<0.001
Chest (AP, lat) plain film	0.002
Thoracic spine plain film	0.003
Abdomen plain film 21 cm patient thickness 33 cm patient thickness	 1 3
Lumbar spine plain film	1
Limited IVP	6
Small bowel study	7
Barium enema	7
Head CT	0
Chest CT	0.2
Abdomen CT	4
Abdomen-pelvis CT	25
Bone scan (20mCi of 99mTc)	4~5
Whole body PET (15mCi of fluorine 18 fluorodeoxyglucose)	10~15
Thyroid scan (0.2mCi of 123I)	0.1~0.2

출처: McCollough et al, 2007

참고문헌

- 식품의약품안전처. 임부 금기 의약품 공고. 2008 [cited by 2014 August 13] Available from: http://www.doctorsnews.co.kr/news/articleView.html?idxno=51324.
- 원혜성, 김문영, 류현미, 박미혜, 신혜진 등. 국내 주선천성기형의 유전학적, 보건학적 특성 규명을 위한 등록 및 자원수집. 질병관리본부 2012.
- 이해국. 국내 특수교육기관에서 태아알코올증후군 진단(unpublished) 2010.
- 한정열, 곽호석, 김민형, 최준식, 안현경 등. 후세대영향평가를 위한 임상연구시스템구축. 식품의약품안전평가원 2009.
- 한정열, 박소현, 김영미, 김진우, 정상희, 정영철 등. 임신 제 일삼분기 약물 및 방사선 노출 임신부에서 기형발생 위험에 관한 근거중심적 상담의 효과. 대한 산부회지 2002;45:133-8.
- 한정열. 태아기형발생물질의 상담 In: 한정열, 안현경, 최준식, 이희철, 홍순철 등. 모태독성학(Maternal-Fetal Toxicology) 서울: 군자출판사 2009 p25-26.
- ACOG Bulletin. Use of Psychiatric Medications During Pregnancy and Lactation. Obstet Gynecol 2008;111:1001-20.
- Adams J. High incidence of intellectual deficits in 5 year old children exposed to isotretinoin in utero. Teratology 1990;41:614.
- Addis A, Koren G. Safety of fluoxetine during the first trimester of pregnancy: a meta-analytical review of epidemiological studies. Psychol Med 2000; 30:89-94.
- Ahn HK, Choi JS, Han JY, Kim MH, Chung JH, Ryu HM, et al. Pregnancy outcome after exposure to oral contraceptives during the periconceptional period. Hum Exp Toxicol 2008;27:307-13.
- Alberry M, Maddocks D, Jones M, Abdel Hadi M, Abdel-Fattah S, Avent N et al. Free fetal DNA in maternal plasma in anembryonic pregnancies: confirmation that the origin is the trophoblast. Prenat Diagn 2007;27:415-8.
- American Congress of Obsterians and gynecologist, Guidelines for diagnostic imaging during pregnancy. ACOG Committee Opinion no.158. ACOG:1995.
- Bertolini R, Pagano M, Mastroiacovo P. What is a human teratogen: clinical and epidmiological criteria. Ann. 1st. Super. Sanità. 1993;29:97-104.
- Bothamley G. Drug Treatment for Tuberculosis during Pregnancy. Drug Safety 2001;24:553-65.
- Brent RL. Counselling patients exposed to ionizing radiation during pregnancy. Pan Am J Public Health 2006;20:198-204.
- Brent RL. Editor's note. Teratology 1978;17:183-4.
- BRENT RL. Utilization of Developmental Basic Science Principles in the Evaluation of Reproductive Risks from Pre- and Postconception Environmental Radiation Exposures. Teratology 1999;59:182-204.
- Callen PW. Ultrasonography in obsteric and gynecology. 5th ed. Philadelphia: Saunders; 2008.
- (CDC)Centers for Disease Control and Prevention. National Birth Defect Prevention Study. [cited by 2014 August 13] Available from: http://www.nbdps.org/aboutus/index.html
- .Choi HJ, Bae YJ, Choi JS, Ahn HK, An HS, Han JY et al. Evaluation of nausea and vomiting in pregnancy using the Pregnancy-Unique Quantification of Emesis and Nausea scale in Korea. Obstet Gynecol Sci 2018 Jan;61(1):30-37.
- Choi JS, Han JY, Ahn HK, Ryu HM, Kim MY, Chung JH, et al. Fetal and neonatal outcomes in women reporting ingestion of licorice (Glycyrrhiza uralensis) during pregnancy. Planta Med 2013;79:97-101.
- Cissoko H, Swortfiguer D, Giraudeau B, Jonville-Bera AP, Autret-Leca E. Neonatal exposure to selective serotonin reuptake inhibitors late in pregnancy. Archives de Pediatrie 2005;12:1081-4.
- Crider KS1, Bailey LB, Berry RJ. Folic acid food fortification-its history, effect, concerns, and future directions. Nutrients 2011;3:370-84.
- Dai WS, Hsu M-A, Itri LM. Safety of pregnancy after discontinuation of isotretinoin. Arch Dermatol 1989;125:362-65.
- Dai WS, LaBraico JM, Stern RS. Epidemiology of isotretinoin exposure during pregnancy. J Am Acad Dermatol 1992;26:599-606.
- Del Campo M, Kosaki K, Bennett FC, Jones KL. Developmental delay in fetal aminopterin/methotrexate syndrome. Teratology 1999;60:10-2.
- Fausett MB, Vogtlander M, Lee RM, Esplin MS, Branch DW, Rodgers GM, et al. Heparin induced thrombocytopenia is rare in pregnancy. General Obstet and Gynecol 2001;185:148-52.
- FDA iPLEDGE program 2006 [sited by 2014 August 17] Aviaiable from: https://www.ipledgeprogram.com.
- FDA. List of Pregnancy Exposure Registries. [cited by 2014 August 13]. Available from: http://www.fda.gov/scienceresearch/specialtopics/womenshealthresearch/ucm134848.htm.
- Fiaschi L, Nelson-Pierc C, Gibson J, Szatkowski L, Tata LJ. Adverse Maternal and Birth Outcomes in Women Admitted to Hospital for Hyperemesis Gravidarum: a Population-Based Cohort Study. Paediatr Perinat Epidemiol 2018 Jan;32(1):40-51.
- Forsberg L, Wide K. Long-term consequences after exposure to antiepileptic drugs in utero. Ther Adv Drug Saf 2011;2:227-34.
- G. Daston. Do teratogenic exposure act through common pathways or mechanism of action? In: Brent RL, et al. Teratology primer. Teratology society 2005. p.29.

- Geiger JM, Baudin M, Saurat JH. Teratogenic risk with etretinate and acitretin treatment. Dermatology 1994;189:109-116.
- Han JY, Choi JS, Chun JM, Park HD, Lee SY, Kim CH, et al. Pregnancy outcome of women transfused during pregnancy with blood products inadvertently obtained from donors treated with acitretin. J Obstet Gynaecol 2009;29:694-7.
- Han JY, Nava-Ocampo AA, Koren G. Unintended pregnancies and exposure to potential human teratogens. Birth Defects Res A Clin Mol Teratol 2005;73:245-8.
- Harada M. Minamata disease: methylmercury poisoning in Japan caused by environmental pollution. Crit Rev Toxicol 1995;25:1-24.
- Harada Y. Congenital(or fetal) Minemata Bay Disease. In Minemata disease(Study group of Minemata disease, eds). Kumamoto, Japan: Kumamoto university; 1968. p.93-117.
- Hoberman AM. Developmental toxicity study of orally adminitstered lithium hypochlorite in rats. J Am Coll Toxicol 1990;9:367-79.
- Holmes LB. what are common birth defects in Humans, and how are they diagnosed? In: Brent RL, et al. Teratology primer. Teratology society 2005. p.29.
- Holms LB. Harvey EA, Coull BA, Huntington KB, Khosbin S, Hayes AM, et al. The teratogenicity of anticonvulsant drugs. N Eng J Med 2001;344:1132-8.
- I. Nulman, G. Atanackovic, and G. Koren. Teratogenic drugs and chemicas in humans. In: G. Koren editor. Maternal-Fetal Toxicology: A Clinicians' Guide. 3rd ed. New York : Marcel Dekker, Inc.; 2001. p.65.
- Internatinal Commission on Radiological Protection. Pregnancy and medical radiation. Ann ICRP 2000;30:1-43.
- Jack Valentin. Effect in utero irradiation. Ann ICRP 2000;30: 9-12.
- Jack Valentin. Nuclear medicine, Ann ICRP 2000;30:21-25.
- Johansen KT. Lithium teratogenicity. Lancet 1971;1:1026-7.
- Kim NR,, Yoon SR, Choi JS, Ahn HK, Lee SY, Han JY. et al., Isotretinoin exposure in pregnant women in Korea. Obstet Gynecol Sci 2018 Nov;61(6):649-654.
- Koren G. Ionizing and Nonionizing Radiation in pregnancy. In: Maternal-fetal toxicology: A Clinician's guide. 3rd ed. Marcel Dekker, Inc.; 2001.
- Kutscher AH, Zegarelli EV, Tovell HM, Hochberg B, Hauptman J. Discoloration of deciduous teeth induced by administration of tetracycline antepartum. Am J Obstet Gynecol 1966;96:291-2.
- Kutcher JS, Engle A, Firth J, Lamm SH. Bendectin and birth defects. II: Ecological analyses. Birth Defects Res A Clin Mol Teratol 2003 Feb;67(2):88-97.
- Kwack HS, Han JY, Choi JS, Ahn HK, Ryu HM, Chung HJ, et al. Characterization of phosphatidylethanol blood concentrations for screening alcohol consumption in early pregnancy. Clin Toxicol (Phila). 2014;52:25-31.
- Kwak HS, Kang YS, Han KO, Moon JT, Chung YC, Choi JS, et al. Quantitation of fatty acid ethyl esters in human meconium by an improved liquid chromatography/tandem mass spectrometry. J Chromatogr B Analyt Technol Biomed Life Sci 2010;878:1871-4.
- Lammer EJ, Chen DT, Hoar RM, et al. Retinoic acid embryopathy. N Eng J Med 1985;313:837-41.
- Lee SW, Han JY, Choi JS, Chung JH, Kim MY, Yang JH, et al. Pregnancy outcome of women inadvertently exposed to ribostamycin during early pregnancy: a prospective cohort study. Reprod Toxicol 2009;27:196-8.
- Levy S, Fayez I, Taguchi N, Han JY, Aiello J, Matsui D, et al. Pregnancy outcome following in utero exposure to bisphosnates. Bone 2009;44:428-30.
- Li DK, Liu L, Odouli R. Exposure to non-steroidal anti-inflammatory drugs during pregnancy and risk of miscarriage: Population based cohort study. BMJ 2003;327:368-72.
- Liew Z, Ritz B, Rebordosa C, Lee PC, Olsen J. Acetaminophen use during pregnancy, behavioral problems, and hyperkinetic disorders. JAMA Pediatr 2014;168:313-20.
- Loughnan PM. Phenytoin teratogenicity in man. Lancet 1973;1:70-2.
- Lowe SA. Diagnostic radiography in pregnancy: Risks and reality. Australian and New Zealand Journal of Obstetrics and Gynaecology. 2004;44:191-6.
- Macfarlane A, Greenhalgh T. Sodium valproate in pregnancy: what are the risks and should we use a shared decision-making approach? BMC Pregnancy Childbirth 2018; 18: 200.
- Maradit H, Geiger JM. Potential risk of birth defects after acitretin discontinuation. Dermatology 1999;198:3-4.
- Margulis AV, Mitchell AA, Gilboa SM, Werler MM, Mittleman MA, Glynn RJ, et al. Use of topiramate in pregnancy and risk of oral clefts. Am J Obstet Gynecol 2012;207:405.e1-7.
- McCollough CH, Scheler BA, Atwell TD. Radiation exposure and pregnancy: When should we be concerned: Radiographics 2007;27:909-18.
- Moor KL, Persaud TVN. The developing human: Clinically oriented embryology. 7th ed. Saunders: 2003.
- Myers GJ, Davidson PW. Does methymercury have a role in causing developmental disabilities in children? Environmental Health Perspectives 2000;108:413-20.
- Nava-Ocampo AA, Koren G. Human teratogens and evidence-based teratogen risk counseling: the Motherisk approach. Clin Obstet Gynecol 2007;50:123-31.
- Recommendation for isotretinoin use in women of child-

bearing potential. Teratology 1991;44:1-6.
- Sande RK, Matre K, Eide GE, Kiserud T. Ultrasound safety in early pregnancy: reduced energy setting does not compromise obstetric Doppler measurements. Ultrasound Obstet Gynecol 2012;39:438-43.
- Santis MD, Gianantonio ED, Straface G. Ionizing radiation in pregnancy and teratogenesis: Reproductive toxicology 2005;20:323-9.
- Shepard TH. Catalog of Teratogenic agents, 8th edition. Baltimore: Johns Hopkins University Press; 1995.
- Shotan A, Widerhorn J, Hurst A, Elkayam U. Risks of angiotensin-converting enzyme inhibition during pregnancy: Experimental and clinical evidence, potential mechanisms, and recommendations for use. Am J Obstet Gynecol 1994;96:451-6.
- Tjoa ML, Cindrova-Davies T, Spasic-Boskovic O, Bianchi DW, Burton GJ. Trophoblastic oxidative stress and the release of cell-free feto-placental DNA. Am J Pathol 2006;169:400-4.
- Tomson T, Battino D, Bonizzoni E, Craig J, Lindhout D, Perucca E, et al. Comparative risk of major congenital malformations with eight different antiepileptic drugs: a prospective cohort study of the EURAP registry. Lancet Neurol 2018; 17:530-8.
- Williams JH, Ross L. Consequences of prenatal toxin exposure for mental health in children and adolescents. European Child & Adolescent Psychiatry 2007;16:243-53.
- Wilson JG. Environment and Birth Defects (Environmental Science Series). London: Academic Press; 1973. ISBN 0-12-757750-5.
- Wogelius P, Norgaard M, Gislum M, Pedersen L, Munk E, Mortensen PB, et al. Maternal use of selective serotonin reuptake inhibitors and risk of congenital malformations. Epidemiology 2006;17:701-4.
- Wyszynski DF, Nambisan M, Surve T, Alsdorf RM, Smith CR, Holmes LB. Antiepileptic drug pregnancy Registry. Increased rate of major malformations in offspring exposed to valproate during pregnancy. Neurology 2005;64:961-5.
- Yook JH, Han JY, Choi JS, Ahn HK, Lee SW, et al. Pregnancy outcomes and factors associated with voluntary pregnancy termination in women who had been treated for acne with isotretinoin. Clin Toxicol (Phila) 2012;50:896-901.

제13장

산과 영상

Fetal Imaging

김광준 | 중앙의대
박병관 | 성균관의대
박성윤 | 성균관의대
차현화 | 경북의대
최석주 | 성균관의대

1. 산과 영역에서의 초음파 검사

1) 역사

1958년 Donald 등에 의해 초음파 영상이 산부인과 영역에 처음 적용된 이후 현재 초음파 검사는 태아나 임신부에 위험한 영향이 없고 실시간 영상 획득이 가능하다는 장점으로 인해 태아와 태반 및 임신부의 골반 내 구조 이상을 진단하는 데 있어 가장 중요한 검사가 되었다. 국내의 경우에는 1970년대부터 일부 대학 병원에서 이용되기 시작하였으며(노영철 등, 1975), 산부인과 영역에서 초음파가 보편적으로 사용되기 시작한 것은 1980년대 들어서면서부터이다. 그 후 질식 초음파의 도입, 도플러 초음파의 이용, 3~4차원 초음파의 등장 등 거듭된 발전으로 임신의 진단과 치료에 필수적인 검사로 자리 잡게 되었다.

2) 초음파 검사의 원리와 안정성

초음파란 가청음역을 넘는 주파수의 음파를 가리키며 보통 초당 20,000 cycle 이상의 음파를 말한다. 음파는 조직의 여러 층을 지나 서로 다른 밀도를 가지는 조직 사이의 경계면에서 반사되어 탐색자로 다시 돌아오게 되고, 이는 다시 전기 에너지로 바뀌어 화면에 영상으로 나타내어진다. 초음파 진단기에서 초음파를 발생시키는 장치는 압전결정체(piezoelectric crystal)로 탐색자(probe) 내에 존재하며 이 물질은 전기에너지를 기계에너지로 혹은 기계에너지를 전기에너지로 바꿀 수 있다. 음파는 일종의 기계에너지이므로 초음파 진단기를 전원에 연결시키면 탐색자 내의 압전물질이 전기를 이용하여 초음파를 발생시키게 된다. 영상의 표시 방법으로는 구조물의 깊이나 에코 강도 등을 나타내는 A (amplitude) 모드, 시간에 따른 에코 강도와 위치를 나타내어 심장초음파에서 이용되는 M (movement) 모드, 반사파를 밝기의 강약으로 나타내어 주는 B (brightness) 모드 등이 있으며 강한 반사는 흰색으로 약한 반사는 검은색에 가깝게 나타내어진다. 뼈와 같은 고밀도의 조직은 고속의 반사파(high-velocity reflcted waves)를 만들고 이는 화면상에서 흰색으로 보이며 대부분의 음파를 흡수하는 액체성분은 반사파가 거의 없어 화면상에서 흑색으로 보인다. 수용성의 젤은 피부와 탐색자 사이에서 음파상쇄를 최소화하기 위해 이용한다. 화면에 나타내어지는 영상은 초당 40프레임 정도의 빠른 속도로 만들어지므로 실시간으로 움직이는 듯하게 보여지게 된다. 고주파의 탐색자는 더 선명한 영상을 만들어내지만 조직 투과성이 낮고, 낮은 주파수에서는 영상은 덜 선명하지만 조직투과성이 좋다. 예를 들면 복부 초음파 검사의 경우 일반적으로 3~5 MHz 탐색자가 이용되지만 뚱뚱한 환자의 경우 태아 영상을 보기 위해서는 해상도가 떨어지더라도 2 MHz의 탐색자를 이용한다. 임신 초기의 경우에는 태아가 탐색자에 가깝게 위치할 수 있으므로 7~10 MHz의 질식 탐색자를 이용함으로써 우수한 해상도의 영상을 얻을 수 있다.

초음파의 음속 에너지가 조직에 흡수되면 이 에너지는 열로 바뀌게 된다. 그러나 진단에 사용되는 저 수준의 에너지를 흡수해서 생기는 생물학적 효과는 미미한 것으로 알려져 있다. Stark 등(1984)이 임신 중 진단 목적의 초음파를 시행했던 425명을 대상으로 7세에서 12세까지 장기간 추적 관찰을 한 결과에 의하면 출생 체중이나 아프가 점수, 신경학적 상태나 인지 능력에서 초음파를 시행하지 않은 군과 비교해 차이가 없는 것으로 나타났다. 현재까지 의학적으로 이용되는 초음파 검사기기의 주파수 영역에서 포유류의 조직에 대한 생물학적 피해가 보고된 적은 없다. 그러나, 초음파는 진단에 필요한 정보를 얻기 위해 타당한 의학적 적응증이 되는 경우에 한하여 최소한으로 시행되어야 하는 것이 원칙이다.

3) 산과 영역에서의 이용

초음파가 산과에 적용된 초기에는 주로 임신의 진단, 유산의 확인, 포상기태의 진단, 태반 위치 및 다태 임신 확인, 기형아 진단, 태반 잔류물의 확인 등 기본적인 구조나 형태의 이상 여부를 확인하는 정도의 영역에 이용되어 왔으나 최근에는 질식 초음파 및 도플러 초음파, 3차원 초음파의 개발 등으로 정확한 임신 주수 측정, 복잡한 기형의 진단, 태아의 안녕 평가, 융모막융모검사나 양수 검사, 탯줄천자를 위한 필수 검사로 그 이용 범위가 확대되고 있다.

4) 임신 제1삼분기 초음파 검사

임신 제1삼분기에 초음파 검사를 시행하는 적응증 및 항목은 표 13-1과 같다. 임신 초기의 초음파 검사는 복부 또는 질식 초음파를 통해서 할 수 있으나 질식 초음파가 골반 장기에 더 근접해서 측정할 수 있으므로 더 유용하다. 그러나 일부 골반 장기의 이상 유무를 확인하기 위해서는 질식 초음파만으로는 한계가 있으므로 복부 초음파를 병행하는 것이 중요하다. 복부 초음파 검사를 통해서는 임신 6주경부터 임신낭이 확인되고 임신 7주경에 태아 및 심박동을 확인할 수 있는데, 질식 초음파 검사로는 복부 초음파보다 약 1주일 정도 빨리 볼 수 있다. 즉, 태아 및 태아 심박동은 6주경에 확인할 수 있다. 해상도 등에 따라서 조금씩 차이는 있을 수 있지만 일반적으로 질식 초음파 검사를 통하면 태아 심박동은 태아가 5 mm 정도일 경우 확인된다. 초기 초음파 검사로 비정상 임신(유산, 자궁외 임신, 임신성 융모 질환 등)도 진단할 수 있다. 다태임신은 임신 주수가 진행하면서 융모막성(chorionicity)을 확인하기가 어려워지므로 이 시기에 융모막성을 확인하는 것이 좋다. 그리고 자궁 및 그 부속기 등 골반의 이상 유무를 확인한다.

(1) 임신 제1삼분기 초기 초음파 소견

소변 검사를 통해서 임신이 확인되어 처음으로 질식 초음파를 시행하게 되면 두꺼워진 탈락막(decidua) 내에 임신낭(gestational sac)을 확인할 수 있으며 평균 임신낭의 크기[mean sac diameter (MSD) = (width + depth +

표 13-1. 임신 제1삼분기 초음파 검사의 이용

임신의 진단
정상 자궁 내 임신(임신낭, 난황낭, 배아, 배아의 수, 태아 크기, 태아 심박동 등)
비정상 임신(유산, 자궁외 임신, 임신성 융모 질환 등)
임신 주수의 확인
자궁 및 부속기 확인
태아 목덜미 투명대 두께 측정

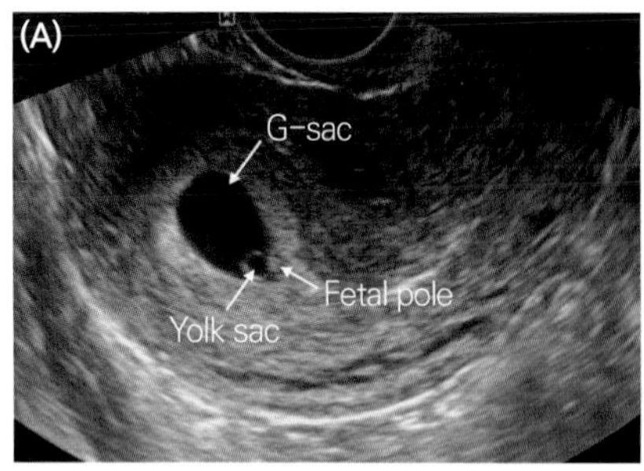

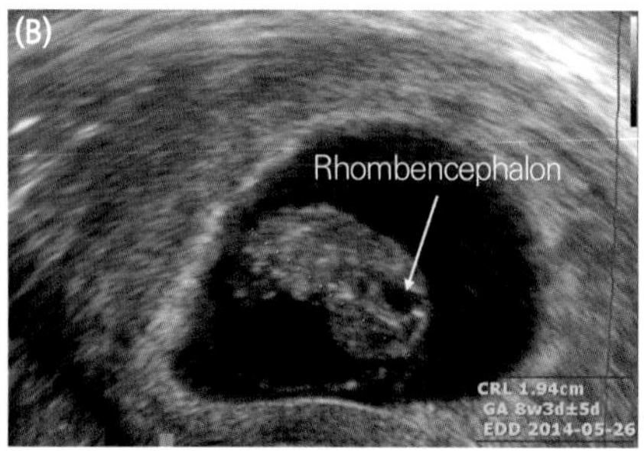

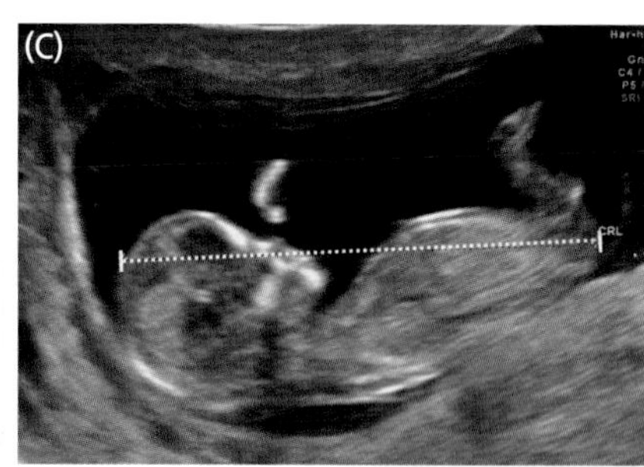

그림 13-1. **임신 제1삼분기 초음파.** (A) 임신 6주 질식 초음파, (B) 임신 8주 질식 초음파, (C) 임신 11주 머리엉덩길이 측정

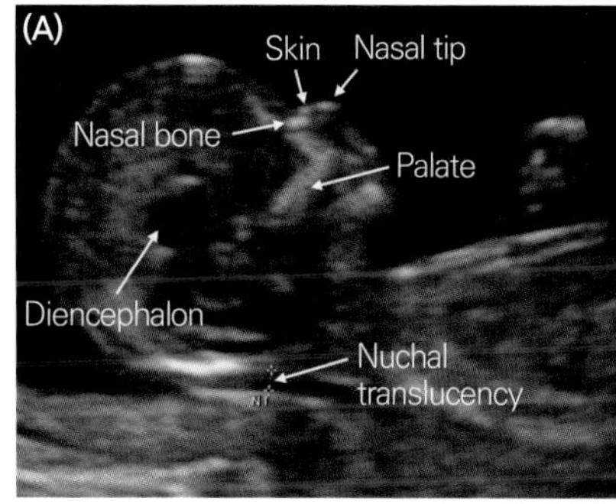

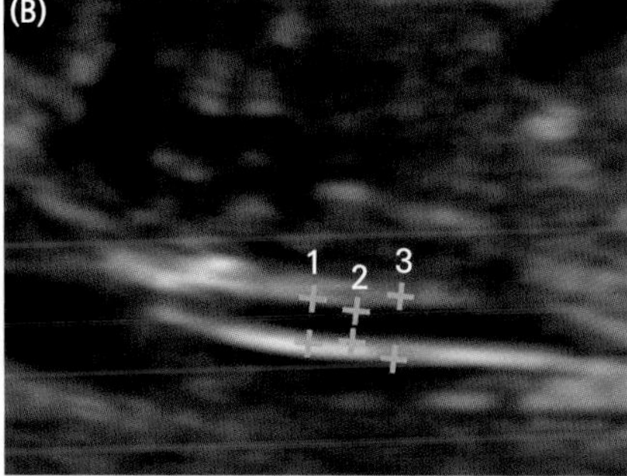

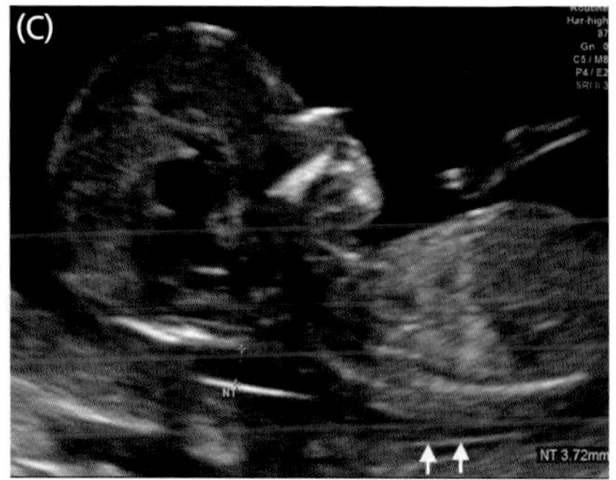

그림 13-2. **태아 목덜미 투명대**

(A) 임신 11주 복식 초음파로 측정한 정상 태아 목덜미 투명대, (B) 투명대 두께는 캘리퍼를 두 고음영 선 위의 가장 안쪽에 위치하게 하여 최대 두께로 측정해야 한다 해야 한다(1번). 캘리퍼가 고음영 선보다 안쪽에 있거나(2번), 고음영 선의 바깥쪽에 있으면(3번) 안 된다. (C) 임신 12주에 비정상으로 증가(3.72 mm)한 태아 목덜미 투명대 초음파 소견. 양막(화살표)을 피부로 오인하지 않아야 하며, 태아가 움직일 때 태아 피부와 양막이 분리될 때 확인할 수 있다.

length)/3]가 약 2~3 mm 정도 된다(Yeh et al., 1986). 임신낭의 크기가 5 mm이면 복부 초음파로도 임신낭이 확인되며 임신 5주경에 해당된다. 난황낭(yolk sac)은 임신낭 내 처음으로 나타나는 구조물로 임신낭의 크기가 5 mm 정도가 되면 보이기 시작하여 둥근 형태의 두꺼워진 고음영으로 보인다. 배아의 크기는 1~2 mm 정도 되면 질식 초음파로 확인되는데(그림 13-1A), 이때의 MSD는 5~12 mm 정도 된다(Nyberg et al., 1987). 심박동은 머리엉덩길이(crown-rump length, CRL)가 약 1.6 mm부터 확인할 수 있다. 임신 7~8주에 두뇌부(cephalic area)에 저음영의 구조물이 보이는데 이를 능형뇌(rhombencephalon)라고 하며(그림 13-1B) 후에 제4 뇌실을 형성하게 된다(Cyr et al., 1988). 임신 8주경에 탯줄을 따라 장이 나오는 생리적 중간창자 탈장(physiologic midgut herniation)이 관찰되는데 이는 대개 1 cm 미만이며 임신 11~12주까지 보일 수 있다(Moore et al., 1998).

(2) 임신 제1삼분기 후기 초음파: 태아 목덜미 투명대

태아 목덜미 투명대(fetal nuchal translucency, NT)는 태아의 목 뒤 연조직의 경계와 표면을 덮는 피부조직 경계 사이에 체액이 차 있는 저음영의 피하 공간을 말한다. 1992년에 Nicolaides 등이 처음 명명하였고, 이 두께가 3 mm 이상으로 증가한 경우 태아 염색체 이상의 위험이 높다고 보고하였다. 이후 수많은 연구들을 통하여 태아 목덜미 투명대 증가는 태아의 염색체 이상뿐 아니라 선천성 심기형, 다양한 유전질환 등 다양한 선천성 태아 이상과 태아

사망을 예측하는 데 있어 중요한 초음파 표지자로 사용되고 있다(Wald et al., 2003; Malone et al., 2003; Wapner et al., 2003; 최석주, 2010).

목덜미 투명대는 임신 11주 0일에서 13주 6일에(CRL이 45-84 mm일 때) 복식 또는 질식 초음파로 검사한다. 태아가 전체 화면의 75% 이상을 차지하도록 확대를 한 상태에서 태아의 중앙 시상면(midsagittal plane)에서 측정한다(그림 13-2A). 중앙 시상면에서는 태아의 코뼈와 코 피부 음영이 보이고, 구개(palate)가 일직선으로 잘 보인다. 태아의 목이 신전(extension)되어 있으면 목덜미 투명대 두께가 과다 측정되고, 태아의 목이 굴곡(flexion)되어 있으며 과소 측정될 수 있으므로 꼭 중립 위치(neutral position)에서 측정한다. 이때 캘리퍼(caliper)를 정확하게 위치하여 최대 두께를 측정하고(그림 13-2B), 양막을 태아의 피부로 오인하지 않도록 주의해야 한다(그림 13-2C). 최소 3번 이상 측정한 후 가장 높은 값을 최종 결과로 기록한다. 비정상 목덜미 투명대 증가의 기준은 해당 머리-엉덩길이의 95 백분위수를 기준으로 하는 것이 권고되고 있다.

5) 임신 제2,3삼분기 초음파 검사

임신 제2,3삼분기 초음파 검사에서는 태아의 해부학적 구조, 성장 및 발달, 위치, 건강 상태 등을 확인하고, 자궁, 양수, 태반, 탯줄 등의 이상 유무를 확인한다. 임신 제2,3삼분기 초음파 검사에서 태아의 각 장기별로 확인할 수 있는 해부학적 구조를 표 13-2에 정리하였다. 정밀 초음파 검사는 세부적인 해부학적 구조 및 기능을 보다 정밀하고 구체적으로 검사하는 것으로, 태아기형의 과거력이 있거나, 일반 초음파에서 이상이 발견된 경우, 당뇨 등 임산부가 태아기형의 위험이 높은 경우에 시행한다. 최근에는 임신 중기에 태아의 구조적 기형 유무를 선별하기 위한 임신 중기 선별 초음파(midtrimester screening ultrasound)도 널리 시행

표 13-2. 임신 제2,3삼분기 초음파에서 확인할 수 있는 태아의 해부학적 구조

머리와 목	복부
측뇌실(lateral ventricle) 맥락막망(choroid plexus cyst) 뇌량(corpus callosum) 투명사이막공간(cavum septi pellucidi) 시상(thalamus) 소뇌(cerebellum) 큰수조(cisterna magna) 목뒷덜미 두께(nuchal fold thickness) 안구(orbits) 상악궁(maxillary arch) 하악궁(mandibular arch) 혀(tongue) 입술(lips) 코뼈와 콧구멍(nasal bone & nostrils) 귀(ears)	횡격막(diaphragm) 위(stomach) 비장(spleen) 간(liver) 담낭(gall bladder) 제대정맥(umbilical vein) 문맥(portal veins) 정맥관(ductus venosus) 부신(adrenal glands) 콩팥(kidneys) 방광(urinary bladder) 직장(rectum) 제대동맥(umbilical arteries) 제대 삽입부(umbilical cord insertion) 외부 생식기(external genitalia)
흉부	**근골격계**
사방단면도(four chambers view) 삼혈관단면도(three vessels view) 좌심실유출로단면도(left outflow tract view) 우심실유출로단면도(right outflow tract view) 대동맥궁(aortic arch view) 동맥관궁(ductal arch view) 상-하대정맥(superior & inferior vena cava) 흉선(thymus) 폐(lung)	척추(vertebrae) 쇄골(clavicle) 상완골(humerus) 척골 및 요골(ulna and radius) 손과 손가락(hands and fingers) 대퇴골(femur) 경골 및 비골(tibia and fibula) 발과 발가락(foot and toes)

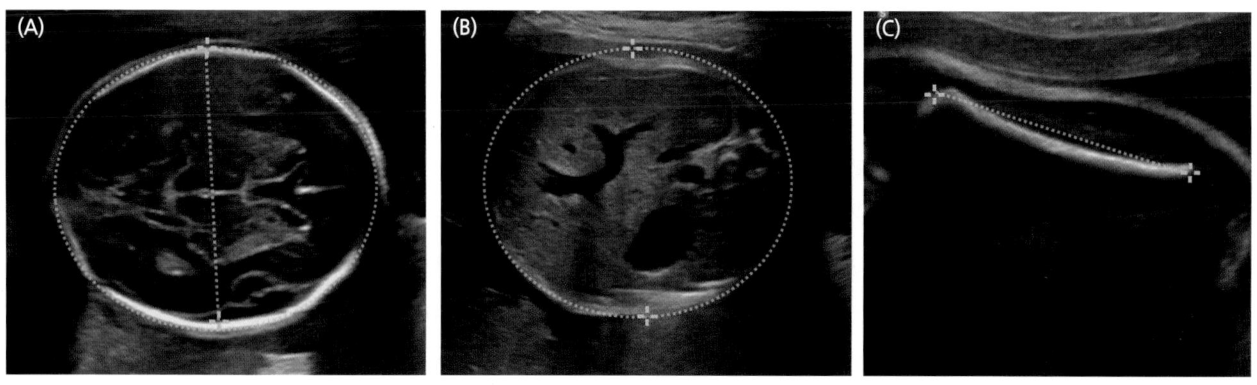

그림 13-3. **태아 계측.** (A) 양쪽마루뼈지름, (B) 복부둘레, (C) 대퇴골 길이

되고 있다. 그러나 정밀 초음파로 태아의 모든 선천성 기형을 발견할 수 없고, 기형의 종류에 따라 발견될 수 있는 시기가 다르다는 것을 이해해야 한다. 또한 모체 비만, 태반의 자궁 전면 위치, 양수과다증 또는 양수과소증 등의 경우엔 검사에 제약을 받을 수 있고, 태아의 위치에 따라 검사의 정확성이 달라질 수 있다. 특히 태아가 엎드려 있는 경우에는 태아의 얼굴과 심장 등의 이상 유무를 확인하기 어렵다. 이러한 경우에는 제대로 검사가 이루어지지 못한 이유와 확인하지 못한 태아 장기를 기록하고 다음 검사 시 확인하는 것이 필요하다.

6) 태아 계측

초음파를 이용한 태아 계측은 이미 알려진 계산 도표(nomogram)나 공식을 이용한다. 임신 12주까지는 다른 요인의 영향을 가장 적게 받는 머리엉덩길이를 측정함으로써 임신 주수를 예측할 수 있다(Robinson et al., 1973). 머리엉덩길이는 난황낭과 사지를 제외한 배아의 최장 길이로 측정 방법은 초음파의 이미지를 태아의 시상면으로 하여 두극(cephalic pole)과 둔극(fetal rump) 사이의 가장 긴 길이를 측정한다(그림 13-1C). 임신 초기에 정확하게 측정된 머리엉덩길이로 계산된 예측 임신 주수의 범위 오차는 3-5일 정도로 매우 적다.

임신 중기 이후에는 양쪽마루뼈지름(biparietal diameter, BPD), 머리둘레(head circumference, HC), 복부둘레(abdominal circumference, AC), 태퇴골 길이(femur length, FL) 등을 단독 또는 복합적으로 사용함으로써 임신 주수와 태아의 체중을 예측할 수 있다. 양쪽마루뼈지름의 측정 방법은 축면도(axial view)의 양측 측뇌실, 제3 뇌실, 그리고 양측 시상(thalamus)이 대칭적으로 보이는 평면을 선택하여 가장 넓은 곳에서 마루뼈의 편측 외연에서 반대측 내연 직경을 측정하고, 머리 둘레는 같은 평면에서 두개골의 외측 둘레를 측정한다(그림 13-3A). 복부둘레의 측정 방법은 초음파 탐색자를 태아 대동맥이나 척추와 직각으로 고정하고 태아 복부가 원형을 이루며 좌문맥과 태아위장이 뚜렷이 보이는 복부횡단면의 둘레를 측정한다(그림 13-3B). 이때 콩팥이 보이거나 제대정맥의 복부 삽입부가 보이면 복부둘레 측정의 정확한 가로면이 아니어서 복부둘레가 크게 측정되는 오류를 범할 수 있으므로 주의해야 한다. 태퇴골 길이의 측정 방법은 태아의 대퇴골이 탐색자와 평행이 되면서 근위부와 원위부의 골단(epiphysis)을 제외한 골간(shaft)의 길이만을 측정한다(그림 13-3C).

7) 양수

양수는 외력으로부터 태아를 보호하고, 항상 일정하게 온도를 유지시키며 태아가 자궁 내에서 원활하게 움직일 수 있게 함으로써 근골격계의 형성을 도와주고 폐 성숙과 소화기계의 발달 및 영양공급에 중요한 역할을 한다. 비정상적인 양수량이 불량한 주산기 예후와 관련이 있다는 것은 잘 알려져 있다. 양수의 양은 임신 33주까지 계속 증가하는 추세를 보이면서 32~34주에 가장 양이 많고 임신 38~43주까지 감소한다(박용원 등, 2003).

초음파를 이용한 양수량의 측정 방법으로는 크게 주관적인 방법과 객관적인 방법이 있다. 양수과소증은 태아의 신체부위 주위로 양수가 거의 보이지 않을 때 주관적으로 진단할 수 있으며, 양수과다증은 여러 개의 큰 양수 포켓이 보이면서 태아 팔다리가 떠 있을 때 진단할 수 있다. 객관적인 측정 방법으로는 양수지수(amnionic fluid index, AFI)와 가장 큰 포켓의 크기(maximal vertical pocekt, MVP)를 측정하는 방법이 있다. 양수지수는 임산부를 앙와위로 눕힌 자세에서 임산부의 배곱을 기준으로 가상의 4개의 사분원(quadrant)을 정한 다음, 초음파 탐색자를 지면에 수직으로 하고, 각각의 사분원에서 가장 깊게 측정되는 수직의 양수의 깊이를 cm 단위로 측정하고, 이 4개의 값을 더한 값이다(Phelan et al., 1987). 양수지수가 24 cm를 넘으면 양수과다증, 5 cm 미만이면 양수과소증으로 진단한다. 가장 큰 포켓의 크기로 측정하는 경우 8 cm를 초과하면 양수과다증, 2 cm 미만이면 양수과소증으로 진단하고(Manning et al., 1980), 다태임신에서 양수량을 측정할 때 유용하다.

2. 정상 태아의 초음파적 소견

1) 머리

태아의 두뇌는 세 개의 기본적인 가로면을 이용해서 평가한다(그림 13-4). 경시상 단면도(transthalamic view)에서는 양측 시상(thalamus)과 투명사이막공간(cavum septi pellucidi)을 확인하고, 양쪽마루뼈지름과 머리둘레를 측정하고, 두개골과 대뇌가 좌우 대칭을 잘 이루는지 확인한다(그림 13-4A). 경시상 단면도에서 머리 위쪽으로 올라가면 맥락얼기(choroid plexus)를 포함하는 측뇌실(lateral ventricle)의 방(atrium)이 잘 보이는 경뇌실 단면도(transventricular view)를 얻을 수 있다(그림 13-4B). 임신 15주에서 만삭까지 측뇌실의 방 너비는 5~10 mm 사이가 정상이다. 뒤우묵(posterior fossa)을 향해 뒤쪽으로 각도를 틀면 경소뇌 단면도(transcerebellar view)를 얻을 수 있고, 여기에서 소뇌, 큰수조(cisterna magna) 및 목덜미두께(nuchal fold thickness)를 측정한다(그림 13-4C). 소뇌의 측정 방법은 축면의 소뇌반구(cerebellar hemisphere)와 소뇌충부(cerebellar vermis)가 보이는 면에서 소뇌 횡경을 측정한다. 임신 15주에서 22주 사이에 소뇌의 횡경(mm)은 대략적으로 임신 주수와 일치한다(Goldstein et al., 1987). 태아가 둔위로 있는 경우 태아의 뇌를 관상면(그림 13-4D) 및 시상면(그림 13-4E, F)으로 보기 쉽고, 뇌량(corpus callosum)과 투명사이막공간 및 중뇌(midbrain) 구조를 파악하기 용이하다. 태아가 두위로 있을 때 태아 뇌 관상면 또는 시상면을 확인하기 어려운 경우가 많고, 특히 임신 후반기일수록 어렵다. 이런 경우 질식 초음파를 이용하면 태아 뇌를 관찰하는 데 도움이 된다. 3차원 초음파를 이용하면 태아 뇌의 가로면, 시상면, 관상면을 한꺼번에 볼 수 있다(그림 13-4G). 색 도플러를 이용하면 경시상 단면도 하방에서 윌리스 고리(circle of Willis), 중대뇌동맥(middle cerebral artery) 등을 확인할 수 있고(그림 13-4H), 중앙 시상면에서 뇌량 동맥을 확인할 수 있다(그림 13-4I).

경시상 단면도에서 약간 하방으로 평행하게 내려가면 태아의 양측 안구가 보이게 되고, 이 화면에서 안구 사이 거리 및 안구의 크기를 측정할 수 있다(그림 13-5A). 안구 사이 거리와 안구의 크기는 정상적으로 약 1:1~1:1.2 정도이다. 여기에서 초음파를 조금씩 평행하게 내려가면 상악궁(그림 13-5B), 혀와 목구멍(그림 13-5C), 그리고 하악궁(그림 13-5D)을 차례로 관찰할 수 있다. 태아의 안구, 상악궁, 혀, 하악궁 등의 이상 유무는 태아의 얼굴이 옆을 보고 있을 때보다 위를 보고 있을 때(그림 13-5A,B,C,D) 더 정확히 관찰

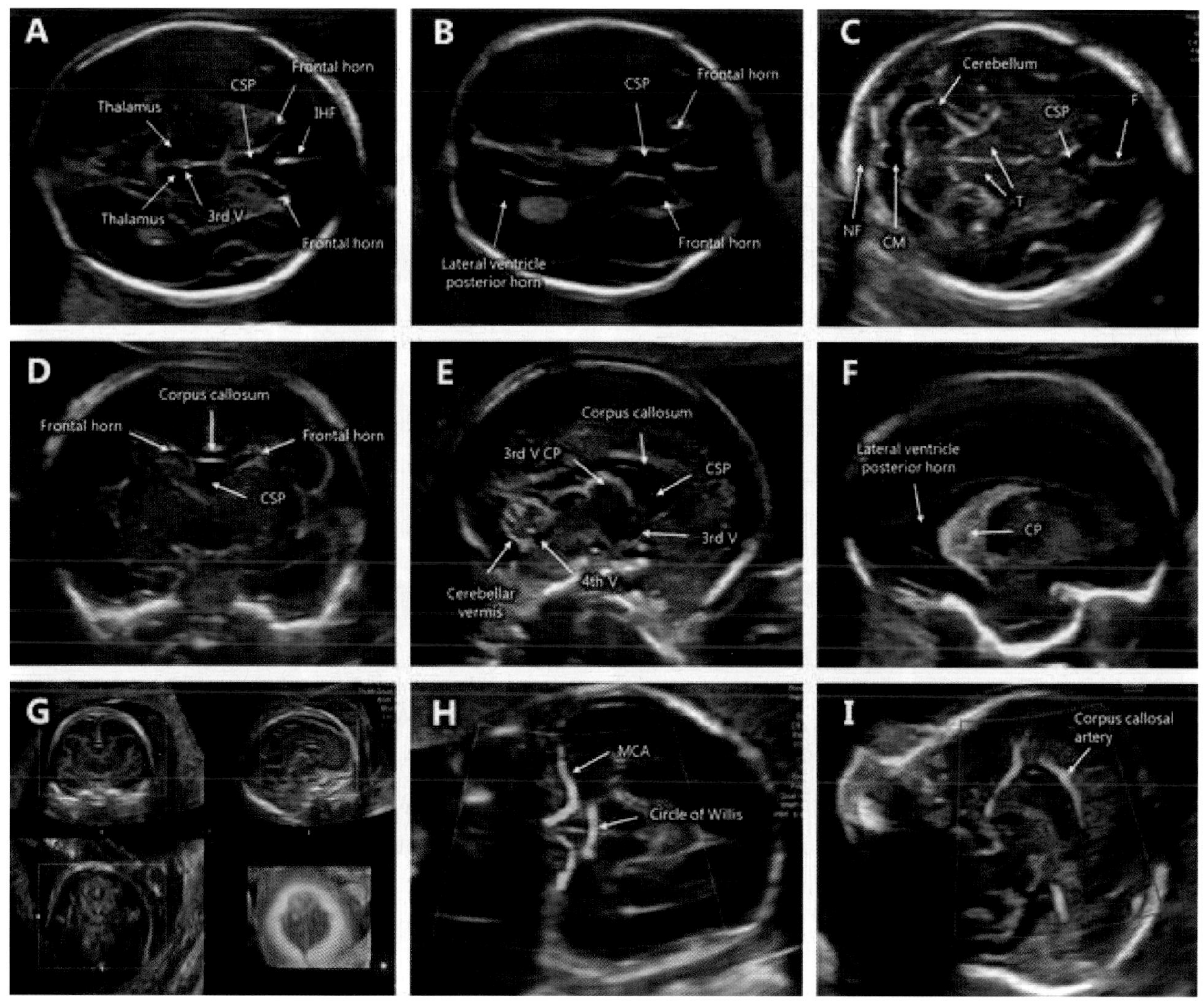

그림 13-4. 정상 태아의 뇌초음파

(A) 경시상 단면도. (B) 경뇌실 단면도. (C). 경소뇌 단면도. (D) 관상면. (E) 중앙 시상면. (F) 측방 시상면. (G) 태아 뇌의 3차원 초음파. (H) 윌리스 고리와 중대뇌 동맥. (I) 뇌량 동맥. (CM; cisterna magna, CP; choroid plexus, CSP; cavum septi pellucidi, IHF; interhemispheric fissure, NF; nuchal fold, MCA; middle cerebral artery, T; thalamus, V; ventricle)

할 수 있다. 특히 태아가 옆을 보고 있으면 초음파 탐색자의 먼 쪽의 안구, 상악궁 및 하악궁을 관찰하기 어렵다(그림 13-5E). 정상 태아의 수정체는 가장자리의 음영 때문에 반지 모양으로 보인다(그림 13-5F). 만약 동전처럼 내부의 음영이 증가되어 있으면 선천성 백내장을 의심해야 한다. 태아의 얼굴이 위를 보고 있을 태아 얼굴 시상면에서 태아의 코, 입술, 턱을 확인할 수 있고(그림 13-5G), 태아가 입을 벌리면 혀를 볼 수 있다(그림 13-5H). 태아가 옆을 보고 있을 때 태아의 구강인두, 성대, 기도를 확인할 수 있고(그림 13-5I), 코와 입술을 확인하기 좋다(그림 13-5J). 이때 두 콧구멍과 입술을 확인해야 하고, 위 아래 입술의 양쪽 끝을 확인하는 것이 바람직하다(그림 13-5J). 태아의 귀는 태아가 엎드려 있거나(그림 13-5K) 정면으로 누워 있을 때(그림 13-5L) 확인하기 쉽다. 태아가 옆으로 누워 있는 경우에는 자궁이

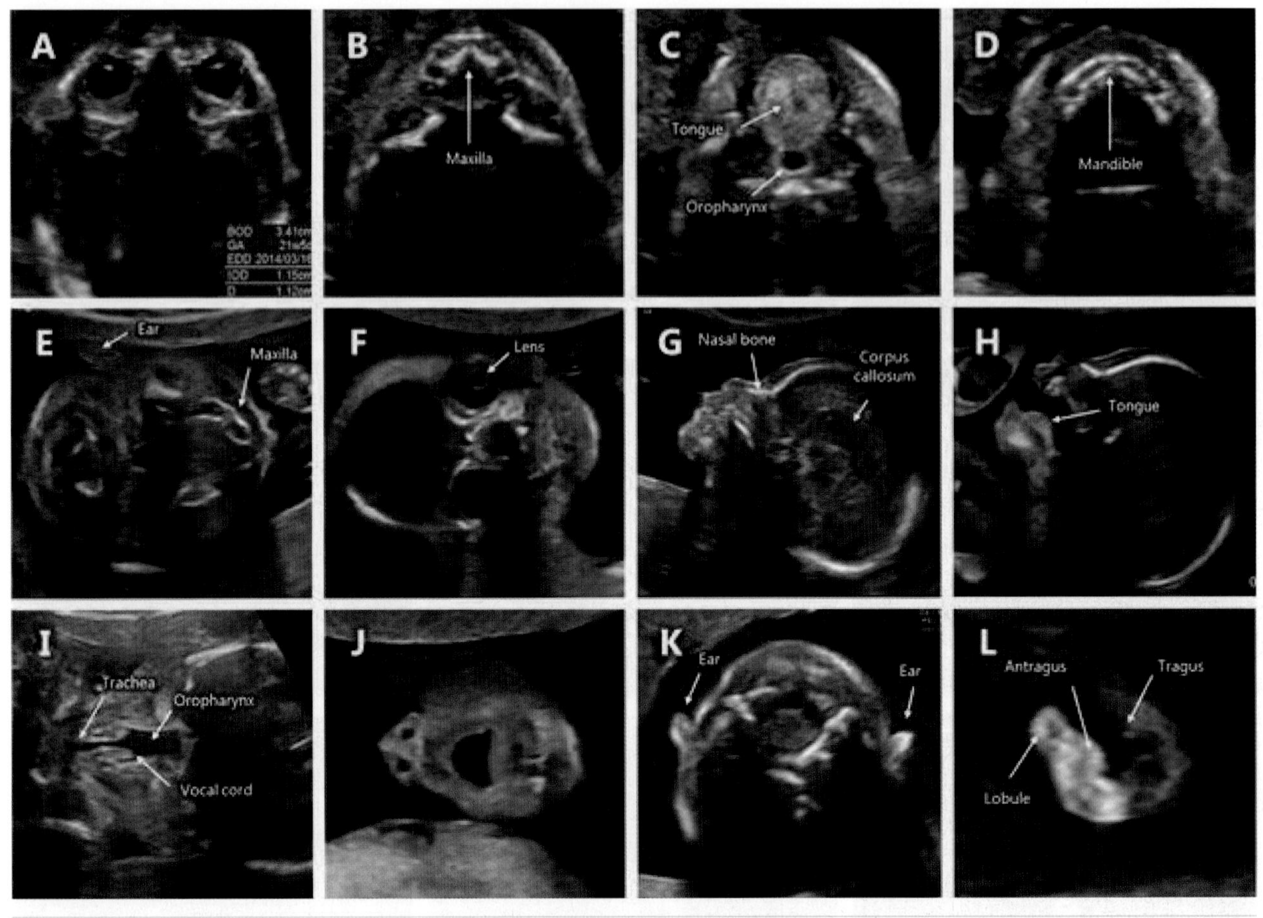

그림 13-5. 정상 태아의 얼굴과 귀 초음파
(A) 양측 안구, (B) 상악궁, (C) 혀와 목구멍, (D) 하악궁, (E) 상악궁, (F) 수정체, (G) 얼굴 시상면, (H) 얼굴 시상면, (I) 구강인두와 기도, (J) 코와 입술, (K),(L) 귀 시상면

나 태반에 귀가 가려서(특히 초음파에서 먼 쪽의 귀) 잘 보이지 않을 수 있다(그림 13-5E).

2) 가슴

정상적인 폐는 중간 정도의 음영으로 균질성(homogenous)을 나타내고, 임신이 진행할수록 음영은 점차 증가한다. 가슴의 사방단면도(four chambers view)에서, 폐는 가슴의 대략 2/3을 차지한다.

태아 심장의 필수검사항목은 심장의 구조(심방, 심실, 혈관 등), 위치, 방향, 크기, 그리고 박동수 평가이다. 태아의 상복부 횡단면(그림 13-6A)에서 태아의 머리 쪽으로 올라가면 태아 심장의 가장 기본적인 횡단면인 사방단면도를 얻을 수 있다(그림 13-6B,C). 여기에서 가장 기본적인 심장의 위치, 축, 크기, 박동수 등을 확인한다. 정상적으로 심장은 위와 같은 방향인 좌측에 있어야 하고, 심장의 크기는 가슴의 약 1/3을 차지하고, 심장의 축은 좌측 전방 흉곽벽과 약 45도(범위 25~65도)를 이룬다. 두 개의 심방과 심실은 각각 크기가 비슷하고, 폐정맥은 좌심방으로 유입되고, 난원공(foramen ovale)은 좌심방으로 열리고, 하행대동맥은 척추의 좌측 전방에 위치해야 한다. 심장의 사방단면도는 늑골하(subcostal) 사방단면도(그림 13-6B)와

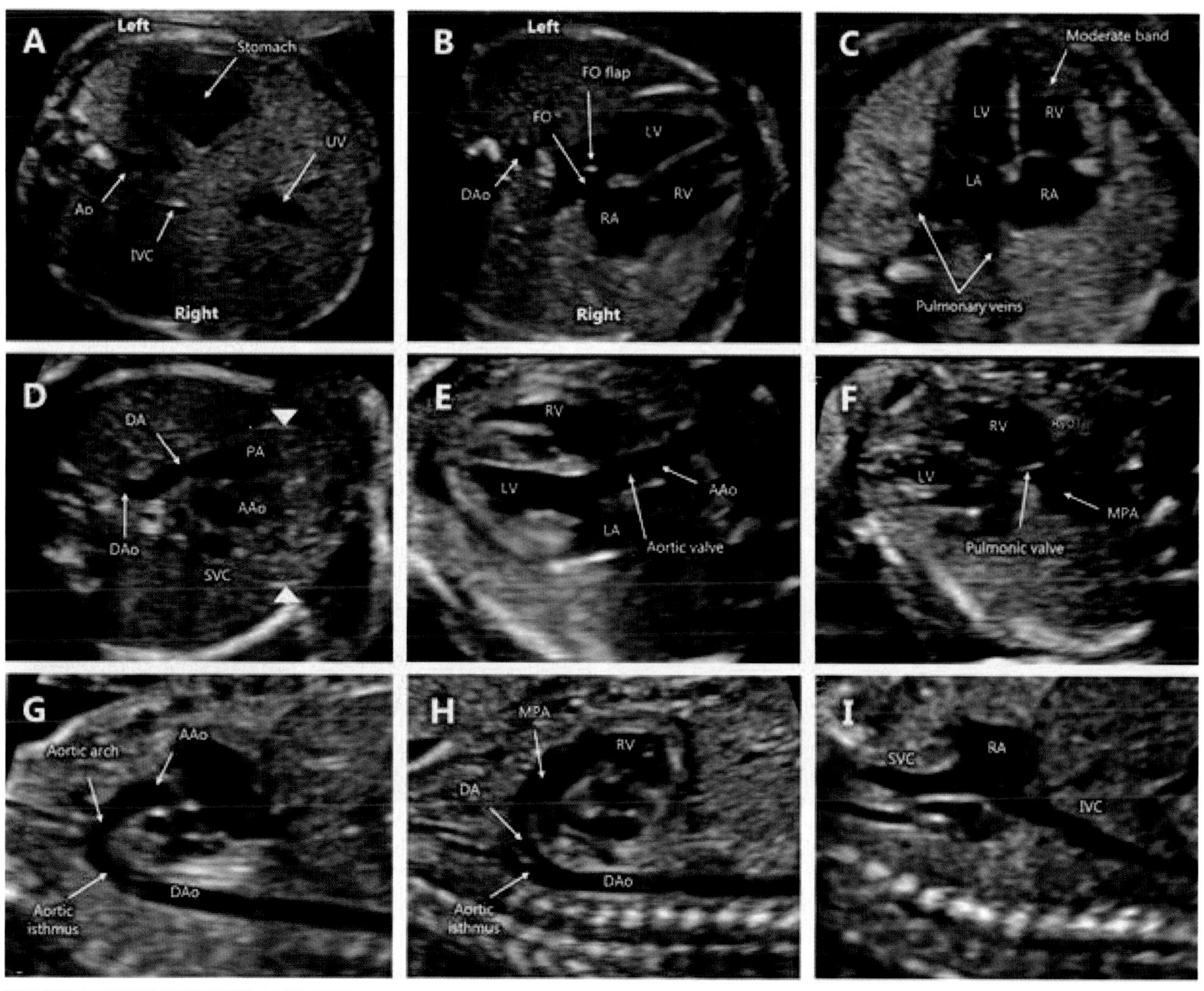

그림 13-6. 정상 태아의 심장 평가

(A) 상복부, (B) 늑골하 사방단면도, (C) 심첨 사방단면도, (D) 삼혈관단면도 및 흉선(화살표머리), (E) 좌심실유출로단면도, (F) 우심실유출로단면도, (G) 대동맥궁, (H) 동맥관궁, (I) 상대정맥과 하대정맥(AAo; ascending aorta, Ao; aorta DAo; descending aorta, DA; ductus arteriosus, FO; foramen ovale, IVC; inferior vena cava, MPA; main pulmonary artery, LA; left atrium, LV; left ventricle, PA; pulmonary artery, RA; right atrium, RV; right ventricle, SVC; superior vena cava, UV; umbilical vein)

심첨(apical) 사방단면도(그림 13-6C)의 두 가지 종류가 있다. 늑골하 사방단면도에서는 심실의 수축, 심방중격 및 심실중격을 확인하는 데 좋고, 심첨 사방단면도에서는 심축 및 심장의 크기 측정, 방실판막의 개폐 등을 확인하는 데 유리하다.

삼혈관단면도(3 vessel view)는 사방단면도에서 태아의 머리 쪽으로 약간 밀어 올리면 쉽게 얻을 수 있다(그림 13-6D)(Yoo et al., 1997). 좌전(左前)에서 우후(右後) 방향으로 직선상에 차례로 폐동맥, 대동맥, 상대정맥의 순서로 보이며 크기도 폐동맥이 가장 크고 상대정맥이 가장 작다. 세 대혈관 전방에 폐의 음영보다 약간 에코가 적고 비균질적인 흉선(thymus)을 확인할 수 있다.

사방단면도에서 탐색자를 태아의 우측 어깨 쪽으로 회전시키면 좌심실유출로단면도(left ventricular outflow

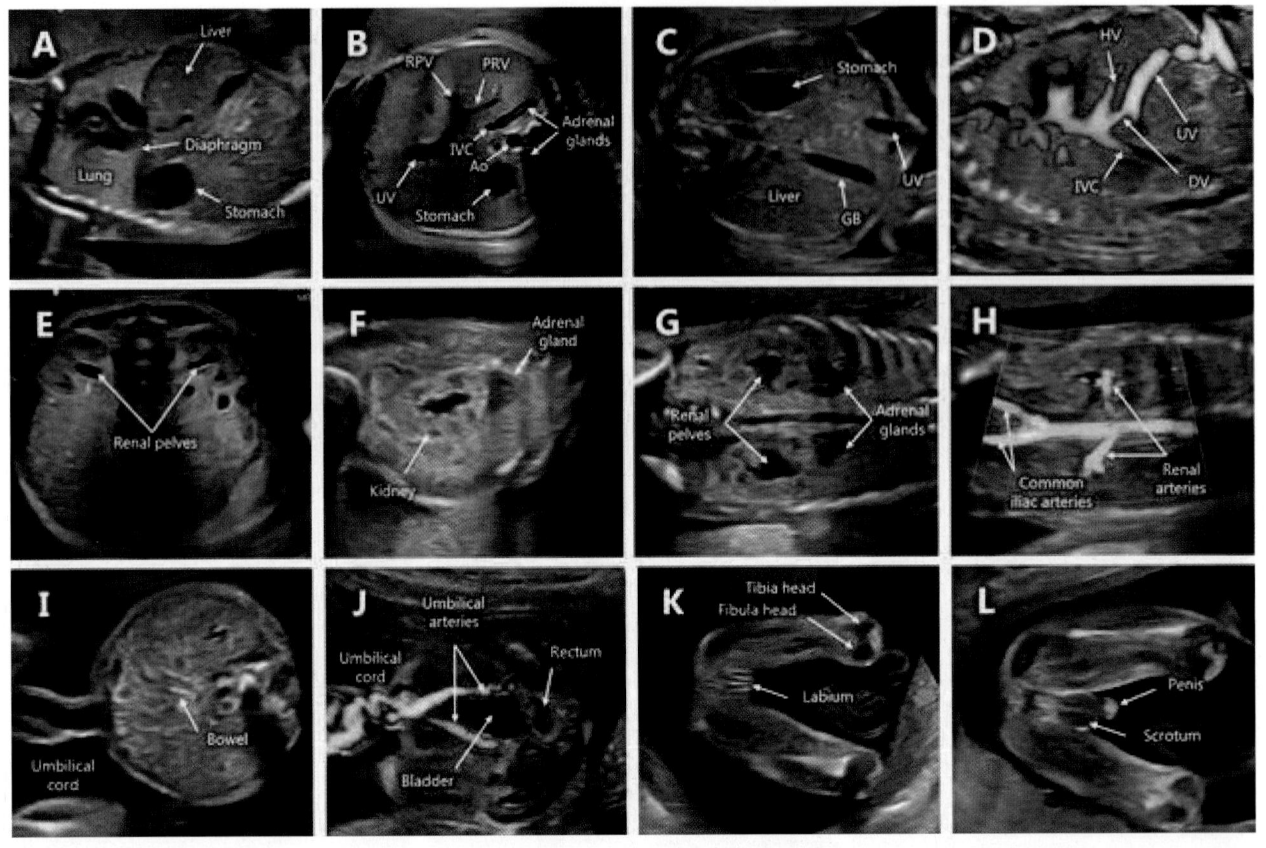

그림 13-7. 정상 태아의 복부 및 비뇨기계 초음파

(A) 태아 가슴과 복부의 관상면, (B) 복부둘레 측정 시 사용하는 상복부 단면도, (C) 위, 간, 담낭 및 제대정맥, (D) 제대정맥, 간정맥, 정맥관 및 하대정맥 도플러, (E) 정상 콩팥 및 신우, (F) 콩팥 및 부신의 시상면, (G) 콩팥의 관상면, (H) 양측 콩팥동맥 색도플러, (I) 복부, (J) 방광 및 제대동맥 색도플러, (K) 여성 생식기, (L) 남성 생식기(Ao; Aorta, DV; ductus venosus, GB; gall bladder, HV; hepatic vein, IVC; inferior vena cava, PRV; posterior division of RPV, RPV; right portal vein, S; stomach, UV; umbilical vein).

tract view)를 얻을 수 있고(그림 13-6E), 여기에서 탐색자를 태아의 머리 쪽으로 약간 올리면 우심실유출로단면도(right ventricular outflow tract view)를 얻을 수 있다(그림 13-6F). 좌심실유출로 단면도에서는 좌심방, 승모판, 좌심실, 대동맥판막과 대동맥을 관찰하고, 심실중격 결손 유무를 확인할 수 있다. 우심실유출로단면도에서는 우심실에서 폐동맥판막을 지나 폐동맥을 지나는 혈류를 확인하다. 좌심실유출로와 우심실유출로는 'X' 모양을 이루어야 정상이다.

사방단면도에서 탐색자를 90도 회전시켜 시상면을 얻으면 대동맥궁(aortic arch)과 동맥관궁(ductal arch)을 관찰할 수 있다. 대동맥궁과 동맥관궁은 태아가 옆으로 누워 있을 때보다 정면으로 누워 있거나 엎드려 있을 때 더 잘 보인다. 대동맥궁단면도에서는 상행대동맥이 태아 가슴의 정중앙 부위에서 좌심실로부터 기인하는 것을 관찰하고, 우산 손잡이 모양의 둥근 대동맥궁에서 머리와 목으로 가는 세 혈관(right brachiocephalic artery, left common carotid artery, left subclavian artery)을 관찰할 수 있다(그림 13-6G). 대동맥궁보다 더 정중시상면으로 각도를 틀면 하키스틱(hockey stick) 모양의 동맥관궁을 관찰할 수 있다(그림 13-6H). 동맥관이 하행대동맥을 만나는 지점보다 근위부의 대동맥부위를 대동맥협부(aortic isthmus)이다. 우

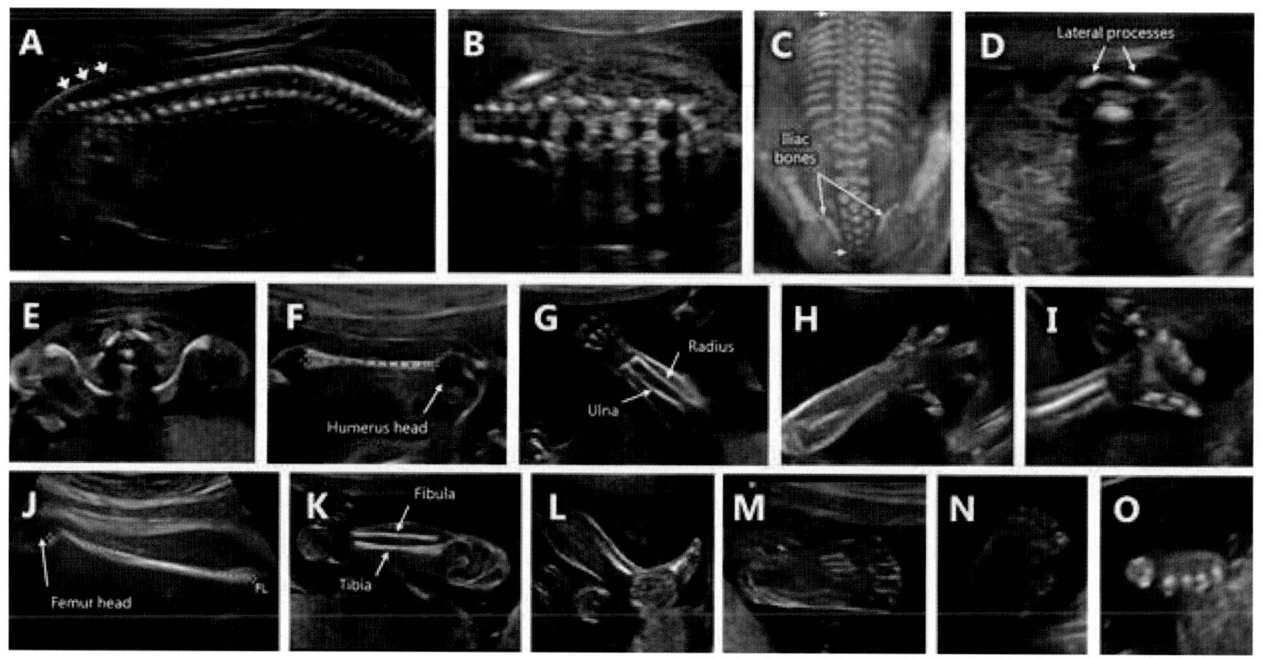

그림 13-8. 정상 태아의 근골격계 초음파

(A) 태아 가슴과 복부의 관상면, (B) 복부둘레 측정 시 사용하는 상복부 단면도, (C) 위, 간, 담낭 및 제대정맥, (D) 제대정맥, 간정맥, 정맥관 및 하대정맥 도플러, (E) 정상 콩팥 및 신우, (F) 콩팥 및 부신의 시상면, (G) 콩팥의 관상면, (H) 양측 콩팥동맥 색도플러, (I) 복부, (J) 방광 및 제대동맥 색도플러, (K) 여성 생식기, (L) 남성 생식기(Ao; Aorta, DV; ductus venosus, GB; gall bladder, HV; hepatic vein, IVC; inferior vena cava, PRV; posterior division of RPV, RPV; right portal vein, S; stomach, UV; umbilical vein).

심방을 기준으로 시상면을 얻으면 상대정맥(superior vena cava)과 하대정맥(inferior vena cava)이 우심방으로 유입되는 것을 관찰할 수 있다(그림 13-6I).

3) 복부 및 비뇨기계

태아의 횡격막은 시상면 또는 관상면에서 잘 보이고, 폐와 간 사이에 저음영의 선으로 나타난다(그림 13-7A). 태아의 위는 복부의 좌측에 무음영(echolucent)의 구조물로 보이고, 임신 14주 이후에는 대부분의 태아에서 관찰된다. 임신 중기 태아의 상복부 가로면에서는 위, 간, 문맥혈관, 대동맥, 대정맥, 부신 등의 위치를 확인해야 한다(그림 13-7B). 임신 20주 이상에서는 대부분에서 타원형의 무음영의 담낭을 볼 수 있다(그림 13-7C). 비장은 위 후방에 위치하지만 임신 중기에는 간이나 폐와 음영이 거의 비슷하고, 경계가 불분명하고 늑골에 의한 그림자 때문에 확인하기 쉽지 않다. 태아 복부의 시상면에서 색 도플러 검사를 하면 제대정맥, 정맥관, 간정맥, 하대정맥의 혈류 연결 상태를 확인할 수 있다(그림 13-7D).

태아 콩팥은 빠른 경우 임신 13주에도 관찰이 가능하나 16~18주가 되어야 모든 태아에서 확인할 수 있다. 콩팥은 태아가 엎드려 있을 때 잘 보이고, 가로면에서 요추의 양 옆에 위치한 콩팥의 크기와 신우(renal pelvis)의 크기를 측정할 수 있다(그림 13-7E). 시상면에서 각 콩팥은 고음영성 겉질(cortex)과 콩팥동굴(renal sinus)의 중앙 음영을 가진 콩팥모양(reniform) 구조물로 보이고, 콩팥 위에 쐐기모양의 부신을 관찰할 수 있다(그림 13-7F). 콩팥 길이는 시상면 또는 관상면에서 꼭대기점과 최저점까지의 거리를 측정하는 것으로 임신 주수에 따라 증가한다(Cohen et al., 1991)(그림 13-7G). 태아요관은 정상적으로는 관찰되지 않는다. 관상면에서 색 도플러를 이용하면 대동맥에서 좌우 콩팥 동맥이 분지되는 것을 관찰할 수 있다(그림 13-7H). 태아 전복벽의 탯줄부착부위에서 전복벽층의 온전함을 평가할 수 있다(그림 13-7I). 태아 복부에서 소장의 직경은 5 mm 미만이고, 대장의 직경은 18~20 mm 미만이다. 방광은 임신 13주부터 골반과 하복부에서 무에코성 구조물로 관찰되며 방광의 크기는 배뇨상태에 따라 다르다. 색 도플러를 이용하면 두 개의 제대 동맥이 방광의 양 옆을 주행하는 것을 관찰할 수 있다(그림 13-7J). 방광 후방에 직장도 관찰할 수 있다. 태아의 외부 생식기는 태아가 다리를 벌리고 있으면 확인하기 쉽고, 빠르면 임신 제2삼분기 초반부터 볼 수 있다(그림 13-7K,L).

4) 근골격계

태아의 척추는 태아가 엎드려 있을 때 가장 잘 보인다. 시상면에서 앞쪽의 척추 몸통과 뒤쪽의 횡돌기가 경추에서 천추까지 평행으로 나란히 보이고, 척추를 덮고 있는 피부(화살표)도 확인할 수 있다(그림 13-8A). 태아가 옆으로 누워 있을 땐 척추의 관상면을 확인할 수 있고 이때 요추에서 천추로 갈수록 좁아지는 것을 확인한다(그림 13-8B). 3차원 초음파를 이용하면 늑골, 척추, 장골 등을 전체적으로 한 화면에서 확인할 수 있다(그림 13-8C). 가로면에서는 앞쪽의 척추 몸통과 두 개의 횡돌기가 한자 팔(八)처럼 보인다(그림 13-8D).

태아의 쇄골도 임신 중기 이후에 초음파로 관찰할 수 있고, 태아가 엎드려 있을 때 더 잘 볼 수 있다(그림 13-8E). 상완골 길이의 측정 방법은 대퇴골과 마찬가지로 상완골이 탐색자와 평행이 되면서 근위부와 원위부의 골단을 제외한 골간(shaft)의 길이를 측정한다(그림 13-8F). 초음파로 태아의 척골(ulna)과 요골(radius)도 확인 가능하고, 골격 이형성증(skeletal dysplasia)이 의심되는 경우에는 그 길이를 측정한다(그림 13-8G). 태아가 손가락을 펴고 있는 경우에는 다섯 손가락을 확인하기 쉽지만(그림 13-8H), 주먹을 쥐고 있는 경우에는 손가락을 정확하게 개수를 확인하기 어려운 경우가 많다. 손등에서부터 탐색자를 이동하여 따라가며 엄지를 제외한 네 개의 손가락과 엄지를 따로 확인할 수 있다(그림 13-8I).

대퇴골의 길이 및 휘어 있는 정도를 확인하고(그림 13-8J), 경골(tibia)과 비골(fibula)도 확인할 수 있다(그림 13-8K). 태아의 정강이와 발을 시상면에서 관찰하면 곤봉족 유무를 확인하기 쉽다(그림 13-8L). 그러나 태아 자세가 좋지 않아 시상면으로 관찰하기 어려운 경우에는 경골과 비골을 관상면에서 확인하고(그림 13-8K) 탐색자를 앞쪽으로 이동하여 발바닥의 단면이 경골과 비골과 수직을 이루는지 확인한다. 태아의 발바닥은 초음파 화면에서 수평으로 이룬 경우 발가락 사이 피부 경계면을 잘 볼 수 있고(그림 13-8M), 발바닥이 초음파 화면에서 수직 방향에 있는 경우 발가락의 개수를 확인하기 쉽다(그림 13-8N). 그러나 태아 발바닥이 위를 향하고 있는 경우에는 탐색자를 발가락 끝으로 천천히 이동하여 관찰할 수 있다(그림 13-8O).

3. 비정상 태아의 초음파적 소견

1) 중추신경계 이상

(1) 뇌실확장증(Ventriculomegaly)

태아 머리를 초음파로 검사하게되면 뇌실확장이 가장 흔하게, 뚜렷하게 보이는 이상 소견이다. 일반적으로 뇌실 안쪽의 직경이 10 mm를 넘으면 뇌실확장으로 정의하고, 10~15 mm 사이를 경도 혹은 중등도의 뇌실확장이라고 하고, 15 mm 이상은 중증의 뇌실확장이라한다. 최근의 메타분석을 보면, 초음파상 뇌실확장소견만 단독으로 나타날 때 출생 후 뇌 MRI로 추적관찰을 해보면 6.4% 정도의 부가적인 뇌이상소견이 확인된다고 하며, 예후는 뇌실확장이 10~15 mm 사이일 때는 5.9%에서, 15 mm 이상일 때는 7.0%에서 비정상적인 뇌신경계발달을 보인다고 보고된다.

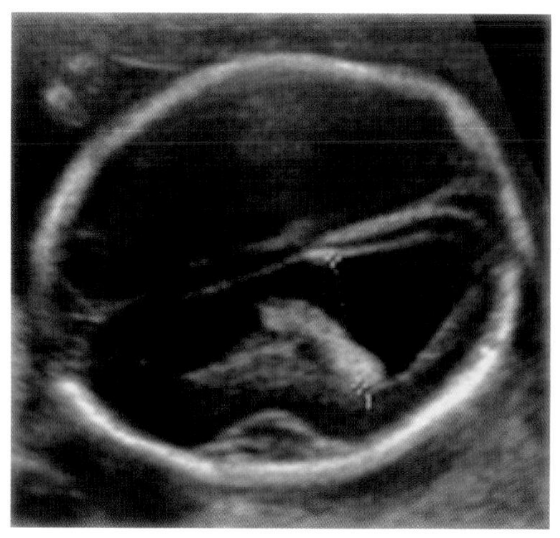

그림 13-9. **뇌실 확장과 dangling sign**

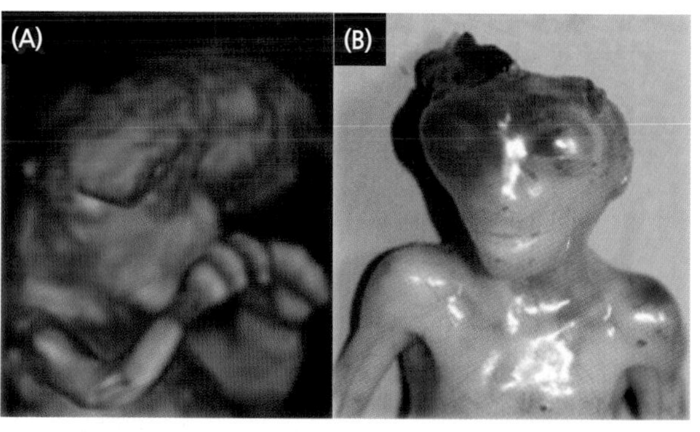

그림 13-10. **무뇌아**
(A) 임신 13주 무뇌아 입체초음파, (B) 무뇌아 조직병리 사진

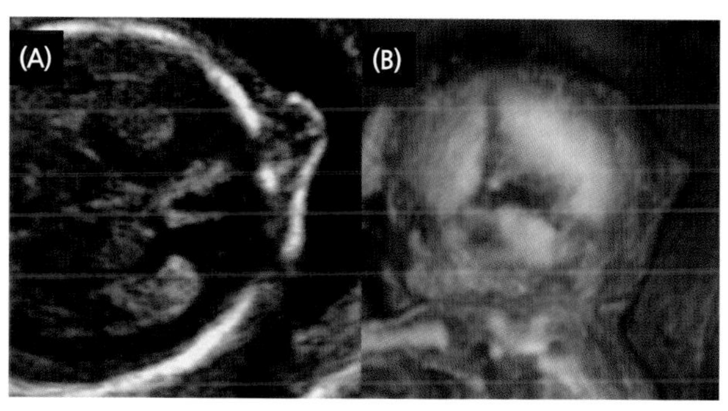

그림 13-11. **무뇌탈출증**
(A) 뒤통수의 뇌탈출증, (B) 뇌탈출증 입체초음파

(2) **신경관결손**(Neural tube defect)

뇌에서 척수로 이어지는 신경관의 어느 부위에서든 신경관을 형성하고 있는 막이나 뼈, 피부의 결손으로 발생되는 질환군을 말한다. 선천심장기형 다음으로 흔하게 관찰되는 기형으로, 사산아나 출생아 1,000명당 1~2명의 빈도이다. 다인자성으로 발생되며, 엽산부족 시, 산모 당뇨병, 비만, 간질병, 임신 초기에 고온노출 등이 위험인자로 알려져 있으며, 배아 발생기 제26~28일 사이에 일어나는 신경관봉합이 불완전할 때 발생된다.

무뇌증(anencephaly)은 신경관결손증 중에서 가장 심한 치명적인 기형으로, 머리덮개뼈가 없고 안와 윗쪽의 뇌가 없는 것이 특징이다. 머리형태가 비정상적이라서 거의 대부분 초음파검사로 산전에 진단되고 있다. 초음파상 이마뼈가 없어 안구가 돌출되어 보이는 개구리눈모양(frog eye appearance)이 특징적이다(그림 13-10).

뇌탈출증(encephalocele)은 두개골의 결손을 통하여 뇌막과 뇌조직이 머리뼈 밖으로 탈출된 것으로 호발부위는 뒤통수(75%), 이마(15%)이다. 초음파상 머리뼈 결손을 통하여 머리뼈 바깥쪽으로 탈출된 덩어리가 특징적이고(그림 13-11), 수두증과 소두증의 동반이 흔하며 지능저하가 초래된다. 뇌탈출증은 상염색체 열성 유전질환인 멕켈-그루버증후군(Meckel-Gruber syndrome)에 동반되기도하고, 뇌탈출증이 비대칭이거나 비전형적인 위치에서 관찰될 때는 양막대증후군이나 사지체벽복합체(limb body-wall complex)와 관련되기도 한다.

척추이분증(spina bifida)은 척추뼈의 결손을 통하여 신경관안의 척수가 외부로 노출된 것을 말하며 주로 척추의 뒤쪽 결손(dorsal defect)이 많다(그림 13-12). 수막만이 결손을 통하여 노출된 경우를 수막탈출증(meningocele), 척수가 함께 노출된 경우를 수막척수탈출증(meningomyelocele)이라고 하며 약 90%를 차지한다. 산전초음파상 정상적인 다리의 움직임을 보인다 하더라도 출생후 정상적인 하지기능을 예측하기 어렵다. 척추이분증과 동반

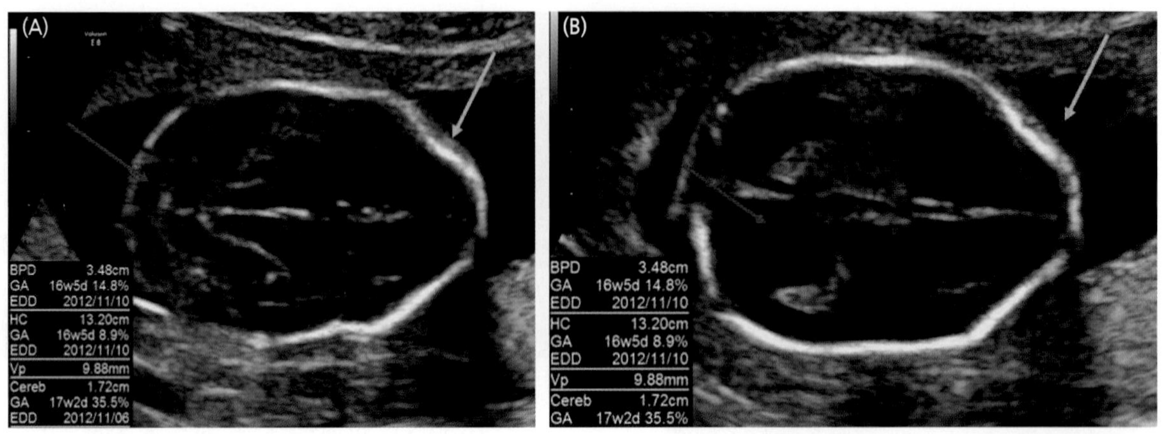

그림 13-12. 임신 17주 척추 신경관결손증 태아에서 두개내 징후

(A) 소뇌가 바나나형태의 변형을 보이고 있다(빨간색 화살표). 머리뼈의 앞쪽 부분은 뾰족하게 변형되어 레몬징후를 보인다(노란색 화살표). (B) 뇌실이 확장되어 있고(빨간색화살표), 머리뼈 앞쪽은 전형적인 레몬징후를 보이고 있다(노란색 화살표).

되는 제2형 키아리기형(Chiari II malformation)은 큰구멍(foramen magnum)을 통하여 소뇌가 경추 상부 쪽으로 당겨지면서 발생한다. 전형적으로 척추이분증을 동반한 태아는 다음과 같은 5가지 특징적인 두 개 내 징후 중 최소한 1개 이상을 동반하므로 의심되는 경우에는 태아머리를 자세히 관찰하는 것이 중요하다.

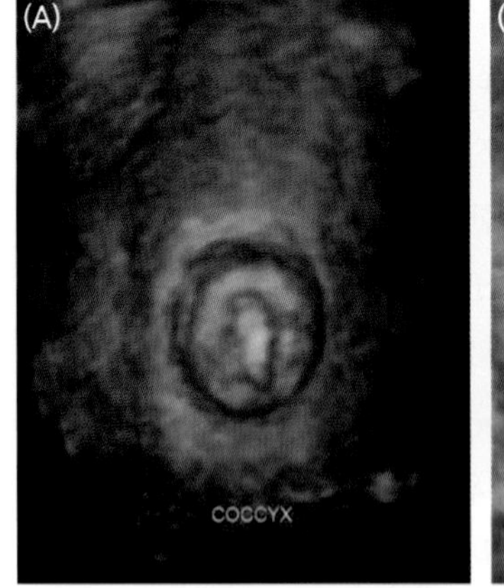

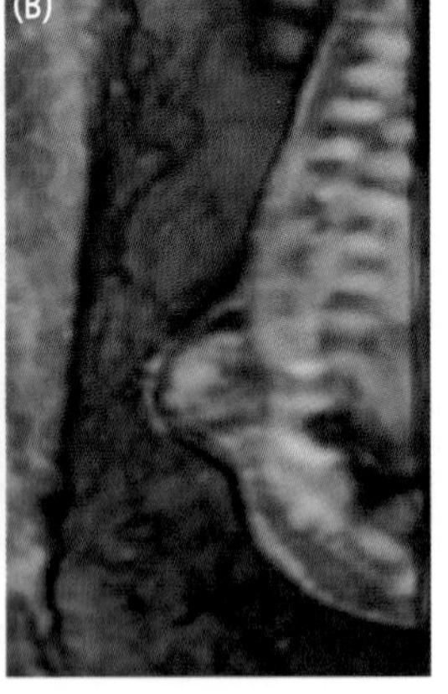

그림 13-13. 임신 17주 척추 신경관결손증 태아에서 lumbo-sacral meningomyeolocele

(A) 등쪽, (B) 동일한 병변을 옆에서 촬영한 초음파 영상

① 양쪽마루뼈지름 감소

② 뇌실확장(그림 13-13)

③ 이마뼈(frontal bone)가 뾰족 해지는 '레몬'징후(lemon sign)(그림 13-13)

④ 소뇌의 큰구멍쪽으로 빠지면서 정상적인 아령모양을 잃고 바나나모양으로 변형되는 '바나나'징후(banana sign)(그림 13-13)

⑤ 대조(cisterna magna)의 소실(그림 13-13)

초음파상 두개내 징후는 보이지만 척추이분증이 보이질 않을 때, 양수내 α-태아단백과 아세틸콜린에스테라아제 측정을 위한 양수천자가 진단에 도움이 될 수 있다.

2) 입술갈림증과 입천장갈림증

발생학적으로 입술은 보통 7~8주에 닫히고 입천장은 12주에 닫히는데 이 과정이 정상적으로 이루어지지 않을 때 입술 입천장 갈림증이 발생된다. 대략 반수에서는 입술갈림증과 입천장갈림증이 같이 발생하고, 20%에서는 입술 갈림증 단독으로 발생하며, 30%에서는 입천장갈림증 단독으로 발생한다. 코끝과 위, 아래 입술 및 턱끝이 동시에 나타나도록 잡는 얼굴관상면이 도움이 되며(그림 13-14), 얼굴의

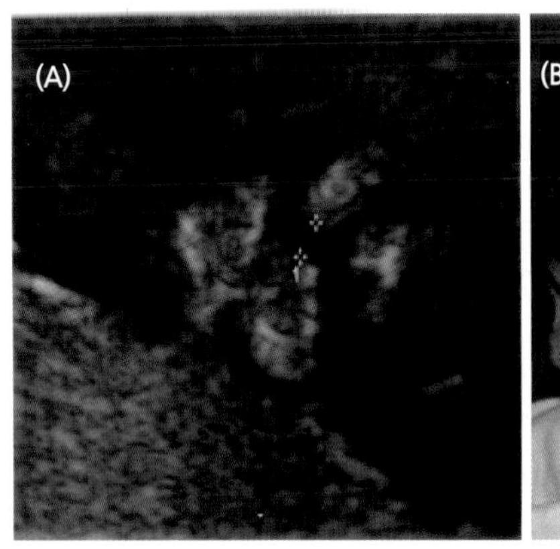

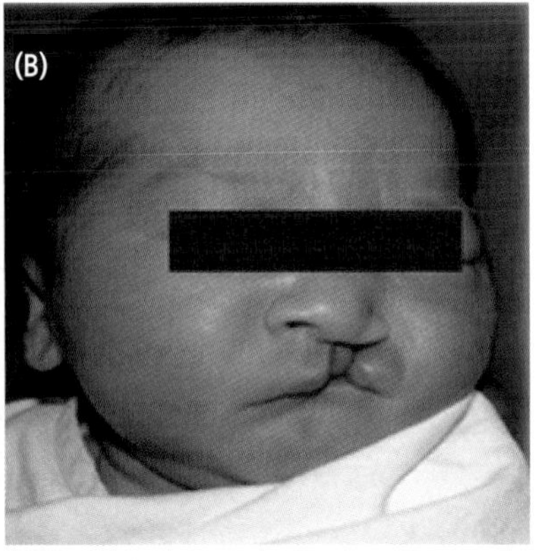

그림 13-14. **입술갈림증.** (A) 입술갈림증(왼쪽), (B) 입술갈림증 신생아

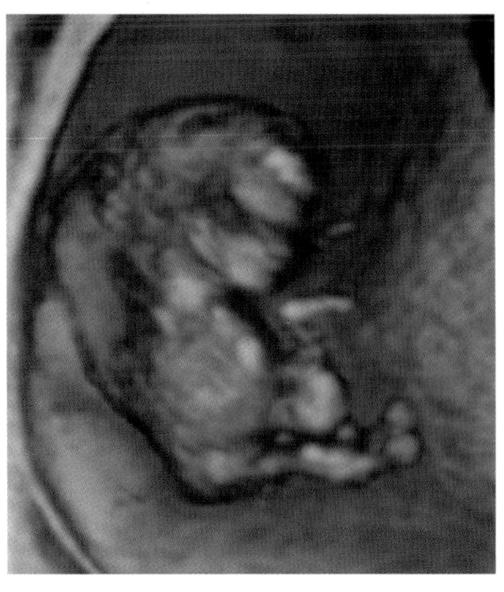

그림 13-15. **림프물주머니 태아(임신 10주)**

관찰에는 입체초음파가 도움이 되는 경우가 많다. 초음파상 편측 입술 갈림증은 일반적으로 동측 콧구멍으로 연장되는 윗입술의 결손으로 확인되고 양측 입술갈림증에서는 양측의 윗입술의 결손과 결손사이에 있는 윗입술과 위턱의 정중부분이 때때로 돌출되거나 뒤집혀서 보이는 위턱융기(maxillary prominence)를 보인다. 입천장갈림증이 동반되지 않는 단독 입천장갈림증은 산전 진단이 잘 안 된다. 약 10%에서 염색체이상을 동반하며 정중앙 입술갈림증에서 특히 흔하다. 27%에서는 다른 기형을 동반하며 연하장애로 인하여 종종 양수과다증이 나타날 수 있다.

3) 림프물주머니

림프계의 선천성기형으로 흔히 목 뒷쪽에 큰 다발성의 낭종으로 보인다(그림 13-15). 림프계와 정맥계의 연결이상으로 머리로 부터의 림프액이 목정맥(jugular vein)으로 유입되지 못하여 목림프 주머니속으로 고여서 발생하는 것으로 생각한다. 림프물주머니를 가진 태아에서 염색체이상의 빈도는 50% 이하에서 60% 이상까지 다양하며, 터너증후군(45, X)이 흔하고, 그 외 세염색체증후군 및 모자이크 비배수체(mosaic aneuploidy) 등과 연관이 있다.

림프물주머니가 발견되는 경우 염색체검사 및 심초음파검사를 포함한 정밀초음파검사로 동반기형유무를 관찰해야 하며, 정기적인 초음파검사로 종괴의 크기변화와 태아수종발생여부를 평가한다. 작은 단독 림프물주머니는 자연적으로 없어지기도 하며 예후가 양호한 반면, 크고, 다발성의 병변은 흔히 태아수종을 초래하여 예후가 불량하다.

4) 가슴

초음파상 폐는 대칭적이고 중간 정도의 음영으로 균일하게 나타난다. 가슴의 사방단면도(4-chamber view)에서 잘 관찰되며, 가슴내 낭종 또는 종괴성 병변으로 관찰될 수 있는 기형으로는 선천성 폐기동(congenital pulmonary airway malformation, CCAM), 엽외폐분리증(extralobar pulmonary sequestration), 그리고 기관지낭종(bronchogenic cyst), 선천성 횡격막탈장 등이 있다.

(1) **선천성 폐기도기형**(그림 13-16)

종말세기관지의 과성장으로 이루어진 과오종 성격의 폐병변으로 병변내의 낭의 크기에 따라 3가지 아형으로 나누기도 하나 임상적 의의가 적어 소낭포형과 대낭포형으로 구분하는 추세이다.

병변이 크면 종격전위(mediastinal shift)나 흉수, 태아수종 및 폐형성저하증을 동반할 수도 있다. 일반적으로 편측성이며, 종종 단일엽에 국한된다. 초음파 추적관찰중에 자연적으로 퇴축되어 작아지기도 하나, 태아수종이 동반될 때는 예후가 불량하다.

(2) 폐분리증

기관지폐앞창자(bronchopulmoary foregut) 기형으로 정상적인 기관-기관지나무로부터 분리된 기능이 없는 폐실질로 흉부 대동맥이나 복부 대동맥과 같은 체순환에 의해 혈액공급을 받는다. 병리학적으로 엽내형(intralobar)과 엽외형(extralobar)으로 구분되지만 선천적인 경우는 엽외형이 많다. 초음파상 엽모양이나 삼각형의 경계가 잘 구분되는 균질한 에코의 종괴로 보이며 주로 좌측 폐의 기저부에 호발한다. 색도플러로 종괴로 유입되는 동맥이 대동맥에서 나오는 것을 확인하면 진단에 도움이 된다. 산전 진단된 폐분리증의 약 50~75% 정도는 임신중 자연적으로 크기가 줄어들어 예후는 좋은 편이나, 수흉이나 태아수종을 동반하는 경우에는 예후가 나쁘다.

(3) 선천성 횡격막 탈장(Congenital diaphragmatic hernia)

횡격막의 구멍을 통하여 복강 내 장기가 가슴 안으로 밀려들어온 것을 말하며 좌측 횡격막탈장이 75~90%로 흔하다(그림 13-17). 좌측 횡격막탈장에서 심장은 밀려들어온 위나 장에 의해서 흉곽의 중앙 또는 우측으로 전위된다. 초음파검사 상 태아의 복부에서 위장이 관찰되지 않고, 복부둘레가 임신주수에 비해 작으며, 태아 가슴에서 연동운동을 하는 장이 관찰된다. 약 절반에서 다른 주요기형이나 염색체 이상과 동반되므로 정밀초음파검사 및 염색체검사를 해야 한다.

5) 심장

심장 기형은 가장 흔한 선천성기형으로 출생아 1,000 출생당 8명 정도로 나타난다. 대부분 다인자성으로 발생되며, 1~2%에서 단일 유전자질환 또는 유전자결손증후군으로 발생한다.

산전 진단된 심장기형태아의 약 25~45%에서는 심장외

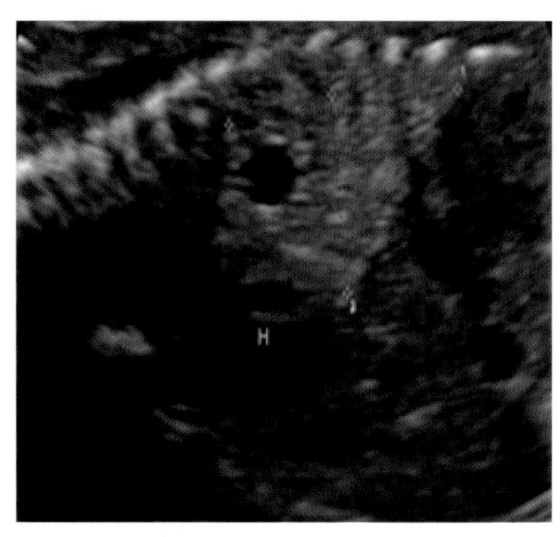

그림 13-16. 선천성 폐기도기형

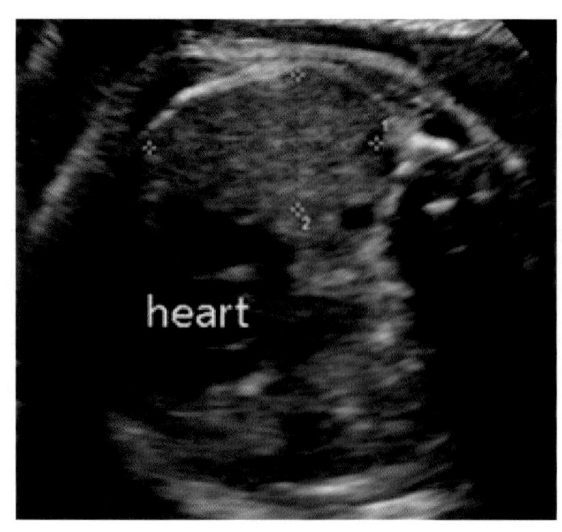

그림 13-17. 선천성 횡격막탈장(왼쪽)

의 기형이 동반되며 약 17-48%에서는 염색체이상을 동반한다. 그러므로 심장기형이 발견되면 태아염색체검사 및 정밀초음파가 필요하다. 흔히 동반되는 염색체이상은 세염색체증후군 그리고 터너증후군(45, X)이다.

심장 초음파검진 시 필요한 내용은 사방단면도(4 chamber view), 박동수와 리듬의 평가이다. 사방단면도는 태아의 복부둘레를 재는 상복부 횡단면상에서 태아의 머리쪽으로 탐촉자를 약간 밀어 올리면 얻을 수 있는 태아가슴의 횡단면이다. 이 단면에서 심장의 크기, 위치, 축, 심방, 심실, 타원구멍, 심실사이막, 그리고 방실판막의 평가가 가능하다. 두개의 심방과 심실은 서로 크기가 비슷하며, 심장의 축은 좌측으로 약 45도 기울어져 있다.

사방단면도에서 잘 진단이 안 되는 병변으로는 대혈관자리바꿈증(그림 13-19), 팔로4징, 심실사이막결손(그림 13-18), 대동맥협착 등이 있는데 이는 3혈관상(3 vessel view)이나 심실유출로(ventricular outflow view) 단면(그림 13-6D, 13-6E,F)으로 관찰하면 진단율이 높아진다. 3혈관상은 사방단면도에서 탐촉자를 태아 머리 쪽으로 그대로 약간 밀어 올리면 쉽게 얻을 수 있으며 왼쪽, 앞쪽에서 오른쪽 뒤쪽으로 허파동맥, 대동맥, 상대정맥의 순서로 보이며 크기도 허파동맥이 가장 크고 상대정맥이 가장 작다. 세 개의 혈관배열 및 크기의 이상은 큰 혈관들의 비정상 위치를 동반하는 심장기형을 암시한다. 사방단면도에서 탐촉자를 약간 머리쪽으로 올리면서 기울이면 좌심실 유출로(left ventricular outflow tract)를 얻을 수 있고 다시 약간만 태아의 우측으로 기울이면 우심실 유출로(Right ventricular outflow tract)를 얻을 수 있다.

비정상적인 사방단면도, 부정맥, 심장외 기형을 보일 때, 심장기형을 포함한 유전적 증후군, 심장기형을 가지는 부모나 형제자매, 당뇨병 임신부, 기형물질에 노출된 임신부, 또는 비면역성 태아 수종 등이 있을 때는 전문가에 의한 태아심초음파를 시행한다.

(1) 정확도

초음파진단의 정확도는 시술자, 초음파 해상도, 임신부의 체형 및 하복부에 수술흉터, 태아 임신주수 및 자세, 양수양, 심장 기형의 유형에 따라 다르다. 일반적으로 심장기형의 산전 진단률은 저위험군에서는 약 15%, 고위험군에는 약 80% 범위로 보고되고 있다.

태아의 혈액순환의 한 특징인 심방사이막결손이나 동

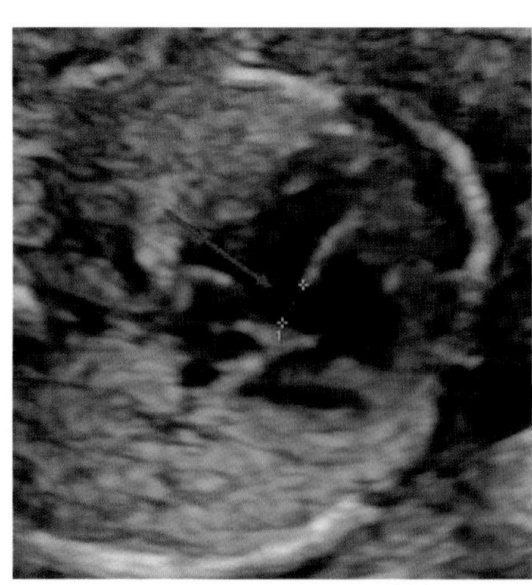

그림 13-18. **심실사이막결손(ventricular septal defect)**
심실사이막의 윗쪽부분에 결손이 있다(화살표).

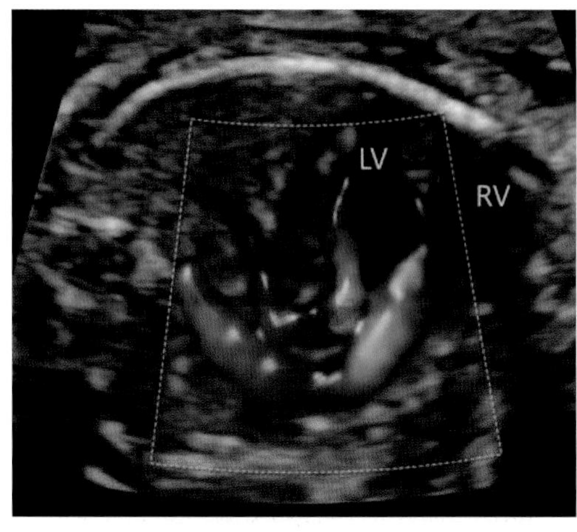

그림 13-19. **대혈관전이(transposition of great arteries)**
좌심실 LV에서 폐동맥이 나가고, 우심실 RV에서 대동맥이 나간다. 두 대동맥의 기시부에서 정상적으로 서로 교차하는 부분이 관찰되지 않는다.

맥관 열림증은 산전에 진단 될 수 없으며, 작은 심실 사이막결손은 검진검사에서 놓칠 수 있으며 팔로사징과 같은 특정 선천성 심장기형은 검사 당시 초음파 소견이 정상으로 보여도 후에 비정상으로 진행될 수 있다는 점 등을 태아 심장초음파 검사를 받는 임신부들에게 설명한다.

6) 위장관계

태아의 삼킴작용은 임신 12~13주 이후부터 일어나므로 저음영(echolucent)의 위는 임신 14주 이후에 98%의 태아에서 확인되고 간, 비장, 담낭 그리고 장은 임신 중반기 이후부터 확인가능하다. 복부 내에서 위가 보이지 않는 것은 식도폐쇄증, 횡격막탈장, 복벽 결손 및 양수 삼킴의 장애를 초래하는 신경학적 이상 등의 다양한 기형과 관련이 있을 수 있다. 위장음영은 일시적으로 안보이거나, 작게 관찰될 수 있으므로, 처음 검진에서 위가 보이지 않는다면 시간적인 간격을 두고 반복 검사를 할 필요가 있다.

높은 주파수에서는 장 에코가 강하게 보일 수 있다. 소장의 에코음영이 태아 골반 혹은 척추와 같은 정도이거나 높은 에코음영을 보이는 것을 고음영 장(echogenic bowel)이라고 하며 원인으로 양수내 출혈, 낭포성섬유증(cystic fibrosis), 선천성감염 및 염색체이상 등이 있다. 다운증후군과 에코성 장과의 관련성이 보고되고 있다.

(1) 복벽결손

태아 전복벽의 정상유무를 확인하기 위해서 전복벽에 대한 탯줄부착부위, 복벽층이 온전한지 기본검사 시에 평가하도록 한다. 정상적으로 임신 8~12주 사이에 장의 일부가 탯줄의 내부로 탈출되는 생리적 탈장을 보이는데 복벽결손과 감별진단이 어려우무로 임신 제2삼분기 초에 추적초음파검사가 필요하다(그림 13-21).

① 배벽갈림증

복벽 전체층의 결손으로 인하여 복막에 둘러싸여 있지 않은 장이 양수강 내로 탈출한 것으로 대부분의 결손은 배꼽의 우측에 있다(그림 13-22). 초기 혈관 폐쇄에 의한 국소적 복벽 허혈이 원인으로 추정되고 있다. 고령의 임신부보다 젊은 임신부에서 발병하는 경향이 있다. 10~30%에서 장관기형이 동반되나 염색체이상은 거의 동반되지 않으며 90% 이상의 생존율을 보인다.

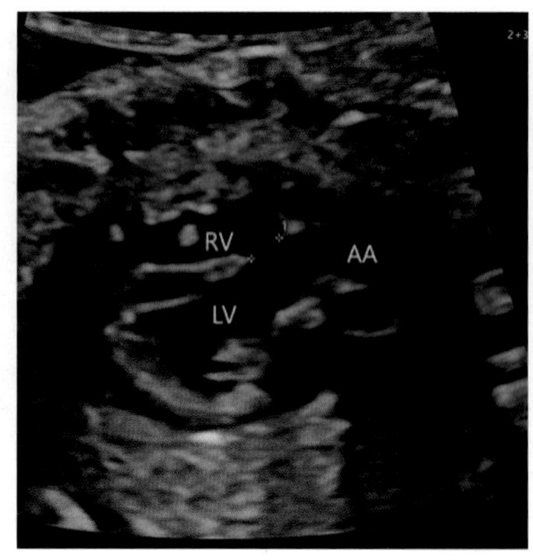

그림 13-20. **활로사징(Tetralogy of Fallot)**
좌심실유출로상에서 심실중격결손이 관찰되고(화살표) 대동맥(AA)이 좌심실과 우심실에 걸쳐져있는 것(overriding aorta)이 관찰된다.

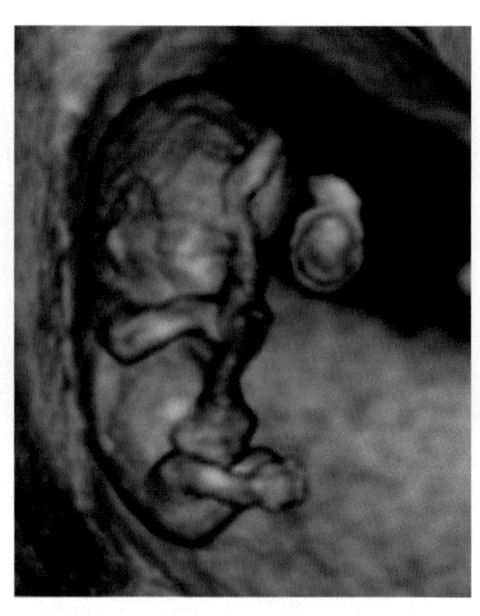

그림 13-21. **임신 9주 태아의 생리적탈장**

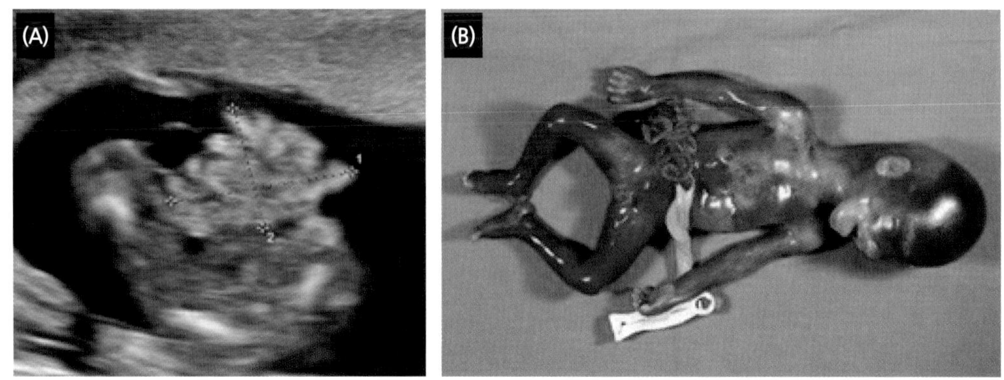

그림 13-22. **배벽갈림증.** (A) 배벽갈림증 초음파 소견, (B) 배벽갈림증 조직 병리 사진. 탯줄이 나오는 곳 오른쪽으로 장이 탈장된다.

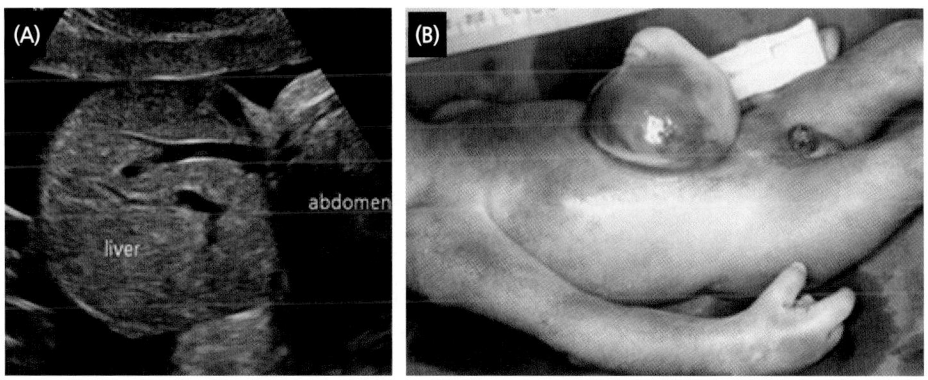

그림 13-23. **배꼽탈장.** (A) 배꼽탈장의 초음파 소견. 간장(liver)이 함께 나오는 경우가 많다. (B) 배꼽탈장의 조직병리 사진. 배벽갈림증과 달리 막에 싸여 있다.

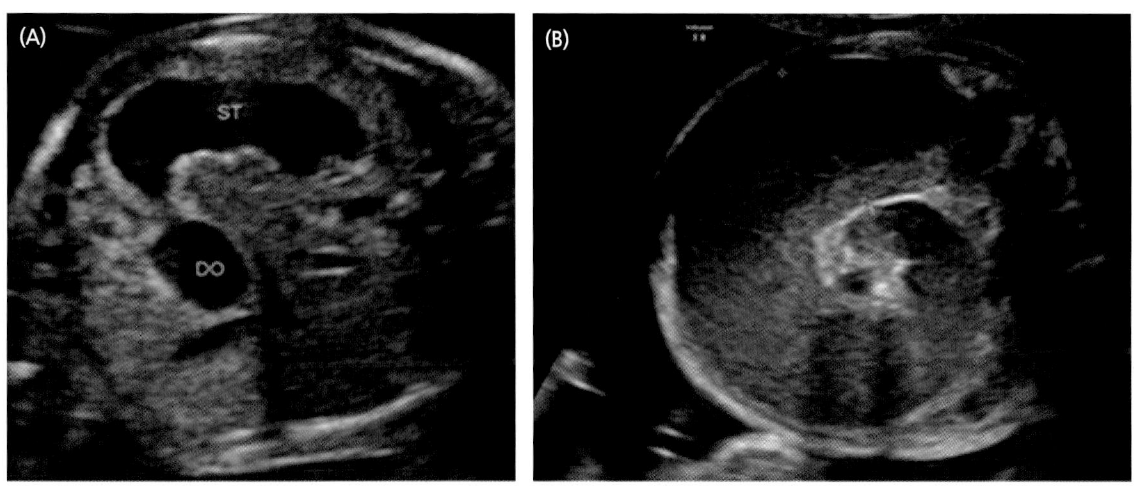

그림 13-24. **위장관폐쇄**
(A) 샘창자폐쇄의 쌍기포징후. 자세히 관찰하면 두 개의 낭성 구조물은 서로 연결된다. (B) 회장폐쇄의 초음파 소견

② 배꼽탈장

탯줄부위의 배쪽벽 결손을 통하여 복부내용물(주로 간, 장, 위)이 탯줄 기시부 내로 탈장된 것으로 탈장된 내용물은 복막과 양막에 의하여 둘러싸여있고 탯줄은 돌출된 종괴의 끝에 부착되어 있다(그림 13-23). 외측 외중배엽(ectomesodermal) 주름이 복부의 정중앙에서 결합되지 않아서 발생하며 약 절반이상에서 다른 주요기형이나 염색체이상을 동반한다. 특히 간이 탈출되지 않은 경우는 탈출된 경우에 비해 염색체 위험도가 증가한다. Beckwith-Wiedemann이나 칸트렐 다섯징후(Pentalogy of Cantrell)와 같은 유전 증후군의 일부분으로 발생할 수 있다. 예후는 배꼽탈장의 크기와 동반된 유전적 또는 구조적 기형에 의하여 결정되므로 산전에 확인되는 경우에는 염색체 검사를 포함한 정밀초음파검사를 한다.

(2) 위장관폐쇄

장관 폐쇄가 근위부일수록 양수과다증이 더 심한 경향이 있다.

식도폐쇄(esophageal atresia)는 위가 보이지 않으면서 양수과다증이 있을때 의심할 수 있다. 하지만 약 90%에서 기관식도샛길(tracheoesophageal fistula)을 동반하기 때문에 식도폐쇄임에도 불구하고 양수가 위로 들어가거나 위 자체의 분비물로 위가 어느 정도 채워질 수 있기 때문에 산전발견이 어렵다. 약 50%에서 다른 기형을 동반하며 가장 흔한 부위는 위장관, 심혈관계, 비뇨생식계, 골격계, 중추신경계, 안면순이다. 약 20%에서는 염색체 이상(특히 18, 21 세염색체)을 동반하며 VACTERL 증후군이 동반되기도 한다. 40%에서 자궁 내 발육제한을 보인다.

샘창자폐쇄(duodenal atresia)는 확장된 위와 상부 십이지장으로 인한 쌍기포징후(double-bubble sign) 및 양수과다가 중요한 초음파소견이다(그림 13-24A). 초음파로 확장된 위와 십이지장이 서로 연결되는 것을 확인함으로써 복부 내 낭종을 동반하는 다른 질환과 감별할 수 있다. 전형적인 십이지장폐쇄의 소견은 임신후반기가 되어야 보이므로 일반적으로 임신 24주 이전의 진단은 어렵다. 약 65%에서 염색체이상이나 다른 기형을 동반하며 특히 약 30%에서 21 세염색체를 동반한다. 공장 및 회장폐쇄(jejunal & ileal obstruction)는 폐쇄증(atresia), 장염전, 태변마개(meconium plug) 등 다양한 원인에 의해 발생하며 여러 개의 확장된(7 mm 이상 직경) 장 고리(bowel loop)와 함께 증가된 연동운동을 보인다. 폐쇄부위가 하부일수록 확장된 장의 수가 더 많이 보이고 근위공장의 폐쇄에서는 양수과다증을 보이나 원위 공장폐쇄에서는 양수양이 정상이거나 약간 증가돼 보인다. 장에 국한된 동반기형은 흔하나 장관외 동반기형은 드물다. 잘룩창자폐쇄(colonic obstruction) 및 항문폐쇄(anal atresia)는 양수과다증이 나타나지 않을 수 있으며, 장의 확장(직경 >2 cm)이 안 보일수도 있기 때문에 산전 진단이 쉽지 않아 대부분 출생 후에 진단된다.

7) 비뇨기계

태아요관은 정상적으로는 관찰되지 않으며, 요관 확장이 뚜렷한 경우는 방광요관역류나 요관폐쇄를 의심하여야 한다. 방광은 임신 13주부터 골반과 하복부에서 무에코성 구조물로 관찰되며 방광의 크기는 배뇨상태에 따라 다를 수

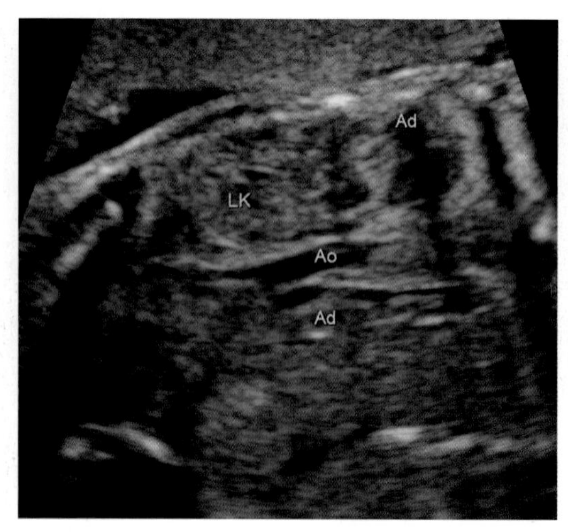

그림 13-25. 콩팥무발생
우측신장 위치에 부신(Ad)이 길게 관찰된다.

있다. 방광벽은 정상적으로는 매우 얇으나 요도폐쇄가 있는 경우에는 비후되어 두껍게 보인다. 임신 제2삼분기 이후의 양수는 주로 태아 콩팥에서 형성되는데, 태아 소변형성량은 임신 20주에 5 ml/시간에서 만기임신에 50 ml/시간으로 늘어난다. 그러므로 임신중반기 이후에 정상적인 양수양은 최소한 한 개의 콩팥은 기능을 유지하고 있음을 의미한다.

(1) 콩팥무발생

일측성 또는 양측성일 수 있으며 요관싹(ureteric bud)의 발달실패로 발생한다. 초음파상 콩팥이 한쪽 또는 양쪽이 모두 보이지 않으며 콩팥위치에 부신이 자리잡게 된다(lying down adrenal sign)(그림 13-25). 대동맥에서 기시하는 콩팥동맥을 색 도플러로 확인함으로써 진단에 도움이 된다. 양측 콩팥무발생은 심한 양수과소증을 동반하며 이러한 양수과소증은 폐형성부전증, 사지자세이상(예: 곤봉발), 비정상 얼굴 등의 태아변형을 일으킨다. 이러한 기형들의 조합이 양측 콩팥무발생으로부터 발생되는 경우를 포터증후군(Potter's syndrome)이라 하고 다른 원인의 적은 양수로부터 발생될 때에는 양수과소연쇄증(oligohydramnios sequence)이라고 한다.

(2) 유전다낭콩팥질환, 뭇주머니콩팥질환

보통염색체우성(autosomal dominant) 다낭콩팥질환과 보통염색체열성(autosomal recessive) 다낭콩팥질환으로 구분되며 각각 영아형(infantile), 성인형(adult)다낭콩팥질환으로도 불리고 있다. 보통염색체열성 다낭콩팥질환만이 산전에 쉽게 진단될 수 있는데 양측으로 커진 에코성 콩팥이 특징적이며 산전에 신부전을 일 을 가지고 있다.

(3) 다낭이형성신(그림 13-26)

비정상적으로 치밀한 콩팥실질과 서로 연결되지 않는 다양한 크기의 주변 낭종들이 특징적 소견으로 낭종들이 서로 연결되는 폐쇄성 신우확장증과는 감별된다. 보통은 일측성으로 나타나고 39% 이상에서 반대편 콩팥의 이상을 동반한다. 일측성이면서 반대편 콩팥이 정상인 경우에는 예후가 좋으나 양측성인 경우에는 예후가 매우 불량하여 폐형성부전으로 출생 후 사망한다.

(4) 요관신우이음부폐쇄

콩팥신우와 근위 요관 사이 이음부의 폐쇄로 신생아에서 보이는 물콩팥증의 가장 흔한 원인이다. 30%의 경우에서 양측성이고 남아가 여아보다 2배 정도 호발하며 대개 해부

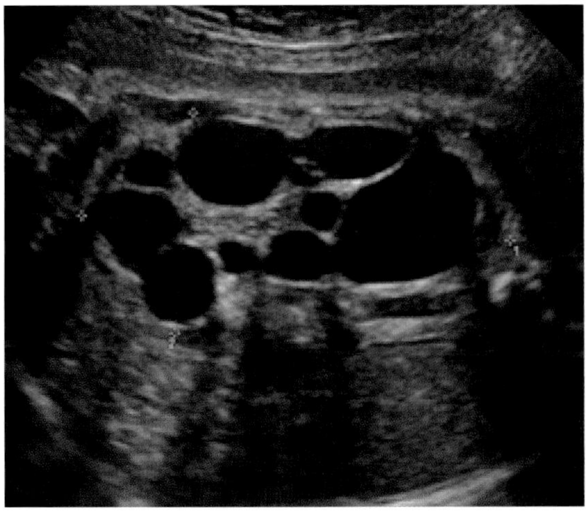

그림 13-26. **다낭이형성신(Multicystic dysplastic kidney, MCDK)**
신장의 형태를 잃어버리고, 정상보다 커지는 경우가 많다.

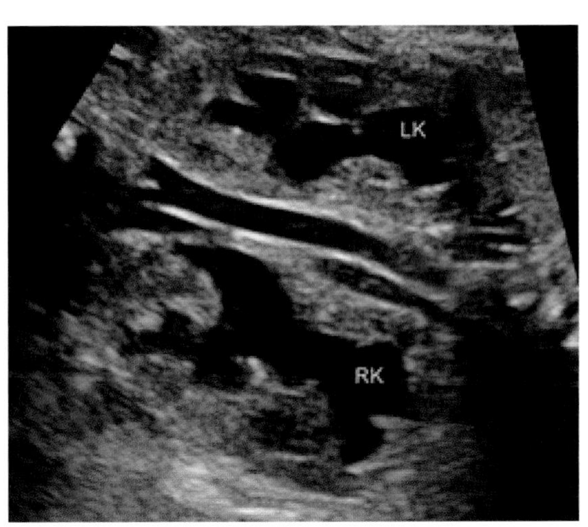

그림 13-27. **양측성 신우확장증**

학적 원인 보다는 기능적인 폐쇄가 많다. 초음파상, 콩팥신우의 확장-신우확장증(pyelectasis)을 보인다(그림 13-27).

(5) 후부요도판막증후군

후부요도에 얇은 막이 존재하여 방광출구폐쇄(bladder outlet obstruction)를 일으키는 질환으로 남아에 호발한다. 특징적으로 방광벽은 두꺼워지고 방광과 근위 요도의 확장으로 열쇠구멍모양(keyhole appearance)을 보이며 양수과소증을 동반한다. 완전히 폐쇄된 경우는 양측성 콩팥형성이상과 폐형성부전증으로 예후가 매우 불량하다. 하지만 다른 폐쇄성 요로병증처럼 출생 후 조기 치료나 방광양막지름술(vesicoamniotic shunt)과 같은 자궁내 치료를 고려해볼 수 있다.

4. 3차원 초음파

3차원 초음파(Three Dimensional Ultrasonography, 3D USG)는 1989년 임상에 도입된 이래 지난 30년 동안 비약적으로 발전해왔다(Merz, 2015). 3차원 초음파는 수천 장의 영상을 수 초 내에 얻은 후 이를 조합하여 하나의 3차원 영상을 획득하는 검사 방법이다. 이는 3개의 직교하는 2차원 다중 평면 이미지를 동시에 한 화면에 제시하는 다중평면 모드(multiplanar mode)에서 시작되어 태아 조직을 유리체(vitreous-like clarity)상태로 보여주는 HDlive Flow silhouette mode까지 발전하였다. 3차원 초음파의 유용성과 실효성에 대한 많은 의견들이 있었지만 숙련된 검사자가 적절한 모드를 사용하여 검사를 시행하였을 때 산전 진단에 도움이 된다는 것에 이견은 없는 듯하다. 2차원 초음파(Two Dimensional Ultrasonography, 2D USG)는 여전히 태아 체중 예측, 양수량 평가, 태반 평가 및 여러 산전 진단에 가장 널리 쓰이고 있지만, 산모 진찰 후 저장된 이미지를 재구성하여 다른 단면의 영상을 얻을 수 없으므로 만족할 영상을 얻을 때까지 검사를 시행해야 하고 검사자 스스로 2차원 영상을 보면서 3차원으로 생각하여 진단을 내려야 하는 한계가 있다. 반면 3차원 초음파는 영상 저장 후 재구성이 가능하기 때문에 산모가 진료실을 떠난 후에도 저장된 영상을 사용하여 언제든지 다시 평가가 가능하다는 장점이 있다.

3차원 초음파 검사 방법은 우선 3차원 초음파 탐촉자를 사용하여 3차원 초음파 모드를 활성화 시킨 후 관심 있는 부분의 길이, 너비, 깊이를 고려하여 render box 크기를 조절 후 실행하면 3차원 영상이 저장된다. 일단 영상이 저장된 후 재구성 단계에서 rendering line을 새로 조작하면 영상의 질이 떨어지므로 처음 2차원 영상을 찍을 때 이상적인 영상을 얻을 수 있도록 노력해야 한다. 좋은 영상을 얻기 위해서는 태아의 움직임이 적을 때 검사를 시행하는 것이 좋으며 산모의 호흡을 잠깐 멈추는 것도 도움이 된다. 최근에는 태아의 움직임의 영향을 최소화할 수 있는 모드가 새로 개발되기도 하였다(DeVore, 2017). 이렇게 저장된 volume image는 검사 목적에 따라 다양하게 재구성된다. 표면모드(surface mode)를 사용한 얼굴의 3차원 재현 영상이나 근골격계모드(skeletal mode)를 사용한 척추의 3차원 영상은 구순구개열, 척추 이상 진단에 도움이 된다. 한편 태아의 뇌, 심장을 다각도에서 관찰하는 데에는 단층 초음파 영상(Tomographic Ultrasound Image, TUI)이 유용하다(DeVore, 2017). 한편 최근에는 3차원 초음파에 시간의 개념이 더해진 4차원 초음파 또한 임상에 널리 적용되고 있다. 3차원 초음파가 정지된 3차원 영상을 제공하는 반면 4차원 초음파는 마치 비디오 영상처럼 움직이는 태아의 구조물을 관찰할 수 있다. 4차원 초음파 모드 중 하나인 STIC(Spatio-Temporal Image Correlation, STIC)은 태아의 움직이는 심장을 관찰할 수 있고 도플러를 추가하면 혈류의 방향을 입체적으로 검사할 수 있으므로 태아 심장 평가에 유용하게 쓰이고 있다(Adriaanse, 2016). 여기에서 더욱 발전한 개념은 5차원 초음파이다. 이는 검사자가 rendering line을 조작할 필요 없이 영상을 얻을 때 해부학적 지표를 지정하면 진단에 필요한 단면을 제시해 주는 것이다. 5차원 초음파 중 하나인 태아 지능 내비게이션 심초음파(Fetal Intelligent Navigation Echocardiogarphy, FINE)는 지정된 태아 심장의 몇 가지 해부학적 지표를 표시하면 태아 심장 평가에 필요한 9개의 단면을 제시하여 쉽게 태아 심장 이상 여부를 평가할 수 있다(Yeo, 2017). 이처럼 3차원 초음파는 산과 영역에서 유용하게 사용되고 있으며 앞으로도 더욱 발전할 가능성이 많은 분야이므로 임상의들은 이에 익숙해지도록 꾸준한 노력이 필요하다.

5. 자기공명영상

자기공명영상(Magnetic Resonance Imaging, MRI)은 산전 태아 검사법으로 최근에 각광받고 있다. 산과 초음파 검사(Ultrasonography, US)에서 태아의 상태를 충분히 파악하지 못하는 경우 보조적인 검사의 역할을 하기 때문이다. 태아의 자세, 산모의 비만, 태령, 양수의 양에 따라서 초음파 검사는 태아의 구조를 파악하는 데 제약이 따른다. 또한 US는 시술자의 숙련도, 지식, 경험 등에 따라 결과가 매우 상이하기 때문에 객관적인 검사가 아니다. 그러나 MRI는 판독자 간의 재현성 있는 영상을 만들어 내기 때문에 산과 그리고 타과 의사와 서로 분만 전에 증례 토의를 할 경우 US보다는 MRI가 태아의 상태를 공유하는 데 유리한 점이 있다. 산전 US에서 부족한 점을 보완하는 검사법으로 MRI가 중요한 역할을 하고 있기 때문에 검사 방법 및 적응증 등의 기본적인 지식을 습득하고 있어야 한다.

1) 검사 방법

산모의 장운동을 억제하면 좋은 화질을 얻을 수 있기 때문에 4시간 정도 금식을 권장하고 장운동 억제제 및 다른 전처치는 필요 없다. 태아를 검사하는 MRI는 1.5T 스캐너를 권장하며, 최근에는 3.0T 스캐너 역시 다양한 유용성이 보고되고 있지만, 3.0T 또는 그 이상의 자기장을 가진 스캐너의 태아 안전성에 대한 근거가 좀 더 요구되는 실정이다. MRI 조영제는 원칙적으로 투여하지 않는다. 태아의 구조적 이상을 점검하기 때문에 T2 강조영상 axial, sagittal, coronal planes 등을 주로 얻는다. 태아가 계속 움직이기 때문에 가급적 산모가 한번 호흡을 참고 시행하는 급속촬영기법(single-shot fast spin echo, half fourier acquisition single-shot turbo spin echo, fast imaging with steady procession etc.)을 이용한다. 태아는 끊임없이 움직이기 때문에 매 스캔이 끝날 때마다 마지막 촬영 영상으로 다시 localization을 삼아서 스캔하여야 한다. MRI는 정해진 프로토콜에 맞게 촬영하면 나중에 영상의학과 의사가 판독하는 것이 일반적이지만 태아 MRI는 촬영 시 영상의학과 전문의가 동석하여 스캔이 적절한지 판단하고 종료해야 한다.

2) 적응증

US의 결과가 산전 진단에 미흡한 모든 경우가 적응증이다. 일반적으로 태아의 뇌척수, 두경부 기형을 진단하는 데 도움을 준다고 알려져 있다. 그러나 호흡기계, 소화기계, 비뇨생식기계 등의 구조적 이상에 대한 추가적인 정보를 제공하여 US 진단을 보충할 수 있다(Dietrich et al., 2006, Ertl-Wagner et al., 2002, Shinmoto et al., 2000).

(1) 뇌척수 기형

태아의 뇌에 발생하는 기형 질환 중에 anencephay(그림 13-28), ventriculomegaly, corpus callosal agenesis(그림 13-29), holoprosencephaly, posterior fossa anomaly, cerebral cortical malformation, schizencephaly 등을 진단하는 데 매우 도움을 준다(Hiusman et al., 2002).

이외에도 cerebrovascular malformation, hydrencephaly, infarction, cerebral malformation of tuberous sclerosis, monochorionic twin-pregnancy complications 등의 진단에도 도움을 준다. US는 태아 뇌를 평가하는 데 매우 유용한 검사법이지만 뇌실질의 미세한 구조적 변화를 파악하는 데 제한이 있다. 상기 질환이 초음파 검사에서 의심되면 MRI를 시행하여 그 범위와 정도를 파악하고 치료 계획을 세우는 것이 필요하다. 척수 기형 중 neural tube

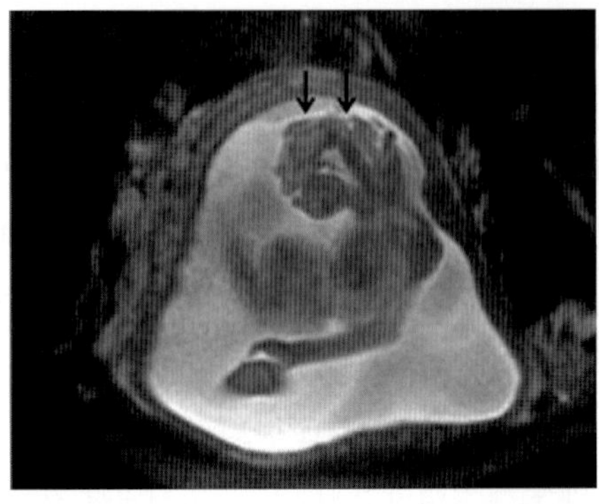

그림 13-28. **무뇌증(anencephaly)**
23주 태아의 T2 강조영상에서 뇌, 두개골, 두피 등이 형성이 되지 않아서 전형적인 무뇌증(화살표) 소견이 보인다.

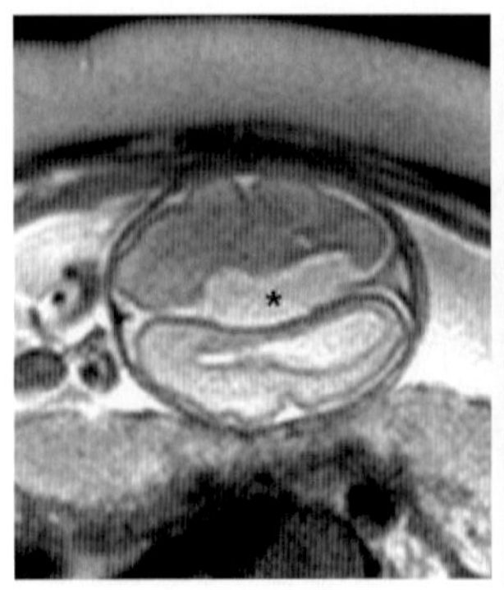

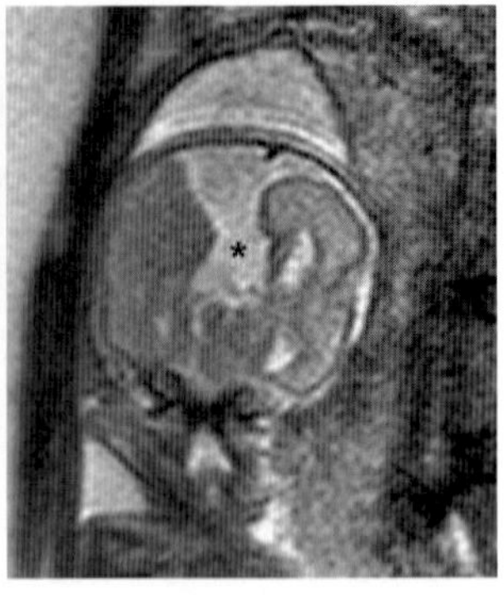

그림 13-29. **뇌들보 무발생(agenesis of corpus callosum)**
25주 태아의 축상 및 관상면 T2 강조영상에서 대뇌 좌우 반구를 연결하는 뇌들보가 관찰되지 않는다(*).

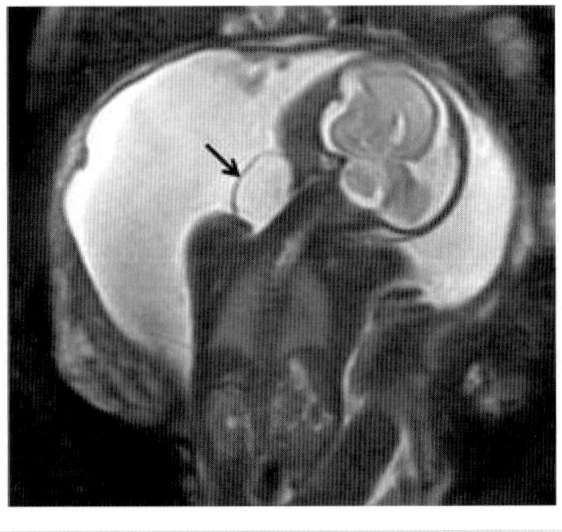

그림 13-30. **낭종성 임파관종(Cystic hygroma)**
24주 태아의 T2 강조영상에서 태아의 목에 낭종이 잘 보이며(화살표), cystic hygroma로 진단되었다.

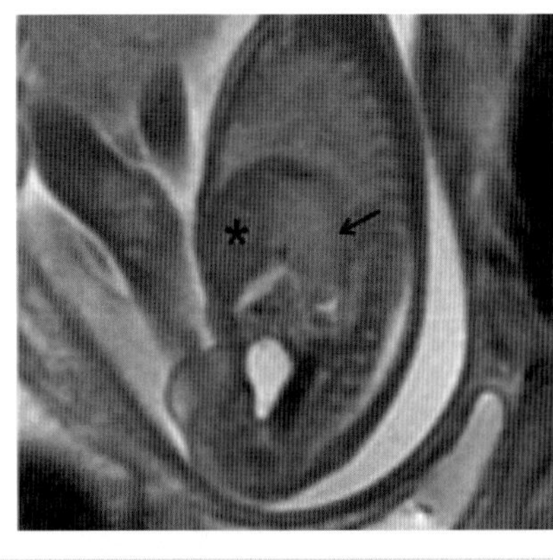

그림 13-32. **간종양**
21주 태아의 T2 강조영상에서 간(*)에서 발생한 종양(화살표)이 잘 보인다. US 검사에서 복강 내 종양을 발견했을 때 발생장기가 판단이 어렵거나 감별진단 하는 데 MRI가 도움을 줄 수 있다.

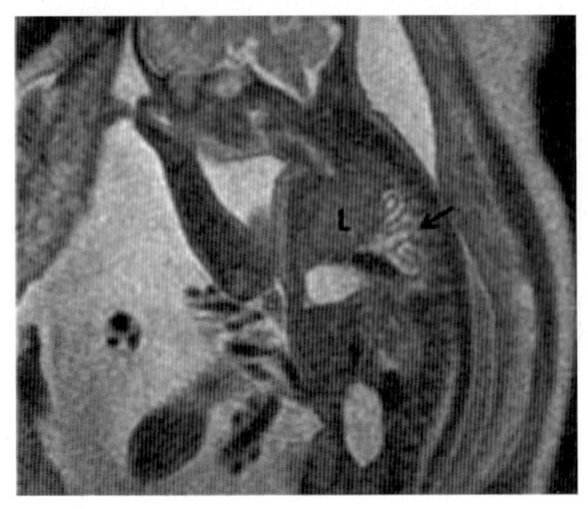

그림 13-31. **선천성 횡격막 탈장**
20주 태아의 T2강조영상에서 좌측 횡격막 결손을 통해 소장(화살표). 이 흉강으로 탈장되었다. 동측 폐(L)는 약간 눌렸다.

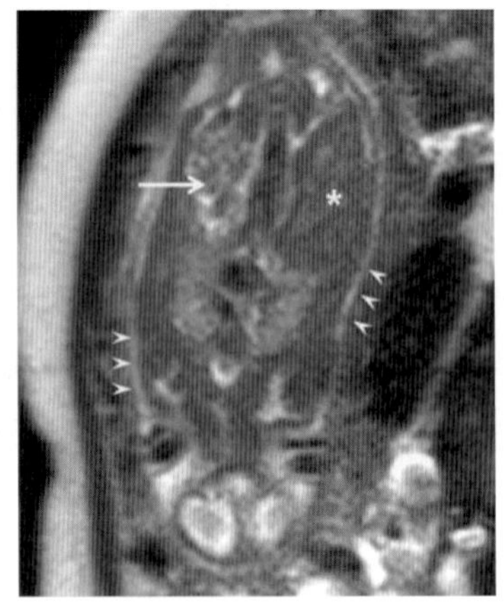

그림 13-33. **양수 과소증에서 발견된 콩팥무발생(renal agenesis)**
24주 태아의 관상면 T2 강조영상에서 양측 콩팥이 관찰되지 않으며 콩팥이 있어야 할 부위에는 장(화살표)과 간(*)이 각각 위치하고 있다. 태아 주변에 양수를 시사하는 고신호 강도가 매우 얇은 띠와 같이 관찰되고 있다(화살촉).

defect, sacrococcygeal teratoma 등의 구조적 변화와 종괴 발견에 US보다 우수한 경우가 많다. 종괴가 작을 경우에는 US 검사에서 보이지 않을 수 있기 때문에 분만 후 산과의사가 당황할 수 있다. Arnold-Chiari malformation 시 100% 척수 종괴가 발생하므로 US에서 보이지 않으면 반드시 MRI를 시행하여 종괴를 찾아야 한다.

(2) 두경부 기형

태아의 머리, 얼굴, 목 등에 발생하는 기형 질환 중에 venolymphatic malformation, cystic hygroma(그림 13-30), hemangioma, goiter, teratoma, facial cleft, airway obstruction 등을 진단하는 데 도움을 준다. 특히 airway obstruction은 좁아진 부위의 위치, 길이, 개수 등을 찾아내어 산전 분만 계획을 세우고, 분만 후 관리를 어떻게 해야 할지 산과, 영상의학과, 이비인후과, 흉부외과, 소아과, 재활의학과, 성형외과 의사들에게 객관적인 자료를 제공할 수 있다. 산모와 보호자에게 객관적인 사진을 보여줘서 이해를 돕는데 효과적이다.

(3) 흉부 기형

흉강 내에 발생하는 기형 질환 중에 congenital cystic adenomatoid malformation, pulmonary sequestration, congenital lobar emphysema 등의 감별 진단에 유용하다(Cannie et al, 2008). 선천성 황격막 탈장(congential diaphragmatic hernia) 시 탈장된 장기의 종류를 파악하고 횡격막 결손의 크기와 위치를 정하여 분만전후 치료 계획을 세우고 태아의 예후를 결정하는 데 도움을 준다(그림 13-31). 상기 질환의 크기가 클 경우 동측 폐 발육에 장애를 초래하고 심한 경우에는 반대편 폐의 발육에도 영향을 준다. US는 정량적으로 폐의 부피를 측정하기가 어렵지만 MRI는 가능하기 때문에 분만 후 Echmo의 의존도를 평가하는 데 도움을 준다. Büsing 등은 30주 이상에서 MRI를 시행할 경우 부피가 5 ml면 분만 후 신생아의 56%가 extracorporeal membrane oxygenation (ECMO)에 의존하지만 40ml면 신생아의 9%만이 ECMO에 의존하는 것으로 보고하여 폐부피를 측정하는 데 MRI의 역할이 클 것으로 판단한다(Busing KA et al., 2008).

(4) 소화기계와 비뇨생식기계 기형

태아의 복강과 골반강에 발생하는 각종 종양의 위치, 크기, 개수, 감별 진단 등에 사용된다. 예를 들어 liver tumor, neurobalstoma, renal or adrenal masses, ovary cyst 등의 종양은 MRI로 발생 장기를 파악하는데 도움을 받아서 감별 진단이 용이해진다(그림 13-32). 양수 과소증이 있을 때 US로는 신장의 평가가 쉽지 않은데 MRI는 양수의 양과 상관없이 신장의 존재, 요관 확장, 기형 유무를 판단할 수 있다 (그림 13-33). Cloaca anomaly, megacystis microcolon 등의 평가에도 US보다 MRI가 유익한 정보를 제공하여 기형의 범위를 예측하는 데 도움을 준다.

참고문헌

- 노영철, 나종구, 하상호, 이헌영. 산부인과 영역에 있어서의 초음파 진단의 이용. 대한 산부회지 1975;18:709-18.
- 대한비뇨생식기영상의학회. 비뇨생식기영상진단-산과영상. 일조각;2009. 190-202.
- 박용원 등. 기형태아의 초음파 영상 도해. 대한산부인과 초음파학회 2003;p13-20.
- 최석주. 태아 목덜미 투명대의 임상적 적용. 대한산부회지 2010;53:1-14.
- American College of Obstetricians and Gynecologists. Nonmedical use of obstetrical ultrasonography. Committee Opinion No. 297, August 2004.
- American Institute of Ultrasound in Medicine. AIUM Practice Guideline for the performance of an antepartum obstetric ultrasound examination. J Ultrasound Med 2003;22:1116-25.
- American Institute of Ultrasound in Medicine. 3-D Technology. Rockville, Md, AIUM, 1999.
- Büsing KA, Kilian AK, Schaible T, Dinter DJ, Neff KW. MR lung volume in fetal congenital diaphragmatic hernia: logistic regression analysis-mortality and extracorporeal membrane oxygenation. Radiology 2008;248:233-9.
- Callen PW, Filly RA, Hadlock FP. Ultrasonography in Obstetrics and Gynecology, 4th edition, W.B.Saunders Company 2000;146-170.

- Cannie M, Jani J, De Keyzer F, Van Kerkhove F, Meersschaert J, Lewi L et al. Magnetic resonance imaging of the fetal lung: a pictorial essay. Eur Radiol 2008;18:1364-1374.
- Cohen HL, Cooper J, Eisenberg P, Mandel FS, Gross BR, Goldman MA et al. Normal length of fetal kidneys: sonographic study in 397obstetric patients. Am J Roentgenol 1991;157:545-8.
- Cunninghan FG, Leveno KJ, Bloom S, Hauth JC, Gilstrap III LC, Wenstrom KD. Williams Obstetrics, 22th ed. McGraw-Hill, 2005.
- Cyr DR, Mack LA, Nyberg DA, Shepard TH, Shuman WP. Fetal rhombencephalon: Normal US findings. Radiology 1998;166:691-2.
- Dietrich RB, Cohen I. Fetal MR imaging. Magn Reson Imaging Clin N Am. 2006;14:503-22.
- Duckelmann AM, Kalache KD. Three-dimensional ultrasound in evaluating the fetus. Prenat Diagn 2010;30:631-8.
- Ertl-Wagner B, Lienemann A, Strauss A, Reiser MF. Fetal magnetic resonance imaging: indications, technique, anatomical considerations and a review of fetal abnormalities. Eur Radiol 2002;12:1931-40.
- Fauchon DE, Benzie RJ, Wye DA, Cairns DR. What information on fetal anatomy can be provided by a single first-trimester transabdominal three-dimensional sweep? Ultrasound Obstet Gynecol 2008;31:266-70.
- Goldstein I, Reece EA, Pilu G, Bovicelli L, Hobbins JC. Cerebellar measurements with ultrasonography in the evaluation of fetal growth and development. Am J Obstet Gynecol 1987;156:1065-9.
- Huisman TA, Wisser J, Martin E, Kubik-Huch R, Marincek B. Fetal magnetic resonance imaging of the central nervous system: a pictorial essay. Eur Radiol 2002;12:1952-61.
- Malone FD, Wald NJ, Canick JA. First- and second-trimester evaluation of risk (FASTER) trial: Principal results of the NICHD Multicenter Down Syndrome Screening Study. Am J Obstet Gynecol 189:S56, 2003.
- Manning FA, Platt LD, Sipos L. Antepartum fetal evaluation: development of a fetal biophysical profile. Am J Obstet Gynecol 1980;136:787-95.
- McDicken WN. Diagnostic ultrasonics: Ultrasound in tissue. In: Principle and use of instruments (2nd ed). Wiley, New York, 1981;54-70.
- Moore KL, Persaud TVN. The Developing Human: Clinically oriented Embryology, 6th ed. Philadelphia, WB Saunders, 1998, pp 130-6.
- Nicolaides KH, Azar G, Byrne D, Mansur C, Marks K. Fetal nuchal translucency: Ultrasound screening for chromosomal abnormalities. BMJ 1992;304:867-9.
- Nicolaides KH. First-trimester screening for chromosomal abnormalities. Semin Perinatol 2005;29:190-4.
- NTQR Web site 2006. Available at: https://www.ntqr.org/SM/Provider/wfProviderInformation.aspx. Accessed November 20, 2006.
- Nyberg DA, Mack LA, Laing FC, Paten RM. Distinguishing normal from abnormal gestational sac growth in early pregnancy. J Ultrasound Med 1987;6:23-7.
- Nyberg DA, McGahan JP, Pretorius DH, Pilu G. Diagnostic imaging of fetal anomalies Philadelphia, Lippincott Williams & Wilkins, 2003.
- Phelan JP, Ahn MO, Smith CV, Rutherford SE, Anderson E. Amniotic fluid index measurements during pregnancy. J Reprod Med 198;3:601-4.
- Robinson HP. Sonar measurement of the fetal crown-rump as a means of assessing maturity in the first trimester of pregnancy. Br Med J 1973;4:28-31.
- Shinmoto H1, Kashima K, Yuasa Y, Tanimoto A, Morikawa Y, Ishimoto H et al. MR imaging of non-CNS fetal abnormalities: a pictorial essay. Radiographics 2000;20:1227-43.
- Stark CR, Orleans M, Harverkamp AD, Murphy J. Short- and long-term risks after exposure to diagnostic ultrasound in utero. Obstet Gynecol. 1984;63:194-200.
- Wald NJ, Rodeck C, Hackshaw AK, Walters J, Chitty L, Mackinson AM. First and second trimester antenatal screening for Down's syndrome: the results of the Serum, Urine and Ultrasound Screening Study (SURUSS). J Med Screen 2003;10:56-104.
- Wapner R, Thom E, Simpson JL, Pergament E, Silver R, Filkins K et al. First-trimester maternal serum biochemistry and fetal nuchal translucency screening(BUN) study group. First-trimester screening for trisomies 21 and 18. N Engl J Med 2003;349:1405-13.
- Yeh HC, Goodman JD, Carr L, Rabinowitz JG. Intradecidual sign: A US criterion of early intrauterine pregnancy, Radiology 1986;161:463-7.
- Yoo SJ, Lee YH, Kim ES, Ryu HM, Kim MY, Choi HK et al. Three-vessel view if the fetal upper mediastinum: an easy means of detecting abnormalities of the ventricular outflow tracts and great arteries during obstetric screening. Ultrasound Obstet Gynecol 1997;9:173-82.

제14장

산전 태아안녕평가

Antepartum Fetal Evaluation

박교훈 | 서울의대
박지윤 | 서울의대
홍수빈 | 서울의대

과거에 태아는 단순히 모체의 부속 기관으로 여겨졌었다. 즉, 자궁내 태아는 인간의 힘으로 통제할 수 없는 영역에 있으며, 모체를 잘 관리하면 자동적으로 태아도 잘 자라리라는 막연한 생각이 지배적이었다. 그러나 근래에 태아는 제2의 환자로까지 간주되고 있다.

이 장에서는 산전에 태아의 안녕을 평가하는 방법들에 대해 기술하였다. 그 중에서도 태아심박수감시(fetal heart rate monitoring)를 바탕으로 한 수축검사 및 비수축검사, 그리고 태아의 신체적인 활동성, 즉 태동, 호흡운동, 양수의 생성 등의 물리적 상태에 기반을 둔 생물리학계수에 중점을 두었다. 산전 태아안녕평가의 목표를 태아손상 및 사망을 미리 예측하고 발생을 막는 것이라 한다면, 정상 검사 결과를 보인 경우 일주일 이내에 태아가 사망하는 경우는 거의 없어서, 정상 검사 결과는 매우 신뢰성이 있는 것으로 생각된다. 일반 위험도의 임산부를 대상으로 한 연구에서 비수축검사, 수축검사, 생물리학계수와 같이 흔히 사용되는 산전태아안녕평가 방법들의 음성예측치(negative predictive value; a true negative test)는 99.8~99.9%로 매우 높게 보고되고 있다(Signore et al., 2009; 미국산부인과의사협회, 2016). 반대로, 비정상 검사 결과에 대한 양성예측치(positive predictive value)는 낮은 편이며 매우 다양한 인자들에 영향을 받는다(Devoe, 2008). 본 장에서는 여러 가지 산전 태아안녕평가 방법을 살펴보고, 또한 어떤 임산부 및 태아에게 어떠한 검사를 언제부터, 얼마나 자주 시행할 것이지, 그리고 결과에 영향을 주는 요인들은 무엇이며, 어떤 해석 및 처치를 해야 하는지에 대하여 살펴보았다.

1. 수축자극검사(Contraction stress test)

수축자극검사는 1970년대 초 산전 태아안녕평가 방법으로 처음 소개되었던 검사 방법으로 태아저산소증이 태아심박수의 늦은 감속(late deceleration)과 관련이 있음에서 착안되었다. 즉 자궁이 수축되면 자궁근육 속을 주행하는 혈관이 압박을 받게 되고 혈류공급이 차단되므로 낮아진 태아 동맥 내 산소 농도에 의하여 발생한 일시적 고혈압으로 태아 서맥이 유발된다. 이때 기저에 태반기능저하로 인해 산소공급이 충분하게 이루어지지 못하고 있었던 태아에서 자궁수축을 유발시키면 일시적인 산소공급 저하로 늦은 감속 양상의 심박수 변화를 볼 수 있게 된다(Freeman et al.,1982). 또한 양소감소증이 동반된 태아의 경우는 탯줄의 압박으로 인한 다양감속(variable deceleration) 양상의 심박수 변화를 보인다.

1) 검사방법 및 결과판정

수축자극검사는 임신부가 약간 옆으로 누운 자세에서 태아의 심박수와 자궁수축을 동시에 기록되도록 한다. 적절한 자연수축, 즉 10분 동안에 40초 이상 지속되는 수축이 3회 이상 있는 경우는 관찰하여 결과 판정을 한다. 이러한 자연수축이 자연적으로 없는 경우는 옥시토신 주입 또는 유두자극으로 자궁수축을 유발한다. 옥시토신을 주입하는 방법은 희석하여 분당 0.5 mU의 속도로 정주하기 시작하여 적당한 수준의 자궁수축이 유발될 때까지 매 20분 단위로 정주 속도를 배가한다(Freeman, 1975, Ray et al., 1972).

유두 자극은 임신부로 하여금 옷을 입은 채로 한쪽 유두를 2분가량 문지른 뒤 5분 정도 휴식한다. 자궁수축이 일어날 때까지 위 같은 방법을 반복하고 자궁수축이 시작되면 멈춘다. 옥시토신을 이용하는 방법에 비해 짧은 시간이 소요되고, 경비가 절약되는 장점이 있다(Huddleston et al., 1984).

수축자극검사의 결과판정에서 양성은 비정상을 의미하며, 기준은 태아심박수의 반복적 늦은 감속 발현 유무에 따른다. 태아심박수의 늦은 감속은 자궁수축의 정점 이후에 심박수의 감속이 시작되는 것을 말한다. 수축자극검사에서 양성인 경우는 자궁태반부전과 탯줄 압박과 같은 태아측 요인과 자궁의 과수축, 심폐질환, 혈량저하(hypovolemia)와 같은 산모 측 요인이 원인일 수 있다(Devoe, 1999).

수축자극검사의 결과는 아래와 같이 범주를 나누어 판정한다.

(1) 양성: 반복적(자궁수축의 50% 이상) 늦은 감속이 있음
(2) 음성: 늦은 감속 혹은 의미 있는 다양감속이 없음
(3) 불확실-의심(equivocal-suspicious): 간헐적 늦은 감속 또는 의미 있는 다양감속
(4) 불확실-과수축(equivocal-hyperstimulatory): 자궁수축 사이의 간격이 2분 미만이거나 수축이 90초 이상 지속되면서 발생한 태아 심박수 감속
(5) 불충분: 자궁수축의 빈도가 10분에 3회 미만이거나, 해석 불가능한 기록

2) 검사의 한계점

질식분만의 금기증, 조기진통이나 자궁출혈, 자궁파열의 위험이 있는 상황에서는 수축자극검사를 시행하지 않는 것이 바람직하다(Freeman,1975). 이 검사에서 음성일 경우 태아가 안녕상태임을 반영하는 유용한 지표로 1주일간 태아가 사망할 확률이 매우 낮아 위음성률(0.04%)이 좋은 검사이나(Freeman et al., 1982), 이에 반해 위양성률은 30%로 태반기능부전이 없으나 있다고 오인할 확률은 높은 편이다(Lagrew,1995). 또한 불확실(equivocal) 결과를 보이는 비율이 높고, 평균적으로 검사를 시행하는 데 90분 정도 시간이 소요되는 단점이 있다(Miller, 1998).

3) 임상적 적용

수축자극검사의 장점은 분만 중 태아 감시와 거의 비슷한 결과를 보이고(Lagrew, 1995), 수축자극 검사가 양성인 경우 태아가 분만진통에 겪을 스트레스에 더 취약할 수 있어 분만 중 세심한 관찰이 필요함을 나타낸다(Boehm et al., 2002). 그러나 수축자극검사 이후 비수축검사, 생물리학계수, 도플러 검사 등 태아안녕평가를 할 수 있는 여러 방법이 도입되면서 최근에는 수축자극검사보다는 다른 검사들(비수축검사와 생물리학계수 등)로 태아안녕을 평가한다.

2. 비수축검사(Nonstress test)

1) 검사의 원리

1970년대 후반부터 도입된 비수축검사는 현재 태아안녕평

가의 일차적인 검사로 가장 널리 사용되고 있는 검사이다. 비수축검사는 산혈증이나 신경학적으로 이상이 없는 태아의 경우 태아의 운동과 더불어 심박수가 일시적으로 가속된다는 것을 전제로 한다. 태아의 심박수는 자율신경계에 의해 조절되며, 태아심박수의 증감과 같은 반응성은 태아의 자율신경계가 정상적으로 기능을 하고 있다는 좋은 지표이다. 태아심박수의 반응성의 소실은 가장 흔하게는 태아의 수면주기에 따라 나타날 수도 있지만, 장기간 지속되는 경우 태아 산혈증을 비롯한 중추신경계 억제요인의 결과일 수 있다. 한편, 재태연령은 태아심박수의 가속(acceleration) 및 반응성에 영향을 미치는데, 재태연령이 증가함에 따라, 태아심박수의 가속을 동반한 태동의 비율과, 태아심박수 가속의 정도가 증가한다(Druzin et al., 1985; Pillai et al., 1990).

2) 검사방법 및 결과판정

임신부가 약간 옆으로 기울여 누운 자세 혹은 세미파울러자세(semi-Fowler)에서 외부탐촉자를 이용하여 태아의 심박수를 측정하여 기록한다. 태아의 심박수가 기저선(baseline)으로부터 적어도 분당 15회 이상으로 상승하여 15초 이상 지속되는 가속이 있는지 관찰하며, 최소한 20분간은 시행하여야 한다. 그러나 태아의 수면-각성 주기를 고려할 때 40분 이상의 지속적인 관찰이 필요할 수도 있다(미국산부인과의사협회, 2016).

결과는 반응성(reactive)과 무반응성으로 판정한다(그림 14-1). 반응성에 대한 다양한 판정 기준이 제시되어 왔으나, 현재 가장 널리 쓰이는 기준은, 20분의 검사 기간 중에 임신부의 태동 인지와 상관없이 고점이 15회/분 이상으로 15초 이상 지속되는 태아심박수의 가속이 2회 이상 있는 경우 반응성, 즉 정상으로 판정한다(Evertson et al., 1979). 미숙아인 경우는 건강한 태아에게서도 비수축검사 결과가 무반응성으로 나오는 경우가 많다. 즉, 재태연령이 24~28주 사이에는 비수축검사의 50%에서 무반응성의 결과를 보이며(Bishop, 1981), 28~32주 사이에는 15%에서 무반응성의 결과를 보인다(Guinn et al., 1998). 이는 앞에서도 언급하였듯이 재태연령이 태아심박수의 가속 및 반응성에 영향을 미치기 때문이다. Pillai 등은 태동의 반응으로 나타나는 태아 심박수의 가속을 평가하였는데, 17주부터 15회/분 이상으로 15초 이상 지속되는 태아심박수의 가속이 생길 수 있지만, 대부분 24주 이후에 보이고, 32주 이상에서는 대부분의 정상적인 태아에서 15회/분 이상으로 15초 이상 지속되는 태아심박수의 가속이 관찰되었다(Pillai et al., 1990). NICHD는 2008년 태아감시워크샵(fetal monitoring workshop)에서 재태연령에 따른 태아심박수의 가속에 대해 다음과 같이 정의하였다. 이에 의하면 태아심박수의 가속을 32주 이상의 태아에서는 고점이 분당 15회 이상이고 15초 이상 2분 미만으로 지속되는 것으로 32주 미만의 태아에서는 고점이 분당 10회 이상이고 10초 이상 지속되는 것으로 정의하였다.

무반응성 판정은 40분 동안 위에서 정의한 태아심박수의 가속이 없는 경우로 한다. 무반응성 결과는 태아의 저산소증이나 산혈증과 연관이 있을 수 있다. 하지만, 무반응성이 태아의 미성숙, 수면주기, 산모의 흡연 등과도 연관이 있으며, 진정제나 황산마그네슘과 같은 중추신경억제 약물의 투약과도 연관이 있다. 만삭의 태아에서는 수면 주기에 따라 75분까지도 태동이 없을 수 있으며, 늦은 조산기의 태아는 다른 이상이 없이도 약 30%에서 100분간 무반응성이 나타난다(Pillai et al., 1990). Brown 등(1980)은 무반응성 판독까지의 시간을 늘림으로써 비수축검사의 양성예측도를 향상시킬 수 있다고 하였으며, 검사시간을 늘릴 경우 비수축검사 결과는 80분 이내에 반응성 결과를 보이거나, 120분이 경과하여도 무반응성을 보이는 매우 심각한 태아로 구분된다고 하였다(Brown et al., 1980).

비수축검사의 무반응성의 위양성도는 높게는 50~60%에 달하는 것으로 보고되고 있다(Devoe, 1999). 따라서 비수축검사의 무반응성의 결과에 따라 분만을 결정하는 것은 신중해야 하며, 특히 재태연령이 낮은 경우 심각한 신생아 질환 발생의 가능성도 있으므로 더욱 주의하여야 한다. 감별을 위해서는 1차적으로 음향자극검시를 시행하기나, 수

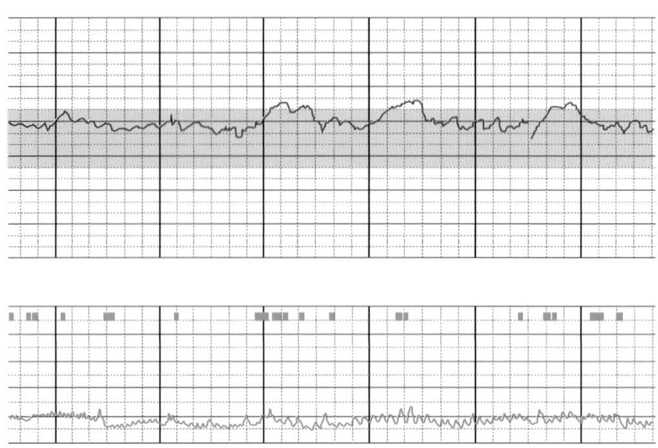

그림 14-1-A. **반응성 비수축검사.** 최대 분당 15회 이상의 태아심박가속이 15초 이상 지속된다.

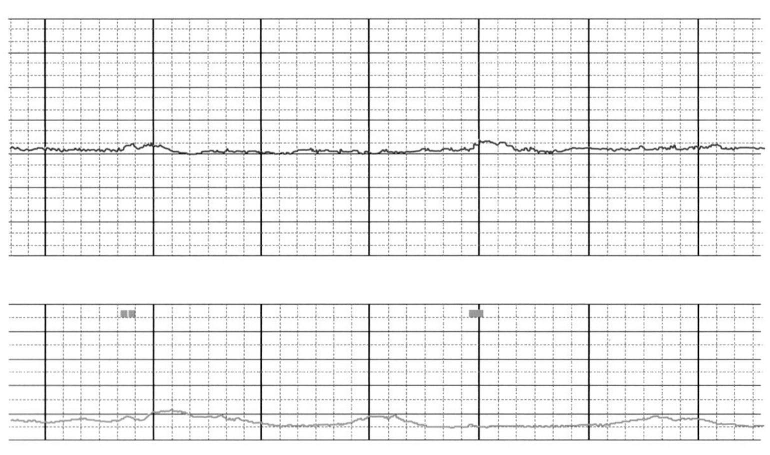

그림 14-1-B. **무반응성 비수축검사.** 태아심박 가속이 없다.

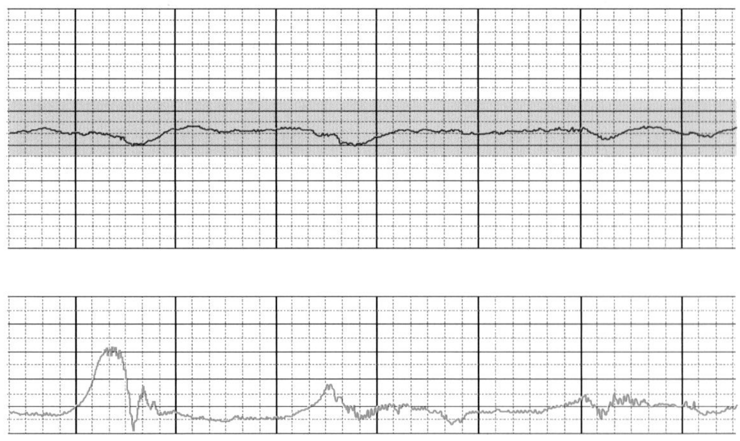

그림 14-1-C. **무반응성 비수축검사.** 태아심박 가속이 없으며, 심박간 변이가 없고, 반복적인 태아심박의 감속이 확인된다.

축자극검사, 생물리학계수, 도플러와 같은 추가적인 검사를 시행하는 것이 태아상태를 평가하는 데 도움이 된다. 특히 태아심박수의 변이가 정상적인 상태에서 나타나는 무반응성을 태아곤란으로 섣불리 판단하지 않도록 주의하여야 한다.

태아의 움직임에 동반하여 흔히 심박수의 저하가 일어나기도 한다. Meis 등은 비수축검사 중 분당 20회 미만, 10초 미만으로 발생하는 다양감속이 나타나는 경우가 50.7%까지 이르는 것으로 보고하였다(Meis et al., 1986). 일회성의 30초미만의 짧은 기간 심박수의 감속은 태아의 위험 상태를 의미하지 않으며 산과적 처치를 필요로 하지 않는다. 그러나 적어도 20분에 3회 이상으로 반복적으로 나타나는 다양감속은 진통 중에 우려되는 태아심박수 양상(nonreasssuring fetal heart rate pattern)으로 제왕절개분만을 할 위험성과 관련이 있다. 또한 비수축검사 중 태아심박수의 저하가 1분 이상으로 지속되는 경우, 진통 중 우려되는 태아심박수 패턴으로 제왕절개분만을 할 가능성뿐만 아니라 태아사망의 위험성도 현저히 증가한다(Bourgeois et al., 1984; Druzin et al., 1981). 이러한 경우 초음파, 생물리학계수, 양수량 측정 등과 같은 추가검사를 병행하여 평가하는 것이 도움이 된다. 비수축검사에서 무반응성 결과와 동반하여 심박동간 변이가 감소하거나 없는 경우 심각한 태아 위험 상황을 신뢰성 있게 예측할 수 있는 근거가 된다(그림 14-1C). Visser 등은 주산기에 매우 불량한 예후를 보이는 태아심박수의 형태를 종말 분만태아심장묘사(terminal cardiotocogram)라 부르고 다음과 같이 기술하였다(Visser et al., 1980).

첫째, 기저선의 진동 폭이 분당 5회 미만이고,
둘째, 심박수의 가속이 없으며,
셋째, 자발적인 자궁수축 시 늦은 감속을 보이는 경우

이러한 경우, 태아의 예후가 매우 불량할 가능성이 있으므로, 반드시 추가검사를 통해 위험도 및 분만의 필요성에 대한 평가가 이루어져야 한다.

3) 위음성(False-normal) 비수축검사

1주일 이내의 태아 사망을 기준으로 한 위음성 비수축검사의 빈도는 1,000 태아당 1.9명에서 10명까지 다양하게 보고되고 있다(Signore et al., 2009). Freeman 등이 6,000명의 태아를 대상으로 한 연구에서, 비수축검사의 위음성 빈도는 1,000 태아당 3.2명으로 수축검사의 1,000 태아당 0.4명보다 높았다(Freeman et al., 1982). 다른 연구에서도 비수축검사는 수축검사나 생물리학계수에 비하여 높은 위음성도를 보였다(Signore et al., 2009). 위음성검사는 조기 태반박리, 탯줄의 이상(cord accident)과 같은 급성가사상황과 연관이 있으며, 비수축검사를 시행한 가장 흔한 적응증은 지연임신이었다. 가장 흔한 부검 소견은 태변 흡인이었는데, 이는 급성가사상황에서 비롯된 태아의 헐떡임에 기인한 것으로 추정된다. 자궁내성장제한, 양수감소증, 중증 거대아 소견과 동반한 대사이상질환 등의 경우 이러한 위음성도는 매우 높게 증가할 수 있다. 따라서 이러한 고위험군에서는 산전 태아안녕평가에 있어 비수축검사를 단독으로 시행하지 말고, 다른 검사방법들과 병합하여 사용하여야 한다.

미국산부인과의사협회(2016)에 따르면, 어떤 연구자들은 지연임신, 제1형 당뇨, 다태임신, 태아성장제한, 또는 임신성고혈압과 같은 질환이 있는 경우 더 자주 태아안녕평가가 시행되어야 한다고 주장하는데, 주 2회 평가를 시행하면서 태아나 모체질환 악화가 의심되는 경우 마지막 평가 시기와 관계없이 추가 검사를 시행하는 것을 주장하였다. 또한 만삭으로부터 먼 중증전자간증과 같은 질환의 경우 매일 혹은 그 이상 자주 비수축검사를 시행하기도 한다.

3. 음향자극검사(Acoustic stimulation test)

필요에 따라서 음향자극검사(acoustic stimulation test)를 병용하면 검사시간을 줄이고, 위양성(false-nonreactive)의 빈도를 감소시킬 수 있다(Tan et al., 2013). 비수축검사에 병용하여 음향자극검사를 시행할 때에는 인공후두를 임신부의 복부에 대고 약 1~2초간 음향자극을 가하는 방법으로 태아심박수의 가속이 나타날 때까지 자극의 기간을 3초까지 서서히 늘이며 3회까지 반복하여 시행한다(미국산부인과의사협회, 2016).

비수축검사에서 무반응성 결과의 가장 중요한 원인 중 하나는 태아의 고요한 수면상태(quiet sleep, 제1상태) 때문이며, 이를 확인하기 위해서는 검사에 많은 시간이 소요될 수 있다. 이러한 무반응성의 빈도를 줄이기 위해 물리적 자극이나 포도당 투여, 빛이나 음향의 자극 등을 이용하였는데, 그 중 외적 진동성 음향자극은 태아에게 놀람반사(startle reflex)를 일으켜 태아의 반응성을 증가시키고 무반응성 비수축검사의 빈도를 효과적으로 감소시키는 것으로 알려져 있다. 태아의 진동에 대한 반응성은 22~24주경 일어나며, 소리에 대한 반응은 그보다 약 한 달 뒤에 확인된다(Woods et al., 1984). 음향자극검사에서 진동만으로도 반응성이 유발되는지 혹은 소리와 진동이 병합되어야 반응이 일어나는지는 확실하지 않다.

음향자극검사의 양성반응은 음향자극에 뒤따르는 태아심음의 가속이다(Devoe, 2008). 음향자극 후에 뒤따르는 비수축검사의 반응성 결과는 음향자극 없이 나타난 비수축검사의 반응성과 같이 해석되나, 음향자극 후에도 무반응성을 보이는 경우에는 음향자극 없이 나타난 비수축검사의 무반응성에 비하여 주산기 예후는 더 나쁠 것으로 생각된다(Clark et al., 1989; Smith et al., 1986).

엄철 등은 음향자극검사를 이용한 경우 비수축검사의 반응성이 72.9%에서 90%까지 증가하였으며 분만중 태아곤란증, 낮은 5분 아프가점수, 탯줄동맥혈의 산성도 7.20 미만, 신생아 집중치료실 입원 등의 나쁜 신생아 결과의 예측에 있어서는 90% 이상의 높은 특이도와 음성예측치를 보였다고 보고하였다(엄철 등, 1991). Turitz는 음향자극검사를 시행하는 것이 불필요한 생물리학계수의 시행을 줄여주는 효과가 있다고 보고하였다(Turitz et al., 2012).

4. 태동(Fetal movement)

1) 정상 임신에서의 태동

태동은 태아 생존의 신호이며 태아의 중추신경계 발달 및 기능을 간접적으로 반영한다. 따라서 규칙적인 태동은 태아의 안녕을 반영하는 것으로 간주될 수 있다. 임산부는 보통 18주에서 20주경부터 태동을 감지하며 경산부는 이보다 이른 16주경에 태동을 감지하기도 한다. 태아의 움직임은 임신 7주에서 8주경부터 초음파로 관찰되며, 뒤이어 척추의 굴곡과 신전 및 수동적인 사지의 움직임이 보이고, 12~13주면 태아의 손이 얼굴이나 입을 향해 움직이는 것이 관찰되며, 14주경에는 각각의 사지의 운동이 관찰된다. 임신 20주에서 30주 사이의 태동은 점차 조직화되고 휴식기와 활동기가 반복되는 주기성을 나타내게 된다. 실시간 초음파를 통해 관찰한 결과, 임신 제3삼분기의 태아는 하루의 약 10% 동안 큰 움직임을 보이며, 평균적으로 시간당 약 30회의 움직임이 관찰된다(Patrick et al., 1982). 태아의 활동상태는 크게 4가지로 기술된다(Nijhuis et al., 1982). 제1 상태(stage 1F)는 고요한 수면상태로, 태아의 움직임이나 안구의 운동이 없고, 태아심박수는 좁은 진폭으로 진동하는 양상을 보인다. 제2 상태(stage 2F)는 빠른 눈운동(rapid eye movement, REM) 혹은 활동성 수면기(active sleep)에 해당하는 시기로, 반복적인 몸통 및 사지의 움직임과 지속적인 안구 움직임이 관찰되며, 태아 심박수 진동의 폭이 커진다. 태아는 대부분의 시간을 제1 혹은 제2 상태로 지낸다. 제3 상태(stage 3F)는 신체의 움직임이 없으면서 지속적인 안구의 움직임이 나타나며, 태아심박수의 증가가 없는 상태이다. 이 상태는 드물게 매우 짧게 나타나며, 만삭이전에는 거의 관찰되지 않는다. 제4 상태(state 4F)는 만삭에 가까운 태아에서 제1, 2 상태에 비하여 낮은 빈도로 관찰되는 영아의 각성상태(awake state)에 해당하는 시기이다. 수의적인 큰 운동이 관찰되고, 태아심박수가 크게 증가한다. 태동의 평가에는 이러한 태아의 수면-각성 주기를 이해하는 것이 매우 중요하며, 이는 임신부의 수면-각성 주기와는 독립적으로 나타난다. 태아의 수면-각성 주기는 그 정상 범위가 20분에서 75분까지 넓게 보고되고 있으며, 이 때문에 제1 상태와 결합된 비수축검사의 무반응성은 길게는 2시간까지도 나타날 수 있다(Brown et al., 1980). 이러한 시기에도 초음파를 이용한 검사에서는 태아의 사지, 입, 몸통 등에서 태아의 운동이 관찰되는 경우도 많으므로, 어떠한 태아검사에서 이상이 발견되는 경우 여러 방법을 이용하여 태아의 상태를 평가하는 것이 도움이 된다.

2) 태동의 감소

규칙적인 태동이 태아의 안녕을 반영하기는 하나, 건강한 태아와 그렇지 않은 태아를 구분하기 위한 신뢰할 만한 '태동감소'를 정의하기는 어렵다. 그 이유는 정상 임신에서도 태동의 빈도가 매우 다양하게 나타나며, 정상범위가 매우 넓고, 태동을 인지하는 정도 또한 개인에 따라 편차가 심하기 때문이다. 태동감소는 흔히 태아사망 전에 선행되기는 하나(Pearson et al., 1976), 모든 경우에 태아사망이 임박했다는 의미는 아니며, 많은 요인들에 의해 태동의 감소가 발생할 수 있다. 한편으론 임산부가 인지하는 태동의 감소가 자궁내태아사망과 연관이 있을 수 있으므로, 어떠한 경우의 태동감소가 의미 있는 것인지를 구분하기 위한 노력이 필요하다. 전체 만삭 산모 중에서 약 6%는 36주가 지나면서 태동의 감소를 경험하게 된다는 보고가 있다(Scala et al., 2015).

태아가 만성적인 저산소증 상태에 놓이면 에너지와 산소의 소모를 줄이려는 적응 기전의 일환으로 태아의 움직임이 줄어들게 된다. 그러나 이러한 병적인 상태 이외에도 태동의 감소에 영향을 미치는 요인은 매우 다양하다(표 14-1). 예를 들어, 임산부가 과격한 운동을 하는 경우 일시적인 태동의 감소가 관찰되며, 눕는 경우 대체로 증가하고 서 있는 경우 감소하는 것으로 알려져 있다(Minors et al., 1979). 일반적으로 임신부가 느끼는 태동은 초음파를 통해 측정되는 태동의 빈도보다는 낮게 보고되며, 실제로 임신부는 초음파를 통해 기록된 태동의 80% 정도만 감지한다(de Vries et al., 2006). 또한 임신부가 태동에 주의를 기울이는 정도

표 14-1. 태동의 감소에 영향을 미치는 요인

모체측 요인	태아측 요인
임신부의 활동성(자세, 직업)	태아의 수면
임신부의 정서적 불안	자궁 내 성장지연
진정제 복용	저산소증
음주	태아 빈혈
갑상샘기능 저하증	태아 기형
양수감소증 혹은 양수과다증	중추신경계, 근골격계이상

와 임신부의 자세 등에 따라서도 태동의 감소가 보고된다(Minors et al., 1979).

임산부가 코카인과 같은 마약류, 알코올에 노출되거나 마약성 진통제, 벤조디아제핀 등의 진정 작용이 있는 약물을 복용하는 경우에도 태동의 기간 및 횟수가 감소하는 경향을 보인다. 흡연을 하는 경우에도 태동 및 태아호흡의 일시적인 감소가 나타난다. 자궁내성장제한이 있는 경우, 태동은 더 늦은 임신 주수에 나타나고 정도가 약하며 빈도가 감소한다. 그 외에도 태아 기형, 염색체 이상과 같은 태아 질환이 태동의 변화와 관련 있다. 한편, 양수량도 태동을 결정하는 데 중요한 요인이 되며, 양수량의 감소는 태아곤란에 따른 결과로 태동의 감소와 연관될 수도 있으며, 자궁내 공간의 감소에 따른 태동감소의 원인으로도 작용하는 것으로 생각된다.

3) 태동의 평가

태동을 정량화하기 위한 방법들로는 자궁수축력측정기(tocodynamometer), 실시간 초음파, 임신부의 주관적 인지 등이 있다. 초음파를 이용한 태동의 평가는 생물리학계수(biophysical profile)에 이용되는 매우 객관적인 지표이지만, 임산부의 주관적 인지를 정량화하여 태동을 평가하는 방법에 대하여는 아직 일치된 견해가 없다. 흔히 사용되는 방법 중 하나는, 임신부를 옆으로 눕힌 자세에서 태동에 집중하여 2시간 동안 횟수를 측정하게 하고 10회의 태동을 인지하면 정상으로 간주하는 것이다(the countto-ten method) (Moore et al., 1989). 그 외에도 산모가 일상적인 생활을 하면서 12시간 동안 최소 10회의 태동을 인지하는 경우 정상으로 평가하는 방법(Minors et al., 1979), 일주일에 3회, 각 1시간씩 태동을 측정하게 하여 이전에 측정된 태동의 빈도와 비교하여 같거나 증가하면 안심할 수 있는 것으로 평가하는 방법 등이 이용되고 있다(Neldam, 1983).

Kuwata 등은 저위험 산모 705명을 대상으로 10회의 태동을 인지하는 시간을 주수에 따라 분석하여 기준 값을 제시하였다. 이 연구에 따르면, 32주까지는 10회의 태동을 인지하는 시간이 약 10분 정도의 중앙값을 보였고, 주수가 증가함에 따라 중앙값이 15분으로 늘어나는 것을 보였다(그림 14-2).

Neldam 등은 전향적코호트연구에서 규칙적인 태동측정을 통해 태아사망이 73% 감소하였다고 하였고(Neldam, 1983), 일부 연구에서는 태동 횟수를 임산부가 평가하여 이상이 있는 경우 바로 보고하도록 하는 것이 태아사망, 태아발육지연의 분만 전 발견 향상 및 3점 미만의 1분 아프가점수의 빈도 감소와 연관이 있다고 보고하였으나(Saastad et al., 2011), Grant 등이 68,000명의 임산부를 대상으로 한 무작위비교연구에서는 태동평가를 한 군과 그렇지 않은 군 사이의 태아사망의 유의한 차이가 없었다(Grant et al., 1989). Scala 등은 태동감소를 경험하는 횟수가 잦을수록 비정상 자궁동맥 도플러 소견을 보이거나 저체중아를 분만하는 경우가 증가하였다고 보고하였다(Scala et al., 2015). 현재까지 태동의 정형화된 평가 방법을 모든 임신부에게 실시하도록 하는 것이 실제적으로 태아사망의 위험을 줄일 수 있는가에 대한 근거는 아직 부족하며, 주관적인 태동의 감소와 비교하여, 횟수 측정 방법이 예후 향상에 도움이 되는지에 대하여도 일치된 견해가 없다.

대부분의 태아사망이 임신부가 태동의 감소를 인지하여 내원한 시점에 이미 발생하는 것으로 보고되고 있으나, 태동감소 후 생존해 있는 태아에서 사망률이 그렇지 않은 군보다 약 3배 증가한다는 보고도 있다(Tveit et al., 2006). 따라서 어떠한 방법이든 태동의 감소가 인지된 경우, 반드시 태아의 상태를 평가하기 위한 노력이 뒤따라야 한다. 이때 가장 일차적으로 사용되는 방법은 비수축검사이며, 필요에 따라 초음파검사, 생물리학계수 및 도플러검사 등을 이용하여 태아의 안녕을 평가하여야 한다.

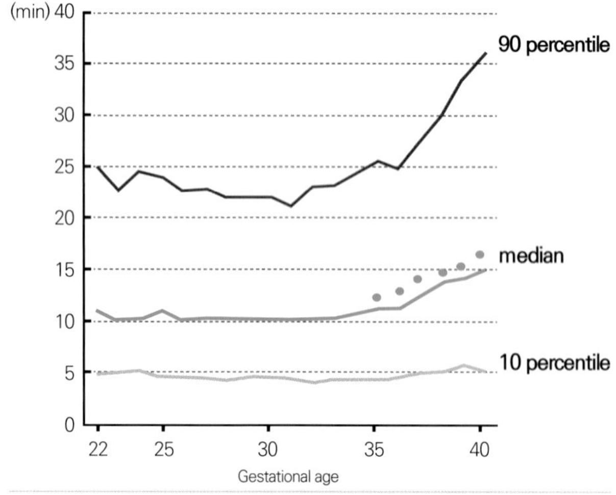

그림 14-2. 저위험 단태임신에(22~40주) 10회의 태아 태동을 인지하는 데 걸린 정상역

5. 태아 호흡(Fetal breathing)

태아 호흡 운동은 약 20~21주경이면 규칙적인 양상을 보이기 시작하며(Vintzileos et al., 1987), 실시간 초음파를 통해 횡경막이 위아래로 움직이는 것으로 쉽게 관찰할 수 있다. 횡격막과 복강 내 구조물이 아래로 이동하면서 흉곽은 안쪽으로 함요(collapse)하는 형태로 확인된다. 이는 정상 신생아나 성인에서 흡기 때 흉곽이 확장하는 것과는 반대되는 양상으로 역설적 흉곽운동(paradoxical chest wall movement)이라고도 한다(Dawes et al., 1972).

만삭에 이르면 하루 중 30%의 시간에서 태아 호흡운동이 관찰되는데, 특히 활동성 수면기(제2 상태)에 더 자주 일어나며 정상적인 신경학적 발달이 이루어졌음을 보여주는 증거가 된다. 실시간 초음파를 이용한 태아의 호흡

운동에 대한 검사로 태아의 안녕을 평가하고자 하는 연구 결과, 태아의 호흡 운동이 없는 경우 태아의 곤란을 의심할 수 있으나, 고요한 수면상태(제1 상태)의 경우에도 태아 호흡이 관찰되지 않을 수 있으며, 저산소증 외에도 많은 인자들이 태아 호흡에 영향을 미칠 수 있음이 확인되었다. 저산소증 이외에 태아의 호흡 운동에 영향을 미치는 요인으로는 저혈당증, 소리의 자극, 흡연, 양수검사, 임박한 조기진통, 임신주수 및 태아의 심박동 등이다. Patrick 등은 태아의 호흡 운동의 하루변이(diurnal variation)를 관찰한 결과, 임신부의 아침식사 후에 태아의 호흡 운동 시간이 증가하고 낮에는 감소하다가 19~24시 사이에 최저에 이르며, 임신부의 수면시간인 4~7시 사이에 태아의 호흡 운동 시간이 증가함을 확인하였다(Patrick et al., 1978). 일부 정상 태아에서 120분까지도 완전히 호흡 운동을 보이지 않을 수 있으므로 태아의 호흡 운동이 없음을 진단하기 위해서는 장시간의 검사가 필요할 수도 있다. 또한 재태 연령이 증가할수록 호흡 운동이 증가하므로, 26~33주의 태아는 34~41주의 태아에 비하여 정상임에도 태아 호흡 운동이 관찰되지 않을 가능성이 더 높다(Natale et al., 1988). Pillai 등은 45명의 저위험 임신 태아를 대상으로 제2,3삼분기에 호흡운동의 정도를 평가하였고, 26주 이전에는 관찰시간의 1~4% 정도만 태아호흡운동을 보인 반면, 26주 이후부터 호흡운동이 관찰되는 시간이 36주까지 점차 늘어나는 것을 보였다(Pillai et al., 1990)(그림 14-3). 이처럼 많은 인자들이 태아 호흡 운동에 영향을 미치고 있어, 태아 호흡 운동은 단독적 이용보다는 다른 생물리학 지표들과 함께 사용되며, 현재 많이 사용되는 생물리학계수의 구성 요소로 임상에 적용되고 있다.

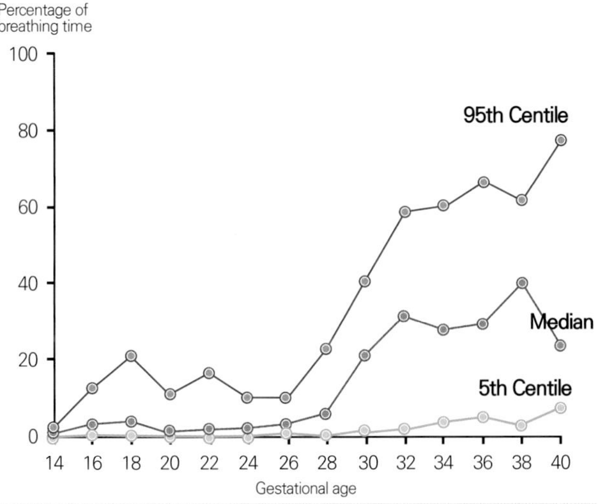

그림 14-3. 임신 주수에 따른 100분 동안 관찰하였을 때 태아 호흡운동이 발견된 비율

6. 생물리학계수(Biophysical profile)

생물리학계수는 1980년대 초반에 초음파로 양수량, 태아 호흡 및 운동 등을 관찰하여 초음파를 이용한 태아안녕평가와 비수축검사를 통합한 산전 태아안녕평가 지표이다. 비수축검사와 초음파 검사를 통합하여 평가함으로써 생물리학계수는 더 산전태아안녕을 잘 평가할 수 있을 것이라는 기대로 소개되었다. 생물리학계수는 비수축검사에 비하여 시간이 많이 소요되고, 전문적 기술이 요하는 검사이다.

생물리학계수의 5가지 구성요소는 ① 비수축검사 ② 태아 호흡 ③ 태아 움직임 ④ 태아 긴장성 ⑤ 양수량이며, 그 각각에 대한 판정 기준은 표 14-2에 나타난 바와 같다. 생물리학계수는 먼저 초음파 검사를 시행하여 8점일 경우는 비수축검사를 생략해도 되나, 6점 이하인 경우는 비수축검사를 시행하여 평가해야 한다. 생물리학계수는 측정할 당시 태아의 상태를 반영하는 급성 표지자(acute marker: 비수축검사, 태아 호흡운동, 태아 운동, 태아 긴장성)와 만성 표지자(chronic marker: 양수량)로 구성되며, 전자는 저산소증 및 산증에 민감한 태아 중추신경계에 의해 조절되며, 후자는 태아의 산-염기 상태에 영향을 받지 않는 만성적 상태를 반영한다.

태아의 생물리학계수는 태아 중추신경계에 의하여 조절되며, 저산소증이나 산증과 같이 태아 중추신경계를 저하시키는 요소들에 의하여 비정상적인 태아 생물리학계수를 나타내게 된다. 생물리학계수에 영향을 미치는 인자로는 저산소증 외에도 재태 연령, 스테로이드 또는 황산마그네슘 투여, 진통, 초음파 검사 시 탐촉자 압력 등이 있다(Lalor et al., 2008).

1) 생물리학계수의 판정 및 의미

표 14-3은 생물리학계수에 의한 판정기준과 그에 따른 치료 권고안이다. 각각의 검사결과를 2점과 0점으로 판정하여 양수량이 정상이라는 전제하에 그 합이 8 또는 10이면 정상으로 향후 일주일은 태아안녕, 즉 태아가 사망할 확률은 극히 낮음을 나타낸다. 생물리학계수가 6 이면 불확실한 상태로 각각 개별화하여 평가해야 하는데, 바로 분만이 가능한 상황이 아닐 경우는 다시 재검사를 시행하여 재평가해야 한다. 생물리학계수가 4 혹은 그 미만이면 태아가사를 의심할 수 있는 상황으로 분만을 심각하게 고려한다. 양수량 감소 소견이 있으면 합산한 점수와 상관없이 추가적인 평가가 필요하다.

2) 생물리학계수의 적용 및 효용성

생물리학계수를 언제부터 시행할지는 연구마다 다르지만 대부분 30주 이상에서 시행하고 정상 점수일 경우 일주일 간격으로 시행을 권고한다(Miller et al., 1996). 하지만 이를 뒷받침할 만한 연구는 없었으므로 고위험군에서는 개별화하여 적용하는 것이 바람직하다(Manning et al., 1995).

생물리학계수의 효용성에 대해 다른 태아안녕검사와 비교한 연구는 비수축검사를 비교한 연구 외에는 거의 없다(Ray et al., 1972; Alfirevic et al., 2000). Nageotte 등은 생물리학계수와 수축자극검사를 산전태아안녕상태를 평가하는 일차 선별검사로 사용하였을 때 생물리학계수가 수축자극검사와 비슷한 효용을 가진다고 보고하였다(Nageotte et al., 1994).

Manning 등은 30주 이상의 90,000명의 임신부를 대상으로 일주일마다 시행한 생물리학계수의 점수가 정상이었을 때 태아가사 및 자궁내 사망이 되는 경우 즉, 위음성의 경우가 0.6/1,000이며, 위양성일 확률은 50%라고 보고한 바 있다(Manning et al., 1995). 생물리학계수가 정상일 때 사망했던 경우 원인 중 가장 흔한 것으로는 태아-모체 간 출혈, 탯줄 사고, 태반조기박리 등이 있다. Kaur 등은 1,000 g 미만의 성장지연 태아를 임신한 임산부에서 매일 생물리학계수를 시행하였을 때 6점, 8점의 점수임에도 실제 분만 시 태아 산증 및 주산기 사망이 50% 정도 있었음을 보고하였다. 이 연구에서 1,000 g 미만과 같은 매우 이른 임신주수의 경우 생물리학계수는 산전태아안녕 평가 시 높은 위음성률과 위양성률을 보이기 때문에 생물리학계수가 높은 점수이어도 24시간 내 태아안녕을 확신할 수 없음을 보여준다(Kaur et al., 2008). 최근에 한 메타분석에서는 고위험 산모 군에서 생물리학계수의 효용성을 입증하는 증거가 제시되지 못했다. 이 연구에서 생물리학계수가 차이가 있는 두 군에서 주산기 사망률과 5분 아프가 점수 7미만인 경우가 다르지 않으며, 오히려 제왕 절개율을 증가(상대 위험도 1.6)시켰다. 하지만 위 메타분석으로 고위험군에서의 생물리학계수의 효용성을 단정 짓기는 어려우며 추가 연구들이 필요하겠다(Lalor et al., 2008).

생물리학계수만으로 태아안녕을 평가하여 분만을 고려하여야 하는 경우, 정상아기를 태아가사로 오인하여 조산에 이르게 할 수 있다. 분만여부는 임신주수, 산모의 질환 등을 고려하고 반복검사를 수행하여 신중히 결정해야 한다.

7. 수정 생물리학계수(Modified biophysical profile)

1980년대 중반에 생물리학계수의 평가가 다소 시간과 노력이 드는 점을 보완해 ① 비수축검사와 ② 양수량 두 가지로 간단히 평가하는 수정 생물리학계수가 도입되었다. 두 가지 항목이 선택된 것은 비수축검사는 급성기 태아 산소포화도와 산 염기 균형을 반영할 수 있으며, 양수량의 경우는 만성 태아 가사 상태가 될 경우 혈액의 분포가 뇌, 심장 주요기관으로 가면서 신장으로의 혈류가 감소하여 태아의 소변양이 감소함을 반영할 수 있어 만성적인 태

표 14-2. **생물리학계수 구성요소와 평가 기준**

검사	2점	0점
비수축검사(nonstress test)	20~40분간 관찰 시, 분당 15회 이상, 15초 이상 지속되는 태아심박수 증가(acceleration)가 2회 이상 있을 때	태아심박수 증가가 없거나 1회 있을 때
태아호흡(fetal breathing)	30분간 관찰 시, 30초 이상 지속되는 율동성 호흡운동이 1회 이상 있을 때	30초 미만으로 지속되는 호흡운동이 있을 때
태아운동(fetal movement)	30분간 관찰 시, 3회 이상의 몸통 혹은 사지의 구별된 움직임이 있을 때	3회 미만의 움직임이 있을 때
태아 긴장성(fetal tone)	30분간 관찰 시, 사지를 뻗었다가 구부리는 운동이 1회 이상 있을 때	펴고, 구부리는 운동이 없을 때
양수량(amniotic fluid volume)	적어도, 두 면에서 2 cm가 넘는 양수포켓이 있을 때	가장 큰 양수 포켓이 수직으로 2 cm 이하일 때

표 14-3. **생물리학계수의 판정 및 처치 권고안**

생물리학계수 점수	판정	처치
10	정상으로 비가사 상태	산과 처치 필요 없음, 1주 후 재검(당뇨와 과속임신 시는 1주에 2회)
8/10, 정상양수 8/8(비수축검사 안함)	정상으로 비가사 상태	산과 처치 필요 없음, 계획대로 검사 반복
8/10, 양수과소증	만성 태아가사상태 의심	분만
6	태아가사상태 가능성 있음(possible)	양수량이 비정상이면, 분만 양수량이 정상이면, 36주 이후이고 자궁경부가 양호하면 분만 재검사 6 이하면 분만 재검사 6 초과면, 관찰 및 재검
4	태아가사상태 가능성 높음(probable)	당일 재검하여 6 이하면 분만
0–2	태아가사상태 거의 확실(almost certain)	분만

(Manning et al., 1987)

반 기능을 평가할 수 있기 때문이다(Chamberlain et al., 1984). 양수지수는 4분위 복부에서 각각 탯줄이 없는 가장 큰 양수 포켓의 깊이를 측정하여 더한 것으로 양수지수가 5 cm보다 클 때 양수량이 적절하다고 판정한다(Seeds, 1980). 따라서 수정 생물리학계수는 비수축검사가 반응성이고 양수지수가 5보다 클 때 정상이라고 판정하며, 비수축검사가 무반응성이거나 양수지수가 5 이하이면 비정상이라고 판정한다.

수정 생물리학계수에서 비정상 결과를 보일 경우에 추가적 검사가 필요하다. 미국의 대다수의 병원에서는 비정상 비수축검사이거나 양수량이 비정상일 경우 생물리학계수를 시행한다. Eden 등은 수정 생물리학계수가 일차 태아안녕 선별검사로 사용될 수 있으며, 필요시 완전 생물리학계수를 사용할 수 있다고 하였다(Eden et al., 1988). Nageotte 등은 고위험 산모를 대상으로 수축자극검사와 수정 생물리학계수의 유용성을 비교한 연구에서 수축자극검사 음성, 수정 생물리학계수 음성을 나타낸 두 군 사이에서 주산기 사망률과 이환율에 차이가 없음을 보고하여, 수정 생물리학계수는 수축자극검사와 비슷한 효용성을 가진다고 주장하였다(Nageotte et al, 1994). Miller 등은 수정 생물리학계수의 효용성에 대한 연구에서 검사의 위음성률 0.8/1,000이고, 위양성률은 60%이며 위양성률로 인해 1.5%에서 조산하였다고 보고하였다(Miller et al.,1996). 따라서 수정 생물리학계수의 효용성을 입증하는 대단위 연구는 부족하나 시간과 노력이 적게 들면서 비수축검사만큼 위음성률이 낮고, 위양성률은 낮은 검사로, 2012년에 미국산부인과의사협회와 미국소아과학회에서 수정 생물리학 계수가 다른 평가 방법처럼 태아안녕을 예측할 수 유용한 검사로 인정하였다(미국소아과학회, 2012).

8. 산전 태아안녕평가의 임상적 적용

산전 태아안녕평가를 위한 검사를 시행함으로 인해, 태아 사망이 감소하거나 주산기 예후가 더 좋아졌다는 근거는 아직까지 미비한 실정이며, 또한 여러 검사 중 산전 태아안녕을 평가하기 가장 좋은 검사법은 제시되지 못하였다. 그러나 그 가치가 증명되지 않았음에도 불구하고 산전 태아안녕평가는 이미 전 세계적으로 선진국들에서는 널리 임상에 적용되고 있다. 앞으로도 산전 태아안녕평가에 대한 신뢰할 만한 연구나 평가가 이루어지기 어려운 실정으로, 무작위 배정에 의한 임상시험 없이 주로 임상적 고찰에 근거하여 산전 태아안녕평가의 가치가 평가될 수밖에 없을 것으로 생각된다.

1) 산전 태아안녕평가의 적응증

산전 태아안녕평가를 시행함으로써 더 좋은 주산기 결과를 가져온다는 명백한 근거가 없는 이상 산전 태아안녕평가의 모든 적응증은 상대적인 것으로 이해되어야 한다. 일반적으로 산전 태아안녕평가는 산전 태아사망의 위험이 증가하는 것으로 알려져 있는 임신(고위험군)에 적용되어 왔고 현재까지 저위험군에서 산전 태아안녕평가 검사가 필요하다는 증거는 제시되지 못하고 있다. 산전 태아안녕평가 검사를 고려할 수 있는 몇 가지 상황들은 다음과 같다.

(1) 모체 질환

- 1형 당뇨병
- 고혈압성 질환
- 만성 신장병
- 조절이 잘 되지 않은 갑상샘기능항진증
- 전신홍반루푸스
- 청색증성 심장병
- 항인지질항체증후군

(2) 임신 관련 장애

- 과숙임신
- 임신성 고혈압
- 자궁내 태아성장제한
- 원인불명의 태아사망, 또는 재발성 요인에 의한 태아사망의 과거력
- 태동 감소
- 조기양막파수
- 양수과소증
- 양수과다증
- 중등도 이상의 동종면역
- 인슐린 사용을 하는 임신성 당뇨
- 성장불일치 다태임신(discordant twins)

2) 산전 태아안녕평가의 검사 시작시기 및 시행빈도

산전 태아안녕평가 검사의 적당한 시작 시기를 결정하기 위해서는 여러 가지를 고려해야 한다. 즉 신생아 생존에 대한 예후, 모체 질환의 심각성, 태아사망의 위험성, 그리고 위양성 검사결과로 인한 의인성 조산의 합병증에 대한 잠재된 위험성 등에 대한 고려가 필요하다. 한 대규모 연구에서도 산전 태아안녕평가 검사 이상으로 인해 분만한 신생아의 60%에서 단기적, 장기적으로 어떠한 태아위험의 증거도 없는 것으로 나타나, 특히 검사의 위양성으로 인한 의인성 조산에 대한 고려가 무엇보다 중요함이 강조된다(Miller et al., 1996). 산전 태아안녕평가의 검사 시작 시기는 대부분의 고위험임신에서 임신 32주에서 34주 사이에 태아안녕평가를 시작하는 것이 바람직하다(Rouse et al., 1995; Weeks et al., 1995). 그러나 위험요인이 많거나 태아사망이 매우 걱정스러운 경우(예를 들어 만성 고혈압에 자궁 내 성장제한이 의심되는 임신과 같은 경우)는 태아안녕

평가 검사를 임신 26주에서 28주 사이와 같이 보다 일찍 시작할 수도 있다.

산전 태아안녕평가를 얼마나 자주 시행하여야 할지는 임상적 판단을 비롯한 여러 요인들에 달려 있다. 검사를 하게 된 적응증이 지속적인 상황이 아니라면, 예를 들어 태동의 감소가 일시적으로 있었으나 이후 태아안녕평가에서 정상으로 나오고 다른 문제가 없는 임신인 경우에는 검사를 반복할 필요가 없다. 그러나 임상적으로 검사를 해야 할 상황이 지속된다면 지속적인 태아안녕 감시를 위해 분만 전까지 주기적으로 반복하여 시행하는 것이 필요하다. 임신부에서 내과적 문제가 없다면 태아안녕평가 검사는 일반적으로 1주마다 반복 시행한다(Freeman, 1975; Miller et al., 1996). 과숙임신, 1형 당뇨병, 자궁 내 성장제한, 임신성 고혈압과 같은 고위험임신에서는 검사를 일주일에 2회씩 할 것을 권장한다. 태아의 활동성이 갑자기 감소하거나 임신부의 내과적 질환이 심하게 악화된 경우에는 이전 검사의 시행 시기와 상관없이 재평가가 필요하다. 태반기능부전이 존재하는 태아의 경우(예를 들면 자궁내성장제한 등) 비수축 검사 및 생물리학계수와 같은 기본적 태아안녕평가 검사와 함께 제대동맥 도플러 검사를 같이 사용하면 태아 예후를 향상시킬 수 있다.

3) 양수과소증으로 인한 중재적 분만의 시기

태내 양수의 감소는 양수 생산이 감소될 때나 양수 손실이 증가될 때 일어난다. 양수 생산의 감소 원인은 태아 신장 기능 저하 또는 요로계 폐쇄, 자궁-태반기능부전, 모체 탈수 등이 있고 양수 손실의 증가는 양막파수 때 나타난다. 그러므로 양수과소증이 진단될 때 태아의 신장과 방광의 존재를 확인하고 양막파수에 의한 것이 아닌지 확인하기 위한 검사를 시행하여 이러한 요인들이 배제될 경우 자궁-태반기능부전에 의한 양수과소증을 의심할 수 있다. 자궁-태반기능 부전으로 인해 양수과소증이 생긴 경우는 주산기 사망률이 증가하기 때문에 심각하게 생각하여야 한다. 그러나 양막파수에 의해 양수과소증이 초래된 경우에는 자궁-태반기능 부전과 관련이 없기 때문에 경우에 따라서 추후 양수량을 추적 관찰하지 않아도 무방하다(Oyelese, 2012).

초음파로 양수량을 측정할 때, 양수과소증의 정의로 가장 보편적으로 쓰고 있는 두 가지 기준은, 하나는 수직 깊이가 2 cm이 넘는 양수 포켓이 존재하지 않을 때이고, 다른 하나는 양수지수가 5 cm 이하일 경우이다. 여러 연구에 의하면 정상 양수량을 가진 군에 비하여 양수과소증이 있을 때 주산기 사망률이 5~6배 증가하였고 자궁 내 태아성장제한도 유의하게 증가하였으며, 양수과소증이 있을 때 유도분만 및 제왕절개술 빈도, 태변흡입증후군, 신생아 사망률 등도 유의하게 증가하였음을 보고하였다. 특히 대규모 무작위 연구에서 양수과소증의 두 가지 기준 중 수직 깊이가 2 cm를 넘는 양수 포켓이 존재하지 않을 때를 기준으로 하는 것이 주산기 예후를 악화시키지 않으면서 불필요한 중재적 시술(예를 들면 의인성 조산)을 줄일 수 있다고 보고하였다(Nabhan et al., 2008; Reddy et al., 2014).

하지만 임상적인 관점에서, 중재적 시술을 결정하는 양수지수의 경계치(cutoff)에 대해서는 확립된 바가 없다. 양수과소증으로 인한 중재적 분만의 시기를 언제로 할지를 결정하기 위해서는 임신주수 및 임신부와 태아의 임상적 상태에 대한 고려가 필요하다. 또한 양수량의 감소가 과숙임신에서는 양수과소증이 나타나는 경우가 흔하며, 이러한 양수과소증은 양수의 태변착색 위험성 및 우려되는 태아심박수 양상으로 인한 제왕절개분만의 위험성과 관련이 있다. 따라서 과숙임신에서 양수과소증이 있으면 분만의 적응증이 된다.

만삭 임신에서 양수과소증이 합병되었을 때, 분만이 가장 적절한 조치인 경우가 많다. 그러나 개별적 특정 상황에 따라 분만이 연기될 수도 있다.

만삭전 임신의 양수과소증에서는 임신부와 태아의 상태에 따라, 특히 양막파수에 의한 것이거나 태아의 기형이 동반된 경우에는 기대처치(expectant management)가 가장 적절한 조치일 수도 있다. 임신 34주 이전 단독성 양수과소증이 있는 경우, 다른 동반 질환의 발현 전구증상일 수 있으므로 태아 감시를 최소한 일주일에 1번 시행하고, 태아 성장제한이나 모체질환의 발현 여부를 평가하고 합당한 처치를 시행해야 한다. 임신 34~36주 사이 단독성 양수과소증에 대해 유도분만을 시행해야 할지, 기대요법을 시행해야 할지에 대한 명확한 진료지침은 정해지지 않은 상태이다. 2011년 Moore는 임신 34~36주 사이 단독 양수과소증은 분만의 적응증이 되지 않는다고 밝히고 있다(Moore, 2011). 또한 최근 연구에서는 34~36주 사이 조산아들이 만삭 신생아에 비해 예후가 의미 있게 불량한 것으로 밝혀졌다(Tomashek et al., 2007; Petrini, 2009). 따라서 다른 문제가 없으면서 양수과소증이 지속되는 경우 임신 36~37주 사이에 분만하는 것이 권유되고 있다(Spong et al., 2011). 양수과소증이 진단되었는데 분만을 시행하지 않은 경우에는 양수량과 태아성장에 대한 추후 재평가가 필요하고 양수과소증이 지속되면 추후 치료방침을 결정하기 위해 임신부의 상태와 산전 태아안녕에 대한 집중적인 감시를 시행하여야 한다.

4) 산전 태아안녕평가와 신생아 장기합병증

산전 태아안녕평가가 주산기 사망을 낮출 수 있다는 증거는 다수 제시되었지만 태아의 뇌손상을 방지할 만큼 태아가사를 조기에 발견할 수 있는지 관해서는 다양한 연구 결과가 보고되었다. Todd 등은 고위험 산모에서 태아동맥혈류파형 및 비수축검사 이상으로 인해 분만한 신생아를 대상으로 2년간 발달 정도를 평가하였을 때 비수축검사 이상과 낮은 인지발달과 연관성이 있는 것을 확인하여 산전 태아안녕평가 이상 시 이미 태아 뇌손상이 자궁 내에서 시작되었을 수 있다고 보고하였다(Todd et al.,1992). 그러나 다른 대규모 연구에서 생물리학계수를 시행한 고위험 임신군은 시행하지 않은 저위험군(대조군)에 비하여 신생아 뇌성마비, 정신지체, 언어발달장애, 대뇌 피질에 의한 시각·청력 장애의 발생빈도가 유의하게 낮음을 확인하여 생물리학계수에 의한 산전 태아안녕평가는 신생아 장기합병증 예방에 도움이 된다고 주장하였다(Alfirevic et al., 2010; Miller et al., 1996; Manning et al., 1998).

참고문헌

- 엄철, 정유석, 장은실 등. 만삭 임신부에서 음향자극검사를 이용한 태아심음반응과 태아안녕의 평가. 대한산부회지 1991;34:1663-9.
- ACOG Practice bulletin no. 145: antepartum fetal surveillance. Obstet Gynecol 2014;124:182-92. Reaffirmed 2016.
- Alfirevic Z, Neilson JP. Biophysical profile for fetal assessment in high risk pregnancies. Cochrane Database Syst Rev 2000:CD000038.
- Alfirevic Z, Neilson JP. Doppler ultrasound for fetal assessment in high risk pregnancies. Cochrane Database Syst Rev 2010:20;CD000073.
- American Academy of Pediatrics and American College of Obstetricians and Gynecologists: Guidelines for perinatal care. 7th ed. Washington: United states of Am 2012.
- Bishop EH. Fetal acceleration test. Am J Obstet Gynecol 1981;141:905-9.
- Boehm FH, Gabbe SG. Putting it all together. Clin Obstet Gynecol 2002:45:1063-8.
- Bourgeois FJ, Thiagarajah S. Harbert GM Jr. The significance of fetal heart rate decelerations during nonstress testing. Am J Obstet Gynecol 1984;150:213-6.
- Brown R, Patrick J. The nonstress test: how long is enough? Am J Obstet Gynecol 1986;141:646-51.
- Chamberlain PF, Manning FA, Morrison I, Harman CR, Lange IR. Ultrasound evaluation of amniotic fluid volume. I. The relationship of marginal and decreased amniotic fluid volumes to perinatal outcome. Am J obstet Gynecol 1984;150:245-9.
- Clark SL, Sabey P, Jolley K. Nonstress testing with acoustic stimulation and amniotic fluid volume assessment: 5973 tests without unexpected fetal death. Am J Obstet Gynecol 1989;160:694-7.
- Clerici G, Luzietti R, Cututi A, Direuzo GC. cerebral hemodynamics and fetal behavioral states. Ultrasound Obstet Gynecol 2002;19:340-3.
- Dawes GS, Fox HE, Leduc BM, Liggins GC, Richards RT. Respiratory movements and rapid eye movement sleep in the foetal lamb. J Physiol 1972:220:119-43.
- Devoe LD. Antenatal fetal assessment: contraction stress test, nonstress test, vibroacoustic stimulation, amniotic fluid volume, biophysical profile, and modified biophysical profile-an overview. Semin Perinatol 2008:32:247-52.
- Devoe LD. Nonstress testing and contraction stress testing. Obstet and Gynecol Clin of North Am 1999:26:535-56.
- de Vries JI, Fong BF. Normal fetal motility: an overview. Ultrasound Obstet Gynecol 2006;27:701-11.
- Druzin ML, Fox A, Kogut E, Carlson C. The relationship of the nonstress test to gestational age. Am J Obstet Gynecol

1985;153:386-9.

- Druzin ML, Gratacós J, Keegan KA, Paul RH. Antepartum fetal heart rate testing. VII. The significance of fetal bradycardia. Am J Obstet Gynecol 1981;139:194-8.
- Eden RD, Seifert LS, Kodack LD, Trofatter KF, Killam AP, Gall SA. A modified biophysical profile for antenatal fetal surveillance. Obstet Gynecol 1988;71:365-9.
- Evertson LR, Gauthier RJ, Schifrin BS, Paul RH. Antepartum fetal heart rate testing. I. Evolution of the nonstress test. Am J Obstet Gynecol 1979;133:29-33.
- Freeman RK, Anderson G, Dorchester W. A prospective multi-institutional study of antepartum fetal heart rate monitoring. I. Risk of perinatal mortality and morbidity according to antepartum fetal heart rate test results. Am J Obstet Gynecol 1982;143:771-7.
- Freeman RK. The use of the oxytocin challenge test for antepartum clinical evaluation of uteroplacental respiratory function. Am J Obstet Gynecol 1975;121:481-9.
- Grant A, Elboume D, Valentin L, Alexander S. Routine formal fetal movement counting and risk of antepartum late death in normally formed singletons. Lancet 1989;2:345-9.
- Guinn DA, Kimberlin DF, Wigton TR, Socol ML, Frederiksen MC. Fetal heart rate characteristics at 25 to 28 weeks' gestation. Am J Perinatol 1998;15:507-10.
- Hofstaetter C, Gudmundsson S, Hansmann M. Venous doppler velocimetry in the surveillance of severely compromised fetuses. Obstet Gynecol 2002;20:233-9.
- Huddleston JF, Sutliff G, Robinson D. Contraction stress test by intermittent nipple stimulation. Obstet Gynecol 1984;63:669-73.
- Kaur S, Picconi JL, Chadha R, Kruger M, Mari G. Biophysical profile in the treatment of intrauterine growth-restricted fetuses who weigh <1000 g. Am J Obstet Gynecol 2008;199:264 e1-4.
- Kuwata T, Matsubara S, Ohkusa T, Ohkuchi A, Izumi A, Watanabe T, et al. Establishing a reference value for the frequency of fetal movements using modified 'count to 10' method. J Obstet Gynaecol Res 2008;3:318-23.
- Lagrew DC, Jr. The contraction stress test. Clin Obstet Gynecol 1995;38:11-25.
- Lalor JG, Fawole B, Alfirevic Z, Devane D. Biophysical profile for fetal assessment in high risk pregnancies. Cochrane Database Syst Rev 2008:CD000038.
- Manning FA, Bondaji N, Harman CR, Casiro O, Menticoglou S, Morrison I, et al. Fetal assessment based on fetal biophysical profile scoring. VIII. The incidence of cerebral palsy in tested and untested perinates. Am J Obstet Gynecol 1998;178:696-706.
- Manning FA, Morrison I, Harman CR, Lange IR, Menticoglou S. Fetal assessment based on fetal biophysical profile scoring: Experience in 19,221 referred high-risk pregnancies. II. An analysis of false-negative fetal deaths. Am J Obstet Gynecol1987;157:880-4.
- Manning FA. Dynamic ultrasound-based fetal assessment: the fetal biophysical profile score. Clin Obstet Gynecol 1995;38:26-44.
- Meis PJ, Ureda JR, Swain M, Kelly RT, Penry M, Sharp P. Variable decelerations during nonstress tests are not a sign of fetal compromise. Am J Obstet Gynecol 1986;154:586-90.
- Miller DA, Antepartum testing. Clin Obstet Gynecol. 1998;41:647-53.
- Miller DA, Rabello YA, Paul RH. The modified biophysical profile: antepartum testing in the 1990s. Am J Obstet Gynecol 1996;174:812-7.
- Minors DS, Waterhouse JM. The effect of maternal posture, meals and time of day on fetal movements. Br J Obstet Gynaecol 1979;86:717-23.
- Moore TR, Piacquadio K. A prospective evaluation of fetal movement screening to reduce the incidence of anteparturm fetal death. Am J Obstet Gynecol 1989;160:1075-80.
- Moore TR. The Role of Amniotic Fluid Assessment in Indicated Preterm Delivery. Semin Perinatol. 2011;35:286-91.
- Nabhan AF, Abdelmoula YA. Amniotic fluid index versus single deepest vertical pocket as a screening test for preventing adverse pregnancy outcome. Cochrane Database Syst Rev 2008:CD006593.
- Nageotte MP, Towers CV, Asrat T, Freeman RK, Dorchester W. The value of a negative antepartum test: contraction stress test and modified biophysical profile. Obstet Gynecol 1994;84:231-4.
- Natale R, Nasello-Paterson C, Connors G. Patterns of fetal breathing activity in the human fetus at 24 to 28 weeks of gestation. Am J Obstet Gynecol 1988;158:317-21.
- Neldam S. Fetal movements as an indicator of fetal wellbeing. Dan Med Bull 1983;30:274-8.
- Nijhuis JG, Prechtl HF, Martin CB Jr, Bots RS. Are there behavioural states in the humen fetus? Early Hum Dev 1982;6:177-95.
- Oyelese Y. Placenta, Umbilical Cord and Amniotic Fluid: The Not-lessimportant Accessories. Clin Obstet Gynecol. 2012;55:307-23.
- Patrick J, Campbell K, Carmichael L, Natale R, Richardson B. Pattern of human fetal breathing during the last 10 weeks of pregnancy. Obstet Gynecol 1980;56:24-30.
- Patrick J, Fethersten W, Vick H, Voegelin R. Human fetal breathing movements and gross fetal body movements at

weeks 34-35 of gestation. Am J Obstet Gynecol 1978;130:693-9.

- Pearson JF, Weaver JB. Fetal activity and fetal wellbe-ing: an evaluation. Br Med J 1976;1:1305-7.
- Petrini JR, Dias T, McCormick MC, Massolo ML, Green NS, Escobar GJ. Increased risk of adverse neurological development for late preterm infants. J Pediatr 2009;154:169-76.
- Pillai M, James D. Hiccups and breathing in human fetuses. Arch Dis Child 1990;65:1072-5.
- Pillai M, James D. The development of fetal heart rate patterns during normal pregnancy. Obstet Gynecol 1990;76:812-6.
- Ray M, Freeman R, Pine S, Hesselgesser R. Clinical experience with the oxytocin challenge test. Am J Obstet Gynecol 1972;114:1-9.
- Reddy UM, Abuhamad AZ, Levine D, Saade GR. Fetal imaging: executive summary of a Joint Eunice Kennedy Shriver National Institute of Child Health and Human Development, Society for Maternal-Fetal Medicine, American Institute of Ultrasound in Medicine, American College of Obstetricians and Gynecologists, American College of Radiology, Society for Pediatric Radiology, and Society of Radiologists in Ultrasound Fetal Imaging Workshop. Obstet Gynecol 2014;123:1070-82.
- Rouse DJ, Owen J, Goldenberg RL, Cliver SP. Determinations of the optimal time in gestation to initiate antenatal fetal testing: a decision-analytic approach. Am J Obstet Gynecol 1995;173:1357-63.
- Saastad E, Winje BA, Stray Pedersen B, Frøen JF. Fetal movement counting improved identification of fetal growth restriction and perinatal outcomes-a multi-centre, randomized, controlled trial. PLoS one 2011;6:e28482.
- Scala C, Bhide A, Familiari A, Pagani G, Khalil A, Papageorghiou A, et al. Number of episodes of reduced fetal movement at term: association with adverse perinatal outcome. Am J Obstet Gynecol 2015;213:678.e1-6
- Seeds AE. Current concepts of amniotic fluid dynamics. Am J Obstet Gynecol 1980;138:575-86.61.
- Signore C, Freeman RK, Spong CY. Antenatal testing-a reevaluation: executive summary of a Eunice Kennedy Shriver National Institute of Child Health and Human Development workshop. Obstet Gynecol 2009;113:687-701.
- Smith CV, Phelan JP, Platt LD, Broussard P, Paul RH. Fetal acoustic stimulation testing. II. A randomized clinical comparison with the nonstress test. Am J Obstet Gynecol 1986;155:131-4.
- Spong CY, Mercer BM, D''Alton M, Kilpatrick S, Blackwell S, Saade G. Timing of indicated late-preterm and early-term birth. Obstet Gynecol 2011;118:323-33.
- Tan KH, Smyth RM, Wei X. Fetal vibroacoustic stimulation for facilitation of tests of fetal wellbeing. Cochrane Database Syst Rev 2013;12:CD002963.
- Thompson G, Newnham JP, Roberman BD, Burns SE. Contraction stress fetal heart rate monitoring at preterm gestational ages. Aust N Z J Obstetrics Gynaecol 1990;30:120-3.
- Todd AL, Trudinger BJ, Cole MJ, Cooney GH. Antenatal tests of fetal welfare and development at age 2 years. Am J Obstet Gynecol 1992;167:66-71.
- Tomashek KM, Shapiro-Mendoza CK, Davidoff MJ, Petrini JR. Differences in mortality between late-preterm and term singletone infants in the United States, 1995-2002. J Pediatr 2007;151:450-6.
- Turitz Al, Bastek JA, Sammel MD, Parry S, Schwartz N. Can vibroacoustic stimulation improve the efficiency of a tertiary care antenatal testing unit? J Matern Fetal Neonatal Med 2012;25:2645
- Tveit JV, Saastad E, Bordahl PE, Stray-Pedersen B, Froen JF. The epidemiology of decreased fetal movements. Proceedings of the Norwegian Perinatal Society Conference, November 2006.
- Vintzileos AM, Feinstein SJ, Lodeiro JG et al. Fetal biophysical profile and the effect of premature ruptrue of the membranes. Obstet Gynecol 1986;67:818-23.
- Vintzileos AM, Gaffney SE, Salinger LM, Campbell WA, Nochimson DJ. The relationship between fetal biophysical profile and cord pH in patients undergoing cesarean section before the onset of labor. Obstet Gynecol 1987;70:196-201.
- Visser GH, Redman CW, Huisjes HJ, Turnbull AC. Nonstressed antepartum heart rate monitoring: Implication of decelerations after spontaneous contractions. Am J Obstet Gynecol 1980;138:429-35.
- Woods JR. Plessinger MA, Mack CE. Fetal auditory brainstem evoked response (ABR). Pediatr Res 1984;18:83-5.
- Weeks JW, Asrat T, Morgan MA, Nageotte M, Thomas SJ, Freeman RK. Antepartum surveillence for a history of stillbirth: when to begin? Am J Obstet Gynecol 1995;172:486-92.

제15장

태아치료

Fetal Treatment/Therapy

원혜성 | 울산의대
이미영 | 울산의대

고해상도 초음파(high-resolution ultrasound imaging)의 도입과 산전진단 프로그램 체계화에 힘입어 탄생 전 '태아(fetus)'를 '환자(patient)'로서 치료하는 영역 또한 중요한 산과 영역으로 자리매김하고 있다. '태아 환자'가 선천성 기형(congenital malformations), 유전 질환(genetic diseases), 또는 자궁내 후천적 질환(in utero aquired conditions) 등이 의심될 경우 정확한 산전 진단, 가능한 치료 및 예후 상담을 위해 3차 의료기관으로 이송된다. 일부 질환에서는 산전 치료가 필요하며, 이러한 태아치료에는 태반을 통한 약물치료를 이용하는 내과적 태아치료(medical fetal treatment)와 태아의 체내에 직접 시술 또는 수술을 하는 외과적 태아치료(surgical fetal treatment)가 있다. 외과적 태아치료에는 제대(umbilical cord)를 통한 태아 수혈(fetal transfusion)이 포함된다. 특히, 1990년대 내시경의 발달과 더불어 태아경(fetoscopy)의 경험을 바탕으로 최근 태아내시경수술(endoscopic fetal surgery)이 활성화되고 있다. 국내에서도 2010년대 초 쌍태아간수혈증후군(twin-to-twin transfusion syndrome, TTTS)의 태아경하 레이저응고술을 이용한 치료를 본격적으로 시작하게 되었다. 표 15-1은 현재 국내에서 시행되고 있는 대표적 태아치료를 중심으로 치료의 근거와 병태생리를 요약한 표이다.

1. 내과적 태아치료

1) 선천갑상샘저하증(Congenital hypothyroidism)으로 인한 태아 갑상샘종(Goiter)

선천갑상샘은 유병률이 약 1/4,000 출생 정도 되는 비교적 드문 질병이다(Fisher et al., 1981). 그 중 갑상샘종을 형성하는 경우는 매우 드물며, 선천갑상샘저하증의 10~15%에서 발견된다. 태아의 갑상샘종 갑상샘기능저하증은 대부분의 경우 갑상샘의 발생부전에 의한 것이며, 갑상샘항진증으로 항갑상샘 약을 투여받는 산모, 갑상샘 호르몬 형성부전 또는 요오드 결핍 시에도 발생한다. 갑상샘 호르몬이 감소하거나 생성이 차단되면 갑상샘자극호르몬이 상승하게 되며, 이는 태아의 갑상샘종을 형성하게 된다.

태아의 갑상샘종은 산전 초음파 검사에서 태아의 목 앞쪽에 균일한 음영의 종괴로 관찰되며(그림 15-1), 이러한 종

표 15-1. **태아치료의 적응증과 근거**

태아수혈	병태생리	치료/근거
면역성태아빈혈(immune fetal anemia)		
Rh 동종면역 (alloimmunization)	Rh 음성 산모가 Rh 양성 태아를 임신한 경우 모체 항체가 태반을 통과하여 태아용혈을 일으키게 된다. 이와 유사하게 드물지만 모체의 항-M 또는 항-N 항체(anti-M or anti-N antibodies) 등으로 인한 경우도 있다.	태아빈혈을 교정함으로써 고박출성 심장기능 상실(high output heart failure), 태아수종(fetal hydrops) 및 태아 사망을 방지할 수 있다.
비면역성태아빈혈		
Parvovirus 감염	Virus가 태반을 통과하여 태아적혈구전구세포를 파괴하여 적혈구 생성을 억제함으로써 빈혈을 일으키게 된다.	태아 빈혈을 교정함으로써 태아사망을 낮출 수 있다.
내과적 태아치료	**병태생리**	**치료/근거**
선천갑상샘저하증 (congenital hypothyroidism)	갑상샘호르몬의 감소 또는 생성 차단으로 인해 갑상샘자극호르몬이 상승되어 태아 갑상샘종(goiter) 유발하게 된다.	양수내 thyroxine 주입 및 산모의 thyroxine 복용으로 태아치료를 시행함으로써 출생 후 신경발달학적 장애 등의 발생을 방지할 수 있다.
심장부정맥(fetal cardiac arrhythmia)		
지속적상실성빈맥 (sustained supraventricular tachycardia)	전형적으로 부경로(accessory pathway)를 통해 발생한다.	Digoxin, flecainide, amiodarone 등의 항부정맥약제를 모체가 복용하여 태반통과 효과를 기대한다.
심방조동(atrial flutter)	삼첨판(tricuspid valve)륜을 따라 삼첨판륜과 하대정맥 사이에 있는 협부(cavotricuspid isthmus, CTI)를 포함하는 우심방 내에 국한된 회귀 회로에서 발생한다.	Digoxin, flecainide 등의 항부정맥약제를 모체가 복용하여 태반통과 효과를 기대한다.
지속적완전방실차단 (sustained complete atrioventricular block)	선청성 복합 심질환을 동반하는 경우와 정상태아심장 구조이면서 모체자가면역질환을 동반하는 경우로 구별할 수 있다.	베타-아드레너직 자극제(beta-adrenergic agonist)인 ritodrine 등을 사용하여 태아 심박동을 증가시킬 수 있다. Betamethasone 또는 dexamethasone을 사용하여 항염증작용 및 심장염, 흉수, 심낭 삼출액에 대한 예방 및 모체의 항체 역가를 낮추는 효과를 기대한다.
수술적 태아치료	**병태생리**	**치료/근거**
태아단락술(fetal shunt operation)		
하부요로계 폐쇄 (lower urinary tract obstruction)	하부요로폐쇄로 인해 발생하며 거대방광과 양수과소증을 유발한다.	방광과 양막강 내의 우회로를 만들어서 신기능 손상을 방지하고, 양수과소증으로 인한 이차적폐기능부전 방지할 수 있다.
태아흉수 (pleural effusion)		태아 폐형성부전 예방과 태아 심기능 향상을 도모한다.
태아복수 (ascites)		태아복수로 인한 횡격막 상승을 방지함으로써 폐형성 부전을 방지할 수 있다.
태아낭성질환 (congenital cystadenomatoid malformation)		태아 폐형성부전을 예방하고 주변 장기 눌림 현상을 완화시키도록 한다.
고주파융해술(radiofrequency ablation, RFA)		
복잡성단일융모막쌍태아(complex monochorionic pregnancy)		
쌍태아 역-동맥-관류 연쇄 (twin reversed-arterial-perfusion sequence)	펌프 쌍태아(pump twin)의 고박출심부전(high-output heart failure)을 초래한다.	펌프 쌍태아의 심부전 방지와 신경학적 손상 및 태아사망을 방지할 수 있다.
일측쌍태아의 선천성기형 (discordant anomaly)		일측쌍태아의 치명적 기형으로 인한 양측쌍태아의 자궁내 사망을 방지할 수 있고, 일측쌍태아의 자궁내 사망으로 인한 생존쌍태아의 신경학적 손상 등을 방지할 수 있다.
일측쌍태아의 자궁내발육지연 (selective intrauterine growth retardation)		일측쌍태아의 심각한 자궁내 발육지연으로 인한 사망 시 발생하는 생존쌍태아 자궁내 사망을 방지할 수 있다. 또한, 일측쌍태아의 자궁내 사망으로 인한 생존쌍태아의 신경학적 손상 등을 방지할 수 있다.

표 15-1. **태아치료의 적응증과 근거(계속)**

수술적 태아치료	병태생리	치료/근거
중증쌍태아간수혈증후군 (severe twin-to-twin transfusion syndrome)		태아경 수술을 시행 할 수 없는 경우, 양측쌍태아의 자궁내 사망을 방지 할 수 있고, 일측쌍태아 자궁내 사망으로 인한 생존쌍태아의 신경학적 손상을 방지 할 수 있다.
천미골기형종 (sacrococcygeal teratoma)	동정맥 단락(AV shunting)으로 인한 고박출심부전과 종양에 인접한 구조물들의 해부학적 기능적 손상을 초래한다.	종양 자체 또는 혈관단락으로 인해 야기되는 기능적 이상을 감소시킬 수 있다.
태아경(fetoscopy)		
쌍태아간수혈증후군 (twin-to-twin transfusion syndrome)		태아경하 선택적 레이저응고술을 통해 태반혈관문합을 차단함으로써 양측쌍태아의 균형적 발달과 생존을 도모한다.
선천횡격막탈장 (congenital diaphragmatic hernia)	복부장기가 흉강으로 탈장되어 폐형성부전과 폐고혈압 등을 야기한다.	태아경을 이용하여 태아 기도를 폐쇄시킴으로써 폐 용적을 증가시켜 폐형성부전 방지와 폐고혈압 감소를 도모한다.
하부요로계 폐쇄 (lower urinary tract obstruction)	하부요로폐쇄로 인해 발생하며 거대방광과 양수과소증을 유발한다.	폐쇄된 부위를 뚫어줌으로써 신기능 손상을 방지하고, 양수과소증으로 인한 이차적폐기능부전 방지할 수 있다.

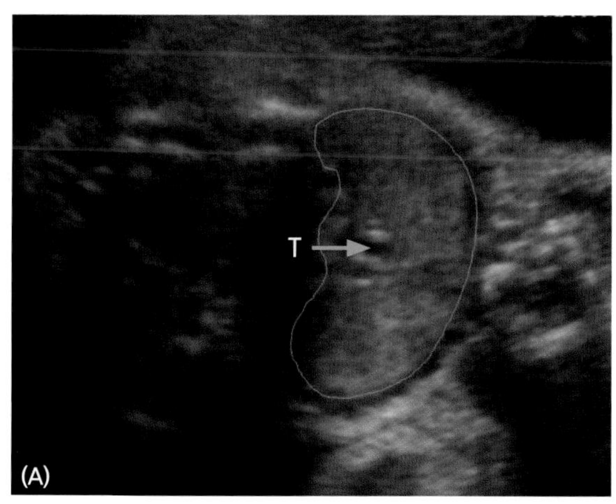

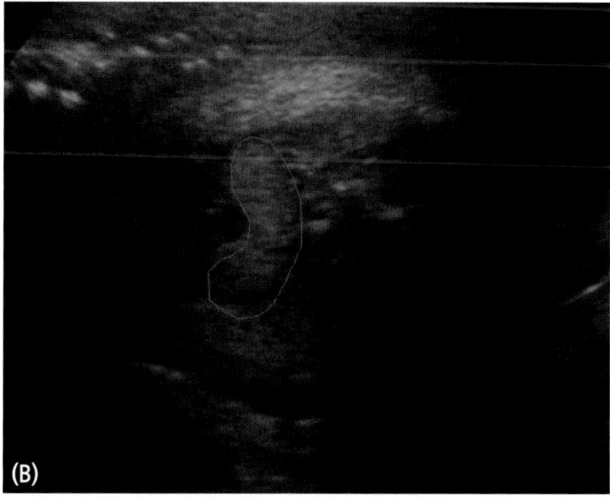

그림 15-1. **2D 초음파를 이용한 태아 갑상샘의 크기 측정**
임신 30주 2일 갑상샘이(A), thyroxine 치료 후 임신 33주 5일에 그 크기가 감소하였다(B).(서울아산병원 환자 증례) T: trachea (yellow arrow)

괴를 보이는 태아에서 갑상샘 기능이상의 진단은 제대혈천자로 태아의 TSH, free T3, free T4 측정을 통해 이루어진다. 태아의 갑상샘종은 식도나 기도를 압박하여 양수과다증, 목의 과신장, 난산 등을 초래할 수 있으며, 적절한 시기에 치료가 이루어지지 않을 경우 출생 후 정신지체나 운동장애가 나타날 수 있으므로 산전 진단 및 태아치료가 중요하다.

갑상샘기능저하 태아의 치료는 처음으로 1980년 양수내 thyroxine 주입으로 시행되었으며 이후 약 22예가 보고된 바 있다(Hashimoto et al., 2006). 모든 사례에서 태아 갑상샘종 크기가 감소가 관찰되었고 태아성장제한이 관찰된 1예를 제외하고 모체와 태아 모두에서 심각한 합병증은 발생하지 않았다(Van Herle et al., 1975). Thyroxine이 과잉투여될 경우 갑상샘중독증으로 인한 태아 빈맥, 심부전,

성장제한, 주산기 사망이 나타날 수 있으므로 낮은 용량으로 치료를 시작하여 필요시 증량하며 투여 횟수를 증가시키는 것이 합병증을 막을 수 있는 방법으로 생각된다. 하지만 현재까지 초기 투여 용량 및 횟수는 다양하게 보고되고 있으며 명확한 기준을 제시하고 있는 보고는 거의 없다. 치료 시작시기에 대해서도 규정화된 방침이 없어 치료를 시행하지 않을 경우 발생할 위험성과 조산의 위험성을 고려해야 하며 대부분의 증례에서 임신 25주에서 35주 사이에 치료가 시작되었다. 용량 조절 및 치료효과 판정을 위해 제대천자나 양수천자로 갑상샘호르몬 수치를 확인하거나, 초음파를 통하여 갑상샘종 크기의 감소 여부, 양수량 및 태아목 과신장의 정상화 등으로 평가할 수 있다.

국내에서도 임신 20주에 발견된 태아의 목 앞쪽 종괴를 제대혈 채취를 통해 선천갑상샘저하증으로 진단한 후 양수내로 thyroxine 주입하여 태아의 갑상샘종을 치료한 보고가 있었다(이미영 등, 2009).

2) 심장 부정맥(Fetal cardiac arrhythmia)

태아 부정맥은 전체 임신의 약 1%에서 관찰되며 이들의 대부분은 이소성 조기 수축(조기심방수축, 조기심실수축)에 의한 것으로 임상적으로 큰 의미는 없는 것으로 알려져 있다(Allan et al., 2000). 그러나 상실성빈맥(supraventricular tachycardia), 방실차단(atrioventricular block) 등의 지속적인 태아 부정맥은 구조적 심장이상이나 태아 수종이 동반되는 경우가 많으며 이때는 주산기 사망률과 유병률도 높은 것으로 보고되고 있다(Elizabeth et al., 1998). 특히 상실성빈맥이나 심방조동은 자궁내 치료 여부가 주산기 예후 향상에 큰 영향을 미치는 것으로 밝혀져 있어 정확한 진단과 치료의 필요성 여부의 판단이 무엇보다 중요하다고 할 수 있겠다. 전자 태아 감시장치로 태아 부정맥을 먼저 의심할 수 있는 소견은 태아 심장박동수 서맥이나 빈맥이 갑작스런 스파이크로 기록되는 경우이다. 앞에서 언급했듯이 태아 부정맥은 대부분이 예후가 양호한 상실성(supraventricular) 혹은 심실성(ventricular), 조기수축(premature beats)으로 대개 임신 말기나 출생 후 며칠 내에 자연 소실된다. 임상적으로 중요한 경우는 지속적인 상실성빈맥으로 이어지는 기외수축(extrasystoles)이다. 간헐적인 기초 태아 서맥은 선천적 심차단에 의해서도 흔히 나타날 수 있는데 가장 흔한 완전방실차단(complete atrioventricular block)은 대개 모체의 결체 조직 질환과 관련되어 나타난다. 임신 초기부터 지속적인 빈맥이 있거나 태아 수종이 있는 경우에 항부정맥제 치료를 고려해 볼 수 있다. 항부정맥제 태아 치료 시는 대단한 주의가 필요한데 즉, 약제가 모체 및 태아에게 미칠 수 있는 파국적 효과와 약제 간의 상호 작용, 부작용들을 숙지하고 많은 경험을 필요로 한다. 임신부가 입원한 상태에서 12~24시간 동안 전자태아감시장치를 통해 관찰한 후 치료 여부를 결정하게 되며 소아 심장의와의 협진 하에서 이루어져야 한다(Chung, et al., 2006; Kleinman et al., 1999). 표 15-2는 태아 부정맥을 태아 심장박동수에 의한 임상양상으로 분류한 표이다.

표 15-2. 자궁수축과 관련없이 발생하는 태아심박동이상소견

불규칙한 리듬	심방조기수축(premature atrial contraction, PAC)
	심실조기수축(premature ventricular contraction, PVC)
빈맥>분당 160회	상실성빈맥(supraventricular tachycardia, SVT)
	심방조동(atrial flutter, AF)
	동성빈맥(sinus tachycardia)
	심실성빈맥(ventricular tachycardia)
서맥<분당 120회	완전방실차단(complete atrioventricular block, CAVB)
	동성서맥(sinus bradycardia)

(1) 상실성빈맥(Supraventricular tachycardia, SVT)

초음파의 M-mode 상에서 기외수축(extrasystoles)으로 인한 부정 빈맥이 갑자기 출혈했다가 소실되는 소견이 SVT (supraventricular tachycardia)의 질병 특유 소견이다(그림 15-2). 임신 24주 미만의 태아에서 이런 1:1(atrial: ventricular activity)의 SVT가 분당 240~260회 지속적으로 나타나거나 태아 수종이 동반된 경우 태아 치료의 적응증이 된다. 태아 수종은 태아 빈맥의 50~75%에서 관찰되며 정맥압의 상승과 하대 정맥의 혈류 역전 현상에 의한 것으로 생각되고 있다.

Digoxin이 가장 많이 사용되는 치료제로 성공률은 50%로 알려져 있다. Digoxin을 사용할 경우 1~2 mg의 부하량을 정맥 주입 또는 경구 투여 후 0.5~1 mg을 경구 투여하는 것으로 되어 있다(Rice et al., 2003). 산모의 치료 유효 농도는 1~2 ng/mL이고 임신 중에는 고용량이 요구되고 다양한 흡수를 보이므로 모체의 합병증을 초기에 진단하고 예방하기 위해 치료 전과 후의 산모의 심전도와 혈청 농도의 확인이 필수적이다(정의 등, 2005). 일단 빈맥이 없어지는 경우 digoxin을 유지하게 되는데 태아 수종 소실까지는 대개 수일 내지 수주가 걸린다. 효과가 없는 경우 다른 약물의 추가가 요구되기도 하는데 특히 flecainide나 amiodarone 등을 추가하게 되면 digoxin의 배설이 감소되어 농도가 증가하므로 이를 고려하여 약물 용량을 조절해야 한다(Copel et al., 1996). 병합요법을 시작하는 기준에 대해서는 아직 통일된 의견은 없지만 digoxin 치료 3~4일 후에도 심박동수의 감소가 나타나지 않으면 병합요법을 고려할 수 있다. 제2치료제로 많이 사용되는 flecainide는 매 12시간마다 100~200 mg을 경구 투여하고 치료 유효 농도는 300~800 ug/L이다(Rice et al., 2003). 상실성빈맥의 85~90%는 자궁내 치료로 정상 심박동으로 회복되며 태아 수종이 동반되는 경우에도 80%에서 조절이 되는 것으로 보고되고 있다(Rice et al., 2003).

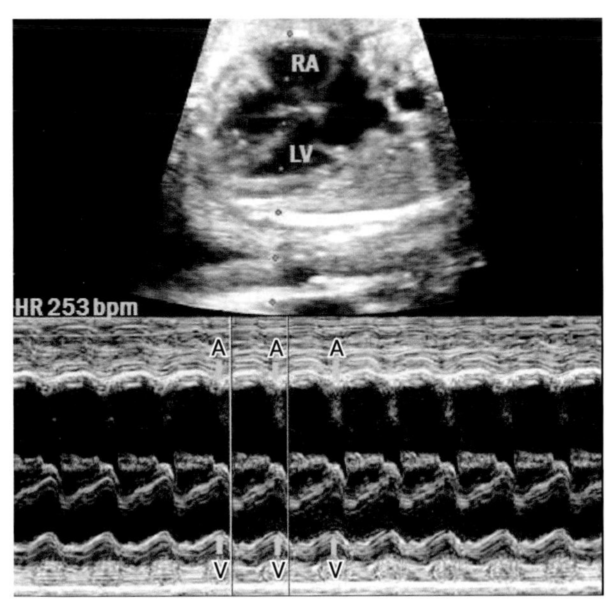

그림 15-2. 상실성빈맥의 M-mode 소견
심박동은 분당 253회, 방실간전도는 1:1 소견을 보인다.(서울아산병원 환자 증례) A: atrial contraction, V: ventricular contraction

(2) 심방조동(Atrial flutter)

심방조동은 전기 자극이 심방 주변을 회전하면서 지속적으로 발생하여 400~500회의 규칙적인 심방 수축을 만들고 다양한 방실 차단이 존재하여 이보다 적은 심실 수축을 보인다(그림 15-3). 대부분은 2:1의 방실 차단이 나타나고 평균 심실 박동 수는 200~300회이다. 2:1 방실 차단을 갖는 심방 조동의 경우 상실성빈맥과 심실 수축 횟수가 유사하기 때문에 심방 수축의 확인이 정확한 진단에 필수적이다. 심방조동의 경우 50%에서 태아 수종이 동반되며 2/3에서는 자궁내 치료가 효과적이지만 사망률을 1/3까지 보고하기도 하여 좀 더 나쁜 경과를 보이고 있다. 태아 수종을 동반한 심방조동 시 처음에 digoxin을 사용하는데(그림 15-4) 상실성빈맥의 경우와 같은 방법으로 적용할 수 있다. 대개 digoxin으로 잘 조절이 되는데 조절되지 않는 경우 flecainide를 추가할 수 있다(Lisowski et al., 2000).

(3) 완전방실차단(Complete atrioventricular block)(그림 15-5)

완전방실차단은 선천성 복합 심질환이 동반된 경우와 구조는 정상이면서 산모의 자가 면역질환과 관계된 경우로 구별될 수 있다. 정상 구조를 가지고 있으면서 7~10일간 지속적으로 완전방실차단이 관찰되면서 태아수종이 발생한 경우 태아 치료의 적응증이 될 수 있다. Ritodrine이나 terbutaline 등의 베타-아드레너직 자극제(beta-adrenergic agonist) 투여로 심박동을 증가시킬 수 있으나, 태아 수종이 교정되기는 힘들다. 특히 분당 55회 미만의 심박동을 보이는 경우는 그 예후가 불량하다. 산모의 anti-Ro, anti-La 수치가 높은 경우 betamethasone이나 dexamethasone

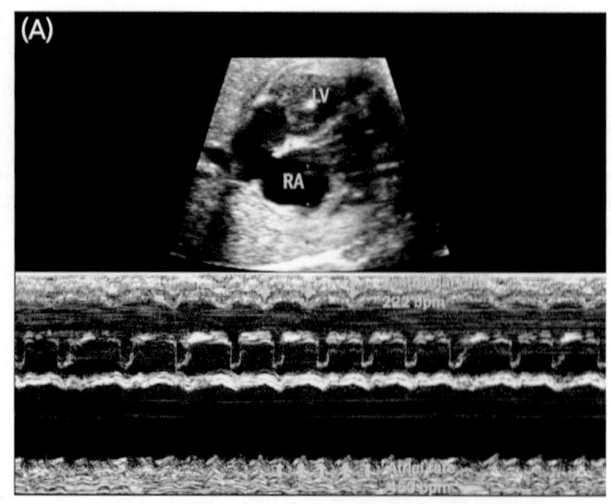

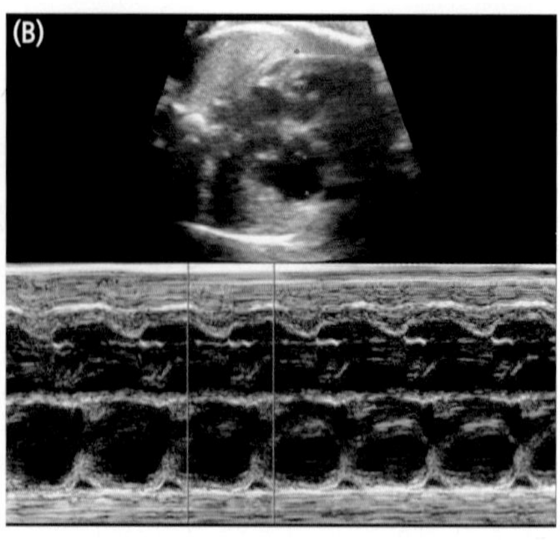

그림 15-3. **심방조동의 M-mode 소견**
심방수축은 분당 450회이고 심실수축은 분당 222회로 측정되는 2:1 방실전도 소견을 보이는 심방조동 소견(A)이다. Digoxin으로 치료 후 태아의 심박동이 분당 130회 정도의 정상 리듬으로 완전히 변화한 소견을 보였다(B).(서울아산병원 환자 증례) A: atrial contraction, V: ventricular contraction

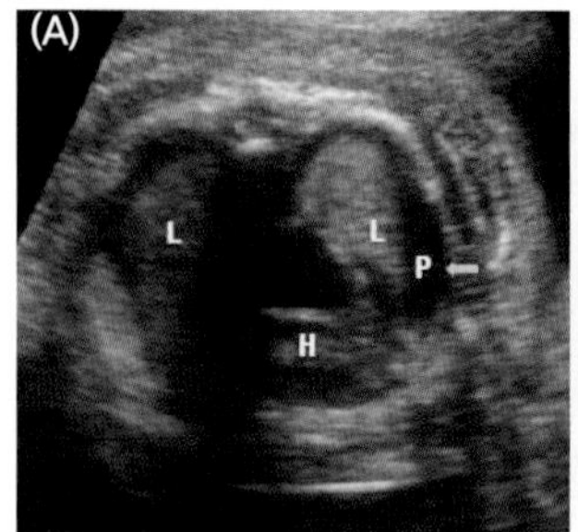

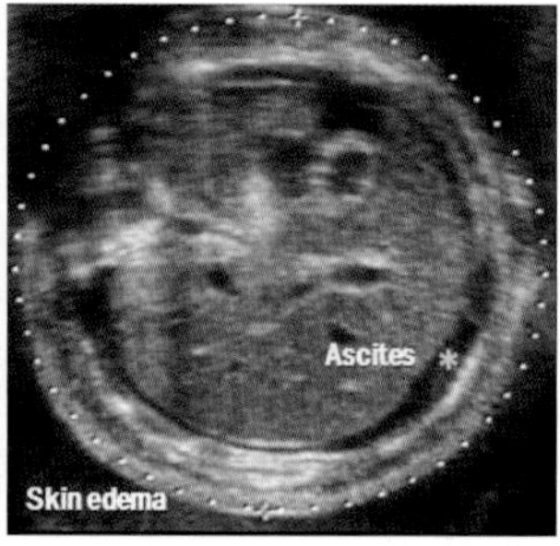

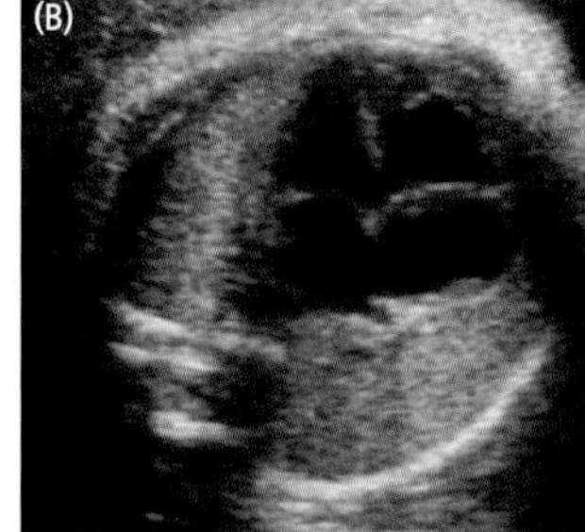

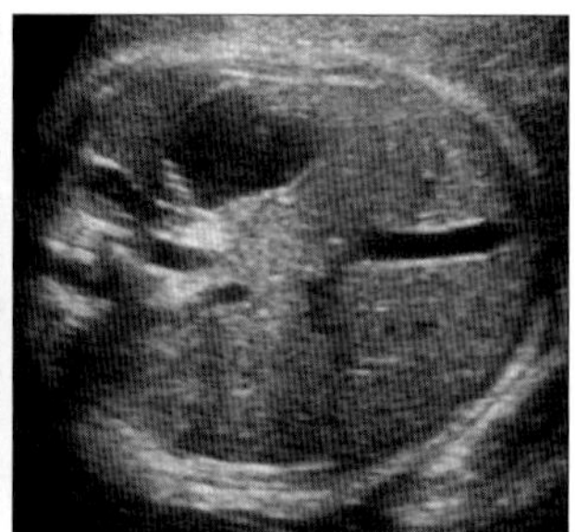

그림 15-4.
태아수종(fetal hydrops)을 동반한 임신 29주 3일의 태아흉수, 태아복수 및 피부부종 초음파사진(A). Digoxin으로 치료한 후 태아흉수, 태아복수 및 피부부종이 완전히 소실된 소견(B).(서울아산병원 환자 증례) L: lung, H: heart, P: pleural effusion (yellow arrow), Ascites (star)

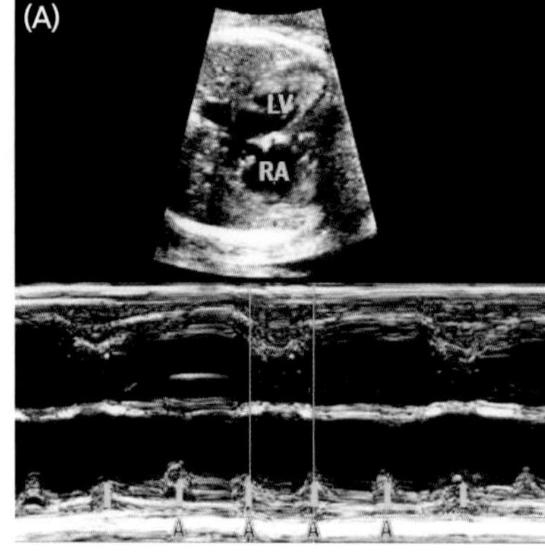

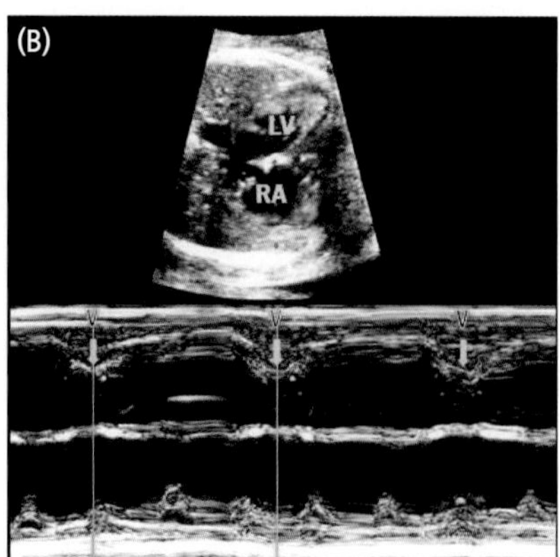

그림 15-5. **완전방실차단의 M-mode 소견**
심방수축은 분당 132회이고(A), 심실수축은 분당 53회로 측정되며(B), 이때 방실전도는 완전히 차단되어 있어 심방과 심실의 수축이 서로 독립적인 소견을 보인다.(서울아산병원 환자 증례) A: atrial contraction, V: ventricular contraction

투여를 고려할 수 있다(Edgar et al., 2005).

2. 외과적 태아치료

1) 태아수혈(Fetal transfusion)

태아 빈혈은 최근 20년간 진단 및 치료에 있어 많은 발전을 하여 생존율의 향상을 기대하는 질환이다. 태아에게 빈혈이 지속되면, 조직의 산소 공급 저하와 소동맥 확장, 혈관의 투과성 증가로 고박출 심장기능 상실(high-ouput cardiac failure)이 발생한다. 그 결과 정수압이 증가할 뿐만 아니라 간의 골수 외 조혈의 증가로 물질합성기능이 감소하여 저알부민혈증과 문맥고혈압이 발생하여 부종이 나타나게 되고 심지어 자궁내 태아사망도 초래할 수 있다(Machin et al., 1989).

빈혈의 원인으로 밝혀져 있는 것 중 가장 흔한 것은 Rh 음성인 산모가 Rh 양성인 태아를 임신하고 있을 경우에 발생하는 동종 면역에 의한 면역성 빈혈이며 최근 면역 글로불린의 사용으로 급격히 감소하고 있다(권용순 등, 2001). 드물게 산모가 anti-M antibody를 갖고 있는 경우 IgG가 태반을 통과하여 태아의 용혈을 일으켜 태아 빈혈 및 태아 수종을 일으킨 다는 것이 보고된 바도 있다(Seo et al., 2007). 비면역성 질환으로는 parvovirus B19 감염, 드물게 태아-모성 출혈, 쌍태아간수혈증후군, 두개내출혈, 그 외 혈액학적 질환 등이 있으나 아직도 원인 불명이 많으며 상대적으로 증가하는 추세이다(Machin et al., 1989).

진단으로 면역성 태아 수종은 임신 제3삼분기의 양수 내 빌리루빈 수치를 측정함으로써 태아 상태의 평가가 가능하게 되었으나 임신 중기에는 양수 측정이 태아 상태와의 상관성이 높지 않아 직접 제대혈을 채취하여 태아의 혈색소 수치를 측정하는 방법이 더 우수하다고 보고되었다. 최근에는 태아 중대뇌동맥에서의 최고 수축기 혈류속도가 높을수록 빈혈이 심한 것을 발견하였다. 따라서, 실제 빈혈이 아닌 경우를 예측하여 불필요한 침습적 제대 천자를 피할 수 있었고, 수혈 후 추적 방법으로도 이용되고 있다(백수진 등, 2010). 자궁내 제대혈 수혈 방법으로는 통상적인 제대천자 시와 같이 초음파 유도 하에 제대 정맥을 찾아 태반부착부위에서 천자를 하고 태아 혈액의 역류를 확인 후 3cc가량의 혈액을 채취하여 태아혈액의 헤마토크리트, 혈색소, 총 빌리루빈, 혈액형 및 Coombs 검사를 시행한다. 수혈을 위한 혈액으로 D-음성, O형의 leukocyte-filtered, irradiated packed RBC를 사용하고 반복되는 수혈의 경우는 태아의 혈액형 및 농축된 donor blood의 확보 상태에 따라 결정한다. 주입 용량은 다음과 같은 식에 의해 계산한다(백수진 등, 2010; Kaufman et al., 1994).

(최종목표 Hct-처음 태아의 Hct)×150×EFW (kg)/
수혈할 혈액의 Hct
Hct, hematocrit, EFW, estimated fetal weight

예상 용량 주입 후 다시 태아제대혈액을 채취하여 수혈 후 교정된 혈액 수치를 확인하고 추가 수혈 여부를 결정하게 되며 대개 2-3회 시행하게 되며 임신 35-36주에 마지막 수혈을 하게 된다.

2) 태아 단락술(Fetal shunt operation)

태아 단락술은 이중 바구니모양 카테터(double basket-shaped catheter)(그림 15-6) 또는 이중 J모양 카테터(double J catheter)를 이용한 배액의 한 방법으로 태아 체부 내의 낭성 부위에서 양수 내로 배액하는 시술이다. 초음파 가이드하의 경피적 시술 방법으로 개복 태아 수술이나 태아경보다 덜 침습적이라는 장점이 있으나 그 적응이 제한적이다(대한산부인과학회, 2007). 적응증은 요로 폐쇄로 인하여 발생하는 선천후요도부판막증후군(posterior urethral valve syndrome), 요도폐쇄(urethral obstruction), 양측성 수신증과 같은 비뇨기계질환과 흉수(hydrothorax), 제1형 선천성 폐샘모양낭종기형과 같은 태아 흉강내 체액 점유 병변 등이며 복부 질환에서는 태아 수종과 태변성복막염

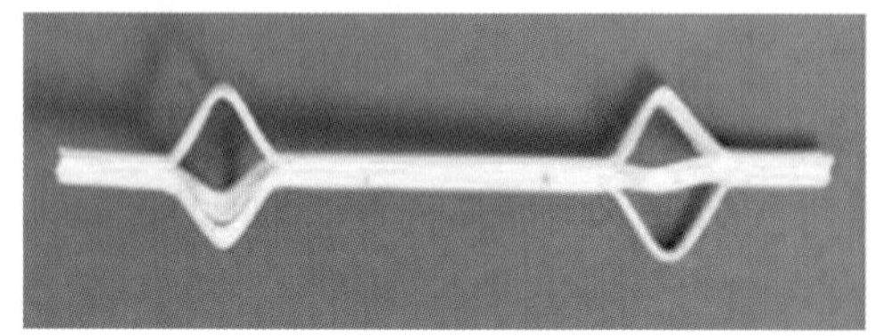

그림 15-6. 이중 바구니모양 카테터 (double basket-shaped catheter)

(meconium peritonitis)으로 유발된 중증도의 복수 및 소변으로 인한 중증도의 복수(urine ascites) 등이 있다(원혜성 등, 2005).

(1) 비뇨기계통 질환

경피적 태아 단락술로 가장 효과를 보이는 경우는 요로폐쇄증으로 가장 많은 원인은 후요도부판막증(posterior urethral valve syndrome)이다(그림 15-7). 태아 시술로 방광과 양막강 내의 우회로를 만드는 가장 큰 이유는 신장 기능을 보전하고 양수과소증으로 인한 폐기능 악화를 막기 위함이다. 시술 대상자는 다른 염색체 이상이나 심각한 동반 기형을 가지고 있지 않고 시술 전에 태아 방광에서 채취한 소변의 생화학적 검사를 시행하고 초음파검사를 통한 신장 기능을 평가함으로써 콩팥 기능이 충분히 남아 있는지 여부를 평가하여 나쁜 예후를 시사하지 않는 남아를 대상으로 한다(원혜성 등, 2005; 정인배, 2006; Jung et al., 2005; Kim et al., 2005; Mann et al., 2010; Won et al., 2006). Biard 등의 연구에 따르면 하부요로폐쇄에서 단락술을 시행한 경우 생후 1년 생존율은 91%였고, 이 중 44%는 생후 양호한 신장 기능을 보였고 34%에서는 투석이나 신장이식과 같은 신 대체 요법이 필요했다고 보고하였다(Biard et al., 2005).

(2) 흉부계통 질환

흉수나 흉강내 체액점유 병변은 발달과정에 있는 폐를 압박하여 폐 형성 부전을 야기할 수 있다. 흉수(pleural effusion)와 제1형 선천성 폐샘모양낭종기형과 같은 흉강내 체액 점유 병변에서는 흉강-양막강 단락술(thoraco-amniotic shunt)을 시행함으로써 태아 폐조직의 재 팽창과 정상 폐조직의 발달 및 종격동 전위를 호전시켜 태아 심장 기능을 향상시킬 수 있다(고현선 등, 2011; 원혜성 등, 2005; 정인배, 2006; Mann et al., 2005)(그림 15-8). 생존율은 흉강-양막강 단락술을 받은 경우 유의하게 향상되는데 수종이 동반되지 않은 경우 생존율이 높으며 Bebbington 등의 연구에 따르면 주산기 생존율은 70%였고 시술에 따른 합병증은 도관의 위치이동이 37%로 가장 많았던 것으로 보고하였다(Bebbington et al., 2008).

(3) 복부질환

중증의 태아 복수는 횡격막을 상승시켜서 흉부를 압박하여 흉곽을 축소시키고 그 결과 폐 형성 부전을 야기하거나 양수과다증을 유발한다. 중증의 복수가 발생할 때 태아 치료가 시도되는 가장 큰 이유는 태아 폐 형성 부전을 막기 위함이지만 대부분의 태아 복수는 태아 수종과 동반되는 경우가 대부분이어서 태아 단락술의 적응증에 대해서는 논란이 많으나 염색체 이상이나 감염의 증거가 없이 단순히 중증의 태아 복수만 존재할 경우에 폐 형성 부전을 예방하기 위하여 태아 단락술에는 대부분 동의하고 있다(원혜성 등, 2005).

3) 고주파융해술(Radiofrequency ablation, RFA)

고주파융해술은 병소를 바늘로 찔러 바늘 끝에서 라디오파를 발생시켜 주변의 조직을 열로 응고시킴으로써 치료하는 방법이다. 이는 임신 중 태아에게도 적용될 수 있으며, 주로 단일 융모막 쌍태아와 천미골 기형종에서 시행이 된다.

(1) 복잡성 단일융모막 쌍태아(Complex monochorionic twin)

단일 융모막 쌍태아에서는 한쪽 태아의 자궁내 사망이 있는 경우 태반의 혈관 문합을 통해 혈액의 단락이 생겨 생존 태아에서 중증의 급성 저혈압이 생길 수 있으며 이로 인해 여러 단계의 뇌 손상이 생길 수 있다(Quarello et al., 2007). 따라서 복잡성 단일 융모막 쌍태아에서 한쪽 태아에 문제

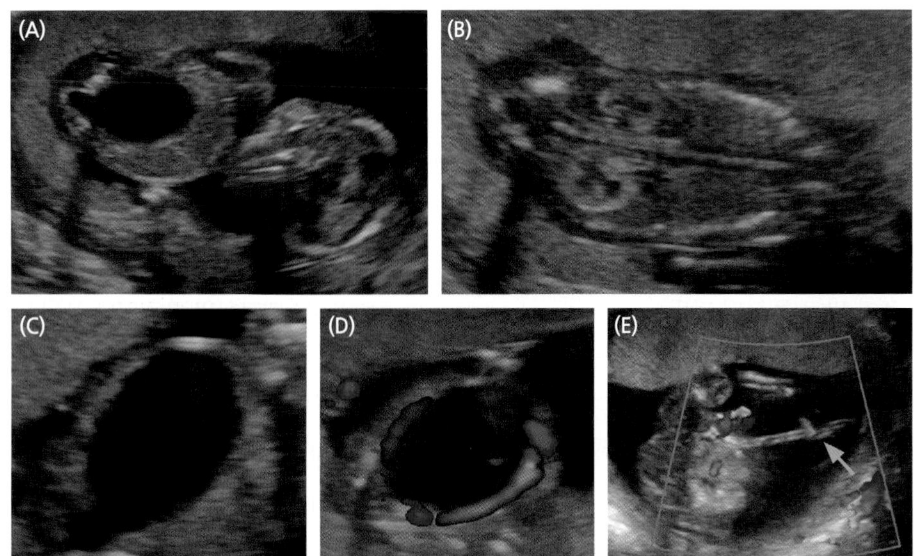

그림 15-7.
후요도부판막증으로 진단된 임신 13주 6일된 태아의 시상단면의 초음파사진으로 뚜렷하게 확장된 방광(A)과 고음영의 양측 콩팥(B)이 관찰된다. "Keyhole" 모양의 확장된 방광과 팽창된 후요도의 초음파사진(C). 색도플러를 이용하여 확장된 방광 양옆으로 두 개의 제대동맥이 주행하고 있는 태아 횡단면의 초음파사진(D). 태아의 방광과 양막강 사이 관찰되는 이중 바구니모양 카테터(화살표)를 관찰할 수 있으며, 태아단락술 시행후 색도플러를 이용하여 방광의 위치를 확인하였다(E).(서울아산병원 환자 증례)

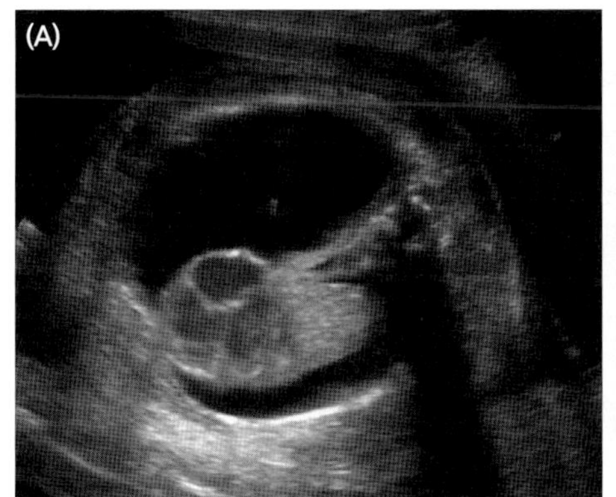

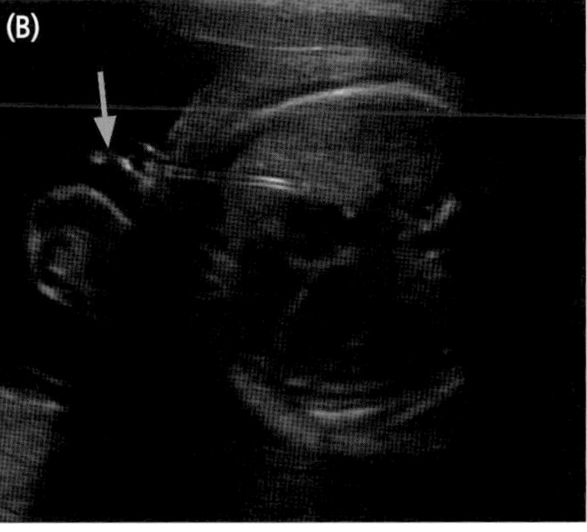

그림 15-8.
임신 29주 5일된 양측 흉수 및 피부 부종을 동반한 태아 수종의 2D 초음파사진(A). 태아의 흉강과 양막강 사이 관찰되는 이중 바구니모양 카테터(화살표)를 관찰할 수 있고 태아 단락술 시행 후 흉강내 흉수와 피부부종이 뚜렷하게 감소된 소견을 관찰할 수 있다(B).(서울아산병원 환자 증례)

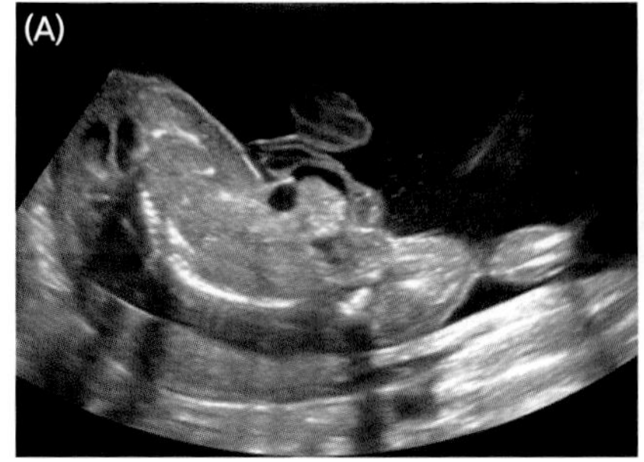

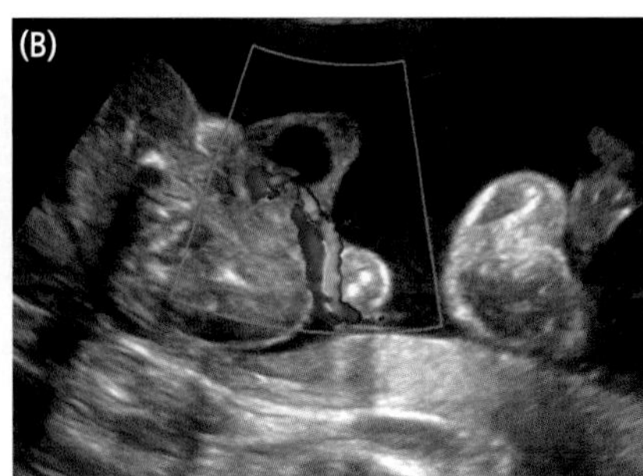

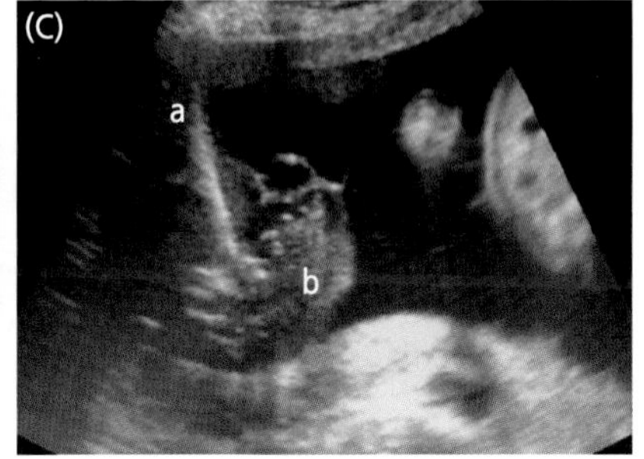

그림 15-9. **고주파용해술의 경복부 접근**

임신 21주 4일 무심장 태아의 2D 초음파사진(A). 무심장 태아의 제대혈관 색 도플러(B). 고주파 바늘(C-a)과 소작된 제대동맥의 기저부(C-b). 수술 후 무심장쌍태아의 제대동맥의 혈류가 흐르지 않는 것을 확인하였다.(서울아산병원 환자 증례)

가 있는 경우 선택적 유산술(selective feticide)을 위해 고주파 융해술이 시행되며, 최근에는 주로 쌍태아 역-동맥-관류 연쇄(twin reversed-arterial perfusion sequence)라고 불리는 무심쌍태아(acardiac twin)에서 시행된다.

(2) 천미골기형종(Sacrococcygeal teratoma)

태아의 천미골기형종은 혈관의 분포가 많고 동정맥 단락을 통해 고박출성 심부전을 유발할 수 있으며 이는 주산기 태아사망의 주요 원인이 된다. 따라서 심부전으로 인해 태아수종이나 심비대가 있는 경우 태아 치료를 해야 한다. 과거에는 개방형 수술을 시도하였으나 이는 조산, 융모양막염, 태아사망 및 모성 유병률의 증가와 연관이 있다(Bullard et al., 1995; Langer et al., 1989). 따라서 최소 침습적 수술인 고주파 융해술이 시도되고 있으며, 최근에 태아 수종이나 심 비대가 생기기 전에 높은 혈관 분포, 급속한 크기의 증가 및 양소과대증 등의 적응증으로 고주파융해술을 시행한 연구에 의하면 91%의 높은 생존율을 보인다(Lee et al., 2011).

(3) 고주파융해술의 방법-무심쌍태아의 치료 사례

쌍태아 역-동맥-관류 연쇄에서 고주파융해술의 시행은 초음파 유도하에 17 gauze의 RFA needle을 산모의 복부를 통해 접근한다. 색 도플러(color Doppler)로 무심쌍태아의 제대혈관을 확인한 후 바늘의 끝을 제대의 기저부에 위치시키고 부채살을 편다. 10W의 에너지로 시작하여 30초마다 5W씩 증가하여 색 도플러에 혈류가 흐르지 않을 때까지 시행한다(그림 15-9).

4) 태아경(Fetoscopy)

영상 장치가 있는 가는 관을 자궁에 삽입하여 태아의 모양을 직접 관찰하거나, 태아의 기형을 치료하기 위한 기술이다. 태아경은 태아의 형태적 기형을 직접 확인하거나 태아의 피부, 근육, 간 등의 조직검사를 위해 이용하는 진단목적으로 사용할 수 있을 뿐 아니라 다양한 선천성 질환의 치료목적으로 사용할 수 있다. 치료목적의 태아경의 적응증은 다음과 같다.

(1) 쌍태아간수혈증후군(Twin-to-twin transfusion syndrome) (그림 15-10)

쌍태임신 중 약 21%를 차지하는 단일융모막이양막성(monochorionic diamniotic) 쌍태임신의 경우 그 특유의 합병증이 발생하게 되는데(Lee et al., 2010), 쌍태아간수혈증후군은 단일융모막이양막성 쌍태임신의 약 15%에서 발생한다. 이 질환은 공혈아(donor twin)에게서 수혈아(recipient twin)에게로의 태반 혈관 문합을 통해 불균형하게 혈류가 이동하여 발생하게 된다(Chalouhi et al., 2011). 치료하지 않는 경우 태아의 합병증과 산과적인 합병증으로 90%에 달하는 주산기 사망률을 보인다(Robyr et al., 2006). 쌍태아간수혈증후군의 치료로 과거에는 연속적 양수 감소술, 쌍태사이 양막절개술, 기대요법 등을 시행하였으나, 최근 연구 결과에 따르면 태아경하 선택적 레이저응고술이 가장 우수한 치

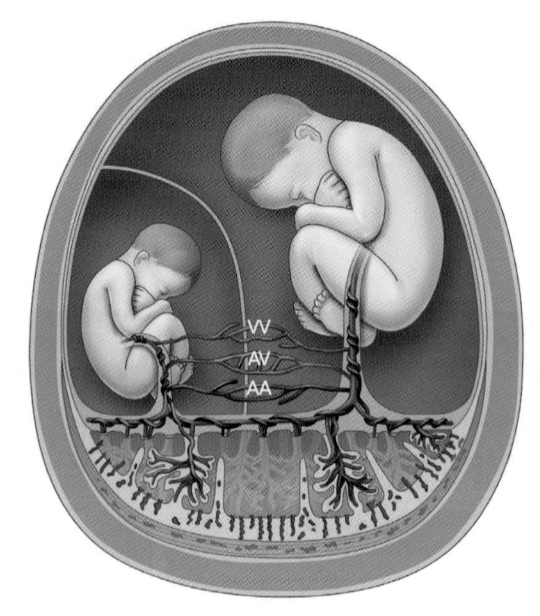

그림 15-10. 쌍태아간수혈증후군의 병태생리 모식도

AA: artery-to-artery anastomosis, AV: artery-to-vein anastomosis, VV: vein-to-vein anastomosis

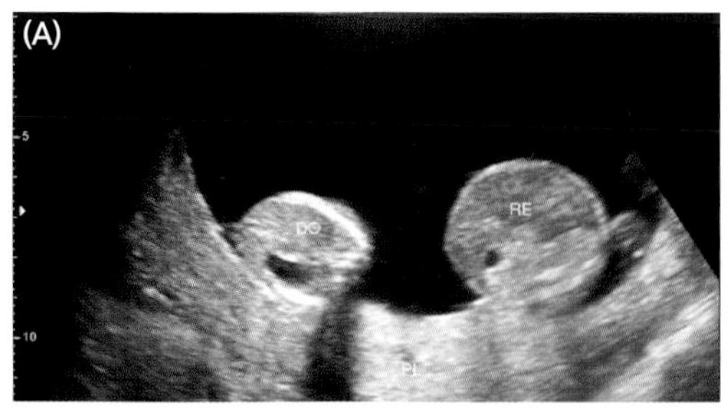

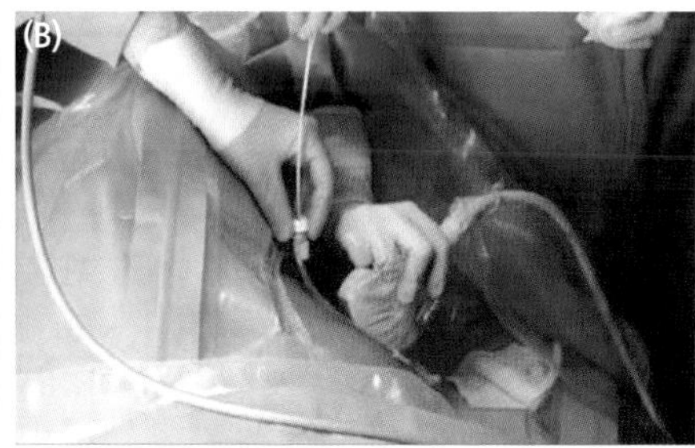

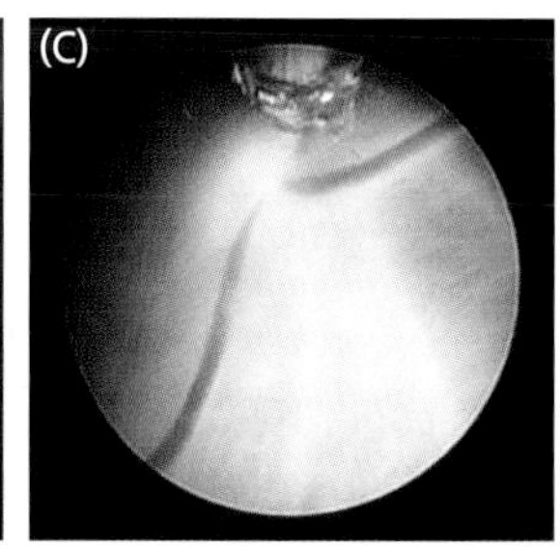

그림 15-11. 쌍태아간수혈증후군에서 태아경하 레이저응고술
쌍태아간수혈증후군의 초음파사진(A), 초음파유도하 태아경 삽입 장면(B), 쌍태아간수혈증후군에서 동정맥혈관문합(arterio-venous anastomoses)의 태아경 소견 및 동정맥혈관문합 부위의 태아경하 레이저응고술 시술 (C).(서울아산병원 증례) DO: donor, RE: recipient, PL: placenta

료로 알려져 있다(Chalouhi et al., 2010)(그림 15-11).

혈관문합의 레이저응고술은 1990년 De Lia 등에 의해 처음 시도되었다(De Lia et al., 1990). 임신 16주 이상에서 시행 가능하며, 유럽 그룹에서는 임신 26주 이후에 시행한 경우에도 임신 26주 이전에 시행한 경우와 예후가 비슷한 것으로 보고하고 있다(Valsky et al., 2012). 태아경하 레이저응고술 시행을 위해서는 태아경 시스템, 레이저 및 초음파 등이 필요하다. 레이저는 Neodymium-doped yttrium aluminium garnet (Nd:YAG) 레이저(minimal power requirements, 60 to 100 W)와 diode 레이저(semi-conductor laser, 30 to 60 W)가 있으며, 두 가지 레이저 모두 태반 혈관 응고에 사용되고 있으나 diode 레이저가 응고에 조금 더 적합한 파장을 가지고 있고 크기가 비교적 작고 가격이 저렴한 편이다. 태아경은 초음파유도하에 삽입하되, 셀딩거법(Seldinger technique)과 트로카(2.5~4.7 mm, length 16~17 cm; Karl Storz)를 직접 삽입하는 방법이 있다(김은나 등, 2011). 셀딩거법은 양수 감압에도 용이하다.

시술 전 태아정밀초음파를 시행하여 정확한 병기 설정과 동반 기형의 유무를 반드시 확인하여야 한다. 조산 예방 및 감염 예방 목적으로 자궁수축억제제 및 항생제를 사용하며, 자궁경부가 짧아져 있는 경우 자궁경부봉축술을 시행하는 경우도 있다(Salomon et al., 2008). 태아경하 레이저응고술은 대부분 국소마취 하에서 시행되나, 척추 또는 경막외 마취 하에서 시행하기도 한다. 쌍태아간의 혈관 문합을 레이저로 응고시킴으로써 태반 혈관을 통한 양측간 혈류를 막고 이로써 태반을 두 개의 혈류 시스템으로 분리하는 것이 목적이다. 태반 혈관 문합을 선택적으로 응고하는 선택적 레이저 응고술이 비선택적 응고술에 비해 태아 생존율이 높아 최근 선호되고 있다(Quintero et al., 2000).

태아경하 레이저응고술의 합병증으로는 일측 또는 양측 태아사망, 지속적인 쌍태아간수혈증후군 등이 있다.

(2) 선천횡격막탈장(Congenital diaphragmatic hernia)

선천횡격막탈장으로 인해 생길 수 있는 가장 큰 문제는 탈장된 복부장기가 흉강을 차지함으로써 이차적으로 발생하는 폐형성저하증(pulmonary hypoplasia)이다(고현선 등, 2011). 임신 중 태아경을 이용하여 태아의 기도를 폐쇄시킴으로써, 폐의 액체출구를 감소시키고 결과적으로 폐성장을 유도하는 치료가 생존율 향상을 가져 왔으며, 현재 유럽에서 활발히 시행되고 있다(EuroFetus)(Deprest et al., 2004; Deprest et al., 2009)(그림 15-12).

(3) 하부요로계 폐쇄(Lower urinary tract obstruction)

하부요로계 폐쇄는 치료하지 않을 경우, 양수과소증과 그로 인한 폐형성저하증으로 인한 사망률이 약 45%에 달한다(고현선 등, 2011). 최근에는 태아방광경을 통한 정확한 진단 및 치료시도가 보고되고 있다(Ruano et al., 2010; Ruano et al., 2011)(그림 15-13).

(4) 천미골기형종(Sacrococcygeal teratoma)

천미골기형종은 산전에 크기가 점점 커질 경우, 동정맥 단락(arterio-venous shunt)으로 인해 태아 빈혈을 일으키고 결국 심부전으로 사망을 초래할 수 있다(고현선 등, 2011; De Lia et al., 1990). 태아경을 이용하여 종양의 공급 혈관을 레이저로 차단할 수 있다.

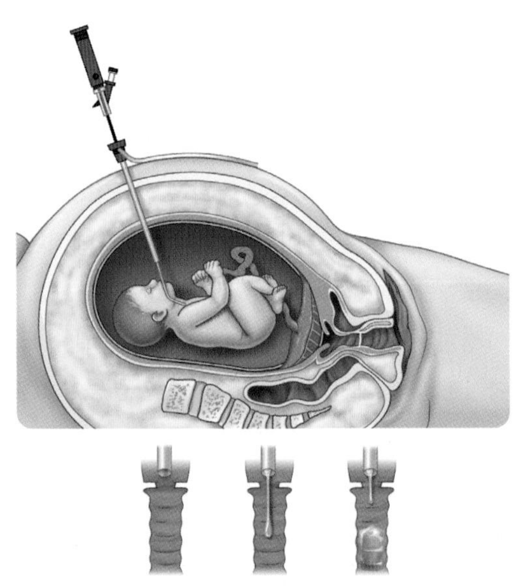

그림 15-12. **태아경하 엔도루미날기도폐쇄술 (fetoscopic endoluminal tracheal occlusion)의 모식도**

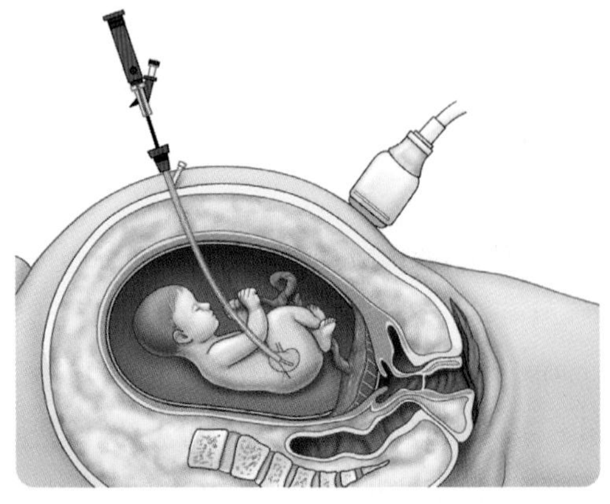

그림 15-13. **태아방광경(fetal cystoscopy)의 모식도**

참고문헌

- 고현선, 신종철. 태아치료의 현재와 향후 전망. 대한주산회지 2011; 22:95-107.
- 권용순, 원혜성, 김소라, 정지윤, 이필량, 이인식 등. 자궁내 제대 혈관 수혈을 통한 태아 적아구증의 산전 치료 1예. 대한 산부회지 2001;44:2339-43.
- 김은나, 전종관. 태아경하 레이저 응고술: 쌍태아간 수혈증후군의 치료, 대한산부인과초음파학회지2011;13:139-47.
- 대한산부인과학회. 산과학 제 4판. 서울: 군자출판사; 2007.
- 백수진, 원혜성, 심재윤, 이필량, 김암. 태아빈혈에서 도플러 초음파 검사의 유용성 및 제대혈관 수혈 후 주산기 예후. 대한산부인과학회지 2010;53:303-12.
- 원혜성, 황종윤, 김선권, 정의, 오지영, 등. 바구니 모양의 도관을 이용한 자궁내 태아지름술의 임상적 고찰: 서울 아산병원 5년간의 경험. 대한 산부회지 2005;48:2558-69.
- 이미영, 원혜성, 김유진, 엄정민, 문제원, 유래미 등. 태아 선천성 갑상샘기능저하증에서 자궁내로 티록신 주입한 1예. 대한주산회지 2009;2:158-62.
- 정인배. 태아치료. 대한산부회지 2006;49:741-9.
- 정의, 원혜성, 김선권, 심재윤, 이필량, 김암 등. 태아의 빈맥: 산전 진단과 치료 및 주산기 예후. 대한주산회지 2005;6:230-6.
- Allan LD, Hornberger L, Sharland G. Textbook of fetal cardiology. London: Greenwich Medical Media 2000;423-31.
- Bebbington M, Rosner M, Wilson RD, Mann S, Johnson M. Perinatal outcomes with fetal chest shunts. Am J Obstet Gynecol 2008;192:S138.
- Biard JM, Johnson MP, Carr MC, Wilson RD, Hedrick HL, Pavlock C, et al. Long-term outcomes in children treated by prenatal vesicoamniotic shunting for lower urinary tract obstruction. Obstet Gynecol 2005;106:503-8.
- Bullard KM, Harrison MR. Before the horse is out of the barn: fetal surgery for hydrops. Semin Perinatol 1995;19:462-73.
- Chalouhi GE, Essaoui M, Stirnemann J, Quibel T, Deloison B, Salomon L, et al. Laser therapy for twin-to-twin transfusion syndrome(TTTS). Prenat Diagn 2011;31:637-46.
- Chalouhi GE, Stirnemann JJ, Salomon LJ, et al. Specific complications of monochorionic twin pregnancies: twin-twin transfusion syndrome and twin reversed arterial perfusion sequence. Semin Fetal Neonatal Med 2010;15:349-56.
- Chung IB. Fetal therapy. Korean Journal of Obstetrocs and Gynecology 2006;49:741-8.
- Copel JA, Kleinman CS. Fetal arrhythmias. Ultrasound and the fetal heart 1996:93-106.
- De Lia JE, Cruikshank DP, Keye WR Jr. Fetoscopic neodymium: YAG laser occlusion of placental vessels in severe twin-twin transfusion syndrome. Obstet Gynecol 1990;75:1046-53.
- Deprest J, Gratacos E, Nicolaides KH, et al. Fetoscopic trache-

al occlusion (FETO) for severe congenital diaphragmatic hernia: evolution of a technique and preliminary results. Ultrasound Obstet Gynecol 2004;24:121-6.

- Deprest JA, Gratacos E, Nicolaides K, Done E, Van Mieghem T, Gucciardo L, et al. Changing perspectives on the perinatal management of isolated congenital diaphragmatic hernia in Europe. Clin Perinatol 2009;36:329-47,ix.
- Edgar T, Jaeggi, Masaki Nii. Fetal brady-and tachyarrhytmias: New and accepted diagnostic and treatment methods. Seminars in Fetal & Neonatal Medicine 2005;10:504-14.
- Elizabeth Ms, James WW. Fetal dysrhythmia. In Julia AD editor, Fetal echocardiography. WB Saunders 1998.
- Fisher DA, Klein AH. Thyroid development and disorders of thyroid function in the newborn. N Engl J Med 1981;304:701-12.
- Hashimoto H, Hashimoto K, Suehara N. Successful in utero treatment of fetal goitrous hypothyroidism: case report and review of the literature. Fetal Diagn Ther 2006;21:360-5.
- Jung E, Won HS, Shim JY, Lee PR, Kim A, Kim KS. Successful outcome following prenatal intervention in a female fetus with bladder outlet obstruction. Prenat Diagn 2005;25:1107-10.
- Kaufman GE, Paidas MJ. Rhesus sensitization and alloimmune thrombocytopenia. Semin Perinatol 1994;18:333-49.
- Kim SK, Won HS, Shim JY, Kim KS, Lee PR, Kim A. Successful vesicoamniotic shunting of posterior urethral valves in the first trimester of pregnancy. Ultrasound Obstet Gynecol 2005;26:666-8.
- Kleinman CS, Nehgme R, Copel JA. Fetal Cardiac Arrythmias: Diagnosis and Therapy. Maternal -Fetal Medicine 1999:301-8.
- Langer JC, Harrison MR, Schmidt KG, Silverman NH, Anderson RL, Goldberg JD, et al. Fetal hydrops and death from sacrococcygeal teratoma: rationale for fetal surgery. Am J Obstet Gynecol 1989;160:1145-50.
- Lee KA, Oh KJ, Lee SM, Kim A, Jun JK. The frequency and clinical significance of twin gestations according to zygosity and chorionicity. Twin Res Hum Genet 2010;13:609-19.
- Lee MY, Won HS, Hyun MK, Lee HY, Shim JY, Lee PR, et al. Perinatal outcome of sacrococcygeal teratoma. Prenat Diagn 2011;31:1217-21.
- Lisowski LA, Verheijen PM, Benatar AA, Soyeur DJ, Stoutenbeek P, Brenner JI, et al. Atrial flutter in the perinatal age group: diagnosis management and outcome. J Am Coll Cardiol 2000;35:771-7.
- Machin GA. Hydrops revisited: literature review of 1,414 cases published in the 1980s. Am J Med Genet 1989;34:366-90.
- Mann S, Johnson MP, Wilson RD. Fetal thoracic and bladder shunts. Semin Fetal Neonatal Med 2010;15:28-33.
- Quarello E, Molho M, Ville Y. Incidence, mechanisms, and patterns of fetal cerebral lesions in twin-to-twin transfusion syndrome. J Matern Fetal Neonatal Med 2007;20:589-97.
- Quintero RA, Comas C, Bornick PW, Allen MH, Kruger M. Selective versus non-selective laser photocoagulation of placental vessels in twin-to-twin transfusion syndrome. Ultrasound Obstet Gynecol 2000;16:230-6.
- Rice MJ, McDonald RW, Pilu G, Ghaoui R. Cardiac malformation. Lippincott williams & Wilkins; 2003.
- Robyr R, Lewi L, Salomon LJ, et al. Prevalence and management of late fetal complications following successful selective laser coagulation of chorionic plate anastomoses in twin-to-twin transfusion syndrome. Am J Obstet Gynecol 2006;194:796-803.
- Ruano R, Duarte S, Bunduki V, Giron AM, Srougi M, Zugaib M. Fetal cystoscopy for severe lower urinary tract obstruction-initial experience of a single center. Prenat Diagn 2010;30:30-9.
- Ruano R. Fetal surgery for severe lower urinary tract obstruction. Prenat Diagn 2011;31:667-74.
- Salomon LJ, Nasr B, Nizard J, Bernard JP, Essaoui M, Bussieres L, et al. Emergency cerclage in cases of twin-to-twin transfusion syndrome with a short cervix at the time of surgery and relationship to perinatal outcome. Prenat Diagn 2008;28:1256-61.
- Seo MW, Won HS, Kim SK, Shim JY, Kwon SY, Lee PR, et al. Successful treatment of fetal erythroblastosis due to anti-M alloimmunization with fetal intravascular transfusion. Prenat Diagn 2007;27:380-7.
- Valsky DV, Eixarch E, Martinez-Crespo JM, Acosta ER, Lewi L, Deprest J, et al. Fetoscopic laser surgery for twin-to-twin transfusion syndrome after 26 weeks of gestation. Fetal Diagn Ther 2012;31:30-4.
- Van Herle AJ, Young RT, Fisher DA, Uller RP, Brinkman CR III. Intra-uterine treatment of a hypothyroid fetus. J Clin Endocrinol Metab 1975;40:474-7.
- Won HS, Kim SK, Shim JY, Lee PR, Kim A. Vesicoamniotic shunting using a double-basket catheter appears effective in treating fetal bladder outlet obstruction. Acta Obstet Gynecol Scand 2006;85:879-84.

IV
분만 관리

제16장

정상 분만진통과 분만

Normal Labor and Delivery

이 영 | 가톨릭의대
길기철 | 가톨릭의대
윤항구 | 고신의대
조현진 | 인제의대

1. 산과적 검진(Obstetric examination)

분만이 정상적으로 이루어지기 위해서는 다음의 세 가지 요소들(3 Ps)이 조화롭게 존재해야 한다. 첫째는 태아(passenger) 요소로 태아의 크기와 숫자, 그리고 태아의 축, 선진부, 자세 및 태향 등이 정상 분만이 가능해야 한다. 둘째는 자궁의 수축력(power) 요소로 지궁 수축의 강도 및 빈도가 정상 분만을 위해 적절해야 한다. 셋째는 산도(passage) 요소로 골반의 모양이나 크기가 정상 분만이 가능해야 하며, 종양이나 태반 등이 산도를 막고 있지 않아야 한다(그림 16-1). 이들 세 가지 요소들 중 산도 요소인 골반에 대해서는 제2장에 상세히 기술되어 있으므로 이번 장에서는 태아 요소와 수축력 요소에 대한 산과적 검진에 대해 살펴보기로 한다.

1) 태아 요소

성공적인 분만의 진행을 위해서는 태아의 크기와 수(number), 그리고 산도에 대한 태아의 선진부, 방향, 축과 자세 등 태아에 대한 정보가 매우 중요하다. 또한 분만진통이 시작되는 초기부터 자궁 안의 태아 상태를 미리 확인할 수 있다면 정상 분만의 가능성이나 예후를 보다 정확하게 예측할 수 있다. 예를 들어 태아가 자궁 안에서 옆으로 누워 있다고 판단된 경우에는 제왕절개술로 분만하거나 혹은 세로로 전환시킨 후 분만을 시도해야만 정상 분만이 가능하다.

자궁 안에 있는 태아에 대한 정보는 산과적 검진을 통해 태위(fetal presentation), 태향(fetal position), 태축(fetal lie), 태세(fetal attitude) 등으로 표현된다. 일반적인 산과적 검진 방법으로는 복부 촉진, 내진, 청진 등이 있으며, 필요에 따라 초음파 검사나 X-ray 검사, CT나 MRI 등을 활용할 수도 있다.

(1) 태위(Fetal presentation)

태아의 신체 부분 중 산도에 가장 먼저 진입한 부분, 혹은 산도에 가장 가까이 간 부분을 선진부(presenting part)라고 부르며, 이 선진부에 따라 태위가 결정된다. 예를 들어 태아가 세로인 경우에 선진부는 태아의 머리(두위: cephalic presentation)나 엉덩이(둔위: breech presentation), 혹은 발(족위: footling presentation)이 될 수 있으며, 태아가 가로인 경우에는 태아의 어깨가 선진부(견갑위:

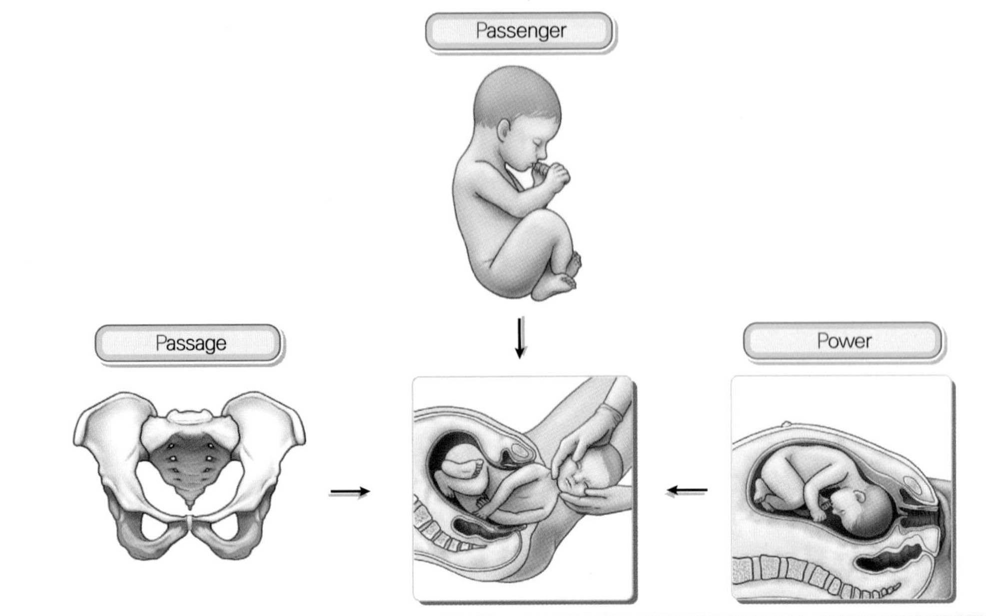

그림 16-1. **분만진통의 주요 3요소들(3 ps)**

shoulder presentation)가 된다. 또한 드물지만 하나 이상의 태아 신체 부분이 산도 위에 놓이는 복합위(compound presentation)도 있을 수 있다(그림 16-2).

① 두위(Cephalic presentation)

선진부가 태아의 머리인 두위는 만삭의 단태아 임신에서 가장 흔한 태위이다. 두위는 태아의 몸통에 대한 머리의 자세에 따라 다음의 몇 가지로 다시 구분된다.

가. 두정위(Vertex presentation) 혹은 후두위(Occiput presentation)

태아의 머리가 앞으로 깊이 숙여져 태아의 턱이 가슴에 맞닿은 자세이다. 태아의 머리 부분 중 소천문(occipital fontanel)이 선진부에 해당되지만, 두정(vertex)이 소천문의 바로 앞에 있고, 후두골은 소천문의 바로 뒤에 있으므로 두정위 혹은 후두위라고 부른다. 여러 태위들 중 오직 두정위 혹은 후두위의 경우만 정상 태위라고 부르게 되며, 나머지 경우는 모두 이상 태위에 해당된다.

나. 전두위(Sinciput presentation)

태아의 머리가 부분적으로 앞으로 굴곡되어 대천문(anterior fontanel)이나 전정(bregma)이 선진부가 되는 태위이다.

다. 전액위(Brow presentation)

태아의 머리가 부분적으로 신전되어 태아의 이마가 선진부가 되는 태위이다.

라. 안면위(Face presentation)

드물게 나타나는 태위로 태아의 목이 극도로 신전되어 후두와 등이 서로 맞닿는 태위로 태아의 얼굴이 선진부가 된다.

이들 중 전두위와 전액위는 대개 일시적인 태위로 분만진통이 진행되면 태아의 목 부분이 좀 더 굴곡되거나 신전되면서 후두위나 안면위로 전환되게 된다.

② 둔위(Breech presentation)

태아의 엉덩이가 선진부가 되는 경우가 둔위이며, 둔위는

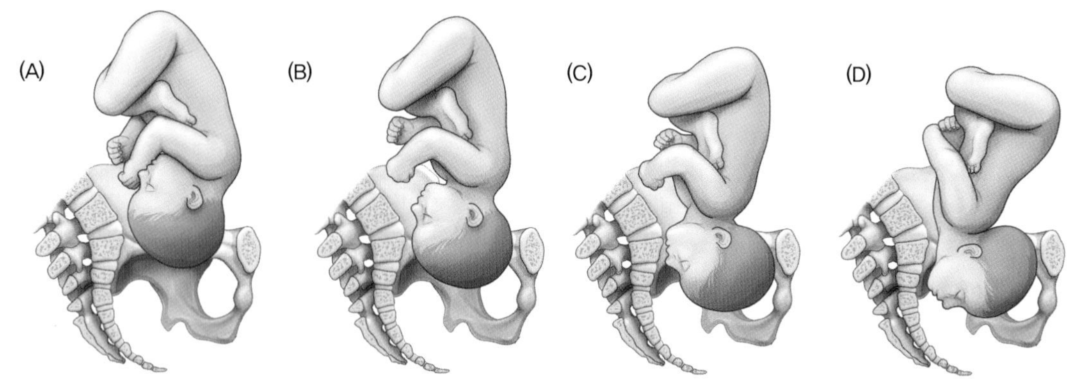

그림 16-2. **종축인 두위에서 다양한 태위.** (A) 후두위 또는 두정위, (B) 전두위, (C) 전액위, (D) 안면위

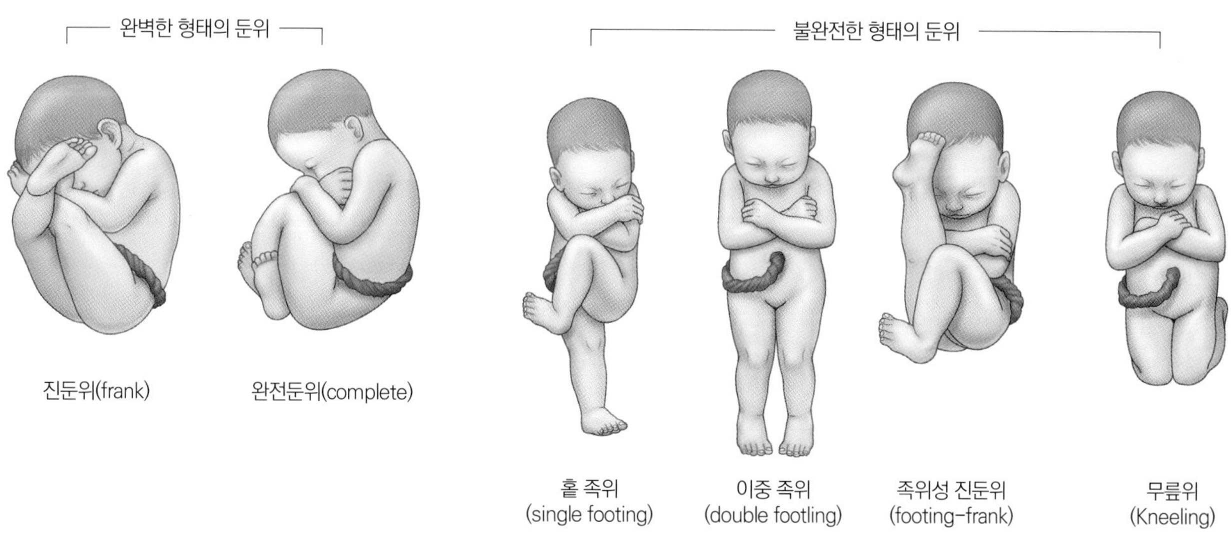

그림 16-3. **다양한 둔위의 형태**

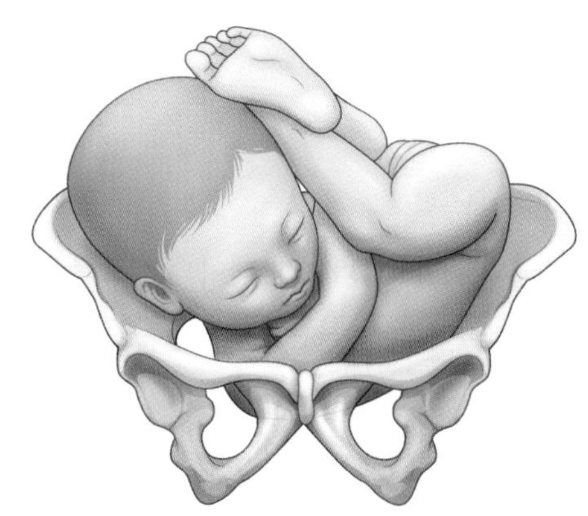

그림 16-4. **우후방 견갑위(right acromiodorsoposterior, RADP)**

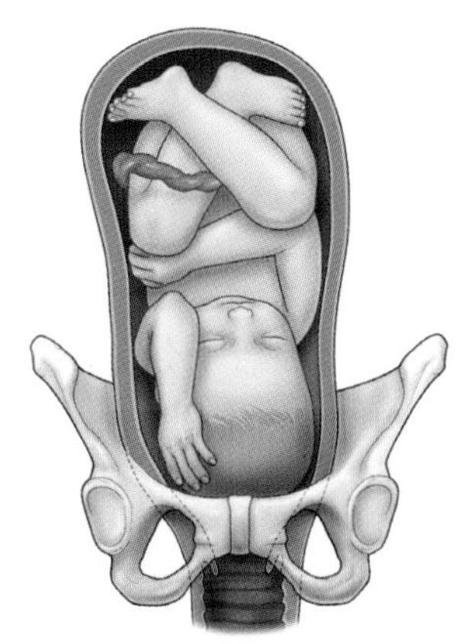

그림 16-5. **복합위**

대개 다음의 3가지 형태로 구분한다(그림 16-3).

가. 진둔위(Frank breech)
태아의 대퇴는 굴곡(flexion)되고, 무릎은 신전(extension)되어 태아의 배 앞쪽으로 두 다리가 곧게 뻗은 자세이다.

나. 완전둔위(Complete breech)
태아의 대퇴가 굴곡되어 배 앞쪽에 있고, 무릎도 굴곡되어 발이 대퇴 부위에 닿아 있는 경우이다.

다. 불완전둔위(Incomplete breech)
양쪽 대퇴가 굴곡된 상태에서 한 쪽 무릎은 신전되었으나 다른 한 쪽이 굴곡된 경우나 양쪽 혹은 한쪽 대퇴가 신전되어 선진부가 한 쪽 혹은 양쪽 발인 경우이며, 족위(footling breech)라고 부르기도 한다. 둔위에 대해서는 제18장에서 보다 상세히 살펴보기로 한다.

③ 견갑위(Shoulder presentation)

태축이 횡축인 경우에 태아의 어깨부분이 선진부가 되면 이를 견갑위라고 부른다(그림 16-4).

④ 복합위(Compound presentation)

태아의 머리나 엉덩이 등 일반적인 선진부와 함께 빠져나온 태아의 손이나 발이 골반에 같이 진입하여 선진부를 형성하는 경우이다(그림 16-5). 골반의 크기보다 태아가 작은 조산(preterm birth)의 경우에 발생할 가능성이 높다.

(2) 태향(Fetal position)

태향이란 태아 선진부의 특정 부위와 산도의 좌측 혹은 우측면과의 상호관계를 표시한 것이다. 따라서 태향을 나타내기 위해서는 태아 선진부의 특정 부위를 기준 부위로 미리 정하였는데, 두위의 경우에는 후두(occiput), 안면위의 경우에는 턱(mentum, chin), 둔위의 경우에는 천추(sacrum), 그리고 견갑위의 경우에는 어깨봉우리(acromion, scapula)가 기준이 된다(표 16-1).

어떤 태위에서나 태향을 나타내기 위해서는 선진부의

표 16-1. **태향 표시를 위한 태아 선진부의 기준 부위**

선진부	태향의 기준 부위
두정위(vertex presentation)	후두(occiput)
안면위(face presentation)	턱(mentum, chin)
둔위(breech presentation)	천추(sacrum)
견갑위(shoulder presentation)	어깨봉우리(acromion, scapula)

기준 부위의 방향을 산도를 기준으로 앞(anterior: A), 뒤(posterior: P)와 횡(transverse: T)의 3가지로 표시하며, 횡으로 위치한 경우에는 임신부의 골반을 진찰자의 기준에서 좌측 혹은 우측으로 표시한다. 만일 기준 부위가 경사(oblique)를 이룬 경우에는 기준 부위가 골반 횡경(transverse diameter)보다 앞쪽 혹은 뒤쪽이냐에 따라 추가적으로 앞(anterior: A)과 뒤(posterior: P)를 표기함으로써 태향의 정확한 위치를 표시하게 된다. 이때 표기는 좌(우)-선진부-앞(뒤, 횡)의 순서로 표기한다(그림 16-6).

안면위나 둔위의 경우에도 태향은 후두위와 같은 방법으로 표시하게 되며, 후두(occiput: O) 대신 턱(mentum: M)이나 천추(sacrum: S)의 약자로 표기하면 된다.

태향은 주로 내진을 통해 확인할 수 있으며, 최근에는 초음파 검사를 이용하여 확인하기도 한다. 후두위의 경우 내진을 통해 태향을 진단하기 위해서는 태아 머리 부분의 시상봉합(sagittal suture)을 확인해야 하며, 시상봉합을 따라 다이아몬드 모양의 대천문(anterior fontanel)과 삼각형 모양의 소천문(occipital fontanel)을 확인함으로써 태향을 진단할 수 있다.

(3) 태축(Fetal lie)

임신부 자궁의 세로축(장축)과 태아의 세로축(장축) 간의 상관관계를 태축이라고 하는데, 태축은 주로 종축(longitudinal lie)과 횡축(transverse lie)으로 표시하며, 한시적으로 사축(oblique lie)이 존재할 수 있다(그림 16-7). 이들 중 종축인 경우에만 정상적인 질식분만이 가능하며, 각각에 대해 좀 더 상세히 설명하면 다음과 같다.

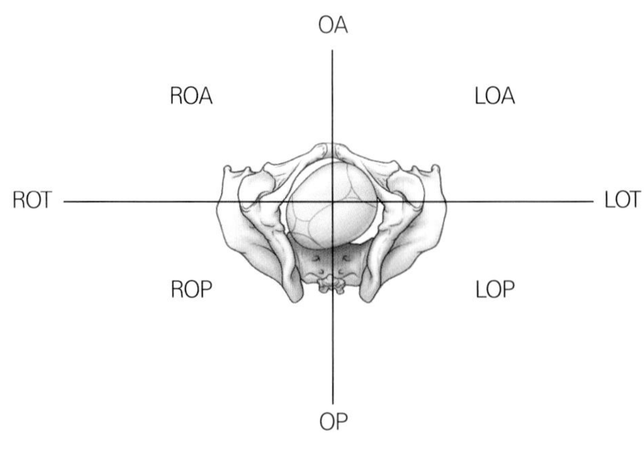

그림 16-6. **후두위에서 각 태향의 표기법**

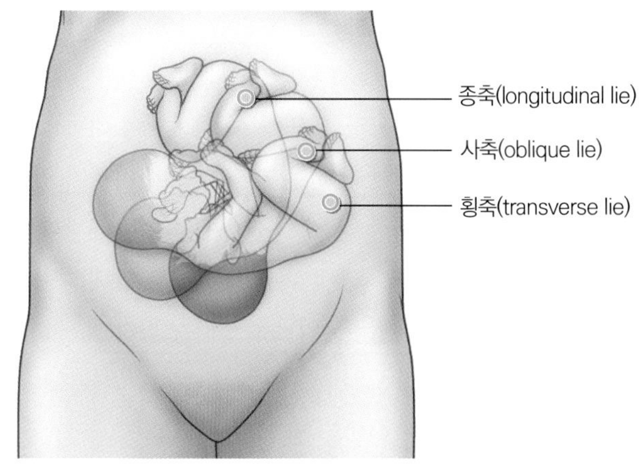

그림 16-7. **태축의 상관관계**

① 종축: 임신부 자궁의 세로축과 태아의 세로축이 서로 평행하게 존재하는 경우로 만삭임신에서 99% 이상이 종축을 이루고 있다.

② 횡축: 임신부 자궁의 세로축에 대해 태아의 세로축이 90도의 각도를 이루고 있는 상태로 정상 분만은 불가능하다. 횡축을 유발하는 인자들로는 다산에 의한 복벽이완, 전치태반, 양수과다증과 자궁기형 등이 알려져 있다(Germer et al., 1994)

③ 사축: 임신부 자궁의 세로축에 대해 태아의 세로축이 45도 정도의 각도를 이루고 있는 상태로 대개 불안정하여 분만진통이 있을 때 종축이나 횡축으로 바뀌는 경우가 많다.

(4) 태세(Fetal attitude)

임신 후기에 자궁강(uterine cavity)은 달걀 모양을 이루고 있으며, 태아도 자궁강 모양에 적응하여 머리는 숙이고 몸은 웅크린 자세를 취하는 것이 보통이다. 즉, 태아의 등은 앞쪽으로 구부러진 상태이며, 머리는 앞으로 숙여져 턱이 가슴에 밀착하는 자세를 취하게 되고, 대퇴는 배 위쪽으로 굴곡되면서 무릎도 굴곡되어 발이 다리의 앞쪽에 위치하게 된다. 팔은 대개 가슴 위로 교차되거나 몸통 양측에 놓이게 되며, 탯줄은 팔과 다리 사이의 공간에 위치한다. 이런 자세는 분만 시 태아 머리의 가장 짧은 직경인 뒤통수정수리밑 거리(suboccipitobregmatic diameter)가 골반강 입구(pelvic inlet)로 진입할 수 있도록 두정위의 형성을 도와주게 되므로 분만을 위해서는 매우 중요하다. 태세는 이런 태아의 자세를 기술한 것으로 ① 볼록형(convex) 혹은 굴곡형(flexed)과 ② 오목형(concave) 혹은 신전형(extended)으로 구분되며, 신전 정도에 따라 태위가 두정위에서 전두위, 이마태위 혹은 안면위로 태위가 바뀌게 된다(그림 16-8).

임신 말기에 여러 태위를 빈도별로 보면 두위가 약 96%로 가장 많았고, 둔위가 3.5%, 견갑위가 0.4%, 안면위가 0.3%의 순인 것으로 알려져 있다. 또한 두위 중에서 태향은 2/3가량이 왼쪽이며, 1/3은 오른쪽으로 알려지고 있다. 태아가 임신 말기에 대부분 두위인 이유에 대해서는 여러 가지 설명이 있으나 가장 논리적인 설명은 자궁이 거꾸로 된 서양배 모양(piriform shape)을 하고 있고, 임신 말기가 되면 태아의 머리보다 몸통과 다리 부분이 합쳐진 부위의 크기가 더 크며, 운동성이 있기 때문이라는 것이다. 임신 32주까지는 양막강이 태아에 비해 크고 자궁벽에 의해 밀리는 일도 없지만, 이 시기가 지나면 상대적으로 양수는 감소하고 태아는 성장함에 따라 양수 양과 태아의 비가 변하게 되어 자궁의 모양에 따라 태위가 결정되게 된다는 것이다. 즉 임신 중기까지 둔위였던 태아도 임신 말기가 되면,

좀 더 크고 가변성이 있는 몸통 부위가 자궁 안에서 보다 공간이 넓은 기저부(fundus) 쪽으로 이동하게 되어 태위가 두위로 바뀌게 되는 것이다. 다만 뇌수종이 있어 태아의 머리 부분이 몸통보다 커서 더 넓은 기저부 쪽에 머리가 있는 것이 유리한 경우나 자궁 안으로 돌출된 중격이 있거나 혹은 태아 척추의 과도한 신전 등 독특한 자세로 인해 태아의 회전이 방해되는 경우에는 둔위가 발생하게 된다.

2) 태아 요소의 진단

태위와 태향 등 태아에 대한 진단 방법으로는 복부 촉진, 내진, 청진 등을 이용할 수 있으며, 필요에 따라 초음파 검사나 X-ray 검사, CT나 MRI 등을 이용할 수 있다.

(1) 복부 촉진: 레오폴드 복부촉진법(Leopold maneuver)

태위와 태향 등 태아에 대한 진찰을 위해서는 레오폴드가 고안한 체계적인 4단계 촉진법을 이용할 수 있다(Leopold, 1894). 레오폴드 복부촉진법은 임신부를 바로 눕혀서 편안한 위치를 취하게 한 다음 복부를 노출시키고 나서 진찰을 시작한다. 제1 방법에서 제3 방법까지는 임신부와 얼굴을 마주 본 상태에서 침대의 옆에 서서 진찰을 하게 되며, 제4 방법은 임신부의 발쪽을 바라보면서 진찰을 하게 된다(그림 16-9). 숙달되면 태위와 태향에 대해 정확한 진단이 가능하지만 비만한 임신부, 양수과다증이나 태반이 자궁의 앞쪽에 위치한 경우에는 진단에 어려움이 있을 수 있다.

① 제1 방법

자궁의 전반적인 윤곽을 잡으면서 태축(fetal lie)을 확인한 후 자궁저부(fundus)에 머리나 엉덩이 등 태아의 어떤 부위가 존재하고 있는지를 확인하기 위하여 양 손의 손가락 끝을 이용하여 만져본다. 두정위의 경우에는 자궁저부에서 크고 울퉁불퉁한 부분들이 만져지고, 둔위의 경우에는 동그랗고 단단하며 자유롭게 움직이면서 뜬 느낌(ballottement)을 주는 태아의 머리를 만질 수 있다. 제1 방법을 이용하여 태축과 선진부를 확인할 수 있다.

② 제2 방법

제1 방법에 의해 태축과 선진부를 확인한 후 검사자의 양 손바닥을 임신부의 배 양쪽에 대고 조심스럽게 누르면서 만져본다. 이때 한쪽에서는 단단하고 저항감이 있는 태아의 등이 만져지고, 다른 쪽에서는 여러 개의 불규칙하게 움직이는 태아의 팔다리가 만져지게 된다. 태아의 등이 앞, 뒤 혹은 옆으로 누워있는 지에 따라 태축, 태위와 태향 등을 진단할 수 있으며, 태아 심음을 청취할 위치도 확인할 수 있다. 다만 임신부가 비만하거나 양수양이 과다한 경우에는 진단에 어려움이 있을 수 있다.

③ 제3 방법

한쪽 손의 엄지와 나머지 손가락들을 이용하여 임신부의 치골결합부(symphysis pubis) 바로 윗부분인 배의 아래쪽을 잡아본다. 이 방법에 의해서는 선진부가 골반 안으로 진입했는지 여부를 확인할 수 있으며, 만일 진입하지 않은 경우에는 제1 방법에서와 같이 선진부가 태아의 어떤 부위인지를 확인할 수 있다. 또한 두위인 경우 두부돌출부위(cephalic prominence)를 만짐으로써 태세도 확인할 수 있다. 즉 두부돌출부위와 태아의 팔다리가 같은 쪽에서 만져지면 태아는 두정위인 경우가 많으며, 두부돌출부위가 태아의 등쪽에서 만져지면 태아의 머리가 신전되어 있음을 의미하게 된다.

④ 제4 방법

이 방법은 검사자가 임신부의 발쪽을 보면서 양 손의 세 손가락을 이용하여 골반 안쪽으로 압력을 가해 봄으로써 선진부의 하강 정도를 확인할 수 있으며, 제3 방법의 경우와 같이 두부돌출부위를 확인함으로써 태세도 확인할 수 있다.

레오폴드 복부촉진법은 임신 말기에 가장 간편하게 태축, 태위, 태세, 태향 등 태아에 대한 정보를 얻을 수 있는 방법이며, 태아 선진부의 골반 내 진입 여부도 확인할 수 있는 방법이다. 예를 들어 두위의 경우면서 두부돌출부위

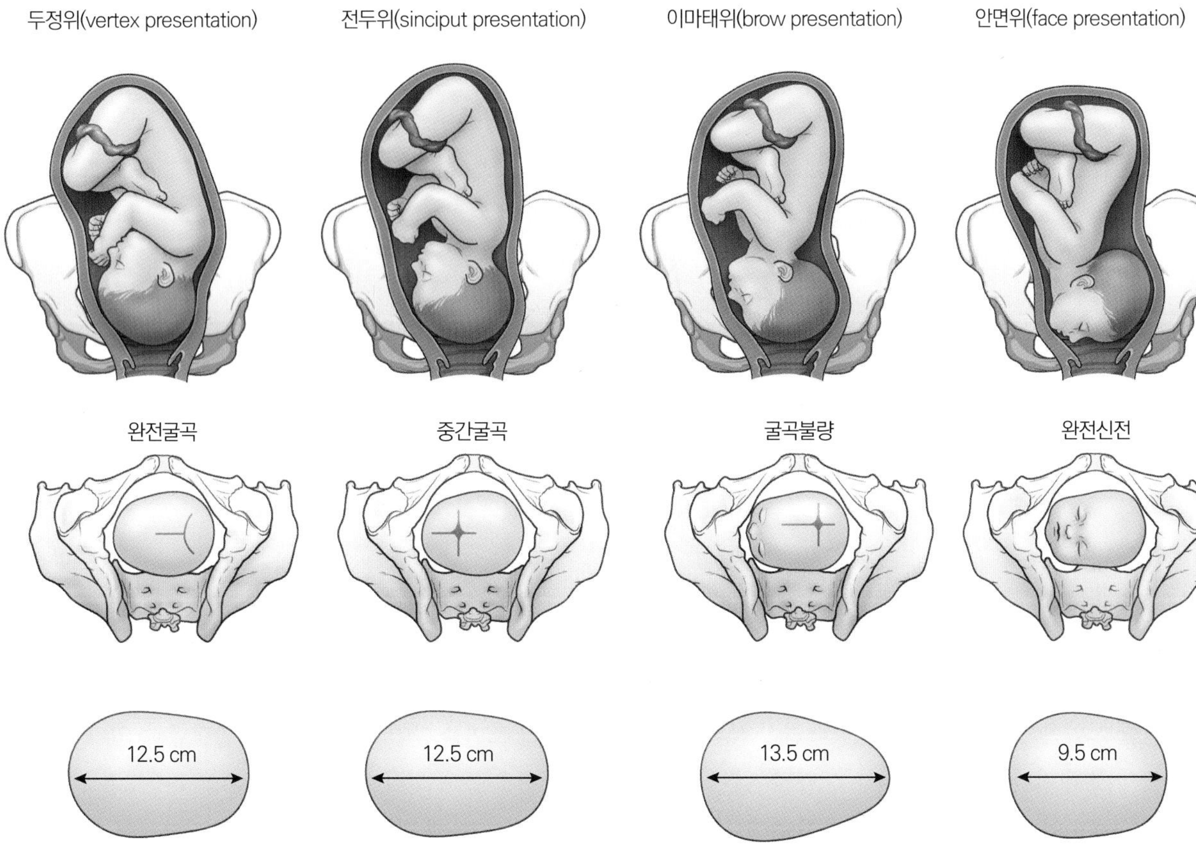

두정위(vertex presentation) 전두위(sinciput presentation) 이마태위(brow presentation) 안면위(face presentation)

완전굴곡 중간굴곡 굴곡불량 완전신전

12.5 cm 12.5 cm 13.5 cm 9.5 cm

그림 16-8. **태세에 따른 태위의 변화 및 태아 머리 직경의 차이**

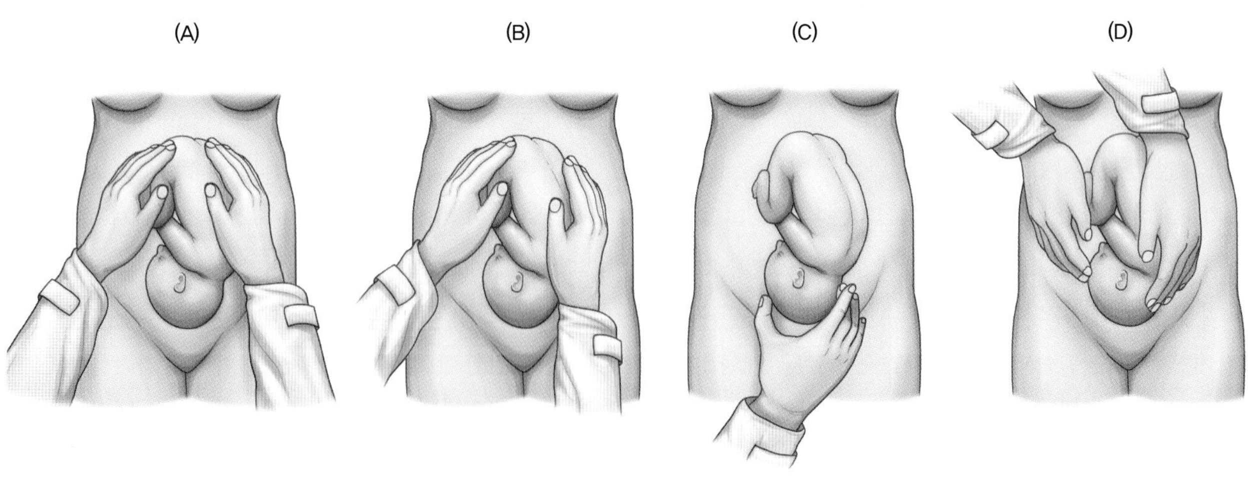

그림 16-9. **레오폴드 복부촉진법.** (A) 제1 방법, (B) 제2 방법, (C) 제3 방법, (D) 제4 방법

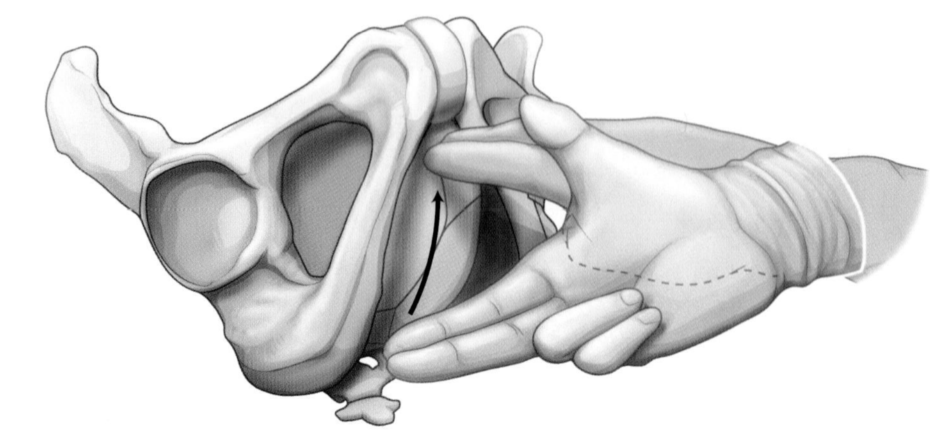

그림 16-10. **내진을 통한 시상봉합의 확인**

를 치골결합부 위쪽에서 쉽게 만질 수 있다면 두정부가 아직 좌골극까지 내려가지 않았다는 것을 알 수 있어 진입(engagement)이 일어나지 않았다고 판단할 수 있다. 또한 진통 중에는 임신부의 복부를 촉진함으로써 난산을 진단할 수도 있는데, 진통 중 자궁하부에 병적 수축륜(pathologic ring)이 만져지는 경우에는 통과장애(failure to progress)를 의심해 볼 수 있다.

(2) 내진(Vaginal examination)

분만진통이 시작되고 자궁목이 열리기 전까지는 선진부를 촉진할 수 없으므로 내진을 통한 태위나 태향의 진단은 확실하지 않은 경우가 많다. 그러나 일단 분만진통이 시작되고 자궁목이 열리고 나면 선진부를 촉진할 수 있으며, 내진을 통해 태위, 태세와 태향 등 태아에 대한 중요한 정보들을 얻을 수 있다. 따라서 내진을 할 때에는 태위뿐만 아니라, 태향의 기준 부위도 반드시 확인해야 한다. 예를 들어 두정위라고 확인된 경우 우선 시상봉합을 확인해야 하며, 시상봉합을 따라 다이아몬드 모양의 대천문과 삼각형 모양의 소천문의 위치를 확인하면 후두의 위치를 확인할 수 있으므로 태향을 진단할 수 있게 되며, 둔위의 경우에는 미골과 좌골 조면을 만짐으로써 태향을 판단할 수 있다.

내진을 통해 태위, 태향과 선진부의 하강도를 판정하기 위해서는 다음과 같은 네 가지 단계의 진단법이 추천된다.

① 임신부를 골반내진자세(lithotomy position, 쇄석위)로 눕힌 후 진찰이 익숙한 손에 소독된 장갑을 끼고, 검지와 중지 두 개의 손가락을 질 속에 삽입하여 열린 자궁목을 통하여 선진부를 만져본다. 이 방법을 통해 선진부가 두정, 안면 혹은 둔부인지를 확인할 수 있다.

② 두정위인 경우에 검사자의 손가락을 질의 뒤쪽으로 향하게 한 후 치골결합부 쪽으로 태아의 머리를 만지면서 훑어 올린다. 이 때 검사자의 손가락에 태아의 시상봉합이 만져지면 이것을 따라 손가락을 움직이면서 시상봉합의 주행 방향을 확인한다(그림 16-10).

③ 시상봉합 한 쪽 끝의 천문이 대천문인지 혹은 소천문인지를 확인한 후, 다시 시상봉합을 따라 손가락을 움직여 반대쪽 끝의 천문도 확인한다. 이 방법으로 태향을 확인할 수 있다(그림 16-11).

④ 끝으로 태아의 선진부가 골반 내로 내려온 정도(태아 하강도)를 확인한다.

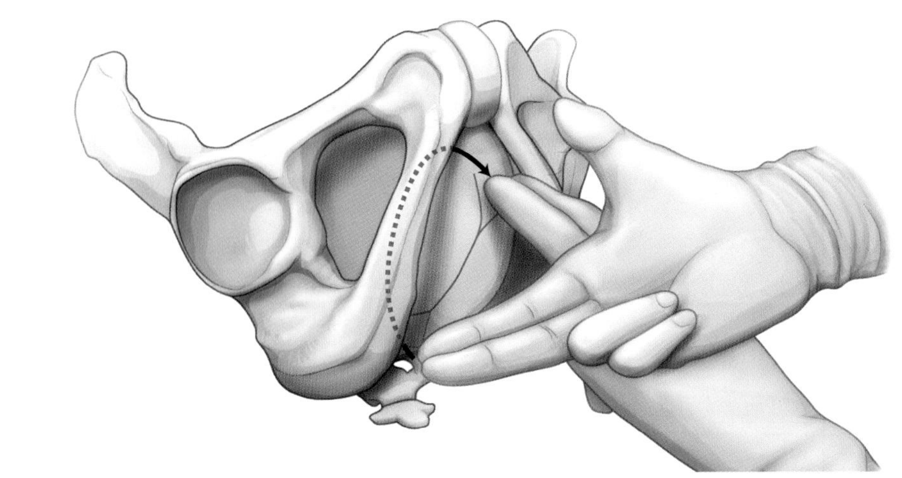

그림 16-11. **내진을 통한 천문의 위치 확인 방법**

(3) 초음파 검사

레오폴드 복부촉진법 등 일반적인 진찰법으로 태아에 대한 진단이 어려운 비만, 다태아, 양수과다증, 혹은 복벽이 단단한 임신부들의 경우에는 초음파 검사가 진단에 많은 도움을 준다. 특히 임신 후기까지 발견하지 못했던 둔위나 견갑위를 조기에 발견할 수 있게 도움을 주며, 방사선에 의한 피해의 가능성 없이 태아에 대한 정보를 상세히 얻을 수 있다. 분만진통의 제2기 중 태향의 진단에서 내진보다 질식 초음파 검사가 더 정확한 정보를 줄 수 있다는 보고도 있다 (Zahalka et al., 2005).

2. 정상 분만진통의 특성

1) 분만진통의 정의

엄밀한 의미에서 분만진통(labor)이란 '자궁목의 명백한 소실(effacement) 및 개대(dilatation)를 유발하는 자궁수축'이라고 정의되지만, 임상적으로 자궁의 수축이 있을 때 이것이 바로 분만진통이 시작된 것이라고 판단한다는 것은 매우 어렵다. 따라서 임상에서는 통증이 있는 자궁수축이 규칙적으로 발생한 시점을 분만진통이 시작한 시간으로 간주하는 경우도 있지만, 때로는 자궁목의 소실과 개대가 동반된 가진통(false labor)도 있을 수 있으므로 현실적으로 명확히 정의하기란 쉽지 않다. 일반적으로 분만진통이 시작되었다고 판단되는 임산부는 입원을 하게 되는데 이들의 입원기준은 양막파수가 없다는 전제 아래 통증이 있는 자궁수축과 함께 자궁목이 3-4 cm 개대된 경우라고 볼 수 있다.

2) 분만진통의 단계적 분류

분만진통은 분만을 위해 연속적으로 일어나는 일련의 과정으로 수많은 임신부들의 분만진통 자료를 토대로 연구 분석한 결과, 자궁목의 개대 정도를 시간 변화에 따라 그래프로 나타내면 특이한 형태의 S자 모양의 곡선을 나타내는 것으로 밝혀졌다(Friedman, 1954).

일반적으로 분만진통의 과정은 시간 경과에 따라 다음과 같이 3단계(three stage of labor)로 구분하여 정의한다 (그림 16-12).

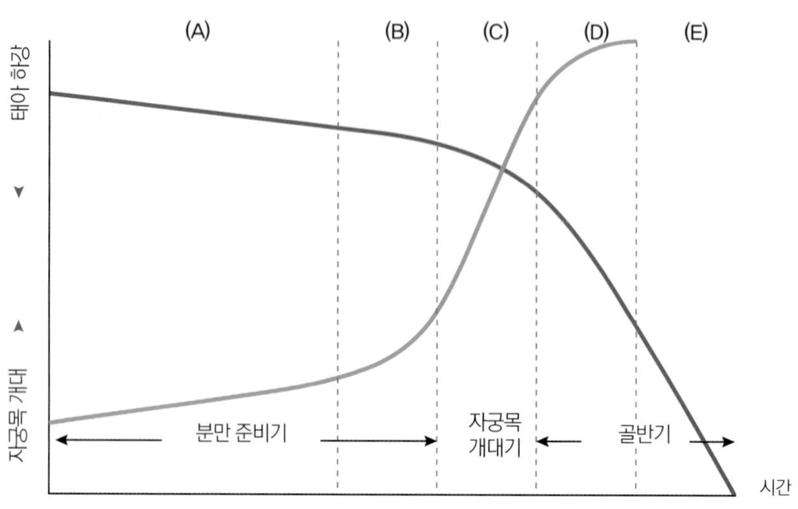

그림 16-12. Friedman 진통곡선

(1) 진통 제1기(The first stage of labor)**: Friedman 진통곡선의** (A)+(B)+(C)+(D)

이 시기는 충분한 강도, 빈도 및 지속시간을 가진 규칙적인 자궁수축에 의해 자궁목의 소실과 개대가 시작될 때부터 자궁목이 완전히 소실되고 개대되어 태아의 머리가 통과할 수 있을 약 10 cm 정도까지를 일컫는다. 따라서 이 시기를 '자궁목 소실 및 개대기(stage of cervical effacement & dilatation)'라고 부르기도 한다.

(2) 진통 제2기(The second stage of labor)**: Friedman 진통곡선의** (E)

이 시기는 자궁목이 완전히 개대된 이후부터 태아가 만출될 때까지의 기간으로 '태아만출기(stage of expulsion of the fetus)'라고도 한다.

(3) 진통 제3기(The third stage of labor)

이 시기는 태아가 만출된 직후부터 태반 및 태아막이 만출될 때까지의 기간을 말하며, '태반분리 및 만출기(stage of separation and expulsion of the placenta)'라고도 한다.

일부 학자들 사이에서는 분만진통의 3단계 이외에 진통 제1기에 앞서 진통전구기(prelabor)와 진통잠복기(latent phase)를 추가하거나, 진통 제3기 이후에 진통 제4기(the fourth stage of labor)를 추가하여 분류하기도 한다.

- 진통전구기(prelabor): 분만진통에 앞서 수주일 전부터 자궁수축이 증가되는 기간으로 자궁목의 연화(softening), 약간의 자궁목 소실, 경미한 자궁목 개대 및 자궁하부(lower uterine segment) 형성이 이루어지는 것으로 보고 있다.
- 진통잠복기(latent phase): 분만진통이 시작되기 수시간 전부터 불규칙하고 미약한 자궁수축이 동반되는 시기로 분만진통은 미약하지만 자궁목에는 숙화(ripening)와 연화(softening)가 일어나게 된다고 한다.
- 진통 제4기: 태반이 만출된 직후부터 약 1시간 동안을 말하며, 이 시기 동안에는 자궁근육의 수축과 퇴축이 일어나고, 혈관 속에 혈전도 형성되면서 태반이 착상되었던 부위에서 효과적인 지혈작용이 일어나게 되어 자궁출혈이 감소하게 된다. 따라서 이 시기는 산후출혈에 대한 임상적 관찰에 중요한 시기이다.

3) 진통 제1기 동안의 진통양상

분만진통의 진행에 대한 임상적 평가를 위해서는 자궁수축의 빈도나 강도도 중요하지만 자궁목의 개대와 태아의 하강 양상이 가장 중요한 지표라고 볼 수 있다. 왜냐하면 자궁수축에 따라 자궁목 개대와 태아의 하강이 효과적으로 진행되어야만 정상적인 분만진통의 진행이라고 할 수 있기 때문이다. 이런 관점에서 분만진통의 경과를 자궁목의 개대 정도와 시간 변화에 따라 그래프로 나타낸 것을 Friedman 진통곡선이라고 하며, 각각의 시기의 분류기준에 따라 특징적인 양상을 나타낸다(그림 16-12).

(1) 분만진통 곡선의 기능적 분류(Three functional division of labor)

Friedman은 분만진통의 과정을 기능적 관점에서 다음과 같이 3단계로 구분하였다.

① 분만 준비기(Preparatory division)

이 시기 동안 자궁목의 개대는 많이 일어나지 않지만, 자궁목의 결합조직에는 많은 변화가 일어나는 시기이다. 안정제나 마취제를 이 시기에 투여하면 진통이 없어질 수 있다. 위 그림 16-12의 (A)+(B) 시기가 이에 해당된다.

② 자궁목 개대기(Dilatational division)

이 시기는 자궁목의 개대가 가장 신속하게 진행되며, 진정제나 마취의 영향을 받지 않는 시기이다. 위 그림 16-12의 (C) 시기가 이에 해당된다.

③ 골반기(Pelvic division)

이 시기는 진통 제1기의 활성기 중 감속기(deceleration phase)에 이르러 시작되며, 분만진통의 제2기까지가 이 시기에 해당된다. 두정위의 분만 과정 중 기본운동(cardinal movement)이 일어나는 시기이기도 하며, 위 그림 16-12의 (D)+(E) 시기가 이에 해당된다. 다만 임상에서 분만진통 중 골반기가 언제부터 시작되는지를 명확히 구별한다는 것은 쉽지 않다.

(2) 자궁목 개대를 기준으로 한 분류(Two phases of cervical dilatation)

규칙적인 자궁수축에 의해 자궁목의 소실과 개대가 진행되는 진통 제1기는 자궁목의 개대를 기준으로 전반기인 잠복기(latent phase)와 후반기인 활성기(active phase)로 나눌 수 있으며, 활성기는 다시 가속기(acceleration phase), 절정기(phase of maximum slope)와 감속기(deceleration phase)로 구분할 수 있다. 정상적으로 진행되는 자궁목의 개대 양상은 특유의 S자형 곡선(Friedman 진통곡선)을 보인다(그림 16-12).

① 잠복기(Latent phase)

이 시기는 임산부가 규칙적인 자궁수축을 느끼는 시기로부터 자궁목이 3~5 cm 개대될 때까지이며, 위 그림 16-12의 (A)에 해당되고, 이 시기 이후에 분만진통의 활성화가 시작되기 때문에 임상적으로 중요한 시기이다. 이 시기 동안 자궁목의 개대는 신속히 일어나지 않으며, 기간도 개인에 따라 차이가 심한 편이다. 잠복기에 진정제를 투여할 경우 기간이 길어질 수 있으며, 옥시토신과 같은 자궁수축제를 투여할 경우 기간이 짧아진다.

임상적으로 잠복기가 비정상적으로 길어진 경우를 잠복기 지연(prolonged latent phase)이라고 하는데, 미분만부(primipara)에서는 20시간 이상, 다산부(multipara)에서는 14시간 이상인 경우로 정의된다. 잠복기 지연의 원인으로는 과도한 안정제 투여, 경막외 마취, 자궁목의 소실과 개대가 잘 안되는 불완전한 숙화, 가진통(false labor) 등이 알려져 있다. 잠복기가 지연되는 원인 중에는 가진통도 있을 수 있으므로 이 시기에 인공양막파수는 시행하지 않는 것이 좋다. 잠복기 지연만으로는 임산부나 태아의 예후에 나쁜 영향을 끼치지는 않는다고 알려져 있으나, 반대 의견도 있으므로 주의깊게 살펴야 한다.

② 활성기(Active phase)

가. 자궁목 개대

분만진통 중 활성기의 진행양상은 전체 분만진행의 결과를 예견하는 지표가 될 수 있으며, 이 시기는 다시 자궁목 개대가 활발히 시작되어 약 4 cm 정도 개대될 때까지인 가속기(그림 16-12B), 자궁목 개대가 가장 신속하게 일어나는 절정기(그림 16-12C)와 자궁목이 약 9 cm 정도 개대된 이후 그 진행이 현저히 둔화되는 감속기(그림 16-12D)로 구분할 수 있다. 이들 중 절정기 동안 Friedman 진통곡선은 거의 직선 양상을 보이며, 이 시기의 변화양상은 전체 분만진행 효율성의 판단에 좋은 척도가 된다. 또한 감속기는 태아과 골반사이의 상호관계를 반영하는 시기라고 볼 수 있다.

미분만부에서 활성기는 약 4.9시간이지만, 통계학적으로는 최대 11.7시간까지도 정상 범위로 볼 수 있다(SD: 3.4시간). 또한 활성기 동안 자궁목의 개대속도는 시간당 1.2~6.8 cm로 다양한 편이며, 다산부의 경우에는 조금 더 빨라 최소 1.5 cm/hr의 개대속도를 나타낸다고 한다.

나. 아두 하강

활성기 동안에는 자궁목 개대와 함께 아두의 하강도 일어나게 되는데, 대개 아두의 하강이 일어나는 시기는 미분만부의 경우 7~8 cm, 다산부의 경우 8 cm 이상 자궁목이 개대된 이후로, 결국 자궁목 개대의 절정기 동안 아두의 하강 정도가 점차 증가되면서 선진부가 회음저(perineal floor)에 도달할 때까지 비교적 같은 속도로 신속히 하강하게 된다.

다. 활성기의 이상(Active phase abnormalities)

일반적으로 활성기 동안 미분만부의 25%, 다산부의 15%에서 분만진통의 장애가 발생할 수 있다고 알려져 있으며, 1972년 Friedman은 활성기 동안의 분만진통의 장애를 지연장애(protraction disorder)와 정지장애(arrest disorder)로 구분하였으며, 이들 지연장애의 약 30%와 정지장애의 약 45%는 아두골반불균형과 관련이 있는 것으로 알려져 있다(상세 내용은 제18장 참조).

4) 분만진통 시 자궁 및 자궁목의 변화

(1) 분만진통의 특성

분만진통이 진행되면서 자궁은 주기적으로 수축과 이완을 반복하게 되는데 자궁수축간의 간격은 진통 제1기 초기에는 약 10분 정도이다가 점차 간격이 감소하게 되며, 진통 제2기가 되면 분만진통 간의 간격은 약 1분 내외가 된다. 분만진통시 자궁이 수축하는 사이의 이완기는 태아의 건강을 위해 필수적이며, 만약 이완기 없이 자궁의 수축만 지속된다면 자궁태반의 혈류가 감소되어 태아저산소증을 유발할 수 있다. 분만진통이 활발하게 일어나는 시기 동안 자궁의 수축기간은 30~90초 정도로 평균 약 1분 정도가 된다. 자궁수축의 강도는 분만진통기간 동안 다양한 차이를 보이는데, 자연적인 분만진통 동안 양수압을 측정한 결과 20~60 mmHg였으며, 평균 약 40 mmHg 정도였다.

(2) 분만진통 시 자궁의 기능적 구분

분만진통 중 자궁은 기능상 능동적 부위와 수동적 부위의 2부분으로 확실하게 구분이 된다. 분만진통이 진행됨에 따라 능동적 부위인 자궁상부는 자궁수축이 활성화되면서 점차 두꺼워지게 되며, 그 아래 부분인 자궁하부와 자궁목은

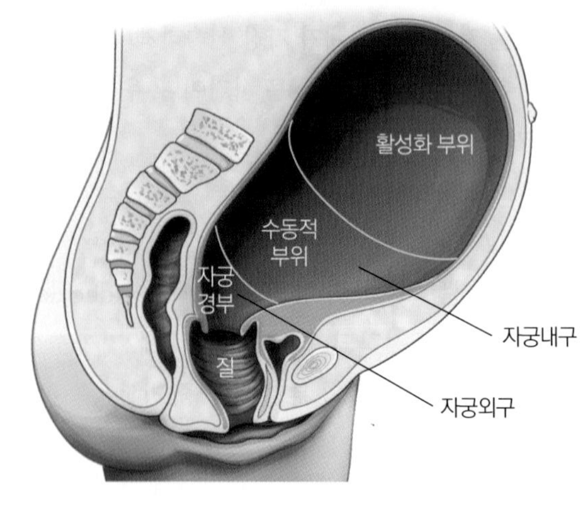

그림 16-13. 질식분만 시 자궁근층의 변화

수동적 부위로 태아의 만출이 쉽게 일어날 수 있도록 점차 얇아지면서 확장되게 된다. 이 때 자궁하부는 비임신시의 자궁협부(isthmus)에 해당되며, 분만진통 중에만 변화가 나타나는 것은 아니고, 임신이 진행되는 동안 계속해서 조금씩 형성되다가 분만진통 중에는 아주 현저하게 얇아지게 된다(그림 16-13).

분만진통 중 자궁상부의 근육층은 일단 수축이 일어난 후에는 이완이 되더라도 근육의 길이가 수축 전의 상태로 돌아가지 않는다. 따라서 수축과 이완이 반복됨에 따라 자궁상부의 근육의 길이는 점차 짧아지게 되고, 두께는 두꺼워지면서 결국 자궁의 내부용적이 감소하게 되며, 그 결과 태아를 아래쪽으로 밀어내게 되는 것이다. 또한 자궁하부의 근육이 계속 신전되고 확장되면서 자궁목의 개대도 일어나게 된다. 이때 자궁하부의 근육섬유는 완전히 이완되는 것은 아니고, 어느 정도 긴장성을 유지하면서 점차 신전되기 때문에, 자궁 속의 압력은 거의 일정하게 유지되게 된다. 분만진통이 진행되면서 자궁하부의 근육섬유가 늘어남에 따라 그 두께는 점차 얇아지게 되어 가장 얇은 부위의 두께는 불과 수 mm밖에 되지 않게 된다. 결국 분만진통이 진행됨에 따라 자궁상부는 두꺼워지고 자궁하부는 얇아지면서 자궁상하부의 경계부위에는 능선(ridge)이 형성되는데 이를 '생리적 수축륜(physiologic retraction ring)'이라고 한다. 폐쇄분만(obstructed labor)과 같은 난산의 경우에는 자궁하부가 심하게 얇아져서 생리적 수축륜이 매우 심화되어 나타날 수 있는데, 이를 '병적 수축륜(pathologic retraction ring, ring of Bandl)'이라 하며 자궁파열이 임박하였음을 시사하는 징후이다(그림 16-14).

이와 같이 진통 중 자궁의 상하부의 역할이 서로 다른 것을 확인하기 위하여는 자궁수축력측정기(tocodynamometer)를 이용하여 부위별 자궁수축의 강도를 측정해 볼 수 있다. 자궁수축력측정기를 이용하여 측정한 자궁상부, 중간부 및 자궁하부의 자궁수축 강도를 보면 자궁상부의 경우에는 수축의 강도가 강하고 지속시간도 긴데 반해 자궁하부로 갈수록 강도도 약해지고 지속시간도 짧은 것을 알 수 있다. 만일 이 세 부위의 수축의 강도가 같다면 압력의 기울기(pressure gradient)가 없게 되어 분만의 진행은 불가능하게 될 것이다.

(3) 분만과 관계된 부수적인 힘

① 복압

자궁목이 완전히 개대되고 난 후 태아 만출에 가장 중요한 힘은 복벽근을 수축시켜서 발생하게 되는 복압의 상승이

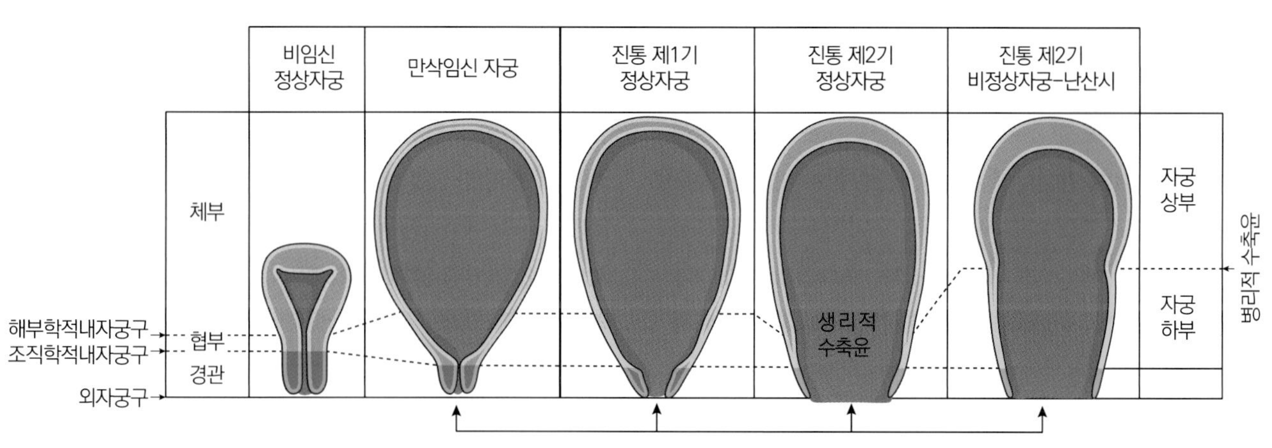

그림 16-14. **임신 중 자궁근육층의 변화 및 수축륜의 형성과정**

다. 즉 자궁수축과 동시에 변을 볼 때와 마찬가지로 숨을 깊이 들이쉰 다음 숨을 참으면서 아래로 길게 강한 힘을 주는 것인데, 이를 '밀어내기(pushing)' 혹은 '힘주기'라고 부른다. 자궁목의 개대는 자궁의 수축만으로도 진행되지만 진통 제2기에서 태아의 만출을 위해서는 자궁의 수축하는 힘에 더해서 이와 같은 '밀어내기'가 반드시 필요하다. 그러나 자궁목이 완전히 개대되기 전인 진통 제1기 동안의 성급한 '밀어내기'는 효과가 없으며, 오히려 임산부를 지치게 만들 수 있다. 복압은 진통 제3기에서도 중요한데 특히 분만을 도와주는 사람이 없이 혼자 분만할 경우 태반이 자궁에서 분리된 다음에 자연적으로 만출되도록 도움을 줄 수 있다.

② 자궁목 및 골반저의 저항

분만진통 중 태아가 만출되기 위해서 산도를 통과하는 동안 태아의 선진부는 자궁목, 골반저(pelvic floor)의 근육 등으로부터 저항을 받게 된다. 따라서 자궁수축과 복압에 의한 힘이 산도의 저항을 극복해야만 태아의 만출이 가능한 것이다.

(4) 자궁목의 역할

분만진통이 시작되기 전부터 자궁목이 부드러워지는 과정을 자궁목의 숙화라고 하며, 이후 분만진통이 시작하여 자궁의 수축이 있게 되면 자궁목의 개대가 진행되게 된다.

① 자궁목의 변화

진통 제1기 동안 효과적인 자궁수축이 일어나면 양막내압이 상승하게 되고, 그 정수압(hydrostatic pressure)에 의해 자궁목의 개대가 일어나게 된다. 만일 양막이 파열된 경우에는 태아 선진부의 직접적인 압력이 자궁목과 자궁하부에 작용하게 되며, 이미 숙화된 자궁목에 소실과 개대라는 두 가지 필수적인 변화가 일어난다. 성공적인 분만을 위해서는 효과적인 자궁수축이 있어야 하지만 분만진통이 시작되기 전에 미리 자궁목의 숙화도 충분히 일어나야만 한다. 만삭에서 분만진통이 진행되어 정상 크기의 태아 선진부가 자궁목을 완전히 통과하기 위해서는 자궁목이 10 cm 정도 개대되어야 하는데 이를 '완전개대'라고 부른다. 일반적으로 자궁목이 소실되는 동안에는 태아 선진부의 하강은 일어나지 않으며, 대부분 자궁목의 개대와 함께 선진부의 하강이 일어난다. 미분만부에서는 진통 제2기 동안 선진부의 하강이 비교적 서서히 일어나지만, 다산부의 경우에는 선진부의 하강이 매우 빨리 진행될 수 있다.

② 자궁목 소실

자궁목 소실이란 분만진통의 시작 시점에서 약 2 cm 정도인 자궁목의 길이가 종이처럼 얇아지는 것을 의미하며, 소실은 자궁근육의 수축으로 인하여 자궁내구(internal os)가 위쪽의 자궁하부 쪽으로 끌려올라감에 따라 시작된다. 이때 자궁내구는 자궁하부와 해부학적으로나 생리학적으로 한 부분이 되지만 자궁목 소실의 초기 동안 자궁외구(external os)에는 거의 변화가 없다. 분만진통이 시작되기 전부터 자궁근육의 활동이 증가함에 따라 숙화된 자궁목은 활발한 분만진통이 시작되기 전에 상당한 소실이 일어나게 된다.

③ 자궁목 개대

자궁체부에 비해 자궁하부와 자궁목은 저항이 적은 곳이므로 자궁이 수축하는 동안 자궁목에는 원심성의 당기는 힘이 작용하여 자궁목이 열리게 된다(그림 16-15). 즉 자궁수축이 양막에 압력을 주게 되면 양막내압이 자궁목을 쐐기처럼 개대시키게 되며, 양막이 파열된 경우에도 자궁목과 자궁하부에 미치는 선진부의 직접적인 압력이 비슷한 효과를 나타낸다. 분만진통의 초기에 양막이 파열되었다 하더라도 태아의 선진부가 자궁의 수축에 의한 압력을 자궁하부와 자궁목에 잘 전달할 수 있는 위치에 있다면 자궁목의 개대는 지연되지 않게 된다.

(5) 양막 파열

양막의 자연 파열은 분만진통이 본격적으로 진행되는 활발한 분만과정 중에 일어나는 것이 보통이다. 전형적인 양막의 파열현상은 거의 무색의 투명하거나 약간 혼탁한 액체

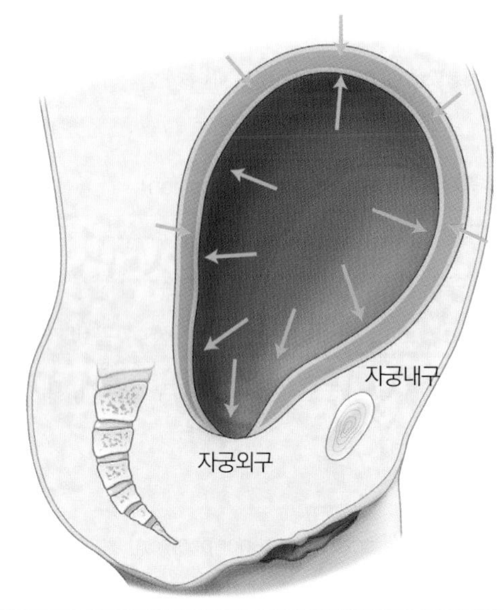

그림 16-15. **자궁목 소실 및 개대에 영향을 미치는 양수의 정수압 작용**

가 쏟아져 나오는 것으로 확인할 수 있다. 드물지만 태아가 분만될 때까지 양막이 파열되지 않는 경우도 있는데, 태아가 양막에 둘러싸인 채 분만된 경우 태아의 머리를 덮고 있는 양막 부분을 태두피막(cowl)이라고 부른다.

(6) 산도와 골반저의 변화

① 산도의 구성

산도는 골반저를 형성하고 있는 여러 겹의 조직층에 의해 유지되고 있으며, 기능적으로는 폐쇄되어 있다. 그 구조를 골반내측에서 외측으로 살펴보자면 다음과 같다.

- 복막(peritoneum)
- 복막하 결체조직(subperitoneal connective tissue)
- 내골반근막(internal pelvic fascia)
- 항문거근 및 미골근(levator ani & coccygeus muscle)
- 외골반근막(external pelvic fascia)
- 표재성 근육 및 근막(superficial muscles & fascia)
- 피하조직(subcutaneous tissue)
- 피부(skin)

② 골반저의 해부학적 구조

골반저를 구성하는 구조물 중 가장 중요한 것은 항문거근과 그 상하 표면을 덮고 있는 근막인데 임상적으로 이들을 골반저라고 부르고 있다. 이 근육군은 골반강의 아래쪽을 일종의 횡경막처럼 폐쇄시키고 있으므로 위쪽 표면은 오목하고 아래쪽은 볼록하다.

진통 제1기 동안 양막과 태아의 선진부는 자궁하절부를 개대시키는 역할을 하는데, 양막이 파열된 후에는 전적으로 선진부에 의한 변화가 일어나게 된다. 이 시기의 가장 현저한 변화는 항문거근의 근섬유가 견인되는 것과 회음부의 중앙부가 얇아지는 현상으로 회음절개를 하지 않는 경우에는 원래 5 cm 두께의 쐐기모양 덩어리가 1 cm 미만의 거의 투명한 막상구조로 변화하게 된다. 회음부가 최고도로 확장될 때 항문은 직경이 2~3 cm 정도로 열리며, 그 사이로 직장의 앞쪽 벽이 돌출될 수 있다. 질과 골반저를 공급하는 수많은 크고 작은 혈관들은 이 조직이 찢어질 때 상당량의 출혈을 일으킬 수 있다.

3. 후두위에서의 정상분만기전

1) 후두위의 진단

분만 시 모든 태아의 95~96%가량이 두정위(vertex presentation)(=후두위, occiput presentation)로 위치하며, 3~4%가 둔위, 0.3%가 안면위, 0.3%가 횡위 등으로 위치한다. 대부분 두정위로 위치하는 이유는 자궁의 모양이 역삼각형이고, 태아의 아두보다 엉덩이와 사지의 크기의 합이 더 크면서 유동성이 더 많기 때문으로 이해하고 있다. 태아의 선진부와 태위의 진단은 복부촉진에 의한 방법(레오폴드 복부촉진법), 내진, 산모의 복벽에서 태아 심음의 청진 위치, 초음파 및 영상 의학적 방법으로 할 수 있다.

후두위에서 태아선진부는 아두의 후두이므로 임신부의 골반강 내에 진입한 태아 후두의 위치에 따라 측방후두위(OT), 전방후두위(OA), 후방후두위(OP)로 각각 태향(position)이 결정된다. 대부분의 경우 태아는 측방후두위 또는 전방후두위로 위치하며 측방후두위와 전방후두위에서는 좌태방향(LOT/LOA), 후방후두위에서는 우태방향(ROP)이 더 흔히 나타난다.

태위는 복부촉진으로 거의 확인되고 가끔은 진통시작 전후에 내진으로 확인된다. 대부부의 경우 아두가 골반강 내로 들어갈 때 두정부의 시상봉합(sagittal suture)이 임신부의 골반횡경에 나란하게 위치한다.

(1) 측방후두위(Occiput transverse position)

측방후두위는 아두가 임신부의 골반강 내로 들어갈 때 시상봉합이 임신부의 골반횡경에 나란하게 위치하는 것을 말하며 후두위 태아의 약 60% 이상이 측방후두위로서 이 중 40%가 좌측방후두위(LOT)이고 20%가 우측방후두위(ROT)로 들어간다. 레오폴드 복부촉진법으로 임신부의 복부를 촉진하여 태위 및 태향을 진단할 수 있다.

(2) 전방 후두위(Occiput anterior position)

전방후두위(LOA 또는 ROA)는 아두의 후두부가 측방후두위보다 45도 전방으로 회전한 상태로 임신부의 골반강내로 진입한다. 따라서 내진상 시상봉합이 골반강의 사경상에 놓여 있으며 소천문은 골반강의 측전방에, 대천문은 측후방에 위치한다.

(3) 후방 후두위(Occiput posterior position)

후방후두위의 빈도는 후두위의 약 20%이며 우후방후두위(ROP)가 좌후방후두위(LOP)보다 더 흔하다. 후방후두위는 골반강의 앞부분이 좁은 골반에서 많으며 태반이 자궁 앞

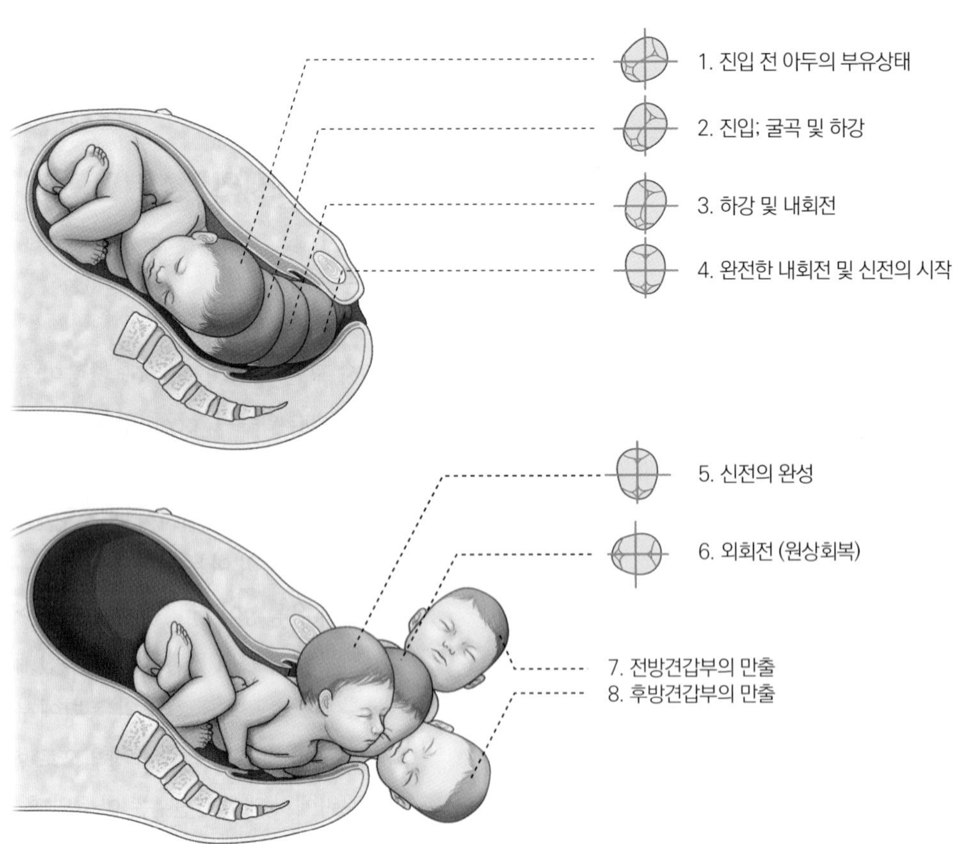

그림 16-16. LOA에서 분만기전에 의한 기본운동

쪽에 위치한 경우에서도 많이 나타난다.

2) 후두위의 분만

골반강의 모양이 불규칙하고 성숙한 아두 직경이 비교적 크기 때문에 출산을 위해서 아두는 골반강의 여러 부분에 적응하는 과정이 요구되며 이를 위한 일련의 연속적인 아두 위치 변화를 분만기전(mechanism of labor)이라 한다.

(1) 후두위 분만 시의 기본운동(Cardinal movements)

후두위 분만의 기본 운동은 진입, 하강, 굴곡, 내회전, 신전, 외회전, 만출로 이루어진다. 이 장에서는 좌전방후두위(LOA)의 기본운동을 알아본다(그림 16-16).

이런 기본운동들은 순서대로 독립적으로 일어나는 것이 아니라 동시에 복합적으로 일어난다. 예를 들면 아두의 진입과정에서 굴곡과 하강은 동시에 일어난다.

① 진입(Engagement)

가. 진입의 정의

두정위에서 가장 긴 아두 횡경인 양쪽마루뼈지름(biparietal diameter)이 골반입구를 통과하는 것을, 둔위에서 양쪽대퇴돌기사이직경(bitrochanteric diameter)이 골반입구를 통과하는 것을 진입이라 한다. 임상적으로 내진을 통하거나, 복부에서 선진부를 촉진하여 진입 여부를 알 수 있다. 아두 선진부의 끝이 골반의 궁둥뼈가시(ischial spine) 위치에 있는 경우 즉, 하강 정도 0인 경우에, 진입이 되었다고 표현한다. 진입이 일어나는 시기는 임신 36주부터 진통 시작 이후까지 다양한데, 대부분의 미분만부에서는 진통이 일어나기 전에 아두가 이미 진입되어 있으나, 경산모에서는 대부분 진통이 시작된 이후에 진입하기 시작한다. 아두의 진입 전 내진 시 태아 아두를 위로 밀면 복부에서 움직이는 아두를 느낄 수 있는데 이를 아두의 부유(floating)라고 한다.

나. 부동 고정위(Asynclitism)

아두의 시상봉합은 골반입구의 횡축을 따라 진입하는데, 시상봉합이 치골결합(symphysis pubis)과 엉치뼈곶(sacral promontory, 천골곶)사이의 정중앙을 통과하는 골반횡경에 일치(동고정위, synclitism)하려는 경향이 있다. 그러나 실제 시상봉합이 천골곶을 향하여 뒤쪽으로, 또는 치골결합을 향하여 앞쪽으로 치우쳐 있는 부동고정위(asynclitism)가 흔하다(그림 16-17). 시상봉합이 천골곶을 향해 치우쳐 있는 경우를 앞부동고정위(ante-

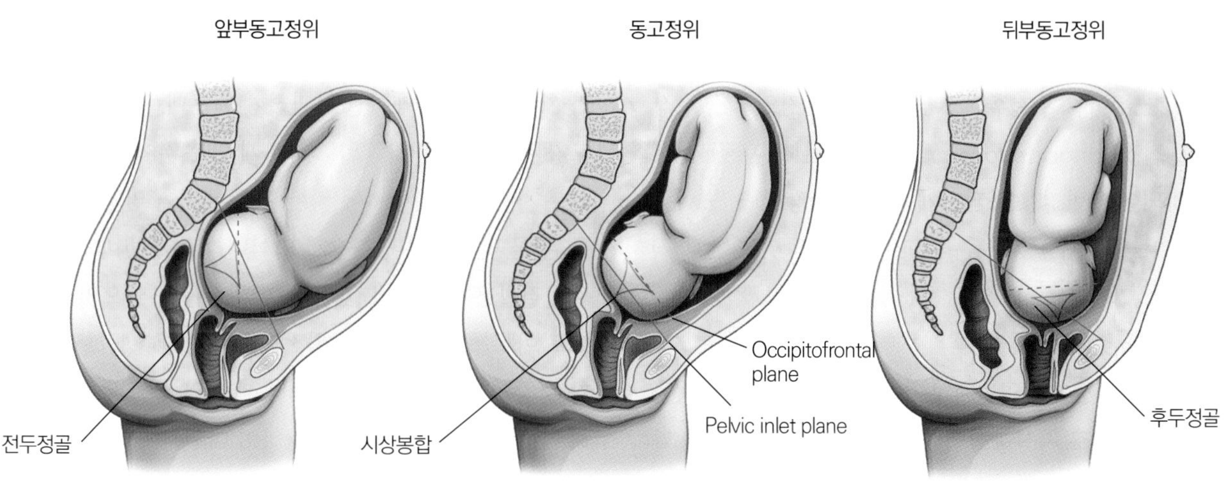

그림 16-17. 동고정위 및 앞, 뒤부동고정위

rior asynclitims)라 하고 시상봉합이 치골결합을 향해 치우져 있는 경우 뒤부동고정위(posterior asynclitism)라 한다.

정상 분만과정에서도 중등도의 부동고정위는 흔히 볼 수 있으며 대부분 뒤부동고정위에서 앞부동고정위로 전환되어 아두가 골반강의 가장 넓은 공간을 차지함으로써 하강이 촉진된다.

② 하강(Descent)

지속적으로 같은 비율로 하강이 일어나는 것이 아니라 진통 제1기의 감속기 및 진통 제2기에 가장 많이 이루어진다. 초산모인 경우에는 진통 전에 이미 하강이 어느 정도 진행되어 있는 상태로 진통이 시작되면 서서히 하강하나, 경산모에서는 대개 진입과 하강이 동시에 일어난다. 하강은 자궁수축에 의한 양수의 압력, 자궁저부가 태아의 엉덩이를 미는 힘, 태아 체부의 신전 및 똑바로펴기(straightening) 등에 의해 일어나며, 진통 제2기, 즉 자궁경관의 완전 개대 이후에는 산모자신의 밀어내기에 따른 복근수축 등이 하강을 더욱 촉진한다.

③ 굴곡(Flexion)

하강이 지속되면 아두가 저항을 받게 되어 아두의 굴곡이 수동적으로 일어나 태아의 턱이 가슴에 밀착하게 된다. 이러한 굴곡 현상으로 인해, 아두가 전혀 굴곡되지 않은 상태에서의 긴 아두의 뒤통수이마직경(occipitofrontal diameter, 12 cm)이 아두전후직경 중 최단 전후경인 뒤통수정수리밑 직경(suboccipitobregmatic diameter, 9.5 cm)으로 대치되어 골반강을 통과하게 되므로 하강이 훨씬 쉬워진다(그림 16-18).

④ 내회전(Internal rotation)

아두가 중골반강에서 골반출구에 이르는 하골반강에 적응하여 수동적으로 시상봉합이 임신부 골반의 전후경에 일치하도록 태아의 후두가 점차적으로 원래의 위치에서 치골봉합을 향해 전방 회전하는 것을 말한다. 거의 대부분은

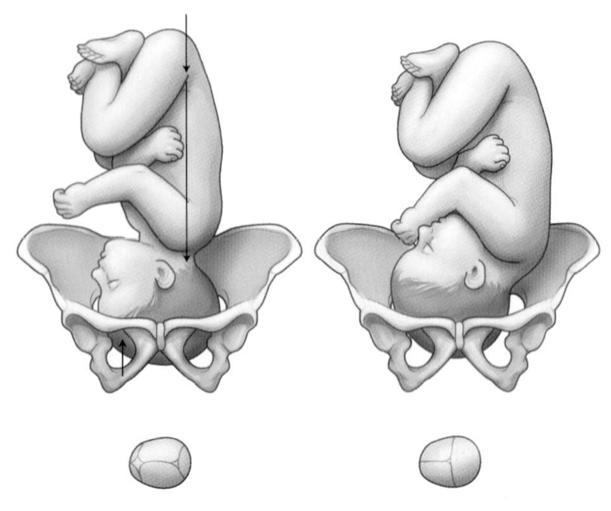

그림 16-18. 지레의 원리에 따른 아두굴곡의 기전과 완전굴곡
결과적으로 뒤통수이마직경(occipitofrontal diameter, 12 cm)이 뒤 통수정수리밑 직경(suboccipitobregmatic diameter, 9.5 cm)으로 대치되어 골반강을 통과하게 된다.

후두가 치골결합 쪽으로 위치하나, 약 15~20%에서는 후방으 로 일어나며, 이 중 5%는 분만 종류 시까지 지속적 후방후두위를 보인다. 굴곡과 같은 기전으로 골반의 모양 및 골반바닥근육에 따라 일어나는 수동적인 운동이다. 그림 16-19, 그림 16-20은 각 방향의 후두위에서 내회전하는 양상을 나타낸 것이다.

⑤ 신전(Extension)

아두가 질입구에 이르면 신전이 일어난다. 태아 후두저부가 치골결합의 아래쪽을 통과하게 되는데, 이때 아두의 각도가 직각으로 꺾이듯 위로 향하게 되는 것이 신전이다. 임신부 자신의 밀어내기에 의한 힘은 태아를 임신부의 후방즉, 천골 및 회음부 방향으로 밀어내리고, 골반바닥근육 및 치골결합은 그 힘에 저항하는 반대작용을 일으켜 궁극적으로 아두는 산도를 따라 신전되며 하강한다. 점차 회음부가 팽창되고 질구가 확장되면서 태아의 후두 부위가 서서히 나타나며 아두는 더욱 신전하여 대천문, 코, 입, 턱의 순으로 질구를 통해 나온다. 이후 아두는 아래로 쳐지고 턱은 임신부의 항문 앞에 놓인다.

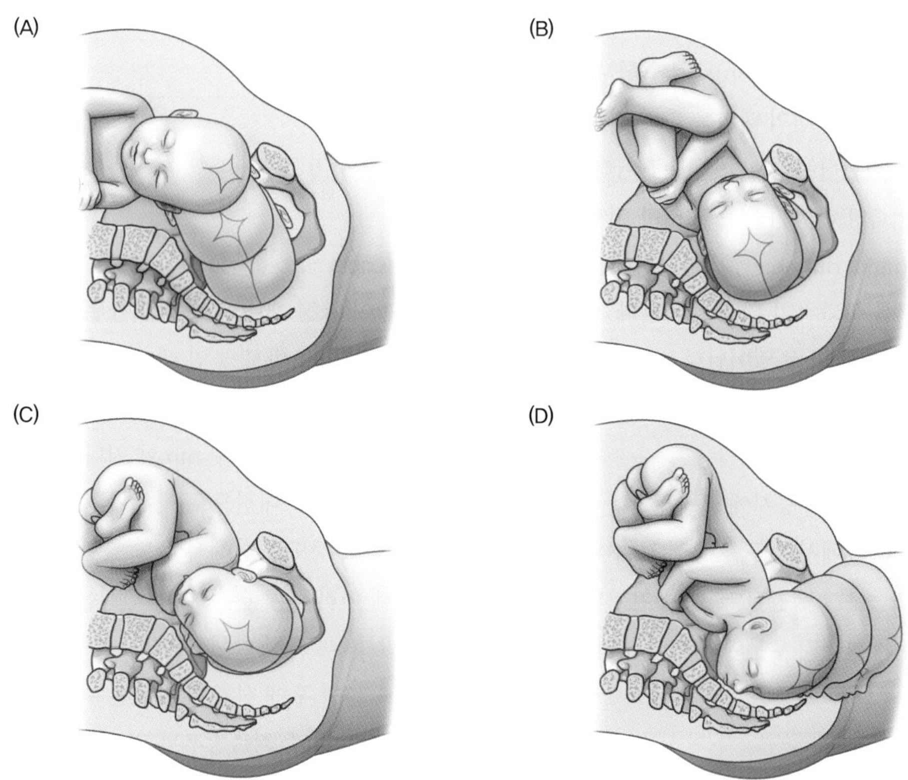

그림 16-19. **좌측방후두위(LOT)에서의 분만기전**
(A) 골반입구에서는 아두가 '앞부동고정위'로 위치한다. (B) 아두의 골반 진입 시 아두가 측방으로 굴곡되어 '뒤부동고정위'가 되었다. (C) 그후 더욱 하강이 일어나고, (D) 내회전 및 신전으로 진행된다.

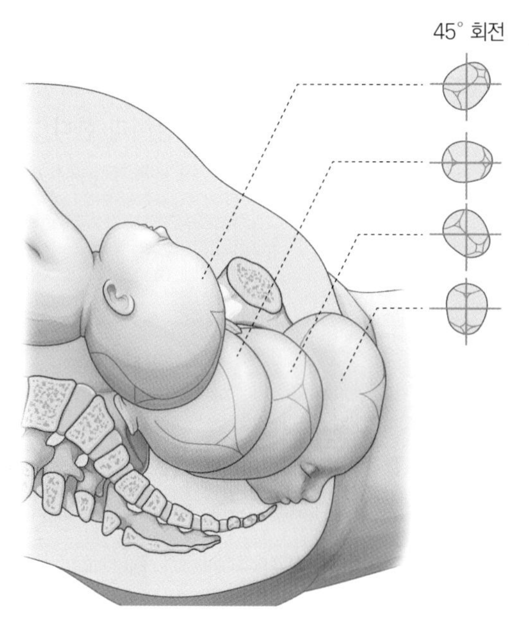

그림 16-20. **우후방후두위(ROP)에서 전방회전하는 분만기전**

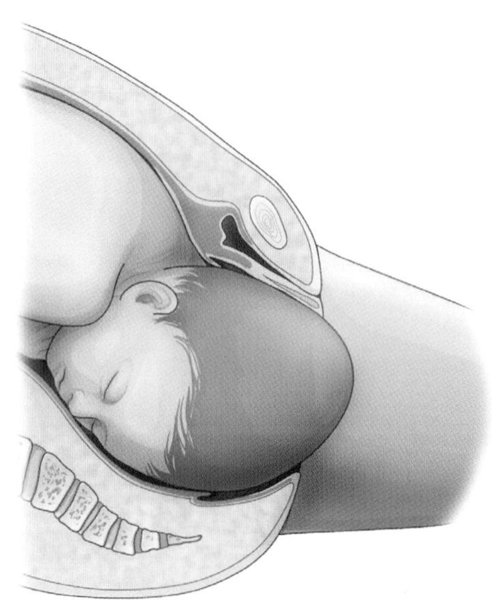

그림 16-21. **산류의 형성**

⑥ 외회전(External rotation)

전방후두위(occiput anterior position)로 질구를 통해 나온 아두는 내회전이 일어나기 전의 태향을 향해 좌측 또는 우측으로 저절로 90도 회전하는데 이를 외회전이라 한다. 태아의 후두는 완전한 측방 태향이 되는데 태아 어깨의 장축인 양견봉경(biacromial diameter)이 골반강의 전후경에 일치하여 골반출구를 통과하기 위해 일어난다. 아두의 외회전은 내회전의 반대 방향으로 일어난다.

⑦ 만출(Expulsion)

아두의 외회전이 완료됨과 거의 동시에 골반전방에 위치한 태아의 어깨가 치골결합 밑에서 질구를 통해 보이며 곧 반대편 어깨로 인하여 회음부가 팽창된다. 태아 어깨의 분만이 완료된 후 태아체부의 나머지 부분이 신속히 분만된다.

(2) 후방후두위의 분만

후방후두위로 있을 때의 분만의 기전은 대부분의 경우에 내회전시 후두가 치골봉합을 향해 45도 또는 90도 회전하는 대신 135도로 회전하는 것 외에는 전방 또는 측방후두위 분만기전과 동일하다(그림 16-20), 자궁수축과 아두 굴곡이 충분하고 태아 크기가 크지 않다면 대부분에서 아두가 골반기저에 도달한 후 후두가 회전한다. 그러나 약 5~10%에서는 완전한 전방회전이 일어나지 않아 횡위 정지(transverse arrest)상태 또는 지속성 후방후두위(persistent occiput posterior, POP)가 초래되어 난산의 원인이 될 수 있다.

3) 아두형태의 변화

(1) 산류(Caput succedaneum)

자궁경관이 완전 개대되기 전에 아두가 심한 압박을 받아 자궁경관 입구에 바로 놓인 태아두피 부분에 부종이 생겨 형성되는 국소적인 종창을 산류라 한다(그림 16-21).

대개 산류의 두께는 수 mm에 지나지 않으나, 진통시간이 길어지는 경우 내진으로 아두의 봉합선이나 천문을 촉지할 수 없을 정도로 심해질 수도 있어 분만진행 정도를 판별하는 데 어려움을 줄 수 있다. 산류는 질출구가 견고하여 저항이 있을 때 흔히 발생되는데, 아두의 가장 선진부에 발생하므로 분만 후에 산류가 형성된 위치로 원래의 태향을 짐작할 수 있다. 즉 좌측방후두위(LOT) 태아에서는 우측 두정골(parietal bone)의 상후방에, 우측방후두위(ROT) 태아에서는 좌측 두정골의 상후방에 산류가 각각 형성된다.

산류는 출생 후 자연적으로 점차 크기가 줄어 들어서 대개 24~36시간 이내에 완전히 소실된다.

(2) 거푸집 현상(Molding)

질식분만 시 임신부의 골반크기와 형태에 적응하여 아두의 모양이 변화하는 것을 거푸집 현상이라 한다(그림 16-

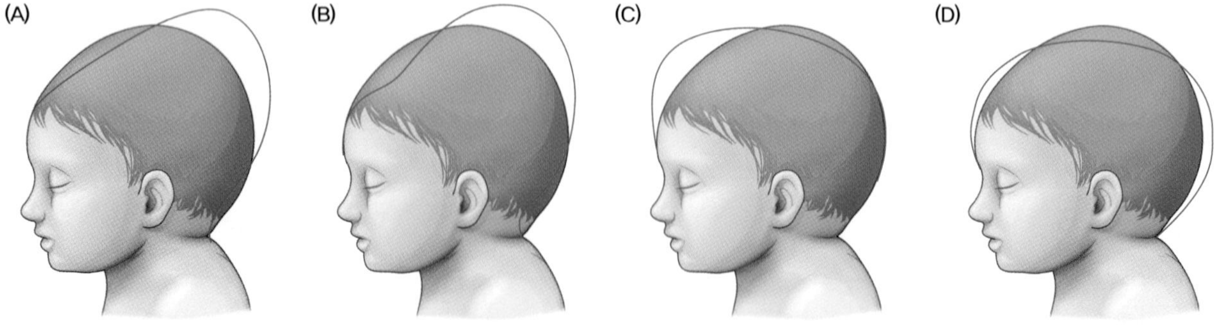

그림 16-22. 거푸집현상(molding). (A) 전방후두위, (B) 후방후두위, (C) 전액위, (D) 안면위

22). 아두 두개골을 형성하는 여러 뼈들은 완전히 융합되어 있지 않아 봉합선에서 움직일 수 있다. 대개 후두골의 상연과 드물게는 전두골의 상연이 두정골 아래로, 대부분의 경우 후두정골이 전두정골 아래로 밀려들어가 겹쳐진다. 거푸집 현상은 뒤통수정수리밑 직경(suboccipitobregmatic diameter)이 0.5~1.0 cm 정도 줄어드는 효과를 준다. 아두와 임신부의 골반크기가 정상인 경우에는 거푸집 현상이 거의 필요 없으나 협골반이 있을 경우에는 거푸집을 일으킬 수 있는 정도가 질식분만가능성 여부를 가름하는 중요한 인자가 될 수 있다.

4. 정상 분만진통과 분만의 관리

1) 입원 시 확인사항

임산부는 출산에 임박할 때까지 기다리기 보다 진통 초기에 입원하는 것이 안전하다. 특히 산모나 태아가 고위험군인 경우 더욱 그러하다. 그러나 너무 이른 진통 잠복기에서의 입원은 진통 활성기 정지(active phase arrest), 옥시토신의 사용, 융모양막염의 발생을 증가시킬 수 있으므로 진통의 시작을 정확하게 감지하는 것은 매우 중요하다.

(1) 진통의 확인

진통이란 자궁 경부의 개대와 숙화를 동반하는 자궁 숙축인데 이는 후향적으로 판단 가능한 문제여서 진단이 쉽지 않다. 진성진통과 가진통을 구별할 수 있는 특징으로는 다음과 같은 것들이 있다.

① 진성진통 시 자궁수축의 특징

- 간격이 규칙적이며 점차 짧아진다.
- 강도가 점차 증가된다.
- 배부와 복부에 불쾌감이 있다.
- 자궁목개대를 동반한다.
- 진정제로 완화되지 않는다.

② 가진통 시 자궁수축의 특징

- 간격이 불규칙하고 계속 길게 유지된다.
- 강도가 증가되지 않는다.
- 주로 하복부가 불편하다.
- 자궁목개대가 동반되지 않는다.
- 진정제로 완화된다.

만삭에 자궁수축이 있으면서 양막파열이 있거나 이슬이 비치거나 자궁목 소실이 완전히 이루어진 경우에 진성진통으로 판단한다. 혹은 자궁수축이 있으면서 자궁목 개대가 3~4 cm 이상 이루어졌을 때 진성진통으로 판단하기도 한다. 양막파열이나 출혈이 없는 경우라면 자궁수축이 1시간에 5분 이하의 간격, 즉 12회 이상 자궁수축이 있는 경우 진통의 시작을 의미하며 이들의 3/4 이상이 24시간 이내에 진통 활성기에 진입하게 된다.

(2) 태아 심박동 검사

진통으로 입원하는 모든 임산부는 소위 입원검사(admission test)라고 하는 전자태아심박동감시장치를 이용한 검사를 받게 된다. 이 때 태아심박동이 정상적이라면 남은 진통기간 동안 간헐적 검사로 대체할 수 있다. 가진통으로 확인된 임신부라도 적어도 한 시간 동안 태아 심박동 검사를 시행한 다음 귀가하는 것이 안전하다.

(3) 내진을 통해 파악해야할 사항

과도한 질출혈이 없다면 무균적으로 내진을 시행하여 다음과 같은 정보를 얻어야 한다. 단 잦은 내진은 세균감염과 관련이 있으므로 주의가 필요하다.

① 양막파열

양막파열의 진단은 다음 세 가지 이유에서 중요하다.

첫째, 태아 선진부가 골반내에 고정되어 있지 않다면 제대탈출과 압박의 가능성이 증가한다.

둘째, 만삭이거나 만삭에 가까운 시기라면 분만이 곧 일어나게 된다.

셋째, 양막이 파열된 이후 분만이 지연될수록 자궁내 감염의 위험이 증가한다.

양막파열의 진단은 무균적 질경을 삽입하여 후방질원개에 고여 있는 양수를 확인하거나 자궁목으로부터의 양수 유출을 확인하여 진단할 수 있다. 육안적으로 진단이 확실하지 않은 경우 질내 산도를 측정하는 나이트라진 검사법(nitrazine test)을 이용할 수 있다. 이는 완전하지는 않지만 간편하고 신뢰할 만한 방법이다. 정상적인 질 분비물의 산도는 pH 4.5~5.5이나 양수의 산도는 pH 7.0~7.5인 점을 이용하는 방법이다. 검사지를 질 내 분비물에 묻혀 표준색상도표와 비교하여 판독하는데 pH가 6.5 이상이면 양막파열을 의미한다. 단, 질내에 혈액이나 정액이 존재하거나 세균성 질염이 있는 경우에 위양성결과가 나타날 수 있고, 반대로 유출된 양수양이 미미할 경우 위음성결과를 초래할 수 있다. 양막파열 진단의 다른 방법으로 자궁목점액의 양치상화(ferning) 현상을 관찰하는 방법, 질내의 알파태아단백(alpha-fetoprotein)을 확인하는 방법, 혹은 복부 양수천자로 인디고카민(indigocarmine) 등의 색소를 양수내로 주입한 다음 질분비물의 색깔 변화를 관찰하는 방법 등이 있다.

② 자궁목 검사

- 자궁목의 소실의 정도는 통상 소실되지 않은 자궁목과 비교하여 소실된 정도를 %로 표시한다. 정상자궁목에 비해 길이가 절반으로 감소되었다면 50% 소실되었다고 하며 자궁목이 자궁하부만큼 얇아진 경우에 완전 혹은 100% 소실되었다고 한다.
- 자궁목의 개대는 자궁목의 평균 직경을 측정하여 표시한다. 진찰자의 손가락으로 개대된 자궁목의 한쪽 끝에서 다른 쪽 끝까지 측정하여 cm로 표시한다. 자궁목이 10 cm 개대되면 만삭의 태아 선진부가 자궁목을 통과할 수 있으며 이 상태를 완전개대라고 부른다.
- 자궁목의 위치는 태아 머리에 대한 자궁목의 위치에 따라 전위(태아머리에 비해 자궁목이 앞쪽으로 위치), 중위(자궁목이 가운데에 위치), 후위(자궁목이 뒤쪽으로 위치)로 표시한다.
- 자궁목의 경도는 부드럽거나 단단하거나 중간으로 표시할 수 있다.
- 태아선진부 하강정도는 골반 입구와 출구의 중간 정도에 위치에 있는 궁둥뼈가시(ischial spine)를 중심으로 기술한다. 태아선진부가 궁둥뼈가시 높이에 있을 때 하강정도 0이라고 표시한다. 1989년 미국산부인과학회에서 궁둥뼈가시 기준으로 상하 5 cm를 1 cm 씩 5등분하여 하강도를 표시할 것을 권유하였다. 즉 태아 선진부가 골반입구에서 궁둥뼈가시 사이에 위치할 때 -5, -4, -3, -2, -1로 하고 궁둥뼈가시에서 골반출구까지를 하강도 +1, +2, +3, +4, 그리고 태아선진부가 질 입구에 도달했을 때 +5로 표시한다.

하강이 0 혹은 그 이하에 있다면 태아선진부가 골반내에 진입한 것으로 판단할 수 있다. 그러나 비정상적으로 거푸집현상(molding)이 있거나 과도한 산류(caput)가 형성되어 있다면 하강도가 0이나 그 이하이더라도 태아선진부가 골반내로 진입되어 있지 않을 수 있으므로 주의깊은 관찰이 필요하다.

자궁목의 개대, 소실, 경도, 위치, 하강도를 종합하여 비숍(Bishop) 점수로 나타낼 수 있으며 이를 이용하여 유도분만의 성공여부를 예측할 수 있다.

(4) 입원 시 기타검사

산모의 혈압, 맥박, 체온, 호흡수를 확인하고 산전 진료기록을 신속히 확인하여 위험요소가 있는지 확인해야 한다. 입원 시 혈색소(hemoglobin)와 혈장치(hematocrit)를 재측정해야 한다. 그리고 필요한 경우 혈액형과 그 외 혈청학적 검사를 시행한다. 깨끗이 채취된 소변으로 요당 및 요단백을 검사한다. 만약 산전검사를 받지 않은 경우라면 매독, B형 간염, 에이즈(human immunodeficiency virus, HIV) 검사도 혈액형 검사와 함께 필요하다.

2) 진통 제1기의 관리

입원 즉시 이학적 진찰을 시행하고 산전진찰 시 얻은 자료와 함께 정상 임신 여부에 대한 결론을 내리고 어떠한 이상도 발견되지 않을 때는 임신부에게 모든 것이 좋다고 확신시켜주며 분만 감시에 대한 합리적인 계획을 세운다. 진통 제1기의 평균시간은 미분만부에서는 8시간, 다산부에서는 5시간이다. 그러나 개인마다 현저한 차이가 있을 수 있으므로 분만소요시간에 대한 속단은 피하는 것이 좋다.

(1) 진통 중의 태아감시

태아 심박동을 정기적으로 연속해서 기록하여 자궁수축의 빈도, 강도와 기간 및 수축에 대한 태아 심박동의 반응을 살펴보는 태아감시를 실시한다.

① 태아심박동수의 측정

태아의 심박동수는 청진기나 기타 도플러기기, 또는 전자태아감시(태아심박동-자궁수축)장치로 확인할 수 있다. 대부분의 경우 태아곤란증을 보이는 태아심박동수의 변화는 자궁수축 직후에 있으므로 자궁수축의 직후에 태아심박동을 청진하는 것이 좋다. 어떤 경우에는 임신부의 빈맥이 태아심박동수로 잘못 해석되기 때문에 이러한 혼동을 피하기 위하여 임신부의 맥박을 같이 측정하여야 한다.

자궁수축 이후에 태아심박동수가 분당 110회 미만으로 반복하여 감소하면 태아심박동을 면밀히 감시하여야 한다. 만일 자궁수축 이후 1분에 100회 미만의 심박동이 있었다면 다음 수축 전에 120~160회로 회복되더라도 태아곤란증을 의심할 수 있다. 그러나 일반적으로 태아심박동자료 만으로는 태아곤란증의 진단이 어렵다. 태아심박동 검사에서 태아곤란증이 의심되면 일단 임산부를 측와위로 눕히고 산소를 투여하면서 경과를 살펴야 한다. 대부분의 임산부는 이러한 조치로 태아심박동이 회복될 수 있다. 이러한 조치 후에도 태아 심박동이 회복되지 않으면 태아저산소증에 대한 추가 검사 후 태아 곤란증으로 진단하여 제왕절개술 분만을 선택하는 경우가 있는데. 태아심박동검사 결과 판독의 많은 예에서 태아곤란증 위양성을 나타내므로 수술적 분만의 결정에는 신중해야 한다.

많은 국가에서 전자태아감시장치의 도입 이후 필요없는 제왕절개술 등의 수술적 분만이 증가하였다는 사실을 간과하면 안 된다. 미국에서는 기술적으로 쉽다는 이유로 전자태아감시장치를 통상적으로 이용하고 있다. 이럴 경우 저위험군에서 태아곤란증으로 진단되어 제왕절개술을 불필요하게 시행하게 된 경우가 상당히 증가하였으며, 분만 초기에는 저위험군이었던 임산부들이 후에 고위험군이 되어 '지속적'인 전자태아감시장치를 이용하게 되었다.

태아심박동 청진의 적절한 빈도는 알려진 바 없다. 정상 임산부, 즉 저위험 임산부군에서는 30분 간격의 간헐적인 태아심박동 관찰만을 하여도 지속적인 전자태아감시장치를 동원한 결과와 유사한 태아 건강상태를 알수 있다. American Academy of Pediatrics 및 미국산부인과학회(2012)에서는 정상 임산부에서 진통 1기에 최소한 30분 간격으로 자궁수축 직후에 태아 심박동을 확인하고, 진통 2기에서는 최소한 15분마다 태아심박동의 측정을 권유하고 있으며, 고위험임산부에서는 진통 1기에서 15분마다, 진통 2기에서는 5분마다 태아심박동 측정이 필요하다고 권유하고 있다. 전자태아감시장치를 이용하여 지속적으로 태아 심박동을 측정하는 경우에도 동일하게 시행한다.

② 자궁수축

손바닥을 가볍게 자궁저부에 놓고 자궁이 단단해지는 정도로 수축의 강도를 측정하고 수축의 지속시간도 측정할 수 있다. 자궁수축의 빈도, 기간 및 강도를 평가하기 위하여 수축시간마다 반복하여 평가한다. 자궁수축이나 진통만을 보고 분만과정이 좋다고 표현하는 것은 부적절하다. 이상적인 자궁수축이란 자궁목의 소실과 개대 및 태아 선진부의 하강이 차례로 잘 진행되어 이상이 없는 신생아를 후유증없이 분만했을 때를 말한다. 자궁수축은 단단한 정도를 눌렀을 때의 저항정도로 평가하는 것이 가장 좋다. 필요한 경우 진통을 하는 동안 지속적으로 전자태아감시장치를 사용할 수 있다.

(2) 진통 중 임산부의 감시 및 처치

① 진통 중 임산부의 자세

임산부를 진통 초기부터 침대에 눕혀 제한할 필요는 없다. 이 시기에는 안락한 의자가 정신적으로, 또는 생리학적으로 유용할 수 있다. 침대에서는 가능한 한 편한 자세를 취하게 해야 하는데, 대동맥-정맥 압박에 의해 자궁 혈류 감소의 위험이 있어서 반듯이 눕는 앙와위(supine position) 자세는 좋지 않고, 측와위(lateral recumbent position)가 바람직하다. 진통 중 산모를 걷도록 하는 것은 진통의 활성화에 적어도 해롭지 않다는 것이 규명되었다(Bloom et al., 1998). 진통 중 통증으로 인하여 많은 임산부들은 자세 변화에 보다 능동적이다. 따라서 통증에 적응하는 임산부 스스로의 자세를 허용해 주는 것이 바람직하다. 이러한 자세변화에는 부드러운 매트, 베개, 쿠션, 또는 따뜻한 욕조(birth pool) 등이 이용될 수 있다.

분만 시의 자세도 앙와위는 피하는 것이 좋으며, 눕는 자세를 임신부가 선호할 때는 분만침대의 상부를 비스듬히 세워주는 것이 좋다. 일부 임신부들은 스스로 서서 분만하는 자세(standing position) 및 쪼그리고 앉아서 분만하는 자세(squatting position)를 원하는 경우가 있는데, 의료진은 이 경우에도 적극적으로 필요한 도움을 주도록 노력해야 한다(Steer and Flint, 1999).

② 내진

자궁목의 상태, 태아의 하강 정도나 위치를 확인하기 위해 2~3시간마다 내진을 시행한다. 아두가 진입되지 않은 상태에서 양막이 파열된 경우, 내진을 시행하고 즉시 심박동수를 측정하여 다음 수축기간 동안 탯줄압박 여부를 확인해야 한다. 내진은 질입구를 소독한 후 소독된 장갑을 이용하는데, 수용성 윤활제를 사용하는 것이 좋고, 소독제로는 특히 요오드(iodine)나 texachlorophene을 함유한 약품은 피한다.

③ 진통제의 사용

대개 진통제는 임신부의 불편감 호소와 자궁수축의 유형에 근거하여 사용하게 된다. 진통제의 종류, 투여량과 빈도는 진통이 소실되는 정도 및 기능저하된 신생아(depressed infant)의 분만가능성에 기본을 두어야 한다. 전신적으로 작용하는 마취제의 경우 사용할 때의 시간, 투여방법과 투여량은 분만시까지의 자궁목 개대시간에 의하여 결정되기 때문에 진통제를 투여하기 전에는 반복해서 내진을 하여야 한다. 진통 2기의 시작징후가 있을 때는 자궁목의 상태 및 선진부를 재평가하여야 한다.

④ 임산부의 활력징후 Vital sign의 측정

저위험군 산모를 기준으로 4시간 간격으로 임산부의 체온, 맥박 및 혈압을 측정한다. 혈압은 자궁수축 시 상승하므로 자궁수축이 없을 때 측정하여야 한다. 진통 수시간 전 양막파열이 있거나 체온이 상승되어 있으면 1시간마다 체온을 측정한다. 양막파열이 오래되었으면(18시간 이상), Group B 연쇄상구균(GBS) 감염예방을 위해 항생제를 투여하여야 한다.

⑤ 인공 양막파열(Amniotomy)

진통 중 인공파막을 시키기도 하는데 장점으로는 진통이 빨라지며, 태변착색을 조기에 발견할 수 있으며, 태아심박동을 직접적으로 측정키 위하여 아두 두피에 전극을 연결할 수 있고, 또한 자궁내압 측정 카테타의 삽입이 용이하게 된다. 그러나 진통기간을 단축시키기는 하지만 이것이 임산부와 태아에게 좋다는 증거는 없다. 인공파막을 시킬 때는 물론 깨끗이 소독을 하여야 하며, 아두가 자궁목에 부착이 되었을 때 시행하여야 한다. 양수를 많이 빼낼 목적으로 골반에서 아두를 밀어 올리는 조작은 제대탈출의 위험이 있음을 주의해야 한다.

⑥ 진통 중의 식사 여부

일반적으로 진통활성기에는 음식물은 제한하고 있는 경향이 있다. 일단 진통이 시작되고, 진통제를 투여하게 되면 위 공복시간이 길어지게 되고, 결과적으로 섭취한 음식물이 위에 남아 있어 토하거나 기도로 넘어갈 가능성이 있기 때문이다. 그러나, 최근에는 정상 임산부에서는 식수나 얼음 등을 먹거나 입술은 촉촉하게 유지시키는 것은 허용하는 추세이다(ACOG, 2017). 임상현장에서 이를 참고해야 하겠다. 실제로 영국 등 유럽 국가들에서도 진통 중 약간의 식음료는 허용하고 있는 추세이다.

⑦ 수액의 정맥내 투여

일반적으로 진통초기에 정맥 수액공급을 시작하지만 정상 임산부에게 진통제 투여 전까지는 그럴 필요가 없다. 정맥내 수액공급은 출산 직후 자궁수축이 미약하거나 또는 옥시토신을 투여하여야 할 경우 이것을 즉시 주입할 수 있는 이점이 있다. 또한 분만이 비정상적으로 지연되는 경우 임산부의 탈수와 산성화를 막기 위해 포도당, 약간의 염분과 수액을 시간당 60~120 ml씩 투여한다.

⑧ 방광기능

방광이 팽만해 있으면 분만진행이 저해되고 방광기능의 저하 및 감염의 우려가 있으므로 방광팽만을 피해야 한다. 방광이 충만되어 있는가를 보기 위해 내진 시마다 치골상부를 만져봐야 한다. 치골상부에서 방광이 만져지면 배뇨를 시켜보고, 스스로 소변을 보지 못할 때는 간헐적인 도뇨를 시행한다. 경막외 무통을 시행한 경우 4.7%에서 소변 저류가 발생하며 초산, 옥시토신 유도 분만, 회음 열상, 기계분만, 진통 중 도뇨, 그리고 10시간 이상 진통일 경우 소변 저류가 발생할 위험이 높다(Musselwhite, 2007).

(3) 유도분만의 시도

1970년대 들어 질식분만에 비해 제왕절개분만의 비율이 높아지자 O'Driscoll 등(1984)은 1970년에 자신들이 제창한 적극적인 유도분만 계획이 미분만부의 제왕절개분만율을 낮출 수 있다고 주장하였다. 이 계획은 이슬이 비친 후 진통이 오거나 완전 자궁목 소실이 된 경우 인공파막을 실시하는 것이다. 그 후 내진을 자주 실시하며, 자궁목 개대가 시간당 1 cm에 미치지 못하는 경우, 옥시토신을 정맥 내로 점적 투여하는 방법이다.

3) 진통 제2기의 관리

(1) 진통 제2기의 시작

자궁목의 완전개대로 진통 제2기가 시작되는데 이때 임산부는 특징적으로 출산 느낌(bearing down)을 느끼게되며 선진부의 하강과 함께 변의를 느끼게 된다. 자궁수축과 동반되는 만출력은 1.5분간 계속될 수 있으며 1분 미만의 근육이완 이후 다시 수축이 반복된다.

(2) 진통 제2기의 특성

자궁목의 완전 개대부터 분만 시까지 진통 제2기의 평균 기간은 미분만부는 50분, 다산부는 20분이지만 아주 다양할 수 있다. 다산부에서는 자궁목의 완전 개대 후에 2~3번의 만출시도만으로도 분만이 이루어질 수도 있다. 반대로 협골반, 거대아 임신의 경우, 또한 전도 마취(conduction analgesia) 및 과도한 안정 요법으로 만출력의 장애가 있는 임산부에서는 진통 제2기가 비정상적으로 길어질 수도 있다.

① 태아심박동수

진통 제2기 중 위험성이 적은 임신에서는 적어도 매 15분마다, 고위험성인 경우는 매 5분마다 태아심박동수를 청진한다(ACOG, 2012).

아두압박으로 인한 태아심박동의 감소는 자궁수축과 임산부의 만출력이 있을 때 흔히 나타난다. 자궁수축과 만출시도 후 태아심박수가 즉시 회복된다면 분만은 지속하게 된다. 다만 진통 제2기 중의 태아심박수 감소현상이 모두 압박에 의한 것은 아니다 자궁수축과 만출시도에 의해 자궁 내에 발생한 과도한 압력은 태반혈류를 상당히 감소시킬 수도 있다.

산도 내로 아두가 하강하면서 자궁 용적이 감소하게 되는데 이때 태반의 조기박리가 촉진될 수도 있다. 태아의 하강은 태아의 주위 특히 목 주위의 탯줄을 팽팽하게 당겨 제대혈류의 폐색을 유발할 수도 있다. 이런 상태에서 계속되는 만출시도는 태아에게 위험을 초래할 수 있다. 진통 제

2기 동안에 흔히 나타나는 임산부의 빈맥을 정상태아의 심박수로 혼동해서는 안 된다.

② 모체의 만출시도

대부분의 경우 임산부의 출산 느낌은 진통 제2기에서 반사적으로 시작된다. 일부 임산부에서는 스스로 만출 시도를 안하게 하는 것이 좋은 경우도 있는데 이 경우 의료진에 의한 교육이 선행되어야 한다. 만출의 힘을 줄 때 임신부의 다리는 반 정도 구부려야 하는데 이는 침상 위에서 스스로 밀어내기(push)를 쉽게 할 수 있기 때문이다. 다음 자궁수축이 시작되자마자 한번 심호흡을 하며 숨을 참고 변을 보기 위해 힘을 쓰는 것처럼 아래를 향하여 힘을 가할 수 있도록 교육하여야 한다. 자궁수축이 없을 때는 밀어내기를 독려해서는 안 되며 대신에 충분히 쉴 수 있게 하여야 한다. 대개 만출시도는 아두가 더욱 하강하여 회음부 팽창이 증가됨으로써 이루어진다. 임산부는 이런 과정을 잘 이해하여야 하며, 또한 이 시기에 의료진의 적절한 격려가 임산부에게 매우 중요하다. 강한 하강진통시기 동안에 태아심박동은 자궁수축 이후에 즉시 감소될 수 있으니 다음 만출진통이 있기 전에 정상 범위로 회복되어야 한다. 아두가 골반을 통해 하강함으로써 소량의 변이 자주 배출될 수 있는데 항문에 변이 보이면 희석된 비누용액이 적셔진 큰 거즈로 위에서 아래로 닦아주어야 한다. 아두가 더욱 하강하면 회음부가 팽창하게 되어 피부는 팽팽해지며 윤기가 나게 되고, 좀 더 진행하면 아두가 외음부 개구부를 통해 보이게 되고 이때 만출력에 의한 회음부 저항이 거의 없어지면 태아의 분만을 위한 준비가 완료되어야 한다.

③ 분만준비

분만 시 임산부 자세로서 미국에서 가장 널리 사용되는 자세는 다리를 지지해주는 분만대에서 취하는 등쪽면 골반내진 자세(dorsal lithotomy position)이다. 다리의 고정은 너무 넓게 벌리지 말고 너무 높게 해서도 안 된다. 슬와부와 발뒤꿈치는 다리 고정대에 안락하게 놓여야 한다. 다리를 너무 고정대에 꼭 맞게 고정하는 수가 많은데 골반의 신경이 아두에 눌려 진통 제2기에 부분적으로 하지경련이 나타날 수 있으므로, 하지의 위치를 변형시키거나 맛사지를 하여 경련을 풀어주어야 한다. Corton 등(2012)은 고정대를 사용한 분만에 비해 사용하지 않은 분만에서 회음열상의 빈도가 높지 않다고 하였다.

상기와 같은 자세가 절대적인 것은 아니며 많은 분만실에서는 앙와위(supine position)가 선호되기도 한다. 그러나 분만은 임신부가 취할 수 있는 다양한 자세에서 수행될 수 있음을 알고 있어야 한다.

분만실에서는 필히 수술복과 코와 입을 덮는 마스크, 머리카락을 완전히 덮는 모자를 착용하여야 한다. 실제적인 분만을 위한 준비는 외음부와 회음부를 소독하고, 분만 부위만 노출하며, 나머지는 소독포로 덮어야 한다. 소독된 장갑은 쉽게 뚫어지거나 또는 찢어질 수 있기 때문에 장갑을 끼기 전에 손을 꼼꼼히 씻어야 한다. 이런 주의에도 불구하고 생식기 내로 세균이 침투할 가능성은 완전히 배제할 수 없는데 이것은 장갑을 낀 손가락에 의해 질구를 통하여 세균이 침투할 수 있기 때문이다. 과거에는 손씻고 가운을 입고 장갑을 끼는 이유가 전염균으로부터 임산부를 보호하기 위함이었으나 오늘날은 AIDS 등의 감염성 질환으로부터 의료진의 보호를 위함도 포함된다.

감염성심내막염에 대한 예방적 항생제 사용은 질식 분만인 경우에는 권장되지는 않지만, 청색증 심장병이나 인공판막 등을 갖고 있는 산모에게서는 분만 약 30~60분 전에 투여를 권장하고 있다(ACOG, 2011).

4) 자연분만

(1) 아두의 분만

아두 분만 시의 적절한 조절은 회음부 열상과 아두의 손상을 피하는 데 중요한 지침이 된다. 자궁수축과 함께 회음부는 점점 팽창하고 외음부 질개구부는 더욱 아두에 의해 확장되어 점점 타원형으로 되며 마지막에는 원형의 개구를 이룬다. 수축이 멈추면 아두가 뒤로 물러감에 따라 개구부도 작아지게 된다. 아두가 점점 많이 보이게 되고 질개구부와 외음부가 아두의 장경을 둘러쌀 때까지 더욱 늘어나게 된다. 아두 최대장경이 외음부에 감싸인 환상 형태를 태아 머리출현(crowning)이라고 한다.

회음절개가 시행되지 않으면 회음부는 극단적으로 얇아지게 되며, 특히 미분만부의 경우 쉽게 파열점에 달하게 된다. 동시에 항문도 늘어나고, 두드러지게 되며 직장의 전벽이 보이게 된다. 그러나 이러한 현상은 분만자세가 골반내진 자세, 또는 앙와위 자세인 경우 두드러진다. 회음부절개술 시행에는 논란이 있다. 회음절개를 한 경우 외항문 괄약근, 직장 등의 열상 위험이 증가하지만, 회음절개를 하지 않은 경우에는 요도, 음순 등을 포함한 앞쪽의 열상의 위험이 있다. 결국 임산부에서 마다, 또는 각 분만자세에서마다 개별화가 중요하며 모든 자연분만시에 항상 시행하는 것은 아니라는 것에 주목해야 한다. 자연 회음열상을 줄이고 아두분만 전 산도를 넓히는 목적으로 회음마사지를 시행하기도 한다. 이 경우, 회음부 중앙에서 회음부를 양손의 엄지와 다른 손가락으로 잡고 바깥쪽으로 신전을 시키는 술기를 반복한다. 그러나, 이러한 방법이 산전이나 분만 중 시행된 경우 회음보호에 대한 효과는 없다 (Beckmann, 2013).

(2) 리트겐수기(Ritgen maneuver)

진통 동안 아두가 외음부와 회음부를 밀어 질개구부가 5cm 혹은 그 이상 되었을 때 장갑낀 한 손에 타올을 씌워 항문을 막으면서 미골의 바로 앞 회음부를 통하여 태아의 턱을 앞쪽으로 당기며 압박을 주면서, 다른 손으로는 두정부를 위쪽으로 압박을 준다. 이 방법을 리트겐수기 또는 변형된 리트겐수기라 한다(그림 16-23). 결국 아두의 신전을 도와 아두가 질개구부와 회음부를 통과하면서 가장 작은 직경으로 분만되게 한다. 아두는 대천문, 이마, 안면이 회음부상에 연속적으로 나타나는 동안 두정부의 기저는 축이 되어 치골 아래쪽 주위를 돌면서 천천히 분만된다.

(3) 비인두의 청결

아두가 분만되자마자 양수와 혈액의 흡입을 줄이기 위해서 안면을 빨리 닦아 주어야 하고, 콧구멍과 입을 흡입기로 흡입해 주어야 한다. 태아의 색조가 좋고 흡입기의 가장자리로 손가락을 넣을 때 태아가 무는 것을 느낄 정도로 근육강도가 강하면 서두를 필요는 없다. 최근에는 비인두 흡입이 신생아 서맥을 유발할 수 있는 것으로 보고되어(Gungor, 2006), 미국심장학회에서는 설령 태변이 보인다 할지라도 분만 즉시 흡입기로 흡입하는 것을 제한하고 있다. 다만 자연호흡이 방해받거나 양압호흡이 필요한 신생아에서는 흡입을 하게 하며(Kattwinkel, 2010), 또한 태변이 보이고 신생아가 처져 있을 때에는 기관삽입 후 기관지흡입을 시행할 것을 권장하고 있다(ACOG, 2013).

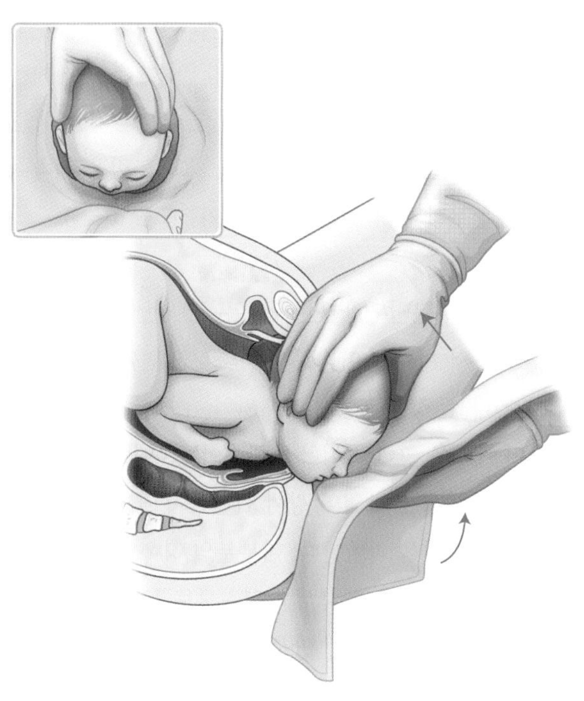

그림 16-23. **변형된 리트겐수기에 의한 태아 아두의 분만법**

(4) 목덜미 탯줄(Nuchal cord)의 처치

태아의 목덜미가 탯줄에 의하여 몇 번 감겼는지를 확인해야 한다. 목덜미 탯줄은 분만 시 약 25%에서 나타나며 대개는 위험이 없다. 만약 한 개의 목덜미 탯줄이 있다면 대부분은 충분히 헐거워져 있어서 손가락을 사용하면 아두위로 쉽게 벗겨진다. 만약 아두위로 벗기기에 목을 너무 세게 조이고 있으면 두 개의 겸자 사이로 탯줄을 자른 후 태아를 즉시 분만해야 한다. 목에 제대를 감은 채로 분만을 계속하는 것은 임산부나 태아에게 위험한 일이다(그림 16-24).

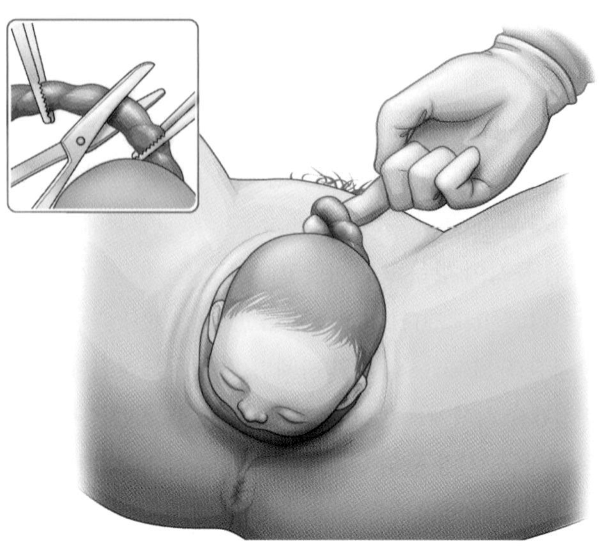

그림 16-24. 목덜미 탯줄

(5) 태아 어깨의 분만(견갑분만)

아두 만출 후에 아두는 아래로 내려와서 안면이 거의 항문에 닿게 된다. 두정부를 임산부 대퇴의 어느 한쪽으로 즉시 돌려주어 아두를 횡위로 취하게 하여야 한다. 이러한 아두의 외회전 운동은 흉곽의 횡경이 회전하여 골반의 전후경과 일치된다는 것을 의미한다. 대부분의 경우 견갑은 외회전 직후에 외음부에 나타나서 자연적으로 분만된다. 때로는 늦게 나타나서 즉각적인 만출이 필요하기도 한데, 아두의 양쪽을 두손으로 쥐고 앞쪽 어깨가 치골결합 아래에 나타날 때까지 부드럽게 전하방으로 당겨 준다. 그리고는 상방으로 당겨서 후방 어깨를 분만시키는데, 이때 앞쪽 어깨는 대개 치골 바로 아래로 내려오게 된다(그림 16-25).

신체 나머지의 분만은 어려움없이 어깨가 분만된 후에 이루어지지만, 분만이 지연될 때는 아두에 중등도의 견인과 자궁저부에 중등도의 압박으로 분만이 이루어질 수 있다. 그러나 손가락을 겨드랑이에 걸고 당기는 것은 피하여야 한다. 이는 상지신경에 외상을 줄 수 있고 일과성 또는 영구적 마비가 올 수 있게 한다. 더구나 견인은 영아의 장축의 방향으로만 해야 하는데 만약 비스듬히 잡아당기면 목이 휘거나, 상완신경총의 과신전을 야기할 수 있기 때문이다.

영아의 만출 이후 가끔 피가 섞인 양수가 쏟아질 수 있지만 육안적으로 혈성이 아니면 문제가 되지 않는다.

(6) 탯줄의 결찰

탯줄은 태아 복부 4~5 cm 상방에서 겸자로 잡아 두 겸자 사이를 자르고, 다음에 복부에서 2~3 cm에 정식으로 결찰을 한다. 소독된 탯줄 tape나 고무밴드 또는 cord clamp를 사용하는데 플라스틱 재질의 결찰이 안전하고 효과적이며 쉽게 소독할 수 있고 값이 싸 널리 사용된다.

① 탯줄 결찰의 시기

정상적인 조건 하에서는 탯줄 결찰의 시기가 결정적으로 중요한 것은 아니다. 빠른 탯줄 결찰이 대개 부작용을 줄여주지만 약간의 지연이 태아에게는 이로울 수도 있다. 분만 후에 금방 탯줄 결찰을 하지 않은 채 신생아를 질개구부 위치나 또는 약간 아래에 위치하면, 혈액 약 80 ml가 태반으로부터 신생아에게 이동될 수 있다. 이는 50 mg의 철을 보충받는 셈이 되므로 향후 신생아빈혈을 감소시키는 효과가 있다(Yao, 1974). 반면, 높은 혈색소가 고빌리루빈혈증을 유발하여 신생아 광선치료를 위해 입원 기간이 길어질 수도 있다(McDonald, 2008). 만삭아에서보다는 조산아일 경우에 분만 후 30~60초 후에 탯줄 결찰을 하는 것이 도움이 되는 것으로 권장하고 있다(ACOG, 2017).

일반적인 탯줄 결찰은 신생아의 기도를 전체적으로 깨끗이 해준 후 하는 것인데, 이 과정이 대개 약 30초 정도 걸린다. 신생아는 질식분만 시에는 질입구 위로, 제왕절개 시에는 임신부 복벽 상방으로 많이 들어올리지 않아야 한다.

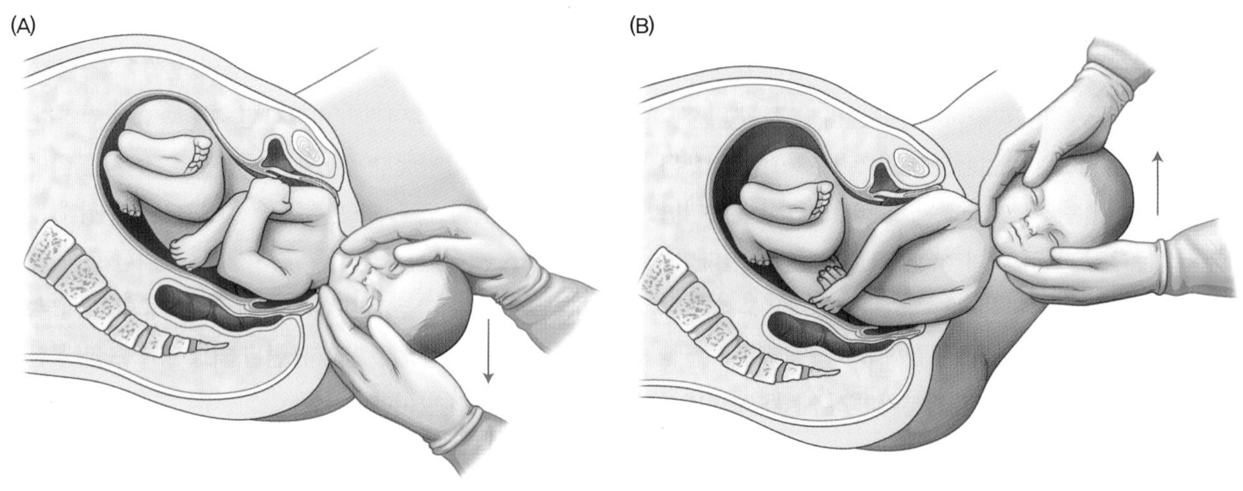

그림 16-25. **견갑분만**
(A) 부드럽게 아래로 견인하여 전방 견갑부가 돌출되게 한다. (B) 전방 견갑부가 완전히 분만되면 위로 견인하여 후방 견갑부를 분만시킨다.

② 탯줄 혈관의 확인

탯줄 결찰 후에는 출혈 여부를 살피고, 절단면에서 두 개의 두껍고 작은 탯줄 동맥과 한 개의 얇고 넓은 탯줄 정맥을 확인하여야 한다. 탯줄 동맥이 한 개인 경우(single umbilical artery)에는 약 1/4에서 기타 기형을 동반하기 때문에 각종 기형의 유무를 잘 확인하여 기록하여야 한다. 탯줄 끝은 마른 거즈를 덮은 후 복대로 고정시킨다.

5) 진통 제3기의 관리

(1) 태반의 분리

분만 직후 자궁저의 높이와 수축 정도를 확인해야 한다. 자궁이 견고하게 수축되어 있고 비정상 자궁출혈이 없는 한 태반이 자연적으로 만출될 때까지 기다리는 것이 보편적이다. 자궁 마사지는 하지 않는 것이 좋으며 수시로 손을 자궁 저부에 올려보아 자궁 자체가 이완되는지 혹은 분리된 태반 후면에 출혈이 고이는지를 확인하여야 한다.

분만 후 자궁은 그 내용물의 감소에 따라 자연수축이 일어난다. 결국 자궁은 하나의 근육 덩어리로 남으며 자궁저는 배꼽 바로 밑에 놓이게 된다. 이러한 급격한 자궁 크기의 감소 결과 태반 부착 장소의 면적도 감소된다. 따라서 태반이 주름지게 되며, 그 결과 탈락막 중 가장 약한 해면층(sponge layer, decidua spongiosa)이 분리된다. 태반분리가 진행되면 분리된 태반과 잔여 탈락막 사이에 혈괴가 형성되는데, 이 혈괴형성은 태반분리의 원인이라기 보다는 결과로서 태반분리를 더욱 가속화시킬 수 있다. 태반의 분리는 탈락막의 해면층을 통하여 이루어지므로 탈락막의 일부는 태반과 함께 떨어져 나가고 나머지는 자궁근층에 부착되어 남게 되는데 잔여 탈락막의 양은 매 분만마다 다양하다.

① 태반분리의 징후

태반이 자연적으로 분리되기 전에 이를 억지로 만출 시키려는 시도는 불필요하며 위험하다. 그러므로 태반분리의 징후를 알아두는 것이 필요하다.

우선, 자궁 형태가 구형으로 되고 더욱 견고해지는데 이는 태반분리 과정의 최초에 일어난다. 두 번째로는 간혹 갑작스러운 출혈이 있을 수 있다. 세 번째로는 태반이 분리되어 자궁하부와 질쪽으로 내려오면 그 무게로 인하여 자궁이 위로 올라가기 때문에 자궁 체부가 복부에 불쑥 올라오게 된다. 마지막으로, 탯줄이 질을 통하여 길게 내려오면 태반이 하강함을 의미한다.

이러한 징후들은 때로는 태아 분만 후 1분 이내에 진행되기도 하며, 대개는 5분 이내에 완료된다. 태반이 분리되면 산과의사는 우선 자궁수축이 양호한가를 확인해야 한다.

(2) 태반 자연만출 방법

태반은 대부분 위에 기술한 태반분리의 징후들을 보이면서 자연적으로 분리된다.

태반이 자연적으로 분리되지 않을 경우, 임산부가 마취되어 있지 않은 때는 일단 하복부에 힘을 주게 하여 복압을 증가시키면 태반을 만출시키는 데 도움을 줄 수 있다.

태반의 만출방법은 자궁 체부에 압박을 가하는데, 태반을 아래로 강제로 밀어내리려 해서는 안 되고 자궁을 임신부 머리쪽으로 밀어올리면서 탯줄을 약간 팽팽하게 잡아당기는 것이다(그림 16-26). 이러한 수기를 반복하여 태반이 질입구까지 내려오게 한다. 탯줄과 태반을 당기는 것으로는 태반분리와 태반만출을 촉진하지는 못한다. 탯줄을 잡아당겨서 태반을 자궁 밖으로 당겨내려고 해서는 안 된다. 태반이 자궁을 통해 만출되면 태반을 질구로부터 제거한다. 이 때 잔류 양막조직이 자궁강 내에 남지 않도록 주의하여야 한다. 만일 양막이 찢어지기 시작하면 겸자로 잡아 천천히 견인한다. 태반이 자궁강에서 완전히 만출되었는지를 확인하기 위해 태반의 모체측 표면을 세심하게 검사해야 한다.

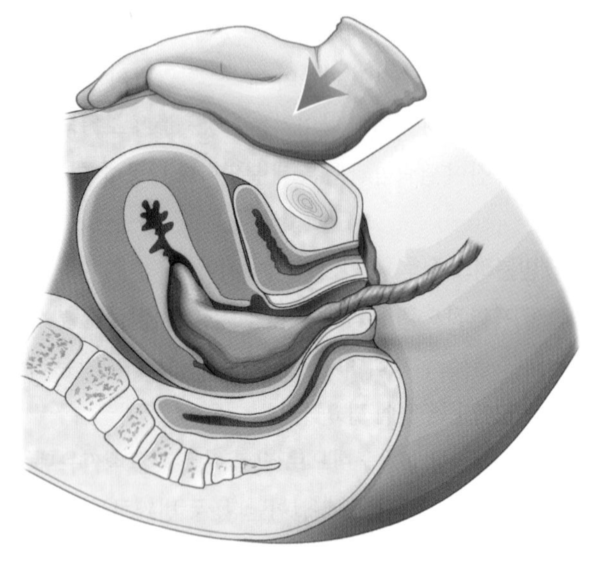

그림 16-26. **태반 만출방법**

자연적인 태반분리가 일어나기 전에 무리한 힘을 가하면 자궁내부가 외부로 내번되는 자궁내번증이 일어날 수 있다. 자궁내번증은 분만과 관련된 의료사고 중 가장 심각한 사고 중의 하나이다.

(3) 태반의 용수제거술(Manual removal of placenta)

특히 조기분만 시 가끔 태반이 신속히 분리되지 않는 경우가 있다. 태반분리 중의 어느 과정에서든지 상기의 술기에 의해 태반만출이 이루어지지 않으면서 급격한 출혈이 동반될 경우 의사의 손을 이용한 태반 용수제거술의 적응증이 된다. 출혈이 없는 상태라면, 용수제거를 하기 전에 얼마동안 관찰해야 하는지에 대한 명확한 기준은 없다. 과거보다는 용수제거를 보다 빨리, 흔하게 임상에 적용하는 경향이 있다. 실제로 일부 산과의들은 탯줄처리 후에도 태반이 분리되지 않는 경우 용수박리에 의해 태반을 제거하는 것을 기본적인 술기로 시행하기도 한다. 그러나 이런 방법의 효용성은 아직 확립되어 있지 않고 대부분의 산과의는 출혈이 심하지 않은 경우 태반이 자연 분리될 때까지 기다린다. 태반의 용수박리 후 항생제의 사용 여부에 대해서는 아직 통일된 의견은 없다(ACOG, 2016, WHO 2012).

(4) 자궁수축제의 사용

진통 제3기에서 자궁수축제를 투여하면 분만 제3기가 다소 단축될 수는 있으나, 자궁수축제 사용에 따른 구역, 구토, 혈압상승 등의 단점 때문에 통상적으로 사용하는 것은 바람직하지 않다.

(5) 진통 제4기

태반이 만출된 이후에는 태반, 양막, 제대 등이 완전한 지, 기형은 없는 지에 대해서 조사해야 한다.

분만 직후 약 1시간은 아주 중요한 기간이므로 일부 산과의사들은 이 시기를 진통 제4기라고 부르기도 한다. 자궁수축제를 사용한다 하더라도 이완성자궁출혈이 이 시기에 가장 흔히 일어나기 때문이다. 이 시기에는 자궁수축 여부에 대해서 자주 관찰해야 하며 자궁저부를 만져보아 자궁이완의 징후가 있으면 마사지를 해야한다. 동시에 회음부를 자주 검사하여 과도한 출혈의 여부를 즉시 확인할 수 있도록 한다. 미국에서는 분만 후 첫 2시간 동안 매 15분 간격으로 혈압 및 맥박 등을 측정하여 기록하도록 권고하고 있다(ACOG, 2017).

6) 자궁수축제

태반이 만출된 후에 태반부착 부위에서 지혈이 일어나는 일차적인 기전은 자궁근육의 수축에 의한 혈관수축이다.

Oxytocin, methylergonovine maleate (Methergine) 및 prostaglandin 유사체 등의 약제는 진통 제3기에 자궁근육을 수축시켜 실혈량을 감소시킨다.

(1) 옥시토신(Oxytocin)

임상에서 옥시토신, ergonovine 및 methylergonovine 등이 많이 사용되는데, 기관마다 사용하는 시기가 다양하다. 태반 만출 전 투여 시 출혈량은 감소하지만 진단되지 않은 다태임신의 제2태아 분만 시 심각한 위험이 있을 수 있다.

옥시토신은 Octapeptide oxytocin의 합성형으로 현재 syntocinon과 pitocin으로 상품화되어 시판되고 있는 옥시토신은 1 mg이 500USP units에 해당된다. 주사용 옥시토신은 1 ml당 10USP units를 포함하고 있으며, 경구투여는 효과가 없다. 정맥내 주입되는 옥시토신의 반감기는 약 3~5분 정도로 매우 짧다. 지속성 oxytocin 유사체인 듀라토신(Duratocin, Carbetocin)을 제왕절개 중 사용할 수 있고 출혈을 예방하는 데 효과적이다(Su, 2012).

자연진통 중인 자궁은 분만 전까지 옥시토신에 매우 민감하다. 옥시토신을 부적절하게 정맥 내 투여를 하면 임신자궁을 과도하게 수축시킬 수 있어서 태아사망이나 자궁파열 등을 일으킬 수 있다. 따라서 옥시토신 투여 시에는 정맥주사 투여량 조절기 등을 사용하면서 적절하게 투여하는 것이 바람직하다. 옥시토신을 부적절하게 사용하면 매우 심각한 부작용이 발생할 수 있다.

일반적으로 생리식염수 1,00 ml에 20 unit (2 ml)를 섞은 후, 태반분만 후에 10 ml/min (200 mU/min) 속도로 몇 분간 투여한다. 자궁수축이 단단히 촉지되면 주입속도를 1~2 ml/min으로 낮추어 산모를 산후 병실로 옮길 때까지 주입하고, 그 후에 중지한다.

① 심혈관계에 미치는 영향

옥시토신을 한 번에 대량으로 정맥 내 투여를 하면 간혹 심각한 부작용을 일으킬 수 있어 절대금기이다. 예를 들면, 옥시토신 5 units (0.5 ml) 급속히 정맥주사하면 자궁이 수분간 강직성으로 수축하는 동시에 모체의 혈압이 하강될 수 있다. 이 경우 신속히 생리식염수를 정맥투여하면 혈압이 다시 상승될 수 있다.

건강한 여성에서도 10 unit의 옥시토신을 한 번에 모두 정맥 주사했을 때 비록 일시적이지만 동맥압의 현저한 하강에 따른 심박출량의 급격한 증가가 관찰되었다. 이와 같은 혈류역학적 변화는 실혈에 의해 이미 저혈량증(hypovolemia)이 있거나 심박출량이 제한되는 심장병이 있거나, 우-좌혈측로(right-to-left shunt) 등이 있는 여성들에게는 특히 위험하다. 따라서 한 번에 대량의 옥시토신을 정맥주사해서는 안 되며, 매우 희석된 옥시토신 용액을 지속적으로 정맥주사하거나 10 unit의 용량을 근육주사해야 한다. 산후출혈인 경우에 자궁근육층에 직접 투여를 하면 효과적이다.

② 수분중독증(Water intoxication)

옥시토신의 또 다른 부작용으로서 간혹 항이뇨작용이 있는데 이는 주로 전해질이 없는 수분의 재흡수에 기인한다. 옥시토신은 임신 유무와 관계없이 상당한 항이뇨 작용이 있음이 관찰되었다. 분만 전에 5% 포도당액 6.5 L에 옥시토신 36 unit를 혼합해서 투여한 후 임산부와 신생아 모두에서 경련이 있음이 보고된 적도 있다. 수분중독증의 저나트리움혈증 및 저삼투압 상태는 모체 및 신생아 모두에게 영향을 줄 수도 있는 것이다. 수분투여에 의하여 이뇨작용이 일어나고 있는 여성에게 분당 20 mU의 옥시토신을 지속적으로 정맥주입하면 보통 소변량이 감소한다. 만약 주입속도를 분당 40 mU로 증가시키면 소변량은 현저히 줄어든다. 이런 정도의 옥시토신을 전해질이 없는 대량의 포도당액에 혼합하여 정맥주입한다면 수분중독증을 일으킬 수 있다.

일반적으로 장시간 동안 많은 용량의 옥시토신을 주입시키려면 옥시토신의 농도를 증가시키는 것이 희석된 용액을 빠른 속도로 주입하는 것보다 좋다. 또한 용액은 생리식염수나 lactated Ringer solution을 사용해야 한다.

(2) Ergonovine 및 Methylergonovine

Ergonovine은 alkaloid의 일종으로 호밀이나 다른 곡밀 표면에서 자라는 곰팡이의 일종인 ergot에서 얻어지거나 lysergic acid로부터 일부 합성된다. Ergonovine과 methylergonovine은 lysergic acid로부터 만들어지며 서로 아주 유사한 alkaloid들이다. 이 alkaloid들은 maleate (Ergotrate와 Methergine)로 조제되고 있으며 주사용, 경구용 등으로 사용되고 있다.

Ergonovine이나 Methylergonovine의 작용들은 서로 큰 차이점을 발견할 수 없으므로 함께 설명하기로 한다. 경구, 정주 및 근육 주사 등 어떤 방법으로 투여하든 Ergonovine과 Methylergonovine은 강력한 자궁근육 수축제로 수 시간 지속 효과를 볼 수 있다. 특히 임신 자궁의 감수성은 매우 커서 임신부에게 0.1 mg을 정주투여하거나 0.25 mg을 경구투여하면, 정주투여 즉시 혹은 경구나 근육투여 수분 이내에 강직성 자궁수축이 일어나며 이완되는 경향이 거의 없다. Ergonovine과 Methylergonovine의 강직성 수축 효과는 산후출혈의 예방과 치료에 유효하나, 분만 전 태아와 임산부에게는 위험하다.

이 제제들은 정주투여하면 일시적이지만 중증 고혈압이 발생될 수 있는데, 특히 무통분만 목적으로 유도마취 시행시나 고혈압 유발 가능 여성에서 잘 일어난다. 분만 후 ergonovine 0.5 mg의 근육주사로 인한 심한 합병증의 예로 2예는 심한 고혈압을 유발하였으며, 1예는 고혈압과 경련을, 다른 1예는 심정지 등이 일어났다는 보고도 있다. 에페드린과 같은 혈관수축제는 ergot alkaloid와는 같이 사용하지 말아야 한다.

(3) 프로스타글란딘(Prostaglandin)

프로스타글란딘 제제는 진통 제3기에서는 잘 사용되지 않고, 자궁근무력증에 의한 산후출혈이 있는 경우에 주로 사용된다. 프로스타글란딘 E1 유도체인 미소프로스톨(Misoprostol)은 산후출혈 예방에 있어서 옥시토신보다 효과가 적다고 알려져 있지만(Tuncalp, 2012), 옥시토신이 부족한 경우에는 산후출혈 예방에 미소프로스톨 600 μg 1정을 경구로 투여하는 것이 좋다(Mobeen, 2011; WHO, 2012). 부작용으로 30%에서 오한, 5%에서 발열이 있으나 오심이나 설사 등은 흔하지 않다(Mobeen, 2006; Lumbiganon, 1999).

7) 회음절개(외음절개) 및 봉합

외음절개술(episiotomy)은 말 그대로 외음부를 절개하는 것인데 이는 회음부를 절개하는 회음절개술(perineotomy)과 통상적으로 같은 의미로 사용된다. 회음절개는 회음 중앙부에 절개를 가하는 중앙절개술(median 혹은 midline episiotomy)과 회음 중앙부에서 직장을 피하면서 회음 중앙부에서 궁둥뼈 결절 방향으로 절개하는 내외측절개술(mediolateral episiotomy)이 있다.

(1) 회음절개의 목적

회음절개는 산과에서 매우 흔하게 이루어지고 있는 수술이지만 지난 25년간 그 빈도가 점차 감소하고 있다. 1979년에는 질식분만의 75%에서 회음절개를 시행했지만 2012년에는 12%에서만 회음절개가 이루어졌다. 산과의사들이 회음절개를 선호했던 이유는 바르고 깨끗한 절개가 불규칙한 열상을 예방해주고 봉합이 더 쉽기 때문이다. 그러나 수술 후 통증이 경감되고 치유가 더 빠르게 잘 된다는 과거의 통념은 잘못된 것으로 보인다. 일부는 회음절개술이 질벽의 지지기능 손상과 실금 등 골반 저부의 합병증을 예방할 수 있다고 보기도 하지만 통상적으로 시행하는 회음절개술은 항문괄약근 및 직장 손상을 증가시킬 수 있다. Carroli와 Mignini 등이 2009년 보고한 바에 따르면 회음 절개를 제한적으로 사용하였을 때 후방회음손상, 수술적 봉합, 치유 시 합병증이 더 적었다고 하였고 전방회음손상은 통상적 회음절개술에 비해 증가했다(Carroli et al., 2009). Signorello 등은 대변이나 방귀실금이 회음부 손상 없이 분만한 경우에 비해 회음절개를 시행한 경우 4~6배 정도 증가한다고 하였고, 자연적으로 발생하는 회음열상에 비해서도 회음절개를 한 경우 변실금은 3배, 방귀실금은 2배 더 증가한다고 하였다(Signorello et al., 2000). 첫 번째 분만에 시행하는 회음절개는 2도 이상의 회음열상의 위험을 5배 증가시키고 두 번째 분만 시 더 심한 회음열상을 초래할 수 있다. 이러한 이유로 2016년 미국산부인과 학회에서는 회음절개를 통상적으로 사용하지 말고 어깨 난산, 둔위 분만, 겸자 혹은 흡입분만, 후방후두위 분만일 때, 회음절개 없이 분만을 시도하면 회음부 파열이 예상되는 경우로 제한하여 사용할 것을 권유하였다(ACOG, 2016). 그렇지만 결국 가장 중요한 것은 분만 당시 의사의 수술적 판단일 것이다.

(2) 회음절개의 시기

회음절개를 너무 일찍 시술하면 절개와 태아분만까지의 사이에 창상부위에서 출혈을 야기한다. 반면 회음절개가 너무 지연되면 회음저부가 과도하게 늘어져 회음절개의 의의가 없어진다. 따라서 회음절개는 자궁수축 시 태아머리가 직경 3~4 cm의 크기로 보일 때 시행하는 것이 적당하다. 단 겸자 분만 시에는 겸자를 먼저 질내로 삽입한 후에 회음절개를 시행한다.

(3) 회음 절개 전 통증 조절

회음 절개를 위한 통증 조절은 분만 진통 감소를 위한 마취, 양측 음부 신경 차단, 1% 리토카인을 이용한 국소 마취를 통하여 할 수 있다. 리도카인 연고 또한 사용할 수 있지만 회음절개 1시간 전 사용해야 하므로 사용 시기를 예측하기 어렵다.

(4) 중앙 및 내외측 회음절개

① 중앙회음절개

음순소대에서 샅힘줄중심 방향으로 정중 절개를 하며 절개 길이는 회음 길이에 따라 2~3 cm로 항문 외괄약 전까지 절개한다.

② 내외측 회음절개

음순소대에서 시작하여 정중선에서 60도 좌 또는 우 방향으로 절개한다.

통증, 성교통 등의 합병증은 내외측 회음절개에서 더 높은 발생률을 보이지만, 중앙 회음절개 시 치명적인 항문 괄약근 손상(Obstetric Anal Sphincter Injury, OASIS)을 포함한 3, 4도 회음 열상 빈도가 높으므로 내외측 회음 절개가 선호된다(ACOG, 2016).

(5) 회음절개의 봉합

태반이 만출된 이후에 회음절개를 봉합하는 것이 일반적이다. 이는 산과의사가 태반박리의 징후를 주의 깊게 관찰하여 즉시 태반분만을 시행하고자 함이다. 또한 태반의 용수제거 시 회음봉합이 침해를 받지 않는 장점이 있다. 그러나 봉합이 될 때까지 절개부위의 출혈이 지속되는 단점도 있다.

① 봉합방법

회음절개의 봉합에는 여러 가지 방법이 있지만, 지혈 및 해부학적 원형회복이 중요하며 과다한 봉합사 사용은 삼가야 한다. 일반적인 봉합방법은 그림 16-27에 나와있다. 봉합 전 국소마취를 하는 것이 통증관리에 도움이 된다. 바늘에 의한 자상을 예방하기 위해 무딘바늘(blunt needle)을 사용하는 것이 좋다. 봉합사는 주로 2-0 polyglactin 910 (Vicryl), Chromic catgut을 사용한다. 수술 후 동통을 경감시키기 위해서 polyglactin 910 봉합사를 사용할 수 있으나

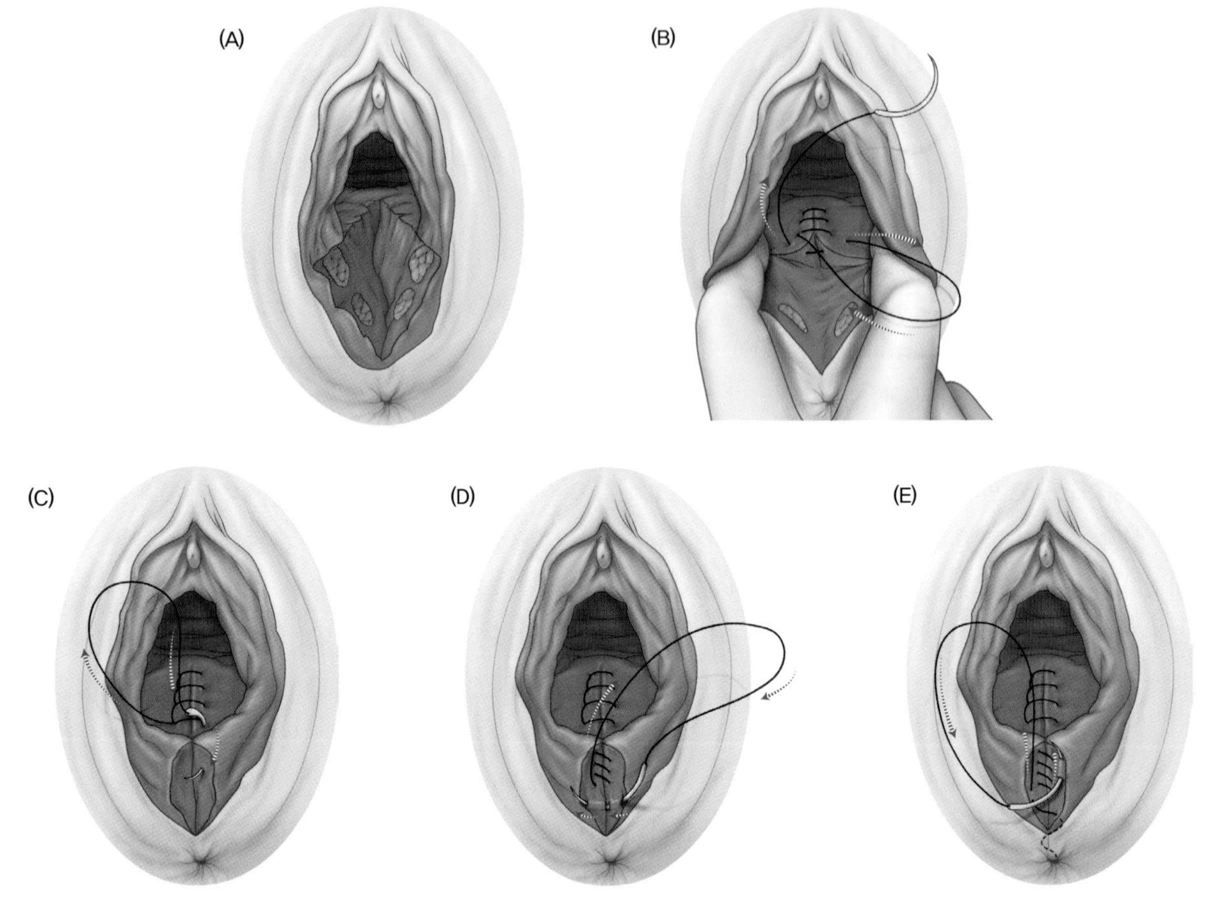

그림 16-27. **배중앙회음절개 후의 봉합과정**

(A) 회음절개한 부위로 파열된 처녀막륜(hymenal ring)과 회음근육이 다이아몬드 모양으로 보인다. (B) 2-0나 3-0 흡수사로 질점막과 점막하층을 연속봉합(continuous suture) 한다. (C) 처녀막륜(hymenal ring)의 절개면을 재건하고 바늘을 회음부로 이동시킨다. (D) 절개된 회음부의 근막과 근육을 아랫방향으로 연속봉합한다. (E) 아랫방향으로 시행한 연속봉합을 다시 위로 방향을 바꾸어 처녀막륜까지 피부밑 봉합으로 연결한다.

통증이나 성교통으로 인해 봉합사 제거가 필요한 경우도 있다. 연속 봉합법이 단절봉합보다 회음부 동통이 적으며, 빨리 녹는 봉합사일수록 봉합사 제거가 필요한 빈도가 더 낮다.

② 4도 회음열상의 봉합

4도 회음열상 및 직장손상의 양단간(end-to-end) 봉합 방법은 그림 16-28에 나타나 있다. 여러 가지 술식을 사용할 수 있지만 중요한 것은 직장점막의 창상면을 접합 시켜 0.5 cm 간격으로 봉합한 뒤, 그 위에 근막과 근육을 덮고 마지막으로 항문괄약근을 3~4회 단속봉합(interrupted stich)으로 분리 접합시키는 것이다. 그 뒤의 봉합은 일반적인 회음절개의 봉합과 동일하게 시행하면 된다. 양단간 봉합방법 외에 중복 봉합방법(overlapping techinique)을 사용할 수 있지만 양단간 봉합방법보다 더 좋은 것으로 보이지는 않는다. 봉합 후 일주일 동안 대변 연화제가 필요하고 관장은 금기이다. 산과적 항문 괄약근 손상(OASIS) 봉합과 함께 항생제의 사용이 감염성 합병증을 줄일 수 있다(ACOG, 2016). 간혹 정확하고 완전하게 봉합하더라도 골반저근육의 신경 손상으로 대변 실금이 지속될 수 있다.

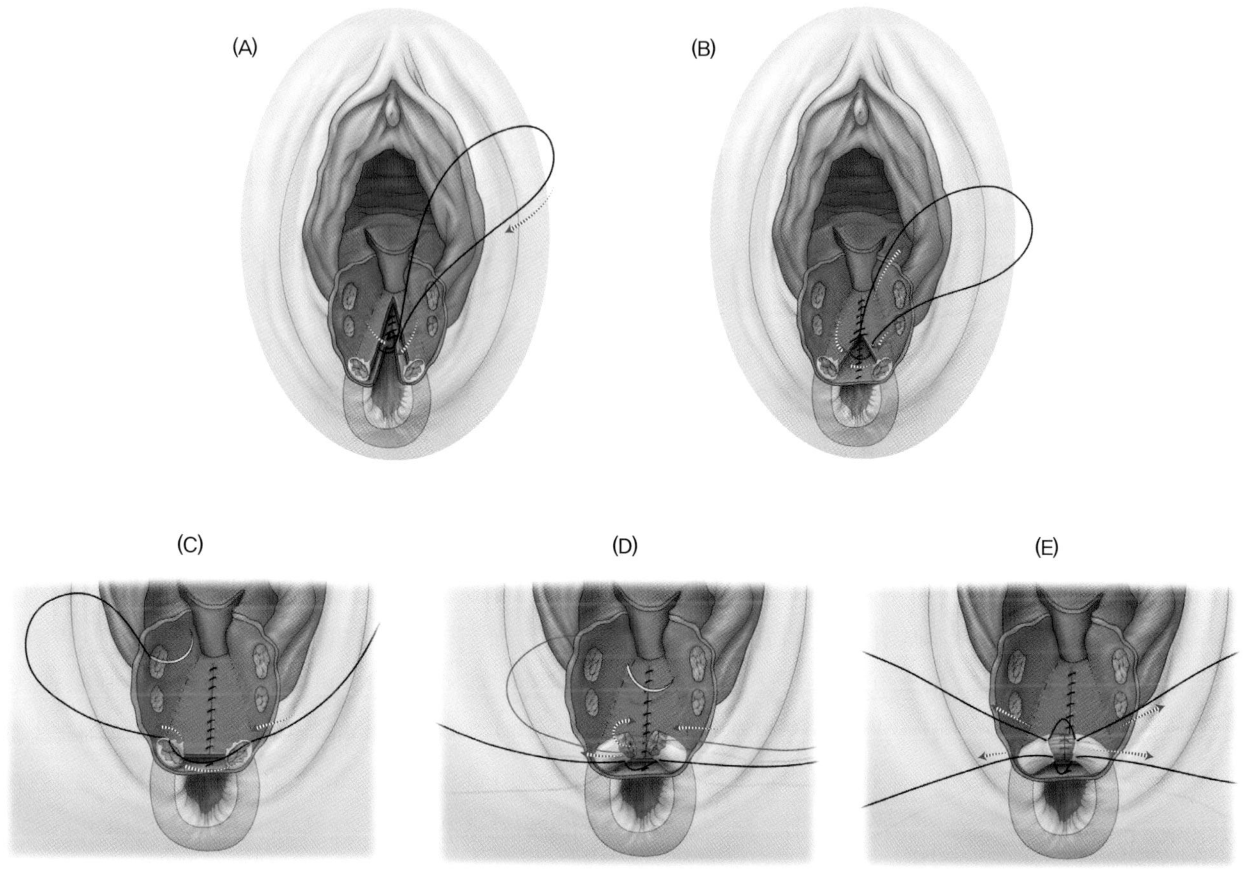

그림 16-28. **4도 회음열상의 봉합방법**
(A) 3-0나 4-0 vicryl을 이용하여 항문직장점막과 점막하층을 0.5 cm 간격으로 연속봉합 혹은 단속봉합한다. (B) 3-0 vicryl로 직장 근육층을 연속 혹은 단속봉합한다. 이때 주의할 점은 내부 항문괄약근을 반드시 확인하고 봉합해야 한다는 것이다. (C~E) 외부 항문괄약근의 봉합. (C) 2-0나 3-0 vicryl로 외부 항문괄약근 피막의 아래쪽과 뒤쪽을 먼저 봉합한다. (D) 외부 항문괄약근을 봉합한다. (E) 마지막으로 외부 항문괄약근 피막의 앞쪽과 위쪽을 봉합한다. 이후의 회음절개 봉합은 그림 16-27에서 설명한 바와 같다.

③ 회음손상 이후의 관리

봉합 후 얼음주머니 사용이 부종과 통증을 줄일 수 있다. 따뜻한 좌욕은 통증 조절과 위생에 도움이 된다. 리도카인 연고를 바르는 것은 통증조절에 효과적이지 않고 코데인, 비스테로이드성 소염진통제 경구 사용이 추천된다. 봉합 후 통증이 심하거나 지속되면 질, 질 주위, 혹은 좌골-직장 부위의 혈종이나 농양의 가능성이 있으므로 잘 관찰해야 한다. 3도 이상의 회음 손상 산모는 6주 후 검진 시까지 성관계를 제한하는 것이 추천된다. 분만 후 회음부 외상이나 항문 괄약근 손상이 있었던 여성은 6개월까지 성생활 빈도가 줄어든다는 보고가 있다.

5. 진통관리 프로그램

30여 년 전 O'Driscolle 등이 Dublin에서 "표준화된 진통관리 프로그램으로 난산 시 제왕절개술의 빈도가 감소할 수 있다"는 개념을 주장한 이후 이러한 프로그램에 대한 관심이 높아졌다. 현재 능동적인 진통관리(active management of labor)로 불리는 이 프로그램의 두 가지 요소는 인공양막파열(amniotomy)과 옥시토신의 사용이다. 통증이 있는 자궁수축이 자궁목 완전 숙화, 혈성 이슬, 혹은 양막파열과 동반될 때 진통으로 간주된다. 이 경우 12시간 이내 분만할 군으로 분류되며, 골반 내진은 첫 3시간 동안 매 1시간마다, 그 이후에는 매 2시간마다 시행한다. 자궁목의 개대 속도가 시간당 1 cm 미만이면 인공양막파열을 시행하고 이후 2시간 이내 개대 속도가 시간당 1 cm 미만이면 옥시토신을 주입한다. 이미 양막이 파열되고 입원한 경우라면 입원 후 1시간 동안 진행이 안 되는 경우 옥시토신을 주입한다. 옥시토신 10 U를 1 L 포도당 용액에 섞어서 시작하는데 전체 주입량은 10 U가 넘지 않도록 하고, 주입속도는 분당 30~40 mU를 넘지 않도록 한다. 2013년 Wei 등은 Cochrane database review에서 진통관리 프로그램을 사용한 결과 제왕절개율이 일정부분 감소하였다고 보고하였다(Wei al., 2013). Frigoletto 등은 1995년 1934명의 미분만부에서 진통 시간 단축을 보고하였으나 제왕절개율 변화는 없었다고 하였으며 다른 연구에서도 이 결과는 동일하였다(Brown, 2013).

또한 WHO에서는 개발도상국를 대상으로 진통양상을 그래프로 표시하면서 분석하는 분만진행도표(partogram)의 사용을 권장하였다. 분만진행도표에서는 진통을 잠복기와 활성기로 나누었는데 자궁경부가 3 cm 이상 개대된 상태에서 시간당 1 cm 이상 진행할 때 활성기로 구분하였다. 잠복기는 8시간 이내이어야 하며 활성기 진행이 느릴 때는 최소 4시간을 기다려 본 후 어떤 조치를 시행하라고 권고하였다. 그러나 최근의 보고에서 분만진행도표를 사용한 군과 사용하지 않은 군의 분만 예후에 차이가 없어 표준화된 진통관리를 위해 분만진행도 표의 통상적인 사용을 권고하지는 않고 있다(Lavender et al., 2013).

6. 제왕절개술 후의 질식분만

최근 제왕절개술의 전세계적 증가 추세와 반복적으로 제왕절개술을 시행한 경우 합병증 증가의 문제 등으로 제왕절개술 후의 질식분만에 대한 관심이 높아지고 있다. 제왕절개술 후 분만시도(trial of labor after cesarean, TOLAC)으로 질식 분만된 경우를 브이백(vaginal birth after cesarean, VBAC)이라 한다.

1) 제왕절개술 후 질식분만의 시도

1916년에 Cragin은 고전적 종절개방법이 대부분 이용되던 시절 선행 제왕절개술 임산부는 분만 진통 시 자궁 파열의 위험이 높기 때문에 "한 번 제왕절개술을 시행하면 다음에도 반드시 제왕절개술을 시행하여야 한다"라고 주장하였고 이 말은 격언같이 받아들여졌다. 1921년에 Kerr에 의해 고전적 종절개 대신 횡절개가 자궁절개 방법으로 제안된 후 수십 년의 경험에 의해 선행 제왕절 개술 임신부라도 분만진통 시 자궁파열이 반드시 일어나는 것이 아님을 알게 되었고, 1963년 Allahbadia는 "한 번 제왕절개술을 했다고 해서 다음에 반드시 제왕절개술을 해야 하는 것은 아니다"라고 주장하였다. 그 후 Merril과 Gibbs(1978)는 자신들의 선행 제왕절개술 임신부의 83%에서 질식분만이 안전하게 시도되었다고 보고하였고, 1988년 미국산부인과학회는 1회의 자궁하부 횡절개로 제왕절개술을 받은 임신부는 금기증이 없는 경우에 다음 임신 시 질식분만을 시도하는 것에 대해 상담 받도록 권고하였다(ACOG, 1988). 이에 따라 선행 제왕절개술 임신부의 '제왕절개술 후 질식분만(Vaginal birth after cesarean, VABC)'이 꾸준히 늘어 미국의 경우 1996년에는 선행 제왕절개술 임신부의 약 30%가 제왕절개술 후 질식분만을 하였다(Hamilton et al., 2003). 이후 자궁파열에 의한 의료분쟁 등의 증가로 추세가 잠시 하향되다 최근 제왕절개 빈도가 급증하면서 다시 제왕절개술 후 질식분만이 관심의 대상이 되고 있다.

2) 제왕절개술 후 질식분만의 성공률

외국의 경우 대개는 60~80%의 성공률을 보고하고 있고 (ACOG, 2010) 국내의 경우 전남대학교 병원에서 1,292명의 시도분만 중 1,090명에서 질식분만이 이루어져 84%의 성공률을 보고하였으며(송태복, 1997), 가톨릭대학교 병원은 1,352명의 시도분만으로 1,113명이 질식분만하여 82.3%의 성공률을 보고하였다(권지영, 2009). 제왕절개술 후 질식분만의 성공률은 선행 분만력에 자연분 만이 있는 경우(92%), 선행 제왕절개의 적응증이 반복되지 않은 경우(83%), 이번 임신의 출산체중이 4 kg 미만인 경우(84%), 자연진통인 경우(85%), 선행 제왕절개술 당시의 자궁 개대 정도가 7 cm 이상인 경우 등에서 높은 것으로 보고하였다(권지영, 2009). 반면 선행 제왕절개의 적응증이 난산인 경우 낮은 성공률이 보고되었다(Impey & O'Herlihy, 1998).

3) 제왕절개술 후 분만시도에 따른 자궁파열(Rupture) 및 자궁열개(Dehiscence)

자궁파열은 과거 제왕절개 부위에서 자궁벽의 모든 층이 벌어져 자궁강과 복강이 서로 통하게 되는 것을 말한다. 대개 태아 전체나 일부가 복강 내로 빠져나오게 되고 상당한 출혈이 동반된다. 자궁열개는 과거 제왕절개 부위가 벌어졌으나 내장쪽 복막(visceral peritoneum)은 파열되지 않은 상태를 말한다. 태아는 복강 내로 탈출되지 않으며 대개 출혈은 없거나 소량이다. 선행 제왕절개술 후 분만시도에 따른 자궁파열의 빈도는 한 번 자궁하부횡절개를 한 경우 0.5~0.9% 정도 발 생하는 것으로 보고되며, 자궁열개의 경우도 이와 비슷한 정도로 보고된다. 국내의 보고로는 전남대학교병원의 경우 1,292예 중 자궁파열 3예(0.2%), 자궁열개 2예(0.2%)로 낮은 빈도를 보고하였다(표 16-2).

(1) 선행 제왕절개술의 시도분만 시 자궁절개방법에 따른 자궁파열의 빈도

하부 횡절개인 경우는 자궁파열의 빈도가 가장 낮다(약 0.2~1.5%). 자궁저(fundus)까지 절개선이 연장되는 고전적 종절개와 T자형 절개(T-shaped incision)인 경우는 자궁파열의 빈도가 가장 높다(약 4~9%). 자궁저까지 절개선이 연장되지 않은 하부 종절개(low-vertical incision)의 자궁파열 빈도(약 1~7%)는 확실하지 않지만 미국산부인과학회에서는 하부 종절개인 경우에도 시도분만을 할 수 있다고 하였다(ACOG, 2017a). 자궁기형이 있는 선행 제왕절개술 임산부의 경우는 약 8%의 자궁파열 위험이 있다(Ravasia et al., 1999). 자궁 하부분절에 국한된 자궁파열의 기왕력이 있는 임신부의 경우는 약 6%의 자궁파열 위험이 있지만(Reyes-Ceja et al., 1969) 자궁 상부까지 침범한 자궁파열이 있었던 경우는 자궁파열의 재발빈도가 약 32%이다(Ritchie et al., 1971). Lannon 등은 2015년 456명의 이른 조산 제왕절개를 경험한 산모에서 1.8%의 자궁 파열 빈도를 보고하였고 이는 만삭 제왕절개 군의 0.4%보다 높았다.

(2) 선행 자궁절개선 봉합 방법(One layer & two layer)에 따른 시도분만 시 자궁파열

자궁절개선 봉합 방법에 따른 시도분만 시 자궁파열 위험도는 보고자마다 다르다. Roberge 등은 메타 분석을 통한 연구에서 따르면 단층과 복층 자궁 봉합에 따른 자궁 파열 빈도의 차이는 없다고 하였다(2014). 두 봉합 방법에 따른 자궁 근층 두께 차이에 관한 의견은 통일되지 않았다.

(3) 선행 제왕절개술과 시도분만의 간격에 따른 자궁 파열의 위험도

실험에 의하면 자궁절개선이 충분히 재생하는 데는 약 6개월 정도가 소요된다고 한다(Dicle et al., 1997). Shipp 등은 2,409명의 한 번 제왕절개 분만력이 있는 산모에서 선행 제왕절개술과 시도분만의 간격이 18개월 이하인 경우 1.4%의 자궁 파열 빈도를 보고하였고 이는 18개월 이상보다 자궁파열의 위험이 약 3배로 증가한다는 보고도 있었다(Shipp et al., 2001). Stamilio 등은 선행 제왕절개 간격이 6개월 미만에서 6개월 이상인 군보다 3배의 자궁 파열 빈도를 보고하였다.

(4) 선행 제왕절개술의 횟수와 시도분만 시 자궁파열

선행 제왕절개술 2회인 경우에 선행 제왕절개술 1회인

표 16-2. **표선행 제왕절개 산모의 시도분만율, 질식분만 성공률, 자궁파열 및 열개율, 시도분만과 관계된 산모사망 및 주산기 사망(송태복, 1997)**

Year	Author	TOL	Vaginal delivery	Uterine rupture	Uterine dehiscence	Maternal death	Perinatal death
1982	Demianczuk	92	50 (54%)	0	0	0	0
1982	Meier	207	175 (85%)	0	0	0	0
1985	Paul	751	614 (82%)			0	3 (0.4%)
1991	Paul	4,617	3,411 (74%)				
1991	Paul	7,599	61 (0.8%)	54 (0.7%)			
1994	Miller		12,707 (73%)	10,439 (82%)	95 (0.7%)	1	3 (0.2%)
1994	Flamm		5,022 (70%)	3,746 (75%)	39 (0.8%)	0	0
1994	Cowan		593	478 (81%)	5 (0.8%)		
1997	송태복	1,292 (65%)	1,090 (84%)	3 (0.2%)	2 (0.2%)	0	1 (0.1%)

TOL: Trial of Labor

경우보다 자궁 파열이 2~3배 증가한다는 보고가 있었다(Macones, 2005a; Miller, 1994; Tahseen, 2010). 하지만 Maternal-Fetal Medicine Units Network database 분석에선 큰 차이가 없는 것으로 보고되기도 하였다(Landon, 2006). 그러나 선행 제왕절개술의 횟수가 증가할수록 시도분만 시 자궁파열의 위험은 증가할 것으로 생각하는 것이 합리적이며 모체 이환율 증가가 동반된다.

(5) 태아의 크기에 따른 시도분만 시 자궁파열

태아의 크기가 커질수록 시도분만 시 자궁파열의 빈도가 증가할 것 같으나 이것은 아직 정확히 확립되지 못하였다. 자궁파열의 빈도는 태아가 4 kg 이상인 경우는 1.6%, 4 kg 이하는 경우는 1.0%로 통계적으로 차이가 없다는 보고가 있으며(Zelop et al., 2001), 이에 대한 논란은 여전히 진행중이다. 한편 제왕절개력이 있는 산모의 외회전술의 안전성에 대한 근거는 부족하여 선호되지 않는다(ACOG, 2016).

(6) 선행 질식분만의 과거력과 시도분만 시 자궁파열

제왕절개술 시행 이전 또는 이후에 질식분만한 경험이 있는 경우에는 시도분만 시 자궁파열의 위험이 낮고(Cahill, 2006; Hochler, 2014; Zelop, 1999) 자연분만과 유도분만의 예후를 향상시킨다.

4) 제왕절개술후 시도분만 시 자궁파열의 진단

대량 출혈로 인한 '쇼크(shock)'가 발생하기 전까지 나타나는 증상이나 신체소견이 대부분 비특이적이기 때문에 자궁파열의 가능성을 염두에 두지 않으면 자궁파열의 진단이 늦어질 수 있다.

(1) Nonreassuring fetal heart rate pattern

자궁파열의 진단에 있어 가장 중요한 소견은 태아의 심장박동수 이상으로 가장 흔한 전자태아감시장치의 심장박동수 소견은 태아심박동수의 감속이다. 만기 태아심장박동수 감속(late deceleration), 태아 서맥(bradycardia), 태아의 심박동을 찾을 수 없는 경우(undetectable FHT) 등의 소견을 보인다.

(2) 태아선진부(Presenting part)의 소실(Loss of station)

자궁파열이 생겨 태아가 복강 내로 빠져나간 경우 내진에서 태아의 선진부를 확인할 수 없게 된다. 그러므로 임신부의 복부 촉진과 함께 내진은 자궁파열의 진단에 도움을 줄 수 있다. 초음파 또한 도움이 될 수 있다.

(3) 자궁수축의 소실

자궁파열에 의해 자궁수축이 소실되는 빈도는 비교적 낮기 때문에 자궁내압을 측정하는 것은 자궁파열의 진단에 도움이 되지 않는다.

(4) 복부통증 및 압통

태반 조기박리와 유사한 증상이 있는 경우도 있지만 복부통증과 압통이 확실한 경우가 드물어 자궁파열의 진단에는 큰 도움이 되지 않는다. 더욱이 진통제 또는 경막외 마취 등으로 임신부가 통증을 느끼지 못하는 경우도 많다.

(5) 혈량저하증(Hypovolemia)

자궁파열로 인한 대량출혈로 쇼크 등의 혈량저하증 증상이 나타날 수 있다.

5) 자궁 파열과 분만

태아의 경우 응급 제왕절개술에 의한 즉각적인 분만이 이루어져야만 생존이 가능하다. 태아의 건강상태는 태반의 박리정도에 의해 좌우되는데 자궁파열 후 시간이 지날수록 태반의 박리가 진행되고, 임신부의 실혈도 진행되기 때문에 태아 사망률은 50~75%로 매우 높다. 임신부의 경우 치료가 늦어지면 출혈로 사망하거나 추후 감염으로 사망할 수 있으나 즉각적이고 적절한 치료를 받는 경우에 사망하는 경우는 매우 드물다. Holmgren 등은 2012년에 35명의 진통 중 자궁 파열 임신부에서 18분 이내에 분만한 아기에서 신경학적 이상이 없었다고 보고하였다.

6) 시도분만 시 파열된 자궁의 처치

출혈이 없는 자궁열개의 경우에는 개복술을 시행할 필요는 없다(McMahon et al., 1996; Miller et al., 1997). 출혈이 있는 자궁파열의 경우에는 자궁절제술이 필요할 수 있다. 하지만 선별된 일부 자궁파열의 경우 봉합 재건술로 자궁을 보전하는 경우도 있다. 이 경우 다음 임신에서 자궁 파열이 재발한 경우도 보고되었다(Usta et al., 2007).

7) 시도분만에서의 자궁숙화 및 분만진통의 촉진(Labor stimulation)

(1) 옥시토신

분만 촉진을 위한 옥시토신 투여가 시도분만에서 자궁 파열을 증가시킨다는 보고가 있으나, 일부 연구자들은 옥시토신과 자궁 파열의 연관성이 없다고 주장한다. 현재는 집중 감시 하에서 분만유도 및 분만진통 증가를 위해 옥시토신을 조심스럽게 사용할 수 있다(ACOG, 2017).

(2) 프로스타글란딘

미소프로스톨(PGE1)은 시도분만에서 자궁 파열을 일으키므로 사용해서는 안 된다(ACOG 2017a). PGE2의 경우 자궁 파열을 증가시킨다는 보고가 있으나 금기는 아니다.

8) 경막외 마취

시도분만이 제안된 초기에는 임신부가 통증을 느끼지 못하면 자궁파열의 진단이 늦어질 것이라고 우려했지만 실제 자궁파열에서 통증을 호소하고 출혈이 존재하는 임산부는 10% 미만이고(Flamm et al., 1990), 시도분만에서 경막외 마취를 시도한 군과 시행하지 않은 군 사이에 제왕절개술 후 질식분만 비율에 차이가 없는 것으로 보고 되었다. 2017년 미국산부인과학회는 시도분만에서 경막외 마취는 안전한 시술이라고 결론지었다.

9) 쌍태임신 시 시도분만

Ford 등은 2006년 선행 제왕절개를 경험한 쌍태임신 산모 1850명 중 45%에서 성공적인 VBAC을 하였고 자궁 파열은 0.9%라는 보고를 하였다. 2017년 ACOG는 하부 횡절개 제왕절개를 했던 쌍태임신에서 안전하게 질식 분만을 시도할 수 있다고 하였다.

10) 제왕절개후 질식분만 권고안(ACOG, 2017)

(1) 일정하고 좋은 결과를 근거로 한 권고(Level A)

- 한 번의 하부 횡절개에 의한 제왕절개술을 받은 대부분의 여성은 시도분만과 제왕절개술 후 질식분만의 대상이고 반드시 그에 대해 상담하여야 한다.
- 미소프로스톨(Misoprostol)은 제왕절개나 주요 자궁 수술을 받았던 환자에서 임신 제3분기의 자궁목 숙화(ripening)와 촉진을 위해 사용하지 않아야 한다.
- 시도분만의 한 부분으로 진통 시 경막외 마취는 사용될 수 있다.

(2) 일정하지 않고 제한적인 결과를 근거로 한 권고(Level B)

- 자궁파열의 고위험군(예: 선행 제왕절개 시 고전적 종절개 또는 T자형 절개를 한 경우, 자궁파열의 기왕력이 있는 경우, 자궁저 부위의 광범위한 수술을 받은 경우)과 전치태반과 같은 질분만 금기증이 있는 군은 일반적으로 계획된 시도분만의 대상이 아니다.
- 두 번의 하부 횡절개에 의한 제왕절개술을 받은 여성은 시도분만의 대상이 될 수도 있고 이에 대한 상담이 필요하다
- 선행 제왕절개의 자궁절개 방법을 모르는 경우에도 임상적으로 고전적 종절개가 강하게 의심되지 않으면 시도분만은 금기가 아니다.
- 한 번의 하부 횡절개에 의한 제왕절개술을 받은 여성이 쌍둥이를 임신하였을 때 쌍둥이 자연분만의 대상이 된다면 시도분만의 대상이 될 수 있다.
- 임신부나 태아의 적응증으로 유도분만 하는 것은 시도분만 시에도 선택할 수 있다.
- 한 번의 하부 횡절개를 한 임신부에서 둔위의 외회전술 시도는 임신부와 신생아가 이 시술의 적응증이 된다면 금기가 아니다
- 시도분만 중 지속적인 태아 심박수 모니터링이 추천된다.

(3) 전문가의 의견이나 일차적인 컨센서스에 근거한 권고 (Level C)

- 상담 후 시도분만 또는 반복 제왕절개술의 최종 결정은 주치의와 상의를 한 임산부가 내려야 한다. 시도분만과 정규적인 반복 제왕절개술의 득과 실이 토의되어야 한다. 상담과 진료계획에 대한 서류가 의무 기록에 포함되어야 한다.
- 시도분만은 응급분만이 가능한 시설에서 시도되어야 한다.
- 시도분만과 관련된 위험들과 자궁파열과 다른 합병증은 예측할 수 없기 때문에 시도분만은 즉각적 인 응급진료가 가능한 의료진이 있는 기관에서 시행되어야 한다. 즉각적인 제왕절개가 가능하지 않을 땐 의료제공자들과 해당 임신부가 병원의 상황과 산과, 소아과, 마취과, 수술방 의료진의 이용에 대하여 논의할 것을 권고한다.
- 응급 상황에 대처할 필요가 있기 때문에 가정에서의 시도분만은 금기이다.

참고문헌

- 권지영. 제왕절개술 후 질식분만의 성공과 관련되 인자 연구. 모체태아의학회. 2008.
- 송태복. 제왕절개술후 질식분만. 대한주산의학회 연수교육. 1997; 47-53.
- 정상진통과 분만. 산과학. 4th ed. 대한산부인과학회: 군자출판사; 2007. 285-300.
- American Academy of Pediatrics and the American College of Obstetricians and Gynecologists: Guidelines for Perinatal Care, 6th ed., 2007.
- American Academy of Pediatrics and the American College of Obstetricians and Gynecologists: Guidelines for Perinatal Care, 7th ed., 2012.
- American Academy of Pediatrics and the American College of Obstetricians and Gynecologists: Guidelines for Perinatal Care, 8th ed. Elk Grove Village, AAP, 2017.
- American College of Obstetricians and Gynecologists: Prevention and Management of Obstetric Lacerations at Vaginal Delivery No. 165, July 2016.
- American College of Obstetricians and Gynecologists. ACOG Practice Bulletin No. 120: Use of prophylactic antibiotics in labor and delivery. Obstet Gynecol. 2011 Jun;117(6).
- American College of Obstetricians and Gynecologists. Fetal macrosomia. ACOG Practice Bulletin 22. Washington, DC, ACOG 2000. (Level III)
- American College of Obstetrics and Gynecologists. Operative vaginal delivery. Technical Bulletin #137.1989.
- American College of Obstetricians and Gynecologists: Vaginal Birth After Cesarean Delivery No. 205, Feb 2019.
- American College of Obstetricians and Gynecologists: Delayed umbilical cord clamping a"er birth. Committee Opinion No. 684, January 2017.
- American College of Obstetricians and Gynecologists: Prophylactic antibiotics in labor and delivery. Practice Bulletin No. 120, June 2011, Rea!irmed 2016.
- Beckmann MM, Stock OM: Antenatal perineal massage for reducing perineal trauma. Cochrane Database Syst Rev 4: CD005123, 2013.
- Bloom SL, McIntire DD, Kelly MA, Beimer HL, Burpo RH, Garcia MA, et al. Lack of effect of walking on labor and delivery. N Engl J Med 1998;339:76-9.
- Bujold E, Bujold C, Hamilton EF, Harel F, Gauthier RJ. The impact of a single-layer closure on uterine rupture. Am J Obstet Gynecol 2002;186:1326-39.
- Carroli G, Mignini L. Episiotomy for vaginal birth. Cochrane Database Syst Rev 2009 21;(1):CD000081.
- Committee on Obstetric Practice, American College of Obstetricians and Gynecologists. Committee Opinion No.543: Timing of umbilical cord clamping after birth. Obstet Gynecol 2012;120:1522-6.
- Corton MM, Lankford JC, Ames R, McIntire DD, Alexander JM, Leveno KJ. A randomized trial of birthing with and without stirrups. Am J Obstet Gynecol 2012;207:133.e1-5.
- Dicle O, Kucukler C, Pirnar T, Erata Y, Posaci C. Magnetic resonance imaging evaluation of incision healing after cesarean sections. Eur Radiol 1997;7:31-4.
- Dunwald C, Mercer B. Uterine rupture, perioperative and perinatal morbidity after single-layer and double-layer closure of cesarean delivery. Am J Obstet Gynecol 2003;189:925-9.
- Elkousy MA, Sammel M, Stevene E, Piper JF, Macones G. The effect of birth weight on vaginal birth after cesarean delivery success rates. Am J Obstet Gynocol 2003;188:824-30.
- Flamm BL, Newman LA, Thomas SJ, Fallon D, Yoshida MM. Vaginal birth after cesarean delivery: Results of a 5-year multicenter collaborative study. Obstet Gynecol 1990;76:750-4.
- Friedman E. The graphic analysis of the labor. Am J Obstet Gynecol 1954;68:1568.
- Gabbe SG, Niebyl JR, Simpson JL. Obstetrics; Normal and Problem Pregnancies(5th ed) 2007;303-21.
- Geranmayeh M, Rezaei Habibabadi Z, Fallahkish B, Farahani MA, Khakbazan Z, Mehran A. Reducing perineal trauma through perineal massage with vaseline in second stage of labor. Arch Gynecol Obstet 2012;285:77-81.
- Germer O, Segal S. Incidence and contribution of predisposing factors to transverse lie presentation. Int J Gynecol Obstet 1994;44:219.
- Gungor S, Kurt E, Teksoz E, Goktolga U, Ceyhan T, Baser I. Oronasopharyngeal suction versus no suction in normal and term infants delivered by elective cesarean section: a prospective randomized controlled trial. Gynecol Obstet Invest 2006;61:9-14.
- Hamilton BE, Martin JA, Sutton PD. Births: Preliminary data for 2002. National Vital Statistics Reports, Vol 51, No.1, Hyattsville, Md, National Center for Health Statistics, 2003.
- Impey L, O'Herlihy C. First delivery after cesarean delivery for strictly defined cephalopelvic disproportionl. Obstet Gynecol 1998;92:799-803.
- Kattwinkel J, Perlman JM, Aziz K, Colby C, Fairchild K, Gallagher J, et al. American Heart Association. Neonatal resuscitation: 2010 American Heart Association Guidelines for Cardiopulmonary Resuscitation and Emergency Cardiovascular Care. Pediatrics 2010;126(5):e1400-13.
- Kieser KE, Baslett TF. A 10-year population-based study of uterine rupture. Obstet Gynecol 2002;100:749-53.
- Landon MB, Hauth JC, Leveno KJ, Spong CY, Leindecker S,

Varner MW, et al. Maternal and perinatal outcomes associated with a trial of labor after prior cesarean delivery. N Eng J Med 2004; 351:2581-9.
- Landon MB, Spong Cy, Thom E. Risk of uterine rupture with a trial of labor in women with multiple and single prior cesarean delivery. Obstet Gynecol 2006;108:12-8.
- Lavender T, Hart A, Smyth RM. Effect of partogram use on outcomes for women in spontaneous labour at term. Cochrane Database Syst Rev 2013;10:7:CD005461.
- Leopold J. Conduct of normal birth through external examination alone. Arch Gynaekol 1894;45:337.
- Loao JB, Buhimschi CS, Norwitz ER. Normal labor: mechanism and duration. Obstet Gynecol Clin N Am 2005;32:145.
- Lumbiganon P, Hofmeyr J, Gülmezoglu AM, Pinol A, Villar J. Misoprostol dose-related shivering and pyrexia in the third stage of labour. WHO Collaborative Trial of Misoprostol in the Management of the Third Stage of Labour. Br J Obstet Gynaecol 1999;106:304-8.
- McDonald SJ, Middleton P. Effect of timing of umbilical cord clamping of term infants on maternal and neonatal outcomes. Cochrane Database Syst Rev. 2008 Apr 16;(2):CD004074.
- Merrill BS, Gibbs. Planned vaginal delivery following cesarean section. Obstet Gynecol 1978;52:50-2.
- Miller DA, Diaz FG, Paul RH. Vaginal birth after cesarean: A 10-year experience. Obstet Gynecol 1994;84:255-8.
- Miller Mullin P, Hou D, Paul RH. Vaginal birth after cesarean section in twin gestation. Am J Obstet Gynecol 1996;175:194-8.
- Mobeen N, Durocher J, Zuberi N, Jahan N, Blum J, Wasim S, et al. Administration of misoprostol by trained traditional birth attendants to prevent postpartum haemorrhage in homebirths in Pakistan: a randomised placebo-controlled trial. BJOG 2011;118:353-61.
- Musselwhite KL, Faris P, Moore K, Berci D, King KM. Use of epidural anesthesia and the risk of acute postpartum urinary retention. Am J Obstet Gynecol 2007;196:472.e1-5.
- O'Driscoll K, Foley M, MacDonald D. Active management of labor as an alternative to cesarean section for dystocia. Obstet Gynecol 1984;63:485-90.
- Ravasia DJ, Brain PH, Pollard JK. Incidence of uterine rupture among women with mullerian duct anomalies who attempt vaginal birth after cesarean delivery. Am J Obstet Gynecol 1999;181:877-81.
- Reyes-Ceja L, Cabrera R, Insfran E, Herrera-Lasso F. Pregnancy following previous uterine rupture: Study of 19 patients. Obstet Gynecol 1969;34:387-9.
- Ritchie EH. Pregnancy after rupture of the pregnant uterus: A report of 36 pregnancies and a study of cases reported since 1932. J Obstet Gynecol Br Commonw 1971;78:642-8.
- Signorello LB, Harlow BL, Chekos AK, Repke JT. Midline episiotomy and anal incontinence: Retrospective cohort study. Br Med J 2000;320:86-90.
- Stamilio DM, DeFranco E, Pare E. Short interpregnancy interval . Risk of uterine rupture and complications of vaginal birth after cesarean delivery. Obstet Gynecol 2007;110:1075-81.
- Steer P, Flint C. ABC of labour care: physiology and management of normal labour. BMJ 1999;318:793-6.
- Su LL, Chong YS, Samuel M: Carbetocin for preventing postpartum haemorrhage. Cochrane Database Syst Rev 4:CD005457, 2012.
- Tunçalp Ö, Hofmeyr GJ, Gülmezoglu AM. Prostaglandins for preventing postpartum haemorrhage. Cochrane Database Syst Rev. 2012.
- Usta IM, Hamdi MA, Abu Musa AA. Pregnancy outcome in patients with previous uterine rupture. Acta Obstet Gynecol 2007;86:172-6.
- Wei S, Wo BL, Qi HP, Xu H, Luo ZC, Roy C, et al. Early amniotomy and early oxytocin for prevention of, or therapy for, delay in first stage spontaneous labour compared with routine care. Cochrane Database Syst Rev 2013;7:8:CD006794.
- World Health Organization: WHO recommendations for the prevention and treatment of postpartum haemorrhage. Geneva, World Health Organization, 2012.
- Zahalka N, Sadan O, Malinger G, Liberati M, Boaz M, Glezerman M, et al. Comparison of transvaginal sonography with digital examination and transabdominal sonography for the determination of fetal head position in the second stage of labor. Am J Obstet Gynecol 2005;193:381.
- Zelop CM, Shipp TD, Repke JT, Cohen A, Lieberman E. Effect of previous vaginal delivery on the risk of uterine rupture during a subsequent trial of labor. Am J Obstet Gynecol 2000;183:1184-6.
- Zelop CM, Shipp TD, Repke JT, Cohen A, Lieberman E. Outcomes of trial of labor following previous cesarean delivery among women with fetuses weighing > 4000 g. Am J Obstet Gynecol 2001;185:903-5.

제17장

분만진통 중 태아안녕평가

Intrapartum Fetal Assessment

박중신 | 서울의대
김병재 | 서울의대
김선민 | 서울의대
박찬욱 | 서울의대

1. 전자태아감시(Electronic fetal monitoring)

1818년에 Francois Major가 최초로 임신부의 복벽을 통해 그의 귀로 태아 심음을 청취한 후, 태아심음 청취는 진통 중 태아의 건강상태 평가에서 필수적인 요소가 되어왔다. 전자태아감시가 도입되기 전까지 산과의사 또는 간호사는 청진기를 이용해서 진통 중인 산모의 태아심음을 청취하였다. 1970년대에 전자태아감시의 등장 이후 태아심장박동수와 자궁수축을 지속적으로 확인할 수 있게 되어 태아의 위험신호를 조기에 감지하고 적절한 조치를 취함으로써 신생아 이환률과 사망률을 감소시킬 수 있게 되었다. 1990년대에 들어서서는 진통과 분만을 경험하는 산모의 3/4에서 전자태아감시를 사용하게 되었다. 현재는 미국의 생존 출생아의 85% 이상에서 분만 중 전자태아감시를 사용하고 있는 것으로 알려져 있다(Ananth et al., 2013).

1) 전자태아감시의 장점

분만 중에 전자태아감시를 적용하는 예들이 점차 증가하면서 지속적인 전자태아감시의 유용성을 주장하는 연구결과들도 꾸준히 발표되었다. Vintzileos 등(1993)은 전자태아감시가 태아 저산소증에 의한 주산기 이환율을 감소시킬 수 있다고 하였고, 1995년의 연구에서는 태아 저산소증에 의한 신생아 사망의 60%를 감소시킬 수 있는 것으로 보고하였다. 그러나 신생아 사망이나 손상이 항상 예방이 가능한 것은 아니기 때문에 전자태아감시의 장점과 단점에 대해서는 오래전부터 논란이 있어 왔다. 그럼에도 불구하고 대부분의 임상의들은 의료분쟁 시의 방어를 위하여 분만 중에 전자태아감시를 사용하고 있는데, Boehm 등(1999)은 진정한 신생아 이환의 감소를 위해서는 전자태아감시에서 나타나는 태아 심장박동수의 양상에 대한 정의와 치료에 대한 지침을 정확히 하여야 한다고 주장하였다. 태아 손상을 유발하는 감염, 출혈 등 여러 원인이 있지만, 진통 중 저산소증은 수술적 처치로서 태아 손상과 자궁 내 사망을 예방할 수 있는 가장 흔한 원인으로 알려져 있다. 이전에는 1,000 분만당 3~4례 가량의 자궁 내 태아사망이 보고되어 왔으나 거의 대부분의 임신부에서 지속적인 전자태아감시를 시행하고 있는 현재, 분만 중 태아사망은 매우 드물게 나타난다(ACOG, 1994).

만성 태반기능부전(chronic placental dysfunction)과

관련된 만성 태아 저산소증(chronic fetal hypoxia)은 태아 심장박동수의 변화를 초래하는데, 이 경우 특히 진통 중에 전혀 예기치 못했던 태아곤란증이 일어날 수 있으므로 지속적인 전자태아감시는 이러한 예들을 찾아내는 데 의의가 있다. 따라서 진통분만 중 태아감시를 하면서 산과의사는 산소 공급과 같은 비수술적 방법을 통해 산소 부족을 개선시킬 수 있으며 만약 이러한 노력으로도 태아의 저산소상태가 호전되지 않아 지속적인 저산소증과 대사성 산증으로 발전할 때에도 전자태아감시는 신속히 태아를 분만해야 하는 시기를 결정할 수 있도록 도움을 줄 수 있다. 실제로 분만 중에 심각한 태아곤란증의 발생빈도는 약 100~400례의 분만 중 1례 정도로 나타나고, 1,000례의 분만 중 5례 정도의 신생아 사망이 분만 중 태아곤란과 직접적인 연관이 있는 것으로 보고되고 있다(Chuang et al., 2004). 전자태아감시가 신생아 사망률을 감소시켰다는 최근 연구들을 보면, 신생아 사망률은 주수의 영향을 많이 받으며, 특히 조산의 경우에 전자태아감시의 효과가 컸다고 한다(Chen et al., 2011; Ananth et al., 2013). 최근에는 지속적 전자태아감시를 한 경우보다 간헐적 청진을 시행한 경우 제왕절개율이 더 높았다는 보고도 있다(Martis et al., 2017).

2) 전자태아감시의 단점

전자태아감시가 널리 사용되기 시작하면서 태아곤란증의 진단하에 제왕절개 분만율이 급격히 증가하여, 1974년에서 1991년까지 제왕절개 분만율은 0.6%에서 9.2%로 15배 증가하였으나, 같은 기간 내에 신생아 사망률의 감소는 없는 것으로 나타났다(Edington et al., 1975; Shenker et al., 1975; Lee et al., 1976; Johnstone et al., 1978; Shiono et al., 1987). 1970년 Paul 등은 Yale-New Haven Hospital에서 분만한 4,561례의 분만 중 6%에서 전자태아감시를 사용하였는데, 그 적응은 ① 청진에서 태아 심음에 이상이 있는 경우, ② 태변의 유출이 있는 경우, ③ 분만의 진행이 적절치 않은 경우, ④ 양막이 조기에 파열된 경우, ⑤ 임신성 고혈압 질환, ⑥ 분만예정일 초과 등과 같은 이상이 있는 경우로 하였다. 이들이 보고한 바에 의하면 전자태아감시를 사용하지 않고 분만된 대조군과 비교하였을 때 아프가 점수의 차이를 보이지 않았다(Paul et al., 1975). Dublin trial에 따르면 분만 중 태아 감시에서, 간헐적인 청진을 시행한 군과 전자태아감시로 지속적인 감시를 한 군 사이에 뇌성마비의 발생률에는 큰 차이가 없었으며, 다만 전자태아감시 군에서 신생아 경련이 55% 감소한 것으로 나타났다(MacDonald et al., 1985).

2013년 Alfirevic 등은 Cochrane Database를 통하여 전자태아감시는 제왕절개율과 수술분만율을 증가시키고 또한 주산기 사망률과 신생아 경련 및 뇌성마비의 감소도 가져오지 못했다고 하였다. 2017년 ACOG는 간헐적 청진과 지속적 태아감시 두 방법 모두 저위험 산모와 고위험 산모 모두에게 적용 가능한 방법이라 하였고 간헐적 청진의 경우 저위험 산모는 그 간격을 더 길게 할 수 있다고 하였다.

2. 태아 심장박동수의 양상(Pattern of fetal heart rate)

1) 기초 태아심장 활동도(Baseline fetal heart activity)

태아 심장박동수(fetal heart rate)는 일정하게 고정되어 있지 않고 주기적인 변이도를 갖기 때문에 기초 태아 심장박동수 선을 기준으로 하여 기초활동도(baseline activity)와 주기적 변이도(periodic variation)를 나타낸다. 기록지는 가로와 세로 눈금이 1 cm 간격으로 되어 있는데 세로눈금은 분당 30회에서 240회 범위의 태아 심장박동수를 나타낼 수 있으며 1 cm에 분당 30회의 심장박동수가 기록되도록 되어 있고, 가로눈금은 분당 1 cm에서 3 cm의 속도로 기록할 수 있게 되어 있다. 분당 1 cm의 속도로 기록할 때는 태아 심장박동수의 변이도가 심한 것처럼 기록되지만 분당 3 cm의 속도로 기록할 때에는 변이도가 적은 곡선으로 기록된다.

(1) 태아 심장박동수(Fetal heart rate)

태아 심장박동수 분석은 태아의 산소교환 적절성에 대한 가장 기본적인 방법이므로 산과의에게 있어 태아심장박동수와 그 조절기전에 대한 지식은 매우 중요하다. 태아 심장박동수 감시는 실제적으로는 태아 뇌를 감시하는 것이다. 태아 뇌는 중추와 말초 신경의 자극, 즉 화학수용체(chemoreceptors), 압력수용체(baroreceptors), 태아 뇌의 대사 변화에 의한 직접자극 등에 지속적으로 반응하여 태아심장으로 신호를 전달하고 이것이 태아 심장박동수로 나타나기 때문이다. 이와 같이 태아 뇌가 직접 태아 심장박동수를 조절하는 중추로 작용함으로써 태아 뇌로의 혈류 감소 없이 일정한 관류압을 유지할 수 있는 이점이 있으며, 태아 심장박동수가 정상 소견을 보인다면 태아에게로 산소 공급이 원활하고 태아 상태에 대해 안심해도 좋다는 것을 의미한다. 그러나 태아 심장박동수가 완전히 정상이 아닌 경우는 태아 심장박동수에 영향을 미친 요소가 저산소증일수도 있지만 여러 다른 원인에 의해서도 태아 심장박동수의 이상소견을 보일 수 있다. 그러므로 과거에 태아 심장박동수의 이상을 보이는 경우에 대해 사용한 용어인 태아곤란증(fetal distress)은 태아 저산소증에 중점을 둔 용어로 이는 ACOG에서 제안한 대로 '안심할 수 없는 태아상태(nonreassuring fetal status, NRFS)'로 바꾸어 부르는 것이 타당할 것으로 생각된다(ACOG, 2005).

태아의 평균 심장박동수는 태아가 성장함에 따라 차차 감소한다(Mendez-Bauer et al., 1963). Pillai와 James에 의하면 임신 16주에 분당 평균 160회이던 태아 심장박동수가 임신 40주에는 140회 정도 된다고 한다(Pillai & James, 1990). Dawes 등은(1981) 평균 심장박동수는 박동조절세포에 대한 지속적인 촉진 자극과 감소 자극 사이의 균형에 의한 결과이며, 이와 같은 개념에 의해 교감신경계는 촉진자극으로 작용하고 부교감 신경계는 감소자극으로 작용하여 미주신경을 통한 심장박동수 감소를 유발한다고 보고하였다. 태아의 평균 심장박동수는 임신부의 체위에 따라서도 변화하는데 앙와위로 누워 있을 때보다 직립 시에 더 빠른 것을 관찰할 수 있다. 임신 제3삼분기에 태아의 평균 심장박동수는 분당 120회에서 160회이다. 태아의 평균 심장박동수는 교감신경에 의해 증가하고 부교감신경에 의해 감소하는 양상을 보이는데, 이는 이를 유발하는 세포들에 미치는 각 신경의 조율에 따라 변화한다. 또한 태아의 심장박동수는 저산소증이나 고탄산증을 감지하는 화학수용체에 의해서도 조절된다. 중추신경계와 화학수용체간에 어떤 상호작용이 있는지에 대해서는 아직 이해가 부족한 실정이지만, 기본적인 상태에서 화학수용체는 심장박동수와 혈압을 안정화시키는데 기여하고 있다(Hanson, 1988). 지속적인 심한 저산소증은 혈액 내 젖산염(lactate)을 증가시키고 심한 대사성 산증을 초래하여 태아 심장근육에 집적적인 영향을 미쳐 지속성 태아 심장박동수 감소를 유발한다.

① 태아 서맥(Fetal bradycardia)

임신 제3삼분기에 정상 태아의 평균 심장박동수는 분당 120회에서 160회 사이이다. 기초 태아 심장박동수가 분당 110회 미만인 경우를 태아서맥으로 정의한다. 분당 100회에서 119회 사이의 경도 태아 서맥(mild fetal bardycardia)은 다른 태아 심장박동수의 변화와 함께 나타나지 않는다면 태아의 상태가 나쁘다고 할 수 없으며 일부 저자들은 분당 110회까지는 정상으로 분류해야 한다고 주장하기도 한다(Manassiev, 1996). 이런 심장박동수 양상은 특히 분만 제2기 중에 후두위 또는 횡두위에서 아두가 산도에 압박되어 나타날 수 있다고 하였으며, 태아 심장박동수를 기록한 예의 2% 정도에서 이러한 경도의 태아 서맥을 보였다. Freeman 등(2003)은 분당 80회에서 120회 사이의 태아 서맥은 변이도가 좋다면 안심할 수 있는 소견이라고 결론지었다. 기초 태아 심장박동수가 분당 80회에서 100회로 3분 이상 지속될 때 중등도 태아 서맥(moderate fetal bradycardia), 분당 80회 미만으로 3분 이상 지속될 때 심한 태아 서맥(severe fetal bradycardia)으로 정의한다.

저산소증 외에 태아 서맥을 유발할 수 있는 다른 원인들은 선천성 심차단(congenital heart block) 등의 서맥성 부정맥, 특정 약물(베타 차단제 등), 저체온증 및 심각한 태아

손상 등이다. 태아사망을 초래하는 태반조기박리에서도 심한 지속적 태아 서맥을 보인다. 그러므로 기초 태아 심장박동수가 서맥으로 나타나는 경우 산과의는 사망한 태아에서 임신부의 심장박동이 나타나는 것이 아닌지 반드시 확인하여야 하며, 태아 상태 확인을 위해 실시간 초음파 검사가 유용하게 사용될 수 있다. Gilstrap 등은(1987) 분만 제2기 중에 분당 90회에서 119회로 10분 동안 지속된 경도의 태아 서맥을 보인 신생아 53례 중 1/3이 탯줄동맥혈의 산성도(pH)가 7.2 이하로 나타났다고 보고하였는데, 이렇게 분만된 산성도 7.2 이하의 신생아들에서 조차도 인공소생술이 필요하지 않았다.

② 태아 빈맥(Fetal tachycardia)

기초 태아 심장박동수가 분당 160회 이상인 경우 태아 빈맥으로 정의한다. 161에서 180회 사이일 때를 경도 태아 빈맥(mild fetal tachycardia), 분당 181회 이상일 때를 심한 태아 빈맥(severe fetal tachycardia)이라 한다. 태아 빈맥을 유발하는 가장 흔한 두 가지 원인은 모체의 발열과 태아 심장박동수를 직접 증가시키는 약물의 사용이다. 어떤 원인에 의해서든지 모체의 고열이 태아 빈맥의 원인이 될 수 있지만 그 중 양막염으로 인한 모체의 발열이 태아 빈맥의 가장 흔한 원인이다(Faro et al., 1990). 이러한 감염은 뚜렷한 모체 고열이 진단되기 전에 태아 빈맥으로 먼저 나타나는 경우가 있는데, 이는 태아의 대사율 증가에 따른 것으로 태아 패혈증을 시사하는 소견은 아니다. 태아 빈맥이 있다 하더라도 주기적인 태아 심장박동수의 변화나 태아 패혈증이 없는 한 태아는 나쁜 상태는 아니다. 태아 심장박동수를 증가시키는 약제는 크게 두 가지 군으로 분류할 수 있는데 부교감신경 차단제와 베타 교감신경 유사제가 있다. 흔히 사용되는 부교감신경 차단제로는 scopolamine, atropine, phenothiazines, hydroxyzine이 있지만 이들 약제에 의해 태아 심장박동수가 분당 160회 이상으로 증가하는 경우는 드물다. 조기진통의 치료제로 흔히 사용되는 terbutaline, ritodrine 등과 기관지 경련의 치료에 쓰이는 epinephrine 등의 베타 교감신경 유사제에 의해서도 태아 빈맥이 초래될 수 있다. 이러한 약제에 의해 유발되는 태아 빈맥은 태아 심장박동수 감소(FHR deceleration)와 함께 나타나지 않는 한 태아의 위험은 없으며 약물 투여를 중지하면 바로 회복된다. 태아 빈맥의 다른 원인들로는 태아 갑상선 항진증, 태아 빈혈, 태아 심부전, 빈맥성 부정맥 등이 있다. 가끔 빈맥성부정맥(tachyarrhythmias)이 일어나는 경우 태아 심장박동수는 분당 240회 이상으로 급격히 상승하게 되어 태아의 심부전을 초래하고 결과적으로 태아 수종을 일으킬 수 있다.

(2) 변이도(Variability)

기초 태아 심장박동수의 변이도는 태아심혈관 기능의 주요한 지표가 된다. 이는 자율신경계에 의해 조절되며, 정상 변이도는 완전한 중추신경계와 정상 심장 반응성을 반영하는 소견이다(Kozuma et al., 1997). 정확히 이해할 수만 있다면 기초 태아 심장박동수는 태아 저산소증의 심각성을 결정할 수 있는 가장 유용한 척도로 사용될 수 있다.

정상 생리상태에서 태아심장의 박동 대 박동 간격(beat-to-beat intervals)은 일정하게 근소한 차이를 가지고 바뀌는데 불규칙하게 나타나는 이 박동 대 박동 변화(beat-to-beat changes)는 그 크기와 방향이 어떠한 주기성을 갖고 변하기 때문에 태아 심장박동수의 평균 수준을 중앙선으로 하여 진동(oscillation)을 이룬다. 태아 심장박동수의 이러한 편차를 기초 변이도(baseline variability)라고 하며, 박동 대 박동변화를 나타내는 단기 변이도(short-term variability, 미세파동, microfluctuation)와 위아래 방향으로의 주기성을 갖고 변화하는 장기변이도(long-term variability, 거대파동, macrofluctuation)로 나눈다.

① 단기 변이도(Short-term variability), 미세파동(Microfluctuation)

태아 심장박동수에서 하나의 박동(R-peak)으로부터 다음 박동으로의 즉각적인 변화를 단기변이도라고 한다. 심장 수축들 사이의 시간 간격의 차이가 이러한 변이도를 만들어내며, 태아 두피 전극(fetal scalp electrode)으로 심장의 전기적 주기(electrocardiac cycle)를 직접 측정할 때 가장 정확히 기록된다. 이 방법으로 태아 심장박동수를 기록할 때 변이도가 없으면 박동 대 박동 변이도(beat-to-beat variability)가 소실되었다고 한다.

② 장기 변이도(Long-term variability), 거대파동(Macrofluctuation)

태아 심장박동수를 기록지에 기록할 때 1분 창에 나타나는 주기적인 변화를 관찰할 수 있는데 기초 태아 심장박동수가 파동형으로 나타나는 것을 볼 수 있다. 정상적인 진동주기의 빈도는 1분당 3~5주기(cycles per minute, cpm)이다(Freeman et al., 2003). 기초 태아 심장박동수의 박동 대 박동 변이도의 소실(loss of short-term variability)과 함께 장기 변이도 주기가 분당 2회 이하일 때 변이도가 감소(decreased variability)되었다고 한다. 그러나 이와 같이 단기 변이도와 장기 변이도를 정량적으로 판단하기에는 여러 가지 기술적인 문제점이 있으므로 임상적으로는 기초 심장박동수의 진동주기의 감소를 육안에 의해 주관적으로 판단하게 되는데, Knopf 등(1992)에 의하면 육안으로 판단한 태아 심장박동수 변이도는 컴퓨터 프로그램에 의해 확인한 것과 동일한 임상결과를 나타낸다고 하였다. 그러나 원칙적으로 단기 및 장기 변이도는 컴퓨터로 분석하는 것이 더욱 정확하다. 태아 심장박동수 변이도는 그 진폭을 확인할 수 없으면 무(absent) 변이도, 진폭이 분당 5회 이하면 최소(minimal) 변이도, 분당 6~25회 사이면 중등도(moderate) 변이도, 진폭이 분당 25회 이상이면 심한(marked) 변이도로 정의하고 있다(그림 17-1, 2, 3, 4).

생리적, 또는 병리학적인 상황이 박동 대 박동 변이도에 영향을 미친다. Dawes 등(1981)이 보고한 바에 따르면 정상적으로 태아가 호흡하거나 움직일 때 박동 대 박동 변이도가 증가한다. Pillai와 James에 의하면 임신 30주 전에는 기초변이도는 태아의 휴식과 활동기에 차이가 없으나 임신 30주 이후에는 비활동기에는 기초변이도가 감소하고 활동기에는 증가한다고 보고하였다(Pillai & James, 1990).

기초 태아 심장박동수는 그 수가 증가함에 따라 고정되어 변이도가 적고 반대로 심장박동수가 감소할 때 불안정하고 변이도가 많아지는데, 이것은 심장박동수가 증가하기 때문에 박동 대 박동 간격이 짧아지면서 생리적인 심혈관 변화가 적어지는 것을 반영한다. 이러한 생리적인 현상은 이 변이도가 자율신경계에 의해 조절됨을 의미한다. 즉, 기초 태아 심장박동수의 순간 대 순간, 즉 박동 대 박동 주기는 동방결절(sinoatrial node)의 교감신경과 부교감신경에 의해 조절되는 것을 말한다.

박동 대 박동 변이도, 즉 단기변이도와 주기성을 나타내는 장기변이도의 감소는 함께 나타날 수 있는데, 이러한 기초변이도(baseline variability)의 감소가 진폭이 분당 5회 미만으로 나타날 때 태아의 상태는 심각한 문제가 있는 경우가 많다(Paul et al., 1975). 태아 심장박동수 감소 없이 이러한 기초변이도가 분당 5회 미만으로 나타날 때에도 아프가 점수는 낮아진다. 기초변이도 감소는 만성 태아질식(chronic fetal asphyxia)에서 볼 수 있지만 태아 산혈증만의 결과는 아니다.

당뇨병성 케톤산증과 같은 모체의 심한 산혈증에서도 박동 대 박동 변이도가 소실된다. 태아의 저산소혈증이 박동 대 박동 변이도의 소실을 일으키는 병리학적 기전을 간단명료하게 설명할 수는 없지만, 태아 저산소증 초기에는 경도의 태아 저산소혈증이 발생하여 기초변이도가 증가하고, 태아 뇌간(fetal brain stem)이나 태아심장 자체의 기능저하를 일으키는 대사성 산혈증이 있을 때에는 그 변이도가 소실되는 현상을 관찰할 수 있다(Murotsuki et al., 1997). 즉 그러한 박동 대 박동 변이도의 소실은 태아의 저산소증보다는 산혈증을 반영하며 태아상태가 악화되었음을 의미한다. 또한 박동 대 박동 변이도가 소실되는 흔한 원인으로는 분만 중에 진통제가 투여되었을 때인데 마약류, 바비탈류, 페노치아진계, 진정제들과 마취약제들과 같은 중추신경계 기능저하제가 투여되었을 때 일시적으로 나타나기도 한다. 자궁수축억제제 혹은 임신성고혈압 질환에서 경련 예방목적으로 사용하는 마그네슘 설페이트는 투여 후 단기변이도를 감소시킬 수 있는데 신생아 예후와는 관련 없는 것으로 알려져 있다(Duffy et al., 2012).

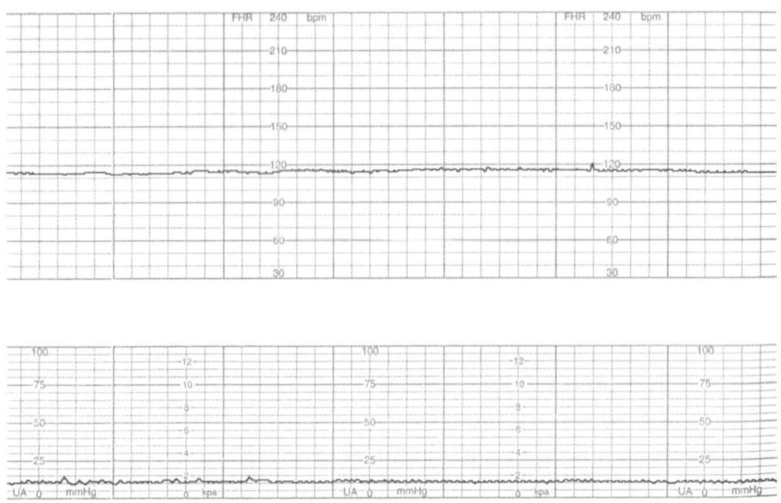

그림 17-1. **무(absent) 변이도**(서울대학교병원 환자 증례)

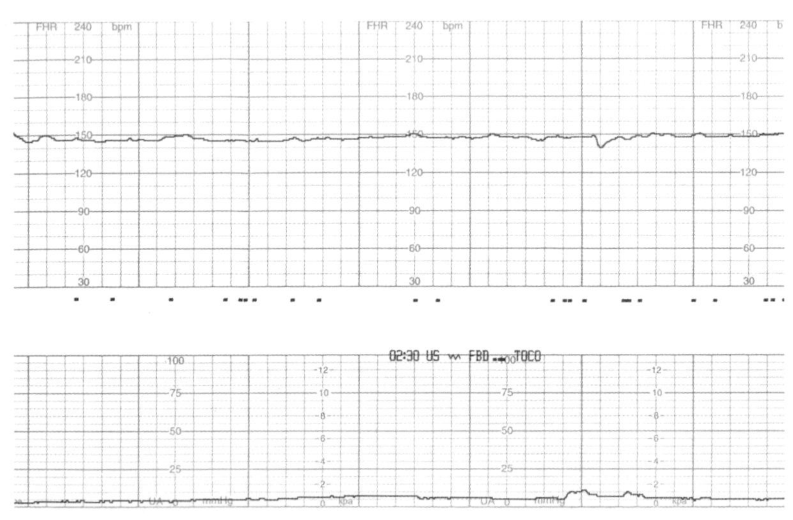

그림 17-2. **최소(minimal) 변이도**(서울대학교병원 환자 증례)

일반적으로 기초 태아 심장박동수 변이도의 소실은 태아상태가 악화되었음을 나타내는 가장 믿을 수 있는 단독 지표가 된다. Smith 등(1988)은 분만 전에 발육제한 태아(growth restricted fetus)들을 대상으로 박동 대 박동 변이도를 전산화 분석하여 태아 산혈증을 나타낸 예들과 임박한 태아사망의 예들에서 박동 대 박동 변이도의 소실(분당 4.2회 이하)이 1시간 동안 계속되었음을 관찰하였다. 그러나 Samueloff 등(1994)은 2,200례의 분만에서 진통 중 기초 태아 심장박동수의 변이도가 태아의 예후 예측 인자로 유용성이 있는지 를 연구하였는데, 기초 태아 심장박동수의 변이도만으로 태아상태가 좋다고 안심할 수 있는 것은 아니므로 임상적인 상태와 더불어 종합적으로 판단하여야 한다고 보고하였다.

결론적으로 기초 태아 심장박동수 변이도는 태아의 다

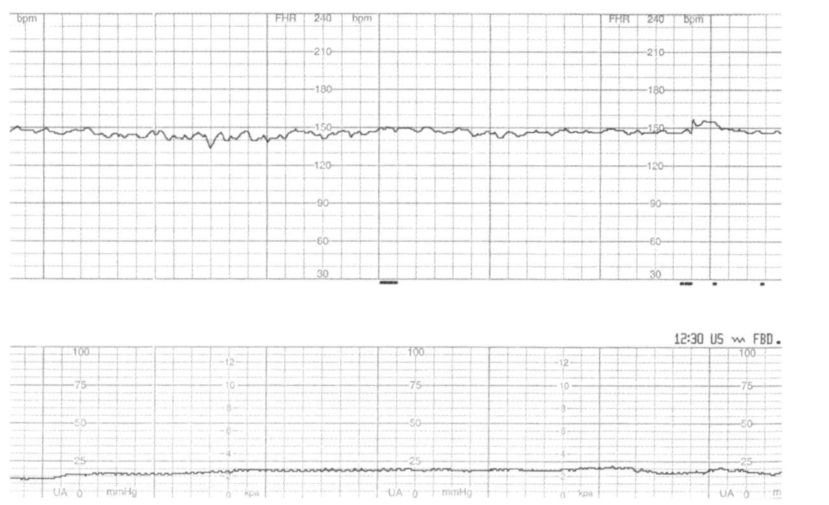

그림 17-3. **중등도(moderate) 변이도**(서울대학교병원 환자 증례)

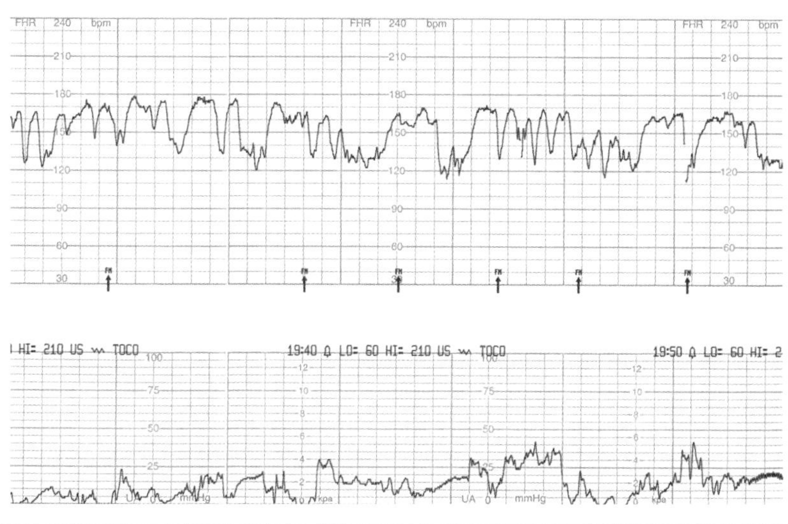

그림 17-4. **심한(marked) 변이도**((서울대학교병원 환자 증례)

양한 생리적 기전에 의해 변화하며 태아 심장박동수 감소가 없는 기초 태아 심장박동수 변이도의 감소는 태아저산소증 때문에만 나타나는 것은 아니다. 그러나 Freeman 등은(2002) 태아 심장박동수가 정상범위에 있고 심장박동수 감소가 동반되지 않았다 하더라도 기초 태아 심장박동수 변이도가 전혀 없는 상태가 지속되는 것은 이전에 태아에 가해진 신경손상을 반영하는 소견이라고 보고한 바 있다.

(3) **특수한 경우**(Extraordinary type)

① **태아 심장 부정맥**(Fetal cardiac arrhythmia)

전자태아감시로 태아 부정맥을 먼저 의심할 수 있는 소견은 기초 태아 심장박동수 서맥이나 빈맥이 갑작스런 스파이크로 기록되는 경우이다. 간헐적인 기초 태아 서맥은 선천적 심차단에 의해 흔히 나타난다. 전도결함(conduction defect), 특히 가장 흔한 완전 방실 차단(A-V block)은 대개 모체의 결체조직 질환과 관련되어 나타난다. 태아 심장 부정맥은 태아 두피 전극을 이용해 자궁 내 방법으로만 기록해 낼 수 있으나 이는 단일 유도(single lead)에 의해 얻어내는 기록일 뿐이기 때문에 원인을 분석하기에는 제한이 많다.

Southall 등(1980)은 임신 30주에서 40주 사이의 934례의 정상임신에서 분만 전 태아 심장박동수와 박동장애에 대해 관찰하여 분당 100회 이하의 태아 서맥이나 180회 이상의 태아 빈맥이 태아 부정맥과 함께 발생한 경우는 약 3% 정도임을 보고하였다. 대부분의 심실위 부정맥(supraventricular arrhythmia)은 수종(hydrops)에 의한 심부전이 없는 한 분만 중 태아에 큰 영향을 미치지 않는다. 이는 심장의 구조적 결함과 관련이 있는 일부의 경우를 제외하고는 분만 직후 신생아기에 대부분 저절로 사라지기 때문이다.

분만 중 태아심장부정맥은 임상적으로 복합적인 문제점으로 남는다. 태아수종이 없는 한 대부분은 분만 중에 별 문제가 없지만 분만 중 태아 심장박동수 해석을 어렵게 만든다. 분만 전에 태아심장부정맥이 의심스러울 때는 심장초음파검사와 더불어 초음파검사에 의한 태아의 해부학적인 이상을 면밀히 관찰하여야 한다(Freeman et al., 2003). 분만 중 태아부정맥이 있을 때 태아수종이 합병된 상태가 아니면 제왕절개를 시행한다고 해서 신생아의 상태가 호전되지 않으므로 양수에 태변착색이 없다면 질식분만을 시행한다.

② 굴모양곡선 태아 심장박동수(Sinusoidal fetal heart rates)

굴모양곡선의 태아 심장박동수는 태아 저산소증과 강력하게 연관되어 있으며, Rh-D 동종면역, 전치혈관(vasa previa)의 파열, 태아-모체출혈이나 쌍태아간 수혈 등과 같은 심각한 태아빈혈이 있을 때 나타나게 된다(Modanlou et al., 2004). 굴모양곡선 태아 심장박동수 곡선은 다음과 같이 정의된다(Modanlou et al., 1982). 즉 ① 규칙적 진동주기를 갖고 기초 태아 심장박동수가 분당 120회에서 160회일 것, ② 진동 폭은 분당 5~15회이며, ③ 장기변이도 주기는 분당 2~5주기일 것, ④ 밋밋하고 고정된 단기변이도를 보일 것, ⑤ 굴모양곡선의 진동이 기초 태아 심장박동수 기준선의 위, 아래에 있을 것, ⑥ 태아 심장박동수 증가(acceleration)가 없을 것 등이다.

굴모양곡선 발생의 병태생리기전에 대해 분명히 밝혀진 바는 없지만 심한 태아빈혈의 전조로 분만 전에 굴모양곡선이 나타나는 것은 확실하며, Rh-D 동종면역에서 이러한 양상을 보일 때 자궁 내 태아수혈을 하면 사라지는 것을 관찰할 수 있다. Murata 등(1985)은 굴모양곡선의 병태생리기전에 대해 태아 혈액 내의 아르기닌-바소프레신(arginin-vasopressin) 농도와의 연관성을 밝힌 바 있는데, 미주신경을 차단한 양 태아에 아르기닌-바소프레신을 주입했을 때 이러한 소견이 재현되는 것을 관찰하였다. 태아 출혈이나 산혈증이 동반된 경우 아르기닌-바소프레신이 증가하게 되고 이와 같이 심하게 손상을 받은 태아에서는 부교감 신경의 활동도가 약화되어 아르기닌-바소프레신이 직접 태아 심장에 영향을 미쳐 굴모양곡선 태아 심장박동수가 나타난다고 그 병태생리를 설명하였다. 메페리딘(meperidine), 모르핀(morphine), 알파프로딘(alphaprodine)과 뷰트로파놀(butorphanol)과 같은 마약성 약제의 투여에 의해서도 굴모양곡선의 태아 심장박동수곡선이 나타나는데 임상적으로 큰 의미는 없으며, 이와 같은 마취제의 투여에 의한 굴모양곡선은 특징적으로 분당 6회의 진동주기를 나타낸다. 양막염, 태아 곤란증, 탯줄 폐쇄 시에도 이러한 곡선이 나타남을 관찰하였다는 보고들이 있었으며 분만 중 나타나는 굴모양곡선 모양의 태아 심장박동수 양상은 일반적으로 태아 손상과 연관되어 있지 않다.

분만 중에 태아 심장박동수 증가가 주기적으로 나타나 기초 태아 심장박동수 변이도가 굴모양곡선같이 보일 때 위굴모양곡선 태아 심장박동수(pseudosinusoidal fetal heart rate)라고 정의한 경우도 있는데, Murphy 등(2003)이 보고한 바에 따르면 분만 중에 15% 정도에서 이러한 위굴모양곡선이 나타난다고 한다. 또한 경도의 위굴모양곡선은 경막외마취와 메페리딘 투여 시에 관찰되기도 하고, 제대압박으로 인한 저산소증 때 나타나기도 한다. 이와 같은 위굴모양곡선과의 감별을 위해서는 굴모양곡선의 진단

기준을 위의 6가지 조건을 모두 만족하는 경우로 엄격히 제한할 필요가 있다.

2) 주기적 태아심장박동수(Periodic fetal heart rate change)

태아심장박동수의 주기적 변이도는 자궁수축과 연관된 태아심장박동수의 변화를 말한다. 여기에는 이른, 늦은 그리고 다양성 태아심장박동수감소(deceleration)와 태아심장박동수증가(accelerations) 등이 포함된다.

(1) 태아심장박동수증가(Accelerations)

태아심장박동수가 기초 태아심장박동수의 수준 이상으로 갑작스런(심장박동수증가의 시작점과 최고점 사이의 시간이 30초 미만일 때) 증가가 보일 때로, 이 증가는 기초 태아심장박동수의 수준보다 분당 15회 이상으로 심장박동수증가의 시작과 다시 기초 태아심장박동수의 수준으로의 복귀까지의 시간이 최소 15초 이상, 최대 2분 이하일 때로 정의한다. 재태연령이 32주 미만일 경우는 분당 10회 이상의 상승소견을 보이면서 최소 10초 이상의 지속기간을 보일 때로 정의한다. 지속성 태아심장박동수증가는 최소 2분 이상, 최대 10분 이하의 지속기간을 갖는 경우로 정의하고 10분 이상 지속되는 경우는 기초 태아심장박동수 수준의 변화로 간주한다. 분만진통 중 태아심장박동수 증가의 기전으로는 태아 운동, 자궁수축에 의한 자극, 탯줄 압박, 내진할 때 태아 자극, 청각 자극 등이 알려져 있다. 분만진통 중 태아심장박동수 증가는 흔하게 관찰할 수 있는데 이는 태아가 안심할 수 있는 상태임을 시사한다.

(2) 태아심장박동수감소(Deceleration)

① 이른 태아심장박동수감소(Early deceleration)

태아심장박동수의 감소(태아심장박동수감소의 시작과 최저점에 이르기까지의 시간이 최소 30초 이상)와 기초 태아심장박동수의 수준으로의 복귀가 점진적이며 특히 자궁수축의 시작 시 태아심장박동수가 감소하기 시작한다. 태아심장박동수감소의 시작과 최저점, 회복이 자궁수축의 시작, 최고치, 종결시기와 일치하는 특징이 있으며 대개 분당 30~40회 이상의 감소는 거의 일어나지 않는다. 자궁수축이 있을 때 태아의 두부가 자궁경부에 눌리면서 뇌혈류 공급이 감소하여 미주 반사가 활성화되어 이른 태아심장박동수감소가 나타난다. 즉 자궁경부에 대한 압력에 의해 발생하므로 이 태아심장박동수감소는 자궁경부가 4 cm 이상 열리고 분만진통이 한창 진행하는 중일 때 나타난다. 태아 저산소증과는 무관하며 늦은 태아심장박동수감소와 구별하기 어려울 수 있으므로 주의해서 보아야 한다(Garite, 2001).

② 늦은 태아심장박동수감소(Late deceleration)

형태에 있어서 이른 태아심장박동수감소와 유사하다. 이른 태아심장박동수감소와 같이 태아심장박동수의 감소(태아심장박동수감소의 시작과 최저점에 이르기까지의 시간이 최소 30초 이상)와 기초 태아심장박동수의 수준으로의 복귀가 점진적이고 자궁수축과 연관이 있다. 그러나 태아심장박동수감소의 시작과 최저치, 회복이 모두 자궁수축의 시작, 최고치, 종결보다 늦게 일어나며 일반적으로 분당 30~40회 이상 감소하지 않는다. 흔히 자궁수축시작보다 30초 또는 그보다 늦게, 심지어는 자궁수축이 최고로 도달한 후에 태아심장박동수감소가 일어나기 시작하기도 한다(그림 17-5).

이런 형태의 태아심장박동수감소가 나타나면 태아의 저산소증을 생각하여야 한다. 하지만 이전에 정상적인 태아심장박동수의 유형을 보였고 진통 유무와 관계없이 안정적인 기초 태아심장박동수의 수준과 변이도가 동반되고 있다면 이는 지속되는 또는 간헐적인 태아의 호흡을 시사하는 것으로 다른 조치가 필요없을 수도 있다. 이런 태아 호흡의 확인은 초음파검사를 통해 확인할 수 있다.

일반적으로 늦은 태아심장박동수감소는 자궁-태반 혈류부족에 의한 것으로 보고 있고 이는 강한 자궁수축으로 인해 일시적으로 태반으로의 혈류 공급이 감소되기 때문이다. 생리학적으로 태아 뇌의 산소감지기가 자궁의 수축

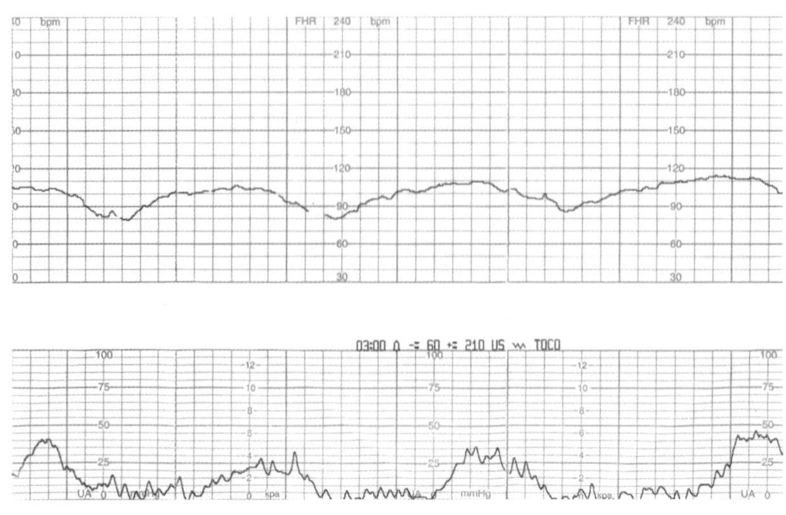

그림 17-5. 늦은 태아심장박동수감소(서울대학교병원 환자 증례)

과 관련하여 자궁수축이 있을 때 태아산소의 감소를 감지하여 교감신경을 자극하여 태아의 혈압을 증가시키고 이것이 압수용체에 의해 감지되면 말초 혈관저항의 증가에 대한 보호적 반응으로 태아심장박동수의 감소가 발생한다. 이것을 태아심장박동수감소의 '반사적' 유형이라고 한다. 이 경우, 저산소증이 심할수록 심장박동수감소의 정도도 심해지며 보다 자궁수축 지점과 근접해진다(Martin et al., 1979). 또한 두 번째 유형은 심근의 활동저하에 의한다. 저산소증이 더욱 심하게 지속되면 태아심장박동수감소는 미주신경에 의해서가 아닌 직접적으로 심근의 기능이상이 원인이 되어 일어난다. 이때, 태아심장박동수감소의 정도는 저산소증의 심한 정도에 비례하지는 않고 오히려 저산소증이 심할수록 태아심장박동수감소의 정도가 더 적어지는 양상을 볼 수 있다. 이런 이유로 늦은 태아심장박동수감소의 정도가 저산소증의 정도를 직접적으로 판단하는 기준이 되지는 못한다.

임상적으로 늦은 태아심장박동수감소의 가장 흔한 원인은 옥시토신의 사용으로 인해 과도한 자궁수축이 발생한 경우이다. 이 경우 정상에 비해 자궁으로의 혈류가 감소되고 저산소증이 심해진다. 늦은 태아심장박동수감소와 관련있는 가장 흔한 병리학적 상태는 태반의 미세혈관질환, 또는 국소적인 혈관수축의 경우이다. 이외에 과숙아, 모성고혈압, 교원성질환, 당뇨병, 심한 모성빈혈, 만성 태아빈혈 등이 원인이 될 수 있다.

③ 다양성 태아심장박동수감소(Variable deceleration)

진통 중에 가장 흔히 볼 수 있는 형태의 태아심장박동수감소로서 태아심장박동수의 급격한 감소(태아심장박동수감소의 시작과 최저점에 이르기까지의 시간이 30초 이하)를 말하며 최소 분당 15회 이상, 최소 15초 이상 지속하며 2분 이상 지속되지는 않는다. 태아심장박동수감소곡선의 형태와 지속시간, 진동 폭, 자궁수축의 관계가 다양하기 때문에 '다양성 태아심장박동수감소'라고 부른다. 이는 탯줄압박이나 탯줄 내의 혈류를 억제하는 기타 요인들이 있을 경우 발생한다(그림 17-6).

다양성 태아심장박동수감소는 항상 그에 앞서 태아심장박동수증가가 선행되고 또한 그 직후에 기초 태아심장박동수수준으로의 복귀가 뒤따른다. 탯줄이 압박되었을 때, 얇은 벽을 가진 탯줄정맥이 먼저 폐쇄되고 태아로 들어가는 혈류가 억제된다. 이로 인해 심장으로의 태아혈액의 되돌아옴이 감소하고 태아의 저혈압, 이어서 압수용체에 의해 심박출량을 유지하기 위해 심장박동수 증가가 나타난

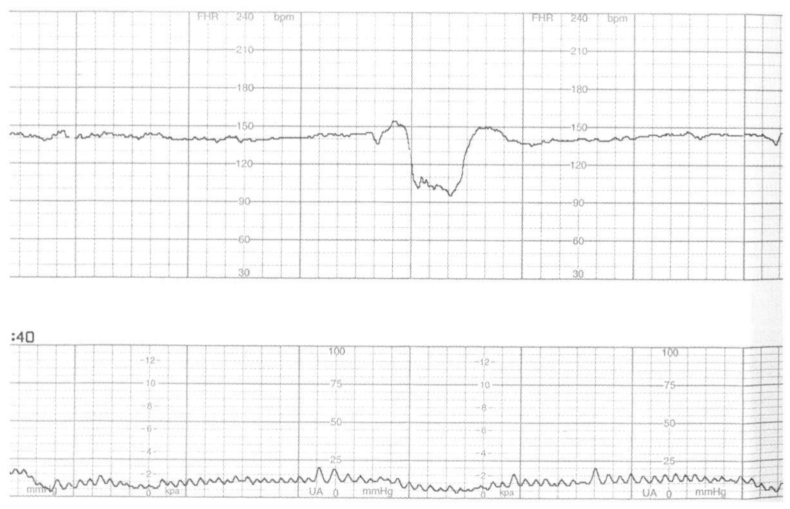

그림 17-6. **다양성 태아심장박동수감소(variable deceleration)**(서울대학교병원 환자 증례)

다. 이 심장박동수증가가 바로 다양성 태아심장박동수감소에 선행되는 태아심장박동수증가이다. 탯줄압박이 계속되어 탯줄동맥까지 폐쇄되면 태아의 전신고혈압이 초래되어 압수용체에 의해 심장박동수감소가 나타났다가 점차로 탯줄압박이 완화되면서 먼저 탯줄동맥이 열리면서 기초 태아심장박동수의 수준으로의 회복이 일어나면서 반대의 경로를 밟아 뒤에 나타나는 심장박동수증가의 '어깨'가 나타난다. 즉, 다양성 태아심장박동수감소는 초기에 저산소증이 아닌 압력의 변화에 따른 반사작용으로 주로 나타나는 것이다. 그러므로 산소포화도에 변화가 없는 태아에서도 다양성 태아심장박동수감소가 일어나는 것을 볼 수 있다.

다양성 태아심장박동수감소는 거의 모든 진통 중에 볼 수 있어서 태아의 저산소증으로 인한 경우와 그렇지 않은 경우를 감별하는 기준이 필요하지만 저산소증을 시사하는 특정소견을 정의하기란 어려운 일이다. 그러므로 빈맥, 박동 대 박동 변이도의 소실 등 기초 태아심장박동수의 수준에 대한 특징을 파악하는 것이 동반되어야 한다. 전형적인 다양성 태아심장박동수감소는 초기 심장박동수증가, 최저점으로의 급격한 심장박동수감소, 심장박동수증가를 동반한 기초 태아심장박동수의 수준으로의 급격한 회복으로 구성되어 있다. 2017년 ACOG는 반복적인 다양성 태아심장박동수감소의 경우에 변이도에 따라 3단계 태아 심장박동 해석 체계(three-tier fetal heart rate interpretation system)에서의 분류를 달리 하였는데, 최소(minimal) 혹은 중등도(moderate) 변이도가 동반되어 있으면 중간(intermediate), 무(absent)변이도이면 비정상(abnormal)이라고 하였다.

④ 지속성 태아심장박동수감소(Prolonged deceleration)

태아심장박동수의 급격한 감소(태아심장박동수감소의 시작과 최저점에 이르기까지의 시간이 30초 이하)를 말하며 최소 분당 15회 이상 감소하며 태아심장박동수감소의 시작부터 기초 태아심장박동수의 수준으로의 복귀까지의 시간이 2분 이상, 10분 이하일 때로 정의한다(그림 17-7). 10분 이상의 지속성 태아심장박동수감소는 기초 태아심장박동수 수준의 변화로 간주한다.

지속되는 탯줄압박, 태아의 두부압박, 심각한 정도의 태반 기능부전 등이 이것을 유발할 수 있다. 또한 탯줄탈출, 자궁의 과도한 수축, 경막외·척추 마취에 따른 저혈압, 심각한 태반조기박리, 자궁경부마취, 자간증 경련, 분만이 임박한 경우, 모체의 발살바기법, 태아두피에 전극의 삽입 등도 지속성 태아심장박동수감소를 유발할 수 있다. 때로는

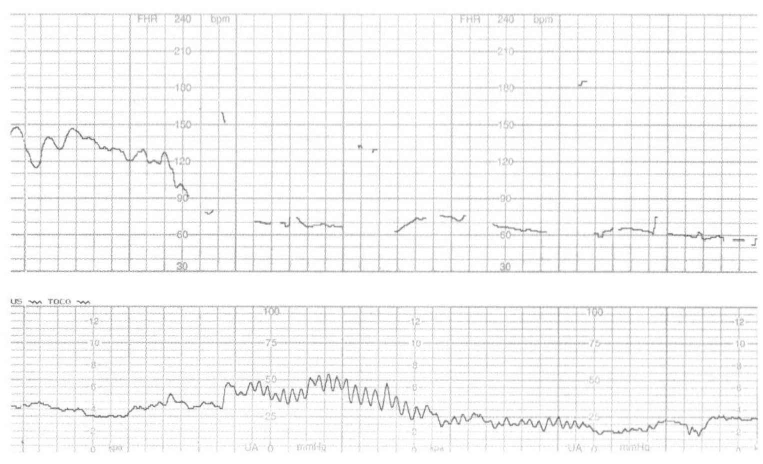

그림 17-7. **지속성 태아심장박동수감소(prolonged deceleration)**(서울대학교병원 환자 증례)

저절로 회복되는 지속성 태아심장박동수 감소 뒤에 박동 대 박동 변이도의 소실, 빈맥, 늦은 태아심장박동수 감소가 나타나기도 하며 태아 상태가 회복되면 이러한 소견들도 사라지게 된다. 그러나 Freeman 등이 강조했듯이 지속성 태아심장박동수 감소 중에 태아가 사망할 수도 있다. 따라서 지속성 태아심장박동수 감소에 대한 적절한 처치는 굉장히 어려운 일이며 당시의 임상적인 상황에 따라 이루어져야 하겠다. 이러한 태아심장박동수 감소의 예측 불가능성을 고려했을 때 그 조치가 때때로 불완전할 수 있다.

3) 분만 제2기의 태아심장박동수의 양상(FHR pattern during second-stage of labor)

분만 제1기의 태아심장박동수감시의 중요성은 그것의 정상, 비정상 유형을 구별, 파악함으로써 그 중요성이 세세하게 연구되어 왔으나 분만 제2기의 비정상 태아심장박동수 유형의 중요성은 아직 불명확하다. 1962년, Brady 등이 처음으로 분만 제2기 동안의 태아심장박동수의 큰 변화를 보고하였고 1975년 Boehm 등은 분만 직전 마지막 10분 동안 아주 심한 지속성 태아심장박동수감소가 계속된 18례 모두 건강한 신생아가 태어났다고 보고하였으나 1981년 Herbert와 Boehm 등은 동일한 양상의 태아심장박동수감소가 나타난 다른 18례에서 한 예는 분만 중 사망하였고 한 예는 신생아 사망을 일으켰다고 하였다. 이들 연구결과는 분만 제2기의 태아심장박동수의 양상으로 그 결과를 예측할 수 없음을 입증하는 것이다. 태아심장박동수감소에 비하여 일반적으로 아프가 점수나 산성도에 있어서 정상소견을 보이는 경우가 빈번하여 정확히 결과를 예측하기 어렵고 따라서 이에 따른 조치를 결정하기 어렵다.

태아 산증과 관련있는 소견으로는 늦은 태아심장박동수감소, 분당 70회 이하의 태아 서맥, 그리고 분만 제1기 동안 비정상적인 태아심장박동수가 있었던 경우 등을 들 수 있다. 이들 소견이 있는 경우 태아의 안녕을 위협하는 경우가 보다 흔하므로 기타 소견들과 종합적인 판단을 하여 즉각적인 분만 등을 고려할 수도 있다(Sheiner et al., 2001). Boehm(1975)의 연구에 따르면 비정상적인 태아심장박동수를 보이는 경우의 대부분에서 탯줄의 뒤얽힘이 발견되었고 이로 인한 탯줄 압박이 태아심장박동수감소를 야기할 것으로 추측하였다. 또 다른 연구에서는 태아두부의 압박으로 인한 경뇌막의 압력, 태아의 뇌의 저산소증이 화학수용기, 압수용체를 통해 미주신경의 반응을 일으켜 분만 제2기의 태아심장박동수감소를 야기시킨다고 발표된 바 있다(Ball et al., 1992).

3. 분만 중 자궁수축(Intrapartum surveillance of uterine activity)

1) 자궁수축의 근원과 파급(Origin and propagation of contractions)

분만진통 중 자궁수축은 한쪽 난관 끝부분의 자궁각 근처에 있는 자궁각 유발점(pacemaker)에서 시작되며, 우측 유발점이 좌측보다 우세하여 수축파의 대부분이 우측에서 시작된다. 수축파는 자궁수축 시작부위에서 초당 2 cm의 속도로 탈분극(depolarization)되어 15초 이내에 자궁 전체로 파급된다. 탈분극파는 자궁경부를 향해 아래로 확산되는데, 수축력의 강도는 자궁 저부(fundus)가 가장 크고, 자궁 하분절로 가면서 차차 감소된다. 이러한 현상은 자궁 저부에서 자궁경부로 내려오면서 자궁 근층의 두께가 감소하는 것을 반영하고, 이로 인해 자궁 만출력이 아래쪽으로 내려오면서 차차 감소하여 태아를 자궁경부 쪽으로 밀어내고, 자궁경부의 소실(effacement)을 일으킨다. 자궁 수축파는 자궁의 모든 부분에 동시에 파급되어 최고점에 이르러 하나의 곡선 파형을 나타내게 된다. 이 유발점 이론으로 분만진통 전단계와 초기단계 자궁수축 기록에서 볼 수 있는, 수축력이 서로 다른 자궁수축곡선이 인접하여 연속적으로 나타나는 현상을 설명할 수 있다. Caldeyro-Barcia와 Poseiro는 이러한 2중의 수축곡선이 나타날 때 부조화(incoordinated) 자궁수축이라 하였고, 이는 한쪽 자궁각의 자궁수축 유발점에서 시작된 자궁수축이 동시에 전체 자궁에 파급되지 않고, 반대측 유발점에서 또 다른 자궁수축이 발생하여 2중의 제2 수축파를 형성하기 때문인 것으로 생각된다. 큰 수축파에 이어 발생하는 이러한 작은 수축파들은 수축강도가 25 mmHg 이하이거나 10분에 2회 이하의 빈도로 나타나는 저장성(hypotonic) 분만진통에서 관찰되는 분만진통 초기의 전형적인 양상이며 이 때 분만은 서서히 진행된다.

정상적인 분만진통은 평균 25 mmHg 이상의 수축력을 가지는 10분당 최소 3회의 수축이 4분 이내의 간격으로 일어나고, 자궁수축이 이 이하일 때는 활성분만(active labor)이 정지된다. 저장성 분만진통인 경우에는 분당 약 8 mU 또는 그 이하의 옥시토신으로 적절한 자궁수축을 유도할 수 있다(Seitchik, 1981).

Caldeyro-Barcia와 Poseiro는 자궁경부가 2 cm에서 완전히 개대될 때까지 자궁수축력을 정량적으로 산출해 보고자 유도분만하고 있는 임신부에서 자궁경부가 완전히 개대될 때까지 수은주 압력(mmHg)으로 합산해 보았더니 4,000에서 8,000 mmHg가 필요하다고 보고하였다(Caldeyro-Barcia et al., 1960). 따라서 평균 자궁 수축력이 50 mmHg라면 80회에서 160회의 자궁수축이 일어나야 하고, 자궁수축의 빈도가 10분당 4~5회라면 분만 제1기는 3~6시간 동안 지속된다. 이러한 계산은 대부분의 정상분만에 적용할 수 있지만, 정상분만도 극단적으로 다양한 양상을 보이기 때문에 정상, 비정상을 수리적으로 계산하여 판단하는 것은 오류를 범할 수도 있다. 이들은 분만진통 전후의 자궁수축을 정량적으로 기록하기 위해 자궁내압 측정을 위한 4개의 풍선이 달린 도관을 양수 내에 삽입하여 전자기록하여, 자궁 수축능에 몬테비데오 단위(Montevideo unit) 개념을 처음으로 도입했다. 몬테비데오 단위는 자궁 수축능을 자궁의 기초긴장도(baseline tone)수준 이상으로 증가된 자궁수축 강도의 발생을 수은주압(mmHg)으로 표시하여 10분당 나타난 자궁수축 회수를 곱한 수치로 나타낸 것이다. 즉 50 mmHg 강도로 10분에 3회의 자궁수축이 있었다면 150 Montevideo units가 된다. Hauth 등은 유도분만이나 강화분만으로 옥시토신을 투여한 109명의 만삭임신부에서 자궁 수축압을 정량적으로 계산해 보았더니 이들 대부분에서 분만에 200~225 Montevideo units의 자궁수축이 필요하였고, 이들 중 40%는 300 Montevideo units로 분만되었다(Hauth et al., 1986). 따라서 만출력 이상에 의한 난산으로 제왕절개를 고려할 때에는 ACOG(1995)에서 권하는 바와 같이 자궁수축력이 이 수준에 도달했는지를 먼저 평가하는 것이 바람직하다.

2) 자궁활동도의 양상(Patterns of uterine activity)

임신 30주까지 자궁 활동도는 비교적 조용하다. 이때까지 자궁수축력은 20 mmHg를 넘지 않는데, 이것은 1872년에 John Braxton Hicks가 처음 발견한 자궁수축과 일치한다. 임신 30주 이후에 자궁 활동도는 점차 증가하는데, 이는 Braxton Hicks 수축의 강도와 빈도가 증가하는 것과 같다. 임신 마지막 수 주 동안 자궁 활동도는 더욱 증가하여 소위 분만 전단계(prelabor)에 이르고 이 때 자궁수축이 증가하면서 자궁경부는 숙화(ripening)된다. Caldeyro-Bracia와 Poseiro에 의하면 임상적인 분만진통은 대부분 자궁활동도가 80~120 Montevideo units 사이에 이를 때 시작된다. 이는 10분에 40 mmHg의 강도로 3회의 자궁수축이 있는 때로 생각할 수 있는데, 중요한 점은 분만 전단계와 분만진통 사이에 뚜렷한 경계가 없이 점진적으로 이어진다는 것이다(Caldeyro-Barcia et al., 1960).

분만 제1기 중 자궁수축은 차차 그 강도가 증가하여 분만진통의 시작 시에 25 mmHg이던 것이 50 mmHg로 된다. 동시에 자궁수축의 빈도가 10분당 3회에서 5회로, 자궁의 기초긴장도도 8 mmHg에서 12 mmHg로 증가한다. 자궁 활동도는 분만 제2기 동안 더욱 증가하여 하강느낌(bearing down) 시 모체의 복압에 의해 가중된다. 이때 자궁수축력은 80~100 mmHg로 10분당 5~6회의 빈도로 증가하는데 반해 자궁수축기간은 초기 활성 분만기(early active labor)부터 분만 제2기 전반에 이르기까지 60~80초 정도로 일정하게 유지된다. Pontonnier 등(1975)은 이 기간 동안 태아의 호흡성 가스교환이 이루어지는 것으로 추측했는데, 이것은 자궁수축 동안 태아의 호흡성 가스교환이 일어나는 장소인 융모막간강(intervillous space)의 차단에 의한 태아의 기능적 호흡정지가 60~80초로 일정하게 유지됨을 의미한다. 정상적으로 자궁 활동도는 분만 전단계에서 분만진통 말기까지 점진적으로 증가하다가 분만 후에도 몇 시간 동안 계속 수축을 유지해 자궁근육무력증(uterine atony)으로 인한 출혈이 일어나는 것을 방지한다.

3) 분만 중 자궁수축의 기록

임상에서 분만 중에 자궁수축을 기록하는 방법으로는 자궁 외 방법(external monitoring)과 자궁 내 방법(internal monitoring)이 있다(그림 17-8, 9). 한 무작위 임상시험에서 두 방법은 수술분만율이나 신생아 예후에 있어서 차이가 없었다(Bakker, 2010).

(1) 자궁 외 기록(Tocodynamometer, external monitoring)

임신부 복벽의 자궁 저부 근처에 자궁수축 탐촉자(transducer)를 부착시켜 전기적 신호를 기록지에 기록할 수 있다. 탄력띠(elastic band)로 탐촉자를 임신부의 복벽에 알맞게 고정시킨 뒤 전자 태아 심장박동수 자궁수축 기록장치를 조정하여 자궁수축이 없을 때 기록지에 기록되는 기초긴장도(baseline tone)를 15~20 mmHg로 맞춘 후, 자궁수축이 있을 때 탐촉자에 전달되는 상대강도를 태아 심장박동수의 기록속도에 맞추어 기록하게 된다. 이 방법은 실제 자궁내압을 정확히 측정할 수는 없지만 자궁수축의 시작과 끝, 최고점과 10분당 자궁수축회수를 간편하게 알아낼 수 있다. 이 방법은 임신부가 수평위로 있으면서 거의 움직이지 않아야 정확한 자궁 활동도를 측정할 수 있으므로 산모와 태아의 불편감이 초래될 수 있고 나아가 분만의 진행에도 방해가 될 수 있다는 단점이 있다.

(2) 자궁 내 기록(Internal monitoring)

자궁내압, 즉 양수압을 직접 측정하기 위해서는 측정도관의 끝이 태아 선진부보다 상위의 양수 내에 있어야 하기 때문에 자궁경부가 유도관의 삽입이 가능한 정도로 개대되고 양막이 파열되어 있는 경우에 시행이 가능하다. 부드럽고 끝이 열려있거나, 생리식염수로 채워진 풍선이나, 탐촉자가 붙어 있는 플라스틱 유도관을 열려있는 자궁경부를 통해 밀어 넣어 태아 선진부 위쪽 양수 내에 그 끝이 다다르도록 장치한 뒤 도관의 끝을 압력감지기에 연결한다(Parer, 1997; Parer, 2003). 임신부의 복벽을 촉진하여 자궁수축이 없을 때의 기초긴장도를 15~20 mmHg로 조절

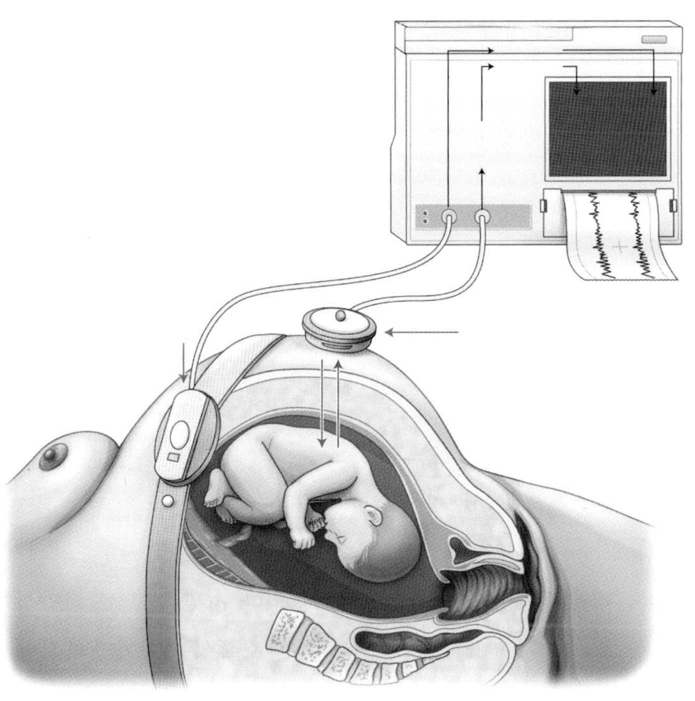

그림 17-8. 전자태아감시장치를 이용한 태아심장박동수 및 자궁수축의 자궁외(간접) 측정법

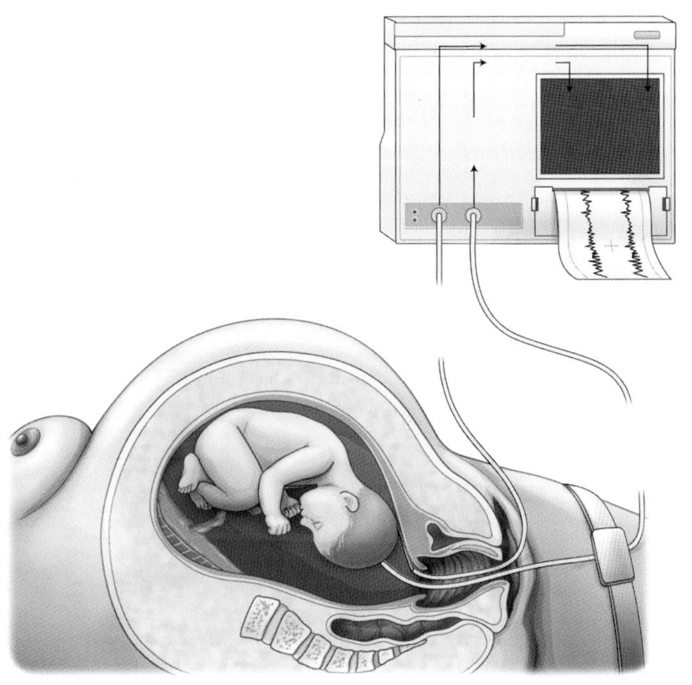

그림 17-9. 전자태아감시장치를 이용한 태아심장박동수 및 자궁수축의 자궁내(직접) 측정법

한 후 태아 심장박동수 기록 속도에 맞추어 자궁수축의 양상을 기록한다.

4) 자궁수축에 대한 용어(New terminology for uterine contractions)

2017년 ACOG는 10분당 5회 이하의 자궁수축을 정상 자궁수축으로 정의하였으며 자궁과자극(hyperstimulation)이라는 용어는 더 이상 사용하지 않는다고 하였다. 2012년 Stewart 등은 자궁수축 빈도의 증가와 신생아 예후와는 연관성이 없었으나, 10분에 6회 이상의 수축은 태아심장박동수 감소와 관계가 있다고 하였다.

4. 그 외의 평가방법(Alternatives for evaluating the fetus)

1) 태아말초혈액 가스값의 측정(Measurement of fetal scalp blood gas value)

1960년대에 임상적으로 소개된 이 방법은 태아심장박동수가 불안할 때 흔하게 사용되지는 않는다. 그 이유는 이것이 기술적으로 어렵고 기관별로 사용이 용이하지 않을 경우가 많기 때문이다. 기술적으로는 자궁경부가 최소 4~5 cm 열려 있고 태아하강도가 (-1)에 도달했을 때, 플라스틱 원추 모양의 기구를 질을 통해 태아의 두정부를 향하여 삽입하고, 기다란 관에 부착된 작은 칼날을 이용하여 태아두피를 가볍게 찌른 후 두피에서 나오는 혈액을 모세관을 이용하여 채취한다(그림 17-10). 채취 혈량은 산성도 검사를 위해 30 mL, pCO_2 검사를 위해 70 mL 등 100 mL가 필요하다. 태아의 산증이 대사성인지 호흡성인지를 구별하기 위해서는 pCO_2 측정이 반드시 필요하다. 심한 저산소증은 대사성 산증을 유발하는 한편 호흡성 산증은 그다지 중요하게 여겨지지 않으므로 pCO_2 값을 알기 전에는 이것들을 분류할 수 없다. pCO_2는 특히 다양성 태아심장박동수감소시 대부분은 호흡성 산증이기 때문에 더욱 중요하다. 7.20 이하의 두피 혈액 산성도는 태아의 산증과 관련이 있고 7.20에서 7.25는 경계성으로 분류하며, 7.25 이상은 다양성 태아심작박동수감소가 지속된다면 20분 내지 30분마다 이 검사를 반복해야 한다. 하지만 임상적으로 이것은 번거로우며 기술적으로 정확하지 않고 환자도 불편함을 느끼고 반복적인 검사를 요구하는 경우가 많아서 실제로는 매우 드물게 시행된다(Garite, 2001).

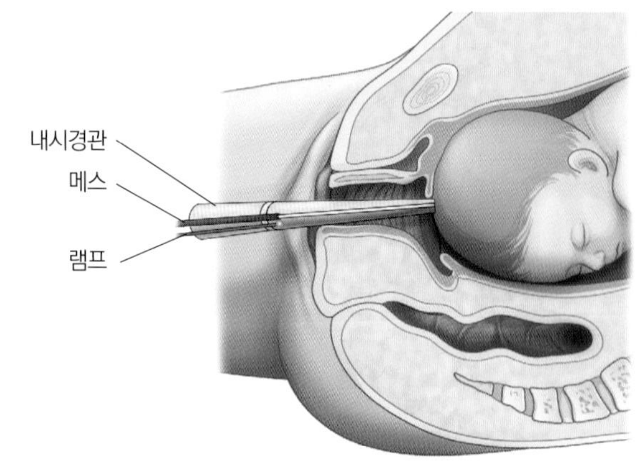

그림 17-10. **태아두피혈액채취방법**

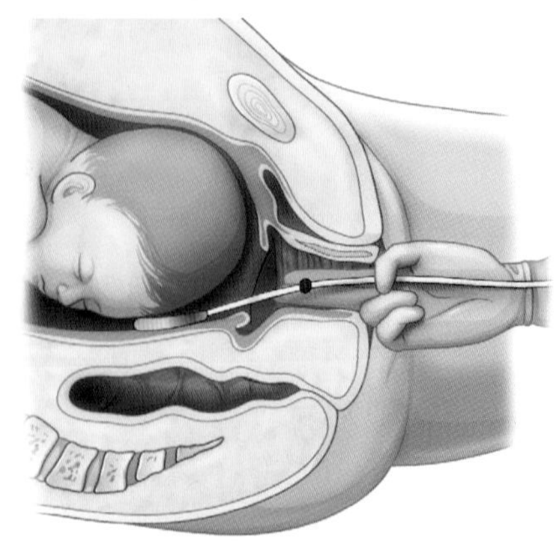

그림 17-11. **태아맥박산소계측(fetal pulse oximetry)**

2) 분만 중 계속적인 생화학적 감시: 태아맥박 산소계측(Intrapartum continuous biochemical monitoring: Fetal pulse oximetry)

태아맥박 산소계측은 진통 중의 태아산소섭취에 대한 안전하고 정확한 지표로서 양막파수 후 센서를 검사자의 손가락을 이용하여 자궁경부를 통과하여 태아의 뺨 부위에 부착시키면 되는 것으로 비교적 간단한 방법으로 부착할 수 있다(그림 17-11). 전자태아감시 장치가 불안정하거나 고식적 태아감시장치를 신뢰할 수 없을 때 쓰일 수 있다.

진통 중 태아맥박산소계측은 성인에서의 맥박산소계측의 원리와 비슷하다. 태아의 산소포화도가 30% 이상이면 안심할 수 있는 상태이고 30% 미만일 경우 산증과 관계가 있을 수 있고 이것이 2분 이상 또는 10분 이상 지속될 경우 추가적인 검사와 조치가 필요할 수 있다. 어른이나 신생아의 경우 손가락, 손, 발 등에 쉽게 장착할 수 있는 반면 태아의 경우 선진부에 부착되어 있는 것이 아니라 자궁벽으로부터 압력에 의해 고정되는 형태이기 때문에 진통 중에 태아머리의 하강 또는 회전에 따라서 감지기가 어느 정도 위치가 변할 수 있다. 혼동되는 결과를 보일 수 있는 경우들로는, 진한 태변배출, 태지(vernix), 태아의 머리카락, 감지기의 부착이 적절치 못한 경우(예를 들면 태아하강도가 높을 때) 등이다.

대부분의 연구에서 진통 중 평균값은 40~50%였으며 중요한 경계점은 30%이다(Dildy et al., 1994). 30% 미만인 시간이 많을 수록 태아의 산증과 관계가 깊다. 대개의 경우 30% 미만의 측정치는 일시적인 경우가 많고 또는 전체 태아감시시간 중 4% 이하를 차지한다. 전자태아감시만 사용한 경우에 태아심장박동수가 불안정했던 경우와 여기에 태아두피혈액의 pO_2를 병용한 경우 두 가지 모두 불안정한 경우를 비교했을 때, 태아곤란증에 대한 수술의 비율이 후자에서 감소한 결과를 보였으나, 두 군 간 신생아의 상태에는 차이가 없었다. 또한, 전자태아감시에서 안심할 수 없는 상태를 보이는 경우가 아닌, 전체적인 경우에서는 태아맥박산소계측이 제왕절개율을 감소시키지 못했다. 이러한 이유로 미국에서는 태아맥박산소계측기의 판매가 중단되었다.

5. 안심할 수 없는 태아 상태(Nonreassuring fetal status)

1) 정의 및 진단

이전에 태아곤란증(fetal distress)이라는 용어는 태아의 저산소증을 시사하는 태아심장박동수 소견을 보이는 경우를 말하였으나 이 용어는 너무 광범위하고 모호하다. 정상적인 태아심장박동수 소견을 보이는 경우 아프가 점수가 7점 이상일 예측도가 99.7%인 반면, 비정상적인 태아심장박동수 소견을 보이는 경우, 아프가 점수가 7점 미만일 예측도가 50%에 불과하고 아주 심한 이상 소견 시에도 매우 낮은 아프가 점수를 보일 예측도가 겨우 65% 정도이다. 이처럼 이 용어는 양성예측도가 상당히 낮아서 양호한 상태의 영아에서도 이 같은 소견을 보이는 경우가 많았다. 결과적으로 임상의들은 심각한 저산소증이나 산증의 확실한 증거도 없는 상태에서 안전한 분만을 위해 태아곤란증을 과잉진단하여 결국 제왕절개비율을 높이는 결과를 낳았다. 이에 ACOG는 이런 조치를 취해야 하는 보다 정확한 경우를 나타내기 위해 '안심할 수 없는(nonreassuring)'이라는 표현을 사용하게 되었다. 즉 ACOG는 불명확한 '태아곤란증(fetal distress)'이라는 말 대신에 '안심할 수 없는 태아상태(nonreassuring fetal status, NRFS)'라는 단어를 사용함으로써 이 중요한 개념에 대해 명확히 정의하려고 하였다. 안심할 수 있는(reassuring) 태아심장박동수 양상은 신뢰할 수 있지만 안심할 수 없는(nonreassuring) 태아심장박동수 양상은 의심을 배제할 수 없기 때문에 임상의들은 신뢰와 의심의 현실에 직면하게 되어 이런 상황에 대해 많은 경험이 필요하다. 즉 임상의들은 태아심장박동수의 양상이 태아의 상태에 대해 의심을 배제할 수 없거나 신뢰할 수 없을 때 '태아곤란증'으로 진단한다. 결론적으로 이러한 태아의 평가는 전적으로 주관적인 판단이고 이것은 태아심장박동수의 양상이 태아의 병적인 면을 반영한다기보다는 생리적인 면을 반영하기 때문이다. 2013년 ACOG는 정상(normal), 중간(intermediate), 비정상(abnormal)의 3단계 태아심장박동 해석 체계(three-tier fetal heart rate interpretation system)의 사용을 권고하였는데 그 분류는 표 17-1과 같다(Macones, 2008). 48,444명의 진통 중인 산모를 대상으로 분석한 한 연구에 따르면, 99.5%에서 category I이 관찰되었고, category II는 84.1%, category III는 0.1%에서 관찰되었으며, 84%의 산모에서 두 가지 이상의 category가 혼합된 양상으로 나타났다(Jackson, 2011). 2012년 Cahill 등이 pH 7.1 이하의 탯줄동맥혈 산증(cord blood acidemia)의 발생률과 태아심장박동 특징과의 관계를 분석하였는데 3가지 category와 탯줄동맥혈 산증 간에 유의한 상관관계는 없었다. 2014년 ACOG 및 AAP (American Academy of Pediatrics)에서는 5분 아프가 점수가 7이 넘거나 정상 동맥혈 산염기 분석 결과를 보인 category I, II는 급성 저산소성 허혈성 사건(acute hypoxic-ischemic event)과 관계없다고 하였다. 그러나 3단계 해석 체계에서는 매우 다양한 태아심장박동수 양상이 category II에 속하는 바람에 이에 대한 처치 권고안을 만들기가 어렵다는 지적이 있어왔고(Parer et al., 2010, Sholapurkar, 2012), 2012년 Coletta는 5단계 해석 체계가 보다 민감도가 높다고 하였다.

표 17-1. 3단계 태아 심장박동 해석 체계(Three-Tier Fetal Heart Rate Interpretation System)

Category I – 정상
아래의 모든 기준을 만족시키는 경우 • 기초 심장박동수: 110~160 bpm • 기초 변이도: 중간(moderate) • 늦은 혹은 다양성 태아심장박동수감소: 없음 • 이른 태아심장박동수감소: 있거나 없음 • 태아심장박동수증가: 있거나 없음
Category II – 중간
Category I 혹은 III에 속하지 않는 모든 경우가 이에 해당함 다음 중 어느 한 가지에 해당하는 경우 **기초 심장박동수** • 무(absent) 기초변이도를 동반하지는 않은 태아서맥 • 태아빈맥 **기초 변이도** • 최소(minimal) 기초변이도 • 반복적 태아심장박동수감소를 동반하지 않는 무(absent) 기초변이도 • 심한(marked) 기초변이도 **태아심장박동수증가** • 자극으로 태아심장박동수증가가 유도되지 않음 **주기적 혹은 간혹 발생하는 태아심장박동수감소** • 최소 혹은 중간 기초변이도를 동반한 반복적인 다양성 태아심장박동수감소 • 2분 이상 10분 미만의 지속성 태아심장박동수감소 • 중간 기초변이도를 동반한 반복적인 늦은 태아심장박동수감소 • overshoot 혹은 shoulders를 동반한 다양성 태아심장박동수감소
Category III – 비정상

아래 중 어느 하나에 해당하는 경우
• 무(absent)기초변이도를 보이면서 다음 중 어느 하나에 해당하는 경우
  - 반복적인 늦은 태아심장박동수 감소
  - 반복적인 다양성 태아심장박동수 감소
  - 태아서맥
• 굴모양곡선(sinusoidal) 양상을 보이는 경우

출처: Macones et al., 2008

2) 태변(Meconium)

태변이 염색된 양수는 태아의 대장 내용물이 자궁 내로 유출된 결과로 전체 분만의 12%에서 볼 수 있으며 태변흡입증후군은 이러한 신생아의 5%에서 보이고 이러한 태변흡입증후군을 보이는 경우의 4% 이상에서 사망한다(Cleary et al., 1998). 이는 전체 주산기 사망의 약 2%를 차지한다. 그러나 태변흡입증후군은 예측불가능하며(unpredictable), 예방할 수 없는(unpreventable) 것으로 알려져 있다. 자궁 내로의 태변의 유출은 재태주수 32주 이전에는 거의 없으며 대부분의 경우 37주 이상에서 발생한다. 즉 제태연령이 증가할수록 이의 빈도도 증가하여 지연임신의 경우 약 30%에서 발견된다. 반면 태아 혹은 모체의 스트레스 요인, 즉 저산소증이나 감염 등이 발생하였을 때에도 발생할 수 있다. 태변은 72% 내지 80%의 수분과 그 외에 장 분비물, 탈락된 편평상피세포, 담즙색소, 혈액 등으로 이루어져 있다. 또한 췌장효소, 자유지방산(free fatty acid), 포르피린(porphyrin), 인터루킨(interleukin-8), phospholipase A2 등도 포함하고 있다(Usta et al., 2000). 재태연령 4개월경 다량의 담즙색소가 배설되면서 태변이 특유의 녹색을 띠게 된다.

태변의 유출에 관해서는 크게 2가지로 설명할 수 있다. 첫째, 태아의 스트레스로 인한 경우이다. 태아의 저산소증과 장운동 증가와의 관계는 잘 알려져 있다. 초기 연구에서 Walker 등(1954)은 태변이 탯줄정맥의 산소포화도가 30% 미만일 때 증가한다고 하였고 진한 태변일수록 연한 경우보다 태아의 저산소증과 관련이 있다고 하였다. 하지만 스트레스 혹은 저산소증과 관련있는 태변의 유출은 장의 운동성 증가보다는 배변과정과 관련이 있을 수 있다. 부교감신경을 매개로 한 위장자극이 탯줄압박의 결과라 할지라도 Kreb 등(1980)은 다양성 태아심장박동수감소의 빈도와 태변의 유무와는 상관관계가 없다고 주장하였다. 즉 저산소증과 태변의 양수로의 배출과의 관계는 아직 논란의 여지가 있다. 둘째, 태아의 성숙과 관련된 설이다. 태변배출은 발달학적으로 예정되어 있는 생후에 일어나는 일로 건강한 신생아의 98%가 출생 후 첫 24~48시간 내에 태변을 배출한다. 태변착색된 양수는 지연임신에서 흔히 일어나고 조산의 경우에는 거의 발견되지 않는다(Kaplan, 1993). 태변이 일어난 경우의 약 25%가 분명한 저산소증과 관련이 없기 때문에 이것은 태아의 성숙과 관련된 정상적인 과정으로 보는 견해이다.

양수내의 태변은 태변의 농도, 노출된 기간, 관련된 스트레스 요인에 따라 직접 또는 간접으로 노출된 조직에 영향을 미친다. 16시간 이상 태변에 노출된 경우 탯줄의 궤양, 혈관괴사를 일으킬 수 있고, 태아의 산소화 과정을 저해시킬 수 있다(Altshuler et al., 1992). 또한 태변은 탯줄정맥을 수축시킬 수 있어 태아-태반의 혈류를 저해시킬 수도 있다. 일부 연구들은 태변착색된 경우 융모양막염이 증가한다고 하였다(Romero et al., 1991). 진통 중 태변이 있지만 태아심장박동수의 이상이 없다면 태변이 있다는 이유만으로 세심한 태아감시 외에 다른 조치는 필요가 없다. 또한 산전 태아검사가 정상이었던 지연임신의 경우 진통초기에 진한 태변이 나온다 해도 그렇지 않은 경우에 비해 태아곤란증이나 주산기 이환율이 증가하지 않으므로 이런 경우 저위험 산모와 같이 관리한다. 건강해 보이는 신생아에서 분만 중 입인두 흡인(routine intrapartum suctioning)은 태변흡입증후군(meconium aspiration syndrome)을 예방하지 못하기 때문에 더 이상 필요하지 않으며, 만약 신생아가 쳐져 있다면 기관삽관을 하여 후두 아래 태변을 흡인해 주어야 한다(Perlman, 2010).

3) 안심할 수 없는 태아 상태의 관리(Management of nonreassuring fetal status)

태아심장박동수유형에서 안심할 수 없는 상태를 보이거나 저산소증을 시사할 때 우선 문제를 야기시킨 가능한 원인을 찾아 그 원인을 교정해주고 태반에 산소를 많이 공급하기 위한 방법을 동원한다. 산소공급을 증가시키기 위해 얼굴마스크를 통해 산소를 주입하고 측와위로 자세를 바꾸며 수액공급을 증가시키고 옥시토신 투여를 중지한다. 분만이 임박하였는지, 혹은 탯줄탈출 여부를 배제하기 위해 내진을 시행한다. 경막외마취 후 저혈압이 발생되어 태아심장박동수유형에서 이상소견을 보인다고 판단되면 수액을 공급하면서 저혈압을 교정하기 위해 노력한다. 이러한 조치들에도 불구하고 태아심박동수유형에서 태아곤란증이 의심되는 소견이 지속되면, 보다 안전하고 적절한 방법으로 조속히 분만을 시도해야 한다. 2017년 ACOG는 분만 중 안심할 수 없는 태아심장박동 양상(nonreassuring fetal heart rate pattern)을 보일 때 자궁수축억제제의 사용은 근거가 없다고 하였다.

(1) 양수주입(Amnioinfusion)

양수과소증에 의해 다양성 태아심장박동수감소가 일어난 경우 자궁내 양수를 보충해줌으로써 다양성 태아심장박동수감소를 줄이고 아프가 점수와 탯줄동맥혈 산성도 수치, 응급 제왕절개수술률을 감소시킬 수 있다고 많은 연구에서 보고하였다. 따라서 2016년 ACOG는 반복적인 다양성 태아심장박동수 감소가 있을 때 태변착색과 관계없이 양수주입술을 고려할 수 있다고 하였다.

양막파수 후 양수과소증이 있을 때 태아심장박동수 감소를 예방할 목적으로 양수주입술을 시행하는 것에 있어서는, 양수주입술이 태아곤란증에 의한 제왕절개술을 감소시켰다는 연구도 있고 양수주입술을 시행하지 않은 경우와 차이가 없었다는 연구도 있다. 또한 진통 중 진한 태변이 보일 때 양수주입술을 시행하는 것은 태변을 희석시키는 효과는 있으나 결과적으로 신생아 예후 향상에는 이득이 없었다는 연구들을 근거로 2016년 ACOG에서는 태변을 희석시킬 목적으로 양수주입술을 시행하는 것은 권장되지 않는다고 하였다.

4) 태아 심박동수 패턴과 뇌손상

분만 중 사건에 의해 따라오는 신경학적 손상은 굉장히 과대평가 되어 있다. 뇌손상이 발생하려면, 태아는 상당한 기간 동안 심각한 저산소증에 노출되어야 한다. 2014년 ACOG는 태아 가사, 심한 태아 성장 지연, 태아 심박동수의 이상 소견, 모체의 갑상선 질환, 혹은 다태아로 인해 제왕절개를 하는 경우에는 탯줄 동맥혈 가스 분석을 시행할 것을 권고하고 있다. 현재까지 저산소-허혈 뇌병증의 예후는 좋지 않은데, 이를 완화시키기 위한 연구들이 동물 실험을 중심으로 진행되었고 최근에는 저산소-허혈 뇌병증이 발생한 신생아에게 뇌 냉각을 시행하여 뇌성마비를 줄일 수 있을지에 대한 가능성이 제기되고 있다.

참고문헌

- Alfirevic Z, Devane D, Gyte GM. Continuous cardiotocography (CTG) as a form of electronic fetal monitoring (EFM) for fetal assessment during labour. Cochrane Database Syst Rev 2013;5:Cd006066.
- Altshuler G, Arizawa M, Molnar-Nadasdy G. Meconium-induced umbilical cord vascular necrosis and ulceration: a potential link between the placenta and poor pregnancy outcome. Obstet Gynecol 1992;79:760-6.
- American College of Obstetricians and Gynecologists and American Academy of Pediatrics: Neonatal encephalopathy and neurologic outcome. Obstet Gynecol. 2014;123(4):896-901.
- American College of Obstetricians and Gynecologists: Summary: delivery of a newborn with meconium stained amniotic fluid. Committee Opinion No. 689, Obstet Gynecol 2017;129(3):593-594.
- American College of Obstetricians and Gynecologists: Management of intrapartum fetal heart rate tracings. Practice Bulletin No. 116. Obstet Gynecol 2010;116:1232-40, Reaffirmed 2017b.
- American College of Obstetricians and Gynecologists: Amnioinfusion does not prevent meconium aspiration syndrome. Committee Opinion No. 346, October 2006, Reaffirmed 2016.
- American College of Obstetricians and Gynecologists: Dystocia and the Augmentation of Labor. Technical Bulletin No.218. Int J Gynaecol Obstet 1996;53:73-80.
- American College of Obstetricians and Gynecologists: Inappropriate use of the terms fetal distress and birth asphyxia. Committee Opinion No. 326. Obstet Gynecol 2005;106:1469-70.
- Ananth CV, Chauhan SP, Chen HY, D'alton ME, Vintzileos AM. Electronic fetal monitoring in the United States: temporal trends and adverse perinatal outcomes. Obstet Gynecol 2013;121:927-33.
- Ball RH, Parer JT. The physiologic mechanisms of variable decelerations. Am J Obstet Gynecol 1992;166:1683-8; discussion 88-9.
- Bakker JJ, Verhoeven CJ, Janssen PF, Van Lith JM, Van Oudgaarden ED, Bloemenkamp KW, et al. Outcomes after internal versus external tocodynamometry for monitoring labor. N Engl J Med 2010;362:306-13.
- Boehm FH. Intrapartum fetal heart rate monitoring. Obstet Gynecol Clin North Am 1999;26:623-39, vi-vii.
- Boehm FH. Prolonged end stage fetal heart rate deceleration. Obstet Gynecol 1975;45:579-82.
- Boldt T, Eronen M, Andersson S. Long-term outcome in fetuses with cardiac arrhythmias. Obstet Gynecol 2003;102:1372-9.
- Cahill AG, Roehl KA, Odibo AO, Macones GA. Association and prediction of neonatal acidemia. Am J Obstet Gynecol 2012;207:206.e1-8.
- Caldeyro-Barcia R, Poserio JJ. Physiology of the uterine contraction. Clin Obstet Gynecol 1960;3:386.
- Chen HY, Chauhan SP, Ananth CV, Vintzileos AM, Abuhamad AZ. Electronic fetal heart rate monitoring and its relationship to neonatal and infant mortality in the United States. Am J Obstet Gynecol 2011;204:491.e1-10.

- Chuang J, Chou CT, Cheng WC, Huang LW, Hwang JL, Tsai YL. Spontaneous fetal heart rate deceleration: an ominous sign for fetal outcome. Arch Gynecol Obstet 2004;269:254-8.
- Cleary GM, Wiswell TE. Meconium-stained amniotic fluid and the meconium aspiration syndrome. An update. Pediatr Clin North Am 1998;45:511-29.
- Coletta J, Murphy E, Rubeo Z, Gyamfi-Bannerman C. The 5-tier system of assessing fetal heart rate tracings is superior to the 3-tier system in identifying fetal acidemia. Am J Obstet Gynecol 2012;206:226.e1-5.
- Copel JA, Liang RI, Demasio K, Ozeren S, Kleinman CS. The clinical significance of the irregular fetal heart rhythm. Am J Obstet Gynecol 2000;182:813-7; discussion 17-9.
- Davidson SR, Rankin JH, Martin CB, Jr., Reid DL. Fetal heart rate variability and behavioral state: analysis by power spectrum. Am J Obstet Gynecol 1992;167:717-22.
- Dawes GS, Visser GH, Goodman JD, Levine DH. Numerical analysis of the human fetal heart rate: modulation by breathing and movement. Am J Obstet Gynecol 1981;140:535-44.
- Dildy GA, Van Den Berg PP, Katz M, Clark SL, Jongsma HW, Nijhuis JG, et al. Intrapartum fetal pulse oximetry: fetal oxygen saturation trends during labor and relation to delivery outcome. Am J Obstet Gynecol 1994;171:679-84.
- Duffy CR, Odibo AO, Roehl KA, et al. Effect of magnesium sulfate on fetal heart rate patterns in the second stage of labor. Obstet Gynecol 2012;119(6):1129-36.
- Edington PT, Sibanda J, Beard RW. Influence on clinical practice of routine intra-partum fetal monitoring. Br Med J 1975;3:341-3.
- Faro S, Martens MG, Hammill HA, Riddle G, Tortolero G. Antibiotic prophylaxis: is there a difference? Am J Obstet Gynecol 1990;162:900-7; discussion 07-9.
- Freeman RK. Problems with intrapartum fetal heart rate monitoring interpretation and patient management. Obstet Gynecol 2002;100:813-26.
- Freeman RK. Garite TH, Nageotte MP. Fetal Heart Rate Monitoring 3nd ed. Philadelphia: Lippincott Williams & Wilkins; 2003.
- Garite TJ. Intrapartum fetal evaluation. In: Gabbe SG, Niebyl JR, Simpson JL(eds). Obstetrics, Normal and problem pregnancies. 4th ed. Churchill Livingstone; 2001.
- Hallak M, Martinez-Poyer J, Kruger ML, Hassan S, Blackwell SC, Sorokin Y. The effect of magnesium sulfate on fetal heart rate parameters: A randomized, placebo-controlled trial. Am J Obstet Gynecol 1999;181:1122-7.
- Hanson MA. The importance of baro- and chemoreflexes in the control of the fetal cardiovascular system. J Dev Physiol 1988;10:491-511.
- Hauth JC, Hankins GD, Gilstrap LC, 3rd, Strickland DM, Vance P. Uterine contraction pressures with oxytocin induction/augmentation. Obstet Gynecol 1986;68:305-9.
- Herbert CM, Boehm FH. Prolonged end-stage fetal heart rate deceleration: a reanalysis. Obstet Gynecol 1981;57:589-93.
- Jackson M, Holmgren CM, Esplin MS, Henry E, Varner MW. Frequency of fetal heart rate categories and short-term neonatal outcome. Obstet Gynecol 2011;118:803-8.
- Johnstone FD, Campbell DM, Hughes GJ. Has continuous intrapartum monitoring made any impact on fetal outcome? Lancet 1978;1:1298-300.
- Kaplan C. Placental pathology for the nineties. Pathol Annu 1993;28 Pt 1:15-72.
- Knopf K, Parer JT, Espinoza MI, Horton JI, Gunn AJ, Williams CE, et al. Comparison of mathematical indices of fetal heart rate variability with visual assessment in the human and sheep. J Dev Physiol 1991;16:367-72.
- Kozuma S, Watanabe T, Bennet L, Green LR, Hanson MA. The effect of carotid sinus denervation on fetal heart rate variation in normoxia, hypoxia and post-hypoxia in fetal sheep. Br J Obstet Gynaecol 1997;104:460-5.
- Krebs HB, Petres RE, Dunn LJ. Intrapartum fetal heart rate monitoring. VIII. Atypical variable decelerations. Am J Obstet Gynecol 1983;145:297-305.
- Krebs HB, Petres RE, Dunn LJ, Segreti A. Intrapartum fetal heart rate monitoring. IV. Observations on elective and non-elective fetal heart rate monitoring. Am J Obstet Gynecol 1980;138:213-9.
- Kubli FW, Hon EH, Khazin AF, Takemura H. Observations on heart rate and pH in the human fetus during labor. Am J Obstet Gynecol 1969;104:1190-206.
- Martis R, Emilia O, Nurdiati DS, et al: Intermittent auscultation (IA) of fetal heart rate in labour for fetal well-being. Cochrane Database Syst Rev. 2017 Feb 13;2:CD008680.
- Modanlou HD, Murata Y. Sinusoidal heart rate pattern: Reappraisal of its definition and clinical significance. J Obstet Gynaecol Res 2004;30:169-80.
- Lee WK, Baggish MS. The effect of unselected intrapartum fetal monitoring. Obstet Gynecol 1976;47:516-20.
- Macones GA, Hankins GD, Spong CY, Hauth J, Moore T. The 2008 National Institute of Child Health and Human Development workshop report on electronic fetal monitoring: update on definitions, interpretation, and research guidelines. Obstet Gynecol 2008;112:661-6.
- Manassiev N. What is the normal heart rate of a term fetus? Br J Obstet Gynaecol 1996;103:1272-3.
- Martin CB Jr., De Haan J, Van Der Wildt B, Jongsma HW, Dieleman A, Arts TH. Mechanisms of late decelerations in the

fetal heart rate. A study with autonomic blocking agents in fetal lambs. Eur J Obstet Gynecol Reprod Biol 1979;9:361-73.
- Mendez-Bauer C, Poseiro JJ, Arellano-Hernandez G, Zambrana MA, Caldeyro-Barcia R. Effects of atropine on the heart rate of the human fetus during labor. Am J Obstet Gynecol 1963;85:1033-53.
- Modanlou HD, Freeman RK. Sinusoidal fetal heart rate pattern: its definition and clinical significance. Am J Obstet Gynecol 1982;142:1033-8.
- Murata Y, Miyake Y, Yamamoto T, Higuchi M, Hesser J, Ibara S, et al. Experimentally produced sinusoidal fetal heart rate pattern in the chronically instrumented fetal lamb. Am J Obstet Gynecol 1985;153:693-702.
- Murotsuki J, Bocking AD, Gagnon R. Fetal heart rate patterns in growth-restricted fetal sheep induced by chronic fetal placental embolization. Am J Obstet Gynecol 1997;176:282-90.
- Murphy AA, Halamek LP, Lyell DJ, Druzin ML. Training and competency assessment in electronic fetal monitoring: a national survey. Obstet Gynecol 2003;101:1243-8.
- Parer JT. Handbook of Fetal Heart Rate Monitoring, 2nd ed. Philadelphia: WB Saunders; 1997.
- Parer JT, Michael P, Nageotte MP. Intrapartum fetal surveillance: Characteristics of fetal heart rate pattern. In: Creasy RK, Resnik R, Iams JD(eds): Maternal-fetal medicine, principles and practice 5th ed. Philadelphia: Saunders; 2004.
- Parer JT, King TL. Fetal heart rate monitoring: the next step? Am J Obstet Gynecol 2010;203:520-1.
- Parer JT. Electronic fetal heart rate monitoring: a story of survival. Obstet Gynecol Surv 2003;58:561-3.
- Paul RH, Suidan AK, Yeh S, Schifrin BS, Hon EH. Clinical fetal monitoring. VII. The evaluation and significance of intrapartum baseline FHR variability. Am J Obstet Gynecol 1975;123:206-10.
- Perlman JM, Wyllie J, Kattwinkel J, Atkins DL, Chameides L, Goldsmith JP, et al. Part 11: Neonatal resuscitation: 2010 International Consensus on Cardiopulmonary Resuscitation and Emergency Cardiovascular Care Science With Treatment Recommendations. Circulation 2010;122:S516-38.
- Pillai M, James D. The development of fetal heart rate patterns during normal pregnancy. Obstet Gynecol 1990;76:812-6.
- Pontonnier G, Puech F, Grandjean H, Rolland M. Some physical and biochemical parameters during normal labour. Biol Neonate 1975;26:159-73.
- Romero R, Hanaoka S, Mazor M, Athanassiadis AP, Callahan R, Hsu YC, et al. Meconium-stained amniotic fluid: a risk factor for microbial invasion of the amniotic cavity. Am J Obstet Gynecol 1991;164:859-62.
- Samueloff A, Langer O, Berkus M, Field N, Xenakis E, Ridgway L. Is fetal heart rate variability a good predictor of fetal outcome? Acta Obstet Gynecol Scand 1994;73:39-44.
- Seitchik J. Quantitating uterine contractility in clinical context. Obstet Gynecol 1981;57:453-7.
- Sheiner E, Hadar A, Hallak M, Katz M, Mazor M, Shoham-Vardi I. Clinical significance of fetal heart rate tracings during the second stage of labor. Obstet Gynecol 2001;97:747-52.
- Shenker L, Post RC, Seiler JS. Routine electronic monitoring of fetal heart rate and uterine activity during labor. Obstet Gynecol 1975;46:185-9.
- Shiono PH, Mcnellis D, Rhoads GG. Reasons for the rising cesarean delivery rates: 1978-1984. Obstet Gynecol 1987;69:696-700.
- Sholapurkar SL. The conundrum of vanishing early decelerations in British obstetrics, a step backwards? Detailed appraisal of British and American classifications of fetal heart rate decelerations-fallacies of emphasis on waveform and putative aetiology. J Obstet Gynaecol 2012;32:505-11.
- Smith JH, Anand KJ, Cotes PM, Dawes GS, Harkness RA, Howlett TA, et al. Antenatal fetal heart rate variation in relation to the respiratory and metabolic status of the compromised human fetus. Br J Obstet Gynaecol 1988;95:980-9.
- Southall DP, Richards J, Hardwick RA, Shinebourne EA, Gibbens GL, Thelwall-Jones H, et al. Prospective study of fetal heart rate and rhythm patterns. Arch Dis Child 1980;55:506-11.
- Stewart RD, Bleich AT, Lo JY, Alexander JM, Mcintire DD, Leveno KJ. Defining uterine tachysystole: how much is too much? Am J Obstet Gynecol 2012;207:290.e1-6.
- Usta IM, Sibai BM, Mercer BM, Kreamer BL, Gourley GR. Use of maternal plasma level of zinc-coproporphyrin in the prediction of intrauterine passage of meconium: a pilot study. J Matern Fetal Med 2000;9:201-3.
- Vintzileos AM, Antsaklis A, Varvarigos I, Papas C, Sofatzis I, Montgomery JT. A randomized trial of intrapartum electronic fetal heart rate monitoring versus intermittent auscultation. Obstet Gynecol 1993;81:899-907.
- Vintzileos AM, Nochimson DJ, Guzman ER, Knuppel RA, Lake M, Schifrin BS. Intrapartum electronic fetal heart rate monitoring versus intermittent auscultation: a meta-analysis. Obstet Gynecol 1995;85:149-55.
- Walker J. Foetal anoxia; a clinical and laboratory study. J Obstet Gynaecol Br Emp 1954;61:162-80.
- Wheller JJ, Reiss R, Allen HD. Clinical experience with fetal echocardiography. Am J Dis Child 1990;144:49-53.

제18장

비정상 분만진통과 유도분만

Abnormal Labor and Induction of Labor

이순애 | 경상의대
배진곤 | 계명의대
조인애 | 경상의대

1. 난산(Dystocia)

난산은 정상 분만 과정에서 이상이 생긴, 비정상 진통 상태로 정의할 수 있다. 말 그대로 어렵게 진행하는 진통(difficult labor), 비정상적으로 천천히 진행하는 진통과정이다. 난산이 생기는 원인은 크게 모체측 원인과 태아측 원인으로 나누어질 수 있으며, 단일 원인으로 또는 복합적으로 영향을 끼치게 된다. 첫째, 자궁의 수축력이 비정상적일 때, 수축력의 부족이나 자궁경부 개대나 숙화와의 부조화 등이 난산이 원인이 될 수 있으며, 분만 2기의 산모의 만출력 부족도 또한 영향을 줄 수 있다. 둘째 태아의 자세, 즉 태향, 태위 그리고 태아의 상태가 난산의 원인이 될 수 있으며, 그 밖에, 산모의 골산도의 이상과 산모의 생식기계의 연조직(soft tissue)의 이상이 태아의 하강에 장애가 되어 난산을 일으킬 수 있다.

1) 난산의 정의와 진단

임상적으로는 아두골반불균형(cephalopelvic disproportion)이나 분만진행실패(failure to progress)라고 기술하게 되는데, 실제적으로 완전한 불균형은 드물고, 대개 골반내에서의 태아위치이상(malposition)으로 인한 부동고정위(asynclitism)이나, 불충분한 자궁수축으로 인한다. 분만진행실패가 난산을 더 잘 설명하는 용어일 것이며, 자궁경부개대가 잘 되지 않거나, 태아하강이 잘되지 않는 상태를 의미한다.

자궁경부개대와 아두하강이 부적절한 경우의 비정상 진통은 크게 분만진행이 지연되는 지연장애(protraction disorder)와 분만진행이 중단된 정지장애(arrest disorder)로 분류할 수 있다. 각 분만 진통 시기별 및 진행양상에 따른 비정상 진통의 분류는 다음과 같다(표 18-1).

(1) 분만 제1기의 이상

자궁개대가 완료되는 분만 1기는 다시 잠복기(latent phase)와 활성기(active phase)로 나뉘는데, 잠복기는 규칙적인 자궁수축이 시작되어 자궁경부개대가 3~4 cm까지 진행되는 기간으로, 이 이후부터 자궁경부개대가 완료되는 기간을 활성기라고 한다. 지연 잠복기는 미분만부에서 20시간, 다분만부에서는 14시간을 초과하는 경우로 정의한다. 지연 잠복기의 적절한 처치는 산모에게 휴식 및 수

표 18-1. 각 분만진통 시기별 비정상 진통의 분류

Stage	Phase		Disorders
분만 1기	잠복기	지연 잠복기(prolonged latent phase)	
	활성기	지연장애(protraction disorder)	활성기 자궁경관개대 지연(protracted active-phase dilatation) 아두하강 지연(protracted descent)
		정지장애(arrest disorder)	감속기 지연(prolonged deceleration phase) 자궁경관개대 정지(secondary arrest of dilatation) 하두하강 실패(failure to descent)
분만 2기			아두하강 정지(arrest of descent)

면을 취하게 하여, 활성기로 진행하는지 자궁수축이 중단되는지 관찰하고, 태아상태와 자궁경부 숙화정도를 평가해야한다. 이러한 휴식에도 활성기 또는 가진통으로 자궁수축이 중단되지 않으면 옥시토신 투여나 수술적인 분만도 고려되어야 한다.

분만의 진행이 정상보다 느려지는 경우를 지연장애(protraction disorder)라고 하며, 분만의 진행이 완전히 멈추는 것을 정지장애(arrest disorder)라고 한다. 지연장애나 정지장애를 진단하기 위해서는 자궁경부가 적어도 3~4 cm 개대되어 있어야 한다. 경부 개대가 2시간 이상 진행이 없을 때 활성기 자궁경관개대정지라고 진단할 수 있는데 이는 전체 만삭 미분만부 산모의 약 5%에서 진단된다(Handa and Laros, 1993).

지연장애의 진단을 위해서는 어느 정도의 시간을 두어야 하는지가 불확실한데, WHO에서는 최소 4시간 이상에서 자궁경부개대가 시간당 1 cm 미만으로 진행되었을 때로 정의하고 있다. 미국산부인과의사협회에서는 Cohen(1977)의 정의를 따라 활성기 자궁경부개대 진행속도의 지연을 미분만부는 시간당 1.2 cm, 다분만부에서는 시간당 1.5 cm로 정의하였고, 태아하강속도는 미분만부에서 시간당 1.0 cm 미만, 다분만부에서는 시간당 2.0 cm 미만을 기준으로 하였다.

정지장애는 2시간 이상의 활성기 진통 동안 자궁경부개대 또는 하두하강이 정지가 된 상태를 의미한다. 지연장애와의 감별점으로는 진행이 정지되기 전까지 경부개대 또는 아두하강이 정상이었다는 점이다. 정지장애는 지연장애와 합병될 수는 있다. 미국산부인과의사협회에서는 최근 분만 1기에서 지연장애를 진단하기 전에 다음과 같은 조건을 만족시킬 것을 권유하고 있다. 첫째는 잠복기는 확실히 끝나고 활성기에 들어가 있는 상태일 것, 즉 자궁경부개대가 4 cm 이상이어야 하며, 둘째는 자궁수축력이 10분당 200MVUs (Montevideo Units) 이상이면서 2시간 이상 경부변화가 없을 때, 진단하여야 한다는 것이다(ACOG, 2013). 이 '2시간 법칙(2-hour rule)'에 대해서는 좀 더 긴시간, 최소 네 시간 이상의 관찰이 필요하다는 의견도 대두되고 있다(Rouse et al., 1999). 이에 따르면 2시간 동안의 옥시토신 촉진에도 불구하고 진행하지 않은 다분만부에게 제왕절개술을 시행하지 않고 4시간 이상 경과관찰시 91%가 질식분만하였는데, 미분만부인 경우는 74%에서 질식분만에 성공하였다고 보고하였다. 또한 200 MVUs 이상의 자궁수축력에도 불구하고 2시간 동안 정지장애소견을 보이는 임산부들에게 적어도 4시간 이상 적절한 옥시토신 촉진을 계속하는 경우, 주산기 합병증 없이 61%에서 질식분만이 가능하였고, 이때의 자궁경부개대속도의 5‰에 해당하는 속도는 시간당 0.5 cm임을 보고하였다(Rouse et al., 2001).

정지 또는 지연장애가 진단되고 보존적 요법에도 실패한 경우나 태아심음이 안심할 수 없는 경우, 제왕절개술과 같은 방법이 요구된다. 최근, 미국산부인과의사협회(ACOG)와 모체태아의학회(SMFM)에서는 과도한 제왕절개를 줄기이기 위해 '6 cm 법칙(6 cm rule)'을 제시하였는데 첫째, 잠복기의 지연은 제왕절개의 적응증이 아님, 둘째, 지연장애(protraction disorder)의 경우에서 제왕절개술보다는 자궁의 수축력을 평가하면서 분만의 진행을 관찰할것, 셋째, 활성기에 접어드는 자궁경부의 개대가 4 cm이 아니라 6 cm이므로 활성기 분만 진행은 자궁경부개대 6 cm부터 적용할 것과 넷째, 정지장애(arrest disorder)로 인한 제왕절개는 양막이 파열되고 자궁개대가 6 cm 이상이면서 4시간 이상 적절한 자궁의 수축이 있음에도 분만이 진행되지 않거나 최소 6시간 이상 옥시토신을 투여해도 반응이 없을 때 고려하도록 함 등을 권고하였다.

(2) 분만 제2기의 이상

일반적으로 분만 2기에서 200 MVUs 이상의 적절한 자궁수축에도 불구하고 태아의 머리가 미분만부에서 시간당 1cm 미만, 다분만부에서 시간당 2 cm 미만으로 하강하는 경우에는 태아 아두하강지연(protracted descent)이라 하고 2시간 이상 태아아두하강이 일어나지 않는 경우를 태아 아두하강정지(arrest of descent)라고 한다. 많은 경우 자궁경부가 완전개대되기 전에 아두하강과 회전이 일어나기 시작하기 때문에 분만 1기와 분만 2기를 명확히 구분하기 어려우나 자궁경부개대가 완전히 일어나면 태아하강이 본격적으로 일어나게 되기 때문에 분만 2기에서는 아두골반불균형 여부가 명확히 나타나게 된다.

주로 시간에 대해서만 언급했던 분만 제2기의 이상에 대해 최근까지 특별한 의구심을 갖지 않았다. 이 법칙은 20세기 초반에 만들어졌고, 분만 2기가 일정시간 이상 지속되었을 때의 산모나 태아 상태에 대한 문제들, 즉 감염이나 기계적분만으로 인한 문제 등에 중점을 두었다. 미분만부에서 부위마취를 시행하지 않은 경우 2시간 이상, 부위마취를 시행한 경우 3시간 이상 분만 2기가 지연되면 지연된 분만 2기(prolonged second stage)라 한다. 다분만부에서는 부위마취가 시행되지 않은 경우에는 1시간, 시행된 경우에는 2시간 이상 분만 2기가 지연되면 진단할 수 있다. 오히려 이러한 시간적 제한을 기계적 질식분만 또는 제왕절개술을 통해서라도 2시간 이내에 태아만출을 시켜야 하는 것으로 잘못 이해되어 왔다.

Cohen(1977)은 심각한 태아심박이상이 없고 진통중인 산모에게 충분한 수액을 공급하고 지연 소견은 있으나 자궁경부개대와 아두하강이 조금씩 있다면, 수술적분만은 필요치 않으며, 또 분만 2기의 시간이 주산기 결과에 영향을 미치지 않는다고 하였다. Menticoglow 등(1995a)의 연구에서는 분만 2기의 시간을 줄이기 위해서 겸자분만을 시도하는 것이 태아의 손상을 일으킬 수 있으며 분만 제2기의 시간을 좀 더 길게 가짐으로써 수술적 질식분만율을 낮출 수 있었다고 하였다. 이들은 1988년부터 1992년까지 6,041명의 만삭 미분만부를 연구하였는데 이들 중 약 25%에서 분만 2기가 2시간이 넘었으며, 이중 55%에서는 척추마취를 시행받았다고 한다. 이들의 분만 2기의 시간은 최대 6시간까지 길게 나타났는데 전자식 태아감시장치와 태아 두피 pH 검사 등을 시행한 결과, 신생아의 결과와는 관련이 없었다고 하였다. 분만 2기가 3시간 이상으로 길어질수록 제왕절개술이나 수술적 질식분만율은 많이 늘어났으며, 분만 2기가 5시간을 넘게 되면 질식분만이 성공하는 경우는 대략 10~15%에 그친다고 하였다.

분만 2기가 길어질수록 산모의 합병증은 증가할 수 있다. Myles와 Santolaya(2003)는 분만 제2기가 길어질수록 산모의 합병증이 증가함을 보고하였다. 이는 분만 2기가 길수록, 제왕절개술, 수술적질식분만, 회음부 상처, 산후출혈, 융모양막염 등이 증가하였으며, 이는 시간이 길어질수록 증가하였다. 신생아 사망률이나 이환율은 분만 2기의 시간과 관련성은 없었다고 하였다.

National Institute of Child Health and Human Development (NICHD)와 미국산부인과의사협회(ACOG)에서는 불필요한 초회 제왕절개술을 줄일 수 있는 정지장애에 대한 새로운 의견을 제시하였다. 분만 1기의 잠복기와 활성기, 분만 2기에 대한 적절한 시간은 산모와 태아의 상태가 허락하는 한 길어질 수도 있다는 것이다. 정지장애를 진단할 때는 적절한 진통과 상태인 경우 적절한 시간이 지날 때까지는 진단하지 말것이고, 여기서 적절한 진통이라 함은, 자궁경부 6 cm 개대에 양막파수가 동반된 경우에 4시간 이상의 적절한 자궁수축(200 MVUs 이상)이 있는 경우, 수축력이 부적절할 때에는 6시간 이상 경부개대의 변화가 없는 것까지 포함시킨다. 분만 2기의 경우는 척추마취를 시행한 미분만부에서 4시간 이상 진행이 없거나 척추마취를 하지 않은 경우는 3시간까지, 척추 마취를 시행한 다분만부에서 3시간 이상 진행이 없거나 척추마취를 하지 않은 경우는 2시간까지를 적절한 분만진행이라고 하였으며, 산모와 태아상태가 건강한 경우에는 제왕절개술을 시행하지 않는게 좋겠다고 제시하였다(Spong et al., 2012).

2) 병태생리

자궁경부의 완전개대 전에 태아의 선진부가 산도를 지나는 데에는 자궁 수축력, 자궁경부의 저항력, 태아선진부의 전향력이 중요한 요소가 된다. 경부개대가 완전히 된 이후에는 태아머리 크기와 태위, 태향, 골반의 크기 즉, 아두골반비율이 태아하강을 결정짓게 된다. 이러한 난산에 대한 내용은 Williams에 의해 1903년에 언급된 내용 이후로 최근까지도 큰 변화는 없다(Williams, 1903). 산도를 통과해야하는 태아를 승객(passenger)으로, 태아가 분만 진통 중 통과해야하는 산도를 통과로(passage 혹은 pelvis) 그리고 태아가 산도를 통과하기 위해 필요한 지궁수축력을 힘(power)으로 각각 해석한다면 비정상 진통은 이 3가지 인자의 이상에 의해 유발된다.

(1) 승객(Passenger): 태아의 태위, 태향 및 발육이상

태아의 크기, 태아의 위치 이상, 둔위 또는 횡위에 의한 지연장애 등 태아가 주 원인이 되어 비정상 진통을 일으킬 수 있다. 대표적으로 거대아(macrosomia)가 원인이 되는 경우가 많은데, 일반적으로 태아 체중이 4,500 gm 이상 되는 경우를 거대아의 기준으로 정의한다. 자궁고의 높이(height of fundus)를 재거나 레오폴드 수기를 이용하여 태아체중을 예측할 수 있으며, 초음파 검사를 통해서 태아체중을 평가한다. 임신 제3삼분기에 측정하는 태아체중은 실제 체중과 약 20%가량 차이가 날 수 있으므로 초음파 상의 태아체중 만으로 난산을 예측하여 제왕절개술을 결정하는 것은 바람직하지 않다. 자궁경부 완전개대 이후에 태아 아두가 본격적으로 하강하면서 아두골반불균형 여부가 평가될 수 있으므로, 진단을 분만 2기에 내릴 수 있다. 그 외에 태아의 머리나 그밖의 신체 부위에 기형이 생기는 경우에도 정상분만을 방해할 수 있는데 이런 것들로는 뇌수종(hydrocephlus), 뇌류(encephalocele), 태아 갑상선종(goiter), 림프 물주머니(cystic hygroma) 등, 태아 머리크리를 증가시키는 많은 기형들이 있을 수 있다. 안면위(face presentation), 이마태위(brow presentation) 등의 이상 태위 역시 난산의 원인이 될 수 있다.

태아의 머리크기만으로는 아두골반불균형을 진단하기는 어렵다. 이러한 불균형을 임상적으로 진단하는 내용을 Mueller와 Hillis가 기술하였는데, 이는 산모의 배 위쪽에서 손가락으로 태아의 이마와 뒷통수 아랫부분을 잡고 골반입구쪽으로 직접적인 압력을 주었을 때, 아두골반불균형이 없다면 태아 머리가 골반내로 잘 들어간다는 것이다(Mueller, 1885; Hillis, 1930). Thorp 등이 이 Mueller-Hillies 수기에 대해서 난산과의 관련성을 연구하였는데, 결론적으로 유의한 관련성이 발견되지는 않았다(Thorp et al., 1993).

(2) 통과로(Pelvis 또는 Passage): 골반 또는 산도의 이상

골 및 연부조직을 포함한 골반 구조물이 너무 작거나 좁아서 태아가 통과할 수 없는 상태일 경우에도 비정상 진통이 발생할 수 있다. 여성형(gynecoid), 유인원형(anthropoid) 골반은 질식분만에 대한 가능성이 높으며, 남성형(android), 편평형(platypelloid) 골반은 질식분만에 나쁜 예후를 보인다. 또한 키가 너무 작거나 비만한 경우, 또는 과거 골반뼈에 외상을 입은 기왕력이 있을 때에는 비정상 진통의 위험이 높다. 태아 머리와 모체의 골반 구조 사이의 크기 차이로 인해 부동고정위(asynclitism)나 과도한 태아신전(extension)이 발생하기도 한다.

① 골반입구협착(Contracted inlet)

골반협착은 대개 가장 짧은 골반입구 전후경이 10 cm 이하이거나, 가장 긴 가로직경이 12 cm 이하일 때로 정의하는데 임상적으로는 빗앞뒤지름(diagonal conjugate diameter)를 재서, 통상적으로 전후경보다 1.5 cm이 길기 때문에 11.5 cm 이하일 때 진단할 수 있다. 방사선 골반측정법(x-ray pelvimetry)을 사용하여 전후경을 측정하기도 한다. Mengert(1948)는 방사선 골반측정법을 사용하여 전후경이 10 cm 미만, 가로직경이 12 cm 미만인 경우에 난산이 증가하였다고 하였으며, 두 가지 모두에서 협착된 경우에 한가지만 협착된 경우보다 난산이 많았다고 하였다.

체구가 작은 여성일수록 작은 골반을 가지게 되지만, 작은 태아를 가지게 되는 경우도 또한 많게 된다. Thoms(1937)의 연구에 따르면 골반이 작을수록 유의하게 신생아 크기가 작았다고 하였다. 대부분의 종에서 태아의 크기를 결정하는 요소는 모계쪽이 부계보다 우세하다고 한다.

정상적으로는 양막파수 전에서는 그 수압이 자궁경부 개대에 도움을 주게 되며, 파수 후에는 경부에 직접적으로 선진부가 맞닿으면서 경부개대를 촉진하게 된다. 협착골반에서는 선진부, 태아머리가 골반입구에 걸리게 되어, 대부분의 자궁수축력이 경부에 닿아있는 태아막으로 향하게 되어, 결과적으로 조기 양막파수가 일어나게 될 가능성이 많아진다.

골반입구협착은 태아의 비정상 태위가 생길 가능성도 높이게 되며, 미분만부에서 정상적으로 진통전에 골반강에 선진부가 내려오는 데 비해서 협착이 있는 경우는 진통 시작전에 내려오지도 못하고, 진통이 시작되어도 내려오지 못하는 경우가 발생할 수 있다.

② 중간골반 협착(Contracted midpelvis)

임상적으로 골반입구협착보다 더 많이 발생하며, 태아하강 정지가 일어나 중위겸자분만을 어렵게 하거나, 제왕절개술을 하는 경우가 증가한다.

중간골반 측정치는 다음과 같다.

- 가로직경, 궁둥뼈가시사이거리(interischial spinous), 10.5 cm
- 전후경, 치골결합의 아래쪽 경계에서 S4-5의 이음부까지, 11.5 cm
- 가시사이거리(interspinous line)의 중앙점에서 엉치뼈(sacrum)의 같은 점까지 길이(posterior sagittal diameter), 5 cm
- 가시사이거리+후방시상거리(posterior sagittal diameter) < 13.5 cm인 경우를 중간골반협착이라고 한다.

중간골반 측정은 수기로는 불가능하며, 내진상 궁둥뼈가시가 돌출된 경우, 골반 양 벽이 평형하지 않고 안쪽으로 모아지는 경우 천좌골 절흔(sacrosciatic notch)이 좁은 경우 의심할 수 있다.

③ 바깥골반 협착(Contracted outlet)

바깥골반 협착은 궁둥뼈결절사이거리(interischial tuberous diameter)가 8 cm 이하일 때로 정의할 수 있다. Floberg 등은 바깥골반 협착이 만삭 미분만부에서 적어도 1%가 이에 속한다고 하였으며, 바깥골반 자체 보다는 중간골반협착과 연관되어 난산을 일으킨다고 하였다(Floberg et al., 1987). 실제로 중간골반협착이 없는 바깥골반협착은 드물다.

바깥골반협착으로 인해서 심한 난산을 일으키기는 어렵지만, 회음부 열상 등의 손상을 생기게 할 수 있다.

④ 골반골절(Fracture of pelvic bone)

골반골절과 난산과의 관계에 대한 보고를 보면, 골반골절은 자동차 사고로 인한 것이 가장 많으며, 미세한 골전위나, 잔류 장치가 있다고 해서 꼭 제왕절개술을 해야하는 것은 아니라고 하였다(Vallier et al., 2012). 골반골절의 과거력이 있다면, 이전 방사선 사진을 참고하고, 방사선골반측정법을 사용하여, 골반협착 등의 문제가 있는지 세심한 주의가 필요할 것이다.

⑤ 골반 측정법(Pelvimetry)

골반측정에서 중요한 것은 골반입구의 전후경, 중간골반의 가시사이거리, 바깥골반의 궁둥뼈결절사이거리이다. 90도 미만으로 좁은 골반궁(pelvic arch)도 좁은 골반을 의미한다. 골반강내로 진입하지 못한 태아의 경우, 태아머리가 크든가, 골반강이 작든가 하는 이유가 있다. 방사선골반측정법만으로는 성공적인 질식분만을 정확하게 예측하기 힘들다. 미국산부인과의사협회에서도 방사선골반측정법만으로는 제한적이라 하였다. 컴퓨터 단층촬영을 시행하는 것이 좀더 정확하고 쉽게 골반측정을 가능하게 한다. 컴퓨터 단층촬영에서 태아에게 미치는 방사선조사량은 기계나 기술에 따라 다르지만 250~1,500 mrad이다.

MRI를 사용하는 것은 태아에 대한 방사선 조사도 피할 수 있고, 연조직으로 인한 난산의 진단에도 도움이 된다. Zaretsky 등의 연구에 따르면 MRI로 골반과 태아머리 부피 등을 측정하여 난산으로 인한 제왕절개술의 위험도를 예측하고자 하였는데, 몇몇 측정치와 제왕절개술 시행과의 연관성은 높았지만, 제왕절개술을 필요로 하는 개개인을 정확히 예측하기는 어려웠다고 하였다(Zaretsky et al., 2005).

(3) 힘(Power): 만출력 또는 자궁수축력의 이상

부적절한 자궁수축, 즉 빈도는 적절하지만 강도가 부적절하다든지, 자궁근종 또는 자궁내 수술로 인한 흉터가 있어서 자궁수축의 전달이 효율적이지 못한 경우에도 비정상 진통이 일어날 수 있다. 자궁수축의 정도는 몬테비데오단위(Montevideo units, MVUs)로 표기하는데 10분 동안 자궁 수축빈도를 자궁수축 강도(mmHg)와 곱한 값을 의미한다. 예를 들자면 10분 동안에 3회의 수축이 있고, 수축강도가 60 mmHg이면 3 × 60 = 180 MVUs이 다. 그림 18-1에서는 10분 동안 4회의 자궁수축이 있고 수축강도가 각각 60, 50, 60, 40 mmHg이면 60+50+60+40 = 210 MVUs임을 알 수 있다.

활성기에서 효과적인 진통 진행을 위해서는 자궁수축력은 200 MVUs/10분을 초과해야 하는데, 활성기에서 자궁수축력이 2시간 이상 200 MVUs을 초과하여도 자궁경부의 진행이 전혀 없을 때 정지장애를 진단할 수 있다. 일반적으로 자궁경부개대를 위한 최소 수축력은 15 mmHg이며, 정상적인 자연진통의 자궁수축력은 60 mmHg이다. 이러한 관점에서 자궁수축력 기능장애(uterine dysfunction)

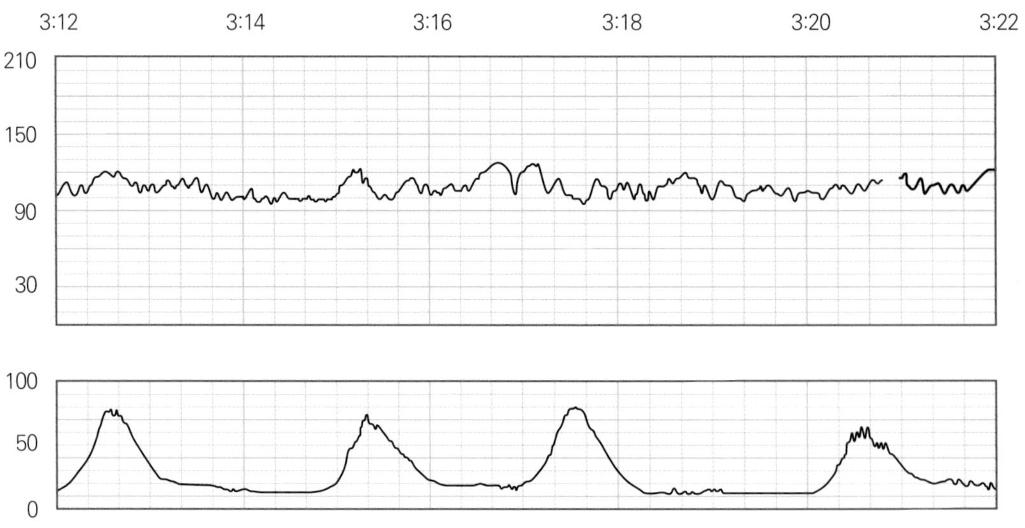

그림 18-1. 몬테비데오 단위(Montevideo units)
10분 동안 4회의 자궁수축 강도가 각각 60 mmHg, 50 mmHg, 60 mmHg, 40 mmHg이므로 몬테비데오 단위는 210이다.

는 크게 두 가지 종류로 나뉘는데, 저긴장 자궁수축 기능장애(hypotonic uterine dysfunction)와 고긴장 자궁수축 기능장애(hypertonic uterine dysfunction or incordinate uterine dysfunction)가 있다.

저긴장 자궁수축 기능장에는 기저 자궁수축 긴장도가 정상이며 자궁수축이 동시적(synchronous)이고 경사도가 완만한 형태로, 진통시 자궁수축 정도가 약하여, 자궁경부개대가 원활하지 않는 경우를 말한다. 일반적으로 주로 활성기에 발생하며, 옥시토신 투여가 필요하게 된다. 반대로 고긴장 자궁수축 기능장애는 기저 자궁수축 긴장도가 증가되어 있으면서 수축의 경사도가 비대칭적이거나 비틀려 있는 경우를 말하는데, 이는 자궁수축이 자궁의 기저부(fundus)에서 시작하지 않고 자궁의 중간 구역에서 발생하여 보다 강한 수축력을 보이거나, 양쪽 자궁각(cornus)에서 시작한 수축이 비동시적(asynchronous)으로 표현되기 때문에 나타나는 현상이다. 주로 잠복기에 발생하고 심한 통증을 동반하며, 조기감속(early deceleration)의 태아 심박동 소견을 동반할 수도 있다. 과도한 경우 진정제 투여가 필요할 수 있다.

옥시토신 촉진(augmentation)은 자궁수축이 불충분하여 점진적인 자궁경부개대와 태아하강이 적절하지 않을 때 시도되는데 일반적으로 10분당 3회 미만이거나 수축강도가 25 mmHg보다 적은 경우에 고려해 볼 수 있다. 효과적인 자궁경부개대를 위해서 최대 10분당 5회의 자궁수축이 요구된다. 그러나 10분당 5회를 초과하는 자궁수축을 빈수축(tachysystole)이라 하며, 1회 수축 지속시간이 2분 이상이거나 정상 지속시간이지만 수축 간격이 1분 이내일 때를 고수축(hypersystole)이라고 한다. 빈수축과 고수축을 통칭하여 과다자극(hyperstimulation)이라고 정의한다.

3) 자궁수축 부전과 관련된 원인 인자

여러 가지 진통과 관련된 인자들이 자궁수축과 관련이 있다.

(1) 경막외 마취

경막외 마취는 분만 1기, 2기의 시간 그리고 태아하강율까지 느리게 할 수 있다. Alexander 등은 459명의 임산부를 경막외 마취군과 진통제 군으로 무작위 배정하여 분만 시간과 분만방법 등을 비교하였는데, 경막외 마취군에서 분만 1기의 시간이 유의하게 1시간 증가하였으며, 분만 2기의 시간이 길어져 수술적 질식분만의 필요성도 높아졌다. 그러나 제왕절개술 시행 여부에는 유의한 차이가 없었으며, 신생아 결과에도 차이점이 없게 나타났다(Alexander et al., 2002).

이혁 등(1999)과 김소정 등(2001)에 의하면 경막외 마취가 분만시 옥시토신 촉진 및 기계분만을 증가시키고 분만 2기를 지연시켰으나, 제왕절개술과 분만 시 총 실혈량을 증가시키지는 않았고, 양수내 태변착색과 신생아 아프가 점수, 체중에 있어서 대조군과 차이점은 없었다고 하였다.

일부 연구에서는 경막외 마취가 난산으로 인한 제왕절개술의 빈도를 증가시키며, 이를 극복하기 위해서는 옥시토신 촉진을 비롯한 적극적인 방법이 필요하다고도 하였다(Impey et al., 2000).

반면, 경막외 마취가 분만과정의 지연이나 제왕절개술 빈도의 증가, 신생아 합병증 등의 증가를 가져오지 않으며, 진통 조절을 도와 분만을 도와주는 방법이라 하는 연구 또한 많다(서운희 등, 2003; Thorps el al., 1993).

(2) 융모양막염

융모양막염이 분만과정 경과에 미치는 영향에 대해서는 논쟁의 여지가 있어왔다. 진통시간과 산모의 진통내 감염의 관련성 때문에, 몇몇 학자들은 감염 그 자체가 비정상적인 자궁수축을 유발시킨다고 하였다(Satin et al., 1992). 이 연구에서 266명의 임신부 중에 옥시토신 투여 전에 융모양막염을 진단 받은 경우 제왕절개율과 분만진행속도 면에서 대조군과 별 차이가 없었으나, 분만 진통 후반에 늦게 융모양막염이 진단된 경우에는 40%에서 제왕절개술이 시행되었다고 보고하였다. 이것은 자궁내 감염이 비정상 진통, 지연 진통을 유발한다기 보다는 지연진통의 결과로 융모양막염이 발생한다고 볼 수 있을 것이다.

(3) 진통 시의 산모의 자세

일부 연구에서 진통시 산모가 걸어다니게 되면, 진통시간도 줄고, 옥시토신 촉진이나 진통제 사용도 줄어들고, 기계적분만율도 감소한다고 보고하였다(Read et al., 1981). 반면에 Lupe와 Gross는 결론적으로 산모의 자세나 보행이 진통을 향상시킨다는 증거는 없다고 발표하였다(Lupe and Gross, 1986).

(4) 분만 2기의 산모의 자세

분만 2기 산모의 자세를 똑바로 누운 자세(supine position)나 돌제거술 자세(lithotomy position)에 비해 바로 서있는 자세나 앉아있는 자세가 분만까지의 소요시간, 진통, 태아심음상태의 불확실성 등이 줄어들 수 있으며, 분만 후 출혈은 증가하는 경향이 생긴다고 하였다(Gupta and Hofmeyr, 2004).

반면, 분만 2기에 계속적으로 앉아있는 자세로 분만을 준비하는 경우에 총비골신경 신경병증을 일으킬 수도 있다고 보고되고 있다(Babayer et al., 1998).

(5) 수중 분만(Water immersion)

수중 분만이 대두된 이유는 따뜻한 물 속에서 이완효과로 인해서 진통이 효과적으로 올 수 있도록 함이다. 수중 분만은 경막외 마취율을 줄이는 데에는 유의한 차이가 있었으나 기계적분만율을 줄이는 데는 유의한 차이가 없었다(Cluett el al., 2004). 이 연구에서는 신생아의 중환아실 입원율이 높아지는 결과도 있었으나 이후의 연구에서는 중환아실 입원율은 증가하지 않았다(Cluett et al., 2009).

Robertson 등의 연구에서는 수중분만이 융모양막염이나 자궁감염과는 관련이 없다고 하였으며(Robertson et al., 1998), 수중분만으로 인해서 생길 수 있는 신생아 합병증으로는 익사, 저나트륨증, 수인성 감염, 제대파열, 적혈구증가증 등이 있다(Pinette et al., 2004).

2. 유도분만(Induction of labor)

유도분만이란 자발적인 분만진통이 시작되기 전에 의학적인 이유 또는 환자나 분만 의사의 편의를 위해 분만진통을 일으키는 것이다. 유도분만의 빈도는 꾸준히 증가하였는데 미국에서는 1991년 약 10%에서 2015년 약 24%로 증가하였다(Martin et al., 2017).

1) 개요

(1) 선택적 유도분만(Elective induction of labor)

환자와 분만 의사의 편의를 위해 유도분만을 실시하는 것으로 다음과 같은 경우에 시도해 볼 수 있다.

- 환자와의 관계(rapport)가 잘 형성된 의사가 분만을 하고자 할 때
- 진통 및 분만 과정에서 합병증의 발생이 높은 고위험 임신부의 경우에 충분한 의료 인력이 확보된 상태에서 분만을 하기 위해서
- 환자의 개인적인 사정으로 특정한 시기에 분만을 원할 때
- 진통과 분만 과정에 참여할 보호자가 적당한 일정을 잡을 수 있도록 하기 위해서
- 급속분만의 위험성이 있을 때
- 병원에서 멀리 떨어진 곳에 사는 임신부

선택적 유도분만을 39주 이전에 시행하면 신생아 이환율을 증가시킬 수 있으므로 정확한 임신주수 계산에 따라 39주 이상일 때 시행해야 한다. 또한 충분한 설명을 통해 유도분만의 위험성에 대한 정보를 제공하고 이를 바탕으로 한 임신부의 동의를 구한 후에 시행하도록 한다(미국산부인과의사협회, 2017).

39주에 선택적 유도분만을 시행할 경우, 기대요법(expectant management)으로 자연 진통을 기다리는 경우에 비하여 제왕절개수술의 위험과 산욕기 감염의 위험이 감소

하고, 신생아 이환율과 사망률이 감소하는 것으로 보고되었다(Grobman at al., 2016).

(2) 적응증에 따른 유도분만

산모와 태아에게 임신을 지속하는 것보다 출산이 더 유익하다고 판단되는 다음과 같은 경우 유도분만의 적응증이 될 수 있다.

- 진통이 없는 조기양막파수
- 양수과소증
- 임신부의 고혈압
- 임신부의 당뇨병
- 지연임신(Postterm pregnancy)
- 융모양막염(Chorioamnionitis)
- 태아의 상태를 안심할 수 없는 경우(Nonreassuring fetal status)
- 태아성장제한(Fetal growth restriction)
- 동종면역(Isoimmunization)
- 자궁내태아사망(Intrauterine fetal death)

거대태아가 의심될 경우 유도분만에 대한 요구와 시도가 있을 수 있다. 그러나 거대태아 진단의 부정확성, 거대태아가 의심되어 유도분만을 시행하였을 때 상완신경손상 위험의 감소를 기대하기 어려운 점, 예기치 않은 외음부 손상, 신생아 광선치료의 필요성 증가 등 유도분만의 뚜렷한 유익이 없으므로 거대태아가 의심될 때 유도분만을 시행하는 것은 회의적이다(Boulvain at al., 2016).

(3) 유도분만의 금기 및 주의

분만과 진통의 과정이 임신부나 태아에게 위험한 경우에는 유도분만을 할 수 없다. 이전에 고식적인 제왕절개술이나 자궁근육층을 포함하는 자궁수술을 받은 경우, 전치태반 또는 전치혈관, 제대탈출, 조절되지 않는 활동성 출혈, 거대태아가 강하게 의심되는 경우, 태아수두증, 횡위 등의 비정상태위, 태아곤란증이나 산모의 협골반, 자궁경부암, 활동성 생식기 단순헤르페스감염의 경우 유도분만은 금기이다.

다태임신, 임신부가 심장 질환이 있는 경우, 다산력, 둔위, 응급 출산을 요하지는 않지만 정상 태아 심박동 양상을 보이지 않는 경우, 이전에 자궁 하부 횡절개로 제왕절개 수술을 받은 경우, 중증 고혈압이 있을 때에는 유도분만 시 주의를 요한다.

(4) 유도분만의 필요조건

유도분만을 시행하기 전에 임신부와 태아의 상태를 평가하고 임신 주수, 태아의 크기와 태위, 골반 검사, 자궁경부 검사 등을 해야 한다. 분만 기관에서는 유도분만에 앞서 사용되는 약물과 방법, 과정에 대하여 명시하고 충분한 정보를 제공하여 동의를 구한 뒤에 유도분만을 시행해야 한다. 유도분만 시술과 합병증에 대한 처치에 숙련된 의사가 있어야 하며, 자궁수축제가 투여되는 임신부에게는 자궁 수축 및 태아 심박동수 감시가 추천된다. 연령이 어릴수록 유도분만의 성공률이 높으며 체질량지수가 30 미만일 때, 자궁경부가 잘 숙화되어 있을 때, 태아의 예상체중이 3,500 g 미만일 때 유도분만에 성공할 가능성이 높다.

2) 유도분만 전 자궁경부의 숙화(Ripening)

자궁경부의 상태 또는 적절성이 유도분만의 성공에 중요한 영향을 미치므로 이를 평가하는 것이 중요하다. 그러나 자궁경부 상태에 대한 평가는 주관적인 경우가 많고, 자궁경부 숙화를 위한 다양한 방법이 제시되고 있지만 어떤 경우에도 제왕절개 수술률, 모체와 신생아 질환의 발생을 감소시키지 못하는 문제점이 있다.

자궁경부 상태를 평가할 수 있는 대표적인 방법으로 Bishop 점수가 있다(Bishop, 1964). Bishop 점수가 낮을수록 유도분만의 성공률이 감소한다(표 18-2). 하지만 유도분만이 필요한 임신부는 불량한 경부 상태(unfavorable cervix)를 갖는 경우가 흔하므로 자궁수축을 유도하기 전에 자궁경관을 숙화시키는 과정이 필요하다. 일반적으로

표 18-2. 임신 중 자궁경부 상태를 평가하는 Bishop 채점 방식

점수	자궁경부 개대(cm)	자궁경부 소실(%)	태아 하강도	자궁경부 견고성	자궁경부 위치
0	닫힘	0~30	-3	단단함	후방
1	1~2	40~50	-2	중간	중앙
2	3~4	60~70	-1.0	부드러움	전방
3	≥5	≥80	+1, +2	-	-

Bishop 점수가 4점 이하인 경우 불량경부로 간주하고 자궁경부 숙화의 적응증이 된다. Laughon 등은 전통적인 5가지 요소를 사용한 Bishop 점수 대신 3가지 요소 즉, 자궁경부 개대, 자궁경부 소실, 태아 하강도만을 사용한 간편화된 평가 방법을 제안하였다. 이 3가지 요소만으로 자궁경부 상태를 평가하더라도 질식분만의 양성 및 음성예측도가 더 높았으며 이 방법이 유도분만과 자궁경부 숙화를 결정하는 데 더 유용하고 간편할 수 있다. 질식 초음파로 자궁 경부 길이를 측정하여 성공적인 유도분만의 예측 인자로 선택하고자 하는 시도가 있었으나 낮은 특이도와 민감도를 보여 아직은 제한적이다(Feltovich, 2017).

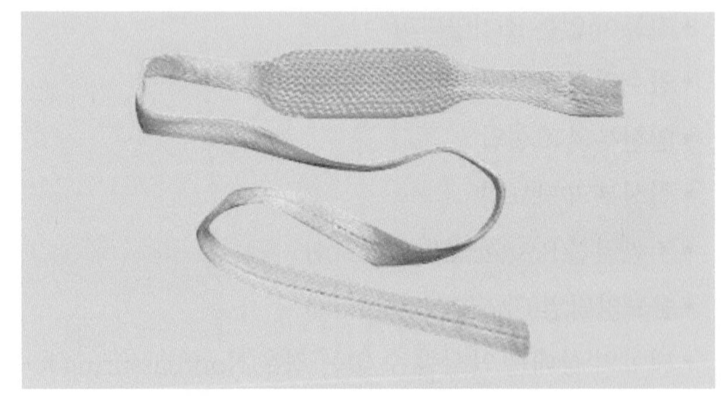

그림 18-2. **프로스타글란딘 E2 질좌제(Propess)**

(1) 약물적 방법

① 프로스타글란딘(Prostaglandin) E2

자궁경부 숙화를 목적으로 미국 FDA 공인을 받은 디노프로스톤(dinoprostone)은 합성 프로스타글란딘 E2이다. 젤 형태(Prepidil)와 질좌제(Propess, Cervidil) 형태 두 가지가 있다(그림 18-2).

프로스타글란딘 E2젤은 디노프로스톤 0.5 mg을 함유하는 2.5mL 젤 제제로 주입기 속에 들어 있으며 자궁내구 아래의 자궁경관에 주입한다. 24시간 동안 최대 3회, 6시간 간격으로 사용할 수 있다. 10 mg 디노프로스톤 질좌제는 얇고 편평한 띠모양으로 질 뒤천장(posterior vaginal fornix)에 삽입하며 0.3 mg/hr로 서서히 약제를 방출한다. 삽입하고 12시간이 지나거나 진통이 시작될 경우, 그리고 옥시토신을 투여하기 최소 30분 전에 제거한다.

프로스타글란딘 E2가 Bishop점수를 향상시키고 분만시간을 단축시켰지만 제왕절개 수술률을 낮추지는 못하였다고 보고하였다(Thomas et al., 2014). 빈수축(tachysystole)이 나타날 수 있으므로 프로스타글란딘 제제는 자궁수축과 태아심장박동을 지속적으로 관찰할 수 있는 분만실에서 사용하여야 한다(미국산부인과의사협회, 2014). 자궁수축은 대개 투여 1시간 내에 나타나고 처음 4 시간 정도에 최고점에 달한다. 분만진통이 적절하지 않을 경우, 옥시토신을 사용할 수 있는데 이 때 프로스타글란딘 E2젤 투여 후 6시간 내지 12시간 후 또는 10 mg 디노프로스톤 질좌제를 제거하고 최소 30분 후에 시작하는 것이 좋다.

프로스타글란딘 E2는 양막 파수가 있는 산모에게 주의해서 투여해야 한다. 태아곤란증과 같은 위험한 태아 상태, 프로스타글란딘 E2에 대한 과민반응, 지속되는 질출혈, 옥시토신을 투여 중인 경우, 6회 이상의 만삭 출산력이 있는 산모, 이전 제왕절개수술로 출산한 산모, 자궁 근육층을 포함하는 수술을 받은 산모에게는 사용하지 말도록 권고하고 있다.

또한 녹내장, 천식 환자에게 사용 시 주의를 기울이도록 명시하고 있다. 그러나 Towers 등에 의하여 2004년 보고된 연구에 따르면 천식의 악화 또는 발작을 일으키지 않는다.

② 프로스타글란딘 E_1

미소프로스톨(Misoprostol, Cytotec®)은 프로스타글란딘 E_1제제로 100 μg이나 200 μg정으로 판매 중이며 25 μg 또는 50 μg 용량으로 나누어서 사용한다. FDA에서 공인된 미소프로스톨의 적응증은 위궤양의 치료이며, 자궁경부 숙화 목적으로는 허가되어 있지는 않지만 저렴하고 효과가 탁월하여 사용되고 있다.

질로 투여하는 미소프로스톨에 대해서 적절한 용량과 시간 간격은 아직 확립되어 있지 않다. 25 μg보다 50 μg 용량을 사용했을 때 추가로 옥시토신이 필요한 경우는 적으나 자궁 빈수축의 위험성은 증가하였다. 그러나 빈수축이 발생하더라도 태아곤란증이나 제왕절개 수술률이 증가하지 않는다.

미국산부인과의사협회(2016)는 25 μg을 3~6시간 간격으로 사용할 것을 권고하고 있다. 옥시토신이 필요하다면 미소프로스톨을 사용한지 4시간 후에 시작해야 한다(위승길 등, 2002). 질로 투여하는 방법 외에 50~100 μg을 경구로 투여하는 것도 효과적이라고 보고되고 있다.

미국산부인과의사협회(2016)는 미소프로스톨을 자궁경부의 숙화와 유도분만에 있어 안전하고 효과적인 약제로 허용하고 있으며 표 18-3에서와 같이 사용하도록 권장하고 있다. 미소프로스톨을 투여할 때 오한과 38℃ 이상되는 고열이 발생할 수 있는데 이런 경우 즉시 질 세척을 하여 약물을 제거해주고 보존적 치료를 한다.

(2) 물리적 방법

이 방법의 장점은 보관이 쉽고, 비용이 적게 들며, 빈수축이 적고, 전신적 부작용이 적다는 것이다. 단점으로는 감염의 위험성 증가, 하위태반(low-lying placenta)의 분리, 자궁경부를 다룰 때 환자가 느끼는 불편감 등이 있다. 가장 흔하게 사용되는 방법으로는 자궁경부 카테터(transcervical catheter), 자궁경관내막(endocervix)에 흡습성 자궁경관 확장제(hygroscopic dilator)를 삽입하는 방법, 양막박리(membranes stripping) 등이 있다.

표 18-3. 임신 중 미소프로스톨의 사용안내 지침

1. 입원환자를 대상으로 자궁경부 숙화 또는 진통 유도 목적
2. 매 3~6시간 간격으로 25 μg을 질내 투여
3. 매 6시간 간격으로 50 μg 투여-자궁빈수축과 관련있으며 과잉자극, 양수내 태변과 관련 가능성 있음
4. 옥시토신은 마지막 미소프로스톨 투여 4시간 이내에는 투여해선 안 됨
5. 태아심박동 및 자궁수축 상태는 계속 관찰해야함
6. 선행 자궁절개술(제왕절개술 또는 주요 자궁수술) 환자에게 투여해서는 안 됨

① 자궁경부 카테터

자궁경관의 확장시키기 위한 방법으로 자궁경관을 통해 폴리카테터(26F) 등을 양막 밖의 공간에 삽입하고 식염수 30 mℓ를 주입하여 부풀린 후 질 외부에 노출되어 있는 카테터에 무것운 것을 매달거나 허벅지에 고정하여 아랫방향의 긴장이 지속되도록 한다. 양막 밖의 공간으로 식염수를 30~40 mℓ/hour로 지속적으로 넣을 수도 있다. 자궁경부 카테터를 사용하여 Bishop 점수의 빠른 증가와 분만시간 단축의 효과를 기대할 수 있으며 이로 인한 모체와 태아의 감염의 위험은 크지 않지만 제왕절개 수술률을 낮추지는 못하는 것으로 보고되었다.

② 흡습성 자궁경관 확장제

자궁경관의 확장작용이 있는 라미나리아(laminaria)는 자궁경부의 숙화를 위해 사용되어 왔으며 초기 임신중절에 효과적인 것으로 알려져 있다(그림 18-3). 라미나리아는 자연적인 해초를 원료로 하고 라미셀(lamicel)은 합성제품이다. 이것들은 수분을 흡수하여 자궁경관에서 점점 팽창되고 융모양막과 탈락막을 분리시켜서 용해소체(lysosome) 파괴와 프로스타글란딘 분비를 유발하여 자궁경부 숙화를 유도한다. 정상임신의 유도분만에도 사용할 수 있다고 하

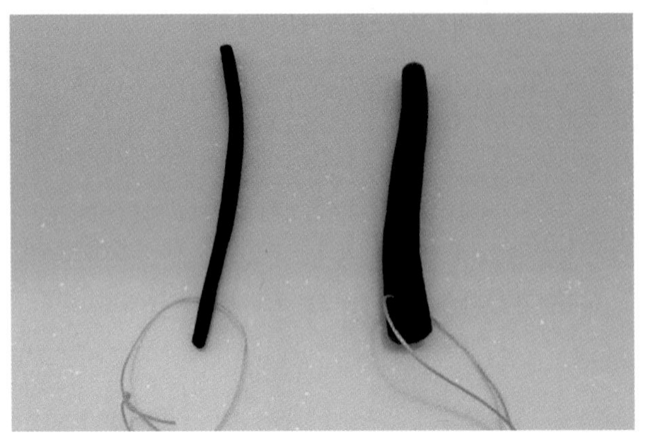

그림 18-3. 라미나리아(Laminaria)

였으나 프로스타글란딘에 비하여 큰 이점이 없는 것으로 보고되었다. 라미나리아는 가격이 저렴한 장점이 있으나 시술하는 데 불편함이 있다.

③ 양막박리

양막박리(Membrane stripping)에 의한 유도분만은 보편적으로 널리 행해지고 있다. 양막박리는 안전하며 양막파열, 감염 또는 출혈의 빈도를 증가시키지 않으면서 지연임신의 빈도를 감소시킬 수 있었으며 양막박리에 의해 혈장 프로스타글란딘이 현저히 증가하였다고 보고하였다(McColgin et al., 1993). 집게 손가락을 자궁경관의 내구에 깊숙이 삽입하여 360도로 두 번을 회전시키면 자궁 하분절로부터 양막이 박리되어 탈락막과 주위의 막으로부터 프로스타글란딘 $F_{2\alpha}$, 자궁경부로부터 프로스타글란딘 E_2의 분비가 증가한다. 195명의 임신부를 대상으로 관찰한 결과 양막박리를 시행한 임신부들의 2/3에서 72시간 내에 자연진통이 나타난 반면 아무런 조치를 취하지 않은 임신부에서는 1/3에서 자연진통이 나타나 양막박리를 시도한 임신부에서 지연임신에 따르는 유도분만은 현저히 감소하였다고 하였다(Allott et al., 1993). 불편감과 소량의 출혈이 있을 수 있다.

3) 옥시토신을 이용한 분만의 유도 및 촉진

옥시토신은 DuVigneaud 등에 의해 최초로 합성된 폴리펩티드 호르몬(polypeptide hormone)으로 1955년에 노벨화학상을 수상한 바 있다.

분만에 있어 옥시토신은 자연진통이 시작되기 전에 자궁수축을 자극하는 유도(induction)와 자연진통이 미약하여 태아가 골반 내로 하강하지 못하고 자궁경관개대가 진행되지 못할 때 자궁수축을 자극하는 촉진(augmentation)의 두 가지 용도로 사용된다.

(1) 옥시토신의 정맥점적방법

옥시토신은 소화효소에 의해서 불활성화 되기 때문에 경구로는 사용할 수 없어 정맥주사로 이용된다. 혈장 반감기는 3~6분 정도로 짧으며, 투여 후 3~5분 안에 자궁이 수축하고 30~40분 내에 평형농도에 이른다. 옥시토신은 대개 생리식염수 등의 등장액(isotonic solution) 1,000 mL로 만들어 사용한다. 일반적으로 옥시토신 10단위나 20단위를 링거젖산용액 1,000 mL에 섞어서 옥시토신 농도가 10이나 20 mU/mL가 되게 한다. 계속적으로 정확한 양을 투여하기 위하여 주입펌프를 사용하며, 정상적인 분만 진통이 올 때까지 용량을 올린다. 자궁수축이 2~3분 간격으로 150~350 몬테비데오 단위(Montevideo unit) 정도 되도록 한다. 옥시토신을 사용할 경우 태아전자감시장치를 이용하여 자궁수축의 빈도, 강도, 지속시간 및 태아심박동수를 주의 깊게 감시해야 한다. 자궁수축이 10분 내에 6회 혹은 15분 내에 8회 이상 일어나거나 태아심장박동수 모양이 지속적으로 이상이 있을 경우 즉시 투여를 중지해야 한다. 옥시토신의 반감기는 약 5분이기 때문에 투여를 중지할 경우 혈장 농도가 급속히 낮아져 대개 자궁수축의 빈도가 감소하게 된다.

옥시토신에 대한 반응은 아주 다양하며 자궁의 활동도, 자궁경부의 상태, 임신기간 및 각 개인의 생물학적 차이에 따라 다르게 나타날 수 있다. 옥시토신에 대한 자궁의 반응은 임신 20주에서 30주부터 증가하고 만삭에 가까울수록

표 18-4. 옥시토신을 이용한 분만진통자극: 미국산부인과의사협회(2016)에서 제시한 저용량과 고용량의 예

용법	시작용량(mU/분)	증가용량(mU/분)	간격(분)
저용량	0.5~2	1~2	15~40
고용량	6	3~6*	15~40

*빈수축이 발생하면 즉시 옥시토신 투여를 중단하고 이전 용량의 절반으로 다시 시작하여 증가용량을 3 mU/분으로 줄인다.

급격하게 증가하는데 임신 주수에 따른 반응의 차이는 주로 자궁근층에 있는 옥시토신 수용체 수가 증가하기 때문으로 생각된다. 미국산부인과학회에서는 진통 자극을 위해 여러 옥시토신 처방법을 권장하고 있다(표 18-4).

저용량 옥시토신 요법에서는 0.5~2 mU/분을 시작용량으로 하여 15~40분마다 1~2 mU/분씩 증량하고 고용량 요법에서는 4~6 mU/분의 용량으로 시작하여 15~40분마다 3~6 mU/분씩 증량한다. 저용량 요법은 자궁 빈수축 및 이와 관련된 태아 심장박동수의 변화가 나타나는 빈도가 적다. 고용량 요법은 진통시간이 짧으며 융모양막염의 발생이 감소하고 난산으로 인한 제왕절개술의 빈도를 감소시킬 수 있지만 자궁 빈수축 및 이와 관련된 태아 심장 박동수의 변화가 발생하는 빈도가 증가한다.

모든 여성에 있어서 적절한 자궁수축을 유도하는 효과적인 옥시토신 최대용량은 다르다. 200 몬테비데오 단위 미만으로 자궁수축이 불충분하고, 태아상태에 문제가 없으면서 분만이 진행되지 않을 경우 분당 48mU 이상도 위험성이 없다고 알려져 있다.

옥시토신은 항이뇨작용이 매우 강해서 20 mU/분 이상 주입할 때 콩팥의 유리수분제거율(free water clearance)이 현저히 감소한다. 옥시토신과 다량의 수분을 주입할 때 수분중독으로 경련, 혼수상태를 일으키고 심지어 사망에 이를 수 있으므로 주의가 필요하다. 만약 옥시토신을 고용량으로 장시간 투여하게 될 경우 희석된 용액의 주입속도를 증가시키기 보다는 옥시토신의 농도를 증가시켜야 한다.

(2) 양막절개

자궁경부가 부분적으로 확장되고 소실되었을 때, 양막절개술(amniotomy)은 효과적인 유도분만 방법이다. 태아심장박동수나 자궁수축을 직접적으로 측정할 필요가 있을 경우 양막절개술을 시행하기도 한다. 양막절개술을 시행하기 전에 반드시 태아의 선진부가 머리인지, 자궁경부 가까이에 탯줄이나 태아의 다른 부분이 있지 않은지 확인해야 한다. 시술 중에 제대탈출이나 태아의 머리가 골반강 밖으로 벗어나는 일이 발생할 수 있는데 자궁저부와 치골상부를 압박하면서 양막절개술을 시행하면 이러한 위험을 감소시킬 수 있다. 또는 자궁이 수축하는 동안 양막절개술을 시행하는 방법도 유용하다. 제대탈출, 드물게 태반조기박리의 위험성이 있으므로 양막절개술을 시행하기 전과 시행 직후에는 반드시 태아심박동수와 산모를 감시하고 색깔도 확인한다.

양막절개 후에 태아의 일과성 빈맥(transient tachycardia)이 있을 수 있으나, 제대 탈출이 없으면 심박동수 감속이나 서맥은 나타나지 않는다. 임신부가 HIV 감염이 있거나, 회음부에 활동성 생식기 헤르페스감염이 있으면 이른 양막절개술은 금기이다.

분만진통을 가속화하기 위해서도 흔하게 양막절개술(인공양막파열)을 시도한다. 자궁경관이 5 cm 정도 개대되었을 때 양막절개술을 시행하면 자연진통이 가속화되어 분만이 1~1.5시간 정도 단축된다. 옥시토신 자극의 필요성이나 전반적인 제왕절개수술의 빈도는 증가하지 않는다. 비록 경증 혹은 중등도의 제대압박 형태는 양막절개술 후에 증가할 수 있으나 태아가사로 인한 제왕절개 수술률은 증가하지 않았다.

유도분만을 위해 양막절개만 단독으로 시행하는 것의 단점은 자궁수축이 시작되는 시간을 예측할 수 없고 때때

로 진통이 시작할 때까지 긴 시간이 걸린다는 것이다. 자궁경부가 1~2 cm 개대된 상태와 같이 초기에 양막절개를 시행할 경우, 약 5 cm 개대되었을 때 시행하는 것보다 진통시간을 4시간 정도 단축시켰으나 융모양막염의 발생율은 증가하였다(Mercer et al., 1995).

4) 제왕절개수술의 기왕력이 있는 임신부의 유도분만

제왕절개수술의 기왕력이 있는 경우 옥시토신을 사용하여 자궁경부를 숙화시키고 유도분만을 하는 것은 자발적인 진통에 의한 분만 정도의 안정성을 보이지만(김윤하 등, 2001), 프로스타글란딘을 사용하면 자궁파열의 빈도가 높아진다(Ltdon-Rochelle et al., 2001). 따라서 제왕절개수술의 기왕력이 있는 경우 유도분만이나 촉진을 위해 옥시토신을 고려할 수는 있지만 프로스타글란딘은 사용하지 않는 것이 안전하다(미국산부인과의사협회, 2017).

미소프로스톨도 제왕절개수술의 기왕력이 있는 경우 자궁파열의 빈도를 높이기 때문에 자궁경부 숙화나 유도분만을 위한 사용은 금기이다(Wing et al., 1998).

5) 합병증

어떤 방법을 사용해도 위험성은 있다.

(1) 빈수축(Tachysystole)

프로스타글란딘이나 옥시토신을 사용할 때 발생할 수 있다. 빈수축(tachysystole)은 10분 동안 6회 이상의 자궁 수축이 있는 경우를 말한다. 이러한 빈수축이 나타나면 반드시 태아 심장박동수의 이상 여부를 확인해야 한다. 프로스타글란딘 E_2제제의 질식 투여 후에 약 1~5%에서 빈수축이 보고되었다.

(2) 수분중독

옥시토신은 고용량에서 항이뇨작용을 하므로, 긴 시간동안 많은 양(3 L 이상)의 저장액(hypotonic solution)에 섞어서 고농도(40 mU)로 투여하면 증상을 동반한 저나트륨혈증(hyponatremia)이 올 수 있다. 중증의 급성 저나트륨혈증의 증상은 두통, 식욕부진, 오심, 구토, 복통, 기면(lethargy), 늘어짐(drowsiness), 의식소실, 대경련(Grand mal type seizure) 등이며 회복 불능의 신경학적 손상을 입을 수도 있다.

수분중독(water intoxication)이 의심되면, 옥시토신뿐 아니라 모든 저장액의 투여를 중단해야 한다. 저나트륨혈증을 지나치게 빨리 교정하는 것은 위험하므로 주의하여 교정해야 한다. 수분 섭취를 제한하고, 증상이 있으면 고장액 식염수(hypertonic saline)를 투여해야 한다.

(3) 저혈압

옥시토신을 정맥내 대량주입(bolus injection)하면 말초 혈관저항의 감소로 저혈압이 올 수 있다. 따라서 분만 후 출혈을 멈추게 하기 위한 경우를 제외하고는 주입펌프를 사용하거나 아주 천천히 주사해야 한다.

(4) 유도분만 실패

Bishop 점수가 낮은 경우는 유도분만에 실패할 가능성이 높지만, 유도분만이 실패했다고 판단하기 전에 자궁경부 숙화와 분만진통이 시작될 수 있도록 충분한 시간을 기다려야 한다. 옥시토신이나 프로스타글란딘으로 유도분만을 시행할 때 분만 진통의 평균 잠복기(유도분만 시작 후 자궁확장이 4 cm 될 때까지의 시간으로 정의)는 다분만부에서 12시간, 미산부에서 16시간이었다.

(5) 기타

융모양막염 또는 자궁파열이 있을 수 있다. 옥시토신 또는 프로스타글란딘을 이용한 유도분만으로 인해 자궁파열이 발생한 경우는 10만 명당 3.3~15명으로 보고되고 있다(Thisted at al., 2015; Happe at al., 2017).

3. 비정상 태위(Malpresentation)

1) 둔위 태위(Breech presentation)

둔위 태위란 산모의 산도(birth canal)에 가장 가까운 태아의 부위가 엉덩이(britches)라는 뜻이다. 이는 임신주수가 진행됨에 따라 그 빈도가 감소하는데, 그 이유는 좀 더 넓은 자궁저부로 태아의 좀 더 큰 부위인 둔부가 자동적으로 자리잡기 때문이다. 실제로 단태임신의 산전 초음파에서 임신 28주에 확인된 둔위의 빈도가 약 25%이고 임신 37주 이후에는 약 3~5% 정도이다(Lyons, 2015). 1950년대 말 이전까지는 둔위아의 질 분만은 정규적으로 시행되는 방법이었고, 질 분만 방법은 산과의사의 필수 기술로 인정되었지만, 2000년대 이후, 여러 근거중심연구에서 계획된 제왕절개분만이 계획된 질 분만에 비하여 주산기 사망률이나 심각한 신생아이환율을 의미 있게 낮춘다고 보고되었고(Hannah et al, 2000; WHO, 2010; Haileamlak, 2016), 이후 둔위아의 질 분만이 급격히 줄어들게 되었다. 둔위아의 계획된 질 분만을 할 때 산모의 골반계측, 산전태아 상태 등의 조건을 엄격히 적용하여 시행하면 계획된 제왕절개술과 비교하여 주산기 사망률이나 신경계 발달에도 별 차이가 없다는 연구들도 많으나(Whyte, 2004; Michel, 2011; Hofmeyr, 2015), 현재 미국이나 유럽에서도 점점 계획된 질 분만이 숙련자 양성이나 법적 분쟁 등의 문제로 감소하는 추세이다(Chinnock, 2007).

(1) 둔위의 원인 및 위험인자

- 미숙아(조산)
- 양수과다증 및 양수과소증
- 태아기형, 특히 뇌기형(무뇌아, 뇌수종 등)이나 염색체 이상
- 다태아임신(multifetal pregnancy)
- 자궁기형, 골반종양
- 전치태반, 자궁각 태반위치
- 이전의 둔위분만력 등

(2) 둔위의 분류(Classification of breech presentation)

하지와 엉덩이와의 관계에 따라 분류한다(그림 18-4).

① 진둔위(frank breech presentation): 하지가 고관절에서 굴곡(flexion)되고 슬관절에서 신전(extension)되어 발이 머리 가까이 위치한다.

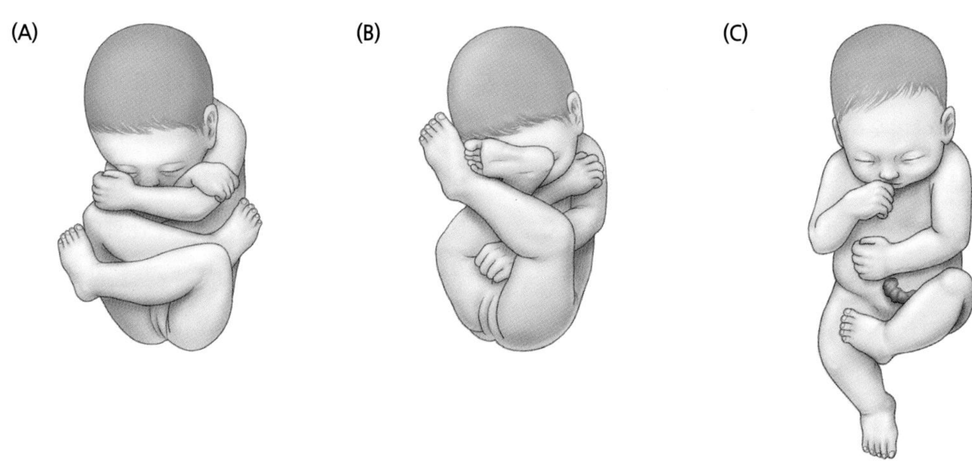

그림 18-4. **진둔위(A), 완전둔위(B), 불완전둔위 혹은 족위(C)**

② 완전둔위(complete breech presentation): 하나 혹은 두 슬관절(knee)이 굴곡되어 있다.

③ 불완전둔위(incomplete breech presentation) 혹은 족위둔위(footling presentation): 하나 혹은 두 발이 엉덩이보다 아래로 내려가 발이나 무릎이 산도(birth canal)의 최하위에 놓이게 된다.

(3) 진단

① 복부 및 골반진찰

먼저 레오폴드 수기법으로 자궁저부(fundus)에서 딱딱하고 둥글며, 눌렀다 떼면 부구감이 느껴지는 태아의 머리를 확인하게 된다. 그리고 진입되지 않았다면 둔부가 골반입구 위로 움직일 수 있다. 진입이 일어난 후에는 치골결합선 아래로 둔부가 내려가 있을 것이다. 태아심음은 보통 배꼽의 약간 상부에서 잘 들리며, 선진부가 점차 하강하면 배꼽 아래 부위에서 더 잘 들리게 된다. 골반진찰을 하게 되면 진둔위에서는 태아의 양측 좌골결절(ischial tuberosity)과 천골(sacrum) 그리고 항문이 만져진다. 불완전둔위에서는 다리는 엉덩이 옆으로 이어 느껴지고 족위(footling presentation)에서는 하나 혹은 두 발이 엉덩이 아래 부위까지 내려와 있다. 태아의 천골과 척추돌기(spinal process)들이 태위를 알 수 있도록 해준다. 발이 빠져 있는 족위에서는 엄지발가락을 만짐으로써 좌, 우측을 구별할 수 있다.

② 영상 진단(Imaging techniques)

둔위의 질 분만을 계획할 때는 후속아두(aftercoming head)의 분만과정에 어려움이 있을 수 있으므로 미리 단순 X-선 촬영이나 컴퓨터단층촬영(CT), MRI 등으로 골반계측을 시행하여 골반용적을 확인하여야 한다. 또한 태아의 크기, 둔위의 형태, 태아머리의 굴곡 혹은 신전 여부, 팔이 목에 걸린 여부 등을 초음파 검사로 미리 파악할 수 있다. 약 5%의 만삭 둔위아는 머리가 과도하게 위로 향하여 신전(extension)되어 있는데, 이런 경우 질 분만을 하게 되면 경추척수손상(cervical spinal cord injury)을 초래할 수 있어 영상으로 미리 확인되어야 한다.

(4) 둔위의 분만과 관련된 예후

① 모성 이환율 및 사망률

산모의 제왕절개분만에 따른 위험은 질분만에 비하여 모성사망이 증가하지는 않는다고 하였으며 이환율은 대개 산욕열(puerperal fever)에 국한된다고 하였다. 질 분만이 이루어지는 경우에는 완전히 개대되지 않은 자궁경부에 열상을 초래하거나 회음부나 질 부위에 깊은 열상이나 감염의 기회가 증가할 수 있으며. 자궁근육을 충분히 이완시키기 위해 마취나 약제를 사용함으로써 자궁 이완으로 인한 산후출혈도 증가시킬 수 있다.

② 주산기이환율 및 사망률

둔위아의 경우 두정위(vertex presentation) 태아보다 주산기 사망률이 증가하게 되는데 이의 원인에 가장 크게 기여하는 것은 조산, 선천성기형, 제대탈출, 분만외상 등이다. 둔위의 원인과 관련된 문제와 분만에 따르는 문제들을 완전히 따로 분리하기는 어렵다. 주산기 사망률은 제왕절개술에 의하여 분만이 이루어지더라도 두위아에 비하여 계속 증가되어 있는데, 이는 임신주수, 선천성이상의 빈도 그리고 출생 당시의 체중 등을 보정하더라도 그렇다(Schutte et al, 1985). 하지만 전체 둔위아에 대한 더 세심한 평가와 제왕절개술의 증가로 인하여 주산기사망률은 현저히 감소하고 있는 추세이다.

(5) 태아회전술(Version procedure)

둔위아의 분만 방법을 결정하기 전에 태아회전술을 시도해 보는 것이 제왕절개 분만률을 낮추는 데 확실히 효과적인 방법이 될 수 있다. 최근 미국산부인과의사협회(ACOG, 2016)의 지침에 따르면, 가능하다면 태아의 둔위를 두위로 바꾸어주는 외회전술을 제공할 것을 권고하고 있으며, 전체성공률은 약 60% 정도로 보고된다(de Hundt, 2014). 태아회전술이란 인위적으로 태위를 바꿔주는 시술을 말하는데, 장축(longitudinal lie)으로 누운 태아의 몸 양쪽 끝을 서로 바꾸거나, 또한 횡위(transverse lie)나 비스듬하게 누운(oblique) 태아를 장축으로 바꾸어 주는 것이다. 즉, 원래의 두위나 둔위의 위치에서 머리회전술(cephalic version)이나 발회전술(podalic version)을 시행하여 태위를 바꾸어 주는 것이다. 태아 외회전술(external version)에서는 오직 복벽을 통해서만 조작이 이루어진다.

① 외회전술(External cephalic version)의 적응증

일반적으로 둔위의 경우 37주에 도달했을 때, 진통이 시작되기 전 외회전술(external version)을 시도해볼 수 있다. 이 주수 이전에는 자연적으로 두위로 될 가능성이 있으며, 또 너무 이른 시기에 시행하면 다시 둔위로 돌아갈 가능성이 있기 때문이다(Bogner, 2012). 또한, 회전술을 시행하다 즉시 분만을 요하는 조기진통이 오더라도 37주 이후에는 합병증이 심하지 않기 때문이다. 회전술의 금기로서는 전치태반이나 다태임신, 그리고 최근의 자궁출혈 이 있는 경우이다. 진통 중에 있거나 양수과소증이나 양막파열, 제대목감김, 자궁기형, 태아성장제한, 그리고 이전의 태반조기박리 등은 상대적 금기사항이 된다.(Rosman. 2013). 또한 이전 제왕절개분만력이 있는 경우에도 외회전술을 대체로 시행하지 않는다. 외회전술이 좀 더 쉽게 이루어질 수 있는 조건으로는 선진부가 진입되지 않은 경우, 다산모(multiparity), 풍부한 양수 양을 가진 경우, 태반이 자궁 후방에 위치한 경우(posterior placenta), 그리고 비만하지 않은 산모 등의 경우이다(Kok, 2009; Velzel, 2015).

② 외회전술과 관련된 합병증

가능한 위험으로는 태반조기박리, 조기진통, 태아가사 등이 증가하고, 드물게는 자궁파열, 태아-모체출혈(fetomaternal hemorrhage), 동종면역감작(alloimmunization), 양수색전증, 그리고 심한 경우 태아손상이나 태아사망까지 일어날 수 있다. 하지만 Grootscholten 등은 태아사망이나 심각한 합병증은 매우 낮고 응급제왕절개술의 빈도는 0.5% 이하라고 하였다(Grootscholten et al, 2008; Rodgers, 2017). 그러나 성공적인 회전술이 이루어진 후에라도 난산, 비정상태위(malpresentation), 그리고 안심할 수 없는 태아심박동패턴(nonreassuring FHR pattern)이 더 흔하여, 회전술을 시행하지 않은 두위아에 비하여 제왕절개 분만률이 좀 더 높다고 하였다(Chan et al., 2004; de Hundt, 2014).

③ 외회전술의 전처치 및 마취

초음파검사로 태위와 양수양과 태반의 위치를 확인하고, 태아기형이 있는지를 확인한 후 태아비수축검사(NST)를 시행하여 심박동의 반응성을 확인한다. 또한 Rh-D 음성 산모에게는 면역 글로불린을 투여한다. 그 외 산모의 신체 상태, 산과력 등과 검사결과를 바탕으로 산모에게 예측되는 성공률(projected success rate), 다시 둔위로 돌아갈 가능성, 이 술기와 관련된 위험 등을 미리 알려서 동의를 구하여야 한다. 외회전술은 응급제왕절개술을 시행할 수 있는 시설을 갖춘 장소에서 이루어져야 한다. 외회전술을 시행하기 전에 자궁이완제 사용이 권고된다(ACOG, 2016). 리토드린이나 베타차단제인 terbutaline 0.25 mg을 피하로 투여하면 성공률이 더 높아진다고 하며(Cluver, 2015), 칼슘통로차단제나 니트로글리세린, 아토시반 등을 사용하기도 한다. 전도마취를 권고할 만한 충분한 일관된 근거는 없다.

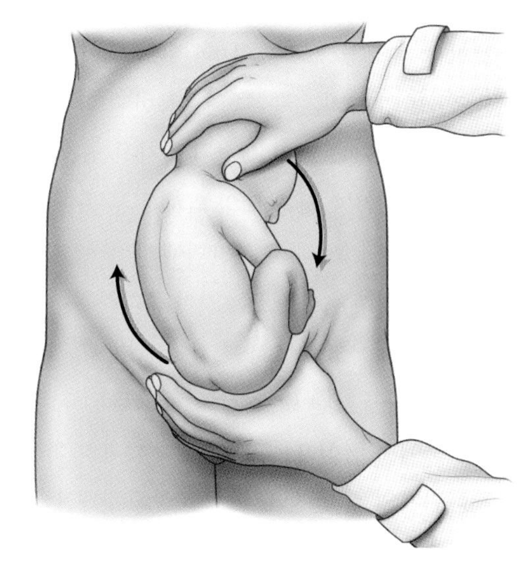

그림 18-5. 외회전술

④ 외회전술 방법

먼저 태아를 전방으로 굴리는 것인데(a forward roll), 양손으로 각각 태아 몸의 위, 아래 양단(pole)을 잡고 태아의 엉덩이를 산모 골반 쪽에서 측부로 이동시킨다(그림 18-5). 다시 엉덩이를 부드럽게 자궁저부 쪽으로 가게하고 동시에 머리는 산모의 골반 쪽으로 향하게 한다. 이러한 전방굴림이 잘 안되면, 엉덩이와 머리를 반대 방향으로 살짝 쳐 미는 후방뒤집기(a backward flip)를 시도한다. 회전술을 하는 동안 심한 불편감을 호소하거나 지속적인 심박동 이상을 보이거나 혹은 여러 번 실패하는 경우 회전술을 중단하도록 한다. 당시 회전술이 실패하더라도 이후에 소수에서 자연적인 회전이 일어날 수도 있다. 회전술을 시행하는 동안 심박동이상소견은 다양한 형태로 나타날 수 있으나 대개 일과성이다. 시술이 끝난 후에는 비수축검사가 정상소견을 보일 때까지 태아심박동 관찰을 하여야 한다. 만삭에서 회전술이 성공하면 바로 유도분만을 할 수 있으나 39주 이전에 완성되었다면 자연진통을 기대하는 것이 더 좋다.

(6) **둔위아의 분만 방법의 결정**(Route of delivery)

미국산부인과의사협회의 권고안은 만삭 둔위아에 대하여 각 병원별 여건에 따라 특별한 가이드라인을 가지고 계획된 질 분만을 시행할 수 있다고 하였다(ACOG, 2016). 숙련된 시술자의 존재 여부가 중요하며, 그 외 고려되어야 할 점들은 산모골반의 크기가 충분한지, 동반된 임신 합병증의 여부, 산모의 선호도, 그리고 병원의 시설 조건 등이다. 분만방법의 선택에 있어서 산모의 의사가 분명한 경우 존중해 주어야 한다. 단, 이때 두 분만법에 대해 충분히 장단점을 설명하고 동의서를 받아두는 것이 좋다.

① 미숙 둔위아의 분만(Delivery of preterm breech fetus)

대부분의 연구에서 임신 24주에서 32주까지의 미숙아에 대하여는 둔위아의 질 분만의 시도는 중도실패율이 높고 분만된 경우라도 신생아 사망률이 계획된 제왕절개분만보다 증가하므로 미숙둔위아는 제왕절개분만이 더 유리하다고 하였다(Reddy et al, 2012; SMFM, 2017). 임신 32주부터 37주까지의 미숙 둔위아는 태아 예상체중을 고려하여 2,500 gm 이상이 추정되면 질 분만을 고려해 볼 수 있음을 권고하고 있다(Kotaska et al., 2009).

② 질 분만의 결정(Decision of mode of delivery)

둔위의 경우 질 분만을 고려할 때는 숙련된 수기를 갖춘 시술자가 먼저 준비되어 있어야 한다. 다른 최소한의 조건들로는 골반크기가 충분하고 또 진행 중 자궁경부의 개대가 완전히 일어나야만 한다. 둔위분만에 있어서 자궁수축제를 이용한 유도분만이나 분만촉진(augmentation)은 응급제왕절개 분만률이나 주산기이환율의 증가에 대하여 아직 논란의 여지가 있다. 저장성자궁수축(hypotonic uterine contraction)의 경우 옥시토신이 권고될 수 있으나 다수의 연구에서, 자연적으로 분만진행이 되는 것이 성공적인 분만이나 신생아 예후를 더 좋게 한다고 하였다.

③ 제왕절개술이 선호되는 조건

i) 3,800~4,000 gm 이상의 거대아이거나, 골반협착이나 부적합한 골반형태를 보이는 경우,
ii) 심한 태아성장제한
iii) 불완전둔위나 족위, 태아 아두의 과신전(hyperextended head) 상태
iv) 분만진통 중에 있거나 분만 적응이 되는 건강하고 생존 가능한 미숙아
v) 질분만이 어려운 태아기형
vi) 산모의 산과력에서 이전의 주산기사망 또는 분만손상을 입은 경우, 그리고 이전 제왕절개분만력 등이 있는 경우 등이다.

(7) **둔위 질분만의 관리**(Management of labor and delivery of breech presentation)

① 질분만관리(Management of labor)

먼저 분만팀은 둔위분만에 능숙한 산과의, 분만을 도와주는 보조자, 필요시 적절한 마취를 실시할 수 있는 마취의,

기관삽관 등의 신생아 응급치료를 할 수 있는 숙련의 등의 협조가 필요하다. 양막의 상태, 진통, 태아의 상태에 대해 빠른 판단이 이루어져야 하며, 태아심박동과 자궁수축에 대한 지속적 관찰이 시작되어야 한다. 임신부가 분만장에 도착한 즉시 정맥혈관을 확보하여 필요한 경우 마취나 출혈의 치료를 위해 약물, 수액, 혈액을 공급할 수 있도록 한다. 분만이 너무 빠르게 진행되는 경우 골반계측을 위한 시간을 확보하지 못할 수도 있지만 만족스런 분만진행 자체가 골반의 적절성을 반영하는 것이기도 하다. 초음파검사로 태아의 크기, 아두의 크기 및 굴곡여부를 확인하여야 하며 태아기형이 있는지 여부도 확인한다. 산모의 요청에 의하여 질 분만이 결정되면 분만실에 입원 시켜 집중적인 관리를 해야 한다. 분만 동안 제대 탈출이나 폐쇄의 위험성 때문에 일대일 간호가 이상적이다. 태아의 심장박동수는 15분마다 측정하여야 하며, 대개 지속적인 전자감시장치로 태아 심장박동수와 자궁수축을 관찰한다. 양막파수의 경우 제대탈출의 위험이 증가하므로 양막파수가 되었을 때는 내진을 반드시 실시하여야 한다. 잠복적인 제대탈출의 유무를 확인하기 위해서 양막파수 후 처음 5~10분 동안 태아 심박동수를 세밀하게 관찰하여야 한다. 언제든지 응급상황에 대처하기 위하여 필요한 의사들이 대기되어 있어야 한다.

② 둔위분만의 기본운동(Cardinal movement with breech delivery)

두위와 둔위 태아의 분만과 출산에는 근본적인 차이가 존재한다. 두위 태아의 경우 먼저 태아머리가 밖으로 나오면 나머지 부분은 대개 어려움 없이 따라 나온다. 그러나 둔위 태아의 경우 신체의 모든 부분이 자연적으로 분만되기는 힘들므로 숙련된 산과의사의 도움이 필수적이다. 분만에 반응한 둔위태아의 진입과 하강은 대개 골반 대각선 직경의 하나인 전자간직경(bitrochanteric diameter)에서 이루어진다. 앞쪽 둔부가 뒤쪽 둔부보다 더욱 빨리 하강하며 골반기저의 저항에 부딪히며 45도의 내회전이 이루어져 앞쪽 둔부를 골반궁(pelvic arch)으로 나오게 하며, 태아의 전자간직경이 골반출구의 전후 직경을 차지하게 된다. 만약 앞쪽 둔부 대신 뒤쪽 사지가 빠져나오더라도 대부분 치골결합을 향해 회전하게 된다. 다리와 발은 둔부의 뒤를 이으며 자연적으로 혹은 도움 하에 출산이 이루어진다. 엉덩이가 분만된 후 어깨가 골반 대각선중 하나의 사이에 이르면서 미세한 외회전이 일어난다. 이 때 등이 앞쪽으로 돌아가고 어깨는 신속히 하강하면서 내회전이 일어나는데, 이 때 골반의 전후면에 두어깨직경(bisacromial diameter)이 차지하게 된다. 어깨의 분만 직후, 머리가 가슴 위로 신속히 굴곡되어 골반 대각선의 하나로 들어온다. 그리고 치골결합선 밑으로 목의 후부를 위치시키기 위해 회전을 일으킨다. 다음으로 굴곡된 머리가 빠져나온다.

(8) 둔위아의 질식분만의 방법(Methods of vaginal delivery of breech presentation)

둔위의 질식분만에는 일반적으로 세 가지 방법이 있다.

① 자발적인 둔위 분만(Spontaneous breech delivery)

태아를 받쳐주는 것 외에는 어떠한 견인이나 조작 없이 자발적으로 분만된다.

② 부분적 둔위만출(Partial breech extraction)

배꼽까지는 자발적으로 분만되지만 몸의 나머지는 임신부의 만출 노력과는 상관없이 시술자의 견인에 의해 분만이 이루어진다.

③ 완전 둔위만출(Total breech extraction)

태아의 몸 전체가 산과 의사에 의해서 분만된다.

(9) 진둔위의 질 분만(Delivery of frank breech presentation)

회음부의 충분한 이완이 없다면 모든 둔위분만에서는 회음부절개술이 시행되어야 한다. 진둔위의 분만에서는 최소한 배꼽 높이까지는 외부 도움 없이 저절로 분만되어지도록 하는 것이 분만도 쉽고 신생아의 손상도 적다. 회음절개를 가한 후 손가락을 태아의 양쪽 서혜부에 놓고 중등

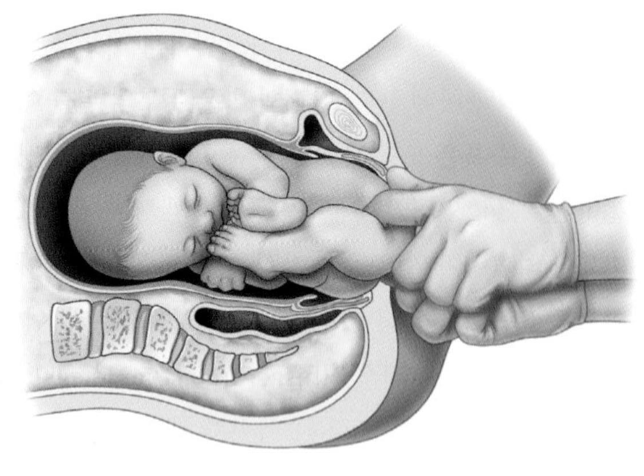

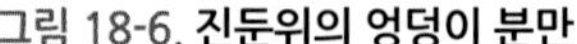

그림 18-6. 진둔위의 엉덩이 분만

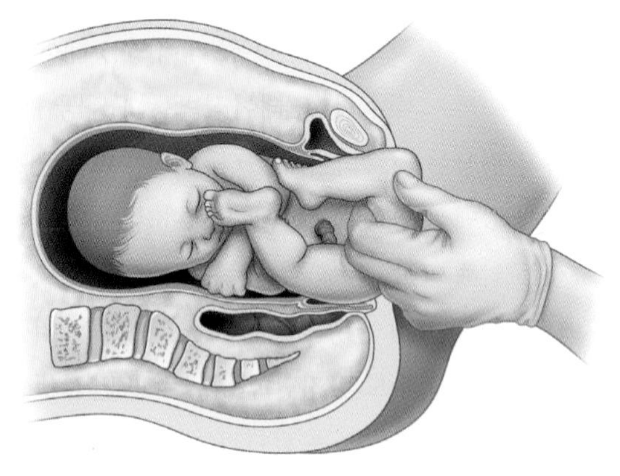

그림 18-7. 태아 다리 분만

도의 힘을 가하여 당긴다(그림 18-6). 둔부의 분만이 이루어지고 나면 제대가 골반 내로 들어와 눌리고 당겨지기 때문에 그 후 태아복부, 팔, 머리의 분만이 연이어 신속히 이루어져야 한다. 둔위가 점진적으로 회음부를 팽창시키면서 뒤쪽 엉덩이가 보통 6시 방향으로 분만되며, 이때 대개는 태변이 나오게 된다. 이 후 앞쪽엉덩이가 분만되는데, 이때 외회전(external rotation)이 이루어지며 태아 천골이 산도의 앞쪽으로 위치하게 된다. 이 때 임신부는 계속 아래로 힘을 주도록 독려한다. 태아의 하강이 계속되면서 태아의 다리를 완전히 빼 내기 위해서 시술자의 손가락을 태아의 대퇴골에 평행하게 태아의 내측다리 쪽으로 부목처럼 댄 후 외측으로 밀면서 태아 다리를 분만할 수 있다(그림 18-7). 다리 분만 후에는 제대를 아래로 내려놓아 당겨지거나 손상되지 않도록 한다. 여기까지는 한 번의 자궁수축과 산모의 만출 노력으로 가능하게 하고 몸의 나머지 부위와 입까지의 분만은 한두 번 더 수축이 있은 후 이루어져야 한다. 다리가 분만된 후 따뜻한 물로 적신 천 수건을 사용하여 양쪽 손으로 태아의 골반을 잡아준다. 연약한 태아복부조직 손상을 최소화하기 위해 전상좌골능선(anterior superior iliac crest)위에 손가락을 두고 엄지손가락은 천골 위에 위치시켜야 한다. 분만을 효과적으로 하기 위해 시술자의 지속적이고 부드러운 하방견인으로 견갑골의 아래쪽 반 정도의 부위가 보일 때까지 만출한다(그림 18-8). 이때 임신부의 만출 노력이 동반되어야 한다. 그 이후 견갑골의 날개 윗부분이 보일 때까지 그대로 둔다. 즉, 한쪽 겨드랑이(axilla)가 보이기 전까지는 어깨와 팔의 분만을 시도하지 않도록 한다. 만약 이때 부주의하게 분만을 진행하려고 몸을 잡아 당기게 되면 팔이 태아 머리 위로 신전되어 팔의 분만에 술기가 필요하게 된다. 한쪽 겨드랑이가 보이면 이제 어깨를 분만할 때가 된 것이다. 어깨분만에는 두 가지 방법이 있다. 첫 번째 방법은, 어깨가 보일 때 몸통을 회전시켜 앞쪽 어깨와 팔이 먼저 외음부로 빠져나오도록 한다(그림 18-9). 다음에 시술자는 태아의 몸통을 180도 반대방향으로 회전시켜서 반대쪽 어깨와 팔을 분만한다(그림 18-10). 첫 번째 방법의 시도로 몸통이 돌려지지 않으면, 어깨분만을 하는 두 번째 방법은 뒤쪽 팔을 먼저 빼내는 것이다. 정상골반에서는 다른 부위보다 후부와 외측부의 공간이 더 넓으므로 한손으로 두 발을 잡아 태아의 배면 (ventral surface)이 임신부의 안쪽 대퇴부 위쪽으로 향하게 들어 올리고 다른 한손의 손가락 두 개로 태아의 상완을 따라 팔꿈치까지 접근한다. 그 손가락을 상완에 평형하게 대어 지지하면서 아래로 팔을 쓸어내려 분만시킨다

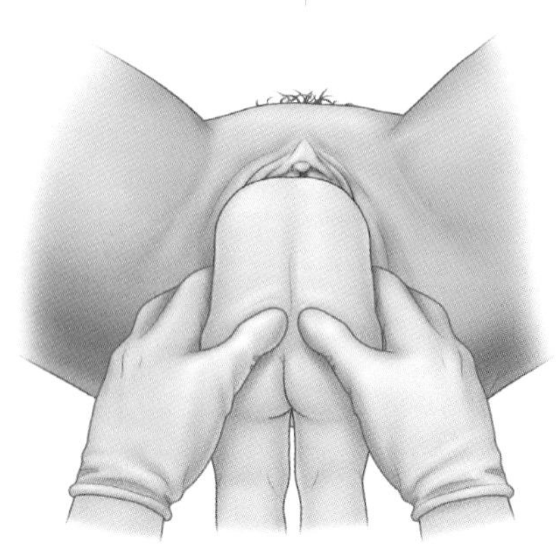

그림 18-8. **태아 몸 만출(Delivery of the body)**

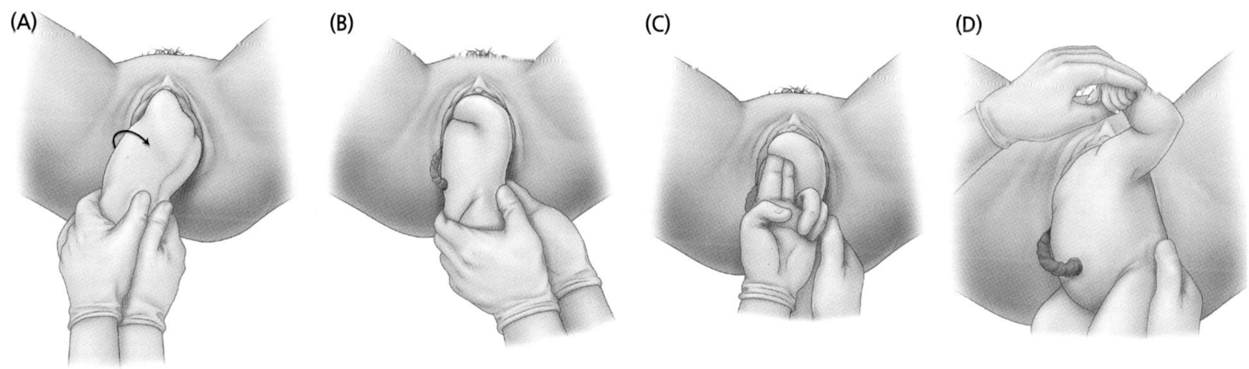

그림 18-9. **태아 몸 만출(Delivery of the body).** 어깨와 팔분만(A~D)

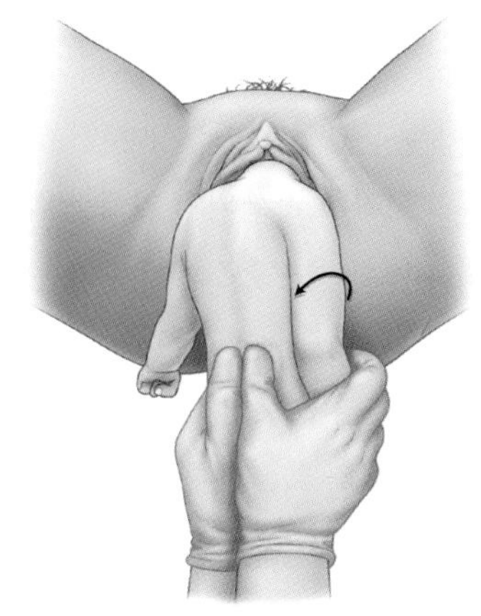

그림 18-10.
반대편 어깨와 팔 분만

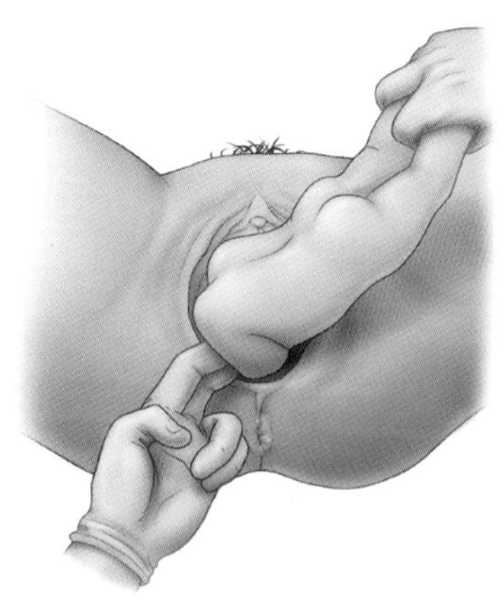

그림 18-11.
뒤쪽 어깨 분만

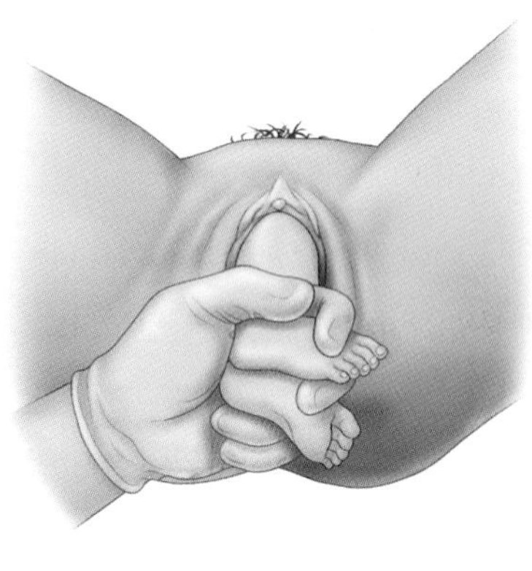

그림 18-12.
족위 분만

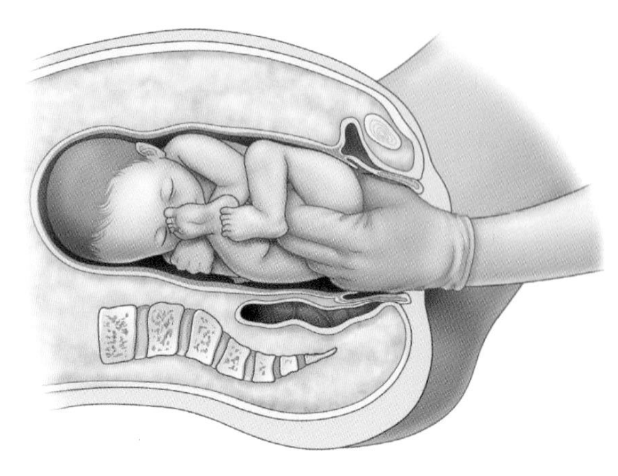

그림 18-13. **족위 변경법**

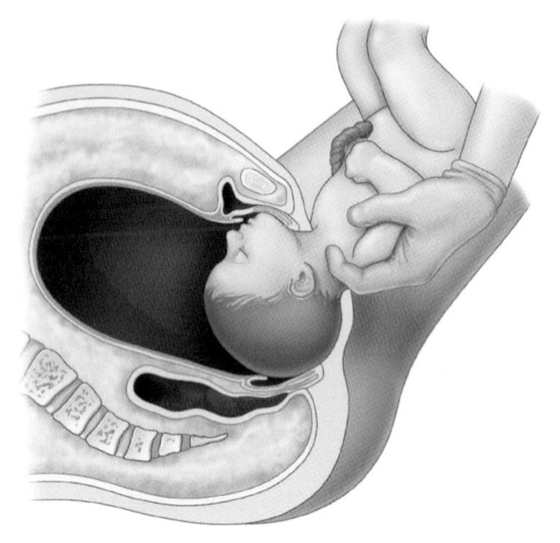

그림 18-14. **변형 Prague 수기**

(그림 18-11). 앞쪽 팔을 분만시키기 위해서는 태아의 몸을 내리기만 하면 자연스럽게 빠져 나올 수 있다. 이 때 주의할 것은 시술자의 손가락을 팔꿈치까지 잘 접근하여 지지대로 사용해 줌으로써 상완골 골절을 일으키지 않도록 조심해야 한다. 만약 팔이 머리 위로 신전되어 있을 때는 태아 몸을 돌려주는 Lövset 수기를 시행하는데, 태아를 따뜻한 천 수건으로 감싸고 천골을 따라 엄지손가락을 놓고 골반을 붙잡아 태아를 돌려 뒤쪽 팔이 앞쪽으로 올 때까지 180도로 돌려준다(Lövset, 1956). 팔꿈치가 치골결합 아래로 나타날 것이며 이 때 팔과 손을 분만한다. 이 방법은 반대쪽 팔에도 반복해서 반대방향으로 시행한다. 이 방법이 안 되면 깊은 마취를 한 후 태아 몸을 올린 후 시술자의 손으로 태아의 팔을 빼낸다. 이보다는, 몸을 올린 후 제왕절개분만을 하는 것이 더 안전하다.

(9) 완전 혹은 불완전둔위의 분만방법

손을 질 속으로 집어넣고, 태아의 양발을 잡는다. 두 번째 손가락이 양 발목 사이에 가도록 해서 발목을 잡고 조심스럽게 견인하고 발이 질 입구로 나오게 한다. 만약 양 발을 잡는 데 어려움이 있다면 먼저 나왔던 한발을 질내에 끌어놓고 같은 방법으로 다른 발을 끌어낸 후 양발을 잡고 동시에 외음부를 통해 끌어당긴다(그림 18-12). 다리가 외음부를 통해 나오기 시작할 때 아래로 조심스럽게 당겨준다. 다리가 빠져나오면 종아리를 잡고 그 다음에 대퇴부를 잡고 당긴다. 외음부에 둔부가 나타날 때 엉덩이가 만출될 때까지 계속 조심스럽게 당긴다. 그 다음은 진둔위 분만 방법에서 설명한 부분 만출 방법을 따른다.

(10) 둔위 만출 시 문제점

① 족위 변경법(Pinard maneuver)

진둔위 만출 시 만약 둔부가 중등도의 견인으로 분만이 잘 이루어지지 않으면 시술자의 조작으로 둔위의 위치를 바꾸는 것이 Pinard(1889)에 의하여 고안되었으며 이 수기는 산도 내에서 진둔위를 족위(footling breech)로 바꾸는 것이다. 한쪽 태아 다리를 따라 두 손가락을 태아의 다리오금(popliteal fossa)까지 집어넣고 대퇴부를 외측으로 밀면 보통 자발적인 굴곡이 일어나면서 태아의 발이 손등에 닿는 것이 느껴진다(그림 18-13). 다음에 태아의 발을 잡고 아래로 당긴다. 다른 쪽 발도 같은 방법으로 빼낸 후 양 발목을 잡고 만출을 진행한다. 자궁이 강하게 수축할 때는 전신마취, 정맥 내

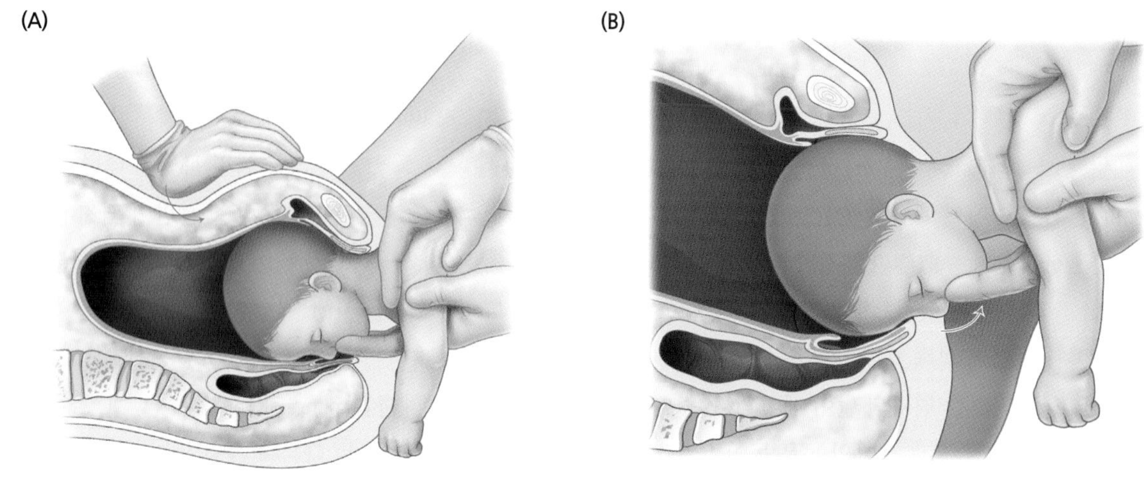

그림 18-15. **후속아두분만(Mauriceau maneuver).** 보조자에 의한 치골상부 압박(A), 시술자에 의한 상악동 전상방 압박(B)

MgSO4를 투여하거나 베타차단제 등을 사용할 수 있다.

② 목의 팔(Nuchal arm)의 처치

한 팔 혹은 두 팔이 다 목 뒤로 넘어간 경우 팔꿈치가 굴곡되고 어깨관절에서는 신전되어 팔이 태아머리 뒤로 가 골반입구(pelvic inlet)에 끼어 있게 된다. 이때는 태아의 등을, 끼어 있는 팔이 산도(birth canal)에 부딪히며 마찰(friction)이 생길 수 있는 방향으로 180도 정도 돌려준다. 그러면 팔꿈치가 펴지면서 태아 머리 위나 얼굴을 향하여 끌어당겨질 수 있다. 그런 후 Lövest 수기를 시행한다. 이런 방법으로 안 되면 손가락을 걸어 세게 당겨 뺄 수 있으나 골절을 피하기 어렵다.

③ 변형 Prague 수기(Modified prague maneuver)

드물게 태아의 등이 앞쪽으로 회전이 되지 않는 경우 태아의 다리나 골반에 강한 견인을 가하여 회전을 시도해 볼 수 있다. 만약 이것이 어렵다면 변형된 Prague 수기를 활용할 수 있는데, 한 손의 두 손가락으로 등을 아래로 누운 태아의 어깨를 잡고 다른 한 손으로는 다리를 들어 올려 산모의 복부 위로 가게 한 후 머리를 분만한다(그림 18-14).

(11) **후속아두분만법**(Aftercoming head delivery method)

① Mauriceau 수기(Mauriceau-Smellie-Veit Maneuver)

어깨와 팔의 분만 후 태아의 머리가 골반으로 내려오는 시간 즉, 목덜미가 앞쪽 외음부에 보일 때까지 수 초간 기다렸다가 머리를 분만한다. 이 때 저절로 목덜미가 내려 와 보이기 전에 하방견인을 하게 되면 머리가 굴곡되어 내려오기보다는 도리어 과신전(hyperextension)을 초래함으로써 분만이 어렵고 위험해질 수 있다. 어깨 분만 후 머리가 저절로 골반으로 내려오지 않으면 후속 아두분만은 Mauriceau 술기로 이루어지는데, 태아 몸을 시술자의 한쪽 손바닥과 팔 위에 얹어 받치면서 태아의 다리 사이에 있게 하고 태아의 몸은 수평을 유지하면서, 그 손가락의 검지와 중지로 상악골(maxilla)을 눌러 상방 및 전방으로 압력을 가하면서 머리를 굴곡 시킨다(그림 18-15B). 반대편 손의 두 손가락으로 태아의 목에 걸어서 어깨를 잡아 하후두부(subocciput)가 치골 아래에 나타날 때까지 견인한다. 즉, 시술자는 양손을 사용하여 태아의 목과 상악골, 양측을 동시에 지속적으로 부드럽게 당겨준다. 동시에 보조자는 치골 상부를 적당히 눌러 주어 머리가 지속적으로 굴곡 되도록 유지한다(그림 18-15A). 다음은, 태아의 몸을 임신부의 복부 쪽으로 들어 올리면서 입, 코, 눈썹, 후두부를 연속적으로 분만한다.

② 후속 아두 겸자 사용(Forcep delivery of aftercoming head)

Mauriceau 술기가 쉽게 수행되지 못할 때 둔위 태아의 후속 아두를 분만하기 위해서 특별한 겸자가 사용된다. Piper 겸자 혹은 Laufe 겸자를 선택적으로 사용할 수 있으며, 치골상부의 압력과 견인에 의해 태아의 후속 아두가 골반에 도달하고 진입될 때까지는 겸자의 날이 태아의 후속 아두에 닿아서는 안 되며, 수건으로 태아의 몸을 들어주는 것은 질 밖으로 나오는 것을 도와준다.

③ 후속아두걸림(Entrapment of aftercoming head)

종종, 특히 작은 미숙아 분만에 있어서 자궁경부가 불완전하게 열린 상태에서 목 주위에 수축이 일어나 후속아두의 분만이 방해될 수 있다. 이때는 심각한 제대압박이나 완전 제대폐색이 일어날 수 있으므로 아주 신속한 처치가 필요하다. 몸을 부드럽게 하방견인하면서 동시에 자궁경부를 후두부가 있는 쪽에서 손으로 벗겨 내려야 한다. 만약 잘 되지 않으면 자궁경부에 절개(incision)를 가할 수 있다. 이때 2시, 10시 방향이 적절하며(그림 18-16), 방광과 직장과 혈관의 손상을 잘 피하는 다른 위치에도 절개할 수 있다. 다른 대안으로는 정맥 내 니트로글리세린 100 μg을 투여하거나 전신마취를 하는 것도 자궁경부의 이완을 유도하는 한 방법이 될 수 있다. 그러나 이런 목적에 대한 효과는 명확하지 않다. 최후의 수단으로서 질 분만이 되지 않는 둔위 태아를 질, 자궁 안쪽으로 밀어 올려서 제왕절개분만을 하는 Zavanelli 수기를 시행한다.

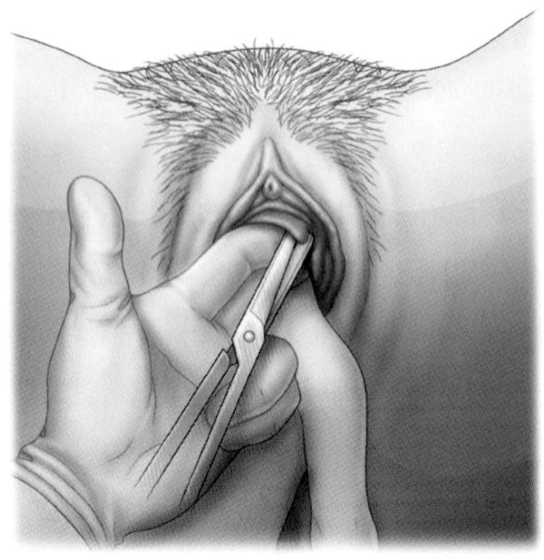

그림 18-16. 자궁경부 절개(incision)

④ 치골결합절개술(Symphysiotomy)

머리가 분만되지 않는 다른 이유가 없다면 아두골반불균형을 의심하여야 하며 치골결합절개술(symphysiotomy)을 시행할 강력한 적응증이 된다. 국소마취제를 주사한 후 치골 사이의 연골과 인대를 수술적으로 분리시켜 넓힐 수 있다. 수술자의 수련 부족과 산모의 심각한 골반 및 요로 손상의 가능성이 높아 현재 미국에서는 잘 사용하지 않는 방법이다. 말하자면 제왕절개분만을 할 수 없는 여건이거나 제왕절개술이 산모에게 안전하지 못한 여건일 때 치골결합절개술은 산모와 태아의 생명을 구하는 시술이 될 수도 있다.

(12) 둔위 질 분만을 위한 진통제와 마취제

회음 절개술과 질 내 조작을 위해 충분히 진통제가 투여되어야 한다. 지속적인 경막외마취는 통증 경감효과와 골반 이완에 도움이 되지만 진통이 약해지고 분만시간이 연장될 수 있는 단점이 있다. 산화질소와 산소의 혼합 흡입은 고통을 좀 더 해소할 수 있으며, 자궁수축이 와서 질 내 조작이 어려운 경우에는 전신마취하에 할로겐 흡입이 필요할 수 있다.

(13) 둔위 질 분만의 합병증

① 임신부 손상

복잡한 둔위분만의 경우 임신부의 위험도가 증가한다. 산도 내의 수기조작은 임신부감염의 가능성을 증가시킨다. 또한 완전히 확장되지 않은 자궁경부를 통한 후속 아두의 분만은 자궁의 파열, 자궁경부의 열상을 일으킬 수 있다.

이런 조작들은 회음절개부의 확장, 회음부의 깊은 열상을 초래할 수 있다. 상당한 자궁 이완을 일으킬 정도의 마취는 자궁수축부전을 일으켜 산후 출혈을 야기할 수 있다.

② 태아 손상 및 합병증

둔위가 질 입구로 나오고 나면 배와 흉곽, 팔, 머리는 반드시 신속히 출산되어져야 한다. 태아의 머리가 나오기 위해서 산모의 골반에 적응하는 동안 분만이 수 분 동안 늦어질 수 있으며 이로 인해 제대압박으로 저산소증과 산혈증이 심해질 수 있다. 손상으로 인하여 태아사망을 초래하는 경우가 드물게 있다. 더 흔하게 발생할 수 있는 것은 상완골, 쇄골, 그리고 대퇴골골절이다. 또한 이러한 뼈들의 골단(epiphysis)이 분리되기도 한다. 태아를 당기는 동안 시술자의 손가락에 의해 상완신경총(brachial plexus)이 손상되어 팔의 마비가 나타날 수 있다. 좁은 골반으로 태아아두가 만출되면서 두부외상을 입은 후 신생아경련, 뇌성마비, 지능저하, 강직성과 관련된 합병의 위험도가 증가한다(Croughan et al., 1990). 제대탈출의 빈도는 태아가 작거나 진둔위가 아닐 경우 증가하며, 이로 인하여 저산소증을 더 쉽게 일으킨다. 또 다른 문제점은 목 뒤에 태아의 팔이 걸리는 것인데, 이것이 신생아사망의 위험을 증가시킬 수 있다.

2) 다른 비정상 태위

분만 시 97%에서 태아는 두위로 골반 내에 들어간다. 약 3%는 둔위이며, 횡태축 0.3%, 복합위 0.1%, 안면위 0.05%, 이마태위 0.01% 등이며, 0.5%에서 태아는 장축에 대해 횡 또는 사선방향으로 위치한다.

(1) 횡위 혹은 횡태축(Transverse lie)

태아의 장축이 임산부의 장축과 수직일 경우를 말한다. 장축이 예각을 형성할 경우에는 경사태축(oblique lie)이 된다. 어깨가 대개 골반입구에 위치하고 머리는 한쪽 장 골와(iliac fossa)에, 엉덩이는 반대쪽 장골와에 위치한다. 원인으로는 다산에 의한 복벽이완, 조산아, 전치태반, 자궁기형, 양수과다, 골반협착 등이 있다. 횡태축의 진단은 시진만으로도 쉽게 가능하다. 복부의 모양이 양 옆으로 넓게 퍼져 보이고 자궁저부는 상대적으로 낮아 배꼽 바로 위에서 촉지된다. 태아의 머리나 둔부가 자궁저부에서 촉지되지 않고 엉덩이와 머리가 서로 반대측 장골와에서 촉지되며 태아 등의 위치를 쉽게 확인할 수 있다. 만삭아에서 횡위가 지속적으로 유지되면 질식분만은 불가능하다(그림 18-17). 분만진통이 오기 전에 태아 외회전술을 시행해 볼 수 있다. 견갑위에서 자궁수축이 강하게 발생하면 자궁파열의 발생위험이 증가하여 태아와 임신부에게 매우 위험하므로 일단 진통이 시작된 후에는 제왕절개술의 적응증이 된다. 제왕절개술을 시행할 때는 태아의 머리 또는 다리의 위치가 자궁하절부에 위치하지 않으므로 하부 횡절개보다 종절개(classical section)를 시행하는 것이 태아만출에 용이하다. 대부분의 모성사망은 자궁파열에 의한 것이며 그 외 전치태반, 제대탈출, 수술적 처치에 따른 합병증에 의한 것이다.

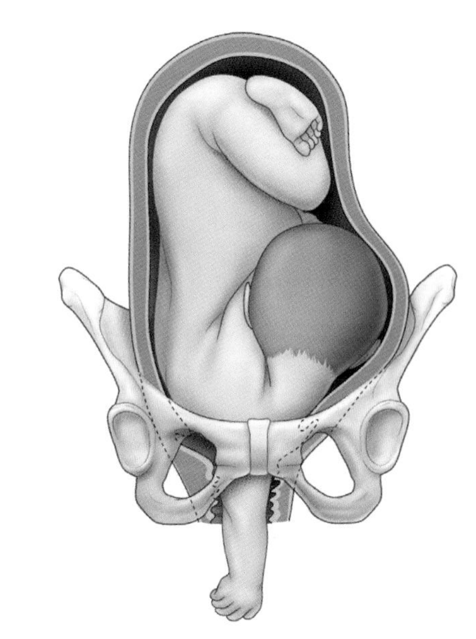

그림 18-17. 진행된 어깨태위

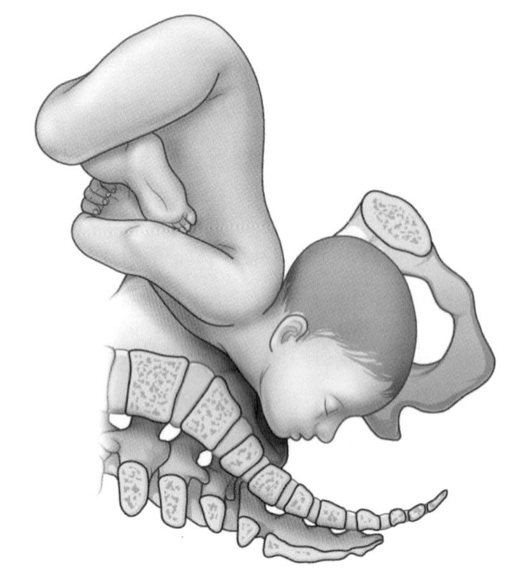

그림 18-18. **안면위**

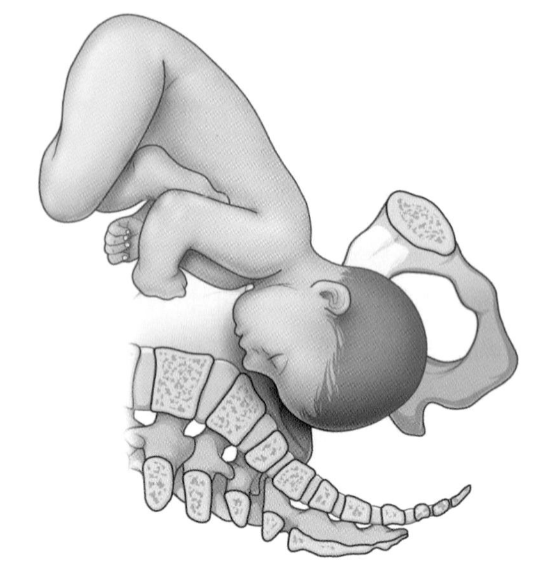

그림 18-19. **이마태위**

(2) **복합위**(Compound presentation)

복합위는 선진부를 따라 빠져나온 손이나 발이 골반에서 선진부를 형성하는 것이다. 발생률은 700예 분만당 한 예 정도로 발생한다. 조산인 경우 태아가 작기 때문에 태아 머리가 골반입구를 완전히 채우지 못하는 경우에 흔히 발생한다. 조산아, 제대탈출, 분만손상 등에 의해 주산기 사망률이 증가할 수 있다. 대부분의 경우 빠져나온 손이나 발이 분만을 방해하지 않으므로 그대로 내버려 두어야 한다. 선진 두부를 따라 손이 빠져나온 경우 하강하는 선진부에 의해 손이 자궁내로 들어가는지를 관찰하다가 지속적으로 손이 빠져나와 있거나 태아 머리의 하강을 방해하는 경우에는 탈출된 손을 조심스럽게 밀어올리고 자궁저부를 압박하여 태아머리를 아래로 누른다.

(3) **안면위**(Face presentation)

안면위에서는 머리의 과신전으로 인하여 후두가 등에 닿는다(그림 18-18). 태아의 안면은 산모의 치골결합에 대하여 상대적으로 턱-앞쪽(mento-anterior position) 또는 턱-뒤쪽(mento-posterior position)으로 위치할 수 있다. 안면위는 내진 시 입과 코, 광대뼈, 안와능선 등을 촉진함으로써 진단할 수 있다. 안면위의 원인으로서 먼저 골반협착이 있을 가능성이 높다. Hellman 등은 특히 골반입구(pelvic inlet)의 협착이 40% 정도라고 하였다(Hellman et al., 1950). 다산 분만력, 태아의 목이 너무 큰 경우, 탯줄이 목을 감고 있는 경우, 무뇌아, 태아가 많이 큰 경우도 원인이 될 수 있다. 안면위는 골반입구에서는 거의 관찰되지 않다가, 보통 이마태위(brow presentation)로 하강하는 동안 태아 머리가 굴곡되는 대신, 과다 신전되면서 안면위로 바뀌게 된다. 분만의 기전은 하강, 내회전, 굴곡, 신전, 외회전의 순서로 구성된다. 그러나 안면위를 보이는 만삭아 크기의 태아가 분만과정에서 턱-뒤쪽 위치(mentoposterior position)를 보이면 이런 자세는 태아의 이마가 산모의 치골결합에 눌리므로 굴곡이 안 되어 산도를 지날 수가 없다. 골반협착이 없고 효과적인 분만진통이 있을 경우에는 성공적인 질식분만이 가능하다. 그러나 만삭아 크기의 태아가 안면위로 있을 경우 주로 골반입구의 협착이 흔하기 때문에 제왕절개

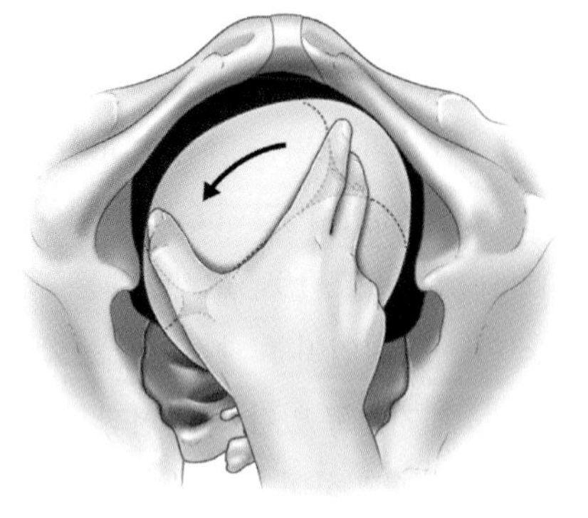
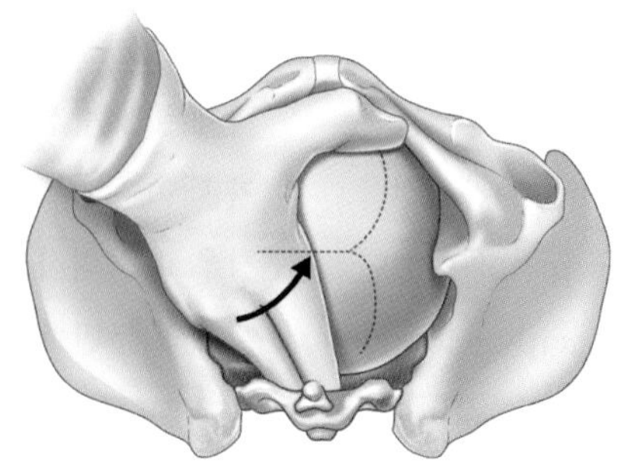
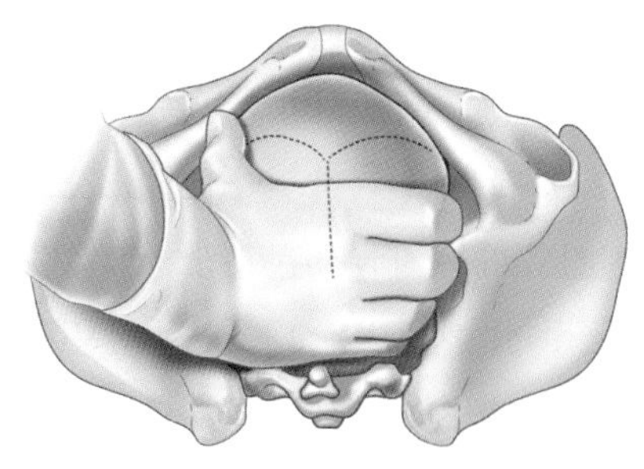

그림 18-20. **후방후두위의 수기회전 방법**

술을 흔히 시행하게 된다.

(4) 이마태위(Brow presentation)

가장 드문 태위로서 안와능선(orbital crest)과 앞쪽 숫구멍(anterior fontanel) 사이에 위치한 태아 이마가 골반입구의 선진부이다(그림 18-19). 태아의 머리가 작거나 골반이 아주 클 경우가 아니면 태아 머리의 진입과 정상적인 분만은 힘들다. 원인은 안면위의 원인과 유사하다. 지속적인 전액위에서는 질식분만을 위해서 어느 정도의 주형이 반드시 일어나야 한다. 그러나 태아가 큰 경우에는 대부분 태아진입이 불가능하기 때문에 정상적인 분만은 힘들다.

(5) 지속성 후방 후두위(Persistent occiput posterior position)

Gardberg 등은 분만 진통 전에는 만삭두위아의 약 80~90% 정도가 전방후두위(Occiput anterior, OA)로 위치하고 있다가 분만이 진행되면서 회전이상(malrotation)으로 후방후두위가 될 수도 있으며, 처음부터 후방후두위이더라도 분만이 진행되면서 전방회전이 될 수 있다고 하였다. 전체 만삭 두위아 중 약 5% 정도에서 지속후방후두위(Persistent Occiput posterior, POP)로 분만이 된다(Gardberg et al., 1998). 자연 정상회전이 일어나지 않는 정확한 원인은 알 수 없지만 거대아인 경우나 중간골반의 횡경협착이 있는 경우, 경막외마취, 이전 후방후두위 분만 등에서 더 흔하다.

① 이환율 및 예후

지속적인 후방후두위 분만은 분만 제2기가 길어지고 제왕절개분만이나 기구분만(instrumental delivery)을 할 가능성이 높아진다. 태아분만 후 분만 제3기와 4기에 실혈이 증가하는데 이는 심한 질, 산도 열상이 증가하기 때문이다(Senécal et al., 2005). 후방후두위의 46% 정도에서 자연질 분만에 성공한다고 한다(Cheng et al., 2006). 태아의 이환율은 전방 후두위에 비하여 분만합병증이 증가된다. 단기합병증으로 태아산증, 분만손상, 낮은 아프가 점수, 중환자실 입원율의 증가 등이다. 지속적 후방후두위의 예방과 그로 인한 이환율을 낮추는 방법은, 초음파검사로 후방후두위 진단을 좀 더 정확하게 함으로써 수기회전을 시도해 볼 수 있도록 하는 것이다(Duphis et al., 2005).

② 후방후두위의 분만

골반출구가 넓고 이전의 질식분만의 경험으로 질 출구와 회음부가 어느 정도 이완되어 있다면 신속한 자연분만이 일어난다. 반면에 질 입구가 늘어나 있지 않고 회음부가 견고할 경우에는 분만 제2기가 지연될 수 있다. 충분한 회음절개를 시행하는 것이 좋다. 산모의 만출 노력이 있을 때 전방후두위아에 비하여 아두로부터 압력이 회음부에 더 심한 정도로 가해지므로 회음부의 깊은 열상을 입을 수 있다. 자연분만이 쉽게 진행되지 않는 경우, 수기회전을 시킨 후 자연분만을 하게 되면 합병증을 줄일 수 있으며 성공률은 47~90%까지 알려져 있다(Le Ray et al., 2005). 수기회전을 시킨 후에는 자궁경부 열상이 있는지를 꼭 확인하여야 한다. 수기회전방법은, 태아의 소천문(small occipital fontanel)이 양쪽 엉치엉덩연골결합(sacroiliac synchondrosis) 중 하나에 가 있다면 즉, 우측후방후두위(ROP)나 좌측후방후두위(LOP) 중 하나일 때, 후방에 있는 태아의 귀에 손을 올려놓아 앞쪽으로 밀면 후두위가 자연히 회전될 수 있다. 그렇게 되지 않으면, 질 속에 손바닥을 넣어 시상봉합(sagittal suture)에 걸쳐 놓고 손가락으로 태아의 한쪽 얼굴 주위를 감싸고 엄지손가락을 뻗쳐 다른 쪽 얼굴에 댄 후, 후두가 오른쪽에 있으면 시계방향으로, 혹은 왼쪽에 있으면 반시계 방향으로 돌려준다(그림 18-20).

골반협착이 없으면서 아두가 골반 내로 진입되었고 자궁경관이 완전히 개대되었다면 무통마취하에 겸자회전(forcep rotation)을 시도할 수 있다. 이 두 방법으로도 분만이 어려우면 제왕절개술을 한다.

(6) 지속성 횡후두위(Persistent occiput transverse position)

태아 후두는 전방으로 회전하는 경향이 있으므로 대부분의 횡후두위는 비정상 골반구조가 아닌 이상 일시적으로 나타나 자연적으로 전방 회전하여 자연분만 혹은 겸자분만이 가능하다. 골반협착이 없는 상태에서 저장성 자궁 기능부전이 있다면 옥시토신을 투여하여 진통 촉진을 시도할 수 있다. 산모가 힘을 주지 못하면서 분만이 진행되지 않는다면 수기회전을 시도해 볼 수 있다. 수기회전에 성공하면 제왕절개 분만율을 크게 낮출 수 있다. 드문 구조적 기저원인으로 골반모양이 편평골반(platypelloid)인 경우나, 남성형(android)인 경우는 다른 시도 없이 제왕 절개분만을 하는 것이 필요하다.

(7) 견갑난산(Shoulder dystocia)

견갑난산(어깨탓난산)이란 질 분만에서 아두가 분만된 후 남은 몸의 분만이 빠르게 뒤따르지 않는 것이다. 이런 경우의 문제는 탯줄이 산도 내에서 태아 몸에 눌린 채로 시간이 지체된다는 점이다. 견갑난산의 정의는 이전에 Spong 등이 태아머리에서 몸통까지의 분만 시간이 60초를 초과한 경우로 정의하였는데(Spong et al, 1995), 최근에는 '태아 어깨의 분만에 정상적인 하방견인이 효과적이지 못할 때'로, 임상적 인지적 정의를 견지하고 있다. 견갑난산의 빈도는 대략 전체분만의 1% 정도라고 하며 더 증가하는 추세이다(Ouzounian, 2016).

① 산모의 합병증

자궁이완과 질 및 자궁경부의 산도열상에 의한 산후출혈이 주요 합병증이다.

② 신생아 합병증

견갑난산은 태아-신생아 이환율 및 사망률을 유의하게 증가시킨다. 주로 태아의 신경, 근육, 골격계의 손상이 증가하게 되는데, MacKenzie 등은 514예의 전체 견갑난 산에서 상완신경총마비(Brachial plexus injury)가 8.3%, 대사성 산증이 7%, 골절 2.1%, 그리고 1.5%의 심폐소생술이나 저산소증뇌장애가 발생하였고, 중복손상도 많았다고 하였다(MacKenzie et al., 2007). 머리 분만 후 몸의 분만이 이루어진 시간 간격이 5분을 초과한 경우 심한 태아산증과 저산소증뇌장애의 빈도는 현저히 증가되어 나타났다(Leung, 2011).

③ 견갑난산의 예측 및 예방

견갑난산과 관련된 몇몇 명백한 산과적 위험요소가 존재하더라도 그 위험인자들이 결과를 드러내기 전에 모든 견갑난산을 예측하고 예방하는 것은 불가능하다. 미국산부인과의사협회에서는 다음과 같은 지침을 발표하였다. 첫째, 대부분의 견갑난산은 정확하게 예측되거나 예방할 수 없다. 둘째, 거대아가 의심되는 모든 산모에 대하여 선택적 유도분만이나 선택적 제왕절개술을 시행하는 것은 적절하지 않다. 셋째, 계획된 제왕절개분만은 당뇨가 없는 경우 예측태아체중이 5 kg 이상이거나, 당뇨병 산모인 경우 4,500 gm 이상인 경우 고려해 볼 수 있다고 하였다.

④ 견갑난산의 위험요소

모체측, 태아측 그리고 분만과정 중의 다양한 요인들이 견갑난산의 발생에 영향을 줄 수 있다. 비만, 다산, 과숙, 당뇨병 등의 모체측 요인은 결국 태아체중을 증가시킴으로써 견갑난산을 유발할 수 있다. 특히 모체의 당뇨병이 합병된 경우 가슴-머리, 혹은 어깨-머리 비율이 증가하므로, 태아예측체중으로 난산을 예측하기는 어렵다. 거대아가 의심되는 경우 38주경 유도분만을 시행하는 것은 논란의 여지가 있다고 알려져 왔다(Gogen, 1997). 최근 800명의 추정 거대아에 대하여 37~39주에 유도분만을 시행한 경우, 자연 진통을 기다려 분만한 경우와 비교할 때 난산율을 삼분지 이나 줄였다는 보고가 있으나(Boulvain, 2015), 이른 분만에 따른 태아이환율을 비교하지는 않았고, 태아체중 예측의 어려움이 존재하는 문제도 있다. 거대아에 대하여 예방적 제왕절개술을 할 수는 있으나 이는 한 명의 영구적 상완신경총 손상을 막기 위해 천 명의 예방적 제왕절개를 하는 의미가 있다고 하는 보고도 있다. 이전 견갑난산을 한 경우, 많은 경우 질 분만을 시도하는 것은 가능하며, 미국산부인과의사협회에서는 태아체중예측, 산모의 당뇨여부, 임신주수, 이전 난산의 심각성정도 등을 확인하여, 위험과 이익을 따져 분만방법을 결정하도록 권고하였다(ACOG, 2017).

⑤ 견갑난산의 처치

견갑난산을 예측하는 것은 불가능하므로 산과 의사들은 치명적인 합병증을 유발하는 견갑난산의 처치원칙을 숙지하고 있어야 한다. 태아머리의 분만부터 몸통의 분만까지의 시간을 단축시키는 것이 태아생존에 중요한 요인이다. 다음 목표는, 너무 과격하게 처치를 함으로써 초래될 수 있는 태아와 산모의 손상을 최소화하는 방향으로 이루어져야 한다. 우선적으로는 임신부의 만출력과 함께 조심스러운 견인을 시행한다. 보통 충분한 회음절개와 적절한 진통제가 요구된다. 신생아의 입과 코를 깨끗이 흡입하고 난 후 치골하부에 꽉 끼인 앞쪽 어깨를 분만하기 위해 먼저, 태아의 머리를 아래쪽으로 견인함과 동시에 분만보조자가 치골상방에 적당한 압력을 가한다. 치골 뒷부분을 손바닥 뒤축으로 눌러서 치골에 끼인 앞쪽 어깨가 치골 아래에서 빠져나오게 한다(그림 18-21A). 이런 방법으로 되지 않으면 McRoberts 수기를 시행하게 되는데, 다리를 발걸이에서 풀어 환자의 배에 닿도록 구부린다. 이렇게 함으로써 천골이 요추에 대해 편평해지고 치골이 환자의 머리 쪽으로 회전하게 되고 골반 경사각이 줄어들게 된다(그림 18-21B). 이 수기는 골반의 용적을 증가시키지는 못하지만 골반이 산

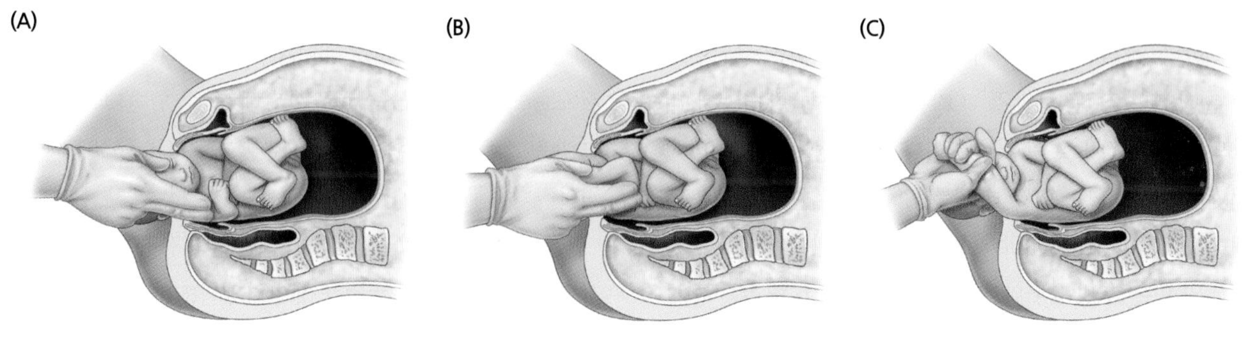

그림 18-21. **뒤쪽어깨분만법**

모의 머리 쪽으로 이동함으로써 꽉 끼인 앞쪽 어깨를 풀어 줄 수 있다. 다른 방법으로는 뒤쪽 어깨분만법인데, 태아의 뒤쪽 팔을 가슴을 가로질러 쓸어내려 분만하면 이후 어깨가 한쪽 방향으로 비스듬히 빠져나오면서 분만이 될 수 있다(그림 18-21C, 22). 이런 방법으로 분만이 이루어지지 않으면, Woods는 뒤쪽 어깨를 시계방향으로 점진적으로 180도 회전시키면 치골하부에 꽉 끼인 앞쪽 어깨를 풀 수 있다고 하였고 이 방법은 흔히 Woods 나사방법이라고 불린다(Woods, 1943)(그림 18-22). Rubin(1964)은 두 가지 수기를 제안했는데, 먼저, 어깨와 어깨가 서로 맞닿도록 임신부의 복부에 힘을 가한다. 이것이 실패하면 골반내로 손을 넣어 태아의 한쪽 어깨를 앞쪽 가슴을 향하도록 밀어준다. 양 어깨 간 거리를 좁혀 꽉 끼인 앞쪽 어깨를 뺄 수 있다.

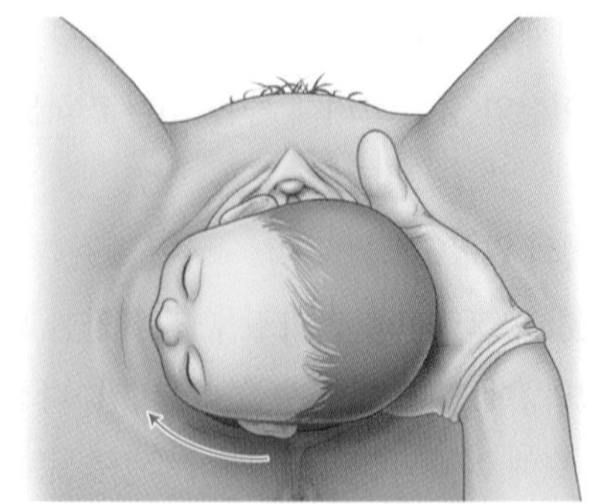

그림 18-22. Woods 수기법

위의 방법들을 반복하여 노력하여도 안 되는 경우, 다른 한 가지 방법을 시도해 볼 수 있다.

올포수기(all-fours maneuver, Gaskin maneuver)로서, 산모가 두 무릎을 꿇어 세우고 두 손을 바닥에 대고 시술자는 태아의 머리와 목을 당겨 뒤쪽 어깨를 분만하는 시도를 하는 것이다(Bruner, 1998)(그림 18-23).

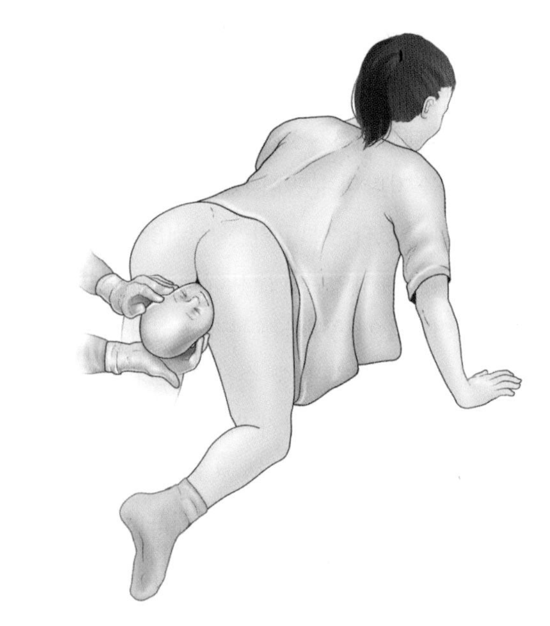

그림 18-23. 올포(all-fours)수기

이런 어깨 분만 방법들의 활용 순서는 빠른 분만을 위한 노력과 태아나 모체에 손상을 적게 하는 방법이 균형을 이루면서 조직화되고 체계화되어 있어야 한다. 즉 Lerner 등은 127예의 견갑난산 분만을 보고하면서, 손상 없이 분만한 신생아는 다 4분 이내에 분만되었다고 하였다(Learner et al., 2011). 앞쪽 쇄골을 신중히 골절시켜 분만을 시도해 볼 수 있는데, 앞쪽 쇄골에 엄지손가락을 얹어 산모의 치골지(pubic ramus) 방향으로 세게 눌러 고의적으로 골절을 유도한다. 골절된 쇄골은 빠르게 치유되며, 이는 상완신경총 손상이나 질식, 사망 등과 같은 다른 중한 합병증과 비교되지 않을 정도로 약한 손상이다. 위의 방법들로 분만이 되지 않으면, 골반 내로 태아를 다시 밀어 올리고 제왕절개술을 하는 Zavanelli 수기를 시행한다. 태아머리를 전방후두위 또는 후방후두위로 회전시킨 후 태아 머리를 구부려 조심스럽게 질 내로 천천히 밀어 넣고 응급 제왕절개술을 시행한다. 자궁을 이완시키기 위해서 terbutaline 250 μg을 피하주사한다. Zavanelli 수기가 실패했을 때 치골결합절개술(symphysiotomy)을 시도해 볼 수 있다. 태아가 사망했을 경우에는 수술가위 혹은 날카로운 도구로 쇄골을 절단한다.

Hernandez와 Wendel은 견갑난산의 응급처치를 다음과 같은 순서로 시행할 것을 제안하였다(Hernandez et al., 1990).

가. 분만 보조자, 마취과 의사, 소아과 의사에게 도움을 요청한다. 우선 머리를 조심스럽게 견인해 볼 수 있다. 방광이 차 있다면 비운다.

나. 정중측방 또는 회음항문의 충분한 회음절개를 시행하여 후방의 공간을 만들어 준다.

다. 쉽고 우선적으로 시도해 볼 수 있는 방법은 치골상방에 압력을 가하는 것이다. 태아 머리를 아래쪽으로 잡아당기면서 보조자는 치골상방에 압력을 가한다.

라. McRoberts 방법은 2명의 분만보조자가 필요하다. 각각 임신부의 다리를 잡아 임신부의 배에 닿도록 고관절을 구부린다. 이 순서대로 시행하면 대개 성공하지만 안 되면 아래 방법들을 시도하거나 반복 시행할 수 있다.

마. 뒤쪽 팔의 분만을 시도한다.

바. Woods 나사방법을 적용하거나 Rubin 수기를 시도한다.

이 외에 의도적인 쇄골골절과 Zavanelli 수기 등은 이 모든 시도가 실패한 후에 하도록 보류한다. 미국산부인과의사협회에서는 분만성공과 태아손상을 줄이는 어떤 한 가지 더 우월한 방법은 없다고 결론지었다. 하지만 McRobert 수기는 맨 먼저 시도할 수 있는 타당한 방법이라고 하였다(ACOG, 2017). 견갑난산은 드물게 발생하지만 예측과 예방이 어려운 고로 각 병원에서는 견갑난산에 대비하여 모든 산과의뿐만 아니라 조산사와 간호사들도 시뮬레이션 교육과 훈련을 함으로써 당황하지 않고 처치를 할 수 있도록 항상 준비되어 있어야 한다.

4. 분만진통 처치의 논점(Controversial issues in labor management)

1) 분만진통의 적극적 처치(Active management of labor)

O'Driscoll 등은 분만진통의 적극적 처치요법을 제안하여 시행한 결과 제왕절개분만율을 낮은 상태로 유지할 수 있었다고 하였다(O'Driscoll et al., 1984). 이것은 양막절개술과 옥시토신 주사를 사용하는 것이며 세계적으로 널리 사용되고 있는 방법이 되었다.

미분만부에서 규칙적이고 통증을 동반한 자궁수축과 자궁경부의 완전숙화, 혈성이슬, 또는 양막파수가 동반된 경우를 진통이라고 정의하고 한 시간 간격으로 내진을 시행한다. 이 경우 대개 12시간 내 분만이 이루어지도록 하고 있다. 입원 후 첫 세 시간 동안 한 시간 간격으로 골반진찰을 하고 그 후는 2시간 간격으로 한다. 적극적 처치요법은, 시간당 1 cm 이상의 개대가 진행되지 않으면 양막을 파수시키고, 이후 2시간 후에도 진행이 부진하면 불충분한 자궁수축으로 진단하여 고용량의 옥시토신을 사용한다. 계속 일대일 간호를 한다. 미리 양수가 터져 병원에 온 경우는 시간당 1 cm가 열리지 않으면 옥시토신을 투여하기 시작한다. 이러한 적극적 처치방법은 난산의 초기에, 감염과 피로에 의해 옥시토신에 대한 자궁의 반응성이 감소되기 전에 고용량의 옥시토신을 사용함으로써 옥시토신의 효과를 증대시켜 진통시간을 단축시키고 임신부의 열성이환율을 감소시킨다고 보고되고 있다.

2) 분만진통 시 경막외마취의 효과

분만진통의 통증경감을 위해 경막외마취가 널리 사용됨에도 불구하고 경막외마취가 진통 시간과 분만방법에 영향을 주는지에 대해서는 논란의 여지가 많다. 더 많은 연구에서, 경막외마취가 진통시간을 지연시키고 기구분만을 증가시키지만 진통 중의 태아의 심박동에는 영향을 미치지 않으며 제왕절개의 빈도를 증가시키지 않는다고 하였다.

3) 만기 조기양막파수(Premature rupture of the membranes at term)

만삭의 조기양막파수는 진통이 시작되기 전에 양막이 파수되는 것을 의미하며 만삭임신의 약 8~10%에서 발생한다. 이들 대부분에서 자연스런 진통이 시작된다. 양막파수는 기계적 장벽, 자궁경부의 점액, 양수 내 세균증식억제요소 등의 소실과, 반복되는 골반내진검사 등에 의한 질내 세균의 상행감염의 위험을 증가시킬 수 있다. 진통이 시작되기 전에 예방적 항생제를 투여하는 것의 이득에 관하여는 아직 분명한 결론이 없으나 B형 연쇄구균의 감염여부가 밝혀지지 않은 상태에서 양수파막 후 18시간이 경과하였거나, 양막염이 의심되는 열이 있는 경우에는 항생제를 투여하면서 바로 유도분만을 시작하여야 한다. 자궁수축이 약하게 오거나 자궁경부소실이 진행된 경우에는 대개 옥시토신으로 유도분만을 할 수 있으나, 자궁경부의 소실이나 개대가 빈약할 경우는 질내 미소프로스톨을 사용할 수도 있다. Parkland 병원에서는 조기양막파수가 된 후 기대요법(expectant management)보다는 입원 후 바로 유도분만을 할 것을 권고하였고 옥시토신 사용을 선호하였다. 이런 결과는 주로 자궁감염의 빈도가 낮았다는 것을 증명한 것이며 제왕절개 분만율에는 차이가 없었다. 즉 양막파수 후 유도분만을 하는 것이 기대요법을 하는 것보다 융모양막염, 자궁근염, 그리고 신생아중환자실 입원율을 더 낮출 수 있다.

5. 난산이 모체-태아에 미치는 영향(Maternal-fetal effects of dystocia)

1) 임신부의 영향

분만의 지연으로 감염의 발생 빈도가 높아진다. 양막파수 후 특히 빈번한 자궁내진을 할 경우, 질내 세균이 양수 내뿐만 아니라 양막, 탈락막, 융모막혈관을 침습하여 염증을 일으키고 심한 경우 산모와 태아의 세균혈증, 패혈증을 초래할 수 있고, 산후 골반감염이 더 빈번해진다. 분만 후 자궁이완으로 산후출혈이 증가할 수 있고, 아두가 골반에 끼인 상태에서 제왕절개분만을 하더라도 자궁이 손상될 가능성이 높다. 아두골반불균형이 있고 태아머리의 진입과 하강이 없는 상태에서 분만이 지연되면 지속적인 자궁수축으로 인해 자궁상절부가 점차 짧고 두꺼워지고 자궁하절부는 얇아지면서 병적 수축륜(pathologic retraction ring)이 나타난다. 이러한 경우 자궁파열의 위험이 높기 때문에 즉시 제왕절개술을 고려하여야 한다. 쌍태아에서 첫째 아기를 분만한 후에도 이러한 병적 수축륜이 나타날 수 있는데, 이 때 전신마취를 하게 되면 자궁이 이완되어 질 분만이 이루어질 수도 있으나 즉각 제왕절개분만을 하는 것이 더 좋은 예후를 보인다. 분만 2기가 심하게 지연되면서 태아의 선진부위가 장시간 임신부의 골반벽과 골반주변근육, 신경 및 혈관을 압박하여 혈액순환이 원활하지 못해 골반조직의 변성 및 괴사를 초래하여 골반저부와 질 및 자궁경부의 손상과 방광과 질, 방광과 자궁경부, 직장과 질 사이의 누공이 발생할 수도 있다. 이러한 누공은 분만이 끝난 후 수일이 경과한 후에 나타난다. 또한 요실금과 자궁탈출증도 증가시키며(Handa et al., 2011) 항문괄약근의 손상 후에는 많은 경우 변실금, 가스실금의 후유증도 보고되고 있다. 난산 후에는 하지의 신경계 장애가 나타날 수 있는데, 가장 흔한 것은 온종아리신경(common fibular nerve)이 압박을 받는 것이다. 이것은 주로 분만 2기가 연장되는 상황에서 다리를 부적절하게 등자장치에 위치함으로 인하여 생기며, 대부분의 증상은 분만 후 수개월 이내에 소실된다.

2) 태아의 영향

난산에 의한 분만지연으로 신생아 패혈증이 증가한다. 태아머리의 선진부가 임신부의 골반 내에서 오랜 시간 눌리게 되어 태아두피의 부종에 의한 산류가 생기기도 하고 머리 모양이 변형되는 주형(molding)이 생기기도 한다. 태아의 다른 기계적 손상으로는 신경손상, 골절, 그리고 머리혈종 등이 더 흔히 나타난다.

6. 급속 진통 및 분만(Precipitate labor and delivery)

급속분만은 분만진통과 분만이 비정상적으로 빠르게 진행되는 것을 의미하는데 산도의 연조직의 저항이 비정상적으로 낮은 경우, 혹은 심하게 강력한 자궁 및 복벽의 수축에 의해 발생하거나, 드물게는 강력한 진통에 둔감 한 느낌으로 인하여 초래될 수 있으며 대개 진통 시작 후 3시간 이내에 분만이 완료된다. Mahon 등은 자궁경관 개대의 정도가 미분만부에서 시간당 5 cm, 다분만부에서 10 cm인 경우를 단축 분만으로 정의하였으며, 이는 태반조기박리, 태변, 산후출혈, 임신부의 코카인 남용 및 낮은 아프가점수와 관련이 있다고 하였다(Mahon et al., 1994). 자궁경부 소실이 잘 되어 있고 골반조직 저항이 낮은 경우에는 별 문제가 없으나 과도한 자궁수축에 의하여 급속분만이 일어날 때는 자궁경부, 질과 회음부의 열상, 자궁파열이 생길 수 있으며 드물게 양수색전증이 발생하기도 한다. 분만 후 더 빈번히 자궁이완(uterine atony)이 생겨 산후출혈의 가능성이 높아진다. 강력하고 빈번한 자궁수축으로 인해 자궁으로의 혈류 감소와 이에 따른 태아 산소공급 부족으로 신생아의 낮은 아프가점수, 태아 및 신생아 두부 손상 등의 주산기 이환율이 증가한다. 처치로 고려해 볼 수 있는 것은 강력한 진통제와 자궁수축이완제인 MgSO4, 이소플루란 등의 전신마취를 들 수 있으나 그리 효과적이라고 알려져 있지는 않다. 만약 옥시토신을 투여하고 있었다면 즉시 중지하고, 태반 조기박리나 제대탈출이 있는 경우에는 제왕절개 분만이 당연히 고려된다. 하지만 다른 문제가 없고 질 분만이 진행된다면 신생아가 분만대에서 부주의하게 떨어져 다치지 않도록 유의하면서 분만을 도운다.

참고문헌

- 김소정, 최필선, 전현수, 홍혜진, 정두용. 경막외마취를 통한 무통분만이 분만에 미치는 영향에 대한 연구. 대한 산부회지 2001;44:1783-8.
- 김윤하, 송태복, 김형춘, 김기민, 이경철, 김석모 등. 선행제왕절개 임부의 유도분만. 대한산부회지 2001;44:290-5.
- 서운희, 최형민, 김정원. 산과 경막외 마취가 분만 과정 및 주산기 예후에 미치는 영향. 대한 산부회지 2003;46:1099-103.
- 위승길, 송태복, 김윤하, 변지수, 박훈, 정광필 등. 자궁 경부 숙화 및 분만유도시 미소프로스톨 두 가지 용법의 비교. 대한산부회지 2002;45:437-42.
- 이혁, 한정훈, 박교훈, 조용군, 최훈, 김복린, 이홍균. 분만과정에 대한 경막외 마취의 영향. 대한 산부회지 1999;42:2525-30.
- American College of Obstetricians and Gynecologists. Dystocia and augmentation of labor. Practice Bulletin No. 49. December 2003, reaffirmed 2013.
- American College of Obstetricians and Gynecologists: External cephalic version. Practice Bulletin No. 161, February 2016.
- American College of Obstetricians and Gynecologists. Induction of labor. ACOG Practice Bulletin No. 107, August 2009.
- American College of Obstetricians and Gynecologists: Mode of term in singleton breech delivery. Committee Opinion No. 340, July 2006, Reaffirmed 2016b.
- American College of Obstetricians and Gynecologists. Response to Searle's drug warning on misoprostol. ACOG committee opinion No. 248, December 2000.
- American College of Obstetricians and Gynecologists. Shoulder dystocia. Practice Bulletin No. 40, November 2002, Reaffirmed 2012.
- American College of Obstetricians and Gynecologists: Shoulder dystocia. Practice Bulletin No. 178, November 2002, Reaffirmed May 2017c.
- American College of Obstetricians and Gynecologists, Society for Maternal Fetal Medicine: Periviable birth. Obstetric Care Consensus No. 6, October 2017.
- Alexander JM, Sharma SK, McIntire DD, Leveno KJ. Epidural analgesia lengthens the Friedman active phase of labor. Obstet Gynecol 2002;100:46-50.
- Allott HA, Palmer CR. Sweeping the membranes. A valid procedure in stimulating the onset of labour? Br J Obstet Gynecol 1993;100:878-903.
- Barth WH Jr: Persistent occiput posterior. Obstet Gynecol 2015;125(3):695.
- Berhan Y, Haileamlak A: The risks of planned vaginal breech delivery versus planned cesarean section for term breech birth: a meta-analysis including observational studies. BJOG

2016;123(1):49.
- Bishop EH. Pelvic scoring for elective induction. Obstet Gynecol 1964;24:266-8.
- Bland RD. Lung liquid clearance before and after birth. Semin Perinatol 1988;12:124-33.
- Boulvain M, Senat MV, Perrotin F, et al: Induction of labour versus expectant management for large-for-date fetuses: a randomised controlled trial. Lancet 2015 ;385(9987):2600.
- Bruner JP, Drummond SB, Meenan AL, et al: All-fours maneuver for reducing shoulder dystocia during labor. J Reprod Med 1998;43(5)L439.
- Centers for Disease Control and Prevention. NCHS Data Brief, Number 155 [Internet]. Atlanta (GA): Centers for Disease Control and Prevention; c2014 [cited 2014 June]. Available from: http://www.cdc. gov/nchs/data/databriefs/db155_table.pdf#1.
- Chan LY, Tang JL, Tsoi KF, Fok WY, Chan LW, Lau TK. Intrapartum cesarean delivery after successful external cephalic version: A meta-analysis. Obstet Gynecol 2004;104:155.
- Cheng YW, Shaffer BL, Caughey AB. The association between persistent occiput posterior position and neonatal outcomes. Obstet Gynecol 2006;107:83744.
- Cluett ER, Pickering RM, Getliffe K, St George Saunders NJ. Randomised controlled trial of labouring in water compared with standard augmentation for management of dystocia in first stage of labour. BMJ 2004;328:314.
- Cluett ER, Burns E. Immersion in water in labour and birth. Cochrane Database Syst Rev 2:CD000111, 2009.
- Cluver CA, Hofmeyr GJ: Posterior axilla sling traction for shoulder dystocia: case review and a new method of shoulder rotation with the sling. Am J Obstet Gynecol 2015;212(6):784. e1.
- Cohen W. Influence of the duration of second stage labor on perinatal outcome and puerperal morbidity. Obstet Gynecol 1977;49:266-9.
- Collaris R1, Tan PC. Oral nifepidine versus subcutaneous terbutaline tocolysis for external cephalic version: a double-blind randomised trial. BJOG 2009;116:74-80.
- Croughan-Minihane MS, Petitti DB, Gordis L, Golditch I, Morbidity among breech infants according to method of delivery. Obstet Gynecol 1990;75:821-5.
- Dupuis O, Ruimark S, Corinne D, Simone T, AndréD, René-Charles R. Fetal head position during the second stage of labor: comparison of digital vaginal examination and transabdominal ultrasonographic examination. Eur J Obstet Gynecol Reprod Biol 2005;123:193-7. Epub 2005 May 31.
- Eide MG, φyen N, Skjaerven R, Iragens LM, Bjerkedal T, Nilsen ST. Breech delivery and intelligence: a population-based study of 8,738 breech infants. Obstet Gynecol 2005; 105:4.
- Feltovich H: Cervical evaluation. From ancient medicine to precision medicine. Obstet Gynecol 2017;130:51.
- Gardberg M, Stenwall O, Laakkonen E, Slevaara M. Intrapartum sonography and persistent occiput posterior position: a study of 408 deliveries. Obstet Gynecol 1998;91(5 Pt 1):74.
- Gluckman PD, Sizonenko SV, Bassett NS. The transition from fetus to neonate: an endocrine perspective. Acta Paediat Suppl 1999;88:7-11.
- Gogen O, Rosen DJD, Dolfin Z, et al: Induction of labor versus expectant management in macrosomia: a randomized study. Obstet Gynecol 1997;89:913.
- Grobman WA, Caughey AB. Elective induction of labor at 39 weeks compared with expectant management: a meta-analysis of cohort studies. Cochrane Database Syst Rev. 2016 May 22;(5):CD000938. doi: 10.1002/14651858.CD000938.pub2.
- Grootscholten K, Kok M, Oei SG, Mol BW, Van der Post JA. External cephalic version-related risks: a meta analysis. Obstet Gynecol 2008;112:1143.
- Gupta JK, Hofmeyr GJ. Position for women during second stage of labour. Cochrane Database Syst Rev 2004;(1): CD002006.
- Handa VL, Laros RK. Active-phase arrest in labor. Predictors of cesarean delivery in a nulliparous population. Obstet Gynecol 1993;81:758-63.
- Handa VL, Blomquist JL, Knoepp LR, Hoskey KA, McDermott KC, Muñoz A. pelvic floor disorders 5-10 years after vaginal or cesarean childbirth. Obstet Gynecol 2011;118:777-84.
- Hannah ME, Hannah WJ, Hewson SA, Hodnett ED, Saigal S, Willan AR. Planned caesarean section versus planned vaginal birth for breech presentation at term: A randomised multicentre trial. Lancet 2000;356:1375.
- Happe SK, Yule CS, Wells CE: Outcomes in pregnancies complicated by intrapartum uterine rupture. Unpublished data, 2017.
- Hellman LM, Epperson JWW, Conally F. Face and brow presentation: the experience of the Johns Hopkins Hospital, 1896 to 1948. Am J Obstet Gynecol 1950;59:831.
- Hernandez C, Wendel GD. Shoulder dystocia. In Pitkin RM(ed): Clinical Obstetrics and Gynecology, Vol XXXIII. Hagerstown: Lippincott; 1990; p.526.
- Hillis DS. Diagnosis of contracted pelvis by the impression method. Surg Gynecol Obstet 1930;51:857.
- Hoffman MK, Sciscione AC. Elective induction with cervical ripening increased the risk of cesarean delivery in multiparous women. Obstet Gynecol 2003;101:7S.
- Hofmeyr GJ, Hannah M, Lawrie TA: Planned caesarean

section for term breech delivery. Cochrane Database Syst Rev 7:CD000166,2015a.
- Hughes EC. Obstetric-Gynecologic Terminology. Philadelphia: Davis; 1972. p.390.
- Impey L1, MacQuillan K, Robson M. Epidural analgesia need not increase operative delivery rates. Am J Obstet Gynecol 2000;182:358-63.
- Kotaska A, Menticoglou S, Gagnon R. SOGC clinical practice guideline: vaginal delivery of breech presentation: no. 226, June 2009. Int J Gynecol Obstet 2009;107:169.
- Laughon SK, Zhang J, Troendle J, Sun L, Reddy UM. Using a simplified Bishop score to predict vaginal delivery. Obstet Gynecol 2011;117:805-11.
- Learner H, Durlacher K, Smith S, Hamilton E. Relationship between head-to-body delivery interval in shoulder dystocia and neonatal depression. Obstet Gynecol 2011;118(2Pt 1):318-22.
- Le Ray C, Carayol M, Jaquemin S, Miqnon A, Cabrol D, Goffinet F. Is epidural analgesia a risk factor for occiput posterior or transverse positions during labour? Eur J Obstet Gynecol Reprod Biol 2005;123:22.
- Leung TY, Stuart O, Sahota DS: Head- to-body delivery interval and risk of fetal acidosis and hypoxic ischaemic encephalopathy in shoulder dystocia: a retrospective review. BJOG 2011a;118(4):474.
- Little SE, Caughey AB: Induction of labor and cesarean: what is the true relationship? Clin Obstet bynecol 2015;58:269.
- Lövset or whom? Maneuver of Rojas. Rev Esp Obstet Gynecol 1956;15:101-4.
- Ltdon-Rochelle M, Holt VL, Easterling TR, Martin DP. Risk of uterine rupture during labor among women with a prior cesarean delivery. N Engl J Med 2001;345:3-8.
- Lumbiganon P, Laopaiboon M, Gulmezoglu AM, Souza JP, Taneepanichskul S, Ruyan P, et al. Method of delivery and pregnancy outcomes in Asia: the WHO global survey on maternal and perinatal health 2007-08. Lancet 2010;375:490.
- Lupe PJ, Gross TL. Maternal upright posture and mobility in labor-a review. Obstet Gynecol 1986;67:727-34.
- Lyons J, Pressey T, Bartholomew S, et al: Delivery of breech presentation at term gestation in Canada, 2003-2011. Obstet Gynecol 2015;125(5):1153.
- MacKenzie IZ, Shah M, Lean K, Dutton S, Newdick H, Tucker DE. Management of shoulder dystocia: Trends in incidence and maternal and neonatal morbidity. Obstet Gynecol 2007; 110:1059-68.
- Mahon TR, Chazotte C, Cohen WR. Short labor: characteristics and outcome. Obstet Gynecol 1994;84:47.
- Martin JA, Hamilton BE, Osterman MJ, et al: Births: final data for 2015. Natl Vital Stat Rep 2017;66(1):1.
- McColgin SW, Bennett WA, Roach H, Cowan BD, Martin JN Jr, Morrison JC. Parturitional factors associated with membrane stripping. Am J Obstet Gynecol 1993;169:71-7.
- Mengert WF. Estimation of pelvic capacity. JAMA 1948; 138:169-74.
- Menticoglou SM, Manning F, Harman C, et al. Perinatal outcomes in relation to second-stage duration. Am J Obstet Gynecol 1995a;173:906-12.
- Mercer BM, McNanley T, O'Brien JM, Randal L, Sibai BM. Early versus late amniotomy for labor induction: A randomized trial. Am J Obstet Gynecol 1995;173:1321-25.
- Michel S, Drain A, Closset E, Deruelle P, Ego A, Subtil D. Evaluation of a dicision protocol for type of delivery of infants in breech presentation at term. Eur J Obstet Gynecol Reprod Biol 2011;158:194.
- Mueller P. About the prognosis for delivery with a narrow pelvis. Arch Gynaelol 1885;27:311.
- Myles TD, Santolaya J. Maternal and neonatal outcomes in patients with a prolonged second stage of labor. Obstet Gynecol 2003;102:52-8.
- O'Driscoll K, Foley M, MacDonald D. Active management of labor as an alternative to cesarean section for dystocia. Obstet Gynecol 1984;63:485-90.
- Ouzounian JG: Should dystocia: incidence and risk factors. Clin Obstet Gynecol 2016;59(4):791.
- Overland EA, Vatten LJ, Eskild A. Risk of shoulder dystocia: associations with parity and offspring birthweight. A population study of 1914544 deliveries. Acta Obstet Gynecol Scand 2012;91:483-8.
- Owen J, Winkler CL, Harris BA, Hauth JC, Smith MC. A randomized double-blind trial of Prostaglandin E_2 gel for cervical ripening and meta analysis. Am J Obstet Gynecol 1991; 165:991-6.
- Pinard A. On version by external maneuvers. In: Traite du Palper Abdominal. Paris: Lauwereyns; 1889.
- Pinette MG, Wax J, Wilson E. The risks of underwater birth. Am J Obstet Gynecol 2004;190:1211-5.
- Read JA, Miller FC, Paul RH. Randomized trial of ambulation versus oxytocin for labor enhancement: A preliminary report. Am J Obstet Gynecol 1981;139:669-72.
- Reddy UM, Zhang J, Sun L, Chen Z, Raju TN, Laughon SK. Neonatal mortality by attempted route of delivery in early preterm birth. Am J Obstet Gynecol 2012;207:117.e1-8.
- Robertson PA, Huang LJ, Croughan-Minihane MS, Kilpatrick SJ. Is there an association between water baths during labor and the development of chorioamnionitis or endometritis? Am J Obstet Gynecol 1998;178:1215-21.

- Rodgers R, Beik N, Nassar N, et al: Complications of external cephalic version: a retrospective analysis of 1121 patients at a tertiary hospital in Sydney. BJOG 2017;124(5): 767.
- Rouse DJ, Owen J: Prophylactic cesarean delivery for fetal macrosomia diagnosed by means of ultrasonography-a Faustian bargain? Am J Gynecol 1999;181:332.
- Rouse DJ, Owen J, Savage KG, Hauth JC. Active phase labor arrest: revisiting 2-hour minimum. Obstet Gynecol 2001;98:550-4.
- Rubin A. Management of shoulder dystocia. JAMA 1964;189:835-7.
- Satin AJ, Maberry MC, Leveno KJ, Sherman ML, Kline DM. Chorioamnionitis: A harbinger of dystocia. Obstet Gynecol 1992;79:913-5.
- Schummers L, Hutcheon JA, Bodnar LM, et al: Risk of adverse pregnancy outcomes by prepregnancy body mass index: a population-based study to inform prepregnancy weight loss counseling. Obstet Gynecol 2015;125(1):133.
- Schutte MF, van Hemel OJS, van de Berg C, van de Pol A. Perinatal mortality in breech presentations as compared to vertex presentations in singleton pregnancies: An analysis based upon 57,819 computer-registered pregnancies in the Netherlands. Eur J Obstet Gynecol Reprod Biol 1985;19:391-400.
- Senécal J, Xiong X, Fraser WD. Effect of fetal position on second-stage duration and labor outcome. Obstet Gynecol 2005;105:763-72.
- Sherman DJ, Frenkel E, Tovbin J, Arieli S, Caspi E, Bukovsky I. Ripening of the unfavorable cervix with extraamniotic catheter balloon: Clinical experience and review. Obstet Gynecol Surv 1996;51:621-7.
- Spain JE, Frey HA, Tuuli MG, et al: Neonatal morbidity associated with shoulder dystocia maneuvers. Am J Obstet Gynecol 2015;212(3):353.el.
- Spong CY, Beall M, Rodrigues D, Ross MG. An objective definition of shoulder dystocia: Prolonged head-to-body delivery intervals and/or the use of ancillary obstetric maneuvers. Obstet Gynecol 1995;86:433-6.
- Spong CY, Berghella V, Wenstrom KD, Mercer BM, Saade GR. Preventing the first cesarean delivery: summary of a joint Eunice Kennedy Shriver National Institute of Child Health and Human Development, Society for Maternal-Fetal Medicine, and American College of Obstetricians and Gynecologists Workshop. Obstet Gynecol 2012;120:1181-93.
- Thisted DL, Mortensen LH, Krebs L. Uterine rupture without previous cesarean delivery: a population-based cohort study. Eur J Obsted Gynecol Reprod Biol. 2015;195:151.
- Thomas J, Fairclough A, Kavanagh J, et al: Vaginal prostaglandin (PGE2 and PGF2a) for induction of labour at term. Cochrane Database Syst Rev 2014;6:CD003101.
- Thoms H. The obstetrical significance of pelvic variations: A study of 450 primiparous women. BMJ 1937;2:210.
- Thorps JA, Hu DH, Albin RM, McNitt J, Meyer BA, Cohen GR, et al. The effect of intrapartum epidural analgesia on nulliparus labor; A randomized controlled prospective trial. Am J Obstet Gynecol 1993;169:851-8.
- Towers CV, Briggs GG, Rojas JA: The use of prostaglandin E2 in pregnancy patients with asthma. Am J Obstet Gynecol 2004;190(6):1777.
- Whyte H, Hannah ME, Saigal S, Hannah WJ, Hewson S, Amankwah K, et al. Outcomes of children at 2 years after planned cesarean birth versus planned vaginal birth for breech presentation at term: The International Randomized Term Breech Trial. Am J Obstet Gynecol 2004;191:864-71.
- Williams JW. Obstetrics. A Textbook for the Use of Students and Practitioners. 1st ed. New York: Appleton; 1903. p.282.
- Wing DA, Lovett K, Paul RH. Disruption of prior uterine incision following misoprosol for labor induction in women with previous cesarean delivery. Obstet Gynecol 1998;91:828-30.
- Woods CE. A principle of physics is applicable to shoulder delivery. Am J Obstet Gynecol 1943;45:796-804.
- Zaretsky MV, Alexander JM, McIntire DD, Hatab MR, Twickler DM, Leveno KJ. Magnetic resonance imaging pelvimetry and the prediction of labor dystocia. Obstet Gynecol 2005;106:919-26.

제19장

수술적 분만

Operative Delivery

정영주 | 전북의대
박성남 | 원광의대
조해중 | 원광의대

1. 수술적 질식분만(Operative vaginal delivery)

수술적 질식분만(operative vaginal delivery)이란 겸자 혹은 흡입분만을 일컫는다. 최근 제왕절개의 빈도는 점차 증가하지만 수술적 질식분만의 빈도는 미국의 경우 2001년에 약 10%에서 2014년에는 3.2%로 감소 추세이다(Wen et al.,2001)(Hamilton et al., 2015). 미국에서 흡입분만과 겸자분만의 비는 1997년 2:1이었으나 점차 흡입분만이 많아져 최근에는 5:1의 사용빈도를 보인다(Curtin et al., 1999)(Merriam et al., 2017). 수술적 질식분만이 감소되는 원인으로 의료소송의 부담, 숙련된 의사의 부족 등을 들 수 있다. 수련 중인 젊은 의사는 수술적 질식분만에 대해서 시행 기회가 점차로 줄어들고 있으며, 술기에 대한 경험부족으로 산과적 합병증을 초래할 수 있어, 이러한 악순환은 수술적 질식분만의 감소로 이어지고 있다. 국내에서 수술적 질식분만의 사용빈도는 정확히 보고된 바는 없으나, 상기 이유들로 인해 미국보다 더 드물 것으로 여겨진다. 수술적 질식분만을 결정하는데 있어서 중요한 사항들은 시술자의 숙련도는 충분한지, 분만이 어떤 중재를 필요로 하는지, 특정 기술에 대한 위험도는 얼마나 되는지 등을 고려해야만 한다(산과학 제4판, 2007).

1) 겸자 분만(Forceps delivery)

(1) 겸자 구조

겸자는 크기와 모양이 다양하나 기본적으로는 2개의 교차되는 가지(branch)로 구성되어 있다. 각 가지는 4개 부분으로 구성되어 있다. ① 날(blade), ② 몸통부분(shank), ③ 잠금장치(lock), ④ 손잡이(handle) 등이다. 각개의 날은 두부굴곡(cephalic curve)과 골반굴곡(pelvic curve)을 갖는다. 두부굴곡은 태아의 머리모양에 알맞게 되고, 골반굴곡은 산도에 알맞게 되어 있다. 겸자의 날은 난원 또는 타원형이고 가운데 창(fenestration)이 있거나 막혀 있다. 창이 있는 겸자는 견인이 수월하고, 막혀있는 겸자는 회전에 의한 모체의 산도손상이 적다. 겸자의 관절 또는 잠금장치는 소켓트형(English lock), 활주형(sliding lock), 나사형(French lock)이 있다. 전형적인 겸자로서 Simpson 겸자, Elliot 겸자, Tucker-McLane 겸자가 있고, 회전시키기에 좋은 Kielland 겸자, Barton 겸자가 있다(그림 19-1).

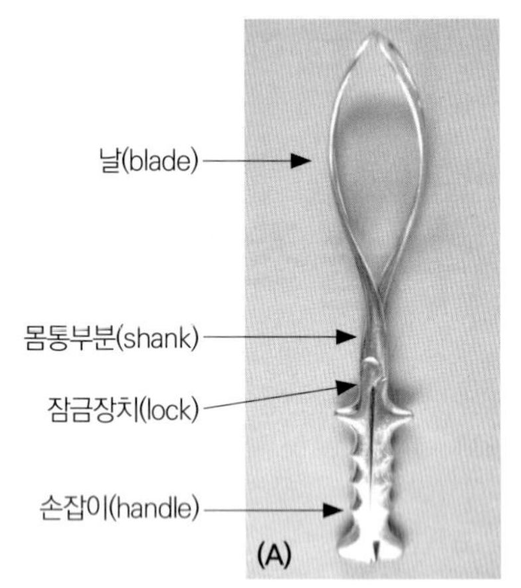

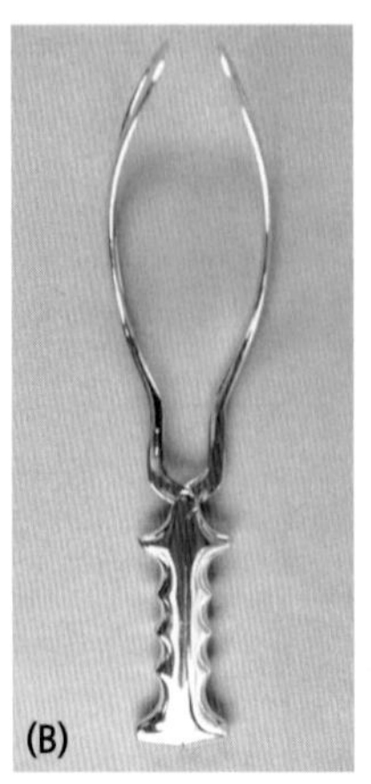

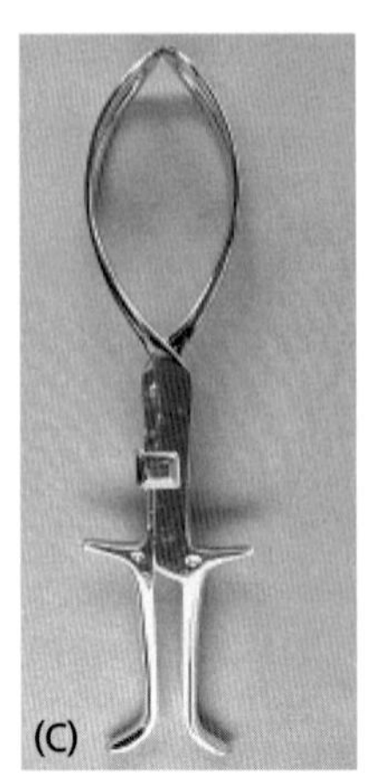

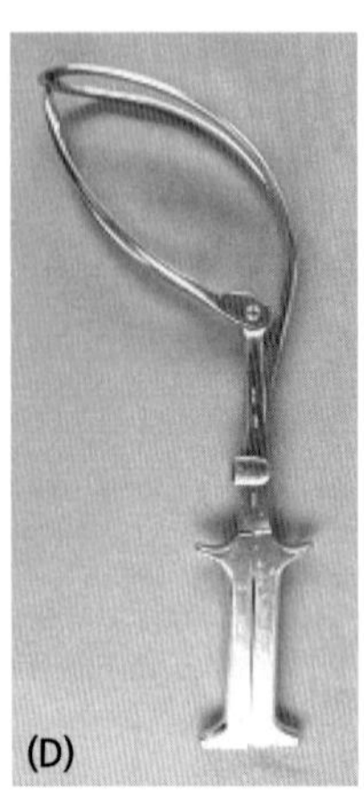

그림 19-1. **겸자의 구조.** (A) Elliot 겸자, (B) Simpson 겸자, (C) Kielland 겸자, (D) Barton 겸자

(2) 겸자분만의 분류

겸자분만의 최근 분류는 2012년에 American College of Obstetricians and Gynecologists (ACOG)에 의해서 제시되었다(ACOG, 2012)(표 19-1). 하강도는 5분법을 기준으로 –5에서 0, 그 이후 +5까지 센티미터로 나타낸다. 이 분류에서 임산부와 태아에 대한 위험성에 대비하여 아주 중요한 두 가지 차별점을 강조하였다. 첫째 중요한 것은 회전의 정도이다. 45도 이상의 회전은 45도 이하보다 명백히 어렵다는 것이다. 두 번째, 태아머리의 하강도(station)이다. 고위겸자술은 태아머리 하강도 0 상방에서 겸자를 사용하는 것으로 임산부나 태아에게 유의한 유병률을 동반하기 때문에 현대 산과에서는 사용하지 않는다.

표 19-1. **하강도와 회전에 따른 겸자분만의 분류**

분류	기준
출구겸자	• 머리의 두피가 질 입구에서 음순을 벌리지 않고도 보인다. • 태아 두개골이 골반저에 도달한다. • 태아의 시상봉합이 골반 전후경에 있거나 좌우 후두전방위 또는 후두후방위이다. • 태아머리는 회음부위에 있다. • 회전은 45도를 초과하지 않는다.
하위겸자	태아 두개골 선진부의 하강 정도가 ≥+2이고 골반저에 있지 않은 경우 1) 회전이 45도이거나 그 미만인 경우(좌 혹은 우 후두전방위를 후두전방위로, 좌 혹은 우 후두후방위를 후두후방위로 회전할 때) 2) 회전이 45도를 초과하는 경우
중위겸자	하강도가 0와 +2 cm 사이에 있다.
고위겸자	분류에 포함 안 된다.

(3) 부분마취가 수술적 질식분만에 미치는 영향

경막외마취는 태아머리 위치이상의 빈도를 증가시킬 수 있고 이는 수술적 질식분만의 빈도를 증가시킬 수 있다(Ploeckinger et al., 1995). 특히 태아 후두전방위로의 회전 실패, 분만 제2기의 지연, 임산부의 만출력 약화 등의 원인으로 알려져 있다.

(4) 겸자의 기능과 선택

겸자는 견인이나 회전 또는 두 가지 모두를 위해 사용할 수 있으며 그 중 가장 중요한 기능은 견인이다. 하지만 태아머리가 옆으로 있거나 후두후향(occiput posterior)일 경우에는 회전을 위해 겸자를 사용한다. 때로는 적절히 변형된 기구가 좋은 결과를 가져올 때도 있다. 일반적으로 Simpson 겸자는 초산부 때 많이 주조(molding)된 태아머리에 사용되고, Tucker-McLane 겸자는 더 둥근 두부굴곡의 날을 갖고 있어 다분만부의 둥근 태아머리에 사용된다. 태아머리의 심횡정지(deep transverse arrest)와 같은 특수한 경우에서는 Kielland나 Barton 같은 특수한 겸자가 더 바람직하다. 둔위분만 때 나중에 나오는 태아머리에는 Piper 겸자가 사용된다.

(5) 겸자의 적응증 및 필요조건

① 겸자사용의 적응증

임산부나 태아를 위협하는 어떤 조건이든 겸자분만에 의해서 구제할 수 있는 상태이면서 안전하게 수행할 수 있다면 겸자분만의 적응증이 된다. 모체 측 적응증으로 가장 흔한 경우는 임산부가 지쳤거나, 분만 2기 진통이 지연(prolonged)된 경우이다. 초임부에서 분만 2기 지연의 정의는 부위무통시술(regional analgesia)을 했을 때는 3시간, 아닐 때는 2시간 이상이며 다분만부에서는 각각 2시간, 1시간 이상일 경우이다. 그러나 겸자분만이 고려되는 최대 지연시점에 대해서 정해진 것은 아직 없다(ACOG, 2016). 그 외의 적응증으로는 임신에 합병되어 심장 질환, 급성 폐부종, 신경학적 문제, 분만중 감염 등 임산부의 건강을 위협하는 내과적 질환이 있는 경우에 분만 2기를 단축시키는 것이 임산부 건강에 이로울 수 있다. 태아측 적응증은 태아머리가 이미 골반내로 잘 내려왔으나 더 이상 하강에 실패한 경우, 회전 정지, 태반조기박리 그리고 주로 태아서맥과 같이 심박동이 안심되지 않는 상황(nonreassuring pattern) 등에서 수술적 질식분만을 시도할 수 있다.

② 겸자사용의 필요조건(Prerequisites for forceps application)

성공적인 겸자시술을 위해서는 다음과 같은 조건들이 필요하다(ACOG, 2012).

- 겸자사용 전에 동의서를 받아야 한다.
- 태아머리 골반 불균형이 없어야 한다.
- 태아머리는 골반 내에 완전히 진입(engage)되어야 한다. 골반저부에 도달하기 전에 겸자의 날을 사용하면 예상보다 태아머리는 높은 위치에 있음을 알게 된다. 대개 이런 경우는 심한 산류(caput)와 주조(molding) 때문이다. 겸자는 태아머리의 하강이 충분하여 안전한 겸자술이 보장될 때까지는 시행해서는 안 된다. 이런 원칙은 태아심박동이 나쁘거나 태아머리가 회음부 저부에 가깝지 않을 때에도 적용된다. 만약 분만이 다급하면 수기적으로 어렵고 태아에 외상을 줄 수 있는 중위 겸자술보다는 제왕절개술이 보다 바람직하다.
- 자궁경관은 완전히 열려 있어야 하고, 파막이 되어야 한다.
- 태아는 두정위이거나 턱이 전방에 있는 안면위이어야 한다.
- 태아머리의 위치(태향)를 정확히 파악해야 한다.
- 태아가 응고장애 질환이나 골탈회(demineralization) 질환이 없어야 한다.
- 방광을 비워야 한다.
- 적절한 마취나 진통제를 사용한다.
- 시술자는 겸자 사용에 필요한 지식과 경험, 숙련된 기술이 있어야 하고, 겸자 사용 시 발생할 수 있는 합병증을 다룰 수 있어야 한다.

③ 겸자사용의 금기증(Contraindications)

위의 필요조건들을 충족시키지 못한 경우에는 다른 분만법을 고려해야 한다. 임산부가 과거에 골반에 외상을 입어 임산부 골반을 제대로 평가할 수 없는 경우이거나 수지검사에서 골반이 부적절한 경우 등이다. 또한 태아머리의 위치를 잘 모르거나 거대아인 경우에도 다른 분만법을 시도해야 한다. 자궁경관은 완전히 열려 있어야 한다. 자궁경관의 변두리가 조금이라도 남아 있으면 날이 태아머리를 정확히 잡지 못해 미끄러지기 쉬우며 견인할 때 많은 저항을 받아 심한 자궁경부 열상을 일으키게 된다. 완전개대 전에 분만이 시급할 때는 제왕절개술이 더 바람직하다. 또한 다양한 겸자의 종류와 사용법에 익숙하지 않아 해를 가져올 수 있는 경우에도 역시 사용해서는 안 된다.

(6) 겸자분만의 술기

겸자를 적절하게 적용하는 것은 겸자 사용의 두 가지 주목적인 '견인과 회전'을 잘 수행하는 것이다.

① 시술 준비

가. 마취

음부신경 차단마취는 골반출구 겸자술에서는 적절하지만 하위, 중위 겸자인 경우는 부위 무통시술이나 전신마취가 더 좋다. 이럴 경우 도뇨관을 삽입하여 방광을 비워야 한다. 척추마취를 시행할 때는 환자를 쇄석위로 눕히기 전에 마취제를 투여하여야 한다. 전신마취를 시행할 때는 환자를 쇄석위로 눕히고 회음부를 소독하고 소독포를 씌운 후 겸자분만의 준비가 다 되면 마취를 시행한다.

나. 태아 위치의 확인

태아머리의 정확한 위치를 확인하는 것은 겸자의 적절한 적용을 위한 기본 사항이다. 태아머리가 골반 내로 충분히 내려와 있을 때는 시상봉합과 천문의 진찰로써 태아위치를 결정한다. 그러나 태아 하강도가 높을 때 절대적인 위치의 결정은 태아의 뒤쪽 귀의 위치를 확인함으로써 이루어진다.

② 후두전위(Occiput anterior position)의 출구 겸자분만(Outlet forceps delivery)

왼쪽 또는 후면 겸자날을 먼저 골라서 왼손 손잡이를 왼손 엄지와 두 개의 손가락 사이로 마치 펜을 잡듯이 잡는다. 자궁 수축 사이에 술자의 오른 손가락을 모체 외음부 좌측 후방부 안쪽 질 속으로 넣어 측면에 공간을 만든 후 이 곳으로 왼손이 들고 있던 좌측날을 집어 넣는다. 이때 오른손 엄지를 겸자의 몸통(shank)에 놓고 두 손가락을 겸사날이 들어가는 면을 따라 놓이게 한 상태에서 질 속으로 밀어 넣는다. 적절하게 끼워졌을 때 겸자날을 최소한의 힘으로 거의 겸자 자체의 무게로 전진시킨다. 손잡이는 처음에는 수직으로 잡고 있다가 날이 아두에 잘 맞을 때에는 손잡이를 산모의 오른쪽 허벅지 쪽으로 반시계 방향으로 돌리면서 겸자의 손잡이가 산모의 중앙에 오게 한다(그림 19-2). 왼쪽 겸자의 삽입이 끝났다면, 손잡이는 그대로 놓아두던가 조수가 들고 있게 한다. 오른쪽 겸자날도 같은 방법으로 우측손잡이, 우측골반 순으로 겸자를 넣어 수평이 이루어지면 겸자는 쉽게 잠겨진다. 오른쪽 겸자날은 이미 끼워넣은 왼쪽 겸자날의 면보다 상방에 위치해야 쉽게 잠글 수 있다. 겸자를 잠근 후 견인하기 전에 제대로 적용이 되었는지 확인해야 한다(그림 19-3).

아래의 세 가지 조건이 맞아야 한다.

- 손잡이의 면과 시상봉합이 직각이어야 한다.

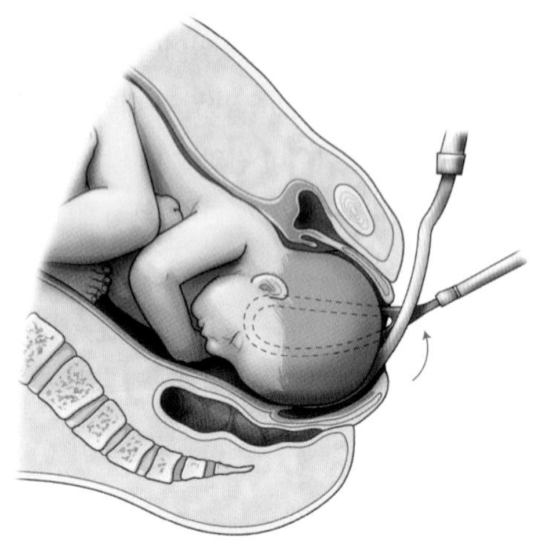

그림 19-2. **겸자 좌측날, 우측날의 삽입**

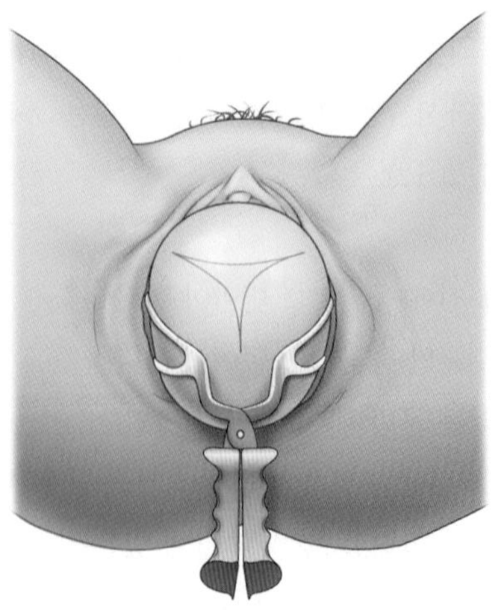

그림 19-3. **정면에서 본 적절한 겸자날의 삽입상태**

- 후천문이 손잡이 면의 상방 1 cm 상방에 있어야 한다. 만약 거리가 더 멀어지면 겸자날이 얼굴 위에 놓이게 되고, 가까워지면 머리가 과신전되어 겸자날을 낮춰야 한다. 후두후방위인 경우에는 천문이 손잡이면 아래로 비슷한 거리에 있어야 한다.
- 겸자날의 창(fenestration)이 같은 거리에 있어야 한다.

③ 겸자의 견인(Traction)

견인은 겸자에서 가장 많이 사용되는 기능이다. Simpson과 Elliott 겸자는 견인이 필요할 때 선택하는 겸자이다. Simpson 겸자의 분리된 몸통과 긴 손잡이가 견인에 적당하다. 겸자를 당기는 것은 견인축-아래쪽, 바깥으로-의 원칙을 따라야 한다. 만약 태아 머리가 골반으로 잘 내려와 있다면, 일직선으로 아래를 향하면 견인하면 된다. 그러나 머리가 높이 있다면, 손잡이를 잡아 당겨서 머리가 치골아래에 오게 한 후 회음부에 있는 머리를 리트겐 수기법으로 조절하면서 쉽게 끌어낼 수 있다(그림 19-4). 태아머리가 잘 보이지 않는다면 자궁수축 시 임산부에게 힘을 주게 하면서 동시에 견인이 이루어져야 한다. 견인할 때는 전박부 근육만을 사용해야 하며 전신을 사용하여 심하게 견인해서는 절대 안 된다. 태아에게 손상은 주지 않으면서 분만할 수 있는 적절한 힘의 정도를 파악하는 것은 종종 어렵다. 따라서 견인은 자궁수축에 맞춰 간헐적으로 하고 그 사이에 태아머리가 자연분만 할 때와 같이 후퇴할 수 있도록 한다. 심한 태아서맥과 같은 응급상황을 제외하고는 분만은 천천히 조심스럽게 진행하여 태아머리에 불필요한 압박을 주지 않도록 해야 한다. 회음절개술은 겸자의 견인으로 회음부가 팽대될 때 시행하게 된다.

일부 산과의사는 겸자가 머리 전진의 조절에 큰 역할을 한다고 믿기 때문에 겸자를 빼지 않고 그냥 놔두는 경우도 있지만 겸자날의 두께는 외음부의 팽창을 가중시켜 열상의 위험성과 광범위한 회음절개술의 필요성을 증가시킨다. 이런 경우에는 겸자를 빼고 변형된 리트겐수기에 의해서 분만이 완료된다.

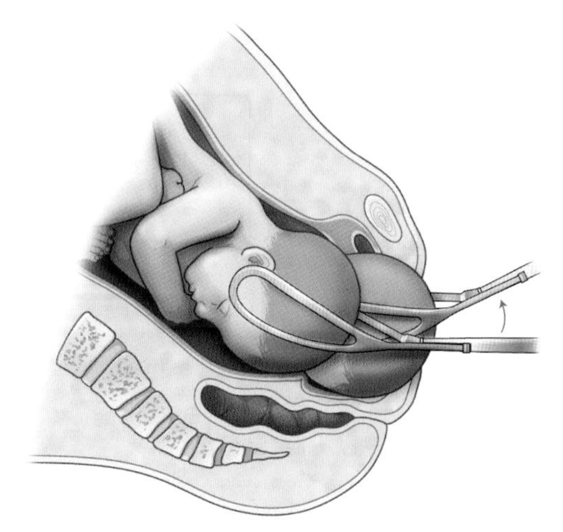

그림 19-4. 겸자 좌우날의 잠금과 견인시작, 겸자의 상방견인

④ 45도 이하의 회전(후두 좌측전위나 후두 우측전위인 경우)

겸자를 고른 후, 태아머리가 골반 면에 비스듬하게 있는 경우, 즉 후두 좌측전위(Left Occiput Anterior, LOA)나 후두 우측전위(Right Occiput Anterior, ROA)인 경우 겸자의 두 날 중 하부의 날을 먼저 위치한다. 후두 좌측전위(LOA)인 경우에는 좌측 두정골이 하방에 있으므로 좌측 겸자날을 먼저 넣고, 후두 우측 전위(ROA)인 경우에는 반대로 하면 된다.

⑤ 45도 이상의 하위 겸자분만(Low forceps)과 중위 겸자 분만(Midforceps)

겸자 회전에 상관없이 최소한의 힘으로 정확한 겸자 적용을 하는 것이 중요하고, 선행한 겸자의 골반 굴곡(pelvic curve)에 대한 세심한 주의가 필요하다. 골반 굴곡이 클수록 겸자날 손잡이의 회전이 더 크다. 횡두횡위(occiput transverse position)일 경우 Kielland 또는 Barton 겸자를 사용한다. 회전의 방향은 후두의 태향에 따라 다양하나 정중선을 향한 회전이 좌 또는 우 방향으로 필요하다. 특히 편평골반에서 겸자를 사용할 때는 태아머리가 골반저에 도달할 때까지는 회전을 시도해서는 안 된다. 만약 서둘러서 미리 전방회전을 시도하게 되면 태아 및 임산부의 연조직에 손상을 줄 수 있다. 분만은 태아의 원래 위치와 관계없이 결국은 후두가 외음부에 보일 때까지 아래쪽으로 견인해주면 분만은 완료된다.

⑥ **후두후향위**(Occiput posterior position)

지속적인 후두후향위는 경막하 마취를 사용했을 때 잘 발생한다.

가. 수동회전(Manual rotation)

손을 질내로 넣은 후, 손바닥이 시상봉합에 걸쳐지게 하여 손가락을 머리측면에 접촉시키고 엄지손가락은 반대쪽 머리를 잡는다(그림 19-5). 후두 우측후위(ROP)라면 회전은 시계방향으로 하여 후두 우측전위(ROA)나 후두 전위(OA)로 만든다. 후두 좌측후위(LOP)라면 시계반대방향으로 회전한다. 지속적 후두 후향위로 수동회전이 힘든 경우는 대부분 유인성골반(anthropoid pelvis)이 원인이다.

나. 겸자 회전(Forceps rotations)

겸자로 회전시키는 경우 보통 Tucker-McLane, Simpson 또는 Kielland 겸자가 사용된다. 비스듬히 기울어진(oblique) 후두후향위에서는 회전은 45도 돌려 후두 후향위 또는 135도 회전시켜 후두전향위로 만든다. Tucker-McLane이나 Simpson 겸자로 회전시킬 때는 머리는 꼭 굴전(flexion)되어 있어야 하나 Kielland 겸자를 사용할 때는 상관이 없다. 겸자로 전방회전을 시켰을 때 위쪽으로 향해 있던 골반만곡은 회전이 끝난 후 후방을 향하게 되어 거꾸로 된 겸자를 그대로 끼운 채 출산을 시도하면 임신부의 연부조직에 심한 손상을 주기 쉽다. 이런 외상을 피하기 위해서는 겸자를 빼고 다시 끼우는 것이 좋다.

다. 겸자분만

회전이 힘든 후두 후향위에서 그대로 겸자분만을 시행할 경우 치골결합 밑으로 코의 기저부가 올 때까지 수평 견인해야 한다. 그리고 손잡이를 후두골이 보일 때까지 서서히 올린 다음 겸자 방향을 아래로 향하면 태아의 코, 입, 턱이 점차 나타나게 된다(그림 19-6). 견인은 후두전방위 때보다 더 어려우며 외음부의 심한 팽창으로 인해 큰 회음절개술이 필요하다.

2) 흡입분만(Vacuum extraction)

(1) 서론

1849년 스코틀랜드의 Simpson은 현재의 흡입관과 같은 원리의 산과적 기계를 처음 기술하였다. 겸자와 비교하여 흡입기는 태아 머리의 정확한 위치파악의 필요성이 덜하고

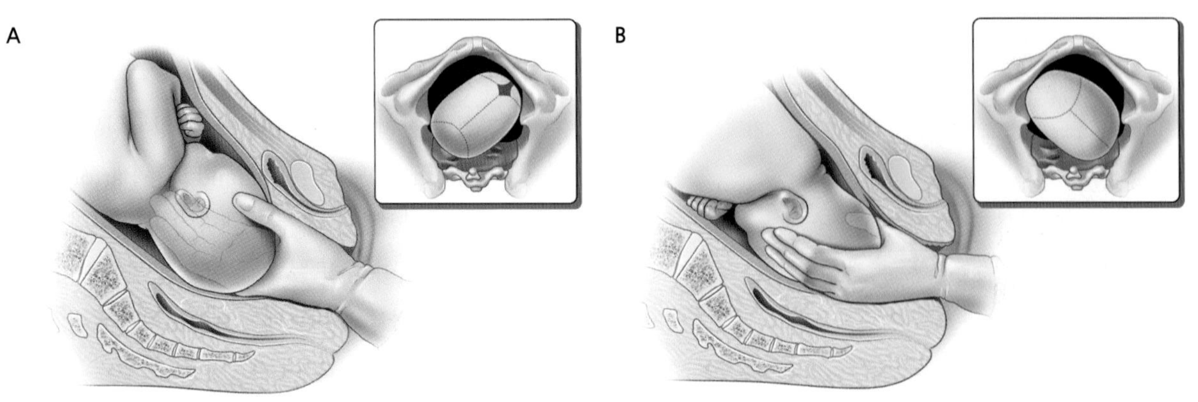

그림 19-5. **수동회전**

질내 겸자날의 공간점유를 감소시키므로 임산부 손상율을 낮추는 장점이 있으나, 단점은 겸자만큼 회전이 용이하지는 않다. 1998년 미국 식품의약안정청은 흡입분만이 모상건막하출혈(subgaleal hematoma) 및 두개내 출혈 등 태아의 합병증을 증가시킬 수 있다고 경고하였다. 따라서 흡입분만의 올바른 술기와 지침을 숙지하는 것은 임산부와 태아 모두에게 최상의 결과를 위해 매우 중요하다.

(2) 적응증 및 필요조건

일반적으로 흡입분만의 적응증, 필요 조건 등은 겸자 분만과 동일하지만 다른 점은 태아위치가 턱이 전방에 있는 안면위인 경우에 흡입분만은 시도하지 않는다. 또한, 흡입분만의 경우 태아는 임신주수가 최소 34주이어야 하고 최근 태아 두피 채혈한 적이 없어야 한다(ACOG, 2012).

(3) 기구 및 술기

흡입기(vacuum cup)는 금속성과 플라스틱 또는 단단한 것과 부드러운 것으로 나뉜다(그림 19-7). 단단한 금속성 흡입기는 부드러운 것에 비해 더 많은 질식분만을 유도하는 반면 두피 혈종 등의 빈도를 높인다(O'Mahony et al., 2010). 흡입분만을 시행하기에 앞서 흡입기와 진공생성기(vacuum generator)가 잘 작동하는지 점검해야 한다(그림 19-8). 압력눈금이 500~600 mmHg를 넘지는 않는지 확인해야 하는 데 압력이 이보다 높은 경우 더 좋은 성과 없이 합병증의 위험을 증가시킬 수 있기 때문이다.

가장 먼저 중요한 사항은 흡입기의 정확한 부착이다. 흡입기가 작동되지 않는 상태에서 흡입기 컵(cup)의 중앙이 시상봉합선과 일치하면서 후천문으로부터 3 cm 전방에 위치하도록 부착한다(그림 19-9). 이 위치를 굴전점(flexion point)이라 하며 여기에 부착되어야 견인력이 극대화되어 흡입기 탈착을 줄이고 올바른 태아 머리 위치에서 최단 직경으로 분만할 수 있게 된다(Baskett et al., 2008). 흡입기에 임산부의 골반조직이 끼지 않았는지 360도 확인하여야 한다. 견인은 자궁수축에 맞춰서 해야 하고, 견인축은 골반의 곡선과 일치하도록 한다. 안전한 견인의 최대 횟수와 최대 시간에 대하여 아직 정립된 것은 없다. 하강은 매번 자궁수축 후에 평가하여야 하며 적절한 술기에도 하강이 이루어지지 않는다면 태아머리 골반불균형의 증거가 된다. 성공적인 분만을 위해 견인의 시도 횟수를 늘리기 보다는 술자의 기술부족이나 적절치 못한 흡입기 부착이 없어야 한다. 이러한 문제점이 없다면 다시 시도해보거나 겸자분만을 시도해볼 수 있다(Ezenagu et al., 1999). 뻥하고 소리가 나면서 탈착이 된 경우(pop-offs) 급속한 압박과 감압을 일으킬 수 있어 탈착이 2회 혹은 3회 이상이면 흡입 분만

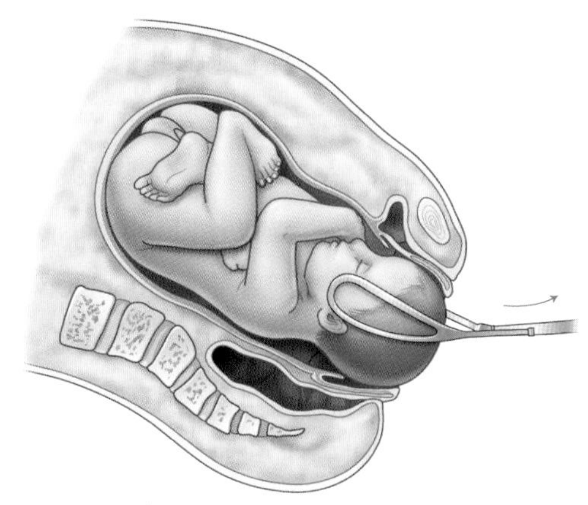

그림 19-6. **후두 후향위의 겸자 수평견인**

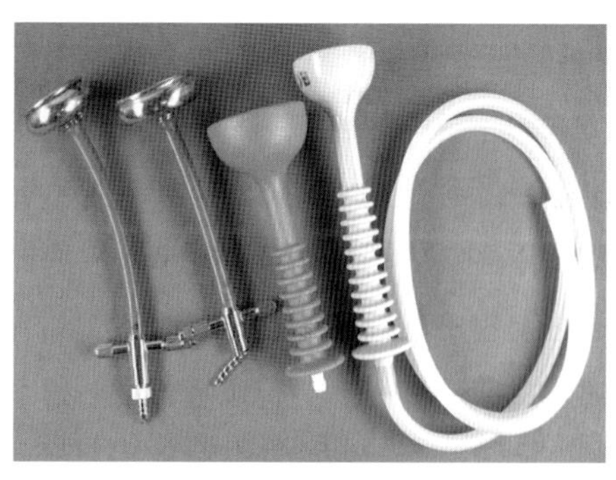

그림 19-7. **여러 가지 진공흡입 cup의 종류**

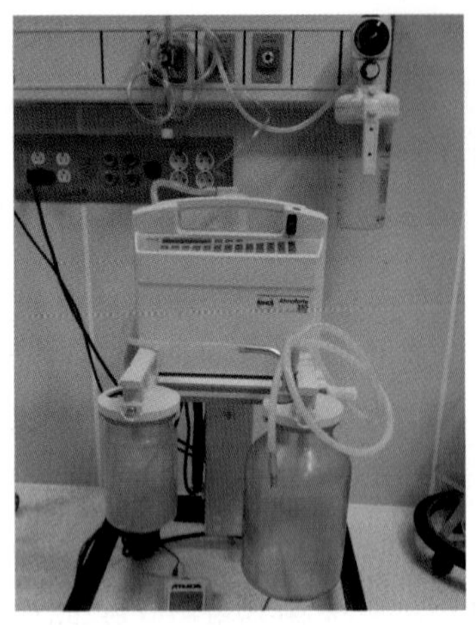

그림 19-8. 흡입진공 생성기

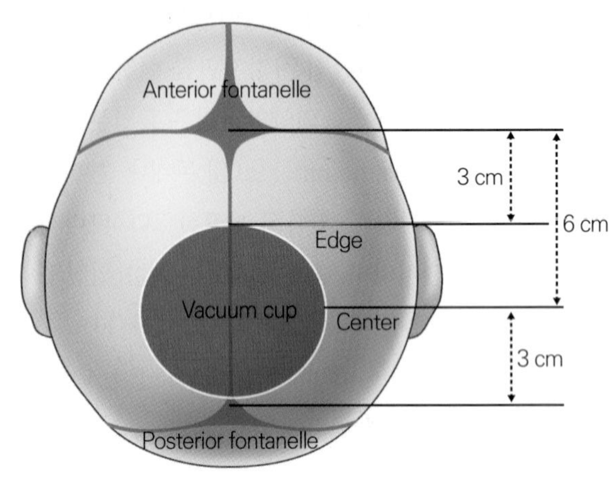

그림 19-9. 진공흡입 cup의 부착부위(Jeon & Na, 2017)

시도를 중단하도록 권고하고 있다(The Royal Australian and New Zealand College of Obstetricians and Gynecologists, 2016). 태아머리의 회전을 위해 흡입기 사용에 앞서 안전성에 대한 확인이 필요하다. 회전은 태아머리의 하강을 유도하지만 회전을 위해 흡입기를 적극적으로 사용하는 경우 비틀림으로 심각한 두피손상을 유발할 수 있다. 만족스러운 진전이 없다면 무리한 시도 없이 바로 포기할 수 있어야 한다(ACOG, 2015).

3) 수술적 질식분만(겸자분만과 흡입분만)의 합병증

일반적으로, 수술적 질식분만의 경우 태아머리의 위치가 높거나 회전의 정도가 심하면 임산부 및 태아의 손상이 많아진다. 수술적 질식분만 후의 이환율이 제왕절개술의 경우와 비교하여 큰 차이가 없으나 자연 질식분만의 경우보다는 높다. 수술적 질식분만을 해야 하는 경우일수록 확대된 회음절개 시행이 많아져 열상의 위험은 증가한다(de Leeuw et al., 2008).

(1) 겸자분만의 합병증

겸자분만은 자연 질식분만에 비해 임신부 외상의 위험성이 높아 종종 임산부 출혈을 증가시키고 심각한 태아의 손상을 초래할 수도 있다. 겸자분만의 안전성에 대한 많은 후향적 연구들에서는 겸자분만 중 가장 빈번히 시행되는 출구 및 하위 겸자술은 합병증이 드물다는 점을 강조한다(Carmona et al., 1995). 그렇지만 이 경우에도 임산부에게 산도손상을 유발할 가능성이 있다.

(2) 흡입분만의 합병증

임산부에 대한 흡입분만의 합병증으로는 자궁경부열상, 질혈종, 3~4도 회음부열상 등이 있다(Wen et al., 2001). 따라서, 매번 흡입분만 이후에는 반드시 회음부열상 여부에 대해 잘 살펴보아야 한다. 흡입분만 후의 주산기 합병증으로 두피열상, 좌상, 두혈종, 심각한 건막하출혈(subaponeurotic hemorrhage), 두개내출혈, 신생아황달, 결막하출혈, 견갑난산의 고빈도, Erb씨 마비(Erb's palsy), 망막출혈, 태아사망 등 다양하게 발생할 수 있다(Society of Obstetricians and Gynaecologists of Canada, 2005). 이들 합병증은 부드러운 컵을 사용한 경우보다 금속성 컵(metal cup)의 사용 시 발생 빈도가 더 높다(O'Mahony et al., 2010). 부드러운 컵을 이용한 흡입분만 시, 겸자분만을 한 경우보다 임산부의 외상 또는 출혈을 줄일 수 있다. 신생아

표 19-2. 흡입분만의 술기 및 합병증

술기	가능한 합병증
흡입분만을 시행하기에 앞서 흡입기가 잘 작동하는지, 압력 눈금이 500~600 mmHg를 넘지 않는지 확인해보아야 한다.	모체 열상
흡입기가 작동되지 않는 상태에서 컵을 태아의 후두부 중앙에, 후천문으로 부터 2 cm 전방 위치에 접근시킨다. 시상봉합이 흡입기의 중앙에 오게 한다.	태아두피 열상
흡입기에 산모의 조직이 끼지 않았는지 확인한 다음 흡입기를 태아의 두피에 밀착시킨다.	안면신경손상
견인은 자궁수축과 동시에 하고, 견인축은 골반의 곡선과 일치하도록 한다.	두개혈종
안전한 정도로 견인을 할 수 있는 최대 시간에 대하여는 아직 정립된 바가 없다. 대부분의 분만은(76~96%) 4번의 자궁수축 이내에 이루어지는 것이 효과적이다. 4번의 시도에도 분만이 이루어지지 않는 경우에는 분만 방법에 대한 재평가가 이루어져야 한다.	건막하출혈
하강은 매번 자궁수축 후에 평가되어야 하며 적절한 술기에도 하강이 이루어지지 않는 것은 아두골반 불균형의 증거가 된다.	두개골골절
뻥하고 소리가 나며 흡입컵이 빠지는 현상(Pop-offs)은 피해야 하는데, 이러한 현상은 급속한 압박과 감압의 힘을 야기시킬 수 있다.	두개내출혈, 망막출혈, 고빌리루빈혈증

에게 있어서는 두혈종, 망막출혈이 발생하기도 하지만 전체적인 이환율을 증가시키지는 않는다. 두피열상 및 고빌리루빈혈증 발생을 제외하고는 겸자분만과 비교해서 흡입분만이 더 위험하지는 않다. 각각의 술기에 따른 합병증은 표 19-2와 같다(Society of Obstetricians and Gynaecologists of Canada, 2005).

(3) 흡입분만과 겸자분만과의 비교

흡입분만의 합병증 빈도는 겸자분만의 경우보다 임산부 손상의 빈도는 더 낮으나, 태아 손상은 더 증가시킨다고 보고하였고 자연 질식분만과 비교하여서도 합병증이 많다고 보고되었다(Wen et al., 2001)(Society of Obstetricians and Gynaecologists of Canada, 2005). 신생아 두혈종과 망막출혈은 겸자분만보다 흡입분만에서 더 흔하며 외부 눈손상이나 안면신경 손상은 겸자분만에서 더 흔하다.

① 모체측 손상

- 열상(Lacerations)

  겸자분만과 흡입분만은 3도 4도 회음부열상, 질벽과 자궁경부의 열상을 증가시킨다(Pergialiotis et al., 2014). 이러한 열상은 흡입분만에 비해 겸자분만 시 더 많이 발생하고 특히 중앙회음절개한 경우에 더 많이 발생한다(Kudish et al., 2006) 따라서 회음절개가 필요할 경우, 심한 회음부열상을 방지하기 위해 내외측회음절개술(mediolateral episiotomy)이 추천된다(de Leeuw et al., 2008) 또한 겸자를 빨리 풀고, 제거 시 임산부의 밀어내기(pushing)를 중지하는 것도 열상을 방지할 수 있다.

- 요실금, 변실금, 골반장기 탈출증

  질식분만과 골반저부 기능이상 간에 인과관계가 있을 것으로 알려져 왔다. 요도저류나 방광기능 이상은 겸자분만과 관련이 있으며 이는 회음절개 확장 및 열상과 관련이 깊다.

  요실금의 위험인자는 분만력과 질분만 유무이다(Rortveit et al., 2003). 그러나 수술적 질분만이 단순 질식분만에 비해 요실금의 위험이 증가하지 않는다고 하였다(Handa et al., 2012). 변실금의 주요 원인인자로 분만방법보다는 회음절개로 인한 항문 괄약근의 파열이 더 중요하다는 보고가 있어 역시 회음절개의 중요성이 강조되었다(Evers et al., 2012). 골반장기 탈출증의 발생에 관해서는 수술적 질식분만과의 연관성이 알려져 왔으나 골반장기 탈출의 심한 정도를 비교해 볼 때 오히려 자연 질식분만의 경우보다 그 정도가 약했다고 보고된 경우도 있어 이에 관한 내용에서는 상반된 의견들이 공존한다(Glazener et al., 2013).

② 태아측 손상

- 겸자자국(Forceps marks)
태아 얼굴의 얕은 외상은 흔하며 일시적이다. 태아 얼굴에 과도한 압력이 가해지는 경우 좀 더 심한 피부손상이나 얼굴 또는 머리손상을 가져올 수 있다. 다행히 대부분의 연조직 손상은 임상적 중요성이 크지는 않다.
- 신경손상(Nerve injury)
겸자 날(blade)에 의해 가해지는 압력이 안면신경 손상이나 아주 드물게 다른 신경학적 손상을 일으킬 수 있으나 대부분은 자연적으로 회복된다. 아주 드문 경우이긴 하지만 겸자회전이 척수손상을 가져오기도 한다(Meticoglou et al., 1995).
- 눈손상(Ocular injury)
눈꺼풀이나 눈에 대한 손상도 가능하지만 흔하지는 않다. 이런 손상들은 대개 어렵거나 불완전한 겸자 사용 때문이다. 망막출혈도 발생할 수 있는데 흡입분만 때 더 흔하다. 이런 손상들의 영구적인 후유증은 드물지만 발생이 가능하고, 눈 손상이 확실한 경우에는 안과적인 장기 추적관찰이 필요하다.
- 두혈종(Cephalhematomas)
두혈종은 발생부위 두개골의 골막하부에 국한되어 피가 고이는 것을 말하며 대부분 임상적 의미는 없다. 이러한 병변들은 겸자분만 후에도 발생하지만 흡입분만에서 더 빈번하게 관찰된다. 드물게는 두혈종이 잠재된 두개골절이나 다른 두개손상을 놓치게 할 수 있다. 혈종은 자연적으로 흡수되어 치료는 필요하지 않다.
- 두개내출혈(Intracranial hemorrhage)
두개내출혈은 기구분만을 하지 않거나 진통 전에 제왕절개한 경우보다 흡입분만, 겸자분만 또는 진통시작 후에 제왕절개술을 한 경우에서 더 흔하다(Towner et al., 1999). 이는 기구 적용이나 사용 기술보다는 이런 중재를 요하게 된 비정상 진통이 원인으로 보인다(Wen et al., 2001). 또한, 선천성 출혈성 질환이 원인이 되기도 하며 실패한 겸자사용, 의료진의 무리한 힘에 의한 중추신경 손상이 발생하기도 한다.
- 모상건막하/건막하 출혈(Subgaleal/Subaponeurotic hemorrhage)
상당히 심각한 출생 손상으로, 그 빈도는 1,000명 출생당 9.5명으로 사망률이 14-20%로 보고되고 있다(Plauche, 1980). 모든 모상건막하 출혈의 절반 정도는 흡입분만과 연관된다. 흡입이나 무리한 회전이 일차적인 혈관파열을 초래한 것으로 여겨진다. 나머지의 대다수는 겸자사용과 관계있으며, 간혹 자연분만 후에도 발생한다(Fotune et al., 1999). 모상건막하 출혈의 심각한 합병증으로 심혈관계 이상, 심한 빈혈, 지혈이상 등이 발생할 수 있다. 이는 이환된 신생아에 대한 진단이 늦어져 적극적인 치료를 할 수 없어 발생한 경우가 많아 빠른 진단 및 치료가 특히 중요하다.

2. 제왕절개분만(Cesarean delivery)

1) 서론

제왕절개분만(Cesarean delivery)이란 복벽과 자궁벽의 절개(incision)를 통해 태아를 분만하는 것을 말한다. 제왕자궁적출술(Cesarean hysterectomy)은 제왕절개분만 후 바로 자궁적출술을 시행하는 것을 말하며, 산후 자궁적출술(postpartum hysterectomy)이란 질식분만 후 짧은 시기 내에 자궁적출술을 시행하는 것을 말한다.

(1) 제왕절개 분만율 및 적응증

우리나라의 제왕절개 분만율은 1970년에 4.9%, 1980년 16.3%이었던 것이 1990년 30.1%, 2000년 39%까지 증가하였다. 2001년 40.5%로 최고치를 기록한 후 점차적으로 감소하는 경향을 보여 2012년 36.9% 였으나 2015년에는 다시 39.1%로 증가하였다. 미국의 경우 1970년에 4.5%이었던 제왕절개 분만율이 큰 증가를 보여 1988년에는 25%로 1960년대 중반에 비해 5배의 증가를 보였다. 선행 제왕절개술 임신부의 질식분만의 증가로 1989년부터 제왕절개 분만율이 감소하였으나 선행제왕절개술 임신부의 질식 분만율이 감소하기 시작한 1996년부터 다시 제왕절개 분만율이 증가하여 2015년에는 32%의 제왕절개 분만율을 보였다. 이러한 제왕절개 분만율 증가의 원인을 살펴보면 다음과 같다.

① 점차 출산 연령이 고령화되고 있다.
② 출산율의 감소로 많은 수의 분만이 미분만부에서 이루어진다.
③ 분만 유도가 지속적으로 증가하고 있다.
④ 비만 여성이 점차 증가하고 있다.
⑤ 대부분의 둔위(breech)는 제왕절개술로 분만하고 있다.
⑥ 중위 겸자술(midpelvic forceps)과 흡입분만(vacuum delivery)이 감소하였다.
⑦ 전자태아감시장치의 사용이 보편화되었다. 이 경우 태아곤란증에 대한 진단이 더 많이 이루어지며 또한 진행이 느린 경우 태아심박 이상에 대해 민감하게 반응하여 제왕절개술을 시행하는 경향이 있어 왔다.
⑧ 의료소송에 대한 걱정이 제왕절개 분만율을 증가시켰다.

제왕절개술에 대한 가장 흔한 4가지 적응증은 선행제왕절개술, 난산, 둔위, 태아곤란증으로 전체 제왕절개술 중 85% 이상이 이들 적응증에 의해 이루어진다. 제왕절개술의 적응증을 살펴보면, 다음과 같다.

① 선행 제왕절개술 혹은 자궁근종 제거술 같은 자궁수술을 받은 경험이 있어 진통 시 자궁파열의 위험이 있는 경우
② 난산으로 인한 분만 진행 부전
③ 태아의 위치 이상(둔위 혹은 횡위)
④ 태아곤란증(fetal distress)
⑤ 전치 태반
⑥ 태아의 안녕이 위협받는 경우

- 제대 탈출
- HIV 산모
- 활동성 생식기 헤르페스(active genital herpes)

대부분의 분만진통에 사용되는 태아전자감시장치는 제왕절개술의 빈도를 높였다(Thacker et al., 2001). 제왕절개술이 신생아의 뇌손상을 줄일 것이라는 기대와는 달리 제왕절개술의 빈도가 증가했음에도 불구하고 신생아 발작 및 뇌성마비의 빈도는 감소하지 않았다(Miller et al., 2008). 2000년 미국산부인과학회에서 분만을 시행하는 병원에서 제왕절개술의 결정과 실제 제왕절개술이 시행되는 시간간격이 30분 이내가 되도록 권고하였지만 이후의 연구들에서는 많은 경우 실제 30분을 경과하여 제왕절개술이 시행되었으며 30분 이내에 수술을 시행하지 못한 것이 신생아의 예후에 나쁜 영향을 주지는 않는다고 보고하였다(Bloom et al., 2006). 이에 2017년 미국산부인과학회와 소아과학회에서는 더이상 30분 이내라는 시간을 규정하지 않고 각각의 의료기관에서 임산부와 태아에게 최선의 결과가 되는 시간 내에 수술할 수 있는 제반시설을 갖추라고 수정 권고하였다(ACOG, 2017).

(2) 제왕절개술에 따른 모성사망률, 이환율과 신생아 분만손상

제왕절개술은 질식분만에 비해 수술로 인한 모성사망률과 이환율이 높은 반면에 신생아 분만손상의 위험도는 낮다. 하지만 출생 초기 신생아의 호흡곤란증(respiratory difficulty)은 제왕절개술 시 증가한다. 질식분만의 모성사망률은 100,000 분만당 0.2명인데 비해 제왕절개술의 경우에는 100,000 분만당 2.2명으로 질식분만보다 약 11배 정도 높다(Clark et al., 2008). 감염, 출혈, 혈전색전증 등의 제왕절개술에 따른 모성이환율 또한 질식분만보다 약 2배 많은 것으로 보고되고 있다(Villar et al., 2007). 그 밖에도 마취로 인한 합병증과 방광, 요관, 장과 같은 주변 장기의 손상도 제왕절개술 시 증가한다. 제왕절개술 시 방광손상은 0.1~0.3%, 요관손상은 0.03%, 장손상은 0.1%로 보고되고

있다(Silver et al., 2006). 요실금과 골반장기탈출증(pelvic organ proplapse)의 유병률은 제왕절개술 시 질식분만에 비해 더 낮으나 유병자체를 예방하는 것은 아니고 단지 발생연령을 지연시키는 것으로 알려져 있다(Handa et al., 2011). 제왕절개술에 따른 신생아 분만손상은 약 1%로 알려져 있으며, 피부열상이 가장 많으며, 그 밖에 두개혈종, 쇄골골절, 팔신경얼기병증(brachial plexopathy), 두개골골절, 안면신경마비 등이 있다(Alexander et al., 2006). 따라서 제왕절개술이 분만 손상을 막을 수 있다는 생각은 잘못된 것이다. 비록 제왕절개술에서 신생아의 신체적 분만손상의 위험도는 낮지만 더 좋은 신경발달의 예후를 보이는 것은 아니다. 2013년 Miller 등은 제왕절개 분만율이 증가함에도 불구하고 신생아 발작과 뇌성마비의 빈도는 감소하지 않음을 보고하였다(Miller et al., 2013). 다른 적응증 없이 단순히 임산부가 원하여 시행하는 제왕절개술(cesarean delivery on maternal request, CDMR)의 경우에는 태아의 폐성숙이 확인되지 않은 경우에는 39주 이전에는 시행하지 말고, 반드시 임산부와 보호자에게 다음 임신 시 자궁파열, 반복제왕절개에 따른 합병증, 전치태반과 유착태반의 위험성이 증가함을 설명하여야 한다.

2) 수술 전 처치

수술 전 처치로 수술 전 6~8시간 동안은 고형식섭취를 중단하고, 문제가 없는 환자의 경우에는 음료는 수술 전 2시간까지는 섭취해도 된다(American Society of Anesthesiologists, 2016). 수술 전 검사로 최근에 시행한 혈색소와 간접 쿰즈검사(indirect Coombs test)를 점검하여 만일 양성 결과이면 수혈에 적합한 피를 먼저 확보한다. 제왕절개수술 시 실혈(blood loss)은 보통 1리터 정도이나 그 차이는 다양하다. 보통 체구에 혈색소가 10 g/dL 이상이고 적절한 혈액량과 세포외액을 가진 여성의 경우 별 문제없이 2,000 mL의 출혈을 견딜 수 있다. 제왕절개술 시 정맥 수액요법을 실시할 경우, 수액은 링거액이나 5% 포도당액이 쓰인다. 보통 수술 중이나 수술 직후 1~2리터의 전해질이 포함된 수액을 투여한다. 혈압과 소변 배출량은 중요한 체내 장기로의 관류를 확인하는 지표이다. 수술 중과 수술 후에 혈압과 소변배출량을 면밀히 관찰하여야 하며 필요시 추가적인 수액을 보충한다. 수술 후 감염을 예방하기 위해서는 수술 시작 60분 이내에 예방적 항생제로 cefazolin 또는 ampicillin을 1회 정맥투여하는 것이 효과적이다. 용량은 일반적으로 cefazolin 1 g을 투여하나 체질량지수가 40을 초과하는 비만여성에게는 2 g을 투여한다. 만약 위의 약제에 심각한 알러지가 있는 여성에게는 600 mg의 clindamycin을(비만여성에게는 900 mg) 정맥투여하면서 amnioglycoside를 체중에 맞게 투여한다. 응급제왕절개술의 경우에는 수술 시작 전 최대한 빨리 예방적 항생제를 투여한다.

3) 제왕절개술의 수기

복부절개의 방법으로는 ① 배꼽밑 정중선 수직절개(infraumbilical midline vertical incision), ② 복부 반월형 가로절개(Pfannenstiel incision)이 있다.

(1) 배꼽밑 정중선 수직절개(Infraumbilical midline vertical incision)

배꼽밑 정중선 수직절개는 가장 빨리 개복할 수 있는 복부절개 방법으로 복부의 정중선을 따라 피부를 배꼽 아래부터 치골의 상단까지 수직으로 절개한다. 태아가 충분히 만출할 수 있도록 절개의 크기를 조절한다. 전복직초(anterior rectus sheath)가 보일 때까지 피하지방을 절개하여 정중선에 약 2 cm 크기로 근막을 노출시킨다. 노출된 근막 전체를 메스로 자르거나 노출된 근막에 우선 작은 구멍을 만든 후 가위로 근막을 위, 아래로 절개한다. 근막을 절개하고 나면 그 밑으로 복직근(rectus muscle)과 추상근(pyramidalis muscle)이 나오는데 이들을 정중선에서 분리시켜 수평근막(transveralis fascia)과 복막(peritoneum)을 노출시킨다. 노출된 수평근막과 전복막지방(preperitoneal fat)을 주의 깊게 절개하여 복막을 노출시킨다. 복막을 약 2

cm 간격을 두고 2개의 지혈겸자(hemostat)를 이용하여 들어올린다. 반드시 지혈겸자 사이의 들어 올린 복막주름을 눈으로 확인하고 촉지하여 대망, 장 및 방광 등이 같이 잡히지 않은 것을 확인한 후 복막에 조심스럽게 구멍을 만든다. 이렇게 열린 복막을 위로는 절개의 상방까지, 아래로는 방광 바로 위까지 절개한다. 배꼽밑 정중선 수직절개의 장점으로는 필요할 때 언제든지 신속하게 배꼽 주위나 그 위로 절개를 연장시킬 수 있고, 여러 복부절개 방법 중 가장 빠른 방법으로서 빠른 분만이 필요하거나 비만한 여성에게 유리하다.

(2) 복부 반월형 가로절개(Pfannenstiel incision)

치모선(pubic hairline) 부위에서 피부와 피하조직을 하부횡곡선형(lower transverse, slightly curvilinear incision)으로 절개한다. 좌우로 복직근(rectus muscles)의 외측단(lateral border) 넘어까지 절개한다. 피하조직을 근막이 노출될 때까지 분리한다. 노출된 근막에 우선 작은 구멍을 만든 후 가위로 근막을 좌우로 가로절개한다. 가로절개되어 위, 아래로 나누어진 근막을 수술 보조자가 적당한 clamp로 잡고 들어올리면 수술자는 근막을 복직근으로부터 분리시킨다. 이때 배꼽 근처 근막까지 충분히 분리시킨다. 노출된 복직근을 하부 수평근막과 복막으로부터 분리시킨다. 복막의 절개는 배꼽밑 정중선 수직절개와 같은 방법을 사용한다. 복부 반월형 가로절개의 장점으로는 미용상으로 다른 절개방법보다 우수하지만 열개(dehiscence)가 생길 위험도에 대해서는 아직 논란이 있다. 단점으로는 임신자궁과 부속기 등의 노출이 수직절개보다는 좋지 못하고, 반복 제왕절개술을 다시 복부 반월형 가로절개를 시행하면 반흔(scar) 때문에 시간이 더 많이 걸린다. 만일 노출이 좋지 못하면 복직근을 절개(Maylard 절개방법)하여 좀 더 충분한 공간을 확보할 수 있다.

(3) 복부절개부의 노출

① 젖은 테입의 삽입

자궁절개 시에 자궁으로부터 쏟아져 나오는 혈액과 양수(양수는 태변으로 오염되거나 감염되어 있을 가능성이있다)를 흡수하기 위하여 젖은 테입을 자궁의 양쪽에 넣는다.

② 방광의 분리

자궁의 하부를 노출시켜서 방광의 상연과 하부 자궁 위에 있는 유착되지 않은 중앙의 복막(vesicouterine fold)을 겸자로 들어 올려서 메스 혹은 가위(metzenbaum)로 조금 절

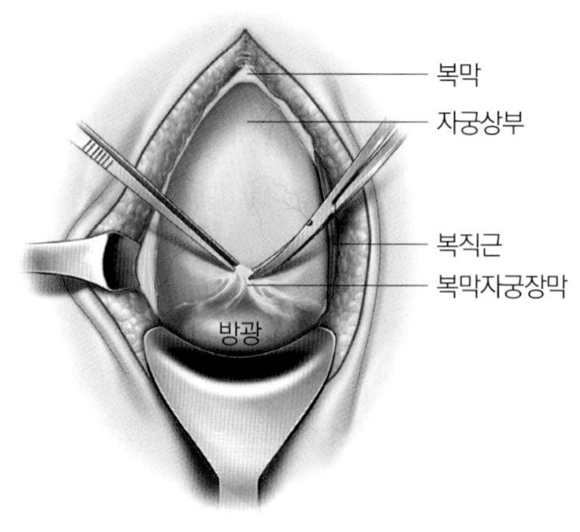

그림 19-10.
자궁장막을 겸자로 잡고 방광 상연을 지혈겸자로 잡는다.

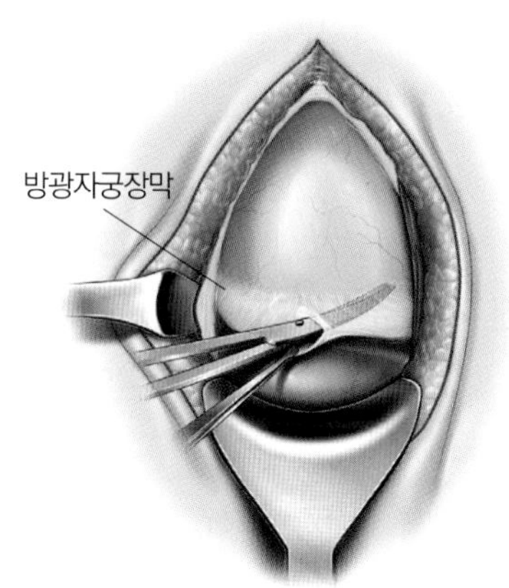

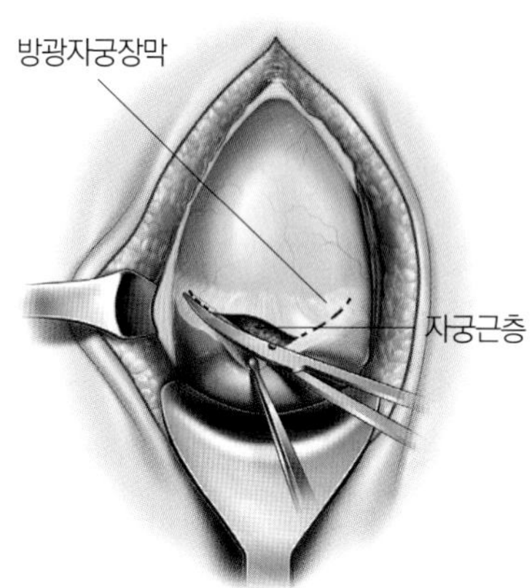

그림 19-11. 장막을 양옆으로 절개한다.

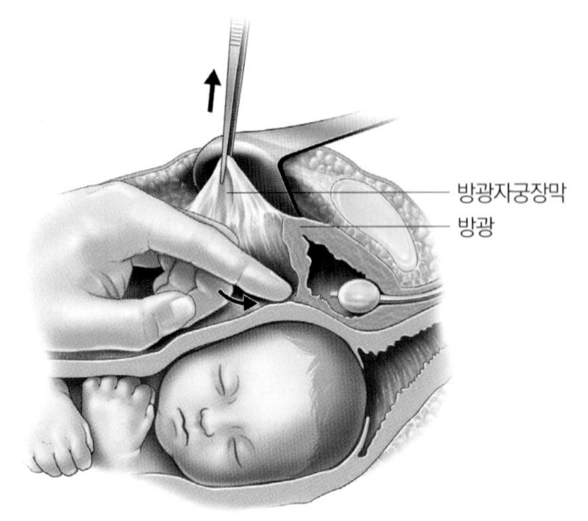

그림 19-12.
복막의 하부조직관을 무딘 분리를 통해 방광을 하부 자궁근층으로부터 분리

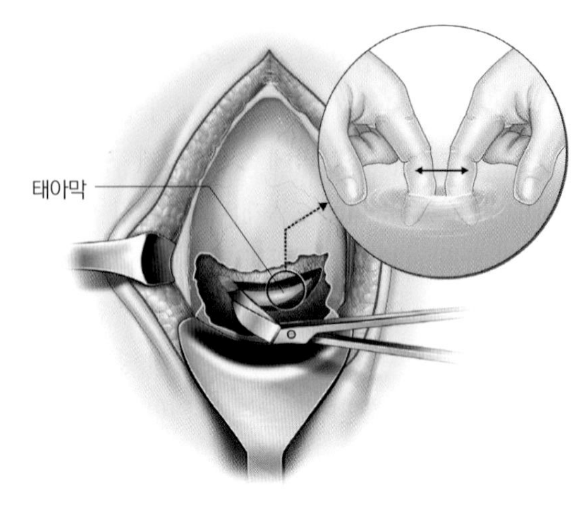

그림 19-13.
태아의 머리에 상처를 입히지 않으면서 자궁근층을 절개한다.

개한다(그림 19-10). 절개한 부위에 가위를 삽입하여 장막과 자궁하부 근층 사이를 약 2 cm 정도 벌리면서 중앙에서 양옆 끝으로 장막을 분리한다. 분리된 장막을 좌우 양방향으로 절개한다(그림 19-11). 방광을 밑에 있는 자궁하부 분절(lower uterine segment)로부터 분리하기 위해 둔탁한 분리(blunt dissection) 혹은 예리한 분리(sharp dissection)를 시행한다(그림 19-12).

이때 방광을 5 cm 이상 아래로 깊게 박리해서는 안 된다. 왜냐하면 자궁경부가 소실되어(effaced) 많이 열린 상태라면 방광을 너무 많이 깊게 박리함으로써 자궁하부 분절(lower uterine segment)을 절개해야 할 것을 질(vagina)을 절개하는 경우가 생길 수 있다.

(4) 자궁절개의 방법-하부의 가로절개, 하부 수직절개, 고전적 절개

① 자궁하부의 가로절개(Low transverse incision)

자궁절개 부위의 적절한 노출을 위해 방광구(bladder blade)나 Richardson 당김기를 이용한다. 메스를 이용하여 방광의 윗부분(peritoneal reflection)으로부터 1 cm 아래의 자궁 하부 가운데 부분을 1~2 cm가량 절개한다. 이때 내부에 있는 태아에 손상을 입히지 않도록 주의한다. 이를 위해 메스로 자궁벽 전층을 절개하기 보다는 지혈겸자(hemostat)나 손가락을 이용하여 자궁벽 전층을 완전히 절개하는 것이 좋다. 자궁절개 부위에 양쪽 검지를 각각 넣어서 양쪽 옆으로 힘을 주어서 절개선을 연장시켜 근육을 바깥 윗방향(upward and outward)으로 벌려준다(그림 19-13). 또는 자궁절개 부위에서 가위를 가지고 초승달 모양으로 양옆으로 확장시킨다. 이때 태아가 나올 수 있도록 충분히 자궁을 절개해 주는 것이 중요하나 옆으로 너무 확장하면 외측단을 주행하는 자궁혈관을 손상시켜 출혈이 심해질 수 있으므로 주의한다. 외측의 자궁혈관 손상은 수술 전 분만 진행 정도와 비례한다. 분만 진통이 없었던 경우는 약 1.4%, 분만진통 1기의 경우는 15.5%, 분만진통 2기의 경우는 35.0%에서 외측의 자궁혈관 손상이 보고된 바 있다. 만약 자궁을 절개할 때에 태반이 앞에 놓여 있으면 태반을 절개해야만 하는데 이 경우 태아 출혈이 심각해질 수 있기 때문에 가능한 빨리 태아를 분만하고 탯줄을 묶어준다. 자궁을 절개한 후 양막이 절개되지 않았으면 이를 절개한다. 만약 더 많은 여유 공간이 필요할 시는 자궁 절개선의 중앙에서 상부로 절개를 시행한다(inverted T incision). 자궁체부

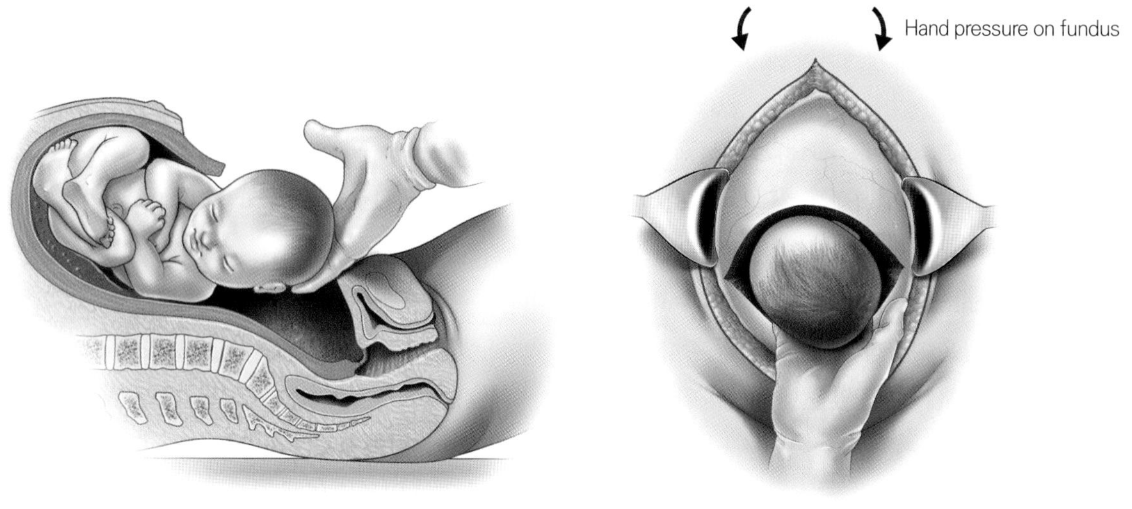

그림 19-14. (A) 수술자의 손을 태아 머리 아래로 넣어 머리를 들어올린다. (B) 자궁저부에 압력을 가해 태아의 머리가 자궁과 복벽을 빠져나온다.

위쪽으로 확장하면 후복막을 포함해서 봉합이 힘들 뿐 아니라 다음 임신 시 파열될 가능성도 높아진다. 만약 아랫방향으로 수직절개를 가하면 자궁경부 및 질까지 손상될 수 있고 방광에 손상을 줄 수도 있다. 자궁하부 가로절개 방법의 장점으로는 출혈이 덜하며, 봉합이 수월하고, 다음 임신 시 자궁파열이 될 가능성이 적고, 장 또는 장간막이 유착되는 것이 적다.

② 하부 수직절개(Low vertical incision)

태아가 둔위거나 횡위(특히 back down)인 경우 하부 수직절개가 충분한 공간을 확보할 수 있기 때문에 좋은 방법이 될 수 있다. 필요에 따라 상방으로 쉽게 연장할 수 있다. 이렇게 자궁체부까지 절개를 연장시킨 경우에는 반드시 수술기록에 남겨야 한다.

③ 고전적 절개(Classic cesarean incision)

제왕절개술의 경우 일반적으로 자궁하부의 가로절개를 시행하는데, 다음과 같은 적응증이 있을 경우 고전적 절개를 시행한다.

- 이전의 수술로 방광이 심하게 유착되어 있거나 자궁근종이 자궁하구에 있을 때 또는 침윤성 자궁경부 상피암이 있어서 자궁하부분절이 잘 노출되지 않는 경우
- 큰 태아가 횡위로 있는 경우(특히 양막파수가 있고 신생아의 어깨가 산도를 막고 있을 때, 태아 등쪽이 아래로 향하고 있을 때)
- 태반이 자궁전면에 위치한 전치태반의 일부, 특히 유착태반(placenta accreta)과 동반된 경우
- 태아가 매우 작고(특히 둔위인 경우) 자궁하부분절이 아직 얇아지지 않은 경우
- 임신부가 매우 비만하여 자궁하부분절의 노출이 어려울 때

자궁의 수직절개는 방광이 부착된 바로 위에서 시작한다. 태아가 다치지 않게 자궁벽을 절개하는 것이 필수적이며, 일단 충분한 공간이 수술칼로 만들어지면 붕대가위로 자궁의 기저부 쪽으로 절개를 시행한다. 심하게 출혈되는 혈관은 대개 자궁근층에 있으므로 태아가 분만되자마자 이러한 큰 혈관들은 chromic catgut 또는 합성흡수사(synthetic absorbable suture material)로 결찰한다. 자궁절개 부위의 봉합은 절단면이 편평히 잘 맞춰지고 출혈을 최소

한으로 하는 방법으로 닫는다. 연속적인 chromic catgut 또는 합성흡수사를 사용해 절개면의 내측반(inner halves)을 맞추고 외측반은 연속적인 봉합 또는 8자형 봉합을 사용한다. 이때 봉합면을 잘 맞추고 봉합사로 인해 자궁근층이 찢어지는 것을 예방하기 위해 수술 보조자는 자궁근층을 중앙으로 압력을 가하면서 모아준다. 자궁장막의 가장자리는 연속적인 chromic catgut 또는 합성흡수사로 유합시키고 나머지 방법은 자궁하부 제왕절개와 같다. 고전적 절개는 다음 임신에서 진통이 있을 때 자궁파열의 위험성이 증가한다.

(5) 태아분만(Fetal delivery)

① 두정위

자궁강 안으로 손을 넣어 태아의 머리와 임신부의 치골(symphysis) 사이에서 손가락과 손바닥으로 태아의 머리를 절개선 부위로 부드럽게 들어 올리면서 인도한다(그림 19-14).

이때 보조자가 자궁저부(fundus)에 적절한 힘을 가해서 도와준다. 일단 태아 머리가 자궁절개선을 통해 분만되면 양수 및 그 내용물의 흡입을 최소화하기 위해서 흉곽이 분만되기 전에 코와 입을 통하여 bulb syringe로 흡입해 준다. 혹은 태아전신이 분만된 후에 태아가 울기 전에 bulb syringe를 이용하여 흡입을 해 줄 수 있다. 적절한 견인과 기저부 압력을 가해 어깨를 분만하면 나머지 몸체도 쉽게 분만된다. 아두골반불균형으로 오랫동안 진통을 한 경우에는 태아머리가 산도에 꽉 끼어 있을 수 있는데, 이 경우 다른 보조자가 질로 손을 넣어서 태아 머리를 위로 밀어 올려주는 것이 필요할 수 있다.

② 둔위, 횡위

자궁하부 수직절개를 하는 것이 때로는 유리할 수 있다. 자궁 안으로 손을 집어넣어 태아의 다리와 팔을 재빨리 구별한 후 다리를 잡고 태아의 다리를 자궁 절개선 밖으로 끄집어낸다. 두위 질식분만과 마찬가지로 태아의 다리를 산모 머리 쪽으로 견인하여 뒤쪽 견갑을 분만 후 뒤따라 뒤쪽 팔을 꺼낸다. 앞쪽 견갑을 분만하기 위해 태아를 아래쪽으로 견인하며 앞쪽팔을 꺼낸다. 이때 태아의 머리가 과신전(hyperextension)되거나 태아의 장기가 손상되지 않도록 주의한다. 태아의 머리가 자궁에 꽉 끼어 있다(entrapment)고 판단되면 즉시 자궁 절개부위를 확장시킨다(inverted T incision).

(6) 탯줄 자르기(Cord clamping and cord cutting) 및 태아 인계(운반)

태아의 전신이 분만되자마자 bulb syringe를 이용하여 태아의 코와 입을 흡입해 줌과 동시에 다른 보조자는 탯줄을 임신부의 복부높이에서 이중으로 결찰하고 잘라준다. 태아를 다른 사람에게 인계하여 필요한 시술을 시행하게 한다.

(7) 자궁수축 촉진제 주사

어깨가 분만되자마자 1 L의 용액에 옥시토신 20 unit를 섞어서 정맥을 통하여 분당 10 mL로 주입시켜 자궁수축을 도와준다. 일단 자궁수축이 어느 정도 이루어지면 주입속도를 감소(분당 2~4 mL)시킬 수 있다. 동시에 자궁수축을 더욱 촉진시키기 위해 methylergonovine maleate 0.2 mg을 태반박리 전 혹은 후에 자궁근육에 주사하기도 한다. 분만 후 자궁 수축이 충분하지 않을 때는 옥시토신 작용제(agonist)인 carbetocin 100 μg을 일회 정맥 주사 또는 misoprostol (cytotec®) 200~800 μg을 직장 또는 설하 투여할 수 있다.

(8) 자궁절개선 부위의 지혈

태아가 분만한 후에는 자궁 절개선을 살펴 출혈이 되는 부위는 allis clamps 혹은 ring forceps으로 잡아 지혈한다. 보통의 경우 자궁절개선의 위(12시 방향)와 아래(6시 방향), 그리고 양측면의 가장자리(3시, 9시 방향)를 Allis clamps 등을 이용하여 지혈해준다. 이때 자궁하부 분절의 뒤쪽벽이 앞으로 휘어져 나와서 마치 자궁절개선으로 오인될 수 있기 때문에 이를 주의한다.

(9) 태반만출 및 자궁내부 확인

대부분의 경우에는 손을 자궁 속으로 집어넣어 태반을 제거하지만 탯줄에 일정한 힘을 가하면서 자발적으로 분만될 수 있도록 하기도 한다. 자발적 태반 분만이 산후 자궁내막염(puerperal metritis)의 위험을 감소시킨다는 보고가 있다(Anorlu et al., 2008). 태아가 분만되자마자 자궁 기저부에 마사지를 해줌으로써 출혈을 감소시키고 태반분만을 가속할 수 있다. 태반을 분만한 후에는 자궁 안을 살피고 거즈팩을 자궁 속에 삽입하여 남아있는 막이나 태지, 핏덩어리 등을 닦아준다. 자궁수축에 의해 거즈팩을 삽입하기 어려울 때에는 손가락에 거즈를 감아 손가락을 이용하여 자궁 속을 닦아 준다.

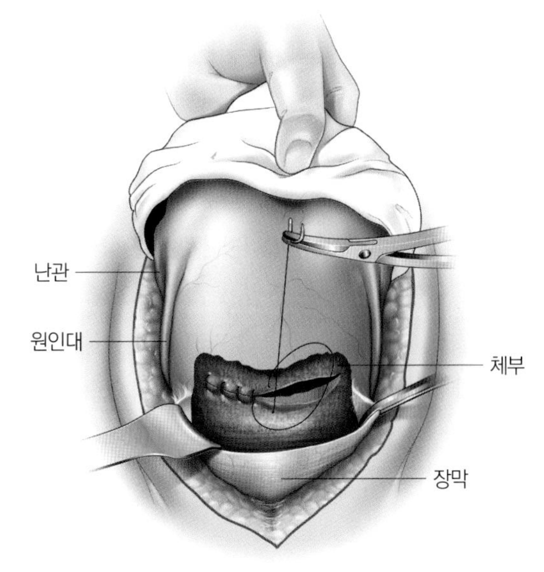

그림 19-15. 자궁근층을 봉합하며 아래쪽 장막을 확인한다.

(10) 자궁절개선 봉합(Repair of uterine incision)

자궁의 봉합은 자궁을 복강 밖으로 꺼내어 시행하거나 복강에 위치한 채로 시행할 수 있다. 자궁을 젖은 거즈에 싸서 복벽 위로 빼내 복구하는 것(uterine exteriorization)의 장점은 자궁이완을 빨리 알아차려서 자궁마사지가 용이하도록 할 수 있으며 절개선과 출혈 부위를 더 쉽게 볼 수 있고 봉합 및 지혈이 더 쉽다는 것이다. 또한 자궁 부속기 부위의 노출이 더 좋아서 자궁 부속기의 병변여부를 쉽게 확인할 수 있으며 열성 이환율(febrile morbidity)이나 출혈이 자궁을 밖으로 빼낸 경우에 더 증가하는 것은 아니다. 그러나 단점으로는 척추 마취 및 경막외 마취를 한 환자에서 자궁견인에 의해 불편감과 구토가 야기될 수 있다.

자궁절개선의 상하절단면과 양끝의 각 부위에 출혈유무를 신중히 검사하여 출혈이 있으면 봉합하여 결찰한다. #0 또는 #1 흡수사로 봉합할 수 있다. 양끝 모서리의 출혈은 심각한 문제를 야기할 수 있기 때문에 양끝모서리를 비연속적인 봉합(interrupted suture)을 먼저 시행한 후 연속적인 running-lock suture를 시행하기도 한다. 처음 봉합은 자궁절개선의 각 바로 바깥부분에서 시작한다. 자궁절개선의 한쪽 끝에서 시작한 연속적 running-lock suture로 반대쪽 절개선 끝까지 지속한다(그림 19-15). 이때 봉합은 자궁근 전층을 관통하도록 해야 한다. 일단 바늘이 자궁근층을 통과하면 다시 빼는 일이 없도록 하는 것이 중요하다. 이렇게 함으로써 결찰 안 된 혈관들이 관통되어 출혈되는 것을 최소화할 수 있다. 단층 연속 단층 연속 봉합이 불충분하거나 계속 출혈하면 다시 한번 연속 봉합하거나 8자형 봉합 또는 mattress 봉합을 시도할 수 있다. 단층 봉합술은 복층 봉합술에 비해 수술시간과 봉합에 필요한 시간을 단축시킬 수 있다. 두 수술방법에 따른 다음 임신의 결과에는 차이가 없다고 알려져 있다. 하지만 자궁파열에 대한 위험도 비교는 아직 정확히 이루어지지 않았다(Durnwald et al., 2003).

(11) 자궁 장막 및 복막 봉합(Repair of uterine serosa and peritoneum)

일단 자궁이 봉합되면 자궁과 방광을 덮고 있었던 장막의 모서리를 연속적인 chromic #2-0으로 봉합을 해 준다. 하지만 장막은 봉합하지 않아도 무방하다. 즉 장막을 봉합하지 않아도 유착을 더 유발하지도 않고 수술 후 단기적, 장기적 합병증에 차이가 없다(Chanrachakul et al., 2002).

복막을 봉합하지 않은 경우 수술 후에 불편감과 진통제의 사용이 감소하는 것에 대해서는 아직 일치된 보고가 없다(Rafique et al., 2002).

(12) 젖은 테입 제거 및 혈액 및 양수의 제거

복벽 봉합에 앞서서 양측 난소 및 난관의 이상여부를 확인하고, 복강 내에 있던 모든 테입 및 거즈를 제거한 후 복강에 있던 혈액, 양수 등을 깨끗한 거즈를 이용해 제거해준다. 전신 마취한 경우라면 상복부를 전체적으로 촉진할 수 있으나, 척추마취나 경막외 마취 등에서는 이러한 행위가 대단한 불편감을 야기할 수 있다. 거즈 및 기구의 숫자가 맞는지 확인한다.

(13) 복벽봉합(Closure of abdominal wall)

복벽을 층(layer)마다 봉합할 때에 출혈되는 부위를 잘 살펴보고 지혈에 신경을 써야 하며, 특히 근막 밑을 주의 깊게 살핀다. 근막을 봉합할 때는 비연속적인 #0 비흡수사를 사용하여 1 cm 이내 간격으로 봉합할 수도 있고 또는 오래가는 흡수사를 사용하여 연속적으로 nonlocking suture로 봉합할 수 있다. 피하 지방층의 봉합은 두께가 2 cm 이하의 경우는 일반적으로 시행할 필요가 없지만 2 cm를 초과하면 봉합을 해주어야 한다. 피하 지방층이 2 cm 이상일 때 봉합을 한 경우에 봉합을 안 한 경우와 비교해 보면 봉합상처의 분리가 약 34% 감소하였다(Chelmow et al., 2004). 피부는 4-0 지연흡수사 또는 staples를 이용하여 연속적인 피하봉합(running subcuticular stitch)술로 봉합한다. 흡수사를 이용한 경우와 비교해 볼 때 스테이플(staples)을 사용하면 미용학적 측면과 감염 발생빈도 면에서는 비슷하지만 봉합시간은 단축되고 반면에 봉합상처의 분리가 더 발생한다고 보고되었다(Figueroa et al., 2013).

4) 수술 중 합병증

제왕절개술 중 발생할 수 있는 합병증으로는 자궁열상, 방광 손상, 장 손상, 감염 등이 있다. 자궁열상(uterine laceration)은 자궁하부 가로절개 시 생길 수 있는데 이는 거대아나 두정위인 경우 그 빈도가 증가한다. 열상 부위의 바로 외측에서 봉합을 시행하는데 이때 요관을 결찰하지 않도록 주의해야 한다. 열상이 자궁 광인대까지 확장되었을 경우에는 요관 손상을 방지하기 위해 광인대를 열고 요관을 확인하는 것이 필요하다. 방광 손상은 빈번하지는 않으나 복강 내로 들어갈 때 생길 수 있다. 손상된 방광은 각 층별로 봉합을 한다. 장 손상은 이전에 개복술을 받았거나 골반 내 혹은 복강 내 염증이 있었던 경우에 장유착 형성으로 인해 장손상의 위험성이 증가하므로 주의를 요한다. 수술 후 골반 감염은 제왕절개술 후의 열성 이환율의 중요한 원인이다. 수술 후 감염을 예방하기 위해서는 수술 시작 60분 이내에 예방적 항생제로 cefazolin 또는 광범위 페니실린 1회 정맥투여하는 것이 효과적이다. 용량은 일반적으로 cefazolin 1 g을 투여하나 체질량지수가 40을 초과하는 비만여성에게는 2 g을 투여한다. 기타 합병증으로는 질식분만과 마찬가지로 자궁근육무력증, 태반유착 등의 합병증이 동반될 수 있다.

5) 수술 후 회복 및 처치

환자는 수술 직후 주의 깊게 살펴보아야 한다. 회복실에서는 최소 1시간 간격으로 혈압, 맥박, 질출혈 여부를 측정해야 한다. 자궁저부의 위치를 자주 확인함으로써 자궁수축이 꾸준히 유지되고 있는지를 파악해야 한다. 일단 산후부가 깨어나고 출혈이 줄어들면서 혈압이 유지되고 소변량이 시간당 30 mL 이상으로 유지되면 병실로 이동시킨다. 환자가 통증을 심하게 호소할 경우 다음과 같은 진통제를 투여할 수 있다. 모르핀(morphine) 10~15 mg을 필요시에 3시간마다 근육 주사하거나, 메페리딘(Meperidine) 75~100 mg을 같은 방법으로 투여할 수 있으나 모르핀이 더 효과적이다. 자가진통조절기(patient-controlled pump)를 이용하여 경정맥으로 투여하면 더욱 효과적이다. 병실로 돌아온 후 최소한 처음 4시간 동안은 1시간마다 활력증후를 확인해야 하고 이후로는 4시간 간격으로 확인한다.

혈압, 맥박, 체온 이외에도 자궁의 수축정도, 소변량, 질 출혈량도 같이 검사한다. 보통의 제왕절개수술 중에는 체액이 제3의 공간(3rd space)에 저류되는 일은 일어나지 않을 뿐 아니라 임신중에 생리적으로 증가된 간질액(extravascular fluid)이 분만 후에 혈관내로 이동하고 배출되기 때문에 수술 중이나 직후에 따르는 세포외액의 배출을 보충해 주기 위해서 많은 양의 수액을 투여할 필요는 없다. 일반적으로 수술 후 첫 24시간 동안 3 L의 수액으로 충분하다. 소변 배출량이 시간당 30 mL 이하일 경우 환자를 주의 깊게 살펴보아야 한다. 핍뇨의 원인은 잠재된 출혈과 옥시토신으로 인한 항이뇨 효과까지 다양하다. 요도관은 수술 후 12시간 후나 다음날 아침에 제거할 수 있다. 질식분만의 경우와 마찬가지로 요도관의 제거후 방광의 과팽창 없이 산후부 스스로 배뇨할 수 있는지 확인해야 한다. 모든 복부수술의 경우 어느 정도의 무운동성 장폐색(ileus)이 동반되지만 수술 중 별 문제가 없었던 제왕절개술의 경우는 거의 문제가 되지 않기 때문에 고형식은 수술 후 8시간 이후에 섭취시켜도 된다(Orjiet al., 2009). 무운동성 장폐색의 치료는 경정맥으로 수액 및 전해질을 공급하는 것이다. 장폐색이 심한 경우는 코위튜브(nasogastric tube)를 이용하여 위(stomach)를 감압시키는데 10 mg의 비사코딜 좌약을 직장 내에 삽입하는 것도 자주 쓰이는 방법이다. 수술 후 조기 보행은 중요한 부분인데, 수술 다음날은 적어도 하루에 2번은 다른 사람의 도움을 받더라도 일어나서 침상 밖으로 나와 봐야 한다. 대부분의 경우 수술 2일째가 되면 다른 사람의 도움 없이 혼자서 보행할 수 있다. 보행하는 시간은 진통제 투여후로 정하면 보행 시 느끼는 여러 불편감을 최소화할 수 있다. 조기 보행은 정맥 혈전증(thrombosis) 및 폐색전증(pulmonary embolism)의 위험을 줄일 수 있다. 수술부위는 매일 관찰하여야 한다. 정상적인 피부봉합은 수술 후 4일째 제거할 수 있다. 비만한 산후부처럼 피부봉합의 분리가 걱정되면 수술 후 7~10일에 제거한다. 산욕기 3일째 샤워를 하여도 수술 부위에 해를 주지 않는다. 피하지방이 3 cm 이상인 경우에는 피부봉합의 분리와 감염의 위험도가 증가한다(Vermollion et al., 2000). 수술 전 가장 흔히 사용하는 포비돈-아이오다인 피부소독은 수술 후 발열성 이환율을 감소시키는 데 필수적이다.

수술 다음날에는 혈색소 수치를 검사한다. 만일 비정상적인 실혈이나 핍뇨가 있거나 다른 저혈량의 증상이 있으면 더 일찍 혈색소 수치를 검사한다. 만일 수술 전보다 혈색소 수치가 많이 감소하였으면 혈색소 수치를 다시 한번 더 검사하고 혈색소 감소의 원인을 찾기 위한 노력을 해야 한다. 만일 혈색소 수치가 안정화되고 더 이상의 실혈이 없을 것이라고 생각되면 철분 제제를 복용시킨다. 수유는 수술 당일부터 시작할 수 있으며 만약 산후부가 모유 수유를 원하지 않으면 유방 띠(breast binder)를 사용하면 불편감을 최소화할 수 있다. 합병증이 없는 경우 수술 후 3~4일째 퇴원할 수 있다. 수술 후 첫 1주 동안 신생아에 대한 처치는 다른 사람의 도움을 받고 산모는 자신에 대한 처치만 신경쓰는 등 활동을 많이 제한하는 것이 바람직하다.

6) 수술 후 합병증

수술 후 발생 가능한 합병증으로는 자궁내막염(endometritis), 상처감염, 골반혈전정맥염(septic pelvic thrombophlebitis), 요로감염(urinary tract infection), 위장관계합병증(GI tract complication), 심부정맥혈전증(deep vein thrombosis) 등이 있다. 이 중 자궁내막염(endometritis)은 가장 흔한 수술 후 합병증이다. 위험요인으로는 산후부의 나이, 사회경제적수준, 분만진통 기간, 양막파수 기간, 내진 횟수, 융모양막염의 기왕력 등이 있으며 예방적 항생제 사용이 자궁내막염 빈도를 줄이는 데 도움이 된다. 수술 후 발열이 있는 환자는 수술 상처부위를 면밀히 진찰하여 상처부위의 압통, 충혈, 경화가 있거나 고름 분비물이 있을 때 상처감염을 진단한다. 상처를 열어 분비물을 배액시키고 균배양 검사를 한 뒤 세척, 죽은 조직제거, 항생제를 사용하고, 상처부위를 자주 소독한다. 골반혈전정맥염(septic pelvic thrombophlebitis)은 자궁내막염이나 상처감염이 있었던 환자에서 발생할 위험성이 증가한다. 발열을 동반한 일측성 동통, 자궁 외측의 압통을 동반한 종괴가 만져질 경우 감별진단을 요한다. 일반적으로 제왕절개술 후 위장관계 합병증은 흔하지 않다. 그러나 수술 후 지속되는 오심, 구토, 복부팽만, 장음소실, 방귀 배출이 되지 않을 때는 장폐쇄증을 의심해야 한다. 일측 하지가 붓고 동통과 압통이 있을 때 심부정맥혈전증을 의심할 수 있으며 이는 질식분만보다 제왕절개술 후 더 빈번하다. 빈맥, 빈호흡, 흉통, 발한 등의 소견을 동반하는 폐색전증이 발생할 수 있다.

3. 분만 후 자궁절제술(Postpartum hysterectomy)

1) 정의 및 적응증

제왕절개술을 시행하면서 자궁을 적출하는 것을 제왕자궁절제술이라 한다. 질식분만에 이은 자궁적출술과 제왕자궁절제술을 아울러서 분만후 자궁절제술이라 한다. 미국의 경우 분만 후 자궁절제술의 빈도는 1994년부터 2007년까지 1,000 분만당 0.72에서 0.83으로 증가하는 추세를 보이고 있다(Bateman et al., 2012). 이런 원인의 상당부분은 제왕절개 분만의 증가에 의하며, 전치태반이 있는 경우 제왕절개 횟수가 증가할수록 제왕자궁절제술의 위험도가 증가함이 보고되었다(Choi et al., 2008). 이는 제왕절개 횟수가 유착태반의 주요 위험요인으로 작용하기 때문일 것이다(Silver et al., 2006). 우리나라는 2005년부터 2008년까지 1,000 분만당 1.48의 빈도를 나타내고 있다(Cho et al., 2013). 분만후 자궁절제술의 위험요인은 표 19-3과 같다. 분만 후 응급 자궁절제술의 흔한 적응증으로 태반유착, 자궁 이완증이 있으며(Bateman et al., 2012), 그 외에 자궁파열, 자궁혈관 열상, 자궁근종 등이 있다. 산전에 심한 태반유착이 발견되었거나 자궁경부암이 진단된 경우를 비롯한 몇몇 임상 상황에서는 제왕자궁절제술을 수술 전부터 계획할 수도 있으나, 대부분의 경우 분만 후 심한 출혈로 응급으로 시행하게 된다.

표 19-3. 분만 후 자궁절제술의 위험요인

	조정 교차비 (adjusted odds ratio)	95% 신뢰구간
연령	1.038	1.035~1.041
제왕절개	3.346	2.974~3.765
다분만	1.075	1.573~1.849
다태 임신	4.232	3.623~4.945
유도 분만	1.721	1.480~2.002
수술적 분만	1.929	1.538~2.418
전치태반	22.710	20.547~25.100

2) 수술 기법

수술 시의 상황 및 수술의 목적에 따라 완전 자궁절제술 혹은 불완전 자궁절제술을 시행할 수 있다. 불완전 자궁절제술을 시행하는 경우는 인접장기 손상의 위험이 있는 심한 유착이 관찰되는 환자에게 선호되며, 출혈량이 적고 수술시간이 짧으며 입원기간도 짧지만, 자궁경부에서 출혈이 계속되는 경우에는 지혈효과를 기대할 수 없다. 완전 자궁절제술은 자궁하절부 혹은 자궁경부에서 많은 출혈이 있을 때 적합하지만, 질 절단면의 출혈이나 자궁 인접 장기 손상의 위험이 있다. 비정상 태반 유착이 있는 경우 완전 자궁절제술을 더 많이 시행한다.

수술 기법은 비임신 시 복식자궁절제술의 기본 술기와 다르지 않으며, 우선 충분한 시야확보가 중요하다. 질식분만 후 자궁절제술을 하는 경우나 제왕자궁절제술이 계획된 경우, 환자가 마른 체형이 아니라면 피부 종절개가 시야확보에 유리하다. 자궁이 절제될 때까지 보조자로 하여금 자궁을 상방으로 지속적으로 견인하게 한다. 제왕자궁절제술이 계획된 경우라면 자궁절개 전에 방광을 가능한 아래로 내려서 자궁으로부터 분리시킨다. 이 과정을 분만 후 진행하다보면 출혈로 인해 시야 확보가 어려워진다. 태반 유착이 심해서 제왕자궁절제술이 계획된 경우, 흔히 태반을

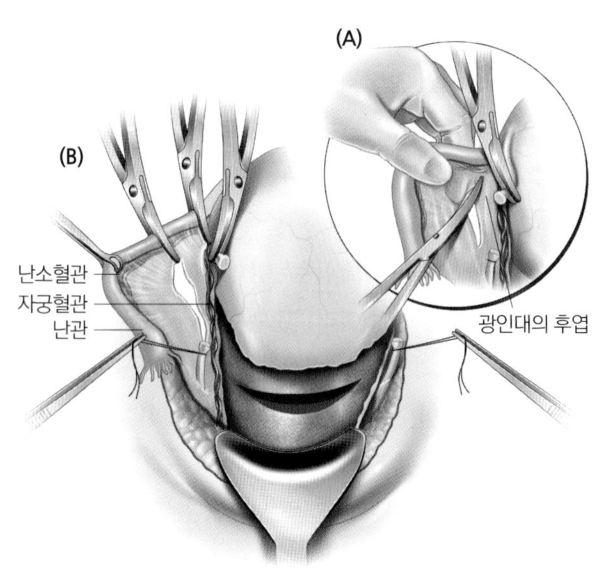

그림 19-16.
(A) 광인대의 후엽을 난관, 자궁-난소인대, 난소혈관의 아래쪽에서 천공시킨다. (B) 외측 절단부를 이중으로 결찰한다.

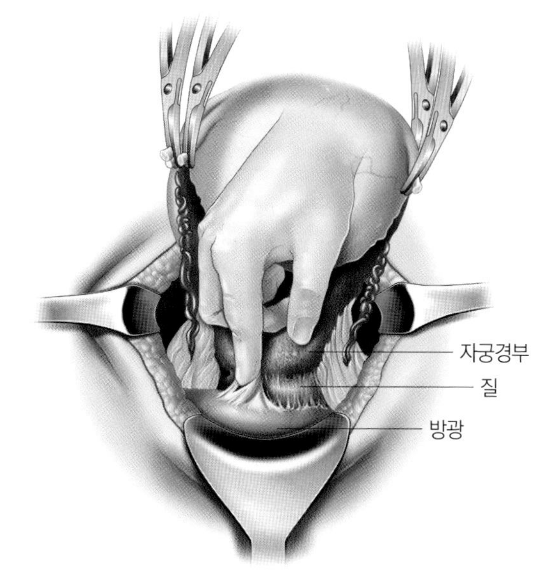

그림 19-17.
방광 및 여기에 붙어 있는 복막을 자궁하부로부터 절단하여 박리한 후 수술시야 밖으로 밀어낸다.

분리하지 않은 채 자궁절제술이 시행된다. 자궁절개부위의 출혈 상태를 확인하여 출혈이 심한 경우 절개부위를 봉합하거나 출혈 부위를 클램프로 결찰해둔다. 출혈이 심하지 않은 경우 그대로 둬도 된다. 양쪽 원인대를 자궁 근처에서 잡고, 자르고, 이중 봉합한다. 출혈이 심하여 환자 상태가 불안정한 경우 이중으로 클램프해 놓은 상태에서 수술을 우선 진행하고 나중에 봉합할 수 있다. 대부분의 분만 후 자궁절제시 난소를 절제하지는 않지만, 임신시에 자궁부속기는 혈종이 형성되기 쉬우므로 수술 전 상담시에 일측 혹은 양측 자궁부속기 절제 가능성에 대하여 반드시 설명해야 한다. 난소 및 난관의 상태를 확인한 후 이들 바로 밑의 광인대 뒷면을 손가락 등을 이용하여 창을 낸 후 자궁-난소 인대와 난소 혈관을 잡고, 자르고, 이중 봉합한다(그림 19-16). 광인대 뒷면을 자궁천골인대까지 자른다. 위에서 언급한 것과 같이 방광이 자궁으로부터 충분히 분리가 되지 않았다면 방광을 아래로 더 박리한다(그림 19-17). 자궁 바로 옆면에서 혈관이 없는 광인대를 자른다. 방광 및 요관의 위치를 다시 한번 확인한 후, 자궁 혈관의 상행가지를 찾아서 최대한 기시 부위에서 잡고, 자르고 이중 봉합한다(그림 19-18). 혈관을 잡을 때 보조자로 하여금 자궁을 결찰하는 혈관의 반대쪽으로 지속적으로 당기게 하면 요관 손상을 줄일 수 있다. 불완전 자궁절제술을 하는 경우, 자궁혈관 결찰부위 바로 위에서 자궁 체부를 자른다. 잘린 단면은 연속 혹은 8자형으로 봉합할 수 있으며, 복막은 닫을 수도 있고 열린 채로 놔둘 수도 있다. 완전 자궁절제술을 하는 경우, 자궁천골인대 및 기인대(cardinal ligament)를 잡고, 자르고, 봉합한다. 이 과정을 측부 질 천장에 다다를 때까지 반복하는데, 조직을 잡을 시 과도한 조직이 포함되지 않도록 주의하면서 최대한 자궁경부에 가깝게 잡는다.

자궁 절제 시 자궁경부는 완전히 절제하면서도 질이 과도하게 절제되는 것은 피해야 하는데, 분만이 진행되었던 경우 자궁경부가 소실되어 경계가 잘 만져지지 않을 때가 있다. 이런 경우 기존의 자궁절개 부위 또는 새로운 자궁

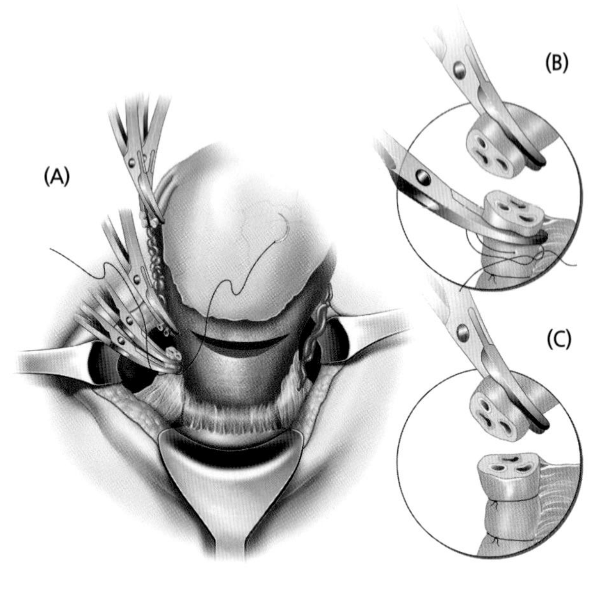

그림 19-18.
(A) 양측 자궁동정맥을 이중 결찰한다. (B) 혈관경의 이중결합

절개창을 이용하여 손가락을 넣어 자궁경부와 질 경계를 확인할 수 있다. 자궁경부 바로 아래에서 양측의 측부 질 천장 부위를 잡은 후 자궁경부와 질 경계부위를 따라 자른다. 절단된 질의 단면 중 양쪽 부위는 나중에 질 탈출을 예방하기 위해 기인대와 자궁천골인대와 같이 봉합하여 고정시킨다. 나머지 질 절단면은 연속 봉합하거나 8자형으로 봉합한다. 출혈 여부를 확인 후 복벽을 닫는다.

3) 합병증

분만 후 자궁절제술은 상당한 이환률 및 사망률과 동반되며, 특히 응급으로 시행될 때 합병증 발생위험이 높다. 시기에 따라서 비교해봤을 때, 즉 자연분만 후 시행하거나 제왕절개 시 시행하는 자궁절제술 간에는 합병증 발생 위험의 차이가 보이지 않았다(Forna et al., 2004). 분만 시에는 자궁경부가 숙화 및 소실되어 있어서 경계를 찾기 힘들고 자궁 주위 조직이 찢어지기 쉽고 골반 내 혈관도 상당히 확장되어 있어서 수술에 어려움이 따른다. 산과적 원인이 아닌 일반적인 자궁적출술에 비해 방광 및 요관 손상, 재수술, 수술 후 출혈, 상처 합병증, 혹은 정맥혈전색전증과 같은 내과적 합병증이 자주 일어나며, 사망률도 25배 높다(Wright et al., 2010). 이중에서도 비뇨기계 손상과 출혈을 주요 합병증으로 들 수 있다. 수술중 방광손상이 일어난 경우 맑은 물이 흘러나오는 것으로 발견할 수 있으며, 방광손상이 의심되는 경우 도뇨관으로 멸균수나 메틸렌블루 염색 식염수를 넣어서 확인할 수 있다. 방광 손상이 확인되면 흡수성 봉합사를 이용하여 2층 또는 3층으로 봉합한 후, 7~14일간 도뇨관을 유지한다. 요관 손상도 3%에서 보고되었으며, 비뇨기계 감염, 재수술 및 수술 후 발열이 각각 3.2%, 3.8%, 11.3%로 보고되었다(Shellhaas et al., 2009). 이 보고에서는 분만 후 자궁적출술 환자의 84%에서 수혈이 요구되었는데, 출혈 자체가 분만 후 자궁절제술의 적응증에 되는 데다가 수술도중 출혈이 많이 발생하므로 응고병증과 같은 대량 출혈에 따른 합병증이 일어나기 쉽다.

4. 제왕절개술 후의 질식분만

최근 제왕절개술의 전 세계적 증가 추세와 반복적으로 제왕절개술을 시행한 경우 합병증 증가의 문제 등으로 제왕절개술 후의 질식분만에 대한 관심이 높아지고 있다. 제왕절개술 후 분만시도(trial of labor after cesarean, TOLAC)으로 질식분만 된 경우를 브이백(vaginal birth after cesarean, VBAC)이라 한다.

(1) 제왕절개술 후 질식분만의 시도

1916년에 Cragin은 고전적 절개방법이 대부분 이용되던 시절 선행 제왕절개술 임산부는 분만 진통 시 자궁파열의 위험이 높기 때문에 "한번 제왕절개술을 시행하면 다음에도 반드시 제왕절개술을 시행하여야 한다"라고 주장하였고, 이 말은 격언같이 받아들여졌다. 1921년에 Kerr에 의해 고전적 절개 대신 횡절개가 자궁절개 방법으로 제안된 후 수십 년의 경험에 의해 선행 제왕절개술 임신부라도 분만 진통 시 자궁파열이 반드시 일어나는 것이 아님을 알게 되었고, 1963년 Allahbadia는 "한번 제왕절개술을 했다고 해서 다음에 반드시 제왕절개술을 해야 하는 것은 아니다"라고 주장하였다. 그 후 Merril과 Gibbs(1978)는 자신들의 선행 제왕절개술 임신부의 83%에서 질식분만이 안전하게 시도되었다고 보고하였고, 1988년 미국산부인과학회는 1회의 자궁하부 횡절개로 제왕절개술을 받은 임신부는 금기증이 없는 경우에 다음 임신 시 질식분만을 시도하는 것에 대해 상담 받도록 권고하였다(ACOG, 1988). 이에 따라 선행 제왕절개술 임신부의 '제왕절개술 후 질식분만(VABC)'이 꾸준히 늘어 미국의 경우 1996년에는 선행 제왕절개술 임신부의 약 30%가 제왕절개술 후 질식분만을 하였다(Hamilton et al., 2003). 이후 자궁파열에 의한 의료분쟁 등의 증가로 추세가 잠시 하향되다 최근 제왕절개 빈도가 급증하면서 다시 제왕절개술 후 질식분만이 관심의 대상이 되고 있다.

(2) 제왕절개술 후 질식분만의 성공률

외국의 경우 대개는 60~80%의 성공률을 보고하고 있고(ACOG, 2010), 국내의 경우 전남대학교 병원에서 1,292명의 분만시도 중 1,090명에서 질식분만이 이루어져 84%의 성공률을 보고하였으며(송태복, 1997), 가톨릭대학교 병원은 1,352명의 분만시도로 1,113명이 질식분만하여 82.3%의 성공률을 보고하였다(권지영, 2009). 제왕절개술 후 질식분만의 성공률은 선행 분만력에 자연분만이 있는 경우(92%), 선행 제왕절개의 적응증이 반복되지 않은 경우(83%), 이번 임신의 출산체중이 4 kg 미만인 경우(84%), 자연진통인 경우(85%), 선행 제왕절개술 당시의 자궁개대 정도가 7 cm 이상인 경우 등에서 높은 것으로 보고 하였다(권지영, 2009). 반면 선행 제왕절개의 적응증이 난산인 경우 낮은 성공률이 보고되었다(Impey & O'Herlihy, 1998).

(3) 제왕절개술 후 분만시도의 합병증

제왕절개술 후 분만시도에서 우려되는 합병증에는 자궁파열, 자궁절제술, 수혈, 혈전증, 태아 사망, 자궁 내 감염 등 여러 가지가 있다. 하지만, 제왕절개술 후 분만시도와 반복 제왕절개술의 합병증을 비교했을 때, 자궁 파열의 위험이 증가하는 것 외에는 여러 연구들에서 결과가 상충된다(Guise et al., 2010)(Landon et al., 2004).

(4) 제왕절개술 후 분만시도에 따른 자궁파열(Rupture) 및 자궁열개(Dehiscence)

자궁파열은 과거 제왕절개 부위에서 자궁벽의 모든 층이 벌어져 자궁강과 복강이 서로 통하게 되는 것을 말한다. 대개 태아 전체나 일부가 복강 내로 빠져 나오게 되고 상당한 출혈이 동반된다. 자궁열개는 과거 제왕절개 부위가 벌어졌으나 내장쪽 복막(visceral peritoneum)은 파열 되지 않은 상태를 말한다. 태아는 복강 내로 탈출되지 않으며 대개 출혈은 없거나 소량이다.

선행 제왕절개술 후 분만시도에 따른 자궁파열의 빈도는 한번 자궁하부 횡절개를 한 경우 0.5~0.9% 정도 발생하는 것으로 보고되며, 자궁열개의 경우도 이와 비슷한 정도로 보고된다. 국내의 보고로는 전남대학교병원의 경우 1,292예 중 자궁파열 3예(0.2%), 자궁열개 2예(0.2%)로 낮은 빈도를 보고하였다(표 19-4).

① 선행 제왕절개술의 자궁절개방법과 횟수에 따른 분만시도 시 자궁파열의 빈도

이전 제왕절개술 자궁절개방법과 횟수는 TOLAC를 결정하는 데 중요한 요소이다. 하부 횡절개인 경우는 자궁파열의 빈도가 가장 낮다(약 0.2~1.5%). 자궁저(fundus)까지 절개선이 연장되는 고전적 절개와 T자형 절개(T-shaped incision)인 경우는 자궁파열의 빈도가 가장 높다(약 4~9%). 자궁저까지 절개선이 연장되지 않은 하부 수직절개(low-vertical incision)의 자궁파열 빈도(약 1~7%)는 확실하지 않지만, 미국산부인과학회에서는 하부 수직절개인 경우에도 분만시도를 할 수 있다고 하였다(ACOG, 2019). 자궁기

표 19-4. 선행 제왕절개 산모의 분만시도율, 질식분만 성공률, 자궁파열 및 열개율, 분만시도와 관계된 산모사망 및 주산기사망(송태복, 1997)

Year	Author	TOL	Vaginal delivery	Uterine rupture	Uterine dehiscence	Maternal death	Perinatal death
1982	Demianczuk	92	50(54%)	0	0	0	0
1982	Meier	207	175(85%)	0	0	0	0
1985	Paul	751	614(82%)			0	3(0.4%)
1991	Rosen	4.617	3.411(74%)				
1991	Farmer	7.599	61(0.8%)	54(0.7%)			
1994	Miller		12.707(73%)	10.439(82%)	95(0.7%)	1	3(0.2%)
1994	Flamm		5.022(70%)	3.746(75%)	39(0.8%)	0	0
1994	Cowan		593	478(81%)	5(0.8%)		
1997	송태복	1.292	1.090	3(0.2%)	2(0.2%)	0	1(0.1%)

TOL: Trial of Labor

형이 있는 선행 제왕절개술 임산부의 경우는 약 8%의 자궁파열 위험이 있다(Ravasia et al., 1999). 자궁 하부분절에 국한 된 자궁파열의 기왕력이 있는 임신부의 경우는 약 6%의 자궁파열 위험이 있지만(Reyes-Ceja et al., 1969) 자궁 상부까지 침범한 자궁파열이 있었던 경우는 자궁파열의 재발빈도가 약 32%이다(Ritchie et al., 1971).

선행 제왕절개술 1회인 경우에는 약 0.6~0.8%의 자궁파열의 빈도를 보이지만, 선행 제왕절개술 2회인 경우에는 약 1.8~3.7%로 자궁파열의 빈도가 증가한다는 보고가 있었고(Landon et al., 2004), MFMU Network database 분석에선 큰 차이가 없는 것으로 보고되기도 하였다. 그러나 선행 제왕절개술의 횟수가 증가할수록 분만시도 시 자궁파열의 위험은 증가할 것으로 생각하는 것이 합리적이다.

② 선행 자궁절개선 봉합 방법(One layer & two layer)에 따른 분만시도 시 자궁파열

자궁절개선 봉합 방법에 따른 분만시도 시 자궁파열 위험도는 보고자마다 다르다. 단층복합과 복층복합에 따른 자궁파열의 위험도는 차이가 없다는 보고도 있지만, 단층복합에서 자궁열개의 빈도가 증가한다는 보고와 단층복합에서 자궁파열의 빈도가 4배 증가한다는 보고도 있었다. 하지만 이러한 연구들은 여러 교란변수를 보정하기가 어려워 현재로는 자궁파열의 위험 때문에 자궁절개선을 복층으로 봉합해야 한다는 결론을 내릴 수 없다(Durnwald & Mercer, 2003)

③ 선행 제왕절개술과 분만시도의 간격에 따른 자궁파열의 위험도

실험에 의하면 자궁절개선이 충분히 재생하는 데는 약 6개월 정도가 소요된다고 한다(Dicle et al., 1997). 임상적으로 선행 제왕절개술과 분만시도의 간격에 따른 자궁파열의 위험에 대해서는, 간격이 6개월 미만인 경우에서 6개월 이상보다 자궁파열의 위험이 3배 증가한다는 보고와(Stamilio et al., 2007), 이와 마찬가지로 18개월 미만인 경우에서도 18개월 이상보다 자궁파열의 위험이 약 3배 증가한다는 보고가 있었다(Shipp et al., 2001). 그러나 현재 6~18개월 사이의 간격에 분만시도하는 것이 자궁파열을 증가시키는 것으로 보지는 않는다.

④ 태아의 크기에 따른 분만시도 시 자궁파열

태아의 크기가 커질수록 분만시도 시 자궁파열의 빈도가 증가할 것 같으나 이것은 아직 정확히 확립되지 못하였다. 자궁파열의 빈도는 태아가 4 kg 이상인 경우는 1.6%, 4 kg

이하는 경우는 1.0%로 통계적으로 차이가 없다는 보고도 있지만(Zelop et al., 2001), 질식분만의 기왕력이 없는 선행제왕절개술 임신부가 분만시도 시 태아가 4 kg 이상인 경우는 자궁파열의 위험도가 약 두 배 정도 증가한다는 보고도 있다(Elkousy et al., 2003).

⑤ 선행 질식분만의 과거력과 분만시도 시 자궁파열

제왕절개술 시행 이전 혹은 이후든 간에 질식분만한 경험이 있는 경우에는 분만시도 시 자궁파열의 위험이 낮다(Zelop et al., 2000). 질식분만의 과거력이 있는 경우에는 선행 제왕절개술이 2회인 경우도 분만시도를 고려할 수 있다(ACOG, 2010).

(5) 제왕절개술 후 분만시도 시 자궁파열의 진단

대량 출혈로 인한 '쇼크(shock)'가 발생하기 전까지는 자궁파열로 인해 나타나는 증상이나 신체소견이 대부분 비특이적이기 때문에 자궁파열의 가능성을 염두에 두지 않으면 진단이 늦어질 수 있다.

① 태아곤란증

자궁파열의 진단에 있어 가장 중요한 소견은 태아의 심장박동수 이상으로 자궁파열의 약 60% 정도에서 태아의 심장박동수 이상으로 진단되었다(Kieser & Baskett, 2002). 가장 흔한 전자태아감시장치의 심장박동수 소견은 갑작스럽고 다양한 태아심박동수의 감속이다. 만기태아심장박동수 감속(late deceleration), 태아 서맥(bradycardia), 태아의 심박동을 찾을 수 없는 경우(undetectable FHT) 등의 소견을 보인다.

② 태아선진부(Presenting part)의 소실(Loss of station)

자궁파열이 생겨 태아가 복강 내로 빠져나간 경우 내진에서 태아의 선진부를 확인할 수 없게 된다. 그러므로 임신부의 복부 촉진과 함께 내진, 초음파 검사는 자궁파열의 진단에 도움을 줄 수 있다.

③ 자궁수축의 소실

자궁파열에 의해 자궁수축이 소실되는 빈도는 비교적 낮기 때문에 자궁내압을 측정하는 것은 자궁파열의 진단에 도움이 되지 않는다.

④ 복부통증 및 압통

태반 조기박리와 유사한 증상이 있는 경우도 있지만 복부통증과 압통이 확실한 경우가 드물어 자궁파열의 진단에는 큰 도움이 되지 않는다. 더욱이 진통제 또는 경막외마취 등으로 임신부가 통증을 느끼지 못하는 경우도 많다.

⑤ 혈량저하증(Hypovolemia)

자궁파열로 인한 대량출혈로 쇽 등의 혈량저하증 증상이 나타날 수 있다.

(6) 분만시도 시 자궁파열의 예후

태아의 경우 응급 제왕절개술에 의한 즉각적인 분만이 이루어져야만 생존이 가능하다. 태아의 건강상태는 태반 의 박리정도에 의해 좌우되는데 자궁파열 후 시간이 지날수록 태반의 박리가 진행되고, 임신부의 저혈량도 진행되기 때문에 태아 사망률은 50~75%로 매우 높다. 임신부의 경우 치료가 늦어지면 출혈이나 추후 감염으로 사망할 수 있으나 즉각적이고 적절한 치료를 받는 경우에는 사망하는 경우는 매우 드물다.

(7) 분만시도 시 파열된 자궁의 처치

출혈이 없는 자궁열개의 경우에는 개복술을 시행할 필요는 없다. 출혈이 있는 자궁파열의 경우에는 자궁절제술이 필요할 수도 있다. 선별된 일부 자궁파열의 경우 봉합 재건술로 자궁을 보전하는 경우도 있다. 이 경우 다음 임신에서 자궁파열이 재발한 경우도 보고되었다(Usta et al., 2007).

(8) 분만시도에서의 자궁숙화 및 분만진통의 촉진(Labor stimulation)

제왕절개술 후 분만시도에서 자연분만에 대한 금기가 없

는 임산부라면, 집중감시 하에서 분만유도 및 분만진통 증가를 위해 옥시토신을 조심스럽게 사용할 수 있다(ACOG, 2019). 그러나 같은 목적으로 미소프로스톨(misoprostol)를 사용하는 것은 피해야 한다(Landon et al., 2004; Lydon-Rochelle, 2001).

(9) 경막외 마취

분만시도가 제안된 초기에는 임신부가 통증을 느끼지 못하면 자궁파열의 진단이 늦어질 것이라고 우려했지만, 실제 자궁파열에서 통증을 호소하고 출혈이 존재하는 임산부는 10%도 안 되고(Flamm et al., 1990), 분만시도에서 경막외 마취를 시도한 군과 시행하지 않은 군 사이에 제왕절개술 후 질식분만 비율에 차이가 없는 것으로 보고되었다. 그러므로 2010년 미국산부인과학회는 분만시도에서 경막외마취는 안전한 시술이라고 결론지었다.

(10) 쌍태임신 시 분만시도

선행 제왕절개술 후 쌍태임신 중인 210명의 임신부 중 92명(44%)이 분만시도를 하였는데 64명(70%)이 제왕 절개술 후 질식분만을 하였고 자궁파열, 모성 및 주산기 사망률과 이환율의 증가를 보이지 않았다(ACOG, 2019).

(11) 제왕절개술 후 질식분만 권고안(ACOG, 2019)

① 일정하고 좋은 결과를 근거로 한 권고(Level A)

- 한 번의 하부 횡절개에 의한 제왕절개술을 받은 대부분의 여성은 분만시도와 제왕절개술 후 질식분만의 대상이고 반드시 그에 대해 상담하여야 한다.
- 분만시도의 한 부분으로 진통 시 경막외마취는 사용될 수 있다.
- 미소프로스톨(Misoprostol)은 제왕절개나 주요 자궁 수술을 받았던 환자에서 임신 제3분기의 자궁목 숙화(ripening)를 위해 사용해선 안 된다.

② 일정하지 않고 제한적인 결과를 근거로 한 권고(Level B)

- 두 번의 하부 횡절개에 의한 제왕절개술을 받은 여성은 분만시도의 대상자로 간주하고, 그에 대해 상담하도록 하는 것이 타당하다.
- 한 번의 하부 횡절개에 의한 제왕절개술을 받은 여성이 쌍둥이를 임신하였을 때 쌍둥이 자연분만의 대상이 된다면 분만시도의 대상이 될 수 있다.
- 한 번의 하부 횡절개를 한 임신부에서 둔위의 외전향술 시도는 임신부와 신생아가 이 시술과 분만시도 저위험군일 때 금기가 아니다.
- 자궁파열의 고위험군(예: 선행 제왕절개 시 고전적 절개 또는 T자형 절개를 한 경우, 자궁파열의 기왕력이 있는 경우, 자궁저 부위의 광범위한 수술을 받은 경우)과 전치태반과 같은 질식분만 금기증이 있는 군은 계획된 분만시도의 일반적인 대상이 아니다.
- 임신부나 태아의 적응증으로 유도분만 하는 것은 분만시도 시에도 선택할 수 있다.
- 선행 제왕절개의 자궁절개 방법을 모르는 경우에도 임상적으로 고전적 절개가 강하게 의심되지 않으면 분만시도는 금기가 아니다.
- 분만시도 시 지속적인 태아심장박동감시가 권장된다.

③ 전문가의 의견이나 일차적인 컨센서스에 근거한 권고(Level C)

- 분만시도는 응급분만이 가능한 시설에서 시도되어야 한다. 분만시도와 관련된 위험들과 자궁파열과 다른 합병증은 예측할 수 없기 때문에 분만시도는 즉각적인 응급진료가 가능한 의료진이 있는 기관에서 시행되어야 한다고 권장한다. 즉각적인 제왕절개가 가능하지 않을 땐 의료제공자들과 해당 임신부가 병원의 상황과 산과, 소아과, 마취과, 수술방 의료진의 이용에 대하여 논의할 것을 권고한다. 임산부가 증가된 위험도를 자율적으로 받아 들여야 하며 임신부에게 그로 인해 증가될 가능성이 있는 위험도와 변화된 처치에 대해 분명한 정보가 제공되어야 한다.
- 상담 후 분만시도이냐 또는 반복제왕절개술이냐의 최종 결정은 주치의와 상의를 한 임산부가 내려야 한다.

분만시도와 정규적인 반복제왕절개술의 득과 실이 토의되어야 한다. 상담과 진료계획에 대한 서류가 의무기록에 포함되어져야 한다.

- 분만시도는 응급진료가 필요한 합병증에 대한 예측 불가능성 때문에, 가정 출산은 금기다.

참고문헌

- 권지영. 제왕절개술 후 질식분만의 성공과 관련된 인자 연구. 모체태아의학회. 2008.
- 대한산부인과학회. 산과학 제4판. 서울: 군자출판사; 2007.
- 송태복. 제왕절개술후 질식분만. 대한주산의학회 연수교육 1997;47-53.
- Alexander JM, Leveno KJ, Hauth J, Landon MB, Thom E, Spong CY, et al. Fetal injury associated with cesarean delivery. Obstet Gynecol 2006;108:885-90.
- American Academy of Pediatrics, American Collage of Obstericians and Gyncologists: Guidelines for Perinatal Care, 8th ed. Elk Grove Village, AAP, 2017.
- American College of Obstetrics and Gynecologists: Guidlines for vaginal delivery after a previous cesarean birth. Committee Opinion No, 64, October 1988.
- American College of Obstetricians and Gynecologists, Operative vaginal delivery. Practice Bulletin No. 17, June 2000, Reaffirmed 2012.
- American College of Obstetricians and Gynecologists: Operative vaginal delivery. Practice Bulletin No. 154, November 2015.
- American College of Obstetricians and Gynecologists: Practice Bulletin no. 205: Vaginal Birth After Cesarean Delivery. Obstet Gynecol 2019;133:393-5.
- American College of Obstetricians and Gynecologists, Society for Maternal-Fetal Medicine: Safe prevention of the primary cesarean delivery. Obstetric Care Consensus No. 1, March 2014, Reaffirmed 2016.
- American College of Obstetrics and Gynecologists: Vaginal birth after previous cesarean delivery. Practice Bulletin No. 115. August 2010.
- American Society of Anesthesiologists: Task Force on Obstetrical Anesthesia: practice guidelines for obstetrical anesthesia. Anesthesiology 124:270, 2016.
- Anorlu RI, Maholwana B, Hofmeyr GJ. Methods of delivering the placenta at caesarean section. Cochrane Database Syst Rev 2008 16;(3):CD004737.
- Baskett TF, Fanning CA, Young DC. A prospective observational study of 1000 vacuum assisted deliveries with the Omni Cup device. J Obstet Gynaecol Can 2008:30;573-80.
- Bateman BT, Mhyre JM, Callaghan WM, Kuklina EV. Peripartum hysterectomy in the United States: nationwide 14 year experience. Am J Obstet Gynecol 2012;206:63.e1-8.
- Bloom SL, Leveno KJ, Spong CY, Gilbert S, Hauth JC, Landon MB, et al. National Institute of Child Health and Human Development Maternal-Fetal Medicine Units Network. Decision-to-incision times and maternal and infant outcomes. Obstet Gynecol 2006;108:6-11.
- Carmona F, Martinez-Roman S, Manau D, Cararach V, Iglesias X. Immediate matenal and neonatal effects of low-forceps delivery according to the new criteria of the American College of Obstetricians and Gynecologists compared with spontaneous vaginal delivery in term pregnancies. Am J Obstet Gynecol 1995;173:55-9.
- Chanrachakul B, Hamontri S, Herabutya Y. A randomized comparison of postcesarean pain between closure and nonclosure of peritoneum. Eur J Obstet Gynecol Reprod Biol 2002;101:31-5.
- Chelmow D, Rodriguez EJ, Sabatini MM. Suture closure of subcutaneous fat and wound disruption after cesarean delivery: A meta-analysis. Obstet Gynecol 2004;103:974-80.
- Cho GJ, Kim LY, Hong HR, Lee CE, Hong SC, Oh MJ, et al. Trends in the rates of peripartum hysterectomy and uterine artery embolization. PLoS One 2013;8:e60512.
- Choi SJ, Song SE, Jung KL, Oh SY, Kim JH, Roh CR. Antepartum risk factors associated with peripartum cesarean hysterectomy in women with placenta previa. Am J Perinatol 2008;25:37-41.
- Clark SL, Belfort MA, Dildy GA, Herbst MA, Meyers JA, Hankins GD. Maternal death in the 21st century: causes, prevention, and relationship to cesarean delivery. Am J Obstet Gynecol 2008;199:36.e1-5.
- Curtin SC, Park MM. Trends in the attendant, place, and timing of births, and in the use of Obstetric interventions: United States, 1989-97. Natl Vital Stat Rep 1999;47:1-12.
- de Leeuw JW, de Wit C, Kuijken JP, Bruinse HW. Mediolateral episiotomy reduces the risk for anal sphincter injury during operative vaginal delivery. BJOG 2008;115:104-8.
- Dicle O, Kucukler C, Pirnar T, Erata Y, Posaci C. Magnetic resonance imaging evaluation of incision healing after cesarean sections. Eur Radiol 1997;7:31-4.
- Durnwald C, Mercer B. Uterine rupture, perioperative and perinatal morbidity after single-layer and double-layer closure at cesarean delivery. Am J Obstet Gynecol 2003;189:925-9.

- Elkousy MA, Sammel M, Stevene E, Piper JF, Macones G. The effect of birth weight on vaginal birth after cesarean delivery success rates. Am J Obstet Gynocol 2003;188:824-30.
- Evers EC, Blomquist JL, McDermott KC, Handa VL. Obstetrical anal sphincter laceration and anal incontinence 5-10 years after childbirth. Am J Obstet Gynecol 2012;207:425.el-6.
- Ezenagu LC, Kakaria R, Bofill JA. Sequential use of instruments at operative vaginal delivery: is it safe? Am J Obstet Gynecol 1999;180:1446-9.
- Figueroa D, Jauk VC, Szychowski JM, Garner R, Biggio JR, Andrews WW, et al. Surgical staples compared with subcuticular suture for skin closure after cesarean delivery: a randomized controlled trial. Obstet Gynecol 2013;121:33-8.
- Flamm BL, Newman LA, Thomas SJ, Fallon D, Yoshida MM. Vaginal birth after cesarean delivery: Results of a 5-year multicenter collaborative study. Obstet Gynecol 1990;76:750-4.
- Forna F, Miles AM, Jamieson DJ. Emergency peripartum hysterectomy: a comparison of cesarean and postpartum hysterectomy. Am J Obstet Gynecol 2004;190:1440-4.
- Fortune PM, Thomas RM. Sub-aponeurotic heemorrhage; a rare but little theatening neonatal complication associated with ventous delivery. Br J Obstet Gynecol 1999;106:868-70.
- Glazener C, Elders A, Macarthur C, Lancashire RJ, Herbison P, Hagen S. Childbirth and prolapse; long-term associations with the symptoms and objective measurement of pelvic organ prolapse. BJOG 2013;120:161-8.
- Guise JM, Denman MA, Emeis C, Marshall N, Walker M, Fu R, et al. Vaginal birth after cesarean: new insights on maternal and neonatal outcomes. Obstet Gynecol 2010;115:1267-78.
- Hamilton BE, Martin JA, Osterman MJ, et al: Births: final data for 2014. Natl Vital Stat Rep 2015;64(12):1.
- Hamilton BE, Martin JA, Sutton PD. Births: Preliminary data for 2002. National Vital Statistics Reports, Vol 51, No.1, Hyattsville, Md, National Center for Health Statistics, 2003.
- Handa VL, Blomquist JL, Knoepp LR, Hoskey KA, McDermott KC, Muñoz A. Pelvic floor disorders 5-10 years after vaginal or cesarean childbirth. Obstet Gynecol 2011;118:777-84.
- Handa VL, Blomquist JL, McDermott KC, Friedman S, Munoz A. Pelvic floor disorders after vaginal birth: Effect of episiotomy, perineal laceration, and operative birth. Obstet Gynecol 2012;119:233-9.
- Impey L, O'Herlihy C. First delivery after cesarean delivery for strictly defined cephalopelvic disproportionl. Obstet Gynecol 1998;92:799-803.
- Jeon J, Na S. Vacuum extraction vaginal delivery: current trend and safety. Obstet Gynecol Sci 2017 Nov;60(6):499-505.
- Kieser KE, Baslett TF. A 10-year population-based study of uterine rupture. Obstet Gynecol 2002;100:749-53.
- Kudish B, Blackwell S, Mcneeley SG, et al: Operative vaginal delivery and midline episiotomy: a bad combination for the perineum. Am J Obstet Gynecol 2006;195(3):749-54.
- Landon MB, Hauth JC, Leveno KJ, Spong CY, Leindecker S, Varner MW, et al. Maternal and perinatal outcomes associated with a trial of labor after prior cesarean delivery. N Engl J Med 2004;351:2581-9.
- Lydon-Rochelle M, Holt VL, Easterling TR, Martin DP. Risk of uterine rupture during labor among women with a prior cesarean delivery. N Engl J Med 2001;345:3-8.
- Merriam AA, Ananth CV, Wright JD, et al: Trends in operative vaginal delivery, 2005-2013: a population based study. BJOG 2017;124(9):1365-72.
- Meticoglou SM, Periman M, Manning FA. High cervical spinal injury in neonates delivered with forceps; report of 15 cases. Obstet Gynecol 1995;86;589-94.
- Miller ES, Hahn K, Grobman WA. Society for Maternal-Fetal Medicine Health Policy Committee. Consequences of a primary elective cesarean delivery across the reproductive life. Obstet Gynecol 2013;121:789-97.
- Miller R, Depp R. Minimizing perinatal neurologic injury at term: is cesarean section the answer? Clin Perinatol 2008; 35:549-59.
- O'Mahony F, Hofmeyr GJ, Menon V. Choice of instruments for assisted vaginal delivery. Cochrane Database Syst Rev 2010;11:CD005455.
- Orji EO, Olabode TO, Kuti O, Ogunniyi SO. A randomised controlled trial of early initiation of oral feeding after cesarean section. J Matern Fetal Neonatal Med 2009;22:65-71.
- Pergialiotis V, Vlachos D, Protopapas A, et al: Risk factors for severe perineal lacerations during childbirth. 2014;Int J Gynaecol Obstet 125(1):6-14.
- Plauche WC. Subgaleal hematoma. A complication of instrumental delivery. JAMA 1980;244;1597-8.
- Ploeckinger B, Ulm MR, Chalubinski K, Gruber W. Epidural anaesthesia in labour: influence on surgical delivery rates, intrapartum fever and blood loss. Gynecol Obstet Invest 1995; 39:24-7
- Rafique Z, Shibli KU, Russell IF, Lindow SW. A randomised controlled trial of the closure or non-closure of peritoneum at caesarean section: effect on post-operative pain. BJOG 2002;109:694-8.
- Ravasia DJ, Brain PH, Pollard JK. Incidence of uterine rupture among women with mullerian duct anomalies who attempt vaginal birth after cesarean delivery. Am J Obstet Gynecol 1999;181:877-81.
- Reyes-Ceja L, Cabrera R, Insfran E, Herrera-Lasso F. Pregnancy following previous uterine rupture: Study of 19 pa-

tients. Obstet Gynecol 1969;34:387-9.
- Ritchie EH. Pregnancy after rupture of the pregnant uterus: A report of 36 pregnancies and a study of cases reported since 1932. J Obstet Gynecol Br Commonw 1971;78:642-8.
- Rortveit G, Daltveit AK, Hannestad YS, et al: Urinary incontinence after vaginal delivery or cesarean section. N Engl J Med 2003;348:900-7.
- Shellhaas CS, Gilbert S, Landon MB, Varner MW, Leveno KJ, Hauth JC, et al. The frequency and complication rates of hysterectomy accompanying cesarean delivery. Obstet Gynecol 2009;114:224-9.
- Shipp TD, Zelop CM, Repke JT, et al. Interdelivery interval and risk of symptomatic uterine rupture. Obstet Gynecol 2001;97:175.
- Silver RM, Landon MB, Rouse DJ, Leveno KJ, Spong CY, Thom EA, et al. Maternal morbidity associated with multiple repeat cesarean deliveries. Obstet Gynecol 2006;107:1226-32.
- Society of Obstetricians and Gynaecologistis of Canada. Guidelines for operative vaginal birth. Number 148, May 2004. Int J Gynaecol Obstet 2005;88:229-36.
- Stamilio DM, DeFranco E, Pare E. Short interpregnancy interval . Risk of uterine rupture and complications of vaginal birth after cesarean delivery. Obstet Gynecol 2007;110:1075-81.
- Thacker SB, Stroup D, Chang M. Continuous electronic heart rate monitoring for fetal assessment during labor. Cochrane Database of Systematic Reviews2 2001;CD000063.
- The Royal Australian and New Zealand College of Obstetricians and Gynecologists. Instrumental vaginal birth. East Melbourne: The Royal Australian and New Zealand College of Obstetricians and Gynecologists; 2016.
- Towner D, Castro MA. Eby-Wilkens E, Gilbert WM. Effect of mode of delivery in nulliparous women on neonatal cranial injury. N Eng J Med 1999;341:1709-14.
- Usta IM, Hamdi MA, Abu Musa AA. Pregnancy outcome in patients with previous uterine rupture. Acta Obstet Gynecol 2007;86:172-6.
- Vermollion ST, Lamoutte C, Soper DE, Verdeja A. Wound infection after cesarean: Effect of subcutaneous tissue thickness. Obstet Gynecol 2000;95:923-6.
- Villar J, Carroli G, Zavaleta N, Donner A, Wojdyla D, Faundes A, et al. Maternal and neonatal individual risks and benefits associated with caesarean delivery: multicentre prospective study. BMJ 2007;335:1025.
- Wen SW, Liu S, Kramer MS, Marcoux S, Ohisson A, Sauve R, et al. Comparison of maternal and infant outcomes between vacuum extraction and forceps deliveries. Am J Epidemiol 2001;153;103-7.
- Wright JD, Devine P, Shah M, Gaddipati S, Lewin SN, Simpson LL, et al. Morbidity and mortality of peripartum hysterectomy. Obstet Gynecol 2010;115:1187-93.
- Zelop CM, Shipp TD, Repke JT, Cohen A, Lieberman E. Effect of previous vaginal delivery on the risk of uterine rupture during a subsequent trial of labor. Am J Obstet Gynecol 2000; 183:1184-6.
- Zelop CM, Shipp TD, Repke JT, Cohen A, Lieberman E. Outcomes of trial of labor following previous cesarean delivery among women with fetuses weighing >4000 g. Am J Obstet Gynecol 2001;185:903-5.

제20장

산과마취

Obstetric Anesthesia

대한산과마취학회
김상태 | 충북의대
김형태 | 울산의대

1. 역사

중세시대에는 분만통증이 신에 의한 징벌의 개념으로 받아들여졌고, 분만통증을 감소시키려는 노력에 대한 종교적 반대도 계속되었다. 그러나 1853년 Victoria 여왕의 요청으로 그녀의 여덟 번째 아이인 Leopold 왕자를 분만할 때 John Snow가 chloroform를 사용하여 무통분만에 성공하였으며, 1857년 Victoria 여왕의 아홉 번째 아이인 Beatrice 공주의 분만에도 chloroform를 사용하였고 당시의 의학잡지인 Lancet지가 John Snow가 시행한 무통마취를 보고하였다. 이는 마침내 의학적 및 종교적으로 분만통증을 감소시키고자 하는 시도를 인정한 산과마취의 역사에서 가장 획기적인 사건이었다. 1935년 Graffignino는 산과에서 일회성 요추 경막외 마취를 시술하였다. 그 이후 lidocaine과 chloroprocaine 등의 더 좋은 국소마취제가 등장하여 1940년에는 Lull에 의해 지속적 척추마취 수기가 사용되었고 1949년 Flower에 의해 지속적 경막외 마취가 처음 시술되어 이 기간 동안 현재 사용 중인 모든 부위마취의 기술들이 발달하고 널리 사용되어 가히 부위 마취의 황금기 라 할 수 있겠다. 1940년대 몇몇 미국인들에 의해 산과 환자를 위한 부위마취의 기술이 발달하였고 또한 유럽과 미국의 산과전문의들은 산과 환자를 위한 전신 마취와 신통 방법을 발달시켰다. 1902년 Von Steinbuchel과 독일의 Gauss가 여명마취(twilight sleep) 마취 방법을 사용했다. 이 방법은 진통을 위하여 다량의 morphine과 기억상실을 위해 scopolamine을 주사하는 기술로 통증 없이 분만을 시행하기 위해 널리 알려진 방법으로 미국에서는 여명마취협회(Twilight sleep association)가 결성되기도 하였다. 그러나 많은 산과전문의들은 비록 이 방법이 전 세계적으로 많은 산과 병원에서 널리 사용되었지만 사용 시에 심한 신생아의 호흡저하가 초래될 수 있다는 것에 관심을 가지게 되었고 따라서 주산기에 신생아에게 호흡저하를 덜 유발하는 방법을 찾고자 노력하였다. 이상과 같이 1940년대 이후 많은 산과마취가 체계화되었다. 산과마취의 발달초기에 기여한 인자로는 24시간 산과마취 서비스의 실용성을 기술한 많은 논문들의 출판을 들 수 있다. 또 다른 인자로는 미국과 영국에서 시행한 모성사망에 대한 연구이다. 이 연구에서 마취가 모성 사망에 중요한 역할을 한다는 것을 보여주었고 산과마취의 발달에 도움을 줄 수 있는 마취과 의사와 산과의사의 관심과 책임감을 이끌어 낼 수 있었다. 산과마취의 발달에 기여한 또 다른 중요한 인자는 좋은 마취과적 진료의 가치를 올바로 인식하고 관심이 증가되었다는 것이다. 산과 의사, 임산부와 마취과 의사들이 미국과 많은 영어권 국가에서 뿐 아니라 전 세계 많은 나라에서 신문, 잡지, 라디오, 텔레비전과 무통분만을 경험한 친구와의 대화를 통하여 임산부들의 무통분만에 대한 기대와 요구가 증가하였고, 좋은 산과마취 서비스를 제공하는 데 더 관심을 기울이게 되었다. 우리나라에서는 1973년경부터 경막외마취를 수술실 내에서 지엽적으로 시작하다가 1980년대에 통증치료 목적으로 경막외시술이 많이 증가되었다. 1997년 7월 25일 산과 마취에 관심을 갖고 있던 74명의 마취과 의사들에 의해 대한산과마취학회(http://www.ksoa.or.kr)가 창립되어, 2019년 약 400명의 회원이 활동하고 있다. 우리나라에서는 출산 시의 고통과 자식에 대한 애정을 동일시하는 양상을 보이기 때문에 서구에서보다 다소 서서히 무통 마취의 시술이 전파되었다. 그러나 점차로 분만통증이 생리적 통증이라고는 하나 질병에서 오는 통증과 마찬가지로 참기 힘든 고통이며 분만 시 통증에 따른 스트레스 반응으로 모체의 심혈관계와 호흡기계에 부담을 줄 뿐 아니라 때때로 태아에게도 좋지 않은 영향을 줄 수 있다는 인식이 널리 보급되었다. 또한 2005년 우리나라에서도 경막외 무통분만이 보험화되면서 점차 분만 시 무통 분만을 원하는 산모들이 증가하는 추세이다. 이러한 무통분만의 대중화는 여성의 인권 향상에도 기여하였다(대한산과마취학회, 2016).

본 장에서는 분만 통증 기전, 무통분만, 제왕절개술을 위한 마취, 각 마취방법에 따른 합병증에 대해 기술하고자 한다.

2. 통증 기전

1) 통증 정도

분만 통증은 개개인에 따라 통증을 느끼는 정도가 매우 상이하며, 분만 횟수에 따라서도 그 차이가 있으나, 일반적으로 상대적인 통증 정도를 비교한 연구에서, 분만 통증은 가장 격렬한 통증 중 하나로 평가되고 있다(그림 20-1).

2) 통증 경로

분만 통증은 크게 2가지 경로를 통해 발생한다. 분만 제1기의 통증은 자궁에서 오는 내장성통증(visceral pain)으로 자궁 수축과 동반된 자궁경부 확장이 주요한 원인이며 10번째에서 12번째 흉추신경(T10, T11, T12)과 첫 번째 요추신경(L1)을 거쳐 척수(spinal cord)로 전달된다. 분만 제2기의 통증은 태아 머리 하강에 따른 질과 회음부 신장(stretching) 및 다른 골반 구조물(요도, 방광, 근막, 골 반강내의 근육 및 자궁인대)의 압박으로 일어나는데, 체성통증(somatic pain)으로 2,3 및 4번째 천골신경(S_2, S_3, S_4)에서 유래하는 음부신경(pudendal nerve)에 의해 전달된다(그림 20-2). 분만 제1기에 느끼는 내장성 통증은 정확히 통증 위치를 말하기 어려울 수 있으며, 종종 다른 곳에서 통증을 느끼는 연관통을 호소하기도 하는데, 분만 시 자궁 수축에 의한 요통이 연관통에 해당된다. 자궁 수축은 주로 하복부, 허리, 넓적다리 등 신체의 넓은 부분에서 느끼게 되고, 처음에는 통증이 둔한 양상을 보이다가, 수축이 강해질수록 통증의 강도도 증가한다. 분만 제2기에 발생되는 통증은 내장성통증과 달리 날카롭고 찌르는 듯한 특징을 가지고, 매우 정확히 질, 직장, 회음 부에 국한하여 나타나는 체성통증에 해당된다.

3) 분만 통증과 스트레스

(1) 분만 경과에 미치는 영향

통증 기전 중 일부는 진통 및 분만의 경과에 영향을 미칠 수 있다. 통증은 교감신경계의 활성도를 높여 자궁수축 억제효과가 있는 카테콜라민 특히, 에피네프린의 혈장 내 농도를 증가시킨다. 반대로 Ferguson 반사와 같은 자극은 상행 척수로(특히, 천골감각신경으로의 자극전달)를 따라 중뇌까지 신경자극을 일으켜 옥시토신의 분비를 일으킨다.

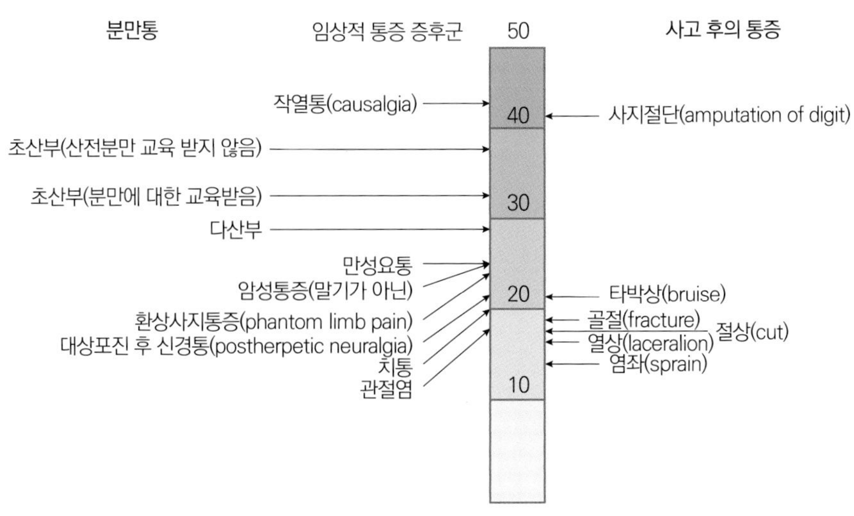

그림 20-1. **분만통증과 다른 통증의 비교**

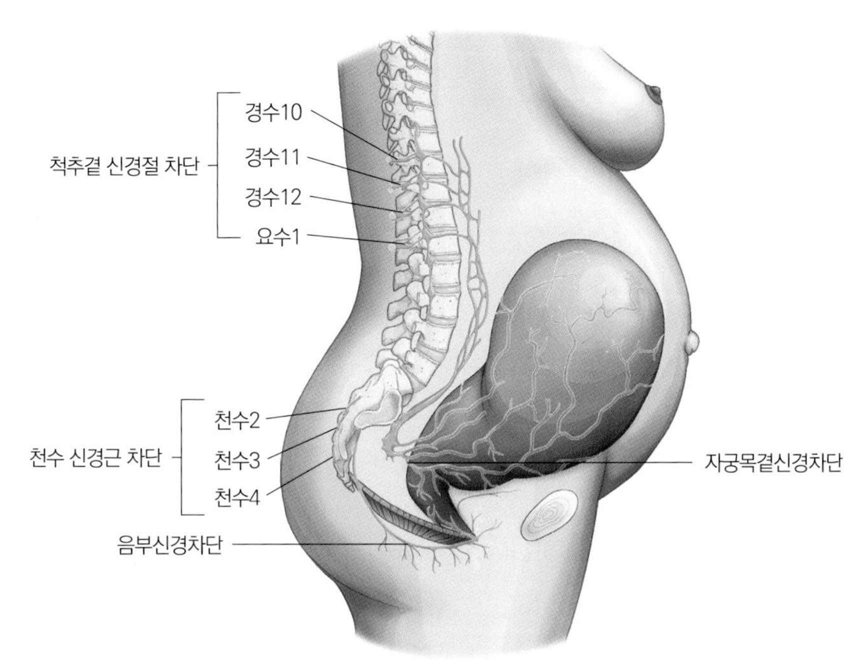

그림 20-2. **분만통증과 다른 통증의 비교**

이와 같은 상반된 작용에 대해 Papka 등(2002)은 하부 자궁분절 및 자궁경부에 있는 구심성 신경말단은 통증을 조절하는 데 있어 중요한 원심성 기능까지 담당하게 되는데, 자궁이 수축할 때 생기는 조직의 뒤틀림 현상이 신경말단의 탈분극을 일으키게 되고 이때 자궁근의 활성도를 증가시키거나(substance P, glutamate, vasoactive intestinal peptide) 감소시키는 물질(CGRP, nitric oxide)을 분비하게 된다고 하였다(Papka et al., 2002). 그러나 통증에 의한 자극이 자궁근을 활성화시키고 자궁 경부 개대를 유도하는 옥시토신과 같은 물질을 분비하거나, 반대로 에피네프린과 같은 물질을 분비할지의 여부는 개인에 따라 다르다고 하였다. 따라서 진통 시 부위마취를 사용하였을 때 Ferguson 반사를 억제함으로써 분만 진행 특히, 분만 제2기가 길어진다는 단점이 발표되었으나(Rahm et al., 2002) 그 후 보고자마다 서로 다른 결과를 얻었으며 이 부분은 향후 많은 연구가 필요하다(서운희 등, 2003; Stocche et al., 2001).

(2) 임산부의 심혈관계 및 호흡기계에 미치는 영향

통증 및 이로 인한 스트레스는 교감신경계의 활성도를 증가시킨다. 따라서 증가된 혈장 카테콜라민은 심박출량과 말초혈관의 저항을 증가시키고 자궁-태반 간 혈류를 감소시킨다. 심지어는 일시적인 스트레스에 의해서도 급격한 노르에피네프린 혈장농도의 증가와 자궁혈류의 감소를 나타낼 수 있다. Hood 등(1986)은 동물 실험에서 노르에피네프린 15 μg을 정맥 내로 투여하였을 때의 혈중치는 진통 중인 임신부의 혈중치와 비슷하다고 보고하였으며, 이는 자궁 혈류량을 약 50% 감소시킬 수 있는 용량이다(Hood et al., 1986). 경막외 마취와 같은 효과적인 통증감소법의 사용은 임신부 혈중 내 카테콜라민 농도를 최대 50% 낮출 수 있다고 하였다. 자궁수축으로 인한 간헐적인 통증은 호흡을 자극하여 과호흡을 일으킬 수 있으며, 이때 임신부에게 보조적인 산소투여가 이루어지지 않는다면 자궁수축 사이에 보상적 호흡감소가 발생하고 일시적인 모성 저산소증 및 더 나아가서는 태아 저산소증이 유발될 수 있다.

(3) 정신적 영향

진통 및 분만 과정에서 통증을 느끼는 정도가 약 25%의 여성은 경미하고, 23%의 여성은 매우 심한 통증을 경험하였으며 매우 심한 개인차를 보였다고 하였다(Lowe, 2002). 일반적으로 초산모의 통증 인지의 정도가 다분만부에 비해 높지만, 진통 시 느끼는 통증에 대한 개인차의 원인은 감성적 측면을 비롯하여 매우 다양하지만 심한 통증을 겪은 임산부에서 출산 후 우울증의 발생빈도, 성적매력에 대한 부정적 사고의 경향이 높았다는 보고를 하였다(Ryding, 1991).

(4) 태아에 미치는 영향

임산부와 태아는 직접적인 신경계 연결이 없으므로 통증이 태아에 미치는 직접적인 영향은 없다. 그러나 자궁-태반 간 혈류량에 영향을 미칠 수 있으므로 옥시토신, 에피네프린, 노르에피네프린의 분비 정도에 따라 첫째, 자궁수축의 빈도와 강도, 둘째, 자궁 동맥의 혈관수축 정도, 셋째, 임산부에게 발생하는 과호흡 및 그에 따른 호흡감소로 인해 임산부 혈중 산소화 헤모글로빈포화도의 변화로 태반혈류 감소가 일어나 태아에게 영향을 미칠 수 있다. 그러나 정상적인 자궁-태반 간 혈류를 가진 대부분의 임산부는 이러한 스트레스를 극복할 수 있으며 특히, 고위험 임산부의 분만 시 통증감소를 위한 시도는 자궁-태반 간 혈류를 보존함으로써 태아의 안녕에 도움이 될 수 있다.

3. 분만을 위한 진통(Analgesia for labor)

분만 진통 시 이상적인 무통방법은 모성 및 태아에 대한 안전성, 상황의 변화에 따라 쉽게 반응할 수 있는 유연성, 일단 시도한 이후에는 별도의 조작이 필요 없는 간편성이 필요하며, 진통 및 분만과정에 대한 영향이 없고 통증 경감효과가 일정하게 유지되어야 한다. 현재 진통 시 통증감소를 위해서 경막외 진통법(epidural analgesia)의 빈도가 증가하고 있으며, 필요할 경우 메페리딘(meperidine) 등의 아편유사제(opioids) 투여를 고려할 수도 있다. 통증경감을 효과적으로 얻기 위해서는 자궁수축기 사이에 임신부가 안정을 취하도록 한다. 임신부와 태아 에게 안전한 무통분만을 위해서는 적절한 약제선택이 필요하다.

1) 국소 침윤 마취법

이 방법은 자궁 수축으로 인한 분만 진통에는 효과가 없지만 분만 중에 회음부 절개 전, 분만 후 열상 부위의 봉합 시에 사용되는 안전한 통증 차단 방법이다. 질식 분만을 위한 침윤 마취법은 보통 0.5~1%의 lidocaine을 사용한다. 음부에 있는 신경은 음부 신경과 아래 치질 신경(inferior hemorrhoidal nerve)이 주를 이루며 후대퇴피신경(posterior femoral cutaneous nerve)과 장골서혜부신경(ilioinguinal nerve)및 성기태퇴신경(genitofemoral nerve)이 관여하고 있다. 음부의 침윤 마취 방법은 그림과 같이 방사선으로 침을 찔러 국소 마취 약물을 주입한다. 주입하기 전에 주사기를 뒤로 빼서 흡인을 한 후 피가 나오지 않는 것을 확인하고 주입한다. 침을 넣을 때 감염에 주의하고 태아가 찔리지 않도록 한다(그림 20-3, 4).

2) 선신적 약물 투여(Systemic medication)

가장 흔히 사용되는 정맥투여 약제로 아편유사제가 사용되는데, 이는 특별한 장비와 기구 없이 손쉽게 사용할 수 있으며 분만 통증을 어느 정도 감소시킬 수 있기 때문에 널리 사용되고 있다. 그러나 태아에 미치는 부작용과 함께 산모의 구역, 구토, 위배출시간(gastric emptying time)의 지연, 저환기(hypoventilation) 등의 위험성이 증가한다. 분만 통증을 줄이기 위해 정맥 내로 주입되는 아편유사제는 meperidine, morphine, fentanyl, sufentanil, alfentanil, remifentanil 등이 있다(표 20-1). 아편유사제는 그 부작용으로 진정, 호흡저하, 구역, 구토, 소양증, 기립성 저혈압 등이 산모에서 나타날 수 있을 뿐만 아니라 신생아에서도 태아 심음 양상의 변화로 변이성(variability)이 없어지거나 서맥 등이 나타나기도 하며 심각한 부작용으로 신생아에서 호흡저하가 발생할 수 있다. 분만 통증을 줄이기 위한 이상적인 진통제의 조건으로는 태반의 통과가 적고 일정한 약동학을 나타내어야 하며 작용발현시간이 빠르고 약제의 총투여시간에 무관하게 약제의 투여를 중단한 후 회복까지

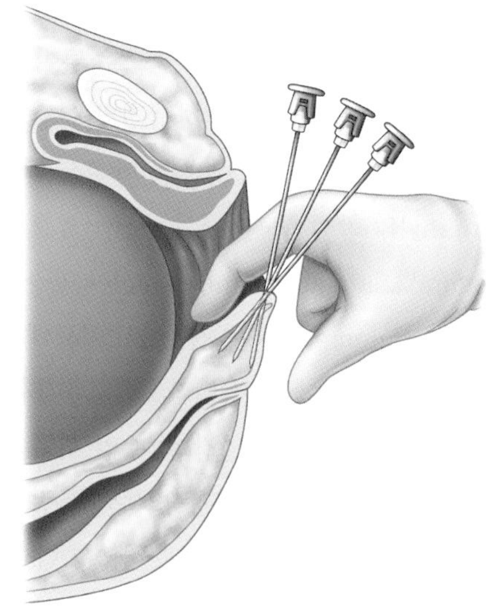

그림 20-3. **분만 중 국소 침윤 마취**

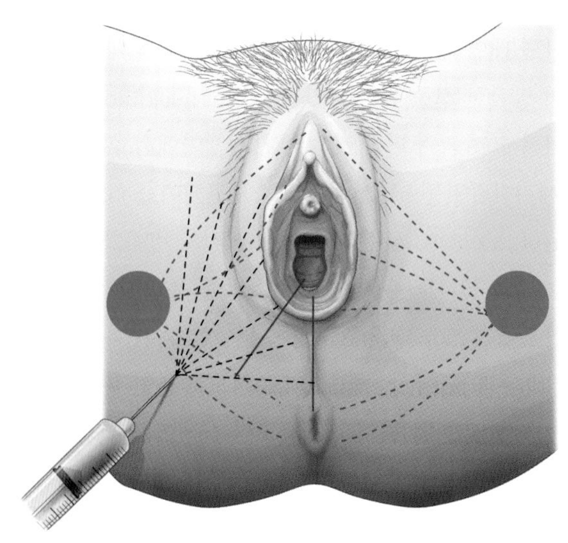

그림 20-4. **분만 중 국소 침윤 마취**

표 20-1. 분만 중 진통제로 사용되는 아편유사제

약물	용량	작용 발현 시간(onset)	작용 기간(duration)
Meperidine	25~50 mg(정주) 50~100 mg(근주)	5~10 min(정주) 30~45 min(근주)	1~2 hour 2~4 hour
Nalbuphine	10~20 mg(정주, 근주 동일용량)	2~3 min(정주) 15 min(근주)	3~4 hour
Butorphanol	1~2 mg(정주, 근주 동일용량)	5~10 min(정주) 10~30 min(근주)	3~4 hour
Morphine	2~5 mg(정주) 10 mg(근주)	5 min(정주) 30~40 min(근주)	3~4 hour
Fentanyl	25~100 μg(정주)	2~3 min(정주)	30~60 min
Remifentanil	20~25 μg(정주)	2~3 min(정주)	<15 min

의 시간이 가능한 빨라야 할 것이다. 또한 태아의 항상성을 유지할 수 있을 뿐만 아니라 자궁 수축 및 태아 만출력에도 해로운 영향을 미치지 않아야 할 것이다. Morphine은 작용 발현시간도 느리고 효과 지속시간 도 4~6시간으로 길 뿐 아니라 호흡저하 등의 부작용이 meperidine보다 높아 잘 사용하지 않고 있다. Meperidine은 1939년 임상에 도입된 이래 산과 분야에서 가장 널리 사용되는 약제이다. 50~100 mg을 근주하거나 25~50 mg을 정주하며 진통효과는 근주 시는 40~50분 후, 정주 시는 5~10분 후에 최고에 달하고 작용시간은 3~4시간이다. 태반을 쉽게 통과하며 정주 후 90초 이내에 태아 순환에 도달하며 6분 정도가 지나면 태아의 혈중농도와 평형을 이루며 체내에서 대사되어 강력한 진통 효과를 가진 normeperidine으로 변환되면서 그 효과가 더욱 지속된다. 신생아에서 meperidine의 제거반감기는 13~23시간으로 보고되며, 3~6일 동안 배설된다. Meperidine은 태아에서 심전도 변화, 호흡 저하, 운동 감소 및 심박수 변이성 감소 등을 유발시킬 수 있다. 임산부에게 meperidine을 반복 투여할 경우, 태아에 meperidine과 normeperidine의 축적으로 분만 후 신생아에게 심각한 영향을 줄 수 있다. 또한 신생아의 신경행동학적 변화를 일으킬 수 있으며, 이는 meperidine에 의한 직접적 영향보다는 normeperidine에 의한 영향으로 보인다. Fentanyl은 meperidine 효과의 100배에 달하는 강력한 synthetic opioid로써 빠른 작용시간과 강력한 진통 효과를 가진다. 50~100 μg를 근주하거나 25~50 μg를 정주하며 진통효과는 근주 시 7~8분 후, 정주 시 3~5분 후에 최고에 달하고 작용시간은 근주 시 1~2시간, 정주 시 30~60분이고 총 투여량은 500~600 μg을 넘지 않도록 한다. Rayburn 등의 연구에 따르면 fentanyl은 meperidine과 거의 비슷한 진통작용을 나타내며 부작용의 빈도가 낮고 신생아 합병증은 meperidine군에서 더 많다고 한다(Rayburn et al., 1989). 그러나 fentanyl군도 반복 투여 시 대사에 소요되는 시간이 길어 약물축적에 따른 심각한 호흡 억제 등의 부작용도 있을 수 있다. Moley-Forster의 연구에 따르면 fentanyl을 분만 제2기까지 지속적으로 투여 시 신생아의 44%에서 Apgar score가 6 이하까지 떨어졌다는 보고도 있다(Moley-Foster et al., 1998). 좀 더 효과적인 진통목적으로 fentanyl의 합성유도체들이 생산되었으며 대표적으로 sufentanil, alfentanil, remifentanil이 임상적으로 사용되게 되었다. Sufentanil은 지용성이기 때문에 태반으로의 이동이 빨라 신생아에 대한 부작용이 우려되며 Camman 등은 척수강 내 및 경막외강 내 주입 시와 정주했을 때를 비교하였을 때 경막외강 내 주입 시와 정주 시에 만족할 만한 진통효과를 얻지 못하였다고 하였다(Camman et al., 1992). Alfentanil은 약효가 morphine의 80배에 달하는 강력한 진통제로써 단백질 결합능이 높고 지방질 분해

도가 낮아 혈중약물농도가 높게 유지되는 장점을 가진다. 다만 출생 후 신생아의 혈중농도도 높게 유지되어 호흡억제, 신경행동학적 발달저하 등의 부작용의 발생이 높아 분만 시 통증조절을 위해서는 사용하지 않는 것이 좋다고 한다. Remifentanil의 경우 최근 새롭게 각광받고 있는 아편유사제로 분만 시 PCA (patient-controlled analgesia)를 이용하여 remifentanil을 정주한 연구들이 많이 보고되고 있다. 태반의 통과가 빠르지만 조직의 esterase에 의해서도 대사되기 때문에 혈중농도가 금방 떨어져 산모의 진정상태에서도 신생아에서 Apgar score나 신경행동학적으로 이상이 없었다고 한다(Volikas et al., 2005).

3) 흡입마취제

현재 사용 중인 할로겐화 흡입마취제는 자궁 평활근을 이완시키고, 통증 감소 효과가 부적절하며, 임산부의 기억 상실 및 기도 반사가 차단되어 폐 흡인 가능성이 있기 때문에 분만 통증을 줄이는 목적으로 할로겐화 흡입마취제가 사용되지는 않는다. 다만 nitrous oxide가 일부 국가에서 부분적으로 사용되고 있다.

4) 부위 진통 방법(Regional analgesia)

현재까지 임산부와 태아의 억제를 최소화하는 가장 이상적인 무통분만방법은 부위진통법이다(표 20-2). 부위 진통 방법은 소량의 국소마취제를 척수강(intrathecal space) 혹은 경막외강(epidural space)에 주입하여 우수한 진통효과를 얻으면서도, 태아에 전달되는 약물의 양을 최소화하여 태아에 미치는 악영향을 줄일 수 있다. 또한 경막외강에 카테터를 거치시켜 지속적으로 진통 효과를 볼 수 있다는 장점이 있다. 흡입마취제를 이용한 진통 방법에 비해서 부위 진통 방법은 자궁 수축을 덜 억제하며 의식 소실에 따른 폐흡인 위험성이 적고 태아 억제를 최소화할 수 있는 장점이 있다. 부위 진통 방법의 종류로는 경막외 진통법(epidural analgesia), 척수 진통법(spinal analgesia), 척수 경막외 병용 진통법(combined spinal-epidural analgesia) 등이 있다. 부위 진통 방법을 적용하기 전에 임산부를 진찰하고, 임상검사 등을 통해 시술하기에 적합한 경우인가를 판단하여야 하며, 임산부가 시술을 거부하거나 혈액 응고 장애, 시술 부위의 감염, 신경학적 이상 등의 금기증이 있을 경우에는 다른 방법의 진통법을 고려해야 한다. 부위 진통 방법을 시행하기 위해서는 발생될 수 있는 합병증, 호흡 정지 및 심정지 등에 대비하여 심폐소생술을 시행할 수 있는 장비와 약물을 갖추어야 한다.

표 20-2. 부위진통법의 장점

1. 분만 제1기와 제2기에 탁월한 진통 효과가 있다.
2. 임산부의 카테콜라민 농도를 저하시켜 혈압과 심박수를 안정화 시킨다.
3. 통증으로 인한 과호흡을 억제하여 태아의 산염기 평형을 유지시킨다.
4. 의식 저하가 일어나지 않아 기도반사가 유지되고 폐흡인 위험성을 감소시킨다.
5. 제왕절개술을 하게 될 경우 즉시 전환이 가능하다.
6. 임산부가 깨어 있음으로서 분만 시 협조를 얻을 수 있다.
7. 아편유사제 사용으로 인한 태아 악영향을 줄일 수 있다.

(1) 경막외 진통법(Epidural analgesia)

무통분만의 대표적이고 고전적인 방법이 요추부 경막외 진통법(lumbar epidural analgesia)이며, 현재도 효과적으로 널리 사용되고 있다. 또한 이 방법은 질식 분만을 시도하다가 제왕절개술로 이행 시 수술을 위한 마취 방법으로 사용할 수 있기 때문에 매우 다목적이다. 약제가 주입되는 경막외 공간은 밖으로는 황색인대(ligamentum flavum) 안쪽으로는 경막(dura matter)으로 경계를 이루며 위로는 두개골 저부에서 아래쪽으로는 천골 끝까지 연결되어 있고 그 내부는 지방, 림프 조직, 정맥얼기(venous plexus) 등을 포함하고 있으며 임신 중에는 충혈되어 공간이 좁아져 있다(그림 20-5). 경막외 진통법은 먼저 경막외 공간에 카테터를 유치시키고 나서 바늘을 뺀다. 그 후 정상적인 약물 주입을 하기 전에 시험 용량을 주입한다. 이는 약물이 정맥 안으로 들어가거나 지주막 안으로 바늘이 들어갔는지 알아보기 위해서이다. 카테터를 통해 주입하는 국소 마취제나 아편유사제를 통증의 정도나 분만의 진행에 따라서 지속적으로 경막외 공간으로 주입하고 필요할 때 주입량이나 속도를 조절한다. 정상 분만이 어려워 제왕절개 분만이 필요하면 카테터를 그대로 유지하면서 약물만 추가로 주입하면 시술을 할 수 있다. 최근 사용되는 경막외 진통법은 적은 양의 국소 마취제(bupivacaine, levobupivacaine or ropivacaine)를 아편유사제와 함께 사용하는데, 이는 특히 운동 신경의 차단이 적고 국소 마취제의 양을 줄일 수 있기 때문에 분만 진행을 지연시키지 않고, 제왕절개술로의 전환도 줄일 수 있다(Silva et al., 2010). 경막외 진통법을 시행할 때 시험 용량 주입이 필요한가에 대해서는 아직 논란이 있는 부분이 있다(Camorcia, 2009). 시험용량으로 1:200,000 epinephrine이 섞인 국소마취제를 사용할 수 있는데 만일 경막외 카테터가 척수강 내 거치되어 있다면 약 2~3분 후에 감각 신경 차단이 발생되며, 혈관 내에 거치되었을 경우에는 임산부의 심박수가 10회/분 이상 증가할 수 있다(Gaiser, 2003). 그러나 진통을 하는 경우에 자궁 수축으로 인한 통증에 의한 심박수 증가와 epinephrine에 의한 심박수 증가를 구분하기 어렵고, epinephrine 자체가 태아로 가는 혈류를 감소시켜서 태아에 악영향을 줄 수 있나. 그래서 무통분만을 위한 경막외 진통법에서 저농도의 국소마취제를 사용하기 때문에 굳이 시험용량을 사용하지 않고, 국소마취제를 나누어 투여하여 국소마취제의 전신독성증상과 하지의 감각신경차단을 지속적으로 모니터링하는 것을 추천하는 경우도 있다. 경막외강에 국소마취제를 주입하는 방법에 따라 경막외 간헐적/지속주입법(epidural intermittent/continuous infusion)과 경막외 자가조절 진통법(patient controlled epidural analgesia, PCEA)으로 나눌 수 있다. 경막외강에 bupivacaine, ropivacaine, levo-bupivacaine과 같은 국소마취제를 0.0625~0.25% 정도의 범위로 희석하여 단독으로 혹은 아편유사제와 희석하여 간헐적으로 투여하는 것이 경막외 간헐적 주입법이다. 이에 비해 경막외 지속주입법은 상대적으로 진통 효과를 일정하게 유지할 수 있기 때문에 만족도가 높고 추천되는 진통법이다. PCEA는 임산부가 각자 느끼는 통증에 따라 진통제의 주입을 결정하기 때문에 만족도가 높고, 주입되는 진통제의 총량을 줄여주어 운동신경 차단과 국소마취제의 부작용을 줄여줄 수 있는 장점이 있는 진통 방법이다. 또한 임산부가 알아서 진통제를 투여하기 때문에 간호사 및 의료진의 업무량을 줄여주는 장점도 있다. PCEA를 적용할 때 초기 부하용량(loading dose), 1회 추가량(bolus), 잠금 시간(lockout time), 시간당 최대허용량 등을 설정하여 최소한의 약제로 최고의 효과 및 최소 부작용을 얻을 수 있도록 병원 실정에 맞추어 사용하게 된다. 최근에는 PCEA와 PIEB (programmed intermittent epidural boluses)를 함께 사용하는 것이 진통 효과와 산모의 만족도를 극대화시키면서 부작용을 최소화하는 경막외 진통법으로 소개되고 있다(Nanji et al., 2018).

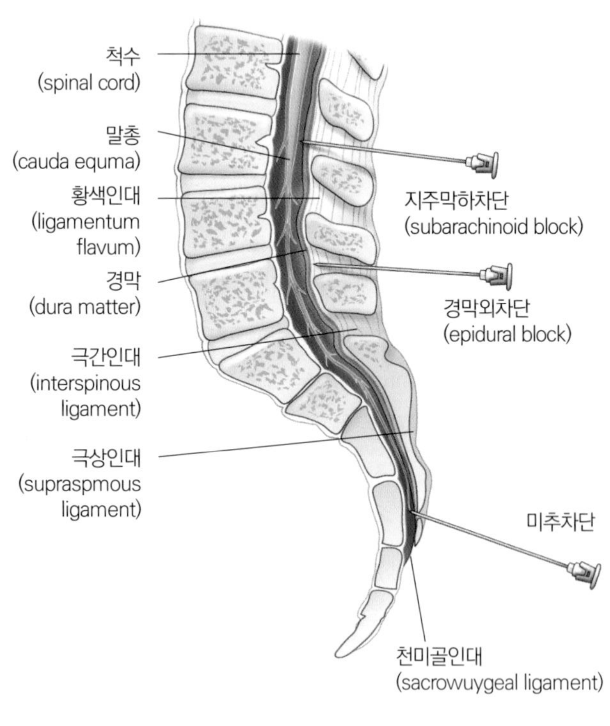

그림 20-5. **지주막하 및 경막외 차단**

(2) **척수진통법**(Spinal analgesia)

척수진통법은 경막을 뚫고 지주막하공간(intra-thecal space)에 소량의 국소마취제나 아편유사제를 척수강 내로 일회 주입하는 방법으로 진통의 발현이 빠르고 감각 신경 차단이 효과적으로 일어날 수 있다. 일반적으로 분만 제1기의 활동기(active phase)에 접어드는 것을 확인하고 경막외 진통법을 사용하여 경막외강에 국소마취제를 투여하고 있지만, 임산부가 초기부터 분만 통증을 견디기 힘들어하거나, 그로 인한 통증으로 인하여 제왕절개술을 원할 경우에 분만 제1기의 잠복기(latent phase)라 할지라도 척수강 내 소량의 아편유사제를 투여할 경우, 효과적으로 분만 진통을 차단할 수 있으면서 분만 지연을 시키지 않는 것으로 알려져 있다(Minty et al., 2007). 또한 경막외 진통법을 할 만한 시간적인 여유가 없이 이미 분만이 상당히 많이 진행되어버린 경우에도 일회성으로 척수진통법을 시행할 수 있다. 이 경우에 소량의 국소마취제와 함께 아편유사제(예: bupivacaine 2.5 mg, with or without fentanyl 10~25 μg, or sufentanil 2.5~5 μg)를 사용하여 효과적으로 진통을 억제할 수 있다. 척수천자침(spinal needle)을 사용하여 경막을 천자할 경우에 경막천자후 두통(post-dural puncture headache, PDPH)이 발생할 수 있다. PDPH 발생을 줄이기 위해서는 척수천자침의 바늘 끝이 뭉툭한 필첨바늘(pencil-point needle)을 사용하고, 굵기가 가느다란 천자침을 사용하는 것이 좋다.

(3) **척수경막외 병용진통법**(Combined spinal-epidural analgesia, CSE)

CSE는 척수진통법의 장점인 빠른 진통효과 함께 카테터를 통한 지속적인 진통이 가능한 경막외 진통법의 장점을 모두 가지고 있기 때문에, 최근에 많은 병원에서 널리 사용되고 있다. 임산부가 자연분만을 시도하다가 제왕절개술을 시행하는 경우 카테터를 통해 고농도의 국소마취제를 투여하여 경막외 마취로 전환할 수 있어서 편리한 점이 있다. 분만 진통을 줄이기 위한 CSE 방법으로 척수강내 아편유사제를 단독 투여(예: fentanyl 10~25 μg or sufentanil 2.5~5 μg)하거나, 소량의 국소마취제(예: bupivacaine 1~2.5 mg)와 병용 투여할 수 있다(박홍서 등, 2001). 척수진통법으로 약 90분 정도 진통 효과가 지속되지만, 분만 제2기가 끝날 때까지 지속적으로 진통효과를 보기 위해서는 경막외강에 카테터를 거치하고 경막외 진통법을 실시한다. 경막외 진통을 위해 국소마취제와 아편유사제의 혼합액(예: 0.0625~0.125% bupivacaine with 2 μg/ml fentanyl)을 지속적으로 혹은 PCEA를 이용하여 주입한다. CSE는 사용하는 국소마취제의 농도가 매우 낮아서 운동 신경 차단을 최소화할 수 있기 때문에 'walking epidural'이라고 불리기도 하지만 실제로 분만실에서 타인의 도움 없이 걸을 수 있지는 않지만, 그 만큼 운동 신경 차단이 적기 때문에 임산부, 산과의사의 만족도가 높은 진통방법이라 할 수 있다. 척수경막외 병용법은 특별히 고안된 경막외바늘(epidural needle)을 사용하여 경막외강을 찾은 후, 27G 필첨바늘을 경막외바늘을 통해 경막을 천자하여 뇌척수액 유출을 확인하고 척수강 내 아편유사제를 단독 투여하거나, 소량의 국소마취제와 혼합 주입하는 방법을 사용하는 'needle through needle'법이 널리 사용되고 있다. 널리 사용되고 있는 CSE 혹은 경막외 진통법을 사용한 초산부 두 군 간에 있어서 분만 기간, 사용된 국소마취제의 용량 및 제왕절개술의 빈도 등에 유의한 차이가 없었다는 후향적 보고도 있다(Aneiros et al., 2009). 또한 체계적 고찰을 통해서도 CSE와 경막외 진통법에 있어서 제왕절개술 빈도, 신생아 예후 등에 유의한 차이가 없었다는 보고도 있다(김소정 등, 2001). 그러므로 각 병원의 실정과 상황에 맞는 진통법을 선택하여 시술한다면 좋은 결과를 얻을 수 있을 것이다.

(4) **음부 신경 차단**(Pudendal nerve block)

관으로 된 가이드를 사용하여 음부 신경 근처에 바늘의 끝이 닿도록 유도하여 15 cm 길이의 22G 바늘 끝부분 이 좌골극 바로 밑의 질 점막 부위에 닿게 하고 힘을 주어 바늘을 밀면 가이드에서 바늘이 나와 질 점막을 뚫는다. 이후 1%의 lidocaine 용액 1 ml 주사 전에 흡인을 하여 혈관 안에 주입됐는지 확인하고 점막에 주입한다. 바늘이 천골가

시인대에 닿을 때까지 밀고 그 곳에 1% lidocaine 3 ml 주사한 후 바늘을 인대가 완전히 통과되도록 더 전진시켜서 인대 밑의 저항이 없는 곳까지 뚫어 3 ml를 주사한다. 다음에 바늘을 가이드에서 빼어 궁덩뼈 가시 바로 위쪽에 옮겨 놓고 바늘을 삽입한 후 다시 나미지 3 ml를 주사한나. 주사 후 3~4분 이내에 음부 신경차단이 완전히 되면 질 아래와 외음부의 뒤쪽 양측은 통증을 느끼지 못한다. 음부 신경차단 마취 전에 회음 절개술을 시행할 부위 근처의 외음부, 회음부, 질에 직접 1% lidocaine 5~10 ml 주사하면 통증없이 회음 절제술을 시행할 수 있다. 음부 신경 차단은 자연분만에 서는 충분한 효과가 있으나 겸자 분만인 경우에는 충분하지 않고 분만 후에 자궁 목이나 질 위쪽을 관찰하거나 자궁 안을 손으로 탐색할 경우에는 효과가 없다. 이 경우 meperidine 50 mg와 같은 아편유사제를 정맥으로 주사하면 효과가 있다. 그러나 이러한 아편유사제나 진정제 사용으로 인하여 기도 폐쇄나 흡인이 발생할 수 있으므로 유의하여야 한다. 합병증으로는 국소 마취제의 정맥 주입으로 인한 전신 중독증을 일으켜 전신 경련을 초래할 수 있으며, 헤파린을 사용하고 있는 산모 또는 태반 조기박리에 의한 혈액 응고 결함이 있을 때 혈관을 천공하면 혈종이 생기기도 한다. 드물게는 주사 부위에 심한 염증을 일으킬 수도 있다. 염증은 대퇴 관절 뒷부분이나 둔근 내, 또는 허리 근육 뒷부분 등으로 확산될 수도 있다(그림 20-6).

(5) 자궁 목곁 마취(Paracervical block)

자궁 목곁 마취는 음부 마취로 차단되지 않는 자궁 수축에 의한 통증을 경감시켜줄 수 있으며 보통 1% lidocaine 5~10 ml를 자궁 목의 3시와 9시 방향에 주입한다. 이 마취는 비교적 단시간 동안 작용하며 분만 중에 반복적으로 사용할 수 있다. 분만 제1기에 우수한 통증 완화 작용이 있으나 단점은 10~70%에서 태아 서맥을 초래한다는 점인데 보통 지속 시간은 10분 정도이며 30분 이상 지속될 수 있다. 원인은 약물로 인한 자궁 동맥 수축과 자궁 근육의 과도한 자극을 유발하기 때문이라 생각 한다. 이러한 이유로 자궁 목곁 마취는 태아가 위태로울 가능성이 있을 때는 사용하지 말아야 한다(그림 20-7).

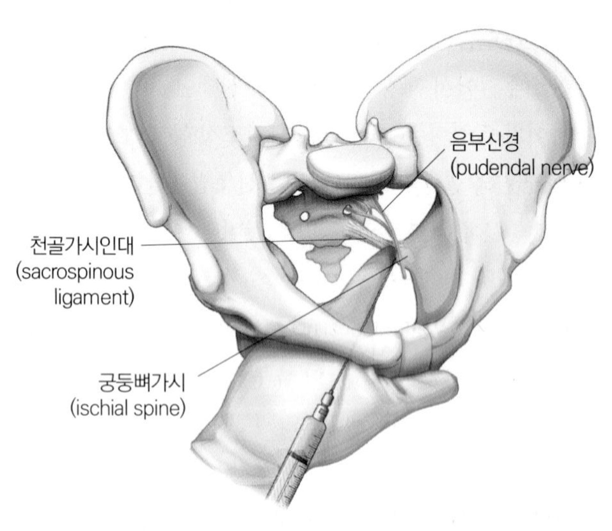

그림 20-6. 음부신경 차단

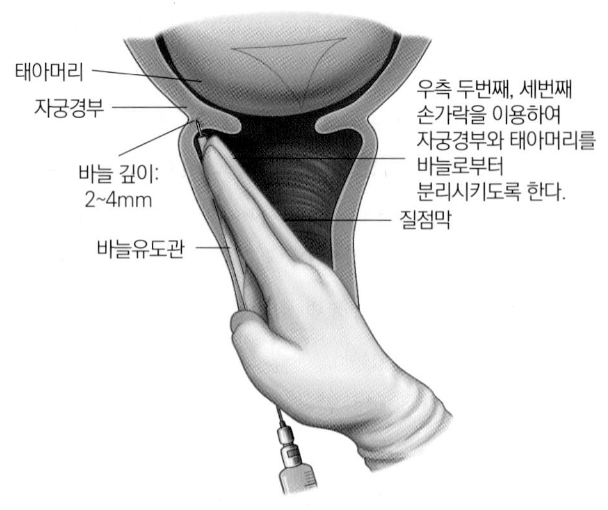

그림 20-7. 자궁목곁신경 차단

시술시 손가락, 손 및 바늘에 의한 불필요한 힘이 질원개에 가해지지 않도록 하며 바늘의 깊이는 약 2~4 mm를 넘지 않도록 한다.

4. 마취 약제 및 진통 방법이 분만 진행에 미치는 영향

여러 마취 약제와 진통 방법들이 자궁 수축력, 분만 진행 및 태아에 영향을 미칠 수 있으므로 이에 대한 이해가 필요하다.

1) 정맥마취제(Intravenous anesthetics)

정맥 투여되는 약제들은 태반을 통과하여 태아에 영향을 줄 수 있으며 자궁 수축력에도 악영향을 줄 수 있기 때문에 사용한다면 신중을 기해서 약제와 용량을 선택해야 한다. 먼저 propofol은 동물 실험에서 용량에 비례해서 자궁 수축력을 감소시키며, 쉽게 태반을 통과하는 약제로 알려져 있다. 비록 미국 FDA로부터 임산부 사용 허가를 받지 못한 약제이지만, 미국 임상에서 비교적 안전하게 사용되고 있다. Midazolam은 단기 지속성이며 수용성 benzodiazepine계 약물로써, 불안 감소 목적으로 사용할 수 있으며 혈역학적 안정성이 우수하고 기억 상실(amnesia) 효과가 우수한 진정제로 알려져 있다. 이 약제도 쉽게 태반을 통과하여 태아로 넘어가고, 동물 실험 결과 자궁을 이완시키는 것으로 알려져 있다(Nacitarhan et al., 2007). Fentanyl, meperidine, alfentanil 및 remifentanil 등의 아편유사제는 고용량을 사용하면 자궁을 이완시키지만, 임상적 진통 용량에서는 자궁 수축력에 영향이 없으며, morphine과 sufentanil은 고용량을 사용하더라도 자궁 수축력에 영향이 없는 것으로 알려져 있다.

2) 흡입마취제(Inhalation anesthetics)

모든 흡입마취제(isoflurane, sevoflurane, desflurane)는 용량에 비례해서 자궁 수축력을 감소시키므로, 고농도의 흡입마취제를 사용하면 분만 후 자궁 출혈이 증가할 수 있다. 또한 흡입마취제 사용 후 의식 소실은 기도 반사를 둔화시켜서 폐 흡인의 위험성이 커지기 때문에 임산부에서 사용이 권장되지 않는다. 그러나 다른 흡입마취제와 달리 nitrous oxide는 자궁 수축력에 영향을 미치지 않아 서 일부 국가에서 분만 진통 목적으로 사용하고 있다.

3) 부위진통법(Regional analgesia)

흡입마취제 및 정맥마취제와 달리 부위진통법에 사용되는 약제는 매우 소량이고, 혈관에 흡수되는 용량 또한 매우 적기 때문에 태반 통과 약제 용량이 적고, 태아에 미치는 영향이 거의 없다. 그러나 부위진통법의 부작용 중 하나인 저혈압은 태반 관류를 줄이고, 태아에 악영향을 줄 수 있다. 그렇지만, 분만을 위한 부위진통법에는 저농도의 국소마취제가 사용되기 때문에 상대적으로 저혈압의 빈도가 낮고, 시술 후 관심 있게 혈압 조절을 하면 태아로 가는 혈류량을 유지할 수 있다. 진통 방법이 분만 과정에 미치는 영향에 대해서는 많은 연구가 발표되어 있지만, 대상 환자 군과 발표자에 따라 약간씩 다른 결과를 보인다. 아편유사제를 전신 투여 한 것에 비해 경막외 진통법을 사용한 군에서 분만 통증도 적고, 만족도가 높으며, 제왕절개술 및 기구 질식 분만이 증가하지 않았다고 발표하였으며, 분만 제1기는 연장되지 않았지만, 분만 제2기가 길어졌으며 옥시토신이 필요한 경우가 많았다고 보고 하였다(Leighton et al., 2002). Alexander 등은 경막외 진통법을 받은 126명의 임신부와 비경구적 아편 제제를 주사맞은 73명의 임신부를 대상으로 옥시토신 사용에 대하여 연구하였는데 경막외 진통법을 받은 군에서 대조군에 비해 분만 제1기 소요시간과 옥시토신 사용 기간이 길었고 자궁목 개대 1 cm당 옥시토신의 사용양이 늘었다고 하였다(Alexander et al., 1998). 경막외 진통법과 제왕절개 분만과의 관계는 아직 논란이 많다. 여러 연구자들은 경막외 진통법을 할 경우 제왕절개 분만이 증가하였다고 보고하였으나, 국내 연구에서는 경막외 진통법을 통한 무통분만이 제왕절개술의 빈도를 유의하게 증가시키지 않았다고 발표하였다(정성원 등, 1999; Ryu et al., 2009). Sharma 등도 Parkland Memorial Hospital에서 분만한 2,703명의 초산부를 대상으로 경막외 진통법과 비경구적 아편 제제를 투여받은 임신부 간에 제왕절개 분만율의 차이에 대해서 비교하였는데 두 군 간에 차이가 없는 것으로 보고했다(Sharma et al., 2004). 다만 경막외 진통법을 사용한 군에서 분만 시간이 분만 제1기와 제2기에서 모두 유의하게 연장되는 결과를 보였다. 최근 메타분석에 서도 경막외 진통법이 제왕절개술의 빈도를 증가시키지 않는 것으로 발표되었으며, 최근에 임상에 사용되는 CSE 진통법도 저농도의 국소 마취제를 이용한 경막외 진통법과 유사한 결과를 보이는 것으로 발표하고 있다(최덕환 등, 1999; Halpern et al., 2010). 그러므로 경막외 진통법이 제왕절개 빈도를 높일 것이라는 선입견으로 인해 경막외 진통법 이용을 주저하는 것은 바람직하지 않다. 분만 진행의 어느 시점에 경막외강에 국소마취제를 주입해야 하는지는 정확히 정립되어 있지 않다. 과거에는 분만 제1기의 활성기(active phase)에 접어드는 시기, 즉 자궁 경부 개대 정도가 4~5 cm 되는 시점이 경막외강에 국소마취제 투여 시점으로 알려져 왔다. 그러나 자궁 경부 개대 정도를 가지고 경막외 진통법을 미루는 것은 바람직하지 않다는 보고들이 많다(Lee et al., 2008). Wassen 등에 의하면 자궁 경부 개대 3 cm 이전, 즉 잠복기에 경막외 진통법을 시작한 군과 활성기에 접어든 후 경막외 진통법을 시행한 군으로 나누어 제왕절개술 및 기구 분만 빈도에 대한 연구들에 대해 체계적 고찰을 실시한 결과 경막외 진통법을 시작하는 시점이 제왕절개술 및 기구 분만의 빈도에 영향을 미치지 않는다고 보고하였다(Wassen et al., 2011). 결론적으로 경막외 진통법을 실시하면 분만 제1기와 제2기 모두 연장되는 경향을 보이지만, 제왕절개술의 빈도가 증가하지 않으며 태아에도 부정적인 결과를 초래하지 않는 것으로 보고되고 있다.

5. 제왕절개술을 위한 마취(Anesthesia for cesarean section)

제왕절개술의 빈도가 우리나라의 경우 40.5% (2001년)에 도달한 후 조금씩 감소하여 약 37%(2012년)으로 낮아졌으나 아직도 높은 수준을 보이고 있으므로, 제왕절개술을 위한 마취도 매우 중요한 부분이 되었다. 제왕절개술을 위한 마취의 목표는 임산부와 태아 모두에게 적절하고 안전한 마취를 제공하는 데 있는데, 임산부는 비록 젊고 건강하지만 임신으로 인한 신체적, 생리학적 변화로 인해 그 위험성이 크고, 특히 응급수술의 경우 위험성이 매우 높은 고위험 마취 환자 군이라 할 수 있다. 분만 시 임산부의 사망 원인 중에서 마취 관련 사망은 매년 감소하고 있지만 아직도 사망률을 개선시키기 위해서는 마취 관련 요소들을 고려해서 적절한 준비와 마취 방법을 선택하는 것이 필요하다. 여러 통계 자료를 종합하면 부위 마취보다 전신 마취로 인한 사망률이 훨씬 높아서 우리나라를 비롯하여 선진국에서는 전신마취보다는 부위마취를 더 선호하는 병원이 많다. 그러나 각 병원의 상황, 의료 장비 구비 여부, 수술의 적응증과 급박성 및 임산부와 태아의 상태에 맞추어 적절한 마취 방법을 선택하는 것이 더 중요한 고려사항이므로 마취통증의학과의사는 모든 마취 방법에 대한 숙련이 필요하며 부작용 및 주의 사항을 잘 알고 있어야 한다. 모든 임산부는 수술실에 들어오기 전에 최소한 8시간 이상 금식을 시행하여야 하지만 임산부의 해부학적, 생리학적 특성상 금식 여부에 상관없이 full stomach으로 생각하고 폐흡인에 대해 준비해야 한다. 예방적으로 제산제를 경구 투여하여 위산도를 2.5 이상으로 유지하는 것이 심각한 흡인성 폐렴을 감소시킬 수 있는 방법이다. 또한 H2 차단제를 사용하여 위 내용물의 용적과 산도를 줄이는 것이 도움이 될 수 있다. 임산부가 수술실에 도착하면 기본적인 환자 감시장치(심전도, 자동혈압계, 맥박산소계측기, 호기말 이산화탄소 분압 측정기 등)를 부착하고 앙와위저혈압증후군(supine hypotensive syndrome)을 예방하기 위해 오른쪽 엉덩이에 쐐기를 넣어 좌측으로 자궁을 전이시킨다. 제왕절개술을 위한 마취방법은 크게 전신마취와 부위마취가 있으며, 부위마취 방법으로는 척추마취, 경막외마취 및 척추경막외 병용마취가 있다. 각각의 마취 방법에 대해 살펴보고, 사용약제 및 부작용에 대해 기술하였다.

1) 전신마취(표 20-3)

마취방법의 선택은 산과적 요소, 태아 긴박성 및 마취과적 요소 등에 의해 결정되는데 일반적으로 전신마취에 비해 부위마취가 선호되고 있는 추세이다. 그러나 특수한 상황(심각한 태아 서맥의 지속, 자궁 파열 등)에서는 전신마취의 빠른 유도시간 때문에 더 선호되는 경향이 있다. 이러한 마취 방법의 판단은 일반적으로 산과의사와 마취통증의학과 의사의 협의하에 적절한 마취방법을 선택하면 된다. 임산부의 중추 신경계를 억제하는 모든 마취제는 태반을 통과하여 태아의 중추 신경계를 억제하는 단점이 있고, 전신 마취의 또 다른 위험성은 마취 유도 약물이 정주된 후 의식이 소실되고 기도 반사가 억제되면, 위 내용물의 흡인으로 폐렴, 폐부종 등으로 인해 사망에 이르게 될 수 있다는 것이다. 그러나 마취 전에 공복 상태를 유지하였다고 하여 항상 안전한 것은 아니며 과립형의 위 내용물은 없다 하더라도 공복중의 위액이 강한 산성을 띠기 때문에 더 치명적인 흡인성 폐렴을 일으킬 수 있다. 기관 삽관의 실패는 흔하지는 않지만 마취와 관련된 모성 사망의 주요 원인인데, 최근에

표 20-3. 제왕절개술을 위한 전신마취 방법

1. 제산제와 H2 차단제, metoclopramide를 투여한다.
2. 앙와위에서 우측 엉덩이에 쐐기를 넣어 15° 이상 자궁을 좌측전이 시킨다.
3. 감시장치(심전도, 맥박산소계측기, 자동혈압계, 호기말 이산화탄소 분압 측정술 등)를 부착한다.
4. 큰 직경(18 G 이상)의 정맥도관을 확보한다.
5. 안면마스크를 통해 마취 전에 산소를 투여한다.
6. 수술 부위를 소독하고 수술의사가 수술 준비를 한다.
7. Thiopental sodium과 rocuronium을 정주한 후 보조자가 윤상연골을 누르면서 기관내삽관을 실시한다.
8. 호기말 이산화탄소 분압 측정도를 통해 기관내삽관이 성공적으로 이루어진 것을 확인한 후 환기를 지속한다.
9. 낮은 농도(<0.75 MAC)의 흡입마취제로 마취를 유지하면서 각성을 방지하기 위해 BIS를 60 이하로 유지시킨다.
10. 태아와 태반 만출 후 수액에 옥시토신 20~30 U를 섞어 점적주입하고, 산모의 혈압과 심박수를 관찰하면서 필요할 경우 아편유사제, 승압제와 수액 및 수혈을 실시한다.
11. 수술이 종료되면 흡입마취제 투여를 종료하여 의식 회복을 도모하고 근이완을 역전시켜 자발호흡이 돌아오게 한 후 충분히 근이완회복이 된 것을 확인 후 발관을 시행한다.
12. 회복실로 이송하여 모든 기능이 정상화 된 것을 확인 후 병실로 이송한다.

맥박 산소 측정법(pulse oximetry)과 호기말 이산화탄소 분압 측정술(capnography)과 같은 기구를 사용하면 기관 삽관의 실패를 조기에 발견할 수 있다. 임산부는 커진 자궁에 의해서 횡격막이 올라가고, 폐의 기능성 잔류 용적과 잔류 용량이 감소되며, 폐포 내 잔류 산소도 감소되어 있기 때문에 무호흡이 지속되면 다른 성인에 비해 더 빨리 저산소혈증에 빠지게 된다. 전신 마취를 위해 근이완제 정주 후 호흡이 보조되지 않고, 기관 내 삽관이나 산소 공급이 지연되면 이것이 쉽게 산소 결핍을 악화시키는 중요한 원인이 된다. 그러므로 산과 마취를 위해서는 숙련된 인력과 굴곡 후두경(fiberoptic laryngoscope)과 같은 특수 기구가 안전을 위해 필요하며, 기도 폐쇄와 저산소증은 반드시 피해야 한다.

(1) 수술 전 준비

전신 마취를 계획하고 있는 임산부의 병력 청취와 이학적 검사가 선행되어야 한다. 특히 과거에 전신마취 병력이 있었다면 기관 내 삽관이 용이했는지, 기관 내 튜브의 사이즈와 약물 알러지 및 마취 중 혹은 후에 특별한 문제가 발생되지 않았는지 알아보아야 한다. 또한, 임산부의 이학적 검사를 통해 기관 내 삽관의 용이도를 평가해야 한다. 수혈과 저혈압 치료에 대비해서 직경이 큰 바늘로 정맥로를 확보하고 마취를 시작하는 것이 좋으며, 수술 중 저혈압 치료를 위해 승압제로 ephedrine, phenylephrine을 미리 준비해 놓고 저혈압 발생 시 즉각적인 사용이 가능하도록 해야 한다. 그리고 임산부의 기도 확보가 어려울 수 있기 때문에 수술실에는 항상 '응급 기도 확보 기구 및 물품 세트'가 준비되어 있어야 하고, 급속 수혈로 인한 저체온 발생에 대비하여 가온기(air warmer, fluid warmer)와 급속 수혈 주입기(rapid infuser), 심폐소생술 장비가 구비되어 있어야 한다.

(2) 마취 유도, 유지 및 회복

흡입마취제, 정맥마취제 및 근이완제 등 태아에 전달되는 약제를 최소화하고, 약제 노출시간을 줄이기 위해 수술 부위를 먼저 소독하고 수술포를 씌우고, 산과의사의 수

술 준비가 끝나면 빠른 마취유도를 실시한다. 기억상실 정도를 확인하기 위해 뇌파를 기반으로 한 bispectral index (BIS) 감지기를 임산부의 이마에 부착한 후 의식 소실을 위해 정맥마취제 thiopental sodium 4~5 mg/kg과 근이완제 rocuronium 0.6~1.0 mg/kg를 투여한 후 보조자가 윤상연골을 눌러 폐흡인을 억제하면서 마스크를 통해 산소와 흡입마취제로 보조호흡을 약 1~1.5분 실시한 후 신경자극기를 통해 근이완이 된 것을 확인한 후 기관 내 삽관을 실시한다. Thiopental sodium은 임산부의 혈압을 떨어뜨리기 때문에 이미 많은 출혈로 심한 저혈압 산모의 경우에는 정맥마취제로 etomidate, ketamine 등 혈역학적 안정성이 더 우수한 약제를 사용할 수 있다. 기관 내 삽관을 시행한 후 호기말 이산화탄소 분압 측정기를 통해 적절히 기관 내 삽관이 이루어진 것을 확인하고 BIS가 40~60 사이로 유지되도록 산소와 흡입마취제 농도를 조절하면서 마취를 유지시킨다. 마취유지를 위해 사용하는 흡입마취제 중에 nitrous oxide는 자궁이완을 일으키지 않는 장점이 있어서 desflurane, sevoflurane 같은 소량의 흡입마취제와 함께 사용한다. 소량의(1.0 MAC 이하) 흡입마취제는 자궁이완을 시키지 않고, 출혈을 증가시키거나 태아억제를 일으키지 않는다. 흡입마취제는 용량에 비례하여 자궁의 긴장도를 낮추므로 고농도로 사용할 경우 분만 후 출혈이 증가할 수 있다. 그러나 소량의 흡입마취제는 임산부의 수술 중 각성(awareness)과 수술 후 회상(recall)을 일으킬 수 있기 때문에 BIS 수치를 관찰하면서 수술 중 각성이 일어나지 않는 범위에서 최소한의 흡입마취제를 사용하여 자궁이완이 되는 것을 줄이는 방향으로 마취를 실시해야 하며, 가능한 태아로 가는 흡입마취제 총량을 줄이기 위해서 마취유도에서 분만까지의 시간(induction-to-delivery time)을 줄이는 방향으로 마취 계획을 잡아야 한다. 태아분만 이전에는 아편유사제와 benzodiazepine 계통의 진정제 등은 태아억제를 일으킬 수 있기 때문에 사용을 자제하고, 필요할 경우 태아분만 이후에 사용하여 마취 깊이를 조절할 수 있다. 태아와 태반 만출 후 옥시토신을 수액에 혼합하여 자궁수축력을 높이기 위해 지속적 점적 주입하는데, 옥시토신을 급속 주입하면 저혈압, 오심과 구토, 항이뇨 효과에 의한 폐부종 등의 부작용이 나타날 수 있기 때문에 관찰을 잘하면서 정주해야 한다. 일반적으로 제왕절개술 시 출혈량은 1,000 ml 미만이고 임신 말기에 혈액량이 35~40% 증가하므로 특별히 수혈을 필요로 하지는 않지만, 수술 중 과다출혈로 인해 저혈압 발생 등의 임상 양상이 변화할 경우 수혈을 고려해야 한다. 수술이 종료되면 흡입마취제 투여를 중단하여 산모의 의식이 되돌아오게 회복시키고, 근이완 상태로부터 충분히 역전된 것을 근이완측정기를 통해 확인하거나 임상적으로 근이완이 역전된 것을 확인한 후 발관을 시행하고 회복실에서 병실로 이송 이전까지 회복양상을 관찰하는 시간을 가져야 한다.

(3) 합병증

① 삽관의 실패(Failed intubation)

삽관의 실패는 다행히 흔치 않으나 종종 흡인 폐렴과 함께 마취와 관련된 모성 사망의 주된 원인 중 하나이다. Hawkins 등에 의하면 전신 마취와 관련된 모성 사망 67예 중 22%가 마취 유도 중 또는 기관 삽관에 관련 있다고 한다(Hawkins et al., 1997). 과거에 기관 삽관에 어려움이 있었는지를 잘 파악하고 경부, 상악 안면, 인두의 해부학적 구조를 주의 깊게 평가하는 것이 삽관의 어려움을 예측하는데 도움이 된다. 그러나 과거에 이러한 문제가 없고 해부학적 구조에도 이상이 없는 임신부에서도 예측하지 못하게 이러한 심각한 상황에 직면하기도 한다. 분만 중 발생한 부종으로 인하여 기관 삽관이 어려울 때도 있다. 산모의 심한 비만은 기관 삽관이 어려워 실패할 수도 있는 위험 요인이다. 짧은 손잡이가 있는 후두경(short-handled laryngoscope), 후두마스크(laryngeal mask), I-gel, 굴곡 후두경 및 윤상갑상연골절개술기구(cricothyrotomy kit)를 준비하여 응급 상황에 준비해야 한다.

기관 내 삽관이 실패한 경우는 임산부가 마스크환기가 가능한지 및 응급수술 여부에 따라 그 후속 조치가 달라질 수 있다. 마스크환기와 기관 내 삽관이 모두 불가능하면 매우 초응급 상황으로 다른 대체 방법, 즉 후두마스크, I-gel,

윤상갑상연골절개술 등을 실시하여 환기가 가능하게 조치를 취하거나, 응급으로 sugammadex (Bridion®)을 정주하여 신속하게 근이완 상태에서 역전을 시켜 자발호흡이 가능하도록 한 후 부위마취 혹은 의식이 있는 상태에서 각성하 기관 내 삽관을 실시한 후 수술을 시행한다. 마스크환기는 가능하지만 기관 내 삽관이 불가능한 경우에는 후두마스크, I-gel과 같은 supralaryngeal airway devices (SAD)를 사용하거나, 임산부를 깨워 부위마취를 실시하는 방법을 취할 수 있다.

② 흡인성폐렴

위 내용물의 흡인에 의한 폐렴은 산과 마취에서 사망의 가장 많은 원인이 되며, Hawkins 등의 보고에 의하면 위 내용물의 흡인으로 인한 사망이 1979년부터 1990년 사이 모성사망 4,097명 중 마취와 관련하여 사망한 129명 중 23%가 전신 마취 중에 위 내용물의 흡인에 의해 일어났다고 보고하였다(Hawkins et al., 1997). 소화되지 않은 음식을 포함한 위 내용물의 흡인은 기도 폐쇄를 일으키며 즉시 제거되지 않으면 치명적이다. 또한 위액에 과립물질이 없는 공복상태에서도 위산 자체가 강산성이므로 치명적인 화학적 폐렴을 야기할 수 있다. 산모가 다량의 고형 물질을 흡인하면 기도 폐쇄의 증상을 보이고, 산성 액체가 없는 작은 입자들은 반점형 무기폐를 일으키고 후에 기관지 폐렴이 된다. 강한 산성 액체가 흡인되면 빠른 호흡, 기관지 연축, 수포음, 날음, 무기폐, 청색증, 빈맥, 저혈압이 발생한다. 손상을 입은 부위에는 단백이 풍부한 액체를 함유한 수많은 적혈구가 모세혈관에서 폐간질과 폐포로 삼출되어 심한 저산소증을 일으킨다. 그러나 X-선 사진 소견은 즉시 나타나지 않을 수도 있으며 변화가 보일 경우에도 다양한 형태로 나타날 수 있기 때문에 X-선 사진만으로 강한 산성 위 내용물의 흡인에 대한 진단 여부를 결정해서는 안 된다. 합병증이 없는 임신에서 분만 중에 흡인 폐렴을 예방하기 위해서는 물과 같은 음료수를 제외하고는 구강 섭취를 엄격히 제한하여야 한다. 당뇨와 비만 여성에서는 구강 섭취를 더 엄격하게 제한하여야 하며 특히 고형 음식을 분만 중에 있는 산모에게 주지 말아야 하고 합병증이 없는 산모의 예정된 제왕절개 분만을 위해서는 최소 8시간의 금식을 해야 한다. 마취 유도 직전에 제산제를 섭취하면 확실히 위즙의 산도를 감소시켜서 모성 사망률을 감소시키는 데 중요한 역할을 한다. 그러므로 제왕절개술 전에 폐흡인 예방을 위해 제산제, H2-차단제 및 metoclopramide 사용을 적극적으로 고려해야 한다.

③ 각성(awareness)

제왕절개술 시 임산부의 각성은 일반 수술 환자의 각성보다 그 빈도가 높은 것으로 알려져 있는데(최성욱, 2012), 이 원인으로 첫째, 태아억제와 자궁이완을 최소화하기 위해 낮은 용량의 흡입마취제를 투여하기 때문이며, 둘째로 임산부의 증가된 심박출량으로 인해 정주 된 정맥마취제가 빨리 체내에서 재분배가 일어나서 뇌에서 그 효과가 충분히 나타나지 못하기 때문이다. 제왕 절개술 중 각성 빈도를 연구한 발표에서 수술 후에 기억을 하는 경우는 없었지만, 수술 도중에 피부 절개 시 96%, 1분 후 76%, 2분 후 20%, 3분 후 6.7%에서 각성이 발생하였다는 보고를 하였다(King et al., 1993). 이와 같은 수술 중 각성은 매우 심각한 합병증으로 수술 후 정신적 외상 장애를 일으킬 수 있기 때문에 적극적으로 각성을 예방해야 하는데, 최근 BIS 임상사용으로 그 빈도를 낮출 수 있게 되었다. BIS 수치 60 이상이면 수술 중 각성 가능성이 있기 때문에 수술 중에 BIS 수치를 관찰하면서 마취 유지를 하면 각성 빈도를 낮출 수 있을 것이다.

2) 부위마취(Regional anesthesia)

최근에 제왕절개술을 위한 마취방법으로 부위마취가 전신마취에 비해 더 선호되는 경향이 있는데, 기관 내 삽관에 따른 부작용과 폐흡인 등의 위험성을 부위마취에서 그 빈도를 낮출 수 있기 때문으로 여겨진다. 유럽에서 2012년에 발표된 결과에 의하면, 제왕절개술을 위한 마취방법으로 척추마취가 66%로 가장 널리 사용되었고, 수술 중 대량 출혈이 예상되는 경우에만 48%에서 전신 마취가 선택되었다(Staikou et al., 2014). 미국에서 온라인 조사를 통한 설문

조사 결과, 정규 제왕절개술을 위한 마취방법으로 척추마취가 85%에서 선호되었으며, 사용 약제로 bupivacaine과 fentanyl을 사용한다고 응답하였다(Aiono-Le et al., 2009). 또 다른 연구에서도 정규 제왕절개술의 마취방법으로 전신마취는 5% 미만 사용되었고, 경막외 마취는 점차 감소하는 추세를 보이는 반면 척추마취 빈도가 증가하여 중요한 마취방법으로 사용되고 있다고 보고하였다(Bucklin et al., 2005). 그러나 마취방법의 선택은 제왕절개술의 긴박성, 태아 및 임산부의 상황, 분만실의 장비 구비 현황과 마취통증의학과 의사의 선호도 및 경험 등에 의해 결정되는 것이 좋다. 이 장에서는 각 부위마취 방법의 특징, 방법, 사용약제 및 합병증 등에 알아보고자 한다.

(1) **척추마취**(Spinal anesthesia)

척추마취 방법으로 약물 일회주입법(single shot technique)이 이용되고 있는데, 경막외 마취에 비해 비교적 시술이 간단하고 작용발현이 빠르며, 운동신경 차단 효과가 우수한 장점이 있는 마취방법이다. 또한 척수신경에 직접 작용하기 때문에 소량의 국소마취제와 아편유사제로 완전한 마취가 가능하며, 그로인해 태아에 전달되는 약제의 양을 최소화할 수 있는 장점이 있다. 그러므로 심한 출혈성 경향이 있거나 임산부가 척추마취를 거부하는 등의 금기사항이 없다면 정규 제왕절개술을 위한 마취방법으로 척추마취를 먼저 고려하게 된다. 과거에는 임산부에서 PDPH가 잘 생길 수 있기 때문에 척추마취보다는 경막외 마취를 선호하였으나, PDPH의 빈도를 1% 이하로 줄여줄 수 있는 직경이 작은 펜첨바늘의 등장으로 척추마취가 더 널리 사용되고 있다. 그러나 일회 척수강 내 투여된 약제의 용량에 의해 감각신경차단 높이와 효과가 결정되기 때문에 약이 투여되었는데도 전혀 마취가 안 되거나 원하는 감각신경차단 높이에 도달하지 못한 경우에는 척추마취를 한 번 더 시술하거나, 전신마취로 전환해야 하는 단점은 있다. 척추마취는 투여된 약물의 용량에 의해서 감각신경차단 높이가 결정되지만, 그 외에도 여러 요소에 의해 차단 높이가 영향을 받기 때문에 이러한 인자를 고려하고, 적용하여 원하는 차단 높이에 도달하도록 조절한다(표 20-4). 척추마취에 사용할 수 있는 국소마취제는 거의 모든 국소마취제가 사용될 수 있지만, bupivacaine와 levobupivacaine이 흔히 사용되며(강효석, 2009), 임산부의 증가된 복압 및 호르몬의 영향으로 비임산부에 비해 적은 용량의 국소마취제를 투여해도 원하는 효과를 볼 수 있다. 일반적으로 제왕절개술을 위해서는 T4까지(최소한 T6) 감각신경차단이 필요하며 이러한 차단높이까지 도달하기 위해서는 적절한 국소마취제 용량이 투여되어야 한다(표 20-5). 국소마취제 단독으로 투여되기도 하고, 아편유사제와 혼합 투여되기도 하는데, 아편유사제와 혼합 투여 시 국소마취제 용량을 줄여서 투여한다. 첨가하는 아편유사제는 fentanyl 10~20 μg이나 sufentanil 1.25~2.5 μg을 많이 사용하며 국소마취제를 단독 사용하는 경우보다 감각신경차단의 질이 더 우수한 것으로 알려져 있다. Remifentanil은 첨가제 glycine이 신경 독성을 유발시킬 수 있기 때문에 척추마취나 경막외 마취에 사용하지 않는다. 비록 소량의 아편유사제가 척수강 내에 투여되지만 구역, 구토, 소양증 및 호흡억제 등의 아편유사제 부작용이 나타날 수 있기 때문에 유심히 관찰하여야 한다.

(2) **경막외마취**(Epidural anesthesia)

척추마취와 달리 사용되는 국소마취제가 척수에 직접 작용하지 않고 척추신경근을 우선 차단하기 때문에 원하는 감각신경차단 효과를 보기 위해서는 척추마취에 사용된 국소마취제 보다 훨씬 많은 약 20~25 ml의 국소마취제가 요구된다. 또한 척추마취에 비해 작용발현시간이 늦고 교감신경 차단효과가 비교적 천천히 나타나기 때문에 급격한 혈압 저하가 상대적으로 적고, 저혈압에 대처할 시간을 벌 수 있는 장점이 있다. 그리고 경막외강에 카테터를 거치할 수 있기 때문에 수술 시간이 예상외로 길어질 경우 국소마취제 추가 투여로 마취시간을 연장시킬 수 있는 장점이 있고, 수술 후 통증 조절 목적으로도 카테터를 사용할 수 있다. 또한 무통분만을 위해 경막외강에 카테터가 거치된 경우에는 즉각 약제를 투여하여 제왕절개술이 가능하게 경막외 마취로 전환시킬 수도 있다. 경막외 마취를 위해 17~18G

Tuohy 바늘이 사용되고, 공기 혹은 saline을 사용한 저항 소실법(loss of resistance technique, LOR)을 이용하여 경막외강을 확인한다. 경막외강 확인 후 정맥 내 혹은 척수강 내 거치되지 않았는지 1:200,000 epinephrine이 함유된 시험용량 3 ml를 투여하여 확인한 후 나머지 용량을 분할하여 투여한다. 척추마취에 비해 운동신경차단 정도가 약해서 임산부가 불편함을 호소할 수 있으나, 수술하기에 문제가 되지는 않는다. 경막 외마취에 사용할 수 있는 국소마취제는 척추마취와 같이 거의 모든 국소마취제가 사용될 수 있지만, 일반적으로 bupivacaine, levobupivacaine 및 ropivacaine 등이 사용되며 아편유사제를 혼합 투여하면 진통효과가 좋아져 마취의 질을 높일 수 있는데 fentanyl 25~100 μg, sufentanil 5 μg 등을 사용한다(표 20-6).

(3) 척추경막외병용마취(Combined spinal epidural anesthesia, CSE)

빠른 작용시간, 소량의 국소마취제 사용, 완벽한 감각차단효과 등의 척추마취 장점과 거치된 카테터를 통한 마취시간의 연장 등의 경막외 마취의 장점을 모두 갖추고 있는 CSE가 산과마취 영역에서 관심을 갖고 사용되고 있다. 척추마취로 제왕절개술을 실시하고 수술 후 진통은 경막외 진통법을 사용하는 방법을 이용할 수 있는데, 척추마취 'single-shot'으로 감각신경차단 높이가 T4에 이르지 못하는 경우에도 경막외강 카테터를 통해 국소마 취제를 투여하여 원하는 높이까지 차단 높이를 높일 수 있는 장점이 있는 마취방법이다. 척추마취와 경막외 마취를 각각 다른 척추 위치에서 시행할 수도 있겠지만, CSE를 위해 특별히 고안된 바늘을 이용하여 한 번의 피부 천공을 통해 'needle-through-needle technique'으로 쉽게 CSE를 시행할 수 있다. 먼저 경막외바늘을 삽입하여 LOR을 통해 경막외강을 찾아 바늘을 위치시킨 후, 그 바늘 속으로 척추바늘을 삽입시켜 경막을 뚫고 척수강 내에 진입하여 맑은 뇌척수액이 흘러나오는 것을 확인한 후 척추마취용 약물을 주입하고, 척추바늘을 제거한 후 경막외바늘을 통해 카테터를 경막외강에 거치한 후 경막 외바늘을 제거한다.

표 20-4. 척추마취에서 마취높이를 결정하는 인자

신장
복압증가
임신
약물의 용량
척추 천자 높이
약물 주입 속도

표 20-5. 척추마취에 사용되는 약제

약제	농도	용량
Bupivacaine	0.5%	7.5~15 mg
Levobupivacaine	0.5%	7.5~15 mg
Fentanyl	-	10~20 μg
Sufentanil	-	1.25~2.5 μg

표 20-6. 경막외마취에 사용되는 약제

약제	농도	용량
Bupivacaine	0.2~0.5%	50~100 mg
Levobupivacaine	0.5%	75~150 mg
Ropivacaine	0.5~0.75%	100~150 mg
Lidocaine	1.0~2.0%	300~400 mg
Fentanyl	-	50~100 μg
Sufentanil	-	5 μg
Morphine	-	3~5 mg

(4) 합병증

① 저혈압

저혈압은 척추마취 및 경막외마취 시에 가장 흔하게 나타나는 부작용으로 교감신경 차단 효과로 말초혈관저항 이 감소하고 심박출량이 감소하여 저혈압이 발생된다. 임산부의 저혈압은 자궁혈류와 태아로 가는 혈류량을 감소시켜 태아 저산소증과 산증을 유발할 수 있기 때문에 효과적으로 처치하지 않으면 태아에 좋지 않은 결과를 초래할 수 있다. 저혈압을 예방하기 위해서는 수술대 위 에서 임산부의 체위, 수액 투여 및 혈관작용약제 정주 등을 고려할 수 있다. 20주 이상의 임산부는 커진 자궁으로 인해 앙와위 저혈압증후군이 발생될 수 있기 때문에 커진 자궁을 좌측 전위시켜서 대동정맥 압박으로 인한 자궁태반 혈류 감소를 예방해야 한다. 일반적으로 척추마취 및 경막외마취 후 앙와위(supine)를 취하지 말아야 하며, 우측 엉덩이에 쐐기를 받히거나 수술대를 좌측으로 약 15° 정도 기울여 주어야 한다. 저혈압의 예방을 위해 부위마취 전 crystalloid 수액 500~1,000 ml 혹은 colloid 용액을 투여하는 것이 부위마취에 따른 저혈압을 예방, 치료하는 데 효과가 있는 것으로 생각되어 널리 사용되고 왔다. 그러나 최근에는 마취 전 수액 투여 효과에 의문을 제기하는 연구들이 나오고 있어서, 그 효과에 있어서는 아직 확립되어 있지는 않다. 그러나 저혈압이 발생되면 즉각적으로 정상 혈관 용적을 맞추어 주기 위해 빠른 수액 투여로 치료해 주어야 한다. 사용하는 수액 중에 포도당수액은 임산부의 고혈당증, 태아의 저혈당증을 유도시킬 수 있기 때문에 사용하지 않는다. 자세 교정과 빠른 수액 투여로 저혈압이 교정되지 않으면 ephedrine, phenylephrine 같은 승압제를 사용하여 저혈압을 신속히 치료해야 한다. 예전에는 ephedrine이 저혈압 치료에 가장 흔히 사용되었으나, 최근에는 ephedrine, phenylephrine 모두 임산부의 저혈압 치료에 효과적으로 사용될 수 있는 승압제로 인정받고 있다. Ephedrine은 α와 β 교감신경 작용제로서 자궁 혈관을 수축시키지 않으면서 임산부의 혈압을 효과적으로 상승시킬 수 있는 약제로 알려져 있다. Phenylephrine은 순수한 α 교감신경 작용제로 자궁 혈류를 감소시킬 수 있는 약제로 인식되어 사용을 하지 않았으나, 최근에는 ephedrine과 차이가 없으며 오히려 태아 산증에 더 좋은 결과를 보인다고 보고되어 임상에서 많이 사용되고 있다(Lin et al., 2012).

② 전척추마취(Total spinal block)

전척추마취는 다량의 국소마취제가 척수강 내 혹은 경막하공간(subdural space)에 투여되는 경우에 발생하는데, 심한 저혈압, 오심, 구토, 호흡정지, 의식소실이 오며 심정지로 사망할 수도 있으므로 조기에 적극적인 치료를 하는 것이 필요하다. 치료는 기도확보, 산소공급, 호흡보조 그리고 저혈압과 서맥을 교정하는 것이다. 환자는 호흡정지 및 의식이 소실되기 때문에 근이완제를 사용하여 빠른 시간 내에 기관 내 삽관을 하여 기도 확보를 하고, 산소공급과 호흡을 보조하여 적절한 산소화를 계속 유지시켜야 한다. 또한 기도를 폐흡인 등의 합병증으로부터 보호하기 위해 두부하강체위와 튜브 커프 압력을 적절히 유지시켜야 한다. 환자가 의식과 호흡이 정상으로 되돌아 올 때까지 혈압과 심박수를 ephedrine, phenylephrine, atropine 및 다른 vasopressor를 정주하여 정상 범위를 유지하도록 하여야 한다. Ephedrine은 심폐소생술 동안 뇌 관류를 증가시켜서 신경학적 손상을 줄여주는 역할을 할 수 있으며, 심박수가 60회 이하가 되면 atropine을 투여한다.

③ 경막천자 후 두통

부위마취 시 천자된 경막을 통해 뇌척수액이 흘러나오고, 이로 인해 뇌압이 감소되면 통증에 민감한 조직과 뇌 기관이 자극되어 전두부와 후두부에 통증을 야기하는 것으로 발생 기전을 추정하고 있다. 경막 천자한 바늘의 형태와 굵기에 따라 두통 발생 빈도의 차이가 있어서, 보통 6~36% 발생되는 것으로 보고되고 있지만, 굵기가 굵은 경막외바늘로 경막외 마취를 시도하다가 우발적으로 경막 천자되는 경우에는 그 빈도가 50~55%로 매우 높게 보고되고 있다(Choi et al., 2003). 특히 PDPH는 젊은 여자에서 호발하기 때문에 임산부에서 경막천자가 발생할 경우 상대적으로 두통이 더 자주 일어난다. 이러한 PDPH를 예방하기 위해서는 굵기가 가느다란 바늘을 사용하고, Whitacre, Sprotte, Pencan과 같은 필첨바늘을 사용하는 것이 PDPH 예방에 도움이 되는 것으로 알려져 있다. 이러한 PDPH는 경막 천자 후 5일 이내에 생기며, 앙와위를 취하면 나아졌다가 좌위를 취하면 두통이 심해지는 양상을 띠는데, 치료로서 진통제, 수액공급 및 침상안정 등의 일차적 보존 요법을 24시간 실시하고 효과가 없을 경우 경막외 혈액 봉합술(epidural blood patch, EBP)을 시행하면 93~97%에서 효과적으로 PDPH가 치료되는 것으로 알려져 있다(Gaiser R,

2006; Safa-Tisseront et al., 2001).

④ 요통

요통은 분만 후 흔히 발생하며 많은 임산부들이 척추마취나 경막외 마취 시술이 그 원인으로 생각하고 있다. 그러나 척추마취나 경막외마취를 시술할 때 발생하는 피부와 근골격계 손상은 일반적으로 수일에서 3주 이내에 사라지게 되므로 분만 후 수개월간 지속되는 요통과는 그 원인이 다른 것으로 알려져 있다. 1,042명의 산모를 대상으로 분만 1~2개월 후 요통 유무에 대해 설문 조사한 결과 경막외마취를 시행했던 군과 시행하지 않았던 군 사이에 요통 발생 빈도가 각각 44%, 45%로서 경막외마취 시술이 요통 발생과는 상관없다고 발표하였다. 이 연구에서 경막외마취 유무, 경막외마취 시도 횟수, 분만 제2기의 기간 및 신생아 몸무게 등도 요통 발생과 관련이 없으며, 분만 이전의 요통 병력, 젊은 나이와 증가된 체 중이 요통 발생과 상관관계가 있다고 보고하였다(Breen et al., 1994). 또 다른 연구에서 450명의 산모를 대상으로 분만 3개월 후까지 요통이 지속되는가를 설문을 통해 알아본 결과, 약 33.8%의 산모에서 요통을 호소하였지만 경막외마취에 따른 요통 발생 빈도의 증가는 없었다(Russell et al., 1996). 이상의 연구를 종합하면 출산 후 요통 빈도는 34~45%로 매우 높은 편이지만, 경막외마취와는 연관성이 없고, 임신 이전 혹은 임신 중에 증가된 체중이 더 밀접한 관련성이 있는 것을 알 수 있다.

6. 제왕절개 수술 후 통증 조절

제왕절개술이 예정된 환자에게 통증과 스트레스는 내분비계와 신경계에 영향을 미쳐 모유 수유에 부정적인 영향을 주게 되며(Carvalho et al, 2005), 제왕절개술 후 통증은 수술 직후뿐 아니라 6개월 후에도 10~20%에 육박할 정도로 만성 통증이 심각한 문제가 된다(Nikolajsen et al, 2004; Kainu et al, 2010). 이런 점에서 통증 조절은 매우 중요하다고 할 수 있겠다. 제왕절개술 후 통증 관리는 충분한 진통을 제공함으로써 조기보행을 할 수 있도록 하고, 진통제가 수유를 통해 신생아에게 영향을 미칠 수 있다는 점도 고려해야 한다.

표 20-7. 제왕절개 수술 후 통증관리에 있어서 고려해야 한 점

제왕절개 수술 후 특징	요구되는 진통법
Hypercoagulation에 따른 심부정맥혈전증, 폐색전증 위험성	조기보행이 가능한 효과적인 진통법 moteo weakness를 일으키지 않는 진통법 예방적 항응고요법의 가능성을 고려
체성통과 내장통(후진통)	Opioid와 NSAIDs를 병용(multimodal analgesia) 자궁수축을 방해하지 않는 진통법
신생아의 양육(돌봄)과 수유	오심, 구토 등의 부작용이 적은 진통법 모유로의 이행이 적은 진통법 신생아에게 영향이 없는 진통법

1) 제왕절개술 후 통증의 특징

임산부는 제왕절개술 후에 신생아를 돌봐야 하므로, 다른 환자에 비해 수술 후 삶의 질이 충분히 보장될 필요가 있고, 단순히 통증을 줄이는 수준이 아닌 그에 따른 부작용을 최소화시킬 필요가 있다. 아편유사제의 사용은 호흡억제나 구역, 구토 등 수술 후 위험성을 증가시키고, 경막외마취 및 진통에 따른 하지 근력의 약화는 수술 후 조기보행을 늦출 수 있다. 임산부의 심부정맥혈 전에 따른 폐색전증의 위험성은 비임산부보다 10배 정도 높기 때문에(Kujovich JL, 2004) 출산 후 조기보행은 유용하다. 여러 가지 방법을 함께 사용하는, multimodal analgesia는 부작용을 경감시키고 진통 효과는 상승시키며, 임산부에게 투여된 각종 약물들의 수유로의 이행량을 경감시킨다는 의미에서 중요하다. 제왕절개 수술 후 통증관리에 있어서 고려해야 할 점들을 표 20-7에 정리하였다.

2) 제왕절개술 후 통증의 기전

제왕절개술 후 통증에는 절개한 피부 및 복벽, 자궁근의 치유 과정에서 생기는 염증성 통증과, 임신 중에 커진 자궁

이 분만 후 수축하는 과정에서 생기는 통증이 있다. 전자는 구심성섬유를 주로하여 Aδ-fiber를 통하는 것에 비해, 후자의 경우는 Aδ- 및 C-fiber를 통한다. 통증의 정도는 개인차가 크다고 알려져 있으나, 다른 몇 가지 요인들도 영향을 미친다. 일반적으로 여성생식기로 부터의 구심섬유는 척수에서의 입력부위가 T10-L1이라고 알려져 있으며, 절개방법에 따라 통증의 정도가 달라질 수 있다. 통상적인 하복부절개(pfannenstiel)에서는 하복부정중절개와 비교했을 때 피부분절(dermatome)이 더 적은 만큼(T11~12 대 T10~L1) 통증이 적을 수 있다. 다른 수술과 마찬가지로 스트레스나 불안도 영향을 미칠 수 있으나, 특히 산과환자에서는 출산에 이르는 경과, 출산의 만족도, 신생아의 상태, 수면 상태, 가족들의 지지(support), 호르몬 변화의 영향, 감정의 기복이 크게 영향을 미친다. 근래에는 뮤 수용체의 A118 G의 변이와 통증이 연관이 있다는 보고가 주목받고 있다(Sia et al., 2008).

3) 제왕절개술 후 통증조절에 사용되는 약제

(1) 아편유사제(Opioids)

미국마취과학회의 산과마취 진료가이드라인에 의하면 아편유사제의 투여방법으로서 정맥 또는 근육 투여보다는 지주막하강 내(intrathecal) 또는 경막외(epidural) 투여를 추천하고 있다(American Society of Anesthesiologists Task Force on Obstetric Anesthesia, 2007). 진통효과가 크고, 운동신경을 차단하지 않으며, 교감신경차단도 없기 때문에 조기보행이 가능하고 모유로의 이행도 무시할 만한 수준이기 때문이다. Neuraxial injection으로서 작용시간이 짧은 지용성 fentanyl보다는 작용시간이 긴 수용성 morphine이 많이 사용된다. 일반적으로 morphine은 지주막하강으로 0.1~0.15 mg, 경막외로 2~4 mg 정도 투여하면 수술 후 약 24시간의 진통 효과를 얻을 수 있다(Sarvela et al, 2002). 지주막하강으로 0.1 mg 이상 투여하여도 부작용만 증가될 뿐 진통 작용은 증가하지 않는다. 부작용은 소양감, 오심, 구토, 지연성 호흡억제이다. Fentanyl도 지주막하강으로 투여할 수 있는데, 보통 15~25 μg을 투여한다. Morphine은 작용발현에 60분 정도 소요되기 때문에 이를 보완하기 위해서 fentanyl을 같이 사용하기도 한다. 지용성이 적은 morphine을 지주막하강이나 경막외로 투여하면, 8~12시간 경과 후 지연성 호흡억제를 일으킬 위험성이 있다. 지주막하강 morphine에 의한 지연성 호흡억제의 빈도는, 호흡수 감소가 0.26%, naloxone 사용이 0.05%이다. 미국마취과학회의 neuraxial opioid 투여에 관한 가이드라인에서는 morphine 같은 지용성이 적은 아편유사제는 적어도 24시간 동안 호흡을 관찰할 것을 제시한다. 관찰 빈도는 처음 12시간 동안은 적어도 1시간에 한 번, 다음 12시간은 2시간에 한 번, 그 이후에는 환자의 상태나 투여 약물에 따라 관찰 빈도를 결정할 것을 추천한다(American Society of Anesthesiologists Task Force on Neuraxial Opioids, 2009). 지주막하강 morphine에 의한 호흡억제는 호흡수 저하보다는 SpO_2의 저하가 더 빈번하므로 pulse oxymetry로 호흡수와 더불어 SpO_2를 같이 모니터링 하는 것이 적합하다. 충분한 모니터링이 어려운 상황에서는 오히려 정맥 투여가 더 나을 수도 있다(American Society of Anesthesiologists Task Force on Acute Pain Management, 2012). 경막외에 카테터를 거치하여 경막외자가조절진통법(Patient-controlled epidural analgesia, PCEA)으로 아편유사제를 국소마취제와 함께 투여하기도 한다. 0.1~0.2% ropivacaine과 fentanyl 2~4 μg/ml를 4 ml/hr 정도로 지속주입하면 운동신경차단 없이 효과적인 진통을 제공할 수 있다. Ropivacaine의 모유이행(milk/plasma ratio, M/P ratio)은 0.25로서, lidocaine의 0.8보다 낮고, bupivacaine의 0.37과 비슷한 정도다. 경막외로 fentanyl 20 μg/hr 지속주입에 의해 초유의 fentanyl 농도는 0.4 ng/ml, 24시간 후 0.08 ng/ml 정도였으며 태아에게 특별한 영향은 없었다는 보고가 있다(Goma te al, 2008). 미국마취과학회의 급성기 통증에 관한 의견에서는 근육 내 주입은 정맥 내 투여에 비해 진통작용은 약하면서 진정작용은 강하여 추천되지 않는다(American Society of Anesthesiologists Task Force on Acute Pain Management, 2012). 정맥 내로 사용 하는 아편유사제 중에는 morphine이 가장 일반적이다. 정맥 내 자가조절진통법(patient-controlled analgesia, PCA)을 사용하는 경우 fentanyl도 morphine 못지 않은 진통작용을 보이나 작용시간이 짧기 때문에 설정의 조절이 어렵고 다른 보조 진통제를 필요로 하는 경우도 있다. 기본지속주입(basal rate)을 설정하지 않는 경우의 morphine과 fentanyl을 사용한 PCA의 예를 표 20-8에 기재하였다(Hepner et al, 2009). 미국마취과학회의 급성기 통증관리에 대한 지침에서는 기본지속주입(basal rate)을 설정함으로써 최소한의 혈중농도가 유지되어 진통의 질이 좋아지며, 오심 및 구토, 진정과다 등의 부작용은 증가되지 않는다고 보고하였다(American Society of Anesthesiologists Task Force on Acute Pain Management, 2012). 한편 아편유사제에 감수성이 높은 환자에게는 기본지속주입 용량이 과량이 될 위험성도 고려해야 한다. Morphine과 fentanyl 외에 국내에서 많이 사용되지는 않지만 pentazocine이나 buprenorphine 등이 정맥 내 혹은 근육 내로 투여될 수 있다. Pentazocine은 15~30 mg을 근육 혹은 정맥 내 투여할 수 있으나 근육은 통증이 있으므로 정맥 내 투여가 선호된다. 부작용은 적으나 진통작용이 제한적이며, 진정작용이 약해서 pentazocine만을 투여하면 조기보행을 시행할 수 있다. Pentazocine의 모유로의 이행은 조사되지 않았지만 소량이라면 신생아에 영향은 최소한이라 여겨지고 있다. Buprenorphine 0.2~0.3 mg이 정맥 내로 투여될 수 있으며, 모유이행에 대해서는 연구된 적이 없지만, 경막외 투여로 모유량 감소 가능성이 보고되었으므로 수유부에는 사용하지 않는다. 진통제의 필요량(요구량)은 개인차가 크고 시간과 함께 변화하므로 규칙적으로 사용 약제량을 확인할 필요가 있다. 또한 변비 등의 부작용에도 주의를 해야 한다.

(2) 비스테로이드성소염진통제(Nonsteroidal anti-inflammatory drugs, NSAIDs)와 기타 보조진통제

한 가지 약제만으로는 충분한 진통 효과를 얻을 수 없기 때문에 여러 가지 약제들이 함께 사용된다. Acetaminophen도 그 중 하나이며 환자가 원할 때 투여하는 것보다 정기적으로 투여하는 것이 효과적이다. 최근에는 정주용으로 사용 가능하며, 진통작용은 비교적 약하고, 4 g 이상의 고용량을 사용하면 간독성의 위험성이 증가할 수 있지만, 다른 약제와 같이 사용하면 각 각 용량과 부작용을 줄일 수 있다. Acetaminophen과 NSAIDs를 같이 사용한다면 아편유사제의 사용을 40% 정도 감소시킬 수 있다. Cyclooxygenase-2 inhibitor를 포함한 모든 NSAIDs가 수술 후 통증 조절을 위해 사용될 수 있다. 특히 절개로 인한 창상부위나 자궁벽의 염증과 관련 된 통증에 NSAIDs가 도움이 되며, acetaminophen과 같이 사용한다면 수술 후 진통작용에 더욱 효과적이다. NSAIDs에 의한 아편유사제 필요량의 감소도 보고되어 있다. 단 NSAIDs는 위장장애, 신장애, 혈소판 기능장애 등 부작용도 있으므로 충분히 주의할 필요가 있다. NSAIDs는 자궁수축 억제 작용은 있지만 분만 후 자궁수축 부전의 위험성을 증가시킨다는 근거는 부족하다. 제왕절개술 후의 NSIADs의 사용에 있어 자궁수축 부전, 수유로 인한 신생아로의 이행 등을 유념해야 하겠으나, 제왕절개술 후 내장통의 조절에 효과적이며, 모유 수유의 유아에서도 특별히 문제가 없는 것으로 보고되고 있다(Paech et al, 2012). 또한 NSAIDs가 원인으로 생각되는 고혈압의 보고도 있으므로, 신기능 장애 이외에도 고혈압성 질환을 동반하는 임산부에는 사용에 주의해야 한다. 척수의 spinal descending noradrenergic system을 통해 진통작용을 나타내는 $\alpha2$ adrenergic agonists는 clonidine

표 20-8. Morphine 혹은 fentanyl을 이용한 PCA의 예

	Morphine	Fentanyl
농도	5 mg/ml	10 μg/ml
1회주입량(bolus dose)	1~1.5 mg	20 μg
폐쇄시간(lock-out time)	7분	7분
1회량 변경량	0.5 mg	5 μg
구조용량(rescue dose)	5분마다 2 mg (3회까지)	5분마다 25 μg (3번까지)

혹은 dexmedetomidine이 있다. 이들은 정맥 내 또는 수막공간 내(intrathecal) 투여로 효과를 나타낸다(Zhang et al, 2015). 임신부에서도 진통효과가 있는 것으로 보고되고 있으나, 혈압저하, 진정효과가 있어 수유에 지장을 줄 수 있어 제왕절개술 후 진통제로써 사용에 한계가 있다. N-methyl-D-aspartate (NMDA) 수용체 길항제로서 잘 알려진 ketamine은 소량(subanesthetic dose)을 사용하여 최소한의 부작용으로 아편유사제의 사용량을 유의하게 감소시키는 것으로 보고되고 있다(Jouguelet-Lacoste et al, 2015). 게다가 주술기 염증 및 면역 반응의 항상성(homeostasis)에 유용한 역할을 하여 만성 통증 혹은 2차성 통각과민(hyperalgesia)의 발달에 영향을 준다고 보고되었다. 최근에는 제왕절개수술에서 소량(subanesthetic dose)의 ketamine을 정맥 내로 투여함으로써 큰 부작용 없이 보다 긴 수술 후 진통작용을 제공하고 진통제의 필요량을 줄였다는 보고가 있지만(Behdad et al, 2013) 임상적 적용은 대규모 연구를 통해 결정되어야만 한다. Magnesium sulfate은 주로 자간증(eclampsia) 예방목적으로 사용되는데, 이 또한 NMDA 수용체 길항제로서 진통작용을 나타내고 정맥 내 또는 경막외 투여로 아편유사제 필요량을 감소시키나(Dean et al, 2013), 단독으로는 유효한 효과를 기대하긴 힘들다. 본래 항간질약제인 gabapentin은 descending noradrenergic inhibition을 활성화 혹은 증가시킴으로써 진통효과를 나타내는데, multimodal analgesia regimen으로서 사용되어 왔다. 진정 및 항불안효과가 다소 있으며, 두통, 어지럼증, 오심, 구토 등 부작용은 그렇게 심하지 않아 일반적인 수술 후 통증 조절로서는 기대할 수 있겠으나 제왕절개술 후 통증 조절에 대한 보고는 거의 없어 아직까지 사용에 한계가 있다. 수막공간 내(intrathecal)에 투여된 neostigmine은 전신적으로(systemically) 투여된 아편유사제와 척수강 내(neuraxially)로 투여된 $\alpha 2$ 아드레날린 길항제의 진통효과를 증가시킨다. Neostigmine은 제왕절개 수술 후 multimodal analgesia regimen으로서 아편유사제 없이 경막외로 투여하여 사용할 수 있다. Combined spinal-epidural (CSE) labor analgesia 동안 clonidine과 함께 사용할 수 있으나 진통효과는 경막외 morphine보다는 적다. Glucocorticoid인 dexamethasone은 제왕절개술 마취에 있어 오심과 구토를 예방하기 위해 많이 사용되는 약제이다. Dexamethasone은 morphine과 혼합물(mixture)의 일부로서 지주막하강 내로 투여되어, 미약하지만 통계적으로 의미 있는 추가적인 진통효과를 가진다. 비산과 환자에서 신경주위에 투여하는 혼합물에 첨가한 dexamethasone의 진통 및 아편유사제를 절약하는 효과(opioid-sparing effect)는 정맥 내 투여로도 같은 효과를 나타내는 것으로 미루어볼 때, 앞으로 제왕절개 수술 후 multimodal analgesia에 dexamethasone의 사용이 선택될 수 있다.

(3) 국소마취제(Local anesthetics)

국소마취제는 주로 제왕절개술 후 경막외진통법(epidural analgesia)을 통해 아편유사제와 함께 혹은 단독으로 투여된다. 저농도로 사용했을 때 잔여 운동 신경 마비(residual block)는 적으나, 여전히 조기보행은 지연된다(Chen et al, 2014). 이점은 1차적인 진통방법으로서 국소마취제의 경막외 투여를 선택하기를 주저하게 만드는 요인이 된다. 국소마취제는 TAP (tansversus abdominis plane) block이나 ilioinguinal-iliohypogastric (II-IH) 신경차단 등의 말초신경블록(peripheral 신경차단)과 절개부위의 창상침윤(wound infiltration)에도 사용된다. 심지어 복강 내 또는 정맥 내로도 투여되어 진통 작용을 나타낸다(Barreveld et al, 2013).

4) 부위마취를 이용한 제왕절개술 후 통증관리

(1) 제왕절개술 후 통증관리의 최신 기준(Current standard)

수술 후 통증 조절에 multimodal analgesia가 가장 많이 사용되고 있다. 여기에는 보통 앞에서 기술한 항염증 치료(anti-inflammatory medication), acetaminophen, neuralxial opioids, 전신적 아편유사제 등이 포함된다(McDonnell et al, 2009). Acetaminophen과 NSAIDs는 통

증 조절에 효과적이어서 기본약물로 여겨지며, 규칙적으로 투여하면 필요에 따른 불규칙 투여보다 더 효과적이다. 척수강 내 아편유사제, 특히 morphine은 수술 후 진통에 매우 효과적이며, 제왕절개술 후 진통에 매우 안전하고 효과적이며 통상적으로 사용된다(McDonnell et al, 2009). 이 경우 가장 흔한 부작용은 오심, 구토, 가려움증이며, 이러한 부작용은 척수강 내 morphine의 용량에 비례해서 증가하는 경향이 있다. 척수강 내 morphine의 가장 심각한 부작용 은 호흡억제(respiratory depression)이며, 빈도는 드물어서 1% 이내라고 한지만, 비만환자, 호흡기 문제로 약물을 복용하는 환자, 수면무호흡증 환자 등에서는 위험성이 증가할 수 있으니 특히 조심해야 한다(Carvalho et al, 2008).

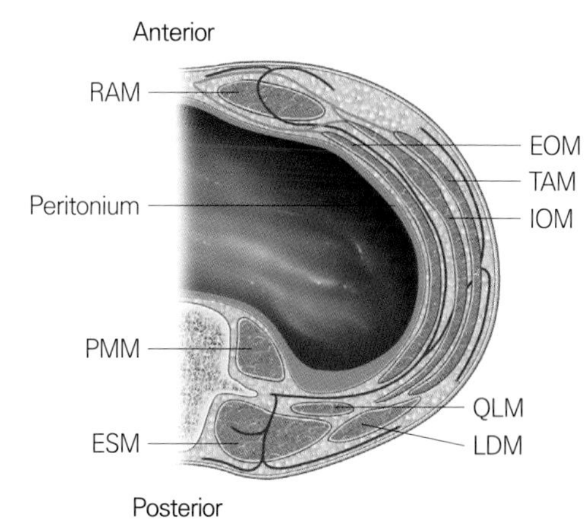

그림 20-8. The schematic representation of the course of the nerves providing somatic innervation to the anterior abdominal wall
EOM indicates external oblique muscle: IOM, internal oblique muscle: TAM, transversus abdominis muscle: RAM, rectus abdominis muscle: LDM, latissimus dorsi muscle: QLM, quadratus lumborum muscle: ESM, erector spinae muscle: PMM, psoas major muscle: TF, transversalis fascia.

(2) 복벽의 부위마취

① 복벽의 해부 및 신경

바깥쪽으로부터 순서대로 external oblique muscle (EOM, 바깥빗근), internal oblique muscle (IOM, 속 빗근), 그리고 transversus abdominis muscle (TAM) 의 3가지 근육이 앞쪽 복벽을 지배한다(그림 20-8). 이 3가지 근육들의 근막이 앞쪽으로 모여서 rectus sheath를 형성한다. EOM은 하부 rib으로부터 기시하며, IOM은 iliopsoas fascia, iliac crest, lumbosacral fascia로 부터 기시한다. TAM은 vertebra, costal cartilage, iliopsoas fascia, iliac crest로부터 기시한다. 앞쪽 복벽으로의 somatic innervation은 6개의 하부 흉신경(lower thoracic nerve roots, T6-T12)과 첫 번째 요신경(lumbar nerve root, L1)의 anterior rami로부터 지배된다. L1은 다시 ilioinguinal nerve (IIN)와 iliohypogastric nerve (IHN)로 나뉜다. T6-T12 신경은 IOM과 TAM 사이의 plane (tansversus abdominis plane, TAP)을 지나 rectus sheath의 fascia를 뚫고 앞쪽으로 주행하여 근피신경을 분지하고 감각신경을 지배한다(그림 20-8). IIN과 IHN은 TAP을 지난 후 IOM을 뚫고 EOM과 IOM 사이로 지나가 하부 복벽과 서혜부의 감각신경을 지배한다. 그러므로 국소마취제를 이 TAP에 주입하면 복부의 감각신경을 블록하여 수술 후 통증을 조절할 수 있다. 이것을 TAP (tansversus abdominis plane) block이라고 한다. 하지만 TAP (tansversus abdominis plane) block은 내장통(visceral pain)까지 완화시킬 수는 없다.

② TAP (Tansversus abdominis plane) block

TAP (tansversus abdominis plane) block은 목표로 하는 피부분절(dermatome)을 적절히 차단하기 위해서 많은 양의 국소마취제를 필요로 한다. 다양한 접근법이 소개되어 있지만 여기서는 제왕절개술 후 통증 조절에 필요한 일반적인 접근법에 대해서만 소개하도록 하겠다.

가. 주입부위

TAP block은 원래 촉지법(palpation)을 이용하여 EOM, latissimus dorsi muscle, iliac crest를 경계로 하는 'Triangle of Petit'을 자입부로 하여 시행하는데(McDonnell et al, 2008), 바늘을 피부에 수직으로 자입하여, EOM의 근막을 뚫으면서 첫 번째 'pop'을 느끼고, 계속 진입시켜서 IOM의 근막을 뚫으면서 두 번째 'pop'을 느낀 후 국소마취제를 조심스럽게 흡인하면서 주입한다('2-pop' technique). 근래에 초음파의 발전과 보급으로 TAP block을 안전하고 정확하게 시행할 수 있게 되었다. 국소마취 약제를 주입하는 위치에 따라 subcostal, mid-axillary, posterior approach 등으로 나뉘는데, 제왕절개 방법에 따라 적절하게 선택히여 시행하면 된다.

나. 초음파를 이용한 TAP block (US-guided TAP block)

일단 EOM, IOM과 TAM의 세 근육을 잘 연출시킨다. 세 근육 중 대부분 IOM이 가장 두껍고, TAM이 가장 얇게 보인다. 바늘을 초음파 probe에 in-plane으로 진입시키고, 바늘 끝을 잘 연출시키며 TAP으로 진입시킨다. 물론 'pop'을 느끼면서 진입시키는 것이 좋다. 바늘 끝이 IOM과 TAM 사이에 있는 것을 확인한 후 saline을 주입해보고 바늘 끝의 위치를 확인하며 IOM과 TAM이 분리되는지 확인 후 국소마취제를 주입한다(hydrodissection). Bupivacaine과 ropivacaine이 가장 많이 사용되는 국소마취제이다. 0.25~0.75%까지 다양한 농도가 사용되나 0.25~0.375%의 농도가 가장 많이 사용된다. 주입량은 양쪽에 각각 10~20 ml씩 주입한다. TAP에 주요 혈관은 주행하지 않으나, 국소마취제의 전신독성(local anesthetic systemic toxicity)은 항상 주의해야 한다. Ropivacaine은 TAP block 후 약 30분 정도에 최고혈중농도에 도달하므로, TAP block 후 30분 정도 주의 깊게 관찰해야 한다. 3 mg/kg를 주입하였을 때 평균 최고 혈중농도(mean peak pasma concentration)는 잠재적인 독성농도(potential toxic plasma concentration)인 2.2 μg/ml에 도달한다고 한다.

다. 임상적 효용

TAP block은 척추마취 및 전신마취하 제왕절개술 후 아편유사제의 사용량을 감소시킨다. 척추마취 하 제왕절개술을 받은 환자 중에 TAP block을 시행한 환자군에서 수술 후 24시간 동안 morphine 사용량이 적었다고 한다(McDonnell et al, 2008). 또 다른 연구에서도 전신마취하 제왕절개술을 받은 환자에서 TAP block을 시행받은 환자군이 수술 후 24시간 동안 morphine 사용량이 적었고 환자의 만족도는 높았다고 한다. 그러나 척추마취에서 intrathecal morphine을 사용한 경우, 수술 후 첫 10시간 동안은 진통효과와 morphine 요구량은 비슷했으나, 10시간에서 24시간 사이는 intrathecal morphine 군이 TAP block 군보다 진통 및 morphine 사용량에 서 더 우수하였다고 한다. 다른 연구에서도 intrathecal morphine을 같이 사용한 척추마취로 제왕절개술을 시행 받는 환자에 있어서 TAP block을 시행받은 환자군과 시행 받지 않은 군과 유의한 차이가 없었다고 했다. 이렇듯 intrathecal morphine을 사용하는 경우 TAP block은 특별한 이득이 없다.

라. 최신 산과마취에서의 TAP block의 역할 및 실제

여러 문헌에서 intrathecal morphine을 사용하지 않은 환자에서 TAP block의 이득은 명확하여 수술 후 진통효과를 개선시키고 아편유사제의 사용량을 줄인다. 하지만 multimodal analgesia regimen의 한 구성으로서 TAP block이 intrathecal morphine을 완전히 대체하기는 어려워 보인다. 비록 TAP block이 intrathecal morphine보다 원치 않는 부작용이 적다고 하더라도, intrathecal morphine이 더 우월한 진통 효과 및 아편 유사제 사용량의 감소를 보인다. 그러므로 현재 multimodal analgesia regimen의 한 구성으로서 TAP block은 다음과 같은 상황에서 유익할 것이다.

가) Morphine에 알레르기가 있거나, neuraxial anesthesia를 시행할 수 없을 때 intrathecal morphine을 사용할 수 없을 때 등

나) Multimodal analgesia regimen으로서 같이 사용하는 진통제에 과민(intolerance)할 때

다) 마취 후 회복실에서 rescue analgesia가 필요할 때

라) 오심 , 구토 , 호흡억제 등 intrathecal morphine 부작용의 최소화가 필요할 때

③ Ilioinguinal-iliohypogastric (II-IH) 신경차단

II-IH 신경차단은 전통적으로 서혜부 탈장(inguinal hernia repair)의 주술기 통증 조절에 사용되어 온 부위 마취법이

다. TAP block도 이 II-IH nerve가 지배하는 L1 dermatome을 포함하므로 II-IH 신경차단은 TAP block과 비슷할 수 있으나, TAP block보다 적은 양의 국소마취제를 사용한다는 점이 다르다. 하지만 II-IH 신경차단은 하복부절개(Pfannenstiel)만 효과가 있는 데 비해서, TAP block은 하복부정중절개도 효과가 있다(Shin et al., 2011). 제왕절개술에 있어서 II-IH 신경차단도 수술 후 진통 효과를 개선시키며 아편유사제의 요구량을 감소시킨다(Gucev et al, 2008).

5) 국소마취제 직접침윤

Pannensteil 상처 부위에 직접 국소마취제를 침윤시키는 방법은 어느 정도 진통효과를 제공한다. 게다가 이 방법은 특별한 기술이나 숙련과정이 필요하지 않아 해외에서 널리 사용되는 방법이기도 하다. 하지만 direct wound infiltration의 진통효능에 대해서는 아직 논란의 여지가 많다. Cochrane review에 의하면 부위마취나 전신마취 후 direct wound infiltration와 복부 부위 마취에 의해 아편유사제의 필요량이 감소하였다고 발표하였으나, 발행 후 몇 년이 지나지 않아 충돌하는 결과가 발표되었다. 제왕절개술 후 통증 조절에 있어서 지속적인 wound infiltration의 정확한 임상적인 효능은 아직 불분명하다.

6) 제왕절개술 후 통증조절의 방향

해외의 경우와 비교했을 때 우리나라의 경우는 사용할 수 있는 약제의 종류에 제한이 있다. 그래서 기본적 방침으로는 neuraxial anesthesia를 기본으로 한 intrathecal morphine을 투여하고, 수술 후 acetaminophen과 NSAIDs를 같이 사용하는 것이 유용하다. Intrathecal morphine을 사용하기 어려운 경우에는 TAP block 등의 부위마취기법을 같이 사용하여 각각의 부작용을 최소화하며 진통의 질을 향상시키는 것이 바람직하다.

참고문헌

- 강효석. 제왕절개술을 위한 부위마취. Anesth Pain Med 2008;3:1-7.
- 김소정, 최필선, 전현수, 홍혜진, 정두용. 경막외 마취를 통한 무통분만이 분만에 미치는 영향에 관한 연구. 대한 산부인과학회지 2001;44:1783-9.
- 대한산과마취학회. 산과마취학. 서울: 군자출판사 2009.
- 박홍서, 양신영 윤석화, 손수창. 무통분만을 위한 경막 외 방법과 척추-경막외 병용법의 진통 효과 비교. 대한 마취과학회지 2001:41;699-706.
- 서운희, 최형민, 김정원. 산과 경막외마취가 분만 과정 및 주산기 예후에 미치는 영향. 대한산부회지 2003;46:1099-1103.
- 정성원, 박태규, 김애라, 전재규. 경막외차단에 의한 무 통분만이 응급제왕절개술에 미치는 영향. 대한통증학회 지 1999;12:108-13.
- 최덕환, 김지애, 김수창. 무통분만시 수막강내 sufentanil 에 첨가된 bupivacaine의 효과. 대한마취과학회지 1999;37:1068-73.
- 최성욱. 제왕절개술을 위한 전신마취 중 각성. Anesth Pain Med 2012;7:1-7.
- Abdallah FW, Laffey JG, Halpern SH, Brull R. Duration of analgesic effectiveness after the posterior and lateral transversus abdominis plane block techniques for transverse lower abdominal incisions: a meta-analysis. Br J Anaesth 2013;111:721-35.
- Aiono-Le Tagaloa L, Butwick AJ, Carvalho B. A survey of perioperative and postoperative anesthetic practices for cesarean delivery. Anesthesiol Res Pract 2009;2009:510-642.
- Alexander JM, Lucas MJ, Ramin SM, McIntire DD, Leveno KJ. The course of labor with and without epidural analgesia. Am J Obstet Gynecol 1998;178:516-20.
- American Society of Anesthesiologists Task Force on Obstetric Anesthesia: Practice guidelines for obstetric anesthesia: an updated report by the American Society of Anesthesiologists Task Force on Obstetric Anesthesia. Anesthesiology 2007: 106; 843-63.
- American Society of Anesthesiologists Task Force on Neuraxial Opioids. Practice guidelines for the prevention, detection, and management of respiratory depression associated with neuraxial opioid administration. Anesthesiology 2009:10;218-30.
- American Society of Anesthesiologists Task Force on Acute Pain Management: Practice guidelines for acute pain management in the perioperative setting: an updated report by the American Society of Anesthesiologists Task Force on Acute Pain Management. Anesthesiology 2012: 116; 248-73.
- Aneiros F, Vazquez M, Valino C, Taboada M, Sabate S, Otero P, et al. Does epidural versus combined spinal-epidural analgesia prolong labor and increase the risk of instrumental and

cesarean delivery in nulliparous women? J Clin Anesth 2009;21:94-7.

- Barreveld A, Witte J, Chahal H, Durieux ME, Strichartz G. Preventive analgesia by local anesthetics: the reduction of postoperative pain by peripheral nerve blocks and intravenous drugs. Anesth Analg 2013: 116; 1141-61.
- Behdad S, Hajiesmaeili MR, Abbasi HR, Ayatollahi V, Khadiv Z, Sedahat A. Analgesic effects of intravenous ketamine during spinal anesthesia in pregnant women undergone caesarean section; a randomized clinical trial. Anesth Pain Med 2013: 3; 230-3.
- Bloor M, Paech M. Nonsteroidal anti-inflammatory drugs during pregnancy and the initiation of lactation. Anesth Analg [Internet] 2013: 116; 1063-75.
- Bucklin BA, Hawkins JL, Anderson JR, Ullrich FA. Obstetric anesthesia workforce survey: twenty-year update. Anesthesiology 2005;103:645-53.
- Camman WR, Denney RA, Holby ED, Datta S. A comparison of intrathecal, epidural, and intravenous sufentanyl for labor analgesia. Anesthesiology 1992;77:884-7.
- Camorcia M. Testing the epidural catheter. Curr Opin Anaesthesiol 2009;22:336-40.
- Carvalho B. Respiratory depression after neuraxial opioids in the obstetric setting. Anesth Analg. 2008: 107; 956-61.
- Carvalho B, Cohen SE, Lipman SS, et al. Patient preferences for anesthesia outcomes associated with Cesarean delivery. Anesth Analg. 2005: 101; 1182-7.
- Chen SY, Liu FL, Cherng YG, Fan SZ, Leighton BL, Chang HC, et al. Patient-controlled epidural levobupivacaine with or without fentanyl for postcesarean section pain relief. Biomed Res Int 2014: 2014; 965152.
- Choi PT, Galinski SE, Takeuchi L, Lucas S, Tamayo C, Jadad AR. PDPH is a common complication of neuraxial blockade in parturients: a meta-analysis of obstetrical studies. Can J Anaesth 2003;50:460-9.
- Dean C, Douglas J. Magnesium and the obstetric anaesthetist. Int J Obstet Anesth 2013:22; 52-63.
- Gaiser R. Postdural puncture headache. Curr Opin Anaesthesiol 2006;19:249-53.
- Goma HM, Said RN, El-Ela AM. Study of the newborn feeding behaviors and fentanyl concentration in colostrum after an analgesic dose of epidural and intravenous fentanyl in cesarean section. Saudi Med J 2008: 29; 678-82.
- Gucev G, Yasui GM, Chang TY, Lee J. Bilateral ultrasound-guided continuous ilioinguinal-iliohypogastric block for pain relief after Cesarean delivery. Anesth Analg. 2008: 106; 1220-2.
- Halpern SH, Abdallah FW. Effect of labor analgesia on labor outcome. Curr Opin Anaesthesiol 2010;23:317-22.
- Hawkins JL, Koonin LM, Palmer SK, Gibbs CP. Anesthesia-related deaths during obstetric delivery in the United States,1979-1990. Anesthesiology 1997;86:277-84.
- Hepner DH, et al. Postoperative analgesia: Systemic and local techniques. In: Chestnust DH, et al. Chestnut's Obstetric Anesthesia, 4th ed. Philadelphia: Mosby Elsevier; 2009. p.575-92.
- Hood DD, Dewan DM, James FM. Maternal and fetal effects of epinephrine in gravid ewes. Anesthesiology 1986;64:610-3.
- Jouguelet-Lacoste J, La Colla L, Schilling D, Chelly JE. The use of intravenous infusion or single dose of low-dose ketamine for postoperative analgesia: a review of the current literature. Pain Med 2015: 16; 383-403.
- Kainu JP, Sarvela J, Tippana E, Halmesmaki E, Korttila KT. Persistent pain after caesarean section and vaginal birth: a cohort study. Int J Obstet Anesth 2010: 19; 4-9.
- King H, Ashley S, Brathwaite D, Decayette J, Wooten DJ. Adequacy of general anesthesia for cesarean section. Anesth Analg 1993;77:84-8.
- Lee HL, Lo LM, Chou CC, Chiang TY, Chuah EC. Timing of initiating epidural analgesia and mode of delivery in nulliparas: a retrospective experience using ropivacaine. Chang Gung Med J 2008;31:395-401.
- Leighton BL, Halpern SH. The effects of epidural analgesia on labor, maternal, and neonatal outcomes: a systematic review. Am J Obstet Gynecol 2002;186:S69-77.
- Lin FQ, Qiu MT, Ding XX, Fu SK, Li Q. Ephedrine versus phenylephrine for the management of hypotension during spinal anesthesia for cesarean section: an updated meta-analysis. CNS Neurosci Ther 2012;18:591-7.
- Lowe NK. The nature of labor pain. Am J Obstet Gynecol 2002;186:S16-24.
- McDonnell NJ, Keating ML, Muchatuta NA, Pavy TJ, Paech MJ. Analgesia after caesarean delivery. Anaesth Intensive Care. 2009: 37; 539-51.
- McDonnell JG, Curley G, Carney J, Benton A, Costello J, Maaraj CH, et al. The analgesic efficacy of transversus abdominis plane block after cesarean delivery: a randomized controlled trial. Anesth Analg 2008;106:186-91.
- Minty RG, Kelly L, Minty A, Hammett DC. Single-dose intrathecal analgesia to control labour pain: is it a useful alternative to epidural analgesia? Can Fam Physician 2007;53:437-42.
- Moley-Foster PK, Weberpals J. Neonatal effects of patients-controlled analgesia using fentanyl in labor. Int J Obstet Anesth 1998;7:103-7.
- Nacitarhan C, Sadan G, Kayacan N, Ertuqrul F, Arici G, Karsli B, et al. The effects of opioids, local anesthetics and adjuvants on isolated pregnant rat uterine muscles. Methods Find

Exp Clin Pharmacol 2007;29:273-6.

- Nanji JA, Carvalho B. Modern techniques to optimize neuraxial labor analgesia. Anesth Pain Med 2018; 13: 233-40.
- Nikolajsen L, Sorensen HC, Jensen TS, Kehlet H. Chronic pain following Caesarean section. Acta Anaesthesiol Scand 2004: 48; 1-16.
- Paech MJ, Salman S, Ilett KF, OHalloran SJ, Muchatta NA. Transfer of parecoxib and its primary active metabolite valdecoxib via transitional breastmilk following intravenous parecoxib use after cesarean delivery: a comparison of naive pooled data analysis and nonlinear mixed-effects modeling. Anesth Analg 2012: 114; 837-44.
- Papka RE, Hafemeister J, Puder BA, Usip S, Storley-Workley M. Estrogen receptor-alpha and neural circuits to the spinal cord during pregnancy. J Neurosci Res 2002;70:808-16.
- Rahm VA, Hallgren A, Hogberg H, Hurtig I, Odlind V. Plasma oxytocin levels in women during labor with or without epidural anlagesia: a prospective study. Acta Obstet Gynecol Scand 2002;81:1033-9.
- Rayburn W, Rathke A, Leuschen P, Chleborad J, Weider W. Fentanyl citrate analgesia during labor. Am J Obatet Gynecol 1989;74:604-6.
- Russell R, Dundas R, Reynolds F. Long term backache after childbirth: prospective search for causative factors. BMJ 1996;312:1384-8.
- Ryu JH, Kim CS, So YM, Hwang JW, Do SH. The effects of epidural labor analgesia on the progress of labor: a retrospective study. Anesth Pain Med 2009;4:166-9.
- Safa-Tisseront V, Thormann F, MalassinéP, Henry M, Riou B, Coriat P, et al. Effectiveness of epidural blood patch in the management of post-dural puncture headache. Anesthesiology 2001;95:334-9.
- Sarvela J, Halonen P, Soikkeli A, Korttila K. A double-blinded, randomized comparison of intrathecal and epidural morphine for elective cesarean delivery. Anesth Analg 2002;95; 436-40.
- Sharma SK, McIntire DD, Wiley J, Leveno KJ. Labor analgesia and cesarean delivery: An individual patient meta-analysis of nulliparous women. Anesthesiology 2004;100:142-8.
- Shin HJ, Kim ST, Yim KH, Lee HS, Sim JH, Shin YD. Preemptive analgesic efficacy of ultrasound-guided transversus abdominis plane block in patients undergoing gynecologic surgery via a transverse lower abdominal skin incision. Korean J Anesthesiol 2011;61:413-8.
- Sia AT, Lim Y, Lim EC, Goh RW, Law HY, Landau R, et al. A118G single nucleotide polymorphismofhuman mu-opioid receptor gene influences pain perception and patient-controled intravenous morphine consumption after intrathecal morphine for postcesareanan algesia. Anesthesiology 2008: 109;520-526.
- Silva M, Halpern SH. Epidural analgesia for labor: Current techniques. Local Reg Anesth 2010;3:143-53.
- Staikou C, Paraskeva A, Karmaniolou I, Mani A, Chondrogiannis K. Current practice in obstetric anesthesia: a 2012 European survey. Minerva Anestesiol 2014;80:347-54.
- Stocche RM, Klamt JG, Antunes-Rodrigues J, Garcia LV, Moeira AC. Effects of intrathecal sufentanil on plasma oxytocin and cortisol concentrations in women during the first stage of labor. Reg Anesth Pain Med 2001;26:545-50.
- Volikas I, Butwick A, Wilkinson C, Pleming A, Nicholson G. Maternal and neonatal side-effects of remifentanil patient-controlled analgesia in labour. Br J Anaesth 2005;95:504-9.
- Wassen MM, Zuijlen J, Roumen FJ, Smits LJ, Marcus MA, Nijhuis JG. Early versus late epidural analgesia and risk of instrumental delivery in nulliparous women: a systematic review. BJOG 2011;118:655-61.
- Zhang N, Xu M-J. Effects of epidural neostigmine and clonidine in labor analgesia: a systematic review and meta-analysis. J Obstet Gynaecol Res 2015: 41; 214-21.

V
산후 관리

제21장

신생아 관리

Neonatal Care

박문성 | 아주의대
김애란 | 울산의대

태아로부터 신생아-태아 그리고 신생아로의 전환 시 경험하게 되는 생리적인 변화에 대한 적응은 인간이 이후 겪게 되는 그 어떤 생리적 변화에 대한 적응들 보다 훨씬 복잡한 과정이라 할 수 있다. 이 전환에는 신체의 거의 모든 장기들이 관여하게 되는데, 특히 체내 산소와 이산화탄소의 교환은 출생과 동시에 태반에 의존하던 방식에서 자신의 호흡기계를 이용한 공기호흡 방식으로 바뀌어져야 하며 가장 중요한 과정이라 할 수 있다. 이외에도 혈류의 압력과 흐름이 태아순환에서 신생아순환으로 바뀌고, 소화기계, 내분비계, 및 기타 장기들의 적응의 성패가 신생아의 예후의 주요 인자들이다.

1. 신생아호흡

1) 태아의 폐액

폐액은 기도상피세포의 염소(chloride) 능동 이송에 의해 폐간질액이 기도 안으로 분비되어 만들어지는데, 임신 말기에 이르러는 그 생산량이 4~5 ml/kg/hr로 하루 약 400 ml 정도이며, 임신말기에는 체중당 약 40 ml로 출생 후 폐의 기능적 잔류량(functional residual capacity, FRC)보다 크다. 생성된 폐액은 태아의 호흡과 함께 기관(trachea)까지 올라오는데 태아 기관내의 압력은 양수압보다 약 2 mmHg 높기 때문에 대부분의 폐액은 양수 쪽으로 흘러나가고, 일부는 태아가 삼킨다. 적정량의 폐액 생산과 유지는 폐의 성장과 발달에 중요한 역할을 한다(Hillman et al., 2012). 태아 폐액의 양은 진통의 시작 이전부터 감소하기 시작하고 진통이 시작되면 더욱 감소하게 되는데, 이는 주로 분만 시 태아에서 분비되는 epinephrine과 모체에서 분비되는 갑상선자극호르몬 및 cortisol에 의해 발생한다. Epinephrine은 기도상피세포에서 염소의 능동 이송을 중단시키고 제2형 기도상피세포에서 Na^+-K^+pump를 활성화시킴으로써 폐액을 폐포외 간질조직을 거쳐 혈관 또는 림프관으로 흡수시킨다. 또한 분만 중의 자궁 수축이 태아의 흉곽을 압박함으로써 많은 양의 폐액이 밖으로 배출된다. 출생 후 폐액의 흡수는 내분비적 요인뿐 아니라 공기호흡에 의한 기계적 요인까지 작용하게 되어 더욱 급속히 진행된다(te Pas AB et al., 2008).

2) 태아의 호흡운동

태아의 가스교환은 태반을 통해 이루어지지만, 태아 호흡운동은 임신 주수 11주경부터 초음파로 관찰할 수 있고 이는 폐의 성장과 발달에 중요한 역할을 한다. 태아 호흡 운동은 임신초기에 연속적인 양상을 보이지만, 임신 제3삼분기부터는 REM (rapid eye movement) 수면 시에는 나타나고 Non-REM 수면 시에는 멈추는 주기적 호흡의 양상을 보이며, 출생과 함께 다시 지속적인 호흡의 양상으로 바뀌는데 이에 대한 정확한 기전은 아직 확인되지 않고 있다. 태아 호흡운동은 저탄산혈증 시 억제되고 고탄산혈증 시에는 자극이 되기 때문에, 혈중 이산화탄소 농도가 태아 호흡운동의 주요 조절인자로 생각하고 있다. 또한 태아는 비교적 저산소혈증 상태로 지내는데(PaO_2 23~27 mmHg) 이보다 낮은 저산소혈증이 되면 태아 호흡운동이 억제되며 이는 출생 후에도 지속될 수 있다.

3) 출생 후 호흡

신생아의 첫 호흡은 폐에 가득 차있는 폐액이 공기로의 전환이 시작되는 중요한 과정이다. 산도를 통하여 출생 할 때 흉곽은 30~160 cm H_2O의 압력을 받게 되는데, 이 때 기도 내에 있던 약 30 mL 정도의 폐액이 배출되게 된다. 몸통이 산도를 통과 시 소량의 공기가 흡입되고 이어서 폐의 큰 기관지로 흡입이 진행되어 첫 호흡이 시작된다. 이때 폐액의 기도 내 점성, 폐포의 표면장력, 흉곽의 탄력반동 등을 이겨내기 위해 15~20 cm H_2O의 음압이 필요하고 이는 흡기 근육의 강한 수축에 의해 발생된다. 또한 호기 말기에는 성문을 닫음으로써 호기말양압(positive end-expiratory pressure, PEEP)을 만들고 이를 이용하여 기도 내 폐액의 흡수를 돕고 폐의 기능적 잔류량(functional residual capacity, FRC)을 만들기 시작한다. 미숙아의 경우에는 호흡근육이 덜 발달되어 있고, 흉벽이 견고하지 못할 뿐 아니라, 폐계면활성제의 부족에 의한 표면장력의 증가 등의 이유로 첫 호흡에 어려움을 겪는 경우가 많다(Sinha et al., 2006).

4) 정상호흡의 시작

태아기 폐의 기도 및 폐포를 채우고 있던 액체는 출생 후 공기로 대치되며 폐포외 간질 조직으로 이동하여 모세혈관이나 림프관으로 흡수된다. 즉 신생아 폐의 통기(aeration)는 위축된 기관의 팽창이 아니라 기관지와 폐포 내액이 공기로 빠르게 대치되는 것으로 이 과정이 지연되면 일과성 신생아 빈호흡(transient tachypnea of the newborn)을 일으키게 된다. 이후 반복적인 호흡에 의하여 점차 더 많은 잔여공기(residual air)가 폐 속에 축적되고 더 낮은 압력으로 호흡할 수 있게 되어 대개 다섯 번째 호흡을 할 즈음에는 압력-용적곡선(pressure-volume curve)이 정상 성인과 유사해진다. 폐포 내액이 공기로 대치되면 폐의 물리적인 팽창, 산소 분압 증가 등의 이유로 폐혈관 저항이 감소한다. 이에 따라 폐혈류, 좌심방 혈류 및 좌심방 압력이 증가하고, 탯줄혈류 및 정맥관 혈류는 차단되어 우심방 압력이 감소하게 되면서 난원공은 기능상 닫히게 된다. 또한 높아진 산소분압 등의 이유로 동맥관이 좁아지고 생후 10~15시간 이내에 기능적으로 닫히게 된다.

5) 호흡의 확립

정상 신생아는 출생 직후 울기 시작하며 활발한 호흡활동을 확립해 간다. 이러한 호흡활동에는 다음과 같은 여러 가지 미묘한 자극들이 동시에 작용하는데 이들 자극 상호 간의 작용은 아직 확실치 않다.

(1) 물리적 자극

분만 시 신생아를 처치하는 것이 자극이 되어 호흡을 일으키는 것으로 추정된다.

(2) 분만 중 태아흉곽의 압박

분만 제2기 동안에 태아의 흉곽압박에 의해 현저한 압력이 발생하여 호흡기의 기능성 잔류용적의 1/4에 해당되는 폐액이 배출된다. 제왕절개술로 출생한 신생아는 질식분만으로 출생한 신생아처럼 빨리 잘 울지만, 생후 첫 6시간 동안 폐안에 액체는 많고 가스가 적은 경향이 있다. 그러므로 질식 분만 시 흉곽압박과 분만 직후 흉곽의 확장은 호흡시작에 보조적 요인으로 작용하는 것으로 보인다.

(3) 산소의 결핍과 이산화탄소의 축적

산소결핍과 이산화탄소의 축적은 호흡을 자극한다. 태아의 제대천자(funipuncture)로 얻은 혈액에서 성인보다 낮은 동맥혈 산소분압(PO_2)을 증명하였다. 동물실험에서 동맥혈 산소분압의 감소는 태아호흡운동을 감소시키거나 없앨 수 있는 반면, 이산화탄소 분압(PCO_2)의 증가는 태아호흡운동의 빈도와 정도를 증가시킨다(Dawes, 1974). 이처럼 태아와 신생아는 저산소증과 과탄산혈증에 대하여 자궁 내에서와 출생 후에 같은 방식으로 반응하는 것으로 보인다.

2. 분만실 처치

1) 제대 결찰

분만 전에 산과팀과 신생아팀은 제대 결찰에 대한 계획을 미리 수립한다. 조기 박리, 출혈이 동반된 전치 태반, 제대 조기 탈출 등의 태반 순환에 문제가 있는 상황에서는 제대 결찰이 즉시 이루어져야 한다. 하지만 활발한 만삭아와 소생술이 필요하지 않은 미숙아에서는 제대 결찰을 적어도 30초 내지 60초 지연시킬 수 있다. 만삭아에서의 제대 결찰 지연은 출생 시 헤모글로빈 수치를 증가시키고 영유아 시기의 철 저장을 증가시켜 철 결핍성 빈혈을 감소시키고 4세 신경학적 발달을 향상시킨다(Katheria et al., 2017). 미숙아에서의 제대 결찰 지연은 혈압과 혈류량의 증가, 출생 후 수혈의 감소, 뇌출혈의 감소, 괴사성 장염을 감소시킬 수 있다. 제대 결찰 지연에 따른 우려되는 위해 작용은 소생술이 필요한 아기에게 소생술 제공 지연, 적혈구 증가, 황달이 있다.

2) 신생아 소생술

본 신생아 소생술 지침은 2015년 심폐소생술 국제연락위원회(International Liaison Committee on Resuscitation, ILCOR)의 연구를 토대로 발표된 내용으로 신생아 소생술 지침의 요약은 그림 21-1과 같다(대한심폐소생협회, 2017). 분만 후 소생술의 필요성에 대한 정확한 예견은 할 수 없기 때문에 표 21-1에 명시되어 있는 위험요소가 있다면 신생아 소생술을 실시할 수 있는 의료진이 분만에 참여해야 한다. 소생술 팀은 분만 전 임신연령, 양수 색깔, 다태아 여부, 태아의 산전 진단 및 산모의 질환과 투여된 약물에 대한 정보를 미리 파악하고 소생술에 필요한 기구 점검, 소생술에 필요한 충분한 인원 확보 및 각자의 역할분담을 미리 정하고 소생술 후에는 디브리핑을 통하여 실시된 소생술에 대한 평가를 한다. 대부분의 신생아들은 출생 후 자궁 내 환경으로부터 자궁 외 환경으로 스스로 적응하지만 만삭아 출생의 약 10%에서 호흡이 시작되려면 자극이 필요하고 3% 정도에서는 양압환기가, 2% 정도에서

표 21-1. 소생술을 예측할 수 있는 인자들

소생술 예견	
분만 전	분만 시
• 산모의 당뇨병 • 임신성 고혈압 • 만성 고혈압 • 태아 빈혈 혹은 동종면역 • 이전 태아 혹은 신생아 사망 • 임신 중/후반기 출혈 • 산모 감염 • 산모 심장, 신장, 폐, 갑상선 혹은 신경학적 질환 • 양수과다증, 양수과소증 • 조기양막파열 • 태아수종 • 과숙아 • 다태아 • 임신주수와 차이나는 태아크기 • 약물 • 산모의 마약복용 • 태아기형 혹은 이상 • 저하된 태아움직임 • 산전진찰을 받지 않은 경우 • 산모 나이 <16세, 혹은 >35세	• 응급 제왕절개술 • 겸자 혹은 진공-보조 분만 • 둔위분만 혹은 기타 태아 위치이상 • 조기진통 • 급속진통 • 융모양막염 • 지연양수파열(분만 전 >18시간) • 지연진통(>24시간) • 지연분만 2기(>2시간) • 거대아 • 지속적인 태아 서맥 • 태아 심박수 양상 이상 • 전신마취 • 자궁 과다자극 • 분만 전 4시간 전 마약 투여 • 양수 내 태변 착색 • 제대탈출 • 태반조기박리 • 전치태반 • 분만 시 과출혈

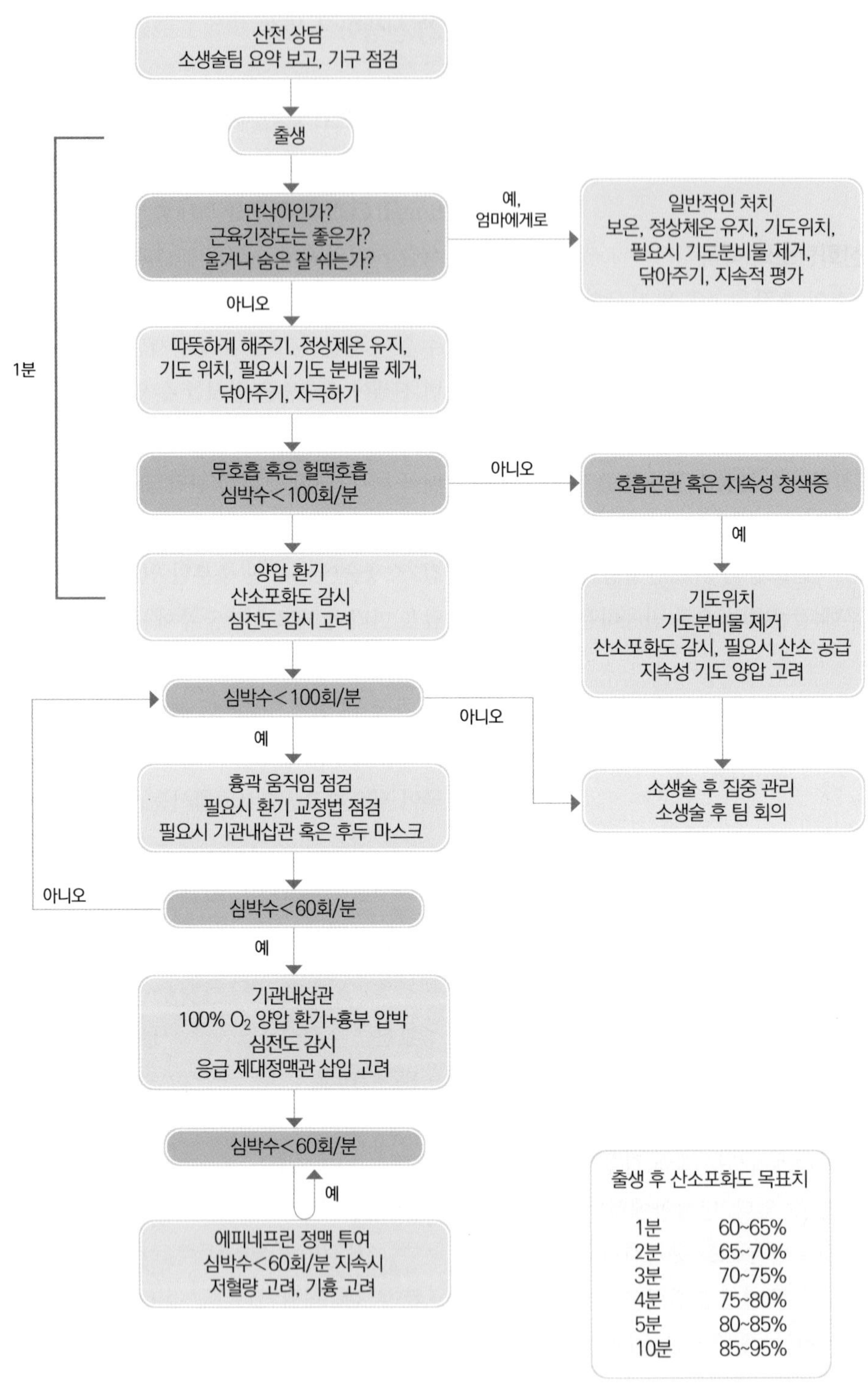

그림 21-1. **신생아소생술 흐름도**

는 기관내삽관이, 0.1%에서는 가슴압박과 약물 사용이 필요하게 된다는 연구들이 있다. 출생 직후 소생술이 필요하지 않은 신생아의 구별은 3가지 질문으로 평가하는데 (1) 만삭아인가? (2) 근육 긴장도는 좋은가? (3) 울거나 숨을 잘 쉬는가? 를 물어 3가지 질문을 모두 만족한다면 산모에게 보내서 젖은 몸을 닦아내고, 엄마와 피부접촉, 체온유지를 하면서 필요시 기도 분비물을 제거하면서 엄마와 함께 있을 수 있다. 그러나 3가지 질문 중 하나라도 만족하지 않는다면 소생술의 단계 중 필요에 따라 일부 혹은 알고리듬의 끝까지 시행할 수 있다. 출생 직후 약 60초 동안을 'golden minute'이라고 하는데 이때 필요한 처치는 첫 단계(아래 참고), 재평가, 필요에 따라 양압호흡 보조를 시작한다. 미숙아를 포함한 모든 신생아의 입원 시 체온은 사망 및 심각한 후유증과 연관성이 알려져 있기 때문에 초기 입원 및 안정 시 체온을 섭씨 36.5~37.5도를 유지하도록 권고한다. 체온 유지에 취약한 미숙아일 경우 분만실 온도를 올리거나(>25°C), 아기의 머리에 플라스틱 혹은 모자를 씌우거나 폴리에틸린 플라스틱으로 온몸을 덮어 증발로 인한 열손실을 최소화하고 따뜻한 포를 덮어 전도성(conductive) 열손실, 가습화된 산소와 공기를 써서 호흡기로의 열손실을 최소화한다.

(1) 첫 단계

첫 단계는 아기를 따뜻하게 하여 정상체온을 유지하고, 기도가 열리게 머리와 목의 자세를 잡고, 필요시 분비물을 제거하고, 아기를 닦고, 자극하는 것을 포함한다. 이 단계는 출생과 제대 결찰 사이 시간에 시작할 수 있고, 출생 후 약 30초 이내에 완성되어야 한다. 출생 전 혹은 출생 후 저산소증에 노출된 신생아는 무호흡으로 이어지는 잘 알려진 단계적 변화를 나타낸다, 즉, 초기에는 일과성으로 빠른 호흡을 보인 후 산소 공급이 지속적으로 부족할 경우 심박동수와 근긴장도가 저하된 무호흡이 나타난다. 이러한 일차성 무호흡의 특징은 혈압 저하가 없는 것이다. 하지만 저산소증과 가사가 지속될 경우 불규칙한 헐떡 호흡 후 심박동수와 근육긴장도의 저하뿐만이 아니라 혈압마저 떨어지는 이차성 무호흡이 나타난다. 일차성 무호흡일 경우 자극만으로 호흡이 회복될 수 있지만 이차성 무호흡은 양압환기를 해야지만 회복된다. 임상적으로 일차성 무호흡과 이차성 무호흡의 감별이 어렵기 때문이 무호흡을 보이는 신생아가 몇 번의 자극으로 회복하지 못하는 경우 이차성 무호흡으로 간주하고 즉각적인 양압환기를 시작해야 한다.

(2) 환기

신생아 소생술에서 양압환기는 성공적인 소생술의 가장 중요한 단계이다. 첫 단계에서 호흡 보조의 단계로 진행할 것인지의 판단은 호흡, 근긴장도, 심박동수를 바탕으로 판단하게 된다. 양압 환기의 적응증은 첫 단계가 완료된 후 시행한 평가에서 아기가 호흡하지 않거나, 헐떡 호흡을 하고 있을 때 또는 아기의 심박동수가 분당 100회 미만인 경우이다. 본 지침에서는 신생아 소생술 시행을 하는 동안 맥박산소측정기로 측정한 동맥관 전(pre-ductal) 산소포화도를 그림 21-1의 출생 후 산소포화도 목표치에 맞추어 갈 것을 권장한다. 이에 초기 소생술을 위한 산소농도를 임신 나이 35주 이상에서는 21% 산소를 사용하고, 임신 나이 35주 미만일 경우에는 21~30% 산소를 사용해가면서 필요시 증량시킨다. 양압 환기는 출생 후 최소 1분 안에 시작하고 분당 40~60회 속도로 시행한다. 태변이 양수에 착색된 경우 신생아가 활발하다면 흡인용 망울 주사기 혹은 흡인 카테터를 이용하여 먼저 입부터 태변을 부드럽게 제거하고 그 후 코의 태변을 제거한다. 만일 출생한 신생아가 근긴장도가 떨어지고 호흡의 노력이 부적절할 경우 초기 처치 후 호흡이 없거나 심박수가 분당 100회 미만이면 양압 환기를 시작한다. 양압 환기는 유량 팽창백, 자가 팽창백, T-형 소생기 중 선택하여 실시할 수 있다. 만일 아기의 심박동수가 느려서 양압 환기를 시작했다면 처음 15초 양압 환기 이내에 심박동수가 증가하기 시작해야만 한다. 15초 양압 환기 후 가슴 팽창은 잘 되지만 심박동수가 증가하지 않는 경우 15초간의 양압 환기를 더 시행 후 심박동수를 평가하며, 가슴 팽창이 잘 되지 않은 상태에서 심박동수가 증가하지 않는 경우 환기 교정 단계를 거친 후 30초간 양압 환기 후 심박동수 평가를 실시한다. 환기 교정 단계를 요약하면 ① 마스크 교정, ② 아기 머리 재위치, ③ 입과 코의 흡인, ④ 아기의 입을 열고 마스크를 재조정, ⑤ 흡기 압력 증가, ⑥ 대체 기도(기관내관 또는 후두 마스크)를 삽입하는 것이다. 만삭아에서 폐를 확장시키기 위하여 초기에는 30~40 cm H_2O의 압력이 필요하고 폐포가 팽창된 후에는 20~25 cm H_2O의 압력이 필요하게 된다. 미숙아인 경우 통상적으로 약 20~25 cm H_2O의 압력이 필요하다.

(3) 가슴압박

가슴 압박을 시작하는 시기는 가슴의 움직임이 확인되는 효과적인 양압 환기를 적어도 30초 이상 시행함에도 불구하고 심박동수가 분당 60회 미만일 경우이다. 가슴 압박은 아기의 양쪽 유두를 이은 가상의 선 바로 아래인 흉골의 하부 1/3 부위에서 시행하고 흉골의 중앙에 2개의 엄지손가락을 옆으로 나란히 놓거나 하나의 엄지손가락에 다른 엄지손가락을 포개서 양쪽 손으로 아기의 몸통을 감싼 상태에서 가슴 앞뒤 지름의 1/3 정도의 깊이로 흉골을 압박한다. 압박 속도는 분당 90회로 매 2초 동안에 3회의 가슴 압박과 1회의 양압 환기를 한다. 조화로운 압박과 환기를 60초 동안 시행 후 아기의 심박동수가 분당 60회 이상일 때 가슴 압박을 중지하도록 하고 압박이 중지되면 양압 환기 횟수는 다시 분당 40~60회의 속도로 증가시킨다. 가슴 압박이 필요한 대부분의 경우 기관 내 삽관이나 후두 마스크 삽입이 시행되었어야만 하는데 그렇지 않았다면 바로 이 시술을 시행하도록 한다. 만일 60초 동안의 가슴 압박에도 심박동수가 개선되지 않을 경우 100% 산소를 사용한 적절한 양압 환기를 하고 있는지, 적절한 가슴 압박을 시행하고 있는지, 가슴 압박과 양압 환기가 조화롭게 시행되고 있는지 재평가를 한다.

(4) 약물요법

에피네프린(1:10,000 제제, 0.1 mg/mL)은 적어도 30초 이상의 양압 환기와 추가적인 60초 이상의 가슴 압박이 정확하게 이루어졌음에도 심박동수가 분당 60회 미만인 경우 0.1~0.3 mL/Kg로 정맥 내, 골내, 또는 기관 내(0.3~1 mL/Kg)로 투여할 수 있다. 정맥 내 또는 골내로 투여할 경우 가능한 빨리 투여하고 0.5~1 mL 생리식염수로 밀어 넣어준다. 환아의 반응이 없을 경우, 저혈량, 기흉 등의 특수상황을 생각해야 한다. 혈량 증량제는 소생술에 반응이 없고 쇼크의 징후나 급성 실혈의 병력이 있는 경우 결정질 용액(crystalloid fluid)으로 생리식염수가 추천되고 혹은 Rh 음성 O형의 적혈구 10 mL/kg 용량으로 5~10분에 걸쳐 투여할 것을 고려한다.

상기와 같이 올바른 방법으로 소생술을 시행했는데도 10분이 지난 후에 아프가 점수가 0점인 경우 사망률 및 이환율이 높기 때문에 소생술 중단을 고려해볼 수 있지만 이는 환자 별로 개별화되어 보호자 상담 후 신중하게 결정한다. 신생아 소생술동안 팀워크가 잘 이루어져야 하는데 이를 위해서는 효과적인 의사소통, 팀 리더의 역할이 중요하며 더 나아가서 정확한 문서 기록과 소생술 전 브리핑 그리고 소생술 후 팀 디브리핑을 통하여 팀의 성과를 평가하는 것도 중요하다.

(5) 소생술 후 치료

소생술을 시행 받은 신생아는 활력 징후가 정상으로 돌아온 이후에도 다시 악화될 수 있어 지속적인 감시와 처치가 필요하다. 신생아 중환자실로의 이송이 필요할 경우 소생술 후 되도록 부모가 아기를 만나볼 수 있도록 배려한다. 호흡 문제, 폐고혈압, 혈압, 혈당, 전해질, 신장 기능, 혈액계, 신경학적 상태, 체온조절, 수유에 대한 평가가 필요하며 다발성 장기 이상에 대한 처치가 필요할 수 있다. 치료적 저체온 요법(therapeutic hypothermia)은 임신연령 36주 이상의 신생아에게 출생 후 6시간 이내에 중심체온이 섭씨 33.5~34.5도 상태에서 72시간 유지하고 적어도 4시간에 걸쳐 서서히 체온을 올리는데 신생아 중환자실 내 명확히 기술된 프로토콜을 따른다.

3) 신생아 평가

(1) 아프가 점수

1953년도에 여의사 Virginia Apgar는 출생 후 신생아의 건강 상태를 객관적으로 평가할 수 있는 아프가 점수를 개발하여 현재까지 널리 쓰이고 있다. 아프가 점수는 심박동수, 호흡, 근긴장도, 자극에 대한 반응, 피부 색깔 등 쉽게 확인이 가능한 5 가지에 각각 0, 1, 2점을 부여하고 출생 후 1, 5분에 측정하는데, 아프가 점수의 총점이 7점 미만일 경우 매 5분마다 20분까지 혹은 소생술이 종료될 때까지 측정한다(표 21-2). 아프가 점수는 소생술에 대한 효과를 판정하는데 유용하게 쓰이며, 특히 5분 아프가 점수는 신생아 생존율을 예측할 수 있다는 보고도 있다(Casey et al., 2001). 그러나 신생아 가사 이외에 성숙도, 기형, 감염, 산모의 약물, 감염, 근긴장도를 저하시키는 신경학적 질환 등의 다른 원인으로도 낮은 점수를 보일 수 있어 아프가 점수 단독으로 가사를 정의하는 것은 적절치 않고, 특히 낮은 아프가 점수만으로 저산소증으로 야기된 뇌성마비를 판정할 수 없다.

(2) 제대혈의 산-염기 및 혈액가스 측정

제대혈 산도(pH) 및 산-염기 상태는 갓난 신생아의 분만 직전의 태아 상태를 반영할 수 지표로 사용할 수 있다. 제대혈은 분만 직후 신생아에 가까운 부위를 두 군데 결찰하고 태반 근처에 두 군데 결찰 후 양쪽의 결찰된 사이를 절단하여 10~20 cm 길이의 제대를 확보한다. 헤파린 용액으로 처리된 1~2 mL 주사기를 사용하여 절단된 제대로부터 동맥혈을 채혈한다. 뚜껑을 씌우고 얼음이 담긴 용기에 곧바로 검사실로 보내도록 하는데 냉장이 되지 않고 실온에 보관된 혈액이라도 60분까지는 산도나 이산화탄소의 분압에는 영향을 주지 않는다.

(3) 태아 산-염기 생리

산모의 혈액 내 산도와 가스분석이 정상이라면 태아의 혈액 내 산도는 Henderson-Hasselbalch 공식에 의하여 탄산(H_2CO_3), 유기산, 중탄산염(HCO_3)에 의하여 좌우된다. 태아는 CO_2의 산화 대사에 의해 탄산과 유기산을 생산하고 태반 순환을 통해 신속하게 이산화탄소를 제거한다. 그러나 태반의 기능 저하로 CO_2 제거율이 낮아지게 될 경우 태

표 21-2. 연장된 아프가 점수 채점기준

지표	0	1점	2점	1분	5분	10분	15분	20분
피부 색깔	청색 또는 창백	사지의 청색증	완전 분홍					
심박동수	없다	<100회/1분	>100회/1분					
자극에 대한 반응	없다	얼굴을 찡그림	울거나 피한다					
근긴장도	늘어져 있다	사지를 약간 굴곡	활발한 움직임					
호흡	없다	약하게 울거나 약한 호흡	양호, 잘 운다					
			총점					
추가기록			소생술					
			시간	1분	5분	10분	15분	20분
			산소					
			양압호흡/지속적 양압환기					
			기도삽관					
			가슴압박					
			에피네프린					

아 혈액 내 탄산 수치가 상승한다. 유기산 증가가 동반되지 않는 탄산 수치의 증가는 호흡기성 산증을 초래한다. 호흡기성 산증의 가장 흔한 원인은 일과성 제대 압박이며 대부분 태아에게 해롭지 않다. 제대 탈출과 같이 응급 상황에서 pCO_2가 증가될 경우 산도가 산증의 호흡 성분인 pCO_2의 영향을 받는 정도를 계산할 수 있다. 일반적으로 10 mmHg pCO_2가 증가되면 산도는 0.08 단위로 낮아진다. 예를 들어 제대동맥 혈액 가스 산도가 6.95, pCO_2가 90 mmHg이라면 제대혈 가스 pCO_2 값, 즉 90 mmHg에서 정상 pCO_2 값 50 mmHg pCO_2를 빼면 40 mmHg CO_2가 추가로 생성되었음을 알 수 있고 이로 인하여 산도는 (40/10)×0.08, 즉 0.32 만큼의 변화를 일으켜 만일 태아가 pCO_2 영향을 받지 않았다면 적어도 6.95+0.32, 즉 7.27 정상 산도를 보였을 것임을 추측할 수 있다. 반면, 유기산은 젖산 및 β-히드록시 부티르산을 포함한다. 태반 가스 교환 장애로 인한 산소결핍은 혐기성 대사로 생성된 유기산 농도의 축척을 일으키고 동반된 H_2CO_3 농도의 증가가 없다면 결과는 대사성 산혈증이다. 대사 산혈증이 나타나면 중탄산염 농도는 유기산을 완충 시키는 데 사용되기 때문에 감소된다. 신경학적 손상의 관점에서 미국 산부인과학회에서는(2014) 대사산증을 제대동맥 산도가 7.0 미만, 염기결핍 12 mmol/L 이상으로 정의한다. 심한 대사성 산증을 보인 만삭아에서 신경학적 기능 이상을 예측하기 어렵지만 1,000 gm 미만의 미숙아에서 나타난 산-염기 불균형은 뇌실 내 출혈 및 장기적인 신경학적 예후와 연관이 있을 수 있다. 증가된 유기산 농도와 탄산 농도의 증가는 혼합된 호흡기성-대사성 산혈증을 유발하게 된다.

(4) 제대혈 산증의 임상적 의의

태아의 산소 농도와 산도는 분만 과정 중 일반적으로 감소하게 된다. 만삭 신생아의 제대혈 pH와 혈액가스 값은 표 21-3과 같다. 미숙아에서도 유사한 수치가 보고되었다. 신생아 정상 산도의 하한 값은 7.04에서 7.10까지로 생각되고 대부분의 태아는 신경학적 손상을 일으키지 않으면서 산도 7.00 정도의 산혈증을 견딜 수 있다는 보고도 있지만 제대혈의 산도 7.0 미만의 신생아를 대상으로 한 연구에서 신생아 사망률은 8%, 신생아 중환자실 입원률은 39%, 삽관 14%, 경련 13%(Goldaber et al., 1991)으로 보고한다. 정상 5분 아프가 점수를 보이지만 제대혈 동맥 산도 값이 7.0 미만인 신생아의 출생 후 호흡 곤란, 신생아 중환자실로의 입

표 21-3. 정상만삭아의 제대혈 산도와 혈액 가스 수치

수치	Ramin, 1989 정상분만* n=1292	Riley, 1993 정상분만* n=3522	Kotaska, 2010 정상분만** n=303	Kotaska, 2010 제왕절개술** n=189
동맥혈				
pH	7.28 (0.07)	7.27 (0.069)	7.26 (7.01~7.39)	7.3 (7.05~7.39)
pCO_2 (mmHg)	49.9 (14.2)	50.3 (11.1)	51 (30.9~85.8)	54 (37.5~79.5)
HCO_3^- (mEq/L)	23.1 (2.8)	22.0 (3.6)	-	-
Base excess (mEq/L)	-3.6 (2.8)	-2.7 (2.8)	-	-
정맥혈				
pH	-	7.34 (0.063)	7.31 (7.06~7.44)	7.34 (7.10~7.42)
pCO_2 (mmHg)	-	40.7 (7.9)	41 (24.9~70.9)	44 (29.1~70.2)
HCO_3^- (mEq/L)	-	21.4 (2.5)	-	-
Base excess (mEq/L)	-	-2.4 (2)	-	-

* 평균(표준편차)
** range (2.5 혹은 97.5 percentile)

원, 패혈증의 이환율 위험이 유의하게 높았고 출생 후 산혈 혈증의 회복 속도는 예후와 관련이 있다고 보고하였다(Casey et al., 2001). 그러나 뇌성바미를 초래한 경우와 정상 신경발달을 보인 양군에서 제대혈 산도의 차이를 보이지 않았다는 보고가 있어 제대혈 산혈증 단독으로 신경학적 손상의 정도를 예측하기에는 적합하지 않다(Socol et al., 1994). 제대혈 가스 검사에 대한 비용-효율성을 분석해 보면 이익과 잠재적 비용 절감을 제시한다. 태아곤란증을 보여 제왕절개술을 시행한 경우, 비정상 태아 심박동, 발열과 낮은 5분 아프가 점수, 다태 임신과 심한 자궁 내 성장 지연을 보이는 경우 제대혈 가스 분석을 실시하는 것이 합리적일 수 있겠다.

3. 신생아실 처치

1) 임신 나이 추정

정확한 임신나이는 신생아의 위험을 예측하는 중요한 척도가 되기 때문에 출생 후 바로 측정한다. 예를 들어 임신나이에 비해 체중이 더 나가는 부당중량아 또는 적게 나가는 부당경량아들은 저혈당 또는 적혈구증가증 등의 위험이 있어 이에 대한 평가를 즉시 시행하여야 한다. 대개의 경우 새로운 Ballard 평가방법(Ballard et al., 1991)(그림 21-2)이 사용되는데 6항목의 신경학적 검사와 6항목의 신체검사로 구성되어 있으며, 2주일 이내의 오차로 임신나이를 추정할 수 있다.

2) 피부관리

출생 직후 양수를 닦는 과정에서 몸에 묻은 태지, 혈액, 태변 등이 일부 제거되며, 신생아실에서의 첫 번째 목욕은 체온이 안정화될 때까지 기다리는 것이 좋다. 이때 태지를 제거하려는 노력은 하지 않는 것이 일반적이며, 욕조에 넣어서 하는 목욕은 배꼽이 떨어져 나간 후에(보통 생후 1~2주) 시행할 수 있다.

3) 탯줄관리

탯줄에 있는 Wharton jelly는 출생 후부터 조금씩 마르기 시작하여 점차 검은색으로 변해가고 생후 약 2주일에 떨어지게 된다. 이는 공기 중에 노출되어 있을 때 더 빨리 마를 수 있기 때문에 덮어 놓는 것은 권장되지 않는다. 다만 탯줄을 통하여 황색 포도알균, 대장균, 그룹 B 사슬알균 등의 감염이 발생할 수 있기 때문에 단면을 Triple-dye 등으로 소독하고 이후 1일 1~2회 알코올로 닦아줄 수 있다.

4) 수유 및 모자동실

신생아는 특별한 문제가 없다면 출생 직후부터 수유가 가능하고 평균 3시간 간격으로 수유한다. 모유가 가장 좋은 음식이며 생후 6개월간은 모유수유만 할 것이 권장된다. 이때 신생아를 산모의 방에서 같이 지내게 하는 것은 부모와 아기의 정신적 결합을 도모하고, 모유수유의 기회를 늘리며, 신생아 양육교육의 기회를 늘리는 장점이 있다. 하지만 외부방문객에 의한 감염의 기회가 늘어날 수 있어 주의를 요한다. 신생아는 생후 2~4일에 생리적 체중감소 현상이 나타나는데 만삭아의 경우 출생체중의 약 10% 이내에서, 미숙아의 경우는 약 15%의 감소가 발생한다. 이는 출생 직후 발생하는 세포외액의 감소가 주원인이며 출생 초기에 충분한 수유가 힘든 모유수유아에서 더 심하게 생긴다고 보고되고 있다.

5) 대변/소변

첫 번째 대변은 점액성으로 짙은 초록색을 띈 태변을 생후 첫 24~36시간 이내에 본다. 이는 주로 장점막세포와 양수에 포함되어 있던 태아솜털(lanogo), 피부세포 등을 포함하고 있다. 생후 첫 수시간 동안 장 내부는 무균 상태이지만 곧 장내 세균총으로 집락화된다. 소변 생성은 생후

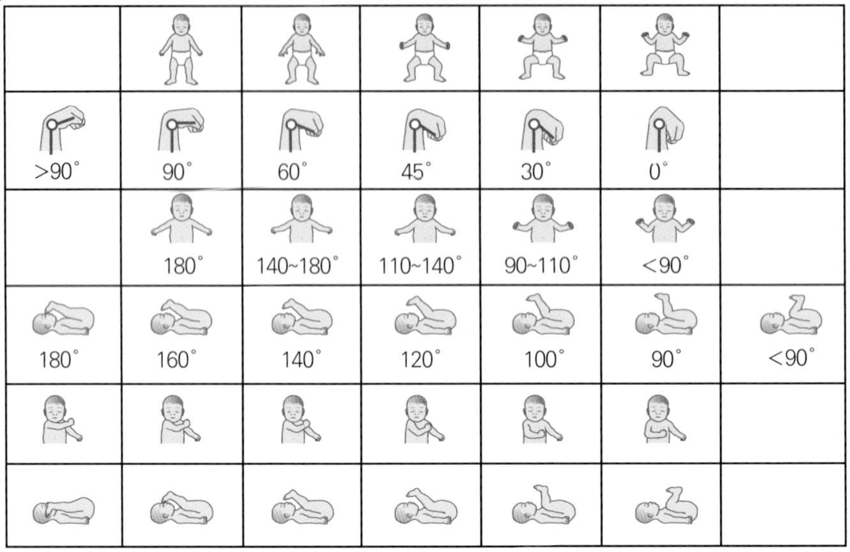

신경 근육 성숙도	-1	0	1	2	3	4	5
자세							
각창: 손목각도	>90°	90°	60°	45°	30°	0°	
팔의 되돌아오기 반응		180°	140~180°	110~140°	90~110°	<90°	
오금(슬와) 각도	180°	160°	140°	120°	100°	90°	<90°
스카프 징후							
발뒤꿈치 → 귀 시행							

성숙도

점수	주
-10	20
-5	22
0	24
5	26
10	28
15	30
20	32
25	34
30	36
35	38
40	40
45	42
50	44

육체적 성숙도	-1	0	1	2	3	4	5
피부	끈끈하고, 손상받기 쉬우며, 투명하다	빨갛고 젤리 같으며 반투명하다	매끄럽고 분홍색이며, 세정맥이 잘 보인다	표면의 박리, 정맥이 약간 보인다	갈라지고 창백하며, 정맥이 거의 안 보인다	양피지 같고 깊은 금이 있으며, 정맥은 안 보인다	가죽 같고 금이 있으며, 주름이 잡힌다
솜털	없다	드문드문 있다	많다	점차 줄어든다	없어진 부위가 있다	대부분 없다	-
발바닥(발금)	발뒤꿈치 → 발가락 거리 40~50 mm: -1 <40 mm: -2	>50 mm 발금이 없다	빨간 흔적만 관찰된다	앞부분에 횡선만 관찰된다	앞 2/3 부분에 주름이 관찰된다	발바닥 전체에 주름이 관찰된다	-
유방	없다	거의 없다	편평한 유륜, 젖꼭지(-)	융기되기 시작, 젖꼭지: 1~2 mm	융기된 유륜 젖꼭지: 3~4 mm	정상 유륜 젖꼭지: 5~10 mm	-
눈, 귀	안검-융합 살짝 붙음: -1 꽉 붙음: -2	안검: 열려있다 편평한 귓바퀴, 접힌 상태의 귀	귓바퀴에 약간 굴곡이 생기며 부드럽다. 귀를 접으면 서서히 원상으로 돌아간다	굴곡이 확실하게 있고 부드럽다. 접으면 쉽게 펴진다	딱딱하고 형태가 뚜렷하다. 접은 즉시 펴진다	연골이 두꺼워지고 귀가 딱딱해진다	-
생식기(남)	음낭이 편평하고 표면이 매끈하다	음낭이 비어 있고 주름이 거의 없다	고환은 서혜부에 있고 주름이 거의 없다	고환이 내려오며 주름이 약간 생긴다	고환이 완전히 내려오고 주름이 확실히 생긴다	고환이 음낭 아래 부분에 있고 주름이 깊게 생긴다	-
생식기(여)	음핵이 크며 소음순은 편평하다	음핵이 크며, 작은 소음순이 관찰된다	음핵이 크며 소음순이 커진다	소음순 및 대음순이 모두 관찰된다	대음순이 더 크고 소음순은 작게 보인다	음핵과 소음순은 대음순에 가려진다	-

그림 21-2. **새로운 Ballard score**

24~48시간까지 억제되어 감소되지만 이후 이뇨기로 많은 양의 소변이 나오게 된다.

6) 예방적 처치

(1) 안구감염예방

임균(gonococcus)의 감염예방을 위하여 1% 질산은 용액을 점안하는 방식이 가장 효과적인 방법으로 사용되어 왔다. 질산은 용액은 간혹 화학 결막염을 일으키기 때문에 이를 방지하기 위해 증류수 또는 생리식염수로 닦아내는 경우가 있는데 절대로 하지 말아야 하며, 최근에는 Chlamydia 감염예방을 위하여 0.5% erythromycin 또는 1% tetracycline 안연고를 점안하는 것이 추천되고 있다. 이 처치는 출생 직후에 아기가 안정되고 산모와 결합(bonding)을 한 후에 시행해도 좋지만 점안 후에 닦아내지 말아야 한다.

(2) B형간염 예방

모든 신생아는 출생 후 B형 간염 예방접종을 받고, 출생 후 1개월 및 6개월에 2차, 3차 접종 실시한다. 단 산모가 B형 간염 표면항원(HBsAg) 양성인 경우에는 출생 후 12시간 이내 B형간염 면역글로불린(HBIG) 및 B형 간염 백신을 동시에 접종하고, 이후의 B형 간염 접종일정은 상기와 동일하다.

(3) 비타민 K

생후 1시간 이내에 수용성 Vitamin K1을 1.0 mg 근육 주사한다. Vitamin K의 투여는 이에 의해 생성되는 혈액응고인자들의 유지를 위함으로, 정상 신생아의 경우 1회만 투여한다.

(4) 신생아선별검사

① 대사이상 질환의 선별검사

현재 국가에서 시행하고 있는 선별검사는 총 6종으로 페닐케톤뇨증, 단풍당뇨증, 호모시스틴뇨증, 갈락토스혈 증 갑상선기능저하증, 및 부신기능항진증이 포함된다. 그러나 이외에도 약 40여 종의 아미노산, 유기산 및 지방산 대사장애 질환들을 미리 검사하는 방법이 사용되고 있다.

② 청력검사

선천성 청력장애의 발생률은 약 1,000명당 1~3명으로 알려져 있다. 대부분 유발이음향방사(evoked oto\-acoustic emission) 또는 AABR (automated auditory brainstem-evoked response) 방식으로 검사한다.

4. 신생아질환

1) 미숙아

(1) 정의(그림 21-3)

마지막 월경일로부터의 임신주수 37주 이상부터 42주 미만에 출생한 신생아는 만삭아(term infant)라 정의하고 그 이전에 출생한 아기는 미숙아(premature infant), 이후에

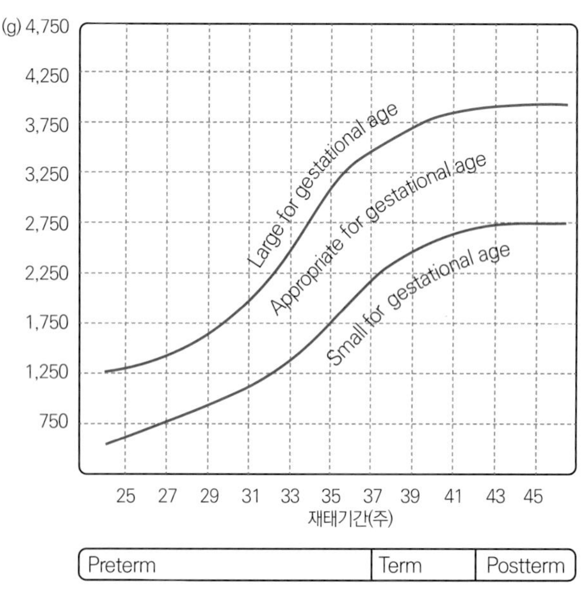

그림 21-3. 체중-재태 기간 곡선

출생한 신생아는 과숙아(post-term infant)라 정의한다. 또한 출생체중에 따라 2,500 g 이하인 신생아는 저체중출생아(low birth weight infant), 1,500 g 미만인 경우 극소저체중출생아(very low birth weight infant), 1,000 g 미만인 경우 초극소저체중출생아(extremely low birth weight infant)라고 정의한다. 그림 21-2에서 보는바와 같이 임신주수에 따른 체중의 정규분포에 따라 체중이 10백분위수 미만의 경우 부당경량아(small for gestational age, SGA), 90백분위수를 넘는 경우 부당중량아(large for gestational age, LGA)라 불리며 10~90백분위수인 경우를 적정체중아(appropriate for gestational age, AGA)라 정의한다.

표 21-4. 미숙아의 합병증

전신	체온 불안정
호흡계	호흡곤란증후군, 기관지폐형성이상, 기흉, 무호흡
심혈관계	저혈압, 동맥관개존
신경계	뇌실내출혈, 뇌실주변백질연화증, 난청, 뇌성마비
위장계	괴사성장염, 수유곤란, 영양부족
대사장애	저혈당증, 고혈당증, 저칼슘혈증, 황달, 대사성 골질환
신장계	수액 및 전해질 불균형, 급성세뇨관괴사, 급성신부전
혈액계	빈혈, 범발성혈관내응고
눈	미숙아망막증
감염	폐렴, 패혈증

(2) 역학

미숙아와 저체중출생아의 빈도는 국가 별로 차이가 나는데 저체중출생아의 약 2/3는 미숙아이고 나머지 1/3은 부당경량아이다. 우리나라의 경우 고령출산, 다태아의 증가 등의 원인으로 미숙아의 빈도가 해마다 증가하는 추세에 있으며, 2017년 통계청 자료에 의하면 미숙아 출생은 7.6%, 저체중출생아는 6.2%, 극소저체중출생아는 0.7%로 조사되었다.

(3) 미숙아 연관 질환(표 21-4)

대부분 미숙한 기관의 기능 치료의 합병증 또는 조기 진통을 유발한 산모의 질병들과 연관이 있으며, 이완율 및 사망률도 임신나이 및 출생체중에 반비례하여 나타난다.

(4) 치료

출생 시 호흡의 관리, 탯줄, 눈 관리, 비타민 K1 투여는 정상 신생아와 동일하지만, 온도조절, 수액요법, 영양공급 등에 대해 특별한 치료가 필요하다.

① 체온유지

저체중출생아는 정상신생아에 비해 체온유지에 불리하며 저체온 발생 시 열생산을 위해 산소 소모량이 증가하고 이에 따라 저산소증, 대사성산증에 이환되기 쉽다. 신생아들이 정상 중심체온(36.5~37.5°C)을 유지하기 위한 산소소모량이 최소가 되는 환경온도를 중성온도환경(neutral thermal temperature)이라 하고 저체중출생아들의 보육기 온도를 여기에 맞추어 치료한다. 일반적으로 체중이 작을수록, 출생 후 시간이 짧을수록 높은 온도가 된다.

② 영양공급

신생아 특히 저체중출생아에서 영양공급은 매우 중요한 문제이다. 하지만 현재까지의 지침들은 대부분 정상태아의 임신주수에 따른 성장속도 등을 계산하여 만들어져 있기 때문에 급성질환이 있다든지 장기들이 미성숙한 상태에서의 자궁 외 성장 등 다양한 변수들을 감안한 정확한 표준지침은 아직 개발되어 있지 않다.

임신연령 34주 이상의 미숙아에서는 모유나 우유병을 직접 빨리는 직접수유를 통한 경구영양이 가능하지만 임신영령이 이보다 어린 미숙아에서는 빨기반사(sucking reflex), 연하반사(swallowing reflex) 및 호흡과의 조정(coordination)이 미숙하기 때문에 위관(gavage tube)를 통한 수유가 필요할 수 있다. 영양공급은 수유를 통한 경구영양이 최선의 방법이지만 적절한 첫 수유의 시기, 첫 수유의 양, 그리고 증량 속도는 아기의 미숙한 정도 및 상태에 따라 결정되어져야 하며, 완전한 경구영양이 이루어질 때까지는 정맥영양(parenteral nutrition)을 병행하여야 한다. 영양수유(trophic feeding)는 극소저체중출생아의 미숙한 소화기관의 발달을 촉진시키기 위해 아주 소량의 경구영양을 시행하는 방법으로 이를 통해 성장이 촉진되고, 정맥영양의 기간을 줄이며, 감염의 가능성이 낮아 병원입원기간을 줄이는 효과가 있는 것으로 알려져 있다. 미숙아 수유의 주요 원칙은 신중하고 점진적으로 수유의 양을 늘리고 정맥영양을 점차 줄이는 것이다. 극소저체중출생아를 포함한 모든 신생아에게 모유는 최선의 영양수단으로 성장 및 발달에 도움이 된다고 알려져 있다. 하지만 미숙아는 모유의 섭취가 120 ml/kg/D 이상이 되면 단백질, 무기질, 비타민의 보강을 위해 모유강화제(human milk fortifier)를 첨가하여야 하고 모유가 부족한 경우 미숙아용 분유를 사용해야 한다.

③ 수액요법

수액의 필요량은 일반적으로 대, 소변으로 배설되는 양, 성장에 필요한 양, 그리고 불감성 수분 손실(insensible water loss)를 합한 것과 같으며, 불감성 수분 손실의 1/3은 호흡기, 2/3는 피부를 통해 발생한다. 이와 같은 이유로 임신주수, 출생 후 나이, 환자의 상태 및 환경 등에 따라 하루에 필요한 수액의 양은 각기 다른데 일반적으로, 만삭아에서 생후 1일 수액 요구량은 대략 60~70 mL/kg, 생후 2~3일에는 100~120 mL/kg으로 증가하며, 체중이 작은 미숙아의 경우 생후 1일에 70~100 mL/kg으로 시작하여 점차 150 mL/kg까지 증가시켜 공급한다. 미숙아에서 초기에 수유가 불가능한 경우 이만큼의 수액이 정맥으로 공급되어야 하는데 이때 충분한 영양과 열량을 공급하여야 한다.

(5) 예후

최근 신생아집중치료의 발달과 함께 미숙아의 생존율은 크게 향상되어 출생체중 1,500 g 미만의 극소저체중출생아 및 출생체중 1,000 g 미만의 초극소저체중출생아의 생존율은 각각 85%, 70%에 이르고 있다(Shim JW et al., 2015). 하지만 조산은 그 자체로 이후의 발달에 악영향을 줄 수 있으며 임신주수가 낮고 출생체중이 작을수록 신경학적 결손의 위험은 증가하며 이외에도 호흡기계에서는 기관지 폐형성 이상뿐 아니라 심혈관질환 및 내분비질환 등의 위험이 증가한다고 알려져 있다.

2) 출생손상

(1) 발병률

보고자에 따라 차이는 있으나 일반적으로 1,000명 분만당 20~26건으로 알려져 있다. 이 중 주요 손상은 1,000명 분만당 1.6건으로 기구를 이용한 분만이 실패했을 때 가장 많고, 진통 없이 제왕절개를 했을 때 가장 적다. 따라서 대부분의 출생손상은 피부 찰과상과 같은 작은 손상으로, 1,000명 분만당 18건의 발생률을 갖는다.

(2) 두개 손상(Cranial Injury)

외상성 두개 손상은 진통이나 분만과 연관되며 주로 두개골이나 아랫턱 골절과 같이 외부에 발생하지만 때로는 내부에 숨겨져 있을 수도 있다. 신생아 머리는 상당한 가소성을 가지며 변형(molding)이 발생할 수 있는데, 드물게 심각한 변형(molding)은 정맥동, 내부 대뇌 정맥, 갈렌 정맥 또는 막상골로 흐르는 연결성 피질 정맥의 손상을 유발할 수 있다. 이 결과로 두개내, 경막하, 경막외 출혈이 발생하는데 이는 정상적인 질식 분만 후에도 생길 수 있으며 간혹 증상이 없을 수도 있다. 하지만 기구를 이용한 분만과 연관된 모상건막하 출혈은 생명에 치명적일 수 있고, 드물게 심각한 두개 손상의 경우에서 태아 뇌조직의 색전이 태아의 폐와 심장에 발생할 수도 있다.

① 두개내 출혈

신생아 두개내 출혈의 원인은 임신기간에 따라 차이가 있어 미숙아의 경우 저산소증과 허혈증이 주요 원인이다. 만삭아에서는 외상이 흔한 원인이지만 때로 원인을 명확히 찾지 못한 경우도 많으며 자기공명영상을 통한 전향적 연구에 의하면 자연분만의 6%, 겸자분만의 28%에서 경질막하출혈이 보였으나 증상이 없이 4주내에 흡수되었다고 보고하였다(Whitby, 2004). 출혈은 위치에 따라 경질막하

(subdural), 경질막외(epidural), 및 지주막하(subarachnoid)로 구별하고 때에 따라 소뇌와 뇌실 내에도 발생할 수 있다. 발생률은 1,000명 분만당 0.2건으로, vacuum 분만 시 1:385, forcep 분만 시 1:515 그리고 제왕절개 분만이 1:1,210으로 보고되고 있다. ACOG는 기구를 이용한 질식 분만의 감소와 함께 분만 손상에 의한 두개 내 출혈의 발생률도 서서히 감소되었다고 보고하고 있다. 많은 경우에서 두개 내 출혈은 무증상이지만 예후는 그 위치와 정도에 따라 다르다. 경질막하 출혈이 가장 흔하지만 신경학적 이상을 보이는 경우는 드물다. 그러나 커다란 혈종은 심각한 후유증을 남길 수 있다.

② 두개외 출혈

두개 밖으로 생기는 혈종은 산류(caput succedaneum), 두혈종(cephalhematoma), 모상건막하출혈(subgaleal hemorrhage)로 분류된다(그림 21-4). 산류는 두정위(vertex) 출산 후 잘 나타나며 모상건막과 피부 사이에 혈액이나 혈청이 고인 것을 의미한다. 골막 위에 생긴 출혈이므로 두개의 정중선을 통과하며, 대부분 특별한 치료는 요하지 않고 수일 내에 자연히 치유되나, 심한 경우 수혈을 요할 때가 있고 후에 고빌리루빈혈증을 일으킬 수 있다. 두혈종(cephalhematoma)은 전체 출산의 0.4~2.5%에서 발생한다. 두개골과 골막 사이의 혈관이 파열되면서 혈액이나 혈청이 고여 생긴다. 출혈은 한 개의 두개골에 국한되므로 두개봉합선을 넘지 않는다. 대부분 특별한 치료는 요하지 않고 수일 내에 자연히 치유되나, 심한 경우 수혈을 요할 때가 있고 후에 고빌리루빈혈증을 일으킬 수 있다. 약 5%에서 두개골절을 동반하지만 대부분 단순 골절이고 특별한 치료를 요하지는 않으나 4~6주경 추적 검사를 통해 완치를 확인한다. 드물게 함몰골절이 동반된 경우 두개 내 출혈 및 대뇌피질의 손상 여부를 확인해야 한다. 두혈종은 크기에 관계없이 일상적인 절개술 또는 흡인술을 하는 것은 감염의 우려가 있어 금하나, 감염이 되어 있는 경우 진단 및 치료를 위해 시행하기도 한다. 대부분 2주에서 3개월 사이에 흡수되어 없어지나, 성인이 될 때까지 남아 있는 경우도 있다. 모상건막하출혈은 도출정맥(emissary vein)의 손상에 의해 모상건막과 두개골 사이에 발생하는데 두혈종과는 달리 해당 부위가 넓고 조직이 느슨하여 대량출혈의 가능성이 높다. 빈도는 1,000명 분만당 4명으로 겸자분만이나 vacuum 분만 시 주로 생기며 두개골절도 잘 동반된다. 초기증상으로 창백해지고 늘어지며 두피의 종창을 관찰할 수 있다. 대부분은 자연 치유되나 출혈이 심한 경우 수혈을 요할 때도 있고 출혈이 멈추지 않으면 수술적 치료를 요하는 경우도 있다. 출혈성 질환의 동반여부를 확인하는 것이 필요할 수 있다.

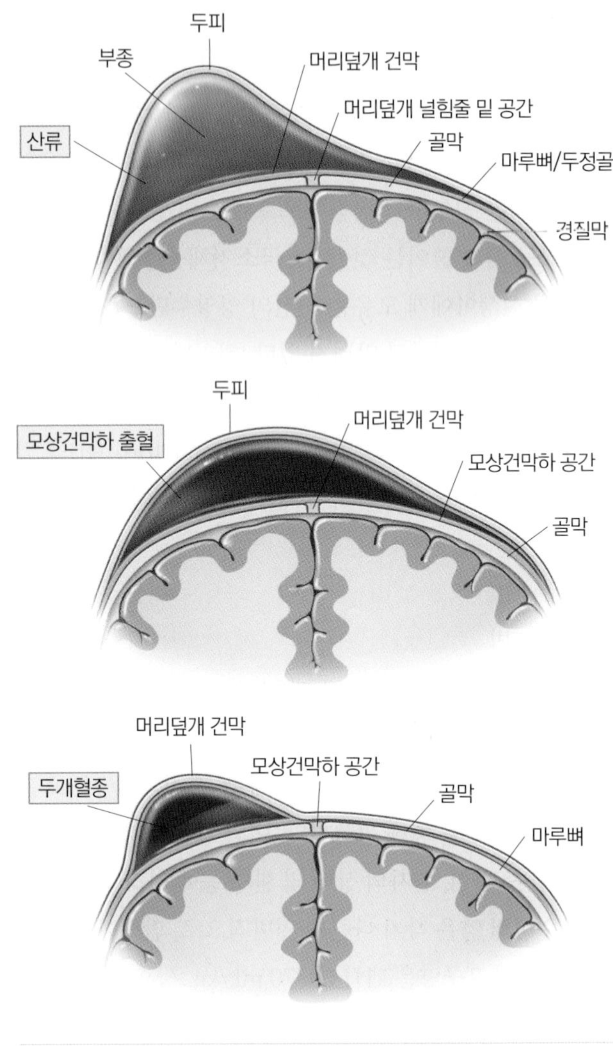

그림 21-4. **신생아 두개 외 출혈**

③ 두개골절

발생률은 100,000명 분만당 3.7건으로 드물지만 이중 75%는 기구를 이용한 질식분만 시 발생했지만 때때로 제왕절개 분만 시에도 발견된다. 골절의 유형은 선형골절, 함몰골절, 후두골분리(occipital osteodiastasis)로 구분하며 두개내 출혈과 연관이 발생할 수 있어 주의를 요한다.

(3) 말초신경손상

① 상완신경총 손상

제5~8 경추신경(C5~8)과 제1 흉추신경(T1)으로 이루는 상완신경총 손상(brachial plexus)의 일부 또는 전체 손상으로 발생한다. Erb-Duchenne 마비(C5, 6의 손상)는 어깨는 내전(adduction), 내회전(internal rotation), 팔은 신장(extension), 회내(pronation)한 상태로 팔을 움직이지 못하여 손상 쪽의 Moro, biceps 반사가 소실 또는 감소되며, Klumpke 마비(C7, 8, T1의 손상)는 손과 손목의 운동이 마비되어 주먹을 쥐지 못하며 파악 반사가 나타나지 않는다. 또한 T1 교감 신경이 손상되면 동측에 축동, 눈꺼풀 처짐 등의 Horner 증후군이 일어난다. 쇄골, 상완골 등에 골절이 동반되어 있는가에 대한 평가와 함께 자연 회복을 기다리며 수동운동 등의 재활치료를 통한 구축의 예방이 필요할 수 있다. 일반적으로 3~6개월 안에 회복되지만 심한 경우 수년이 지나도 회복되지 않을 수 있다.

② 횡격막신경마비

횡격막 신경(C3, 4, 5)의 마비는 대개 동측의 상완신경총 손상과 함께 일어난다. 불규칙한 호흡, 청색증 등 호흡 곤란 증상을 보이며 마비 쪽 호흡음이 감소한다. 임상양상은 증상이 없는 경우부터 호흡부전으로 사망하는 경우까지 다양하지만, 대부분 생후 수 시간 내에 호흡곤란을 겪으며 저환기로 인하여 동맥혈 가스검사 상 저산소증, 과탄산증, 산증을 보인다. 진단은 흉부 방사선 검사 상 마비 쪽 횡격막의 상승이 보이고, 초음파 또는 방사선 투시로 횡격막의 seesaw 운동을 볼 수 있다. 치료는 호흡곤란의 정도에 따라 산소 공급 또는 인공 환기 등을 시행하며 대부분 1~3개월 내에 회복되지만 1개월에 호전이 없으면 자연 회복 기능성이 적으므로 횡격막의 주름성형(plication)을 고려한다.

③ 안면신경마비

출생 시 안면신경의 말초부위손상이나 드물게 선천적으로 안면신경체의 형성부전(Möbius syndrome)으로 출생 당시 또는 생후 1~2일째 발생한다. 말초성 안면신경 마비는 손상된 쪽의 근육이완으로 동측의 안면의 전반적인 마비로 동측의 눈이 잘 안감기고 입술이 움직이지 않고 이마의 주름이 지어지지 않는다. 작은 말초 신경가지의 손상이 있을 경우는 침범된 근육의 움직임에 제한이 있을 수 있다. 특별한 치료는 요하지 않는다. 눈이 잘 안 감기는 경우 안대 착용 또는 인공눈물을 자주 넣어준다. 대부분 1주일 이내에 호전되기 시작하지만 완전히 회복하는 데 수개월이 소요되며, 90%에서 생후 1년 이내 회복된다. 7~10일 이내에 증상의 변화를 보이지 않는 경우 신경학적 검사를 고려할 수 있다. Möbius 증후군의 경우 주로 6, 7번 뇌신경의 형성부전에 의하기 때문에 손상된 부위의 반대쪽 안면부 중 눈 아래쪽의 마비가 관찰되며 손상된 부위의 반대쪽 안구의 외측주시운동(lateral gaze)의 마비가 관찰될 수 있다.

(4) 골절

대부분의 골절은 난산 또는 비정상적인 태위의 결과로 발생한다. 이중 쇄골골절(clavicle fracture)이 가장 흔하여 정상분만에서도 발생할 수 있는 합병증으로, 1,000명 분만당 5~10건 가량으로 보고된다. 초기에 증상이 없는 경우도 있으나 손상 부위의 염발음(crepitus) 및 동측 팔의 운동장애와 모로반사 소실 등이 나타날 수 있다. 단순 방사선검사로 확인이 가능하고 예후가 양호하여 대부분의 경우에 특별한 치료 없이 자연 치유된다. 상완골 골절은 장골골절 중 가장 흔하며 증상은 쇄골골절과 유사하여 골절된 팔의 운동장애와 모로반사 소실 등이 나타날 수 있고, 통증과 부종이 동반될 수 있다. 대부분 3~4주간의 고정이 필요하지만, 상완골 원위부의 골단분리가 일어난 경우 수술이 필요할 수 있다. 따라서 모든 신생아는 출생 후 신체검사를 통해 부종,

통증 또는 염발음 등의 이상 소견이 있는 경우 영상검사를 시행하여야 한다.

3) 호흡기질환

(1) 신생아호흡곤란증후군

신생아호흡곤란증후군(respiratory distress syndrome, RDS)은 폐의 발달 미숙으로 인한 폐표면활성제(surfactant)의 부족에 의해 발생한다. 폐표면활성제는 제II형 폐포세포에서 합성되어 폐포 내강의 표면으로 분비되고, 이 물질이 폐포의 표면장력을 낮춤으로써 호기 시에 폐가 쭈그러지는 것(collapse)을 방지한다. 따라서 폐표면활성제의 부족은 폐포의 무기폐(atelectasis)를 초래하고 이에 의한 호흡부전이 다른 여러 장기에 부전을 일으키는 증후군을 나타내어 호흡곤란증후군이라 불린다. RDS의 발병률은 재태기간이 미숙할수록 높아지고 이외에도 당뇨산모의 신생아, 주산기가사, 진통 전의 제왕절개술, 쌍생아 중 두 번째 아이 등이 위험인자로 작용한다. 또한 유전적 결함에 의한 폐표면활성제 단백 생성 결핍에 의한 RDS도 드물지만 보고되고 있다. RDS는 신생아 사망 및 이환의 주요 원인으로 알려져 있으나, 최근 산전 스테로이드의 사용과 출생 후 인공 폐표면활성제 보충요법 및 인공호흡기 치료법의 개선 등으로 초미숙아, 미숙아에서 RDS의 생존율이 증가하고 있다.

① 병태생리

Laplace 원칙 P=2ST/r (P: 압력, ST: 표면장력, r: 폐포의 반지름)으로 설명되는데, 폐표면활성제의 부족에 의해 표면장력이 높아지면 폐포를 여는 데 필요한 압력이 증가하여 폐포의 허탈이 진행된다. 이에 따라 환기관류 장애와 일회호흡량이 감소하여 저산소증과 고탄산혈증이 발생되며 여러 다른 장기의 합병증을 유발한다.

② 임상경과

특징적인 임상증상은 빠른호흡, 함몰호흡, 청색증, 신음 등의 호흡곤란 증상들이며 대부분 출생 수분 후부터 나타나기 시작하고, 임신연령이 낮을수록 증상이 더 심하게 나타난다. 이때 진단은 흉부 방사선검사가 도움이 되는데 폐포의 허탈에 의하여 과립상음영이 ground glass 모양과 공기기관지 음영(air-bronchogram)이 보이며 심한 경우 심장과 폐의 경계가 불분명해지는 total white-out을 보이기도 한다. 또한 동맥혈 가스분석 또는 경피적 산소, 이산화탄소 분압을 측정해 보면 저산소증, 고탄산혈증, 산증이 보인다. 적절한 치료가 이루어지지 않거나 치료에 반응하지 않는 경우 가스교환부전에 의한 타 장기의 부전이 발생할 수 있으며, 급성기 사망원인으로는 가스교환부전, 기흉, 폐출혈, 뇌실내 출혈 등이 있다.

③ 치료

대부분의 환자들이 미숙아인 점을 감안하여 우선 보존적 치료로 체온유지, 수액(초기 수액 제한 치료) 및 영양공급, 순환유지(빈혈치료, 수혈, 혈압유지) 감염예방 등에 중점을 두어야 한다. RDS의 치료는 폐포가 찌그러지는 것을 치료함으로써 가스교환을 호전시켜 호흡부전과 아울러 전신순환부전을 향상시키는데 있다. PaO_2 50~70 mmHg (SaO_2 91~95%)의 유지를 목표로 비강 또는 삽관 후 지속적양압환기(continuous positive airway pressure, CPAP)를 시행하고, 부족한 폐표면활성제를 기도에 투여하는 근본적인 치료를 시행한다.

폐표면활성제 치료는 단기적으로는 폐 순응도(compliance)가 개선됨에 따라 산소화가 개선되고 방사선소견이 호전되며 평균기도압력을 감소시킴으로 기흉과 같은 폐외 공기누출도 감소시킨다. 또한 장기적으로는 RDS에 의한 합병증과 사망률을 감소시키는 효과를 보인다. 따라서 폐표면활성제는 일반적으로는 증상이 발현하는 시점에서 치료(therapeutic) 요법으로 사용하지만, 출생 직후 RDS가 예견되는 미숙아에서는 폐손상을 줄이기 위하여 증상이 발현되기 전에 예방적으로 투여하는 예방적(prophylactic) 요법으로 사용하기도 한다. 또한 첫 회 투여 후 효과가 있었다가 증상이 재발하는 경우 수차례의 재 투여가 필요한 경우도 발생할 수 있다.

④ 합병증

급성 합병증으로 공기누출증후군, 기흉, 종격동기종, 심막기종, 폐간질성기흉, 감염, 두개 내 출혈, 동맥관개존증, 폐고혈압, 파종혈관내응고 등이 있고, 만성 합병증으로는 기관지폐형성이상, 미숙아망막증, 동맥관개존증, 신경학적 손상 등이 있다. 미숙아망막증은 실명의 원인이 될 수 있기 때문에 정해진 기준에 따른 안과적 검사와 대처가 꼭 필요하며, 동맥관개존이 지속되고 이에 대한 증상을 보이는 경우에 동맥관을 폐쇄하는 약물요법이나 수술 요법이 필요할 수 있다.

⑤ 예방

미숙아 출산 전 산모에게 코르티코스테로이드(betamethasone 또는 dexamethasone)를 투여하면, RDS 발생의 감소와 아울러 뇌실 내 출혈 감소, 사망률 감소의 효과가 있다. 양막파수 유무에 관계없이 임신기간 24+0주~33+6주의 임산부들 중 향후 7일 이내 조기분만이 일어날 가능성이 높은 경우 1회 주기의 치료가 필요하다. 23주 이하에서도 7일 이내에 분만의 가능성이 있는 경우 고려 대상이며 34+0주~36+6에서도 임상적인 판단에 따라 필요한 경우 투여할 수 있다. 투여 시 최적의 효과는 24시간에서 7일까지 나타나지만 24시간 이내에도 효과가 있는 것으로 알려져 있으며 7일 이후에 통상적인 재투여는 신생아의 뇌용적 감소, 출생체중 감소 및 부신기능부전 등의 이유로 추천되지 않는다. 하지만 임신주수 34주 미만의 산모에서 일차 투여 후 14일이 경과되었고 앞으로 7일 이내에 분만의 가능성이 있는 경우라면 임상적인 판단에 따라 재투여를 할 수 있다(Committee on Obstetric Practice, 2017).

(2) 신생아 일과성 빠른호흡

출생 후 나트륨 흡수에 관여하는 amiloride-sensitive epithelial sodium channel (ENaC)의 미성숙 등에 의한 폐포액의 흡수 지연과 이에 따른 폐부종, 폐탄성 및 호흡용적의 감소에 의해 발생하는데, 일반적인 증상은 출생 직후부터 나타나는 호흡곤란(빠른호흡, 흉부함몰, 호기 시 그렁거림 등)으로 임상경과는 양호하여 출생 24시간 이내에 증상이 호전되기 시작하고 72시간 이내에 거의 모든 증상들이 호전되지만 때로는 기계적 환기요법이 필요한 경우도 있다. 흉부 방사선 소견은 임파선의 울혈과 폐엽간(interlobar fissure)의 수분고임에 의한 양측 폐문부의 햇살모양(sunburst pattern) 등이 특징인 소견이다. 임상적으로 이 질환은 신생아호흡곤란증후군 또는 폐렴 등과 같이 출생 후 호흡곤란증상을 보이는 질환들과 감별이 중요한데, 대부분 흉부 방사선 소견 및 임상양상으로 감별이 가능하지만, 미숙아의 경우 신생아호흡곤란증후군과 신생아 일과성 빠른호흡을 동시에 가질 수 있음을 유념해야 한다.

(3) 태변흡인증후군

태변흡인증후군은 양수가 태변에 착색된 채로 태어난 신생아에서 호흡곤란증상을 보이고 그 원인을 달리 찾을 수 설명할 수 없는 경우로 정의한다. 이는 양수가 태변에 착색된 채로 태어난 신생아는 그렇지 않은 신생아에 비해 출생 후에 호흡곤란 증상을 보일 가능성이 약 100배 정도 높으나 여기에는 태변 이외에도 다른 많은 원인이 있기 때문이다. 아직까지 국내의 정확한 통계는 없으나, 양수가 태변에 착색되는 것은 전체분만의 10~15%에서 발생하고, 이중 5% 정도에서 태변흡인증후군으로 이행한다. 또한 태변흡인증후군 환자의 약 30%는 기계적 환기요법을 필요로 하며, 사망률도 3~5%에 이른다.

태변이 섞인 폐액을 흡인하여 발생하는 폐 손상은 주로 태변에 의한 기도의 기계적 폐쇄와 폐표면활성제의 생성 및 활성의 저하 외에도 염증반응의 활성화, 상피세포의 고사 및 폐혈관저항의 증가 등이 관여한다고 알려져 있다. 태변에 의해 소기도의 폐쇄가 생기면 호흡곤란 증상이 나타나고, 기도의 불완전 폐쇄가 생기면 흡기는 가능하고 호기가 불완전한 ball-valve 효과에 따라 폐의 과팽창과 아울러 기흉, 기종격 등이 발생할 수 있다. 과거에는 양수가 태변에 착색된 신생아들 중에 분만 직후 활발하지 않은 경우(근육긴장저하, 서맥, 호흡능력감소), 기도삽관을 시행하여 기도 내의 태변을 제거하는 치료를 시행하였으나 최근 이에 대한 충분한 근거가 없어 일괄적인 기관 내 삽관은 추천되지 않고 있다. 호흡부전으로 기계적 환기요법이 필요할 수 있으며, 태변에 의한 2차적인 폐표면활성제의 부족이 발생하므로 폐표면활성제를 투여하는 것이 효과적이다. 또한 폐동맥고혈압이 발생한 경우 NO (nitric oxide) 치료를 시작하는 것이 효과적이다.

4) 신경계질환

(1) 뇌실 주위-뇌실 내 출혈(Periventricular-intraventricular hemorrhage)

해부학적으로 배아기질(germinal matrix)이 아직도 존재하는 임신연령 34주 이전 미숙아에게 잘 생기며 배아기질 내에 취약한 모세혈관에서 출혈이 시작되어 혈관 외 유출 후 뇌실 내, 심하면 뇌 실질까지 진행한다. 대부분 생후 3일 이전에 발생되지만 진통 전, 생후 24일 후, 드물지만 만삭아에서도 볼 수 있는 질환이다.

① 병리

미숙아의 배아기질(germinal matrix)의 모세기관 혈관은 뇌실막 배아기질(subependymal germinal matrix)에 의한 지지가 약하여 이곳을 지나가는 혈관들을 잘 보호하지 못하고, 구조상 정체와 울혈이 잘 발생되어 혈관내압이 상승할 경우 혈관 파열의 위험이 있으며, 혈관의 자동 조절 기능의 미숙함에 출혈이 된다. 발생빈도와 출혈 정도는 임신연령과 출생체중과 반비례한다.

② 중증도와 발생률

임신기간 32주 미만 조산아의 약 15~20%에서, 1,500 g 미만의 극소저체중출생아는 20%에서 발병하며, 빈도와 정도가 임신기간이나 출생체중과 반비례한다. 과거에 비하여 최근 전체적 빈도는 감소하고 있는 추세이나 1,000 g 미만의 초극소체중출생아의 생존율이 증가하면서, 중증형은 증가 추세이다. 출생 1일 미만에 50%, 2일까지 75% 그리고 3일까지 90%가 발생한다. 자궁 내에서 발생하는 경우도 있으며, 7일 이후에 발생하는 지발형인 경우에 중증 출혈의 빈도는 감소한다. 뇌실 내 출혈의 중증도는 신경영상학적 검사로 평가할 수 있고 Papile 등의 연구팀에 의하여 다음과 같이 병변의 범위에 따라 등급을 정하고 등급에 따라 예후를 예측할 수 있다.

Grade I: 배아기질에 국한된 출혈
Grade II: 뇌실 내 출혈
Grade III: 뇌실 확장을 동반한 뇌실 내 출혈
Grade IV: 뇌 실질까지 확장된 출혈

한국 신생아 네트워크(Korean Neonatal Network, KNN)의 결과(2017)에 따르면 임신연령 28주 이하의 미숙아의 뇌실 내 출혈의 빈도는 약 26%였고, 23주 이하의 뇌실 내 출혈의 빈도는 79%였다. 같은 연구의 1,500 g 미만의 극소 저체중 출생아 중 약 40%에서 뇌실 내 출혈이 있고 약 9%에서 grade III ,IV의 뇌실 내 출혈 소견을 보였다. Grade I, II 뇌실 내 출혈이 있는 영아들은 90% 이상의 생존율을 보였고 같은 나이의 출혈이 없는 대조군과 비교하여 비슷한 3%의 장애율을 보였다. 하지만 출혈 등급이 낮아도 23~28주의 낮은 임신연령에 나타나는 grade I, II의 신경학적 예후는 출혈이 없는 대조군에 비하여 신경학적 예후가 불량하다. Grade III, IV 뇌실 내 출혈을 가진 영아의 생존율은 50% 정도밖에 안 된다. 미숙아의 소뇌에 발생하는 출혈도 인지, 소근육 운동, 조화, 언어, 행동발달 장애와 밀접한 관계가 있다.

③ 관련 요소

위험요인은 초극소저체중출생아, 산모의 진통, 주산기가사, 소생술, 기흉, 인공환기, 경련, 고혈압, 뇌혈류를 증가시킬 수 있는 혈관 내 요인 등이다. 혈관 내 요인으로 허혈/재 관류(수액 주사로 인한 급격한 용적 증가), 뇌혈류의 과도한 변화(인공환기 불일치), 뇌혈류의 증가(고혈압, 빈혈,

과탄산혈증), 뇌 정맥압의 증가(기흉) 등이 있고, 혈관 요인으로 배아기질의 혈관 취약성, 혈관 외 요인으로 불충분한 혈관 외 조직의 지지력, 과도한 섬유소 용해활성도(fibrinolytic activity) 등이 있다.

④ 출생 전 corticosteroids로 예방법

출생 전 corticosteroids로 예방법으로 산전 스테로이드 투여는 뇌실 내 출혈의 예방에 효과적이다(신생아호흡곤란증, ⑤예방 참조).

⑤ 예방

산전 마그네슘의 투여는 뇌실 내 출혈의 발생 빈도를 낮추지는 못하지만 뇌성마비 위험을 감소시킬 수 있다고 보고되어 미국 산부인과 학회에서는 적응증에 합당하면 투여를 권장한다. 그 외, 산전 비타민 K와 산후의 phenobarbital 투여 효과는 불확실하고, 비타민 E는 뇌실 내 출혈은 감소시키나 감염의 빈도를 증가시키는 결과를 보였다. 또한 출생 후 신생아에게 indomethacin을 투여할 경우 뇌실 내 출혈 발생 빈도는 줄일 수 있었으나 이로 인한 사망이나 발달장애의 빈도는 줄이지 못하는 것으로 보고되었다. 극소저출생체중아 중 제왕절개술로 출생한 군이 정상 질식분만군보다 뇌실 내 출혈의 빈도가 낮고 제대 결찰을 지연시킬 경우 뇌실 내 출혈의 빈도를 줄일 수 있다는 보고도 있다.

(2) 뇌실주위백질연화증

병리학적으로 출혈성 혹은 허혈성 경색 이후 뇌의 백질의 심부에 발생하는 낭성 병변을 시사한다. 조직의 허혈은 국소적 괴사를 일으킨 후 재생이 되지 않고 약간의 신경아교증(gliosis) 소견을 보이면서 신경영상학적으로는 무반향낭(echolucent cysts)으로 나타난다. 낭성 변화를 보이기까지 적어도 2주가 걸리지만 초기 손상 후 4개월이 지나 발생할 수도 있다. 병태생리로는 미숙아 측뇌실 부위의 혈관 발달 미숙, 뇌혈관의 자율조절 기전 미비, free radical, 싸이토카인, glutamate 손상에 취약한 미성숙한 oligodendrocytes 등을 꼽을 수 있다. 임상양상은 주로 유아기 때 강직성 뇌성마비가 뇌 손상 부위에 따라 다르게 나타난다. 그 외 장기 추적 시 시력, 청력, 인지, 감각 장애 및 경련도 동반될 수 있다.

(3) 신생아뇌병증과 뇌성마비(neonatal encephalopathy and cerebral palsy)

과거에는 분만 및 주산기 손상으로 신생아 뇌손상이 발생한다는 것이 지배적인 개념으로 1970년대에 제왕 절개율을 증가시키는 원인을 제공하였다. 그 후, 전 세계적인 많은 연구를 토대로 분만 및 주산기로부터 기인되는 신생아의 신경학적 합병증은 드물고 유전적, 생리학적, 환경적, 산과적 요인들이 복잡하게 작용하여 뇌성마비를 포함한 뇌손상이 일어나는 것이 밝혀졌다. 2014년도에 미국 산과학회 위원회에서는 뇌병증을 가진 환아에서 원인을 찾기 위해 신생아 저산소성 허혈성 뇌손상 이외의 다각적인 접근이 필요하다고 발표하였다.

① 신생아 뇌병증(Neonatal encephalopathy)

2014년 ACOG와 AAP (American Academy of Pediatrics)의 정의에 따르면, 임신기간 35주 이상 신생아에서 초기에 발생한 신경학적 기능장애 증후군을 칭하는데, 빈도는 만삭 신생아 1,000명당 0.27-1.1 정도이고, 보통 의식저하 또는 경련이 나타나고 호흡곤란 증상과 함께 근육긴장도와 신생아반사도 저하된다. Sarnat and Sarnat의 만삭아 가사 및 HIE (hypoxic ischemic encephalopathy)의 정도 판정 기준은 의식수준, 근육 긴장도, 자세, 신장반사, 간대성 경련 유무, 각종 반사, 호흡, 심박수, 기관지 분비, 위장관운동, 경련, 뇌파소견, 증상발현기간에 따라 1기(경증), 2기(중증도), 3기(중증)로 분류하는데, 경증 뇌병증은 과민성, 보챔, 떨림과 긴장 항진 혹은 긴장 저하 등이 특징이다. 중등도의 뇌병증은 기면, 심한 긴장 항진, 경련이 특징이다. 중한 뇌병증은 혼수, 다발성 경련, 재발하는 무호흡 증상을 보인다. 신생아 뇌병증의 평가는 산모의 병력, 과거력, 주산기 요인, 태반 병리, 그리고 신생아 경과를 포함해야 하며, 신경학적 영상 검사, 혈액 검사가 도움이 된다. 실제 뇌성마비의 여러 형태 중 주산기 허혈로 인한 것은 강직성 사지마비(spastic quadriplegia type)만 주로 나타나고, 다른 형태의 뇌성마비인 편마비(hemiparetic type) 또는 편마비성 뇌성마비(hemiplegic type), 강직성 양측마비(spastic diplegia), 운동실조(ataxia)의 경우 다른 원인일 가능성이 훨씬 높다. 아울러 순수하게 유동성(dyskinctic) 또는 운동실조성 뇌성마비가 학습장애를 동반할 경우는 대부분 유전적 원인에 의한다.

가. 저산소성허혈뇌병증 관련 신생아 주산기 소견

2014년 미국의 ACOG와 AAP가 발표한 신생아 HIE와 뇌병증을 초래하는 주산기 요인들은 표 21-5와 같으며 다음의 적합성 판정기준을 고려하여야 한다.

가) 아프가 점수: 5분, 10분 아프가 점수가 낮을수록 신경학적 장애의 위험도는 증가하지만 낮은 아프가 점수에는 다른 많은 원인이 있고, 아프가 점수가 낮아도 대부분이 뇌성마비로 진행하지 않는다. 5분 아프가 점수가 7점 이상일 때 발생하는 뇌성마비는 주산기의 HIE와는 관련성이 적다.

나) 제대동맥혈검사: 낮은 산도와 염기 결핍의 정도가 심하면, HIE로 인한 신생아 뇌병변 가능성이 증가된다. 정도가 심할수록 위험도를 증가시키지만, 산혈증 태아에서 신경학적으로 정상인 경우가 대부분이다. 제대동맥 pH가 7.2 이상이면 이는 HIE와 연관될 가능성이 낮다.

다) 영상검사 소견: MRI, MRS는 HIE 진단에서 시각화하는 가장 좋은 방법이다. 2014년 미국의 ACOG와 AAP의 발표는 두부초음파나 CT는 만삭 신생아에게서 민감도가 낮다고 하였다. 그러나 생후 첫 24시간 이후에서 정상 MRI나 MRS 결과는 뇌병변의 원인으로 저산소성 허혈을 배제하는 데에 효과적이라고 하였다. 생후 24~96시간 사이의 MRI는 주산기 뇌손상 시기에 대하여 더 민감하고, 출생 후 7~21일의 MRI는 뇌손상의 정도를 판단할 수 있는 가장 좋은 방법이다.

라) 다기관 침범: 다기관 손상을 받은 신생아의 임상증상은 HIE와 비슷하다. 신장, 위장관, 간, 심장 손상, 혈액학적 이상 등이며 복합적으로 나타날 수 있다. 신경학적 손상의 중증도는 이러한 다른 기관의 손상과 항상 연관되지는 않는다.

표 21-5. 신생아 저산소성허혈뇌병증을 초래하는 분만 전/후 그리고 분만 시 소견들

신생아 소견
아프가 점수: 5분과 10분에 <5점
제대동맥혈 산증: 산도 <7 그리고/혹은 염기결핍 ≥12mmol/L
급성 뇌손상을 시사하는 영상: 저신소성 허혈성 뇌병증에 합당한 MR 혹은 MRS
저산소성 허혈성 뇌병증에 합당한 다발성 장기 손상
유발인자의 유형 및 시기
분만 전 혹은 분만 동안 즉시 일어난 저산소 혹은 허혈
분만 또는 출산기의 심음 감시 패턴

마) 파수사고(Sentinel event): 2014년 미국의 ACOG와 AAP의 발표에 의하면 몇 가지 주산기 관련 사고들이 기여요인으로 작용할 수 있는데, 그 중 하나가 치명적인 임상결과로 이어질 수 있는 산과적 부작용인 파수사고이다. 자궁파열, 중증의 태반조기박리, 탯줄탈출, 양수색전 등이 여기 해당하는데, 약 58,000건의 분만에서 192건의 경우에서 파수사고의 빈도라는 보고가 있고 192명의 영아 중 6%가 분만 시 혹은 초기 영아기에 사망하였고, 10%에서 신생아뇌병증이 발생하였다. 탯줄탈출에서 태아사망률은 6.8%였다. 파수사고와는 별개로 다른 신생아사고의 위험 요소는 이전의 제왕절개, 모성나이 35세 이상, 진한 태변, 융모양막염, 전신마취 등이다.

바) 태아심박양상(Fetal heart rate patterns): 2014년 미국의 ACOG와 AAP가 발표는 분만 시와 그 후 발생하는 비정상 태아 심박기록의 구분의 중요성을 강조하였다. 태아심박기록 범주 1 또는 2이면서 5분 아프가 점수 7점 이상, 정상 제대혈가스분석(±1SD), 혹은 두 가지 모두에 해당한다면 급성 HIE과 연관이 없다고 하였

다. 또한 변이도(variability)가 거의 없거나 소실된 경우, 60분 이상 태아심박동수의 증가(acceleration) 또는 심박동수 감소(deceleration)가 없는 경우 태아가 이미 위태로워진 상태임을 암시한다. 만약 이러한 소견을 보여 태아가 안전하지 못하면, 산모는 출산 방법과 시기에 대해 고려되어야 한다.

나. 예방

HIE의 예방 및 치료 방법의 하나로 저체온요법이 적용되고 있다. 이 방법은 중등도 이상의 HIE에서 중증의 신경학적 장애 완화와 사망을 예방한다. 저체온요법 후 MRI 검사에서 확산이상의 둔화, 경색 빈도의 감소가 나타난다. 이 치료법의 결과에 대한 메타분석에서 저체온요법이 생존률과 신경발달을 향상시킨다고 하였다. 최근에는 신경예방을 위한 적혈구형성인자의 동시 투여 치료가 연구되고 있다. 산모의 알로푸리놀(allopurinol) 치료에 대한 최근 조사에서 저산소증과 허혈로 인한 신생아 대뇌 손상에서 약간의 완화 효과가 보고되고 있다.

② 뇌성마비(Cerebral palsy)

생후 초기에 발생한 비가역적 비진행성의 운동 및 체위장애를 말하며, 경련, 정신지체가 잘 동반된다. 하지만 간질과 정신지체가 뇌성마비 없이 주산기 가사와 연관되는 예는 드물다. 뇌성마비의 원인은 조산아와 만삭아가 다르며, 일반적으로 신경의 이상의 종류에 따라 강직(spastic), 운동이상(dyskinetic), 또는 운동실조(ataxia)로, 관련된 사지의 수와 분포에 따라 사지마비(quadriplegia), 양측마비(diplegia), 편마비(hemiplegia), 혹은 단일마비(monoplegia)로 구분한다. 주요 형태와 빈도는 다음과 같다.

가. 뇌성마비의 분류

- 추체로(Pyramidal) 뇌성마비
  - 강직성 사지마비(spastic quadriplegia): 정신지체, 간질 등 동반 가능(20%)
  - 강직성 하지마비(spastic diplegia): 미숙아에서 호발(30%)
  - 강직성 편마비(spastic hemiplegia)(30%)
- 추체외로(Extrapyramidal) 뇌성마비
  - 이긴장성(dystonic type)
  - 무도, 무정위성(choreoathetoid type)(15%)
- 혼합형 Mixed 뇌성마비

나. 발생률과 역학적 연관성(Incidence and epidemiological correlates)

뇌성마비는 만성 운동장애 중 가장 흔한 질환으로 1,000명당 2-3명의 발생률을 보인다. 미숙아 생존률의 증가와 제왕절개술의 증가에도 불구하고 뇌성마비의 발생률은 기본적으로 변화되지 않은 상태로 남아 있다. 대부분의 유병률에 대한 연구에서 만삭아와 미숙아를 구분하지 않고 연구를 수행하였으나 이상이 없는 만삭아는 0.1%인데 비해 23-27주에 태어난 아이에서는 약 9.1%로 큰 차이를 보인다. 그러나 절대적인 숫자에서 미숙아가 비율적으로 훨씬 적기 때문에, 만삭아가 뇌성마비의 절반을 차지한다.

1984-1986년 뇌성마비에 관한 기초적인 자료에 따르면(Nelson et al., 1984) 7세까지 추적한 54,000건의 뇌성마비의 위험요인들은 모체의 지능 저하나 태아의 선천성 기형과 같은 유전적 이상의 증거, 출생체중 2,000 g, 32주 이전의 출생, 주산기 감염 등이었다. 추가적으로 산과적 합병 여부는 별로 없었고 이환된 환아의 단 1/5만이 주산기 가사력이 있었다고 하였다. 이 연구는 처음으로 뇌성마비의 대부분의 경우에서 원인을 알 수 없으며, 낮은 비율에서만 신생아 HIE에 의한다는 점을 밝혔다. 마찬가지로 예방 가능하고 예측할 수 있는 단일 중재 방법은 없다고 강조하였다. 그 후 많은 연구가 지속된 결과, 표 21-6과 같은 위험 요소가 제시되고 있다. 융모양막염은 독립적으로 증가되는 위험요인이다. 그 외, 유전태아혈전성향증과 연관되는 동맥허혈뇌졸중, 독립된 선천성심장이상을 가진 영아는 만성태아저산소증에 의한 소뇌증의 위험이 높고 태아빈혈, 쌍생아간수혈증후군, 자궁내수혈과 태아알코올증후군 등이 있으나 뇌성마비의 가장 큰 위험 요인은 조산이다.

표 21-6. 뇌성마비와 연관된 주산기 위험요인

위험인자	위험도	95% CI
양수과다증	6.9	1.0~49.3
태반박리	7.6	2.7~21.1
임신 간 간격 <3개월 혹은 >3년	3.7	1.0~4.4
자연미숙아진통	3.4	1.7~6.7
23~27주 미숙아 출신	78.9	56.5~110
둔위 혹은 안위, 혹은 횡태위	3.8	1.6~9.1
울음까지 시간 >5분	9.0	4.3~18.8
낮은 태반무게	1.2-2	1.1~2.8
태반경색	3.6	1.5~8.4
융모양막염	2.5	1.2~5.3
임상적	2.4	1.5~3.8
조직학적	1.8	1.2~2.9
기타*	-	-

* 호흡곤란증후군, 태변흡입, 응급 제왕절개나 수술적 질식분만, 저혈당, 임신성고혈압, 저혈압, 고령산모, 유전적 요인, 쌍생아, 혈전, 야간분만, 경련, 태아성장제한, 남아와 초산부를 포함

다. 미숙아와 연관된 요인

가) 뇌실 내 출혈: grade I 또는 II 뇌실 내 출혈은 일반적으로 광범위한 조직 손상없이 회복되는 것에 비해서, 중증 뇌실 내 출혈(grade III 또는 IV)은 뇌성마비와 연관된다. 저체중출생아에서 grade III, IV 출혈군에서 grade I 또는 II 출혈에 비해서 뇌성마비 빈도는 16배 증가된다.

나) 허혈: 미숙아는 뇌 허혈 및 뇌실주위백질연화증이 잘 생긴다. 임신연령 32주 이전의 뇌혈관은 해부학적으로 허혈에 매우 취약하기 때문에 미숙 자체가 요인이 되고, 32주 이후에는 저산소증에 의한 피질의 손상을 초래한다.

다) 주산기 감염: 뇌실주위백질연화증이 감염과 연관이 있다는 것은 다수의 논문에서 확인되었으며 위험요인으로 조기양막파수, 만성태반염증, 융모양막염, 신생아 저혈압 등이 제시되었다. 태아 감염은 조산과 뇌성마비 발생의 중요 원인으로, 출산 전 생식기 감염은 종양괴사인자(TNF-α), 인터루킨 -1, -6, -8과 같은 사이토카인의 생산을 증가시키고, 이는 프로스타글란딘의 생산을 증가시켜 조산을 유도한다. 한편 사이토카인은 미숙아 뇌의 oligodendrocytes와 수초에 직접적으로 독성을 초래할 뿐 아니라 대규모의 신경 세포 사멸을 이끈다. 결국 융모양막염은 신경발달의 이상을 초래하는 원인이 될 수 있는데, 융모양막염을 가진 경우에는 비감염군에 비해 조기 발병 패혈증(4.8% 대 0.9%), 뇌실 내 출혈(22% 대 12%)이 크게 증가한다고 한다. 결국 주산기 감염도 뇌성마비 발생의 한 요인인 것이다.

라. 자궁 내 사건(Intrapartum events)

1960대 미국 연구팀은 자궁 내 저산소증은 소수의 뇌성마비 발생과 연관되어 있다는 것을 제시했다. 그러나 당시 연구는 원인을 정확하게 지정하기 위한 일관성 없는 기준이 있었다. 2003년 연구팀은 10,000명의 출산당 1.6명의 뇌성마비만이 자궁내저산소증에 의한다고 하였다. 이후의 연구들에서도 분만과 연관된 뇌성마비의 발생은 소수로 예방하기 어렵다고 보고하였다.

마. 자궁 내 태아 심박수 모니터링

주산기의 불량한 합병증을 예방하기 위해서는 자궁내 전기적 태아 모니터링이 효과적으로 지속되어야 한다는 것을 입증하기 위해 노력해 왔음에도 불구하고, 이 방법은 뇌성마비 위험의 예측이나 감소에 효과적이지는 못했다. 뇌성마비를 예측하는 태아 심박 경향이 도출되지 못하였고, 비정상 소견과 임상 양상, 신경학적 결과 사이의 연관성도 제시되지 못했다. 이러한 연구의 결과로, 미국 산부인과협회에서는 2017년에 전기적 태아 모니터링이 장기적 신경학적 이상의 발생을 감소시키지 않는다고 결론지었다.

바. 아프가 점수

일반적으로 1분, 5분 아프가 점수는 장기적 신경학적 이상의 판단에 접합하지 않은 예측인자이다. 과거 보고들의 변천을 살펴보면 다음과 같다. 1984년 보고에서 5분 아프가 점수가 3점 혹은 미만일 때, 신생아 사망이나 신경학적 휴유증의 위험은 증가된다고 하였다. 2001년 보

고에서 낮은 아프가 점수의 발생률은 신생아에서 0.1%였고, 이 중에서 약 1/4이 사망하고, 생존자의 10%가 뇌성마비로 발전하였다고 하였다. 그 이후의 연구에서는 5분 이후의 아프가 점수를 강조하고 있다. 극도로 낮은 점수가 5분이 경과된 후에도 지속되면, 신경학적 합병증에 매우 잘 이환되고 사망도 증가한다고 하였다. 2003년 보고는 10분 점수가 0~3점인 환아에서 뇌성마비의 위험이 10%, 15분 점수가 2점 이하에서 53%의 사망률과 36%의 뇌성마비 발생률, 20분 점수 2점 이하에서는 60% 사망률과 57%의 뇌성마비 발생률을 보인다고 하였다. 10분 아프가 점수 0점인 생존자들은 더 나쁜 결과를 보여 94명의 10분 아프가 점수 0점인 대상자에서 78명이 사망하였고, 모든 생존아들은 장기적 장애를 보였다.

사. 제대혈 가스분석

대사성 산증의 객관적 증거인 제대동맥혈 pH 7.0과 염기결핍 ≥12 mmol/L는 뇌성마비뿐만 아니라 뇌병증의 위험요소이다. 위험은 산증이 악화될수록 증가한다. 낮은 제대동맥 pH는 신생아뇌병증과 뇌성마비의 위험 증가와 연관되어 있다. 그러나 제대혈 가스분석 소견 단독으로 판단할 때 장기적 신경학적 휴유증을 예측하는데 정확하지 않다. 하지만 일부 연구 결과 제대혈 pH <7.0이 임상적으로 의의 있는 산증의 역치라고 보고한다. 제대동맥 pH가 7.0 혹은 그 미만으로 떨어질 때 신생아 사망률은 증가한다. pH가 6.8 혹은 그 미만일 때 신생아 사망률은 1,400배, 제대혈 pH가 7.0 이하이고 5분 아프가 점수가 0에서 3점일 때 신생아 사망률은 3,200배 증가된다. 비정상적인 신경학적 결과는 pH가 <7.1일 때 0.36%, <7.0일 때 3%를 보였다. 신생아 합병증은 출생 시 pH가 낮을수록 증가한다. 제대혈 젖산농도가 신경학적 장애를 예측하기에 염기 결핍보다 의미 있다는 보고도 있다.

아. 유핵적혈구와 림프구(Nucleated red blood cells and lymphocytes)

저산소증과 출혈에 대한 반응으로 미성숙 적혈구와 림프구 모두 만삭아의 순환으로 들어온다. 지난 20년간 이러한 세포들의 정량이 저산소증의 측정으로 제시되어 왔으나, 이러한 결론은 확립된 것은 아니다.

③ 뇌병증과 뇌성마비에서의 신경영상학적검사

다양한 신경영상 기법은 주산기 저산소성 허혈뇌병증 및 뇌성마비의 원인적 진단과 질병의 진화를 이해하는 데 중요한 단서를 제공한다. 영상학적 소견은 태아의 나이에 매우 의존적으로 미숙아의 뇌는 만삭아에 비해 허혈 발작에 상당히 다르게 반응한다. 그 외 영상학적 소견에 영향을 주는 요인들은 뇌혈관 관류저하의 회복, 손상 정도와 기간 등이다. 그러므로 신경영상학적 검사로 손상 받은 정확한 시기를 파악하기에는 현실적으로 어려운 일이며 신생아 뇌병증의 정도도 신경영상학적 검사와 연관성이 없다는 보고도 있다.

가. 신생아 시기의 신경학적 영상

가) 초음파검사는 일반적으로 출생 당일에는 정상이다. 시상과 대뇌 기저핵의 증가된 에코 음영은 약 24시간에 보이기 시작하고 이것은 2~3일에 걸쳐 진행되고 5~7일간 지속된다.

나) CT 촬영은 만삭아에서 첫날은 보통 정상이다. 시상이나 대뇌 기저핵의 감소된 음영이 약 24시간에 보이기 시작하고, 5~7일간 지속된다.

다) 첫 날의 MRI에서 약간의 이상 소견을 보일 수 있다. 24시간 내에 제한된 수분 확산 소견을 보이고 이는 약 5일에 최고로 심하다가, 2주 이내에 사라진다. 출생 후 24시간 미만에서 수일 내에 T1과 T2 강조 영상에서 다양한 이상 소견을 보인다. 급성 뇌병증을 가진 175명의 만삭아 연구에서, MRI의 대뇌기저핵 이상 소견은 2세 운동장애를 정확히 예측한다는 보고가 있다. 2014 ACOG 위원회는 만삭아에서의 영상검사가 손상의 시간을 파악하는 데 도움을 줄 수 있다는 결론을 내렸지만 이는 손상 받은 시간의 범위로 부정확한 정보일 수 있다.

나. 뇌성마비를 지닌 소아의 신경학적 영상 소견

뇌성마비로 진단된 소아에서 시행된 영상검사는 종종 비정상 소견을 보인다. 36주 이후에 태어나 뇌성 마비로 진단된 273명 소아의 CT나 MRI 영상 소견에서 1/3이 정상이었지만, 국소적 동맥 경색이 22%에서, 뇌 기형이 14% 그리고 뇌실주위백색질 손상이 12%에서 발견되었다. 절반 정도가 만삭아 주수보다 약간 적게 태어난 뇌성마비를 가진 351명의 소아 MRI 영상 소견상 88%에서 비정상이었다. CT와 MRI 영상 기술은 태아 혹은 주산기 대뇌 손상의 시기를 결정하려는 시도로 소아에서 사용되어 왔다. 만삭으로 태어나 편측 대뇌마비로 진행된 5세에서 16세 사이의 소아의 CT 소견상 75% 정도에서 비정상 소견을 보였고, 이 중 절반 이상에서 출생 전 손상을 의심하는 CT 소견을 보였다. 약 20%는 주산기 손상에 기인하였다. 마찬가지로 2014년 또 다른 연구팀은 강직성 사지마비 소아의 신생아 뇌병증과의 연관보고에서 84%의 병적인 MRI 소견을 보고하였다.

다. 지적장애와 발작장애

지적장애라는 용어는 뇌성마비를 흔하게 동반하는 장애와 경련 질환의 스펙트럼을 나타낸다. 이것들이 단독으로 나타날 경우 주산기 저산소증이 원인이 되지 않는다. 중증의 정신지체는 1,000명의 소아당 3명꼴로 나타나며 가장 흔한 원인은 염색체, 유전자변이와 선천성 기형이다. 미숙아 출생은 이러한 것들과 흔히 연관되어 있다.

경련장애의 주요한 예측인자는 대뇌와 비대뇌 기형, 경련의 가족력, 신생아 경련 등이 있다. 신생아 뇌병증은 소수에서 경련장애의 원인이 될 수 있다 뇌병증의 중증도가 경련과 가장 강한 연관관계를 가진다.

라. 자폐증 스펙트럼 장애

미국 질병통제예방 센터에 의하면 자폐증 스펙트럼의 빈도는 8세 1,000명의 소아당 14.6명이다. 원인으로 산모의 대사 상태와 연관이 있을 수 있지만 주산기 사건과 연관되어 있지 않다고 보고하였다.

5) 소화기질환

(1) 황달

신생아에서 황달은 생후 1주 이내에 만삭아의 약 60%, 미숙아의 약 80%에서 관찰되는 흔한 질환으로 대부분의 경우 양성 경과를 보이지만, 경우에 따라 신경계에 손상을 일으키는 핵황달을 일으킬 수도 있어 주의를 요하는 질환이다. 황달을 일으키는 물질인 빌리루빈은 간에서 포합과정을 거치지 않은 간접 빌리루빈과 포합과정을 거친 직접 빌리루빈으로 나누어 구분하는데 신생아에서 발생하는 황달의 대부분은 혈중 간접 빌리루빈이 증가하여 발생하는데 피부에 침착되어 노란색의 황달로 보이게 된다.

① 생리적황달(Physiologic jaundice)

일반적으로 만삭아에서 출생 시 간접 빌리루빈은 1~3 mg/dL이고 하루 5 mg/dL 미만으로 증가하여, 생후 2~4일에는 육안으로 관찰할 수 있는 5~6 mg/dL으로 증가하였다가, 5~7일 사이에 2 mg/dL이하로 감소한다. 이는 신생아가 가진 태아 적혈구가 성인 적혈구에 비해 생존일이 짧아 빌리루빈 생성이 증가한 것과 신생아의 간이 아직 포합에 미숙하기 때문으로 설명한다. 빌리루빈의 농도가 만삭아에서 12 mg/dL, 미숙아에서는 14 mg/dL 이하로 발생하는 황달은 생리적황달로 생각하지만, 생후 24~36시간 이내에 황달이 발생했거나, 혈중 빌리루빈의 증가 속도가 5 mg/dL/24시간 이상이거나 그 농도가 생리적 황달 범위 이상인 경우, 그리고 황달의 지속 기간이 10~14일 이상인 경우는 생리적황달 이외의 원인을 의심해 보아야 한다.

② 모유황달

모유수유 중인 신생아의 경우 분유를 먹는 경우에 비해 빌리루빈의 증가가 더 높고 오래 지속된다. 그 원인은 아직까지 확실치 않으나 모유에 함유된 glucuronidase에 의한 장관순환의 증가 또는 수유 초기 모유가 충분하지 않아 생긴 탈수나 칼로리 섭취 감소 때문에 발생한다고 생각하며, 출생 후 되도록 빨리 모유 수유를 시작하고 하루 10회 이상 모유 수유를 하고, 모자 동실을 통해 밤에도 수유를 시키는 것이 예방에 도움이 된다.

③ 핵황달

간접 빌리루빈이 혈관-뇌 장벽을 통과하여 뇌세포 내에 침착되어 생기는 신경학적 증후군으로 초기증상은 근력저하, 수유저하, 무기력 등과 같이 패혈증이나 뇌출혈등과 같은 급성 전신 질환의 증상을 보이고, 부분 난청이나 경미한 뇌기능 장애로부터 심각한 뇌성마비까지 다양한 신경학적 후유증을 남길 수 있다. 일반적으로 핵황달은 혈청 간접 빌리루빈 농도가 만삭아에서 20 mg/dL 이상, 극소저체중출생아에서는 8~12 mg/dL 이상에서 발생할 수 있으나 환자의 상태나 증가 속도 등에 따라 이보다 낮은 농도에서도 발생할 수 있고 고빌리루빈혈증에 노출된 시간이 길수록 발생 가능성이 높기 때문에 적절한 치료가 필수적이다.

④ 치료

황달의 치료의 궁극적인 목표는 혈중 간접 빌리루빈 농도를 낮추어 핵황달의 발생을 예방하는 것으로 광선 요법과 이것으로 실패할 경우 교환 수혈을 시행하는데 이들 치료를 시작하는 시점은 빌리루빈 농도뿐 아니라 환자의 임신기간과 나이 등이 고려대상으로 2004년 미국소아과학회에서 제시하는 치료기준(AAP, 2004)을 따른다. 또한 필요한 경우 황달의 원인에 따른 근본적인 치료를 병행할 수 있다. 효과적인 광선치료는 파장이 420~470 nm 청록색 빛으로 광선 치료의 기전은 피부 내의 독성이 있는 불포합 빌리루빈을 이성체인 4Z, 15E-빌리루빈으로 광이성화하여 포합을 거치지 않고 담즙을 통하여 배설시키거나 또 다른 이성체인 lumirubin으로 변형시켜 신장으로도 배설시킴에 의한다. 최대한 넓은 피부 면적을 포함하는 것이 효과적이기 때문에 아기의 자세를 자주 바꿔 주는 것이 좋다. 광선치료에도 불구하고 혈중 간접 빌리루빈 농도를 낮추는 데 실패한 경우 교환수혈을 시행하여야 한다.

(2) 괴사성장염

괴사성장염의 90%는 임신기간 36주 미만의 미숙아에서 나타나며 장의 점막(mucosal) 혹은 전층(transmural)의 괴사로 인하여 생기는 미숙아의 응급 소화기 질환이다. 극소저체중출생아 중 5~10%에서 발생되고, 만삭아에서도 나타날 수 있다. 만삭아들은 주로 일찍(3~10일) 나타나는 반면, 미숙아들은 비교적 늦게 나타난다(3~4주). 주요 병태생리는 장의 미숙, 장의 허혈성 변화, 감염, 염증매개물질, 장관영양 등이다, 임상양상은 복부 팽만, 혈변, 무호흡증, 서맥, 복부 통증, 위 저류, 아파 보임(septic appearance), 쇼크, 담즙성 구토(bilious emesis), 산증, 기면, 설사, 복부의 봉와직염, 우측 하부의 종괴 등이다. 복부 X선 소견에서 장 마비, 고정된 장음영(fixed bowel loop), 낭성 장기종(pneumatosis intestinalis), 문맥 또는 간정맥의 공기, 기복증(pneumoperitoneum) 등이 특징적이다. Modified Bell's 분류에 따라 내과적 치료와 수술적 치료를 한다.

6) 혈액학적 이상

(1) 빈혈

신생아에서 혈색소는 임신 나이에 비례하여 증가하며, 신생아 빈혈은 혈색소 또는 적혈구 용적률이 해당 연령의 평균치에서 2 표준편차보다 낮은 경우로 정의한다. 예를 들면, 임신나이 35주 이후에 출생한 신생아의 제대혈에서 채혈한 평균 혈색소는 약 17 g/dL이고 14 g/dL 이하는 비정상이다. ACOG는 모든 정상신생아의 제대결찰을 30~60초 지연할 것을 권장하고 있고, 이를 통해 신생아의 혈색소를 1.5 g/dL 증가시킬 수 있으나, 광선치료가 필요한 황달의 위험은 증가하는 것으로도 알려져 있다. 출생 후 erythropoietin (EPO)의 생리적 감소와 더불어 만삭아에서 생후 약 8~12주 후에 생리적인 혈색소 감소가 일어난다. 원인은 크게 실혈, 용혈(hemolysis), 생성감소로 나뉘는데, 실혈은 태반이 찢어짐, 태아혈관천공, 두개 내 혹은 두개외 손상, 태아 복강 내 장기의 외상 등에 의해 발생한다. 신생아의 용혈질환 중 산모와 신생아 혈액의 항원-항체반응에 의한 동종면역빈혈(alloimmune hemolytic anemia)의 경우 빈혈뿐 아니라 간접 빌리루빈이 급격히 상승하여 핵황달을 초래할 수 있어 주의를 요한다.

(2) 적혈구증가증과 과다점도

정맥 적혈구용적률(venous hematocrit)이 65% 이상인 경우를 적혈구증가증으로 정의한다. 원인은 자궁 내 만성 저산소증, 쌍생아간 수혈증후군, 태반과 태아 성장제한, 임신성 당뇨로 인한 거대태아와 분만 시 수혈 등이고, 임상증상은 혈액 점도 증가와 혈류량 감소로 인하여 조직으로의 산소 공급이 감소되어 나타난다. 또한 태아적혈구의 짧은 수명에 의해 고빌리루빈혈증이 흔히 동반되고 혈소판감소증, 저혈당이 동반될 수 있다. 증상이 없으면서 hematocrit이 <70%인 경우는 수액공급을 하며 재검사를 하고, 증상이 없더라도 hematocrit이 >70%인 경우나 증상이 있으면서 hematocrit이 >65%인 경우는 부분교환수혈을 실시한다.

(3) 신생아출혈성질환(Hemorrhagic disease of the newborn)

신생아 출혈성질환은 출생 이후 외상없이 발생한 자발적인 출혈로 대부분 비타민 K 의존성 응고 인자(II, VII, IX, X)와 단백질 C와 S의 부족에 의해서 나타난다. 출생 후 예방적으로 비타민 K를 주지 않은 신생아에서 생후 2~5일 사이에 발생할 수 있고, 지연성 출혈은 모유가 비타민 K를 거의 함유하지 않기 때문에 모유 수유 신생아에서 생후 2~12주 사이에 발생할 수 있다.

(4) 혈소판 감소증(Thrombocytopenia)

신생아에서 혈소판 수가 150,000/μL 이하인 경우를 혈소판감소증으로 정의한다. 정상 신생아에서 1~2%의 빈도로 발생하고, 대부분 경미하지만, 0.1%에서는 50,000/μL 이하의 심한 감소를 보인다. NICU 환자에서는 22%에서 발생되며 대부분 소모의 증가에 의한다. 면역질환, 감염, 약물 또는 유전성 혈소판장애, 선천적인 증후군의 일부, 패혈증, B19 파보바이러스, 거대세포핵 바이러스, 톡소플라즈마와 같은 감염에 나타난다.

① 면역성 혈소판감소(Immune thrombocytopenia)

항 혈소판 항체를 가진 산모(ITP, SLE, hypothyroidism 등)에서 이 항체가 태반을 통해 태아의 혈소판을 파괴한다. 항 혈소판 항체를 가진 산모는 약 1,000명 임신에 2명 정도이고 이중에 실제 신생아 혈소판감소증을 보이는 경우는 10%이며 두 개내 출혈과 같은 심각한 후유증을 보이는 경우는 1%에 불과하다. 자가면역질환을 가진 산모에서 태어난 모든 신생아는 출생 직후 및 24시간에 혈소판수를 측정하여야 하며 이중 혈소판감소가 확인된 신생아의 경우 혈소판의 수가 정상이 될 때까지 매일 검사를 시행한다. 대개 3~4일간 감소하다가 1주일 경부터 증가하는 양상을 보인다. 혈소판수가 30,000/μL 이하인 경우 IVIG 투여 시 잘 반응한다.

② 동종 면역 혈소판감소증(Alloimmune thrombocytopenia)

태아가 부계 쪽으로부터 산모가 갖지 않은 혈소판에 대한 항원을 받으면 이에 대한 항체(IgG)가 산모로부터 생성 후 태반을 통과하여 발병한다. 적혈구계의 Rh 부적합증과 유사하며, human platelet antigen-1a (HPA-1a)와 HPA-5b가 흔한 항체로 알려져 있다.

7) 미숙아망막증(Retinopathy of prematurity, ROP)

과거 수정체후부섬유증식증으로 알려진 이 질환은 1950년대 미국에서 가장 큰 실명 원인을 제공하였다. 예전에는 고산소혈증이 주요 원인이라고 하였지만, 산소치료를 받지 않은 미숙아에서도 발생하는데 이는 출생 후에는 산소치료를 받지 않아도 자궁 내 산소 함량에 비해 '상대적' 고산소 상태에 놓이기 때문으로 생각되며, 아직까지 ROP를 일으키지 않고 유지할 수 있는 정확한 혈중산소농도는 알려져 있지 않다. 일반적으로 태아 망막은 임신 4개월째부터 시신경에서 원심으로 혈관을 형성하고 이는 출생 직후까지 계속된다. 혈관이 형성되는 동안 과도한 산소에 노출될 경우 내피 손상 및 혈관 폐색과 함께 심한 망막 혈관 수축을 유발하고 신 혈관 형성이 촉진되면서 새로운 혈관이 망막으로 침투하여 유리체로 확장되는 현상이 뒤따른다. 이때 단백질 누출과 혈관이 파열되어 출혈이 발생할 수 있다. 협착으로 망막을 분리할 수도 있다. 혈관 내피 세포 성장 인자(vascular endothelial growth factor, VEGF)는 정상적인 혈관 신생에서 중요한 역할을 하는데 미숙아 망막증 발생에 증가된 VEGF 기전에 대하여 알려지면서 항 VEGF 치료법으로 치료의 새로운 길이 열렸다. 다른 이환률을 높이지 않고 ROP를 최소화하는 데 필요한 산소 포화도를 알기 위하여 임신연령 24~27주 미숙아 1,316명을 대상으로 시행한 연구에서(SUPPORT Study Group, 2010) 퇴원 전 사망은 저산소포화도군(목표 산소포화도 85~89%)에서 유의하게 높았으나, (20% 대 16%) 생존자 중 심한 ROP는 고산소포화도군(목표 산소포화도 91~95%)에서 훨씬 적게 발생했다(8.9% 대 17.9%).

8) 신생아 패혈증

신생아 패혈증은 혈액 그리고/혹은 뇌척수액에서 균이 배양되고 균혈증(bacteremia)이 동반되면서 감염의 전신 징후(systemic inflammatory response syndrome, SIRS)를 보이는 임상 증후군으로 정의된다. 감염의 전신 징후는 나타나지만 혈액배양이 음성인 경우는 임상 패혈증(clinical sepsis)으로 구분한다. 신생아 패혈증은 발병 시기에 따라 '조기 신생아 패혈증(early onset sepsis, EOS)' 그리고 '후기 신생아 패혈증(late onset sepsis, LOS)' 혹은 '조발형(early onset)', '지발형(late onset)', '병원(nosocomial)'으로 나누어지기도 한다.

(1) 조기 신생아 패혈증(Early onset sepsis, EOS)

① 시기: 대부분 산모로부터 수직 감염되어 출생 후 곧바로 증상이 나타나게 된다. 정의된 시기는 논문 그리고 저자별로 다양하여 출생 후 48시간 이내로부터 출생 후 7일까지 보고한다.

② 원인균: 국내외에서 보고한 EOS의 원인균은 표 21-7과 같다. 국내 및 미국에서의 가장 흔한 EOS 원인균은 그람 양성균이란 점은 동일하지만 국내에서는 캐나다 보고와 흡사하게 CONS, Staphylococcal species가 흔한 원인균인 반면 미국에서의 가장 흔한 EOS 원인균은 GBS, E. coli이다. 1990년대 이후, 분만 중 항생제요법(intrapartum antibiotics prophylaxis, IAP)이 시행되면서 만삭아, 극소저출생체중아에서 ampicillin 내성을 보이는 E. coli와 non-GBS에 의한 EOS 증가가 보고되기는 하지만, 원인균에 대한 큰 변화가 없다는 보고도 있다.

(2) 후기 신생아 패혈증(Late onset sepsis, LOS)

① 시기: 대부분 병원 내 감염 혹은 수직(vertical)이 아닌 수평(horizontal)으로 얻어진 감염이란 점에는 이견이 없지만 시간에 대한 정의는 다양하여 패혈증의 증상과 징후를 보이면서 혈액배양에서 균이 검출되는 시기를 출생 후 48시간 후, 72시간 후, 4~7일로 보고한다.

② 원인균: 국내외에서 보고한 EOS의 원인균은 표 21-8과 같다. LOS 원인균 중 가장 흔한 CONS에 의한 패혈증 진단은 24시간 이내에 혈액 채취부위가 다른 두 곳에서 동일한 항생제 감수성을 보이는 균이 자랄 경우인데 이를 임상에서 적용하기에는 쉽지 않다. Methicillin-resistant Staphylococcus aureus (MRSA)에 의한 LOS 비율도 증가하여 미국 National Nosocomial Infections Surveillance 시스템에서는 S. aureus 감염 중 MRSA에 의한 감염이 1995년에는 10,000 입원일당 0.7건에서 2004년에는 3.1건으로 308% 증가율을 보고하였다. LOS의 대표적 그람 음성 원인균으로는 Klebsiella, E coli, Enterobacter를 들 수 있는데 일반적으로 그람 양성균보다 독성이 강하여 더 높은 신생아 사망을 초래한다.

(3) 진단

① 임상적 진단: 신생아가 어딘지 좋아 보이지 않고 체온이 불안정하며, 말초 관류가 나쁘고, 황달이 지속되는 경우

표 21-7. 조기 신생아 폐혈증의 원인균

	KNN 2013~2015 극소저출생 체중아 출생~생후 7일 (Lee et al., 2015)	국내 대학병원 신생아 중환자실 1996~2005, 평균 출생체중 1,835±1,113 gm, 출생-≤4일 (Shim et al., 2011)	CDC, 1998~2000 (Hyde et al., 2002)	NICHD, 2006~2009 (Stoll et al., 2011)
Gram-positive bacteria	48 (58.5%)	5 (71.4%)	299 (73.3%)	231 (62.4%)
Staphylococcus aureus	9	1	15	9
Staphylococcus other	5			
CONS	26	1	-	3
GBS	1		166	159
Listeria			6	2
Streptococcus other	6	1	93	39
Enterococcus *faecium*		1		
Enterococcus spp.	1	1	16	10
Bacillus, Clostridium			3	9
Gram-negative bacteria	34 (41.5%)	2 (28.6)	109 (26.7%)	137 (37.0%)
Klebsiella spp.	6		9	1
Haemophilus influenzae			9	11
Escherichia coli	10	1	70	107
Enterobacter cloacae		1		
Enterobacter spp.	3			
Acinetobacter spp.	5			
Pseudomonas spp.	6			
Pseudomonas, Proteus, Morganella, Yersinia			16	
Burkholderia spp.	3			
Clostridium spp.	1			
Bacteroides			5	3
Enterobacter, Citrobacter, Acinetobacter, Pseudomonas, Proteus				15

CONS; coagulase-negative *staphylococci*, GBS; group B *streptococcus*

감염을 의심해본다. 저하된 심박수 변동과 일시적인 심박수 감소 혹은 증가가 임상적 증상이 나타나기 전 중요한 단서를 제공할 수 있다.

② 검사: 진단을 위한 검사는 감수성이 높아 환아에게 올바른 치료를 시작하게 하며 특이성이 높아 올바른 항균제를 쓸 수 있게 하고, 위음성률이 낮아 올바른 시기에 항균제를 끊을 수 있도록 해야 한다.

가. 혈액배양 검사: 가장 확실한 패혈증 진단 방법이나, 양성 여부는 채혈자의 기술, 세균의 밀집도, 이전 항생제 사용 여부, 채취된 혈액양에 좌우될 수 있다.

나. 척수액, 소변 배양: 패혈증 신생아에서 25%에서 뇌막

표 21-8. 후기 신생아 패혈증의 원인균

	KNN 2013~2015 극소저출생체중아 >7일 (Lee et al., 2015)	타이완 2006~2013 (34~35주, 출생 후) 72시간 (Wu et al., 2017)	이스라엘 2008~2015 전연령, 4~90일 (Berlak, 2018)	NICHD 1998~2000 극소저출생체중아 (Stoll et al., 2002)
Gram-positive bacteria	455 (81.8%)	457 (64.9%)	144 (66.7%)	922 (70.2%)
Staphylococcus aureus	72	89	15	103
Staphylococcus spp.	81			
CONS	242	332	113	629
GBS	5	10	2	30
Listeria				
Streptococcus spp.	16	4		
Enterococcus spp.	39	22	3	43
Other			11	117
Gram-negative bacteria	101 (18.2%)	247 (35.1%)	72 (33.3%)	231 (17.6%)
Klebsiella spp.	24	94	39	52
Escherichia coli	14	59	21	64
Enterobacter cloacae		21	4	
Enterobacter spp.	24	13		33
Acinetobacter spp.	11	36		
Pseudomonas spp.	6	10	2	35
Proteus spp.			2	
Burkholderia spp.	6			
Clostridium spp.	-			
Serratia	9	6	2	29
Stenotrophomonas maltophilia	3			
Citrobacter spp.			2	
Other	4	8		18

CONS; coagulase-negative *staphylococci*, GBS; group B *streptococcus*

염이 있고 뇌막염 신생아 중 15~50%에서 혈액배양 검사가 음성을 보일 수 있기 때문에 척수액 검사를 시행한다. 단, 혈소판 감소, 응고장애, 혈역학적으로 불안한 경우가 있는 경우 척추천자 검사는 금기 사항이다.

다. 혈액검사: 다양한 점수화 체계가 있는데 가장 많이 쓰이는 Rodwell 방법은 1) 총 백혈구 수, 2) 총 다형핵 호중구 수, 3) 미성숙 호중구 수, 4) 미성숙 대 총 호중구 비율, 5) 미성숙 대 성숙 호중구 비율, 6) 혈소판 수, 7) 호중구의 변성 변화에 대해 각각 1점을 부여하여 총 점수가 3점 이상일 경우 패혈증 진단의 감수성 96%, 특이성 78%을 보이는 반면 점수가 3점 미만인 경우 음성예측치가 99%라고 보고하였다.

라. 급성기 반응인자

가) C-reactive protein (CRP): 감염 혹은 조직 병변으로 발생되는 염증 반응으로 간에서 생성되는 단백질이다. 패혈증 초기에는 16% 정도에서만 >1 mg/dL로 상승되는 단점이 있지만 점차 상승되어 24시간 후 92%에서, 2~3일에 최고치를 보이다가 감염이 조절되면 4일째부터 수치가 내려간다. 위양성 소견도 보이고, 패혈증 초기 진단 시 검사의 민감도는 60%이지만, Il-6과 병행하여 검사를 한다면 감염초기에 진단의 민감도를 100%로 높일 수 있다.

나) Procalcitonin (PCT): Calcitonin의 전구물질로 갑상선 C-cell에서 생성된다. EOS, LOS 진단 민감도, 특이도는 각각 87%, 100% 소견을 보이고 CONS에 의한 패혈증에서는 상승 폭이 작다. 박테리아의 내독소 노출 후 6~8시간 후 최고치를 보이면서 적어도 24시간 동안 지속된다. 반감기는 25~30시간이고 CRP와는 달리 임신연령에 영향을 받지 않아 LOS로 확진된 극소저출생체중아에게 0.5 ng/mL cut off 수치를 적용하였을 때 CRP보다 진단의 민감도가 더 높고 치료에 대한 반응도 더 빨라 24~48시간이면 떨어진다.

마. 이외에도 분자생물학적 검사로 중합효소연쇄반응법이나, CD64와 같은 중성구 표면 표지자에 대한 검사를 시행할 수 있다.

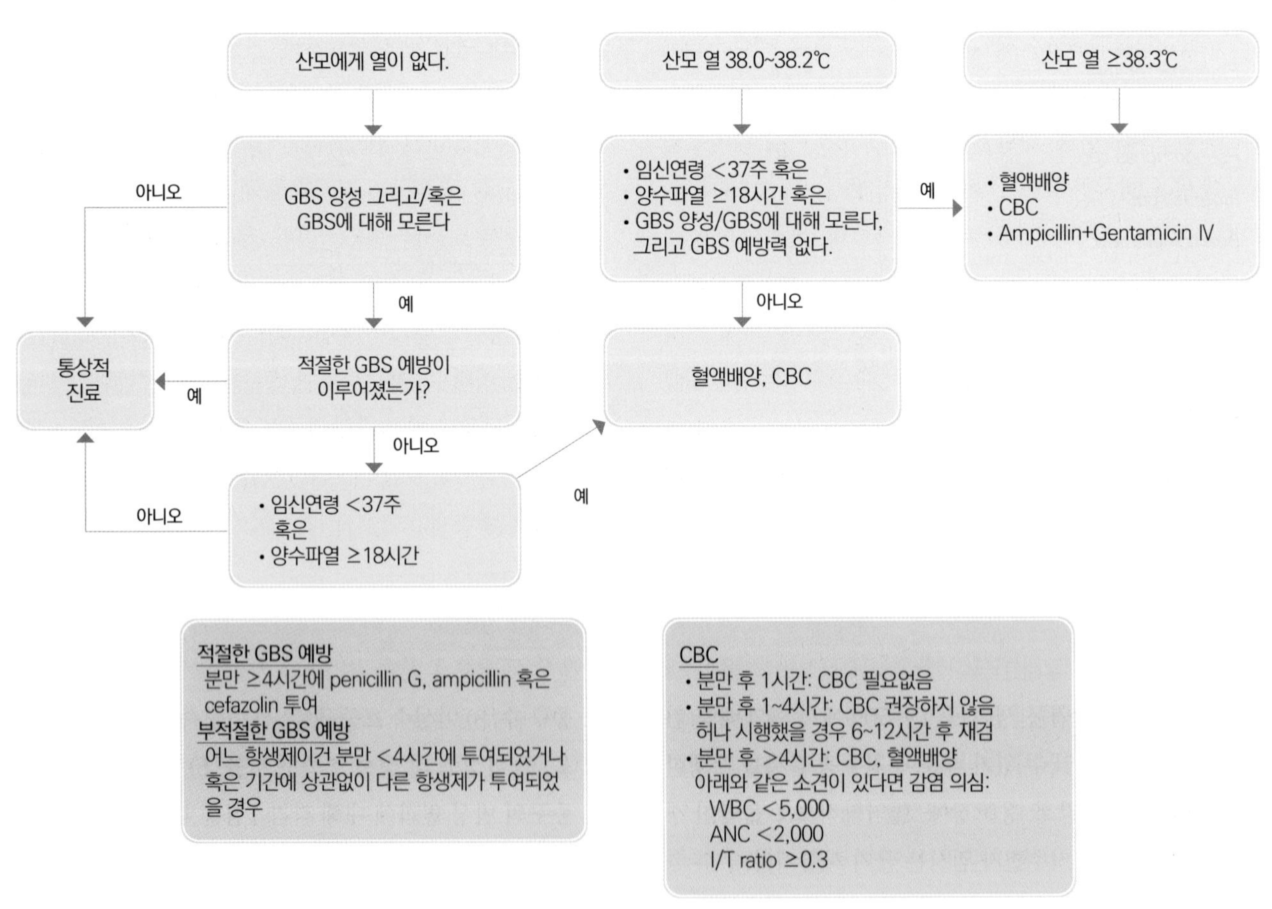

그림 21-5. EOS 위험을 지닌 무증상 ≥35주 신생아의 항생제 치료 지침

(4) 항생제 치료

① 경험적 항생제의 사용: 일반적으로 미숙아 혹은 만삭아가 감염의 증상이 있을 경우 항생제 치료를 하지만 증상은 없지만 감염이 의심되는 경우는 패혈증을 예측하는 다양한 점수화 제도가 도움이 될 수 있겠다. 경험적 항생제를 선택할 때 필수적인 정보는 각 신생아 중환자실별로 검출되는 세균의 종류 및 각 항생제에 대한 감수성이다.

가. 항생제 감수성에 근거한 경험적 항생제의 선택: 경험적으로 항생제를 쓸 때에 고려되어져야 할 사항은 항생제의 효능, 안정성, 가격, 부작용 그리고 항생제에 대한 내성이 있겠다. 올바른 경험적 항생제 선택은 성인 임상적 근거에 의하면 특정균에 대한 항생제 내성이 20% 이상일 경우 경험적 항생제로는 부적합하다고 한다.

나. 항생제 시작 시기: 패혈증에 대한 증상이 있을 때 혈액배양 검사에서 균주 및 세균에 대한 감수성 검사가 나와 확정적 치료가 시작되기 전까지는 일단 경험적 항생제 투여를 시작한다. 갓난 신생아 중 패혈증에 대한 증상은 없으나 EOS을 일으킬 위험이 높은 신생아에게 올바른 항생제 투여시작을 결정하는 것은 쉽지 않은데 다음과 같은 알고리즘이(그림 21-5) 도움이 될 수 있고 불필요한 항생제 사용을 줄일 수 있다(Puopolo et al., 2012).

표 21-9. 추천되어지는 항생제 투여기간

세균	패혈증	뇌막염
GBS	10~14일	21일
E. coli	14일	21일
CONS	7일	14일
Klebsiella, Serratia	14일	21일
Enterobacter, Citrobacter	14일	21일
Enterococcus	10일	21일
Listeria	10~14일	21일
Pseudomonas	14일	21일
S. aureus	10~14일	21일
MRSA	10~14일	21일

② 치료 및 기간: 일단 경험적 항생제를 시작한 후 균동정이 되면 균의 항생제 감수성에 맞게 항생제 선택을 하여 치료하는 방법, 즉 'de-escalation' 항생제 치료를 한다. 통상적으로 혈액배양 검사가 음성일 경우 48~72시간 내 항생제 투여를 중단한다. 혈액배양이 양성일 경우 검출된 균의 종류에 따라 추천되는 항생제 투여기간은 Gram-negative, *S. aureus*, 진균이 혈액배양에서 검출될 경우 중심정맥관이 제거된 상태에서 첫 음성 혈액 배양일로부터 다음과 같다(표 21-9).

참고문헌

- 대한심폐소생협회. 신생아 소생술. 제 7판. 서울: 가본의학서적: 2017.
- American Academy of Pediatrics and American Academy of Obstetrics and Gynecology. Guideline for perinatal care. 8th ed. Elk Grove Villiage, IL, USA and Washington DC, USA American Academy of Pediatrics and American Academy of Obstetrics and Gynecology;2017.
- American Academy of Pediatrics, Subcommittee on Hyperbilirubinemia. Management of hyperbilirubinemia in the newborn infant 35 or more weeks of gestation. Pediatrics 2004;114:297-316.
- American College of Obstetricians and Gynecologists, American Academy of Pediatrics. Neonatal Encephalopathy and Neurologic Outcome. 2nd ed. Washington, ACOG, 2014.
- Ballard JL, Khoury JC, Wedig K, Wang L, Eilers-Walsman BL, Lipp R. New Ballard Score,expanded to include extremely premature infants. J Pediatr 1991;119(3):417-23.
- Berlak N, Shany E, Ben-Shimol S, Chertok IA, Goldinger G, Greenbery D, et al. Late onset sepsis: comparison between coagulase-negative staphylococci and other bacteria in the neonatal intensive care unit. Infectious Disease;2018:10: 764-70.
- Casey BM, McIntire DD, Leveno KJ. The continuing value of the Apgar scores for the assessment of newborn infants. N Eng J Med 2001;344:467.
- Casey BM, Goldaber KG, McIntire DD, Leveno KJ. Outcomes among term infants when two-hour postnatal pH is compared with pH at delivery. Am J Obstet Gynecol 2001;184: 447.
- Committee on Obstetric Practice. Antenatal corticosteroid therapy for fetal maturation. Obstet Gynecol 2017;130(2): e102-9.

- Dawes GS. Fetal circulation and breathing. Clin Obstet Gynecol 1974;1:139-49.
- Goldaber KG, Gilstrap LC, Leveno KJ, Dax JS, McIntire DDl. Pathologic fetal acidemia. Obstet Gynecol 1991;78:1103-1107.
- Hillman NH, Kallapur SG, Jobe AH. Physiology of transition from intrauterine to extrauterine life. Clin Perinatol 2012; 39(4):769-83.
- Hyde TB, Hilger TM, Reingold A, Farley MM, O'Brien KL, Schuchat N. Trends in incidence and antimicrobial resistance of early-onset sepsis: population-based surveillance in San Francisco and Atlanta. Pediatrics 2002;110:690-5.
- Katheria AC, Lakshminrusimha S, Rabe H, McAdam R, Mercer JS. Placental transfusion: a review. Journal of Perinatology 2017;37(2):105-11.
- Kotaska K, Urinovska R, Klapkova E, Prusa R, Rob L, Binder T. Re-evaluation of cord blood arterial and venous reference ranges for pH, pO_2, pCO_2, according to spontaneous or cesarean delivery. J Clin Lab Anal 2010;24:300-4.
- Lee SM, Chang MY, Kim KS. Blood culture proven early onset sepsis and late onset sepsis in very low birth weight infants in Korea, JKMS 2015;30:S67-74.
- Nelson KB, Ellenberg JH. Obstetric complications as risk factors for cerebral palsy or seizure disorders. JAMA 1984;251: 1843.
- Ramin SM, Gilstrap LC, Leveno KJ, Burris J, Little BB. Umbilical artery acid-base status in the preterm infants. Obstet Gynecol 1989;74:256-8.
- Riley RJ, Johnson JW: Collecting and analyzing cord blood gases. Clin Obstet Gynecol 1993;36(1):13-23.
- te Pas AB, Davis PG, Hooper SB, Morley CJ. From liquid to air: breathing after birth. J Pediatr 2008;152(5):607-11.
- Shim GH, Kim SD, Kim HS, Kim ES, Lee HJ, Lee JA, et al. Trends in epidemiology of neonatal sepsis in a tertiary center in Korea: A 26-year longitudinal analysis, 1980-2005. J Korean Med Sci 2011;26:284-9.
- Sinha SK, Donn SM. Fetal-to-neonatal maladaptation. Semin Fetal Neonatal Med 2006;11(3):166-73.
- Shim JW, Jin HS, Bae CW. Changes in survival rate for very-low-birth-weight infants in Korea: Comparison with other countries. J Korean Med Sci 2015; 30:S25-34.
- Socol ML, Garcia PM, Riter S. Depressed Apgar scores, acid-base status, and neurologic outcome. Am J Obstet Gynecol 1994;170:991-8.
- Stoll BJ, Hansen NI, Sanchez PJ, Faix RG, Poindexter BB, Van Meurs KP, et al. Eunice Kennedy Shriver National Institute of Child Health and Human Development Neonatal Research Network. Early onset neonatal sepsis: the burden of group B streptococal and E. coli disease continues. Pediatrics 2011; 127:817-26.
- Stoll BJ, Hansen N, Fanaroff AA, Wright LL, Carlo WA, Ehrenkranz RA, et al. Late-onset sepsis in very low birth weight neonates: the experience of the NICHD Neonatal Research Network. Pediatrics 2002;110(2 pt 1):285-91.
- SUPPORT Study Group of the Eunice Kennedy Shriver NICHD Neonatal Research Network. Early CPAP versus surfactant in extremely preterm infants. N Engl J Med;2010;362: 1970-9.
- Puopolo KM, Bacterial and fungal infection. In:Cloherty JP, Eichenwald EC, Hansen AR, Start AR, editors. Manual of Neonatal Care. 7th ed. Philadelphia: Lippincott Williams & Wilkins, 2012:624-55.
- Whitby EH, Griffiths PD, Rutter S, Smith MF, Sprigg A, Ohadike P, et al: Frequency and natural history of subdural haemorrhages in babies and relation to obstetrical factors. Lancet 2004;363:846-51.
- Wu I-Hsyuan, Tsai Ming-Horng, Lai Mei-Yin, Hsu Lee-Fen, Chiang Ming-Chou, Lien Reyin, et al. Incidence, clinical features, and implications on outcomes of neonatal late-onset sepsis with concurrent infectious focus. BMC Infect Dis 2017;17:465.

제22장

산욕기 관리

Puerperal Care

정진훈 | 차의과학대
최성진 | 연세원주의대

1. 산욕기 변화

산욕기란 분만으로 인한 상처가 완전히 낫고 자궁이 평상시 상태가 되며 신체의 각 기관이 임신 전 상태로 회복되기까지의 기간을 말하며 대개 산후 4~6주간을 이른다. 임신으로 인한 생리적 변화의 대부분은 분만 후 6주면 회복이 되지만 심혈관계나 정신적인 회복은 수개월이 걸리기도 한다.

1) 생식기의 복구

(1) 자궁체부

만삭 시 자궁의 크기는 태아, 양수, 양막, 태반을 제외하고 약 1,000 g 정도로, 이는 임신 전 자궁의 약 10배에 달하는 크기이다. 태반이 분만된 후 자궁의 크기는 빠르게 줄어들어 분만 직후 배꼽 아래로 내려가며 분만 후 1주일에 약 500 g으로 50% 정도 크기가 줄어든다. 2주일 후에는 자궁이 골반 내로 들어올 정도로 작아져 치골결합 상부에서는 만지기가 힘들어지며 4주경에는 퇴축이 완료되어 무게가 약 100 g 정도로 된다. 이러한 자궁크기의 변화는 근육세포수의 감소에 의한 것이 아니라 세포크기가 감소되어 일어난다. 초음파로 봤을 때 자궁과 내막은 산후 8주에 임신 전 크기로 돌아온다(Bae, 2012). 또한 Willms 등(1995)은 자기공명촬영을 실시하여 분만 후의 자궁의 변화를 관찰하였는데 분만 후 30시간 내에는 13.8 cm였던 자궁길이가 분만 6개월 뒤에는 5 cm로 감소하는 것을 관찰하였다(Willms et al., 1995).

초산부에서는 분만 후 지속적으로 자궁수축이 이루어져 통증을 덜 느끼게 되는 반면 다분만부에서는 주기적으로 자궁이 수축하여 심한 통증을 호소하는데 이를 산후통(afterpain) 또는 훗배앓이라 한다. 이러한 산후통은 아기를 많이 낳을수록 심해지며 모유수유를 하는 동안 옥시토신이 분비되어 더욱 심해진다. 보통은 분만 후 3일에는 통증의 정도가 약해진다.

(2) 자궁내막

태반과 융모막의 분리는 자궁내막의 스폰지 층에서 이루어지므로 바닥쪽 탈락막(decidua basalis)은 자궁 내에 남아 있다가 분만 2~3일에 2개의 층으로 나누어져 표층은 괴사되어 산후질분비물(lochia)로 배출되고 자궁내막샘(endometrial gland)이 남아 있는 아래층은 새로운 자궁내막을 생성하게 된다. 산후질분비물은 적혈구, 탈락막, 상피세포, 박테리아들로 이루어진다. 분만 후 처음 수시간은 출혈이 있다가, 다음 3~4일 동안은 혈이 섞여 붉은색을 띈 분비물이 나오는데 이를 적색 산후질분비물(lochia rubra)이라 부른다. 그 후 장액성 산후질분비물(lochia serosa)이 하루 여러 장의 패드를 바꾸어야 할 정도의 양으로 약 22~27일 동안 분비되는데, 10~15%의 여성에서는 분만 후 6주까지 관찰되기도 한 다(Oppenheimer et al., 1986). 장액성 산후질분비물은 백혈구가 섞여 옅은 노란 색을 띄는 백색 산후질분비물(lochia alba)로 바뀌게 된다. 산후질분비물이 지속되는 기간은 다분만부나 체중이 작은 신생아를 분만한 경우에는 조금 짧아지기도 하나, 모유수유, 경구피임약의 사용에는 영향을 받지 않는다. 분만 후 7일에 자궁내막의 표층은 상피로 덮이게 되며 분만 후 16일에 증식기 자궁 내막(proliferative endometrium)의 형태를 가지게 된다(Sharman, 1953).

복구불완전(subinvolution)이란 산후 자궁복구의 정지 또는 지연을 말하는데, 산후질분비물의 배출기간이 길어지거나 불규칙하며, 때로는 심한 출혈이 동반된다. 진단은 내진을 통해 정상 산후 자궁보다 크고 유연한 자궁을 촉진함으로써 알 수 있다. 이러한 복구불완전의 원인은 태반조직의 잔류와 골반감염이다. 치료는 에르고노빈(ergonovine), 메틸에르고노빈(methylergonovine) 0.2 mg을 3~4시간 간격으로 24~48시간 투여하며, 자궁내막염은 경구 항생제 요법에 잘 반응한다.

(3) 태반부착부위

분만전 태반이 부착되었던 부위의 직경은 평균 18 cm였던 것이 태아가 분만된 후에는 9 cm 정도로 자궁내막의 면적은 급속히 줄어들고 2주말에는 직경이 3~4 cm 정도로 줄어든다. 이부위의 자궁내막의 재생은 다른 부위에 비해 느리게 일어난다. 분만직후 태반부위의 세동맥(arteriole)은 혈관 그 자체가 수축되고 또한 자궁근의 수축에 의해 혈관이 압박되어 출혈이 멈추게 된다. 그 후 8일 동안에 섬유소성 동맥내막염(fibrinoid endarteritis)이 발생하였다가 유리질화(hyalinization)되며 정맥은 혈전이 형성되었다가 유리질화된다.

출산 후 자궁 근층에 남아 있는 직경 5 mm 이상의 혈관들은 분만 2주 후까지 존재한다. 출산 후 1주에는 태반 부착부위의 혈류 증가를 관찰할 수 있으며 이는 6주간에 걸쳐 점차 사라진다(Van Schoubroeck et al., 2004). 이러한 혈류의 증가가 생리적인 것으로 반드시 산후출혈과 연관되어 있지 않으나 10주 이상 지속되는 경우에는 이상소견으로 볼 수 있다. 간혹 분만 7~14일에 태반부착부위의 괴사딱지(eschar)가 떨어지면서 자궁출혈이 증가하는 경우가 있는데 이는 일시적인 것으로 출혈량은 많을 수 있으나 특별한 처치를 하지 않아도 저절로 멈춘다. 그러나 1~2시간이 지나도 멈추지 않는 경우에는 잔류태반과 같이 산후출혈을 일으킬 수 있는 다른 원인들이 있는지 확인하여야 한다. 또한 von Willebrand disease와 같은 유전성 혈액 질환들이 원인이 될 수 있다(Lipe et al., 2011).

Lee 등(1981)은 출산 1일 이후에 발생하는 심한 산후출혈이 발생한 27명에 대해 조사하였는데 그 중 20예는 분만 후 초음파 검사에서 자궁내 남아있는 조직이 확인되지 않았고 1예에서만 잔류태반이 발견되었다(Lee et al., 1981). 이러한 점으로 보아 늦게 발생하는 산후출혈의 경우 치료를 위하여 소파술을 시행하는 것은 자궁 내 태반부착부위의 손상을 일으켜 오히려 출혈을 더욱 일으킬 수 있으므로 옥시토신, 에르고노빈(ergonovine), 메틸에르고노빈, 또는 프로스타글란딘과 같은 자궁수축제를 먼저 사용하여 치료하고 만일 자궁수축제를 사용한 후에는 출혈이 멈추지 않거나 재발이 되는 경우에만 소파술을 시행하여야 한다(Andrinopoulos and Mendenhall, 1983).

(4) 자궁 경부

분만 후 자궁경부는 부드럽고 얇아지며 양 옆으로 벌어져, 임신 전과는 아주 다른 모습을 보인다. 분만 후 2~3일이 경과하면 자궁경부의 입구는 점차 좁아져 2~3 cm 정도가 되고 1주일이 지나면 자궁경부의 겉모습은 임신 전과 비슷한 모양을 보인다. 조직학적인 변화로는 분만 후 4일 내에 자궁경부 상피세포의 퇴행이 시작되어 일주일에는 자궁경부 내의 부종과 출혈은 감소되나 임신 중 비대(hypertrophy)되고 증식(hyperplasia)되었던 혈관은 지속되다가 분만 후 6주경에 임신 전의 상태로 회복된다. 그러나 경부 내 원형세포(round cell)의 침착과 부종은 3~4개월 동안 지속되기도 한다. 분만 전 자궁경부의 비정상세포진을 보인 임신부의 약 50%는 분만경로와 상관없이 분만 후 퇴행된다(Kaneshiro et al., 2005). 인유두종 바이러스 감염도 줄어든다고 보고되었다(Jalil et al., 2013).

(5) 질과 질출구

분만 후 질 내경의 넓이는 점차 좁아지나 분만 전의 상태로 회복되지는 않는다. 질 내벽의 주름은 3주경에 회복되며 처녀막은 여러 개의 작은 조각으로 나누어져 흉터(myrtiform caruncles)로 남게 된다. 회음부의 열상이나 늘어남에 의해 질입구가 늘어나고 지지해주는 구조물의 변화에 의해서 자궁의 탈출(uterine prolapse) 및 긴장성 요실금이 발생할 수 있다. 이러한 이상은 수술로 교정이 가능하나 아주 증상이 심하여 일상생활에 지장을 주는 경우를 제외하고는 일반적으로 나이가 들어 임신 가능기간이 지난 후 수술을 받는 것이 좋다.

2) 요로계

임신 중 요관과 신우는 주변의 혈관과 자궁의 크기 증가로 인한 압박 및 프로게스테론의 영향으로 확장된다. 이런 확장은 분만 후 2~8주에 걸쳐 임신 전의 상태로 회복되는데 일부에서는 완전히 임신 전의 상태로 회복되지 않고 약간 확장된 상태로 유지되기도 한다(Cietak and Newton, 1985). 골반 위쪽의 요관은 임신 전과 비교하여 그 긴장도가 증가하게 되는데 임산부가 옆으로 누우면 그 긴장도는 감소하며 제왕절개수술 직후에는 임신 전의 상태로 회복된다(Rubi and Sala, 1968).

분만 후 방광은 방광 내 수압에 둔해져, 과도하게 늘어나며 완전히 배설되지 않아 잔류량이 많아진다. 이러한 변화는 신생아의 크기나 회음절개와는 상관이 없으니, 진통이 오래 경과하거나 경막외 마취를 시행받은 경우에 더 많이 발생할 수 있다.

3) 복막과 복벽

광인대와 원인대는 비임신 시보다 이완된 상태이므로 임신 전 상태로 회복되려면 많은 시간이 걸린다. 분만 후 복벽은 피부탄력섬유의 파열과 임신 시 커진 자궁에 의해 부드럽고 이완되어 있다. 이것이 정상으로 회복되려면 수주일이 걸리며 운동도 회복에 도움이 된다. 은선을 제외하고는 복벽은 정상으로 회복되나, 복근이 이완될 경우에는 여전히 느슨한 상태로 남기도 한다. 복직근이 심하게 분리될 수 있는데 이 경우 분리된 복벽 중앙부는 단순히 복막, 근막, 피하지방 및 피부로 구성된다.

4) 심혈관계와 혈액응고기능의 변화

분만직후 분만 시의 실혈로 인하여 혈장량은 약 1,000 mL 정도 감소된다. 분만 3일 후에는 세포외액이 혈관 내로 이동하여 다시 혈장량이 900~1,200 mL 정도 증가하나 전체의 혈류량은 분만 전과 비교하여 16% 정도 감소한다. Ueland(1976)는 산욕기 혈류량의 변화 정도는 분만경로와 관계없으나 질식분만을 한 경우 적혈구용적률(hematocrit)은 5% 증가하는 반면 제왕절개술로 분만한 경우에는 6% 감소함을 보고하였다. 임신전의 혈류량으로 회복되는 데는 1주일 가량이 걸린다(Ueland, 1976).

임신기간 동안 맥박은 일회박출량(stroke volume)과 심장박출량(cardiac output)의 증가와 더불어 빠른 소견을 보이며 분만 후 30~60분 동안은 계속 빠른 상태를 유지하거나 혹은 더 빠르게 뛰는 것을 관찰할 수 있다. 수축기 및 이완기 혈압은 분만 후 4시간 동안은 약 5% 정도 증가한다. 정상 혈압을 가진 임신부의 12%는 분만 후 이완기 혈압이 100 mmHg 보다도 높게 측정된다. Walters 등(1966)은 심장 박출량이 임신 전의 상태로 회복되는 데는 8~10주가 소요된다고 하였으나, Clapp과 Capeless(1997)는 심장 박출량이 임신 동안 증가하였다가 분만 후 감소하기는 하나 1년이 지나도 임신 전의 상태보다 증가된 상태로 유지된다고 하였다(Walters et al., 1966; Clapp and Capeless, 1997).

백혈구와 혈소판이 진통 시와 진통 후에 현저히 증가하여 백혈구수는 30,000/mL까지 증가할 수 있는데 주로 과립구가 증가하고 상대적 림프구 감소증과 절대적 호산구감소증이 나타난다. 산후 수일 동안 혈색소, 혈구 용적 및 적혈구수는 변화가 많다. 만일 분만 전보다 현저하게 감소하면 임신부에 상당량의 실혈이 있었음을 의미한다. 임신으로 인한 혈액응고인자들의 변화는 분만 후에도 다양한 기간에 걸쳐 유지되고 있다. 혈청섬유소원은 산후 첫 주간에도 계속 증가된 상태로 있어 적혈구 침강속도도 산후 초기에는 상승된 상태로 유지된다. 분만 시의 혈관 손상으로 인하여 혈액응고성은 더욱 증가될 수 있으며 일반적으로 분만 후 환자의 움직임이 감소되므로 산욕기에는 혈전색전증의 위험이 증가된다.

5) 체중감소

분만 후 5~6 kg의 체중감소 외에 이뇨를 통해 2~3 kg가 더 빠진다. 분만 6개월 후에 평균 1.56~4.1 kg의 임신 중 증가된 체중이 남아 있고, 이를 예측할 수 있는 중요한 인자는 임신 중 체중증가량이다(Cheng et al., 2011).

6) 산욕기 중 모성관리

(1) 분만 후 처치

분만 후 첫 2시간 동안은 혈압과 맥박을 매 15분마다 측정해야 한다. 체온은 첫 8시간 동안 4시간에 한 번 측정 하고 이후 8시간 간격으로 측정한다(AAP 2017). 출혈량을 점검하여 자궁체부가 수축이 잘 되었는가를 촉지해야 한다. 만일 이완되어 있으면 수축되도록 복벽을 통해 마사지한다.

분만 후 수 시간 내에 조기보행이 가능한데 이런 조기보행은 방광장애와 변비를 줄일 수 있으며 정맥혈전이나 폐색전증을 예방할 수 있는 장점이 있으므로 적극 추천한다. 또한 분만 후의 운동은 수유에 영향을 주지 않으며 불안과 우울증을 감소시킨다고 하였다(Koltyn and Schultes, 1997). 하지만 처음으로 일어나 보행을 하는 경우 실신할 가능성이 있으므로 주위에서 도움을 주는 것이 좋다. 걷거나 계단을 오르내리거나 무거운 물건을 옮기거나 차를 타거나 운전하거나 운동을 시작하는 일들은 분만 중의 문제가 없었다면 분만 후 바로 시작해도 된다.

자연분만을 한 후 특별히 마취를 하지 않은 이상은 음식에는 아무런 제한을 두지 않는다. 수유를 하는 여성 이라면 영양공급을 잘해야 하는데 고칼로리 고단백을 섭취해야 하며 수유를 하지 않는다면 일반인과 같은 식사를 한다.

(2) 회음부의 처치

분만 중 회음부 열상으로 인한 통증이나 요도주위의 불편감이 소변을 보는 것을 방해할 수 있다. 만약 환자가 심한 통증을 호소한다면 다시 회음부를 관찰하고 질과 직장을 자세히 관찰하여 혈종이나 감염 여부를 확인하여야 한다. 심한 통증을 호소하는 경우 탈출된 치질에 의해 발생하는 경우가 종종 있다. 이런 경우 스테로이드를 포함함 좌제(suppository)나 국소마취 스프레이, 연고 등이 도움이 될 수 있다. 아주 심하지는 않지만 지속적인 통증을 호소하면 좌욕(sitz bath)이 도움이 될 수 있다. 일반적으로 따뜻한 물로 좌욕을 하는 것이 좋다고 알려져 왔지만 찬물이나 얼음을 사용하는 것도 효과가 있을 수 있다. 얼음은 진통 효과가 있으며 국소적인 혈관의 축소를 가져와서 부종이나 혈종이 생기는 것을 막고 근육의 경련을 막아준다.

(3) 방광기능

분만 후 방광에 요가 고이는 속도는 다양하다. 분만 중 혹은 분만 후에 대개 수액공급을 하고, 태반 분만 후에는 옥시토신을 흔히 사용하고 있다. 분만 후 수액과 항이뇨제 효과가 있는 옥시토신의 급격한 중단으로 방광이 급속히 팽창하는 경우가 흔하다. 이외에도 마취제나 광범위한 회음절개, 열창, 혈종으로 인한 통증이 있을 때에는 방광의 감각기능 저하가 오며 방광을 비울 수 있는 능력이 저하된다. 방광이 과도팽창되면 소변이 정체되는 합병증이 오며 방광은 치골결합위에서 낭종같이 촉지되거나 자궁체부가 배꼽위로 올라감으로써 간접적으로 알 수 있다. 만일 분만 후 4시간 내에 배뇨를 못하면 일단 회음부와 생식기 혈종 가능성도 고려하여야 한다. 특별한 원인이 없으면 24시간 동안 유치카테터를 이용한 배뇨를 해주어야 한다. 카테터 제거 후 4시간 후에도 배뇨를 못하면 잔뇨량을 측정해야 한다. 200 mL 이상이면 방광이 적절한 기능을 못함을 의미하여 이때 다시 카테터를 하루 더 삽입하고, 200 mL 미만 시는 카테터를 제거 하며 차후 방광 기능을 재검사한다. 드물긴 하지만 두 번의 카데터 유치 후에도 배뇨를 못하면 카데터를 유치하고 퇴원 후 1주일 후에 재검사할 수 있다. 대안으로서 간헐적인 자가도뇨를 선택할 수도 있다(Mulder, 2017). 카테터를 삽입한 임신부의 40%에서 세균뇨가 발생하였다는 보고가 있으므로 카테터 제거 후에는 단기간의 항생제 치료가 권장된다.

(4) 신경, 근골계 손상

분만 시 태아 아두가 골반 안에 내려오면서 요천골신경총(lumbosacral plexus)의 분지에 압박이 가해져서 양측 또는 일측 하지에 신경통 또는 경련성 통증을 초래하는 경우가 있다. 보통 심각한 문제를 초래하지 않으나 어떤 경우 분만 후 통증이 계속되고 외슬와신경(external popliteal nerve)이 지배하는 근육의 마비가 올 수도 있다. 분만 시 치골결합 또는 천장골연골결합(sacroiliac synchondrosis)의 분리가 발생하여 현저한 통증 및 운동 장애를 초래할 수 있다.

(5) 퇴원시기

별다른 합병증 없이 분만한 여성의 적절한 입원기간은 아직 논란의 여지는 있으나 대부분 2일 정도를 추천하고 있다. 제왕절개수술을 받았다면 3일 내지 4일 정도 병원에서 관찰하는 것이 좋다. 대략 자연 분만한 여성의 3%, 제왕절개수술을 받은 여성의 9% 정도에서 합병증이 발생하여 입원기간이 연장되거나 재입원을 하는 것으로 알려져 있다(Hebett et al., 1999).

(6) 성관계

성관계는 회음부의 통증이 가라앉고 출혈이 줄어들면 다시 시작할 수 있다. 산욕기동안 성관계에 대한 욕구나 바램은 여성마다 많은 차이가 있으며 이것은 회음부나 질의 손상된 부위의 회복정도, 모유수유 중 질의 위축정도, 성욕의 회복정도 등에 의해 영향을 받는다. 분만 후 성관계를 다시 시작하는 평균적인 시기는 6주 후이지만 절반 정도의 여성은 이 기간에 성교통을 호소하며 일부에서는 1년 이상 지속되는 경우도 있다. 지속적으로 성교통을 호소하는 경우는 회음부의 통증, 출혈, 만성피로 등이 있는지 확인해 보아야 한다. 일반적인 원칙은 2주가 지나 환자가 원하고 통증이 없으며 만족할 수 있으면 성관계를 하여도 무방하다. 모유수유 중에는 여성호르몬이 저하되어 질위축과 건조가 일어날 수 있으며 이러한 생리학적인 변화는 질 분비물을 감소시켜 성관계에 영향을 줄 수 있다.

(7) 월경 및 배란의 복귀

모유수유를 하지 않으면 월경은 분만 후 6~8주 내에 재개된다. 모유수유를 하는 여성에서 월경이 재개되는 시기는 매우 다양하며 분만 후 2~18개월 내에 돌아온다.

분만 후 배란이 재개되는 시기는 모유수유 여부에 따라 달라진다. 모유수유를 하지 않는 경우 분만 후 27일 만에도 배란이 될 수 있으며 평균적으로 6주 이전에 배란이 된다. 반면 모유수유를 실시하는 경우에는 평균 6개월 뒤에 배란이 되는데 모유수유를 하는 횟수, 한번 수유에 걸리는 시간, 혼합수유의 정도에 따라 배란이 재개되는 시기는 변할 수 있다(Cronin, 1968; Perez et al., 1972).

(8) 산후관리

분만 후 합병증이 없는 경우 퇴원하면 일상적인 생활을 할 수 있다. 약 반 수의 임신부가 산욕기 2주 내에 사회로 복귀할 수 있다. 산욕기의 진찰은 분만 후 4~6주 후에 하며 산후부에 이상이 있는지 확인하고 피임법에 대해 상담한다.

2. 산욕기 이상과 관리

1) 산욕기 감염(Pucrperal infection)

산욕기 감염이란 분만 후 여성생식기의 세균감염을 의미한다. 산욕기 감염은 자간전증, 산과적 출혈과 함께 모성 사망의 3대 원인 중 하나였다. 현재 효과적인 항생제의 개발로 감염으로 인한 모성사망은 감소하였으나 아직도 흔히 보는 중요한 산과적 문제 중 하나이다.

(1) 산욕열(Puerperal fever)

여러 가지 감염 및 비감염적 요인들이 산욕열(38.0℃ 이상)을 유발할 수 있다. 분만 후 지속적인 발열의 대부분의 원인은 생식기 감염이다.

Filker와 Monif(1979)는 분만 후 첫 24시간 내 열이 발생한 임신부에서 질 분만을 한 경우에는 20%가 골반 감염으로 진단된 반면 제왕절개분만을 한 경우에는 70%에서 골반감염이 진단되었다고 보고하였다(Filker and Monif, 1979). 분만 후 첫 24시간 이내에 발생한 39℃ 이상의 고열은 A군 또는 B군 사슬알균(group A 또는 group B streptococcus)에 의한 골반감염과 관련이 있을 수 있다. 감염 이외의 요인으로 호흡기 합병증, 신우신염, 유방울혈, 세균성 유방염, 혈전성정맥염 등이 있다.

호흡기 합병증에 의한 발열은 흔히 분만 후 24시간 내에 나타나며 대부분 제왕절개분만을 한 경우에 발생한다. 흔히 보는 호흡기 합병증으로는 무기폐, 흡인성폐렴, 세균성폐렴 등이 있다. 무기폐는 저환기(hypoventilation)에 의해 발생되는데, 수술 후 규칙적인 기침과 심호흡으로 예방된다. 기관 흡인에 의한 경우는 심한 고열, 다양한 폐잡음(wheezing), 저산소증 등의 증상을 보인다.

급성 신우신염은 다양한 임상 양상을 보이는데, 산욕기 여성에 있어서 체온상승 후 늑골척추각압통, 오심, 구토 등을 보인다. 분만 후 임신부의 약 15%에서 유방 울혈로 인한 체온상승이 나타나나, 대개 39℃를 넘지 않으며 24시간 이상 지속되는 경우는 드물다. 반면 세균성유방염으로 인한 발열은 그 이후에 발생하고 기간도 더욱 오래 지속되며 유방감염의 증상들이 동반된다.

산욕기 여성에 있어 약간의 체온상승의 원인으로 하지의 표층 및 심부 혈전성정맥염도 생각할 수 있다. 주 증상으로 다리의 동통과 종창을 동반하며 장딴지 근육 압통이 있고, 간혹 대퇴삼각부 부위의 통증을 수반하기도 한다.

(2) 산후 자궁감염

산후 자궁감염은 자궁내막염, 자궁근내막염(endomyometritis), 자궁내막주위조직염(endoparametritis) 등의 다양한 용어로 불리어져 왔다. 실제로 산욕기 자궁감염은 탈락막뿐만 아니라 자궁근층 및 자궁주위 결합조직을 포함하기 때문에 통칭하여 골반연조직염(pelvic cellulitis)을 동반한 자궁염(metritis)이라고 부르는 것이 타당할 것이다.

① 전구인자(Predisposing factors)

분만 방식이 자궁감염의 발생에 있어 가장 중요한 위험 인자로 제왕절개분만에 비해 질 분만 후에는 자궁염의 발생이 상대적으로 적다(Burrow et al., 2004). 질 분만의 경우 파클랜드 병원의 1987년도 보고에 의하면 전체의 1.3%가 자궁염으로 치료받은 바 있으나, 고위험군 즉 장시간 진통 후 또는 양막 파수 후 분만, 빈번한 자궁경관 내진, 내부 자궁 내 태아감시 장착 등의 경우 자궁염의 발생빈도는 6%에 달하였다. 또한 양막 내 감염의 경우 자궁염의 발생률은 13%로 보고된다. 사산, 저체중아, 조산, 신생아 합병증 등을 보인 경우에도 자궁염의 발생이 일반적으로 증가한다.

제왕절개분만의 경우는 보고한 병원 및 환자의 사회경제적 요인에 따라 차이가 많다. 예방적 항생제투여를 시행하기 전인 1970년대에 파클랜드 병원에서의 제왕절개 수술 후 자궁염의 전반적인 빈도는 50%로 보고되었다. 제왕절개분만 시 자궁감염의 위험요인으로는 진통시간 또는 양막파수 후 경과 시간, 빈번한 자궁경관 내진, 내부 자궁내태아감시장치 장착 등이 보고되고 있다. 아두골반불균형으로 제왕절개 분만 시 위의 위험요인을 모두 갖고 있으면서 항생제를 투여하지 않았던 경우 약 90%의 환자에서 중증의 골반감염의 발생이 보고되었다. 미국산부인과의사협회(ACOG, 2018)에서는 제왕절개를 시행받는 모든 산모에게 수술 직전 1회의 항생제 예방투여를 권장하였다.

골반감염은 일반적으로 낮은 사회경제계층에 더 흔하고, 인종 간에도 차이를 보이며 빈혈, 영양 장애 등도 전구요인으로 보고되고 있으나 확실하지는 않다. B군 사슬알균, 클라미디아트라코마티스(Chlamydia trachomatis), 미코플라스마 호미니스(Mycoplasma hominis), Gardnerella vaginalis 등의 하부 생식기의 세균도 산후 감염의 위험을 증가시킨다. 다른 요인으로는 쌍태아의 제왕절개분만, 낮은 임신부 연령(Magee 등, 1994), 유도 분만기간이 긴 경우, 비만, 태변성 양수 등이 보고되고 있다(Jazayeri 등, 2002).

② 세균학

분만과정을 통하여 태반부착부위, 절개 부위 및 열상 부위를 침입하는 균들은 자궁경부, 질, 회음부에 정상적으로 서식하는 것들이다.

가. 일반 병원균

여성 생식기 감염을 일으키는 세균들은 대개 병원성이 낮지만 혈종이나 손상된 조직 내에서 병원균으로 바뀔 수 있다. 자궁경부나 하부 생식기와는 달리 자궁강 내는 보통 양막파수 전에는 무균상태이나 진통, 분만 및 그에 수반된 조작 등으로 인하여 양수와 자궁은 여러 가지 혐기성 및 호기성균들에 의하여 빈번하게 오염될 수 있다. Gilstrap과 Cunningham(1979)에 의하면 양막파수 후 6시간이 경과된 산모에서 제왕절개술 시 자궁에서 얻은 양수 배양결과 63%에서 세균이 배양되었으며, 이중 혐기성세균만 배양된 경우는 30%였고 호기성 세균만 배양된 경우는 7%였다(Gilstrap and Cunningham, 1979). 배양된 혐기성세균은 그람양성구균(peptococcus, peptostreptococcus)이 45%, Bacteroides가 9%, 클로스트리듐(Clostridium)이 3%를 차지하였다. 호기성 그람양성구균으로 장구균(Enterococcus)이 14%, B군 사슬알균이 8%, 대장균(Escherichia coli)은 9%가 배양되었다. 배양된 균주는 검체 당 평균 2.5종으로 생식기 감염의 다 균성을 확인하였다.

감염에 있어서 클라미디아, 마이코플라즈마, 우레아플라스마(ureaplasma) 등의 역할은 확실하지 않다. Ismail 등(1985)은 클라미디아 감염은 증상이 약한 지발형 자궁 감염과 관련이 있다고 하였고, Jacobsson 등(2002)은 임신 초기 세균질증(bacterial vaginosis)이 있었던 스웨덴 여성 그룹에서 산욕기 감염의 위험도가 3배 높았다고 보고하였다(Ismail et al., 1985; Jacobsson et al., 2012).

나. 세균배양

산욕기 감염 시 원인균을 정확하게 분리하는 것은 어렵고, 자궁강 내 검체 배양 결과의 해석은 쉽지 않다. 산욕기 감염의 치료 전에 생식기에서 세균을 배양하는 것은 임상적으로 도움이 되지 않으며 혈액 배양의 경우도 마찬가지이다. 산욕기 감염 시 혈액 내 균배양 양성률은 13~24% 정도이다. 핀란드에서 Kankuri 등(2003)은 세균 배양 시 혈중 세균 감염률이 5%라고 보고하였다(Kankuri et al., 2003).

다. 발병기전

질식 분만 후 발생하는 산욕기 감염은 주로 태반 부착부위와 탈락막, 인접한 자궁근층에서 발생한다. 제왕절개 분만 후의 자궁감염은 감염된 수술 부위를 통한다. 자궁 경부와 질에 상재하던 세균이 분만 도중이나 산욕기에 양수 내에 침입하여 손상된 자궁조직으로 침투한다. 골반 후복막 섬유결합조직의 감염 후 자궁주위조직연조직염으로 진행된다. 골반연조직염은 다음과 같이 세 가지 정도로 발생할 수 있다.

- 감염된 경관열상, 제왕절개술 시 자궁 절개부위 또는 자궁의 열상부위에서부터 임파선을 통해 파급된다. 회

음부나 질의 열상도 국한성연조직염의 원인이 될 수 있지만 대개 질 주위조직에 국한된다.

- 자궁경부 열상 부위로부터 직접 광인대 내의 결체조직으로 파급된다.
- 골반연조직염은 골반혈전정맥염의 2차적인 결과일 수도 있다. 혈전이 화농성으로 변하게 되면 정맥벽이 괴사되어 주위결체조직으로 병원균이 배출될 수 있다.

라. 임상 경과

발열은 감염의 정도에 비례한다. 발열은 산후 자궁감염의 진단에 있어 가장 중요한 요소이고, 주로 38~39℃ 이상 오른다. 오한은 패혈증을 의심하는 소견으로서 제왕절개 후의 자궁감염 시 10~20%에서 보고되고 있다. 환자는 흔히 복부 및 자궁주위조직 부위의 압통을 호소한다. 감염의 초기에서도 악취가 나는 냉이 나타나서 이것이 자궁감염의 중요한 증세라고 생각되었으나, 많은 경우에는 감염이 없이도 이와 같은 악취가 나는 오로가 나타나기도 한다. 반면에 A군 베타-용혈성 사슬알균(group A β-hemolytic streptococcus)에 의한 감염일 경우에는 소량의 악취 없는 오로가 나타나기도 한다(Anderson, 2014). 백혈구수는 15,000~30,000/μL를 보이나 초기 산욕기에는 정상적으로 백혈구의 증가가 있으므로 진단에 크게 도움이 되지 않는다. 제왕절개수술 후 산욕기에 백혈구수의 평균 증가율은 22%이다(Hartmann 등, 2000).

마. 자궁염의 치료

자궁염의 치료는 광범위 항생제를 써야 한다. 정상분만 후 경증의 자궁염에서는 경구적으로 항생제를 투여할 수도 있으나 중증 감염이거나 제왕절개술의 감염일 경우는 대개 비경구적 항생제 투여가 필수적이다. 항생제 투여 후 환자의 90%에서 48시간에서 72시간 이내에 증상의 호전이 온다. 치료를 하고 있음에도 불구하고 지속적인 발열이 있는 경우 치료가 되지 않는 골반감염의 여부를 확인해야 한다. 치료에도 불구하고 지속적 발열을 나타내는 합병증으로 자궁주위조직 광범위연조직염(parametrial phlegmon)이나 심한 연조직염, 수술창상농양, 골반농양, 감염된 혈종, 패혈성골반혈전성정맥염 등이 있다. 기타 원인으로서 세균의 항생제에 대한 내성 및 약물로 야기된 발열 등을 고려해야 한다. 보통 최소한 24시간 동안 정상 체온을 보이면 퇴원하며 더 이상의 경구 항생제 요법은 필요하지 않다(Mackeen et al., 2015).

산욕기 감염을 일으키는 모든 병원균들에 대해 효과적인 항생제는 거의 없기 때문에 항생제 선택은 경험에 의존할 수밖에 없다. 특히 제왕절개분만 후 산욕기 감염에 대한 항생제는 최소한 산욕기 감염을 일으키는 흔한 균들에 대해 유효해야한다. 흔히 투여하는 암피실린과 겐타마이신 요법은 질식분만 후 감염의 90%에 효과가 있는 반면 제왕절개분만 후 감염의 경우에는 혐기성균에 효과가 있는 항생제를 포함하는 것이 중요하다.

β-lactam계 항생제는 그 항균범위가 광범위하여 일부 혐기성균까지 유효하여 지난 수십 년 동안 산욕기 감염을 치료하는 데 많이 이용되어 왔다. 대표적인 것들로 cephalosporin 계열의 약물로서 cefoxitin, cefoperazone, cefotetan, cefotaxime, ceftizoxime, cefrazidime 등이 있으며 광범위 penicillin 계열로서 piperacillin, ticarcillin, mezlocillin 로 수정 등이 있다. β-lactam계 항생제는 과민반응을 제외하고는 비교적 안전하고 독성이 적다. 또한 clavulonic acid나 sulbactam, tazobactam 등의 β-lactamase 억제제를 amoxicillin, ampicillin, ticarcillin, piperacillin 등과 복합시켜 보다 효과적인 항균제를 만들기도 한다.

제왕절개수술 후 골반감염에서 clindamycin과 gentamycin의 복합 투여한 경우가 penicillin-G와 gentamycin 복합 투여한 경우와 비교하였을 때 95% 반응률을 보여 이 용법이 가장 기본적인 용법으로 여겨지고 있다. 그러나 이러한 기본 치료 시 장구균 감염이 지속될 수 있기 때문에 초기부터 혹은 48~72시간 동안 효과가 없을 때는 ampicillin을 추가한다.

항생제 사용에 따른 부작용으로 clindamycin의 경우, 혐기성 균들에 대해서 효과가 우수한 다른 항생제의 경우와 마찬가지로 장독소(enterotoxin)를 생산하는 클로스트리듐디피실레(clostridium difficile)의 과도한 생성을 가져와서 거짓막대장염(pseudomembranous colitis)을 일으킬 수 있다. 거짓막대장염은 심한 경우 치사율이 높기 때문에 vancomycin 또는 metronidazole을 투여하면서 적절한 보존적 치료를 병행하여야 한다. Gentamycin은 신독성, 이독성이 문제가 될 수 있기 때문에 필요한 경우 혈중 농도를 주기적으로 측정해야 한다. Gentamycin을 하루에 한번만 투여해도 적절한 혈중 농도가 유지되기 때문에, clindamycin-gentamycin 요법을 하루에 한 번만 투여한 경우에도 8시간 간격으로 반복 투여한 경우와 비슷한 치료 결과를 보인다는 보고도 있다. 하루에 한번 투여하는 경우 주기적 혈중 농도 측정은 필요 없다고 하였다. Gentamycin은 특히 신장 사구체 투과율이 감소된 사람에게서 심한 신독성, 이독성을 야기할 수 있으므로 이러한 경우에는 gentamycin을 사용하지 말고 clindamycin을 2세대 cephalosporin 계열의 항생제들과 병용하거나 aztreonam과 같이 병용할 수도 있다.

Metronidazle은 대부분의 혐기성 세균에 대해 우수한 항균효과를 가지기 때문에 gentamycin 또는 tobramycin과 병용하여 정맥주사로 투여하면 좋다. 특히 농양이 의심될 경우에 투여해볼 수 있으며 metronidazole, ampicillin 및 aminoglycoside의 세 가지를 병용하면 대부분의 골반감염 균주들에게 효과를 발휘할 수 있게 된다. Imipenem은 자궁염을 일으키는 대부분의 균들에게 효과가 있으며 대개 신장에서 imipenem의 대사를 억제하는 cilastatin과 같이 투여한다. 이 항생제의 높은 치료 효과와 가격을 고려하면 좀 더 심한 감염의 치료를 위해 사용을 제한하는 것이 좋다.

(3) 감염의 예방

수술 전 항생제 예방요법으로 인해 제왕절개수술 후 감염률이 매우 감소하였다. ampicillin 2 g이나 1세대 cephalosporin 같은 단일 제제가 이상적인 예방적 항생제이다(ACOG, 2018). Tita 등(2016)은 진통 중 혹은 양막파열 후 시행하는 제왕절개 시 수술 전 cefazolin에 azithromycin을 추가로 투여하면 수술 후 감염을 줄일 수 있음을 보였다. 제왕절개수술 전 피부소독은 chlorhexidine-alcohol로 하는 것이 iodine-alcohol로 하는 것보다 수술부위감염 예방측면에서 우수하다(Tuuli, 2016).

질염이 있는 무증상의 여성에서 산전치료는 산후 자궁감염을 예방하지 못하는 것으로 보고되었다. 제왕절개 시 태반을 손으로 만출시키기보다 저절로 분리되게 하면 감염 위험을 낮출 수 있다. 제왕절개술 시 단층 봉합과 두층 봉합을 비교할 때 감염률에 차이는 없었다.

2) 골반감염의 합병증

(1) 창상감염

제왕절개수술 후의 창상감염의 발생률은 평균 6%에 달하나 최근 예방적 항생제 투여 후로는 그 발생률이 2% 이내로 감소하였다. 창상감염은 자궁감염으로 치료받은 여성에서 항생제 치료 실패의 가장 흔한 원인이다. 창상 감염의 위험 요인으로는 비만, 당뇨병, 부신피질호르몬 투여, 면역기능저하, 빈혈, 지혈 실패로 인한 혈종 등이 있다. 제왕절개수술 후의 창상 감염의 경우에는 대개 수술 후 4일째부터 열이 발생하나 자궁 감염이 선행된 경우는 수술 후 1일이나 2일째부터 열이 지속적으로 나타난다. 그 외 증상으로 국소 부위의 발적이나 부종이 나타나기도 한다. 창상감염의 원인균은 자궁감염과 마찬가지 인 경우가 많으나 병원 내 균에 의해 감염되는 경우도 있다. 치료는 항생제 투여와 함께 배농을 해주어야 한다.

창상열개(wound dehiscence)는 근막층의 파열을 의미한다. 대부분의 창상파열의 경우 수술 후 약 5일째부터 장액성 분비물을 보인다. 치료는 열개부위의 2차 봉합이다.

(2) 괴사근막염

괴사근막염은 드물지만 치명적인 합병증으로, 제왕절개수술 후 복부절개 부위나 회음절개 부위 혹은 회음부 열상에 생길 수 있으며 심한 조직 괴사를 보인다. 위험 요인으로는 당뇨, 비만, 고혈압 등이 있다. 원인균은 A군 베타 용혈성 사슬알균 등의 단일균일 수도 있으나 그 보다는 복합 감염인 경우가 더 흔하며, 가끔 드문 병원균에 의해 발생하기도 한다(Swartz, 2004). 치료는 광범위 항생제를 투여해야 하고 감염 부위를 광범위하게 절제해야 한다. 광범위 절제 시 넓게 절제된 근막을 덮기 위해 합성 망사(synthetic mesh)가 봉합에 필요할 수 있다.

(3) 자궁부속기 감염증

산욕기 감염의 합병증으로 인한 난소 농양은 아주 드물며 대개 난소피막 부위로 세균이 침입하여 발생한다. 난소 농양은 보통 일측성이고 분만 후 1~2주 이내에 생길 수 있다. 많은 경우 농양이 파열되어 복막염을 일으킬 수 있으며 이 경우 즉각적인 수술요법이 필요하다.

(4) 복막염

자궁감염은 임파선을 경유하여 복강에 퍼져 복막염을 야기시키기도 한다. 또한 제왕절개술 후 자궁절개 부위가 괴사되어 파열되면서 발생할 수 있으며, 골반연조직염의 말기에 자궁주위조직 또는 부속기의 농양이 파열되어 치명적인 범발성 복막염을 일으킬 수도 있다. 산욕기 복막염은 외과적 복막염과 그 증상이 비슷하나 복부의 경직이 덜 뚜렷하다. 통증이 심하게 올 수 있으며 마비성 장폐색증의 결과로 심한 장관팽창이 발생하기도 한다. 염증이 자궁 내에서 시작하여 복막으로 전파되었을 경우 보통 내과적 치료로 충분하나 복막염이 장관이나 자궁의 수술 부위에서 시작되었다면 외과적 치료가 필요한 경우가 많다. 항생제 치료는 펩토스트렙토코쿠스(Peptostreptococcus), Peptococcus, Bacteroides, Clostridia 및 기타 호기성 대장균들을 염두에 두고 선택한다. 그 외 치료로서 수액공급과 전해질의 교정이 중요한데 그 이유는 범발성 복막염의 경우 다량의 체액이 장관 내, 장관벽, 복강 내에 저류되어 있기 때문이다. 구토, 설사, 발열도 체액과 전해질 상실의 중요한 원인들이다. 마비성장폐색증은 중요한 합병증으로서 지속적인 코위 흡인(nasogastric suction)을 통하여 감압시켜야 한다. 장관 사이의 화농성 삼출액은 장을 꼬이게 하여 기계적 장폐색의 증상을 야기시킬 수 있으나 초기에 수술을 요하는 경우는 드물다.

(5) 자궁주위조직 광범위연조직염(Parametrial phlegmon)

제왕절개분만 후 생기는 자궁염에서 자궁주위연조직염이 악화되어 이 부위가 결절화될 경우 광인대 내에 소위 광범위연조직염을 형성하기도 한다. 이러한 합병증은 제왕절개수술 후 발생한 골반감염을 치료하였음에도 불구하고 열이 72시간 이상 지속되는 경우에 일단 의심해 보아야 한다. 광인대 내에 생기는 연조직염은 보통 일측성이며 주로 광인대 기저부에 국한되는 경향이 있으나 염증이 심할 경우 광인대의 사이를 따라 전파된다. 가장 흔한 전파 방향은 광인대의 기저부를 따라 바깥쪽으로 퍼져 양측 골반벽 방향으로 진행하게 된다. 때로는 상부 광인대까지 염증이 파급되어 그 삼출액이 자궁각 부위와 장골와 부위까지 퍼지기도 한다. 후방으로는 직장질중격을 침범하여 자궁경부 후방에 단단한 종괴를 형성하기도 한다. 제왕절개수술 후 자궁절개 부위의 심한 연조직염은 괴사되어 파열되면서 복강 내 화농물이 배출되어 복막염을 일으킬 수도 있다. 산욕기 자궁염에 따른 골반연조직염은 후복막감염으로서 만약 복막염의 증세가 나타나는 경우 자궁절개창상의 괴사 내지는 파열 또는 장관의 손상 등을 고려해야 할 것이다.

① 방사선 진단

골반감염의 경우 환자의 3/4에서 전산화단층촬영에서 한 가지 이상의 이상소견이 보고된 바 있다. 때로는 자궁 절개부위의 열개가 전산화단층촬영에서 발견되는 경우도 있다. 이러한 소견은 임상경과를 고려하여 해석하여야 하며 많은 경우에 열개 소견이 자연히 회복되기도 한다. 제왕절개수술 후 감염의 징후가 없더라도 이와 같은 절개 부위의 열개 소견을 관찰할 수 있었다는 보고도 있다.

② 치료

자궁주위연조직염 또는 광범위연조직염 환자의 치료는 일

차적으로 적절한 항생제를 정맥 주사하는 것이다. 환자의 발열 지속 기간은 5일 내지 7일이며, 염증에 의한 결절이 완전히 흡수되기까지는 수주일 걸리기도 한다. 자궁절개 창상괴사가 의심되는 경우 수술을 고려할 수 있으나 자궁적출술이나 외과적 절제가 쉽지 않으며 흔히 다량의 실혈을 동반한다. 드문 경우, 자궁주위 변연절제술과 절개부위의 재봉합이 필요하기도 한다. 연조직염은 흔히 자궁경부와 자궁하부로 침입하여 요관을 포함한 골반벽에까지 파급되기 때문에 이 경우에는 경관상부 자궁절제술(supracervical hysterectomy)을 고려하여야 한다. 자궁 부속기는 잘 침범되지 않으므로 상태에 따라 일측 또는 양측 난소는 보존해야 한다.

(6) 골반 농양

항생제 치료에도 불구하고 드물게 골반연조직염이 화농되어 서혜부인대 상부에서 광인대 덩이를 만들기도 한다. 복강 내로 농양이 파열되면 치명적 복막염이 발생하기도 한다. 다행히 농양이 복부 전방으로 위치하게 되면 전산화단층촬영하에 주사바늘을 이용한 배농을 시도할 수 있다. 농양이 직장질중격의 후방으로 파급되면 후질벽절개(posterior colpotomy)를 통하여 배농시킬 수 있다. 요근농양(psoas abscess)의 경우는 항생제 치료와 경피흡인 배농술이 필요하다.

(7) 골반염증

제왕절개수술 후 방광편 아래쪽에 혈액이 고여 있는 것이 관찰되는 경우가 종종 있다. 혈종은 자궁절개 부위 근처의 광인대 내부에 생기기도 한다. 이러한 혈종은 종종 감염의 원인이 되므로 배출시켜 주어야 한다.

(8) 패혈성 골반혈전정맥염(Septic pelvic thrombophlebitis)

산욕기 감염은 정맥을 따라 전파되어 혈전정맥염을 만들기도 한다. 태반부착 부위의 병원균 감염은 자궁근층 정맥에서 혈전을 만들고 이로 인하여 이 부위에 혐기성 균의 번식을 조장하게 된다. 태반부착 부위와 자궁상부에서 연결되는 난소정맥도 결국 감염이 되는데 이과정은 보통 일측성이며 우측 정맥 부위에 호발하며 심한 경우 복부대정맥까지 감염이 된다. 좌측 난소정맥에 패혈성 정맥염이 생기는 경우 신정맥에도 전파될 수 있다.

패혈성 혈전정맥염의 임상 증상은 뚜렷하지 않아 골반 감염에 대한 항생제 치료 후 증세의 호전이 있으나 지속적인 발열을 보인다. 임상적으로 특별한 증상이 없거나 약간의 오한이 나타나는 정도이다. 난소정맥 혈전정맥염의 주요 증상은 산후 2, 3일째 하복부나 옆구리에 동통이 발생하며, 열은 없거나 동반되기도 한다. 때로는 자궁각 위쪽 부위에 통증을 수반한 종괴가 만져지기도 한다.

전산화단층촬영이나 자기공명영상으로 혈전정맥염을 확진할 수 있다(Klima, 2008). 장기간의 항응고제 사용을 지지하는 근거는 없다.

3) 회음부, 질 및 자궁경부의 감염

회음절개 부위 또는 봉합된 회음절상 부위의 회음창상감염은 분만 중에 회음부의 세균 오염이 빈번한 것을 고려한다면 비교적 발생이 드문 현상으로서, 심한 회음창상 감염은 주로 4도 회음부열상 환자에게서 발생한다.

(1) 발병기전 및 임상경과

회음절개 부위의 감염 시 창상 부위는 적갈색의 부종상태가 되며, 봉합사는 부종조직에 의해 종종 끊어지며 창상의 괴사된 조직은 벌어져서 창상에서 농양이나 장액농성 분비물이 유출된다. 회음절개부위의 파열이나 열개는 종종 회음절개부위의 감염을 동반하게 된다. 기타 전구요인으로서 혈액응고장애, 흡연, 유두종바이러스 감염 등이 보고되고 있다. 증상으로서 국한성 동통, 열, 기타 배 뇨곤란증 등이 있으며 심한 경우 전 회음부에 부종과 궤양이 생기고 삼출액으로 덮여진다. 배농이 잘되면 회음부 표면에 국한된 감염은 쉽게 악화되지 않는다.

질의 열상은 직접, 또는 회음부위에서 확산되어 감염되게 된다. 점막은 부어오르고 충혈되어 괴사가 되면서 때로는 떨어져 나간다. 또한 자궁주위 결합조직으로의 확산은 임파선염을 초래하게 된다. 자궁경부는 평소에 균들이 상주하므로 자궁경부의 감염은 실제로는 보다 흔할 것으로 생각된다. 깊은 자궁경부 열상의 경우 자궁 광인대의 기저부까지 열상이 연장되므로 이부위의 감염 시 임파선염, 자궁주위조직염으로 발전하여 심하면 패혈증에까지 이를 수 있다.

(2) 치료

회음부 감염의 치료는 창상감염의 일반적인 치료에 준하여 치료한다. 우선 감염 부위를 충분히 배농시키며, 봉합사는 제거하고, 감염된 창상은 개방시킨 후, 광범위 항생제를 투여하여야 한다. 봉합하기 전 창상부위를 잘 관리하는 것이 필수적이다. 회음부 창상에 감염이나 삼출물이 없고, 표면이 분홍색의 육아조직으로 덮이면, 이차봉합을 시행할 수 있다. 수술 후 관리로는 창상소독, 연동식, 변비를 예방하기 위한 대변 완화제의 사용이 있으며, 질이나 직장이 회복되기 전에는 그 안에 어떠한 것도 넣지 않도록 주의한다.

(3) 괴사근막염

회음부 및 질에 발생하는 괴사근막염은 드물면서도 치명적인 합병증으로 근육층 및 근막층을 포함한 심부결합조직의 감염이다. 이들은 근막 주위의 감염에서 시작되는데 당뇨환자나 면역기능이 저하된 환자들의 외음부 감염에서도 볼 수 있다. 이러한 합병증을 일으키는 병원균은 다른 골반 감염균과 비슷하다. 회음절개 부위의 괴사 근막염은 표층 및 심층의 회음근막층을 침입하여 대퇴부, 둔부, 복벽근에까지 퍼지기도 한다. 임상증상은 감염 3~5일에 나타나며 다양한 양태를 보이게 된다. 치료는 무엇보다도 적극적인 외과적 요법으로 감염부위를 광범위하게 절제하여야 한다. 효과적인 치료를 위하여 조기 진단, 외과적 절제, 항생제, 집중관리가 중요하다.

4) 독성쇼크증후군(Toxic shock syndrome)

독성쇼크증후군은 급성 발열성 질환으로서 여러 장기를 침범하여 10~15%의 사망을 초래할 수 있는 무서운 질환이다. 주요 증상으로서 발열, 두통, 혼수, 전신적 발적, 피하부종, 구토, 심한 설사, 혈액농축 등이 있으며 신부전, 간부전, 범발성 혈관내응고증, 순환계 허탈이 급격히 초래되는 질환이다. 회복기에 발적이 있었던 부위의 피부가 탈락된다. 황색포도알균(Staphylococcus aureus)이 주된 원인균이며 독성쇼크증후군 독소-1(toxic shock syndrome toxin-1)이라는 포도알균 외독소(staphylococcal exotoxin)가 심한 혈관내막손상을 일으켜서 본증을 유발한다. 1990년대에 독성이 있는 A군 베타 용혈성 사슬알균 감염이 산발적으로 보고되었고, 혈청형(serotype) Ml과 M3가 특히 독성이 있다(Beres et al., 2004; Okumura et al., 2004).

주된 치료는 모세혈관 내막손상을 회복시켜주는 것이며 패혈성쇼크에 준하여 치료한다. 독소가 치명적이어서 사망률이 매우 높다. 심한 경우 다량의 수액보충, 기계적 호흡보조 및 신장투석이 필요하게 된다. 또한 포도알균에 대한 항생제를 투여하여야 한다.

3. 산욕기의 심리적 반응과 관리

분만 후에 50~70%의 산모에서 경증의 일시적인 산후우울감(postpartum blues)이 발생하고, 8~20%에서 우울증(true depression)이, 0.14~0.26%에서 산후정신이상(puerperal psychosis)이 발생한다.

1) 산후우울감(Postpartum blues)

산후우울감(maternity blues, postpartum blues)은 분만 후에 흔하게 발생하는 정신적인 증상이다. 분만 후에 26~84%에서 발생하기 때문에 산욕기의 정상적인 회복 과정으로 간주되기도 한다. 증상은 분만 후 1주일 이내 어느 때라도 발생할 수 있으며 대개 분만 후 10일 이내에 호전된다. 산후우울감이 있는 산모는 울음, 우울, 불안, 의기양양, 감정 불안정, 두통, 현기증, 건망증, 불면증, 아이에 대한 미움 등의 증상으로 힘들어 하는데 이는 산과력, 사회경제력, 성격과는 관계가 없다. 행동과학자들은 산후우울감이 분만 후 급격한 역할의 변화와 심리적 변화에 따른 일시적 반응이라고 생각한다. 산후우울감은 일시적이고 오래 지속되지 않기 때문에 특별한 치료가 필요 없으나 증상은 수면의 감소로 인해 더 심하게 나타날 수 있기 때문에 휴식이 도움이 된다. 또한 가족구성원들이 산모의 감정변화 등의 증상에 대해서 공감하고 이해해 주는 자세가 필수적이다.

2) 산후우울증(Postpartum depression)

산후우울증의 발생률은 8~20%이며 경증부터 자살까지 다양하게 나타난다. 분만 직후부터 1년 후까지 언제든지 발생할 수 있으며 증상은 대개 분만 후 4~6주에 시작된다. 산후우울증의 증상과 증후는 비임신 우울증 환자와 차이가 없으나 체중감소, 불면증 등의 정상적인 산후회복 증상이나 산후우울감 등과의 구별이 어렵다. 그러나 산후우울증 환자는 우울증의 흔한 증상과 함께 가족에 대한 사랑이 없어지거나 신생아에 대한 양가감정이 특징적이다. 다음 임신에 재발률은 70%로 높으며, 산후우울증의 20~30% 환자는 임신과 관계없이 우울증을 가지고 있다. 따라서 분만 전에 정신과적 과거력에 대한 문진이 중요하다.

행동과학자들은 산후우울증이 유산, 태아사망, 신생아 사망 등의 임신의 합병증과 관련이 있고, 이들이 산모의 보상방어기전을 심화시켜 우울증이 발생한다고 하였다. 치료는 산후우울증의 증상과 징후를 인지하고, 가족과 치료진의 위로와 지지 정신요법을 우선 시행한다. 중등도 또는 중증의 우울증 시에는 일정유형의 정신치료와 함께 항우울제를 사용한다. 약물치료로는 세로토닌 흡수저해제(serotonin uptake inhibitor)가 효과적이다.

4. 분만 후 피임

산욕기에 적절한 피임법의 사용은 출산 후 터울조절에 많은 도움을 줄 것이다. 각 피임법의 장단점, 피임실패율, 수유여부, 피임기간, 건강상태, 성교빈도, 연령 등에 따라 자신에게 맞는 피임법을 선택하도록 한다. 피임 실패율을 나타내는 데 사용되는 'Pearl index'는 여성 100명이 1년간에 임신한 임신율을 나타낸다. 각 피임법에 따라 첫 1년간의 피임 실패율이 다르다(표 22-1). 또한, 피임을 실천한 연속 몇 달간의 임신 가능성을 계산하는 life-table method로도 좀 더 정확한 정보를 얻을 수 있다.

임신에 영향을 미치는 인자로는 남녀의 생식능력, 성교시 배란기의 여부, 피임방법, 사용한 피임법의 효과와 사용-

표 22-1. 각피임법에 첫 1년간의 피임 실패율(%)

피임방법	최저 실패율	일반 실패율
피임안함	85	85
질외사정	4	27
월경주기조절법	9	25
호르몬 피임제		
복합경구피임약	0.3	9
프로게스틴단일 경구피임약	0.3	9
피임패치	0.3	9
주사용피임제	0.2	6
피하이식제	0.05	0.05
피임용 질링	0.3	9
자궁내장치		
구리자궁내장치	0.6	0.8
레보놀게스트렐분비 자궁내 시스템	0.1	0.1
남성용 콘돔	2	15
여성용 콘돔	5	21
살정제	18	29
불임수술		
난관불임수술	0.5	0.5
정관불임수술	0.1	0.15

방법의 피임방법의 정확성 등이다. 각 피임법은 피임 실패율, 안전성, 편리성, 비용 등이 다르므로 각각의 장단점을 잘 따져서 피임기간, 건강 상태, 성교 빈도, 연령 등에 따라 자신에게 꼭 맞는 피임법을 선택할 수 있도록 전문가의 상담이 필요하다

1) 수유 중 무월경법(Lactational amenorrhea method)

출산 후 수유 중에는 뇌하수체에서 프로락틴의 분비가 증가되어 배란이 억제되므로 무월경이 된다. 일반적으로 수유를 하지 않는 여성은 분만 후 5주 정도 배란이 되지 않으며 수유를 하는 여성은 8주 이상 무배란이 지속된다. 분만 후 1년간 수유로 인한 무월경 기간에 임신이 될 확률은 1% 정도 되는 것으로 알려져 있다. 수유로 피임효과를 가지려면 ① 출산 후 무월경 상태에서, ② 아기에게 거의 전적으로 모유만 먹이고, 밤낮으로 아기가 원할 때 마다 혹은 적어도 매 3~4시간마다 약 15분 정도씩 수유를 하며, ③ 산후 6개월 미만 등의 조건에 맞는다면 수유는 분만 후 6개월 또는 9~12개월까지도 피임효과를 가진다. 이런 상태가 엄격하게 지켜지지 않는다면 피임방법으로는 수유는 별효과가 없다(Kennedy et al., 1996).

수유 중인 여성이 다른 피임법을 사용하길 원한다면 비호르몬적 피임법인 차단피임법이나 자궁내장치 등을 선택할 수 있다. 자궁내 장치는 일반적으로 완전 자궁퇴축(uterine involution)이 확인 된 분만 최소 6주 후에 삽입을 하는 것이 일반적이다. 복합경구피임약은 아주 소량의 호르몬이 모유로 분비되나 태아에게 나쁜 영향을 주지는 않는다. 에스트로겐을 함유하는 복합경구피임약은 모유 양을 감소시킬 수도 있으므로(Truitt et al., 2003), 산후 6개월 이내에는 사용하지 말도록 권고된다. 프로제스틴 단일피임제는 모유 분비 양에는 영향이 없으며, 모유수유와 함께 피임법으로 같이 사용할 경우 높은 피임효과를 나타낸다(Shikary et al., 1987).

2) 월경주기조절법(Periodic or rhythmic abstinence)

월경주기조절법은 난자가 배란 후 12~24시간 수정이 가능하므로 이 배란기를 피하는 방법으로, 첫 1년간 임신율이 약 25%까지로 피임실패율이 높다. 또한 가임기에는 성교를 하지 않고 금욕을 하는 피임법을 자연피임법(natural family planning method) 또는 주기적금욕법(periodic abstinence)이라고 한다.

(1) 날짜피임법(Calendar rhythm method)

배란이 다음 생리예정일에서 약 14일 전에 일어나지만 다음 생리를 정확히 예측하기가 힘들기 때문에 불확실한 피임법이다. 가임기의 계산은 과거 6개월간의 생리주기 동안 가장 짧았던 주기에서 18을 빼어 이 날짜를 가임기의 첫째 날로, 가장 길었던 주기에서 11을 빼어 가임기의 마지막 날로 계산하여 이 가임기 동안 금욕하도록 하는 것이다. 예를 들어 지난 6개월간 가장 짧았던 주기가 26일이었고 가장 길었던 주기가 32일이었다면 월경시작 8일째부터 21일째까지 금욕하는 것이다.

(2) 기초체온법(Temperature rhythm method)

배란 이후 프로게스테론의 작용에 의해 기초체온이 약간(0.4℃) 상승하는 것을 이용하는 것으로 생리 첫날부터 기초체온 상승 3일째까지 성교를 피하는 방법이다.

(3) 자궁경부점액관찰법(Cervical mucus rhythm method, Billings' method)

배란 전후의 자궁경관점액의 변화를 이용하는 방법이다. 생리 후 자궁경관점액은 거의 없어 질이 건조하다가 난포가 서서히 성장하여 에스트로겐이 분비되면서 점액이 증가되어 배란되기 전 에스트로겐이 가장 많이 분비되는 시기에는 점액이 맑고 양이 많아지며 길게 떨어지는 것을 느낄 수 있다. 배란 후에는 프로게스테론이 분비되므로 자궁경부 점액이 끈적끈적하게 되어 정자가 자궁목관을 통과하기 힘든 상태가 된다. 그러므로 생리 후 점액이 관찰되기 시작

하는 첫날부터 점액이 가장 많이 증가된 후 마지막 4일까지는 성교를 피하는 방법이다.

(4) **증상체온법**(Symptothermal method)

날짜 피임법, 기초체온법, 점액관찰법을 합한 방법으로, 날짜 피임법과 점액관찰법에 따라 금욕을 시작하고, 점액 관찰법과 기초체온법에 의해 마지막 금욕날짜를 결정하는 방법이다.

3) 호르몬 피임법

호르몬 피임법은 배란과 수정을 방해하며 에스트로겐-프로게스틴 복합피임법과 프로게스틴 단일 피임법이 있다.

(1) **복합경구피임제**(Combined oral contraceptives)

복합경구피임약은 에티닐에스트라디올(ethinyl estradiol) 등의 에스트로겐과 프로게스테론, 테스토스테론, 스피로노락톤과 구조적으로 유사한 프로게스틴(progestin)으로 구성되어 피임효과를 나타내지만 유방압통, 체중증가, 구역 등의 호르몬의 부작용이 많이 발생했다. 1980년대 말 이후에는 호르몬 함량을 최소화시켜 과거의 고용량경구피임약에 비하여 에스트로겐 함량이 약 1/5, 프로게스테론 함량이 약 1/10로 감소된 저용량경구피임약이 개발되어 현재에는 피임효과가 있으면서 부작용을 최소화하기 위해 1일 에티닐에스트라디올의 함량이 대부분 35μg 미만으로 사용된다. 복합경구피임약은 월경 주기의 기간별로 함유된 호르몬의 용량에 따라 에스트로겐과 프로게스틴이 21일간 일정하게 함유된 단상성(monophasic) 제제, 함량이 기간별로 다르게 조합된 2 상성(biphasic) 및 3 상성(triphasic) 제제가 있다. 우리나라에서 시판되고 있는 복합호르몬피임제로는 복합경구피임약, 피임 패치, 피임용 질링이 있다(표 22-2).

① 작용기전

복합호르몬피임제는 다음의 작용기전에 의해 우수한 피임효과를 나타낸다.

표 22-2. **우리나라에서사용되는 복합호르몬피임제의종류**

상품명(회사명)	에스트로겐	함량(mg)	프로게스틴	함량(mg)
다이안느35(한국쉐링)	Ethinyl estradiol	0.035	Ciproterone acetatate	2.0
마이보라(한국쉐링)	Ethinyl estradiol	0.03	Gestodene	0.075
머시론(한국오가논)	Ethinyl estradiol	0.02	Desogestrel	0.015
미뉴렛(한국화이자)	Ethinyl estradiol	0.03	Gestodene	0.075
미니보라(한국쉐링)	Ethinyl estradiol	0.03	Levonorgestrel	0.15
야스민(바이엘코리아)	Ethinyl estradiol	0.03	Drospirenone	3.0
야즈(바이엘코리아)	Ethinyl estradiol	0.02	Deospirenone	3.0
에이리스(한국화이자)	Ethinyl estradiol	0.02	Levonorgestrel	0.1
쎄스콘(지엘파마)	Ethinyl estradiol	0.03	Levonorgestrel	0.15
트리퀄라(한국쉐링) ; 삼상성	Ethinyl estradiol	0.03 0.04 0.03	Levonorgestrel	0.05 0.075 0.125
클래라(바이엘코리아)	Estradiol valerate	3/2/1	Dienogest	2/3
이브라패치(한국얀센)	Ethinyl estradiol	0.02/day	Norelgestromin	0.15/day
누바링(한국엠에스디)	Ethinyl estradiol	0.015/day	Etonogestrel	0.12/day

가. 복합호르몬피임제의 가장 중요한 작용은 배란을 방지하는 것이다. 에스트로겐의 지속적인 투여로 인한 시상하부의 생식샘자극호르몬분비호르몬(GnRH)의 분비를 억제하여 뇌하수체에서 생식샘자극호르몬(LH, FSH)의 분비를 저하시켜 난소에서 배란이 되지 않게 한다. 또한 프로게스틴이 배란에 필요한 월경중기 황체호르몬의 증가를 억제하여 배란이 일어나지 않는다.

나. 프로게스틴이 자궁경관점액을 끈끈하게 만들어 정자의 통과를 막아 피임을 도운다.

다. 프로게스틴이 자궁내막을 위축된 탈락막으로 변화시켜 수정란이 착상하는 데 적합하지 않은 상태로 변화시킨다.

② 복용방법

복합경구피임약은 21일간 복용하고 7일간 쉬며, 중단 후 7일 동안에 소퇴성 출혈이 일어난다(소퇴성 출혈을 줄이기 위해 24일간 복용, 4일간 쉬는 제제도 있다). 처음 복용 시에는 월경시작 첫날부터 시작하여 매일 1정씩 순서대로 21정을 다 복용하면 마지막 복용한 2~4일 후에 저절로 생리가 시작된다. 7일간 휴약한 후에는 생리가 끝났거나 계속 중이거나에 관계없이 8일째부터 다시 복용을 시작한다(그림 22-1). 간혹 첫 피임약 복용의 시작을 월경 4일 이후에 시작한 경우에는 특히 생리주기가 짧은 사람인 경우에는 배란이 일어날 수 있으므로 7번째까지의 약을 다 먹을 때까지는 콘돔 등의 다른 피임법을 같이 사용해야 안전하다. 복용시간은 어느 때라도 좋으나 가능하면 매일 같은 시간에 복용하는 것이 좋다.

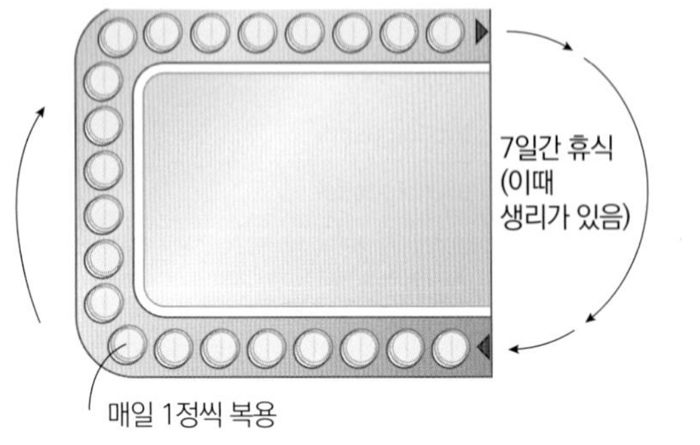

그림 22-1. 피임약 복용법

피임약 복용을 잊었을 때에는 다음과 같이 한다.

가. 한 알을 잊어버리고 안 먹었을 때: 고용량의 단상성(monophasic) 복합경구피임약이라면 다음날 두 알을 복용하고 그 다음 정제도 예정대로 복용한다. 이때는 피임효과는 감소하지 않지만 소량의 파탄성 출혈이 발생할 수 있다.

나. 한 알 이상 안 먹었을 때나 저용량의 제제를 복용했을 때: 약을 중단하고 생리가 올 때까지 콘돔 등의 다른 피임방법을 사용하거나, 그날부터 새로운 팩(pack)으로 복용을 하되 1주일간은 콘돔 등의 다른 피임방법을 함께 사용한다. 만약 소퇴성 출혈이 없다면 임신에 대한 검사를 시행하여야 한다.

③ 다른 약제와의 상호작용

복합경구피임약의 피임효과에 영향을 주는 3가지 그룹의 약제가 있다. 항결핵약(rifampin, rifabutin), 후천성면역결핍증 치료제(efavirenz, ritonavir-boosted protease inhibitors)와 항경련제(phenytoin, carbamazepine, oxcarbazepin, barbiturates, primidone, topiramate)를 복용하는 경우에는 경구피임약의 효과를 감소시킬 수 있어 이 약품들과 함께 복용할 경우에는 에티닐에스트라디올의 함량이 30 μg 이상이 함유된 제제를 선택하여야 한다(Gaffield et al., 2011). 경구피임약이 다른 약의 작용에 영향을 줄 수 있는데 디아제팜, chlordiazepoxide, 테오필린(theophylline), 삼환식 항우울제(tricyclic antidepressant) 등의 작용을 증대시키므로 감량하여 사용하여야 하고, 아세타아미노펜, 아스피린, 모르핀 등의 배설을 촉진시키므로 경구피임약 복용 여성에서는 투여 용량을 늘려야 한다. 이전의 연구에서는 비만한 여성에서는 호르몬의 생물학적 이용효능(bioavailability)의 감소로 임신의 위험도가 증가할 수 있다고 보고하였으나(Westhoff et al., 2010), 2016년 Lopez

등은 비만여성에서도 복합경구피임약의 피임효과는 효과적이라고 보고하였다.

④ 대사변화

복합경구피임제는 혈장 내 중성지방(triglyceride)과 총콜레스테롤(total cholesterol)을 증가시킨다. 미국산부인과학회(ACOG, 2006)에서는 복합경구피임제 투여 후에 지질수치를 검사하도록 권하고 있으며, 특히 LDL 콜레스테롤이 160mg/dL 이상이거나, 심혈관계 질환의 위험도가 높은 경우 다른 피임방법을 권하고 있다.

에스트로겐은 다양한 글로불린의 간 합성을 증가시키는데 피브리노겐(fibrinogen)과 많은 응고인자의 수치를 증가시켜 혈전증을 유발한다(Comp, 1996). 안지오텐신노겐(angiotensiongen)의 생산을 증가시키고, 또한 성호르몬결합글로불린(SHBG)의 생산을 증가시켜 테스토스테론 생활성 농도를 감소시켜서 여드름과 다모증을 개선한다.

⑤ 피임이외의 건강상 이점

피임약은 피임효과 이외에도 여러 가지 건강상 이점이 있다. 드로스피렌논(drospirenone) 함유 복합경구피임약(Yaz®)은 월경 전 불쾌장애(premenstural dysphoric disorder)의 증상개선에 효과가 있다(Lopez et al., 2012).

- 골밀도 증가
- 생리량 감소 및 빈혈 예방
- 자궁외임신 예방
- 자궁내막증으로 인한 생리통 개선
- 월경전증후군 예방
- 자궁내막암과 난소암 예방
- 양성유방질환 예방
- 다모증과 여드름 호전
- 난관염 예방
- 죽상경화증 발생 예방
- 류마티스관절염 개선

⑥ 복합경구피임약의 금기증

- 임신
- 분만 후 21일 이내
- 35세 이상이면서 하루 15개피 이상의 흡연자
- 활동성 유방암
- 고혈압(수축기혈압 160 mmHg 이상 또는 이완기혈압 100 mmHg 이상)
- 동맥심혈관질환의 위험요소가 여러 개인 자(고령, 흡연, 당뇨병, 고혈압 등)
- 정맥혈전색전증
- 합병증이 동반된 판막성심장병(폐고혈압, 세균심내막염의 과거력 등)
- 혈전성향(thrombophilia)
- 수술 후 장기간 활동할 수 없는 경우
- 간경화, 급성 활동성 간염
- 간종양(양성 간선종, 간세포암)
- 허혈성 심장질환 또는 과거력
- 뇌혈관질환
- 전조가 있는 편두통(migraine with aura)
- 전신홍반루프스(항인지질항체 양성이거나 모르는 경우)

⑦ 복합경구피임약의 출산 후 사용

복합경구피임약은 아주 소량의 호르몬이 모유로 분비되나 태아에게 나쁜 영향을 주지는 않는다. 출산 후 수유를 하지 않는 경우에는 출산 후 또는 유산 후 6주 이전에 배란이 되므로 경구피임약을 출산 후 6주 이전에 미리 시작하여야 한다. 유산 시에는 유산 직후부터 복용을 시작하고, 산후에 수유를 하지 않는 경우에는 출산 후 최소 3주 이후부터 시작한다.

(2) **프로게스틴 단일경구피임약**(Oral progestin-only contraceptives, Mini-pill)

소량의 프로게스틴 단일성분만 함유된 피임제로 작용기전은 복합경구피임약의 주작용기전인 배란을 억제하는 것보다는 자궁경부 점액이 정자가 통과가 힘든 상태로 변하며,

자궁내막이 위축되어 수정란이 착상하는 데 부적합하게 되어 피임효과를 나타나게 한다. 프로게스틴 단일경구피임약은 당과 지질대사, 간기능, 혈압에 영향을 미치지 않으며 혈전증, 편두통, 35세 이상의 흡연자 등 심혈관질환의 위험성이 있는 경우나 수유 중에도 사용할 수 있다는 이점이 있다. 그러나 복합경구피임약에 비하여 피임효과가 떨어지고, 불규칙한 출혈, 무월경, 월경과다, 기능성 난소낭종 발생 등의 단점이 있으며 유방암, 임신 시에는 금기이다. 프로게스틴 단일경구피임약은 24시간 동안만 자궁경부 점액을 변화시키므로 매일 잊지 말고 같은 시간에 복용해야 한다. 만약 복용시간이 4시간 늦게 되었다면 48시간은 콘돔 등의 다른 피임법을 같이 사용하여야 한다.

(3) 피하이식호르몬피임제

① 노플란트®(Norplant®)

노플란트는 길이 34 mm, 외경 2.4 mm인 6개의 실라스틱 관속에 각각 6 mg의 프로게스틴인 레보놀게스트렐(levonorgestrel)이 들어있다. 이 6개의 관을 팔의 안쪽 피부 밑에 심어 놓으면 1년간은 레보놀게스트렐이 매일 40~50 μg 방출되고, 그 후 5년까지는 매일 30~35 μg이 방출되므로 피임효과를 나타내게 된다.

② 임플라논®(Implanon®)

임플라논은 길이 4 cm, 외경 2 mm인 1개의 관에 프로게스틴인 데소게스트렐(desogestrel)의 활동성 대사물질인 etonogestrel (3-keto-desogestrel)을 68 mg을 함유하여 하루 약 30 μg씩 분비하여 3년간 피임효과를 나타내는 피하이식 피임기구이다(그림 22-2). 주로 상완의 안쪽 피하 부위에 삽입한다. 피임 효과는 프로게스틴이 시상하부와 뇌하수체에 작용하여 배란을 억제하며 혈중 난포자극호르몬과 에스트라디올 농도에는 큰 영향을 주지 않는다. Pearl index가 0.1 이하로 피임효과가 탁월하며 제거한 후에는 바로 수태능력이 회복된다. 장기간 가역적 피임을 원하는 여성, 다른 피임법에 부작용이나 금기증이 있는 여성 등에 적절하다. 금기증으로는 활동성 정맥혈전질환, 프로게스틴 의존성 종양, 간기능 이상, 임신이 의심되는 경우, 원인불명의 질출혈, 과민반응 등이다. 시술 시기는 월경 시작 1~5일 사이 또는 경구피임제를 복용하는 경우 마지막 복용 다음날, 프로게스틴제제를 사용해서 피임하는 경우는 사용 중 어느 때나 가능하다. 프로게스테론 단일제제이므로 불규칙한 출혈, 두통, 여드름, 체중 증가, 유방압통, 근육통, 불안, 우울증이 있을 수 있으며, 관을 제거할 때 피부에 작은 절개를 해야 한다는 등의 단점이 있으나, 한 번의 시술로 3년 동안 높은 피임효과가 있고 수유부에서도 사용할 수 있다는 이점이 있다.

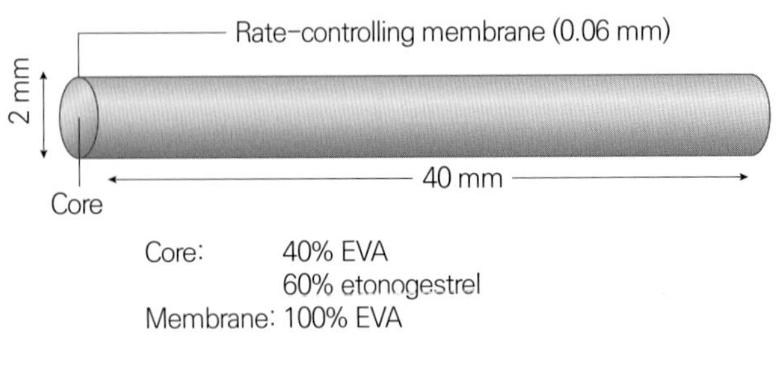

그림 22-2. 임플라논(Implanon)®

(4) 피임패치(Ortho Evra patch®)

패치를 이용하여 피부로 호르몬을 투여하는 방법으로 에티닐에스트라디올 0.75 mg과 norelgestromin 6 mg이 함유되어 있는 피임패치(그림 22-3)를 둔부, 복부 등에 생리주기 첫날부터 1주일에 한 장씩 3주간 붙이고 1주간의 휴지기를 가지며 이 때 소퇴성 출혈이 일어난다. 복합경구피임약과 같은 작용이나 사용이 간편하기 때문에 경구피임약보다 10~20% 더 높은 순응도를 보이며 특히 20세 이하의 어린 여성에서 다른 연령대보다 높은 순응도를 보인다. 최근 FDA에서는 피임패치가 정맥혈전색전증의 발생위험도가 높다는 것을 설명서에 명시하기로 하였다. 또한 체중이 90 kg 이상인 여성은 피임 실패율이 증가하므로 주의하여야 한다.

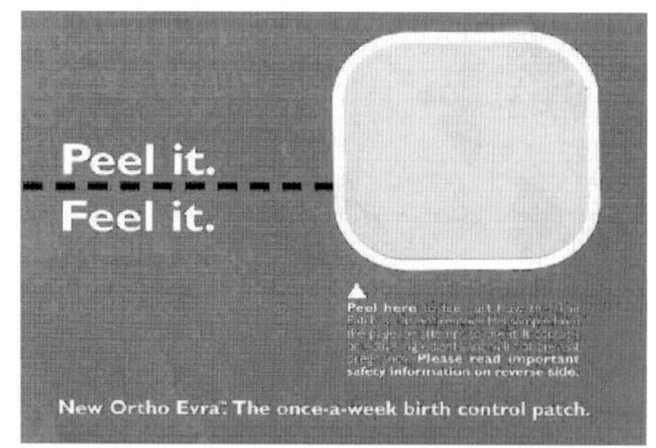

그림 22-3. **피임패치(Ortho Evra patch®)**

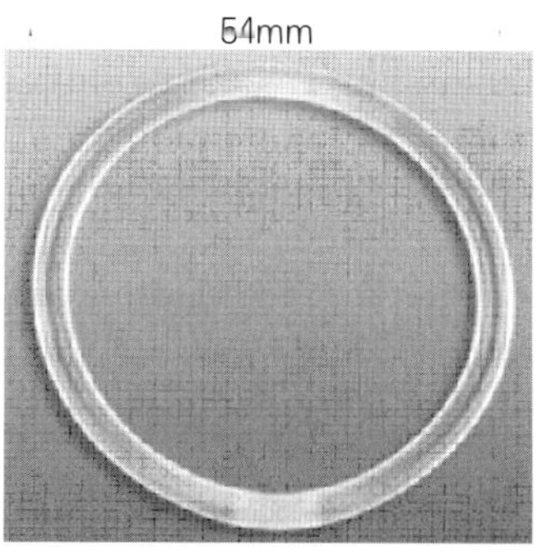

그림 22-4. **피임용질링(누바링®, NuvaRing®)**

(5) **피임용 질링**(누바링®, NuvaRing®)

피임용 질링은 피임패치와 같이 간에서 바로 대사되지 않고 흡수되어서 혈중 호르몬치가 일정하게 유지되며 매일 복용하지 않아도 되므로 안정성과 순응도를 높일 수 있는 장점이 있다. 누바링(NuvaRing)®은 바깥지름이 54 mm인 유연한 가는 폴리머 링으로 에티닐에스트라디올과 etonogestrel이 함유되어 있다(그림 22-4). 생리 1~5일째에 링을 질 내에 환자 스스로 삽입하여 3주간 넣어 두었다가 빼고 1주 동안 링을 사용하지 않으면 그 사이에 생리가 나온다. 월경 1일째에 질 링을 삽입하면 다른 피임을 병행하지 않아도 되나 2~5일째 삽입한 경우에는 1주 동안 콘돔 같은 다른 피임 을 사용하도록 한다. 질 내에서 하루에 에티닐에스트라디올 15 μg과 etonogestrel 120 μg을 지속적으로 분비해 배란을 억제하여 피임효과를 나타낸다. 복합경구피임약과 금기증 등이 비슷하나 링과 관련되어 질염이나 질분비물 증가와 같은 부작용을 보일 수 있다.

표 22-3. **프로게스틴 단일피임용 주사제 Depo-Provera®의 장점과 단점**

장점	단점
가역적 사생활 보호 3개월 효과 지속 비만 여성 사용 가능 자궁외임신 감소 월경 횟수 감소하거나 없어짐 월경곤란증과 월경관련증 상 감소 다른 약물과 상호작용 거의 없음 간질발작 감소 낫적혈구병에서 낫적혈구병 위기 감소 자궁내막증에서 골반통증 감소 자궁근종으로 인한 대량비정 상질출혈 감소 골반염증 위험도 감소	불규칙 질출혈 증가 체중증가 우울기분 증가 골밀도 감소(대부분 가역적) 알러지 반응 긴 가임력 회복기간 3개월마다 병원 방문

(6) **프로게스틴 단일피임용 주사제**(Depo-Provera®)

월경 시작 5일 이내에 depot medroxy progesterone acetate (DMPA, Depo-Provera®) 150 mg을 1회 근육 주사하여 3개월간 피임 효과를 나타내며, 프로게스틴 단일피임약과 유사하나 간편하다는 이점이 있다. depo-subQ provera 104 (사야나®, Sayana®)는 대퇴부나 복부에 피하주사 할 수 있다. 근육주사는 볼기근육이나 어깨세모근에 주사하며 피하주사는 앞넓적다리나 배에 주사한다. 임신이 아닌 것이 확인되면 처음 주사 시기는 상관이 없으나, 월경 시작 후 7일 이내에 시작하는 것이 가장 이상적이다. 이 시기는 여성이 임신이 아님을 확인할 수 있고 주사 첫 달부터 피임이 억제되어 처음 7일 동안 다른 피임법을 사용하지 않아도 되는 장점이 있다. 대부분의 여성에서 주사 후 24시간 이내에 약물학적 효과를 보이는 농도에 도달하며 자궁점액이 정자를 통과할 수 없게 변한다. 임신 중에 DMPA를 주사하여도 태아기형의 빈도를 높이지 않는 것으로 나타났다(Brent, 2005). 월경 시작 7일 이후에 DMPA를 처음 주사하였다면 주사 후 7일 동안 다른 방법의 피임을 병행할 것을 권유하고 2~3주 후에 임신검사가 필요함을 알려주어야 한다. 다른 호르몬피임법을 사용하고 있었다면 주사 후 7일 이후에 중단하도록 하고, 자궁내장치를 삽입하고 있다면 주사 후 7일 후에 제거하도록 한다. 주사는 3개월마다 반복하는데 이전 주사 후 13주(근육주사인 경우) 또는 14주(피하주사인 경우)가 지났다면 재주사 전 임신여부 확인이 권유된다. DMPA의 장점과 단점은 다음과 같다(표 22-3).

4) 자궁내장치

자궁내장치는 과거에 사용하였던 화학적으로 불활성화된 자궁내장치와 현재 사용하고 있는 구리나 황체호르몬을 포함한 화학적으로 활성화된 자궁내장치가 있다.

(1) 구리자궁내장치

구리자궁내장치(그림 22-5)는 폴리에틸렌에 구리가 감긴 작은 기구로 자궁 내에 삽입하여 장기간 피임효과를 나타낸다. 작용기전은 확실치는 않으나 자궁내장치가 국소적인 염증반응을 일으켜 정자를 죽이는 작용을 하며, 정자가 난관 내에 이르지 못해 수정을 방해하고, 주머니배(blastocyst)에도 직접 염증반응을 일으키며, 자궁내막을 착상에 좋지 않은 상태로 변화시킨다. 자궁내장치는 배란에 영향을 주지 않기 때문에 구리자궁내장치를 하고 있는 여성이 임신이 될 경우 지궁외임신의 확률이 증가한다. 그러나 자궁내장치를 한 상태에서의 자궁외임신의 빈도는 매우 드물기 때문에 자궁외임신의 기왕력이 자궁내장치의 금기증은 아니다.

구리자궁내장치의 금기증은 임신 중이나 임신의 가능성, 자궁강 형태이상, 급성골반염이나 그 기왕력, 산후 자궁내막염이나 유산 후 염증이 있은 후 3개월 이내, 자궁내막암, 자궁경부의 암이나 이상세포진 소견, 원인불명의 질출혈, 급성자궁경부염이나 질염, 다수의 성상대자가 있는 경우, 세균감염이 잘되는 경우(AIDS), 윌슨병이나 구리알레르기 등이다.

(2) 레보놀게스트렐분비 자궁내시스템

레보놀게스트렐(levonorgestrel, LNG)분비 자궁내시스템은 보통의 자궁내장치에 감겨 있는 구리대신에 프로게스틴을 함유하고 있는 실리콘막이 감싸므로 경구피임약의 장점과 자궁내장치의 장점을 합쳐놓은 피임방법이다. 레보놀게스트렐이 52 mg 함유되어 매일 20 mcg씩 분비되는 것(미레나®, Mirena®)과, 13.5 mg 함유되어 매일 14 mcg씩 분비되는(제이디스®, Jaydess®), 그리고

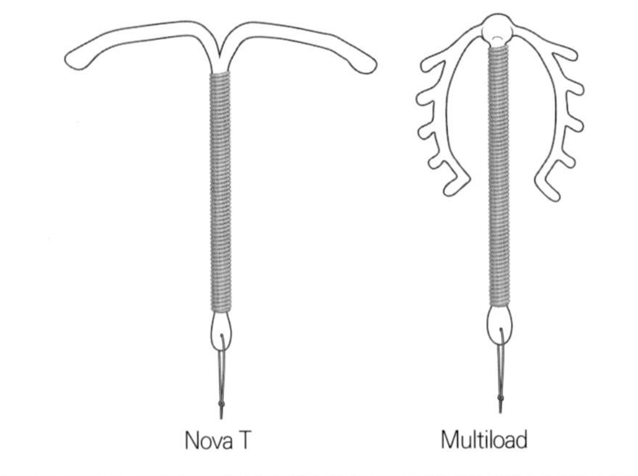

그림 22-5. 구리자궁내장치

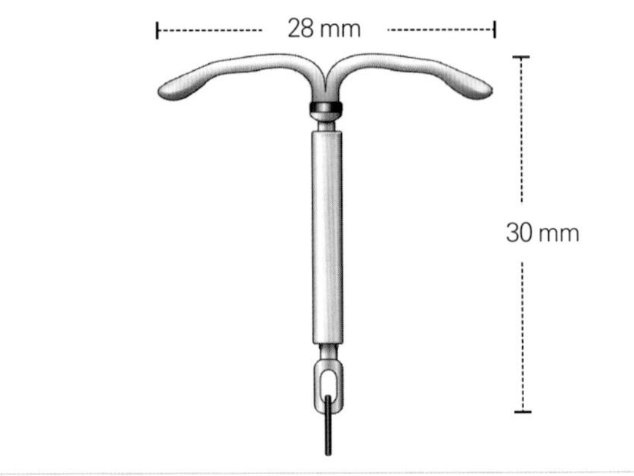

그림 22-6. 레보놀게스트렐분비 자궁내시스템 (카일리나®, Kyleena®)

2018년 시판이 시작된 레보놀게스트렐이 19.5mg 함유되어 매일 17.5 mcg씩 분비되는 카일리나®(kyleena®) 세 가지가 있다.

피임효과는 함유된 LNG 용량이 적은 제이디스®만 3년이고 나머지 두 제품은 5년이다. 자궁내시스템(그림 22-6)을 자궁 내에 넣어두면 프로게스틴인 레보놀게스트렐이 매일 일정량 자궁강 내에 유리되며 자궁 내에만 주로 작용하므로 전신적인 부작용이 거의 없이 실패율 0.1%의 우수한 피임효과를 나타낸다. 프로게스틴이 자궁내막을 얇게 하여 생리량을 현저히 감소시키므로 빈혈을 예방할 수 있다. 그러므로 월경과다증, 월경통, 월경전증후군에 치료목적으로 사용하기도 한다. 주요 작용기전은 자궁 내에 유리되는 레보놀게스트렐의 영향에 의하여 자궁경관점액을 끈끈하게 하여 정자의 통과를 막고, 자궁내막을 얇고 불활성화시켜 착상을 방지하는 것이다. 제이디스®와 카일리나®는 기존의 미레나®보다 크기가 작아져서 자궁크기가 작은 여성이나 자궁경부협착증이 있는 여성에서도 삽입이 가능하며, 은이 포함된 링이 부착되어 일반 엑스선검사뿐 아니라 초음파에서도 자궁 내 위치 확인이 가능하다.

(3) 부작용

① 자궁천공

산욕기나 수유기에 자궁내장치를 삽입하거나 경험미숙, 자궁굴곡이 심할 때 발생하며 (Harrison-Woolrych et al., 2003) 대부분 자궁저부에 발생하여 천공부위의 자궁수축으로 인해 대량 출혈은 적다.

② 장치의 분실

자궁내장치를 삽입 후 첫 달에 자궁에서의 배출이 흔히 발생한다. 주로 생리 때 배출되기 때문에 생리 후에는 자궁내장치를 확인해보아야 한다. 자궁내장치의 꼬리가 보이지 않으면 초음파로 자궁 내에 장치가 있는지 검사하고, 초음파로도 보이지 않으면 방사선 검사로 복강 내에 자궁내장치를 확인하여야 한다.

③ 생리의 변화

구리자궁내장치는 생리통증가, 생리량 증가가 있을 수 있고, 레보놀게스트렐분비 자궁내시스템은 시술 후 6개월 동안은 소량의 출혈이 발생할 수 있으며, 이후에는 점차 줄어 2년 내에 시술받은 여성 30%에서 무월경이 발생한다. 불규칙 출혈은 레보놀게스트렐분비 자궁내시스템 시술 후에 흔하게 나타나는 일반적인 부작용으로 시술 후 처음 2~3개월 동안 자궁내막이 안정화될 때까지 나타날 수 있다. 이러한 현상이 5년 이내에 레보놀게스트렐분비 자궁내시스템을 제거하는 주원인이므로 시술 전에 이러한 현상이 일어날 수 있음을 충분히 설명하여 순응도를 높이는 것이 좋다. 필요하다면 불규칙 출혈을 조절하기 위하여 한시적으로 에스트로겐을 사용할 수 있다. 일반적으로 전신효과에 의한 부작용은 3~6개월 후에 완화되거나 없어진다.

④ 자궁내장치 시술 후 임신

자궁내장치 시술 후 임신이 되면 자궁외 임신을 배제하여야 한다. 14주 이내의 자궁강 내 임신이 확인이 되었을 때 만약 자궁내장치의 꼬리가 보이면 유산, 융모양막염, 조산을 예방하기 위하여 자궁 내 장치를 조심히 제거하여야 한다(Brahmi et al., 2012). 임신 제2삼분기에 자궁내장치가 있어 유산이 되면 치명적인 패혈증이 발생할 수 있기 때문에 감염의 증거가 있으면 즉시 항생제치료와 함께 태아 및 자궁내장치의 배출을 시행하여야 한다.

⑤ 골반염

WHO에서 전 세계 23,000명의 구리자궁내장치 사용자를 대상으로 시행한 대규모메타분석에 의하면 골반염 위험도는 매우 낮으며(1년간 1,000명의 사용자 중 1.6명, 이것은 일반인의 빈도와 같다), 삽입 후 처음 20일 동안 골반염이 증가하나(1,000명 사용자 중 9.7명) 이후 감소하여 안정된 상태를 유지하며 특히 8년 이상 사용한 경우에도 비슷하였다(Farley et al., 1992). 예방적 항생제를 사용하여도 첫 3개월 내에 발생하는 골반 염을 줄이는 데 효과가 없었다. 자궁내장치와 골반염의 관계는 성매개병원균에 노출되는 정도가 더욱 중요한 요인으로 보인다. 레보놀게스트렐분비 자궁내시스템은 프로게스틴을 포함하므로 자궁경부 점액을 끈끈하게 하여 상행감염을 막는 역할을 통하여 골반염 발생을 예방할 수 있다.

5) 차단피임법(Barrier method)

(1) 남성용 콘돔(Male condom)

남성용 콘돔은 제대로 잘 사용하면 피임 실패율 2%까지도 피임효과를 볼 수 있으나 피임 실패율이 18%까지도 갈 수 있다. 콘돔은 사람면역결핍바이러스(HIV) 감염, 임질, 매독, 헤르페스, 클라미디아, 트리코모나스 등의 성병의 예방에 어느 정도 도움이 되며, 자궁암의 원인이 되는 인유두종바이러스 (HPV)의 차단에도 도움이 된다. 콘돔의 피임효과를 높이기 위한 주의사항은 다음과 같다.

① 콘돔은 성교 시 매번 사용해야 한다.
② 남성의 성기가 여성의 질에 접촉하기 전에 씌운다.
③ 남성의 성기가 발기된 상태에서 콘돔을 제거한다.
④ 제거 시 정액이 흐르지 않게 콘돔의 밑부분을 잡는다.
⑤ 살정제 함유 콘돔이나 살정제를 사용한다.

(2) 여성용 콘돔(Female condom)

여성용 콘돔(페미돔)은 성교 전 미리 질 안에 삽입하는 폴리우레탄 재질의 콘돔으로 남성용 콘돔에 비해 크고 양 끝에 둥근 플라스틱 링이 달린 모양을 하고 있다. 남성용 콘돔보다 파손 위험이 적고 이물감이 적으며 삽입 후에도 평소와 차이를 느끼지 못한다. 성교 전 여성 스스로 질 내에 착용할 수가 있으며, 피임 실패율은 남성 콘돔에 비하여 높다(5-21%).

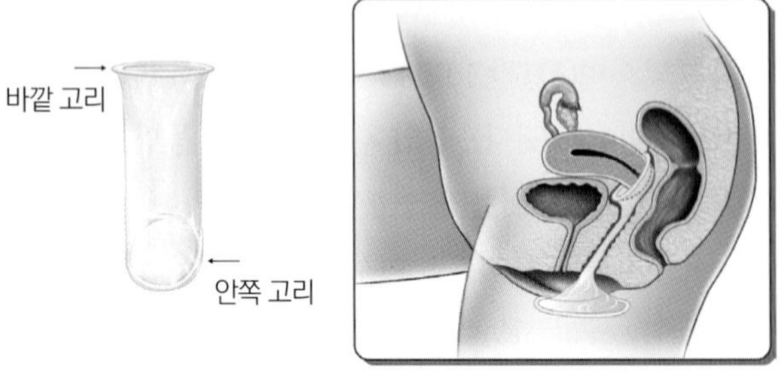

그림 22-7. **여성용 콘돔**

(3) 살정제(Spermicides)

살정제인 nonoxynol-9, octoxynol-9 등이 함유된 크림, 질정, 젤리 등 여러 형태로 성교 전에 질 안쪽 깊이 넣어두면 정자의 통과를 막거나 정자를 죽이는 역할을 한다. 피임효과가 1시간만 지속하며, 성교 시마다 살정제를 다시 넣어야 하고, 성교 후 6시간 이내에는 질세척을 하지 않는다. 실패율이 높으므로 다른 피임법과 더불어 일시적으로 사용할 수 있는 방법이다.

(4) 피임격막, 자궁경부캡, 피임스펀지(Diaphragm, Cervical cap, Contraceptive sponge)

살정제가 포함된 젤리나 크림을 바른 피임격막이나 자궁경부캡, 살정제가 포함한 피임스펀지를 성교 전에 질 안에 넣어 정자를 차단하는 방법이다. 성교 후 6시간 지난 후에 제거하며 24시간 이상 그대로 방치하면 안 된다. 염증이 생길 수 있고 피임 실패율이 높으므로 최근에는 잘 사용하지 않는 방법이다.

6) 응급피임(Emergency contraception)

응급피임법이란 피임하지 않은 성교 후나 성폭행을 당한 경우 원치 않은 임신을 예방할 수 있는 방법이다. 난자는 수정 후 6일째 착상이 되며 이론적으로 이 기간 동안 원치 않는 임신을 막을 수 있다. 응급피임으로는 호르몬 용법과 자궁 내 피임장치를 이용할 수 있다.

응급피임은 임신 예방에 매우 효과적으로 임신의 위험성을 75%까지 감소시킨다. 이 수치는 100명의 여성이 생리 주기 2주나 3주째에 피임을 하지 않고 성교를 한 번 했을 경우 약 8명이 임신할 수 있으나 응급피임 약을 복용히면 오로지 2명만이 임신할 수 있다는 의미이다(Trussell 등, 2004).

무방비 성교와 응급피임약 복용 사이의 시간이 증가할수록 치료의 효과가 감소하여 가장 성공적인 피임효과를 얻기 위해서는 성교 후 24시간 이내에 치료하는 것이 좋으며 대개 72시간 이내에 복용하면 응급피임의 효과를 기대할 수 있다.

(1) 응급피임약(Emergency contraception pill)

응급피임약은 다량의 호르몬을 일시적으로 복용하므로 배란을 억제하거나 지연시키고, 자궁내막을 변형시켜 착상을 방지하고, 정자의 이동을 방해하며, 난관의 운동을 억제하여 피임효과를 나타낸다. 종류로는 복합응급피임약(Yuzpe 방법), 프로게스틴단일 응급피임약 즉 levonorgestrel 단일제제 (포스티노-1®, 레보니아원®)와 선택적 프로게스틴 수용체 조절인자인 Ulipristal acetate (UPA, Ellaone®)가 있다. 가능한 한 무방비 성교 후 곧 복용하여야 하며 늦어도 72시간 이내(Ellaone®은 5일 이내) 복용할 것을 권고하고 있다. 응급피임약은 피임실패율이 높으므로 응급피임약 복용 후 3주 뒤에도 생리가 나오지 않으면 임신 여부를 꼭 확인하여야 한다. 2015년 미국산부인과의사협회에서는 오심과 구토가 응급피임약 복용의 중요 부작용이라 하였다. 이를 줄이기 위해서 응급피임약 복용 최소 1시간 전 항구토제 복용을 하는 것이 도움이 될 수 있으며 만일 응급피임약 복용 2시간 이내 구토가 발생하였다면 응급피임을 위해서는 다시 약을 복용하여야 한다.

① 복합응급피임약

에스트로겐(ethinyl estradiol)과 프로게스틴(norgestrel 또는 levonorgestrel)의 복합제제를 성교 후 72시간 내에 한 번 복용하고 12시간 후에 다시 복용하는 'Yuzpe 응급피임법'은 1974년 캐나다의 Yuzpe 교수에 의해 기술된 방법으로 과거의 부작용이 많던 고용량에스트로겐을 사용하던 방법 대신에 응급피임법으로 많이 사용되어 왔다(Yuzpe et al, 1974). 우리나라에는 현재 시판되지 않고 있다.

② 프로게스틴단일 응급피임약

이 방법은 에스트로겐이 포함되어있지 않고 프로게스틴 종류인 levonorgestrel만이 함유되어 있다. 복용 방법은 1.5 mg의 levonorgestrel이 함유된 프로게스틴단일 응급피임약(포스티노-1®, 레보니아원®)을 무방비 성교 후 72시간 이내에 복용한다. levonorgestrel 단독 용법은 Yupze 용법과 비교하여 그 효과가 동등하거나 우위인 것으로 보이며 오심, 구토 증상을 많이 감소시킨다. WHO에서 실시한 무작 위 표본 조사에 의하면 프로게스틴단독 응급피임약은 임신율을 88% 감소시키며 복합 응급피임약보다 오심, 구토를 현저히 줄일 수 있다고 하였다. 성교 후 빨리 복용할수록 더욱 효과적이며(Piaggio et al, 1999), 배란의 지연 및 억제, 정자의 이동 방해, 착상을 방해한다. 그러나 최근의 연구는 피임하지 않은 성교 후 5일 안에 치료가 시작되어도 효과는 감소되나 피임효과가 있다고도 하였다(von Hertzen , 2002).

③ Ulipristal acetate (UPA) 제제 응급피임약(Ellaone®)

UPA는 선택적 프로게스틴 수용체 조절인자로 항프로개스틴 효과가 있으며 황체형성호르몬 급등(luteinizing hormne surge) 시점까지도 배란을 억제하여 프로게스틴단일 응급피임약보다 응급피임효과가 우수한 것으로 알려져 있다(shen J et al, 2019). Ellaone®은 30 mg의 UPA를 함유하고 있으며 무방비 성교 후 5일(120시간) 이내 1정을 복용하며, 복용 후 5일 이내에는 프로게스틴 성분이 포함된 피임제는 UPA의 응급피임효과를 감소시킬 수 있으므로 금기이다. 2017년 미국산부인과의사협회에서는 응급피임 경구제제 중 UPA가 가장 효과적이라고 하였다.

(2) 구리자궁내장치(Copper IUD)

응급피임법으로 성교 후 5일 이내에 구리자궁내장치를 자궁 내에 넣음으로써 피임실패율 0.1%의 높은 피임효과를 얻을 수 있다(Fasoli et al., 1989). 구리자궁내장치는 일시적인 응급피임효과 이외에 지속적인 피임효과를 얻을 수 있다. 계속 피임을 원하지 않는 경우에는 다음 월경이 정상적으로 나오면 제거해 주고, 계속 피임을 원할 경우에는 다음 월경이 정상적으로 나오면 제거해 주고, 계속 피임을 원할 경우에는 그대로 유지시킨다. 그러나 자궁내장치가 모든 여성에게 적합한 것은 아니다. 성병에 노출될 위험성이 많은 여성은 골반 염증을 조장할 수 있고 제대로 치료하지 않으면 불임증까지도 야기할 수 있기 때문에 이 방법을 되도록 선택하지 않는 것이 합당하다. 그러나 과거에 성병에 노출되지 않은 여성들에게 있어 기구의 장치로 인한 골반염의 위험성은 매우 적다(Trussell 등, 2004).

(3) 기타

프로게스테론 작용 차단제인 mifepristone (RU 486)이나 프로게스테론 생산을 억제하는 epostane 등을 응급피임뿐만 아니라 유산제로도 사용가능하나 아직 국내에서 사용되고 있지는 않다. 다나졸도 응급피임약으로 사용될 수 있으나 효과적이지 않다.

7) 여성불임시술(Female sterilization)

(1) 산후 난관불임술(Puerperal tubal sterilization)

정상 분만 24시간 이후 72시간 이내에는 자궁저부가 배꼽 부위에 위치하므로 출산 후 다음날 난관이 아직 배꼽근처에 있을 때 배꼽 밑에 1-2 cm의 작은 절개를 하여 난관을 결찰하는 방법이다. 난관을 결찰하는 방법으로는 비교적 간단한 포메로이법(Pomeroy procedure)이나 파클랜드법(Parkland procedure), 복잡하나 실패율이 낮은 어빙법(Irving procedure)을 사용하며, 마들레너법(Madlener technique)이나 크로에너 난관채절단술(Kroener fimbriectomy)은 피임실패율이 높아 잘 사용하지 않는다. 산후 난관불임술의 실패 원인은 ① 난관 대신 원인대를 묶는 등의 수술상의 오류, ② 난관절단면에 누공이 생기거나 저절로 연결이 되는 경우 등이다.

① 포메로이법(Pomeroy procedure)

가장 많이 사용되며 제일 간단한 방법으로 자궁관을 하나

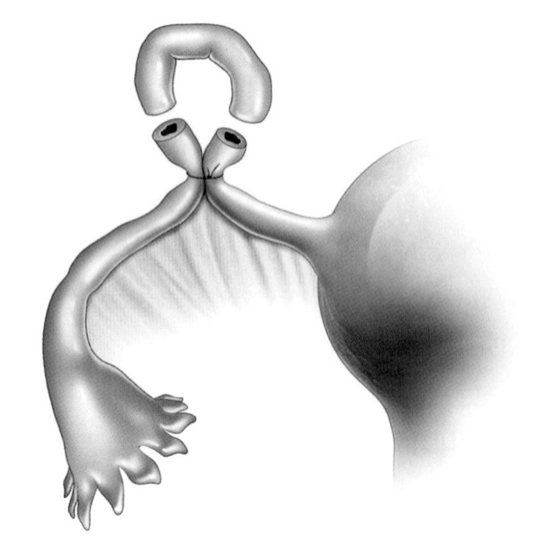

그림 22-8. **포메로이법(Pomeroy procedure)**

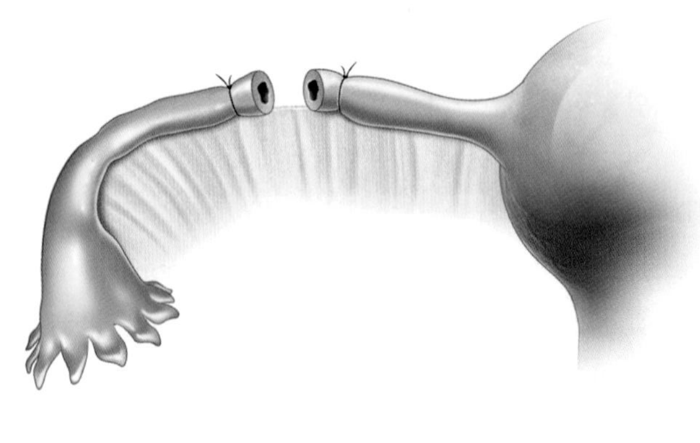

그림 22-9. **파크랜드법, 변형포메로이법 (Parkland procedure, modified Pomeroy procedure)**

의 흡수사로 결찰한 후 자궁관 매듭을 절제한다. 결찰 부위는 단시일 내에 흡수되어 자궁관의 근위부와 원위부가 떨어지게 된다(그림 22-8).

② 파크랜드법, 변형포메로이법(Parkland procedure, modified Pomeroy procedure)

포메로이법과 비슷하나 자궁관의 자른 끝이 초기에 가까이 접근하는 것을 방지하기 위해 고안되었고 자궁 관각막(mesosalpinx)의 혈액 공급 차단을 가능한 한 적게 해주는 방법이다. 자궁관각막의 무혈 부위에 구멍을 낸 후 자궁관각막을 자궁관으로부터 분리시킨 후 분리된 자궁관의 근위부와 원위부를 흡수사로 결찰한 후 자궁관을 절제한다(그림 22-9).

③ 어빙법(Irving procedure)

자궁관을 결찰한 후 절단하여 근위부는 자궁벽 후면의 근육층에 묻히게 하고 원위부는 자궁관각막 안에 묻히게 한다. 가장 실패율이 낮으며 상당한 노출이 필요하므로 수술 시야가 넓어야 한다(그림 22-10).

④ 우치다법(Uchida procedure)

생리 식염수와 희석된 에피네프린 용액을 자궁관각 막에 주입한 후 자궁관을 박리하여 절단한 후 근위부를 자궁관각막 안에 묻히게 한다(그림 22-11).

(2) 복강경 난관불임술(Laparoscopic tubal sterilization)

복강경을 이용해서 난관의 일부분을 소작하여 절단하거나, 다양한 형태의 링이나 클립을 이용하여 난관을 결찰할 수 있다. 시술 상처가 작고 통증이 적으며 입원이 필요하지 않고 시술 시 골반이나 복강 내 장기의 이상여부를 살펴볼 수 있는 장점이 있으나 고가의 시술 장비, 일정수준의 시술자 훈련이 필요하다는 점 그리고 시술시 장, 혈관 등의 손상 위험성이 있다는 단점이 있다.

불임시술의 실패는 시술 전 임신 가능성에 대한 문진 및 이학적 검사를 하지 않고 황체기에 시술한 경우와 불임시술 후 발생한 자궁외임신이 있다. 황체기임신을 방지하기

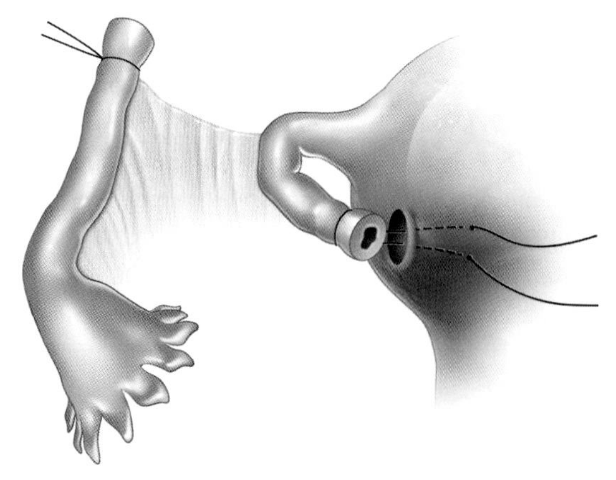

그림 22-10. **어빙법(Irving procedure)**

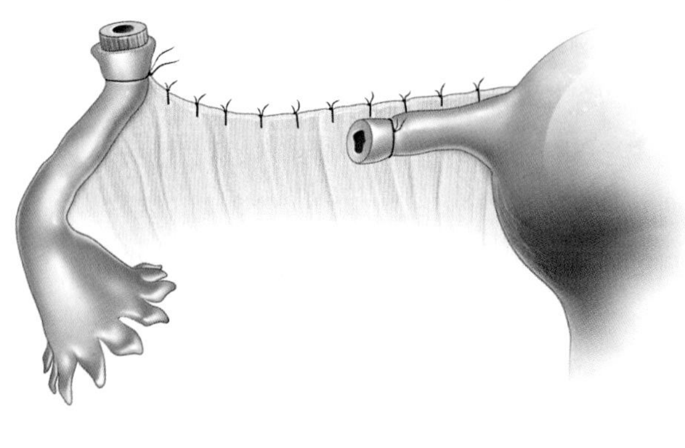

그림 22-11. **우치다법(Uchida procedure)**

위하여 시술 전 한 달 이전부터 불임 시술 후 다음 월경이 시작될 때까지 피임을 하는 것을 권유한다. 자궁외임신의 가능한 기전으로는 자궁복막누공, 자궁관복막누공, 난관 재소통 등이며 다시 연결된 자궁강 내로 정자는 통과할 수 있으나 수정된 배아는 통과할 수 없어 결국 자궁관에 자궁외임신이 발생한다고 알려져 있다.

(3) 최소개복술, 질벽절개 또는 더글러스와절개술(Minilaparotomy, Colpotomy or Culdotomy)

비임신 시에 치골직상부에 2-3cm 절개를 하여 난관을 결찰하는 최소개복술이나, 질상부 후벽의 더글러스와 절개를 통하여 난관을 결찰하는 질벽절개 또는 더글러스와절개술이 있으나 최근에는 복강경을 통한 불임 시술이 증가하여 많이 시행되지는 않는다. 질식분만 후 최소개복술을 이용한 자궁관결찰은 분만 후 72시간 이내에 시행된다. 이 시기에 자궁관은 배꼽 바로 아래 복벽으로 접근하기 쉬우며 자궁거상기가 필요하지 않는 장점이 있다.

8) 남성불임수술(Male sterilization)

정관절제술(vasectomy)은 음낭에 작은 절개를 하여 정관(vas deferens)을 절단하여 고환으로부터 정자의 이동을 막는 방법으로 여성불임수술에 비해 안전하고 간단하며 합병증 및 실패율도 적다. 남성 피임 중 가장 효과적인 방법으로 피임 성공률은 98%에 달한다. 정관수술 후에는 약 3개월 또는 20회의 사정 후에 저장되었던 정자가 다 소모된 후에야 피임효과가 있다. 정관수술 후 피임실패의 원인은 수술 후 정자가 소모되는 기간에 차단피임 등을 하지 않았을 때, 정관이 확실히 폐쇄가 되지 않았을 때, 정관이 재소통되었을 때이다. 정관절제술 후 항정자 항체가 생길 수 있으나 심혈관계 질환을 증가시키지는 않으며 정관절제술 후 고환암이나 전립선암의 발생을 증가시키지 않는다고 보고되고 있다. 정관절제술은 비가역적 시술로 복원술을 할 경우 임신 확률은 50-70% 정도이다. 정관결찰술 상태가 오래 지속된 경우일수록 복원술의 성공률이 낮다.

참고문헌

- ACOG Practice bulletin No. 73: Use of hormonal contraception in women with coexisting medical conditions Obstet Gynecol 2006;107:1453-72.
- ACOG Practice Bulletin No. 199: Use of Prophylactic Antibiotics in Labor and Delivery. Obstet Gynecol 2018;132:e103-19.
- Anderson, B. L. Puerperal group A streptococcal infection: beyond Semmelweis. Obstet Gynecol 2014;123:874-82.
- Andrinopoulos, G. C., & Mendenhall, H. W. Prostaglandin F2 alpha in the management of delayed postpartum hemorrhage. Am J Obstet Gynecol 1983;146;217-8.
- Bae HS, Ahn KH, Oh MJ, Kim HJ, Hong SC. Postpartum uterine involution: sonographic changes in the endometrium between 2 and 6 weeks postpartum related to delivery mode and gestational age at delivery. Ultrasound Obstet Gynecol 2012;39:727-8.
- Beres SB, Sylva GL, Sturdevant DE, Granville CN, Liu M, Ricklefs SM, et al. Genome-wide molecular dissection of serotype M3 group A Streptococcal strains causing two epidemics of invasive infections. Proc Natl Acad Sci USA 2004;101:11833-8.
- Brahmi D1, Steenland MW, Renner RM, Gaffield ME, Curtis KM. Pregnancy outcomes with an IUD in situ: a systematic review. Contraception 2012;85:131-9.
- Brent RL. Nongenital malformations following exposure to progestational drugs: the last chapter of an erroneous allegation. Birth Defects Res A Clin Mol Teratol 2005;73:906-18.
- Burrows LJ, Meyn LA, Weber AM. Maternal morbidity associated with vaginal versus cesarean delivery. Obstet Gynecol 2004;103:907-12.
- Cheng HR, Walker LO, Tseng YF, Lin PC. Post-partum weight retention in women in Asia: a systematic review. Obes Rev 2011;12:770-80.
- Cietak KA, Newton JR. Serial qualitative maternal nephrosonography in pregnancy. Br J Radiol 1985;58:399-404.
- Clapp JF 3rd, Capeless E. Cardiovascular function before, during, and after the first and subsequent pregnancies. Am J Cardiol 1997;80:1469-73.
- Cohen LS. Pharmacologic treatment of depression in women: PMS, pregnancy, and the postpartum period. Depress Anxiety 1998;8 Suppl 1:18-26.
- Comp PC. Coagulation and thrombosis with OC use: physiology and clinical relevance. Dialogues Contracept 1996;5:1-3.
- Cronin TJ. Influence of lactation upon ovulation. Lancet 1968;2:422-4.
- Farley TM, Rosenberg MJ, Rowe PJ, Chen JH, Meirik O. Intrauterine devices and pelvic inflammatory disease: an international perspective. Lancet 1992;339:785-8.

- Fasoli M, Parazzini F, Cecchetti G, La Vecchia C. Post-coital contraception: an overview of published studies. Contraception 1989;39:459-68.
- Filker R, Monif GRG. The significance of temperature during the first 24 hours postparum. Obstet Gynecol 1979;53:358-61.
- Gaffield ME, Culwell KR, Lee CR. The use of hormonal contraception among women taking anticonvulsant therapy. Contraception 2011;83:16-29.
- Gilstrap LC III, Cunningham FG. The bacterial pathogenesis of infection following cesarean section. Obstet Gynecol 1979;53:545-9.
- Harrison-Woolrych M, Ashton J, Coulter D. Uterine perforation on intrauterine device insertion: is the incidence higher than previously reported? Contraception 2003;67:53-6.
- Hartmann KE, Barrett KE, Reid VC, McMahon MJ, Miller WC. Clinical usefulness of white blood cell count after cesarean delivery. Obstet Gynecol 2000;96:295-300.
- Hebett PR, Reed G, Entman SS, Mitchel EF Jr., Berg C, Griffin MR. Serious maternal morbidity after childbirth; prolonged hospital stays and readmissons. Obstet Gynecol 1999;94;942-7.
- Ismail MA, Chandler AE, Beem ME. Chlamydial colonization of the cervix in pregnant adolescents. J Reprod Med 1985;30:549-53.
- Jacobsson B, Pernevi P, Chidekel L, Jögen Platz-Christensen J. Bacterial vaginosis in early pregnancy may predispose for preterm birth and postpartum endometritis. Acta Obstet Gynecol Scand 2002;81:1006-10.
- Jalil EM, Bastos FI, Melli PP, Duarte G, Simoes RT, Yamamoto AY, et al. HPV clearance in postpartum period of HIV-positive and negative women: a prospective follow-up study. BMC Infect Dis. 2013;13:564-73.
- Jazayeri A, Jazayeri MK, Sahinler M, Sincich T. Is meconium passage a risk factor for maternal infection in term pregnancies? Obstet Gynecol 2002;99:548-52.
- Kaneshiro BE, Acoba JD, Holzman J, Wachi K, and Camey ME. Effect of delivery route on natural history of cervical dysplasia. Am J Obstet Gynecol 2005;192:1452-4.
- Kankuri E, Kurki T, Carlson P, Hiilesmaa V. Incidence, treatment and outcome of peripartum sepsis. Acta Obstet Gynecol Scand 2003;82:730-5.
- Kennedy KI, Labbok MH, Van Look PF. Lactational amenorrhea method for family planning. Int J Gynaecol Obstet 1996;54:55-7.
- Kilpatrick SJ, Papile LA, Macones GA. Guidelines for perinatal care. 8th ed. Elk Grove Village, IL: American Academy of Pediatrics & The American College of Obstetricians and Gynecologists; 2017.
- Klima DA, Snyder TE.Postpartum ovarian vein thrombosis Obstet Gynecol. 2008;111:431-5.
- Koltyn KF, Schultes SS. Psychological effects of an aerobic exercise session and a rest session following pregnancy. J Sports Med Phys Fitness 1997;37:287-91.
- Lee CY, Madrazo B, Drukker BH. Ultrasonic evaluation of the postpartum uterus in the management of postpartum bleeding. Obstet Gynecol 1981;58:227-32.
- Lipe BC, Dumas MA, Ornstein DL. Von Willebrand disease in pregnancy. Hematol Oncol Clin North Am 2011;25:335-58.
- Lopez LM, Kaptein AA, Helmerhorst FM. Oral contraceptives containing drospirenone for premenstrual syndrome. Cochrane Database Syst Rev 2012;15:CD006586.
- Lopez LM, Bernholc A, Chen M, Grey TW, Otterness C, Westhoff C, et al. Hormonal contraceptives for contraception in overweight or obese women. Cochrane Database Syst Rev 2016;18:CD008452.
- Mackeen AD, Packard RE, Ota E, Speer L.Antibiotic regimens for postpartum endometritis. Cochrane Database Syst Rev. 2015;2:CD001067.
- Mulder FEM, Hakvoort RA, de Bruin JP, van der Post JAM, Roovers JWR. Comparison of clean intermittent and transurethral indwelling catheterization for the treatment of overt urinary retention after vaginal delivery: a multicentre randomized controlled clinical trial.Int Urogynecol J 2018;29:1281-7.
- Okumura K, Schroff R, Campbell R, Nishioka L, Elster E. Group A streptococcal puerperal sepsis with retroperitoneal involvement developing in a late postpartum woman: case report. Am Surg 2004;70:730-2.
- Oppenheimer LW, Sherriff EA, Goodman JD, Shah D, and James CE. The duration of lochia. Br J Obstet Gynaecol 1986;93:754-7.
- Perez A, Vela P, Masnick GS, and Potter RG. First ovulation after childbirth: the effect of breast-feeding. Am J Obstet Gynecol 1972;114:1041-7.
- Piaggio G. von Hertzen H, Gimed DA, Van Look PFA. Timing of emergency contraception with levonorgestrel or the Yupze regimen. Lancet 1999;353:721.
- Rubi RA, and Sala NL. Ureteral function in pregnant women. 3. Effect of different positions and of fetal delivery upon ureteral tonus. Am J Obstet Gynecol 1968;101:230-7.
- Sharman A. Post-partum regeneration of the human endometrium. J Anat 1953;87:1-10.
- Shen J, Che Y, Showell E, Chen K, Cheng L. Interventions for emergency contraception. Cochrane Database Syst Rev 2019;1:CD001324.
- Shikary ZK, Betrabet SS, Patel ZM, Patel S, Joshi JV, Toddywala VS, et al. ICMR task force study on hormonal contraception.

Transfer of levonorgestrel (LNG) administered through different drug delivery systems from the maternal circulation into the newborn infant's circulation via breast milk. Contraception 1987;35:477-86.

- Swartz MN. Cellulitis. N Engl J Med 2004;350:904-12.
- Tita ATN, Boggess K, Saade G. Adjunctive Azithromycin Prophylaxis for Cesarean Delivery.N Engl J Med. 2017;376:181-2.
- Truitt ST, Fraser AB, Grimes DA, Gallo MF, Schulz KF. Hormonal contraception during lactation. systematic review of randomized controlled trials. Contraception 2003;68:233-8.
- Trussell J. Contraceptive failure in the United States. Contraception 2004;70:89-96.
- Tuuli MG1, Liu J, Stout MJ, Martin S, Cahill AG, Odibo AO, et al. A Randomized Trial Comparing Skin Antiseptic Agents at Cesarean Delivery. N Engl J Med 2016;374:647-55.
- Ueland K. Maternal cardiovascular dynamics. VII. Intrapartum blood volume changes. Am J Obstet Gynecol 1976;126: 671-7.
- Van Schoubroeck D, Van den Bosch T, Scharpe K, Lu C, Van Huffel S, Timmerman D. Prospective evaluation of blood flow in the myometrium and uterine arteries in the puerperium. Ultrasound Obstet Gynecol 2004;23:378-81.
- Visness CM, Kennedy Kl, Gross BA, Parenteau-Carreau S, Flynn AM, Brown JB. Fertility of fully breastfeeding women in the early postpartum period. Obstet Gynecol 1997:89:164-7.
- von Hertzen H, Piaggio G, Ding J, Chen J, Song S, Bartgai G, et al. WHO Research Group on Post-Ovulatory Methods of Fertility Regulation. Low dose mifepristone and two regimens of levo-norgestrel for emergency contraception: a WHO multicentre randomised trial, Lancet 2002;360:1803-10.
- Walters WA, MacGregor WG, and Hills M. Cardiac output at rest during pregnancy and the puerperium. Clin Sci 1966;30: 1-11.
- Westhoff CL, Torgal AH, Mayeda ER, Pike MC, Stanczyk FZ. Pharmacokinetics of a combined oral contraceptive in obese and normal-weight women. Contraception 2010:81:474-80.
- Willms AB, Brown ED, Kettritz UI, Kuller JA, and Semelka RC. Anatomic changes in the pelvis after uncomplicated vaginal delivery: evaluation with serial MR imaging. Radiology 1995;195:91-4.
- Yip SK, Hin LY, and Chung TK. Effect of the duration of labor on postpartum postvoid residual bladder volume. Gynecol Obstet Invest 1998;45:177-80.
- Yuzpe AA, Thurlow HJ, Ramazy I, Leyshon JI. Post coital contraception-a pilot study. J Reprod Med 1974;13:53-8.

제23장

유방의 생리와 모유

Breast and Lactation

박미혜 | 이화의대
노지현 | 인제의대

모유수유는 영아의 적합한 영양분을 공급하는 가장 이상적인 식품으로 영양학적, 면역학적, 그리고 심리학적으로 인공수유보다 우수한 것으로 알려져 있다. 이러한 모유수유의 장점을 고려하여 세계보건 기구(WHO)에서는 산후 첫 6개월까지 어떤 다른 보충 식도 주지 않고 모유만을 주는 완전모유수유를 권고하고 있으며, 적어도 12개월까지는 모유수유와 고형식을 같이 하도록 하고 있고, 되도록이면 12~24개월까지 모유수유를 지속하면서 적절하고 안전한 보충식을 먹이도록 권고하고 있다.

성공적인 모유수유를 위해서는 임산부에게 모유수유에 대한 산전교육을 시행하고 병원 및 의료인들이 모유 수유를 위하여 적극적인 계획을 가지고 임산부를 지도하고 도와주어야 가능하므로 모유수유를 위한 유방의 관리와 수유방법의 교육 등과 관련된 지식은 산과의사에게 매우 중요한 분야이다.

우리나라에서 전국 수준의 모유수유율은 매 3년마다 실시하는 출산력 및 가족보건 복지실태조사에서 이루어지고 있는데 1982년에 68.9%, 1988년에는 48.1%, 1994년 11.4%, 2000년에 10.2%로 지속적으로 감소하는 추세를 보였다가 2003년 16.5%, 2006년 24.2%로 최근 10년 동안 지속적으로 향상되고 있다. 이러한 향상은 모유 수유 교육과 홍보, 캠페인으로 인하여 모유수유의 장점에 대한 인식이 높아졌고, 모유수유를 지지하는 정책과 사업의 영향 때문으로 생각되고 있다. 하지만 2012년에는 2009년에 비해 감소하였고 혼합수유가 증가하는 양상을 보이고 있다. 성공적인 모유수유는 분만 후 첫 수 주간의 모유수유에 의해 결정되는데 우리나라의 출산 후 환경은 의료기관에서의 모유수유 실천에 대한 교육부족, 모자동실 시행 부족, 산후조리원의 환경이 모유수유 실천을 저해하는 장애요인으로 지적되고 있는데 이를 개선하기 위한 정책적 노력이 절실하다(김혜련, 2011). 또한 모유수유에 대한 교육, 가족의 격려, 사회적 지지 등이 필요한데, 과거에 수유율이 높을 때에는 자연스럽게 수유방법이 전수되었지만, 젖 먹이는 사람이 극소수인 상태에서 정보를 제공하고 올바르게 교육해야 할 의료인마저 제대로 된 정보를 갖지 못한 실정이 되었다. 따라서 산과의는 단순히 모유수유를 권유하는 것만으로는 부족하고 모유수유의 원리와 방법에 관해 적극적으로 산모를 교육하고 권유해야 한다.

1. 모유수유의 장점

과학의 발달과 함께 분유 조제기술이 아무리 향상된다 하더라도 분유의 원료가 소의 젖이기 때문에 사람의 젖과는 확연히 다를 수밖에 없다. 분유제조회사의 광고에는 모유에 가장 가깝다고 서로 치열하게 홍보를 하지만 현대의학으로 모유의 성분을 완전하게 분석하지 못했기 때문에 모유와 같은 성분을 인공적으로 완벽하게 만든다는 것에는 한계가 있을 수 밖에 없다. 어떠한 동물이라도 진화과정에 그 동물의 새끼가 성장하고 발달하는 데 가장 적합한 상태로 젖이 분비되고 다른 동물에게는 이물질과도 같은 것이다. 따라서 모유가 아기의 성장과 발달에 가장 적합한 영양이라고 할 수 있다.

1) 모유수유가 영아에 미치는 장점

모유는 영아에게 가장 이상적인 음식으로 엄마젖의 양과 질은 영아에게 가장 적합하도록 성장 발달에 맞게 변화되어 나온다. 엄마의 음식 섭취와 상관없이 모유에 분비되는 단백질이나 미량원소의 함량이 일정하기 때문이다. 또한 모유는 신선하고 무균적이며 적당한 온도를 유지하고 있어, 조제할 필요없이 언제나 쉽게 먹일 수 있으며, 경제적이다.

모유에는 중추신경계 발달에 중요한 콜레스테롤과 DHA (docosa hexaenoic acid)가 풍부하게 들어 있어 모유수유를 한 아기의 지능지수가 분유수유한 아기보다 약 10점 정도 더 높은 것으로 알려져 있다.

모유는 각종 면역물질과 항체를 포함하고 있어 감염 질환의 발생을 현저히 줄여준다. 모유에 분비되는 면역 물질로는 T-임파구와 B-임파구, 거대세포 등의 살아 있는 면역세포를 위시하여 각종 항체(특히 분비성 면역글 로브린 A), 락토페린이나 트란스페린 등의 운반단백질, 리소자임과 리파아제 등의 효소, 보체나 비피더스 인자, 올리그당류, 사이토카인과 뉴클레오타이드 등이 있다. 그 외에도 각종 호르몬(코르티졸, 인슐린, 갑상샘호르몬)과 호르몬 유사인자, 성장인자 등이 분비되어 영아의 면역체계의 발달과 함께 호흡기나 소화기의 점막장벽을 성 장시킨다. 이러한 항감염 효과는 3~4개월만 젖을 먹여 도 나타나며 젖을 끊은 후에도 상당기간 지속된다.

모유수유를 한 영아는 천식이나 습진, 임파종이나 당뇨병 등의 비감염성 질환의 발생도 줄여준다. 영아 돌연사 증후군이나 비만증의 발생도 적다. 젖을 빠는 입의 움직임에 의해 구강근육과 안면골격이 잘 발달하고 언어능력이 향상된다. 또한 충치의 발생이 적고 치아의 배열이 고르게 된다.

모유에 분비되는 철분은 생체이용률이 높아 빈혈의 발생이 적다. 인지능력의 발달도 엄마젖을 먹는 영아가 우수하고 영아의 정서적 안정을 높이고 사회성을 향상시킨다.

2) 모유수유가 산모에 미치는 장점

영아가 젖을 빨 때 반사적으로 옥시토신이 분비되어 자궁을 수축시켜 산후 출혈을 예방한다. 젖을 먹이는 동안 젖분비호르몬(prolactin)의 분비가 많아 배란을 억제시 키므로 자연적인 피임효과뿐만 아니라 수유에 의한 무 월경으로 출산 후 월경에 의한 실혈을 적게 하는 효과가 있다. 젖분비호르몬은 아기를 사랑하고 돌보게 하는 모성애를 자극하며, 산후우울증의 발생을 감소시킨다. 젖을 먹이는 동안 칼로리 활용이 높아져 체중 감소에 도움이 된다. 칼슘대사를 촉진시켜 골다공증의 발생이 줄어들고, 유방암이나 난소암의 발생 빈도가 현저하게 낮아진다.

3) 모유수유가 사회, 경제에 미치는 장점

경제적으로 영아의 감염성 질환이 덜 생기므로 상대적으로 의료비의 지출이 감소하고 분유값의 절약을 포함하여 우유병과 소독용 기구, 물과 전기료 등이 절약되어 양육 비를 줄이는 유리한 점이 있다.

사회적으로도 아기의 질병으로 인한 직장 결근율이 낮아 직장의 고용주에게도 도움이 되고 급여의 손실도 막을 수 있다. 아기의 지능지수가 높은 것은 미래의 국가 경쟁력을 높일 수 있어 국가적으로도 이득이다.

2. 유방의 발달

유방의 구조와 생리를 알고 있으면 젖이 분비되는 과정을 이해하는 데 큰 도움이 된다. 다른 기관과 달리 젖샘을 만들 흔적기관은 출생 시에 모두 다 갖추어져 있지는 않다. 그러나 사춘기를 지나면서 유방조직이 새로이 생겨 나고 증식하면서 성인의 원숙한 유방이 형성된다. 임신 기간에는 더욱 현저한 변화가 발생하며 출산 후 급격한 호르몬 농도의 변화에 따라 젖이 분비된다.

1) 태생기

임신 4주경부터 이미 원시적인 유방조직이 형성되기 시작하여 임신 16주경에는 나중에 분비꽈리(secretory alveoli)가 될 상피띠(epithelial strip)가 약 20개 정도 형성 된다. 임신 28주경에 태반에서 분비된 성호르몬이 태아의 혈류로 들어가면 위의 상피띠가 관을 형성하여 젖샘 관(lactiferous duct)이 된다. 임신 40주경에는 젖꼭지와 젖꽃판(areola)이 분명하게 보이고 유방싹(breast bud)의 직경이 약 1 cm로 커진다. 출생 후에는 모체로부터 넘어온 성호르몬의 농도가 떨어지면서 젖샘(mammary gland)이 퇴화하고 사춘기가 될 때까지 유방싹의 크기는 몸의 성장에 비례하여 자라게 된다.

2) 사춘기

사춘기가 시작되면 유방이 다시 발달하는데 젖꽃판의 크기가 점점 커지면서 색깔도 진해진다. 사춘기가 시작되기 직전부터 젖샘관과 소엽이 계속 자라 주변의 지방패드와 함께 유방실질로 성장한다. 초경 후 1~2년 내에 젖 샘의 꽈리싹(alveolar bud)이 자라기 시작하여 몇 년간 계속 커지면서 꽈리엽(alveolar lobe)을 만든다. 젖샘관은 섬섬 가지를 치고 자라면서 길이가 길어지고 끝부분은 망울을 형성하여 나중에 젖꽈리(alveola)가 된다. 이후에는 생리주기에 따라 젖샘관이 증식과 퇴행을 반복하며 조금씩 커지고 계속 가지를 치는데 임신이 되면 이런 변화가 중단된다.

3) 성인기

성인의 유방은 2번째 갈비연골과 6번째 갈비연골 사이의 가슴근(pectoralis) 밖에 위치하며 사람마다 차이는 있 으나 바닥면의 직경이 대개 10 cm 정도이며 무게는 약 200 g 정도이다. 임신이 되면 약 500 g 정도로 커지고 젖을 먹이는 경우에는 약 700 g 정도로 커진다. 유방의 모양은 대개 돔 형태나 원뿔 형태에서 점점 둥글게 변한다. 나이든 다분만부의 유방은 대부분 아래로 처지게 된다.

4) 젖꽃판

젖꼭지를 둘러싸고 있는 젖꽃판은 반경이 약 15 mm 정 도이지만 임신 중에는 5 cm를 넘는 경우도 있다. 아기가 젖을 빨 때는 젖꼭지 쪽으로 길게 빨려 들어가기도 한다. 표면에는 몽고메리 샘이 있는데 임신이나 수유 중에는 물집처럼 보이기도 한다. 여기에는 피지샘이 있어서 아기가 젖을 빨 때 윤활작용을 하지만, 젖을 떼고 나면 위축되어 맨눈에는 잘 보이지 않는다.

5) 젖꼭지

젖꼭지는 젖꽃판의 가운데 부분이 원뿔처럼 솟아오른 부분으로 민무늬근육이 들어 있고 감각 및 통각신경이 풍 부하게 들어 있다. 표면은 사마귀모양으로 올록볼록하고 피지샘과 아포크린샘은 있지만 털은 없다. 각 젖꼭지에는 약 20개의 젖샘관이 있다.

6) 젖샘관

섬유근육으로 둘러싸인 젖샘관은 안쪽으로 들어가면서 젖꼭지 바닥 근처에서 약간 부풀어 젖굴(milk sinus or lactiferous sinus)을 형성한다. 젖굴은 아기가 젖을 빨 때 임시저장고의 역할을 한다.

7) 임신 중 유방의 변화

임신 제1삼분기에는 급격한 호르몬 농도의 변화에 따라 젖샘관말단이 지방조직 속으로 가지를 치며 빠른 속도로 성장한다(그림 23-1). 또한 형질세포와 호산구 등 임파 구들이 간질조직 속으로 많이 침윤한다. 임신 제3삼분기 말에는 유방실질의 세포증식이 줄어들고 대신 젖꽈리가 부풀면서 초유가 고이기 시작한다. 사람 젖분비호르몬은 임신 중에 농도가 매우 높고 임신과 수유에 매우 중요한 역할을 하지만, 유방에 미치는 작용은 태반에서 분비되는 황체호르몬에 의해 억제된다.

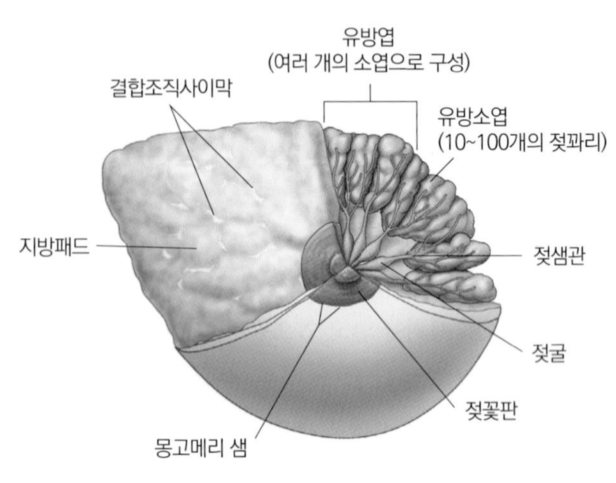

그림 23-1. **성인유방의 구조**

3. 젖 분비의 생리

1) 젖 성분 및 분비량의 변화

분만 직후 황체호르몬 농도가 급격히 감소하면서 충분히 분화된 젖샘으로부터 모유가 분비되기 시작한다. 분만 후 첫 며칠 동안 노란색의 끈적거리는 초유가 분비된다. 초유는 성숙유에 비해 면역 성분, 무기질 및 아미노산은 풍부한 반면 당과 지방은 적게 포함하고 있다. 초유 속에 들어 있는 면역 글로부린A는 장내 세균으로부터 영아를 보호하는 역할을 한다. 이러한 초유는 그 후 1~2주간의 이행성 유즙에서 분만 2주 후부터는 성숙유로 전 환된다.

출산 후 첫 24시간 내에는 100 ml 미만의 소량이 분 비되지만, 4~5일 후면 약 500 내지 750 ml로 증가된다. 이 때 젖의 구성 성분을 보면 나트륨과 염소의 농도가 낮아지고 젖당의 농도가 높아진다. 그러나 출산 후 첫 72시간 내에 젖을 빨아내지 않으면 젖의 구성비율이 역전되면서 젖 분비가 중단되고 수유가 불가능해질 수도 있다. 대부분의 정상임산부에서, 임신 전 유방의 크기와 모유 생성량과는 상관관계가 없다.

2) 젖 분비와 관련된 호르몬

임신 중에 젖샘의 발달과 젖 분비에 매우 밀접한 관계를 가진 호르몬은 황체호르몬과 젖분비호르몬, 그리고 태반 젖샘자극호르몬(placental lactogen) 등이다. 이 중에서 도 황체호르몬은 임신 중에 젖이 분비되지 않도록 억제하는 작용을 한다. 임신 중 황체호르몬은 주로 태반에서 분비되므로 분만 시에 태반이 만출되고 나면 황체호르몬은 급격히 감소하지만, 젖분비호르몬은 계속 높은 농도를 유지하므로 출산을 하고 나면 비로소 많은 양의 젖이 분비되는 것이다.

3) 젖분출반사

유방에서 젖이 생성되더라도 분출이 되지 않으면 젖의 생산이 억제된다. 젖분출반사(milk ejection reflex)는 성 공적인 수유를 위해 매우 중요한 과정이며 호르몬과 신경, 그리고 젖샘 사이에 상관관계를 가진 매우 복잡한 기능이라 할 수 있다. 특히 옥시토신은 근육상피세포를 자극하여 젖이 분출되도록 해준다. 아기가 어머니의 젖꼭지를 빨면 감각신경을 통해 중추신경계로 전달된 자극이 시상하부를 거쳐 뇌하수체로 전달되어 옥시토신이 분비된다. 이 옥시토신은 혈류를 타고 젖샘관과 젖꽈리를 둘러싼 근육상피세포를 수축시켜 젖을 젖꼭지쪽으로 분출시킨다. 옥시토신은 자궁근육을 매우 강하게 수축시키는 작용을 가지므로, 출산 후에 수유를 하면 자궁퇴축이 훨씬 빨라져 출혈을 감소시킬 수 있다. 젖 먹이는 산모가 자궁의 경련통을 느끼는 것은 바로 옥시토신의 작용 때문이다. 옥시토신은 시각과 청각, 그리고 후각에도 영향을 받는데 심지어 아기의 냄새만 맡아도 분비되기도 한다. 반면에 통증이나 스트레스, 또는 소음 등에 의해 분비가 억제되기도 한다. 젖분비호르몬도 옥시토신과 마찬가지로 신경내분비계통의 영향을 받지만 옥시토신과는 좀 다른 양상으로 나타난다. 아기가 젖꼭지를 빨거나 기계적으로 젖꼭지를 강하게 자극하면 젖분비호르몬이 분비된다. 그러나 젖이 점샘관에 고이고 분출되지 않으면 젖 생성이 억제되며 옥시토신과는 달리 외부의 간접적인 요소에 의한 영향이 없다.

4. 모유수유의 방법

1) 모유수유의 개시

엄마젖을 먹이기 시작하는 가장 이상적인 시기는 출생 직후(출생 30분~1시간 이내)이다. 태아는 자궁 속에서 이미 임신 14주경이면 젖을 빠는 것과 같은 행동을 시 작하여 양수를 먹게 되며 임신 28주경이면 젖찾기반사(rooting reflex)와 젖을 빨고 삼키는 운동이 조화를 이루게 된다. 출생 직후 영아를 엄마 배 위에 가만히 올려놓으면 본능적으로 젖을 찾아 기어 올라가 젖을 물게 된다.

제왕절개로 분만한 경우에도 아기와 임산부의 상태가 정상이면 임산부가 마취에서 완전히 깨어난 후에 곧바로 수유를 시도한다.

영아가 엄마젖을 빨면 젖꼭지와 젖꽃판에 분포된 신 경을 자극하고, 그 자극이 엄마의 뇌에 전달되어 젖분비 호르몬과 옥시토신이 분비된다. 따라서 가능한 빈 젖이라도 빨리 아기에게 젖을 물려 젖 생산을 유도해야 한다. 엄마젖을 빠는 방법을 배우기 전에 인공젖꼭지로 수유를 시작하면 나중에 엄마젖을 주었을 때 엄마 젖을 빠는 방법을 몰라서 젖을 빨지 않으려는 경향이 있다. 이를 유두혼동이라고 하는데 인공젖꼭지와 엄마젖꼭지를 빠는 양상이 다르기 때문이며 가능한 한 처음부터 엄마젖을 빨리 물리는 것이 좋다.

2) 젖 물리기

손을 깨끗이 씻고, 엄지손가락을 위로하고 네 손가락을 아래로 해서 손 모양이 'C'자가 되도록 유방을 잡는다(그림 23-2). 엄마의 젖꼭지 끝으로 아기의 입술에 가볍게 스쳐 아기가 입을 벌리도록 자극한다. 아기가 입을 크게 벌리면 아기를 엄마 쪽으로 당겨 젖을 물린다. 아기가 입안 가득히 젖을 물고 있도록 자세를 유지시키고, 필요시 담요, 베개, 쿠션으로 받쳐준다. 이때 아기가 젖꽃판을 제대로 물지 못하면 젖을 먹는 동안 엄마는 젖꼭지에 통증을 느끼고 상처가

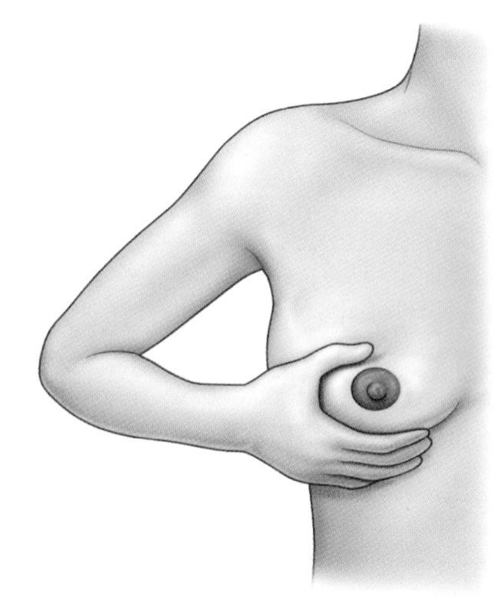

그림 23-2. C자형 유방잡기

나기도 하며 아기는 젖을 충분히 먹을 수 없으므로 처음부터 다시 물린다. 아기가 젖꽃판까지 완전히 물어서 빨면 젖꼭지는 입 안쪽의 기도에 가까이 닿고 혀는 아랫잇몸을 완전히 덮어 젖꼭지에 상처가 나지 않는다.

3) 젖 물리는 자세

엄마젖 먹이기를 실천할 때 올바른 자세는 매우 중요하며 이를 위해서는 훈련이 필요하다. 바닥에 앉기 보다는 침대에 걸터 앉거나, 팔걸이가 있는 안락의자나 흔들 의자에 앉아 먹이는 것이 좋다. 엄마와 아기의 피부가 서로 많이 닿도록 하고 아기의 포대기를 벗겨 아기를 관찰하기 좋게 한다. 아기를 안는 자세는 취향과 상황에 따라 그림 23-3과 같이 앞품에 안는 자세, 옆으로 누운 자세, 옆구리에 끼는 자세 등 여러 가지가 있을 수 있다. 어떤 자세이건 공통점은 아기의 배가 엄마의 배를 향하게 된다는 것이다. 그리고 어떤 자세이건 산모 자신이 가장 편해야 한다.

4) 젖 먹이는 횟수

하루에 적어도 8회 이상 젖을 먹인다. 태어난 지 며칠이 시나면 대부분의 아기들이 1~3시간 간격으로 젖을 먹는다. 처음에는 아기가 먹고 싶어 할 때마다 먹인다. 시간이 지나면서 자연스럽게 수유간격이 길어지고 시간도 규 칙적으로 적응하게 된다. 엄마젖은 아기가 먹는 양에 따라 계속 만들어지기 때문에 자주 먹일수록 쉽게 나오고 양도 많아진다.

양쪽 젖을 번갈아 물려야 지속적으로 젖이 분비되며 젖의 양도 고르게 유지된다. 많이 부풀은 쪽의 젖을 먼저 먹이고 10분 정도 지나 다른 쪽의 젖을 먹인다.

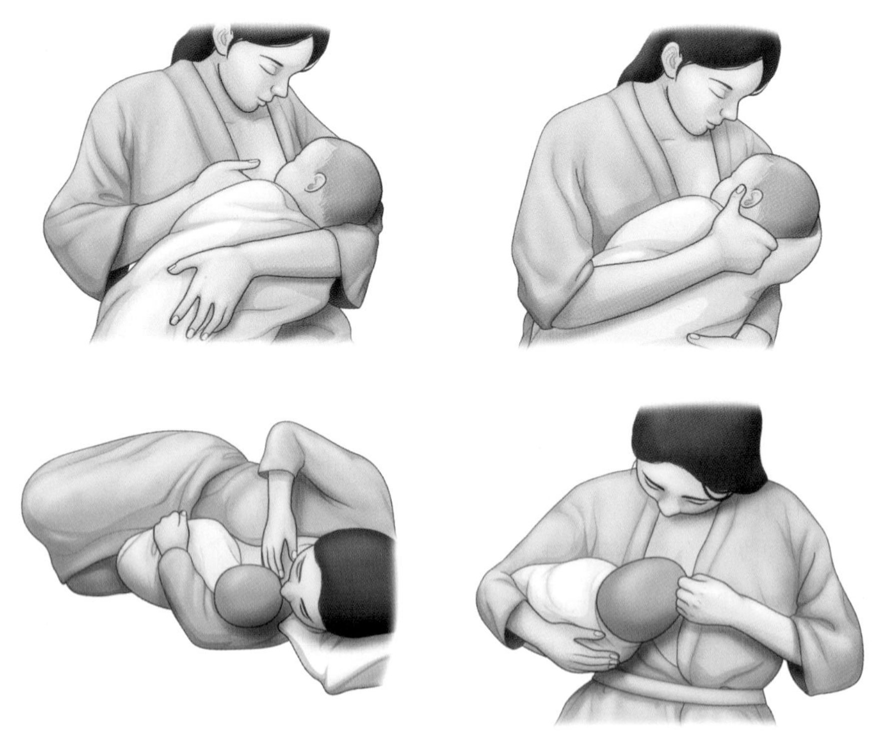

그림 23-3. **여러 가지 젖 물리는 자세**

5) 젖 먹이기를 마칠 때

아기가 스스로 그만둘 때까지는 계속 젖을 물리는 것이 좋다. 그러나 불가피하게 젖 먹이기를 중단해야 할 경우도 있는데 반대편 젖으로 바꾼다든지 엄마가 갑자기 다른 일이 생겼을 때 등이다. 아기가 젖을 빨고 있을 때에는 아무리 느슨하게 물고 있는 듯해도 강제로 젖꼭지를 뽑아내려 해서는 안 된다. 아기 입의 흡입력이 매우 강하기 때문에 잘 놓아주지 않을 뿐 아니라 젖꼭지를 다칠 수도 있다.

먼저 아기의 턱을 아래로 내리고 입술 모퉁이에서 잇몸 사이로 손가락을 밀어 넣는다. 이렇게 하면 바람의 느낌과 함께 아기의 빠는 힘이 약해지고 쉽게 젖꼭지를 빼낼 수 있다.

아기가 젖을 다 먹은 후 유방에 젖이 남았다고 짜내면 젖이 계속 생산되고 나중에는 젖이 너무 많아져 고생할 수 있다. 젖이 너무 많이 축적되어 통증이 생길 때만 조금 짜내는 것이 좋다.

6) 전유와 후유(Fore milk & Hind milk)

엄마젖은 수유 시에 처음과 나중에 나오는 젖의 성분이 다르다. 전유는 젖을 먹이기 시작하여 5~6분간 나오는 젖으로 수분과 유당이 풍부하고 양이 많아 영아의 목마름을 충족시켜 줄 수 있다. 후유는 젖 먹이기가 진전되어 감에 따라 점차 농축되어 지방 함유량이 점점 높아져 영아의 배고픔을 채워준다.

영아가 전유만 많이 먹고, 후유를 충분히 먹지 못한 경우에 전유와 후유의 불균형이 생겨 체중은 천천히 늘며, 초록색의 묽은 변을 자주 볼 수가 있다. 이 때는 젖을 먹이기 전에 일부를 미리 짜내고 먹이는 것이 좋다.

7) 수유 중 영양관리

성인 여성은 하루에 2,000~2,200칼로리 정도 섭취하는 것이 적당한데 임신 중에는 하루에 300칼로리, 젖 먹이는 동안에는 500칼로리가 더 필요하나. 수분은 갈증이 날 때마다 먹는 것으로 충분하지만, 식사의 수분을 포함해서 하루 2.5리터면 충분하다. 물, 과일, 야채 주스, 우유, 스프 등을 젖을 먹이는 동안 옆에 두고 먹는다. 균형 잡힌 다양한 식사와 칼슘과 철분이 많은 음식이 좋고, 신선한 야채, 과일, 탄수화물, 단백질, 지방의 순으로 섭취한다. 철분제제는 복용해도 엄마젖의 철분 함유량은 증가하지 않지만, 엄마의 철분저장을 위해 복용하는 것이 좋다.

8) 모유보관

임산부나 신생아가 입원할 경우처럼 특별한 이유로 직접 모유수유를 못 할 상황인 경우는 손을 잘 씻고 위생적으로 모유를 짜서 보관할 수 있다. 냉장 보관한 모유는 48시간 내에 먹여야 하나 냉동 보관은 최대 6개월까지 가능하다. 냉동 보관한 모유는 따뜻한 흐르는 물에 담가 빨리 녹이고 녹인 후에는 24시간 내에 먹여야 한다. 전자레인지로 해동하면 면역 성분과 비타민 등이 파괴되고, 균일하게 데우지 못해 아기가 화상을 입을 수 있으므로 사용하지 말아야 한다.

5. 특별한 경우의 모유수유

1) 미숙아에서의 모유수유

엄마젖은 만삭아의 경우와 동일하게 미숙아에서도 가장 적합한 영양 공급원이다. 엄마젖은 영양학적, 위장관계 성숙유도, 면역학적, 인지발달 및 심리적인 면에서도 이 점이 있을 뿐 아니라 장기적인 예후에도 긍정적인 효과가 있다. 분유에는 포함되지 않은 다양한 유익한 성분을 제공하기 때문에 모유는 미숙아의 적절한 성장 및 발달을 위해 필수적이라 하겠다. 다만 자궁 내에서의 성장속도나 영양 요구량의 변화를 잘 고려해야 하는데, 미숙아라 하더라도 비교적 큰 아기의 경우에는 엄마젖을 직접 먹일 수 있다. 아주

작은 미숙아의 경우에는 나중에 모유수유의 가능성을 염두에 두면서 젖이 잘 분비되도록 짜내면서 유지하고 아기가 스스로 빨 수 있게 될 때까지 짜낸 젖을 먹인다.

실제 미숙아의 모유수유 비율이 낮은 이유는 출산 후 모유분비의 촉진 및 유축 과정에 대한 어려움으로 모유 수유를 포기하는 경우가 많다. 특히 미숙아가 젖꼭지를 잘 물지 못하는 것은 발육이 덜 되었기 때문이기도 하지만 이미 인공젖꼭지에 익숙해졌기 때문이기도 하다. 그러나 대부분의 경우 며칠만 훈련을 하면 엄마젖을 잘 물고 빨 수 있게 된다.

2) 다태아에 대한 모유수유

쌍둥이에게 젖을 먹이는 일은 아주 힘든 일이다. 그러나 분유를 먹이는 것에 비하면 훨씬 편리하고 아기의 건강에도 좋고 경제적으로 큰 이득이다. 젖을 자주 빨리기만 하면 쌍둥이에게도 충분히 먹일 수 있는 젖이 나온다.

쌍둥이는 동시에 젖을 먹일 수도 있고 따로따로 먹일 수도 있다. 동시에 먹일 때는 두 아기를 모두 앞품에 안는 방법과 한 아기는 앞품에 안고 다른 아기는 옆구리에 끼는 방법, 또는 두 아기를 모두 옆구리에 끼는 방법이 있다(그림 23-4). 그러나 쌍둥이에게는 젖을 따로 먹이는 것이 훨씬 편하다. 배고파 보이는 아기부터 먼저 먹일 수도 있고, 먼저 먹인 아기를 재운 뒤 다음 아기에게 먹일 수도 있다.

3) 모유수유의 금기

(1) 지나친 음주나 약물남용을 하는 엄마는 젖을 먹이지 않도록 해야 한다.
(2) 후천성 면역결핍증을 일으키는 HIV는 엄마젖을 통해 전염될 수 있으므로 수유를 금하는 것이 좋다.
(3) 활동성 결핵을 앓고 있는 경우 치료하지 않거나 치료 약을 2주간 복용할 때까지 아기와 격리해야 한다. 하지만 결핵이 엄마젖을 통해 전염되지 않기 때문에, 유방이나 피부의 결핵성 유방염이 아닌 경우에 짜낸 젖을 먹이는 것은 무방하다. 또한 직접 젖을 먹이기 전에 적절한 결핵 치료를 하고 나면 모유수유를 해도 상관없다.
(4) 항암 치료나 방사성 의약품을 투여 받고 있는 경우에도 젖을 먹일 수 없다.
(5) 갈락토오스혈증이 있는 아기는 엄마젖을 먹일 수 없고 젖당을 제거한 특수 분유를 먹여야 한다.

하지만 B형 간염의 수직감염은 주로 출산 도중 혹은 출

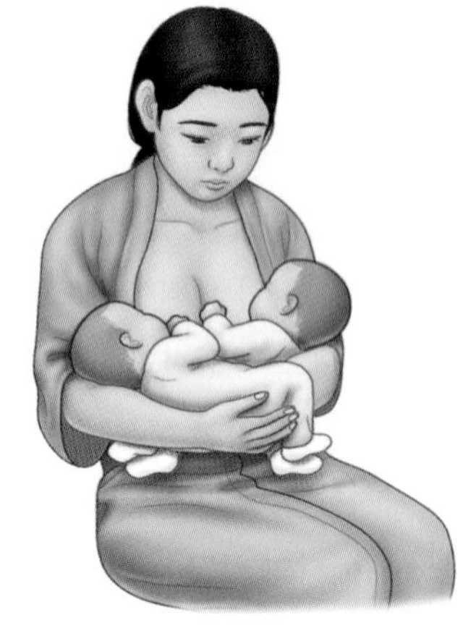
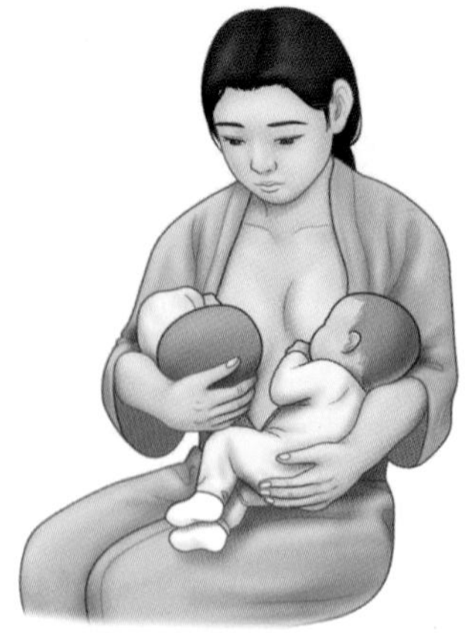
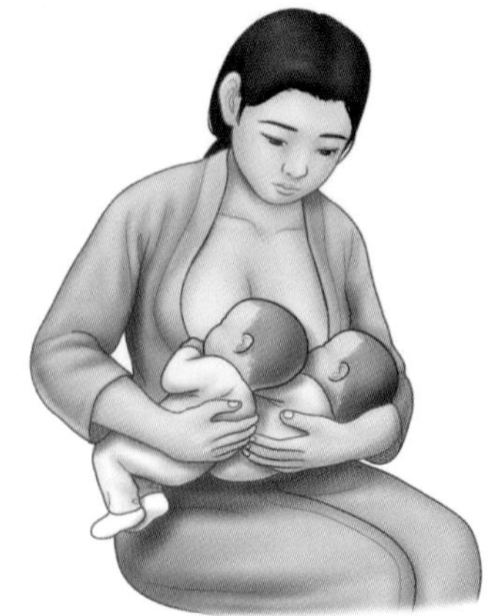

그림 23-4. 여러 가지 다태아 젖 물리는 자세

산 직후에 아기가 엄마의 혈액이나 체액과 접촉함으로써 대부분 발생하기 때문에 B형 간염보균자 엄마의 모유수유는 금기가 아니며, B형 간염보유자인 엄마에게서 출생한 아기에게는 24시간 이내에 간염 면역글로불린과 간염 백신을 함께 주사하고 모유수유를 할 수 있다. 모유수유에 의해 C형 간염이 전염되는지에 대해서는 명확히 밝혀지지 않으므로 C형 간염임산부도 모유수유의 금기가 아니며, 거대세포 바이러스감염도 모유수유의 금기가 아니다. 또한 유방에 병변이 없는 급성 단순포진 산모도 수유 전 손을 씻고 수유가 가능하다.

6. 모유수유 중 합병증

1) 유방울혈(Breast engorgement)

젖이 생길 때에는 여분의 혈액과 림프액이 유방으로 들어오는데, 젖의 양이 급속도로 증가하거나 적당한 수유가 이루어지지 않으면 울혈이 생긴다. 울혈이 생기면 젖이 잘 나오지 않고 그 결과로 부종이 더 심해져 유방이 화끈거리고 단단해지며 통증이 생긴다. 유방의 울혈에서 기인한 산욕열은 흔히 볼 수 있고 체온이 37.8~39℃ 정도 상승하기도 하지만, 4~16시간 이상 지속되지는 않는다. 이때 반드시 동반된 감염이 있는지를 확인해야 한다. 유방을 따뜻하게 찜질을 하고 단단하게 뭉친 부분을 나선형으로 마사지를 하고 자주 수유를 하면 저절로 가라 앉게 된다.

2) 젖샘관 막힘과 젖낭종

젖샘관이 막히면 유방이 부분적으로 부풀고 붉게 변색된다. 젖을 빨리고 난 다음에도 부풀기가 줄어들지 않는다. 이러한 현상은 출산 초기에 많이 나타나는데, 젖을 자주 먹이지 않았을 때 잘 나타난다. 때로는 브래지어 끈이나 외부의 압박에 의해 생기는 수도 있고 젖꼭지에 분비물이 말라 붙어 생길 수도 있다. 농축된 젖에 의해 젖샘관이 막혀 하나 또는 그 이상의 젖샘엽에 젖이 많이 고이게 되면, 속에서 출렁거리는 주머니를 형성하게 된다. 저절로 없어지는 수도 있으나, 주사기로 뽑아 주어야 되는 경우도 있으며 뽑아낸 후에 다시 고이기도 한다.

3) 유방염

유방실질이 감염되면 부분적으로 압통과 국소발열이 생 기며 감기몸살과 유사한 전신증상이 나타난다. 대개 출산 첫 주 이후에 잘 발생하며 원인균은 황색포도알균(Staphylococcus aureus)과 대장균이 흔하고, 드물게는 사슬알균(Streptococcus viridans)에 의한 것도 있다. 유 방염은 표 23-1에서 보는 바와 같이 유방울혈이나 젖샘 관 막힘과 구분할 수 있다.

유방염이 발생하면 화농하기 전에 빨리 항생제를 투여

표 23-1. **유방울혈과 젖샘관 막힘, 그리고 유방염의 비교**

특징	유방울혈	젖샘관 막힘	유방염
발병	출산 직후, 서서히	젖먹인 후, 서서히	10여 일 후, 갑자기
부위	양쪽	한쪽	대개 한쪽
종창/발열	전체적	이동성/발열 없음	부분적/고열
통증	전체적	국소적이고 약함	국소적이고 심함
체온	<38.4°	<38.4°	<38.4°
전신증상	없음	없음	전신몸살

하는 것이 중요하며, 모유수유는 계속한다. 항생제는 페니실린이나 세팔로스포린 등으로 충분하며, 페니실린 에 과민한 경우는 에리스로마이신을 투여한다. 페니실린 분해효소를 분비하거나 저항성이 있는 세균이 의심될 때는 배양결과를 기다리는 동안 반코마이신을 투여한다. 치료는 최소한 10~14일간 지속한다.

약 10%에서 농양이 생기기도 하는데 증세가 훨씬 심하고, 만질 때 고름의 출렁임을 느끼거나 초음파 검사로 확인할 수 있다. 때로는 배농을 위해 절개술이 필요할 수도 있다.

4) 젖꼭지와 유방의 칸디다증

유방에 칸디다증이 생기는 경우는 흔하지 않지만, 생기면 불에 달군 쇠꼬챙이로 찌르는 듯한 화끈거림이 생기고 드물게는 백태가 생기기도 한다. 산모가 질칸디다증이 있을 때 아기의 입을 통해 젖꼭지에 감염된다. 따라서 아기의 입과 기저귀를 점검하고 모자를 동시에 치료하며 최소한 2주간 계속한다. 수유가 끝날 때마다 니스타틴 연고를 젖꼭지와 젖꽃판에 바르고 아기의 입에는 니스타틴액을 발라준다. 반복적으로 생기는 경우에는 플루코나졸 200 mg을 하루 한 번 3일간 복용한다(Creasy et al., 2004).

5) 함몰 젖꼭지

원래 젖꼭지가 안으로 들어가 있는 사람은 젖이 불어나면서 더 안으로 파묻히는 수가 있다. 먼저 손가락으로 자극하거나 젖꽃판을 벌려 젖꼭지가 튀어나오도록 해본다. 그래도 아기가 젖을 물지 못하면 전동 착유기로 젖을 짜내어 먹이고 그동안 젖꼭지가 튀어 나오면 다시 젖을 물린다. 어느 순간 성공하는 수가 있으므로 끈질기게 시도하는 것이 좋다.

6) 유두균열

젖꼭지에 균열(fissure)이 생기는 까닭은 대부분 젖 물리는 자세와 방법이 잘못되었기 때문이다. 젖을 물리기 전에 어느 정도 젖을 짜내서 젖꽃판을 부드럽게 만들고 아기의 입 속에 젖꽃판을 충분히 물게 하는 것이 좋다. 젖을 먹인 후에는 젖꼭지를 충분히 말려준다. 만약 헐어서 통증이 심하면 상처가 아물 때까지 젖을 짜서 먹이고 1% 코티손 연고를 발라줄 수 있다.

7) 과잉 유방(Supernumerary breast)

1개 이상의 부유방(accessory breast)을 갖고 있는 경우를 다발성 유방(polymastia)이라고 한다. 과잉 유방은 작아서 착색흑지(pigmented mole) 혹은 유두가 없을 경우 지방종(lipoma)으로 착각하는 수가 있다. 이들은 쌍으로 유방 아래 흉부 혹은 복벽 양측에 존재 하며 액와, 드물게는 어깨, 옆구리, 사타구니 혹은 대퇴부 등에도 나타날 수 있다. 흔히 과잉 유방은 액와에서 상당한 불편감을 초래할지라도 산과적 의의는 없다.

7. 모유수유 중 피임방법

엄마젖을 먹이면 배란이 억제되어 출산 후 몇 달간은 자 연적으로 피임의 효과가 있기는 하지만, 월경이 시작되기 전에 임신이 되는 경우도 있으므로 임신을 원하지 않는다면 수유에 대한 영향을 고려하여 적절한 피임 방법을 고려해야 한다.

배란이 될 때까지는 호르몬 이외의 방법을 사용하는 것이 좋다. 윤활제가 묻어 있는 콘돔이나 피임용 가로막(diaphragm)을 쓰던지, 자궁퇴축이 완전히 된 후에는 자궁내 장치(intrauterine device)를 삽입하는 것도 좋다.

비호르몬 피임법을 사용할 수 없는 경우에는 황체 호르몬만 들어있는 피임약(progestin-only pill)이나 메 드록시프로게스테론서방주사제(depo-medroxypro- gesterone), 또는 황체호르몬삽입물(levonorgestrel im- plant)을 사용하는 것이 좋다. 난포호르몬-황체호르몬 병용 피임제와는 달리 황체호르몬 단독 피임제는 모유의 양과 질에 영향을 주지 않고 정맥혈전증의 위험이 없기 때문이다.

황체호르몬 단독 피임제는 모유수유를 할 경우에는 출산 후 6주째에 시작하고, 혼합수유를 하는 경우에는 출산 후 3주째에 시작한다.

8. 모유수유 중 약물복용

모유수유를 하는 산모의 90~99%는 분만 후 첫 1주간 약물복용 경력이 있으며 약물 중 대부분은 진통제, 자궁 수축제, 항고혈압제, 진정제 등이다. 산모가 약물치료를 받고 있을 때 모유수유를 중단할지에 대한 문제는 약물이 엄마에게 미치는 장점과 모유수유를 중단했을 때 아기와 엄마에게 미치는 단점과 모유분비에 끼치는 영향에 대하여 이해 득실을 비교한 후 결정해야 한다. 대부분 모유수유 시 약물 복용 때문에 모유수유를 중단해야 하는 경우는 드문데 이는 아기의 소화기를 통하여 흡수된 후 혈중 내로 도달하는 아기의 약물 농도는 엄마 용량의 1%를 넘지 못하지 때문이다.

1) 모유 내 약물농도에 영향을 주는 인자들

모유 내 약물농도에 영향을 주는 인자는 크게 세 가지로 약물의 약동학적 인자, 산모인자와 아기인자로 나눌 수 있다.

약물의 약동학적 인자는 약물의 투여 경로, 흡수 속도, 반감기 혹은 최대 혈중 농도, 산해리상수, 약물이동의 기전, 분자량, 용해도, 약물과 단백과의 결합이 있다. 젖샘세포로 들어가는 약물은 이온화되지 않은 상태이며 단백질에 결합되지 않은 형태로 단순확산 또는 능동운반에 의해 들어간다. 젖샘 세포로 들어간 약물은 단순확산 또는 능동운반에 의해 젖샘 세포 사이의 공간을 통해 젖으로 분비된다. 대부분의 약물은 젖으로 분비될 수 있지만, 복용량의 1%를 넘지는 않는다. 젖에 분비된 약물의 농도는 젖의 분비량과 연관이 없다. 젖의 단백질은 혈장 단백질에 비해 약물과의 결합력이 훨씬 낮다. 젖샘 세포 내의 약물대사 능력에 대해서는 거의 알려진 것이 없다.

산모인자로는 분만 후 약물 투여 시기와 생체이용률, 시기에 따른 모유 분비량이 영향을 주는데 초유를 분비하는 시기보다 성숙유를 분비하는 시기가 모유 내 분비량이 적고, 생체 이용률이 낮을수록 또한 생후 시간이 지날수록 모유를 통하여 아기로 전달될 수 있는 약물농도는 적어진다.

아기인자는 6~18개월 영유아는 위험도가 낮은 반면 미숙아나 신생아, 불안정한 영유아, 신장기능이 저하된 아기는 위험 인자가 더 높다.

2) 수유 중인 엄마에게 약물을 처방할 때 고려할 점

같은 계통의 약물이 여러 가지 있다면 그 중에서도 작용 시간과 반감기가 짧은 약물을 선택한다. 특정 약물이 수 유영아에 위험을 초래할 가능성이 있는 경우에는 약 먹는 시간을 정하여 모유 내 최소한의 약물 농도가 존재하는 시기인 수유 직후나 다음 수유 시까지 3~4시간의 간격을 두고 약물을 투약함으로써 아기에게 최소한 영향이 있도록 한다. 전신적으로 작용하는 약보다는 국소적으로 작용하는 약을 선택하고 수유하는 아기에게 나타나는 이상 증상과 증세를 잘 살피도록 한다. 또한 모유 내 최소한의 농도로 유지되는 약물의 선택이 중요하다.

3) 모유수유 중 약물 분류

(1) 미국 소아과학회 약물위원회의 약물 분류(AAP, 2001)

- Group 1: 세포의 대사를 방해하는 세포독성약물
- Group 2: 수유영아에 악영향이 밝혀진 남용약물
- Group 3: 수유를 일시 중지해야 할 방사성 약물
- Group 4: 수유영아에 대한 영향은 불확실하지만 주의가 필요한 약물
- Group 5: 수유영아에 상당한 영향을 미치므로 주의해야 할 약물
- Group 6: 모유수유 중 안전하게 복용할 수 있는 약물
- Group 7: 수유영아에 영향을 줄 수 있는 음식이나 환경인자

엄마 젖에 분비되어 수유영아에 영향을 줄 수 있는 각종 약물의 안전성을 고려하여 미국소아과학회에서 모유수유 중의 약물선택에 도움이 되도록 분류하였다. 그러나 그 분류표에는 모든 약물이 다 포함되지는 않았다. 또한 안전성이나 위험이 완전히 밝혀지지 않은 상태이기 때문에 수시로 개정되기도 한다.

(2) Hale의 약물분류(Hale's lactation risk category)

- L1: 가장 안전하다(safest)
- L2: 안전하다(safer)
- L3: 비교적 안전하다(moderately safe)
- L4: 위험할 수 있다(possibly hazardous)
- L5: 금기(contraindicated)

4) 개별약제의 안전성(Briggs et al., 2011)

엄마의 치료를 위해 투약이 불가피하지만 약물을 투여하는 동안 모유수유가 부적절하거나 주의를 요하는 약물을 나열하면 아래와 같다. 전 세계의 모든 약물을 나열할 수는 없지만 일단 아래에 열거되지 않은 약물은 현재까지의 연구결과로는 안전한 약제로 간주해도 될 것이다.

(1) 엄마의 질병치료를 위해 필수적이지만 수유영아에 심한 독성이 우려되어 수유를 절대 금지해야 하거나 수유 중에는 절대 투약을 금지해야 할 약물

① 항암제

Aminopterine, Busulfan, Carboplatin, Carmustine, Chlorambucil, Cisplatin, Cyclophos-phamide, Cytarabine, Daunorubicin, Doxorubicin, Epirubicin, Etoposide, Fluorouracil, Hydroxyurea, Idarubicin, Ifosfamide, Leuprolide, Mechlorethamine, Melphalan, Methotrexate, Mitoxantrone, Paclitaxel, Plicamycin, Procarbazine, Rteniposide, Streppto-zotocin, Tamoxifen, Thioguanine, Thiotepia, Vinblastine, Vincristine, Vinorelbine

② 항바이러스제

Abacavir, Amprenavir, Atazanavir, Cidofovir, Delavirdine, Didanosine, Efavirenz, Emtricitabine, Enfuvirtide, Fosamprenvir, Foscarnet, Indinavir, Lamivudine, Lopinavir, Nelfinavir, Nevirapine, Ritonavir, Saquinavir, Stavudine, Tenofovir, Valganciclovir, Zalcitabine, Zidobudine

③ 항원충제

Carbason, Pentamidine 및 구충제인 Praziquantel

④ 호르몬

Danazol, Fluoxymesterone, Testosterone 등의 남성호르몬과 Mifepriston과 같은 황체호르몬 길항제와 Diethylstilbestrol

⑤ 대사조절약제

Atrovastatin, Cerivastatin, Fluvastatin, Lovastatin, Pravastatin, Simvastatin 등의 항지질제나 Benzphetamine, Fenfluramine, Phentermine 등의 식욕억제제

⑥ 기타

Dihydroergotamine, Ergotamine 등의 편두통 치료제, 파킨스증 치료제 Pergolide, 면역억제제 중에 Myco-phenolate Mofetil, 혈전방지제로 coumarin 계열 중에서 phenindione, 납중독 치료제인 Succimer, 거담제인 Terpin hydrate은 수유 중 투여를 금지해야 한다. 고프로락틴혈증이나 뇌하수체샘종의 치료에 사용하는 Bromocriptine과 Cabergolin은 젖분비를 억제하므로 수유 중에 투여는 금기이다.

헤로인과 코카인 같은 마약은 물론, Lysergide (LSD)와 Marijuana 그리고 Phencyclidine 등의 환각제, Am-phetamine이나 Ecstasy 등의 각성제나 흡연은 수유 중 절대로 사용해서는 안 된다.

(2) 복용하는 동안 수유를 중지해야 할 약물

갑상선 동위원소는 치료가 끝날 때까지 젖을 먹여서는 안 된다. 항생제 중에는 Metronidazole, 구충제 중에는 Piperazine은 투약 중에 젖 먹이기를 일시 중단한다. 그 외에도 부정맥치료제인 Bretylium, 지혈제인 Aminocaproic acid, 혈전용해제인 Tenecteplase, 혈전방지제인 Eptifibatide도 일시적으로 수유를 중단한다. 근이완제로는 Dantrilene, 건선치료제인 Methoxsalen, 메탄올 해독제인 Fomepizole, 농약 해독제인 Pralidoxime을 복용할 때도 수유를 중지한다. 술을 마셨을 때도 젖을 먹이지 않아야 하는데, 많이 마시면 젖반사가 차단되어 젖생산이 되지 않으니 특히 주의해야 한다.

(3) 인체에서의 증거가 없거나 부족하지만 수유영아에 상당한 위험이 염려되어 수유를 권장하지 않는 약물

① 항암제

Asparaginase, Bexarotene, Bleomycin, Dacarbazine, Dactinomycin, Laetrile, Mercaptopurine, Trastuzumab

② 항생-항균제

- 항바이러스제: Famciclovir, Ganciclovir, Idoxuridine, Ribavirin, Rimantadine
- 항생제: Chloramphenicol, Linezolid, Quinupristin, Rifabutin, Sulfonamides, Trimetrexate, Clofazimine, Dapsone
- 항진균제: Flucytosine, Griseofulvin, Itraconazole, Terbinafine, Voriconazole
- 항원충제: Atovaquone

③ 대사조절약제

- 항지질제: Clofibrate, Ezetimibe, Fenofirate, Gemfibrozil, Probucol
- 식욕억제제: Dexfenfluramine, Diethylpropion, Mazindol, Sibutramine
- 혈당강하제: Acetohexamide, Chlorpropamide, Repaglinide, Tolazamide, Tolbutamide, Troglitazone

④ 심장-혈관계

- 항고혈압제: Acebutolol, Atenolol, Betaxolol, Bisoprolol, Bosentan, Carteolol, Carvedilol, Celiprolol, Diazoxide, Guanabenz, Guanadrel, Guanethidine, Guanfacine, Hexamethonium, Mepindolol, Metoprolol, Metyrosine, Nadolol, Nitroprusside, Oxprenolol, Pargyline, Penbutolol, Phenoxybenzamine, Phentolamine, Pindolol, Prazosin, Propranolol, Timolol, Trimethaphan
- 부정맥치료제: Sotalol, Dofetilide
- 혈전방지제: Anagrelide, Anisindione, Cilostazol, Ticlopidine, Treprostinil

⑤ 정신-신경계 약물

- 항우울제: Amitriptrityline, Amoxapine, Bupropion, Citalopram, Clomipramine, Desipramine, Dothiepin, Doxepin, Escitalopram, Fluoxetine, Fluvoxamine, Imipramine, Isocarboxazid, Maprotiline, Mirtazapine, Nefazodone, Nialamide, Nortriptyline, Paroxetine, Phenelzine, Protriptyline, Sertraline, Tranylcypromine, Trazodone, Trimipramine, Venlafaxine
- 항정신병제: Aripiprazole, Atomoxetine, Olazapine, Pimozide, Quetiapine, Risperidone
- 항경련제: Aminogluthimide, Bromides, Clonazepam, Felbamate, Lamotrigine, Mephobarbital, Metharbital, Phensuximide, Primidone, Topiramate, Valproic acid, Zonisamide
- 진정제: Alprazolam, Amobarbital, Buspirone, Butalbital, Chlordiazepoxide, Clorazepate, Diazepam, Meprobamate, Methotrimeprazine, Midazolam, Oxazepam, Pentobarbital, Phenobarbital
- 신경안정제: Acetophenazine, Butaperazine, Carphen-

azine, Chlorpramazine, Chlorprothixene, Clozapine, Droperidol, Flupenthixol, Fluphenazine, Haloperidol, Litium, Lorazepam, Loxapine, Mesoridazine, Molindone, Perphenazine, Piperacetazine, Prochlorperazine, Promazine, Tetrabenazine, Thiopropazate, Thioridazine, Thiothixene, Trifluoperazine, Triflupromazine, Zuclopenthixol

- 수면제: Estazolam, Ethchlorvynol, Ethinamate, Flunitrazepam, Flurazepam, Methaqualone, Quaz- epam, Temazepam, Triazolam
- 각성제: Dexmethylphenidate, Doxapram, Methylphenidate, Modafinil, Pemoline, Phendimetrazine
- 파킨슨증 치료제: Amantadine, Entacapone, Pramipexole, Selegiline, Tolcapone
- 치매치료제: Donepezil, Galantamine, Rivastigmine 등의 항콜린에스테라아제
- 아드레날린작용약 및 항아드레날린작용약: Ephedrine, Epinephrine, Midodrine, Norepinephrine, Doxazosin
- 콜린성약물: Doxazosin, Bethanechol, Cevimeline, Demecarium

⑥ 위장관계 약물

- 위산분비억제제: Lansoprazole, Misoprostol, Omeprazole, Pantoprazole, Rabeprazole
- 염증창자병 치료제: Balsalazide, Mesalamine, Olsalazine
- 담석용해제: Chenodiol
- 지사제: Bismuth subsalicylate와 Diphenoxylate
- 항구토제: Alosetron, Metoclopramide

⑦ 비스테로이드성 진통소염제

Antipyrine, Aspirin, Celecoxib, Etodolac, Nabum- etone, Oxaprozin, Rofecoxib, Sulindac, Valdecoxib

⑧ 면역억제제

Azathioprine, Cyclosporine, Tacrolimus, Thalidomide

⑨ 근육이완제

Carisoprodol, Chlorzoxazone, Cyclobenzaprine, Decamethonium, Metaxalone, Tizandine

⑩ 류마티스 치료제

Leflunomide, Sulfasalazine

⑪ 비타민

Acitretin, Etretinate, Isotretinoin 등의 비타민 A 유도체

⑫ 마약길항제 및 마약대항제

Buprenorphine, Levallorphan, Naltrexone

⑬ 피부용 약제

Anthralin, Tazarotene, Podofilox, Podophyllum

⑭ 기타

항히스타민제 Clemastine, 배란유도제 Clomiphene, 음주방지제 Disulfiram, 요산배설촉진제 Probenecid, 살정제 Nonoxynol, 비뇨기 항연축제 Tolterodine, 중금속 제거제 Penicillamine와 Trientine, 천식치료제 Zafirlu- kast 등

9. 유즙분비 조절

유즙 분비를 촉진하기 위해서는 지속적으로 아기에게 젖을 물려 젖꼭지를 자극함으로써 유즙분비호르몬이 분비되도록 한다. 산모가 개인적 또는 의학적인 이유로 수유를 중단해야 하는 경우에는 유즙을 완전히 짜낸 후에 압박 붕대나 브래지어를 통하여 유방지지를 하고 얼음찜질 및 진통제를 사용하여 유방울혈로 인한 통증을 줄이도록 하고 가급적 유즙을 짜지 않도록 한다. 보통 증상이나 징후는 유즙을 짜는

자극을 하지 않으면 수일 내 소실된다. 브로모크립틴(Bromocriptine)은 도파민 작용제(dopamine agonist)로, 프로락틴 분비를 억제하여 유즙 분비를 억제한다. 그러나 저혈압, 오심, 구토, 산욕기 뇌졸중, 간질, 협심증 등의 합병증을 보여 최근 유즙분비 억제 목적으로는 사용하지 않는다.

참고문헌

- 김애란. 모유수유와 약물요법. Hanyang medical reviews Vol 30. No1, 2010.
- 김혜련. 한국의 모유수유 실천 양상과 영향요인 및 정책 과제. 보건복지포럼 2013;7:49-60.
- 노만수, 송경희. 성공적인 수유법. 서울: 새길출판사, 1994.
- American Academy of Pediatrics Committee on Drugs. The Transfer of Drugs and Other Chemicals Into Human Milk. Pediatr 2001;108:776-89.
- Briggs GG, Freeman RK, Yaffe SJ. Drugs in Pregnancy and Lactation. 9th ed. Philadelphia: Lippincott Williams & Wilkins; 2011.
- Creasy RK, Resnik RR, Iams JD. Maternal-Fetal Medicine. 5th ed. Philadelphia: Saunders; 2004.
- Hale TW. Pharmacology review: drug therapy and breast-feeding: pharmacokinetics, risk factors and effects on milk production, NeoReviews 2004;5:e164-172.
- Lawrence RA, Lawrence RM. Breastfeeding: A Guide for the Medical Profession. 5th ed. St. Louis: Mosby; 1999.

VI

이상임신 및 합병증

제24장

유산

Abortion

김해중 | 고려의대
김호연 | 고려의대

1. 자연 유산(Spontaneous abortion)

1) 정의

유산이란 태아가 생존이 가능한 시기 이전에 임신이 종결됨을 뜻한다. 임신 주수를 기준으로 할 때, 최종 월경개시일 후 임신 20주 이전에 임신이 종결될 때이다. 우리나라의 경우 모자보건법시행령 제15조(인공임신중절수술의 허용한계)에 따르면 '인공임신중절수술은 임신 24주일 이내인 사람만 할 수 있다'라는 규정이 있으므로 이를 참고할 수 있을 것이다.

과학기술의 발전으로 혈액 사람융모성생식샘자극호르몬(human chorionic gonadotropin)을 임신 초기에 연속으로 측정하여 자연유산을 확인하는 방법이 있고 질초음파를 사용하여 임신낭, 배아 또는 태아, 난황, 태아의 심박동 여부를 확인하여 진단한다.

미국산부인과학회에서는 2017년 초기 임신 종결(early pregnancy loss)을 임신 12주 6/7일내에 심장박동이 없는 배아 또는 태아가 있는 임신낭 또는 비어 있는 임신낭으로 정의하고 있다. 또한 자궁 안에 임신낭이 보이지 않는 경우를 알 수 없는 위치의 임신(pregnancy of unknown location, PUL)이라 하며 자궁외임신도 이에 포함된다. 자연유산은 임상상태에 따라 다시 절박유산(threatened abortion), 불가피유산(inevitable abortion), 완전유산(complete abortion), 불완전유산(incomplete abortion)과 계류유산(missed abortion)으로 분류된다. 패혈성유산(septic abortion)은 상기 모든 유산에서 감염이 발생한 경우를 뜻한다.

2) 빈도

착상이 된 후에는 임신 4~6주에 유산이 15~20% 발생하고 임신 10~13주에 이르면 2.8% 발생한다(Pandya et al., 1996). 자연유산은 임신을 준비하는 남녀에서 4명중 1명에서 발생한다(Jurkovic et al. 2013). 임신부의 나이가 증가할수록 유산이 증가하는데 36세에서 40세 사이는 30%, 41세에서 45세 사이는 50%에 이른다(Shorter et al., 2019). 임신부의 고령화에 따라 우리나라 통계결과에 의하면 자연유산의 빈도가 줄지 않고 있다(표 24-1). 대부분의 임신이 착상 전이나 다음 생리 전에 종결되므로 이를 생리양이 많거

표 24-1. 국내 자연유산 건수(국민건강보험공단 통계자료)

연도	자연유산 건수	출생아 수
2012	17,792	483,000
2013	17,150	436,000
2014	17,703	435,000
2015	16,978	438,000
2016	15,936	406,000
2017	14,744	357,000

표 24-2. 임신 초기 질출혈의 감별진단

자궁경부이상(매우 손상되기 쉬운 경우, 암, 폴립, 외상 등)
자궁외임신
태아가 생존한 임신 상태에서 원인 불명의 출혈이 있는 경우
질 또는 자궁경부의 감염
포상기태
자연유산
융모막하출혈
질외상

표 24-3. 자연 유산의 초음파검사 진단 가이드라인

자연유산의 확실한 진단
7 mm 이상의 머리엉덩길이와 심박동 없음
25 mm 이상의 태아주머니와 배아 없음
난황주머니가 없는 태아주머니 확인 후 2주 이상 지나서도 태아심박동 있는 배아가 보이지 않는 경우
난황주머니가 있는 태아 주머니 확인 후 11일 이상 지나서도 태아심박동 있는 배아가 보이지 않는 경우
자연유산이 의심되나 진단적 한계
심박동이 없는 7 mm 이내의 머리엉덩길이
배아가 없는 평균 16~24 mm 태아주머니
배아가 없는 태아주머니 확인 후 7~13일 이상 지나서도 태아심박동 있는 배아가 보이지 않는 경우
난황주머니가 있는 태아주머니 확인 후 7~10일 이상 지나서도 태아심박동 있는 배아가 보이지 않는 경우
마지막 생리시작일 이후로 6주 이상 지나도 배아가 보이지 않는 경우
빈 양막(난황주머니 옆으로 양막이 있고 배아가 보이지 않음)
큰 난황주머니(7 mm 이상)
배아의 크기에 비해 작은 태아주머니(머리엉덩길이와 태아주머니 평균 직경 차이가 5 mm 이내)

나 생리가 늦어지는 것으로 오인한다.

3) 진단

임신 제1삼분기에 질출혈이 있을 경우 전체적인 병력청취 및 이학적 검신과 함께 광범위한 감별진단이 필요하다(표 24-2). 질분비물의 액상도말 검사, 완전혈구측정, 혈액형검사와 Rh검사, 혈청 사람융모성생식샘자극호르몬(human chorionic gonadotropin)을 측정하며 임질과 클라미디아 검사도 고려하여야 한다. 초음파검사는 임신의 상태를 확인하고 자궁 내 임신 여부를 확인하는 데 결정적인 역할을 한다. 머리엉덩길이(crown-rump length, CRL)가 7 mm 이상이면서 태아 심박동이 없는 경우, 평균 임신낭 직경이 25 mm 이상이면서 배아가 보이지 않는 경우, 최초 초음파검사에서 임신낭과 난황이 보였고 11일 이후에 태아심박동이 있는 배아가 보이지 않는 경우와 최초 초음파검사에서 임신낭은 있으나 난황이 없고 2주 후에 태아심박동이 있는 배아가 보이지 않는 경우로 진단한다(Doubilet et al., 2013)(표 24-3).

초음파검사에서 자궁 내에 임신낭이 보이지 않을 경우 완전유산의 소견일 수도 있으나 자궁외 임신을 완전히 배제해야만 진단을 내릴 수 있다. 혈청 사람융모성생식샘자극호르몬(hCG)이 1,500~2,000 mIU/mL인 경우 자궁 내 임신낭이 보이지 않을 때는 자궁외 임신을 고려하여야 한다. 또한 자궁 내 임신인 경우 혈청 사람융모성생식샘자극호르몬(hCG)이 3,510 mIU/mL를 초과하는 경우 99% 자궁 내 임신낭이 보인다고 주장하는 연구도 있다(Conolly et al., 2013). 초음파 검사에서 태아의 심박동을 확인한 경우 자연유산의 위험도는 50%에서 30%로 감소한다.

4) 원인

자연유산의 80% 이상은 임신 12주 이내에 발생되는데, 이 시기에는 최소한 약 반수에서 염색체 이상이 그 원인이다. 즉 유산이 일어나는 시기가 빠를수록 염색체 이상에 의한 유산의 발생 가능성이 증가한다. 한 연구에 의하면, 자연 유산의 49%에서 염색체 이상이 발견되었다(Godijn et al., 2000). 임신 12주 이후에는 자연유산의 빈도가 급격히 감소한다. 한편 임상적으로 확실한 유산은 어느 한쪽 부모가 40세 이상이면 2배로 증가하지만(Gracia et al., 2005), 임상적으로 확인할 수 없는 유산에서도 부모의 나이에 비슷한 영향을 받는지는 알려져 있지 않다. 만삭분만 후 3개월 이내에 재임신을 하였을 경우에도 유산의 빈도가 증가한다고 알려져 있으며 세계 보건 기구(World Health Organization)에서도 유산 후 적어도 6개월 기다린 후 임신할 것을 권고 하고 있다. 하지만 자연 유산 후 다음 임신의 시기에 대한 의견은 논란이 있으며 최근 대규모 메타 분석에서도 자연 유산 후 6개월 이내 임신한 경우 자연 유산 발생이 감소함을 보고하고 있다(Kangatharan et al., 2017). 자연유산의 위험인자는 표 24-4와 같다.

표 24-4. 자연유산의 위험인자

고령임신
음주
흡입마취제 사용(산화질소 등)
카페인 복용(과량)
산모의 만성질환 : 조절이 안되는 당뇨, 복강질환, 자가면역질환(특히 항지질항체 증후군)
흡연
코카인 중독
분만 후 3~6개월 내 임신한 경우
자궁내장치를 사용한 경우
산모의 감염: 세균성질증, 마이코플라즈마, 단순포진바이러스, 톡소플라즈마, 리스테리아, 클라미디아, 사람면역결핍바이러스, 매독, 파보바이러스 B19, 말라리아, 임질, 풍진, 거대세포바이러스
약물복용: 미소프로스톨(misoprostol, Cytotec), 레티놀, 메토트렉세이트(methotrexate), 비스테로이드성 항염증제
여러 번의 인공 임신중절 경험
이전의 자연유산 경험
독소 노출: 비소, 에틸렌글리콜, 이황화탄소, 폴리우레탄, 중금속, 유기용매
자궁기형: 선천성 기형, 유착, 자궁근종

(1) 유전적 요인(Genetic causes)

초기 자연유산의 약 50~60%는 염색체 이상이 원인이며, 염색체 이상의 95%는 모체측, 약 5%는 부체측의 생식자발생 이상(gametogenesis errors)이 그 원인으로 알려져 있으며, 일부 연구에서는 23예의 염색체 이상 중 21예가 모체측 원인이었다는 보고도 있다(Jacobs, 1980). 세포 유전 검사는 통상적인 핵형분석(karyotype), 염색체 마이크로어레이(microarray), 다중접합의존프로브증폭(multiplex ligation-dependent probe amplification)과 정량 형광중합효소연쇄반응(polymerase chain reaction) 방법을 사용하며 이중 염색체 마이크로어레이는 기존 핵형분석에서 분석하지 못한 13% 이상을 찾아 효과적인 방법이나 비용이 상당이 많이 든다(Levy et al., 2014).

① 비정배수체유산(Aneuploid abortion)

가. 보통염색체세염색체(Autosomal trisomy)

임신 제1삼분기의 유산 원인 중 가장 흔하며 산모의 나이 증가와 연관이 있다. 발생 원인은 유리된 염색체의 비분리(nondisjunction), 모계 또는 부계 염색체의 균형 전위(balanced traslocation) 또는 균형자리바꿈(balanced inversion) 등이다. 국내 10년동안 수태산물을 분석한 연구에 의하면 염색체 이상의 62.7%가 세염색체증이었다(구선영 등, 2015). 유산아에서 세염색체의 빈도는 16, 22, 21, 15, 13, 2와 14번 염색체 순서로 발생하며, 이 7가지 염색체가 세염색체에 의한 유산의 70%를 차지한다(Simpson et al., 1987).

나. 홑염색체 X (45, X)

주로 부계 염색체 손실로 인해 발생하는 흔한 염색체 이상 중 하나로 대개 유산되고 드물게 생존하여 터너증후군(Turner syndrome)의 여아에서 나타난다. 홑염색체 X는 우성 홑염색체보다 흔하다(Jauniaux et al., 2005).

다. 다배수체(Polyploidy)

흔히 태반의 수종성 퇴화를 동반한다. 불완전 포상기태에서 16번 염색체의 삼배수체 또는 삼염색체 태아에서 발견될 수 있다. 이러한 태아는 보통 초기에 유산되는데,

이 시기를 지난 태아에서는 대부분 기형이 발생한다. 모체측 또는 부체측의 연령 증가와는 관계없다. 사배수체은 생존아는 드물며 대부분 초기에 유산된다.

② 정배수체유산(Euploid abortion)

비정배수체유산의 3/4이 임신 8주 전에 발생하는 반면, 정배수체유산은 임신 13주경에 가장 많으며 특히 모체 연령이 35세 이상인 경우 빈발한다.

③ 염색체의 구조적 이상(Chromosomal structural abnormalities)

염색체의 구조적 이상은 흔히 반복유산의 원인이 된다. 임신 초기 자연유산의 원인은 대부분 전위(translocation)와 역전(inversion)이다. 50%에서 생식발생(gametogenesis) 중 새롭게 발생하며 다른 반수는 균형전위(balanced translocation) 또는 역전을 보유하는 부모에게서 유전된다. 특히 부모 염색체의 균형전위가 염색체 이상으로 인한 유산의 가장 많은 원인인데, 외국에서의 빈도는 약 5%로 보고되고 있다(Simpson et al., 1989). 2회 이상 자연유산을 반복한 환자 부부에서 전체적인 염색체 이상의 빈도는 5.3~33.3%로, 보고자마다 상당한 차이를 보이고 있다. 한편 전위에 관한 국내 빈도는 습관성 유산환자의 말초혈액 염색체 검사를 시행한 결과 69%로 가장 많다고 보고된 바 있다(박영주 등, 2012).

(2) 모체측 요인(Maternal factors)

다양한 내과적 질환, 정신성 질환, 자궁의 발육 이상 등이 유산의 원인이 되기도 하지만, 유산의 원인은 잘 알려져 있지 않다. 최근 국내 직업환경의학과 연구에 의하면 직업이 있는 여성에서 자연유산이 1.26배 증가한다는 연구 결과가 있어 이에 대한 구체적 원인규명이 필요할 것 같다(Park et al., 2017).

① 감염

산모의 전신적 감염은 혈행 전파를 통해 태반과 태아로 전달되거나 산모의 혈역학 장애로 인하여 자연유산의 원인이 될 수 있다.

가. 바이러스 감염

거대세포바이러스(cytomegalovirus), 단순헤르페스바이러스(herpes simplex virus) 1과 2, 파르보바이러스(parvovirus) B19, 장바이러스(enterovirus), 아데노바이러스(adenovirus)와 대상포진바이러스(varicella zoster virus)가 자연유산의 원인이 된다고 보고한 바 있다. 하지만 최근 연구에서 HIV 감염은 유산의 위험을 증가시키지 않았다는 보고도 있다(Lee et al., 2013). 한 전향적 연구에서 임신 전반기에 단순헤르페스바이러스 감염 시 유산빈도를 증가시키지 않았고(Brown et al., 1997) 거대세포바이러스와도 연관이 없다고 보고한 바 있다(Putland et al., 1990).

나. 세균감염

세균감염은 급성 탈락막염증을 발생시키며 이는 자연유산의 원인이 된다. 클라미디아 트라코마티스는 특정 세균 단백질과 강한 면역학 반응으로 자연유산을 일으킨다. 마이코플라즈마는 임신부의 하부 요로생식기에 흔히 발견되는 세균이나 유산빈도를 증가시키지 않는다(Matovina et al., 2004).

다. 기타감염

매독(Treponema pallium)은 발생의 감소로 이에 따른 자연유산도 감소하고 있으며, 톡소포자충증(Toxoplasma gondii)과 말라리아(Plasmodium falciparum)의 경우는 원인여부에 대한 논란이 있다.

② 만성 질환

임신 초기에 결핵 또는 암종증(carcinomatosis) 등은 자연유산과는 거의 관계없다. 다양한 만성 질환 중 조절되지 않는 당뇨, 비만, 갑상선 질환, 염증성 장질환과 루프스는 자연유산과 연관이 있는데 염증 매개체가 원인이 된다(Khashan et al., 2012, Kalagiri et al., 2016). 만성 고혈압은 유산의 위험을 의미 있게 증가시키지는 않는 것으로 보인다(Ankumah et al., 2013).

가. 갑상샘 기능저하증

심한 요오드 결핍은 유산과 연관될 수 있다고 하지만, 갑상샘 기능저하증의 임신 초기 유산에 대한 영향은 아직 확실하지 않다. 한편 갑상샘 항체는 자연유산과 연관이 있으며, 갑상샘 기능이 정상이지만 갑상샘 과산화효소(thyroid peroxidase, TPO) 항체가 있거나 thyroglobulin 항체가 있는 경우 2~5배 정도 자연유산이 증가한다(Thangaratinam et al., 2011). 갑상샘 항체를 가지면서 갑상샘자극호르몬(TSH)이 2.5 mIU/L 초과하는 경우 5배 이상 자연유산 빈도가 증가한다(Liu et al., 2014).

나. 당뇨

지속적인 고혈당은 자연유산과 연관이 있다. 특히 인슐린의존성당뇨병이 있는 경우, 자연유산과 주요선천성기형이 모두 증가하며 그 위험도는 임신초기 혈당조절 정도에 좌우된다(Singh et al., 2013).

다. 암

치료적 목적의 방사선과 항암요법은 자연유산을 증가시킨다. 항암요법이 초기 임신에 미치는 영향에 대해서는 불분명하나 임신 초기에 메토트렉세이트에 노출된 후 임신을 유지하는 경우에서는 우려가 된다.

③ 황체호르몬 결핍증

황체 또는 태반에서의 황체호르몬 분비가 원활하지 않으면 유산율이 증가한다. 임상적으로 이러한 경우를 황체기 결함(luteal phase defect) 이라고 하는데 불임여성에서 5~10%와 반복유산을 경험한 여성에서 10~15% 정도의 빈도를 보인다(Czyzyk et al., 2017). 진단은 황체호르몬 최대치가 9 ng/mL 이하이거나, 자궁내막생검(endometrial biopsy) 소견이 월경주기와 3일 이상 차이가 있을 경우가 2회 연속인 경우 진단된다. 치료는 초음파검사에서 난포발육이 정상이고 에스트로겐 분비도 정상일 경우 황체호르몬의 투여가 권장되기도 하지만, 아직 의견이 분분하다. 만일 임신 8~10주 이전에 난소종양 등과 같은 이유로 황체(corpus luteum)가 제거될 경우는 황체호르몬을 보충해주어야 한다.

④ 영양

단일 영양소의 섭취부족 또는 전체 영양소에 대한 중등도의 섭취부족 등이 유산의 원인이 된다는 증거는 없다. 하지만 섭취음식의 품질에 따라서 자연유산을 감소시킬 수 있는데 과일, 채소, 잡곡, 식물성 기름과 생선을 많이 섭취하면 도움이 된다(Gaskin et al., 2015). 임신 전 저체중이나 임신 초기의 오심 및 구토, 체중감소 등도 역시 유산과는 관련 없으나 비만은 자연유산 빈도를 증가시킨다(Poston et al., 2016).

⑤ 약물복용 및 환경요인(Drug and Environmental toxin)

가. 흡연과 음주(Smoking and Alcohol)

다양한 연구 결과에서 흡연이 자연유산을 증가시킨다고 보고한다(Pineles et al., 2014). 원인은 불분명하지만 태반혈관의 변화, 염증과 면역 조절에 의한다고 제시하고 있다(Larsen et al., 2002; Kwak-Kim et al., 2010).

임신 8주 이내에 잦은 음주는 자연유산과 태아기형을 증가시킬 수 있다. 음주하지 않는 산모와 비교할 때, 일주일에 2회 이상 음주하는 산모에서의 유산율은 2배가 되며, 매일 음주하는 경우는 3배가 된다. 하루 한 잔씩의 음주량이 유산율을 평균 1.3배씩 올린다는 보고도 있다. 유산의 증가는 규칙적이거나 과도한 음주에서 발생하며(Avalos et al., 2014) 미량을 섭취하였을 경우는 유산과 관계없다는 보고도 있다(Kesmodel et al., 2002).

나. 카페인(Caffeine)

하루 5잔 이상의 커피는 카페인 500 mg에 해당하는데 경미하게 유산율을 증가시킨다(Cnattingius et al., 2000). 200 mg 정도의 중등도 카페인 섭취는 자연유산에 영향을 미치지 않는다. 한편 한 연구에서는 카페인 섭취량에 따라 자연유산율이 증가되지 않는다고 보고하였다(Hahn et al., 2015). 최근 ACOG(2016)는 적당한 커피섭취는 유산 위험과 관련성이 적으나, 그 이상의 섭취량에서 결과는 불분명하다고 밝혔다.

다. 방사선 조사(X-irradiation)

많은 양의 방사선에 노출되었을 경우 유산과 관계된다.

그러나 유산을 일으키는 정확한 피폭량은 아직 알려지지 않고 있다. 하지만 일반적으로 진단목적으로 시행하는 단일 방사선촬영의 경우에는 유산을 일으키지 않는 것으로 알려져 있다. 최근 자기장(Magnetic field)은 일상 생활에서 흔히 접하는 낮은 주파수부터 핸드폰과 같은 높은 주파수로 자연유산을 증가시킨다는 증거가 보고되고 있다(Li et al., 2002; Li et al., 2017).

라. 피임(Contraceptives)

경구피임약, 피임크림 및 젤리에 사용되는 살정제 등은 유산과 관계 없다. 그러나 자궁 내 피임장치는 감염유산, 융모양막염, 조산의 원인이 된다. 한 연구는 임신 확인 후 자궁 내 피임장치를 제거하지 않으면 불량한 주산기 예후를 보이며, 특히 낮게 위치한 자궁 내 피임장치는 자연유산과 관련이 있다(Ozgu-Erdinc et al., 2014).

마. 직업환경독소(Environmental toxins)

비스페놀A (bisphenol A), 프탈레이트(phthalates), 폴리클로린 비페닐(polychlorinated biphenyls)과 디클로로디페닐트리클로로에탄(DDT)은 자연유산과 연관이 있다(Krieg et al., 2016). 소독제제, 엑스선(X-ray)과 항암제에 노출된 간호사에서 자연유산이 약간 증가하며 마취가스의 환기장치가 없는 곳에서 nitrous oxide에 3시간 이상 노출된 치과보조사에서 유산의 위험이 증가하였다는 보고가 있다(Lawson et al.. 2012; Boivin, 1997).

⑥ 면역학적 이상(Immunologic abnormalities)

최근 특히 습관성 유산의 원인 규명에서 면역학적 요인에 대한 관심이 높아지고 있다. 면역학적 요인은 자가면역학설(autoimmune theory)과 동종면역학설(alloimmune theory) 두 가지로 나뉜다.

가. 자가면역요인(Autoimmune factor)

자가면역이란 자신의 조직에 대한 면역반응으로서, 습관성유산 환자의 약 15~20%가 자가면역요인에 포함된다(Kutteh et al., 2014). 자가면역요인에서 가장 중요한 항체는 항인지질항체(antiphopholipid antibody)인데, 여기에는 루푸스항응고인자(lupus anticoagulant, LAC), 항카디오리핀항체(anticardiolipin antibody, ACA)와 항베타당단백I항체(anti-β2-glycoprotein I antibody)가 중요하다. 이러한 항체가 높으면서 초기 유산의 경험이 있는 경우 약 70%는 재발성 유산으로 진행된다는 보고가 있으며 습관성 유산 여성에서 이러한 항체가 정상 여성보다 증가되어 있다. 항인지질항체증후군(antiphospholipid antibody syndrom, APS)은 이러한 항체가 있고 다양한 산과적 질환을 동반하고 정맥혈전증의 위험이 증가하는 경우로 정의한다. 루프스항응고인자는 IgG, IgM 또는 두 가지 모두로 이루어진 면역글로부린으로, 시험관 내의 혈액응고 과정중 인지질-의존성 응고경로의 한 단계를 방해한다. 그런데 루프스항응고인자는 대부분의 경우 전신성홍반성낭창과는 관계가 없고, 루푸스가 아닌 경우에도 빈번하게 발견되므로 이 용어는 사실 잘못된 표현이다.

항인지질항체는 인지질에 대항하여 후천적으로 획득되는 항체로서, IgG, IgA 또는 IgM으로 이루어져 있는데 이 중 특히 IgG 항체가 중요하다. 이 항체가 존재하는 경우 유산되는 원인은 태반혈전증 또는 태반경색증으로 설명되고 있다. 이러한 유산기전은 혈관내피세포에서 프로스타사이클린(prostacyclin)의 분비억제로 설명된다. 프로스타사이클린은 강력한 혈관확장제로 혈소판응집을 억제하는 역할을 한다. 한편 혈소판에서는 트롬복산(thromboxane A2)을 생성하는데, 이것은 혈관수축물질이며 또한 혈소판 응집을 유발한다. 결과적으로 항인지질항체는 프로스타사이클린을 감소시키고 트롬복산이 우세한 환경을 만들어 혈전증으로 진행되는 것이다.

항베타당단백I항체(anti-β2-glycoprotein I antibody)는 50 kDa 인지질-결합 글리코단백질로 항인지질 증후군에서 증가하는 중요한 항체이다. Mitogen-activated protein kinases (MAPK)와 Nuclear factor kappa B (NFkB) 회로를 포함하는 Toll like receptor (TLRs)의 세

포 내 시그널을 유도하고 내피세포와 단핵구를 활성화하고 염증성 성향의 사이토카인 발현을 조절한다. 특히 혈전증 위험 증가와 연관이 있다(DeCraemer et al., 2016).

항인지질항체증후군이 자연유산의 원인이 되는 기전에 대한 자세한 설명이 제46장 결합조직병(p.971)에 기술되어 있다.

나. 동종면역요인(Alloimmune factor)

동종면역이란 동종 즉 타인에 대한 면역반응으로 최근 습관성 유산의 주요 원인으로 연구되고 있다. 이러한 환자들을 대상으로 태아조직에 대한 내성(tolerance)을 자극하기 위한 여러 가지 치료방법들이 등장하고 있다.

동종면역요인의 진단에는 다음과 같은 검사방법들이 이용된다. 부모 각각에서 1. 인백혈구항원(human leukocyte antigen, HLA)의 비교 2. 모체측 혈청에서 부체측 백혈구에 대한 세포독성항체(cytotoxic antibodies)의 검출, 즉 항부성항체(antipaternal antibodies)검사 3. 부모림프 혼합반응검사(mixed lymphocyte reaction)를 통한 모체혈청 내의 차단인자(blocking factors) 또는 차단항체(blocking antibody)검사 등이 응용되고 있다. 결과적으로 부부에서 HLA의 동질성(homology)이 발견되거나, 모체측 혈청에서 항부체항체가 존재하면 원인으로 분류한다.

그러나 이러한 여러 가지 검사방법에 대한 타당성은 아직 확립되어 있지 않다. 예를 들면, 부부에서 공유하는 HLA 수가 많다고 하더라도 임신 예후에는 차이가 없으며, 특히 습관성 유산 환자 부부와 정상 부부 간의 비교에서도 HLA 공유빈도(sharing frequency)가 차이가 없었다는 보고들이 많다. 또한 일부 연구에서는 정상 임신에서도 세포독성항체와 차단항체 등이 존재한 다는 보고가 있는데, 따라서 이러한 검사결과는 임신 손실의 원인이라기보다는 임신 과정 중에 발생하는 것이라는 의견이 있다. 결론적으로 현 단계에서는 상기 3가지 검사결과로, 습관성 유산이 있었던 환자에서의 임신예후를 평가할 수는 없다는 것이다.

이와 같이 동종면역학설에 대한 여러 가지 불확실성에도 불구하고, 모성면역 환경을 개선하고자 하는 다양한 치료방법들이 연구되어 왔다. 그 중의 하나로서 '부체측 백혈구' 또는 면역글로부린 등이 응용되고 있다. 그러나 최근 백혈구면역요법은 임신 예후에 별 도움이 없었다는 보고가 있으며, 전 세계적으로 약 400명의 습관성 유산 환자를 대상으로 광범위하게 이루어진 연구조사에서도 약간의 예후 호전이 있었을 뿐이다(Christiansen et al., 2015). 또한 원인을 알 수 없는 습관성 유산환자에서 정맥 면역글로부린 투여 또한 효과가 없다는 결과를 보여주었다(Stephenson et al., 2010).

⑦ **노화생식세포**(Aging gametes)

기초체온이 변동되기 4일 전 또는 3일 후에 수정된 경우에 유산율이 증가된다는 보고가 있다. 따라서 수정 전에 여성 생식기 내에서 생식세포가 노화될 경우 유산이 증가된다는 결론을 내릴 수 있다. 배란유도 또는 시험관 수정방법에서 착상 전에 생식세포가 노화되는지는 아직 알려지고 있지 않다.

⑧ **수술**(Surgical procedures)

임신 초기에 시행한 개복수술과 다양한 마취방법이 유산을 증가시킨다는 증거는 없다. 난소종양 및 유경근종(pedunculated myomas)의 제거 시에는 일반적으로 임신에 영향이 없으나 복막염 시에는 유산율이 증가한다. 일반적으로 난소종양의 제거는 임신 유지에 영향을 주지 않지만, 한 가지 중요한 예외는 임신 초기에 황체낭종 또는 황체낭종이 있는 난소를 제거할 때에는 유산이 될 수 있다. 따라서 임신 10주 이전에 이런 시술이 시행될 때에는 황체호르몬을 보충해 주어야 한다.

⑨ **신체적 손상**(Physical trauma)

대부분의 산모들이 임신에 영향이 없었던 손상은 쉽게 잊는 반면, 유산이 되었던 경우는 잘 기억하는 경향이 있다. 따라서 대부분의 산모들이 신체적 손상이 유산과 관련 있는 것으로 생각하기 쉬우나, 대부분의 자연유산은 배아 또는 태아가 사망한 후 일정 기간이 지난 후에 발생하는 것이므로 일반적으로 신체적 손상은 유산에 직접적인 영향은 없는 것으로 생각되고 있다. 하지만 특히 복부손상과 같은 중대한 손상은 자연유산의 원인이 될 수 있고 주수가 진행될수록 위험이 증가한다.

⑩ 해부학적 이상(Anatomical abnormalities)

가. 선천성 자궁기형(Congenital uterine anomaly)

대부분 자궁의 발생과정에서 뮬러관(Mullerian duct)의 형성 이상 또는 융합 이상에 의해 자궁기형이 초래된다. 자연적으로 발생될 수도 있으며, 임신 시 자궁 내에서 diethylstilbestrol (DES)에 노출되었을 경우에도 발생 가능하다. 단각자궁(unicornuate uterus), 쌍각자궁(bicornuate uterus)과 중격자궁(septate uterus)은 자연유산, 중기 유산 및 조산과 연관이 있다(Reichman et al., 2010)

나. 자궁 종양(Uterine leiomyoma and adenomyosis)

자궁근종은 크더라도 일반적으로 유산과는 관계없으며 크기 및 숫자보다는 근종의 위치가 더 중요하다. 특히 점막하자궁근종(submucous leiomyoma)이 가장 흔한 유산의 원인이며 특히 시험관 임신을 계획하는 경우에서 불량한 임신율을 보일 수 있다. 따라서 습관성 유산 환자에서 점막하자궁근종이 보이는 경우 제거를 고려해야 한다(Jun et al., 2001).

자궁선근증(adenomyosis)은 자궁의 기능을 방해하므로 자연유산을 증가시킨다. 자궁수축이 증가하고 자궁내막의 대식세포(macrophage)와 자연사(natural killer) 세포의 농도가 증가하면서 염증매개체와 반응성 산소종(reactive oxygen species)의 생산이 증가하고 자궁내막의 스테로이드 호르몬 생성에 영향을 주어 착상하기 어려운 환경을 만든다(Kuijsters et al., 2017).

다. 자궁내막유착증(Uterine synechiae, Asherman syndrome)

대부분 광범위한 자궁내막의 손상으로 발생하며 자궁소파술, 자궁경 수술 또는 자궁 압박 봉합 (compression suture) 수술 이후 발생한다. 진단은 자궁난관조영법(hysterosalpingogram)이나 생리식염수 주입 초음파에서 충영결손(filling defects) 소견이 도움이 된다. 치료는 우선 자궁내시경을 이용하여 유착을 박리한 후, 재유착을 예방하기 위하여 자궁 내 피임장치를 삽입한다. 그 후 약 60~90일 동안 고용량의 에스트로겐을 투여하는데, 일부 연구에서 이러한 치료 후 자연유산이 감소하고 생존 출생률이 증가하였다는 보고가 있다(Yu et al., 2008).

라. 자궁경부무력증(Incompetent cervix)

자궁경부무력증은 임신 중기 혹은 말기 초기에 자궁목관이 점진적이고 무통성으로 개대되어 양막돌출 및 조기파수가 발생하여 유산이나 조산을 반복하는 질환으로 습관성 유산의 해부학적 원인이 된다. 자궁경부무력증의 진단 및 치료는 제25장에서 상술된다.

(3) 부체측 요인(Paternal factor)

부체측 요인은 별로 알려진 것이 없으나 부체측 나이 증가가 자연유산의 원인이 될 수 있다. 25세를 기준으로 5년마다 자연 유산의 위험도가 증가한다고 보고하였다(Kleinhaus et al., 2006). 이는 정자 내(spermatozoa)의 염색체의 이상이 원인라고 생각하고 있다(Sartorius et al., 2010). 불임남성 정액의 40%에서 아데노바이러스 또는 단순헤르페스 바이러스가 발견된다고 하는데, 약 60%에서 잠복성으로 존재하며 같은 종류의 바이러스가 유산산물로 발견되었다는 보고가 있다.

5) 자연유산의 종류와 치료

(1) 절박유산(Threatened abortion)

절박유산은 임신 20주 이전에 출혈이 동반되는 것으로 정의한다. 임신 전반기에 자궁경부가 닫혀 있는 상태에서 혈성 질분비물 또는 질출혈이 있는 경우에 임상적으로 진단된다. 임신 초기에 점성출혈이나 더 심한 출혈은 수일 또는 수 주 동안 지속될 수도 있다. 약 20~25%의 임신부에서 임신 20주 이전에 출혈을 경험하며 이 중 약 반수에서 자연유산으로 진행되는데, 확인된 임신의 15~20% 이상에서 자연유산의 경과를 밟는다(Basama et al., 2004). 임신이 유지된 경우 조산, 저체중아, 주산기 사망, 전치태반, 태반조기박리, 태반 융수박리, 제왕절개분만 증가와 연관이 있으나 기형아 빈도는 증가하지 않는다

월경예정일 근처에 약간의 출혈은 생리적 현상일 수 있다. 임신 초기에 자궁경부에 병변이 있는 경우, 특히 성교 후 출혈은 흔하게 발생할 수 있다. 또한 자궁경부외구에 폴립과 자궁경부의 탈락막 반응이 임신 초기에 발생하는 출혈의 흔한 원인이고 이런 출혈은 하복통이나 지속적인 하부요통이 동반되지 않는 경향이 있다. 초음파에서 자궁벽과 융모사이에 위치한 융모아래 혈종(subchorionic hematoma)이 관찰되는 경우가 종종 있는데 출혈이 동반되거나 동반되지 않을 수 있다. 자연유산으로 진행한다는 결과는 의견이 분분하다(Pedersen et al., 1990; Tuuli et al., 2011).

대부분의 증상은 출혈로 시작되는데, 몇 시간 또는 며칠 후 복통이 뒤따른다. 유산 시의 통증은 복부의 앞면에서 주기적으로 있는 경우, 하부요통이 골반 압박감과 함께 있는 경우, 또는 치골 상부의 중앙선에서 둔중감으로 나타나는 등 다양한 증상으로 나타난다. 질출혈만 있는 경우보다 하복통과 질출혈을 동시에 호소하는 경우에서 자연유산 발생이 증가한다(Sapra et al., 2016). 감별 진단해야 할 합병증으로는 자궁외임신, 난소종양의 염전(ovarian torsion), 다른 형태의 유산이 있다. 대부분 난황주머니는 보통 애기주머니가 10 mm 정도의 크기인 임신 5.5주에 초음파에서 보인다. 난황주머니가 보이지 않는 경우 애기주머니가 자궁 내 액체고임과 유사하게(가성 애기주머니 pseudogestational sac) 보일 수 있기 때문에 자궁외임신을 염두하고 진단해야 한다. 초음파 외에 혈청 호르몬 검사의 측정이 도움이 될 수 있으나 시간 간격을 두고 측정해야하며 특히 임신 초기에는 100% 정확한 검사가 없다는 사실을 잊지 말아야 한다.

절박유산에 대한 효과적인 치료방법은 없다. 안정을 취하는 것이 절박유산의 경과를 변화시키지 못한다는 의견이 우세하다. 아세트아미노펜에 기초한 통증치료가 도움이 될 수도 있다. 프로게스테론 치료가 자연유산을 감소시키는 데 효과적일 수 있다고 보고하였다(Wahabi et al., 2018). 만약 출혈이 지속되거나 심한 경우에 혈색소(hemoglobin) 및 혈구용적검사(hematocrit)을 실시해야 한다. 출혈이 심하여 빈혈이나 저혈량증(hypovolemia)이 초래될 정도라면 임신산물을 제거해야 한다.

(2) 불가피유산(Inevitable abortion)

자궁경부가 개대된 상태에서 태막이 파열된 경우 유산은 거의 불가피하며 질경 검사에서 액체가 차오르는 경우를 불가피 유산으로 정의한다. 대부분의 경우 자궁수축이 시작되고 임신산물이 배출되거나 감염이 될 수 있다. 드물게 임신 전반기에 다량의 액체가 유출된 경우에도 특별한 문제없이 임신이 유지되기도 한다. 이 경우는 양막과 융모막 사이에 액체가 고여 있던 경우이다.

불가피 유산은 이전에 조기양막파수와 임신 제2삼분기 분만의 과거력이 있거나 흡연하는 경우 증가한다(Kilpatrick et al., 2006). 진단은 현미경에서 양수의 고사리잎모양(fern), pH 7 이상의 질분비물, 초음파검사에서 양수과소증을 확인하거나 태반 알파마크로글로브린-1이나 인슐린 성장인자 결합단백질-1을 확인하는 방법이 있다.

임신 전반기에 통증이나 발열, 출혈이 발생하기 전에 태막파열이 의심되는 액체가 흘러내릴 경우에는 일단 환자를 안정시키고 액체의 누출 정도, 출혈량, 복통 또는 발열 여부 등을 관찰한다. 48시간이 경과한 후 더 이상의 양수 누출이 없고, 출혈, 통증, 발열 등이 없는 경우에는 일상 활동을 허용할 수 있으나, 그렇지 않을 경우에는 불가피 유산으로 진단하여 자궁 내의 임신산물을 제거해야 한다.

태아생존가능성이 낮은 시기에 조기양막파수가 된 경우 40~50%는 1주일 내에 70~80%는 2~5주 내에 분만이 이루어지며, 평균 2주 정도 임신을 유지할 수 있다(Hunter et al., 2012; Kibel et al., 2016). 이 시기에는 양수과소증

에 의한 태아 폐기능부전과 신체적 변형을 고려해야 한다. 한편 임신을 유지할수록 융모양막염, 자궁내막염, 패혈증이나 태반 조기박리와 잔류태반의 위험이 증가하므로, 환자에게 이러한 상황을 자세히 설명하고 계획을 세워야 한다. 기존의 연구 결과들을 보면 24주 이전에 양막파수가 되면 병원에서 퇴원하기까지 신생아의 20% 정도만 살아남고 (Esteves et al., 2016) 이 중 50~80%는 장기적 후유증을 안고 살아간다(Miyazaki et al., 2012).

기대요법을 결정했다면 일주일 정도 시간을 끌기 위한 항생제를 사용하고 태아 폐성숙을 위한 스테로이드, 뇌보호를 위한 마그네슘, B 연쇄구균 예방을 위한 항생제, 자궁수축억제제를 고려해 볼 수 있다.

(3) 완전유산과 불완전유산(Complete abortion and Incomplete abortion)

임상검사에서 자궁경부가 확장된 경우 자연유산은 불가피하게 된다. 그러나 자궁경부검사에서 완전유산과 불완전유산을 감별하기는 불가능하다. 질초음파 검사는 수태산물의 잔존 여부를 확인하는 데 매우 유용하며 90~100%의 민감도와 80~92%의 특이도를 가진다(Wong et al., 2002). 태반의 일부 또는 전부가 자궁으로부터 떨어져 나올 때 출혈이 발생한다. 태반이 완전히 떨어지고 임신 산물이 함께 배출된 경우 완전유산(complete abortion)이라 하고 초음파에서 얇은 내막과 애기주머니가 보이지 않는다. 태아와 태반 전체가가 자궁 내에 남아 있거나 개대된 자궁경부를 통해 일부가 배출된 경우를 불완전유산이라 하고, 이 경우 자궁경부내구는 열린 채로 남아 있고 출혈이 계속 있게 된다. 불완전 유산에서는 소파수술을 시행하기 전에 자궁경부의 개대가 필요치 않은 경우가 많으며, 대부분의 경우 잔류된 태반 조직이 자궁경부에 위치해 있기 때문에 난겸자(ovum forceps) 또는 원형겸자(ring forceps)로 제거할 수 있다.

수태산물이 부분적으로 남아 있는 경우 소파술, 기대요법과 약물요법(프로스타글란딘)을 사용하는 세 가지 치료 방법이 있다. 기대요법과 약물요법(프로스타글란딘)을 사용하게 되면 과도한 질출혈을 예측하기 어렵다. 기대요법은 10~25%, 약물요법은 5~30%의 실패율을 보인다(Nadarajah et al., 2014). 미국산부인과의사협회에서는 약물요법으로 경구 미소프로스톨 600 μg 사용을 권고하고 있으며 질식 800 μg 또는 설하 400 μg도 효과적이나 확실한 적정용량은 정립되지 않았다. 소파술은 95~100%의 성공률을 보이지만 모든 여성에게 필요하지 않다. 발열이 있는 경우에도 적절한 항생제를 사용한다면 소파술의 금기증은 아니다.

(4) 계류유산(Missed abortion)

자궁경부가 닫혀있는 상태로 수일에서 수 주 동안 사망한 임신산물이 자궁 내에 남아 있는 경우를 계류유산이라 한다. 임신 초기에는 정상 임신의 증상 및 증후를 보이지만 태아 사망 후에는 질출혈이나 절박유산과 비슷한 증상을 보인다. 수일 또는 수 주 동안 자궁의 크기는 변화가 없거나 오히려 작아질 수도 있다. 이외에는 특별한 증상이 없을 수 있다.

질 초음파 검사가 진단에 유용하다. 25 mm 이상 크기의 태아주머니가 보이면서 배아가 없으면 유산되었다고 진단한다. 보통 태아심박동은 6~6.5주에 확인할 수 있고 이때 태아엉덩길이 1~5 mm 정도이고 평균 태아주머니 크기가 13~18 mm이다. 표 24-3을 참고하면 7 mm 이상의 태아엉덩길이를 보이고 심박동이 없으면 계류유산으로 진단할 수 있다. 만약 배아와 난황이 보이지 않고 태아주머니가 12 mm 이내이면 2주 후에 유산을 진단할 수 있다.

임신 초기 질 초음파 검사에서 박동 도플러(pulsed Doppler) 기능을 사용하여 태아 심박동을 측정하는데 이는 조직의 온도를 높일 수 있으므로 M-mode 기능을 사용하여 심박동을 측정해야 한다(Lane et al., 2013). 태아심박동은 임신 6주경에 분당 110~130회이고 8주경에 분당 160~170회이다. 심박동이 느린 경우 특히 분당 85회 미만인 경우 예후가 불량할 수 있다.

자궁 내 태아가 사망한 이후 치료는 다른 유산과 비슷한데 개개인의 상황에 따라 개별화되어야 한다. 기대요법, 약물적 또는 수술적 치료 모두 각각의 장단점을 따져 선택하면 합당한 치료가 될 수 있다. 특히 자연유산의 종류가 치료 방법을 결정하는 데 중요한 요인이다. 불완전 유산은 기대요법을 사용하였을 때 94~99%의 성공률을 보이는 반면 계류유산의 경우는 수술적 방법보다 성공률이 낮으며 다양한 성공률(28~81%)을 보인다(Sotiriadis et al., 2005).

(5) 반복유산(습관성유산, Recurrent abortion)

① 정의

반복유산이란 일반적으로 임신 20주 이전의 자연유산이 3회 이상 반복되는 경우를 지칭한다. 반복유산의 정의는 아직 통일되지 않은 상태이나 최근 임신 20주 이전의 초음파나 병리 검사를 통한 자연유산이 2회 이상 연속된 경우로 정의한다. 일차성 반복유산은 생존아를 한 번도 출산하지 않은 여러 번의 자연유산을 경험한 경우이고 이차성 반복유산은 한 번의 생존아 출산 후에 여러 번 자연유산을 경험하는 경우이다. 대표적인 원인은 부모의 염색체 이상, 항인지질항체증후군과 자궁의 구조적 기형이다. 반복유산은 보통 비슷한 주수에 발생하는 것으로 알 수 있다(Heuser et al., 2010). 유전적 요인에 의한 경우는 임신 초기에 발생하고 자가면역이나 자궁의 구조적 기형에 의한 경우는 임신 제2삼분기에 주로 발생한다(Schust et al., 2002). 원인을 알 수 없는 경우가 반수에 이른다. 항인지질항체증후군의 진단 기준은 제 46장 결합조직병의 표 46-6에 기술되어 있다.

② 진단

진단에서는 여러 가지 진단방법이 응용되고 있으며 Branch 등이 제시한 표 24-5를 참고하면 되겠다(Branch et al., 2010). 필수적인 검사는 부부의 염색체 검사, 항인지질항체인 루푸스항응고인자(lupus anticoagulant), 항카디오리핀항체(anticardiolipin antibody)와 항베타당단백I항체(anti-β2-glycoprotein I antibody) 검사이다. 항인지질항체 검사에서 양성을 보이면 12주의 간격을 두고 반복 검사를 시행하여 지속적으로 양성인 경우에만 양성이라고 판단한다.

표 24-5. 습관성 유산의 진단

평가항목	의견
과거력 1. 정보가 있다면 배아전, 배아 또는 태아 사망의 주수나 유형 확인 2. 항인지질항체 증후군이 의심되는 경우 3. 자궁 구조적 기형의 과거력 확인 4. 기존의 선천성 기형이 있는 태아 또는 현재 아이 유무 5. 갑상선 질환 또는 당뇨병 기왕력	1. 10주 이전의 배아전과 배아의 유산이 가장 흔한 경우이다. 2. 혈전, 태아 사망, 자가면역 질환과 혈소판감소증을 동반 3. 자궁의 구조적 기형을 시사하는 소견은 조기진통이나 태아위치이상의 과거력이 있는 경우이다. 4. 선천성 기형은 부모의 염색체 이상을 시사할 수 있다.
이학적검사 1. 자궁이나 자궁 경부의 이상 확인을 위헌 내진검사 2. 갑상선 질환 또는 당뇨병 검사	
검사항목 1. 루푸스 항응고인자(lupus anticoagulant), 항카디오리핀 항체(anticardiolipin antibody)와 항베타당단백 I 항체(anti-β 2-glycoprotein I antibody) 2. 초음파자궁경(sonohysterography) 3. 부모의 염색체 검사 4. 수태산물의 염색체 검사 5. 임상적이거나 과거력에 따른 다른 혈액 검사	1. 루프스항응고인자는 양성 또는 음성으로 항카디오리핀항체와 항베타당단백I항체는 중등도에서 고농도를 보이는 경우 의미가 있으며 항인지질증후군은 이 항체들이 양성이 나온 후 12주 이후에 재검했을 때 같은 결과가 나오면 진단한다. 2. 초음파자궁경과 자궁난관조영술 검사는 비침습적인 진단 검사로 자궁강내와 구조를 검사하는데 유용하다. MRI이나 자궁경 또는 두 검사 모두 유용하나 비용이 들고 침습적이다. 모든 검사가 자궁의 구조적 기형을 진단하는 데 적합하다. 3. 부모의 염색체 검사는 고가이나 필요한 경우 시행해야 할 수도 있다. 4. 수태산물의 염색체 검사 시행에 대한 의견이 논란이 있으나 정배수 임신인 경우 다음 임신의 예후가 양호하고 불필요한 검사나 치료를 피할 수 있다.

2. 인공 유산(Induced abortion)

인공유산(낙태, 인공임신중절)이란 태아가 생존능력을 갖기 이전의 임신시기에 약물적 또는 수술적으로 임신을 종결시키는 것으로 정의된다. 유산율(abortion rate)은 만 15세 이상 44세 이하의 가임기 여성 1,000명당 유산 건수를 의미하고, 유산비(abortion ratio)란 생존출생아 1,000명당 유산 건수로 정의한다. 한국 보건사회 연구원에서 3년마다 실시하는 전국 출산력 및 가족보건 실태조사에 의하면 1991년 1.07회에서 2012년 0.3회로 우리나라 가임기 기혼여성의 인공유산 횟수는 감소하는 추세를 보여주고 있다.

1) 치료적 유산(Therapeutic abortion)

(1) 정의

다음과 같은 의학적, 법의학적 적응증에 의한 인공유산을 치료적 유산이라 한다.

① 임신 유지가 산모의 생명 및 건강에 심각한 영향을 주는

형법 제269조(낙태)
① 부녀가 약물 기타 방법으로 낙태한 때에는 1년 이하의 징역 또는 200만원 이하의 벌금에 처한다.
② 부녀의 촉탁 또는 승낙을 받아 낙태하게 한 자도 제1항의 형과 같다.

형법 제270조(의사 등의 낙태, 부동의 낙태)
① 의사, 한의사, 조산사, 약제사 또는 약종상이 부녀의 촉탁 또는 승낙을 받아 낙태하게 한 때에는 2년 이하의 징역에 처한다.

모자보건법 제14조(인공임신중절수술의 허용한계)(전문개정 2009.1.7.)
① 의사는 다음 각 호의 어느 하나에 해당되는 경우에만 본인과 배우자(사실상의 혼인관계에 있는 사람을 포함한다. 이하 같다)의 동의를 받아 인공임신중절수술을 할 수 있다.
가. 본인이나 배우자가 대통령령으로 정하는 우생학적 또는 유전학적 정신장애나 신체질환이 있는 경우
나. 본인이나 배우자가 대통령령으로 정하는 전염성 질환이 있는 경우
다. 강간 또는 준강간에 의하여 임신된 경우
라. 법률상 혼인할 수 없는 혈족 또는 인척 간에 임신된 경우
마. 임신의 지속이 보건의학적 이유로 모체의 건강을 심각하게 해치고 있거나 해칠 우려가 있는 경우

모자보건법 제28조(형법의 적용배제)(전문개정 2009.1.7.)
이 법에 따른 인공임신중절수술을 받은 자와 수술을 한 자는 형법 제269조 제1항, 제2항 및 제270조 제1항에도 불구하고 처벌하지 아니한다.

모자보건법 시행령 제 15조(인공임신중절수술의 허용한계)(전문개정 2009.7.7.)
① 법 제14조에 따른 인공임신중절수술은 임신 24주일 이내인 사람만 할 수 있다.
② 법 제14조 제1항 제1호에 따라 인공임신중절수술을 할 수 있는 우생학적 또는 유전학적 정신장애나 신체질환은 연골무형성증, 낭성섬유증 및 그 밖의 유전성 질환으로서 그 질환이 태아에 미치는 위험성이 높은 질환으로 한다.
③ 법 제14조 제1항 제2호에 따라 인공임신중절수술을 할 수 있는 전염성 질환은 풍진, 톡소플라즈마증 및 그 밖에 의학적으로 태아에 미치는 위험성이 높은 전염성 질환으로 한다.

의학적 적응증
② 태아에게 심각한 신체적, 정신적 이상에 의한 의학적 적응증
③ 강간이나 근친상간 등의 법의학적 적응증

(2) 법적 배경

인공임신중절과 관련된 우리나라의 법은 위와 같으나 2019년 4월 헌법재판소가 형법상 낙태죄 헌법불합치 결정을 내림으로써 향후 낙태죄와 모자보건법의 개정이 예상된다.

2) 선택적 유산(Elective abortion)

(1) 정의

사회적 적응증 및 선택 결정요구에 의한 여성 권리적 측면의 적응증에 의한 인공유산을 선택적 인공유산이라고 하며, 오늘날 대부분의 유산이 선택적 유산의 범주에 속하며, 우리나라의 경우에도 전체인공임신중절의 약 95.6%가 선택적 유산으로 추정되고 있다(김해중 등, 2005).

(2) 빈도

2009년 UN의 세계인구정책의 자료(United Nations, 2009)에 따르면 OECD 34개국 중 멕시코가 유산율이 <0.05(2008년)로 가장 낮았으며, 에스토니아가 34.5(2009년)로 가장 높았고, 미국 18.9(2008년), 일본 10.4(2008년)였으며 한국은 2005년 29.8에서 2010년 15.8, 2017년 4.8로 감소하는 추세를 보여주고 있다(손명세 등, 2011). 그러나 이는 미혼을 포함한 모든 가임기 여성을 대상으로 2005년, 2011년, 2018년 세 번의 인공임신중절실태조사에 의한 추정치로, 제도적으로 신고제가 아니기 때문에 정확한 실제적인 통계를 알 수가 없다.

우리나라 인공유산의 문제점은 인공유산의 현실적 실태와 관련법규의 불일치와 미혼여성에서의 높은 인공유산율을 들 수 있으며, 이를 해결하기 위하여서는 성교육의 강화 및 관련 법규에 대한 현실적인 논의가 필요하다.

3) 유산의 치료법(Management of abortion)

현대 의학의 발전으로 많은 인공유산 방법이 개발되었으나 아직도 충분히 만족스러운 방법은 없으며(조성남, 1991) 크게 외과적인 방법과 약물을 사용하는 방법 두 가지를 들 수 있다.

모든 외과적 문제의 첫 준비 단계는 외과적 수기의 합리적인 원칙 적용과 합병증의 방지이다. 합병증을 방지할 수 있는 인공유산의 일반 원칙은 정확한 수술전 진단과 평가, 시술자의 숙련도, 완전한 무균수기, 비외상성 수술적 수기, 임신산물의 완전 제거 및 수술 후 감독과 추적 등을 들 수 있다.

수술전 헤모글로빈 및 Rh 혈액형, 임질, 매독, 사람면역결핍바이러스(human immunodeficiency virus, HIV), B형 간염, 클라미디아 감염에 대한 검사를 실시하고 감염이 있다면 치료 후 수술을 시행한다.

유산 후의 감염을 예방하기 위하여 예방적 항생제는 소파술을 시행받는 모든 여성에게 처방되어야 한다. 또한 D-음성 산모들은 약 5% 이하에서 유산 후 감작될 수 있기 때문에 유산 후에 항-D면역글로블린을 주사하여야 한다. 임신부가 전신 질환이 없고 심폐소생술과 같은 응급상황을 대처할 준비가 철저히 되어 있다면 제1삼분기에 실시하는 유산을 위해서 입원을 할 필요는 없다.

(1) 외과적 치료(Surgical management of abortion)

자궁목관을 먼저 개대시킨 후, 자궁 내의 임신산물을 소파술(sharp curettage)로만 제거하는 것을 자궁목관개대 및 소파술(dilatation and curettage, D&C)이라 하고, 진공을 이용하여 흡입하는 것을 진공흡입술(vaccum aspiration)이라 하며, 최근에는 진공흡입술이 주로 사용되거나 혼합하여 사용되기도 한다. 임신 제1삼분기 이후에 시행하면 자궁천공, 자궁경부열상, 출혈, 태아 또는 태반 조직의 불완전제거 및 감염 등의 합병증이 증가한다. 따라서 소파술 또는 흡입소파술은 14~15주 전에 시행되어야 한다.

제2삼분기 이후 태아가 커지고 뼈가 발생하는 시기에는

자궁목관을 폭넓게 개대시킨 후 태아를 기계적으로 분쇄시킨 이후 태아조직을 제거하고, 태아가 완전히 제거된 후에 흡입소파술로 남은 태반과 잔류조직을 제거하는 자궁목관개대 및 제거술(dilatation and evacuation, D&E)을 시행한다.

자궁목관개대 및 적출술(dilatation and extraction, D&X)은 D&E와 비슷하나 태아의 몸이 자궁목관을 통하여 분만된 후 자궁목관을 통하여 자궁 안에 남아 있는 태아의 두 개 내 조직을 흡입술로 제거한 후 태아를 제거하는 것으로 기구나 태아의 뼈로 인한 자궁목관의 손상을 줄일 수 있는 방법으로 부분분만유산법(partial birth abortion)이라 부르기도 한다.

① 자궁 목관의 개대(Dilatation of cervix)

수술 전 자궁 목관을 숙화(ripening)시키면 수술 시 통증을 줄이고 수술을 좀 더 쉽고 빠르게 할 수 있으며, 강제로 확장하면 외상이 남길 수 있으므로 천천히 목관을 확장시키는 물질을 사용하는 것이 선호된다.

자궁목관을 숙화시키는 물질로는 흡습성 경부확장제와 프로스타글란딘이 사용되고 있다. 흡습성 경부확장제는 경부 조직으로부터 수분을 흡수하여 확장함으로써 천천히 경부를 확장하는 것으로 라미나리아(laminaria)와 딜라판-S (Dilapan-S)가 사용되고 있다. 라미나리아는 바다에서 채취된 갈색해초인 laminaria digitata 또는 laminaria japonica의 줄기를 이용하여 제조한 것으로 대·중·소의 각 직경 크기별로 구분되어 있어 적당한 크기를 선택하여 환자의 자궁목관에 삽입할 수 있다(대: 8~10 mm, 중: 6~8 mm, 소: 3~5 mm). 딜라판-S는 아크릴을 기반으로 한 겔(acrylic-based gel)로 다양한 크기가 있으며 4~6시간 자궁목에 삽입하여 두면 3~4배 정도 팽창한다(그림 24-1). 삽입방법은 자궁경부를 소독한 후 앞부분을 갈고리당기개(tenaculum)로 잡고, 적당한 크기의 라미나리아 또는 딜라핀-S를 선택하여 그 끝이 자궁내부를 약간 통과할 정도로 삽입하고, 약 4~6시간 후 자궁목관이 수술에 적당한 크기로 개대되면 제거한다. 이때 자궁경관의 속구멍(internal os)을 지날 정도로 너무 깊이 삽입한 경우에는 양막이 파열될 수도 있으므로 조심하여야 한다. 간혹 삽입 후에 흡습성 경부확장제의 팽창과 함께 자궁경부에 통증이 동반될 수도 있다.

인공유산을 하기 위하여 라미나리아를 삽입하였다가 마음이 변하여 임신을 유지하고자 하는 경우 라미나리아의 삽입이 임신유지에 미치는 영향을 알아본 연구에 의하면 연구에 참여한 17예 중 14예는 만삭분만, 2예는 조산, 1예는 2주후 자연유산 되었으며, 감염으로 인한 합병증은 없었다(Schneider et al., 1991).

흡습성 경부확장물 대신 프로스타글린딘 제제 중 하나

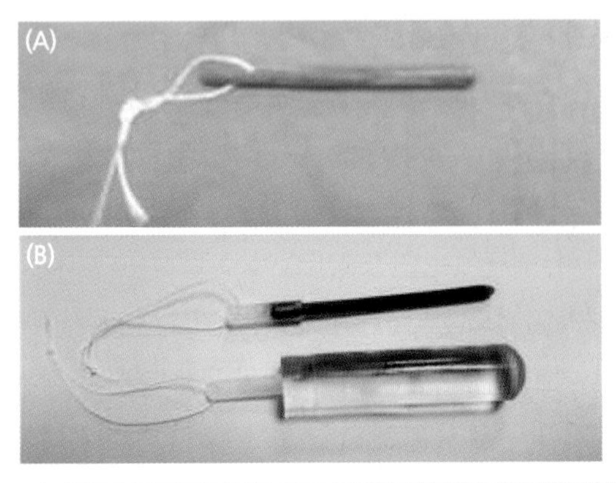

그림 24-1. **흡습성 자궁목관 확장물**
(A) 라미나리아, (B) 딜라판-S

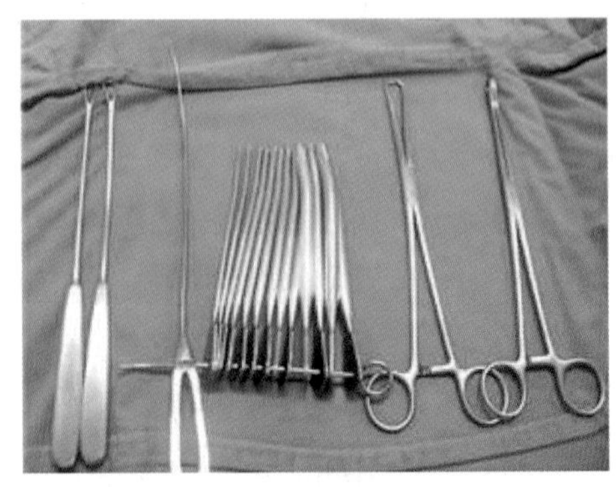

그림 24-2. **소파술에 필요한 기구들**
왼쪽에서부터 Curette, Uterine sound, Hegar 개대기, 갈고리당기개, 원형겸자

인 미소프로스톨을 질후구개에 삽입하였을 때 자궁목관의 개대 정도는 라미나리아와 비교하여 차이가 없었으며(리인숙 등, 1998), 질후구개에 삽입하는 것과 경구투여 방법 모두 자궁경관개대에 효과적이고 부작용 발생에도 차이가 없었다(정한우 등, 1999).

② 자궁경부개대 및 소파술 방법(그림 24-2)

- 먼저 골반진찰을 통해 자궁의 크기와 방향을 확인한다.
- 질경을 삽입한 후 자궁목을 povidone-iodine 또는 동일한 효과의 소독용액으로 닦아내고 전구개를 갈고리당기개(tenaculum)로 잡는다.
- 통증의 감소를 위하여 정맥 또는 경구로 진정제나 진통제를 투여하거나 1% 또는 2%의 리도카인 용액으로 자궁목 양측을 국소마취하거나, 1% 리도카인 5 ml를 자궁경부의 12, 3, 6, 9시 방향에 국소마취를 한다.
- 만약 필요하다면 자궁목관이 소파기구들이 통과할 수 있도록 Hegar 개대기를 이용하여 더 넓힌다. 작은 소파기구는 수술 후 자궁 내 잔류조직을 남길 가능성이 있으며, 너무 큰 소파기구는 불쾌감을 더 줄 수 있고 자궁목관의 손상위험이 더 높으므로 적절한 크기의 소파기구를 선택하는 것이 중요하다. 자궁경부의 개대 시에 자궁천공을 예방하기 위하여, 사용하는 손의 제4지 및 5지는 환자의 둔부와 회음부에 닿아 있도록 한다.
- 흡입기가 자궁내부에 골고루 도달하도록 움직이면서 자궁 내부의 임신산물을 완전히 흡입한다. 만일 일부 조직이 잔류되어 있는 느낌이 있다면 끝이 예리한 큐렛을 사용한다. 자궁천공은 기구를 자궁 내로 삽입 시에 주로 발생하므로 엄지 및 집게 손가락만을 사용하는 것이 바람직하다.

임신 6주 이내에 인공유산을 하는 경우에는 임신착상물이 매우 적으므로 남겨놓을 수 있으며, 자궁외임신을 진단하지 못한 경우도 있으므로 주사기에 흡입된 내용물에서 혈액성분을 제거한 후 식염수와 함께 투명한 플라스틱통에 넣은 후 밝은 빛으로 비추어 흡입된 태반을 확인한다. 태반조직은 육안적으로 부드럽고 복슬복슬한 솜털 같은 조직이다. 불확실한 경우에는 현미경하에서 태반 융모조직을 관찰한다.

③ 자궁목관개대 및 제거술(D&E) 방법

D&C와 같은 방법으로 시행되나 임신 제2삼분기의 좀 더 큰 태아를 안전하게 제거하기 위해서는 자궁목관개대를 더 크게 해야 하며, 유산 후 출혈을 감소시키기 위하여 희석한 바소프레신을 자궁목에 사용하기도 한다.

자궁목관개대가 충분히 이루어진 후 11~16 mm 흡입관(suction cannular) 등을 사용하여 양수를 흡입하거나 양수파막을 시키면 태아를 자궁하부로 내려오게 하여 시술을 좀 더 쉽게 할 수 있으며, 양수색전증의 위험을 줄일 수도 있다(Prager et al., 2009). 임신 16주를 경과한 경우는 소파겸자(sopher forcep) 등의 적절한 분쇄개구를 사용하여 태아를 분쇄하여 제거해야 한다. 이 경우 큰 태아와 태반, 얇은 자궁벽으로 인하여 자궁천공, 자궁목관 손상 이 올 수 있으며 자궁출혈의 위험이 더 높다. 초음파검사를 하면서 시술을 하는 것이 자궁손상이나 잔류조직을 줄일 수 있다.

태아를 기계적으로 분쇄시킨 이후 태아 조직을 제거하고 태아가 완전히 제거된 후에 흡입소파술로 남은 태반과 잔류조직을 제거한다.

④ 합병증

- 자궁천공(uterine perforation): 그 빈도는 다양하며, 시술자의 숙련도와 자궁의 위치가 중요한 결정요인이다. 자궁이 후굴된 경우 자궁천공의 위험성이 더 높다. 수술기구가 저항없이 계속 들어갈 때 쉽게 진단할 수 있다. 자궁소식자 또는 작은 자궁경부 개대기가 통과한 경우처럼 자궁천공이 작을 경우 대부분 관찰만으로 충분하다. 자궁을 천공시킨 기구는 복강 내에서 큰 손상을 일으킬 수도 있는데, 대부분 흡입소파술이나 예리한 큐렛을 사용한 경우 잘 발생된다. 이러한 경우는 복강 내 장기 손상여부를 확인하기 위하여 개복술이나 복강경수

술이 필요하다. 확인되지 않은 장손상은 심각한 복막염이나 패혈증을 유발할 수도 있다(Kambiss et al., 2000).

- 자궁경부무력증 또는 자궁내막유착증
- 중증 소모성 응고병증(severe consumptive coagulopathy)은 드물지만 주수가 진행된 임신에서 소파술을 시행한 경우 발생할 수 있다.
- 감염
- 마취합병증

⑤ 개복수술(Laparotomy)

심각한 자궁 질환이 있는 경우, 난관 결찰술을 함께 하고자 하는 경우, 또는 임신 중기에 약물적인 방법에 의한 임신중절술이 실패한 경우 자궁절개술(abdominal hysterotomy) 또는 자궁절제술(hysterectomy)이 시행되어질 수 있다.

(2) **약물적 치료**(Medical management of abortion)

① 임신 초기 유산

세계적으로 지난 20여 년간 유산에 대한 여러 가지 약물적 치료방법이 개발되어 왔다. 현재는 임신 9주(63 days of gestation) 이내의 임신에서 임신 종결을 원하는 경우에 약물적 유산이 치료의 한 가지 방법으로 이용되고 있다(ACOG, 2016). 미국의 경우 임신 8주 이내 실시되는 합법적 유산의 1/3이 약물적 유산으로 시행되고 있다(Jatlaoui et al., 2016). 하지만 이 시기를 지나서는 수술적 치료가 선호된다. 초기 유산에 사용되는 세 가지 약물은 미페프리스톤(mifepristone), 메토트렉세이트(methotrexate), 미소프로스톨(misoprostol) 등이다. 이 약제들은 프로게스테론에 의한 수축억제를 막음으로써(미페프리스톤) 또는 자궁근육을 직접 자극하여 자궁수축을 일으켜(미소프로스톨) 유산을 유발하는 반면 메토트렉세이트는 영양막(trophoblast)에 작용하여 착상을 억제함으로써 유산을 일으킨다. 흔히 사용되는 약제들의 용법은 표 24-6과 같다.

미국의 경우에는 미페프리스톤 200 mg을 경구 투여하고 24-48시간 후 미소프로스톨 800 ㎍을 질이나 볼 또는 설하로 투여하는 것을 제일 선호하나 우리나라는 미페프리스톤의 사용이 허용되고 있지 않다.

약물적 유산의 금기증은 다음과 같다.

- 약물에 특별한 알레르기가 있는 경우
- 자궁 내 피임장치가 있는 경우
- 심각한 빈혈이 있는 경우
- 응고장애 또는 항응고제를 복용하고 있는 경우
- 활동성 간질환, 심혈관 질환, 조절되지 않는 발작질환과 같은 심각한 내과적 질환이 있는 경우이다.

미소프로스톨은 의사가 직접 삽입하여야 하며 활동을

표 24-6. 약물적 유산의 용법 비교(ACOG, 2016)

용법	성공률(%)	장단점	주수
Mifepristone, 600 mg 경구투여 + misoprostol, 400 ㎍ 48시간 후 경구투여(FDA 공인)	92	복용 후 4시간 동안 병원에서 관찰하여야 함	49일까지
Mifepristone, 200 mg 경구투여 + misoprostol, 800 ㎍ 24~48시간 후 질식(볼 또는 설하)투여(Alternative evidence-based regimen)	95~99	Mifepristone, 600 mg 경구투여 + misoprostol, 400 ㎍ 경구투여 용법과 비교 1. 더 효과적임 2. 수태산물이 배출되기까지 시간이 짧음 3. 부작용이 적음 4. 질내 삽입이 필요함	63일까지
Methotrexate, 50 mg/m^2 근주 혹은 질식투여 + misoprostol, 800 ㎍ 3~7일 후 질식투여	92~96	Mifepristone-misoprostol 용법과 비교 1. 20~30%에서 수태산물 배출까지 시간이 더 걸림 2. 약물 비용이 더 싸다.	49일까지
Misoprostol, 800 ㎍ 질식 또는 설하투여 3시간 간격으로 3회까지 반복 투여 (질식의 경우 12시간까지 간격조절 가능)	84~85	1. 다른 용법에 비해 부작용이 많다. 2. 약물 비용이 더 싸다.	63일까지

제한하지는 않더라도 적어도 4시간은 병원에서 관찰하여야 한다. 만약 유산산물이 밖으로 배출된다면 반드시 확인이 필요하다. 관찰하는 동안 수태산물이 관찰되지 않는다면 퇴원 전에 진찰을 해보고 다시 1, 2주 이내에 재시도를 해야 한다. 만약 그 이후에도 초음파검사에서 완전유산이 확진되지 않는다면 소파술을 시행해야 한다.

메토트렉세이트와 미소프로스톨을 함께 사용하는 요법은 체표면적당 50 mg의 메토트렉세이트를 근주하고 3~7일 후에 미소프로스톨 800 μg을 질내 투여하는 방법이다. 이때 미소프로스톨을 투여하고 적어도 24시간 이내에 다시 병원을 방문해야 하며, 메토트렉세이트를 사용한 이후 7일째 초음파검사를 시행해야만 한다. 만약 임신이 계속 유지되고 있다면 다시 미소프로스톨을 질내 투여하며, 이때 만약 태아 심장이 뛰고 있다면 1주 이내에, 태아 심장이 뛰고 있지 않다면 4주 이내에 병원을 방문해야 한다. 만약 두 번째 방문 이후에도 유산이 발생하지 않는다면 소파술을 시행해야 한다. 이러한 방법으로 임신 49일 이내에 약물적 유산을 효과적으로 유도할 수 있으며, 약 92~96%의 성공률이 보고되고 있다. 최근 대한산부인과학회에서 권장하는 미소프로스톨을 이용한 유산방법의 지침은 표 24-7과 같다.

약물적 유산과 함께 동반되는 출혈과 통증은 생리통보다 더 심하게 나타날 수 있다. 이 경우 적절한 통증 치료가 필요하다. 미국산부인과의사협회에 따르면 적어도 2시간 동안 시간당 2개 이상의 패드를 적실 경우 다시 주치의의 진료를 받아야 한다고 권고하고 있다. 심각한 출혈이 없고 자궁 내 태낭이 보이지 않는다면 초음파검사에서 자궁 내 명백한 잔류물질이 보인다고 할지라도 대부분 수술적 치료가 필요하지 않다.

② 임신 제2삼분기 유산

가. 프로스타글란딘 E1

미소프로스톨(misoprostol)은 값싸고 쉽게 임신 중기에 단일 제재로서 사용할 수 있다(양재혁 등, 1998; 김영로 등, 2001). 미소프로스톨 600~800 μg을 넣은 후 4시간마다 400 μg을 최대 5회까지 넣을 수 있으며, 질내 투여하는 것이 경구투여하는 것보다 좀 더 빨리 임신종결이 이루어졌다(김성욱 등, 2004). 제왕절개 수술 후에 약물로 제2삼분기 유산을 시행한 경우 안전성에 대한 보고에 의하면 자궁 파열의 빈도가 3.8% 정도였다(Boulot et al., 1993).

나. 프로스타글란딘 E2

질후구개로 20 mg 프로스타글란딘 E2를 삽입하는 것은 효과적인 면이나 부작용에 있어서 미소프로스톨과 비슷하다. 주로 나타나는 부작용으로는 구토, 고열 및 설

표 24-7. 미소프로스톨 사용지침

제1삼분기	제2삼분기	제3삼분기
자궁경부숙화 Pre-instrumentation 시술 3시간 전 400 μg 질식투여	인공유산[2] Interruption of pregnancy 400 μg 3시간마다 질식투여(최대 5회)	자궁내 태아사망(27~43주)[3] 24~50 μg 4시간마다 질식투여(최대 6회)
인공유산 800 μg 12시간마다 질식투여(최대 3회)	자궁내 태아사망[2] (13~17주) 200 μg 6시간마다 질식투여(최대 4회) (18~26주) 100 μg 6시간마다 질식투여(최대 4회)	유도분만[3] 25 μg 4시간마다 질식투여(최대 6회) 또는 20 μg 2시간마다 경구투여(최대 12회)
계류유산[1] 800 μg 3시간마다 질식투여(최대 2회) 또는 600 μg 3시간마다 설하투여(최대 2회)		산후출혈 예방[4] 600 μg 경구 단독투여
불완전유산 600 μg 경구 단독투여		산후출혈 치료[2] 600 μg 경구 단독투여

1. 출혈이나 감염의 증거가 없으면 1~2주간의 경과를 관찰하도록 하십시오.
2. 기왕제왕절개분만력이 있는 경우 용량을 절반으로 감량하십시오.
3. 기왕제왕절개분만력이 있는 경우 사용이 금기입니다.
4. 옥시토신이 최우선 치료지침으로 사용되어야 하며, 미소프로스톨은 2차 선택 제재여야 합니다.

출처: 대한산부인과학회. Misoprostol 사용에 대한 대한산부인과학회 Guideline. 대한산부인과학회 newsletter 2010;1.

사 등의 부작용이 있으며, 증상의 예방이나 치료 목적으로 메토클로프라마이드(metoclopramide)와 같은 구토방지제, 아세트아미노펜(acetaminophen) 등과 같은 해열제, 디페녹실레이트(diphenoxylate)/아트로핀(atropine) 등과 같은 지사제 등을 함께 사용할 수도 있다.

다. 옥시토신

임신중기 유산의 80~90%에서 고용량의 옥시토신이 사용되어진다. 투여방법은 50units의 옥시토신을 생리식염수 500 ml에 혼합하여 3시간 동안 정맥투여하고 1시간 옥시토신 투여를 중단하고 지켜보는 동안 유산이 이루어지지 않으면 옥시토신을 50units씩 증량하여 최대 300units까지를 같은 방법으로 투여한다. Alavi 등(2013)은 고용량의 옥시토신의 투여가 미소프로스톨보다 유산 성공률이 낮고 시간이 더 오래 걸린다고 하였으며, 미소프로스톨과 옥시토신을 함께 사용하는 것이 좀 더 효과적일 수 있음을 보고하였다. 옥시토신의 부작용인 저나트륨혈증과 수분중독을 피하기 위해서는 생리식염수와 같은 등장액에 옥시토신을 혼합하고, 지나친 정맥 내 주사를 피해야 한다.

4) 선택적 인공 유산의 결과

(1) 모성사망

숙련된 산부인과 의사에 의해 행해진 법적 인공유산의 경우, 특히 임신 첫 2개월 동안 모성사망률은 100,000 수술당 0.7이다. 유산의 결과 사망의 상대적 위험도는 첫 8주 이후 각 2주마다 두 배로 증가한다(Gissler et al., 2004).

(2) 다음 임신에 미치는 영향

인공유산이 불임이나 자궁외임신의 빈도에 영향을 미치지는 않으나 유산 후 감염, 특히 클라미디아 감염이 발생한 경우에는 빈도가 증가할 수 있다. 연구에 따르면 수술적 유산 이후 조산의 빈도가 약 1.5배 정도 증가하며, 유산 횟수에 따라 이 위험도는 더 증가한다(Hardy et al., 2013; Lemmers et al., 2016). 여러 번의 소파술(sharp curettage)을 시행한 경우에는 전치태반(placenta previa)의 빈도가 증가하는 것으로 보고되고 있으나, 진공흡인술(vacuum aspiration)에 의한 경우에는 증가하지 않는다(Johnson et al., 2003). 다음 임신에 미치는 영향이 수술적이나 약물적 유산과 같은 방법에 따라 달라지지는 않는다(Männistö et al., 2013).

(3) 패혈성유산(Septic abortion)

유산으로 인한 심각한 합병증은 대부분 불법적인 인공 유산 후에 잘 발생한다. 심각한 다량 출혈, 패혈증, 패혈성 쇼크 및 급성신부전 등은 합법적 유산 후에도 발생할 수 있으나 그 빈도는 불법적 유산 후의 발생률보다 훨씬 낮다. 감염증은 주로 자궁근염 형태로 발생하지만, 간혹 자궁주위염(parametritis), 복막염, 심내막염, 패혈증 등도 발생할 수 있다. 치료는 즉시 광범위 항생제를 정맥주사하고 자궁내용물을 제거해야만 한다. 대부분은 하루 이틀 내에 반응하며, 열이 없다면 퇴원한다. 약 300예의 패혈성유산 중 1/4에서 혈액배양검사결과 균이 발견되었다는 연구가 있는데, 그 2/3는 혐기성 균이었으며, coliforms가 가장 흔하다고 보고되었다. 기타 세균으로는 헤모필루스(Haemophilus influenza), 캄필로박터(Campylobacter jejuni), 연쇄구균 A군 바이러스(group A Streptococcus) 등이 있다. 만약 패혈증이나 패혈성 쇼크가 발생한다면 지지치료(supportive care)가 필수적이다. 패혈성 유산은 또한 소모성 응고병증을 유발할 수도 있다.

5) 유산 이후 배란의 회복

배란은 유산 이후 빠르면 첫 8일에 시작하며 평균은 첫 3주 정도이다. 따라서 만약 임신을 예방하고자 한다면 유산 직후부터 효과적인 피임법이 시작되어야 한다. 유산 후 6개월 이내의 임신이 6개월 이후의 임신과 비교하여 다음 임신에 미치는 영향은 차이가 없고(Kangatharan et al., 2017) 3개월 이내의 임신도 3개월 이후와 비교하여 차이가 없다는 보고가 있다(Wong et al., 2015)

참고문헌

- 김성욱, 조동휴, 안은준, 양환주, 이정헌, 조성남. 중기 임신 중절을 위한 Misoprostol의 경구 투여와 질내 투여에 따른 효과 비교 연구. 대한산부회지 2004:47:1285-9.
- 김영로, 최영렬, 유재경, 이재주, 송정호, 황인수. 임신중기 임신중절에서 미소프로스톨의 질내투여와 자궁경관내 라미나리아 삽입과 sulprostone 동시투여와의 비교 대한산부회지 2001:44:31-5.
- 김해중, 안형식, 김순덕, 박문일, 박춘선, 임지은 등. 인공임신중절 실태조사 및 종합대책수립, 고려대학교, 보건복지부, 2005.
- 구선영, 강유선, 이미나. 10년간(2005-2014) 의뢰된 수태산물의 검사결과 분석과 통계. 임상혈액검사학회 초록집 2015;권1호 149.
- 리인숙, 이정재, 최승도, 이해혁, 남계현, 이권해. 임신 일삼분기의 임신 종결을 위한 질내 미소프로스톨 투여와 자궁경관내 라미나리아 삽입에 따른 자궁경관개대의 비교. 대한산부회지 1998;41:2080-3.
- 박영주. 습관성 유산 환자의 증가 추세와 염색체이상의 분포. 임상혈액검사학회 초록집 2012;권1호 77.
- 손명세, 강명신, 장석일, 김해중, 박길준, 남정모 등. 전국인공임신중절 변동 실태조사. 연세대학교. 보건복지부, 2011.
- 양재혁, 한정열, 안현경, 김문영, 류현미, 한호원 등. 임신중기의 임신중단술에 있어서 프로스타그란딘 E1-미소프로스톨 단독사용과 복합약제사용시 효과의 비교분석. 대한산부회지 1998:44:17-23.
- 정한우, 이해혁, 최승도, 신정옥, 이항재, 이정재 등. 임신 일삼분기의 임신 종결을 위한 경구 미소프로스톨 투여와 질내 미소프로스톨 투여방법에 따른 자궁경관 개대와 부작용의 비교. 대한산부회지 1999;42:735-8.
- 조성남. 인공유산 수기의 최신경향. 대한산부회지 1991;34:1061-71.
- Alavi A, Rajaei M, Amirian M, Ghazvini LN. Misoprostol versus high dose oxytocin and laminaria in termination of pregnancy in second trimester pregnancies. Electron Physician 2013;5(4):713-8.
- American College of Obstetricans and Gynecologists: Medical Management of first-trimester abortion. Practive Bulletin No.143, March 2014, Reaffirmed 2016.
- Ankumah NA, Tita A, Cantu J, Jauk VC, Biggio J, Hauth J et al. Pregnancy outcome vary by blood pressure level in women with mild-range chronic hypertension. Abstract No. 614, Am J Obstet Gynecol 2013;208:S261.
- Avalos LA, Roberts SC, Kaskutas LA, Block G, Li DK. Volume and type of alcohol during early pregnancy and the risk of miscarriage. Subst Use Misuse 2014;49:1437-45.
- Basama FM, Crosfill F. The outcome of pregnancies in 182 women with threatened miscarriage. Arch Gynecol Obstet 2004;270:86-90.
- Boivin JF. Risk of spontaneous abortion in women occupationally exposed to anaesthetic gases: a meta-analysis. Occup Environ Med 1997;54:541-8.
- Boulot P, Hoffet M, Bachelard B, Lefort G, Hedon B, Laffargue F, et al. Late vaginal induced after a previous cesarean birth: Potential for uterine rupture. Gynecol Obstet Invest 1993;36:87-90.
- Branch DW, Gibson M, Silver RM. Clinical practice. Recurrent miscarriage. N Engl J Med 2010 Oct 28;363(18):1740-7.
- Brown ZA, Selke S, Zeh J, Kopelman J, Maslow A, Ashley RL, et al. The acquisition of herpes simplex virus during pregnancy. N Engl J Med 1997;337:509-15.
- Christiansen OB, Larsen EC, Egerup P, Lunoee L, Egestad L, Nielsen HS. Intravenous immunoglobulin treatment for secondary recurrent miscarriage: a randomised, double-blind, placebo-controlled trial. BJOG 2015;122(4):500-8.
- Cnattingius S, Signorello LB, Anneren G, Clausson B, Ekbom A, Ljunger E et al. Caffeine intake and the risk of first-trimester spontaneous abortion. N Engl J Med 2000;343:1839-45.
- Conolly A, Ryan DH, Stuebe AM, Wolfe HM. Reevaluation of discriminatory and threshold levels for serum beta-hCG in early pregnancy. Obstet Gynecol 2013;121(1):65-70.
- Czyzyk A, Podfigurna A, Genazzani AR, Meczekalski B. The role of progesterone therapy in early pregnancy: from physiological role to therapeutic utility. Gynecol Endocrinol 2017;33(6):421-4.
- DeCraemer AS, Musial J, Devreese KM. Role of anti-domain 1-beta2 glycoprotein I antibodies in the diagnosis and risk stratification of antiphospholipid syndrome, J Thromb Haemost 2016;14(9):1779-87.
- Doubilet PM, Benson CB, Bourne T, Blaivas M; Society of Radiologists in Ultrasound Multispecialty Panel on Early First Trimester Diagnosis of Miscarriage and Exclusion of a Viable Intrauterine Pregnancy, Barnhart KT, Benacerraf BR et al. Diagnostic criteria for nonviable pregnancy early in the first trimester. N Engl J Med 2013;369(15):1443-51.
- Esteves JS, de Sá RA, de Carvalho PR, Coca Velarde LG. Neonatal outcome in women with preterm premature rupture of membranes (PPROM) between 18 and 26 weeks. J Matern Fetal Neonatal Med 2016;29(7):1108-12.
- Gaskins AJ, Toth TL, Chavarro JE. Prepregnancy nutrition and early pregnancy outcome. Curr Nutr rep 2015;4(3):265-72.
- Gissler M, Berg C, Bouvier-Colle M-H, Buekens P. Pregnancy-associated mortality after birth, spontaneous abortion, or induced abortion in Finland, 1987-2000. Am J Obstet Gynecol 2004;190:422-7.
- Goddijn M, Leschot NJ. Genetic aspects of miscarriage. Baillieres Best Pract Res Clin Obstet Gynaecol 2000;14:855-65.
- Gracia CR, Sammel MD, Chittams J, Hummel AC, Shaunik A. Barnhart KT. Risk factors for spontaneous abortion in early symptomatic first-trimester pregnancies. Obstet Gynecol

2005;106:993-9.

- Hahn KA, Wise LA, Rothman KJ, Mikkelsen EM, Brogly SB, Sorensen HT, et al. Caffeine and caffeinated beverage consumption and risk of spontaneous abortion. Hum Reprod 2015;30(5):1246-55.
- Hardy G, Benjamin A, abenhaim HA. Effect of induced abortions on early preterm births and adverse perinatal outcome. J Obstet Gynaecol Can 2013;35(2):138-43.
- Heuser C, Dalton J, Macpherson C, Branch DW, Porter TF, Silver RM. Idiopathic recurrent pregnancy loss recurs at similar gestational ages. Am J Obstet Gynecol 2010 Oct;203(4):343.e1-5.
- Hunter TJ1, Byrnes MJ, Nathan E, Gill A, Pennell CE. Factors influencing survival in pre-viable preterm premature rupture of membranes. J Matern Fetal Neonatal Med 2012 Sep;25(9):1755-61.
- Jacobs PA, Hassold TJ. The origin of chromosomal abnormalities in spontaneous abortion. In Porter IH, Hook EB (eds): Human Embryonic and Fetal Death. New York, Academic press, 1980, p 289.
- Jatlaoui TC, Ewing A, Mandel MG, Simmoms KB, Suchdev DV, Jamieson DJ, et al. Abortion surveillance - United States, 2013. MMWR 2016; 25(12):1-44.
- Johnson LG, Mueller BA, Daling JE. The relationship of placenta previa and history of induced abortion. Int J Gynaecol Obstet. 2003;81(2):191-8.
- Jun SH, Ginsburg ES, Racowsky C, Wise LA, Hornstein MD. Uterine leiomyomas and their effect on in vitro fertilization outcome: a retrospective study. J Assist Reprod Genet 2001;18:139-43.
- Jurkovic D, Overton C, Bender-Atik R. Diagnosis and management of first trimester miscarriage. BMJ 2013 Jun;19;346:f3676.
- Kalagiri RR, Carder T, Choudhury S, Vora N, Ballard AR, Govande V, et al. Inflammation in complicated pregnancy and its outcome. Am J Perinatol 2016;33(14):1337-56.
- Kambiss SM, Hibbert ML, Macedonia C, Potter ME. Uterine perforation resulting in bowel infarction: Sharp traumatic bowel and mesenteric injury at the time of pregnancy termination. Milit Med 2000; 165:81-2.
- Kangatharan C, Labram S, Bhattachaya S. Interpregnancy interval following miscarriage and adverse pregnancy outcomes: systemic review and meta-analysis. Hum Reprod Update 2017;23(2):221-231.
- Kesmodel U, Wisborg K, Olsen SF, Henriksen TB, Secher NJ. Moderate alcohol intake during pregnancy and the risk of stillbirth and death in the first year of life. Am J Epidemiol 2002;155:305-12.
- Kibel M, Asztalos E, Barrett J, Dunn MS, Tward C, Pittini A, et al. Outcomes of Pregnancies Complicated by Preterm Premature Rupture of Membranes Between 20 and 24 Weeks of Gestation. Obstet Gynecol 2016 Aug;128(2):313-20.
- Kilpatrick SJ, Patil R, Connell J, Nichols J, Studee L. Risk factors for previable premature rupture of membranes or advanced cervical dilation: a case control study. Am J Obstet Gynecol 2006;194(4):1168-74.
- Khashan AS, Quigley EM, Mcnamee R, McCarthy FP, Shanahan F, Kenny LC. Increased risk of miscarriage and ectopic pregnancy among women with irritable bowel syndrome. Clin Gastroenterol Hepatol 2012;10(8):902-9.
- Krieg SA, Shahine LK, Lathi RB. Environmental exposure to endocrine-disrupting chemicals and miscarrage. Fertil Steril 2016;106(4):941-7.
- Kuijsters NPM, Methorst WG, Kortenhorst MSQ, Rabotti C, Mischi M, Schoot BC. Uterine peristalsis and fertility: current knowledge and future perspectives: a review and meta-analysis. Reprod Biomed Online 2017;35(1):50-71.
- Kutteh WH, Hinote CD. Antiphospholipid antibody syndrome. Obstet Gynecol Clin. North Am 2014;41:113-32.
- Kwak-Kim J, Park JC, Ahn HK, Kim JW, Gilman-Sachs A. Immunological modes of pregnancy loss. Am J Reprod Immunol 2010;63:611-23.
- Lane BF, Wong-You-Cheong JJ, Javitt MC, Glanc P, Brown DL. Dubinsky T, et al. ACR Appropriateness Criteria first trimester bleeding. Ultrasound Q 2013;29(2):91-6.
- Larsen LG, Clausen HV, Jonsson L. Stereologic examination of placentas from mothers who smoke during pregnancy. Am J Obstet Gynecol 2002;186:531-7.
- Lawson CC, Rocheleau CM, Whelan EA, Lividoti Hibert EN, Grajewski B, et al. Occupational exposures among nurses and risk of spontaneous abortion. Am J Obstet Gynecol 2012;206:327.e1-8.
- Lee K, Kim YW, Shim JY, Won HS, Lee PR, Kim A, Kim CJ. Distinct patterns of C4d immunoreactivity in placentas with villitis of unknown etiology, cytomegalovirus placentitis, and infarct. Placenta 2013;34(5):432-5.
- Lemmers M, Verschoor MA, Hooker AB, Opmeer BC, Limpens J, Huirne JA, et al. Dilatation and curettage increases the risk of subsequent preterm birth: a systematic review and meta-analysis. Hum Reprod 2016;31(1):34-45.
- Levy B, Sigurjonsson S, Pettersen B, Maisenbacher MK, Hall MP, Demko Z, et al. Genomic imbalance in products of conception: single-nucleotide polymorphism chromosomal microarray analysis. Obstet Gynecol 2014;124(2 Pt 1):2029.
- Li DK, Odouli R, Wi S, Janevic T, Golditch I, Bracken TD, et al. A population-based prospective cohort study of personal

exposure to magnetic fields during pregnancy and the risk of miscarriage. Epidemiology 2002;13(1):9-20.

- Li DK, Chen H, Ferber JR, Odouli R, Quesenberry C. Exposure to magnetic field non-ionizing radiation and the risk of miscarriage: A prospective cohort study. Sci Rep 2017;13:7(1):17541.
- Li TC, Tuckerman EM, Laird SM. Endometrial factors in recurrent miscarriage. Hum Reprod Update 2002 Jan-Feb;8(1):43-52.
- Liu H, Shan Z, Li C, Mao J, Xie X, Wang W, et al. Maternal subclinical hypothyroidism, thyroid autoimmunity, and the risk of miscarriage: a prospective cohort study. Thyroid 2014;24(11):1642-9.
- Love ER, Bhattacharya S, Smith NC, Bhattacharya S. Effect of interpregnancy interval on outcomes of pregnancy after miscarriage: retrospective analysis of hospital episode statistics in Scotland BMJ 2010;341:C3967.
- Männistö J, Mentula M, Bloigu A, Hemminke E, Gissler M, Heikinheimo O, et al. Medical versus surgical termination of pregnancy in primigravid women - is the next delivery differntly at risk? A population-based register study. BJOG 2013;120(3): 331-7.
- Matovina M, Husnjak K, Milutin N, Ciglar S, Grce M. Possible role of bacterial and viral infections in micarriages. Fetil Steril 2004;81(3):662-9.
- Miyazaki K, Furuhashi M, Yoshida K, Ishikawa K. Aggressive intervention of previable preterm premature rupture of membranes. Acta Obstet Gynecol Scand. 2012 Aug;91(8):923-9.
- Nadarajah R, Quek YS, Kuppannan K, Woon SY, Jeganathan R.. A randomised controlled trial of expectant management versus surgical evacuation of early pregnancy loss. Eur J Obstet Gynecol Reprod Biol 2014 Jul;178:35-41.
- Ozgu-Erdinc AS, Tasdemir UG, Uygur D, Aktulay A, Tasdemir N, Gulerman HC. Outcome of intrauterine pregnancies with intrauterine device in place and effects of device location on prognosis. Contraception 2014;89(5):426-30.
- Pandya P, Snijders RJM, Psara N, Hibert L, Nicolaides KH. The prevalence of non-viable pregnancy at 10-13 weeks of gestation. Ultrasound Obstet Gynecol 1996;7:170-3.
- Park C, Kang MY, Kim D, Park J, Eom H, Kim EA. Prevalence of abortion and adverse pregnancy outcomes among working women in Korea: A cross-sectional study. PLoS One 2017;29;12(8):e0182341.
- Pederson JF, Mantoni M. Prevalence and significance of subchorionic hemorrhage in threatened abortion: a sonographic study. AJR Am J Roentgenol 1990;154(3):535-7.
- Pineles BL, Park E, Samet JM. Systematic review and meta-analysis of miscarriage and maternal exposure to tobacco smoke during pregnancy. Am J Epidemiol 2014;179:807-23.
- Poston L, Caleyachetty R, Cnattingius S, Corvalan C, Uauy R, Herrings S, et al. Preconceptional and maternal obesity: epidemiology and health consequences. Lancet Diabetes Endocrinol 2016;4:1025-36.
- Prager SW, Oyer DJ. Second-trimester surgical abortion. Clin Obstet Gynecol 2009;52(2):179-87.
- Putland RA, Ford J, Korban G, Evdokiou A, Tremaine M. Investigation of spontaneously aborted concepti for microbial DNA: investigation for cytomegalovirus DNA using polymerase chain reaction. Aust NZJ Obstet Gynaecol 1990;30:248-50.
- Reichman DE, Laufer MR. Congenital uterine anomalies affecting reproduction. Best Pract Res Clin Obstet Gynecol 2010;24(2):193-208.
- Sapra KJ, Buck Louis GM, Sundaram R, Joseph KS, Bates LM, Galea S, Ananth CV. Signs and symptoms associated with early pregnancy loss: findings from a population-based preconception cohort. Hum Reprod 2016;31(4):887-96.
- Sartorius GA, Nieschlag E. Paternal age and reproduction. Hum Reprod Update 2010;16(1):65-79.
- Schneider D, Golan A, Langer R, Caspi E, Bukovsky I. Outcome of continued after first and second trimester cervical dilatation by laminaria tents. Obstet Gynecol 1991;78:1121-3.
- Shorter JM, Atrio JM, Schreiber CA. Management of early pregnancy loss, with a focus on patient centered care. Semin Perinatol. 2019;43(2):84-94.
- Schust D, Hill J. Recurrent pregnancy loss. In Berek J (ed): Novak's Gynecology, 13th ed. Philadelphia, Lippincott Williams & Wilkins, 2002.
- Simpson JL, Bombard AT. Chromosomal abnormalities in spontaneous abortion: frequency, pathology and genetic counseling. In: Edmonds KBMJ, ed. Spontaneous abortion. London: Blackwell; 1987. p.51-76.
- Simpson JL, Meyers CM, Martin AO, Elias S, Ober C. Translocations are infrequent among couples having repeated spontaneous abortions but no other abnormal pregnancies. Fertil Steril 1989 May;51(5):811-4.
- Singh H, Murphy HR, Hendrieckx C, Ritterband L, Speight J. The challenges and future considerations regarding pregnancy-related outcomes in women with pre-existing diabetes. Curr Diab Rep 2013;13(6):869-76.
- Sotiriadis A, Makrydimas G, Papatheodorou S, Ioannidis JP. Expectant, medical, or surgical management of first trimester miscarriage: a meta-analysis. Obstet Gynecol 2005;105(5 Pt1):1104-1113.
- Stephenson MD, Kutteh WH, Purkiss S, Librach C, Schultz P, Houlihan E, et al. Intravenous immunoglobulin and idiopathic

secondary recurrent miscarriage: a multicentered randomized placebo-controlled trial. Hum Reprod 2010;25(9): 2203-9.

- Thangaratinam S, Tan A, Knox E, Kilby MD, Franklyn J, Coomarasamy A. Association between thyroid autoantibodies and miscarriage and preterm birth: meta-analysis of evidence. BMJ 2011;342:d2616.
- Tuuli MG, Norman SM, Odibo AO. Perinatal outcomes in women with subchorionic hematoma: a systematic review and meta-analysis. Obstet Gynecol 2011;117(5):1205-12.
- United Nations, Department of Economic and Social Affairs, Population Division, World Pupulation Policies 2009 (United Nations publication, Sales No. E.09.XIII.14)
- Wahabi HA, Fayed AA, Esmaeil SA, Bahkali KH. Progestogen for treating threatened miscarriage. Cochrane Database Syst Rev. 2018;8:CD005943.
- Wong SF, Lam MH, Ho LC. Transvaginal sonography in the detection of retained products of conception after first-trimester spontaneous abortion. J Clin Ultrasound 2002;30:428-32.
- Wong LF, Schliep KC, Silver RM, Mumford SL, Perkins NJ, Ye A, et al. The effect of a very short interpregnancy interval and pregnancy outcomes following a previous pregnancy loss. Am J Obstet Gynecol 2015;212(3):375.e1-11.
- Yu D1, Wong YM, Cheong Y, Xia E, Li TC. Asherman syndrome-one century later. Fertil Steril 2008;89(4):759-79.

제25장

자궁경부무력증

Incompetent Internal Os of Cervix

권한성 | 건국의대
손가현 | 한림의대
송지은 | 한림의대

정상 임신 동안 자궁이 커지는 변화가 있어도 자궁경부는 닫혀있는 상태를 유지하다가 임신 말기 및 분만 시에 부드러워지고 길이가 짧아지면서 태아의 배출을 용이하게 한다. 자궁경부연화(cervical ripening)는 임신 말기 및 분만 중에 일어나는 자궁경부의 변화로 이러한 자궁경부연화가 임신 중반기에 일어나는 경우 자궁경부무력증(cervical incompetence) 및 조산과 관련된다. 자궁경부무력증의 정의, 병태생리, 증상, 수술방법, 수술 유용성 등에 대해서는 논란이 많다. 이 장에서는 자궁경부무력증의 수술적 치료에 대해 알아보고 자궁경부길이가 짧은 산모에서 조산 예방 목적으로 쓰는 프로게스테론 등의 비수술적 처치에 대해서는 26장 '조산'에서 다루고자 한다.

1. 정의

임신 중 자궁경부의 상태는 임신 동안 수태물을 임신 말기 및 분만까지 자궁 내에 유지하는 능력이 유지되며 이를 자궁경부 적격능력(cervical competence)이라고 하고, 반면에 자궁경부의 구조나 기능에 결함이 있어서 이러한 역할을 유지하지 못하는 경우 자궁경부무력증(cervical incompetence) 혹은 자궁경부부전증(cervical insufficiency)이라고 한다. 그러나 이러한 이분법 논리로 임신중 자궁경부의 상태를 구분하기는 어렵다.

자궁경부무력증은 전통적으로 진통없이 자궁경부가 개대 및 소실되어 임신 제2삼분기에 주로 24주 이전에 태아가 만출되는 질환으로 정의되며 이러한 일이 반복되고 다른 원인을 배제할 때 정의할 수 있다. 그러나 임신 제2삼분기 초음파에서 자궁경부의 길이가 짧은 경우 그 원인이 자궁경부무력증에 의한 것인지 아니면 다른 원인에 의한 조산기전의 시작(onset of preterm parturition)에 의한 것인지 명확히 구별하기 어려운 경우가 많다.

2. 임신 중 자궁경부

1) 자궁경부의 구성

자궁경부는 주로 결합 조직(connective tissue)으로 구성되어 있으며 그 외 평활근 세포(smooth muscle cell), 기질 세포(stromal cells), 상피(epithelium), 혈관 등으로 이루어져 있다. 근육 조직은 전체 자궁경부 기질의 대략 15% 정도를 차지하며 자궁경부의 상부에는 대략 30% 정도, 하부에는 7% 정도로 구성되어 있다. 결합 조직은 세포 외 간질(extracellular matrix)로 이루어져 있고, 세포 외 간질의 주요 구성 요소는 아교질(collagen), 단백질아미노글리칸(proteoaminoglycans), 엘라스틴(elastin), 섬유결합소(fibronectin)와 같은 여러 당단백질(glycoproteins)이다(Danforth, 1947; Uldbjerg et al., 1983a; 1983b). 섬유 결합 조직은 자궁경부의 외경에서 자궁 몸체 부위로 갈수록 증가하며 자궁경부의 신장 강도(tensile strength)에 관여하는 것으로 알려져 있다. 자궁경부-협부 부위의 신장 강도의 결함이 자궁경부무력증을 일으키는 것으로 여겨진다(Rand와 Norwitz, 2003).

2) 정상 자궁경부의 임신 중 변화

만삭에 분만한 초산부와 다분만부를 포함한 대부분 임신부의 경우 임신 30주까지는 자궁경부가 비교적 안정 상태를 유지하고, 이후로는 조금씩 짧아지는 양상을 보인다. 임신 14~22주 사이의 자궁경부의 평균 길이는 35~40 mm이고 임신 24~28주 사이에 자궁경부의 평균 길이는 35 mm이다. 이후 지속적으로 감소하여 만삭이 되면 대략 30 mm 정도이다(Kushnir et al., 1990; Iams, 1996).

3. 빈도

정확한 빈도는 알려져 있지 않으나 모든 분만의 0.05~2%에서 발생하며, 조산의 10% 그리고 임신 중반기 태아 손실의 약 15%가 자궁경부무력증에 의한 원인으로 알려져 있다(Harger, 1983; Norwitz, 1999).

4. 원인 및 위험인자

정확한 원인은 알려져 있지 않으며, 자궁경부의 선천적인 이상, 임신 중 태아의 자궁내 디에틸스틸베스트롤(Diethylstilbestrol, DES) 약물 노출 혹은 후천적 원인으로 과거의 분만 및 유산과 관련된 자궁경부의 손상, 자궁경부 원추 절제술 등의 수술과 관련된 외상 등이 있고, 그 외에 릴랙신(relaxin)과 같은 호르몬과 관련된 기전 혹은 감염 등에 의한 것으로 알려져 있다(Iams, 2004).

표 25-1은 자궁경부무력증의 위험인자이다. 자궁 용적이 늘어나는 등의 생리적 및 물리적 요인과 자궁경부의 손상 등 기존의 알려진 원인 이외에 질과 자궁내 감염에 의한 염증과 탈락막 출혈 등이 지속적인 화학적 변화를 일으켜서 임신 중 자궁경부가 짧아지기도 한다.

5. 임상 증상

자궁경부무력증은 대개 임신 16주에서 28주 사이에 자궁경부가 개대되는데, 대부분 임상적으로 전형적인 증상은 없으며 요통, 골반통, 배변감, 질 압박감, 생리통 유사 통증, 질 출혈, 점액질 같은 질 분비물 등이 동반될 수 있다. 일부

표 25-1. 자궁경부무력증의 위험인자

위험인자
선천적 인자
콜라젠 이상(예: Ehlers-Danlos) 자궁기형 태아의 자궁 내 디에틸스틸베스트롤(Diethylstilbestrol, DES) 노출
후천적 인자

자궁경부 열상 또는 분만 후 손상
자궁경부 손상
  자궁경부 개대 및 소파술
  유산
  원추형절제술
  자궁경
이전 임신 제2삼분기 유산 또는 조산

비특이적 증상들은 정상 임신으로 인한 생리적인 증상과 유사하여, 자궁경부무력증의 진단이 간과될 수 있다.

6. 진단

자궁경부무력증은 임신 중에만 진단할 수 있으며 임신 전 자궁에서 자궁경부개대(dilator), 풍선술(balloon), 자궁경검사(hysteroscopy) 등은 진단에 도움이 되지 않는다. 자궁경부무력증은 전형적 증상이 없고, 비특이적 증상으로 인해 진단이 늦어질 수 있다. Ludmir 등(1988)은 임신 과거력, 임신 중 자궁경부의 초음파 소견, 자궁 수축을 동반하지 않은 자궁경부의 개대 및 양막 돌출을 보이는 경우 등으로 진단한다고 하였다. Williams와 Iams(2004)은 자궁경부무력증을 고려해야 할 4가지 임상 소견을 제시하였는데, 임신 2기 이후에 반복되는 임신 소실의 병력이 있거나, 임신 2기 이후에 자궁 수축 없이 자궁경부가 소실되거나 개대되었을 때, 자궁경부무력증을 의심할만한 병력이 있는 임신부의 초음파 검사에서 진행성으로 자궁경부가 점점 짧아질 때, 우연히 초음파 검사에서 자궁경부가 짧아져 있고 깔대기형 모양을 보일 때이다.

혈액검사에서 백혈구수 증가나 자궁경부질 태아 파이브로넥틴 검사 등의 진단적 검사는 자궁경부무력증의 진단에 도움이 되지 않는다. 초음파에서 양수 내 부유물(debris)이 관찰되는 경우 양수 내 감염을 의심할 수 있으나 양수천자를 통하여 양수 내 글루코스(glucose) 농도를 측정하고 그람염색 및 균배양 검사를 하는 것이 보다 정확하다.

1) 자궁경부무력증의 초음파 소견

초음파 검사는 자궁경부무력증 진단에 유용한 방법이며 치료 방법을 정하는 데 도움이 될 수 있다. 자궁경부무력증에서 보이는 초음파 소견은 ① 자궁 경관 길이가 짧아지거나(2.5 cm 미만), ② 깔대기형 변화(funneling 또는 beaking)를 보이거나(40~50% 이상), ③ 양막이 질 부위로 돌출되어 양막이 자궁경부를 중심으로 모래시계모양을 보인다(그림 25-1, 2, 3). 또 자궁경부 자극검사(cervical stress test)를 시행하여 자궁경부가 더 짧아지거나 깔대기형 변화가 나타나면 진단에 도움이 될 수 있다. 자궁경부 자극검사는 자궁경부의 탄성(compliance)을 확인하는 방법으로 자궁에 압력을 가하면서 자궁경부길이와 깔대기형 변화를 관찰하는 검사이다(그림 25-4). 자궁 내 압력을 가하는 방법으로 자궁의 기저부를 누르는 방법, 발살바(Valsalva) 법 그리고 앙와위에서 기립자세로 자세를 바꾸는 방법 등이 있다.

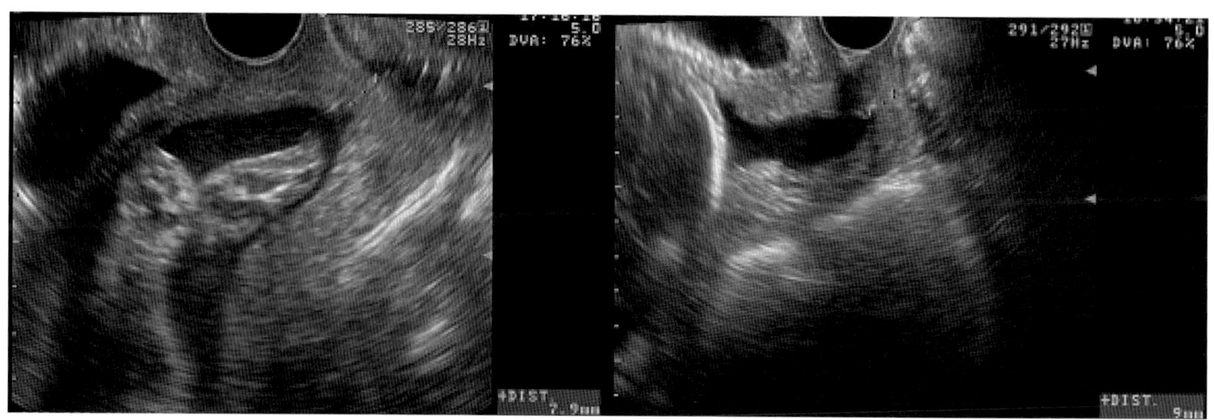

그림 25-1. **자궁경부무력증의 초음파 소견: 짧아진 자궁경부.** 자궁경부의 깔대기형 변화를 보이고 자궁경부길이는 1 cm 이하로 측정된다.

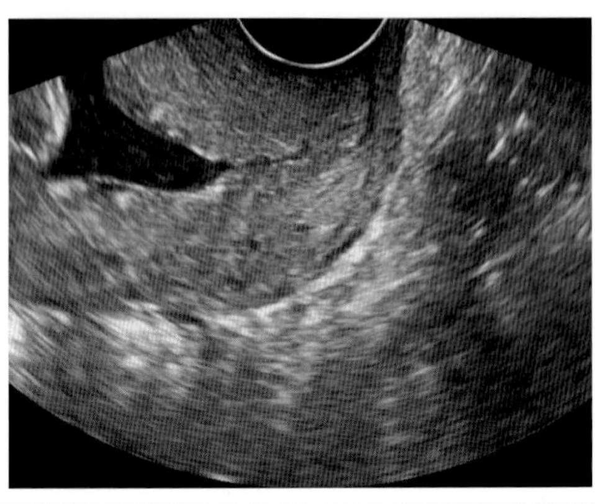

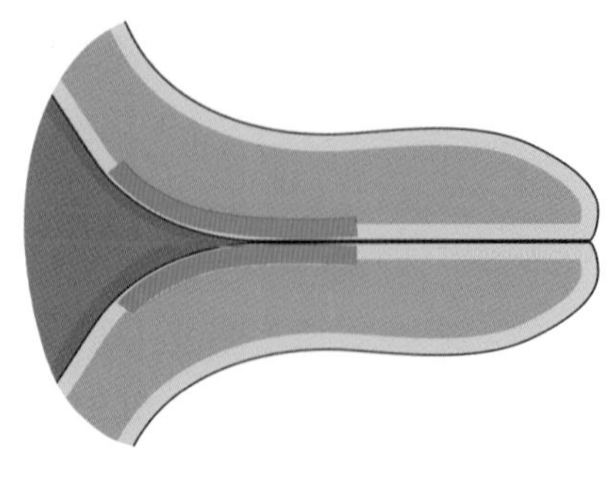

그림 25-2. 자궁경부무력증의 초음파 소견: 자궁경부의 깔대기형 변화(funneling)
자궁경부의 내경이 열리면서 'V'형의 깔대기형 변화를 보인다. 자궁 내경으로 양막이 3 mm 이상 밀려 내려 온 경우로 자궁경부 소실의 징후이다.

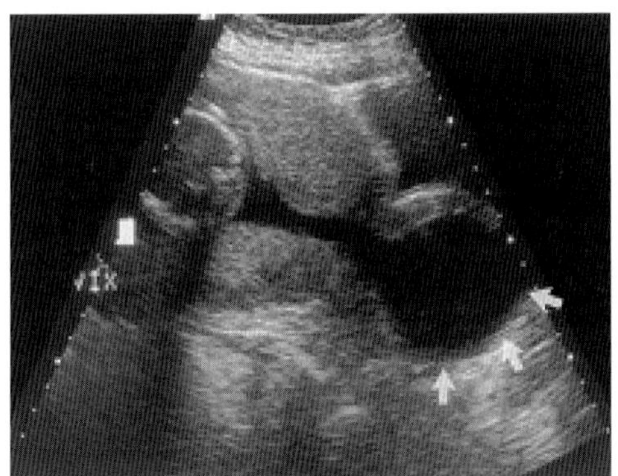

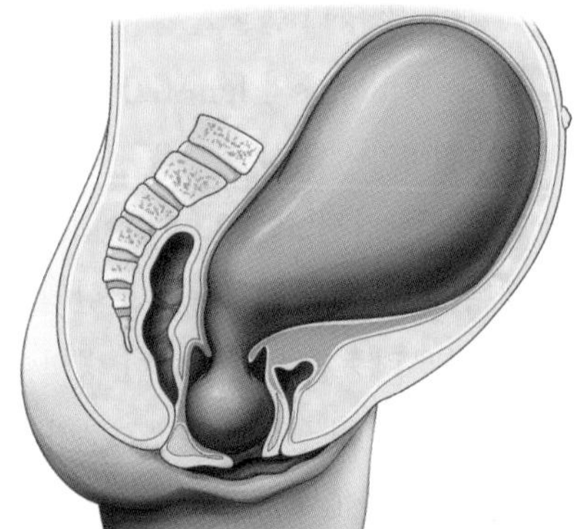

그림 25-3. 자궁경부무력증의 초음파 소견: 양막이 자궁경부를 빠져 나와 질로 돌출되어 있다.
양막이 자궁경부의 위부분과 아래 부분 모두에 있으면서 자궁경부 부위에서 잘록해져서 모래시계 모양이 된다(hour glassing membrane).

(A)

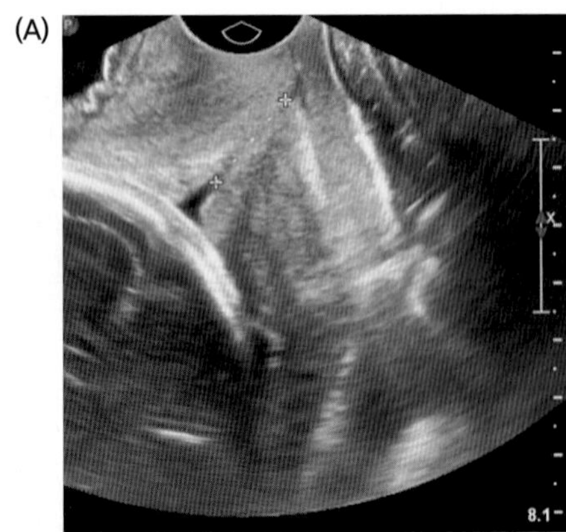

(B)

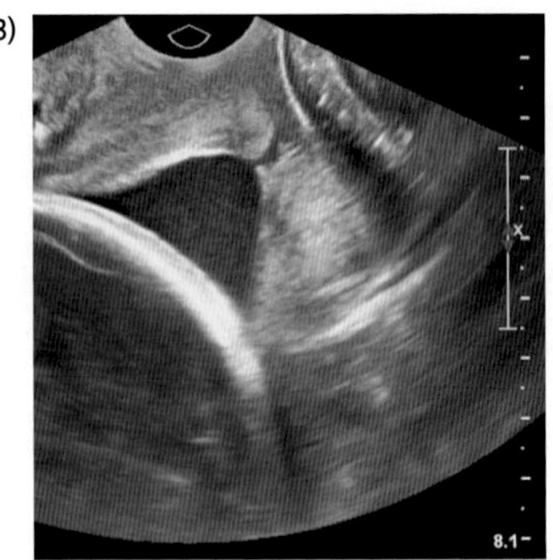

그림 25-4. 자궁경부 자극검사: 자궁 기저부에 압력을 주는 방법으로 임신부의 복부를 자궁 축의 방향으로 15초간 압박한다.
(A) 자궁 기저부에 압력을 주기 전의 초음파 사진으로 자궁경부의 길이는 정상처럼 보인다. (B) 자궁 기저부에 압력을 가한 후 자궁경부 내경에 깔대기형 변화가 보인다.

이 중 자궁의 기저부를 누르는 것(transfundal pressure)이 가장 흔히 사용되는 방법으로 임신부의 복부를 자궁 축의 방향으로 15~20초간 압박한다. 정상 자궁경부는 이러한 압력의 증가에도 자궁경부가 짧아지거나 깔대기형 변화을 보이지 않는다. 자궁경부의 길이가 2 mm 이상 짧아지거나 깔대기형 변화가 나타나면 자궁경부의 조기 연화가 일어난 것으로 양성으로 진단한다(Guzman et al., 1994; Guzman et al., 1997).

2) 자궁경부의 검사

자궁경부무력증의 진단은 명확한 진단 기준이 없어 검사가 쉽지 않다.

(1) 내진

자궁경부무력증이 의심되는 경우 연속적인 내진 및 질경 검사를 시행하여 확인한다. 자궁경부무력증이 진행되면 내진이나 질경 검사에서 양막이 팽윤되고, 핑크빛의 분비물이 동반된다. 질경 검사에서 조기양막파수 여부를 확인하는 것도 중요하다. 내진에서 자궁경부가 닫혀 있어도 자궁경부 내구는 소실과 개대가 있을 수 있다. 자궁경부길이 측정은 초음파 소견이 내진보다 정확하고 일관성이 있다(Sonek et al., 1990; Jackson et al., 1992).

(2) 자궁경부의 초음파 검사

자궁경부의 초음파 검사 방법은 복부 초음파, 외음부 초음파(transperineal 혹은 translabial sonography), 질식 초음파(endovaginal 혹은 transvaginal sonography)가 있다. 이 중 자궁경부를 검사하는 데는 질식초음파가 가장 유용하다(Hetzberg et al., 2001).

① 복부 초음파

복부 초음파는 방광을 채우고 보아야 더 나은 자궁경부 이미지를 얻을 수 있지만 지나치게 방광을 채우면 방광에 눌려 자궁경부가 실제보다 더 길게 측정될 수 있다(Mason & Maresh, 1990)(그림 25-5). 복부 초음파는 임신 제1삼분기 및 제2삼분기에는 자궁경부의 모양을 비교적 명확히 확인할 수 있으나 임신 제3삼분기에는 태아의 위치에 따라 모양을 확인하기 어려운 경우가 많다. 일반적으로 복부 초음파에 의해 측정된 자궁경부의 길이는 질식 초음파에 의해 측정된 길이보다 평균 5 mm 정도 더 길게 측정된다.

② 외음부 초음파

외음부 초음파는 질식 초음파 사용이 어려운 경우 즉, 양막 파수, 전치태반, 감염의 위험이 있는 경우, 임신부가 질식 초음파 검사를 불편해 하는 경우 등에서 시행할 수 있다(Jeanty et al., 1986). 복부 초음파처럼 방광을 채울 필요는

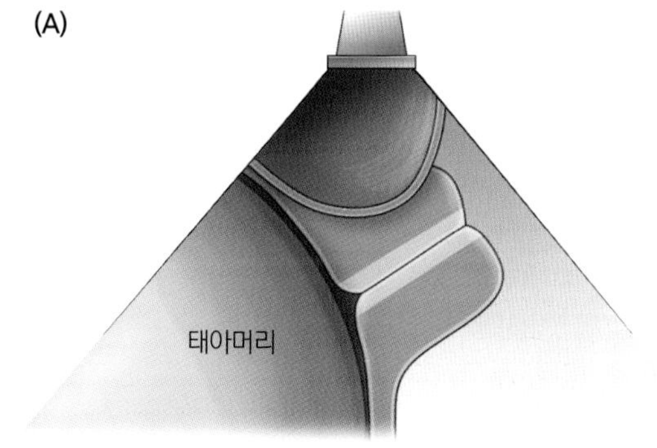

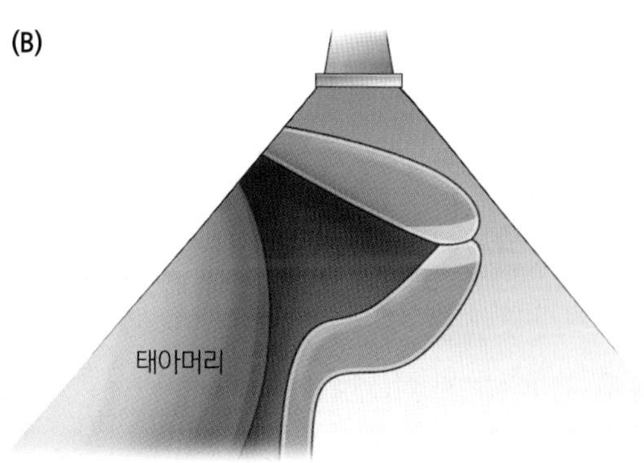

그림 25-5. 임신 시 자궁경부의 방광 효과

(A) 팽만된 방광에 의해 자궁 하절 부위가 눌리면서 자궁경부가 실제보다 길게 측정된다(pseudoprolongation of the shorter cervix). (B) 방광을 비운 후 실제 자궁경부는 깔대기형 변화를 보이며 짧아져 있다.

없다. 외음부 초음파를 시행하는 경우, 80% 정도에서 자궁경부의 적절한 측정이 가능하고, 질식 초음파에 의한 자궁경부의 측정과 비슷한 결과를 얻을 수 있다. 일반적으로 외음부 초음파는 임신 20주 이후에 시행하는데, 그 이유는 임신 20주 이전에 시행하는 경우 자궁경부의 이미지가 적절하지 않고, 또 임신 20주 이전에는 복부 초음파로 충분히 자궁경부를 검사할 수 있기 때문이다. 간혹 자궁 외경은 직장 가스의 음영(acoustic shadow)으로 인하여 명확하게 보이지 않는 경우가 있다.

③ 질식 초음파

자궁경부의 검사에는 질식 초음파 검사가 가장 유용하다. 탐색자를 자궁경부 가까이 접근시킬 수 있고, 고해상도의 탐색자를 시용할 수 있기 때문이다. 더욱이 조산 및 자궁경관 무력증의 예측 인자인 자궁경부의 깔대기형 변화는 질식 초음파에서 가장 정확히 관찰할 수 있다.

(3) 자궁경부길이 측정 방법

자궁경부의 길이의 측정은 조산 및 자궁경부무력증의 조기 진단 및 처치를 위해 중요하다. 초음파에 의한 자궁경부의 길이 측정은 다음과 같은 조건에서 시행 하여야한다(그림 25-6).

1. 산모의 방광을 비운 후 검사해야 한다.
2. 자궁경부가 화면의 3분의 2 정도 차지하도록 한다.
3. 자궁경부 내구와 외구가 동시에 명확히 보여야 하며, 자궁경부 앞 입술과 뒤 입술의 두께가 같아야 한다. 초음파 탐색자로 자궁경부 압박할 경우 앞, 뒤 입술이 비대칭으로 보인다.
4. 자궁경부 내구와 외구 사이의 길이를 3번 측정하여 가장 짧은 것을 자궁경부 길이로 택한다.

① 자궁경부 내경의 깔대기형 변화

자궁경부 내경의 깔대기형 변화는 자궁 경관 내경의 개대를 의미한다(그림 25-7). 자궁 내경으로 양막이 3 mm 이상 밀려 내려 온 경우로 자궁경부 소실의 첫 번째 징후이다. 깔대기 크기는 검사 도중에도 변화를 보일 수 있으며 자궁경부의 소실이 계속 진행되는 것으로 생각할 수 있다.

자궁경부 내경의 깔대기형 변화는 'V'와 'U' 형태의 두 가지가 있다(그림 25-8). Zilianti 등(1995)은 만삭 분만시 자궁경부 상부의 변화를 외음부 초음파 검사를 시행하여 그 변화 과정을 기술하였는데, 변화 양상이 'TYVU'라고 하였다(그림 25-9). 이러한 변화 양상은 만삭 분만시의 변화를 기술 한 것으로 조산 시에도 비슷한 변화가 일어난다.

(A)

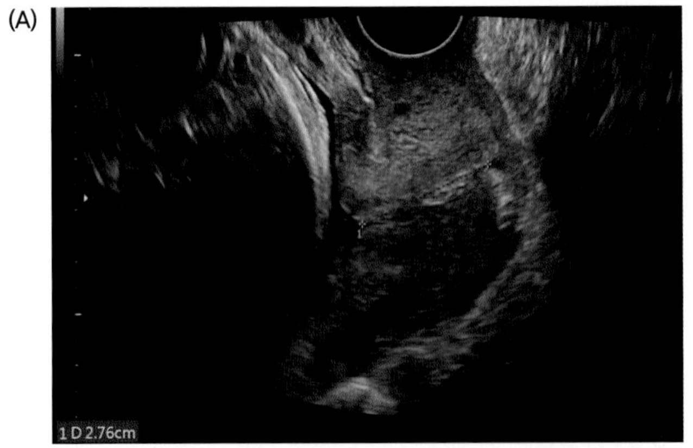

(B)

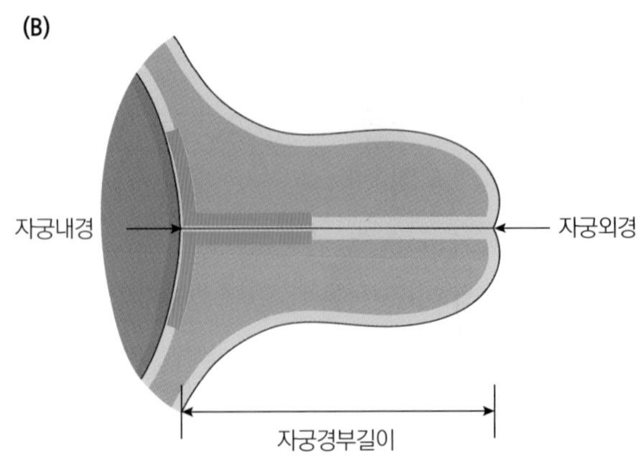

그림 25-6. **자궁경부의 길이 측정**

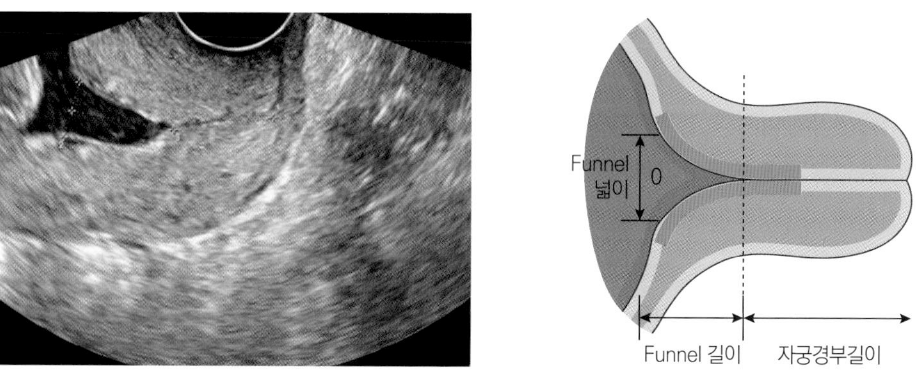

그림 25-7. **자궁경부관 내경의 깔대기형 변화가 있는 경우 자궁경부의 길이 측정.** 자궁 내경의 개대가 있으면 나머지 자궁경부의 길이만 측정한다.

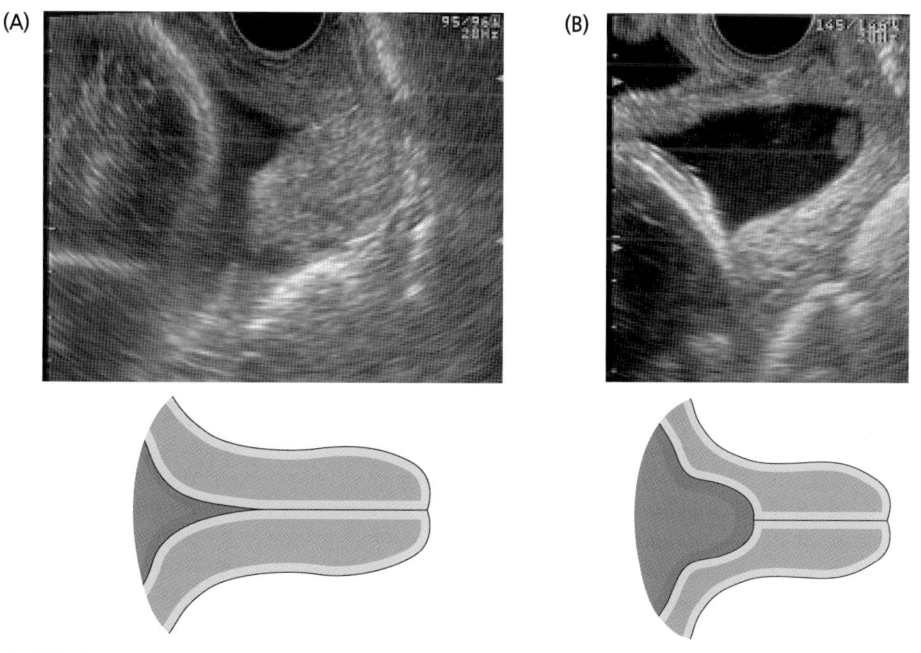

그림 25-8. **자궁경부관의 깔대기형 변화의 질식 초음파 소견.** (A) V형의 깔대기형 변화, (B) U형의 깔대기형 변화

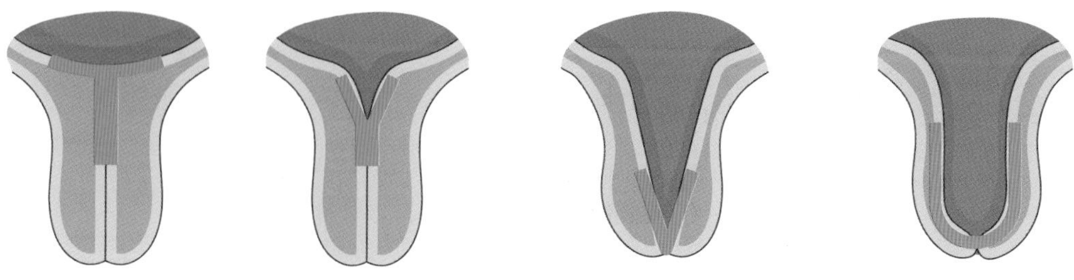

그림 25-9. **만삭 임신의 분만 동안의 자궁경부길이 변화와 자궁 속구멍 개대 변화와의 관계**
영문자 T, Y, V와 U는 자궁경부관의 점차적인 개대 시 변화 모양을 단순화하여 표시한 것이다.

② 자궁경부길이와 자궁경부 내경의 깔대기형 변화: 두 인자의 조산 위험 예측 인자로서의 유용성 비교
자궁경부의 깔대기형 변화는 조산의 예측 인자로 중요하지만 짧아진 자궁경부길이가 가장 중요한 조산의 예측인자이다. Owen 등(2004)은 짧아진 자궁경부길이와 깔대기형 변화 두 인자를 같이 검사하는 것이 단독으로 자궁경부길이만 보는 것보다 조산 예측을 향상시키지 못한다고 하였다.

7. 치료

자궁경부무력증의 수술적 치료로는 자궁경부원형결찰술(cervical cerclage)이 있다. 적응증에 따라서 다음과 같이 크게 세 가지로 구분할 수 있다. ① 과거 산과력에서 3회 이상의 조기 조산 또는 임신 제2삼분기 유산의 병력이 있는 경우 임신 12~14주 사이에 시행하는 산과력에 근거한 원형결찰술(history-indicated cerclage), ② 자연조산병력이 있는 단태아 임신부에서 24주 이전에 자궁경부길이가 짧아졌을 때(<25 mm) 시행하는 자궁경부길이에 근거한 원형결찰술(ultrasound-indicated cerclage), ③ 골반내진 또는 질경검사에서 자궁경부 개대가 발생하거나 양막의 질내 돌출이 있는 경우 시행하는 이학적 검사에 근거한 원형결찰술(physical examination-indicated cerclage)이 있다. 그 외에 이전 임신에서 질식 자궁경부원형결찰술 시행 후 33주 이전에 조산한 임신부에게는 질식 자궁경부원형결찰술의 실패로 간주하여 복식 자궁경부원형결찰술을 시행할 수 있다.

1) 자궁경부원형결찰술

자궁경부원형결찰술의 기법은 19세기 말부터 소개되었다. Lash 등(1950)은 비임신 기간에 시행하는 수술법을, Shirodkar(1955)와 McDonald(1957)는 임신 중에 시행하는 자궁경부원형결찰술 기법을 보고하였고, 이 두 가지 기법이 최근에 가장 널리 시술되고 있는 질식 자궁경부원형결찰술이다(그림 25-10, 11, 12). 복식 자궁경협부원형결찰술(Transabdominal cervicoisthimc cerclage)은 질식 자궁경부원형결찰술이 실패한 경우 또는 자궁경부가 파손이나 열상으로 지나치게 짧아 질식 수술이 불가능한 경우 등에 시행할 수 있다(그림 25-13).

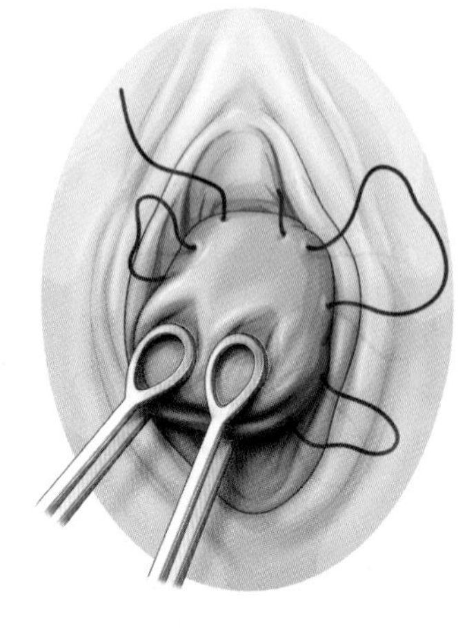
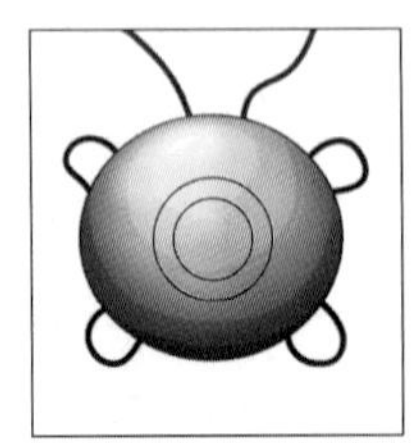
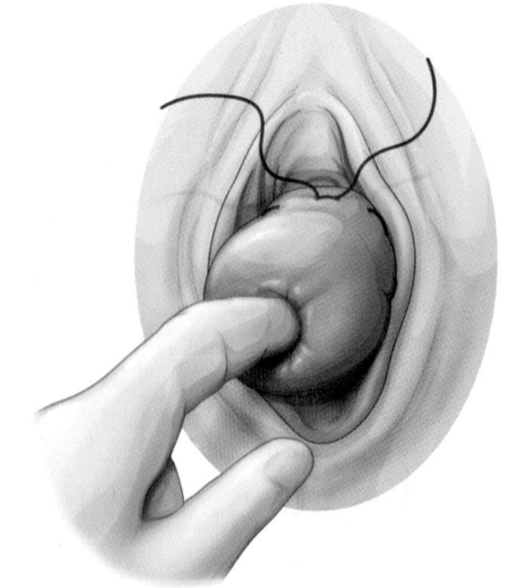

그림 25-10. 맥도날드 원형결찰술(McDonald cerclage)
봉합사가 자궁속구멍(internal Os) 가까운 주변을 4~6회 봉합하면서 통과하여 결과적으로 자궁경부를 원형으로 돌려 묶는 방법이다.

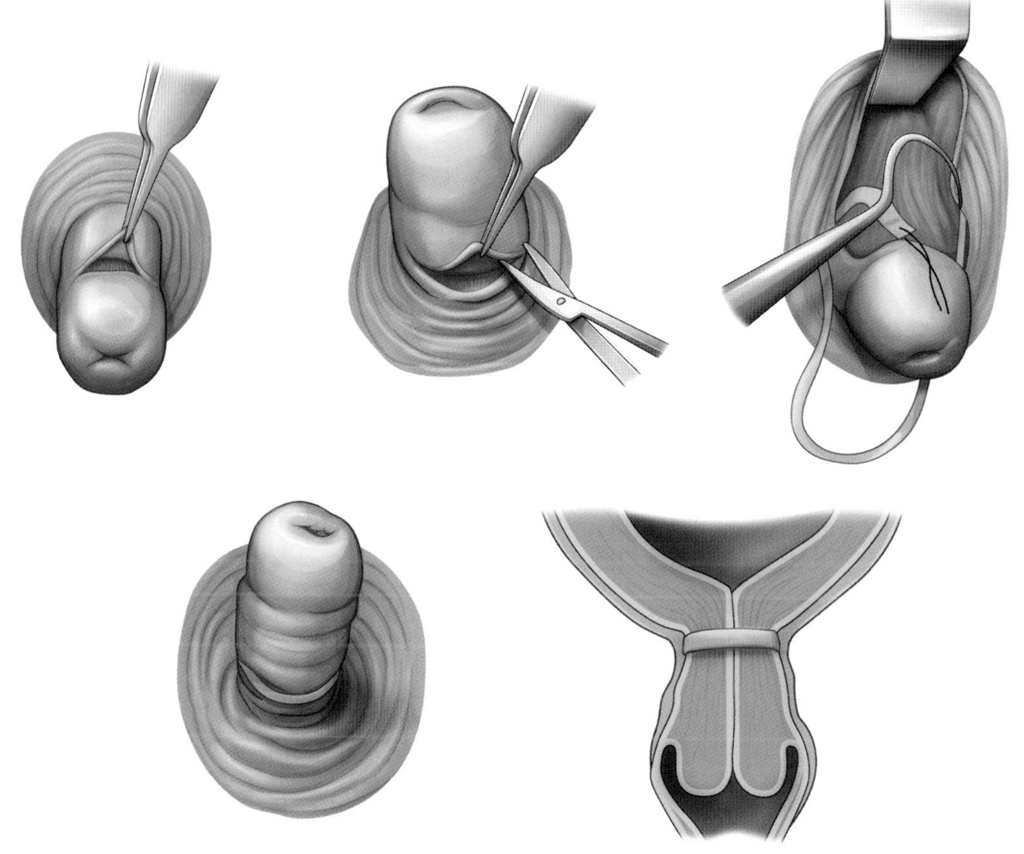

그림 25-11. **쉬로드카 원형결찰술(Shirodkar cerclage)**
자궁경부의 전후면 점막의 일부를 절개하여 박리한 후 봉합사가 자궁경부점막의 아래로 통과하여 자궁경부를 원형으로 돌려 묶는 방법이다. 결과적으로 봉합사가 질내로 노출되지 않는다.

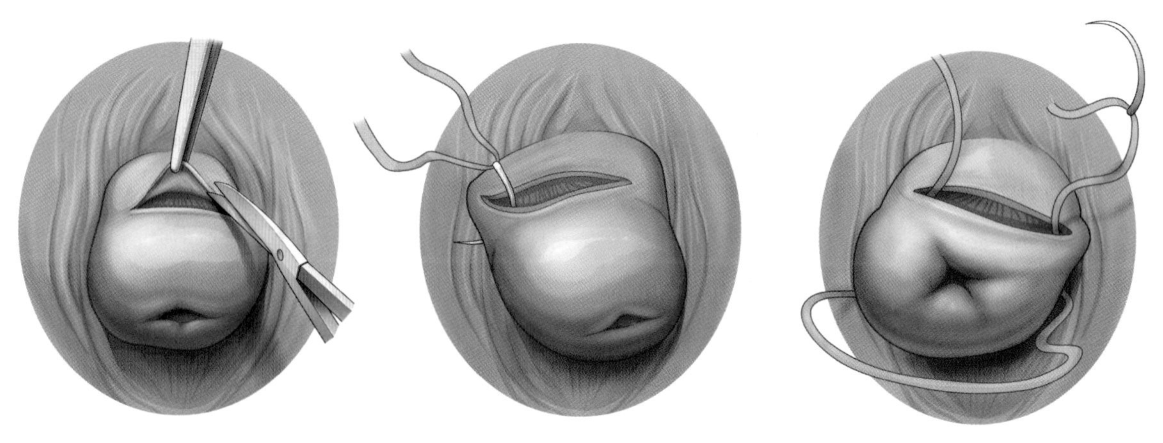

그림 25-12. **변형된 쉬로드카 원형결찰술(Modified Shirodkar cerclage)**
자궁경부의 전면의 점막 일부만 절개 박리한 후 봉합사가 자궁경부 점막의 아래를 통과하여 자궁경부 후면으로 나오게 되어 후면에서는 봉합사가 질로 노출된다.

(1) 질식 자궁경부원형결찰술

① 질식 자궁경부원형결찰술

질식 자궁경부원형결찰술은 시행 시기 및 적응증에 따라 다음과 같이 분류할 수 있다.

- 산과력에 근거한 원형결찰술
- 자궁경부길이에 근거한 원형결찰술
- 이학적 검사에 근거한 원형결찰술

가. 산과력에 근거한 원형결찰술(History-indicated cerclage)

초음파로 자궁경부길이를 정기적으로 측정하고 조산 고위험군에서 프로게스테론 예방요법을 시행하면서 최근에는 산과력만으로 자궁경부원형결찰술을 시행하는 경우는 예전보다 줄었다. 이전 연구에 의하면 자연조산병력이 있는 단태아 임신부에서 자궁경부길이를 정기적으로 검사하여 24주 이전에 24 mm 이하로 짧아졌을 때 원형결찰술을 시행하는 것과 제1삼분기에 산과력만으로 통상적인 원형결찰술을 시행하는 것을 비교하였을 때 임신 예후에 차이가 없었다. 이전 자연조산병력이 있는 단태아 임신부에서 자궁경부길이를 정기적으로 검사하는 경우 40%에서만 임신이 진행됨에 따라 자궁경부길이가 짧아지는 경과를 보이므로 임신 제1삼분기에 통상적으로 원형결찰술을 시행하는 경우와 비교하였을 때 60%에서 원형결찰술을 줄일 수 있다. 따라서 ① 반복적인 임신 제2삼분기 조산 또는 유산의 병력이 있거나, ② 임신 24주 이전에 짧은 자궁경부길이를 보이다가 32주 이전에 조산한 과거력이 있을 때 다른 원인에 의한 조산을 제외할 수 있다면 임신 제1삼분기에 history-indicated cerclage를 고려할 수 있다.

나. 자궁경부길이에 근거한 원형결찰술(Ultrasound-indicated cerclage)

과거 산과력에서 자연조산병력이 없는 단태임신에서 자궁경부길이가 짧은 경우 원형결찰술을 시행하였을 때 시행하지 않은 군과 비교하여 조산의 빈도를 줄이지 못하였다. 그에 비해 조산병력이 있는 단태임신의 30~40%에서 임신 24주 이전에 자궁경부길이가 짧아지는데 이러한 경우 원형결찰술을 시행하면 조산의 빈도를 줄일 수 있다. Owen 등(2009)은 이러한 군에서 원형결찰술을 시행하면 주산기 사망, 24주 이전 조산, 37주 이전 조산을 줄일 수 있다고 하였다. Berghella 등(2005, 2011)의 메타분석에서도 원형결찰술을 시행하는 경우 35주 이전 조산을 30% 줄일 수 있고 주산기 사망 및 이환을 36% 감소시킬 수 있다고 보고하였다. 그러므로 자연조산병력이 있는 단태임신에서는 16주경부터 프로게스테론 예방요법 및 정기적인 자궁경부길이측정을 시행하여 자궁경부길이가 25 mm 미만으로 짧아지면 원형결찰술을 시행하는 것이 조산예방에 도움이 될 수 있다.

다. 이학적 검사에 근거한 원형결찰술(Physical examination-indicated cerclage)

드물게 24주 이전에 골반내진이나 질경검사에서 이미 자궁경부가 소실, 개대되고 양막 팽윤을 동반하였을 때 시행하는 경우이다. 양막내 감염, 양막파열, 진통 또는 출혈이 있는 경우에는 분만을 해야한다. 24주 이전에 자궁경부개대 및 양막팽윤이 발생하였을 때 응급으로 원형결찰술을 시행하면 임신기간을 연장시킬 수 있고 임신 예후를 향상시킨다고 보고하였다. 원형결찰술 전에 양수내 감염여부를 확인하기 위해 양수천자를 시행할 수 있다.

팽윤된 양막을 자궁 안으로 밀어넣는 방법으로 트렌델렌버그 위치(Trendelenburg position)방법(Olatunbosun & Dyck, 1981), 방광 내 식염수투입(Scheerer et al., 1989), 30 cc 폴리카테터 삽입(Sher, 1969), 스폰지 집게(sponge forcep)를 이용하여 자궁 내강으로 밀어 넣는 방법(Mcdonald, 1957)과 치료적 양수천자를 이용한 양수 감압술(Goodlin, 1979; Katz & Chez, 1990; Locatelli, 1999) 등이 제시되었다. 자궁경부개대 및 양막팽윤이 있을 때 원형결찰술을 시행하는 경우 수술 도중 팽윤된 양막을 밀어 넣다가 양막 파열이 일어나 수술이 실패할 가능성이 있다. Nortwiz 등(1999)은 40~50%

로 높게 보고하였다. Lee 등(2015)은 이를 방지하기 위해 수술 중 uniconcave balloon을 사용하여 양막을 보다 용이하고 안전하게 밀어넣는 방법을 제시하였다. 국내의 김 등(2004)은 71례의 응급원형결찰술 시행에서 94%의 수술성공률을 보고하였고, 단지 4예(6%)에서 수술 중 양막 파열이 있었다고 하였다. 또 Lee 등(2004)은 응급원형결찰술 시 수술 성공 여부가 양수내 감염 유무와 관련 있으며, 수술 후 임신 기간 연장이(latency) 양수내 IL-6 농도와 반비례 하였다고 하였다(그림 25-14).

② 금기증

자궁경부원형결찰술의 금기증으로는 자궁내 감염, 양막파수, 진행되는 진통, 질출혈, 자궁내태아사망, 심각한 태아기형 등이 있다. 미국산부인과학회(1995)에서는 시행 시기를 임신 28주 이전으로 권장하지만 대부분 임신 24주 이후에는 태아 생존가능성이 있고 수술에 의한 이점이 적어 잘 시행하지 않는다.

③ 합병증

원형결찰술에 따른 합병증은 자궁내 감염, 양수 파수, 조기진통, 자궁경부 손상 등이 있다.

④ 자궁경부원형결찰술 시행 전 관리

원형결찰술을 시행하기 전에는 초음파 검사를 통하여 임신 주수를 확인하고 태아의 상태, 기형유무를 확인하는 것이 필수적이다. 잠재성 자궁내 감염(subclinical intra-amniotic infection)은 ultrasound-indicated cerclage를 시행하게 되는 경우의 1~2%에서 발생한다고 알려져 있고 자궁경부의 길이가 짧을수록 그 빈도는 높아진다. 특히 physical examination-indicated cerclage를 시행하는 경우에는 20% 이상에서 잠재성 자궁내 감염이 발생한다고 알려져 있기 때문에 자궁경부 개대가 있는 경우에 원형결찰술을 시행하기 전에는 양수천자를 통하여 자궁내 감염여

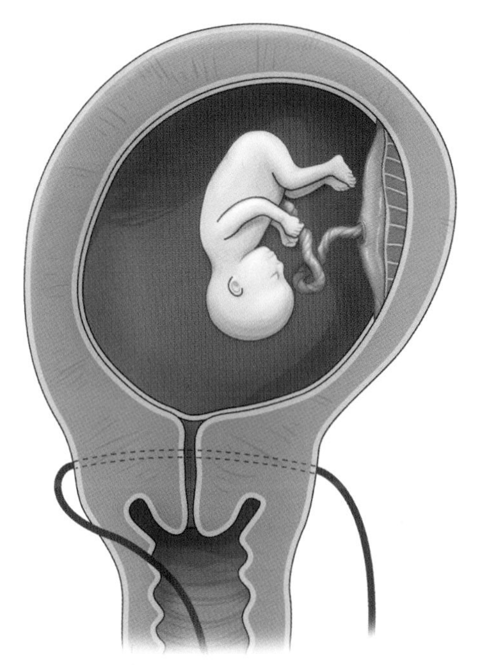

그림 25-13. 복식 자궁경협부원형결찰술

자궁동맥과 정맥 내 측의 무혈관 공간에서 광인대 후면으로 구멍을 뚫고 봉합사를 자궁천골인대 기시부위 위로 나오게 하여 매듭짓는다.

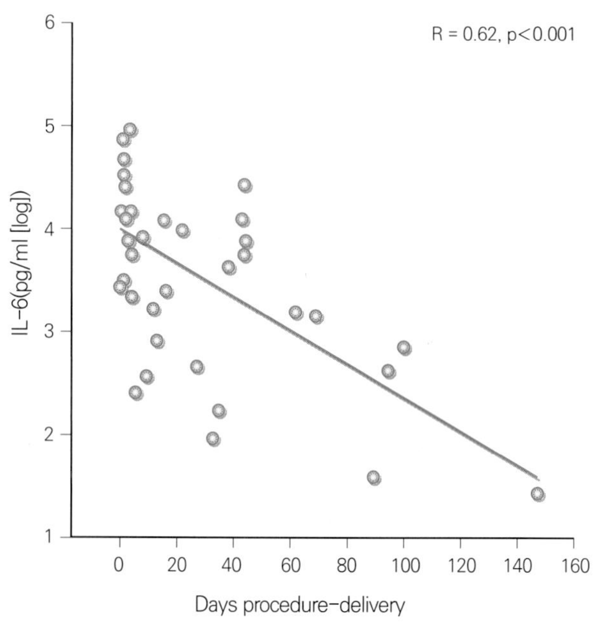

그림 25-14. 양수 내 interleukin-6 (IL-6)의 농도와 응급원형 결찰술 후 분만까지의 임신기간 연장(Latency)과의 관계

양수 내 IL-6의 농도가 높을수록 latency가 짧은 역상관관계를 보인다. R = 0.62, P<0.001

부를 확인하는 것이 필요하다. 양수천자를 하였을 때 글루코스 수치가 15 mg/dL 미만이거나 그람염색 또는 배양검사에서 양성인 경우에는 원형결찰술을 시행하지 않는다. 수술 전후에 항생제 사용이나 프로게스테론 사용에 관하여는 아직 정립된 바가 없다.

⑤ 자궁경부원형결찰술 시행 후 관리

초음파 검사가 원형결찰술 시술 위치를 확인하고 자궁경부의 길이 관찰에 도움이 된다(그림 25-14). 그러나 원형결찰술 시행 후 자궁경부길이가 짧아질 경우 원형결찰술을 다시 시행하는 것에 대한 효과는 아직 정립되어 있지 않다. 조기양막파수나 조기진통이 발생할 경우에는 실을 제거한다. 특별한 합병증 없이 임신을 지속할 경우 원형결찰술의 실은 36주에 제거한다.

(2) 복식 자궁경협부원형결찰술(Transabdominal cervicoisthmic cerclage, TCIC)

질식원형결찰술이 반복하여 실패하거나 자궁경부의 길이가 질식결찰술을 시행할 수 없을 정도로 짧거나 손상이 심한 경우 다른 수술 방법이 필요 하였으며 Benson과 Durfee(1965)에 의해서 처음으로 복식 자궁경협부원형결찰술이 시도되었다. 국내에서 김 등(2006)은 48명의 복식 자궁경협부원형결찰술의 임상 성적을 보고하였다.

Benson과 Durfee(1965)는 수술 적응증으로 첫째, 선천적으로 짧거나 혹은 절단된 자궁경부, 둘째, 이전의 질식결찰술 실패로 인하여 심각한 상흔이 남은 경우, 셋째, 여러 군데 자궁경부의 손상이 있는 경우, 넷째, 치유되지 않은 천공성 질 원개열상, 아급성 자궁경부염 등을 제시하였고 임신 10~14주에 수술을 시행하였다. 수술 방법은 개복하여 자궁 협부 부분에서 자궁동맥의 상향, 하향 가지를 확인하고, 자궁 동맥과 정맥 내측의 무혈관 공간에서 광인대 후면으로 구멍을 뚫고 5 mm 머실렌 봉합사를 자궁천골인대 기시부위 위로 나오게 하여 앞쪽으로 매듭짓는다. 이 수술의 단점은 수술시 개복을 하고, 분만 시 다시 제왕절개술을 시행하여야 하는 것이다. 주요한 합병증은 수술 중의 출혈출혈을 들 수 있다. Benson과 Durfee는 평균 400 mL의 출혈을 보고하였다. 그 외의 합병증으로 태아 사망, 자궁내 태아 발육 제한, 감염, 조기 진통, 조기양막파수 등이 있다(Novy, 1991; Norweitz & Goldstein, 1996). 그러나 Novy 등(1991)은 90%의 수술 성공률을 보고하였고, 박 등(2001)도 96%의 성공률을 보고하였고 합병증은 거의 없었다. Cho 등(2003)은 질식원형결찰술이 실패한 20명의 자

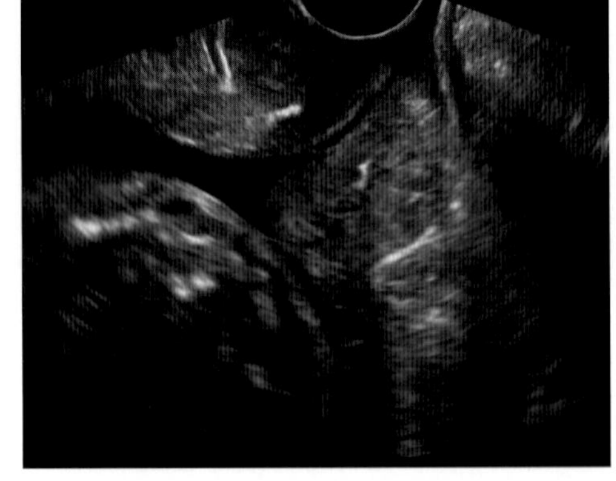

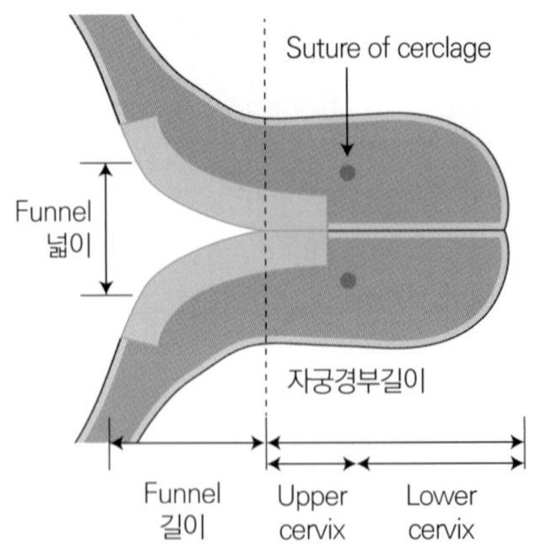

그림 25-15. 원형결찰술 시행 후 경과 관찰

자궁경부 상부(upper cervix)는 원형결찰술 시술한 머실렌 실 위 부분의 자궁경부를 칭한다. 이 부분이 10 mm 이하로 짧아진 경우 조산의 위험이 증가한다. 화살표가 가리키는 점 모양의 증가된 음영이 머실렌 실이다.

궁경부무력증 임신부에서 복강경을 이용하여 자궁경협부 원형결찰술(laparoscopic transabdominal cervicoisthmic cerclage)을 시행하였다고 보고하였다. 수술 후 경과 관찰은 질식 수술처럼 질식 초음파 검사로 결찰술 시술 위치를 확인한다(그림 25-15). 분만은 제왕절개술로 분만하며 다음 임신 계획이 있는 경우에는 봉합사를 제거하지 않을 수도 있다.

8. 맺음말

자궁경부무력증은 임신 2분기에 반복되는 조산을 일으키는 임상증후군이다. 이 증후군은 생물학적 변화, 산부인과적 손상, 염증이 매개된 변화 등 여러 인자가 작용하여 자궁경부 강도에 영향을 미쳐서 발생하는 것으로 여겨진다. 자궁경부가 소실, 개대되고 최소한의 자궁 수축이 오는 것이 전형적이나, 전형적인 증상이나 징후를 보이지 않는 경우가 많아 진단이 쉽지 않으며, 산과적 병력과 자궁경부 초음파 소견에 의해서 결정된다. 가장 효과적인 치료 방법은 아직 결정되지 않았다. 수술은 병력과 초음파 소견을 고려하여 결정하여야 한다.

참고문헌

- 김정만, 이근영, 김정식, 전현아, 김홍배, 강성원. 응급자궁봉축술: 5년간 시행한 71예의 후향적 연구. 대한산부인과학회지 2004;47:2098-103.
- 김지연, 이근영, 전현아, 이성윤, 송지은, 박성택 등. 복식자궁경협부봉합술의 적응증 유효성 평가와 임상적 예후에 관한 연구. 대한주산의학회지 2006;17:54-61.
- 박성호, 허진숙, 이상헌, 박기한, 정태범, 전현아 등. 질식자궁경관봉축술을 적용하기 어려운 자궁경관무력증 환자에서 복식 자궁 경협부 원주봉합술의 임상적 유용성. 대한산부인과학회지 2001;44:1857-64.
- Althuisius SM, Dekker GA, van Geijn HP, et al. Cervical incompetence prevention randomized cerclage trial (CIPRACT): study design and preliminary results. Am J Obstet Gynecol 2000;183:823-829.
- American College of Obstetricians and Gynecologists: Prediction and prevention of preterm birth: practice bulletin no. 130. Obstet Gynecol 2012;120:964-973.
- Benson RC, Durfee RB. Transabdominal cervicouterine cerclage during pregnancy for the treatment of cervical incompetency. Obstet Gynecol 1965;25:145-55.
- Berghella V, Odibo AO, To MS. Cerclage for short cervix on ultrasonography: meta-analysis of trials using individual patient-level data. Obstet Gynecol 2005;106:181.
- Berghella V, Mackeen AD. Cervical length screening with ultrasound-indicated cerclage compared with history-indicated cerclage for prevention of preterm birth: a meta-analysis. Obstet Gynecol 2011;118:148-55.
- Berghella V, Rafael TJ, Szychowski JM, et al. Cerclage for short cervix on ultrasonography in women with singleton gestations and previous preterm birth: a meta-analysis. Obstet Gynecol 2011;117:663-71.
- Cho CH, Kim TH, Kwon SH, Kim Ji, Yoon SD, Cha SD. Laparoscopic transabdominal cervicoisthmic cerclage during pregnancy 2003;10:363-6.
- Danforth DN. The fibrous nature of the human cervix and its relation to the isthmic segment on gravid and non gravid uteri. Am J Obstet Gynecol 1947;53:541-60.
- Guzman ER, Rosenberg JC, Houlihan C, Ivan J, Waldron R, Knuppel R. A new method using vaginal ultrasound and transfundal pressure to evaluate the asymptomatic incompetent cervix. Obstet Gynecol 1994;83:248-52.
- Guzman ER, Vintzileos AM, McLean DA, Martins ME, Benito CW, Hanley ML. The natural history of a positive response to transfundal pressure in women at risk for cervical incompetence. Am J Obstet 1997;176:634-8.
- Harger JH. Comparison of success and morbidity in cervical cerclage precedures. Obstet Gynecol 1980;56:543-8.
- Harger JH. Cerclage and cervical insufficiency: An evidence-based analysis. Obstet Gynecol 2002;100:1313-27.
- Harger JH. Cervical cerclage: Patient selection, morbidity, and success rates. Clin Perinatol 1983;10:321-41.
- Hertzberg BS, Livingston E, DeLong DM, McNally PJ, Fazekas CK, Kliewer MA. Ultrasonographic evaluation of the cervix: transperineal versus endovaginal imaging. J Ultrasound Med 2001;20:1071-8.
- Iams JD, Goldenberg RL, Meis PJ, Mercer BM, Moawad A, Das A, et al. The length of the cervix and the risk of spontaneous premature delivery. N Engl J Med 1996;334:567-72.
- Iams JD. Abnormal cervical competence: Creasy RK, Resnick R, Iams JD, eds. Matenal-Fetal Medicine: Principles and Practice. 5th ed. Philadelphia: WB Saunders; 2004. p.603-22.

- Iams J, Berghella V. Care for women with prior preterm birth. Am J Obstet Gynecol 2010;203:89-100.
- Jackson GM, Ludmir J, Bader TJ. The accuracy of digital examination and ultrasound in the evaluation of cervical length. Obstet Gynecol 1992;79:214-8.
- Jeanty P, d'Alton M, Romero R, Hobbins JC. Perineal scanning. Am J Perinatol 1986;3:289-95.
- Kushnir O, Vigil DA, Izquierdo L, Schiff M, Curet LB. Vaginal ultrasonographic assessment of cervical length changes during normal pregnancy. Am J Obstet Gynecol 1990;162:991-3.
- Ludmir J. Sonographic detection of cervical incompetence. Clin Obstet Gynecol 1988;31:101-9.
- Lash AF, Lash SR. Habitual abortion: The incompetent internal os of cervix. Am J Obstet Gynecol 1950;59:68-76.
- Mason GC, Maresh MJ. Alterations in bladder volume and the ultrasound appearance of the cervix. Br J Obstet Gynaecol 1990;97:457-8.
- McDonald IA. Suture of the cervix for inevitable miscarriage. J Obstet Gynecol Br Emp 1957;64:346-50.
- MRC/RCOG Working Party on Cervical Cerclage: Final report of the Medical Research Council/Royal College of Obstetricians and Gynaecologists multicentre randomised trial of cervical cerclage. Br J Obstet Gynaecol 1993;100:516-523.
- Norwitz ER, Goldstein Op. transabdominal cervocoisthmic cerclage; Learning to tie the knot. J Gynecol Tech 1996;2:49-254.
- Norwitz ER, Greene MF, Repke JT. Cervical cerclage-Elective and Emergent. ACOG Update 1999;24:1-11.
- Norwitz ER. Emergency cerclage: What do the data really show? Contemp Obstet Gynecol 2002;47:48-66.
- Novy MJ. Transabdominal cervicoisthmic cerclage: A reappraisal 25years after its introduction. Am J Obstet Gynecol 1991;164:1635-41.
- Owen J, Yost N, Berghella V, Macpherson C, Swain M, Pildy GA 3rd. Can shortened midtrimester cervical length predict very early spontaneous preterm birth? Am J Obstet Gynecol 2004:191:298-303.
- Owen J, Hankins G, Iams JD, et al. Multicenter randomized trial of cerclage for preterm birth prevention in high-risk women with shortened midtrimester cervical length. Am J Obstet Gynecol 2009;201:375.e1-375.e8.
- Pereira L, Cotter A, Gomez R, et al. Expectant management compared with physical examination-indicated cerclage (EM-PEC) in selected women with a dilated cervix at 14(0/7)-25(6/7) weeks: results from the EM-PEC international cohort study. Am J Obstet Gynecol 2007;197:483.e1-483.e8.
- Romero R, Gonzalez R, Sepulveda W, et al. Infection and labor: VIII. Microbial invasion of the amniotic cavity in patients with suspected cervical incompetence-prevalence and clinical significance. Am J Obstet Gynecol 1992;167:1086-91.
- Romero R, Nicolaides K, Conde-Agudelo A, et al. Vaginal progesterone in women with an asymptomatic sonographic short cervix in the midtrimester decreases preterm delivery and neonatal morbidity: a systematic review and metaanalysis of individual patient data. Am J Obstet Gynecol 2012;206:124.e1-124.e19.
- Rust OA, Atlas RO, Reed J, et al. Revisiting the short cervix detected by transvaginal ultrasound in the second trimester: why cerclage therapy may not help. Am J Obstet Gynecol 2001;185:1098-105.
- Schirodkar VN. A new method of operative treatment for habitual abortions in the second trimester of pregnancy. Antiseptic 1955;52:299-304.
- Society for Maternal-Fetal Medicine Publications Committee: ACOG committee opinion no. 419, October 2008 (replaces no. 291, November 2003): use of progesterone to reduce preterm birth. Obstet Gynecol 2008;112:963-5.
- Society for Maternal-Fetal Medicine (SMFM). Electronic address: pubs@smfm.org, McIntosh J, Feltovich H, Berghella V, Manuck T. Am J Obstet Gynecol. 2016;215:B2-7.
- Son GH, Chang KH, Song JE, Lee KY. Use of a uniconcave balloon in emergency cerclage. 2015;212:114.
- Sonek JD, Iams JD, Blumenfeld M, Johnson F, Landon M, Gabbe S. Measurement of cervical length in pregnancy: comparison between vaginal ultrasonography and digital examination. Obstet Gynecol 1990;76:172-5.
- Uldbjerg N, Ekman G, Malmstrom A, Olsson K, Ulmsten U. Ripening of the human uterine cervix related to changes in collagen, glycosaminoglycans, and collagenolytic activity. Am J Obstet Gynecol 1983b;147:662-6.
- Uldbjerg N, Ulmsten U, Ekman G. The ripening of the human uterine cervix in terms of connective 1983a;26:14-26.
- Vaisbuch E, Hassan SS, Mazaki-Tovi S, et al. Patients with an asymptomatic short cervix (<or=15 mm) have a high rate of subclinical intraamniotic inflammation: Implications for patient counseling. Am J Obstet Gynecol 2010;202:433.e1-433.e8.

제26장

조산

Preterm Birth

김영주 | 이화의대
윤보현 | 서울의대
이준호 | 연세의대
조금준 | 고려의대

조산아들은 영아 사망의 절반을 차지할 뿐만 아니라 생존아 중에서도 신경계 발달장애, 호흡기계 합병증 등의 이환율이 증가하는 것으로 알려져 있어, 외국에서 뿐만 아니라 우리나라에서도 신생아 사망 및 이환의 주요 원인으로 나타나고 있고 이로 인한 경제적 부담 또한 매우 큰 문제이다. 최근 2007년부터 2017년 사이에 통계청에서 출생 신고서를 통해 집계한 자료에 의하면, 매년 조산율은 2007년 5.2%에서 2017년 7.6%로 꾸준히 증가하였다(그림 26-1).

1. 정의

조산(preterm birth)이란 임신기간을 기준으로 하여 완료된 37주 이전(before 37 completed weeks)의 분만으로 정의된다. 유산(abortion)이 통상 임신 20주 이하의 태아만출로 사용되므로, 조산은 20주를 지나 36+6주(258일)까지로 볼 수 있다. 조산을 정의하기 위해서는 철저한 문진, 이학적 검사 등으로 정확한 임신기간을 산출해 내는 것이 중요하다.

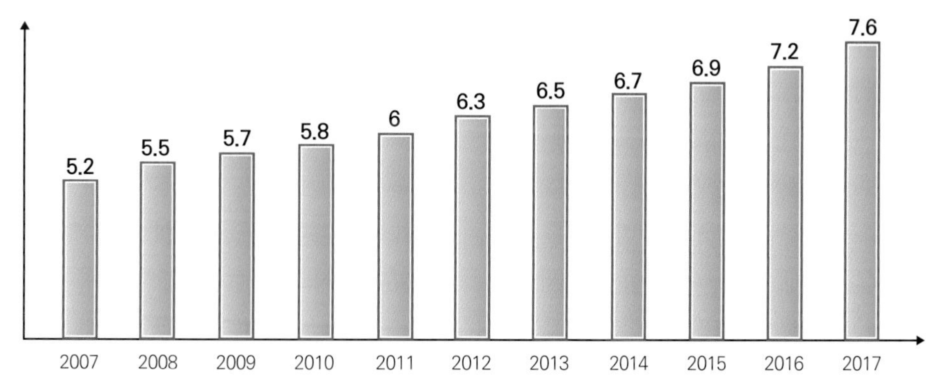

그림 26-1. **국내의 연도별 조산율(%, 2007~2017)(통계청, 2018)**

임신기간과 상관없이 출생 시 체중을 기준으로 신생아를 분류하는 방법이 있는데, 출생 시 2,500 g 미만의 신생아는 저체중출생(Low Birth Weight, LBW), 1,500 g 미만의 신생아는 초저체중출생(Very Low Birth Weight, VLBW), 1,000 g 미만의 신생아는 극저체중출생(Extremely Low Birth Weight, ELBW)으로 분류한다.

2. 조산의 개괄

1) 조산아의 생존율

근래에 주산기 의학의 발달로 조산아에 대한 사망률이 감소하는 추세이나, 출생주수와 출생체중이 작을수록 성장하면서 신체적, 지적 장애가 동반될 가능성이 높다. 따라서 어느 출생주수에서 적극적 관리를 시작하여야 하는지에 대한 의문이 생기게 된다. 국내의 임신주수와 생존율의 관계에 대한 연구에서 2004년부터 2006년까지 총 3년간 7개 병원에서에서 23주에서 34주 6일까지 분만한 1,400명의 조산아의 사망률 및 합병증의 분포를 조사하였다(이명숙 등, 2010). 이 연구에서 재태연령별 생존율은 25주에 비해 24주에서 생존율이 더 높지만 전반적으로 재테연령이 증가할수록 생존율이 높아졌고(표 26-1), 출생체중별 생존율은 500g 이하는 0%, 500 g에서 749 g 사이에서는 48.4%, 750 g에서 999 g 사이에서는 70.0%, 1,000 g에서 1,249 g 사이에서 85.5%로 출생체중이 증가할수록 생존율이 높아졌다(표 26-2). 향후 지속적인 조산 통계조사와 함께 조산아 예후 관련 제반인자에 대한 연구가 수반되어야 할 것이다.

조산의 가장 적절한 치료가 무엇인가에 대해서 확실한 해답은 없지만 개별화된 접근이 필요하다. 또한 조산아의 생존율을 예측함으로써 조기 진통과 조산의 관리의 지침으로 사용할 수 있다. 이 과정에서 가장 중요한 것은 태아의 정확한 임신주수를 확인하는 것이다. 이러한 임신주수는 최종월경일, 산과적 지표, 초음파를 통해 가장 정확하게 추정할 수 있다(ACOG, 2002). 미국의 경우에서(그림 26-2) 주산기 사망률과 이환율은 임신 24주에서 26주 사이에 현저히 감소한다. 생존율은 24주에는 약 20%이지만, 25주에는 50%까지 증가하며, 하루에 약 4% 정도 증가하는 셈이다.

표 26-1. 재태연령에 따른 영아 사망률

GA (weeks)	No. of survival (n)	No. of death (n)	SR (%)	Cumulative SR (%)
23	1	6	14.3	14.3
24	5	3	62.5	40.0
25	16	11	59.3	52.4
26	28	11	71.8	61.7
27	37	12	75.5	66.9
28	63	13	82.9	72.8
29	87	7	92.6	79.0
30	104	5	95.4	83.4
31	146	1	99.3	87.6
32	186	6	96.9	90.0
33	264	4	98.5	92.2
34	383	1	99.7	94.3
Total	1,320	80	94.3	

대부분의 생존율의 결과는 출생체중을 기준으로 하고 있는데 출생체중이 500 g에서 750 g인 경우에도 생존이 가능했지만 이들 대부분은 성장이 제한된 경우로, 실제로는 더 성숙한 경우였다. 예를 들면 출생체중이 380 g인 신생아가 생존하였는데 실제 임신 주수는 임신 25주 3일이었다. 즉 신생아 이환과 사망은 출생체중보다는 일차적으로 임신주수, 즉 성숙도에 영향을 받는다.

2) 생존력의 한계(Lower limit of viability)

1990년대에 들어서면서 25주 미만이면서 생존의 경계선상에 있는 태아의 생존율이 높아지고 있다. 이는 기계식 인공호흡기(assisted ventilation)와 표면활성제 치료(surfactant therapy)의 사용에 기인한다고 생각된다. 물론 산전 스테로이드 사용의 증가 역시 생존율 증가에 기여했을 것이다. 하지만 생존율이 호전된 만큼 이환율도 같이 호전을 보이지는 않았는데, 만성 폐질환, 패혈증, 출생 후 성장 지연 등이 아직도 높게 나타나고 있으며 오히려 증가하는 양상을 보이기도 한다. 따라서 극단적으로 조산인 신생아들과 극 저체중 출생아들의 치료에 대한 문제가 발생한다.

생존의 경계에 있는 태아들의 치료를 어떻게 할 것인가에 대해서 American college of Obstetricians and Gynecologists (ACOG, 2002)는 다음과 같이 말하고 있다. 신생아의 생존율은 21주에 0%에서 25주에 75%로, 401~500 g 출생체중의 11%에서 701~800 g의 75%로 증가하고, 일반적으로 24주 이전에 태어난 영아들은 생존의 가능성이 떨어지며 생존하더라도 약 반에서 정신적 발달, 정신운동(psychomotor) 발달, 신경학적 기능, 감각 기능, 의사소통 기능에 장애를 보인다는 사실을 부모에게 주지시킬 수 있다. 그리고 분만을 할 상황이 되면 산모를 3차 의료기관으로 이송할 것을 고려해야 한다. 심한 조산아들에 대한 심폐소생술의 결과는 확실치 않고, 따라서 신생아 개개인에 대한 개별화된 접근이 필요하다. 후향적, 비무작위시험을 보면 모두 극단적 조산아에서 제왕절개술의 이득이 없음을 알 수 있다. 이러한 태아들을 관리하는 데 있어서 중요한 것은 신생아 평가 및 예후뿐 아니라 치료에 대한 권고사항 및 계획에 대해 담당 의료진 모두가 가족 구성원에게 일관된 입장을 취해야 한다는 것이다.

표 26-2. 출생체중에 따른 영아 사망률

Birth weight (g)	No. of survival (n)	No. of death (n)	SR (%)	Cumulative SR (%)
<500	0	3	0.0	0.0
500~749	15	16	48.4	44.1
750~999	56	24	70.0	62.3
1,000~1,249	112	19	85.5	74.7
1,250~1,499	174	10	94.6	83.2
1,500~1,749	208	5	97.7	88.0
1,750~1,999	254	1	99.6	91.3
2,000~2,249	248	2	99.2	93.0
2,250~2,499	140	0	100.0	93.8
>2,500	113	0	100.0	94.3
Total	1,320	80	94.3	

Abbreviations: SR. survial rate

3) 조산으로 인해 문제가 될 수 있는 것은 언제까지인가?

조산아라 하더라도 어느 정도 큰 경우 생존율은 만삭아에 근접하고 있다. 그렇다면 분만을 늦추기 위해 시행하는 조치들이 무의미해지는 출생체중이나 주수가 있는 것인가? 미국에서는 1,950 g이 34주의 10백분위수 및 32주의 50백분위수에 해당된다. 전국적으로 34주에 출생한 경우에 37주 이후에 태어난 경우와 생존율의 차이가 1% 이내이다(ACOG, 1995).

그러나 최근에는 임신 34-36주에 해당하는 후기조기분만은 매우 중요하게 다루어지고 있다. 국내 후기조기분만 발생에 대한 연구에서 전체 조기분만아 중 후기 조기분만 비율이 1998년 74.1%에서 2009년 79.5%로 집계되었고 전체 분만 중 후기 조기분만의 점유율이 2.3%에서 3.4%로 증가하였다(박상화 등, 2011)(그림 26-2).

후기 조기분만아는 정상 분만아에 비해 사망률, 유병율, 불리한 장기적인 결과에 대한 위험도가 높다. 후기조기분만의 경우 신생아 유병율이 7배 높고 호흡기계 유병율, 불리한 발달장애 및 학습능력 장애, 그리고 행동장애 및 6세에서의 낮은 지능지수, 주의력 결핍과 연관이 있는 것으로 알려져 있다. 임신기간 34-39주 사이에 임신기간이 증가할수록 신생아 이환율이 크게 감소하는 것으로 보고되어 있다.

조기분만의 병인으로는 45%가 자연진통, 35% 조기양막파수, 17%는 산과적, 태아 및 모성의 적응증, 3%가 미상인 것으로 보고하였다(McIntire et al., 2008). 모성측의 요인으로서는 융모양막염, 고혈압, 혈전성향증, 양막조기파수, 초산, 10대 임신 등이다. 후기조기분만의 증가는 이들 그룹에 대한 좀 더 정리된 이해나 의학적 접근 필요하고, 중장기적인 추적조사, 관찰 및 평가는 최적화된 신생아의 관리나 인간의 건강상태 개선에 필요할 것으로 보인다.

4) 장기적 예후(Long-term outcomes)

생존율의 향상에도 불구하고 아주 이른 주수에 조산한 신생아에서 중증 신생아 이환율이 높고, 정상적인 생활을 할 가능성이 감소하는 것이 사실이다.

1993년과 1994년에 NICHD Neonatal Research Network에서 출생하여 생존한 1,151명을 출생 후 18개월과 22개월 사이에 평가하였다(Vohr et al., 2000). 출생체중은 400 g에서 1,000 g이었고, 신경발달 및 감각 평가에서 50%만이 정상이었으며, 출생체중이 낮을수록 만성 폐질환, 3-4등급의 뇌실내출혈, 뇌실주위 백질연화증(periventricular leukomalacia)이 많아 현저하게 나쁜 결과를 보였다. 영국의 연구에서는 임신 25주 이전에 출생하여

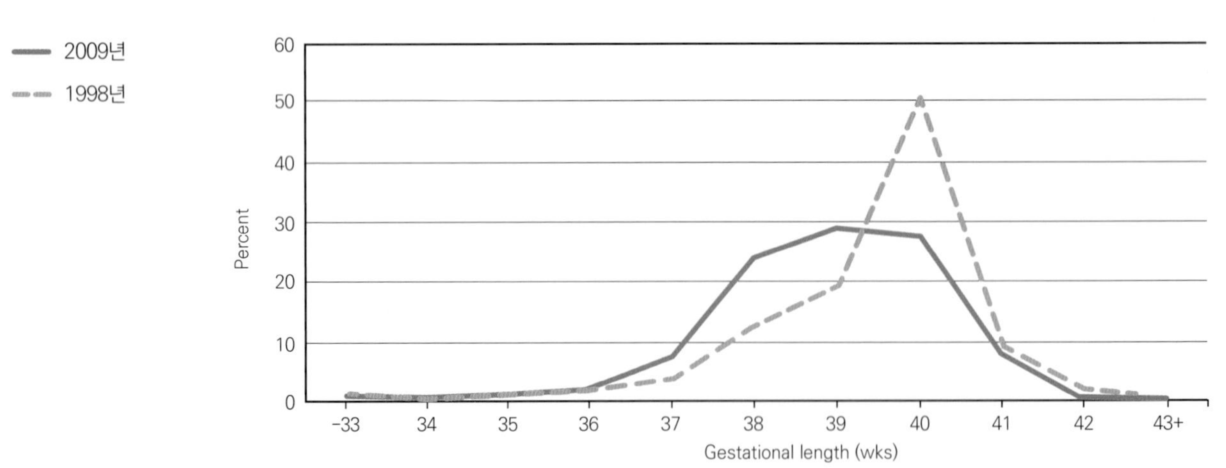

그림 26-2. 단태아의 임신 주수별 분포, 1998-2009

30개월 이상 생존한 283명의 결과를 조사하였다(Wood et al., 2000) 이 연구에서는 22주에 출생한 138명 중 단 1명만 신경학적 장애가 없었는데, 23주에는 241명 중 11명(5%), 24주에는 382명 중 45명(12%), 25주에는 424명 중 98명(23%)으로 신경학적 장애가 없는 경우가 점차 증가하였다. 2013년의 한 연구에서는 2004년에서 2007년에 26주 이전에 출생하여 생존한 경우, 기능장애가 없거나 경미한 경우가 임신 22주에서는 40%였던 반면, 26주에서는 83%를 보였다. 반대로 중등도 이상의 심각한 기능장애가 있었던 경우는 분만주수가 증가할수록 줄어들었다(Serenius et al., 2013).

생존의 한계(threshold of viability)를 낮추는 데에는 한계에 달했고 중증 합병증이 중요한 문제가 된다는 의견이 제기되었다. 생존 능력을 갖는 임신 주수(threshold of viability)(임신 24주, 25주, 또는 501 g에서 750 g)에 출생한 신생아의 결과가 1987년과 1988년에 비해 1993년과 1994년에는 사망률과 이환율 모두 현저하게 향상되었지만, 이후 1999년과 2000년에는 향상되지 못하였다고 보고하였다(Fanaroff et al., 2003). 1991년부터 1999년까지 Oxford Trial Database에서 버몬트의 극 저체중출생(very-low-birthweight) 118,448명의 결과를 조사하였는데, 1995년 이후에는 사망률이나 이환율의 추가적인 감소가 없었다(Horbar et al., 2002). 영국에서 1995년(EPICure)과 2006년(EPICure2)에 진행된 극 저체중출생아 예후에 관한 비교 연구에서도 1995년에 비교하여 2006년에서는 22주에서 25주 사이 생존율이 13% 증가하였지만, 심각한 장애를 가지는 비율은 변화가 없었다(RCOG, 2014).

3. 원인 및 위험인자

조산의 원인 및 위험인자들은 매우 다양하다. 하지만 이들은 대개 세 가지의 범주로 구분할 수 있는데 자연적인 조기 진통(spontaneous preterm labor), 조기양막파수(preterm rupture of membranes), 임신부나 태아의 내과적 혹은 산과적 적응증(indicated) 등이며 이 외에도, 임신 시의 출혈, 산모의 생활습관(life style), 유전적인 요인, 감염, 자궁의 기형 등 수많은 요인들이 조산과 관련이 있다고 생각된다.

1) 자연적인 진통과 조기 양막파수

약 75%의 조산이 이 두 가지 범주 안에 포함되며, 조산은 자연적인 진통, 조기양막파수 그리고 이와 관련된 자궁경부무력증과 융모양막염 등에 연이어 나타나게 된다.

자연적인 진통을 일으키는 단일화된 기전은 아직 밝혀져 있지 않다. 이것은 예방법이나 조산의 위험도를 평가하기 위한 임상적인 검사들이 어려운 이유이다. 자연적인 진통과 흔히 연관되는 위험인자는 생식기계 감염(genital tract infection), 다태임신, 임신 제2,3삼분기 출혈, 태반 경색, 자궁경부 무력증, 양수과다증, 자궁저부 이상, 태아기형 등이다. 그 외 감염, 자가면역 질환, 임신성 고혈압 등의 심각한 모체의 질환이 있는 경우에도 위험도가 증가한다.

자연진통을 일으키는 주요한 원인은 자궁팽창(uterine distention), 모체-태아 스트레스, 조기 자궁경부 변화, 감염이다.

조기양막파수는 37주 이전 진통이 있기 전에 양막파수가 일어나는 것으로 자궁 내 감염이 대표적인 원인으로 생각된다. 그 외의 위험인자는 낮은 사회경제적 지위, 체질량지수 19.8 미만, 영양 결핍, 흡연 등이 있다. 이전의 조기양막파수 기왕력이 있는 경우 다음 임신에서 조기양막파수의 위험도가 증가한다.

2) 임신부나 태아의 적응증에 의한 조산

약 25%의 조산이 이러한 범주에 포함되며 산모의 산과적 혹은 내과적 질환, 자궁 내의 태아가 위험에 처해 있다고 생각되는 상황 등을 들 수 있다. 국내의 연구에서는 674명의 신생아를 대상으로 한 연구에서 나타난 산모나 태아의 적응증에 의한 조산의 원인을 순서대로 나열해 보면, 전치태반(29.9%), 산모의 고혈압(23.6%), 태아사망(23.0%), 선천성 기형(9.8%), 태아절박가사(fetal distress, 3.4%), 자궁내성장지연(intrauterine growth restriction), 태반조기박리(2.9%) 등으로 나타났다(김은우 등, 1995). 조산아 747명의 조산아를 대상으로 한 연구에서 1995년과 비교하여 2002년에는 임신성 고혈압, 태아 기형이 유의하게 증가하였다(정연욱, 2002).

3) 그 외에 조산과 관련이 있는 요인들

(1) 절박유산(Threatened abortion)

임신 초기의 질출혈은 여러 가지 합병증과 관련이 있다. 한 연구에서는 임신 초기의 질출혈은 유산, 조기진통, 태반조기박리와 관련성이 있다고 보고하였다(Weiss et al,, 2004). 임신 제2삼분기의 출혈에 있어서도 비슷한 관련성이 관찰되었는데, 임신 제2,3삼분기 출혈과 조기양막파수, 조기 진통과의 관련성을 보고하였다(Ekwo et al., 1992).

(2) 유전적 요인(Genetic factors)

조산의 재발, 가족력과의 연관, 인종적 차이 등의 특성으로 인해 유전적인 요인이 원인으로 작용할 가능성이 제기되었다. 그 관련성을 밝혀줄 수 있는 후보는 다양한데, 탈락막(decidua)의 릴랙신(relaxin) 유전자, 태아 사립체 삼작용 단백결손(fetal mitochondrial trifunctional protein defect) 또는 인터류킨-1 유전자 복합체, β 2 -아드레날린 수용체, TNF-α의 다형성 (polymorphism) 등이 조기양막파수와 관련이 있을 것으로 추정된다.

(3) 융모양막염(Chorioamnionitis)

양막과 양수의 감염은 여러 가지 세균들에 의해 야기되는데, 조기진통과 조기양막파수의 일부를 이러한 기전으로 설명할 수 있다. 양막파수 및 임상적 감염이 없는 조기진통 산모에서 복부를 통한 양수검사의 10~50%에서 세균이 검출되었다. 양수내 감염뿐만 아니라 융모양막(chorioamnion)의 감염도 자연조산의 증가와 관계가 있다.

세균이 양막파수가 없는 상태에서 양수로 들어가는 경로에 대해서는 아직 확실하게 알려진 바가 없다. 대장균이 양막을 통과할 수 있음이 알려졌고, 따라서 양막 자체가 상행감염에 대한 절대적인 방벽이 되지 않는 것으로 생각된다.

조기 진통을 유발하는 또 다른 경로로는 자궁 경부에 인접한 태아막에 있는 탈락막조직(decidual tissue) 내에서 활성화된 세포매개성 시토카인(cytokine)에 의한 것인데, 이러한 기전은 양수 내 세균이 존재하지 않아도 가능하다. 세균으로 인한 내독소(endotoxin) 등의 산물이 탈락막의 단핵구를 자극하여 시토카인을 생산하게 하고, 이는 다시 아라키돈산(arachidonic acid) 및 프로스타글란딘(prostaglandin) 생성을 유도하며, 프로스타글란딘 E2와 F2α는 인접자궁근육을 수축시킨다.

(4) 생활습관과 관련된 요인(Life style factors)

흡연, 임신 중 산모체중 증가가 잘 되지 않은 경우, 불법 약물 복용은 저체중 출생아의 발생 빈도와 예후 모두에 중요한 역할을 한다. 다른 요인으로 과체중과 비만, 산모의 나이가 너무 많거나 적은 경우, 가난한 경우, 작은 키, 비타민 C 결핍 등이 있다.

정신적 요인으로 우울, 불안, 만성적인 스트레스가 자연조산(spontaneous preterm birth)과 관련이 있다고 한다. 또 다른 연구에서는 육체적 학대를 받은 여성에서 저체중 출생아, 조산의 관련성이 관찰된 바 있다.

일이나 신체활동이 조산과 연관이 있다는 연구에는 아직 논란이 있으나 장시간의 일과 힘든 신체 활동은 조산과 연관 될 수 있다. 하지만 특별한 문제가 없는 단태 산모에서의 유산소 운동은 조산과 연관이 없으며, 오히려 조산의 위험을 낮춘다는 연구들이 있다.

흡연과 태아성장제한과의 연관성은 명확하다. 저체중 출생아의 20%, 조산의 8%, 주산기 사망의 5%가 흡연에 의해 유발된다. 흡연은 조기양막파수의 위험을 2~5배 높이고, 조산의 위험은 1.2~2배, 태아성장제한은 1.5~3.5배 높인다. 또 흡연이 자궁외임신과 조기태반박리, 전치태반의 발생을 높인다.

(5) 임신 사이 기간

임신 사이기간이 18개월 미만이거나 60개월 이상일 시 조산의 위험도가 증가하고, 저체중아가 증가된다.

국내의 연구에서 조산 기왕력이 있는 임신부에서의 임신사이 기간에 따른 연구에서는 조산의 과거력이 있는 여성에서 조산의 재발률이 증가하지만, 임신 사이 기간이나 이전 조산의 원인에 따른 조산발생률은 차이가 없었다(차현화 등, 2009).

4. 조산 위험이 있는 임신부의 예측 및 조기 발견

조산의 위험이 있는 산모를 예측하고 조기에 발견하는 것은, 이러한 여성들을 치료할 수 있고 임신 결과를 호전시킬 수 있다는 기대가 전제되어 있다. 그러나 여러 가지 위험인자들을 가정하고 예방을 시도한 지금까지의 연구들에서 그 결과는 만족스럽지 못하였다.

1) 위험도 점수평가법(Risk-scoring systems)

임상적 위험인자에 기초를 둔 위험도 점수평가법은 산모의 인구학적 특성(demographic factors), 사회경제적 상황(socioeconomic status), 가정 혹은 직장 내 환경(home and work environment), 음주 등의 생활습관, 과거의 병력(medical history), 현재와 과거 임신의 합병증, 세균배양검사, 신체지수 측정, 자궁경부에 대한 검사 등을 평가하여 조산을 예측하는 모델을 개발하는 것이다. 주요 위험인자로는 다태임신, 조산의 기왕력, 질출혈 등이며, 이 중 조산의 기왕력이 매우 중요하다. 하지만 많은 연구에서 이러한 위험도 점수평가법을 통해서 조산을 예측하는 것은 어렵다고 결론을 내렸다. 하지만 최근에는 Bayesian filtering (PopBayes) 방법을 통해 조산을 예측할 수 있는 모델을 제시하였는데, 관련하여 보다 많은 연구가 필요할 것이다.

2) 조산의 기왕력(Prior preterm birth)

조산의 과거력을 가진 산모는 이후 임신에서도 조산을 경험할 확률이 증가한다. 재발성 조산을 조사한 국내외 연구 결과에서는(표 26-3) 조산의 기왕력을 가진 산모들이 다음의 임신에서 다시 조산을 경험할 확률이 증가하였다. 그리고 조산의 기왕력이 있더라도 다음 임신에서 만삭으로 분만을 한 경우, 그 다음 임신에서 조산을 경험할 확률은 감소한다는 사실도 알 수 있다. 즉 조산의 재발은 이전 조산의 횟수, 조산한 주수, 이전 조산의 순서 등과 연관성을 갖게 된다. 조산의 기왕력이 있는 산모에서 재발의 위험이 높긴 하지만 이들이 전체 조산에서 차지하는 비중이 그리 크지 않아서 임상적으로 전체 산모의 조산 예방에 큰 의미는 없을 것으로 생각된다.

3) 태아섬유결합소(Fetal fibronectin)

태아섬유결합소는 당단백(glycoprotein)의 일종으로 혈장과 세포의 세포외바탕질(extracellular matrix)에서 발견된다. 그리고 특정 악성 조직, 태아 조직, 태반, 양수 내에 존재한다. 태아섬유결합소는 융모막(chorion)에서 생성되고 융모간격(intervillous space), 세포영양막세포기둥(cytotrophoblastic cell column), 융모막(chorionic membrane) 주변의 기저탈락막(decidua basalis)에 국한되어 존

표 26-3. 이후 임신에서의 조산 위험도

첫 번째 출산	두 번째 출산	이후에 조산율(%)	
		국외 연구	국내 연구
조산(−)		4.4	2.2
조산(+)		17.2	18.6
조산(−)	조산(−)	2.6	1.5
조산(+)	조산(−)	5.7	8.3
조산(−)	조산(+)	11.1	26.6
조산(+)	조산(+)	28.4	25.4

재한다. 태반에서의 기능은 아직 잘 알려져 있지 않지만 착상과 태반-자궁 부착에 도움을 줄 것으로 생각된다. 융모막 탈락막 경계면에 분열이 오면 섬유결합소가 혈관 밖으로 흘러나와 자궁경부와 질분비물로 흘러 들어간다.

최초의 임상시험에서 섬유결합소는 임신 제1삼분기와 제2삼분기 초기에 자궁경부 질분비물에서 발견되지만 임신 21주 이후에는 거의 발견되지 않는다고 하였다. 따라서 21주 이후의 자궁경부 질분비물에서 섬유결합소가 발견되는 것은 조산과 강한 연관관계가 있었던 것이다

한 연구에서는 양막파수 전 자궁경부 및 질분비물에서 섬유결합소를 발견하여 조산을 예측할 수 있다고 보고하였다(Lockwood et al., 1991). 이 발표로 많은 연구자들이 조산의 예측에 있어서 섬유결합소의 역할을 알아내는데 노력하게 되었다. 태아섬유결합소는 효소면역측정법(enzyme linked immunosorbent assay)으로 측정하며, 50 ng/mL 이상의 값을 양성으로 보고한다.

섬유결합소와 조산의 관계에 관한 연구는 크게 두 가지로 나뉘는데 무증상 산모에서의 연구, 그리고 조기진통을 가진 산모에서의 연구 등이다.

한 연구에서 평균적인 조산 위험을 가지는 2,926명의 산모를 24주 이후로 2주에 한번씩 30주까지 자궁 질분비물에서 섬유결합소의 농도를 측정하였으며 이후 35주 이전에 분만을 한 여성을 대상으로 연구를 시행하였다(Goepfert et al., 2000). 그들은 섬유결합소의 값이 20 ng/mL 이하인 산모에 비해 섬유결합소 정량값이 증가할수록 조산의 비교위험도(RR)가 증가한다고 하였으며, 300 ng/mL 이후에는 비교위험도의 증가가 없었다고 하였다. 그리고 민감도 23%, 특이도 97%, 양성예측치 25%, 음성예측치 96%로 보고하였다.

이미 조기진통을 경험하고 있는 763명의 산모들을 대상으로 한 다기관 연구에서는 양성 섬유결합소 수치와 2주 이내 분만, 37주 이전의 분만의 관계로 나누어 연구를 진행하였다(Peaceman et al., 1997). 섬유결합소가 양성일 경우 2주 이내에 분만의 상대 위험도는 20.4, 민감도 69%, 특이도 83%, 양성예측치 17%, 음성예측치 99%로 나타났고, 37주 이전 분만의 상대위험도는 2.9, 민감도 41%, 특이도 86%, 양성예측치 45%, 음성예측치 85%의 결과를 보였는데 이 중 가장 주목할 만한 결과는 음성예측치이다.

국내에서는 조기 진통을 경험하고 있는 산모 30명을 대상으로 섬유결합소의 유용성을 조사하였는데, 이들은 분만 시 임신기간 및 진단에서 분만까지의 기간이 섬유결합소 음성군에서 유의하게 길었고, 조산수도 음성군에서 적었다고 결론지었다(이종훈 등, 1996). 또한 신생아 체중이 섬유결합소 양성군에서 유의하게 적었고, 아프가 점수(Apgar score)도 유의하게 낮게 나타났다. 양성 섬유결합소 결과가 감염을 시사하리라 가정하고 태아섬유결합소 값이 양성으로 나온 경우 항생제로 치료를 하려는 시도가 있었으나 위약군과 유의한 차이는 없었다.

2016년 ACOG는 태아섬유결합소의 선별검사로는 추천하지 않고 있다.

4) 자궁경부길이(Cervical length)

질식 초음파를 통하여 자궁경부길이의 측정은 조산 예측의 가장 좋은 방법 중 하나로써 특별할 합병증이 없고 안전하며, 임산부나 검사자에게 비교적 쉬운 검사이다.

임신 14~22주에서 자궁경부 길이는 평균 35~40 mm이고 25 mm의 길이는 10%에 해당된다. 임신 16~24주 사이에 자궁경부 길이가 25 mm 미만인 경우 임신 35주 이전의 조산위험이 증가하며, 자궁경부 길이가 짧을수록 또 일찍 발생할수록 조산의 위험도는 더 증가한다.

477명의 산모를 대상으로 한 국내 연구에서 위와 같은 사실을 재확인했다(성석주 등, 2000). 그들은 24주에서 28주 사이에 단태아를 임신한 산모에서 자궁경부의 길이를 측정한 후 조기분만(37주 이전)한 경우를 대상으로 위험도를 조사하였다(표 26-4). 자궁경부길이가 75백분위수 이상이었던 군과 50~74백분위수, 25~49백분위수, 10~24백분위수, 10분위수 미만인 군 간의 조산 빈도를 비교해 보았을 때, 백분위수가 낮을수록 조산의 위험도가 증가하는 양상을 보였다. 특히 10백분위수 미만의 산모에서 조산의 위

표 26-4. **자궁경부길이 75백분위수와 비교한 각 백분위수에 따른 조산위험도**

	Odds Ratio	95% 신뢰구간
50~74 백분위수	0.967	0.234~3.920
25~49 백분위수	2.888	0.889~9.317
10~24 백분위수	2.925	0.826~10.367
9 백분위수 이하	7.370	2.183~24.870

표 26-5. **자궁경부길이 ≤25 mm와 ≤30 mm에 있어서의 조산예측의 민감도, 특이도, 양성예측지, 음성예측지**

	자궁경부 길이	
	≤25(mm)	≤30(mm)
민감도	27.8%	47.2%
특이도	90.2%	76.2%
양성예측치	18.9%	13.9%
음성예측치	94.1%	94.6%

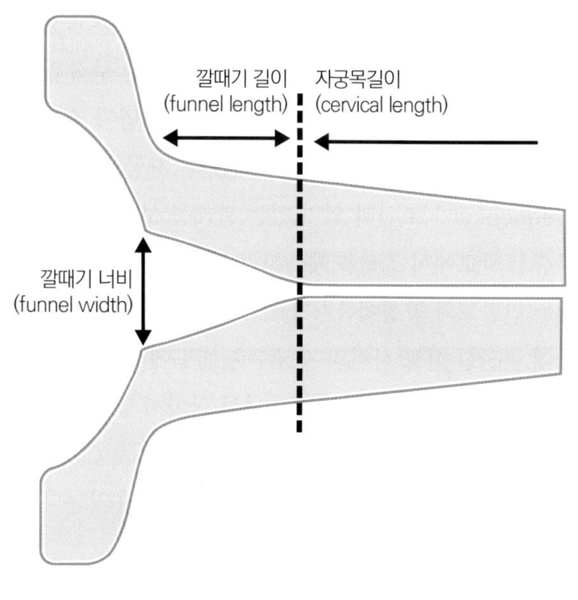

그림 26-3. **자궁목관측정 모식도**

험도는 75백분위수 이상의 자궁경부길이를 가지는 산모의 약 7배 정도 증가하는 것으로 나타났으며 임계치(cut off value)를 25 mm, 30 mm로 했을 경우의 민감도, 특이도, 양성예측도, 음성예측도는 표 26-5와 같다.

자궁경관의 깔대기변화(funneling)란 양막강이 자궁경관내강으로 돌출되어 있는 상태로 자궁경부길이 측정에서는 자궁경부 속구멍(internal os) 쪽의 깔때기(funneling)를 제외하여 최단거리를 측정하는 것이 매우 중요하다(그림 26-3). 깔대기 변화가 25% 미만인 경우는 조산의 위험과 관련이 없으나 25% 이상 되어 있으면 조산의 위험성이 높아진다. 깔대기변화는 단독으로 있을 때보다 자궁 경부 길이가 짧은 상태에서 더 중요한 의미를 가지고 자궁경부 길이가 25 mm 이상이면서 깔대기변화가 있는 경우에 조산의 위험이 증가하는지는 명확하지 않다.

자궁경부 길이를 측정하는 적응증에 대해서는 아직 명확히 확립되지 않아 논란의 여지가 있다. 일반적으로 자연조산의 과거력을 갖는 여성에 대해서는 자궁경부 길이의 측정을 조산예측의 선별검사로 권하고 있다(ACOG, 2016). 하지만 Esplin(2017) 등은 조산의 저위험군을 대상으로 한 연구에서 조산예측을 위한 선별검사로써 자궁경부 길이의 측정이 낮은 민감도와 특이도를 보인다고 보고하였다. 이러한 연구 결과 등을 바탕으로 아직까지는 조산예측의 선별검사로써 저위험군의 산모에게 일괄적으로 자궁경부 길이를 측정하는 것을 추천하지 않고 있다.

5) 자궁수축의 정도

자궁수축의 정도가 증가되면 조기진통과 조산의 위험이 증가할 것이라고 생각되었기 때문에 조산의 발생을 줄이기 위해서 증가된 자궁수축을 조기에 발견하고, 치료한다는 개념이 생겨나게 되었다. 여기에는 휴대자궁수축검사기(ambulatory uterine monitoring device)가 사용되는데, 외부자궁수축측정기(external tocodynamometer)를 복부에 그리고 허리에는 이와 연결된 기록장치를 찬다. 그리고 기록된 자궁수축의 기록은 매일 분석을 위해 전송된다. 산모들은 조기진통의 증상과 증후에 대해 교육받고 산과의사들도 산모들의 상태를 보고받는다. 하지만 무작위 연구(randomized trial)의 대다수에서 이러한 방법이 조산의 발생을 줄이지 못하는 것을 보이고 있다. 자궁 수축의 횟수(frequency)가 조산과 의미 있는 관계를 보이기는 하지만 무증상 산모에서 조산을 예측하기 위한 선별검사로 쓰이기에는 민감도와 양성예측치가 낮다. 또한, 조산한 산모와 만삭에 출산한 산모 사이의 자궁수축 빈도에 비교적 적은 차이를 보이긴 하지만 그 차이가 너무 작아서 임상적으로 의미가 없다고 이야기하고 있다. 이미 2016년 ACOG는 자궁수축기록장치의 사용이 조산의 발생을 줄이지 않는다고 결론 내린 바 있다.

6) 감염

(1) 생식기계 감염

조산과 관련해서 자궁 내에서 발견되는 대부분의 박테리아는 질에서 기인한다. 양막파수 없이 자발 조기진통(spontaneous preterm labor)이 있는 산모에서 가장 흔하게 발견되는 박테리아는 대개 발병력(virulence)이 낮은 것들로 Ureaplasma urealyticum, Mycoplasma hominis, Gardnerella vaginalis, Peptostreptococci sp., Bacteroides sp. 등이다. Chlamydia trachomatis, Trichomonas sp., E. coli, group B Streptococcus 등이 발견되는 빈도는 비교적 낮다. 출산시의 임신 주수가 적을수록 임상적 감염과 조직학적 양막염 (amnionitis)과의 관련성이 강해지는데 이는 특히 30~32주 이전일 경우 더욱 그렇고 34주 이후의 감염은 드물다.

세균질증(bacterial vaginosis)은 하나의 감염이라기보다는 과산화수소(hydrogen peroxide)를 생성하는 lactobacillus가 풍부한 정상 세균총이 혐기성 박테리아, Gardnerella vaginallis, Mobiluncus sp., Mycoplasma hominis 등으로 대치되는 상태라고 말할 수 있다. 다양한 진단 방법으로 인해 서로 상반되는 결과가 나타나기도 하지만 세균질증은 자연 유산, 조기 진통, 조기양막파수, 융모양막염(chorioamnionitis), 양수 내 감염과 관련이 있다. 세균질증과 조산의 상관관계는 세균질증이 임신초기에 발견되었을 경우에 더 강하게 나타난다. 따라서 조산 예방의 한 방법으로 임신 시 세균질증을 선별 검사하여 무증상인 산모에서 치료하는 연구들이 시행되었으나, 연구자마다 서로 상반된 결과를 보이고 있다.

세균질증 이외에 Trichomonas, Candida 등에 대한 연구가 진행되었으나 이들에 감염된 여성들에서 조산이 증가한다는 증거가 없으며, 마찬가지로 Chlamydia trachomatis의 감염도 역시 조산과 관계가 없는 것으로 알려졌다. 현재로서는 조산 예방을 목적으로 Chlamydia trachomatis와 Trichomonas vaginalis에 대한 선별검사와 치료를 하는 것은 추천되지 않는다.

(2) 생식기계 이외의 감염

생식기계 이외의 감염 역시 조산과 관련되는데 흔하게는 신우신염(pyelonephritis)이나 충수돌기염(appendicitis) 같은 비뇨기계, 복강 내 감염을 들 수 있다. 또 최근에는 치주염증(periodontal inflammation)과 조산과의 관계에 대한 연구 결과가 발표되고 있다. 치주염(periodontitis)이 있는 경우 그렇지 않은 경우보다 약 4~7배의 조산 위험을 가진다고 하였는데, 반면 임신 중 치주염의 치료가 조산의 위험을 줄이지는 못하였다(Michalowicz et al., 2006).

5. 조산의 예방과 지연

1) 세균질증의 치료

조산이 상부 혹은 하부 생식기관의 감염과의 관련성이 제기되면서 항생제 치료와 조산 예방에 관한 관심이 높아졌고 세균질증과 조산과의 관계로 인해 조산의 고위험군 산모와 전체 산모를 대상으로 하여 선별검사를 실시하고 치료하는 연구가 진행되었다. 하지만 전술한 바와 같이 연구자마다 결과가 일치하지 않고 어떤 연구에서는 오히려 항생제를 사용한 군에서 조산의 위험이 높게 나타나기도 하였다. 하지만 최근 세균질증을 임신 초기에 치료하는 것이 조산의 예방에 효과가 있다는 연구 결과가 나오고 있다. 한 연구에서 경구 clindamycin 200 g을 임신 초기에 투여하여 임신 초기 유산이 줄고 자연 조산의 빈도도 감소했다고 보고하였다(Ugwumandu et al., 2003). 또한 20주 이전에 clindamycin 질크림으로 치료받은 산모에서 조산이 의미있게 감소했다고 하였다(Lamont et al., 2003). 따라서 세균질증을 치료하는 데 있어서, clindamycin 경구약과 질크림 중 어떤 것이 효과가 있는지에 대한 연구가 필요하다.

2) 조기진통을 대상으로 한 항생제 치료

조기 양막파수가 없는 조기진통 산모에 있어서 조기 진통을 멈출 목적으로 항생제를 투여하는 시도가 계속되었지만 그 결과는 만족스럽지 못하다. 6,295명의 산모를 대상으로 시행한 ORACLE Collaborative group(2001)의 연구에서 항생제를 투여한 그룹과 위약을 투여한 그룹에서 신생아 사망, 만성폐질환, 주요 대뇌이상(cerebral abnormality) 등의 결과에서 차이를 보이지 않았다(Kenyon et al., 2001). 따라서 단지 이러한 목적으로 항생제를 투여하는 것은 일반적으로 추천되지 않는다.

3) 프로게스테론 요법

인간을 포함한 영장류에서 프로게스테론 소퇴(progesterone withdrawal)가 분만(parturition)에 선행하지 않는다는 사실이 일반적으로 받아들여지고 있고, 실제로 산모의 혈중 프로게스테론 농도가 임신 전 기간에 걸쳐 증가한다. 하지만, 조기진통이 프로게스테론의 감소에 의해 시작될 수 있다는 가정에 의해 많은 연구자들이 프로게스테론 혹은 프로게스테론 계열의 약물을 투여함으로써 조기진통과 조산의 예방에 대한 가능성을 알아보기 시작했다. 이는 다음과 같은 연구 결과들에 의해 뒷받침되었는데, 프로게스테론/에스트로겐 농도의 역전이 조기진통을 유발한다는 가설, 만삭에 프로게스테론 길항제를 투여했을 때 관찰되는 자발 진통의 증가, 동물실험에서 프로게스테론 투여가 평활근의 활동 및 진통을 억제하며, 항염증 작용이 있다는 사실 등이다.

이전의 조산력(임신 20-36주 6일)이 있는 임신부를 대상으로 17α-hydroxyprogesterone caproate 250 mg을 매주 근주한 군과 위약 투약군 간의 37주 이전 조산의 빈도를 비교하였을 때, 36.3%와 54.9%로 프로게스테론 투여군에서 조산의 빈도가 유의하게 감소하는 것을 확인하였다(Meis et al., 2003). 이러한 결과들을 바탕으로 2008년 ACOG에서는 조산병력이 있는 임신부에게 조산예방을 위해 프로게스테론의 사용을 권고하였다. 아직 적절한 제형과 용량, 투약경로에 관해서 더 연구가 필요하지만 17α-hydroxyprogesterone caproate가 조산을 줄이지 못한다는 연구결과들이 보고되고있어 이전의 조산력이 있는 경우 17α-hydroxyprogesterone caproate를 사용할 것인지에 대해서는 심도 있는 연구가 필요하다. 자궁경부 길이가 짧은 임신부에게도 역시 예방적으로 프로게스테론 질내 투약하는 것이 조산을 예방하는 효과가 있다고 알려졌으나 현재까지 모든 임신부들에게 임신 중기 자궁경부 길이 선별검사를 일괄적으로 시행하는 것은 권장되고 있지 않다(ACOG, 2003). 그러나 한 연구에서 임신 18-23주 사이의 모든 산모에게 일괄적으로 자궁경부 길이 선별검사를 시행하여 자궁경부 길이가 15 mm 이하인 경우 200 mg 프로게스테론을 질내 투여하는 것이 조산의 고위험군에서만 자궁경부길이 선별검사를 시행하여 프로게스테론 질정을 투여하거나 조산의 고위험군에게만 17α-hydroxyprogesterone caproate를 투여하거나 혹은 아무런 선별검사나 처치를 하지 않는 군에 비해 조산의 예방에 있어서 비용-효과 면에서 우수하다고 분석하였다(Cahill et al., 2010). 하지만 자궁경부길이가 짧은 산모에서 조산예방을 위해 자궁경부 원형결찰술과 프로게스테론을 비교한 연구에서는 자궁경부 길이가 25 mm 미만에서는 두 군 간에 차이가 없었으나 15 mm 미만에서는 자궁경부 원형결찰술이 조산예방에 더 효과적이다. SMFM (2012)에서는 이미 자궁경부 원형결찰술을 시행한 환자에서 17α-hydroxyprogesterone caproate를 추가로 투약하는 것은 추가적인 이득이 없어 추천하지 않는다. 반면 17α-hydroxyprogesterone caproate를 투여하던 중 자궁 경부가 짧아지는 경우 자궁경부봉축술을 시행하는 것이 추천되며 자궁경부 원형결찰술을 시행 후 프로게스테론의 지속 투여가 도움이 되는지는 불분명하나, 17α-hydroxyprogesterone caproate를 지속 사용하던 중 자궁경부 원형결찰술을 시행한 경우, 지속적으로 투여할 것을 권고하고 있다. 다태임신의 경우 현재까지 조산예방을 위한 프로게스테론의 투여가 권장되지 않는다. 결론적으로 프로게스테론 투여는 현재까지 이전에 조산 병력이 있는 고위험군 단태아 경우와 임신중기 초음파에서 자궁경부길이가 짧은 경우에 도움이 될 수 있겠다. 그러나 적응증에 따른 적절한 프로게스테론 제제와 용량, 투약 경로에 관한 지침이 아직 정해지지 않은 상태이므로 향후 연구가 더 필요하다.

4) 자궁경부 원형결찰술(Cervical cerclage)

(1) 예방적 자궁경부 원형 결찰

자궁경부 길이 단축의 원인에는 자궁경부 부전(cervical incompetence) 외에 감염, 자궁수축 등이 모두 가능하며 정확한 원인을 알 수 없는 경우가 더 많다. 자궁경부 원형결찰은 자궁경부 부전이 있는 임산부에서는 조산방지에 도움이 되지만 그 외의 이유로 자궁경부가 짧아진 경우에서는 대부분 효과가 없다. 자궁경부길이의 단축을 자궁경부 부전과 혼돈하여 이해하는 경우가 많은데, 자궁경부 부전을 진단하기 위해서는 임신 제2삼분기의 반복되는 유산력이나 진통 없는 자궁개대의 과거력이 중요하며, 자궁경부 길이는 이러한 여성에서 이번 임신의 조산 위험인자로 보는 것이 적합하다.

(2) 조산 저위험군

임신 22~25주에 자궁경부 길이를 측정한 후 15 mm 미만이었던 임신부에 대해 자궁경부 원형결찰술을 시행한 군과 기대요법을 시행한 군으로 나누어 임신 33주 전의 조산 발생을 분석하였을 때 두 군에서 차이가 없음을 보고하였다(To et al., 2004). 자궁경부길이의 단축 외에 다른 조산의 위험이 없는 임신부들은 조산 발생률이 낮고 또한 이런 경우 자궁경부 원형결찰술이 조산 방지에 도움이 되지 않는다.

(3) 조산 고위험군

짧아진 자궁경부에서 자궁경부 원형결찰의 효과에 관한 5건의 무작위 연구의 메타분석을 통해 조산력이 있는 고위험 임신부는 원형결찰로 임신 35주 전의 조산을 유의하게 예방할 수 있다고 보고하였다(Berghella et al., 2011). 즉, 선행 조산 분만력이 있는 고위험 임신에서 자궁경부가 25 mm 미만으로 짧아진 경우 자궁경부 원형결찰이 조산의 위험을 줄일 수 있었다. 이러한 결과들을 바탕으로 ACOG (2016)에서는 34주 미만의 조산 분만력이 있으면서, 자궁경부길이가 25 mm 미만인 24주 미만의 단태아 임신부에게 자궁경부 원형결찰술을 시행할 것을 권하고 있다.

(4) 다태임신

다태임신에서는 자궁경부 원형결찰이 조산방지에 도움을 주지 못하고 오히려 조산의 위험성을 증가시킨다(Berghella et al., 2005). 다태임신에서 조산의 발생은 자궁경부의 문제보다는 자궁 팽창, 자궁 수축 등의 원인이 크기 때문에 자궁경부 원형결찰의 효과가 상대적으로 적은 것으로 보인다.

5) 자궁경부 페사리(Cervical pessaries)

임신 중기 초음파검사에서 자궁경부 길이가 짧은 무증상 임신부에게 자궁경부 페사리를 이용한 결과 임신 34주 이전의 분만을 27%에서 6%로 의미 있게 줄였음을 보고하였다(Goya et al., 2012). 반면, 다른 연구에서는 34주 이전의 조산율을 낮추지 못했다고 보고하였다(Hui et al., 2013). 이후 발표된 대규모 연구에서도 역시 자궁경부 페사리가 34주 이전의 조산율을 낮추지 못한다고 보고하였고(Nicolaides et al., 2016), 이를 바탕으로 SMFM에서는 자궁경부 페사리를 연구 목적으로 사용할 것을 권고하고 있다(SMFM, 2017).

6. 양막파수가 없는 상태에서의 조기진통

1) 진단

자궁 경부의 변화가 있기 전에 가진통과 진성 진통을 일찍 구별해 낸다는 것은 매우 어려운 일이다. Braxton Hicks 수축 때문에 자궁의 수축 정도만으로는 조기진통 진단에 있어서 잘못된 판단을 내리기 쉽다. Braxton Hicks 자궁수축은 불규칙하고 리듬이 없으나, 통증을 수반할 수도 있어서 조기진통의 진단에 있어 상당한 혼란을 준다. 조기분만을 한 임신부에서 드물지 않게 Braxton Hicks 자궁수축을 보였다고 하기도 하는데 이는 가진통을 잘못 진단한 것이다. 과거에는 조기진통 진단을 위해 ① 20분 동안 네 번, 혹은 60분 동안 여덟 번 이상의 자궁수축과, 자궁경부의 진행성 변화(progressive change), ② 자궁경부확장(dilatation)이 1cm 초과, ③ 자궁경부소실(effacement)이 80% 이상 등의 기준을 제시하였으며, 2012년 미국산부인과학회(ACOG)와 American Academy of Pediatrics (AAP)에서는 조기진통을 '임신 37주 이전에 자궁경부의 변화를 동반하는 규칙적인 자궁 수축'으로 정의하였다.

2) 치료

양막파수 없이 조기진통의 증상과 징후를 보이는 임신부의 치료는 조기양막파수 임신부에서의 치료와 많은 부분 일치하며, 가능한 한 34주 이전에 분만이 이루어지지 않도록 한다.

(1) 양수 내 감염을 확인하기 위한 양수검사

조기진통 임신부 120명을 대상으로 양수 내 감염을 진단하기 위한 양수 내 백혈구수, 포도당 농도, 인터류킨(interleukin-6) 농도, 그람염색(Gram stain)의 진단적 가치를 비교하는 연구가 발표되었는데(Romero et al., 1993), 이 연구에서 그람염색에서 음성인 경우, 양수 내 감염이 거의 없다는 것이 발견되었으며(99%의 특이도), 인터류킨(Interleukin)-6의 농도가 높은 경우에 양수 내 감염을 가장 민감하게 진단하였다(82%의 민감도). 이후, 양수 내 감염을 진단하는 데 있어서 양수 내 백혈구수가 임신부 혈액 내 C 반응성단백(C-reactive protein)이나 임신부 혈액 내 백혈구수보다 더 우수함을 보고한 연구도 있었다(Yoon et al., 1996). 그러나, 이러한 연관성에도 불구하고, ACOG에서는 조기진통 산모에서 양수 내 감염을 진단하기 위한 양수검사의 보편적 시행은 유용하지 않다고 하였다(2017).

(2) 태아 폐성숙을 위한 스테로이드 치료

스테로이드 치료가 신생아 호흡곤란증후군과 신생아 사망을 줄일 수 있다는 사실이 1972년 발표된 이후, 이 치료는 조산의 위험성이 있는 임신부에서 조산과 관련한 주산기 사망률과 이환율을 줄일 수 있는 가장 유용한 비용-효과적인(cost-effective) 치료법으로 사용되고 있다.

1972년 Liggins와 Howie는 스테로이드 치료를 임신부에게 시행하였고, 그 결과 스테로이드 치료 24시간 이후에 분만이 이루어진 경우, 신생아 호흡곤란증후군과 신생아 사망률을 줄였다고 보고하였다. 1995년에 National Institutes of Health (NIH) 패널에서 조산의 위험성이 있는 임신부에게는 태아의 폐성숙을 촉진시킬 목적으로 스테로이드를 투여하는 것을 권고하였다. 이후 2000년에는 임신 중 고혈압, 당뇨, 다태아 임신, 태아성장제한, 태아 수종 등이 있는 임신부에게 스테로이드 투여의 효용성에 대한 근거는 불충분하나, 그럼에도 불구하고 스테로이드를 투여하는 것이 바람직하다고 결론지었다. 현재 임신 중 태아 폐성숙을 목적으로 한 스테로이드 투여의 권고 사항은 임신 24주에서 34주 사이에 7일 이내에 조산할 위험성이 있는 임신부에게 단일 주기의 스테로이드를 투여하는 것이다. 최근에는 임신 24+0주에서 34+0주 사이의 임신부뿐만 아니라,

34+0주부터 36+6주 사이의 임신부나 23+0주부터 23+6주 사이의 임신부에게도 단일 주기의 스테로이드 투여를 고려할 수 있다고 하였다(ACOG 2017).

베타메타손(betamethasone)과 덱사메타손(dexamethasone)은 모두 태아의 폐성숙 촉진에 효과적인 것으로 알려져 있으며, 베타메타손은 12 mg을 24시간 간격으로 총 2회 근주하고, 덱사메타손은 6 mg을 12시간 간격으로 총 4회 근주한다. 스테로이드 투여를 완료하지 못하더라도 신생아의 사망과 이환을 줄이는 데 효과적이기 때문에, 조산이 임박하거나 예측되는 경우에는 완료 여부에 상관없이 스테로이드 투여를 곧바로 시작하는 것이 중요하겠다.

스테로이드의 매주 반복 투여의 효과와 안전성에 관하여는 논란이 있다. 스테로이드의 매주 반복 투여는 2개의 대규모 임상연구에서 모두 신생아의 호흡기 이환율을 낮추는 데 효과가 있음을 확인하였지만, 장기간 합병증에 대해서는 결과가 달랐다. 한 연구에서는 스테로이드 매주 반복 투여군에서 출생 2년 후에 특별한 합병증은 없는 것으로 보고하였으나(Crowther et al., 2007), 다른 연구에서는 스테로이드를 매주 반복적으로 투여한 군에서 뇌성마비의 비율이 통계적으로는 의미가 없지만 증가함을 발표하였다(Wapner et al., 2007). 또한, 몇몇 연구자들은 초기발병 신생아패혈증(early-onset neonatal sepsis), 융모양막염, 및 신생아 사망이 반복적 스테로이드 투여와 연관이 있음을 보고하였고, 이후에도 연구자마다 의견이 일치되는 것은 아니지만, 스테로이드의 반복적 투여가 출생체중과 신장의 저하, 머리둘레의 감소 등과 연관이 있는 것으로 보고되고 있어, 현재의 권고 사항은 앞서 기술한 바와 같이 임신 24주에서 34주 사이의 임신부에서 7일 이내에 조산할 위험성이 있을 때, 단일 주기의 스테로이드를 투여하는 것이다.

구제요법(rescue therapy) 관련하여, 한 번의 스테로이드 구제 요법은 태아의 질병이환율에 영향을 미치지 않는다는 연구 결과들이 보고되었고, 이후의 메타 분석에서 34주 이전의 조산 가능성이 높은 산모들에서 이전의 스테로이드 투여가 7일이 지났다면 다시 한 번 더 일회 투여를 시행하여야 한다고 보고하였다(Crowther et al., 2011). 이에 2012년 ACOG에서는 7일 이전에 스테로이드 투여가 되었던 임신부에서 임신 34주 이전에 분만할 위험성이 있는 경우 한 차례 더 스테로이드를 투여하는 것을 고려해야 한다고 하였다.

(3) 항생제 치료

2000년 발표된 메타분석에 의하면, 조기진통 임신부에 투여하는 항생제는 오히려 주산기 이환률을 증가시키며(King et al., 2000), 조기진통 임신부를 대상으로 하는 항생제 치료의 효과를 확인하고자 했던 대규모 무작위 임상시험(ORACLE II 연구)에서도 그 효용성을 확인하지 못했으며(Kenyon et al., 2001), ORACLE II 연구 대상군들의 7년 추적관찰 결과에서는 항생제 사용군에서 오히려 뇌성마비의 빈도가 증가한다고 보고하였다(Kenyon et al., 2008). 이러한 결과들을 바탕으로, ACOG(2016)에서는 조기진통 임신부에서 임신기간을 연장하거나, 신생아의 예후를 향상시킬 목적으로 항생제를 사용하지 않아야 한다고 하였다. 그러나, 최근 국내 연구진이 조기진통이나 자궁경부무력증 산모에서 양수내 감염이나 염증이 확인된 경우에 항생제(ceftriaxone, Clarithromycin, Metronidazole) 치료의 효용성을 보고한 바 있으나(Yoon et al., 2019; Oh et al., 2019), 추가 연구가 필요할 것으로 생각된다. 분만이 진행 중인 조기진통 산모에게 GBS 예방을 위한 항생제 투여는 필요하다.

(4) 침상 안정, 수분 보충과 진정(Bed rest, Hydration and Sedation)

조기진통을 억제하기 위해서 시행하는 침상안정의 효과는 입원해서든 가정에서든 현재까지 입증된 바 없으며, 오히려, 혈전색전증의 합병증 빈도가 침상 안정군에서 정상적 보행군에서보다 증가한다고 하였다. 즉, 침상 안정이 조산을 예방하기 위한 효과는 불충분한 반면, 산모에게 생길 수 있는 합병증은 증가시킬 수 있다.

조기진통이 임박한 임신부 199명을 대상으로 한 무작

위 시험에서 수분 보충과 진정제 사용군, 침상 안정군을 비교하였는데(Guinn et al., 1997), 무작위 추출로 30분 동안 500 mL의 정질액(crystalloid)과 8~12 mg의 황산모르핀(morphine sulfate)을 투여한 경우와 침상 안정만을 실시한 경우에 큰 차이는 없었다. Terbutaline 0.25 mg 피하주사로 치료를 받은 조기진통 임신부에서 그렇지 않은 군보다 진통이 더 빨리 사라졌고 퇴원도 의미 있게 일찍 했지만, 임신의 결과는 비슷했다.

(5) 자궁수축억제치료

다수의 약물 치료와 약물 이외의 치료를 사용하여 조기진통을 억제하고, 조산을 막으려는 시도를 하였지만, 어떤 것도 완벽히 효과적인 것은 없었다. 이러한 불확실성 때문에, 2016년 ACOG에서는 자궁수축억제제는 임신기간을 현저히 증가시키는 것은 아니고, 48시간 정도만 분만을 지연시킬 수 있다고 결론지었다. 이 시간 동안, 조기진통 임신부를 3차병원으로 이송할 수 있으며, 태아의 폐성숙 촉진을 위한 스테로이드를 투여할 수 있게 되는 것이다. 이러한 목적으로, 베타-아드레날린성 수용체 작용제, 황산마그네슘, 칼슘통로차단제, 프로스타글란딘 생성억제제 등을 단기간(48시간까지) 사용하는 것이 권고되고 있다. 반면, 자궁수축억제제의 지속적인 사용은 조산을 예방하고, 신생아의 예후를 향상시키는 데 효과적이지 않기 때문에 추천되지 않는다.

① 자궁수축억제치료의 금기(표 26-6)

많은 내과적, 산과적 질환들이 자궁수축억제제 사용의 상대적인 금기에 해당하나, 조산에 의한 사망률과 이환율이 매우 높을 것으로 예상되어 약제 사용의 이득이 크다고 판단되면 자궁수축억제치료를 고려해 볼 수도 있다. 하지만 임신부와 태아에 대한 지속적이고 집중적인 감시가 필요하다. 당뇨 같이 임신부에게 내과적 질환이 있으면, 베타-아드레날린 작용제 같은 약물은 임신부에게 좋지 않은 영향을 끼칠 수 있지만, 주의 깊은 혈당 감시와 조절이 가능한 경우에는 그런 약물도 사용할 수 있다.

표 26-6. 자궁수축억제제의 금기증(ACOG, 2016)

자궁 내 태아사망
생존할 수 없는 기형을 가진 태아
태아의 상태를 안심할 수 없는 경우(Nonreassuring fetal status)
중증 전자간증 또는 자간증
임신부가 출혈로 인해 혈역학적으로 불안정한 경우
융모양막염
조기양막파수(임신부에게 현재 감염이 없다고 판단되는 경우에는 산모의 이송 및 태아폐성숙을 촉진시킬 목적으로 사용할 수 있음)
자궁수축억제제의 약제 특이적 금기증이 있는 경우

자궁경부가 약 4~5 cm 정도 열린 경우에는 자궁수축억제치료를 시행한다고 해도 임신을 지속시킬 가능성은 매우 낮다. 하지만 종종 초기 치료에 매우 민감하게 반응하는 여성도 있다. 임신 22~26주 사이에는 분만을 1~2주 정도만이라도 늦출 수 있다면, 주산기 결과(outcome)를 의미 있게 향상시킬 수 있기 때문에 자궁수축억제치료를 고려해야 한다. 따라서 자궁수축억제치료를 사용할 때에는 임신부의 동반질환의 중증도, 사용가능한 자궁수축억제치료제 등을 고려해야 하며, 환자 진료의 개별화가 중요하다.

② 베타-아드레날린성 수용체 작용제

산과에서 사용되는 베타-아드레날린성 수용체 작용제는 리토드린(ritodrine)과 terbutaline이다. 이 중, 리토드린이 조기진통 치료 목적으로 FDA의 승인을 받았으나, 현재 미국 시장에서 자발적으로 철수되어 사용되지 않으며, 국내에서는 자궁수축억제의 목적으로 아직까지 사용되고 있다. 이러한 약들은 자궁의 베타2-아드레날린성 수용체 작용제에 주로 작용하지만, 베타1-수용체에 대한 작용도 약간씩 가지고 있다. Adenylate cyclase에 의해 cAMP의 증가를 일으키며 이는 미오신 가벼운 사슬 키나아제(myosin light chain kinase)를 방해해서 자궁수축을 억제하게 된다.

가. 약리학

임상적으로 사용하는 베타-아드레날린성 수용체 작용

제의 대부분은 변형되지 않은 상태로 혹은 접합체(conjugate) 상태로 신장에서 배설된다. 태반 이동에 관한 정보는 많지 않지만 리토드린, terbutaline같은 약물은 태아로 전달되고 fenoterol이나 hexoprenaline은 더 적은 정도로 전달될 것이라고 생각된다.

리토드린의 주사속도를 변화시키면 임신부 혈중 농도도 증가하지만, 낮은 주사속도에서는 환자 개개인에 따라 차이가 날 수도 있다. 리토드린이나 terbutaline을 정주하면 10분 이내에 최고 농도에 도달하는데 이는 리토드린 근주나 terbutaline 피하주사를 할 때에도 비슷하다. 리토드린의 반감기는 약 2시간이고 terbutaline은 약 3~4시간이다. 치료용량의 혈중 농도는 확립되지 않았는데 일부는 자궁 활성도와 자궁경부 변화의 정도 차이에 기인하고, 일부는 환자마다 혈장 제거율이 다르기 때문이다. 이 때문에 정해진 프로토콜을 사용한 연구에서보다 개별화에 의한 치료를 시행한 연구에서 더 긍정적인 결과가 나온다고 생각된다.

나. 임상적 효능

여러 베타-아드레날린성 수용체 작용제의 효과는 비슷하며 어떤 약제가 다른 것보다 더 낫다는 증거는 없다. 베타-아드레날린성 수용체 작용제는 분만을 약 48시간 동안 지연시킬 수 있지만 조산에 미치는 영향은 아직도 논란이 되고 있다. Canadian study에서의 결과를 보면, 조기양막파수 임신부들이 포함되어 있기는 하지만, 리토드린 사용군에서 7일 이내 분만한 임신부의 수가 적었고, 통계적인 유의성은 없었지만 32주 미만에 분만한 임신부의 수도 적었다. 24~27주에 분만한 신생아에서 신생아 사망도 적었으나, 역시 통계적인 유의성은 없었다(Canadian Preterm Labor Investigators Group, 1992). 결국 이 약제들은 자궁의 활동성을 신속히 억제하고 분만을 2~7일 동안 늦추는 능력은 가졌지만 신생아에 대한 증명된 이득은 없었다. 베타-아드레날린성 수용체 작용제를 경구 투여하는 것은 장단기적으로 효과가 없는 것으로 나타났다.

다. 임신부에 대한 작용

베타-아드레날린성 수용체 작용제는 자궁근 수축의 억제 작용을 주 목적으로 하나, 여전히 임신부의 심혈관계와 대사작용에 많은 영향을 미친다.

베타-아드레날린성 수용체 작용제의 심각한 부작용 중 가장 흔히 발생하는 합병증은 폐부종(pulmonary edema)이다. 폐부종이 생긴 경우 대개 약물을 끊고 이뇨제로 적절히 치료하면 신속히 호전된다. 하지만 빨리 발견하지 못하고 시간이 경과하면, 성인호흡곤란증후군(adult respiratory distress syndrome)으로 발전할 수 있다. 촉진인자(precipitating factor)는 쌍태임신, 베타-아드레날린성 수용체 작용제와 스테로이드 투여를 동시에 하는 경우, 24시간 이상 자궁수축억제제를 사용하는 경우, 다량의 정질액(crystalloid)을 함께 정주(intravenous) 투여하는 경우 등이다.

그 외에도, 모세혈관투과성 증가, 심부정맥, 심근허혈 등의 발생과 연관이 있다. 리토드린 치료를 받는 환자들 중 적어도 약 1/3의 환자에서 경한 심계항진과 10~15%에서 안면홍조, 약 8%의 환자에서 흉통을 호소하며(Canadian Preterm Labor Investigation Group, 1992), 이 때문에 약 7~10%의 환자에서 치료를 중단한다. 심부정맥은 주로 조기결절수축이나 조기심실수축(premature nodal and ventricular contraction)으로 나타나며, 대개 증상이 없고 치료를 중지하면 소실된다. 심근허혈도 보고되었는데 이는 심박수가 빠를 때(120~130회/분 이상) 일어나는 것으로 생각된다. 임신부의 사망도 보고된 바 있으며, 이는 특히 미리 발견하지 못한 심장병이나 심근염이 있는 경우와 관계가 있었다. 따라서 심질환이 있거나 의심되는 경우에는 이 약을 사용해서는 안 된다.

베타-아드레날린성 수용체 작용제를 사용하면 간의 글리코겐 분해(glycogenolysis)가 증가하고 임신부의 혈당이 증가한다. 임신부의 혈중 포도당 농도의 증가는 치료 3시간 이내에 최고조에 이른 후 감소하기 시작하는데 24시간 후에도 계속 증가해 있다. 중등도의 고혈당은 계속 지속된다. 탄수화물 대사이상은 스테로이드를 같이 사용하면 더 심해진다. 이러한 탄수화물 대사의 급격한 변화는 인슐린 의존성 당뇨병 임신부에서의 케톤산증과 관련이 있고 이 때문에 당뇨 임신부에서의 자궁수축 억제치료를 고려할 때 일차적으로 다른 약물을 선택하게 된다.

임신부의 고혈당증과 동반해서 저칼륨혈증이 나타난다. 처음 혈중 칼륨 농도는 감소하지만 24시간쯤에는 거의 정상으로 돌아온다. 요중 칼륨 배설은 증가하지 않는다. 이렇게 칼륨 농도가 감소할 때 외부에서 칼륨을 투여할 필요는 없다. 이 외에 혈중 마그네슘, 칼슘, 인산염(phosphate)의 농도 변화는 보고되지 않았다.

그 외에 오심, 구토, 흥분이 흔하게 나타나고, 마비성 장폐쇄, 가려움증, 피부염 등이 부작용으로 보고된 바 있다.

라. 태아와 신생아에 대한 반응

대부분의 베타-아드레날린성 수용체 작용제는 태반을 통과한다. 하지만 그 약동학(pharcokinetics)에 대해 알려진 바는 없다. 주입속도(infusion rate)가 낮을 때 태아 심박수의 변화는 없다. 용량이 올라가면 태아 빈맥이 생기고 박동대박동 변이도(beat-to-beat variability)의 증가가 있을 수 있다.

자궁 내에서 베타-아드레날린성 수용체 작용제에 노출된 소아에서 정상적인 발육과 발달을 보였다.

마. 용량과 투여방법

리토드린 혹은 terbutaline은 주입펌프(infusion pump)를 이용한 정주, 리토드린 근주, terbutaline 피하주사로 투여할 수 있다. 치료 전 외측으로 몸을 기울이거나(tilt) 혹은 측와위(lateral decubitus)를 유지하여 저혈압을 막고 수분 섭취, 배설량을 기록하며 총 섭취량은 1,500~2,500 mL로 제한한다. 폐부종을 조기에 발견하기 위해 약 4~8시간마다 청진을 한다.

일반적으로 리토드린은 0.05~0.10 mg/min의 속도로 시작하여 약 10~30분 간격으로 최고 0.35 mg/min까지 약 0.05 mg/min씩 증량한다. terbutaline도 정맥 주사할 수 있는데 0.01 mg/min의 속도로 시작하여 약 10~30분 간격으로 최고 0.08 mg/min까지 약 0.01 mg/min씩 증량한다. 투여 속도는 자궁의 수축 정도와 임신부의 부작용 정도에 따라 조절한다. 임신부의 맥박수가 분당 130회에 도달하거나 수축기 혈압이 80~90 mmHg 아래로 떨어지면 투여속도를 높여서는 안 된다.

일단 자궁수축이 멈춰지면 대개 6~24시간 정도 더 치료를 지속한다. 다른 방법으로 일단 자궁수축이 멈춰지면 수축을 억제할 수 있는 농도 중 가장 낮은 농도로 주입속도를 낮춘 후 약 12시간 동안 이 속도를 지속한다.

약물의 투여를 지속할 때 탈민감(desensitization)의 가능성이 있기 때문에 간헐적 bolus 투여를 하기도 한다. 또 다른 투여 방법은 펌프를 이용한 방법인데, terbutaline 펌프를 대상으로 한 연구에서 terbutaline은 임신을 의미 있게 지속시키지도 않았고, 조산을 예방하지도 못했으며 신생아 결과(outcome)를 개선시키지도 못했다. 그리고 terbutaline 펌프는 임신부의 돌연사, 12주 동안 펌프를 사용한 임신부에서 태어난 신생아에서 심근괴사 등의 부작용을 보였다.

③ 황산마그네슘

황산마그네슘은 산과영역에서 자간전증의 치료와 임신 32주 이전의 조산이 임박한 임신부에서 태아 신경보호를 목적으로 사용되고 있다. 황산마그네슘이 자궁근 수축에 억제 작용을 하는 것은 알려져 있지만 그 정확한 기전은 확실치 않다. 여러 가지 가설이 있는데, 아마도 평활근 수축 시 actin-myosin 상호작용에 필요한 세포 내 자유 칼슘 농도를 낮추어 칼슘의 경쟁적 길항제로서 작용하기 때문일 것으로 생각된다.

가. 약리학

마그네슘의 혈중농도가 약 4~6 mEq/L 정도면 자궁근의 수축을 억제할 수 있다고 알려져 있다. 혈중 농도가 10 mEq/L 정도에 도달하면 무릎반사가 소실되고, 10 mEq/L 이상이 되면 호흡억제가 나타나며, 12 mEq/L 이상으로 증가하면 호흡마비와 심기능 정지가 나타난다.

마그네슘은 거의 대부분 신장에서 배설되며 이는 사구체여과율(GFR)에 의해 영향을 많이 받는다. 임신부의 혈중 마그네슘 농도가 증가하면 혈중 칼슘 농도는 떨어지며 이는 요중 배설의 증가에 기인한다. 마그네슘 이온은 태반을 신속히 통과하여 임신부의 혈중 농도에 따라 태아에서도 높은 농도를 보이게 된다.

나. 임상적 효능

두 번의 무작위 연구에서 마그네슘을 투여한 여성에서 명백한 이득은 없었다. 효능(efficacy)에 있어 베타-아드레날린 작용제와 비슷했지만 부작용은 더 적었던 것으로 나타났다. 하지만 대부분의 연구에서 마그네슘을 자궁수축억제제로 사용하는 것에 대한 충분한 근거를 제시하지 못했으며, 잠재적 위해의 가능성이 있다고 하였다(Crowther et al., 2014). 2013년 FDA에서는 조기진통을 치료하기 위해 황산마그네슘을 5~7일 동안 장기간 사용하는 것은 태아의 저칼슘혈증으로 인해 뼈가 얇아지고, 골절이 증가시킬 위험성이 있다고 경고하였다.

다. 임신부에서의 효과

많게는 45%의 환자에서 안면홍조, 두통, 안구진탕(nystagmus), 오심, 어지럼증, 구강건조, 기면(lethargy)을 경험할 수 있는데, 특히 부하용량(loading dose) 투여 시 더 심하다. 흐려보임(blurred vision)과 복시(diplopia)는 약 75% 이상의 환자들이 경험한다. 신기능이 감소하면 마그네슘 배설이 줄어들고 고마그네슘혈증에 의한 심폐기능 이상이 있을 수 있다. 황산마그네슘을 자궁수축억제제로 사용한 임신부에서 폐부종이 발생할 수 있으며, 8.5%에 이른다는 보고도 있고, 스테로이드와 같이 투여한 환자들에서도 폐부종이 발생할 수 있다.

마그네슘을 투여하면, 혈중 칼슘농도가 감소하고 혈중 인(phosphorous)과 부갑상선호르몬(parathyroid hormone)농도가 증가하여, 마그네슘의 장기적 치료를 받은 환자에서 출산 후 골밀도의 감소로 이어질 수 있다.

라. 태아 또는 신생아에 대한 작용

임신부에게 고혈압성 질환이 있을 때 황산마그네슘이 흔히 쓰이는데 임신부의 고혈압 자체가 신생아 활동성 억제(depression)의 위험을 높인다. 더구나 황산마그네슘의 치료에 많은 종류의 요법(regimen)이 사용되고, 치료 기간이 달라 여러 보고를 해석하는 데 어려움이 있다.

자간전증으로 마그네슘을 투여한 임신부에서 태어난 신생아의 탯줄 마그네슘 농도는 신생아의 아프가 점수(Apgar score), 억제(depression) 등과 연관이 없으나, 탯줄 마그네슘농도가 일정 농도 이상인 경우 호흡기와 운동에 억제(depression) 현상이 나타날 수 있으며, 자궁수축억제를 위해 마그네슘이 투여된 임신부에서 태어난 신생아에서 근긴장이 떨어지고 나른한(drowsy) 것이 종종 관찰된다. 임신부의 마그네슘 혈중 농도가 24시간 동안 5~6.5 mEq/L로 유지되면, 50%의 태아에서 비수축검사상 무반응(nonreactive)을 보이고, 20%에서만 태아호흡운동이 지속적으로 나타나는 것을 보였다(Peaceman et al, 1989).

1995년, Nelson과 Grether는 환자-대조군 연구의 결과를 발표했는데 조산한 영아에서 황산마그네슘의 투여가 뇌성마비 발생의 감소와 관계가 있다는 것이었다. 하지만 다른 환자-대조군 연구에서는 위의 결과와는 달리 뇌성마비의 감소와 관계가 없다고 하였다(Grether et al, 2000). 또 다른 연구에서도 황산마그네슘 자궁수축억제 치료와 뇌성마비는 역시 관계가 없다고 보고하였다(Boyle et al., 2000) 그 자료는 1,500 g 미만의 신생아에서는 보호 효과가 있을 수 있지만, 1,500 g 이상의 신생아에서는 오히려 위험이 증가할 수 있음을 암시하였다.

최근 Australian Collaborative Trial of Magnesium Sulfate에서 30주 이전에 출산한 1,050명 이상의 임신부를 황산마그네슘 치료군과 식염수 치료군으로 무작위 배정한 연구의 결과를 기술했다(Crowther et al., 2003). 비록 의미 있는 차이는 아니었지만 마그네슘에 노출된 군에서 신생아 사망률이 낮았고 2세 때 조사한 뇌성마비의 예가 더 적었다. 의미 있는 소견은 마그네슘에 노출된 생존자군에서 대조군에 비해 2세 때의 운동장애가 덜 나타난다는 것이다.

마. 용량과 투여방법

4~6 g의 부하용량을 약 20분에 걸쳐서 정주한 후 1~2 g/시간시간의 유지용량을 지속적으로 주입한다. 혈중 마그네슘 농도와 자궁수축억제 효과의 관계는 아직 확립되지 않았기 때문에 약 6.5 mEq/L까지 개개인의 반응과 부작용에 따른 개인별 적정(titration)이 제일 중요하다. 치료에 반응을 보이고 자궁수축이 시간당 4~6회 이하가 되면 약 12시간 정도 치료를 계속한다.

부작용으로 폐부종이 관찰될 수 있기 때문에 수분 섭취량과 배설량에 대한 주의 깊은 관찰이 필요하고 베타-아드레날린 작용제처럼 수액 섭취량을 1,500~2,500 mL/day로 제한하는 것이 좋겠다. 심부 건반사에 대한 지속적 관찰이 필요하고 독성이 의심되는 경우 혈중 마그네슘 농도와 칼슘 농도를 측정한다. 마그네슘 독성이 나타날 경우를 대비해서 언제든 사용할 수 있도록 글루콘산칼슘(calcium gluconate)을 준비해 둔다.

④ 프로스타글란딘 생성억제제

프로스타글란딘은 진통을 촉진시키는 역할을 하기 때문에 프로스타글란딘 생성억제제를 조기 진통의 치료에 사용하는 것에 대해 많은 사람들이 관심을 가져왔다. 인도메타신, 나프록센, 페노프로펜 같은 비스테로이드성 항염증제들이 아라키돈산에서 프로스타글란딘 E와 F의 전구체인 프로스타글란딘 G로의 변환을 억제한다.

가. 약리학

비특이적 시클로옥시게나아제(cyclooxygenase) 억제제인 인도메타신은 경구 혹은 직장 내(rectal) 투여가 가능하며 경구 투여 시는 약 1~2시간 후에 임신부 혈중농도 최고치에 이르고 직장 내 투여 시에는 이보다 좀 더 빠르다. 반감기는 약 4~5시간이다. 인도메타신은 단백질 결합(protein bound)을 많이 하고 임산부에서 변하지 않은 채로 배설된다. 인도메타신은 태반을 곧바로 통과하고 경구 투여 5시간 후에 탯줄 동맥 농도와 임신부 혈중 농도가 평형상태를 이룬다. 아스피린과 달리 시클로옥시게나아제와 가역적으로 결합하여 약물이 배설될 때까지만 효과가 지속된다. 만삭 출생 신생아에서의 반감기는 약 15시간이고 미숙아에서는 약 반 정도 더 길다. 신생아에서는 90% 이상에서 단백결합을 한다.

나. 임상적 효능

인도메타신이 조기진통 임신부에서 자궁수축억제에 효과가 있고, 위약에 비해 진통을 48시간동안 연장시키는데 효과가 있었던 연구 결과가 발표되었고, 이후의 메타 분석에서 시클로옥시게나아제 억제제가 베타-아드레날린성 수용체 작용제나 황산마그네슘과 비교했을 때 48시간 이내에 분만하는 경우가 유의하게 감소하였다(King et al., 2005). 치료 1주 후에 인도메타신 군에서는 83%에서 분만을 하지 않았던데 반해 대조군에서는 16%에서만 분만을 하지 않은 것으로 나타났다. 베타 아드레날린 작용제와의 비교 연구에서 인도메타신은 비슷한 자궁수축억제효과를 보였으며 임신부의 부작용이 좀 더 적었다. 그러나, 최근 발표된 메타 분석에서는 인도메타신을 포함한 시클로옥시게나아제 억제제는 위약이나 다른 자궁수축억제제에 비해 확실한 효과는 없다고 보고하였다(Reinebrant et al., 2015).

다. 임신부에서의 효과

프로스타글란딘은 여러 가지 생리적 효과를 조절하는 역할을 하기 때문에 프로스타글란딘 생성억제제는 여러 가지 부작용을 일으킬 수 있다. 하지만 임신부에 있어서 심각한 부작용은 흔치 않은 편이다. 프로스타글란딘 생성 억제제가 시클로옥시게나아제에 가역적으로 작용하지만 산후출혈과 관계가 있다는 보고가 있고 출혈시간(bleeding time)을 두 배로 연장시킨다고 알려져 있다. 위장관계 부작용도 있을 수 있으나 식사와 함께 복용하면 최소화할 수 있다. 장기적으로 복용 시 두통, 어지럼증, 우울증, 정신병(psychosis) 등과 연관될 수 있는데 정신병은 단기간 사용 시에는 관찰되지 않았다. 이 약물의 일반적인 금기는 약물유발천식(drug-induced asthma), 혈액응고장애, 간장애, 신장애, 소화성 궤양 등이다.

라. 태아와 신생아에 대한 효과

프로스타글란딘 억제제에서 중요한 점은 태아에게 조기 태아 동맥관(ductus arteriosus) 폐쇄, 신생아폐동맥 고혈압, 양수과소증 등의 심각한 부작용이 있을 수 있다는 것이다.

동물실험연구에서 자궁 내 동맥관 개방성 유지에 시클로옥시게나아제-1에 의해 생성된 프로스타글란딘이 중요한 역할을 하는 것으로 나타났다. 이후, 임상관찰연구에서 인도메타신 투여 후 일련의 심초음파 검사를 통해 동맥관이 수축하는 것이 확인되었고, 이는 치료 중지 후 24시간 이내에 회복되었다. 또한, 31~34주 태아의 61%, 27~30주 태아의 43%에서 동맥관 수축이 관찰되었으나 27주 이하의 태아에서는 관찰되지 않았다(Tulzer et al., 1992). 이러한 연구결과를 통해 인도메타신의 사용은 임신기간 32주 미만으로 국한되었다. 그리고 48시간 이상 인도메타신을 사용한 경우 태아 심초음파를 실시해 동맥관 수축의 여부를 관찰하는 것이 좋을 것이라고 권고하였다. 정상적인 태아는 동맥관의 일부가 좁아져 있어도 견딜 수 있지만 성장제한이 있는 태아에서 탯줄 혈류가 줄어들어 있는 경우는 동맥관의 일부가 좁아지면 문제가 될 수도 있다.

혈류가 동맥관에서 폐혈관 쪽으로 지속적으로 전환되면 이것이 폐동맥 고혈압의 원인이 될 수 있으며, 이는 대개 치료를 48시간 이상 시행한 경우에 해당한다. 또한 산전에 인도메타신을 투여한 임신부에서 태어난 신생아에서 출생 후 동맥관열림증에 대한 인도메타신을 이용한 내과적 치료가 반응이 없다는 보고도 있다.

인도메타신 투여와 뇌실 내 출혈, 괴사성소장대장염과의 관련성이 보고된 바 있으나, 많은 연구자들은 34주 이전에 24~72시간 동안 치료를 받은 군과 위약군 혹은 베타-아드레날린 작용제 치료군, 치료를 전혀 받지 않은 군 사이에 태아 사망과 주산기 이환율이 더 높지 않다고 보고하고 있다. 인도메타신 치료를 받은 군은 임신주수가 낮고, 치료에 반응하지 않아 자궁 내 감염이 있을 확률이 높았다는 연구결과도 있으나, 이는 인도메타신의 부작용이라기보다는 조기진통의 원인 자체가 합병증을 일으킬 수 있다는 가설이 제기되었다.

인도메타신 투여는 태아 소변 생성의 감소를 일으켜 양수과소증을 일으킬 수 있다고 알려져 왔다. 양수과소증이 언제 일어날지 예측하기 힘들지만 치료를 중지하면 사라지는 것으로 알려져 있으며, 이는 유지요법을 시행하고 있는 태아의 약 10%에서 나타나며, 오랜 기간 사용할수록 더 잘 나타난다. 이런 점 때문에 인도메타신은 증상이 있는 양수과다증의 치료제로 사용되기도 한다.

마. 용량과 용법

인도메타신은 부하용량으로 50 mg 혹은 100 mg 항문좌약(rectal suppository), 혹은 50 mg 경구로 투여하고 매 6시간마다 25~50 mg을 반응을 봐가며 경구 투여한다. 하루 투여총량은 200 mg을 넘지 않아야 한다. 인도메타신 투여는 양수의 양이 정상이고 자궁 내 성장제한이 없는 32주 이전의 임신부로 국한해야 하며 48~72시간을 넘지 않아야 한다. 치료를 오랫동안 지속해야 할 경우 양수의 양과 동맥관에 대한 평가를 고려한다.

⑤ 칼슘통로 차단제(Calcium channel blocker)

세포질 내 자유 칼슘이 평활근 수축에 중요한 역할을 하기 때문에 칼슘통로 차단제에 대한 관심이 증대되었다. 니페디핀(nifedipine)과 같은 약들은 전압 의존성 칼슘통로에 영향을 주어 세포막을 통한 칼슘이온 유입을 방해하는 작용을 한다고 알려져 있다.

가. 약리학

경구 투여 후 니페디핀은 30~60분 후 혈중 최고 농도에 도달하지만 설하 투여로는 혈중 농도가 더 빨리 높아진다. 반감기는 1~2시간이며 신장과 장을 통해 배설되고 효과는 가역적이다. 니페디핀은 태반을 통과하는 것으로 알려져 있지만 태반통과의 약동학이나 태아에서의 대사는 잘 알려져 있지 않다.

나. 임상적 효능

1980년 니페디핀이 자궁수축 억제에 효과가 있다는 최초의 관찰연구가 발표된 이래, 많은 연구가 보고되었는데, 2014년 35개의 연구를 분석한 메타분석에서 니페디핀은 위약이나 치료하지 않은 군보다 산전 스테로이드를 투여하고, 2차, 3차 병원으로 전원할 수 있는 시간을 확보하는 데 유익하다고 하였으며, 베타-차단제와 비교했을 때에도 임신 기간의 연장, 심각한 신생아 합병증, 산모의 부작용 측면에서 우수한 결과를 보인다고 발표하였다(Flenady et al., 2014).

다. 임신부에서의 효과

칼슘 차단제는 혈관의 확장을 일으킨다. 안면홍조(flushing)가 흔하고 두통, 오심이 동반될 수 있다. 일시적인 빈맥과 경한 저혈압이 흔하며 때때로 심한 저혈압이 올 수도 있다. 혈중 포도당 수치의 증가가 보고되었고 부작용으로 간독성만 나타난 경우도 있었다. 다른 자궁수축억제제와의 비교 연구에 대한 메타분석에서 칼슘통로 차단제는 베타-아드레날린 작용제와 마그네슘보다 부작용은 적었다고 하였다(Tsatsaris et al., 2001). 최근 한 메타 분석에서 베타-아드레날린성 수용체 작용제와 비교했을 때 칼슘 차단제는 7일 이내의 분만 숫자를 24% 감소시켰고, 34주 이전 조산을 17% 줄였다고 하였다(King et al., 2003). 또한 칼슘 차단제는 신생아 호흡곤란증후군을 37%, 괴사성장염을 79%, 뇌실내출혈을 41%, 그리고 신생아 황달을 27% 감소시켰다고 보고하였다.

라. 태아에 대한 효과

동물연구에서 칼슘통로 차단제에 대한 부작용의 가능성이 제기되었다. 임신한 Rhesus 원숭이에게 니카르디핀(nicardipine)을 투여했을 때 태아에서 동맥 산소분압과 수소이온농도(pH)의 의미 있는 감소가 확인되었으며, 비슷한 반응이 임신한 양에 니페디핀 혹은 니카르디핀을 투여했을 때 나타났다. 하지만 인간에서의 도플러 연구에서는 니페디핀 투여 시 비정상적 태아 순환(circulation) 혹은 자궁태반순환이 관찰되지 않았다. 그리고 다른 관찰연구에서도 낮은 아프가 점수(Apgar score) 혹은 수소이온농도의 증가가 관찰되지 않았다.

마. 용량과 투여방법

대개 부하용량은 10 mg을 사용하고 수축이 지속되면 20분 후 반복한다. 그래도 수축이 지속되면 20분 후 한 번 더 반복한다. 이후 4~6시간 간격으로 10~20 mg을 투여한다. 치료기간은 확립되지 않았으며 설하 투여방법은 저혈압의 가능성이 있기 때문에 사용하지 않는다. 자궁수축억제제로서 니페디핀을 사용함에 있어서 가장 주의해야 할 점 중 하나는 황산마그네슘과 니페디핀을 함께 사용했을 경우, 니페디핀이 마그네슘의 신경근 차단 효과를 강화시켜 폐나 심장 기능에 막대한 영향을 줄 수 있다는 것이다.

⑥ 아토시반(Atosiban)

아토시반은 아홉 개의 펩타이드로 구성된 옥시토신 유사물질로, 생체 내에서 옥시토신의 경쟁적 길항제로 작용하여 자궁수축을 억제하게 된다. 하지만 무작위 임상연구에서 아토시반은 신생아 결과(outcome)의 적절한 향상을 보이지 못했고, 심각한 신생아 이환율과 관련되었다(Romero et al., 2000). 2004년 미국 식품의약품안전청(US FDA)은 조기진통을 적응증으로 한 아토시반의 사용 허가를 거부하였는데, 이는 효과에 대한 의구심, 태아와 신생아의 안전에 대한 염려 때문이었다. 그러나 아토시반은 산모의 부작용이 다른 자궁수축억제제에 비해 탁월하게 적다고 알려져 있다(Flenady et al., 2014). 최근 아토시반과 리토드린을 비교한 다기관 임상연구에서 아토시반이 더 효과적이고 부작용이 적다고 보고하였으며(Shim et al., 2006), 현재 국내를 포함하여, 미국, 유럽 등에서 널리 사용되고 있다.

⑦ 조기진통에서 자궁수축억제제의 사용 요약

자궁수축억제제는 일시적으로 자궁수축을 억제할 수 있지만, 조산을 막지는 못하는 것으로 알려져 있다. 또한, 조기진통 임신부에서 자궁수축억제제를 사용함으로써 산전 스테로이드 사용의 시간을 벌 수는 있지만, 주산기 예후를 향상시키지는 못한다. 또한, 자궁수축억제제의 지속적인 사용은 그 효과가 입증되지 않았다. 많은 종류의 약들이 자궁의 평활근 수축을 억제시킬 수 있지만, 모든 약물은 단점과 부작용을 동시에 가지고 있다. 또한 그러한 약물 사용 시에는 환자를 주의 깊게 관찰해야 한다.

일반적으로 자궁수축억제제를 투여할 때에는 스테로이드와 함께 주어야 한다. 이러한 자궁수축억제 치료가 허용되는 임신기간이 언제인가에 대한 논란이 있으나, 일반적으로 산전 스테로이드를 임신 34주 이후에는 사용하지 않고, 이 주수 이후의 조산아에서는 주산기 예후가 좋은 편이기 때문에, 34주 이후에 사용하는 것은 추천되지 않는다.

7. 조기양막파수 임신부의 관리

조기양막파수(premature rupture of membranes)는 산과 의사에게 있어 가장 흔한 그리고 가장 논란이 많은 임상적 문제들 중 하나이다. 조기양막파수 임신부의 관리에는 여러 가지 변수가 있을 수 있다. 따라서 조기양막파수가 의심되는 임신부가 내원한 경우 다음과 같은 것들을 고려해야 한다.

① 진단의 확립
② 임신부 혹은 태아의 감염여부 평가
③ 진통의 확인
④ 태아절박가사(fetal distress)의 여부 확인

환자의 산과력과 과거력을 포함해서, 이러한 요소들을 확실히 파악한 후에야 치료에 관련한 결정을 내리는 것이 좋다.

1) 진단

양막이 파열되면, 태아선진부가 골반으로 진입이 되지 않은 상태에서는 제대탈출의 위험성이 발생하고, 양막파수 후에는 진통이 곧 시작되는 경우가 많으며, 양막파수 후 분만이 지연되는 경우에 자궁 내 또는 신생아 감염의 위험성이 증가하기 때문에, 정확한 진단을 내리는 것은 필수적이다. 문진에서 많은 양의 맑은 액체가 질을 통해 흘러나온 후 적은 양의 액체가 계속 흐른다고 하면 양막파수를 의심할 수 있다. 조기양막파수 외에 이러한 증상이 나오는 경우는 소변의 누출, 매우 많은 양의 질분비물, 그리고 흔하지는 않지만 혈액성 이슬(bloody show)등이 있다. 임신부에서 질을 통해 맑은 액체가 지속적으로 흐르거나 또는 한꺼번에 많이 흘렀다고 하는 경우에는 즉시 질경 검사를 실시해서, 양수가 질후원개(posterior fornix of vagina)에 모여 있는 것을 육안적으로 확인하거나, 자궁경부를 통해 맑은 액체가 나오는 것을 직접 확인해야 한다. 질경 검사에서 직접적으로 확인되지 않는 경우에는 자궁저부에 압력을 가하거나 발살바 법(Valsalva maneuver)을 이용해 자궁경부에서 액체가 흘러나오는 것을 확인함으로써 양막파수를 진단할 수 있다. 질경 검사는 무균적으로 시행하여 감염을 유발하지 않도록 주의한다. 질경 검사 시 양막파수 진단 이외에도 다른 것들을 확인하는 것이 필요한데, 자궁경부를 눈으로 확인하여 태아의 일부나 탯줄이 경부를 통해 탈출되지 않았는지 확인하고, 자궁경부의 확장(dilatation)이나 소실(effacement) 정도도 확인한다. 환자가 진통 중에 있지 않고, 유도분만을 곧 시행해야 하는 경우가 아니면, 자궁경부 수지검사(digital intracervical examination)는 가급적 피해서 불필요한 감염의 위험성을 낮춰야 한다. 필요하다면 gonococci, group B streptococci, Chlamydia 등의 세균배양 검사도 할 수 있다. 더불어 초음파검사를 시행하여 양수의 양을 측정하고, 태위를 확인하며, 임신주수를 평가해야 한다. 조기양막파수를 진단하는 또다른 방법은 니트라진(nitrazine)을 이용하는 것인데, 나이트라진은 수소이온농도지수(pH) 6.0~6.5 이상이면 황록색에서 푸른색으로 색깔이 변한다. 임신 중 질내 pH는 대개 4.5~6.0이고, 양수의 pH는 7.1~7.3이므로, 알칼리성 pH는 양수의 존재를 말해준다. 나이트라진 검사는 혈액, 정액, 세균성 질염, 염기성 소독제 등에 의해 위양성을 보일 수 있다. 반대로 양수의 양이 미미한 경우에는 위음성을 보일 수도 있다. 또한, 질분비물이 마르게 되면 양치상화(ferning) 패턴을 보

이는지 확인하는 것도 양막파수를 진단하는 데 도움이 되며, 질분비물에서 알파태아단백(α-fetoprotein)을 확인하거나, 현장검사(point-of-care assay)로서 태반알파마이크로글로불린-1(placental α-microglobulin-1)을 검출하는 Amnisure® 검사나, 인슐린양성장인자결합단백-1(insulin-like growth factor binding protein-1)와 알파태아단백(α-fetoprotein)을 검출하는 ROM Plus® 검사 등이 도움이 진단에 사용되기도 한다. 그럼에도 진단이 불확실한 경우는 양수천자(amniocentesis)로 색소(indigocarmine 등)를 주입한 후 자궁경부 쪽으로 색소가 유출되는지 확인하는 색소검사(dye test)를 시행할 수도 있다.

2) 자연 경과

임신 24주에서 34주 사이에 조기양막파수 후 분만한 298명의 임산부를 대상으로 주산기 결과를 발표하였는데, 75%에서는 이미 자연 진통이 시작되었고, 5%는 다른 합병증으로 분만하였으며, 10%는 48시간 이내에 출산하였다(Cox et al., 1988). 결국 7%에서만 양막파수 후 48시간 이후에 출산하였고, 이 경우 신생아 사망은 없었으나, 48시간 이전에 분만한 경우에는 신생아 사망률이 1,000명당 80명에 이름을 확인하였다.

3) 조기양막파수 임신부의 치료

(1) 입원치료

조기양막파수 임신부에서 통원치료에 비해 입원치료의 효과가 확실히 증명된 바는 없지만, 대개 일주일 이내에 자연 진통이 발생한다는 점, 제대탈출 등의 위험성이 존재한다는 점 등을 고려하려, 입원하여 경과관찰하는 것이 일반적이다.

(2) 적극적 분만

최근 여러 임상시험에서 조기양막파수 산모에서 기대요법을 시행하는 경우와 적극적 분만을 유도하는 경우에서의 주산기 결과를 비교하였는데, 적극적 유도분만을 하는 경우, 입원기간을 줄였고, 산모와 신생아의 감염률을 낮추었다는 연구도 있고(Mercer et al., 2003), 주산기 예후에 차이가 없다는 연구도 있다(Cox et al., 1995). 즉, 기대요법과 적극적 분만 둘 중 어느 하나가 우월하다고 결론짓지 못했다. 최근의 체계적 문헌고찰에서는 임신 37주 이전의 조기양막파수 산모에서 신중하게 산모와 태아의 모니터링을 시행하면서 기대요법을 시행하는 것이 적극적 분만을 시도하는 것보다 더 좋은 산모와 신생아의 예후와 연관이 있다고 발표하였다(Bond et al., 2017). 조기양막파수가 발생한 경우, 임신주수가 적극적 분만과 기대요법을 결정하는 중요한 요소인데, ACOG의 가이드라인에 따르면, 임신 24주 0일부터 33주 6일까지는 안심할 수 없는 태아 상태(nonreassuring fetal status), 임상적 융모양막염, 또는 태반조기박리 등이 없다면 기대요법을 시행하고, 34주 0일 이후에는 적극적 분만을 권유하고 있다(ACOG practice bulletin, 2016).

(3) 기대 요법

기대 요법을 위한 자궁수축억제치료, 자궁경부 수지검사, 자궁경부봉축술, 양막복원(membrane repair) 등의 적극적 처치에 대해서는 그 효용성이 확실히 입증되지는 않았다.

기대요법은 다음과 같은 사항을 고려해야 하는데, 임신부와 태아의 위험성은 양막파수가 일어난 시점의 임신주수에 따라 달라지며 자궁의 감염과 패혈증의 합병증을 포함한다. 25주 이전의 기대요법을 생각할 때에는 양수과소증과 이로 인한 폐형성부전(pulmonary hypoplasia)의 가능성도 고려해야 한다. 임신 25주 이전에 조기양막파수를 가진 94명의 단태임신에서 시행한 기대요법의 결과, 41%의 영아만이 1년 이상 생존하였고, 27%만이 신경학적으로 정상이었으며, 임신을 유지시킨 기간의 평균은 11일이었다(Morales et al., 1993). 반면, 양막파수 후 임신유지기간이 늘어난다고 해서, 태아의 신경학적 손상이 늘어나지 않았다는 연구 결과도 있다(McElrath et al., 2003).

26주 이전의 임신에서 양막파수가 된 경우, 남아 있는 양수의 양이 예후에 영향을 끼치는 중요한 인자로 생각된다. 임신 20~25주 사이에 조기양막파수 임신부에서 양수과소증을 보인 임신부 거의 대부분이 25주 이전에 분만을 하게 되지만, 양수의 양이 적절한 임신부에서는 80% 이상에서 임신 제3삼분기에 분만을 하게 되며, 임신 24주 이후에 양막이 파수된 경우 폐형성부전이 거의 나타나지 않는 것으로 알려져 있다. 이는 폐형성부전의 역치값이 23주 이전임을 시사하는 것이다.

(4) 임상적 융모양막염

양막파수가 지속될수록 감염에 의한 합병증이 증가한다. 따라서 조기양막파수 환자들에 대해서 임신주수에 상관없이 감염의 증거가 없는지 확인해야 한다. 발열(38℃ 이상, 특히 39℃ 이상)은 융모양막염 진단에 유일하게 믿을 만한 요소이며, 그 외에도 임신부 혈액 내 백혈구수의 증가(leukocytosis), 임신부의 빈맥, 태아의 빈맥, 악취가 나는 질분비물, 자궁의 압통 등을 확인해야 한다. 그러나, 조기양막파수 환자에서 융모양막염 이외의 다른 원인에 의해서도 발열이 있을 수 있음을 유념해야 한다.

융모양막염이 의심되지만 임상적으로 확진을 할 수 없는 경우 양수천자를 고려할 수 있고 조기양막파수 환자의 대부분에서 시행할 수 있다. 이런 경우 양수천자에 의한 양수검사는 진단적 가치가 매우 높다. 양수검사에서 확진을 하려면 그람 염색에서 세균과 백혈구가 검출되어야 한다. 융모양막염이 진단되면 항생제 치료와 더불어 바로 분만을 시도해야 한다. 이때, 제왕절개의 합당한 적응증이 없다면 질식 분만을 우선적으로 고려한다.

융모양막염이 동반되면 신생아 사망률과 이환율이 상당히 증가한다. 1,367례의 초저체중출생(VLBW)에 대한 연구에서 약 7%의 신생아가 명백히 융모양막염에 이환되었던 임신부에서 태어났고, 그 결과를 감염이 없었던 신생아들과 비교하였다(Alexander et al., 1998). 감염군의 신생아에서 패혈증, 호흡곤란증후군, 초기발생의 발작(early onset seizure), 뇌실 내 출혈, 뇌실주변 백질변성의 빈도가 높게 나타났다. 연구자들은 초저체중출생아(VLBW)들은 융모양막염에서 기인하는 신경학적 손상을 쉽게 받는 것으로 결론지었다.

자궁 내에서 감염에 노출되면 초저체중출생아들에게 더 위험하다는 또 다른 증거로서, 양수 내 감염에 노출된 조산한 신생아에서 세살 때 뇌성마비에 이환될 확률이 높아지는 것을 확인한 연구도 있다(Yoon et al., 2000). 또한, National Center for Health Statistics의 출생-영아 코호트의 데이터베이스에 등록된 1995년에서 1997년 사이의 천백만 명의 단태아를 대상으로 한 연구에서 진통 중 약 1.6%의 임신부가 발열을 보였고, 이것이 만삭에 출생한 신생아와 조산으로 출생한 신생아에서의 감염관련 사망의 강력한 예측인자임을 보고하였다(Petrova et al., 2001).

(5) 진통여부의 확인

조기양막파수가 있는 환자에서 규칙적인 진통이 동반되면 대개 활성 진통(active labor)으로 진단할 수 있다. 진통이 확인될 때까지는 수지검사(digital examination)를 가급적 피해야 하기 때문에 질경검사 혹은 질초음파를 이용해서 자궁경부의 개대를 확인할 수 있다. 진통은 종종 저절로 멈추기도 한다. 외부 자궁수축측정기를 이용해서 자궁수축의 유무와 빈도, 진통의 여부를 조기에 확인할 수 있다. 매우 이른 임신주수인 경우 외부 자궁수축측정기로 자궁의 활동성을 검사하기 힘들 수도 있으며 다양심장박동감속(variable deceleration)이 분만진통의 첫 번째 징후인 경우도 종종 있다.

(6) 태아절박가사(Fetal distress) 여부의 확인

조기양막파수에서는 탯줄탈출과 양수과소증으로 인한 탯줄 압박의 위험이 증가한다. 태아가 생존가능한 주수에 도달했다면, 지속적 태아심박수감시(continuous fetal heart rate monitoring)가 필요할 수도 있다. 가장 보편적인 태아감시 방법은 비수축검사와 생물리학계수이며, 이들 검사에서의 이상은 태아 감염과 양수과소증과 관련된 탯줄 압박을 의미할 수 있다. 하지만 아직까지 최적의 검사 방법과 빈도를 평가하기에는 근거가 부족하다. 태아늦은심장박동감속(late deceleration)은 태반조기박리와 자궁태반 병리

(uteroplacental pathology)를 암시할 수 있고, 태아심박수 가속(fetal heart rate acceleration)의 소실, 태아빈맥은 태아 패혈증의 신호일 수 있다.

(7) 태아 폐성숙 촉진을 위한 스테로이드

NIH Consensus panel(2000)에서 임신 32주 이전에 조기양막파수된 산모에게 명백한 융모양막염이 없는 경우, 태아의 폐성숙을 촉진하기 위한 단일 주기의 스테로이드 투여를 권고하였다. 2017년 ACOG에서는 임신 24주 0일에서 34주 0일 사이의 임신부에게 단일 주기의 스테로이드 투여를 권고하였으며, 34주 0일부터 36주 6일 사이의 임신부나 23주 0일부터 23주 6일 사이의 임신부에게도 단일 주기의 스테로이드 투여를 고려할 수 있다고 하였다.

(8) 항생제 치료

조기양막파수 임신부에 있어 항생제 투여의 이득은 크게 다음의 두 가지 면에서 확인할 수 있다.

① 임신부와 주산기 감염의 위험이 감소할 것이다(융모양막염이나 신생아 패혈증의 감소).
② 조기양막파수와 분만까지의 시간이 연장될 수 있다(숨겨진 감염이 조기양막파수와 조기진통의 원인이 될 수 있기 때문이다).

1997년에 발표된 다기관 무작위임상연구에서 600명 이상의 조기양막파수 임신부를 대상으로 7일간의 항생제 치료(ampicillin, amoxicillin과 erythromycin)의 효과를 시험한 결과, 임신기간이 의미 있게 증가하였고, 주요 신생아 이환, 즉 패혈증, 폐렴, 호흡곤란증후군, 괴사소장대장염(necrotizing enterocolitis) 등이 항생제 투여군에서 위약군에 비해 감소함을 확인하였다(Mercer et al., 1997). 2001년 4,800여 명의 조기양막파수 임신부를 대상으로 한 또 다른 대규모 무작위임상연구(ORACLE I study)에서도 조기양막파수 임신부에서 erythromycin 항생제의 사용은 신생아 사망, 만성폐질환, 출생 후 뇌초음파검사상 이상의 빈도를 의미 있게 감소시켜 주산기 예후를 향상시킴을 확인하였다(Kenyon et al., 2001). 또한, 34주 이전의 조기양막파수에 대한 항생제 사용의 메타분석에서도 비슷한 결과를 보였다. 따라서, 비록 ORACLE I 연구 대상군들의 7년 추적관찰 결과에서는 조기양막파수 임신부에서 항생제의 사용이 7년 후에는 큰 영향을 미치지는 않는다고 하였으나(Kenyon et al., 2008), 조기양막파수 임신부들에 있어서 항생제 치료는 분만까지의 시간을 연장시킬 뿐 아니라 융모양막염, 자궁내막염을 포함한 임신부 감염을 줄일 수 있으며, 신생아의 패혈증, 폐렴, 뇌실 내 출혈 등의 합병증을 감소시키므로 합리적인 선택이라고 할 수 있다.

최근 국내 연구진이 조기양막파수 산모에게 새로운 항생제 요법(Ceftraixone, clarithromycin, metronidazole)을 사용하였더니, 기존의 항생제 요법보다 임신기간이 연장되고, 신생아에서 뇌성마비를 포함한 신생아 합병증이 줄었으며, 양수 내 감염이나 염증도 소실됨을 보고한 바 있으나(Lee et al., 2016), 아직까지는 조기양막파수 임신부에게 항생제 투여 시, 항생제의 종류와 투여 기간에 대해 일치된 의견을 보이지는 않는다. Amoxicillin-clavulanate의 사용은 신생아 괴사성장염의 증가와 관계가 있다고 알려져 있으므로 피하는 것이 좋겠다(Kenyon et al., 2001).

(9) 임신주수별 조기양막파수 임신부의 관리(ACOG 2016)

① 34+0주 이후
가. 분만을 시도한다.
나. GBS 예방

② 24+0~33+6주
가. 기대요법
나. 항생제 투여
다. 단일 주기의 스테로이드 투여
라. GBS 예방
마. 자궁수축억제 치료: 의견 일치 안 됨
바. 태아 신경보호를 위한 황산마그네슘 투여 고려(32+0주 이전)

③ 24+0주 이전

가. 산모와 보호자와 예후에 대한 상담

나. 기대요법 또는 분만 유도

다. 태아생존력이 확보되기 전에는 항생제는 추천되지 않는다(임신 20+0주 이후부터는 투여 고려).

라. 태아생존력이 확보되기 전에는 스테로이드 투여는 추천되지 않는다(임신 23+0주 이후에는 투여 고려).

마. 태아생존력이 확보되기 전에는 GBS 예방은 추천되지 않는다(임신 23+0주 이후에는 투여 고려).

바. 태아생존력이 확보되기 전에는 자궁수축억제 치료는 추천되지 않는다.

사. 태아생존력이 확보되기 전에는 태아 신경보호를 위한 황산마그네슘 투여는 추천되지 않는다.

(10) 조기양막파수 임신부의 일반적 처치

① 소독된 질경을 이용하여 검사를 할 때 자궁목관의 확장(dilatation)과 소실(effacement) 정도를 확인한다.

② 34주 이전의 임신에서 즉시 분만을 유도해야 하는 임신부측 혹은 태아측 적응증이 없을 때, 임신부와 태아를 진통실(labor unit)에 두고 관찰을 시작한다. 광범위 항생제를 투여한다. 탯줄 압박, 태아 상태 악화, 조기 진통을 조기에 발견하기 위해, 태아심박수와 자궁수축 정도를 감시한다.

③ 24주부터 34주 이전의 임신에서는 betamethasone (12 mg을 24시간 간격으로 두 번 근주) 혹은 dexamethasone (5 mg을 6시간 간격으로 4회 근주)를 투여한다. 23주 이후, 34~36주의 임신에서도 스테로이드 투여를 고려할 수 있다.

④ 태아의 상태를 안심할 수 있고(reassuring), 그리고 진통이 곧바로 시작되지 않으면 임신부를 산전관리실(antepartum unit)로 옮겨서 진통, 감염 혹은 태아 상태 악화를 보이는지 관찰한다. 지속적인 태아감시장치를 사용하지는 않는다.

⑤ 34주 혹은 그 이상의 임신에서 진통이 곧바로 시작되지 않으면 금기증(contraindication)이 없는 한 옥시토신(oxytocin)의 정맥 투여로 진통을 유도한다. 제왕절개수술은 일반적인 적응증을 따른다.

⑥ 진통 혹은 유도분만 도중 group B streptococcus 감염을 예방하기 위해 항생제를 투여한다.

8. 분만 관리

매우 작은 조산아의 분만은 전문화된 상위 의료기관에서 시행되는 것이 바람직하다. 태어난 후 신생아집중치료실(NICU)이 있는 병원으로 이송된 신생아보다 신생아집중치료실이 있는 병원에서 태어난 신생아의 생존율이 높고 장단기적 합병증이 적을 확률이 크다. 조기진통 임신부에서 자궁수축억제제를 사용함으로써 잠시나마 분만을 늦출 수 있고, 이를 통해, 태아 폐성숙 촉진을 위한 스테로이드를 투여하고, 조산이 임박한 임신부를 신생아집중치료실이 있는 상위 의료기관으로 이송할 시간을 벌 수 있으며, group B streptococcus 예방치료를 시행할 수 있다.

1) 태아심박수 감시

조산아는 진통을 잘 견디지 못하는 경우도 있고, 조기진통의 원인 자체로 인해 분만 중 위험이 클 수 있다. 아프가 점수가 낮은 것은 임신주수가 낮은 것이 주요 인자이기 때문에, 분만중 저산소증의 정도를 알아보기 위해서는 신생아 탯줄혈액 분석을 통한 산증의 평가가 매우 유용하다.

지속적 태아심박수 감시(continuous fetal heart rate monitoring)의 효용성은 논란이 있지만 일반적으로 조산아의 진통에 있어서는 지속적 감시 방법을 주로 사용하는 것이 좋겠다. 지속적 태아심박수 감시를 통한 주의 깊은 태아감시는 1,500 g 이하 태아의 신생아 사망률과 이환율의 감소와 관계가 있다. 태아심박수 감시에서 정상이면 신생아 사망이 있을 확률은 적다. 하지만 심한 다양심장박동감속(severe variable deceleration) 혹은 늦은심장박동감속(late deceleration)과 기본 변이도(baseline variability)의 감소가 동반되면 신생아 이환율과 사망률이 증가한다. 그리고 깊은(deep) 다양심장박동감속을 보이지만 기본 변이도가 정상인 경우, 기본 변이도가 감소되어 있지만 지연성 태아 심장박동감속(prolonged deceleration)이 동반되지 않은 경우는 초저체중아에서 신생아 사망률이나 산증과 관계가 없는 것으로 알려져 있다. 그 외에도, 조기양막파수 임신부에서 태아의 빈맥은 패혈증을 시사할 수 있는 소견이다.

2) 신생아 Group B Streptococcus 감염 예방

Group B Streptococcus 감염은 조산한 신생아에서 흔하면서도 위험한 질환이다. 1996년 이후로 ACOG와 AAP에서는 조기진통 중인 임신부에게 penicillin G 혹은 ampicillin 투여를 통해 신생아 Group B Streptococcus 감염을 예방할 것을 권고하고 있다.

3) 분만

(1) 진통제와 마취

조산아에서 어떤 마취나 진통제를 선택해야 하는지에 대해 명확하게 결정된 것은 없다. 경막외마취는 골반바닥(pelvic floor)을 이완시키고 태아 선진부에 대한 충격을 줄이기 때문에 태아의 외상을 줄일 수 있을 것으로 생각된다. 하지만 이는 동시에 임신부의 저혈압을 유도할 수 있기 때문에 태아절박가사(fetal distress)를 유발할 수도 있다.

(2) 외음절개술(Episiotomy)

외음절개술은 분만을 조절할 수 있고, 저항을 줄이며, 분만 2기를 줄일 수 있다는 점에서 일반적으로 권장된다. 하지만 조산아에서 일상적(routine) 외음절개에 대한 이득이 정확히 어느 정도인지에 대해서는 잘 알려지지 않은 상태이다.

(3) 겸자분만(Forceps delivery)

조산아의 두부(head) 보호를 위해 낮은(low) 겸자분만을 시도한 적이 있으나, 이득을 뒷받침하는 증거는 없으며 일반적인 산과적 처치로 충분하다.

(4) 분만 방법의 선택

조산아들은 흔히 종자바탕질(germinal matrix) 출혈을 보이고, 심하면 더욱 심각한 뇌실 내 출혈로 확장된다. 제왕절개를 시행하여 분만진통과 정상분만에서 기인하는 외상의 가능성을 줄이면 이런 합병증을 예방할 수 있다는 가설이 제기되었으나, 이러한 가설은 이후의 대부분의 연구에서 확인되지 않았다. 즉, 1,500 g 미만의 출생체중을 가진 신생아에서 제왕절개 분만을 시행하여도 사망률이나 뇌내출혈(intracranial hemorrhage)의 빈도가 낮아지지 않았다. 그러나, 신생아 뇌내 출혈 예방에 있어서 제왕절개분만의 역할에 관한 흥미 있는 연구가 발표되었는데, 이러한 뇌내 출혈은 분만 방법과 관련 있는 것이 아니라 분만진통의 활성기(active phase)를 겪었는지 여부와 관련이 있었다는 것이다(Anderson el al., 1988). 하지만 분만진통의 활성기가 확실해질 때까지는 분만 방법을 결정할 수 없기 때문에, 대부분의 조기진통에서 활성기를 피할 수 없다는 것을 강조했다.

일반적으로 조산 둔위(preterm breech presentation)에서의 분만은 제왕절개 분만이 권장되는데, 이는 1,250 g에서 1,500 g 사이의 신생아 사망을 1/3 정도 줄이기 때문이다. 태아곤란증이나, 전치태반, 태반조기박리, 태아기형 등을 배제하고 자연질식분만에 적합했던 임신 24-31주 사이의 2,906명의 생존 단태아를 분석한 연구에서 두위를 보인 태아에 대해 질식자연분만을 시도한 경우, 84%의 성공률을 보였으며, 계획된 제왕절개술과 신생아 사망률 비교에서 차이를 보이지 않은 반면, 둔위분만을 시도한 경우, 계획된 제왕절개술에 비해 신생아 사망률이 3배 높았다(Reddy et al., 2012).

(5) 태아 신경보호를 위한 황산마그네슘

2000년 조기진통이나 전자간증으로 황산마그네슘치료를 받은 산모에서 태어난 초저체중아에서 3살까지 관찰한 결과 뇌성마비의 발생이 줄었다는 흥미로운 연구결과가 발표되었다(Grether et al., 2000). 이후, 황산마그네슘 투여가 태아 신경보호의 효과가 있다는 여러 역학적 증거를 토대로, 다양한 무작위 임상연구들이 진행되었다. NICHD MFMU network에서 진행한 BEAM (the Beneficial Effects of Antenatal Magnesium Sulfate)연구에서 임신 24~31주 사이에 조산이 임박한 2,241명의 임신부를 대상으로 태아 신경보호를 목적으로 투여한 황산마그네슘의 효과를 발표하였다(Rouse et al., 2008). BEAM 연구에서는 처음 20~30분 동안 6 g의 황산마그네슘을 한꺼번에 투여한 뒤, 시간당 2 g 투여를 유지하였고, 만약 12시간 이내에 분만이 이루어지지 않았거나 더 이상 분만이 임박하다고 생각되지 않는다고 판단할 경우, 주입하던 황산마그네슘은 중단하였으며, 다시 진통이 발생하여 진행할 경우 재주입하였다. 부하용량을 다시 투여할 때에는 적어도 6시간 이상의 시간이 지난 다음 투여하였다. 출생아의 2년 추적관찰 결과, 황산마그네슘 투여는 중등도 이상의 뇌성마비의 빈도를 45% 감소시켰다. 그러나, 분만주수에 따라 그 효과가 차이가 있어 해석상에 논란이 있었다. 최근의 Cochrane 리뷰에서 분만직전 황산마그네슘투여는 뇌성마비의 위험도를 0.71로 유의하게 감소시켰고, 소아사망률과 다른 신경계 합병증에는 영향을 미치지 않았다고 보고하였다(Doyle et al., 2009).

이러한 태아신경보호를 위한 황산마그네슘의 사용은 산모에서 심각한 부작용을 초래하지 않았다. 그러나 아직까지 황산마그네슘의 태아신경보호작용에 대한 논란은 지속되고 있으며, 이에 2010년 ACOG에서는 다음과 같이 결론지었다. 즉, 32주 이전에 조산이 예상되는 경우, 분만직전 황산마그네슘의 투여는 뇌성마비의 중증도와 발생률을 줄인다는 근거가 충분하나, 태아신경보호를 목적으로 황산마그네슘을 투여하려는 임상의는 적절한 투여 대상군, 투여 방법(regimen), 자궁수축억제제의 동시 사용 여부 및 임신부와 태아의 감시(monitoring)에 대해 일원화된 적절한 가이드라인을 만들어야 한다는 것이다.

참고문헌

- 김은우, 김재완, 양종필, 유태환, 조용균, 김복린 등. 조산아의 원인과 예후에 관한 연구. 대한산부회지 1995;38:1374-9.
- 박상화, 김종석, 천대우, 한정호. 우리나라 후기조기분만 발생에 관한 연구. 인구의학연구논집 2011;24:110-5.
- 성석주, 최은화, 정상희, 김혜옥, 조준형, 안현경, 등. 조산예측을 위한 임신중기 자궁경부 길이측정의 효용성연구. 대한산부회지 2000;43:2269-73.
- 이명숙, 김은령, 진현승, 심재원, 김민희, 임재우 등. 재태연령과 출생체중에 따른 미숙아의 생존율과 사망원인에 관한 다기관연구. 대한주산회지 2010;21:370-7.
- 이종훈, 곽재환, 황태영, 김현호, 제구화. 조산의 예측지표로서 Fetal Fibronectin의 유용성. 대한산부회지 1996;39:43-8.
- 정연욱, 권오준, 한용보, 김금석, 이광범, 김석영 등. 조산의 발생빈도 및 원인변화에 관한 임상적 고찰. 대한주산회지 2002;13:162-70.
- 차현화, 최현진, 윤지영, 송승은, 서은성, 최석주 등. 조산의 과거력이 있는 산모에서 임신 사이 기간에 따른 조산의 재발 위험 분석. 대한산부회지 2009;52:1109-16.
- Alexander JM, Gilstrap LC, Cox SM, McIntire DM, Leveno KJ. Clinical chorioamnionitis and the prognosis for very low birth weight infants. Obstet Gynecol. 1998;91:725-9.
- American College of Obstericians and Gynecologists Committee on Obstetric Practice; Society for Maternal-Fetal Medicine. Committee opinion No. 455: Magnesium sulfate before anticipated preterm birth for neuroprotection. Obstet Gynecol. 2010;115(3):669-71.
- American College of Obstetricians and Gynecologists: Prediction and prevention of preterm birth. Practice Bulletin No. 130, October 2012, Reaffirmed 2016.
- American College of Obstericians and Gynecologists: Management of preterm labor. Practice Bulletin No. 171. Obstet Gynecol. 2016;128(4):e155-64.
- American College of Obstericians and Gynecologists: Premature rupture of membranes. Practice Bulletin No. 172. Obstet Gynecol. 2016;128(4):e165-77.
- American College of Obstericians and Gynecologists: Antenatal corticosteroid therapy for fetal maturation. Committee opinion No. 713. Obstet Gynecol. 2017;130(2):e102-09.
- Anderson GD, Bada HS, Sibai BM, Harvey C, Korones SB, Magill HL, et al. The relationship between labor and route of delivery in the preterm infant. Am J Obstet Gynecol. 1988;158:1382-90.
- Berghella V, Rafael TJ, Szychowski JM, Rust OA, Owen J. Cerclage for short cervix on ultrasonography in women with singleton gestations and previous preterm birth: a meta-analysis. Obstet Gynecol. 2011;117:663-71.
- Bond DM, Middleton P, Levett KM, van der Ham DP,

Crowther CA, Buchanan SL, et al. Planned early birth versus expectant management for women with preterm prelabour rupture of membranes prior to 37 weeks' gestation for improving pregnancy outcome. Cochrane Database Syst Rev. 2017 Mar 3;3:CD004735.
- Boyle CA, Yeargin-Allsopp M, Schendel DE, Holmgreen P, Oakley GP. Tocolytic magnesium sulfate exposure and risk of cerebral palsy among children with birth weights less than 1,750 grams. Am J Epidemiol. 2000;152:120-4.
- Cahill AG, Odibo AO, Caughey AB, Stamilio DM, Hassan SS, Macones GA, et al. Universal cervical length screening and treatment with vaginal progesterone to prevent preterm birth: a decision and economic analysis. Am J Obstet Gynecol 2010;202:548.e1-8.
- Canadian Preterm Labor Investigators Group. Treatment of preterm labor with the beta-adrenergic agonist ritodrine. N Engl J Med. 1992;327:308-12.
- Cox SM, Williams ML, Leveno KJ. The natural history of preterm ruptured membranes: what to expect of expectant management. Obstet Gynecol. 1988;71(4):558-62.
- Cox SM, Leveno KJ. Intentional delivery versus expectant management with preterm ruptured membranes at 30-34 weeks' gestation. Obstet Gynecol. 1995;86:875-9.
- Crowther CA, Hiller JE, Doyle LW, Haslam RR. Effect of magnesium sulfate given for neuroprotection before preterm birth: a randomized controlled trial. JAMA. 2003;290:2669-76.
- Crowther CA, Doyle LW, Haslam RR, Hiller JE, Harding JE, Robinson JS; ACTORDS Study Group. Outcomes at 2 years of age after repeat doses of antenatal corticosteroids. N Engl J Med. 2007 Sep 20;357(12):1179-89.
- Crowther CA, McKinlay CJ, Middleton P, Harding JE. Repeat doses of prenatal health outcomes. Cochran Database Syst Rev 2011;6:CD003935.
- Doyle LW, Crowther CA, Middleton P, Marret S, Rouse D. Magnesium sulphate for women at risk of preterm birth for neuroprotection of the fetus. Cochrane Database Syst Rev 2009;1:CD004661.
- Ekwo EE, Gosselink CA, Moawad A. Unfavorable outcome in penultimate pregnancy and premature rupture of membranes in successive pregnancy. Obstet Gynecol 1992;80:166-72.
- Evidence Report/Technology Assessment No 18: Management of Preterm Labor. AHRQ Publication No 01-E021, October 2000.
- Esplin MS, Elovitz MA, Iams JD, Parker CB, Wapner RJ, Grobman WA, et al. Predictive Accuracy of Serial Transvaginal Cervical Lengths and Quantitative Vaginal Fetal Fibronectin Levels for Spontaneous Preterm Birth Among Nulliparous Women.JAMA. 2017;317:1047-56.
- Fanaroff AA, Hack M, Walsh MC. The NICHD neonatal research network: changes in practice and outcomes during the first 15 years. Semin Perinatol 2003;27:281-7.
- Flenady V, Wojcieszek AM, Papatsonis DN, Stock OM, Murray L, Jardine LA, et al. Calcium channel blockers for inhibiting preterm labour and birth. Cochrane Database Syst Rev. 2014 Jun 5;(6):CD002255.
- Goepfert AR, Goldenberg RL, Mercer B, Iams J, Meis P, Moawad A, et al. The preterm prediction study: quantitative fetal fibronectin values and the prediction of spontaneous preterm birth. The National Institute of Child Health and Human Development Maternal-Fetal Medicine Units Network. Am J Obstet Gynecol 2000;183:1480-3.
- Goya M, Pratcorona L, Merced C, Rodó C, Valle L, Romero A, et al. Cervical pessary in pregnant women with a short cervix (PECEP): an open-label randomised controlled trial. Lancet 2012;379:1800-6.
- Grether JK, Hoogstrate J, Walsh-Greene E, Nelson KB. Magnesium sulfate for tocolysis and risk of spastic cerebral palsy in premature children born to women without preeclampsia. Am J Obstet Gynecol. 2000;183:717-25.
- Guinn DA, Goepfert AR, Owen J, Brumfield C, Hauth JC. Management options in women with preterm uterine contractions: a randomized clinical trial. Am J Obstet Gynecol. 1997;177:814-8.
- Horbar JD, Badger GJ, Carpenter JH, Fanaroff AA, Kilpatrick S, LaCorte M, et al. Members of the Vermont Oxford Network. Trends in mortality and morbidity for very low birth weight infants, 1991-1999. Pediatrics 2002;110:143-51.
- Hui SY, Chor CM, Lau TK, Lao TT, Leung TY. Cerclage pessary for preventing preterm birth in women with a singleton pregnancy and a short cervix at 20 to 24 weeks: a randomized controlled trial. Am J Perinatol 2013;30:283-8.
- Iams JD, Newman RB, Thom EA, Goldenberg RL, Mueller-Heubach E, Moawad A, et al. Frequency of uterine contractions and the risk of spontaneous preterm delivery. N Engl J Med 2002;346:250-5.
- Kenyon SL, Taylor DJ, Tarnow-Mordi W; ORACLE Collaborative Group. Broad-spectrum antibiotics for preterm, prelabour rupture of fetal membranes:the ORACLE I randomised trial. ORACLE Collaborative Group. Lancet. 2001;357(9261):979-88.
- Kenyon SL, Taylor DJ, Tarnow-Mordi W. Broad-spectrum antibiotics for spontaneous preterm labour: the ORACLE II randomised trial. ORACLE Collaborative Group. Lancet 2001;357:989-94.
- Kenyon S, Pike K, Jones DR, Brocklehurst P, Marlow N, Salt A, et al. Childhood outcomes after prescription of antibiotics to

pregnant women with preterm rupture of the membranes: 7-year follow-up of the ORACLE I trial. Lancet. 2008;372 (9646):1310-8.

- Kenyon S, Pike K, Jones DR, Brocklehurst P, Marlow N, Salt A, et al. Childhood outcomes after prescription of antibiotics to pregnant women with spontaneous preterm labour: 7-year follow-up of the ORACLE II trial. Lancet. 2008;372(9646): 1319-27.
- King J, Flenady V. Antibiotics for preterm labour with intact membranes. Cochrane Database Syst Rev. 2000;(2): CD000246.
- King JF, Flenady VJ, Papatsonis DN, Dekker GA, Carbonne B. Calcium channel blockers for inhibiting preterm labour. Cochrane Database Syst Rev 2003;1:CD002255.
- King J, Flenady V, Cole S, Thornton S. Cyclo-oxygenase (COX) inhibitors for treating preterm labour. Cochrane Database Syst Rev 2005;2:CD001992.
- Lamont RF, Duncan SL, Mandal D, Bassett P. Intravaginal clindamycin to reduce preterm birth in women with abnormal genital tract flora. Obstet Gynecol 2003;101:516-22.
- Lee J, Romero R, Kim SM, Chaemsaithong P, Park CW, Park JS, Jun JK, Yoon BH. A new anti-microbial combination prolongs the latency period, reduces acute histologic chorioamnionitis as well as funisitis, and improves neonatal outcomes in preterm PROM. J Matern Fetal Neonatal Med. 2016 Mar; 29(5):707-20.
- Lee J, Romero R, Kim SM, Chaemsaithong P, Yoon BH. A new antibiotic regimen treats and prevents intra-amniotic inflammation/infection in patients with preterm PROM. J Matern Fetal Neonatal Med. 2016 Sep;29(17):2727-37.
- Liggins GC, Howie RN. A controlled trial of antepartum glucocorticoid treatment for prevention of the respiratory distress syndrome in premature infants. Pediatrics. 1972;50:515-25.
- Lockwood CJ, Senyei AE, Dische MR, Casal D, Shah KD, Thung SN, et al. Fetal fibronectin in cervical and vaginal secretions as a predictor of preterm delivery. N Engl J Med 1991;325:669-74.
- McIntire DD, Leveno KJ. Neonatal mortality and morbidity rates in late preterm births compared with births at term. Obstet Gynecol. 2008;111:35-41.
- McElrath TF, Allred EN, Leviton A; Development Epidemiology Network Investigators. Prolonged latency after preterm premature rupture of membranes: an evaluation of histologic condition and intracranial ultrasonic abnormality in the neonate born at <28 weeks of gestation. Am J Obstet Gynecol. 2003;189(3):794-8.
- Meis PJ, Klebanoff M, Thom E, Dombrowski MP, Sibai B, Moawad AH, et al. Prevention of recurrent preterm delivery by 17 alpha-hydroxyprogesterone caproate. N Engl J Med 2003;348:2379-85.
- Mercer BM, Miodovnik M, Thurnau GR, Goldenberg RL, Das AF, Ramsey RD, et al. Antibiotic therapy for reduction of infant morbidity after preterm premature rupture of the membranes. A randomized controlled trial. National Institute of Child Health and Human Development Maternal-Fetal Medicine Units Network. JAMA. 1997;278:989-95.
- Mercer BM. Preterm premature rupture of membranes. Obstet Gynecol 2003;101:178-193.
- Michalowicz BS, Hodges JS, DiAngelis AJ, Lupo VR, Novak MJ, Ferguson JE, et al. Treatment of periodontal disease and the risk of preterm birth. N Engl J Med 2006;355:1885-94.
- Morales WJ, Talley T. Premature rupture of membranes at <25 weeks: a management dilemma. Am J Obstet Gynecol. 1993; 168:503-7.
- National Institutes of Health Consensus Development Panel. Antenatal coticosteroids revisited:repeat courses-National Institutes of Health Consensus Development Conference Statement, August 17-18, 2000. Obstet Gynecol. 2001;98: 144-50.
- Nelson KB, Grether JK. Can magnesium sulfate reduce the risk of cerebral palsy in very low birthweight infants? Pediatrics. 1995;95:263-9.
- Nicolaides KH, Syngelaki A, Poon LC, Picciarelli G, Tul N, Zamprakou A, et al. A Randomized Trial of a Cervical Pessary to Prevent Preterm Singleton Birth. N Engl J Med. 2016;374: 1044-52.
- NIH Consensus Development Panel. Effect of corticosteroids for fetal maturation on perinatal outcomes. Am J Obstet Gynecol. 1995;173:246-52.
- Oh KJ, Romero R, Park JY, Lee J, Conde-Agudelo A, Hong JS, et al. Evidence that antibiotic administration is effective in the treatment of a subset of patients with intra-amniotic infection/inflammation presenting with cervical insufficiency. Am J Obstet Gynecol. 2019 Mar 27. [Epub ahead of print]
- Ouh YT, Park JH, Ahn KH, Hong SC, Oh MJ, Kim HJ, et al. Recurrent Risk of Preterm Birth in the Third Pregnancy in Korea. J Korean Med Sci. 2018;33:e170.
- Peaceman AM, Meyer BA, Thorp JA, Parisi VM, Creasy RK. The effect of magnesium sulfate tocolysis on the fetal biophysical profile. Am J Obstet Gynecol. 1989;161:771-4.
- Peaceman AM, Andrews WW, Thorp JM, Cliver SP, Lukes A, Iams JD, et al. Fetal fibronectin as a predictor of preterm birth in patients with symptoms: a multicenter trial. Am J Obstet Gynecol 1997;177:13-8.
- Petrova A, Demissie K, Rhoads GG, Smulian JC, Marcella S, Ananth CV. Association of maternal fever during labor with neonatal and infant morbidity and mortality. Obstet Gynecol. 2001;98:20-7.

- Reddy UM, Zhang J, Sun L, Chen Z, Raju TN, Laughon SK. Neonatal mortality by attempted route of delivery in early preterm birth. Am J Obstet Gynecol 2012;207(2):117.e1-8.
- Reinebrant HE, Pileggi-Castro C, Romero CL, Dos Santos RA, Kumar S, Souza JP, Flenady V. Cyclo-oxygenase (COX) inhibitors for treating preterm labour. Cochrane Database Syst Rev. 2015 Jun 5;(6):CD001992.
- Romero R, Yoon BH, Mazor M, Gomez R, Diamond MP, Kenney JS, et al. The diagnostic and prognostic value of amniotic fluid white blood cell count, glucose, interleukin-6, and gram stain in patients with preterm labor and intact membranes. Am J Obstet Gynecol. 1993;169:805-16.
- Romero R, Sibai BM, Sanchez-Ramos L, Valenzuela GJ, Veille JC, Tabor B, et al. An oxytocin receptor antagonist (atosiban) in the treatment of preterm labor: a randomized, double-blind, placebo-controlled trial with tocolytic rescue. Am J Obstet Gynecol. 2000;182:1173-83.
- Rouse DJ, Hirtz DG, Thom E, Varner MW, Spong CY, Mercer BM, et al. A randomized, controlled trial of magnesium sulfate for the prevention of cerebral palsy. N Engl J Med. 2008;359(9):895-905.
- Royal College of Obstetricians & Gynaecologists : Perinatal Management of Pregnant Women at the Threshold of infant Viability. Scientific impact paper No. 41, February 2014.
- Serenius F, Källén K, Blennow M, Ewald U, Fellman V, Holmstrom G, et al. Neurodevelopmental outcome in extremely preterm infants at 2.5 years after active perinatal care in Sweden. JAMA 2013;309:1810-20.
- Shim JY, Park YW, Yoon BH, Cho YK, Yang JH, Lee Y, et al. Multicentre, parallel group, randomised, single-blind study of the safety and efficacy of atosiban versus ritodrine in the treatment of acute preterm labour in Korean women. BJOG. 2006;113(11):1228-34.
- Society for Maternal-Fetal Medicine (SMFM) Publications Committee. The role of cervical pessary placement to prevent preterm birth in clinical practice. Am J Obstet Gynecol. 2017;216:B8-B10.
- Society for Maternal-Fetal Medicine Publications Committee, with assistance of Vincenzo Berghella. Progesterone and preterm birth prevention: translating clinical trials data into clinical practice. Am J Obstet Gynecol 2012;206:376-86.
- Tsatsaris V, Papatsonis D, Goffinet F, Dekker G, Carbonne B. Tocolysis with nifedipine or beta-adrenergic agonists: a meta-analysis. Obstet Gynecol. 2001;97:840-7.
- To MS, Alfirevic Z, Heath VC, Cicero S, Cacho AM, Williamson PR, et al. Fetal Medicine Foundation Second Trimester Screening Group. Cervical cerclage for prevention of preterm delivery in women with short cervix: randomised controlled trial. Lancet 2004;363:1849-53.
- Tulzer G, gudmundsson S, Tews G. Incidence of indomethacin-induced fetal ductal constriction. J Maternal Fetal Invest 1992;1:267.
- Ugwumadu A, Manyonda I, Reid F, Hay P. Effect of early oral clindamycin on late miscarriage and preterm delivery in asymptomatic women with abnormal vaginal flora and bacterial vaginosis: a randomised controlled trial. Lancet 2003;361:983-8.
- Vohr BR, Wright LL, Dusick AM, Mele L, Verter J, Steichen JJ, et al. Neurodevelopmental and functional outcomes of extremely low birth weight infants in the National Institute of Child Health and Human Development Neonatal Research Network, 1993-1994. Pediatrics 2000;105:1216-26.
- Wapner RJ, Sorokin Y, Mele L, Johnson F, Dudley DJ, Spong CY, et al. Long-term outcomes after repeat doses of antenatal corticosteroids. N Engl J Med. 2007;357(12):1190-8.
- Weiss JL, Malone FD, Vidaver J, Ball RH, Nyberg DA, Comstock CH, et al. Threatened abortion: A risk factor for poor pregnancy outcome, a population-based screening study. Am J Obstet Gynecol 2004;190:745-50.
- Wood NS, Marlow N, Costeloe K, Gibson AT, Wilkinson AR. Neurologic and developmental disability after extremely preterm birth. EPICure Study Group. N Engl J Med 2000;343:378-84.
- Yoon BH, Yang SH, Jun JK, Park KH, Kim CJ, Romero R. Maternal blood C-reactive protein, white blood cell count, and temperature in preterm labor: a comparison with amniotic fluid white blood cell count. Obstet Gynecol. 1996;87:231-7.
- Yoon BH, Romero R, Park JS, Kim CJ, Kim SH, Choi JH, et al. Fetal exposure to an intra-amniotic inflammation and the development of cerebral palsy at the age of three years. Am J Obstet Gynecol. 2000;182:675-81.
- Yoon BH, Romero R, Park JY, Oh KJ, Lee J, Conde-Agudelo A, et al. Antibiotic administration can eradicate intra-amniotic infection or inflammation in a subset of patients with preterm labor and intact membranes. Am J Obstet Gynecol. 2019 Mar 27. [Epub ahead of print]

제27장

과숙임신

Postterm Pregnancy

이동형 | 부산의대
이영주 | 부산의대

1. 정의

과숙임신(postterm pregnancy)은 최종월경일로부터 42주(294일) 이상으로 지속되는 임신으로 정의하며(WHO, 2018), 'postterm', 'prolonged', 'postdate', 'postmature'와 같은 다양한 용어들이 사용되어 왔다. 'postmature'는 병적으로 과숙된 임신에서 관찰되는 임상적 소견이 신생아에서 관찰될 때를 지칭한다. 조기만삭임신(early term pregnancy)은 임신 37주부터 38주 6일까지, 만삭임신(full term pregnancy)은 임신 39주에서 40주 6일까지, 그리고 말기 만삭임신(late term pregnancy)은 41주에서 41주 6일에 이르는 것으로 정의한다(ACOG, 2013).

2. 발생빈도

과숙임신의 발생빈도에 있어서 미국에서는, 42주 이상의 분만은 0.33%, 41주 이상의 분만은 6.25%로 보고되고 있으나(Martin et al., 2018), 유럽에서는 0.4~8.1%로 다양하게 보고되었다(Zeitlin et al., 2007). 이러한 발생빈도 차이는 정확한 임신기간의 진단 여부에 따라 달라지게 되는데, 최종월경일을 기준으로 하는 재태연령의 계산은 임신부가 생리날짜를 정확히 기억하지 못하거나 생리주기가 불규칙한 여성에서 배란 시점이 정확하지 않은 경우가 있다. 따라서 정확한 재태연령의 계산을 위해 최종월경일 기준과 임신 14주 이전에 시행한 초음파를 기준으로 결정하기를 권하고 있다(SOGC, 2014; ACOG, 2017). 실제로 과숙임신의 빈도를 생리주기와 초음파를 기준으로 비교한 연구에서 6.4%와 1.9%로 차이가 있었으며(Blondel et al., 2002), 초음파를 시행한 시기에 따라 임신 제1삼분기에 시행한 군에서 유의하게 과숙임신에 따른 유도분만율을 낮출 수 있었다(Bennett et al., 2004).

국내에서도 과숙임신의 발생빈도는 0.86~9.8%까지 다양한 분포로 보고하였으며(김윤하, 2002)(표 27-1), 1981년부터 1991년까지 국내 18개 종합병원의 분만 중 5.1%로 보고하였다(유한기, 1992). 2007년부터 2017년까지 국내 과숙임신의 발생 빈도는 0.7%에서 0.1%로 지속적으로 감소하고 있으며, 이러한 현상은 과숙임신이 되기 전에 유도 분만이나 제왕절개분만을 시행하는 경우가 늘어난 것과 연관이 있다(통계청 2018).

표 27-1. 과숙임신의 빈도

저자	기간(연도)	전체 분만수	과숙임신의 수(%)
이춘노 등	1968~1973	3,841	323(8.41)
곽인평 등	1976~1981	8,337	544(6.52)
박형무 등	1980~1981	2,005	137(9.80)
박영식 등	1982~1983	3,440	260(7.55)
나경일 등	1980~1985	8,445	451(5.34)
이병태 등	1988~1989	14,241	888(6.24)
이명숙 등	1990~1992	12,328	696(5.66)
고만석 등	1993~1997	16,922	360(2.13)
유한기 등	1981~1991	21,546	1,010(4.70)
김윤하	1992~2000	11,058	95(0.86)

3. 원인

과숙임신은 대부분 원인을 알 수 없으며, 초임부, 남아임신, 비만여성, 고령임신, 백인여성, 이전에 과숙임신을 경험했던 여성들에게서 많이 발생하는데(Norwitz, 2014), 스웨덴 여성을 대상으로 한 연구에서는 엄마와 딸이 과숙임신의 병력이 있는 경우에 딸의 다음 임신에서 과숙임신의 위험도가 2~3배 증가한다고 보고하였고(Mogren et al., 1999), 다른 연구에서는 부성(paternal)이 아니라 모성(maternal)의 유전자가 과숙임신에 영향을 준다고 보고하였다(Laursen et al., 2004). 과숙임신 의 1/3~1/2은 분만진통과 관련된 모체 또는 태아의 유전적 요인이 관련된다고 알려져 있다(Oberg et al., 2013).

임신 중 분만시작과 관련된 태반-태아 내분비고리는 과숙임신의 원리를 이해하는 생리학적인 단초가 될 수 있다. 특히 분만의 시작에 있어 태반의 코르티코트로핀분비호르몬(corticotropin-releasing hormone, CRH)은 중요한 역할을 하는데, 의미 있게 낮은 CRH와 높은 CRH 결합단백질의 농도는 과숙임신과 연관이 있었다(Petraglia et al., 2010). 또한 태반이 생성하는 호르몬과 관련되어, X-linked placental sulfatase deficiency인 경우에 태반 sulfatase 활성도의 결함으로 혈중 에스트리올 농도가 정상 임신에 비해 감소하여 진통의 시작이 억제되는 것으로 알려져 있다(Lykkesfeldt et al., 1984). 또한 자궁경부의 산화질소(nitric oxide) 유리 감소가 과숙임신을 유발한다는 보고도 있다(Vaisanen-Tommiska et al., 2004). 무뇌아의 경우 시상하부, 뇌하수체의 무형성과 부신의 저형성으로 태아 코티솔 호르몬이 생성되지 않아 과숙 임신의 원인이 될 수 있으나, 대부분 산전 진찰에서 진단되어 임신을 종결시키므로 과숙임신에서는 더 이상 관찰되지 않는다.

4. 진단

42주라는 기준은 최종월경 1일째부터 14일 후 배란이 되었다는 가정하에 있는 것이므로 산모가 최종월경일을 잘 기억하지 못하거나 배란이 14일보다 지연되는 경우는 실제로는 과숙임신이 아닐 수 있고, 드물지만 배란이 14일째보다 더 빨리 된 경우는 완료된 42주 이전에 과숙임신이 되는 경우도 있을 수 있다.

이종민 등은 임신 초기에 주기적인 초음파에 근거한 임신기간의 산출이 최종월경일에 근거한 경우보다 중요하다

표 27-2. **초음파에 의한 분만예정일의 보정**

임신주수(주+일)	측정방법	초음파와 LMP에 의한 분만예정일의 차이(일)
≤ 8+6 9+0~13+6	머리-엉덩길이(CRL)	5일 이상 7일 이상
14+0~15+6	양쪽마루뼈지름(BPD), 머리둘레(HC), 복부둘레(AC), 대퇴골길이(FL)	7일 이상
16+0~21+6		10일 이상
22+0~27+6		14일 이상
28+0 이상		21일 이상

AC, abdominal circumference; BPD, biparietal diameter; CRL, crown-rump length; FL, femur length; HC, head circumference; LMP, last menstrual period.

고 하였고(이종민 등, 1994), 김석영 등은 분만예정일과 실제 분만일 간의 차이가 7일 이내인 경우에는 양쪽마루뼈지름(biparietal diameter, BPD)에 의한 예측이 최종월경일에 의한 예측보다 더 정확하였다고 보고하였다(김석영 등, 2001). 따라서, 최근에 미국산부인과학회에서는 임신 14주 이전에 시행한 초음파의 머리-엉덩길이(crown-rump length, CRL)에 의한 분만예정일의 예측이 가장 정확하다고 하였고, 이때 LMP와 초음파에 의한 분만예정일이 7일 이상 차이가 날 경우 초음파에 의한 것을 따라야 한다고 권하였다(ACOG. 2017)(표 27-2). 하지만 초음파에 의한 보정은 임신 제2,3삼분기에는 태아성장제한 따른 차이가 발생할 수 있으므로 이를 고려하여 결정하여야 한다. 최종월경일을 정확히 기억하지 못하거나 생리불순 등으로 최종월경 1일째부터 계산하여 14일째 배란이 되지 않았을 가능성이 큰 경우 등에서는 초음파를 이용한 임신주수를 정하는 것이 과숙임신의 진단과 치료에 필수적이다.

5. 병태생리

1) 과숙증후군(Postmaturity syndrome)

과숙아는 20% 정도에서 특징적인 만성 자궁 내 영양결핍 증상을 보이는데, 피하조직의 감소로 건조하고 주름지고 (특히, 손바닥과 발바닥), 껍질이 벗겨진 피부, 태변 착색, 길고 마른 체형, 손톱이 길고, 눈을 뜨고 있거나 각성되어 보이며, 나이가 들어 보이거나 걱정이 있는 표정을 보이는 등의 진행된 성숙도를 보이는 것이 특징이다(Norwitz, 2014). 이러한 과숙증후군신생아는 성장 지연, 저혈당, 적혈구증가증, 태변흡입, 신경발달이상 등의 질병이환율이 더 높다(Mannino, 1988). 임신주수에 따른 과숙증후군의 빈도는 명확하지는 않으나 41주에서 43주에는 약 10%, 44주에 이르면 약 33%가 된다고 보고하였고(Shime et al., 1984), 양수과소증에서 가장 큰 양수의 수직치가 1 cm 미만인 경우에 더욱 증가하며, 이 경우 42주에 88%에서 과숙증후군을 보인다고 보고하였다(Trimmer et al., 1990).

2) 태반기능장애(Placental dysfunction)

태반은 임신 37주에 그 기능이 최고치에 이른 후 쇠퇴과정을 밟는다. 이 쇠퇴과정 중 어떤 기전이 개입하여 태아로 하여금 특정한 시기에 자궁 내 생활환경으로부터 변화를 위한 분만이라는 현상이 나타나게 되는지 알려지지 않았지만, 실제로 태아가 임신 40주 전후 2주 이내에 대부분 분만된다는 사실은 태내로부터 태외로의 생활환경의 변화를 관장하는 최적의 생명유지기구가 존재하고 있음을 시사하고 있다. 임신이 진행함에 따라 태반성숙도는 만삭까지 증가하는데, 특히 임신 40주 이후가 되면 태반의 노화는 급격하게 진행되고 이것이 양수과소증과 동반된 경우 태반의 기능부전을 일으킬 수 있고 이로 인한 태아의 위험도가 증가할 수 있다(김용봉, 1993). 태반의 노화는 임신 35주부터 융모사이 혈액 흐름(intervillous blood flow)이 감소하며 융모괴사(villous necrosis)와 섬유소침착(fibrinoid deposition)이 나타나는 것으로 시작한다. 임신 36주 이후부터 태반의 성장과 염색체 합성이 감소하게 되고, 임신 38주에 양수가 감소하기 시작하며, 만삭에는 태반 및 태아 성장률이 감소한다. 임신 42주 이후에 나타나는 과숙증후군의 태반에서 태반기능장애의 정도와 융모간질부종(villous stromal edema), 융모 내 출혈성 경색(intravillous hemorrhagic infarct), 섬유소침착, 무혈관융모(avascular villi), 융합영양막 형성저하(syncytial hypoplasia)와 관련 있었다(Vorherr, 1975).

태반변성의 기전은 증명되지는 않았지만 과숙증후군은 태반의 기능부전이 원인으로 알려져 있다(Vorherr, 1975). 태반 세포자멸사(placental apoptosis)도 임신 36~39주에 비해 41~42주에 훨씬 증가하며(Smith et al, 1999), 산소 부족으로 인한 탯줄 적혈구생성인자(cord erythropoietin)의 증가가 임신 41주 이후에 의미 있게 증가하는 것으로 보아 과숙임신의 일부에서는 태반의 과성숙으로 태아의 산소가 부족한 상태가 되어 과숙증후군이 일어나는 것을 알 수 있다(Jazayeri et al., 1998).

3) 태아절박가사와 양수과소증(Fetal distress and oligohydramnios)

과숙임신에서 동반되는 태아절박가사는 자궁태반기능부전(utero-placental insufficiency)보다는 양수과소증으로 인한 제대 압박이 첫 번째 원인이며(Levono et al., 1984), 다른 관련인자로는 태변착색과 태변흡입이 있을 수 있다. 태아절박가사의 빈도는 정상 만삭분만 시 평균 2.22%(0.65~4.94%)이고, 과숙임신시 평균 5.81%(2.76~20%)로 유의하게 증가한다(김윤하, 2002). 과숙임신 시 태변방출의 빈도는 정상 만삭임신의 2배이며 만일 양수량이 감소하면 그 빈도는 더욱 증가한다. 그러나 태변방출이 태아곤란을 의미하는 것은 아니며 태변방출이 태아압박이나 태아가사로 인한 것이 아니라도 그 자체로 태변흡입증후군의 위험성은 높아진다. 양수량의 감소는 흔히 임신 42주 이후 진행되며, 감소된 양수량은 태변을 진하게 만들어 태변흡입증후군으로 인한 위험성을 더욱 증가시킬 수 있다. 태아의 소변생성량과 태아의 신장 혈류의 감소가 양수과소증이 동반된 과숙임신에서 관찰되었으나 이미 감소된 양수량에 의한 제한된 태아 연하운동의 결과일 가능성도 있다(Oz et al., 2002).

4) 태아성장제한(Fetal growth restriction)

과숙임신에서 영아(infant)의 이환율과 사망률은 성장이 제한된 영아에서 의미 있게 높다. 또한 사산인 경우 과숙임신과 연관이 높으며 이 경우 성장이 제한된 영아인 경우가 많다(Alexander et al., 2000).

6. 합병증

1) 양수과소증(Oligohydramnios)

양수량은 임신 38주 이후부터 감소하기 시작하는데, 임신 42주 이상 유지되는 과숙임신에서 양수과소증은 가장 일반적으로 나타나는 소견이다. 양수 감소의 기전에 대하여 Trimmer 등은 연속적인 방광 용적 측정을 통하여 소변 생성량을 계산한 결과, 임신 42주 이상의 태아는 감소된 양수량에 의한 제한된 연하운동으로 인하여 소변 생성량도 적으며, 이 결과 양수과소증이 발생한다고 보고하였다(Trimmer et al., 1990). 하지만 태반의 노화와 관련하여 태반 기능 감소와 과숙임신의 태아의 신장동맥혈류(renal blood flow)와의 연관성에 대한 도플러를 이용한 연구는 아직까지 논란이 있다(Bar-Hava et al., 1995; Oz et al., 2002). 그러므로 아직까지 과숙임신에서 양수과소증의 명확한 병태생리기전은 밝혀지지 않았지만, 양수과소증은 비정상적인 태아심박수의 증가, 제태압박, 태변착색, 7이하의 낮은 탯줄동맥 pH, 낮은 아프가 점수와 연관이 있다 (ACOG, 2017). 따라서 양수과소증은 과숙임신에서 주산기 예후를 예측하는 임상적으로 의미 있는 소견이며, 자주 양수량을 측정하는 것은 중요하다. 특히 정상인 경우에도 갑자기 감소할 수 있으므로, 태아운동이 감소하는 경우에 양수감소증을 의심하고 이에 대한 평가를 하여야 한다 (Clement et al., 1987).

이경복 등은 과숙임신에서 동반되는 양수과소증의 빈도는 54.7%였고 평균 양수지수의 감소는 8.2±1.8 cm에서 5.6±2.2 cm로 감소하였으며, 과숙임신에서 양수 내 태변착색의 빈도는 40.6%로 양수지수에 따라서 양수과소증이 없는 군(AFI ≥5 cm)보다 양수과소증이 있는 군(AFI <5 cm)에서 태변착색이 유의하게 많았다고 보고하였다(이경복 등, 1997). 그러나, 양수과소증과 태변착색이 있다고 태아의 예후가 반드시 불량한 것은 아니므로 과숙임신에서 양수과소증이 동반된 경우에 모체, 태아 및 태반기능의 병적인 상황에 의한 양수과소증과 단순히 임신주수가 진행되어 양수과소증이 동반된 경우를 감별하는 것이 매우 중요하리라 생각된다.

2) 거대아(Macrosomia)

거대아 분만의 빈도는 정상 만삭 임신 시 평균 4.10% (1.54~6.95%), 과숙임신 시 평균 8.43%(6.19~3.61%)로 유의하게 증가하는 것으로 알려져 있다 (고만석 등, 1999; 김윤하, 2002). 과숙임신에서 거대아로 인한 산모나 태아의 이환율을 감소시키기 위해서는 시기적절한 유도 분만을 하는 것이 필요할 수 있다. 미국산부인과학회는 2013년도에 산모가 당뇨병이 없다면 추정 태아체중이 5.0 kg까지는 질식분만의 금기는 아니며, 추정 태아체중이 4.5 kg 이상이면서 분만진통 제2기가 지연된 경우나 분만진통 제2기의 태아하강이 정지된 경우에는 제왕절개를 시행할 수 있다는 의견을 제시하였다.

3) 산과적 합병증

주산기 결과에 악영향을 미치는 고혈압, 자간전증, 당뇨, 태반조기박리, 그리고 태아성장제한 등의 의학적 또는 산과적 합병증이 있는 경우나, 제왕절개의 기왕력이 있는 경우는 각각의 합병증에 따라 적절한 시기에 분만을 계획하는 것이 바람직하다.

7. 분만관리

1) 산전 처치

일반적으로 과숙임신의 처치 시 산전 중재(antepartum intervention)가 필요한 것으로 생각되나 여기에는 2가지의 논란점이 있다. 첫 번째는 산전 중재의 시기가 41주가 적절한지 아니면 42주가 적절한지이며 두 번째는 유도분만을 할 것인지 아니면 산전 태아감시를 하면서 기대치료 (expectant management)를 할 것인지에 대한 문제이다.

(1) 유도분만 관련 인자

① 자궁경부

일반적으로 불리한 자궁경부(unfavorable cervix)는 낮은 비숍점수(Bishop score ≤6)로 생각되며, 이는 과숙임신과 연관이 있다. 임신 42주의 임부 중 92%에서 비숍점수가 7점 미만이었다(Harris et al., 1983). 김용철 등은 자궁경부의 숙화가 좋을 경우 유도분만 실패율이 유의하게 낮다고 보고하였다(김용철 등, 1996). 또한 과숙임신 시 자궁경부의 개대가 없는 경우에는 난산에 의한 제왕절개술의 빈도가 2배 증가한다고 보고하였다(Alexander et al., 2000). 하지만 단순히 비숍점수만으로는 성공적인 질식분만의 예측에는 한계가 있으며, Yang 등은 질식 초음파로 자궁경부의 길이가 3 cm 이하 시 성공적인 유도분만의 예측력이 있다고 보고하였다(Yang et al., 2004). Vankayalapati 등은 질식초음파로 측정한 자궁경부 길이가 2.5 cm 이하인 경우 자연 진통 및 성공적인 유도분만과 연관이 있다고 하였다(Vankayalapati et al., 2008).

불리한 자궁경부에서 진통을 유발하기 위한 여러 처치에 대한 연구가 있었으며, 프로스타글란딘 E2 gel의 경우 자궁 경부 숙화에 효과가 없었고(MFMUN, 1994), dinoprostone과 같은 프로스타글란딘이 조절된 농도로 분비되는 제제는 24시간 이상 질식분만의 횟수는 감소시킬 수 있으나 제왕절개 분만율을 낮추지는 못하였다. 하지만 질식 프로스타글란딘 제제를 사용할 경우, 태아 심박수 변화가 동반된 자궁 과긴장(uterine tachysystole)에 대한 면밀한 관찰이 필요하다(Thomas et al., 2014).

② 태아막박리(Membrane stripping)

태아막박리는 골반 진찰 시 양막을 자궁하절부로부터 손가락으로 분리시키는 것으로 프로스타글란딘 분비를 촉진시켜 진통을 유발할 수 있다. 실제로 만삭임신부에서 태아막박리를 시도한 군에서 41주와 42주 이상 임신이 지속되는 빈도가 유의하게 감소하였다는 보고가 있으나 유도분만의 필요성을 낮추지 못했다는 연구 결과도 있다. 태아막박리는 통증, 질출혈이나 불규칙한 자궁수축을 초래하기도 한다. 태아막박리는 감염을 증가시키지는 않지만 제왕절개술의 위험도 감소시키지 못하는 것으로 알려져 있다. 이미나 등은 임신 38주 이상인 산모에서 유두자극과 태아막박리를 시행하였을 때 과숙임신의 발생률을 유의하게 감소시켰고, 조기양막파수의 빈도는 유두자극군에서는 대조군에 비해 유의한 차이가 없었으나 태아막박리군에서는 유의한 차이가 있었다고 보고하였다(이미나 등, 1993).

③ 태아선진부 하강정도(Station)

Shin 등은 제왕절개술의 빈도가 하강정도 -4이면 77%, -3이면 43%, -2이면 20%, -1이면 6%로 두정부의 하강정도와 직접적으로 연관되며 두정부의 하강정도가 과숙임신의 성공적인 유도분만을 예측하는 데 중요할 수 있다고 보고하였다(Shin et al., 2004).

(2) **유도분만 대 태아감시**(Induction versus fetal testing)

① 유도분만과 태아감시의 비교연구

유도분만은 이론적으로는 과숙임신 시 동반되는 주산기 사망이나 이환율을 감소시키기 위해 이러한 문제가 발생하기 전에 임신을 종결하려는 것이다. 그러나, 많은 산부인과 의사들은 주산기 사망의 감소 없이 수술 빈도만 증가시킨다는 우려 때문에 유도 분만을 망설이게 되며, 유도 분만을 피하기 위하여 태아 감시를 선호하게 되었다. Lisonkova 등은 임신 41주 이후 자궁내 태아사망이 증가하기 때문에, 41주 이후부터는 태아평가를 시작하는 것이 좋다고 하였다(Lisonkova et al., 2013). 태아평가의 방법은 임신부가 직접 태동의 횟수를 세는 방법, 비수축검사(nonstress test, NST), 수축자극검사(contraction stress test, CST), 생물리학계수(biophysical profile, BPP), 비수축검사와 양수측정으로 평가하는 수정 생물리학계수(modified biophysical profile) 등이 있다. 태아평가의 횟수는 1주일에 1회 NST를 시행한 군(6.1/1,000명)에 비해 2회 시행한 군(1.9/1,000명)에서 주산기 사망이 더 낮았다(Boehm et al., 1986). 앞에서 언급한 것처럼, 과숙임신에서 양수과소증의 합병은 태아사망의 증가(Chamberlain et al., 1984)와 태변흡입증후군, 태아심박수 이상으로 인한 제왕절개분만의 증가와 연관이 있다(Bochner et al., 1987). 따라서 미국산부인과학회에서는 재태연령 41주 이후 양수가 2 cm 이하의 단일최대깊이(single deepest pocket) 또는 5 cm 이하의 양수지수인 경우 분만의 적응증이 된다고 하였다(ACOG, 2016).

Hannah 등은 41주 이상된 산모를 대상으로 유도분만군과 태아감시군으로 나누어 관찰한 결과 태아감시군에서 유도분만군에 비해 높은 제왕절개 빈도를 보였고 분만 중 태아가사가 더 많았다는 보고를 하였다. 또한, 경제적 비용도 태아감시군에서 더욱 많이 소요되어 과숙임신의 처치 시 유도분만이 태아감시보다 더욱 효율적이고 경제적임을 주장하였다(Hannah et al., 1992). 이러한 주장에 대해 찬성하는 연구자도 있지만 양쪽 군의 차이가 없다는 주장도 있으며, 41주에 관례적으로 유도분만을 시행하는 것에 대해 비판하는 연구자들도 있다(Menticoglou et al., 2002). Alexander 등은 유도 분만 자체보다는 환자의 내부적인 요인인 미분만성(nulliparity), 불리한 자궁경부, 경막외 마취(epidural anesthesia)가 제왕절개술의 빈도를 높인다고 보고하였다(Alexander et al., 2001).

② 중재 시기(41주 대 42주)

산부인과 의사들은 과숙임신의 산전 중재를 41주에 시행하는 추세이나, 이것이 42주에 산전 중재를 시행하는 것보다 좋은지에 대한 연구는 아직 부족하다. 주산기 사망률이 41주에 비해 42주에 현저히 증가하므로 42주 대신 41주를 산전 중재의 기준으로 하자는 주장도 있으나, 과숙임신에서 태아의 예후가 나쁜 것은 태아의 성장제한과 연관되므로 처치 기준을 단순히 임신주수에 맞추는 것보다는 태아의 성장을 함께 관찰하는 것이 합리적이라는 주장도 있다. 한편 국내의 한 연구에서는 유도분만의 시행 주수는 평균 임신 41주 3일로 보고하였고(김윤하, 2002), 특별한 합병증이 없는 경우에는 42주까지 산전 중재를 시행하지 않는 병원들도 있었다. 2007년 258명의 산부인과 의사들에 대한 설문조사 연구에서 84.5%가 41주에 유도분만을 하고, 12.8%가 42주에 유도분만을 하는 것으로 보고하였다(민정애 등, 2007). 여러 연구에서 40주 이후 유도분만과 기대요법을 비교하였으며, 최근 미국산부인과학회 지침에 따르면, 불리한 자궁경부(unfavorable cervix)인 경우 기대요법을 할 수 있으나 41주 0일~41주 6일 사이에 유도분만을 고려해야 하며, 42주 0일~6일 사이에 유도분만을 시행하는 것이 주산기 합병증과 사망률을 감소시킬 수 있다고 하였다(ACOG, 2016). 따라서 기존의 연구들을 정리하면, 40주 이후에는 면밀한 태아 평가가 필요하며, 특별한 합병증이 없는 임신부에서는 42주 이후에는 유도분만을 시행하는 것이 좋겠다.

(3) 과숙임신의 치료방침

40주와 42주 사이의 기간에는 명확한 치료 방침이 아직 확립되어 있지 않지만 42주가 지나면서부터는 산전 태아감시나 유도분만의 시행을 결정하여야 한다. 김해중은 41주부터 산전태아 평가검사를 실시하는 것이 좋다고 보고하였다(김해중, 1992). 또한, 매주 자궁경부의 상태를 살펴보아 분만시도가 적절한 시기를 알아보고, 매주 초음파검사로 양수량 및 태반의 상태를 살펴보며 주 1회의 수축자극검사 혹은 주 2회의 비수축검사를 시행하여 태아의 상태에 따른 적절한 조치를 취해야 태아손실을 최소한으로 줄일 수 있다고 하였다(김해중, 1992). 2007년 산부인과 의사들에 대한 설문조사 연구에서 태아 평가를 시작하는 시기는 40주가 68.3%, 41주가 27.2%, 42주가 1.6%로 보고하였고, 태아평가를 위한 검사방법으로는 비수축검사 85.7%, 수정 생물리학계수 39.5%로 보고하였다(민정애 등, 2007).

말기만삭임신과 과숙임신에서 명확한 치료방침은 아직까지 확립되어 있지 않다. 미국산부인과학회의 지침에 따르면, 41주 이후에는 주 2~3회 태아 평가를 시행하고, 만약 모체나 태아에게 고혈압, 태아가사, 태동감소, 양수과소 등의 합병증이 발생한 경우 유도분만을 고려하고, 임신 42주 이후에는 유도분만을 시행하라고 권유하고 있다(ACOG, 2014)(그림 27-1).

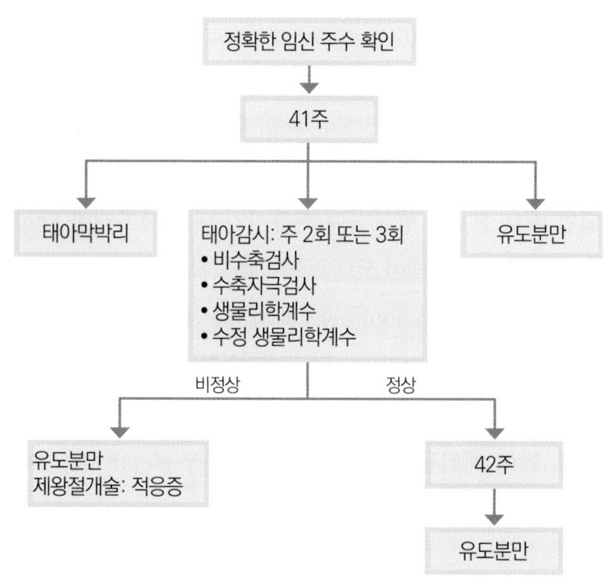

그림 27-1. **과숙임신의 처치**

2) 분만 중 처치(Intrapartum management)

과숙임신의 태아에게 진통은 특히 위험한 시기가 될 수 있으므로 과숙임신이 의심되거나 확실한 경우는 진통이 시작되면 바로 병원을 방문하여 진통기간 내내 전자태아 감시장치를 이용하여 태아 상태를 평가하도록 노력해야 한다.

양막절개술(amniotomy)에 대해서는 논란이 많은데, 양막파열로 인한 양수량의 감소로 탯줄 압박이 가중될 수 있으나, 한편으로 양막파열은 양수의 태변착색 여부를 알 수 있고, 막이 제거됨으로써 두피전극(scalp electrode)이나 자궁내압 카테터(intrauterine pressure catheter)를 설치할 수 있어 보다 정확한 태아 상태를 알 수 있다는 장점을 갖는다.

태아가 태변이 착색된 양수, 특히 점도가 높은 양수를 흡입하면 태변흡입증후군으로 인하여 폐기능 장애와 신생아 사망을 초래할 수 있기 때문에, 태변을 희석시키고자 양수주입술(amnioinfusion)을 시행하는 경우가 있는데 이의 장점에 대해서는 논란이 있다. 양수주입술이 태아절박가사로 인한 제왕절개술이나 태변흡입증후군으로 인한 신생아의 중환자실 입원을 감소시킨다는 보고도 있으나(Ra-

표 27-3. 정상 만삭 임신과 과숙임신의 주산기 사망률

저자		정상 만삭 임신 중 해당수(%)	과숙임신 중 해당수(%)	p 값*
이춘노 등	사산	19/3,518 (0.54)	2/323 (0.61)	0.70
	신생아 사망	17/3,518 (0.48)	6/323 (1.85)	<0.01
	주산기 사망	36/3,518 (1.02)	8/323 (2.47)	<0.05
곽인평 등	사산	56/7,793 (7.20)	10/544 (18.4)	<0.01
	신생아 사망	18/7,793 (2.30)	9/544 (16.5)	<0.01
	주산기 사망	74/7,793 (9.30)	19/544 (34.9)	<0.01
박형무 등	사산	14/2,508 (0.55)	3/260 (1.15)	0.05
나경일 등	사산	72/7,429 (0.96)	8/451 (1.77)	<0.05
	신생아 사망	9/7,429 (0.12)	5/451 (1.10)	<0.01
	주산기 사망	81/7,429 (1.08)	13/451 (2.88)	<0.01
이명숙 등	사산	18/10,558 (0.17)	5/698 (0.72)	<0.05
	신생아 사망	11/10,558 (0.10)	5/698 (0.72)	<0.01
	주산기 사망	29/10,558 (1.08)	10/698 (1.43)	<0.01
고만석 등	사산	32/16,143 (0.20)	5/360 (1.39)	<0.01
	신생아 사망	12/16,143 (0.07)	1/360 (0.28)	<0.05
	주산기 사망	44/16,143 (0.27)	6/360 (1.67)	<0.01
김윤하	사산	79/7,596 (1.04)	3/95 (3.16)	0.08
	신생아 사망	32/7,596 (0.42)	0/95 (0.00)	0.34
	주산기 사망	111/7,596 (1.46)	3/95 (3.16)	0.17
전체	사산	290/55,545 (0.52)	36/2,731 (1.32)	<0.01
	신생아 사망	99/53,037 (0.19)	26/2,471 (1.02)	<0.01
	주산기 사망	375/53,037 (0.71)	59/2,471 (2.39)	<0.01

*Chi-square test

thor et al., 2002), 태변흡입증후군의 발생에는 영향이 없다는 보고도 있다(Yoder et al., 2002).

특히 미분만부에서 진통 초기에 점도가 높은 태변착색이 있는 경우에는 성공적인 질식분만의 가능성이 낮아 바로 제왕절개 분만을 고려해보아야 하며, 머리골반불균형이 의심되거나 기능장애성 진통(dysfunctional labor)이 있는 경우에는 더욱 그러하다.

태아의 머리가 분만되고 가슴은 아직 분만되지 않았을 때 인두를 잘 흡인해 주면, 완전히는 아니더라도 태변흡입증후군을 상당히 줄일 수 줄일 수 있다고 알려져 왔으나 최근에는 추천되지 않는다. 대신 태변이 확인되면 분만 직후 기관 삽관 및 흡인을 해주어야 하며, 필요에 따라 바로 환기를 시켜주어야 한다(ACOG, 2017).

8. 예후

과숙임신이라는 개념의 역사적 근거는 주산기 사망률의 증가에 있고 주산기 사망률은 41주 내지 42주부터 증가한다고 알려져 있다. 국내에서도 주산기 사망률은 정상 만삭임신 시 평균 0.71%(0.27~9.31%), 과숙임신 시 평균 2.39%(1.43~4.39%)로 유의하게 증가한다고 보고하였다(김윤하, 2002)(표 27-3). 과숙임신에서는 거대아의 가능성이 증가하여 진통시간 연장, 머리골반불 균형, 어깨걸림증 등이 발생할 수 있다. 반대로 20%에서는 만성 자궁내 영양결핍의 특징을 보이는 과숙증후군(postmaturity syndrome)을 보일 수 있다. 태반기능부전과 양수과소증으로 인한 제대압박이나 진통 중 태아곤란증 등이 나타나고, 태변착색이 일반적이다.

과숙임신의 주산기 사망율은 만삭임신의 2배이며, 43주 이상의 과숙임신에서는 4배, 44주에는 5~6배가 된다고 한다(De Los Santos-Garate et al, 2011). 이러한 주산기 사망률의 증가는 주로 분만 시(intrapartum)에 현저히 증가하며 원인으로는 임신성 고혈압, 머리골반불균형으로 인한 지연 진통, 어깨걸림증, 설명되지 않는 무산소증, 기형 등이 있다. 42주가 되면 유도분만, 난산(dystocia), 태아절박가사(fetal distress)로 인한 제왕절개술, 신생아 집중치료(neonatal intensive care)가 의미 있게 증가한다(Alexander et al., 2000). 고만석 등은 태아 절박가사는 정상 만삭임신인 대조군에서 2.20%임에 반하여 과숙임신군에서 10.28%로 약 4.67배 증가하였으며(고만석 등, 1999)(표 27-4), 거대아의 빈도는 대조군에 서 6.95%, 과숙임신군에서 10.83%로 나타났으며, 주산기 사망률은 대조군에서 0.27%, 과숙임신군에서 1.67%로 과숙임신군에서 6.2배의 높은 빈도를 보여 과숙임신에서 주산기 예후가 좋지 않으며 임신주수가 증가할수록 주산기 예후는 좋지 않다고 보고하였다(고만석 등, 1999). 또한 과숙임신에서 뇌성마비가 증가하며(Moster et al., 2010), 낮은 IQ를 보인다는 보고도 있다(Yang et al., 2010).

하지만, 상기의 결과는 그 임신 주수까지의 누적 통계이므로 각각의 주수마다 따로따로 위험률을 계산해야 한다는 주장도 있으며 이 경우 38주에 분만하는 것이 주산기 사망률이 가장 낮다고 보고된다(Smith et al., 2001).

표 27-4. 임신주수에 따른 태아절박가사의 빈도

임신기간(주수)	분만수	태아절박가사수	백분율(%)
42	312	28	8.97
43	38	6	15.79
44	7	2	28.57
over 45	3	1	33.33
과숙임신 전체	390	37	10.28
정상 만삭임신	16,143	355	2.20

참고문헌

- 고만석, 정진국, 이호형, 정병욱, 최호준, 신승권. 과숙임신의 분만경과 및 주산기 예후. 대한산부회지 1999;42:1655-70.
- 김석영, 임승욱, 김광준, 이지성, 황병철, 최유덕. 자연분 만일 예측에 있어서 초음파측정법과 최종생리일 산출법의 비교. 대한산부회지 2001;44:872-6.
- 김용봉. 과숙임신의 병태생리학적 변화. 대한산부회지 1993;36:11-6.
- 김용철, 박연이, 김종일, 황명심, 안기범, 왕영미 등. 지연임신에서 유도분만의 시기와 방법. 대한산부회지 1996;39:659-66.
- 김윤하. 과숙임신의 역학 및 원인. 대한산부회지 2002; 45:5-15.
- 김해중. 과숙임신의 산전진찰. 대한산부회지 1992; 35:1432-40.
- 민정애, 최석주, 정경란, 오수영, 김종화, 노정래. 지연임신의 임상현황에 대한 국내조사. 대한산부회지 2007; 50:79-84
- 유한기. 과숙임신의 역학 및 원인적 요인. 대한산부회지 1992;35:1709-19.
- 이경복, 김현찬. 과숙임신에서 양수지수에 따른 주산기 예후. 대한주산의학회지 1997;8:119-127.
- 이미나, 이상원, 황보호준, 김종호, 이영기, 이태형 등. 유두자극과 양막박리가 과숙임신에 미치는 영향. 대한산부회지 1993;36:897-905.
- 이종민, 강창성, 김용철, 박연이, 왕영미, 조경훈 등. 재태기간 진단기준에 따른 과숙임신의 빈도 및 분만결과. 대한산부회지 1994;37:1355-60.
- Alexander JM, McIntire DD, Leveno KJ. Forty weeks and beyond: pregnancy outcomes by week of gestation. Obstet Gynecol 2000;96:291-4.
- Alexander JM, McIntire DD, Leveno KJ. Prolonged pregnancy: Induction of labor and cesarean births. Obstet Gynecol 2001;97:911-5.
- American College of Obstetricians and Gynecologists (ACOG) Committee Opinion No 579: Definition of term pregnancy. Obstet Gynecol 2013;122:1139-40.
- American College of Obstetricians and Gynecologists (ACOG) Committee Opinion No 689: Delivery of a newborn with meconium-stained amniotic fluid. Obstet Gynecol 2017;129:e33-4.
- American College of Obstetricians and Gynecologists (ACOG) Committee Opinion No 700: Methods for Estimating the Due Date. Obstet Gynecol 2017;129:150-4.
- American College of Obstetricians and Gynecologists (ACOG) Practice Bulletin No 146: Management of Late-Term and Postterm Pregnancies. Obstet Gynecol 2014;124:390-6.
- American College of Obstetricians and Gynecologists (ACOG) Practice Bulletin No. 173: Fetal Macrosomia. Obstet Gynecol 2016;128:e195-e209.
- Bar-Hava I, Divon MY, Sardo M, Barnhard Y. Is oligohydramnios in postterm pregnancy associated with redistribution of fetal blood flow? Am J Obstet Gynecol 1995;173:519-22.
- Bennett KA, Crane JM, O'shea P, Lacelle J, Hutchens D, Copel JA. First trimester ultrasound screening is effective in reducing postterm labor induction rates: a randomized controlled trial.Am J Obstet Gynecol 2004;190:1077-81.
- Blondel B, Morin I, Platt RW, Kramer MS, Usher R, Brért G. Algorithms for combining menstrual and ultrasound estimates of gestational age: consequences for rates of preterm and postterm birth. Br J Obstet Gynaecol 2002;109:718-20.
- Bochner CJ, Medearis AL, Davis J, Oakes GK, Hobel CJ, Wade ME. Antepartum predictors of fetal distress in postterm pregnancy. Am J Obstet Gynecol 1987;157:353-8.
- Boehm FH, Salyer S, Shah DM, Vaughn WK. Improved outcome of twice weekly nonstress testing. Obstet Gynecol 1986;67:566-8.
- Chamberlain PF, Manning FA, Morrison I, Harman CR, Lange IR. Ultrasound evaluation of amniotic fluid volume. I. The relationship of marginal and decreased amniotic fluid volumes to perinatal outcome. Am J Obstet Gynecol 1984;150:245-9.
- Clement D, Schifrin BS, Kates RB. Acute oligohydramnios in postdate pregnancy.Am J Obstet Gynecol 1987;157:884-6.
- De Los Santos-Garate AM, Villa-Guillen M, Villanueva-Garcí D, Vallejos-Ruí ML, Murguí-Peniche MT. NEOSANO's Network. Perinatal morbidity and mortality in late-term and post-term pregnancy. NEOSANO perinatal network's experience in Mexico. J Perinatol 2011;31:789-93.
- Hannah ME, Hannah WJ, Hellman J, Hewson S, Milner R, Willan A. Induction of labor as compared with serial antenatal monitoring in postterm pregnancy. N Engl J Med 1992;326:1587-92.
- Harris BA Jr, Huddleston JF, Sutliff G, Perlis HW. The unfavorable cervix in prolonged pregnancy. Obstet Gynecol 1983;62(2):171-4.
- Jazayeri A, Tsibris JC, Spellacy WN. Elevated umbilical cord plasma erythropoietin levels in prolonged pregnancies. Obstet Gynecol 1998;92:61-3.
- Laursen M, Bille C, Olesen AW, Hjelmborg J, Skytthe A, Christensen K. Genetic influence on prolonged gestation: a population-based Danish twin study. Am J Obstet Gynecol 2004;190:489-94.
- Leveno KJ, Quirk JG Jr., Cunningham FG, Nelson SD, Santos-Ramos R, Toofnian A, et al. Prolonged pregnancy. I. Observations concerning the causes of fetal distress. Am J Obstet Gynecol 1984;150:465-73.
- Lykkesfeldt G, Nielsen MD, Lykkesfeldt AE. Placental steroid sulfatase deficiency: biochemical diagnosis and clinical review. Obstet Gynecol 1984;64:49-54.
- Mannino F. Neonatal complications of postterm gestation. J

Reprod Med 1988;33:271-6.
- Martin JA, Hamilton BE, Osterman MJK, Driscoll AK, Drake P. Births: Final Data for 2017. Natl Vital Stat Rep 2018;67:1-50.
- Maternal-Fetal Medicine Units Network: A clinical trial of induction of labor versus expectant management in postterm pregnancy. Am J Obstet Gynecol 1994;170:716.
- Menticoglou SM, Hall PF. Routine induction of labour at 41 weeks gestation: nonsensus consensus. Br J Obstet Gynecol 2002;109:485-91.
- Mogren I, Stenlund H, Hogberg U. Recurrence of prolonged pregnancy. Int J Epidemiol 1999;28:253-7.
- Moster D, Wilcox AJ, Vollset SE, Markestad T, Lie RT. Cerebral palsy among term and postterm births, JAMA 2010;304:976-82.
- Norwitz ER. Postterm pregnancy. c2014. Available from: http://www.uptodate.com
- Oberg AS, Frisell T, Svensson AC, Iliadou AN. Maternal and fetal genetic contributions to postterm birth: familial clustering in a population-based sample of 475,429 Swedish births. Am J Epidemiol 2013;177:531-7.
- Oz AU, Holub B, Mendilcioglu I, Mari G, Bahado- Singh RO. Renal artery Dopper investigation of the etiology of oligohydramnios in postterm pregnancy. Obstet Gynecol 2002;100:715-8.
- Petraglia F, Imperatore A, Challis JR. Neuroendocrine mechanisms in pregnancy and parturition.Endocr Rev 2010;31:783-816.
- Rathor AM, Singh R, Ramji S, Tripathi R. Randomised trial of amnioinfusion during labor with meconium stained amniotic fluid. Br J Obstet Gynecol 2002; 109:17-20.
- Shime J, Gare DJ, Andrews J, Betrand M, Salgado J, Whillans G. Prolonged pregnancy: surveillance of the fetus and the neonate and the course of labor and delivery. Am J Obstet Gynecol 1984;148:547-52.
- Shin KS, Brubaker KL, Ackerson LM. Risk of cesarian delivery in nulliparous women at greater than 41 weeks' gestational age with an unengaged vertex. Am J Obstet Gynecol 2004;190:129-34.
- Smith SC, Baker PN. Placental apoptosis is increased in postterm pregnancies. Br J Obstet Gynecol 1999;106:861-2.
- Society of Obstetricians and Gynaecologists of Canada (SOGC) Clinical Practice Guidelines No. 303: Determination of Gestational Age by Ultrasound. J Obstet Gynaecol Can 2014;36(2):171-81.
- Statistics Korea, Vital Statistics. [cited 2018 August]; Available from: http://kosis.kr/statHtml/statHtml.do?orgId=101&tblId=DT_1B81A15&conn_path=I2&language=en.
- Thomas J, Fairclough A, Kavanagh J, Kelly AJ. Vaginal prostaglandin (PGE2 and PGF2a) for induction of labour at term. Cochrane Database Syst Rev 2014;19:CD003101.
- Trimmer KJ, Leveno KJ, Peters MT, Kelly MA. Observations on the cause of oligohydramnios in prolonged pregnancy. Am J Obstet Gynecol 1990;163:1900-3.
- Vaisanen-Tommiska M, Nuutila M, Ylikorkala. Cervical nitric oxide release in women postterm. Obstet Gynecol 2004;103:657-62.
- Vorherr H. Placental insufficiency in relation to postterm pregnancy and fetal postmaturity. Am J Obstet Gynecol 1975;123:67-103.
- World Health Organization. ICD-11: International Statistical Classification of Disease and Related Health Problems, Eleventh Revision; c2018 [cited by 2018 June]. Available from: http://id.who.int/icd/entity/674416888.
- Yang SH, Roh CR, Kim JH. Transvaginal ultrasonography for cervical assessment before induction of labor. J Ultrasound Med 2004;23:375-82.
- Yang S, Platt RW, Kramer MS. Variation in child cognitive ability by week of gestation among healthy term births. Am J Epidemiol 2010;171:399-406.
- Yoder BA, Kirsch EA, Barth WH, Gorden MC. Changing obstetric practices associated with decreasing incidence of meconium aspiration syndrome. Obstet Gynecol 2002;99:731-9.
- Zeitlin J, Blondel B, Alexander S, Bréart G. Variation in rates of postterm birth in Europe: reality or artefact? BJOG. 2007;114:1097-1103.

제28장

다태임신

Multiple Pregnancy

전종관 | 서울의대
강윤단 | 단국의대
이승미 | 서울의대
이지연 | 차의과학대

1. 다태임신의 발생 기전(Mechanism of multiple pregnancy)

1) 다태임신의 발생(Genesis of multiple pregnancy)

다태임신은 하나의 수정란이 발생 중 둘 이상으로 나눠지는 경우와 동시에 두 개 이상의 수정란이 착상하여 나타날 수 있다. 세계적으로 다태임신의 비율은 늘어나고 있으며 우리나라도 예외는 아니다. 다태임신 증가의 가장 큰 요인은 보조생식술의 발달과 직접 관련이 있다. 보조생식술은 1978년 세계 최초의 시험관 아기가 탄생한 이후 비약적인 발전을 이루게 되었다. 보조생식술로 임신확률을 높이기 위해서는 과배란유도로 한 임신 주기에 2개 이상의 난자를 자라게 하는 것이 중요하다.

한 번의 임신으로 두 명 이상의 아이를 얻을 수 있다는 것을 장점으로 생각할 수도 있겠지만 다태임신은 산과 분야의 대표적인 고위험 임신이다. 단태아에 비하여 자궁 및 태아, 양수, 태반 등 임신 산물의 부피가 과도하게 또는 급격히 늘어나면서 합병증이 발생할 수 있다. 혈액량도 단태임신에 비하여 더 늘어나며 분만 시 많이 늘어난 자궁으로 인해 산후 출혈이 많을 수 있으며 자간전증이나 임신성 당뇨병 등도 더 자주 나타난다. 이런 이유로 다태임신의 경우 산모와 태아 모두 위험에 빠질 수 있다.

여러 위험 중에서 조산이 가장 큰 문제이다. 쌍태임신에서 전체의 약 절반 가까이 임신 37주 이전에 분만되며 조산의 위험은 태아의 수가 늘어날수록 급격히 증가한다. 삼태 이상의 임신은 거의 모두 임신 37주 이전에 분만된다.

난임 부부 가족에게 임신은 매우 중요한 일이지만 다태임신은 임산부 및 태아에게 위험한 합병증이란 인식이 높아지면서 우리나라를 포함한 많은 나라에서 다태임신을 낮추기 위하여 이식하는 배아의 수를 제한하게 되었다. 우리나라는 2006년부터 난임부부 지원사업을 시작하여, 2008년부터는 체외수정시술을 할 경우 이식하는 난자의 개수를 제한하기 시작하였고, 2015년부터는 산모의 나이 및 배아의 배양기간 따라 이식하는 난자의 개수를 제한하고 있다. 다태임신은 2009년과 2010년 약간 감소하였으나 이후 다시 증가추세에 있다(그림 28-1).

미국의 쌍태아 비율은 2012년 3.31%로 1980년대와 비교하여 약 70% 증가였으나 2009년 이후에는 거의 일정하게 유지되고 있으며 삼태 이상의 다태임신은 1998년 출생

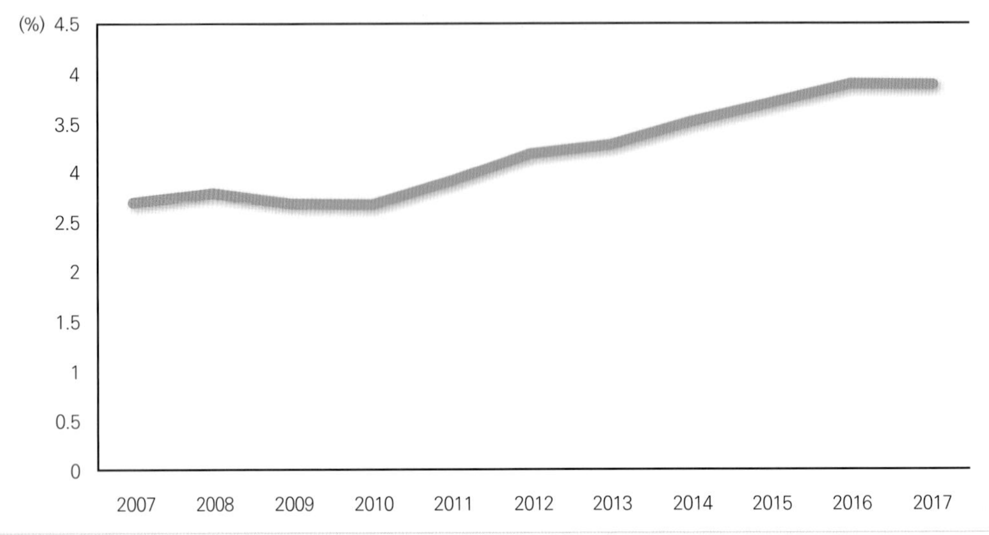

그림 28-1. 다태아 구성비 추이, 2007-2017, 통계청

아 1,000명당 1.935명으로 가장 높았다가 이후 난임 정책의 변화로 다태임신의 비율이 낮아져 2015년에는 1,000명당 34.5명으로 이 중 쌍태아가 출생의 97%를 차지했다.

(1) 난성(Zygosity)

다태아가 하나의 난자에서 발생하면 일란성이고 두 개 이상의 난자에서 발생하면 다란성이다. 이란성 쌍태아의 발생은 같은 시기에 수정된 2개의 난자가 자궁에 착상된 것이다. 삼태아 이상의 발생 기전은 쌍태아 발생 기전과 유사하게 일어날 수 있다. 이란성 다태임신의 기전과 특별히 다르지 않다. 일란성 다태아는 유전적으로 동일하기 때문에 장기 이식이나 후생학적(epigenetic) 연구, 쌍태아 연구(twin study)에서 매우 중요한 의미를 가지며 하나의 수정란으로부터 두 개체 이상이 만들어지는 것으로 진정한 의미의 다태아라고 할 수 있다.

(2) 일란성 쌍태아의 발생 기전

어떤 이유로 일란성 쌍태아가 발생하는지에 대하여 아직 확립된 이론은 없다. 특히 설명하기 어려운 것은 보조생식술로 임신되었을 경우에도 일란성 쌍태아의 발생이 증가한다는 점이다. 약간의 논란의 여지가 있는 것은 사실이지만, 여성에게는 수정되었을 때 나뉘어지기 쉬운 (propensity to undergo splitting) 적은 수의 난자가 있을 것으로 생각이 되며 이 수는 인종에 관계없이 일정하여 일란성 쌍태아가 일정한 수에서 발생하는 것을 설명하고 있다(Blickstein et al., 2007). 또한 보조생식술로 난소를 자극하면 이런 난자의 개수도 함께 증가하여 일란성 쌍태아가 늘어나는 것으로 생각된다. 하지만 일란성 쌍태아의 발생 이유에 대하여는 아직도 논란의 여지가 많으며 위에 제시한 이론 이외에도 여러 가설들이 있다(Baldwin et al., 1994; Hall et al., 1996; Steinman et al., 2001; Hall et al., 2003; Blickstein et al., 2005).

일란성 쌍태아는 나눠지는 시기에 따라 여러 형태로 나타난다(그림 28-2). 수정 후 3일 이내에 나눠질 경우 두 개의 융모막을 가진 이융막성 쌍태아가 발생하고 이때 태반의 개수도 두 개이다. 일부에서 두 태반이 붙어 있다고 하더라도 기능적으로는 연결되어 있지 않아 별개의 태반으로 기능한다. 배반포(blastocyte)로 형성된 4~8일경에 분리가 되면 한 개의 융모막을 공유하는 단일 융모막성 쌍태아가 발생하며 배아는 각각의 양막을 갖게 된다. 8~13일에는 착상된 배반포 상태로 이 때 나눠지면 일양막성 쌍태아가 발생한다. 13일 이후에는 배아가 발달하기 시작하는 시기로 결합쌍태아(conjoined twin)가 발생한다.

2) 일란성 쌍태아의 임상적 의의(Clinical implication of monozygotic twin)

일란성 쌍태임신은 이란성에 비하여 불량한 주산기 예후를 보일 뿐만 아니라 태아 기형의 빈도도 더 높은 것으로 보고되고 있다. 특히 단일 융모막성 쌍태임신에서 이런 현상은 뚜렷하게 나타나는데 이런 원인으로는 두 태아 사이에 혈관 문합을 통해 혈액이 이동할 수 있기 때문이다. 대표적인 합병증으로는 쌍태아 수혈증후군, 쌍태아 빈혈-다혈증 연쇄(twin anemia polycythemia sequence), 쌍태아 동맥 역관류 연쇄(twin reversed arterial perfusion sequence) 등이 있다. 일란성 쌍태임신에서 태아 기형 빈도가 높은 이유 중 하나로 수정된 난자가 나눠지는 과정에서 비대칭적인 분할이 일어날 수 있기 때문으로 생각하고 있다.

임신 초기 태아 감소술을 고려할 때도 융모막성은 중요한 결정 요인이다. 한 명의 태아가 자궁내 사망하면 다른 태아가 생존하더라도 불량한 예후를 보일 수 있기 때문에 단일 융모막성 쌍태아에서 임신 초기 태아 감소술은 생존 태아에게 해로운 영향을 줄 수 있다. 일태아 사망으로 다른 태아가 받는 영향은 자연 자궁 내 태아 사망의 경우에도 마찬가지이다. 문헌에는 임신 12주에 이미 영향을 받았다고 보고되고 있으나 임신 12주 이전에도 가능할 것으로 생각된다.

다음은 일란성 쌍태아와 관련된 알려진 사실이다.

- 인종에 관계없이 일정한 빈도로 나타난다.
- 나눠지는 시기에 따라 여러 형태로 나타난다(그림 28-2).
- 빈도는 불임치료의 방법 모두에서 증가한다.
- 이란성 쌍태아에 비해 태아 및 신생아 유병률 및 사망률이 높다.

우리나라에서 연구된 자료를 보면 596쌍의 쌍태임신을 대상으로 난성에 따른 분포를 살펴본 결과 일란성이 29%, 이란성이 71%였다. 121쌍의 일란성 쌍태임신의 경우 72.1%가 단일 융모막성이었고 27.9%가 이융모막성이었다. 보조생식술로 임신된 쌍태임신은 68.2% (388/569)였으며 이중 11.6%는 일란성 쌍태임신이었다. 자연주기에 임신된 쌍태임신 중에는 66.3% (120/181)가 일란성이었고 나머지는 이란성이어서 일란성이 이란성에 비하여 2배였다. 전체적으로 성별이 같은 이융모막성 쌍태임신 중

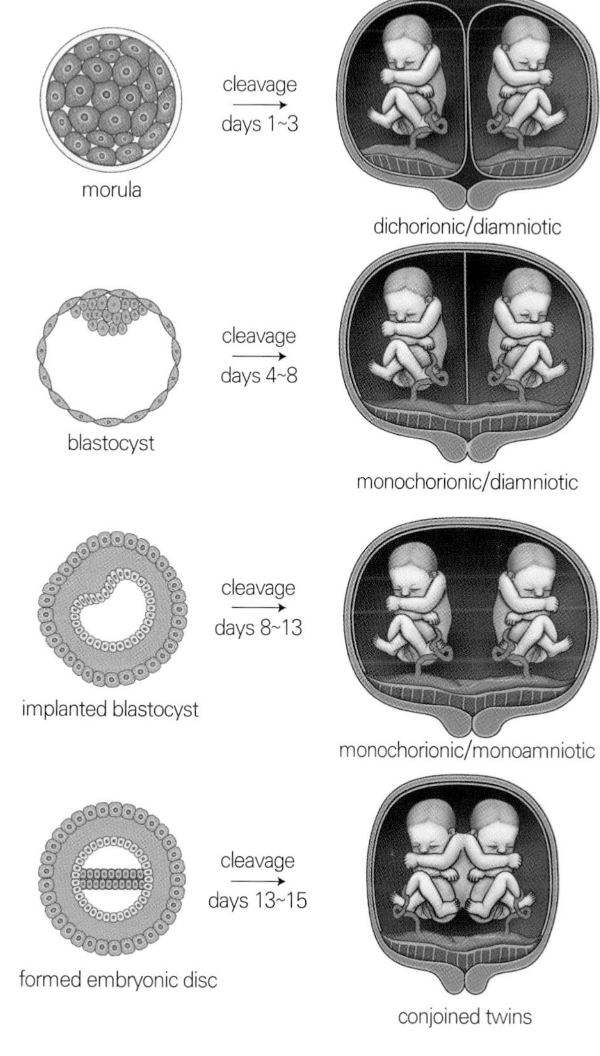

그림 28-2. 일란성 쌍태아의 분할 시기별 발생과정
출처: Dufendach, K. (Artist). (2008). Placentation. Used by permission. Retrieved from http://commons.wikimedia.org/wiki/File:Placentation.svg

21.7%에서 일란성 쌍태임신이었다(Lee et al., 2010).

3) 쌍태임신의 빈도에 영향을 주는 요인(Factors affecting incidence of multiple pregnancy)

지금까지 인종, 산모의 나이, 분만력, 유전적 요인, 식이 습관, 성선자극호르몬, 보조생식술 등이 쌍태임신의 빈도에 영향을 주는 요인으로 알려져 있다. 흑인에서 쌍태 임신의 빈도가 높고 특히 서아프리카의 나이지리아는 전체 임신의 약 4.5~5%가 쌍태임신으로 전세계에서 가장 높은 빈도를 보인다. 백인은 1,000 임신당 9~16 쌍태임신이 있으며 동양인에서는 가장 낮은 빈도를 보여 4~8 쌍태임신을 보고하고 있다. 나이지리아에서 다태임신이 높은 이유는 Yam을 식용으로 하기 때문이라고 설명하고 있다. Yam은 식물성 에스트로젠으로 성선자극호르몬의 분비를 높이는 것으로 알려져 있다. 하지만 이에 대한 연구는 충분히 이루어지지 않았다.

나이가 많아지면 쌍태임신의 비율이 증가하는 이유는 폐경기에 가까워지면서 성선자극호르몬이 증가하여 발생하는 것으로 알려져 있다(Lambalk et al., 1998). 미국에서 2006년 보조생식술을 이용한 분만은 전체의 약 1% 정도인데 쌍태임신이 18%를 차지하며 보조생식술로 분만한 신생아 중 다태임신은 48%를 차지했다(Chauhan et al., 2010). 역학조사를 통해 다분만부가 초산부에 비하여 쌍태임신이 많이 발생하는 것으로 알려져 있으며 이란성 쌍태아의 빈도가 높아진다. 가족력이 있으면 쌍태임신이 더 많이 발생한다고 알려져 있으며(White et al., 1964; Painter et al., 2010) 이때 증가하는 것은 이란성 쌍태임신이다. 하지만 전체 다태임신에서 차지하는 비율은 높지 않다(Hoekstra et al., 2008). 따라서 실제 임상에서 만나는 쌍태임신을 한 임산부의 대부분은 가족력이 없다. 보조생식술을 이용하여 성선자극호르몬을 사용하면 더 많은 수의 난자가 배란되며 결과적으로 다태임신이 많아진다. 또한 체외수정 및 생식세포 이식을 할 때 많은 수의 수정난을 이식할 경우 다태임신의 가능성을 높인다. 다태임신의 발생을 높이는 여러 요인들은 직, 간접적으로 성선자극호르몬과 관련이 있다고 생각된다.

2. 다태임신의 합병증(Complications of multiple pregnancy)

1) 자연 유산(Spontaneous abortion)

다태임신에서의 유산율은 정확하게 알기는 매우 어렵다. 임신임을 인지하기 전에 유산이 되기도 하며, 다태임신임을 알기 전에 하나 이상의 태아에서 유산이 일어나기도 하기 때문이다(vanishing twin). 다태임신에서 임신 제1삼분기 이내 유산의 위험성은 약 14%(8~36%)로 이는 단태임신의 유산 위험성의 약 세 배에 해당되며, 태아의 수가 많을수록 자연유산율은 높아진다(Dickey et al., 2002). 그리고 이융모막성보다 단일 융모막성에서 더 많이 발생한다(Masheer et al., 2014).

2) 선천성 기형(Congenital malformations)

쌍태임신에서 선천성 기형의 빈도는 3.6~18.0%로 다양하게 보고되는데 단태임신에서보다 약 1.7배 높으며, 단일 융모막성 쌍태임신에서 이융모막성 쌍태임신보다 2배가량 높은 빈도로 발견된다.

쌍태임신에서 선천성 기형의 종류는 다음과 같은 세 가지로 분류될 수 있다.

① 쌍태임신 특이적인 이상: 결합 쌍태아, 쌍태아 동맥 역관류 연쇄 등
② 쌍태임신에서 더 흔히 발생하는 이상: 수두증, 선천성 심기형, 신경관 결손 등
③ 자궁 내 환경 이상으로 인한 이상(mechanical and vascular factors): 곤봉발, 선천성 고관절 탈구 등

선천성 기형이 한쪽 태아에만 있는 경우 이러한 기형이 정상 태아에도 부정적인 영향을 미칠 수 있기 때문에 쌍태임신에서 선천성 기형이 발생했을 때 관리는 매우 복잡해질 수 있다.

3) 저체중아(Low birth weight)

다태임신에서 저체중아를 진단하기 이전에 정확한 임신주수를 확인하는 것은 무엇보다 중요하다. 일반적으로 다태임신은 단태아보다 저체중아의 빈도가 높으며 이는 자궁 내 발육 지연과 조산에 의한 것이다. 국내 보고에 따르면 쌍태임신에서 저체중아의 비율은 27.3%로, 단태아에서 저체중아 비율 3~10%에 비해 높게 나타났다(이규락 등, 2003). 그리고 태아의 숫자가 많을수록 저체중아의 정도도 증가한다.

일반적으로 쌍태임신에서의 태아 성장 곡선은 임신 제1,2삼분기에는 단태아의 성장곡선과 큰 차이를 보이지 않으나, 임신 28~30주 이후에는 단태아와 차이를 보이기 시작하며, 임신 35~36주부터는 확연한 차이를 나타낸다. 이는 자궁 용적의 제한과 제대 부착부위 이상 때문으로 생각된다(Grumbach et al., 1986; Alexander et al., 1998).

이처럼 다태임신에서 태아 성장은 단태아의 성장과 다르기 때문에 쌍태 및 삼태임신의 성장곡선이 개발되었다(Kim et al., 2010; Odibo et al., 2013; Vora et al., 2006). 이러한 성장곡선을 이용하면 자궁 내 태아 사망 등과 같은 불량한 주산기를 더 잘 예측할 수 있었으나 다태임신의 융모막성이나 주산기 예후를 고려하지 않았다는 단점이 있다. 태아 성장 지연이 의심될 때 쌍태임신의 융모막성을 고려한 성장곡선이 현재 사용되고 있다(Ananth et al., 1998).

주산기 예후는 단태 저체중아에 비해 불량하며, 특히 단일 융모막성 임신의 저체중아에서 더 불량하게 나타난다(Hamilton et al., 1998). 그리고 양측 태아 모두에서 저체중아인 경우 예후가 더 불량하였으며, 태변 흡인 증후군, 저혈당 등과 같은 신생아 이환율은 저체중아의 약 50%에 달한다.

그리고 뇌성마비 등의 대뇌기능부전은 약 2배 이상 발생하는 것으로 보고되었으며 조산아의 경우 그 빈도는 더 증가하였다(Kankins et al., 2003).

4) 고혈압(Hypertension)

다태임신에서는 단태임신에 비해 임신성 고혈압이 증가한다. 임신성 고혈압의 위험도는 쌍태임신에서는 약 8%였으며 삼태임신, 사태임신에서는 각각 11%, 12%로 현저히 증가하였다(Luke et al., 2008). 이는 태아의 수 및 태반의 크기가 전자간증의 발병기전과 연관이 있음을 시사한다. 또한 단태임신과 비교하여 이른 시기에 더 심한 양상으로 발생하는 경향이 있다. 다태임신에서 임신성 고혈압의 빈도는 단태임신에 비해 약 2배 이상의 빈도로 발생하며(13% vs 5~6%) (Sibai et al., 2000), 국내에서는 20.9%의 빈도로 보고되었다(이규락 등, 2003).

단태임신에 비해 임신성 고혈압으로 인한 조산, 태아 발육지연, 태반 조기박리 등의 합병증이 증가하며 신생아 예후도 더 불량했다. 또한 HELLP 증후군 역시 더 많은 빈도로 발생했다(Sibai et al., 2000).

다태임신에서의 임신성 고혈압의 진단이나 치료는 단태임신과 같다.

5) 조산(Preterm birth)

(1) 평균 임신 기간

일반적으로 태아의 수가 증가함에 따라 임신 주수는 감소하는 것으로 알려져 있는데(Luke, 1994), 쌍태아 임신의 경우 59%가 조산되었고 평균임신 기간은 35주, 삼태 임신의 경우에는 98.6%가 조산되고 32주의 평균 임신 기간을 보였으며, 사태임신은 98.25%, 오태임신은 100%가 조산되었으며 평균 임신 기간은 각각 30주와 29주였다고 보고하였다(Martin et al., 2017; Elliot, 2005)(표 28-1).

국내 보고에 따르면 쌍태임신의 평균 임신 주수는 36.3±2.9주였으며(이규락 등, 2003), 37~38주군이 45.4%로

표 28-1 태아의 수에 따른 평균 임신 주수

태아의 수	평균임신주수(주, weeks)
단태아	40
쌍태아	36.5
삼태아	33
사태아	29.5
오태아	29

제일 높은 빈도로 나타났으며 37주 미만의 조산은 전체의 52.7%였고 39주 이상의 임신은 1.9%였다(박상화 등, 2016).

(2) 조기양막파수

조기양막파수는 단태임신에 비해 쌍태임신에서 더 빈번하게 발생하며 발생빈도는 약 10~20%로 단태임신의 1~5%에 비해 5~10배 이상 높다(Tucker et al., 1991).

쌍태임신에서 조기양막파수의 예후는 단태임신보다 불량하다. 출생 체중이 더 적고 아프가 점수가 더 낮으며 신생아 호흡곤란 증후군을 비롯한 조산아 합병증도 더 많은 것으로 보고되었다.

임신 24주에서 32주 사이의 양막파수 시 분만 잠복기가 단태임신에서는 6.2일, 쌍태임신에서는 3.6일로 단태임신에 비해 짧았다(Ehsanipoor et al., 2012). 또한 임신 30주 이후의 조기양막파수에서는 분만 잠복기가 각각 6.9일, 1.7일로 더 확연히 차이가 났다.

다태임신에서의 조기양막파수의 처치 및 치료는 단태임신과 같다.

6) 지연 임신(Postterm pregnancy)

쌍태임신에서 임신 40주 이후를 지연임신으로 생각해 왔는데 이는 40주가 지나서 분만된 태아에서 지연임신 단태아에서 나타나는 과숙 징후가 나타났기 때문이다. 국내 보고에 의하면 40주 이상의 지연임신은 전체 쌍태임신의 6.4%였다(이규락 등, 2003).

3. 다태임신의 산전관리(Antepartum management of multiple pregnancy)

1) 다태임신의 진단(Diagnosis)

예전에는 자궁저부를 측정하거나 산모의 복부를 촉진하여 다태임신을 진단하기도 했지만 현재는 더 이상 사용하지 않는다. 간혹 임신 초기 도플러 초음파로 쌍태임신을 의심할 수 있지만 확진은 초음파를 이용해야 한다. 초음파 검사로 여러 개의 임신낭이 분리된 것을 확인하거나, 같은 화면에 두 개 이상의 태아 머리를 관찰함으로써 다태임신을 진단할 수 있다. 모든 산모에게 초음파 검사를 하면 임신 26주 이전에 99%에서 진단이 가능하나(Carroll et al., 2002), 필요한 경우 선택적으로 초음파 검사를 시행할 경우에는 62%에서만 진단되었다. 배아나 배아의 심박동이 확인되지 않는 임신 6주 이전에는, 임신낭이나 난황낭의 수를 세어 임신의 수를 평가할 수 있다. 대개의 경우 각각의 임신낭 안에서는 난황낭의 수만큼의 배아가 보이게 된다. 그러나 추후에 배아의 수는 초음파에서 관찰된 임신의 수보다 많거나 적을 수 있다. 임신 6주 이후에는 심장박동이 있는 배아나 태아의 수로 임신의 수를 결정한다. 소멸 쌍태아와 같이 하나 이상의 배아가 성장하지 못하고 임신낭과 함께 흡수된다면, 임신 초기 초음파에서 관찰된 임신의 수보다 적게 관찰될 수 있다. 소멸 쌍태아의 확인이 중요한 이유는 첫째로 임신부의 혈액이나 양수에서 알파태아단백(alpha-fetoprotein) 수치를 높이거나 양수내 아세틸콜린에스테라제(acetylcholinesterase) 검사를 양성으로 나오게 하여 다운증후군이나 신경관 결손에 대한 선별검사의 결과를 혼란시킬 수 있다는 점이고, 둘째로는 염색체 핵형검사를 융모막 융모채취(chorionic villus sampling)로 시행하는 경우 소멸쌍 태아의 조직을 채취할 수 있다는 점이다. 따라서 핵형검사로는 양수검사가 선호된다.

다태임신의 진단 시 둘 이상의 태아가 있는 것을 확인하는 것은 물론이고 융모막의 개수(융모막성), 양막의 개수(양막성), 더 나아가서는 난성의 확인도 포함해야 한다. 정확한 진단은 임신 예후 예측에 필요할 뿐만 아니라 산전 관리에도 영향을 미치기 때문이다.

쌍태임신은 태반 형성의 유형, 즉 융모막과 양막의 수에 따라 분류될 수 있다. 이융모막 이양막 쌍태임신은 각각의 태아가 각각의 융모막과 양막으로 둘러싸인 것이고, 단일 융모막 이양막성 쌍태임신은 각각의 태아가 각각의 양막강 내에 위치하지만 하나의 융모막이 두 개 의 양막강을 둘러싸는 것이며 태반을 공유하게 된다. 또한 단일 융모막 단일 양막 쌍태임신은 두 태아가 하나의 융모막 및 양막으로 둘러 싸인 것이다.

난성과 융모막성을 예측하기 위해 어떻게 임신이 되었는지를 확인하는 것도 중요하다. 자연주기에 임신이 되었으면 우리나라는 일란성일 가능성이 높다. 보조생식술을 이용하였으면 이란성일 가능성이 높지만 일란성일 가능성도 배제할 수는 없다. 또한 초기에 단태임신인줄 알고 있었으나 추후에 다태임신으로 진단되는 경우도 종종 있으며 초기에 다태임신으로 진단했으나 유산 등으로 단태임신의 형태로 임신이 진행되는 경우도 있다.

(1) 융모막성(Chorionicity) 진단

융모막성의 진단은 임신 10주 이전에 하면 거의 정확하게 진단할 수 있다. 융모막성은 임신낭(gestational sac)의 개수와 일치하므로 임신낭의 개수를 세면 된다. 이융모막성 쌍태임신은 모두 이양막성이다. 단일 융모막성인 경우의 양막성은 임신 7~8주 이전에는 난황낭의 수로 판단하는 경우가 많고(즉, 난황낭이 하나이면 단일양막성, 난황낭이 두 개이면 두양막성), 임신 7~8주가 되면서 양막강이 체액으로 차고 양막이 보이게 된다(그림 28-3).

임신 초기가 지나면 이융모막성 쌍태임신에서 두 개의 임신낭이 서로 인접하여 둘 사이의 막이 점점 얇아지면서 초기에 뚜렷했던 임신낭 주변의 고에코가 더 이상 남아 있지 않게 된다. 임신 제2,3삼분기에는 융모막성의 결정이 임신 제1삼분기에 비해 어려울 수 있다. 만일 태아의 성이 다르면 이란성이므로 이융모막 쌍태아라고 할 수 있고, 분리된 태반을 가지고 있어도 이융모막 쌍태아라고 할 수 있다. 태반이 한 덩어리로 보일 때에는 분리막의 기저부에서 태반 조직이 삼각형 모양으로 이어지는 경우(twin-peak sign or lamda sign) 이융모막성일 가능성이 높다(그림 28-4). 또한 분리막의 두께가 2 mm 이상인 경우에도 90% 이상에서 이융모막성으로 보고되었지만 검사자 간의 측정오차가 있을 수 있다. 위의 각각의 단일 초음파 소견만으로는 단일 융모막성으로 진단하기 어려우나 하나의 태반, 같은 성별, 얇은 분리막, twin-peak sign의 부재와 같은 항목들이 모두 나타나면 90% 이상에서 단일 융모막성으로 진단할 수 있다(Scardo et al., 1995).

태반의 개수로 진단할 수도 있는데 만일 두 개의 떨어져 있는 태반을 확인할 수 있다면 이융모막성 쌍태아이지만 붙어 있더라도 이융모막성일 수 있다. 단일 융모막성 임신에서는 항상 하나의 태반으로 보인다.

태아의 성별은 난성을 구별하는 가장 중요한 초음파 소견이지만 드물게 성별이 다른 일란성 쌍태아도 있을 수 있으므로 주의를 하는 것이 좋다. 특히 초기 초음파에서 단일 융모막성 쌍태임신으로 확인된 산모에서 임신 중기 성별이 다른 태아가 확인된다면 고환여성화증후군(testicular feminization syndrome) 등 드문 질환에 대한 가능성을 염두에 두어야 한다.

융모막성의 진단은 특히 산전 진단의 횟수 및 임신 기간 중 나타날 수 있는 합병증의 감별진단에 절대적으로 중요한 단서가 되므로 임신 초기에 반드시 확인해야 한다. 미국산부인과학회(ACOG)에서 권고하는 가장 이상적인 융모막성 결정시기는 늦은 제1삼분기부터 이른 제2삼분기 사이이다(Committee on Practice Bulletins-Obstetrics; Society for Maternal-Fetal Medicine, 2016). 융모막성을 확인하기 위해서는, 특히 초기 진료를 받은 병원과 분만하는 병원이 다를 경우, 제1삼분기 때의 융모막성을 구별할 수 있는 초기 사진이 있으면 매우 도움이 된다. 의사 소견서에도 쌍태임신의 경우 융모막성을 기록해주는 것이 바람직하

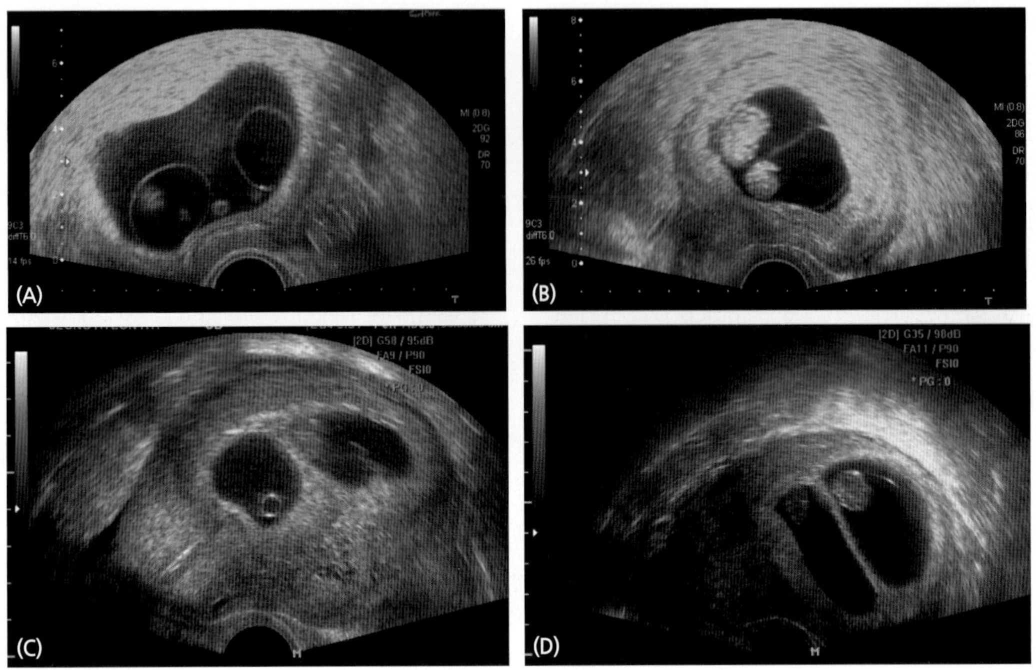

그림 28-3. **임신 제1삼분기 쌍태임신의 융모막성**

(A), (B) 단일 융모막성 이양막성 쌍태임신. 한 개의 임신낭 안에 두 개의 양막이 보인다. (C), (D) 이융모막성 쌍태임신. 두 개의 임신낭이 보인다.

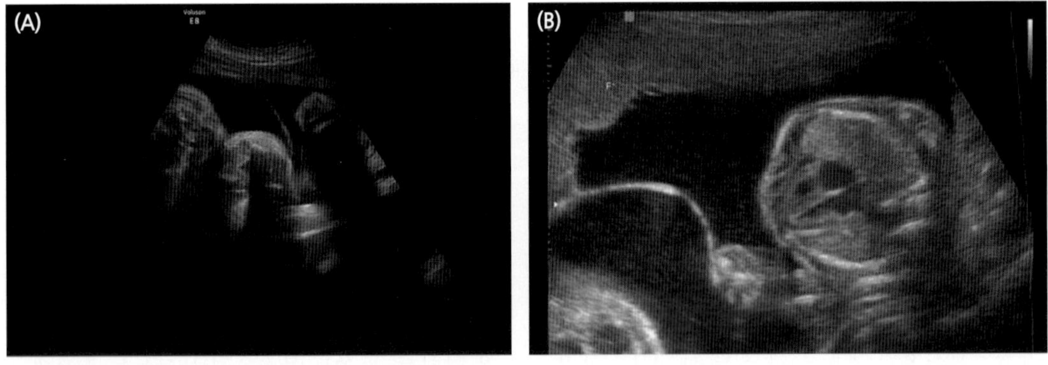

그림 28-4. **임신 제2,3삼분기 단일 융모막 쌍태임신과 이융모막 쌍태임신의 초음파소견.** (A) 단일 융모막 쌍태임신, (B) 이융모막 쌍태임신

다. 두 태아의 관계를 알 수 없는 각각의 태아 사진은 융모막성을 구별하는 데는 도움이 되지 않는다. 분만 후에는 간단한 검사를 통해 융막성을 확인할 수 있다. 이전의 기록이 불충분할 경우 특히 도움이 된다. 만출된 태반에 양막과 융모막이 부착된 상태를 주의 깊게 관찰하면 접합자성(난성), 융모막성, 양막성을 구별하는 데에 도움이 된다. 양막강이 하나이거나, 분리막에서 맞닿아 있는 두 양막을 분리해 볼 때 그 사이에 융모막이 존재하지 않으면 단일 융모막성이다. 분리막에서 두 양막을 분리해 볼 때 그 사이에 융모막이 존재하면 이융모막성이다(그림 28-5).

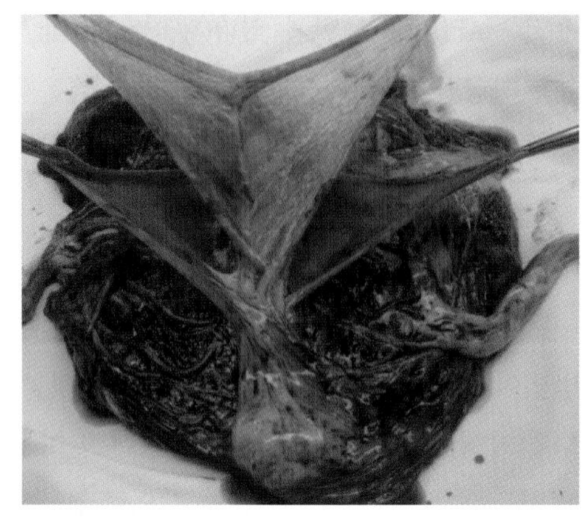

그림 28-5. **태반검진을 통한 이융모막성 쌍태임신의 확인**

(2) **양막성**(Amnionicity) **진단**

양막의 갯수를 확인하는 것은 융모막성의 구별보다 더 어려운 경우가 많다. 단일 양막성 쌍태임신은 모두 단일 융모막성이므로 단일 융모막성 쌍태임신에서 두 태아 사이에 막이 있다면 이양막성이라고 할 수 있지만 막이 뚜렷이 보이지 않는다면 단일 양막성이라고 진단하기보다는 다음 방문 시 진단을 확인하는 것이 좋다. 늦어도 임신 12주 이전에는 정확히 확인할 수 있다. 양막의 개수는 난황(yolk sac)의 개수와 대개 일치하므로 초기에 한 개의 난황만 확인되었다면 단일 양막성일 가능성이 높지만 둘 사이의 막이 존재하는 지 여부를 반드시 확인해야 한다.

(3) **난성**(Zygosity) **진단**

산전에 일란성을 진단할 수 있는 소견은 단일 융모막성이고 이란성을 진단할 수 있는 것은 다른 성별을 가진 태아를 확인하는 것이다. 성별이 같으면서 이융모막성이면 산전에 초음파로 난성을 진단할 수 없다. 산전에 염색체를 검사를 하거나 유전질환에 대한 검사를 하여 다르게 나올 경우 이란성이라고 할 수 있지만 그렇지 않은 경우에는 알 수 없다. 분만 후에는 혈액형이 다르면 이란성이라고 할 수 있지만 그렇지 않다면 일란성의 가능성을 배제할 수 없다. 가장 정확한 방법은 개인식별검사(identification test)를 하는 것이다. 두 아이가 여러 유전자 부위에서 모두 일치하면 일란성이라고 할 수 있다(그림 28-6).

2) 식이(Diet)

쌍태임신에서는 칼로리, 단백질, 미네랄, 비타민, 필수지방산의 요구량이 증가하며, 칼로리는 40~45 kcal/kg/day가 더 필요하다. 임산부는 철분은 하루 60~100 mg, 엽산은 하루 1 mg 섭취하기를 권장한다.

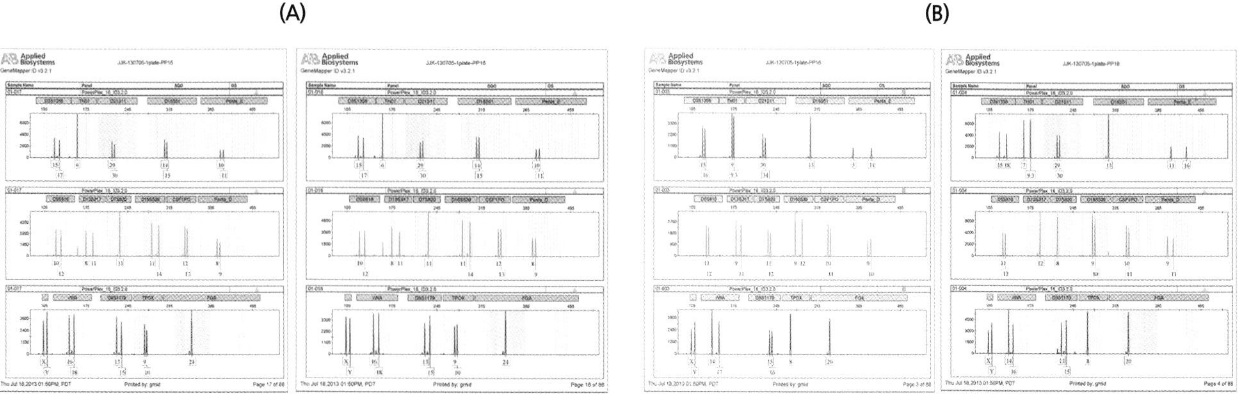

그림 28-6. **개인식별검사를 통한 일란성 및 이란성 쌍태임신의 확진.** (A) 일란성 쌍태임신, (B) 이란성 쌍태임신

3) 산전 관리 간격(Interval of visit)

다태임신에서의 산전관리는 임신기간 중 산모와 태아에게 발생할 수 있는 여러 가지 합병증을 예방하는 것이 주목적이며 특히 조산예방에 주의를 기울여야 한다. 다태임신의 경우 임신 초기 정확한 진단을 통해 융모막성, 양막성을 확인해야 하며 11~14주 사이에 목둘레 투명대 검사, 20~22주 사이에 태아 기형 확인을 위한 정밀 초음파 검사가 필요하다. 이융모막성 쌍태임신의 경우 24주부터 4~6주 간격으로 태아성장, 양수량, 태아 도플러 검사를 시행하며, 단일 융모막 쌍태임신의 경우 16주부터 2주 간격으로 초음파 검사를 시행하여 쌍태아 합병증의 발생 유무를 관찰하는 것이 권고된다(Khalil et al., 2016).

4) 초음파검사(Ultrasonography)

초음파 검사는 쌍태임신을 진단하고 융모막성을 확인하는데 필수적이고 임신이 진행됨에 따라 태아의 기형 확인, 태아의 성장 평가, 자궁경부 길이 측정 및 태아 안녕 평가 등에 중요하다.

다태임신의 경우 선천성 기형의 위험이 단태임신보다 증가하기 때문에 초음파를 통해 태아의 구조적 이상을 면밀히 검사하는 것이 필요하다. 한 연구에 따르면, 단일 융모막성 쌍태임신에서 선천기형의 유병율은 634/10,000, 이융모막성 쌍태임신에서는 344/10,000, 단태임신에서는 238/10,000로 보고되었다(Glinianaia et al., 2008).

다태임신은 단태임신에 비해 태아의 성장이 느리고 쌍태 간에도 차이가 날 수 있기 때문에 주기적인 초음파 검사를 시행해야 하는데, 특히 기간별 성장, 크기의 불일치를 확인한다. 태아의 안녕을 확인하기 위하여 필요한 경우 생물리학계수(biophysical profile) 검사, 제대동맥 도플러 검사를 시행할 수 있고 양수량을 측정한다. 양수 과소증이 있는 경우는 자궁태반관류 이상(uteroplacental insufficiency)를 의심하고 태아의 안녕상태를 더 심도 있게 평가해야 한다. 다태임신에서의 양수량 측정은 단태임신과 마찬가지로 양수지수(AFI)를 이용할 수 있다(Watson et al., 1995). 양수지수는 자궁을 네 부분으로 나누어 가장 깊은 각각의 수직 깊이를 더해서 계산하는데, 불일치 쌍태아나 비정상 양수를 갖는 다태임신에서 양수 차이를 알기 어렵다. 따라서 다태임신에서의 양수량 측정은 각 각의 주머니에서 가장 깊은 수직포켓(vertical pocket)을 센티미터 단위로 측정하는 방법이 주로 사용된다. (Chamberlain et al., 1984)

다태임신에서 초음파를 이용한 자궁경부 길이 측정은 조산의 위험도를 예측하는 데 중요할 것으로 생각하여 임신 16~24주 사이에 측정하지만 이후 어떤 간격으로 측정하는 것이 적합한지, 미리 알았을 때 어떻게 적절한 조치를 취하여 주산기 예후를 향상시키는지에 대하여는 아직 확립되어 있지는 않다.

5) 다태임신에서 염색체 이상의 진단(Diagnosis of chromosomal abnormality)

이란성 쌍태임신의 경우에 각각의 태아가 독립적으로 염색체 이수성(aneuploidy)의 위험성이 있으므로 각각의 태아의 위험도를 가산하여 염색체 이수성의 위험도를 계산한다. 단일 융모막 임신에서는 대부분 두 태아의 염색체가 일치하므로 한 아이에서만 검사를 할 수 있다. 하지만 매우 드물게 일란성 쌍태임신의 경우에도 수정 후 비분리(postzygotic nondisjunction)가 발생할 수도 있다.

(1) 염색체 이상의 위험도

31세의 쌍태임신부가 가지는 다운증후군의 위험도는 35세 단태아 임신부가 가지는 위험도와 유사하다고 보고되었다(Rodis et al., 1990). 삼태아의 경우에는 28세 임신부의 다운증후군 위험도와 단태아를 가진 35세 임신부에서의 위험도와 비슷하다. 정확한 위험도는 인종이나 산모의 나이, 접합자성에 따라 다르지만 일반적으로 쌍태 임신의 경우 31세 이상에서 침습적인 산전진단이 필요하 다고 권장되었다(Meyers et al., 1997). 그러나 최근 다양한 인자들(multiple markers)에 의한 선별검사 방법들이 알려지면서 임신부의 나이만으로 태아의 염색체 이상을 확인하기 위하여 융모막 검사나 양수검사 등의 침습적인 검사를 시행하는 것에 대하여 논란이 있다. 따라서 모든 임신부에서 선별검사와 진단적인 검사 모두의 장단점을 설명하고 충분히 상담한 후 결정하도록 하고 있다.

(2) 염색체 이상에 대한 선별검사

단태아임신에서는 태아의 목덜미 투명대(nuchal translucency), 혈청 사람융모막생식샘자극호르몬(free β-HCG), 임신관련혈장단백-A (pregnancy associated plasma protein A, PAPP-A)를 함께 측정하여 임신 제1삼분기 선별검사로 사용하고 있다. 이 경우 위양성율 5% 기준하 다운증후군의 경우 약 75~85%, 에드워드 증후군의 경우 66.7%의 발견 확률을 갖는다(Committee on Practice Bulletins-Obstetrics; Society for Maternal-Fetal Medicine, 2016).

쌍태임신의 경우 혈청 free β-HCG와 PAPP-A의 수치는 약 2배이지만 융모막성이나 시험관 시술과 같은 보조생식술의 영향을 많이 받기 때문에 일괄적으로 사용하기 어렵다. 태아의 목덜미 투명대만으로 임신 제1삼분기 선별을 시행할 수도 있는데 목덜미 투명대가 증가되었을 경우에 염색체 이상의 위험도와 함께 쌍태아 간 수혈증후군의 초기 징후일 수도 있다는 점을 염두에 두어야 한다. 임신 제2삼분기 혈청 선별검사의 경우에도 단태아와 비교하면 정확도가 현저히 떨어진다. 임신 제2삼분기 산모 혈청(AFP, free β-HCG)을 이용한 다운증후군 선별검사에서 쌍태임신의 경우 위 양성율 10.5% 기준하 63% 발견확률을 갖는다. 두 태아 모두가 이환될 경우 71%, 한 태아만 이환되었을 경우는 60%의 발견확률을 갖는다 (Committee on Practice Bulletins-Obstetrics; Society for Maternal-Fetal Medicine, 2016). 따라서 쌍태임신에서 임신 제2삼분기 혈청 선별검사의 필요성에 대하여는 아직 정립되어 있지 않다. 쌍태임신의 경우 혈청검사 수치는 두 태아의 평균으로 나올 수 있기 때문에 한 태아는 증가되었고 다른 태아가 감소되었다면 정상으로 나타날 수 있으며 한 태아만 증가했으면 약간 증가한 것으로 나올 수도 있다. 따라서 다태임신에서 산모혈청검사의 결과는 충분히 주의를 기울여 해석해야 한다. 이러한 추이는 삼태이상의 임신에서는 더 심하기 때문에 삼태이상 임신에서 혈청검사는 하지 않는 것이 좋다.

다태임신에서 산전 염색체이상에 대한 산모혈청검사의 정확성이 떨어지기 때문에 가장 중요한 것은 태아 목덜미 투명대이다. 따라서, 다태아에서 측정이 쉽지 않더라도 태아 목덜미 투명대를 시간을 갖고 정확히 측정할 수 있도록 한다.

쌍태아에서 NIPT (noninvasive prenatal testing) 검사는 선별검사로 사용될 여지가 있지만, 앞으로 더 많은 연구가 필요하다(Committee on Genetics Society for Maternal-Fetal Medicine, 2015).

6) 조산(Preterm birth)

(1) 조산의 예측

조산은 쌍태임신에서 신생아의 이환율과 사망률의 주원인으로, 쌍태아의 경우 50%에서 삼태아의 경우 75%에서 발생한다. 다태임신은 전체 출생아의 약 3%를 차지하지만 임신 37주 이전 조산아의 17%, 임신 32주 이전 조산아의 22.3%를 차지한다. 다태임신에서 조산했을 때 같은 임신주수의 단태아의 예후와 같다.

다태임신에서 초음파를 이용한 자궁경부 길이의 측정과 태아 섬유결합소(fetal fibronectin) 분석이 조산을 예측하는 데에 효과적이다. 다태임신에서도 자궁경부의 길이가 짧은 경우 조산의 위험성이 증가하는 것은 잘 알려져 있다. 쌍태임신을 대상으로 한 여러 대규모 연구에서 임신 20~24주 사이의 자궁경부 길이가 20 mm 이하이면 24%에서 임신 32주 이전에 조산하는 결과를 보이며 그 위험도가 10배 증가한다. 쌍태임신에서 임신 22~24주 사이의 자궁경부 길이가 2.5 cm 이하로 감소한 경우 임신 35주 이전의 조산에 대한 민감도, 특이도, 양성예측도, 음성예측도는 각각 30%, 55%, 74%에 해당하였다(Owen J et al., 2001). 특히 최근 발표에 의하면 쌍태임신에서 자궁경관의 길이가 임신 20~24주에 2.0 cm 미만인 경우가 임신 32주 또는 34주 이전의 조산을 예측하는 데 가장 정확한 지표로 분석되었다(Conde-Agudelo A et al., 2010). 임신 28주에 태아 섬유결합소의 분석 결과가 양성인 경우에도 임신 32주 이전의 조산과 관련이 있다. 태아 섬유결합소 결과가 음성인 경우 4%에서 임신 32주 이전에 조산하는 것에 비해 양성인 경우에는 29%에서 조산하였다(Goldenberg et al., 1996).

(2) 조산의 예방

다태임신에서 조산방지를 위해 시도하는 방법으로 침상 안정, 자궁 수축억제제 투여, 예방적 자궁경부 원형결찰술, 황체호르몬(progesterone) 투여 등이 있으나 아직까지 효과가 증명된 방법은 없다.

① 침상 안정(Bed rest)

조산의 예방을 위해 입원을 하거나, 신체활동 줄이기, 직업활동 중단, 잦은 병원 방문을 통한 신체 진찰이나 초음파 검사 등은 다태임신에서의 임신 기간 연장이나 태아의 생존율 향상에 기여하지 못하는 것으로 알려져 있다.

② 폐성숙을 위한 스테로이드 투여

폐성숙을 위한 스테로이드 사용이 신생아 호흡 부전과 같은 이환율에서 단태임신과 큰 차이를 보이지 않으며 이점이 없을 것이라는 특별한 증거가 없기 때문에 단태임신과 같은 방법으로 사용하도록 한다(Committee on Practice Bulletins-Obstetrics; Society for Maternal-Fetal Medicine, 2016).

③ 예방적 자궁경부 원형 결찰술

쌍태임신에서 임신 18~26주 사이에 자궁경부 길이가 짧은 경우 자궁경부 원형 결찰술을 시행하였을 경우에 조산 예방에 효과가 있다는 보고는 없고 메타분석 연구에서는 오히려 조산의 위험도를 2배 증가시킨다고 보고하였다. 자궁경부가 짧아진 다태임신을 대상으로 하여 자궁경부 원형 결찰술을 시행하였을 때, 시행하지 않은 군에 비하여 임신 34주 이전 분만의 빈도를 감소시키지 못하는 것으로 보고되었고(Newman et al., 2002), 오히려 임신 중기에 짧은 자궁경관이 진단된 쌍태임신에서 임신 35주 이전 조산의 발생빈도를 더 증가시켜 해가 되는 것으로 보고한 경우도 있다(Berghella et al., 2005). 하지만 최근 임신 중기에 짧은 자궁경관이 진단된 쌍태임신에서 자궁경부 원형 결찰술을 시행한 경우 조산의 위험을 줄였다는 보고도 있어, 짧은 자궁경부 길이를 가진 쌍태임신 산모에서 예방적 자궁경부 원형 결찰술의 임상적 유용성은 아직 명확히 정립되진 않았다(Roman et al., 2015; Li et al, 2018).

④ 황체호르몬 투여

단태임신에서 조산 예방에 효과적이라고 알려진 프로게스테론 제제의 경우에도 쌍태임신에서는 효과가 없었다. 다태임신에서 조산의 위험도가 증가하고 짧은 자궁경관 길이의 빈도가 증가한다는 사실에도 불구하고, 예방적 황체호르몬 치료는 조산의 빈도를 감소시키지 못하며 신생아 사망률 역시 감소시키지 못하는 것으로 보고되고 있다(Likis et al., 2012).

2017년에 보고된 메타분석을 보면, 임신 제2삼분기에 자궁경부 길이가 25 mm보다 짧은 쌍태 산모들에서 프로게스테론 질정제가 33주 이전의 조산을 감소시키는 효과를 보였다(Romero et al., 2017). 하지만 이에 대한 근거가 아직 충분하지 못하며, 각종 가이드라인에서 현재 황체 호르몬 투여를 권고하지 않고 있다.

(3) 예방적 자궁수축 억제제 사용

다태임신에서 진통억제제를 예방적으로 사용하는 경우에는 주산기 예후를 향상시키는 데 효과가 없고 오히려 단태아에 비해서 진통억제제의 부작용이 현저하게 나타난다. 특히 베타 아드레날린성 수용체 작용제를 다태임신에서 사용하면 폐부종 등의 심혈관계 부작용의 발생빈도가 높아지고 니페디핀을 사용하면 임신부의 빈맥이 더 많이 발생하였다(Gabriel et al., 1994; Yamasmit et al., 2005).

4. 분만방법 및 시기(Mode and timing of delivery)

1) 쌍태임신의 분만방법(Mode of delivery)

쌍태임신에서는 두 번째 태아의 분만 과정에서 예기치 못한 일들이 발생할 수 있기 때문에 분만방법에 대한 논란이 계속 있었다. 하지만, 여러 연구에서 첫 번째 태아가 두위이고 임신 32주 이상 혹은 태아의 예측 몸무게가 1,500 g 이상인 쌍태임신에서 질식분만으로 태어난 아기와 제왕절개분만으로 태어난 아기의 주산기 예후에 차이가 없는 것으로 나타났다(Hogle et al., 2013; Lee, 2012). 그러나 첫 태아가 두위이고 두 번째 태아가 비두위이면서 예상 체중이 1,500 g 미만인 경우의 분만방법에 대하여는 아직 이견이 많다(Barrett, 2014). 보통 두 번째 출생아는 첫 번째 출생아와 비교할 때 나쁜 예후를 보이는 경우가 많다. 대규모 무작위 비교연구에서 임신 32~38주에 시행한 계획된 제왕절개분만은 계획된 질식분만과 비교했을 때 출생아의 주산기 사망이나 주요 합병증을 줄이지 못했다. 또한 첫 번째 출생아의 주산기 예후보다 일반적으로 나쁜 것으로 알려진 두 번째 출생아의 주산기 예후를 계획된 제왕절개분만이 향상시키지 못했다(Barrett et al., 2013). 최근에 프랑스에서 시행된 대규모 다기관 전향적 코호트 연구에서는 임신 32주 이후에 첫 번째 태아가 두정위인 경우에 시행한 계획된 제왕절개분만에서 계획된 질식분만과 비교했을 때 신생아의 사망률과 합병증의 발생이 증가했다(Schmitz et al., 2017). 미국모체태아의학회에서는 첫 번째 태아가 두위인 쌍태임신의 경우 임신 32주 이상이거나 태아의 예측 몸무게가 1,500 g 이상이라면 질식분만을 우선적으로 계획할 것을 권장하고 있다(Committee on Practice Bulletins-Obstetrics; Society for Maternal-Fetal Medicine, 2016).

단태아의 제왕절개분만의 적응증인 자궁근종 등으로 자궁절개수술을 받은 기왕력, 전치태반 등은 다태임신의 경우에도 동일하다. 첫 태아가 비두위일 경우, 결합쌍태아, 단일양막성 쌍태아의 경우에는 제왕절개분만을 해야 한다. 태위는 초음파로 확인해야한다. 쌍태아에서 가장 흔한 태위는 두위-두위이며, 그 외 두위-둔위, 두위-횡위 순으로 흔하다. 두위-두위 이외의 태위는 불안정하다.

(1) 질식분만(Vaginal delivery)

① 첫 번째 태아의 분만(Delivery of the first twin)

첫 번째 태아가 두위이면 대개 분만이 순조롭게 이루어지나, 둔위일 때는 단태임신의 경우와 마찬가지의 문제가 발생할 수 있다. 즉, 태아의 몸통이 분만된 후 머리가 산도에 비해 크거나, 태아의 크기가 작아서 자궁경부가 미처 개대되기 전에 몸통이 분만되면, 머리의 분만이 어려울 수 있고 제대탈출도 일어나기 쉽다. 이런 경우에 태아의 생존 가능성이 없거나 희박한 경우 외에는 제왕절개술을 시행하는 것이 일반적이다. 둔위-두위의 경우에 드물게 나타나는 잠긴 쌍태아(locked twin)는 둔위인 첫 번째 태아의 턱이 두위인 두 번째 태아의 턱과 목 사이에 걸리는 것으로, 이 경우 태아사망률이 30~43%까지 매우 높다(Barrett, 2014). 따라서 잠긴 쌍태아가 의심되면 즉시 제왕절개술을 시행한다.

② 두 번째 태아의 분만(Delivery of the second twin)

첫 번째 태아의 분만 직후에는 두 번째 태아의 선진부, 크기, 산도와의 관계를 복부진찰, 내진, 자궁 내 촉진으로 신속하게 확인해야 한다. 이 때 초음파를 사용하면 도움이 되므로 질식분만을 시도할 경우 초음파를 미리 분만대 옆에 준비하는 것이 좋다. 태아의 머리나 엉덩이가 산도에 고정되어 있다면 적극적으로 분만을 시킬 수 있다. 이 때 중등도의 자궁저부압박을 가하면서 양막을 터트리고, 양막파열 직후에는 내진으로 제대탈출 여부를 확인한다. 진통이 다시 시작되면 태아의 심박수를 감시한다. 비정상적인 태아심박수나 자궁출혈이 없으면 분만을 서두를 필요는 없다. 첫 아기 분만 후 약 10분이 경과해도 자궁수축이 다시 일어나지 않으면, 희석된 옥시토신을 사용하여 자궁수축을 자극할 수도 있다. 확장된 자궁경부의 이점을 최대한 이용하기 위해서 다음 분만이 지연되지 않도록 한다. 한편,

두 번째 태아의 머리나 엉덩이를 모체의 골반입구로 위치시킬 수 없는 경우에는 숙련된 산과의와 마취의의 역할이 중요하다. 마취로 자궁을 이완시킨 후 자궁 안에서 손으로 태아의 위치를 바꿀 수 있다(Committee on Practice Bulletins-Obstetrics; Society for Maternal-Fetal Medicine, 2016). 상당한 양의 자궁출혈이 있는 경우에는 태반조기박리를 의심해 볼 수 있는데, 태반조기박리는 태아와 산모 모두에 위험할 수 있다. 산과의나 마취의의 숙련도가 부족할 때는 즉각적인 제왕절개술을 시행한다. 최근 대규모 연구에서 첫 번째 태아의 질식분만 후 두 번째 태아의 약 4%만 제왕절개분만으로 태어났다(Barrett et al., 2013). 두 번째 태아의 크기와 질식분만의 성공여부 간의 상관관계에 대한 의미 있는 연구 결과는 아직 없다.

가. 두 번째 태아가 두위인 경우(Delivery of a cephalic second twin)

만일 두 번째 태아의 머리와 엉덩이가 모체의 골반입구의 상방에 있고 산도에 고정되어 있지 않으면, 자궁저부에 한 손을 대고 중등도로 압박을 가하면서 다른 한 손은 질 내에 넣고 태아의 선진부를 모체의 골반 내로 유도할 수 있다. 태아의 머리를 모체의 골반입구로 위치시킬 수 없거나, 상당한 양의 자궁출혈이 있으면서 진통이 재개되지 않은 경우에는 태아다리내회전술(internal podalic version)로 두 번째 태아를 분만하기도 한다.

태아다리내회전술 방법은 다음과 같다. 먼저 분만자는 한 손으로 두 번째 태아의 두 발을 양막을 파열시키지 않은 상태에서 잡고 부드럽게 지속적으로 당겨서 산도 쪽으로 위치시킨다. 동시에 다른 손으로 자궁저부가 있는 모체의 복부에 압박을 가하면서 태아의 머리를 모체의 머리 쪽으로 밀어올리면서 조심스럽게 회전시킨다(그림 28-7). 태아의 엉덩이가 모체의 치골결합 하방 즉, 전방에서 보일 때까지 산도를 통해 태아의 다리를 서서히 잡아당긴다. 이후에는 둔위분만(breech extraction)의 방법대로 분만을 진행시키면 된다. 양막파열은 가능한 늦게 하도록 하며, 태아가 수직위(longitudinal lie)로 있을 때만 시행하도록 한다(Rebufa-Dhenin et al., 2012; Barrett, 2014). 자궁이 충분히 이완되지 않은 경우에는 전신마취를 하기도 한다. 니트로글리세린 50~100 μg을 정맥 주입하여 자궁이완을 도울 수 있다(Dufour et al., 1997).

나. 두 번째 태아가 비두위인 경우(Delivery of a noncephalic second twin)

비두위인 두 번째 태아를 분만하기 위해서는 둔위분만을 하거나 태아머리외회전술(external cephalic version)을 시행하여 후두를 선진부로 바꾸어 분만할 수 있다. 태아머리외회전술을 이용해 두위분만하는 경우 태반조기박리, 태아곤란증, 제대탈출 등의 합병증이 둔위분만에서 보다 더 많이 발생하는 것으로 알려져 있다. 이전 연구에서 신생아의 5분 아프가점수나 신생아 손상 발생률은 차이가 없었으나, 신생아중환자실입원, 신생아 호흡곤란증후군 및 뇌내출혈 발생률은 태아머리외

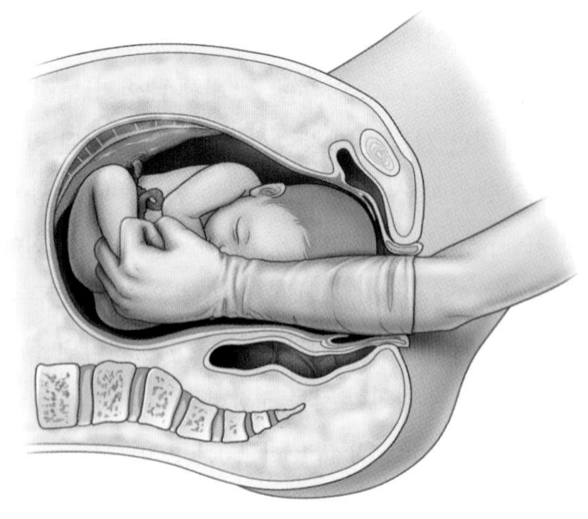

그림 28-7. 태아다리내회전술(internal podalic version)
한 손으로 두 번째 태아의 두 발을 양막을 파열시키지 않은 상태에서 잡고 부드럽게 지속적으로 당겨서 산도 쪽으로 위치시킨다. 동시에 다른 손으로 자궁저부가 있는 모체의 복부에 압박을 가하면서 태아의 머리를 모체의 머리 쪽으로 밀어올리면서 조심스럽게 회전시킨다. 태아의 엉덩이가 치골결합 하방에서 보일 때까지 태아의 다리를 서서히 잡아당긴다.

회전술을 시행한 경우 더 많이 발생한다는 보고가 있다(Mauldin et al., 1998; Barrett, 2014). 그러나 다른 연구는 둘 사이에 모체와 신생아의 예후의 차이는 없다고 보고했다(Boggess et al., 1997). 임신 32주 이후에 두 번째 비두위 태아를 질식분만하는 것에 대한 안전성은 여러 연구에서 입증되었다(Schmitz et al., 2017).

③ 첫 번째 태아와 두 번째 태아의 분만 간격(Time interval between delivery of first and second twins)

과거에는 첫 번째 태아의 분만 후 두 번째 태아의 분만이 30분 이상 지체되면 두 번째 태아의 가사 위험성이 높아진다고 하였으나(Leung et al., 2017; Stein et al., 2008), 한 대규모 무작위 비교연구에서는 두 태아의 분만시간 간격과 5분 아프가점수는 상관관계가 없다고 보고했다(Barrett et al., 2013).

④ 분만진통 중 처치(Intrapartum management)

쌍태임신의 경우 진통과 분만 중 자궁수축 기능이상, 이상태위, 제대탈출, 태반조기박리 또는 산후출혈 등의 합병증의 발생 가능성이 단태임신에서보다 높다(Committee on Practice Bulletins-Obstetrics; Society for Maternal-Fetal Medicine, 2016). 따라서 성공적인 질식분만을 하려면 다음 조건이 필요하다. 분만장은 모든 의료진이 효율적으로 일할 수 있을 정도의 적절한 크기여야 하며, 산모나 신생아의 소생술 및 유지에 필요한 시설을 갖추고 있어야 한다. 분만 시 자궁 내 조작에 익숙한 숙련된 산과의가 있어야 한다. 숙련된 마취의가 대기 중이어서 응급제왕절개수술 등의 이유로 갑자기 마취가 필요한 경우 신속히 마취를 시행할 수 있어야 한다. 또한 신생아 소생술이 가능한 숙련된 의사가 즉시 투입될 수 있어야 한다. 경막외마취는 진통 중에 도움이 되므로 시행하는 것이 좋으며, 전자태아심음감시장치로 모든 태아를 지속적으로 감시하도록 한다. 자궁수축이 약한 경우에는 옥시토신을 사용한다. 필요시에 수액을 빨리 주입할 수 있는 정맥 내 주입장치를 확보하고, 언제나 즉시 수혈이 가능하도록 준비를 해놓아야 한다. 첫 번째 태아를 분만 후 두 번째 태아가 선진부를 바꿀 수 있으므로, 초음파를 준비하여 첫 태아의 분만 즉시 두 번째 태아의 위치와 상태를 평가한다. 두 번째 태아의 분만 후에는 옥시토신을 사용하여 태반의 분만을 촉진한다.

⑤ 유도분만(Labor induction)

쌍태임신에서 유도분만을 위해 옥시토신을 사용하거나, 자궁경부 숙화제를 사용하는 것은 안전하다고 알려져 있다(Taylor et al., 2012; Wolfe et al., 2013).

⑥ 제왕절개 후 질식분만(Vaginal birth after cesarean delivery, VBAC)

이전에 자궁하부 횡절개 방식으로 제왕절개분만을 한 번 했고, 다른 조건은 질식분만시도에 적합한 쌍태임신부는 제왕절개 후 질식분만(vaginal birth after cesarean delivery, VBAC)을 시도해 볼 수 있다(Committee on Practice Bulletins-Obstetrics; Society for Maternal-Fetal Medicine, 2016). 쌍태임신에서 단태임신과 비교하여 제왕절개 후 질식분만 시 자궁파열의 위험도가 더 높다는 증거는 없다(ACOG, 2019).

(2) 제왕절개분만(Cesarean delivery)

전치태반 등과 같은 단태임신의 제왕절개분만 적응증은 다태임신의 경우에도 해당된다. 그 외에 결합쌍태아, 단일양막성 쌍태아, 첫 번째 태아가 두위가 아닌 경우에는 제왕절개분만을 먼저 고려하여야 한다. 태아의 선진부도 분만방법을 결정하는 데 영향을 미치는데, 우선, 첫 번째 태아가 두위가 아닌 경우에는 제왕절개분만을 권장한다. 다태아의 제왕절개분만 시 생길 수 있는 합병증으로 앙와저혈압(supine hypotension)이 있다. 이것을 예방하기 위하여 산모를 약간 왼쪽으로 눕게 하는 것이 좋다. 자궁의 절개는 두 태아를 안전하게 분만할 수 있도록 충분한 크기로 한다. 일반적으로 자궁하부를 가로로 절개하지만 수직절개가 유리한 경우도 있는데, 예를 들어 횡위인 태아가 팔이 먼저 나온 경우에는 가로절개를 연장하는 것보다 가로절개의 중

간부분에서 위쪽으로 수직절개를 추가하는 것이 더 쉽고 안전할 수 있다. 간혹 첫 번째 태아의 질식분만 후 두 번째 태아를 제왕절개분만을 해야 할 경우도 있다. 첫 번째 태아의 분만 후 자궁경부가 바로 닫혀 다시 개대되지 않은 상태에서 태반조기박리, 태아가사 등이 의심되는 경우에는 응급제왕절개분만이 필요할 수 있다.

(3) 무통법과 마취(Analgesia and anesthesia)

경막외마취는 진통 중 통증경감효과가 우수하고, 태아다리내회전술이나 제왕절개술이 필요한 경우 신속하게 머리 쪽으로 마취를 확장시킬 수 있어 전신마취를 피할 수 있는 장점이 있다. 따라서 진통 중에 많이 사용하고 있다. 또한 경막외마취는 계획된 제왕절개분만에서 단태아의 제왕절개분만과 비교할 때 신생아 합병증 발생 위험도를 높이지 않으며 안전하다(Crawford et al., 1987). 태아다리내회전술과 같은 자궁 내 조작이 필요하나 자궁이 충분히 이완되지 않은 경우에는 전신마취를 할 수 있다. 니트로글리세린 50~100 μg을 정맥주입해서 자궁이완을 돕기도 한다(Dufour et al., 1997).

2) 다태임신의 분만 시기(Timing of delivery)

다태임신의 이상적인 분만 시기는 태아 수, 융모막성에 따라 다르다. 보통 태아의 수가 증가할수록 분만 시기가 빨라진다. 쌍태아의 경우 융모막성에 따라 적절한 분만 시기가 다르다. 이융모막성 쌍태아는 임신 26주부터 38주까지 자궁 내 태아사망률이 비슷하나 이후에는 태아사망률이 의미 있게 증가한다(Kahn et al., 2003). 많은 연구에서 이와 비슷하게 이융모막성 쌍태아의 경우 임신 38주에 분만하는 것이 주산기 예후를 가장 향상시킬 수 있다고 하였다(Hack et al., 2008; Committee on Practice Bulletins-Obstetrics; Society for Maternal-Fetal Medicine, 2016). 이융모막성 쌍태임신에서 한 태아가 생존이 어려울 정도의 심각한 이상이 있는 경우 적절한 분만 시기를 결정하는 일차적인 기준은 건강한 태아의 상태이다. 태아가사(fetal distress)가 의심될 경우에는 임신 주수에 따라 적절한 분만 시기를 결정해야 한다. 생존가능시기 이후에는 두 태아를 모두 고려하는 것이 원칙이다. 하지만 태아가 가사상태에 빠졌다고 해도 임신주수, 태아의 예상체중 등을 고려했을 때 아기가 태어나더라도 생존이 어렵다고 판단되면 건강한 태아를 우선적으로 고려해서 분만 시기를 정한다.

한편, 단일융모막 이양막성 쌍태아의 경우 임신기간 중 특별한 문제가 없다고 하더라도 이융모막성 쌍태아보다 임신 후기 태아사망률이 높다는 보고들이 있으며(Tul et al., 2011), 따라서 이융모막성 쌍태임신보다 일찍 분만하는 것을 권한다(Dias et al., 2014). 그러나 여러 연구에서 자궁 내 태아사망의 위험도가 과대평가 되었다고 하며, 단일융모막 이양막성 쌍태임신도 임신 37주까지 유지할 수 있다고 보고한다(Barrett, 2014). 최근에는 합병증이 없는 단일융모막성 쌍태임신은 임신 34~37주에 분만할 것을 권하고 있다(Committee on Practice Bulletins-Obstetrics; Society for Maternal-Fetal Medicine, 2016). 단일융모막성 쌍태임신에서 한 태아에 생존이 어려울 정도의 심각한 이상이 있다면 생존이 어려운 태아가 자궁 내에서 사망하기 전에 나머지 태아를 분만하여야 하므로, 건강하지 않은 태아의 상태를 고려하여 분만 시기를 결정하여야 한다(Dias et al., 2014). 탯줄 꼬임이나 압박 등으로 태아사망 위험도가 높은 단일양막성 쌍태임신의 적절한 분만 시기에 대해서는 아직 논란이 많지만, 미국산부인과학회에서는 임신 32~34주에 분만을 할 것을 권장한다(Committee on Practice Bulletins-Obstetrics; Society for Maternal-Fetal Medicine, 2016). 결합쌍태아는 임신 32주경에는 분만하는 것이 좋다는 주장이 있다(Allen et al., 2001; Dias et al., 2010).

5. 불일치 쌍태아(Discordant growth of twin fetuses)

두 태아의 크기의 불일치는 쌍태임신의 약 15% 정도에서 발생하며, 한 태아의 병적인 성장 제한을 의미할 수 있다(Lewi et al., 2013; Miller et al., 2012). 이란성 쌍태아의 성장 불균형은 성별 및 각 개체의 유전적 잠재성, 태반의 착상 위치, 제대의 부착 부위에 따른 혈류 저항 등 다양한 원인으로 발생할 수 있으며 실제 출생 후 체중차이에 따른 주산기 결과에서 의미 있는 차이를 나타내는 경우는 드물다. 반면 일란성 쌍태아는 두 태아가 태반을 공유함으로써 발생하는 혈류분포 및 두 태아간의 혈관 문합을 통한 혈압차이에 의해 발생하는 혈류의 불균형 등이 가장 중요한 불일치의 원인이며, 체중이 작은 아이는 물론 큰 아이에서도 모두 생존율과 신경학적 후유 증 등 불량한 주산기 예후를 보일 수 있다(Hartley et al., 2002).

위험인자는 단일 융모막성 쌍태아, 임신성 고혈압, 분만전 출혈 등이 있다(González-Quintero et al., 2003). 빈도는 쌍태임신에서 5~15%, 삼태임신에서 30% 가량 보고되어 태아의 숫자가 많을수록 그 빈도는 증가한다. 진단은 주로 초음파를 이용하는데 불일치 정도는 (큰 쌍태아의 체중-작은 쌍태아의 체중)/큰 쌍태아의 체중×100%으로 계산한다. 20% 이상의 체중의 불일치를 보이는 경우 진단할 수 있으며, 특히 체중의 불일치가 25% 이상을 보이는 경우 호흡곤란 증후군, 뇌실내 출혈, 경련, 뇌실주위 백질연화증, 패혈증, 괴사성 장염 등이 증가하였다(Hollier et al., 1999). 특히 불일치 정도가 40% 이상인 경우 태아 사망의 상대위험도가 18.9로 불일치 정도 30% 이상인 경우의 5.6에 비하여 현저하게 증가하였다. 국내 연구에서도 31% 이상의 체중의 불일치를 보이는 경우 주산기 합병증이 증가하며 불일치가 심화될수록 더 증가하는 양상을 보였다(임지은 등, 2003).

불일치 쌍태아인 경우 초음파로 태아의 성장 양상과 양수량 등을 면밀히 관찰하도록 하며, 불일치의 정도, 임신주수, 성장 지연의 유무 등을 고려하여 처치를 결정하도록 한다. 비수축검사, 생물리학계수, 배꼽동맥 도플러 평가가 쌍태아의 관리에 권고된다. 합병증이 없는 이융모막성 쌍태임신의 경우에는 단태아와 같은 산전 태아 감시를 시행하도록 권고한다(ACOG, 2016).

산전 태아 감시가 정상적이면서 태아의 크기 불일치만 있는 경우 분만의 적정 시기에 대한 자료는 아직 제한적이며, 후기의 임신 주수에서는 분만을 진행할 수 있다.

1) 기생 쌍태아(Fetus-in-fetus)

기생 쌍태아는 발생 초기에 한 태아가 정상 성장을 한 쌍생아에 봉입되는 매우 드문 선천성 이상으로 척추 축 주위에 장기나 사지가 배열되어 있는 종물로 정의된다(Millis et al., 2001). 최근에는 초음파 영상의 발달로 산전에 진단되기도 하며, 산전 초음파상에서 고형 및 석회화 성분을 포함하고 있는 낭성 종물 소견이 보일 경우 기생 쌍태아를 의심해볼 수 있다. 악성화의 가능성이 있는 기형종과는 달리 기생 쌍태아의 악성화 가능성은 거의 없다(Kaufman et al., 2007).

2) 결합 쌍태아(Conjoined twins)

결합 쌍태아는 매우 드문 기형으로 단일 융모막성 쌍태아의 약 1%에서 발생하며, 1:75,000의 빈도로 보고되고 있다(Sebirer et al., 2003). 결합 쌍태아는 단일 수정란이 늦게 분할되는 경우, 특히 수정되고 12일 이후에 분할이 일어났을 때 발생한다. 결합 부위에 따라 다양한 형태가 존재하며 가슴붙은 쌍태아(thoracopagus, 30~40%), 배붙은 쌍태아(omphalopagus, 25~40%)가 가장 흔한 형태이다. 그 외에도 엉치붙은 쌍태아(pygopagus, 10~20%), 궁둥붙은 쌍태아(ischiopagus, 6~20%), 머리붙은 쌍태아(craniopagus, 2~16%) 등이 있다(Edmonds et al., 1982).

최근에는 초음파의 발달로 임신 제2삼분기 초음파검사에서 발견되는 경우가 많으며, 어떤 경우에는 임신 제1삼분기에 발견되기도 한다. 이를 통해 부모에게 임신 지속 여부를 결정할 수 있는 기회를 제공할 수 있다. 결합 쌍태아의 예후는 공유된 장기의 종류나 정도에 따라 결정되는데 생명에 필수적인 장기를 공유하지 않았다면 외과적 분리 수술이 가능하다. 생존력이 있는 경우는 제왕절개술로 분만을 하며 임신 종결을 위한 경우는 난산이 많기는 하지만 결합부가 대개 유연하여 질식 분만이 가능할 수 있다.

그러나 태아가 성숙되어 큰 경우는 질식분만 시 자궁이나 자궁경부에 손상이 생길 수 있다. 실제로 임신 18주에 회음절개와 손상 없이 질식분만한 예와, 임신 23주에 회음절개 없이 질식분만한 후 일차 열상을 보고한 예가 있다(문태일 등, 1998).

6. 선택적 태아감소술과 선택적 임신종결

(Selective fetal reduction and selective termination)

1) 선택적 태아감소술(Selective fetal reduction, SFR)

선택적 태아감소술은 삼태 이상의 임신일 경우 하나 혹은 그 이상의 배아 혹은 태아를 희생시키는 것을 말하며 다태임신 태아감소술(multiple pregnancy reduction, MPR) 이란 용어로도 자주 사용되고 있다.

임신 초기에 태아를 희생할 경우에는 태아의 이상 여부를 모르는 상태에서 조산의 위험을 피하기 위해 태아의 수를 줄이게 된다. 보통 임신 8주 이전에 시행하기도 하지만 임신 10주가 넘어서 생존한 태아를 대상으로 하기도 한다. 질식 접근법과 복식 접근법이 있으며 복식 접근법은 보통 임신 10~13주 사이에 시행된다.

태아감소술을 시행한 후 임신 소실률과 조산율의 최근 결과들은 이전에 비하여 향상되었다. 1,000예의 연속된 태아감소술을 시행한 결과를 발표했는데 시술 전 태아의 수가 적을수록 좋은 예후를 보여주었으며 시술 후 24주 이전에 모두 분만한 완전 손실률이 4.7%라고 보고하고 있으며 이 비율은 쌍태아에서 자연 소실율과 같아 더는 낮출 수 없다고 주장하였다(Stone et al., 2008). 삼태아를 쌍태아로 줄인 선택적 태아감소술을 했던 군이 삼태임신을 그대로 유지했던 군에 비하여 임신 24주 이전 분만되는 위험이 1.83배 높았으나(8.1% vs. 4.4%; relative risk (RR)=1.83, p=0.036) 24주부터 32주까지 분만된 비율은 더 낮았다(10.4% vs 26.7%; RR=0.37, p<0.0001)(Papageorghiou et al., 2006). 태아감소술의 가장 큰 장점은 태아의 수를 줄임으로써 평균 임신 주수가 늘어나며 이에 따라 생존율 및 유병률의 현저한 감소를 기대할 수 있다는 점이다. Cochrane review에서는 선택적 태아감소술과 임신을 유지한 군을 비교한 무작위 비교연구가 아직 없어 결론을 내릴 수 없다고 보고했다(Dodd et al., 2012).

선택적 태아감소술의 문제점은 태아의 이상 여부를 판단하기 어려운 임신 초기에 이루어진다는 점이다. 희생되는 태아는 크기가 작거나 다른 태아에 영향을 주지 않고 쉽게 접근이 가능한 태아가 선택된다. 질식 접근을 하면 질에 가까이 있는 배아 또는 태아가 선택될 가능성 이 높고 복식 접근은 배에서 가까이 있는 배아가 선택될 가능성이 높다. 두 번째 문제점은 다태임신의 경우 임신 경과 중 자연 유산될 가능성이 단태임신보다 높아지는 것으로 알려져 있다. 따라서 자연히 도태될 수 있는 가능성을 포기하는 것이며 잘못된 선택을 했을 경우 모든 태아를 잃을 수도 있다. 마지막으로 태아감소술로 생존 태아의 주산기 예후가 좋아질 수는 있지만 근본적으로 인공임신중절을 하는 것이기 때문에 희생된 태아에 대한 윤리적 문제도 있다. 다른 아이(들)의 안녕을 위해 누군가가 선택되어 희생되는 것이 '윤리적으로 정당화될 수 있는가'이다. 위의 Papageorghiou 등의 연구에서 태아감소술을 시행했던 군에서 분만주수가 36.1(25.1~41.9)주로 삼태아를 유지했던 군의 33.8 (24.0~38.0)주보다 길었지만 생존 태아의 비율은 태아감소술을 시행했던 군에서는 89.7% (323/360 태아감소술 후 쌍태임신 기준)였고 세 태아 모두 임신을 유지했던 군에서 90.6% (503/555)였다. 즉, 생존율은 같으면서 약 1/3의 태아를 미리 포기한 것이다. 주산기 예후가 좋아진 이면에는 희생된 태아가 있다.

2) 선택적 임신종결(Selective termination)

선택적 임신종결은 쌍태이상의 임신에서 태아의 이상이 발견되어 선택적으로 임신종결을 시키는 경우에 사용하는 용어이다. 따라서 선택적 임신종결을 계획할 경우에는 정확한 진단이 중요하다.

이융모막 쌍태임신에서는 희생시킬 태아의 심장에 생리식염수 혹은 염화칼륨(KCl)을 주입하는 방법을 사용한다. 이때 임신을 유지할 태아의 양막을 통과하는 것은 위험할 수 있으므로 피해야 한다. 단일 융모막성 쌍태임신에서 선택적 태아종결술은 남아 있는 태아에 미칠 위험이 있기 때문에 태아 복부의 제대정맥 부위에 고주파 열치료(radiofrequency ablation, RFA) 혹은 알코올 주입을 하거나 희생할 태아에 가까운 부위에서 제대폐쇄(cord occlusion) 등을 사용한다(Corbacioglu et al., 2012; Cabassa et al., 2013). 최근 태아 내 레이저 치료법(intrafetal laser treatment)이 도입되어 좋은 결과가 보고되고 있다(Pagani et al., 2013).

7. 삼태이상 다태임신(Triplet or higher-order pregnancy)

쌍태임신과 비교할 때 삼태이상의 임신이 자연 주기에서 임신될 확률은 매우 낮다. 2012년 전국의 약 484,000 분만 중 100 예의 삼태임신이 있었고 서울대학교병원의 자료에 의하면 전체 삼태임신 중 약 16%(25/164)가 자연임신임을 감안하면(unpublished data) 10만 분만당 약 3.3 삼태임신이 자연임신에 의해 발생한다고 예측할 수 있다. 쌍태임신의 빈도가 높은 나이지리아에서는 자연임신에 의한 삼태임신의 발생이 10만 분만당 124 삼태임신으로 우리와 비교할 때 매우 높은 빈도로 발생한다(Umeora OUJ et al., 2011). 삼태 이상의 임신에도 인종적 차이가 뚜렷함을 보여주는 근거라고 하겠다.

삼태 이상의 임신은 과배란유도와 체외수정시술 등 보조생식술에 의하여 급격하게 늘어나게 되었다. 2012년 국가통계에 따르면 삼태임신은 1,000 분만당 우리나라는 0.21, 미국은 0.12 영국은 0.27건이라고 보고하였다. 삼태임신도 드물지만 사태임신의 빈도는 더욱 낮아서 영국의 경우 2012년 약 81만 분만 중 사태임신은 겨우 5례였다고 보고되고 있다.

삼태임신의 평균 분만 주수에 대하여 많은 보고가 있지만 대부분 32-34주로 보고하고 있다(Adegbite et al, 2011). 임신 주수가 많게는 2주 이상 차이가 나는 것이 실제 분만 주수의 차이일 수도 있지만 연구 방법의 차이로 나타날 수도 있다. 삼태아로 진단되었더라도 임신 몇 주까지 삼태아로 유지된 임신을 연구 대상에 포함시켰는지와 삼태아 중 1명 혹은 2명이 자궁 내에서 사망했을 때도 포함시켰는지 여부에 따라 달라질 수 있다. 임신 20주 이후에 분만한 삼태아를 대상으로 한 연구에서 분만 주수는 32.1주이고 주산기 사망률(crude perinatal mortality)은 121명이었으며 신생아 생존률은 97%이었다. 신생아 생존률은 단태아, 쌍태아와 차이가 없었으며 분만 주수에 따른 주산기 유병률도 단태아, 쌍태아와 같았다(Kaufman et al., 1998). 삼태아의 주산기 예후는 조산에 의하여 결정된다는 것을 보여주었다.

삼태아의 임신 방법에 따른 난성 및 융모막성에 따른 연구 결과를 보면 자연임신인 경우 일란성이 높게 나왔으며(Guilherme et al., 2009) 이 연구 결과는 다른 연구에서도 확인되었다.

자연 임신된 삼태아를 대상으로 한 연구에서 이융모막 삼태아가 삼융모막 삼태아에 비하여 이른 시기에 분만했으며 태아수혈증후군 및 호흡부전증후군의 발생이 높아 불량한 예후를 보였다고 보고하였다(Adegbite et al., 2005). 하지만 최근 일본에서 701 삼태임신을 대상으로 한 연구에서는 단일 융모막성 삼태임신은 불량한 예후를 보이지만 이융모막성과 삼융모막성 삼태임신의 예후는 차이가 없다고 보고하였다(Kawafuchi et al., 2013).

삼태임신의 분만 방법에 대하여 많은 산부인과 의사들이 수술하는 것을 권하고 있지만 일부의 의사들은 단태임신 혹은 쌍태임신과 마찬가지로 수술의 적응증이 없을 경우 자연분만을 하더라도 주산기 유병률과 사망률을 높이지 않았다는 보고도 있다(Alama et al., 1998; Grobman et al., 1998; Arlan S et al., 2004). 미국 국가통계를 이용한 연구에서 질식분만이 사산(stillberth)의 위험을 높인다고 보고하였지만 이 연구에서는 국가 통계를 이용하였기 때문에 사사이 산전에 일어났는지 아니면 산후에 일어났는지를 알 수는 없었다고 연구의 제한점에 언급하고 있다(Vinzileus et al., 2005). 산전에 확인된 사산이라면 그로 인해 수술을 하지 않고 자연분만을 했을 가능성이 있기 때문에 자연분만에 의해 사산이 증가했다고 보기 어렵기 때문이다. 삼태아에서 자연분만의 시도를 일반적으로 권장하기 어려운 실정이지만 산모와 가족이 원하고 쌍태임신의 경우처럼 다태임신 분만의 경험이 많은 숙련된 산과 의사, 조산아 처치에 능숙한 신생아과 의사와 마취과 의사가 있으면 자연분만을 시도하는 것도 가능하다. 특히 다분만부의 경우는 보다 쉽게 분만이 가능하다.

8. 단일 융모막성 쌍태임신의 합병증(Complications of monochorionic twin)

1) 쌍태아 수혈증후군(Twin-twin transfusion syndrome, TTTS)

단일 융모막성(monochorionic) 쌍태아는 하나의 태반을 공유하며 태아를 연결하는 혈관이 있어 태아 사이에 혈액의 이동이 가능하다. 연결된 혈관의 종류는 동맥-동맥, 정맥-정맥, 동맥-정맥의 형태를 보인다. 동맥-동맥, 정맥-정맥 연결은 융모막판(chorionic plate)의 표면 에 위치하며 양방향성(bidirectional flow)을 보여 혈압의 차이에 따라 수시로 방향이 바뀔 수 있다. 동맥-정맥의 형태는 융모막판을 뚫고 태반 속에서 이루어지는 연결로 동맥→정맥의 일방향성(unidirectional flow)을 보여 태아의 혈압이나 혈액량과는 관계없이 한 방향으로 혈류 이동이 일어나 TTTS를 일으키는 원인으로 지목되고 있다.

TTTS는 단일 융모막성 쌍태아의 약 10~15%에서 발생한다고 알려져 있다(Levi et al., 2008). 즉 약 90%에서는 혈관의 연결이 있더라도 TTTS가 발생하지 않는다. 그 이유로는 동맥-동맥, 정맥-정맥 연결이 역할을 할 것으로 생각하고 있다. 실제로 TTTS가 발생한 태반에서 동맥-동맥 연결이 현저히 적은 것을 발견하였다(Zhao et al., 2013).

동맥-정맥은 무작위적으로 발생할 수 있기 때문에 두 태아를 각각 A, B라고 하면 A 태아에서 B 태아로 향하는 동맥-정맥 혈관 연결도 있고 B 태아에서 A 태아로 향하는 동맥-정맥 혈관 연결도 있을 것이다. 두 태아 사이의 동맥-정맥 혈관 연결을 통한 혈류량이 A 태아에서 B 태아로의 혈류 이동이 많다면 동맥-동맥, 정맥-정맥 연결을 통해서 B태아에서 A 태아로의 이동이 이루어져 균형을 잡으려고 할 것이다. TTTS는 이런 일련의 과정에서 혈류의 불균형을 되돌리지 못하면 발생하는 것으로 생각된다.

미국산부인과학회(2016), 미국모체태아의학회(2013), 북미태아치료네트워크(Emery, 2015)를 포함한 기관들에서 TTTS에 대한 정기적 초음파 검사를 권고하고 있다. 양수량 차이 및 단일 융모막성 쌍태임신의 다른 합병증을 조기 발견하기 위하여, 초음파 검사를 16주부터 매 2주간격으로 하는 것이 바람직하다.

(1) 진단

예전에 TTTS는 분만 후 태아의 혈색소 수치의 차이와 태아 크기의 차이 등으로 진단하였다. 하지만 TTTS로 진단된 쌍태아에서 대부분은 혈색소 차이가 나지 않아(Sauders NJ, 1991) TTTS는 태아의 혈색소나 체중 차이를 보이는 질병이라기보다 혈액 용적의 차이를 보이는 것을 알게 되었으며 이에 따라 새로운 진단 기준이 필요하게 되었다. TTTS의 산전 진단 기준으로는 단일 융모막 쌍태아이면서 수혈자(recipient)의 양수 최대수직공간(maximum vertical pocket)이 8 cm가 넘거나 공혈자(donor)의 양수 최대수직공간이 2 cm보다 작아야 한다. 공혈자 태아의 양수가 줄어 거의 없어지면 태아의 피부에 양막이 붙어 stuck twin이라고 한다(그림 28-8). 이때, 공혈자 태아의 양수는 전혀 없는데도 주위의 수혈자 태아의 양수를 공혈자 태아의 양수로 잘못 보고 양수가 적당한 것으로 오인할 수도 있다. 이때 방광이 보이는지 먼저 확인한다. 자세히 관찰하면 태아의 목 뒤, 팔꿈치 뒤, 무릎 뒤 등에 적은 양의 양수를 볼 수도 있으며 팔다리를 잇는 1자의 막을 볼 수도 있다. 태아 치

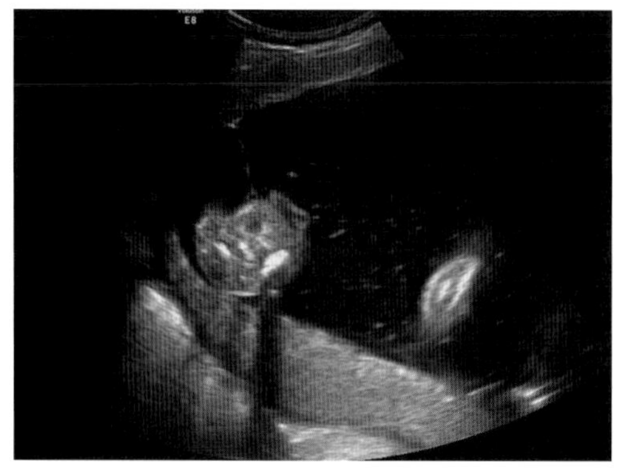

그림 28-8. Stuck twin의 초음파 사진
좌측 위의 stuck twin은 양막에 둘러싸여 있고 양막의 양쪽은 모두 수혈자 쌍태아의 양수임

표 28-2. 쌍태아수혈군 단계(staging)

단계	내용
I 단계	• 수혈자 태아 양수(최대수직공간>8 cm)와 공혈자 태아 양수(최대수직공간<2 cm) • 공혈자 태아의 방광이 보임
II 단계	• 공혈자 태아의 방광이 보이지 않을 경우
III 단계	• 심각한 도플러 초음파 이상 소견(하나 이상) 1) 제대동맥에서 이완기 혈류속도가 없거나 역류 2) 정맥관(ductus venosus)의 역류 3) 파동성 제대정맥(pulsatile umbilical vein) - 공혈자 태아의 방광이 보여도 진단 가능
IV 단계	• 태아에서 복수 혹은 태아 수종이 의심될 경우
V 단계	• 한 태아 이상 사망했을 경우

수혈자(recipient), 공혈자(donor), 최대수직공간(maximal vertical pocket, MVP)

료 특히 레이저를 이용한 혈관응고술의 초기 도입 및 발전에 중요한 역할을 했던 Quintero는 TTTS의 진행과정을 관찰하여 예후와 연관성이 높은 staging system을 제시하였다(표 28-2)(Quintero et al., 1999). 이것은 산전에 초음파를 이용하여 TTTS의 진행 상태를 정하여 치료 방침과 예후 예측에 도움을 주며 가장 널리 사용되고 있는 분류 체계이다. Quintero staging이 TTTS의 중요한 변화를 반영하고 있지만 TTTS 병태 생리의 기본적인 요소인 심혈관계의 변화를 충분히 반영하지 못하여 이를 보완하기 위해 심초음파와 도플러 초음파로 12가지 항목에 대하여 평가하는 CHOP (Children's Hospital of Philadelphia) scoring system이 제시되었다(Rychik et al., 2007). CHOP staging에서 공혈자는 주로 태반저항이 높아지는 것이 주 병태생리여서 제대동맥 도플러만 확인하고 나머지 항목은 모두 수혈자에서 나타나는 변화를 확인한다. 정상이면 0점이고 항목에 따라 1~3점까지 점수가 배점되어 있어 최저 0점에서 최고 2점까지 가능하다. CHOP stage 1은 0~5, stage 2는 6~10, stage 3는 11~15, stage 4는 16~20점이다. CHOP staging은 Quintero staging과 유의한 상관관계를 보이기는 하지만 Quintero staging보다 upstaging되는 경우가 I, II, III stage에서 각각 12%, 35%, 20% 있었다(Rychick et al., 2007). 하지만, Quintero staging과 CHOP staging을 전향적으로 비교한 연구에서 CHOP staging이 신생아 생존의 예후 예측 인자로서의 의미가 없다고 보고하였다(Stirneman et al., 2010).

(2) 치료 및 예후

TTTS는 치료하지 않으면 73~100%까지 사망할 수 있는 예후가 매우 불량한 질환이어서 적극적인 치료가 필요하다(Berghella et al., 2001). 치료 방법으로는 중격천공술(septostomy), 선택적 태아희생술(selective feticide), 양수감소술(amnioreduction) 등이 제시되었으며 1990년대 중반부터 태아경하 레이저 응고술(fetoscopic laser coagulation, FLC)이 도입되어 새로운 가능성을 보여 주었다. 중격천공술은 시술 후 의인적 일양막성 쌍태아(iatrogenic monoamniotic twin)의 형태를 만들어 추천되지 않는다. 또한, 시술 후 천공으로 양수가 이동하여 양수 상태로 질환의 진행 여부를 알기 어렵게 만든다는 단점도 있다. 선택적 태아희생술은 남아 있는 태아에 미칠 위험이 있기 때문에 하지 않는 것이 원칙이지만 만일 두 태아 모두 살리기가 어려워 한 명의 태아라도 살리기 위할 경우 태아 복부의 제대정맥 부위에 고주파 열치료(radiofrequency ablation)를 하거나 태아에 가까운 부위에서 제대폐쇄(cord occlusion)를 할 수 있다.

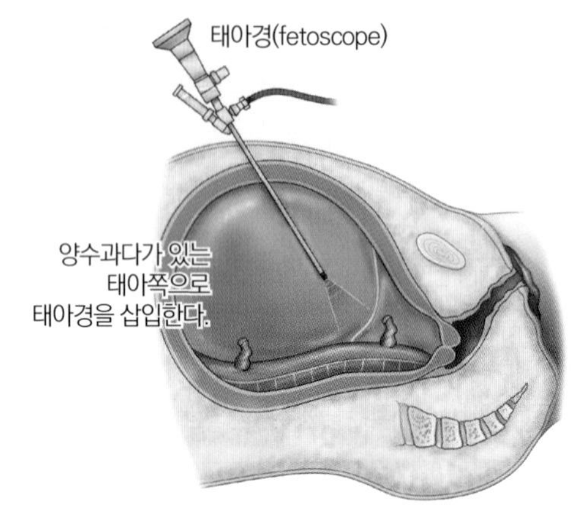
태아경(fetoscope)
양수과다가 있는
태아쪽으로
태아경을 삽입한다.

그림 28-9. **태아경 시술 모식도**

실제로 사용할 수 있는 방법은 양수감소술과 태아경하 레이저 응고술이다. 임신 26주 이전에 Quintero stage II-IV로 진단될 경우, 미국 모체태아의학회(Society for Maternal-Fetal Medicine)에서는 임상 가이드라인을 통해 태아경하 레이저 응고술 시행을 권고하고 있다. 양수감소술은 양수천자술과 유사하지만 태아경하 레이저 응고술은 추가적인 장비와 훈련이 필요하기 때문에 쉽게 접근하기 어려워 국내에서는 2011년에야 첫 증례를 하게 되었다(그림 28-9, 10).

표 28-3과 같이 TTTS 환자에서 태아경하 레이저 응고술 시행 후 생존율은 각 시행 기관마다 다양하다(Kweon et al, 2019). TTTS 환자에서 양수감소술과 태아경하 레이저 응고술을 비교한 대표적 연구는 2004년 유럽에서 시행된 Eurofetus trial과 미국에서 진행된 NICHD trial이다. Eurofetus trial은 태아경하 레이저 응고술이 양수감소술에 비하여 생존율을 높였을 뿐만 아니라 신경학적 합병증을 줄였다고 보고했다(Senat et al., 2004). 하지만, 미국에서 진행된 NICHD trial에서는 두 군 사이에 생후 30일까지 생존율의 차이를 보이지 않았다고 상이한 결과를 보고하였다(Crombleholme et al., 2007). 이 연구는 각 군이 20명밖에 되지 않는 연구였고 태아경하 레이저 응고술 군의 생존율이 45% (18/40)로 이전 Eurofetus 연구에 비하여 낮게 보고되었다. 그 이후 양수감소술과 태아경하 레이저 응고술을 비교했던 4개 연구 395례를 대상으로 연구하여 생존율, 신생아 사망, 신경학적 병변 등 모든 항목에서 태아경하 레이저 응고술이 우수하다고 발표하였다(Rossi et al., 2008; Roberts et al., 2008). 하지만 Roberts 등은 2014 Cochrane review에서 태아경하 레이저 응고술이 신경학적 병변의 발생은 줄이지만 생존에 영향을 주지는 못한다고 자신들이 이전에 보고한 메타분석과 다른 결과를 보고하였다(Roberts et al., 2014). van Klink 등은

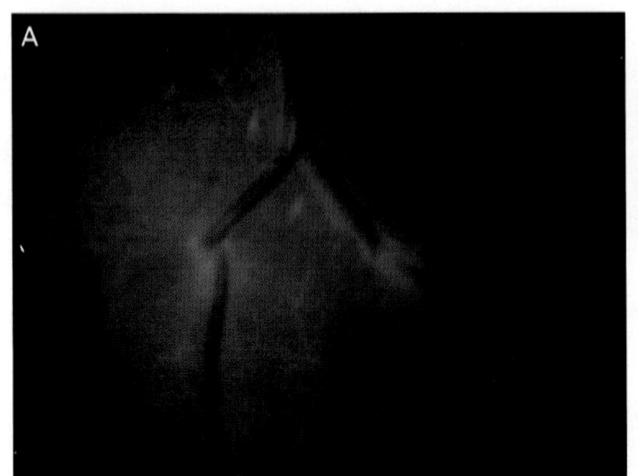
A

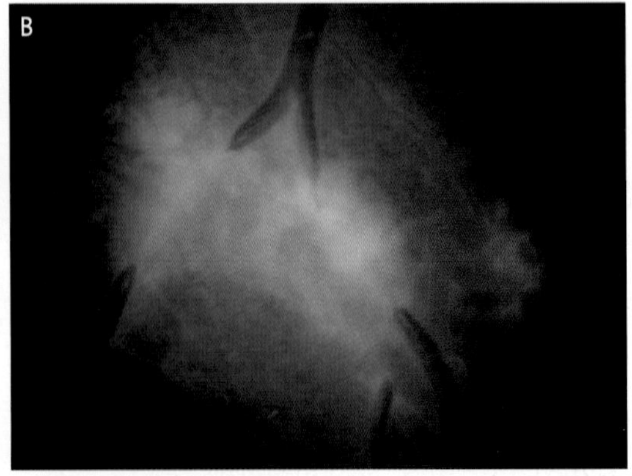
B

그림 28-10. **태아경하 레이저 응고술 전(A)과 후(B)**

표 28-3. 태아경하 레이저 응고술 후 태아 생존율(Kweon et al, 2019)

구성성분	Immediate post-procedure (within 48 hours after procedure)				Survival after birth (within 28 days after birth)		
	Total number	Total survival	Dual survival	At least 1 survivor	Total survival	Dual survival	At least 1 survivor
Cincotta et al., 2009	100					66%	85%
Morris et al., 2010	164					38%	85%
Yang et al., 2010	30					60%	83%
Rustico et al., 2012	150					41%	74%
Chang et al., 2012	44					50%	80%
Ek et al., 2012	66					48%*	76%*
Cecilia, 2012	142	80%			47%**		
Stirnemann, 2013	507					46%	78%
Teoh et al., 2013	49					51%	86%
Baschat et al., 2013	147		60%	88%			
Peeters et al., 2013	340				77%	59%	86%
Has et al., 2014	85					26%	58%
Mullers et al., 2015	105		47%	75%			
DIEL et al., 2017	1019					63%	87%
Kweon et al, 2019	46	67%	48%	87%	58%	43%	73%

*Live born; **alive at 1 month.

2000~2005 및 2008~2010년도의 두 코호트 연구를 비교한 결과 생존율은 약 10% 증가(70%→80%)했으며 신경발달장애는 18%에서 6%로 약 1/3 정도로 감소하였음을 보고하였다.

TTTS의 치료 후에도 약 33% 정도까지 두 태아 사이에 연결된 혈관이 남아 있을 수 있다(Lewi et al.,; Lopriore et al., 2007). 이러한 혈관들로 인해서 13% 정도 TAPS가 발생할 수 있으며 TTTS가 재발되는 경우도 14% 정도 있다(Robyr et al., 2006). 이러한 합병증을 줄이기 위해서 Solomon 기법이 제시되었다. Solomon 기법이란 기존의 선택적 응고술(selective coagulation)을 한 뒤에 추가로 혈관적도면(vascular equator)을 따라 태반의 한 쪽부터 다른 쪽까지 연속적으로 응고술을 시행하는 것을 말한다. 레이저 응고술의 기본 원리가 두 개의 태반으로 나누는 것이므로 Solomon 기법은 이런 원리에 합당한 시술법이다. 그러나 2014년 시행된 무작위 시험 결과에 따르면 Solomon 기법을 사용하였을 때 TTTS의 재발은 감소하였지만 주산기 사망률과 심각한 신생아 이환율은 선택적 혈관 응고술과 큰 차이가 없어 아직 어떠한 테크닉이 더 우월하다는 결론은 없는 상태이다(Slaghekke et al., 2014).

2) 일태아 사망(One fetal demise)

쌍태임신에서 한 명의 태아만 자궁 내에서 사망하는 경우가 드물지 않게 발생한다. 이때 살아 있는 다른 태아의 예후는 융모막성에 따라 매우 다르다. 단일 융모막성 쌍태임신은 불량한 예후를 보이지만 이융막성 쌍태임신은 사망한 태아가 산모나 다른 태아에 미치는 영향은 크지 않다. 단일 융모막성 쌍태임신에서 위험이 높아지는 것은 한 태아가 사망하여 혈압이 0이 되면 융모막판(chorionic plate)을 따라 표재성(superficial)으로 발달된 동맥-동맥, 정맥-정맥 문합을 통해 살아 있는 태아로부터 사망한 태아로 혈액 이동이 일어날 수 있기 때문이다. 짧은 시간 동안 다량의 혈액 이동이 일어나면 살아있던 태아도 급격한 혈압 저하로 사망할 수 있으나 만일 이동된 혈액양이 많지 않으면 전혀 영향을 받지 않을 수도 있다(그림 28-11). 이 두 경우의 중간 상태로 심각한 저혈압 상태로 인해 뇌손상을 받아 발달 장애가 있지만 생존하는 경우도 있다. 또 다른 이론으로는 사망한 태아의 응고된 혈액이 혈전(thrombus)이 되고 이 혈전이 떨어져 나가 색전(embolus)이 되어 살아있는 태아의 혈관을 타고 뇌로 이동하여 허혈성 뇌손상(ischemic encephalopathy)을 일으킨다는 주장이 있지만 아마도 첫 번째 기술한 혈액 이동이 주 기전으로 생각되고 있다. 이러한 변화는 짧은 시간 내에 일어날 것으로 예상되기 때문에 일태아 사망을 발견한 뒤 빠른 시간 내 살아 있는 태아를 분만을 하더라도 마찬가지 결과를 보일 것으로 생각되지만 이에 대한 충분한 연구 결과는 아직 없다. 태아 사망으로 인해 산모의 파종성 혈관 내 혈액응고장애(disseminated intravascular coagulopathy, DIC)가 발생할 수 있지만 실제는 임상에서는 거의 보기 어렵다(Carey et al., 1998).

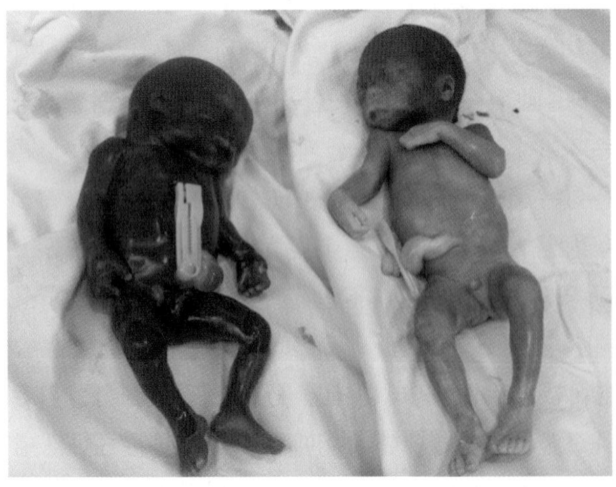

그림 28-11. 태일태아 사망 후 다른 쌍태아 사망이 일어난 일융막성 쌍태임신. 좌측의 태아가 먼저 사망한 후 급격한 혈액 이동으로 인해 우측 태아가 사망한 것으로 추정됨

일태아 사망이 일어났을 경우 융모막성에 따른 메타분석 결과에 의하면 나머지 태아의 사망이 단일 융모막성에서 15%, 이융모막성이면 3%로 현저한 차이를 보여주었고 신경학적 이상도 26%와 2%로 단일 융모막성 쌍태임신에서 높았다. 하지만 조산의 빈도는 두 군 사이에 의미 있는 차이는 없었다(Hillman et al., 2011). 이 연구는 이전에 발표되었던 메타분석 결과(Ong S 등, 2006)와 거의 일치하였다.

3) 단일 양막성 쌍태임신(Monoamniotic twin)

일란성 쌍태아의 약 1%를 차지하며 이양막성 쌍태아 임신보다 자궁내 태아발육제한이 높고 매우 높은 태아사망률을 보인다. 임신 20주까지 생존한 단일양막성 쌍태아 임신의 경우에 이후 약 10%의 자궁내 태아사망을 보이고 최소 50%에서 사망의 가장 흔한 원인인 탯줄의 얽힘(cord entanglement)이 발생한다(Allen et al., 2001). 일단 단일양막성 쌍태아 임신으로 진단되면 예측하기 어려운 탯줄의 꼬임이 문제이다. 탯줄의 얽힘은 주로 임신 초기에 일어나고 연구자들에 따라 조금씩 차이가 있지만 임신 29~32주가 지나면 탯줄 얽힘에 의한 태아의 사망이 현저히 감소하는 것으로 보고하고 있다. 탯줄이 얽힌 다음에 수축되어 협착되는 기전은 잘 알려져 있지 않으나 탯줄이 얽혔다고 모두 수축되어 협착되는 것이 아니므로 항상 즉시 분만해야 하는 것은 아니다. 박종하 등은 임신 37주에 탯줄이 심하게 얽히고 3개의 진짜 매듭(true knot)이 있는 상태에서도 태아가 모두 건강한 상태로 분만한 예를 보고하였다(박종하 등, 1991). 탯줄이 얽혀서 태아가 사망하는 경우에는 대개 양측 태아가 사망하고 일측 태아만이 사망하는 경우는 드물다(심재윤 등, 1998).

단일양막성 쌍태 임신의 명확한 산전관리 지침은 없으

나, 대부분의 임상의들은 24~28주부터 정기적인 태아감시를 하는 것을 선호하고 있다(Desai et al., 2012). 한 메타분석 연구에 따르면 단일양막성 쌍태임신의 입원군에서는 사산이 3%에서 발생하였고, 외래 관찰군에서는 7%에서 발생하였다 (D'Antonio et al., 2019). 24~34주 사이에 일주일 이내에 분만이 임박한 경우, 다른 쌍태임신의 경우와 마찬가지로 폐성숙을 위해 스테로이드를 투여한다. 단일양막 쌍태임신의 경우 임신 제3분기에 주산기 사망률이 증가하기 때문에, 32~34주 사이에 제왕절개로 분만하는 것을 고려할 수 있다(Van Mieghem et al., 2014).

4) 쌍태아 빈혈-다혈증 연쇄(Twin anemia-polycythemia sequence, TAPS)

TAPS는 쌍태아 간 양수량의 차이 없이 쌍태아 간 혈색소 수치의 차이를 보이는 것을 특징으로 하며 단일 융모막 쌍태아 임신에서 만성적인 쌍태아 간 수혈로 인하여 발생한다. TAPS는 단일 융모막 쌍태아 임신 중 자연적으로 발생하는 spontaneous TAPS(약 3~5%)와 태아경하 레이저 응고술 후 발생하는 iatrogenic TAPS(약 13%)가 있다. 자연적으로 발생할 경우에는 대부분 임신 26주 이후에 발생하고 시술 후 발생하는 경우에는 시술 후 5주 이내에 발생한다. TAPS에서 태반은 미세한 동정맥 연결을 가지고 있으며 표면에 동맥-동맥 연결이 없거나 드문 것을 특징으로 한다. 이러한 미세한 동정맥 연결을 통해 공혈자 태아(donor)에서 수혈자 태아(recipient)로 느린 속도의 만성적 쌍태아 간 수혈이 일어나며 이렇듯 느린 속도로 쌍태아 간 수혈이 일어날 경우 혈역학적 보상 기전이 작용하여 호르몬 체계의 조절장애나 쌍태아 간 양수량의 차이를 발생시키지 않고 혈색소의 차이만 나타나게 된다. 공혈자 태아의 중대뇌동맥의 최대수축속도(peak systolic velocity)가 1.5 MoM 보다 높고 수혈자 태아의 중대뇌동맥 최대수축속도가 0.8 MoM 미만일 때 임상적으로 진단할 수 있다.

5) 쌍태아 역동맥관류연쇄(Twin reversed arterial perfusion (TRAP) sequence)

쌍태아 역동맥관류연쇄(twin reversed arterial perfusion sequence (TRAP) sequence)는 단일융모막성 쌍태임신의 드문 형태로, 35,000 임신 중 1례, 일란성 쌍태임신 100례 중 1례의 빈도로 발생하는 것으로 알려져 있다(Tan et al., 2003). 쌍태아의 양막성은 단일양막성일 수도 있고 이양막성일 수도 있다. 쌍태아 역동맥관류연쇄는 임신 초기에 태반에서 양측 태아의 제대에서 나온 동맥과 동맥이 연결된 상태에서, 한 태아의 제대동맥혈의 관류가 우세하여 다른 태아의 제대동맥으로 혈류가 역류하여 발생한다. 결국 쌍태아 간의 혈류역학적 균형이 깨져서 한 태아의 심혈관계가 다른 태아의 심혈관계까지 대신하게 된다. 다른 태아의 혈류순환을 대신하는 태아를 펌프 쌍태아(pump twin)라고 하고, 혈류를 받는 태아를 무심장 쌍태아(acardiac twin)라고 한다. 두 태아의 제대정맥 간 연결도 종종 같이 동반되며, 무심장 쌍태아에서 제대정맥을 통해 태반으로 되돌아온 혈액은 정맥 간 연결을 통해 다시 펌프 쌍태아에게 돌아가게 된다(그림 28-12).

무심장 쌍태아가 받는 혈액은 펌프 쌍태아의 체내에서 순환된 혈액이기 때문에 상대적으로 산소포화도가 낮으며, 이 혈류는 보통 장골혈관(iliac vessels)까지만 도달하기 때문에 상반신의 정상적인 발달이 어렵다. 따라서 무심장 쌍태아의 머리는 비정상이거나 아예 없으며, 상반신은 대부분 흔적만 남아 있다. 반면 하반신은 상대적으로 정상적으로 보이며, 척추, 신장, 방광, 하지를 구분할 수 있다. 머리가 아예 발달하지 못하거나 파괴된 경우를 무두 무심장체(acardius acephalus)라고 하고, 부분적으로 머리가 발달하고 사지를 구별할 수 있는 경우를 무뇌척수 무심장체(acardius myelacephalus)라고 하며, 알아볼 수 있는 구조가 아예 없는 경우는 무형 무심장체(acardius amorphus)라고 한다. 무심장 쌍태아는 출생 후 생존가능성이 없으나 임신기간 중에 성장을 지속한다.

펌프 쌍태아의 예후는 울혈성 심부전증의 발생여부 및

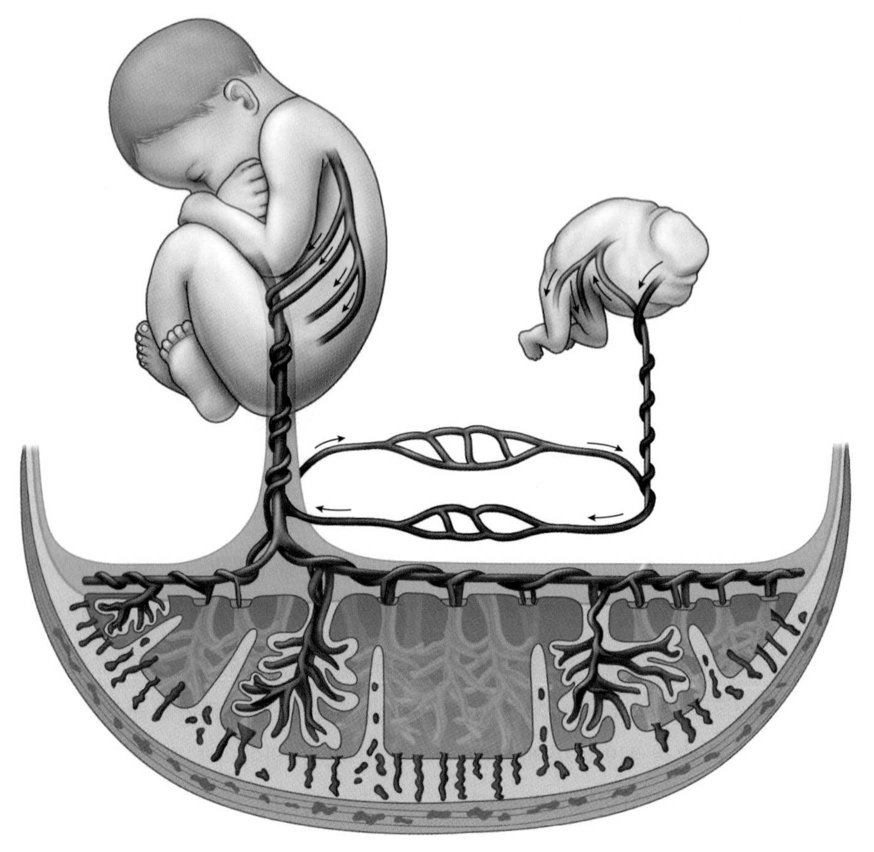

그림 28-12. 쌍태아 역동맥관류연쇄
두 태아의 제대동맥과 제대동맥이 연결된 상태에서 펌프 쌍태아의 제대동맥혈의 관류가 우세하여 무심장 쌍태아의 제대동맥으로 혈류가 역류하여 쌍태아 역동맥관류연쇄가 발생한다.

무심장 쌍태아의 크기와 관련이 있다. 큰 무심장 쌍태아는 많은 혈액을 받아들이므로 펌프 쌍태아의 심박출량을 상당히 높여 태아가 수종이나 사망에 이르게 할 수 있다. 한 연구에서는 펌프 쌍태아의 삼분의 일이 임신 18주 안에 사망한다고 보고하였다(Lewi et al., 2010).

펌프 쌍태아의 전반적인 생존율은 약 50%인데, 펌프 쌍태아에서 고박출 심부전(high-output heart failure)이 발생하기 전에 무심장 쌍태아의 탯줄의 혈류를 차단하면 예후를 향상시킬 수 있다. 여러 연구에서 혈류차단법으로 초음파 유도하에 무심장 쌍태아의 탯줄을 묶거나 복강 내 제대동맥에 알코올을 주입하는 방법, 제대동맥 내 코일을 삽입하는 방법, 전기소작이나 레이저로 무심장 쌍태아의 탯줄을 응고시키는 방법, 고주파 열치료(radiofrequency ablation, RFA) 등의 효과에 대해서 보고하고 있다(Cabassa et al., 2013). 한 연구에서는 임신 13~16주에 태아 내 레이저 시술(intrafetal laser treatment) 후 펌프 쌍태아의 생존율이 약 80%라고 보고하였으며(Pagani et al., 2013), 40건의 증례를 대상으로 한 최근 연구에서는 고주파 열치료 후의 펌프 쌍태아의 생존율은 이양막성 쌍태임신의 경우 88%였지만, 단일양막성 쌍태임신에서는 67%로 낮았다고 보고하였다(Sugibayashi et al., 2016)

9. 특수한 형태의 쌍태 임신(Rare form of twin pregnancy)

1) 지연간격분만(Delayed interval delivery)

드물게 다태임신에서 첫 번째 태아를 분만하고 분만진통이 소실되어 분만진행이 멈춘 후 상당한 시간 경과 후 나머지 태아를 분만하는 경우가 있다. 이러한 지연간격분만은 나머지 태아가 생존하는 데에 유리할 수 있다. 따라서 지연분만은 첫 태아가 매우 어린 주수에 분만이 되었으나 자궁에 남아 있는 태아의 양막이 파열되지 않은 경우 시도해 볼 수 있다.

첫 번째 태아의 태반이 자궁 내 남아 있는 경우에 첫 출생아의 잘려진 탯줄은 가능하면 자궁경부 근처에서 묶은 뒤 자궁경관 안쪽으로 넣는 것을 권장한다. 때로 자궁수축억제제를 사용하기도 하고, 자궁경관결찰술을 시행하기도 한다(Doger et al., 2014). 그러나 이러한 시술은 위험할 수 있기 때문에 모체의 상태를 면밀하게 평가한 뒤 시도하도록 한다.

자궁에 남아 있는 태아의 지속적 임신유지가 많은 합병증을 일으킬 수 있음에도 불구하고 성공한 증례가 적지 않게 있다(Feys et al., 2019; Benito et al., 2019). 해외에는 첫 번째 아기가 분만되고 131일 후에 두 번째 아기가 합병증 없이 분만된 사례가 있으며(Barrett at al., 2013), 국내에는 71일 후에 둘째 아기가 합병증 없이 출생한 경우가 있다(이현정 등, 2006).

2) 포상기태와 동반된 정상 태아(Hydatidiform mole with normal fetus)

포상기태와 동반된 태아 임신은 매우 드물게 발생한다. 이러한 임신에는 크게 두 가지 유형이 있다. 첫 번째는 정상 태반을 가진 이배수체 태아의 임신과 완전포상기태 임신으로 이뤄진 쌍태임신이고, 대략 22,000~100,000 임신당 1예의 빈도로 포상기태와 정상 태아가 함께 임신된다. 두 번째는 삼배수체 태아와 부분포상기태 태반의 임신이다. 이 외에 매우 드문 유형으로 정상태반을 가진 이배수체 태아 임신과 삼배수체 태아와 부분포상기태 태반의 임신이 동시에 된 쌍태임신이 있다(Piura et al., 2008). 최근 불임 시술의 증가 및 산전 초음파 진단술의 발달로 임신 제1삼분기에 포상기태와 동반된 태아가 발견되는 증례가 증가하고 있다(그림 28-13).

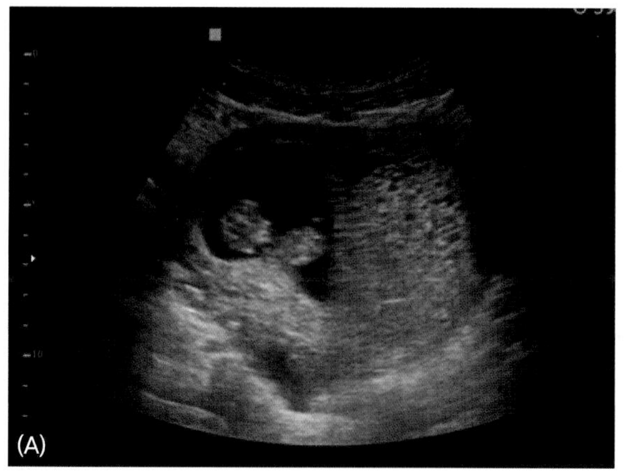

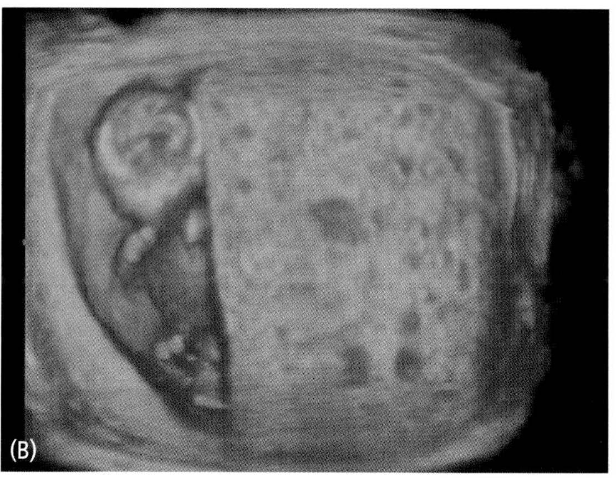

그림 28-13. 완전포상기태와 동반된 태아. (A) 2차원 초음파 사진은 정상태아(사진 왼쪽)와 융모의 수종성 변성으로 벌집모양으로 보이는 완전포상기태(사진 오른쪽)를 보여준다. (B) 동일한 증례의 3차원 초음파 사진

삼배수체 태아는 심각한 선천성 기형을 갖게 되는 경우가 많고 대부분 임신 초기에 사망한다. 이배수체 정상태아 임신의 경우에도 유산, 조산, 자궁 내 태아사망의 발생률이 높으며, 모체는 임신 초기부터 발생하는 심한 전자간증, 임신성 구토, 갑상선항진증, 임신 중 출혈, 빈혈, 융모막색전(trophoblastic embolization)으로 인한 호흡곤란증후군 등을 겪을 수 있다. 또한 출산 후에도 지속성 임신성 융모종양(persistent trophoblastic disease)이 발생할 수 있다. 따라서 포상기태와 동반된 태아 임신이 진단되면 임신종료를 할 수 있다. 그러나 이배수체 정상태아는 생존하여 건강하게 출생하는 경우도 있으므로, 면밀한 산전관리를 하며 임신을 유지할 수도 있다(McNamara, 2016).

임신유지를 할 경우에는 먼저 정상 태아의 염색체 검사를 시행하여 염색체 이상이 없음을 진단해야 한다. 태아의 염색체 이상이 없으며, 모체의 혈장 인간 융모성 성선자극호르몬(human chorionic gonadotropin, hCG) 수치가 감소하는 추세이며, 조기에 전자간증이 발생하는 경우가 아니라면 임신 유지요법을 시행할 수 있다. 최근에는 태아가 생존력을 얻게 되기까지 임신을 지속한 증례에 대한 보고가 증가하고 있으며, 생존 태아의 출생률은 20~40% 정도이다(Vimercati et al., 2013; Abuilera et al., 2012; McNamara, 2016).

3) 동기복수임신(Superfecundation), 이기복수임신(Superfetation)

동기복수임신(同期複數妊娠)이란 같은 월경 주기에 두 번의 임신이 일어나는 것으로 사람에서도 보고가 있다. 하지만 이기복수임신(異期複數妊娠)이란 다른 월경주기에 임신이 되는 것으로 이미 임신이 된 상태에서 다음 월경 주기에 다시 임신이 되는 것으로 당나귀에서는 이에 대한 보고가 있지만 인간에서는 일어나지 않는 것으로 알려져 있다. 일부 문헌에서 태아의 크기 차이가 많이 나는 쌍태아를 이기복수임신이라고 주장하기도 하지만 대부분은 두 태아의 성장 차이에서 오는 것으로 생각하고 있다.

참고문헌

- 이현정, 전종관, 김미경, 유원정, 심순섭, 박중신 등. 증 례보고: 일태아 분만된 쌍태임신에서 자궁경부봉축술 후 지연분만. 대한산부인과학회지 2006;49:1771-8.
- ACOG Committee on Practice Bulletins. ACOG Practice Bulletin No. 205: Vaginal Birth After Cesarean Delivery. Obstet Gynecol 2019;133:e110-e127.
- Aguilera M, Rauk P, Ghebre R, Ramin K. Complete hydatidiform mole presenting as a placenta accreta in a twin pregnancy with a coexisting normal fetus: case report. Case Rep Obstet Gynecol 2012;2012:405085. Epub 2012.
- Barrett JF, Hannah ME, Hutton EK, Willan AR, Allen AC, Armson BA, et al. A randomized trial of planned cesarean or vaginal delivery for twin pregnancy. N Engl J Med 2013;369:1295-305.
- Barrett JF. Twin delivery: method, timing and conduct. Best Pract Res Clin Obstet Gynaecol 2014;28:327-38.
- Benito Vielba M, De Bonrostro Torralba C, Pallares Arnal V, Herrero Serrano R, Tejero Cabrejas EL, Campillos Maza JM. Delayed-interval delivery in twin pregnancies: report of three cases and literature review. J Matern Fetal Neonatal Med 2019;32:351-5.
- Boggess KA, Chisholm CA. Delivery of the nonvertex second twin: a review of the literature. Obstet Gynecol Surv 1997;52:728-35.
- Cabassa P, Fichera A, Prefumo F, Taddei F, Gandolfi S, Maroldi R, et al. The use of radiofrequency in the treatment of twin reversed arterial perfusion sequence: a case series and review of the literature. Eur J Obstet Gynecol Reprod Biol 2013;166:127-32.
- Chamberlain PF, Manning FA, Morrison I, Harman CR, Lange IR. Ultrasound evaluation of amniotic fluid volume. I. The relationship of marginal and decreased amniotic fluid volumes to perinatal outcome. American journal of obstetrics and gynecology. 1984;150(3):245-9.
- Committee on Practice B-O, Society for Maternal-Fetal M. Practice Bulletin No. 169: Multifetal Gestations: Twin, Triplet, and Higher-Order Multifetal Pregnancies. Obstet Gynecol. 2016;128(4):e131-146.
- Committee on Practice Bulletins-Obstetrics; Society for Maternal-Fetal Medicine. Practice Bulletin No. 169: Multifetal Gestations: Twin, Triplet, and Higher-Order Multifetal Pregnancies. Obstet Gynecol 2016;128:e131-46.
- Committee Opinion No. 640: Cell-Free DNA Screening For Fetal Aneuploidy. Obstetrics and gynecology. 2015;126(3): e31-7.
- Crawford JS. A prospective study of 200 consecutive twin deliveries. Anaesthesia 1987;42:33-43.

- D'Antonio F, Odibo A, Berghella V, Khalil A, Hack K, Saccone G, et al. Perinatal mortality, timing of delivery and prenatal management of monoamniotic twin pregnancy: systematic review and meta-analysis. Ultrasound in obstetrics & gynecology : the official journal of the International Society of Ultrasound in Obstetrics and Gynecology. 2019;53(2):166-74.
- Desai N, Lewis D, Sunday S, Rochelson B. Current antenatal management of monoamniotic twins: a survey of maternal-fetal medicine specialists. The journal of maternal-fetal & neonatal medicine : the official journal of the European Association of Perinatal Medicine, the Federation of Asia and Oceania Perinatal Societies, the International Society of Perinatal Obstet. 2012;25(10):1913-6.
- Dias T, Akolekar R. Timing of birth in multiple pregnancy. Best Pract Res Clin Obstet Gynaecol 2014;28:319-26.
- Doger E, Cakiroglu Y, Ceylan Y, Kole E, Ozkan S, Caliskan E. Obstetric and neonatal outcomes of delayed interval delivery in cerclage and non-cerclage cases: An analysis of 20 multiple pregnancies. J Obstet Gynaecol Res 2014;40:1853-61.
- Dufour P, Vinatier D, Puech F. The use of intravenous nitroglycerin for cervico-uterine relaxation: a review of the literature. Arch Gynecol Obstet 1997;261:1-7.
- Emery SP, Bahtiyar MO, Dashe JS, et al. The North American Fetal Therapy Network Consensus Statement: prenatal management of uncomplicated monochorionic gestations. Obstet Gynecol. 2015;125(5):1236-1243.
- Feys S, Jacquemyn Y. Delayed-interval delivery can save the second twin: evidence from a systematic review. Facts Views Vis Obgyn 2016;8:223-31.
- Glinianaia SV, Rankin J, Wright C. Congenital anomalies in twins: a register-based study. Human reproduction (Oxford, England). 2008;23(6):1306-11
- Hack KE, Derks JB, Elias SG, Franx A, Roos EJ, Voerman SK, et al. Increased perinatal mortality and morbidity in monochorionic versus dichorionic twin pregnancies: clinical implications of a large Dutch cohort study. BJOG 2008;115:58-67.
- Hogle KL, Hutton EK, McBrien KA, Barrett JF, Hannah ME. Cesarean delivery for twins: a systematic review and meta-analysis. Am J Obstet Gynecol 2003;188:220-7.
- KHALIL, Asma, et al. ISUOG Practice Guidelines: role of ultrasound in twin pregnancy. Ultrasound in Obstetrics & Gynecology, 2016, 47.2: 247-263.
- Kweon SY, Lee SM, Cho K, Park CW, Park JS, Jun JK. Fetal Survival Immediate after Fetoscopic Laser Ablation in Twin to Twin Transfusion Syndrome. J Korean Med Sci. 2019;34(3):e20.
- Lee YM. Delivery of twins. Semin Perinatol 2012; 36:195-200.
- Leung TY, Tam WH, Leung TN, Lok IH, Lau TK. Effect of twin-to-twin delivery interval on umbilical cord blood gas in the second twins. BJOG 2002;109:63-7.
- Lewi L, Valencia C, Gonzalez E, Deprest J, Nicolaides KH. The outcome of twin reversed arterial perfusion sequence diagnosed in the first trimester. Am J Obstet Gynecol 2010;203:213.e1-4.
- Li C, Shen J, Hua K. Cerclage for women with twin pregnancies: a systematic review and metaanalysis. American journal of obstetrics and gynecology. 2018.
- Mauldin JG, Newman RB, Mauldin PD. Cost-effective delivery management of the vertex and nonvertex twin gestation. Am J Obstet Gynecol 1998;179:864-9.
- McNamara HC, Kane SC, Craig JM, Short RV, Umstad MP. A review of the mechanisms and evidence for typical and atypical twinning. Am J Obstet Gynecol 2016;214:172-91.
- Pagani G, D'Antonio F, Khalil A, Papageorghiou A, Bhide A, Thilaganathan B. Intrafetal laser treatment for twin reversed arterial perfusion sequence: cohort study and meta-analysis. Ultrasound Obstet Gynecol 2013;42:6-14.
- Piura B, Rabinovich A, Hershkovitz R, Maor E, Mazor M. Twin pregnancy with a complete hydatidiform mole and surviving co-existent fetus. Arch Gynecol Obstet 2008;278:377-82.
- Rebufa-Dhenin E, Flandrin A, Reyftmann L, Dechaud H, Burlet G, Boulot P. Rupture of membranes in case of internal podalic version: a risk for cesarean section on the second twin. Gynecol Obstet Fertil 2012;40:402-5.
- Roman A, Rochelson B, Fox NS, Hoffman M, Berghella V, Patel V, et al. Efficacy of ultrasound-indicated cerclage in twin pregnancies. American journal of obstetrics and gynecology. 2015;212(6):788.e1-6.
- Romero R, Conde-Agudelo A, El-Refaie W, Rode L, Brizot ML, Cetingoz E, et al. Vaginal progesterone decreases preterm birth and neonatal morbidity and mortality in women with a twin gestation and a short cervix: an updated meta-analysis of individual patient data. Ultrasound in obstetrics & gynecology : the official journal of the International Society of Ultrasound in Obstetrics and Gynecology. 2017;49(3):303-14.
- Schmitz T, Prunet C, Azria E, Bohec C, Bongain A, Chabanier P, et al. Association Between Planned Cesarean Delivery and Neonatal Mortality and Morbidity in Twin Pregnancies. Obstet Gynecol 2017;129:986-95.
- Slaghekke F, Lopriore E, Lewi L, et al. Fetoscopic laser coagulation of the vascular equator versus selective coagulation for twin-to-twin transfusion syndrome: an open-label randomised controlled trial. Lancet. 2014;383(9935):2144-2151.
- Society for Maternal-Fetal M, Simpson LL. Twin-twin transfusion syndrome. Am J Obstet Gynecol. 2013;208(1):3-18.
- Stein W, Misselwitz B, Schmidt S. Twin-to-twin delivery time interval: influencing factors and effect on short term outcome

of the second twin. Acta Obstet Gynecol 2008;87:346-53.
- Sugibayashi R, Ozawa K, Sumie M, Wada S, Ito Y, Sago H. Forty cases of twin reversed arterial perfusion sequence treated with radio frequency ablation using the multistep coagulation method: a single-center experience. Prenat Diagn 2016;36:437-43.
- Tan TY, Sepulveda W. Acardiac twin: a systematic review of minimally invasive treatment modalities. Ultrasound Obstet Gynecol 2003;22:409-19.
- Taylor M, Rebarber A, Saltzman DH, Klauser CK, Roman AS, Fox NS. Induction of labor in twin compared with singleton pregnancies. Obstet Gynecol 2012;120:297-301.
- Tul N, Verdenik I, Novak Z, Sršen TP, Blickstein I. Prospective risk of stillbirth in monochorionic-diamniotic twin gestations: a population based study. J Perinat Med 2011;39:51-4.
- Van Mieghem T, De Heus R, Lewi L, Klaritsch P, Kollmann M, Baud D, et al. Prenatal management of monoamniotic twin pregnancies. Obstetrics and gynecology. 2014;124(3):498-506.
- Vimercati A, de Gennaro AC, Cobuzzi I, Grasso S, Abruzzese M, Fascilla FD, et al. Two cases of complete hydatidiform mole and coexistent live fetus. J Prenat Med 2013;7:1-4.
- Watson WJ, Harlass FE, Menard MK, McCurdy CM, Brady K, Miller RC. Sonographic assessment of amniotic fluid in normal twin pregnancy. American journal of perinatology. 1995;12(2):122-4.
- Wolfe MD, de la Torre L, Moore LE, Myers O, Rayburn WF. Is the protocol for induction of labor in singletons applicable to twin gestations? J Reprod Med 2013;58:137-42.

제29장

태아성장 이상

Fetal Growth Disorders

김석영 | 가천의대

1. 자궁 내 성장제한

1) 서론

한국 통계청의 2005년부터 2009년까지의 출생 자료를 살펴보면 저체중출생아의 빈도는 2005년 4.1%, 2009년 4.9%로 증가추세를 나타내었다. 5년간의 평균을 계산하여 산출한 출생체중별 분포에서 저체중출생아는 전체 4.7%의 빈도를 보였으며 이중 극소저체중출생아는 0.5%를 차지하였다. 출생체중별 영아 사망률은 정상체중아에 비해 저체중출생아가 반 수 이상을 차지하였다(조민진 등, 2011). 최근 13년간 출생 자료를 바탕으로 시행된 한 연구에서는 평균 출생체중은 줄어들고 저체중출생아의 출생률은 증가하였으며 이는 미숙아, 다태아, 미혼모, 여아, 고령임신이 관련되어 있는 것으로 조사되었다(김상원 등, 2010). 미국에서도 약 20%에 달하는 400만 명의 신생아가 과도하게 작거나 또는 큰 성장을 보인다고 하였는데, 2005년 보고는 8.1%의 신생아가 2,500 g 미만이었고 반면에 8%가 4,000 g 이상 이었다. 비록 저출생체중아의 약 70%가 조산으로 출생하지만 저체중출생아의 빈도는 2015년에 전체출생아의 약 3%에서 2012년 8%로 늘어났다가 2000년대 후반부터 이러한 경향이 느려지고 있다(Martin, 2012).

정상적인 태아의 성장은 건강한 임신유지에 필수적이며 출생체중은 태아의 건강 상태를 알 수 있는 중요한 인자이다. 자궁 내 성장제한은 태아의 성장이 지연되거나 정지하여 임신기간 동안 태아성장이 비정상적으로 제한된 것을 말한다. 태아의 크기는 임산부와 태아의 다양한 병태생리를 반영하기 때문에 자궁내 성장제한은 단순하게 성장이 불량하다는 것뿐만 아니라 태아의 성숙도나 안녕 등 태아에 발육에 관련된 모든 상황을 의미한다. 자궁 내 성장제한은 주산기 이환율과 사망률의 증가뿐만 아니라 장기적으로는 성인이 되어서 만성질환의 이환율과 사망률이 높은 빈도로 발생 한다(Miller et al., 2008). 따라서 자궁 내 성장제한이 의심될 경우 그 원인을 찾아내고 태아안녕의 감시를 통해 최적의 분만시점을 결정하는 것이 산과적 처치의 주된 목적이라고 하겠다.

2) 개념

(1) 태아의 성장

정상적인 태아성장은 크게 세 단계로 분류된다. 첫 번째는 증식(hyperplasia) 단계로 세포의 수가 늘어나는 시기로 임신 16주까지 해당된다. 임신 32주까지는 세포의 증식과 비대(hypertrophy)가 함께 일어나는 단계이며 마지막은 임신 32주 이후부터 세포의 비대가 일어나는 시기이다. 태아는 임신 15주까지는 하루에 5 g, 24주까지는 15~20 g, 34주까지는 30~50 g의 비율로 성장 한다(William, 1982). 태아의 성장은 조직과 기관의 성장 분화 성숙에서 연속적인 양상을 보인다. 태아의 성장을 좌우하는 것은 주로 태아의 유전체(genome)이지만 그 외 환경적인 요인, 영양상태, 호르몬의 영향 등을 받게 된다. 태아성장과 관련된 호르몬 연구에서 insulin-like growth factor-I (IGF-1)은 태아의 성장에 중요한 역할을 하는 것으로 보고되었다(Murray, 2013). 제대 혈중의 IGF-1 농도는 임신주수에 따라 증가하며 출생체중과 유의한 비례관계를 보이는 것으로 알려져 있다(Holmes, 1998). 그 밖에도 태아의 렙틴(leptin) 농도는 임신 경과에 따라 증가하는데 출생체중과 신생아 지방량과 관련되어 있다고 알려져 있다(Briffa, 2015). 또한 태아성장은 적절한 영양소의 공급에 의존하는데 산모의 포도당의 감소 또는 과다 모두 태아성장에 영향을 미친다. 일반적으로 lipolytic activity는 임신 중에 항진되며, 임신 제3삼분기에는 비만이 아닌 여성에서도 지방산(fatty acid)가 증가한다. 임신 전 BMI와 무관하게, 임신후반부 상승된 지방산은 출생체중과 관련성이 있다(Crume, 2015). 태반 내에서 발생하는 지방산과 아미노산의 이동은 다양한 단백질의 작용으로 일어나는데, 이때 태아성장제한이나 과잉성장의 경우 이러한 기능의 부전이나 조절장애의 결과로 나타나게 된다(Gauster, 2017).

(2) 정의

일반적으로 자궁 내 성장제한은 출생체중이 해당 임신주수의 10 백분위수 미만으로 정의되고 있다. 출생체중은 성, 인종 같은 유전적 인자와 임산부의 분만 횟수, 연령, 영양상태, 질병 및 사회경제적 상태 등과 같은 환경 인자에 영향을 받기 때문에 인종이나 국가에 맞는 기준이 필요하다. 기존의 출생체중 추정 성장곡선은 마지막 생리일을 바탕으로 사용하였고, 조기분만 등으로 인하여 추정된 체중이 과도하게 예측되었을 위험성이 존재하였다. 이에 초음파를 이용하여 산과적 추정치를 바탕으로 한 임신주수에 따른 출생체중을 나타내는 것으로 개선되고 있다(Duryea, 2014). 우리나라의 경우 신생아 영역에서는 Lubchenco 등이 1963년도에 발표한 자궁 내 성장곡선을 주로 사용하고 산과영역에서는 Alexander 등이 1996년도에 발표한 곡선을 사용하고 있다(Lubchenco, 1963, Alexander, 1996). 두 기준은 모두 미국의 자료를 이용한 것으로 인종, 사회 문화적 특성을 고려하지 않아 우리나라의 기준으로 이용하기에는 적절하지 않다. 우리나라에서도 임신주수에 따른 출생체중의 기준치를 구하고자 하는 많은 연구가 시행되어 왔다. 최근 한 연구에서 5년간의 출생아 전수를 대상으로 하여 제태 연령에 대한 오류를 객관적인 기준에 의해 제거한 뒤 출생체중의 정상치를 보고하였다(이정주 등, 2005)(표 29-1, 그림 29-1).

동일한 자료의 분석을 통해 저자들은 쌍태임신에서의 임신주수별 출생체중의 분포도 보고하였다(이정주 등, 2007)(표 29-2, 그림 29-2).

한편 그림 29-3는 우리나라 신생아의 출생체중 10 백분위수 기준을 Lubchenco 등과 Alexander 등의 10 백분위수와 비교한 것으로 두 기준을 사용하였을 때 실제 우리나라의 자궁 내 성장제한을 보이는 신생아들이 진단에서 제외될 수 있다는 문제점을 보여준다(이정주 등, 2007).

자궁 내 성장제한을 출생체중의 10 백분위수 미만으로 정의하였을 때 몇 가지 사항이 고려되어야 한다. 첫 번째는 자궁내 성장제한의 진단 시 사용되는 성장곡선의 기준은 인구 기반 연구에 근거한 자료를 바탕으로 정해진 것으로 개인의 성장 가능성(growth potential)을 고려하지 않았다 점이다. 둘째는 출생체중이 10 백분위수 미만인 신생아의 70%는 부모의 크기나 인종의 차이에 따라 단순히 체질

표 29-1. **임신주수별 출생체중 분포**

임신 주수	평균(g)	표준편차	백분위수				
			10th	25th	50th	75th	90th
24	731	101	601	662	731	799	860
25	824	122	667	742	824	906	981
26	930	150	737	828	930	1,031	1,122
27	1,069	167	856	957	1,069	1,182	1,283
28	1,171	194	922	1,040	1,171	1,302	1,420
29	1,319	233	1,020	1,161	1,319	1,476	1,618
30	1,469	268	1,125	1,288	1,469	1,650	1,813
31	1,643	302	1,256	1,439	1,643	1,847	2,031
32	1,827	320	1,417	1,611	1,827	2,043	2,238
33	2,116	460	1,526	1,805	2,116	2,426	2,706
34	2,341	464	1,747	2,029	2,341	2,654	2,936
35	2,544	432	1,990	2,253	2,544	2,836	3,098
36	2,800	451	2,222	2,496	2,800	3,104	3,378
37	3,037	423	2,495	2,752	3,037	3,323	3,579
38	3,206	387	2,709	2,945	3,206	3,467	3,702
39	3,287	380	2,799	3,030	3,287	3,543	3,774
40	3,364	393	2,861	3,099	3,364	3,629	3,868
41	3,460	386	2,964	3,199	3,460	3,720	3,955
42	3,463	408	2,940	3,188	3,463	3,739	3,986
43	3,390	420	2,852	3,107	3,390	3,674	3,929
44	3,378	391	2,878	3,115	3,378	3,641	3,879

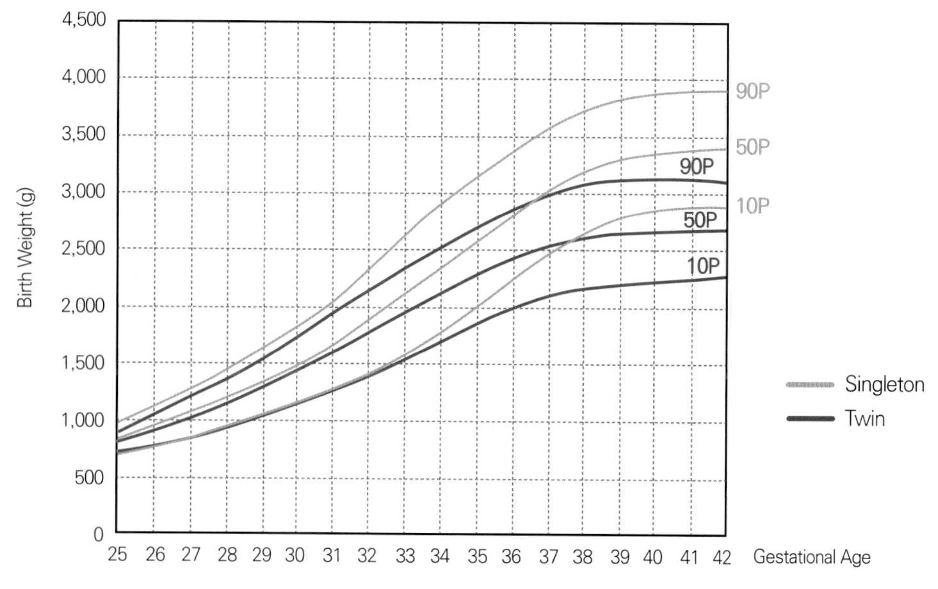

그림 29-1. **임신주수별 출생체중의 백분위수 곡선**

표 29-1. 임신주수별 출생체중 분포

임신주수	단태아					쌍태아				
	10th	25th	50th	75th	90th	10th	25th	50th	75th	90th
25	687	760	840	921	993	725	765	810	855	895
26	767	852	947	1,043	1,128	763	821	902	984	1,056
27	849	950	1,062	1,174	1,275	829	909	1,012	1,115	1,207
28	935	1,055	1,188	1,321	1,441	923	1,024	1,139	1,253	1,357
29	1,034	1,174	1,329	1,484	1,624	1,039	1,153	1,280	1,407	1,522
30	1,151	1,309	1,485	1,661	1,819	1,154	1,289	1,437	1,586	1,720
31	1,284	1,463	1,661	1,859	2,038	1,264	1,425	1,604	1,783	1,943
32	1,428	1,638	1,871	2,104	2,314	1,390	1,570	1,771	1,971	2,151
33	1,586	1,832	2,105	2,378	2,624	1,540	1,728	1,937	2,146	2,335
34	1,777	2,043	2,338	2,634	2,900	1,701	1,894	2,108	2,322	2,515
35	1,999	2,267	2,565	2,862	3,131	1,861	2,059	2,279	2,499	2,697
36	2,239	2,503	2,798	3,090	3,352	2,004	2,207	2,433	2,659	2,862
37	2,472	2,733	3,023	3,306	3,560	2,110	2,317	2,549	2,781	2,990
38	2,660	2,913	3,194	3,471	3,720	2,170	2,381	2,621	2,861	3,079
39	2,778	3,022	3,293	3,569	3,816	2,199	2,415	2,661	2,905	3,131
40	2,839	3,078	3,345	3,625	3,866	2,223	2,441	2,681	2,920	3,140
41	2,865	3,107	3,375	3,660	3,897	2,251	2,461	2,690	2,920	3,140
42	2,873	3,117	3,387	3,668	3,913	2,274	2,472	2,692	2,912	3,110

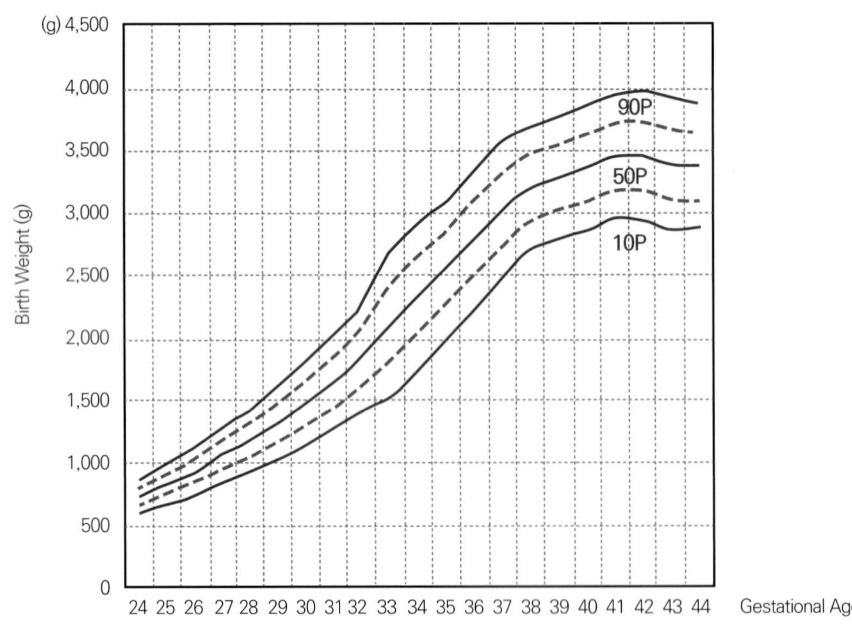

그림 29-2. 단태아와 쌍태아의 임신주수별 출생체중 백분위수 곡선 비교

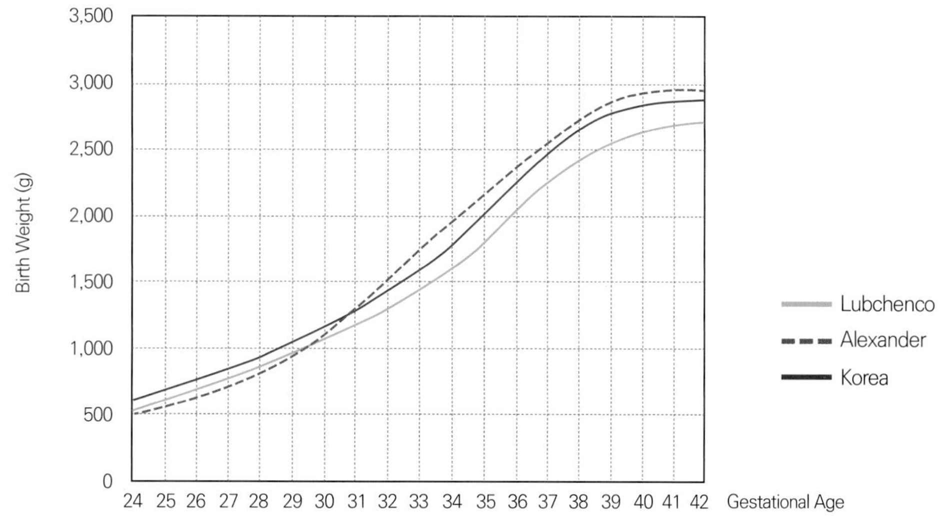

그림 29-3. **임신 주수별 출생체중 10 백분위수 곡선의 비교**

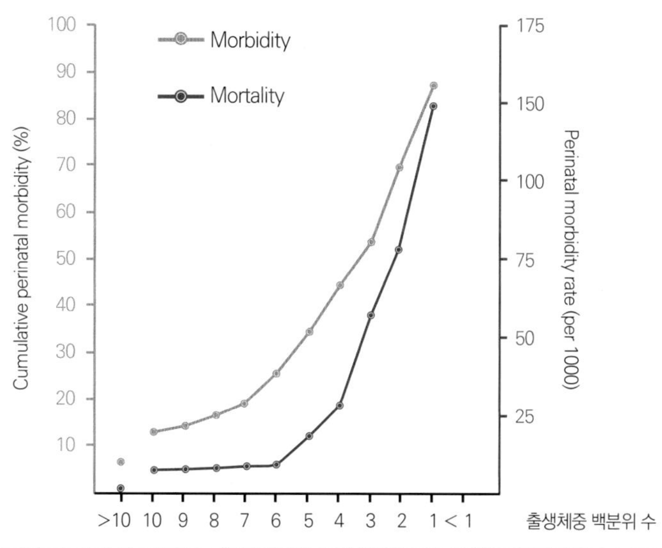

그림 29-4. **제출생체중아에서 출생체중백분위 값의 변화에 따른 주산기사망 및 이환률의 관계**
(출처: Williams 25판 847페이지)

적으로 작은 경우로 불량한 주산기 예후와 무관하며 반면 30%만이 실제 병적인 자궁 내 성장제한을 보이며 불량한 주산기 예후과 관련이 있다는 것이다(Ott, 1988). 따라서 출생체중이 10 백분위수 미만인 부당경량아(small for gestational age, SGA)에서 건강하지만 체질적으로 작은 경우와 병적인 문제를 가진 자궁 내 성장제한을 보인 경우를 감별하고 적절한 감시와 처치를 할 수 있어야 할 것이다. 이러한 차이 때문에 다른 분류들이 개발되었는데 태아성장의 표준은 연령별 평균체중을 기준으로 ±2 표준편자(SD)에 기초해서 자궁 내 성장제한을 10%가 아닌 3%로 제안하였다. 이를 근거로 Parkland Hospital에서 시행한 122,754명의 출생아에 대한 분석에서 이 정의가 임상적으로 유의미하다는 것을 보여주었다(McIntire, 1999)(그림 29-4).

(3) 대칭적 및 비대칭적 성장제한

대칭적인 성장제한을 보이는 경우 머리둘레가 복부둘레에 비례하여 작으며, 비대칭인 성장제한을 보이는 경우 머리 성장에 비해 복부 성장이 불균형적으로 뒤떨어져 있다. 태아의 발달과정에서 특정 조직을 손상(insult)시키는 사건은 성장제한을 초래할 수 있다는 가설로, 초기의 손상은 세포 수와 크기를 상대적으로 감소시킬 수 있다. 예를 들어, 화학 물질 노출, 바이러스 감염, 또는 염색체이수성(aneuploidy)에 의한 세포의 성장 초기의 전반적인 손상은 머리와 몸의 크기를 비례적으로 작게 할 수 있으며 이는 대칭적 성장제한의 결과로 나타난다. 한편 산모의 고혈압으로 인한 태반부전증과 같은 임신 후기의 손상(insult)은 결과적으로는 산모에서 포도당이 잘 전달되지 않고, 간에서 저장되는 양이 줄어 우선적으로 세포의 개수가 아니라 세포의 크기에 영향을 미칠 것이다. 따라서 간의 크기를 반영하는 태아 복부 둘레가 줄어들 것이며, 비대칭적 성장제한 따른 결과일 수 있다.

(4) 뇌보호(Brain sparing)

몸통의 성장제한은 뇌가 산소와 영양분을 우선적으로 공급받게 되어서 생기는 것으로 이는 정상적인 뇌와 머리 성장은 유지되어, 일반적으로 간 무게에 대한 뇌 무게의 비율이 임신 마지막 12주 동안에는 약 3대 1인 반면에, 심각한 성장제한을 보이는 신생아에서는 5대 1 이상으로 증가할 수 있으며 이러한 효과 때문에 비대칭적인 성장을 보이는 태아는 우선적으로 보호된다고 생각되었다. 하지만 이후 여러 연구는 태아의 성장 패턴이 훨씬 더 복잡하다는 많은 증거를 보여서 개념의 변화가 생겨나게 되었다. 예를 들어, 염색체이수성을 가진 태아가 머리 크기가 불균형적으로 커서 비대칭적인 성장제한 양상을 보였고(Nicolaides, 1991), 전자간증으로 인한 자궁태반부전으로 성장제한이 발생한 대부분의 조산아들은 대부분 대칭적인 성장제한을 가지고 있는 것으로 확인되었다(Salafia, 1995). 성장 패턴의 복잡성에 대한 더 많은 증거는 Dashe 등(2000)에 의해 제시되었는데 이들은 출생 4주 내에 초음파검사를 받은 8,722명의 단태아들을 분석했을 때, 성장제한태아에서 단지 20%만이 초음파상 머리-복부의 비대칭이 증명되었지만, 이 태아들은 분만 중, 그리고 신생아 합병증의 위험이 더 컸었다. 한편 대칭적 성장제한이 있는 태아는 적절하게 성장한 태아에 비해 불량한 임신결과에 대한 위험성이 증가하지 않았다. 이들은 비대칭적인 성장제한은 상당히 비정상적인 성장을 나타내는 반면, 대칭적인 성장 제한은 정상적이고 유전적으로 결정된 작은 키를 보여줄 가능성이 더 높다고 결론지었다. 더 나아가 Roza(2008)는 초음파 도플러검사에서 순환혈류의 재분포를 보였던 태아들이 나중에 행동장애 발생률이 높다는 것을 발견했다. 또 출생체중이 10 백분위수 미만이고 비정상적인 중뇌동맥 도플러 흐름을 보인 62명의 성장제한태아 중 절반에서 뇌보호에 대한 증거가 발견되었으나 이들 신생아들은 대조군과 비교했을 때 여러 영역에서 신경행동 점수가 현저히 낮았고, 이는 심각한 뇌 손상을 시사한다고 하였다(Figueras, 2011). 만기발생(late-onset) 성장제한을 보이는 14명의 태아와 성장제한을 보이지 않는 26명의 태아의 혈역학적 흐름을 분석하기 위해 자기공명영상(MRI)을 사용하여 전향적으로 비교한 결과 Brain sparing 개념에도 불구하고 성장제한아들은 대조군보다 뇌가 상당히 작았다(Zhu, 2016).

(5) 태반이상

성장제한은 임신초기 태반형성 결함과 관련된 착상부위 장애(implantation-site disorders)로 태반 부착부위에서 감소된 혈류흐름의 원인이자 결과일 수도 있다. 이것은 또한 특정한 태반 혈관신생인자와 임신성고혈압질환의 원인으로 생각되는 비정상적인 영양막침투(trophoblastic invasion)를 초래하는 원인의 하나이다. 태반에서 발현되는 다양한 면역학적 이상이 성장제한과 관련이 있다는 것은 잘 알려져 있었다. 이것은 'paternal semiallograft.'에 대한 모체거부반응(maternal rejection)을 증가시킨다. 이러한 현상은 태반의 염증성 반응을 증가시키며 이는 태반 무게의 감소를 초래하였다(Rudzinski, 2013). 관련된 여러 태반연구에서는 만성 융모염은 태반의 저관류, 태아산혈증, 태아성장제한과 및 그 후유증과 연관성이 증명되었다(Greer, 2012, Kim, 2015).

(6) 주산기사망/이환 및 장기 예후

성장제한은 주산기 이환율과 사망률 깊은 연관성을 보여준다(그림 29-4). 이는 만삭과 조산에서의 성장제한 신생아의 경우 모두에게서 해당된다. 임신 27주 전에 태어난 약 3,000명의 신생아를 분석한 결과, 출생체중 10 백분위 미만의 신생아들은 SGA가 아닌 신생아들에 비해 신생아 사망이나 신경발달 장애의 위험이 거의 4배 높았고 뇌성마비 위험이 2.6배 증가하였다(De Jesus, 2013). 91,000건 이상의 합병증 없는 임신을 분석한 또 다른 연구에서, 출생체중 5 백분위 미만인 신생아들은 적정 체중 신생아보다 낮은 5분 아프가 점수, 호흡곤란, 괴사성 장염, 신생아 패혈증의 위험도가 높았으며 사산과 신생아 사망 위험은 각각 6배와 4배 높았다(Mendez-Figuera, 2016).

Barker(1992)는 성인에서 사망률과 질병이환률이 태아 및 유아기 시절의 건강과 관련이 있다고 가정했으며 이것은 저성장과 과잉성장 모두에서 나타날 수 있다고 하였다. 태아의 영양상태가 성인기의 고혈압, 동맥경화, 제2형 당뇨, 대사장애 등의 위험과 관련성이 있음을 이후 많은 연구에서 증명하였다(Burton, 2016; Jornayvaz, 2016). 태아성장제한은 심장의 발달에 영향을 미쳐서 저체중으로 출생한 사람들은 유년기, 청소년기, 성인기 동안에 지속되는 심장구조변화와 기능장애를 보인다고 하였다. 34주 이전에 저출생체중아로 태어난 80명의 유아를 정상적으로 자란 유아들과 6개월이 되었을 때 비교했을 때 수축기 및 이완기 기능 장애를 초래하는 구상의(globular) 심실을 더 많이 가지고 있었다(Cruz-Lemini, 2016). 또한 태아성장제한은 생후 신장의 구조 및 기능적 변화에도 영향을 미쳐서 신장발생, 신기능장애, 만성신질환 및 고혈압과 연관성을 보고하였다(Luyckx, Brenne, 2015).

한편 성장제한이 태아 폐성숙의 속도를 항진시킨다는 보고가 있었고(Peelman, 1985), 이러한 배경으로 태아가 부신에서 글루코코르티코이드 분비를 증가시킴으로써 스트레스를 받는 환경에 반응하여 태아 폐의 성숙을 가속화시킨다는 것이다. 하지만 이 가설을 증명하기 위하여 많은 검토가 진행되었으나 스트레스성 임신이 눈에 띄는 생존 이득을 가져오지는 못한다고 결론지었다(Owen, 1990; McIntire, 1999; Tyson, 1995).

3) 원인

자궁 내 성장제한은 모체, 태반 및 태아측의 다양한 원인들에 의해 초래된다. 각각의 원인들이 다양하고 복잡한 기전으로 성장제한을 일으키지만 대부분 궁극적으로 자궁태반기능부전이 야기됨으로써 성장제한이 발생되는 것으로 설명되어 질 수 있다.

(1) 모체측 원인

체구가 작은 여성들이 전형적으로 더 작은 신생아를 낳는 것은 분명하다. Durie 등은(2011) 권고되는 체중보다 적은 여성들 사이에서 저출생체중아 발생이 가장 높다는 것을 보여주었다. 또한, 엄마와 아빠의 체중이 모두 출생 체중에 영향을 미친다. 섭식 장애는 저체중 및 조산에 비해 훨씬 더 높은 위험과 연관되어 있다(Micali, 2016). 임신 중 체중 증가에 대한 엄격한 제한은 비록 비만 여성에게도 권장되어서는 안 된다. 소위 1944년 네덜란드의 Hunger Winter에서는 독일점령군은 6개월간 임산부를 포함한 민간인의 식생활 섭취를 500 kcal/d로 제한했다. 이로 인해 모든 출생아의 평균 출생체중이 250 g의 감소를 보였다(Stein, 1975).

영양결핍 여성들이 미세영양보충제로부터 혜택을 받을 수 있을지는 불확실 하지만 철과 엽산의 보충은 저체중출생아의 발생 위험을 낮출 수 있었다(Haider, 2017).

임신 중의 운동은 태아 성장을 최적화하는 데 도움이 될 수 있다. 운동은 저체중 신생아 발생의 위험을 높이지 않고 태아의 과잉성장 위험을 감소시킨다고 결론지었다(Wiebe, 2015; Di Mascio, 2016). 모체의 혈관 질환은 자궁태반 혈류량을 감소시킴으로써 자궁 내 성장제한의 원인이 될 수 있다. 이러한 질환으로는 임신성 고혈압, 당뇨병, 만성 신장질환, 전신성 홍반성 루프스, 항인지질항체증후군 등이 있다(Ounsted et al., 1985). 전자간증은 자궁 내 성장 제한의 위험을 4배 정도 증가시키고 전자간증의 중등도가 심각하거나 빠른 주수에 나타날수록 출생체중은 더 작아진다고 알려져 있다(Odegard 2000). 당뇨병을 가진 여성의 신생아에서의 태아성장제한은 선천성 기형과 관련이 있거나 모성 혈관질환으로 인한 기저막손상과 연관이 있으며 특히 화이트 분류(White classification)에서 신장합병증의 악화 시 증가한다고 하였다(Klemetti, 2016). 만성 저산소증을 초래하는 흡연이나 고산지대 거주는 일부 태아의 출생체중이 유의하게 감소하는 것으로 나타났는데, 오스트리아에서 출생아 수 180만 명 이상을 대상으로 한 연구에 따르면, 1,000미터씩 고도가 증가할수록 150g의 출생아 체중이 감소했다(Waldhoer, 2015). 항암제, 항응고제, 항경련제와 같은 기형발생물질의 복용은 선천성 기형과 함께 태아 성장을 저해할 수 있다(Rode et al., 2007; Maulik 2006). 임산부의 흡연, 음주, 헤로인과 코카인 같은 다양한 중독성 물질의 남용도 자궁 내 성장제한과 연관되어 산모의 음식 섭취를 줄임으로써 성장제한을 유발할 수 있다. 임신 중 흡연은 자궁 내 성장제한의 위험도를 3.5배 증가시키며 하루 한두 잔의 음주로도 태아 성장 장애를 초래할 수 있다(Mills et al., 1984). 결핵과 매독은 태아성장저하와 관련이 있다. 그 원인은 불확실하지만, 영양 부족과 빈곤에 시달리는 여성에서 건강에 대한 전반적인 악영향으로 인한 것으로 생각 된다(Jana, 2012). 선천성 매독의 태반은 부종과 혈관 주위 염증으로 인해 거의 더 크고 무거워진다. 선천성 매독은 조산 및 저체중출생아와 강한 연관성을 보였다(Sheield, 2002). Toxoplasma gondii 또한 선천성 감염을 일으킬 수 있으며, 태아성장제한과의 연관성을 설명하였다(Paquet and Yudin, 2013). 선천성 말라리아 또한 출생체중이 작고 태아의 성장이 불량하여 임신 초기 여성들에게 예방의 중요성을 강조하였다(Briand, 2016).

(2) 태아측 원인

태아 세염색체증 이상은 태아 성장제한과 깊은 관련이 있으며 특히 세염색체증 13, 18의 반수 이상에서 성장제한을 나타낸다(Eydoux et al., 1989). 융모막 융모생검을 통해 확인된 태반 국한성 섞임증(confined placental mosaicism)에서도 태아성장 제한과 관련이 있다(Wostenholme et al., 1994). 태아 염색체 이수성 검사를 위한 임신 제1삼분기 프로그램에서 태아성장제한의 위험성을 우연하게 확인하게 되었다. 8,012명의 여성에 대한 분석 연구에서 낮은 free β-human chorionic gonadotropin (β-hCG)과 매우 낮은 pregnancy-associated plasma protein-A (PAPP-A)이 자궁 내 성장제한의 위험성이 더 높았다(Krantz, 2004). 임신 제2삼분기에는 알파태아단백(alpha-fetoprotein) 및 inhibin A의 상승과 낮은 비결합 혈청 estriol은 5 백분위수보다 적은 출생체중과 유의한 관련성이 있다고 하였다. 이처럼 태아성장제한 위험성과 단백질의 특정 조합과 관련성이 제기되고 있으나 아직은 민감도가 낮고 양성예측도에는 논란이 있다(Dugoff, 2010). 대규모 선천성 기형을 가진 소아 연구에서 기형이 있는 신생아 22%에서 자궁 내 성장제한이 동반되었으며 태아기형이 태아성장제한에 미치는 상대적 위험도는 약 2.6배로 보고되었다. 선천성 심장기형과 배벽갈림증은 대표적인 자궁내 성장제한이 동반되는 선천성 기형으로 알려져 있다(Khoury et al., 1988).

4) 자궁 내 성장제한의 평가

정확한 임신주수의 측정은 자궁 내 성장제한의 선별이나 진단에 있어 우선적으로 확인해야 할 중요한 사항이다. 생리주기가 규칙적이라 할지라도 오차가 발생할 수 있다. 임신 제1삼분기의 머리엉덩길이 또는 임신 15~28주 사이의 양쪽마루뼈지름(BPD)의 측정으로 정확한 임신주수를 예측하여야 한다. 신뢰할 수 있는 임신 주수에서 초음파 검사를 통한 예상 태아체중이 10 백분위 미만일 경우 체질적으로 건강한 SGA를 배제하고 병적인 상태의 자궁내 성장제한을 구별하기 위해서 태반의 기능 및 태아 순환에 대한 평가가 필요하다.

(1) 태아성장의 평가

① 자궁저 높이 측정

산전진찰 시 자궁저의 높이 측정은 간단하면서 손쉽게 할 수 있는 가장 기본적인 검사이다. 자궁 내 성장제한의 선별검사로서 자궁저 높이 측정의 임상적 유용성에 대해서는 현재까지 과학적 근거가 부족하다. 그러나 일부 연구에서는 17~88%의 민감도와 66~88%의 특이도, 양성 예측도 29~79%로 보고되기도 하였다(Jacobsen, 1992, Lu et al., 2003). 임신 18~30주에 자궁저의 높이는 임산부의 비만, 자궁근종, 다태임신 등의 몇몇 임상적 상황을 제외하고는 임신주수와 대략 일치하고 2~3 cm 이상 차이가 나는 경우 부적절한 태아 성장을 의심해보아야 한다(Cunningham et al., 2014).

② 초음파

자궁내 성장제한의 과거 임신력이 있거나 성장제한의 위험인자가 있는 경우에는 태아성장 평가를 위한 연속적인 초음파 검사가 우선적으로 추천되고 있다(Cunningham et al., 2014, ACOG, 2013). 초음파 검사를 통해 최소한 16~20주 이전에 정확한 임신 주수와 중증 기형유무를 확인하고 32~34주경 또는 임상적으로 의심이 되는 경우에는 연속적인 검사를 통해 태아 성장에 대한 평가가 이루어져야 한다. 태아 크기를 측정하는 생체계측으로는 양쪽마루뼈지름, 머리 둘레, 복부 둘레, 대퇴골 길이 등이 있으며 이들 중 자궁 내 성장제한을 예측하는 데 가장 효과적인 변수는 복부둘레로 알려져 있다. 각각의 변수들의 조합으로 이루어진 Shepard 등이나 Hadlock 등의 수식을 이용하여 예상 태아체중을 측정하게 된다. 초음파 검사의 예상 태아체중의 오차범위에 대한 연구에서 20% 이내의 오차범위가 대부분이었고 Dashe 등(2000)은 Parkland Hospital에서 출생 전 4주 이내에 태아 초음파 검사를 수행한 8,400건의 출산을 연구했으며 자궁 내 성장제한의 30%가 검사에서 검출되지 않았다고 보고했다. 따라서 초음파의 오차범위를 고려하여 태아성장 속도를 평가하기 위한 연속적인 초음파 검사는 적어도 2주 이상의 간격을 두고 시행하여야 한다(Marsal, 2009). 미국 산부인과 학회의 임상지침에서는 3~4주 간격의 연속적인 초음파 검사를 권고하고 있다(ACOG, 2013). 연속적인 초음파 검사를 통한 태아의 크기 측정은 자궁 내 성장제한을 선별하고 진단하는 데 유용하지만 태반의 기능부전, 태아의 안녕상태, 분만시점을 결정하기 위해서는 추가적인 검사가 필요하다.

(2) 도플러

도플러 혈류속도의 측정은 태아성장제한의 초기변화(제대 및 중간대뇌 동맥의 혈류변화)나 늦은변화(제대동맥 혈류 소실이나 역전, 및 정맥관, 대동맥 폐동맥의 비정상적인 흐름)을 관찰하는 것을 말한다.

제대동맥의 도플러 파형은 태반혈류의 저항을 반영한다. 자궁 내 성장제한의 태아에서 제대동맥 도플러 검사에 대한 많은 연구가 진행되어 왔으며 여러 무작위 연구 및 메타분석을 통해 고위험 임신에서 주산기 예후를 향상시킬 수 있는 것으로 알려져 임상적 중요성은 더욱 크다고 하겠다(Berkley et al., 2012). 자궁 내 성장제한에서 비정상 제대동맥 도플러 파형은 태반기능 이상을 나타내는 중요한 지표이다. 이완기말 혈류의 소실 또는 역전과 같은 비정상 파형은 태반 동맥의 60~70%가 폐색되었을 때 나타나는 것으로 자궁 내 저산소혈증이 50~80%에서 동반되어 있고 주산기 사망률이 각각 4배, 10.7배로 증가하는 것으로 보고된다(Kingdom et al., 1997, Karsdop 1994). 따라서 미국 산부인과학회(2015)는 제대 동맥 도플러 속도 측정법이 임상 결과를 향상시키는 것으로 결론지었다 하지만 저위험 군을 대상으로 제대동맥의 도플러 검사에 대한 무작위 연구에서 자궁 내 성장제한의 선별검사로서 의의가 없었다

(Goffinet et al., 1997). 미국 산부인과학회(ACOG)와 모체태아의학회(SMFM)는 비수축검사와 생물리학적 계수가 포함된 산전태아안녕검사와 함께 자궁 내 성장제한 태아를 평가 하는 표준검사법으로 제대 동맥 도플러 검사를 권고하고 있다(ACOG, 2015, Berkley et al. 2012). 자궁 내 성장제한태아가 저산소혈증에 적응하기 위해 주요 장기로의 혈액의 재분배가 일어나게 된다. 뇌, 심장, 부신으로의 혈류는 증가하고 그 외 장기로의 혈류는 감소하는 뇌보존 현상이 일어나게 된다. 이로 인해 중간대뇌동맥의 이완기말 혈류가 증가하여 박동지수(pulsatility index)가 감소하게 된다. 중간대뇌동맥의 박동지수를 제대동맥의 박동 지수로 나눈 값인 대뇌태반비(cerebroplacental ratio, CPR)를 통해서도 뇌보존 현상을 확인할 수 있다. 대뇌태반의 비가 임신주수의 5백분위 미만인 경우 뇌보존 현상이 발생되었다고 생각된다(Bahado-Singh et al., 1997). 정맥관 도플러검사는 심근기능의 악화 및 산혈증을 반영하는 것으로, 이는 주산기 및 신경계의 부정적 결과에 주요한 원인이 된다. 박동지수가 증가하고 심방기 혈류가 소실되거나 역전되는 정맥관 도플러 파형은 태아 산증을 시사하는 소견으로 태아의 비정상 혈류의 늦은변화로 나타난다(Berkley et al., 2012). 46명의 자궁 내 성장제한태아에 대한 연구에서, 대동맥판막 협부 혈류의 도플러 이상은 정맥관의 도플러 이상보다 1주일 앞서 나타난다고 하였다(Figueras, 2009; Turan, 2008).

(3) 양수량

양수량은 태아의 신혈류를 반영하는 것으로 간접적으로 태아의 혈류순환 상태를 평가할 수 있다. 양수과소증은 자궁 내 성장제한을 선별하는 임상적 지표로 사용되기에는 제한적이지만 성장제한 태아에서 가장 먼저 나타나는 징후이다. 이는 태아의 저산소혈증에 의한 혈류의 재분배를 의미하며 신장혈류의 감소와 이에 따른 태아의 뇨생성 감소가 초래한 결과이다. 양수과소증이 심해질수록 점진적인 비정상 도플러 파형과 관련되어 있으므로 양수과소증이 있을 경우 더 세심한 추적관찰이 필요하다(Henry 2011).

5) 자궁 내 성장제한의 처치

대규모 연구에서 산전에 진단되지 못한 자궁 내 성장제한의 신생아는 산전에 발견되어 적절한 산전 감시를 받은 신생아에 비하여 산혈증, 뇌성마비, 주산기 혹은 신생아 사망 등의 중증의 불량한 예후가 4배 이상 높게 발생되는 것으로 보고되었다(Lindqvist et al., 2005). 이 연구 결과를 통해서 자궁 내 성장제한에서 산전진단 및 적절한 태아의 평가와 처치가 얼마나 중요한지 다시 한 번 생각해 볼 수 있다. 성장제한을 보이는 태아에서 성장을 향상시키고 주산기 예후를 높이일 수 있는 효과적인 치료는 현재까지 알려진 바가 없다. 따라서 자궁 내 성장제한이 진단된 경우 교정가능한 원인 인자를 파악하고 철저한 산전 감시를 통해 태아의 안녕을 유지하여 적절한 시기에 분만을 유도하기 위한 노력을 기울어야 한다.

(1) 태아감시

자궁 내 성장제한이 의심이 되는 경우 정밀한 초음파 검사를 통해 구조적 이상 유무를 확인하여 태아기형이나 염색체 이상을 우선적으로 배제하도록 한다. 2~4주 간격의 연속적인 초음파 검사를 통해 성장 속도를 평가하도록 한다. 성장 속도의 평가와 함께 태반의 기능부전과 태아 안녕을 평가하기 위한 도플러검사 및 비수축검사, 생물리학적 계수 검사를 부가적으로 실시하여야 한다. Figueras 등(2011)은 자궁 내 성장제한의 처치에서 태아안녕 검사를 만성기와 급성기로 분류하였다. 만성기 검사는 태아에서 만성 저산소증, 저산소혈증이 발생하면 가장 먼저 비정상 소견을 나타내며 점진적으로 악화된다. 만성 저산소증의 중증도를 파악하는 데 효과적이며 제대동맥과 대뇌중간동맥의 도플러, 양수량 변화가 만성기 검사에 해당된다. 급성기 검사는 태아 compromise가 상당히 진행된 단계에 나타나는 변화로 중증의 저산소증과 대사성 산증을 시사하며 자궁 내 태아사망이 며칠 내로 발생될 수 있다. 급성기 검사에 해당하는 것은 정맥관 도플러, 비수축검사, 생물리학적 계수이다. 생물리학 계수는 도플러 파형의 변화보다 늦게 나타나므로 연속적인 검사를 통한 태아 상태의 악화를 확인하는 보조적인 검사로 사용되어져야 한다. 자궁내 성장제한의 처치에서 도플러 검사에 대한 현재까지의 연구결과를 바탕으로 주산기 예후를 향상시킬 수 있는 것은 제대 동맥 도플러 검사로 알려져 있다. 제대 동맥 도플러 검사에서 저항이 증가되어 있는 경우 추적검사가 필요하며 이완기말 혈류 소실이나 역전이 발생된 경우에는 분만을 고려하여야한다(ACOG, 2013). 또한 34주 미만의 태아성장제한이나 출생의 위험이 있는 태아에게 폐성숙을 위한 corticosteroid를 주는 것을 권장하고 있다.

(2) 분만시기

자궁 내 성장제한의 적절한 분만시기의 결정은 성장제한의 원인과 임신 주수에 따라 결정되어진다. 조기분만에 따른 위험도와 임신유지 시 자궁내 태아사망의 위험도를 고려하여 최적의 분만시기를 결정하는 것이 무엇보다 중요하다. 임신 24주 이상 34주 미만의 성장제한이 의심되는 경우 먼저 산모의 상태에 대한 평가와 동시에 제대동맥도플러검사 태아심박동 검사 및 생물리학검사를 시행하며 태아 폐성숙을 촉진하기 위한 스테로이드 투여가 고려되겠고 만약 제대동맥혈류의 소실이나 역전이 관찰되거나, 태아심박동검사의 불확실성 산모의 상태가 분만이 필요한 경우는 분만을 진행해야 하고, 임신의 유지가 가능하다고 판단될 때는 매주 제대동맥도플러검사, 태아심박동검사 및 양수량 측정을 하면서 관찰한다. 여러 다기관연구는 이런 문제들에 대해 적절한 분만시기를 제시하고자 하였다. 자궁 내 성장제한을 보이는 임신 24주에서 36주 태아를 대상으로 시행된 무작위 대조 임상시험인 GRIT (Grwoth Restrction Intervention Trial)는 48시간 이내에 적극적으로 분만을 유도한 군과 산전 태아안녕검사를 통해 분만의 적응증이 되지 않는 한 기대 치료를 시행한 두 군 간의 예후를 비교하였다. 입원 후 분만까지의 평균 시간은 적극적 유도분만군에서 0.9일, 기대치료군에서 4.9일이었으며 두 군 간의 주산기 사망률에는 통계적으로 의미 있는 차이를 보이지 않았다(Thornton et al., 2004). 출생 후 13년까지 추적관찰을 통해 장기적 예후에 평가한 연구에서도 발달장애를 비롯한 임상적 예후에 두 군 간의 차이가 없었다(Walker et al., 2011).

Trial of Randomized umbilical and Fetal Flow in Europe (TRUFFLE)에서는 정맥관 도플러검사와 태아심박수 감시를 이용해서 26주에서 32주사이의 태아의 복부둘레 10 백분위 미만, 제대동맥 PI 95 백분위 이상의 310명의 임산부를 대상으로 분만 시기를 결정하였는데 생후 2세까지 신경학적 문제는 그룹 간 차이가 없었으며, 32주 전에는 정맥관 도플러나 태아심박수 이상이 나타나기지 않는다면 분만을 늦추는 것이 안전하고 장기간 결과가 더 낫다는 결론을 내렸다(Lees, 2015; Visser, 2016; Ganzevoort, 2017). DIGITAT (Disproportionate Intrauterine Growth Intervention Trial at Term) 연구는 36주 이상의 자궁내 성장제한 태아에서 무작위 배정을 통한 즉각적인 분만유도와 기대치료를 비교하였다. 유도 분만군에서 평균 10일 정도 빨리 분만하였으며 두 군 간의 신생아 이환율에 유의한 차이를 보이지 않았다(Boers et al., 2010). 신경학적 발달에 대한 이차 분석 연구에서도 두 군 간의 차이를 보이지 않았다(van Wyk et al., 2012). 자궁 내 성장제한이 임신 34주 이후에 진단되었다면 양수과소증, 제대 동맥의 비정상 혈류 파형, 임산부의 위험인자 등이 있다면 분만을 유도하여야 한다. 반면 연속적인 초음파 검사에서 태아성장을 확인할 수 있고 제대 동맥 도플러 검사를 비롯한 태아안녕검사에서 정상 소견을 보일 경우에는 임신 38~39주에 분만하도록 권고되고 있다(ACOG, 2013).

(3) 분만방법

태아성장제한은 주로 모체 혈류공급의 문제나 기능적 태반의 기능부전으로 인한 결과이므로, 이런 상태는 분만과정 중 더 악화될 수 있고 양수의 부족은 탯줄압박의 위험을 높일 수 있다. 자궁 내 성장제한만으로 제왕절개분만의 적응증이 될 수는 없으므로 임상적 판단에 의해 분만경로가 결정되어야 하지만, 태반 기능부전이 있는 성장제한태아들은 대부분 분만진통의 스트레스에 대한 예비능력이 저하되어 있어 태아가사에 빠질 위험이 높고 양수과소증이 있는 경우 제대압박을 초래하기 때문에 연속적인 태아감시 장치를 통한 분만진통 시 주의 깊은 감시가 필요하다. 임상적으로 양수과소증이 의심될 경우 34주경 분만할 것을 권고하고 있다. 만약 태아심박수가 안정적이면 질식분만도 가능하지만, 대부분 이런 상황에서 태아들은 분만과정을 견디지 못한다. 고위험 임산부의 관리를 위한 시설 및 신생아 집중 치료실이 갖추어진 곳에서 분만하는 것이 바람직하다. 출생 후 신생아는 산소부족이나 태변흡인의 위험성도 높아지기에 즉시 능숙하게 기도를 깨끗이 하고 필요시 기계 환기를 할 수 있는 의료진이 필요하다. 또한 저체온에 취약하고 저혈당, 고혈구증, 과다점도증후군 등의 대사적 문제들도 일어날 수 있고 운동이나 다른 신경학적 장애의 위험성도 있으며 이런 위험성은 출생 시 체중이 적을수록 더 높아진다(Baschat, 2009, 2014).

6) 예방

자궁 내 성장제한의 재발 위험도는 약 20%로 알려져 있다(Ananth et al., 2009). 자궁 내 성장제한의 태아를 분만한 과거력이 있는 경우 임신초기 내과적, 산과적 병력을 다시 한 번 평가하고 교정 가능한 위험인자가 있는지 확인한다. 연속적인 초음파 검사를 시행하고 태아가 정상적인 성장을 보이는 경우에는 도플러 검사를 포함한 추가적인 산전검사는 필요치 않다(Morris et al., 2011). 태아의 성장제한을 예방하기 위한 다양한 임상적 접근에 대한 연구가 시도되어져 왔다. 저용량 아스피린을 16주 이전에 주기 시작하는 것이 태아성장제한의 발생을 낮출 수 있으며 용량 의존적 효과가 있다고 하였으나(Roberge, 2017), 미국산부인과학회에서는 비록 성장제한태아 출생력이 있는 여성에서 저용량 아스피린의 예방적 사용을 아직까지는 지지하지 않는다고 하였다. 이처럼 영양소 및 음식보충 공급, 침상안정 등 자궁 내 성장제한의 예방효과에 대한 과학적 근거는 현재까지 불충분하다(Say et al., 1996, Bujold et al., 2010).

2. 태아과도성장

1) 정의

일반적으로 4,000 g 이상의 신생아 출생체중을 보일 때 큰몸증이라고 하고, 해당되는 인구집단 내에서 출생주수에 따른 97백분위 또는 2 표준편차 이상의 출생체중에 해당하는 경우를 말한다. 2015년 미국에서는 400백만 이상의 출생아중 6.9%가 4,000에서 4,499 g, 1%가 4,500에서 4,999 g이었으며 0.1%가 5,000 g 이상이었다. 확실한 건 거대아의 비율이 20세기에 들어 늘어났다는 것이다. 산모에서 비만의 증가와 당뇨의 영향으로 추정 된다(Martin, 2017). 경험적으로 평균에서 2 표준편차 이상일 때 비정상으로 전체 분만의 약 3% 정도이며, 40주에서 이 기준을 적용하면 대략 4,500 g이다. 미국산부인과학회에서는 2016년 출생 시에 4,500 g 이상일 경우 큰몸증으로 정의하였다.

산모의 임신 전 BMI가 큰몸증을 보이는 신생아 발생과 높은 연관성으로 보이며 나아가 아동기에 대사증후군을 초래할 위험성이 크다(Schack-Nelson et al., 2005). 또한 산모나이의 증가는 다산, 당뇨와 관련이 있으며 비만과도 연결된다. 그밖에 과숙임신, 과거 큰몸증 출산력, 부모의 체격조건, 인종, 유전적 요인 등이 위험요인으로 고려될 수 있다.

큰몸증 신생아는 제왕절개 빈도가 높으며 특히 산모가 비만이나 당뇨로 인한 출생체중 5,000 g을 넘을 때 더 그러하였다. 연구에 의하면 신생아 손상율이 정상 체중아에 비해 더 높았고(Chauhan, 2017), 견갑난산(Shoulder dystocia)는 산모가 당뇨일 때 거대아의 30%에서 나타났다(Cordero, 2015). 산후출혈, 회음부 열상, 산모감염 등의 합병증도 거대아 출산일 때 더 높았다(표 29-3).

2) 진단

실제로 출생 전에 큰 태아를 정확하게 예측할 수 있는 방법이란 제한되어 있다. 초음파를 이용한 다양한 태아체중 추

표 29-3. 큰몸증 태아에서 산모 및 신생아 임상결과

결과	<4,000 g (n=187,110)	4,000~4,499 g (n=17,750)	4,500~4,999 g (n=2,849)	>5,000 g (n=372)	*p* value <0.001
제왕절개	46,577(25)	5,362(30)	1,204(42)	224(60)	<0.001
예정	12,564(7)	1,481(8)	316(11)	65(17)	<0.001
응급	7,587(4)	1,388(8)	337(12)	46(12)	<0.001
견갑난산	437(0)	366(2)	192(7)	56(15)	<0.001
3,4도 산도열상	7,296(4)	932(5)	190(7)	37(10)	<0.001
유도분만	26,188(13)	2,499(14)	420(15)	39(10)	0.141
진통2기 지연	6,905(4)	899(5)	147(5)	14(4)	<0.001
융모양막염	13,448(7)	1,778(10)	295(10)	35(9)	<0.001
pH<7.0	925(0.5)	96(0.6)	20(0.7)	4(1.1)	0.039
5분 Apgar<7	1,898(1.0)	80(0.5)	22(0.8)	10(2.7)	<0.001
NICU 입원	4,266(2.2)	123(0.7)	36(1.3)	9(2.4)	<0.001
쇄골골절	1,880(1.0)	616(3.5)	125(4.4)	16(4.3)	<0.001
기계호흡	2,305(1.2)	54(0.3)	11(0.4)	9(2.4)	<0.001
저혈당	480(0.2)	89(0.5)	31(1.1)	12(3.2)	<0.001
고빌리루빈혈증	5,829(3.0)	305(1.7)	60(2.1)	12(3.2)	<0.001
Erb마비	470(0.2)	224(1.3)	74(2.6)	22(5.9)	<0.001
신생아사망	402(0.2)	3(0)	2(0.2)	1(0.3)	<0.001
	176,844	16,954	2,736	360	

( ) %, 출처: Parkland Hospital(1998~2012) in Willams Obstetrics 24th ed.(2014)

정법이 시도되었고, 머리둘레, 대퇴골길이, 복부둘레의 측정이 이용되었으나 작은아이에 비하여 큰아이에서는 덜 유용하다. 한편 임신후반부에는 산모의 고혈당증은 태아에서 고인슐린혈증을 초래하며 이는 태아에서 과도한 신체성장을 촉진하여서 어깨나 체간에 지방을 축적시킨다. 인슐린양성장인자(IGF)는 태아성장을 조절하는 중요한 역할을 하는데 모든 태아장기의 분화를 촉진한다. 특히 IGF-1이 출생제중에 밀접한 것으로 알려져 있다(Luo et al., 2012). 그밖에 큰몸증에 영향을 미치는 인자로 표피성장인자(epidermal growth factor), 섬유아세포증식인자(fibroblast growth factor), 혈소판유래증식인자(platelet-derived growth factor), 렙틴(leptin), 아디포넥틴(adiponectin) 등이 연구되고 있다.

3) 관리

태아의 과도성장에 따른 합병증을 방지하기 위한 몇 가지의 시도들이 있는데 유도분만, 선택적 제왕절개술 및 견갑난산 예방 등이다. 당뇨와는 무관하게 태아의 과도성장은 산모의 비만이나 임신기간 동안의 과도한 체중증가 등과 관련성이 깊다 당뇨합병 임신에서 인슐린 사용 및 식이조절을 통해서 출생체중을 조절할 수는 있지만 반드시 제왕절개분만의 감소와는 일치하지 않으며 또한 비만에서 식사량조절만으로는 태아의 과도성장을 방지하는 것에는 제한적이다. 따라서 태아에게 큰몸증이 예상되는 경우에 만삭이전에 유도분만을 시행하여 견갑난산의 위험성을 줄이고 제왕절개분만을 감소시키고자 하는 시도가 있었다. 하

지만 이러한 시도가 견갑난산이나 제왕절개분만을 감소시키지 못하였고 오히려 더 안 좋은 신생아 결과를 나타냈기 때문에(Westa et al., 2012), 미국산부인과학회에서도 큰몸증이 예상되어 시행하는 만삭이전 또는 만삭의 선택적 유도분만은 적응증이 되지는 않는다고 하였다. 한편 초음파 검사에서 큰몸증이 예상되는 경우 선택적 제왕절개분만에 대해서는 산모가 당뇨합병임신인 경우에는 고려될 수 있다고 하였다(ACOG Practice Bulletin 2013). 그러나 이는 동양인 서양인 등 인종에 따른 차이가 있으며 또한 분만을 시행하는 의료기관의 시설 수준에 따른 차이를 고려하여야 하며 무엇보다도 산모를 진찰하는 임상의사의 신중한 판단에 따라 결정되어야 한다. 견갑난산에 의하여 발생하는 상완신경총손상은 약 10% 미만으로 큰몸증이 의심되는 모든 예에서 제왕절개분만을 시행하는 것은 실제로 필요 이상의 제왕절개술이 시행될 가능성이 존재한다. 당뇨합병임신에서 추정태아체중이 4,250~4,500 g 이상일 경우 제왕절개술이 견갑난산을 예방하는 데 효과적인 방법이다(ACOG Practice Bulletin 2013).

참고문헌

- 김상원,이정주,김지현,이재희,윤신원,채수안 등. 우리나라 저체중출생아와 이에 관련된 인자의 변화양상, 19995-2007. 대한주산회지 2010;21:282-7.
- 이정주, 박창기, 이광선. 우리나라 신생아의 재태 연령에 따른 출생체중의 정상치: Finite Mixture Model을 이용하여. 대한소아과학회지 2005;48:1179-86.
- 이정주. 한국의 성별, 태아수별, 출산수별 임신주수에 다른 출생체중. 대한소아과학회지 2007;50:732-9.
- 조민진,고진희,정성훈,최용성,한원호,장지영 등.한국의 2005-2009년도 영아사망률 중에서 출생체중, 임신나이별 구분에 따른 신생아 사망률의 비율관찰. J Korean Soc Neonatol 2011;18:182-8.
- Alexander GR, Himes JH, Kaufman RB, Mor J, Kogan M. A united State national reference for fetal growth. Obstet Gynecol 1996;87:163-8.
- American College of Obstetricians and Gynecologist: Non-medically indicated early-term deliveries. Committee Opinion Obstet Gynecol 2013;121(april);911-5.
- American College of Obstetricians and Gynecologists. ACOG Practice bulletin no. 134: fetal growth restriction. Obstet Gynecol 2013;121:1122-33.
- American College of Obstetricians and Gynecologists: Fetal growth restriction. Practice Bulletin No. 134, May 2013, Reaffirmed 2015
- Ananth CV, Vintzileos AM. distinguishing pathlogical from constitutional small for gestational age births in population-based studies. Early Hum Dev 2009;85:653-8.
- Bahado-Singh RO, Kovanci E, Jeffres A, Oz U, Deren O, Copel J et al. The doppler cerebroplacental ration and perinatl outcome in intrauterine growth restriction. Am J Obstet Gynecol. 1999;180:750-6.
- Baschat AA, Viscardi RM, Hussey-Gardner B, et al: Infant neurodevelopment following fetal growth restriction: relationship with antepartum surveillance parameters. Ultrasound Obstet Gynecol 33(1):44, 2009.
- Baschat AA. Doppler application in the delivery timing of the preterm growth-restricted fetus: another step in the right direction. Ultrasound Obstet Gynecol 2014;23: 111-8.
- Berkley E, Chauhan SP, Abuhanmad A. Doppler assessment of the fetus with intrauterine growth restriction. Am J Obstet Gynecol 2012;206:300-8.
- Boers KE, Vijgen SM, Bijlenga D, van der Post JA, Bekedam DJ, Kwee A, et al. Induction versus expectant monitoring for intrauterine growth restriction at term: randomized equivalence trial (DIGITAT). BMJ 2010;341:c7087.
- Brenner WE, Edelman DA, Hendricks CH: A standard of fetal growth for the United States of America. Am J Obstet Gynecol 126:555, 1976.
- Briaffa JF, McAinch AJ, Romano T, et al: Leptin in pregnancy and development: a contributor to adulthood disease? Am J Physiol Endocrinol Metab 308:E335, 2015.
- Briand V, Saal J, Ghafari C, et al: Fetal growth restriction is associated with malaria in pregnancy: a prospective longitudinal study in Benin. J Infect Dis 214:417, 2016.
- Bujold E. Roberge S, Lacasse Y, Bureau M, Audibert F, Marcoux S, et al. Prevention of preeclampsia and intrauterine growth restriction with aspirin stared in early pregnancy: meta-analysis. Obstet Gynecol 2010;116:402-14.
- Burton GJ, Fowden AL, Thornburg KL: Placental origins of chronic disease. Physiol Rev 96:1509, 2016.
- ChauhanSP, Rice MM, Grobman WA, et al: Neonatal morbidity of small- and large-for-gestational-age neonates born at term in uncomplicated pregnancies. Obstet Gynecol 130(3): 511, 2017.
- Cordero L, Paetow P, Landon MB, et al: Neonatal outcomes of macrosomic infants of diabetic and nondiabetic mothers.

J Neonatal Perinatal Med 8:105, 2015.

- Crume TL, Shapiro AL, Brinton JT, et al: Maternal fuels and metabolic measures during pregnancy and neonatal body composition: the healthy start study. J Clin Endocrinol Metab 100:1672, 2015.
- Cruz-Lemini M, Crispi F, Valenzuela-Alcaraz B, et al: Fetal cardiovascular remodeling persists at 6 months in infants with intrauterine growth restriction. Ultrasound Obstet Gynecol 48:349, 2016.
- Dashe JS, McIntire DD, Lucas MJ, et al: Effects of symmetric and asymmetric fetal growth on pregnancy outcomes. Obstet Gynecol 96(3):321, 2000.
- De Jesus LC, Pappas A, Shankaran S, et al: Outcomes of small for gestational age infants born at <27 weeks' gestation. J Pediatr 163:55.e1, 2013.
- Di Mascio D, Magro-Malosso R, Saccone G, et al: Exercise during pregnancy in normal-weight women and risk of preterm birth: a systematic review and meta-analysis of randomized controlled trials. Am J Obstet Gynecol 215(5):561, 2016.
- Dugoff L, Society for Maternal-Fetal Medicine: First- and second-trimester maternal serum markers for aneuploidy and adverse obstetric outcomes. Obstet Gynecol 115(5):1052, 2010.
- Durie DE, Thornburg LL, Glantz JC: Effect of second-trimester and third-trimester rate of gestational weight gain on maternal and neonatal outcomes. Obstet Gynecol 118(3):569, 2011.
- Duryea EL, Hawkins JS, McIntire DD, et al: A revised birth weight reference for the United States. Obstet Gynecol 124:16, 2014.
- Eydoux P, Choiset A, Le Porrier N, Thepot F, Szpiro-Tapia S, Alliet J et al. Chromosomal prenatal diagnosis: study of 936 cases of intrauterine abnormalities after ultrasound assessment. Prenat Diagn 1989;9:255-69.
- Figueras F, Benavides A, Del Rio M, et al: Monitoring of fetuses with intrauterine growth restriction: longitudinal changes in ductus venosus and aortic isthmus flow. Ultrasound Obstet Gynecol 33(1):39, 2009.
- Figueras F, Cruz-Martinez R, Sanz-Cortes M, et al: Neurobehavioral outcomes in preterm, growthrestricted infants with and without prenatal advanced signs of brain-sparing. Ultrasound Obstet Gynecol 38(3):288, 2011.
- Figueras F, Gardosi J. Intrauterine growth restriction: new concepts in antenatal surveillance, diagnosis, and management. Am J Obstet Gynecol 2011;204: 288-300.
- Ganzevoort W, Mensing Van Charante N, et al: How to monitor pregnancies complicated by fetal growth restriction and delivery before 32 weeks: post-hoc analysis of TRUFFLE study. Ultrasound Obstet Gynecol 49(6):769, 2017
- Gauster M, Hiden U, Blaschitz A, et al: Dysregulation of placental endothelial lipase and lipoprotein lipase in intrauterine growth-restricted pregnancies. J Clin Endocrinol Metab 92(6):2256, 200.
- Goffinet F, Paris-Llado J, Nisand I, Breat G. Umbilical artery doppler velocimetry in unselected and low risk pregnancies : a review of randomized controlled trials. Br J Obstet Gynecol 1997;104:425-30.
- Greer LG, Ziadie MS, Casey BM, et al: An immunologic basis for placental insufficiency in fetal growth restriction. Am J Perinatol 29(7):533, 2012.
- GRIT Study group: A randomized trial of timed delivery for the compromised preterm fetus: short term outcomes and Bayesian interpretation. BJOG 2003;110:27-32.
- Henry LG. Timing delivery of the growth-restriced fetus. Semin Perinatol 2011;35: 262-9.
- Homes RP, Holly JMP, Soothill PW. A prospective study of maternal serum insulin-like growth factor-I in pregnancies with appropriately grown or growth restricted fetuses. Br J Obstet Gynecol 1998;105:1278-8.
- Jacobsen G. Prediction of fetal grwoth deviations by use of symphysis -fundus height measurements. Int J Technol Assess Health Care 1992;8: 152-9.
- Jeyabalan A, McGonigal S, Gilmour C, et al: Circulating and placental endoglin concentrations in pregnancies complicated by intrauterine growth restriction and preeclampsia. Placenta 29(6):555, 2008.
- Karakosta P, Chatzi L, Plana E, Margioris A, Castanas E, Kogevinas M. Leptin levels in cord blood and anthropometric measures at birth: a systematic review and meta-analysis. Pediatr Perinat Epidemiol. 2011;25: 150-63.
- Karsdorp VH, Van Vugt JM, Van Geijn HP, Kostense PJ, Arduini D, Montenegro N et al. Clinical significance of absent or reversed end diastolic velocity wave forms in umbilical artery. Lancet. 1994;344: 1554-8.
- Khoury MJ, Erickson JD, Cordero JF, McCarthy BJ. Congenital malformations and intrauterine growth retardation: a population study. Pediatrics 1988;82:83-90.
- Kim CJ, Romero R, Chaemsaithong P, et al: Chronic inflammation of the placenta: definition, classification, pathogenesis, and clinical significance. Am J Obstet Gynecol 2213:S53, 2015
- Kingdom JC, Burrel SJ, Kaufmann P. Pathology and clinical implications of abnormal umbilical artery doppler waveforms. Ultrasound Obstet Gynecol. 1997;9:271-86.
- Klemetti MM, Laivuori H, Tikkanen M, et al: White's classification and pregnancy outcome in women with type 1 diabetes: a population-based cohort study. Diabetologia 59(1):92, 2016.
- Krantz D, Goetzl L, Simpson J, et al: Association of extreme first-trimester free human chorionic gonadotropin-β,

pregnancy-associated plasma protein A, and nuchal translucency with intrauterine growth restriction and other adverse pregnancy outcomes. Am J Obstet Gynecol 191(4):1452, 2004.

- Lees CC, Marlow N, van Wassenaer-Leemhuis A, et al: 2 year neurodevelopmental and intermediate perinatal outcomes in infants with very preterm fetal growth restriction (TRUFFLE): a randomised trial. Lancet 385:2162, 2015.
- Lindqvist PG, Molin J. Does antenatal identification of small-for-gestational age fetuses significantly improve their outcome? Ultrasound Obstet Gynecol 2005;25:258-264.
- Lu MC, Tache V, Alexander GR, Kotelchuck M, Halfon N. Preventing low birth weight ; is prenatal care the answer? J Matern Fetal Neonatal Med 2003;13:362-80.
- Lubchenco LO, Hansman C, Dressler M, Boyd E. Intrauterine growth as estimated from liveborn birth-weight data at 24 to 42 weeks of gestation. Pediatrics 1963;32:793-800.
- Luo ZC, Nyut AM, Delvin E. Audibert F, Girard I, Shatenstein B et al. Maternal and fetal IGF-1 and IGF-11 levels, fetal growth, and gestatinal diabetes. J Clin Endocrinol Metab 2012;97:1720-8.
- Luyckx VA, Brenner BM: Birth weight, malnutrition and kidney-associated outcomes-a global concern. Nat Rev Nephrol 11:135, 2015.
- Marsal K. Obstetric management of intrauterine growth restriction. Best Pract Res Clin Obstet Gynecol 2009;23: 857-70.
- Martin JA, Hamilton BE, Osterman MJ, et al: Births: final data for 2015. Natl Vital Stat Rep 66(1):1, 2017.
- Martin JA, Hamilton BE, Venture SJ, et al: Births: final data for 2010. Natl Vital Stat Rep 61(1):1, 2012.
- Martin JA, Hamilton BE, Venture SJ, Menacker F, Park MM, Sutton PD. Birth: final data for 2010. Natl Vital Stat Rep 2012;Dec18;51(2):1-102.
- Mauldin JG, Newman RB, Neurologic morbidity associated with multiple gestation. Female Patient 1998;23:27-46.
- Maulik D. Fetal growth restriction: the etiology. Clin Obstet Gynecol 2006;49:228-35.
- McIntire DD, Bloom SL, Casey BM, et al: Birthweight in relation to morbidity and mortality among newborn infants. N Engl J Med 340(16):1234, 1999.
- Mendez-Figueroa H, Truong VT, Pedroza C, et al: Small-for-gestational-age infants among uncomplicated pregnancies at term: a secondary analysis of 9 Maternal-Fetal Medicine Units Network studies. Am J Obstet Gynecol 215:628.e1, 2016.
- Micali N, Stemann Larsen P, Strandberg-Larsen K, et al: Size at birth and preterm birth in women with lifetime eating disorders: a prospective population-based study. BJOG 123: 1301, 2016.
- Miller J, Turan S, Baschat AA. Fetal growth restriction. Semni perinato 2008;32:274-80.
- Mills JL, Graubard BI, Harley EE, Rhoads GG, Gerendes HW. Maternal alcohol comsumption and birth weight. How much drinking during pregnancy is safe? JAMA 1984;252:1875-9.
- Morris RK, Malin G, Robson SC, Kleijnen J, Zamora J, Khan KS. Fetal umbilical artery doppler to predict compromise of fetal/neonatal wellbeing in a high risk population: systematic review and bivariate meta-analysis. Ultrasound Obstet Gynecol 2011;37:135-42.
- Murray PG, Clayton PE: Endocrine control of growth. Am J Med Genet Part C Semin Med Gnet. 2013:163: 76-85.
- Nicolaides KH, Snijders RJ, Noble P: Cordocentesis in the study of growth-retarded fetuses. In Divon MY (ed): Abnormal Fetal Growth. New York, Elsevier, 1991.
- Odegard Vatten LJ, Nilsen ST, Salvesen KA, Austgulen R. Preeclampsia and fetal growth. Obstet Gynecol 2000;96:950-5.
- Ott WJ. The diagnosis of altered fetal growth. Obstet Gynecol Clin North Am. 1998;15:237-63.
- Ounsted M, Moar VA, Scott A. Risk factors associated with small-for-dates and large-for dates infants. Br J Obstet Gynecol 1985;92:226-32.
- Paquet C, Yudin MH: Toxoplasmosis in pregnancy: prevention, screening, and treatment. J Obstet Gynaecol Can 35(1):78, 2013.
- Perelman RH, Farrell PM, Engle MJ, et al: Development aspects of lung lipids. Annu Rev Physiol 47:803, 1985.
- Roberge S, Nicolaides K, Demers S, et al: The role of aspirin dose on the prevention of preeclampsia and fetal growth restriction: systematic review and meta-analysis. Am J Obstet Gynecol 216(2):110, 2017.
- Rode L, Hegaard HK, Kjaergaard H, Moller LF, Tabor A, Ottesen B. Association between maternal weight gain and birth weight. Obstet Gynecol 2007;109:1309-15.
- Roza SJ, Steegers EA, Verburg BO, et al: What is spared by fetal brain-sparing? Fetal circulatory redistribution and behavioral problems in the general population. Am J Epidemiol 168(10):1145, 2008.
- Rudzinski E, Gilroy M, Newbill C, et al: Positive C4d immunostaining of placental villous syncytiotrophoblasts supports host-versus-graft rejection in villitis of unknown etiology. Pediatr Dev Pathol 16(1):7, 2013.
- Salafia CM, Minior VK, Pezzullo JC, et al: Intrauterine growth restriction in infants of less than 32 weeks' gestation: associated placental pathologic features. Am J Obstet Gynecol 173(4):1049, 1995.
- Say L, Gulmezoglu AM, Hofmeyr GJ. Bed rest in hospital for suspected impaired fetal growth. Cochrane Database of sys-

tematic reviews 1996, Issue 1. Art. No.:CD000034.

- Schack-Nelson L, Mortensen EL, Sorensen TIA. High maternal pregnancy weight gain is associated with an increased risk of obesity in childhood and adulthood independent of maternal BMI. Pediatric Res 2005;58:1020.
- Sheffield JS, Sánchez PJ, Morris G, et al: Congenital syphilis after maternal treatment for syphilis during pregnancy. Am J Obstet Gynecol 186(3):569, 2002 [PubMed: 11904625].
- Stein Z, Susser M, Saenger G, et al: Famine and Human Development: The Dutch Hunger Winter of 1944-1945. New York, Oxford University Press, 1975.
- Thornton JG, Hornbuckle J, Vail A, Spiegelhalter DJ, Levene M. Infant wellbeing at 2 years of age in the Grwoth Restriction Intervention Trial (GRIT): multi centred randomised controlled trial. Lancet 2004;364:513-20.
- Turan OM, Turan S, Gungor S, et al: Progression of Doppler abnormalities in intrauterine growth restriction. Ultrasound Obstet Gynecol 32(2):160, 2008 [PubMed: 18634130].
- Tyson JE, Kennedy K, Broyles S, et al: The small for gestational age infant: accelerated or delayed pulmonary maturation? Increased or decreased survival? Pediatrics 95(4):534, 1995.
- van Wyk L, Boers KE, van der Post JA, van Pampus MG, van Wassenaer AG, van Baar AL, et al. Effects on (neuro)developmental and behavioral outcome at 2 years of age of induced labor compared with expectant management in intrauterine growth-restricted infants; long-term outcomes of the DIGITAT trial. Am J Obstet Gynecol 2012;206:406.e1-7.
- Visser GH, Bilardo CM, Derks JB, et al: The TRUFFLE study; fetal monitoring indications for delivery in 310 IUGR infants with 2 year's outcome delivered before 32 weeks of gestation. Ultrasound Obstet Gynecol November 11, 2016 [Epub ahead of print].
- Waldhoer T, Klebermass-Schrehof K: The impact of altitude on birth weight depends on further motherand infant-related factors: a population-based study in an altitude range up to 1600m in Austria between 1984 and 2013. J Perinatol 35:689, 2015 [PubMed: 25836320].
- Walker DM, Marlow N, Upstone L, Gross H, Hornbuckle J, Vail A, et al. The Growth Restriction Intervention Trial: long-term outcomes in a randomized trial of timing of delivery in fetal growth restriction. Am J Obstet Gynecol 2011;204:34.e1-34.
- Wetta L, Tita AT. Early term births: considerations in management. Obstet Gynecol Clin North Am 2012;39(1): 89-97.
- Wiebe HW, Boulé NG, Chari R, et al: The effect of supervised prenatal exercise on fetal growth: a metaanalysis. Obstet Gynecol 125:1185, 2015 [PubMed: 25932847].
- Williams RL, Creasy RK, Cunningham GC, Hawes WE, Norris FD, Tashio M. Fetal growth and perinatal viability in California. Obstet Gynecol 1982;59:624-32.
- Wostenholme J. Rooney DE, Davison EV. Confined placental mosaicism, IUGR, and adverse pregnancy outcome: a controlled retrospective U.K. collaborative survey. Prenat Diagn 1994;14:345-61.
- Zhu MY, Milligan N, Keating S, et al: The hemodynamics of late-onset intrauterine growth restriction by MRI. Am J Obstet Gynecol 214:367.e1, 2016

제30장

자궁내태아사망

Fetal Death in Utero

이귀세라 | 가톨릭의대
박지권 | 경상의대

1. 정의

자궁내태아사망이라는 용어는 사산(stillbirth)이라는 용어와 동일하게 사용되며 최근 사산이라는 용어를 선호하는 경향이다(ACOG, 2009).

미국건강통계국립센타(United States National Center for Statics)는 태아사망에 대한 정의를 임신종결을 위한 인위적인 유도분만의 경우를 제외하고 태아가 분만되었을 때 호흡과 심박동이 없고 탯줄에서 맥동이 없거나 자의적인 근육의 확실한 움직임이 없는 경우라고 하였다.

자궁내태아사망의 정의에 해당되는 임신 주수와 체중은 2009년 ACOG Practice Bulletin은 임신20주 이후를, 만일 임신 주수를 모를 경우는 태아체중이 350 gm(임신 20주에서 50 백분위수에 해당)에 도달한 경우로 하였으나 세계보건기구(World Health Organization, WHO)는 임신 28주 이후 사산된 경우로 정의하였다(http://who.int/maternal_child_adolescent/epidemiology/stillbirth/en/). 우리나라 통계청의 출생전후기 사망아에 대한 통계는 임신 28주 이후 사산을 대상으로 하고 있다(http://kostat.go.kr/portal/korea/kor_nw/3/index.board?bmode=read&aSeq=260050 pdf).

2. 발생빈도

자궁내태아사망에 대한 정의가 일치하지 않아 정확한 발생빈도를 언급하기는 어려우나 2011년 Cousen 등은 전세계적으로 1995년 3,030,000예(2,370,000~4,190,000예), 2009년에 2,640,000예(2,140,000~3,820,000예)의 발생이 있어서 세계적인 자궁내태아사망 발생률은 1,000명 출생아당 1995년 22.1명에서 2009년 14.5명으로(Cousen et al., 2011) 감소하는 경향은 있다고 하였으나, 사망의 98%는 개발도상국에서 발생하고 있다(MacDorman et al., 2007; Fretts, 2010).

우리나라 통계청의 발표에 의하면 임신 28주 이상의 사산이 전체 주산기 사망의 63.2%를 차지하고 2011년 사산 발생률은 출산아 1,000명당 약 1.96명으로 전 세계적 발생률에 비하면 훨씬 낮지만 일본이나 핀란드보다는 높은 편이다 (http://kostat.go.kr/portal/korea/kor_nw/3/index.board?Bmode=read&aSeq=260050 pdf).

20주 이후의 사산에 대한 우리나라 연구 결과에서 차 등은 1.34%, 박 등은 1.57%의 발생률을 보인다고 하였다(차상헌 등, 2004; 박상혜 등, 2008).

3. 위험요인 및 원인

자궁내태아사망은 다양한 기전으로 인하여 발생한 종결점(endpont of diverse mechanism)(Smith & Fretts. 2007)이므로 한 가지 원인으로만 설명하기는 어렵다. 자궁내태아사망의 위험요인과 원인은 태아측, 모체측과 태반측 원인으로 나누어 설명하고 있으나 그 위험 요인과 원인이 중복되는 경우가 많다. 예를 들면 모체가 고혈압이 있을 경우 자궁내태아발육부전을 보일 수 있고 태반병리조직에서도 이상 소견을 보이기 때문에 사산의 원인을 어느 한 측면에서만 설명하기는 어렵다.

태아 사망의 명확한 원인을 알 수 없는 경우에는 태아 부검, 태반 및 탯줄의 조직병리 검사, 태아 염색체 검사 등 여러 가지 검사가 이루어져야 하나 사인을 규명하기 위한 검사를 모두 시행하기란 현실적으로 어렵다.

자궁내태아사망의 발생 위험 요인 및 원인은 국가경제 수준에 따라 다르다. 선진국에서는 선천성 기형, 염색체 기형, 당뇨와 같은 내과적 질환, 흡연 및 다태아 등이 발생 위험 요인 및 원인인 반면 개발도상국의 경우는 분만 관련 문제, 낮은 사회경제 상태, 영양 결핍, 감염 등이 위험 요인 및 원인이다(ACOG, 2009; McClure et al., 2006).

자궁내태아사망 원인을 태아측, 모체측 및 태반측으로 나누어 보면 표 30-1과 같다.

표 30-1. 자궁내태아사망의 원인

태아측 원인	· 선천성 이상: 염색체 이상, 기형, 대사장애, 유전질환 · 태아성장저하 · 과숙아 · 태아면역성, 비면역성 용혈질환 · 감염 · 다태아
모체측 원인	· 사회경제적 빈곤 · 비만 · 고령산모, 10대 산모 · 사산아, 조산, 태아성장저하 등의 임신과거력 · 내과적 질환 동반: 당뇨, 고혈압성 질환, 루프스, 신장질환, 담즙정체, 항인지질증후군, 혈전성향증, 혈액질환, 기타면역질환 · 흡연 · 외상 · 보조생식에 의한 임신
태반 및 탯줄측 원인	· 태반 경색, 혈전 · 전치태반 · 태반조기박리 · 융모막혈관종(chorioangioma) · 양막염 · 양막조기파열 · 탯줄합병증: 탯줄염, 탯줄양막부착(velamentous insertion), 진성 결절(true knot), 목덜미고리탯줄(Nuchal cord), 탯줄 탈출(prolapse), 탯줄 꼬임, 혈전증 · 태반모자익시즘

1) 태아측 원인

(1) 선천성 이상

자궁내태아사망의 6~12%는 선천성 이상과 연관이 있다(Silver, 2007). 염색체 이상에 의한 사산은 임신 10~20주에 많이 발생하며 흔한 염색체 이상은 monosomy X, trisomy 21, trisomy 18, trisomy 13이다(Wapner et al., 2002). 모든 사산아에서 염색체 검사를 시행하는 것은 아니며 염색체 검사를 했음에도 불구하고 일반적인 염색체 분석 방법으로는 결과를 얻을 수 없는 경우가 있기 때문에 염색체 이상에 의한 사산 발생은 적게 평가될 수 있다(Silver, 2007). 최근 검사기법의 발달에 의해 기존의 염색체 검사로는 70.5%에서 결과를 얻을 수 있는 반면 chromosomal microassay 방법의 경우 87.4% 에서 결과를 얻을 수 있다(Reddy et al., 2012).

선천성 기형이 없는 단태아의 사산율은 0.4%인 반면 주요 선천성 기형이 있는 경우는 5.5%이며 성장 저하가 동반된다면 사산율은 12.7%로 증가한다. 치사율이 높은 기형은 무뇌증, 머리뼈없음증, 양측신장무형성증 등이다(Frey et al., 2014).

(2) 태아성장저하

태아성장저하는 기형이 없는 태아의 사산 원인 중 가장 큰 원인이라고 할 수 있다. 태아성장저하의 정도가 심할 수록 사산의 위험성은 증가하며, 특히 3백분위수 미만의 태아성장저하이면서 비정상적인 도플러 소견을 보일 경우 사산의 위험은 높다(Unterscheider et al., 2014).

(3) 과숙아

Smith 등(2001)은 임신 37주에서 자궁내태아사망이 2,000명에 한 명, 42주에 500명에 한 명, 43주가 되면 200에 한 명으로 증가한다고 하였고, Rosenstein 등(2012)은 37주에 2.1/10,000의 사산 발생 위험이 있고 42주에 10.8/10,000으로 발생 위험이 증가한다고 하였다.

(4) 태아 면역성 용혈 질환

1970년대 rhesus immune prophylaxis의 도입으로 면역성 용혈 질환으로 인한 태아사망은 드물게 되었고(Fretts et al., 1992) 태아감시장치 및 초음파의 발달로 태아 사망을 예방할 수 있게 되었다.

(5) 감염

태아 감염은 태아사망 원인의 약 9~19%를 차지하며(Flenady et al., 2011; Copper et al., 1994) 개발도상국에서 많이 발생하고(Silver, 2007) 28주 이전에 더 많이 발생한다(Copper et al., 1994). 감염에 의한 태아사망은 태아의 직접적 감염, 감염으로 인한 태반의 손상과 모체가 심각한 상태로 이환되기 때문이다(Goldenberg et al., 2003). 태아사망과 관련되는 것으로 알려진 원인균은 parvovirus B19, coxsackievirus, group-B streptococcus, Listeria, Escherichia coli, enteroviruses, cytomegalovirus, influenza virus, syphilis, toxoplasma, malaria 등이다(Goldenberg et al., 2003, Copper et al., 1994). 매독의 경우 치료를 하지 않은 모체는 26.4%에서 사산이 되고 28주 후에 치료를 받은 경우 21.3% 에서 태아사망이 발생하였다(Qin et al., 2014). 매독 감염에 의한 태아사망은 태아의 직접 감염과 태반 감염에 의해서 태아에게 혈류가 감소하기 때문이다(Goldenberg et al., 2003). 톡소플라즈마 감염의 경우 임신 제1삼분기에 감염이 되면 5%에서 태아 사망 또는 신생아 사망이 발생하고 임신 제2삼분기의 감염은 2%에서 태아사망이 있고 임신 제3삼분기에 감염이 되면 태아사망은 없었다. 파보바이러스는 태반을 통과하고 조혈 조직을 공격해서 태아에게 심한 빈혈을 일으켜 수종이 발생할 뿐 아니라 태아 심장조직을 공격하여 심장 손상을 일으켜 사산이 되고(Skjoldebrand-Sparre et al., 2000). Listeria는 탯줄정맥을 통해 태아의 간과 뇌가 감염되어 태아 사망에 이르게 된다(신재준 등., 2010; Goldenberg et al., 2003).

(6) 다태아

다태아 특유의 합병증 및 발육저하 때문에 단태아보다 사산은 4배 이상 높다(Bell et al., 2004). 단일융모막쌍태아는 이중융모막쌍태아 보다 태아 사망 위험성이 높은데 합병증이 없는 단일융모막쌍태아라고 하여도 임신 제3삼분기의 태아 사망 위험성은 이중융모막쌍태아보다 수배 높다(Danon et al., 2013). 단일양막쌍태아는 임신 20주까지 생존한 경우 20주 이후에 10%의 사산이 발생하였다(Allen et al., 2001).

2) 모체측 원인

(1) 사회경제적 요인

2009년 태아사망의 발생이 높은 지역은 남아시아, 파키스탄, 나이지리아, 방글라데시, 세네갈, 인도, 콩고, 에디오피아, 인도네시아, 탄자니아 그리고 아프가니스탄이었다. 이 국가들은 전 세계 출생의 54%를 차지하면서 태아 사망의 67%가 이들 국가에서 발생하고 있다. 반면에 태아 사망이 가장 낮은 국가는 싱가폴, 핀란드, 덴마크와 노르웨이였다(Cousens et al., 2011). 이러한 국가적 차이는 사회경제적 빈곤이 태아 사망 발생의 중요한 위험요인임을 말해 준다. 그러나, 어디에 살든지 교육을 받지 못하거나 영양상태가 좋지 못하고 산전진찰을 제대로 받지 못한다면 태아사망의 위험성은 그 국가의 평균 태아 사망률보다 2~7배 증가한다(Freets, 2010).

(2) 모체 비만

경제적으로 안정된 국가에서 과체중, 비만, 모체의 연령, 흡연과 기존의 내과적 동반 질환 등이 태아 사망의 위험요인이다(Flenady et al., 2011).

미국의 통계에 의하면 정상 신체비만지수(BMI)의 경우 태아사망의 위험성은 5.5/1,000, BMI 30~39는 8/1,000, BMI 40인 경우 11/1,000로 BMI가 증가할수록 태아사망의 위험성은 증가한다(Salihu et al., 2007). 모체 비만은 임신성 당뇨, 전자간증 등의 임신 관련 합병증의 동반 가능성이 크지만 이러한 합병증을 제외시키더라도 비만은 태아 사망 발생 위험 변수에서 독립적으로 작용한다(Stephansson et al., 2001).

(3) 모체 연령

35세 이상의 고령 임신부에서 염색체 이상 등의 선천성 이상의 증가는 태아 사망 증가와 연관이 있지만 원인을 규명할 수 없는 태아 사망의 발생도 증가한다. 모체 연령에 따른 태아 사망 위험성을 35세 미만과 비교하면 35~39세는 1.5, 40~44세는 1.8, 45세 이상은 2.9로 높아진다(Flenady et al., 2011).

10대 임신부에서도 태아 사망의 위험성은 증가하고 특히 어린 10대의 경우 분만 중 태아 사망의 위험성은 증가한다(Wilson et al., 2008).

(4) 과거 임신관련 합병증

과거에 사산아, 조산, 태아성장저하 또는 전자간증과 같은 임신 관련 합병증이 있었다면 다음 임신에서 태아사망 발생의 위험은 증가한다(Smith et al., 2007; Surkan et al., 2004; Samueloff et al., 1993). 사산의 과거력이 있을 경우 태아 사망 재발의 위험은 10.15배 증가하고(Samueloff et al., 1993) 조기 태아발육저하의 과거력이 있었던 여성은 사산 위험성은 21.8/1,000으로 높다(Surkan et al., 2004). 조기 분만 과거력이 있는 경우 다음 임신에서 태아 사망 위험은 2배 증가하고 전자간증과 태아성장저하가 함께 있었다면 태아 사망 위험성은 5배 증가한다(Smith et al., 2007).

(5) 내과적 질환

당뇨병, 고혈압, 루프스, 신장질환, 갑상선질환 등의 내과적 질환은 태아 사망과 연관이 있다고 알려져 있다. 인슐린의 개발과 당뇨 조절의 중요성에 대한 인식이 높아지면서 당뇨로 인한 태아사망은 감소되었지만 태아사망 발생 원인의 3%를 차지한다(Froen et al., 2001).

임신 전 당뇨가 있는 임신부의 태아사망은 전체 출산아 사산 발생보다 2.73배 높으며 상대위험도는 32~34주에 4.95, 35~36주에 3.77, 37~38주에 5.75, 39주 이후에는 7.34로 증가한다(Holman et al., 2014). 임신 전 당화혈색소(HbA1c) 수치가 6.6% 이상, 임신 전에 망막병증(retinopathy)이 있는 경우, 엽산 섭취를 하지 않은 경우에는 태아 사망의 위험성이 증가한다(Tennant et al., 2014).

중증 전자간증, 자간증 또는 HELLP (Hemolysis, Elevated Liver enzymes, Low Platelets) 증후군의 경우 태아사망의 위험이 증가하며 중복전자간증으로 진행되지 않는 경증의 고혈압은 태아 사망의 위험성은 낮지만 중복전자간증으로 진행될 경우 태아 사망의 발생은 증가한다(Sibai et al., 1983).

전신홍반루프스(Systemic Lupus Erythematous, SLE) 임신부의 4.1~11.6%에서 태아 사망이 발생하였고(안현영 등 2008; Cortes-Hermandez et al., 2002) 임신 당시 활동성의 루프스, 루프스신염, 항인지질항체 양성, 과거 태아 손실 등의 기왕력이 있을 경우 사산의 위험성은 증가한다(안현영 등 2008).

신장 기능에 이상이 있는 경우 혈청 크레아티닌 수치가 1.4 mg/dL 이상일 경우 태아 사망률은 1.5%이며(Davison et al., 1999), 신장 질환에 빈혈, 고혈압과 같은 질환이 동반될 경우 태아 사망의 가능성은 증가한다(Jungers et al., 1997).

중증의 담즙 정체(Cholestasis)가 있을 경우(담즙산≥100 μmol/L) 태아 사망 발생 위험이 있으므로 34~37주라도 분만을 권한다고 하였다.

조절되지 않은 갑상선기능항진증, 갑상선기능저하증의 경우 태아사망의 위험이 있고 Graves 병이 있는 여성의 태아에서 갑상선중독증(thyrotoxicosis)이 유발되면 태아 빈맥과 울혈성심장기능상실(congestive heart failure)로 사망할 수 있다(Houck et al., 1998).

(6) 흡연

Bjørnholt 등(2016)은 흡연이 임신 중, 분만 중 태아사망의 위험을 증가시키며, 적어도 임신 제2삼분기 초기라도 흡연을 중단한다면 태아 사망의 위험을 줄일 수 있다고 하였다.

Aliyu 등(2008)의 연구에 의하면 흡연을 하는 35세 이상의 임신부는 비흡연 35세 미만의 임신부와 비교하여 분만 중 태아사망의 위험은 3배가 된다고 하였다.

(7) 보조생식기술에 의한 임신

Henningsen 등(2014)에 의하면 28주 이전에는 자연 단태아 임신과 비교하여 보조생식기술에 의한 단태아 임신에서 태아 사망이 증가하지만 28주 이후에는 유의한 차이가 없다고 하였으나 Bay 등(2019)은 37주 이상에서도 보조생식술(IVF/ICSI)에 의한 저위험 단태아 임신이 자연 단태아 임신인 경우보다 태아사망의 위험성은 증가한다고 하였다.

3) 태반 및 탯줄 측 원인

(1) 태반 측 원인

태아 사망의 원인이 태반인 경우는 4명의 태아 사망 중 한 명의 비율로 알려져 있다(Flenady et al., 2011). 임신 전반기에 영양막이 모체의 나선 동맥을 침습해서 자궁-태반 순환의 혈류 저항성이 낮아지는데 만일 영양막 침습 부전으로 융모(villi) 발달이 잘 되지 않는다면 임신 제2삼분기 말에 높은 저항의 자궁-태반 혈류가 나타나고 성장 저하와 태아 사망의 위험성이 증가한다(Smith et al., 2007; Lees et al., 2001).

사망한 태아의 태반 조직 병리 결과는 원인 불명 태아 사망의 원인 규명에 중요하다(Korteg et al., 2008), 그러나, 사망한 태아의 태반에서 보이는 병리학적 결과는 정상아의 태반에서도 관찰될 수 있으므로 그 결과를 과대 해석해서는 안 된다(Pinar & Caroenter, 2010).

Kidron 등은(2009) 사망 태아의 태반조직검사 결과 51%는 모체 혈관의 공급 이상, 26%는 태아 혈관 공급의 이상이었고 12%는 염증이었다고 하였다. 조기 사망에서는 모체 혈관의 이상이 더 문제가 되었고 만삭 사망에서는 태아 혈관의 이상이 더 문제가 되었다고 하였다.

(2) 탯줄 원인

태아 사망의 원인 중 탯줄 이상이 약 9%로 보고된다(Flenady et al., 2011). 진짜매듭탯줄(true cord knots), 목덜미고리탯줄(nuchal cords). 과다꼬임(hypercoiling), 얽힘(entanglement) 등이 있으나 생존아에서도 볼 수 있는 현상이므로 혈류 폐쇄와 같은 증거가 있어야 사망의 원인으로 제시할 수 있다(ACOG, 2009).

Pinar 등(2014)의 연구에 의하면 단일탯줄동맥은 생존아의 1.7%에서 볼 수 있는 반면 태아 사망의 경우 7.7%에서 있었고 탯줄 양막부착(velamontous cord insertion)은 생존아의 1.1%, 태아사망의 5%에서 관찰되었다.

4. 자궁내 사망 태아에 대한 검사

태아 사망의 원인을 규명하기 위하여 가족력 확인, 부검, 태반조직병리검사, 감염균 배양검사, 염색체 검사 등이 필요하고 검사를 위해서는 경제적인 문제도 동반되므로 부모와 충분히 상담을 하고 부모의 동의를 받아야 한다. 특히 부검은 문화적 종교적 이유로 쉽지 않은데 이런 경우 덜 침습적인 방법으로 혈액 및 피부 조직 검사, 의심되는 부위의 조직 검사, 또는 복강경 부검(laparoscopic autopsy)을 해 볼 수 있고(ACOG, 2009) 비침습적인 방법으로 태아 전신 방사선 촬영, 초음파 및 MRI 등을 시행할 수 있다(Cohen et al., 2008).

5. 분만 방법

분만의 방법은 임신 주수, 과거 자궁 상처 유무를 고려하면서 임신부의 정신적인 스트레스를 줄여주고 감염 및 혈액 응고 장애 등의 2차적 문제가 생기지 않도록 가능한 빨리 분만을 하는 것이 좋다. 태아 사망 후 4주 이상 자궁 내에 있을 경우 약 25%에서 소모성 응고장애가 발생할 수 있다(산과학 제 4판).

임신부의 정신적, 심리적 문제에 대해서 각별히 신경을 써서 지원 부서와 협진을 하는 것이 바람직하다. 사망한 태아의 분만은 모체에게 공포스럽고 충격적이어서 회피하고 싶은 심정이므로(Cacciatore, 2013) 분만 중 가족과 의료진의 정신적 지지는 매우 중요하다.

분만 후 사망한 태아를 안아주게 하는 것이 심리적 문제를 개선해준다는 의견(Cacciatore et al., 2008)이 있으나 개인별, 문화적 차이를 고려하고 환자와 보호자와 상의 후에 결정하는 것이 바람직할 것이다.

6. 다음 임신의 관리

1) 임신 전 관리

내과적, 산과적 문제에 대하여 상세한 병력을 담당의사에게 제공하고 유전적 질환이 있는 경우는 유전 상담을 받도록 한다. 임신 전에 적절한 체중을 유지하고 성매개질환 및 태아 감염 원인균에 대한 검사를 시행하고, 임신 전부터 엽산을 복용하도록 한다. 고혈압, 당뇨 등의 내외과적 질환으로 복용 중인 약제가 있다면 담당 의사와 상의하여 약제 선정을 하도록 한다.

특히 임신 전 당뇨가 있을 경우는 당뇨가 임신 결과에 중요한 영향을 미친다는 것을 알리고 임신 전부터 철저하게 혈당을 조절하게 하고 고용량의 엽산을 복용하도록 한다.

흡연과 알콜 섭취가 태아에 미치는 영향을 알려서 반드시 금연, 금주하도록 한다.

2) 임신 중 관리

임신 중 체중 증가가 적절하도록 하고 술, 담배 및 마약은 절대 금기이며 당뇨가 있는 경우는 정상 혈당을 유지하도록 한다.

임신 제 1삼분기안에 초음파를 이용하여 가능한 정확한 임신 주수를 파악하고 염색체 이상에 대한 선별 검사와 태아의 해부학적 구조의 이상 유무를 알기 위한 초음파 검사를 한다. 주기적인 초음파 검사로 태아 성장 정도를 관찰하고 자궁동맥, 탯줄동맥, 중뇌동맥 등 태아 상태를 예측할 수 있는 혈류 도플러를 시행한다.

Reddy(2007)는 과거 태아 사망이 발생한 시기 보다 약 1~2주 일찍 태아안녕평가를 시작할 것을 권유하였고, Weeks 등(1995)은 32주부터 태아안녕평가를 시작할 것을 권유하였다.

태아심음감시장치, 도플러 초음파 등은 태아를 감시하는 데 적절하지만 임신 중에 지속적으로 사용할 수는 없으므로 태아 사망의 예방에 어느 정도 유효한지에 대해서는 논란이 있다. 임신부가 태아 움직임의 감소를 호소하는 것도 태아 상태를 예측하는 데 도움은 되나 태아 사망을 예방하는데 있어서 확실성은 없다(ACOG, 2009).

3) 분만 시기

태아 사망을 예방하기 위하여 조기 분만을 하면 미숙아 분만에 의한 위험이 따르고 분만 시기를 늦추면 태아 사망의 위험이 증가하기 때문에 이 두 문제의 균형적인 시기를 선택한다는 것은 매우 어려운 일이다. Mandujano 등(2013)은 고위험군의 경우 36주경에, 저위험군의 경우 37~38주경에 분만하는 것이 39주에 분만하는 것 보다 주산기 사망을 줄일 수 있다고 하였다. Rosenstein 등(2012)은 39주 이후 1주간의 기대 요법은 오히려 사망 위험도를 증가시킨다고 하였다. 그러나 Silver(2011)는 이상적인 분만 시기는 39주이고 만일 심한 심리적 부담이 있다면 폐성숙 정도를 보고 37~38주에 분만을 고려해 볼 수 있다고 하였다.

Trudell 등(2013)은 태아성장저하가 동반된 경우 37주 이후 분만은 37주 분만보다 태아 사망 위험이 증가하므로, 임신 37-38주에 분만하는 것을 지지하였다.

참고문헌

- 대한산부인과학회. 산과학. 제4판. 서울:군자출판사; 2007.p.640.
- 박상혜, 최형민.자궁내태아사망의 모성 및 주산기 위험인자 분석. 대한산부인과학회지 2008;51:965-73.
- 신재중, 최지영, 김선민, 이승미, 오경준, 박찬욱 등. 임신 중기의 리스테리아 감염으로 인한 자궁내태아사망 1예. 대한산부인과학회지 2010;53-287-90.
- 안현영, 김연희, 길기철, 박인양, 이귀세라, 김사진 등. 전신성 홍반성 루푸스를 동반한 임산부 94예의 임신 경과 및 산과적 고찰. 대한산부인과학회지 2008;51:147-57.
- 차상헌, 이정재, 최규연, 김신아, 박선영, 정성윤 등 자궁내태아사망에 대한 임상적 고찰. 대한산인과학회지 2004;47:1845-51.
- ACOG Practice Bulletin No. 102: management of stillbirth. Obstet Gynecol. 2009;113:748-61.
- Aliyu MH, Salihu HM, Wilson RE, Alio AP, Kirby RS. The risk of intrapartum stillbirth among smokers of advanced maternal age. Arch Gynecol Obstet. 2008;278:39-45.
- Allen VM, Windrim R, Barrett J, Ohisson A. Management of monoamniotic twin pregnancies: a case series and systematic review of the literature. BJOG 2001;108;931-6.
- Bay B, Boie S, Kesmodel US. Risk of sillbirth in low risk singleton term pregnancies following fertility treatment: a national cohort study. BJOG 2019; 126:253-60.
- Bell R, Glinianaia SV, Rankin J, Wright C, Pearce MS, Parker L. Changing patterns of perinatal death, 1982-2000: a retrospective cohort study. Arch Dis Child Fetal Neonatal Ed. 2004;89:F531-6.
- Bjørnholt SM, Leite M, Albieri V, Kiaer SK, Jensen A. Maternal smoking during pregnancy and risk of stillbirth:results from a nationwide Danish register-based cohort study. Acta Obstet Gynecol Scand. 2016;95:1305-12.
- Browers L, Koster MP, Page-Christiaens GC, Kemperman H, Boon J, Evers IM et al. Intraheptic cholestasis of pregnancy: maternal and fetal outcomes associated with elevated bile acid levels. Am J Obstet Gynecol. 2015;212: 100.e1-7.
- Cacciatore J, Radestad I, Froen JF. Effects of contract with stillborn babies on maternal anxiety and depression. Birth 2008; 35:313-20.
- Cacciatore J. Psychological effects of stillbirth.Semin Fetal Neonatal Med 2013;18:76-82.
- Cohen MC, Paley MN, Griffiths PD, Whitby EH. Less invasive autopsy: benefits and limitations of the use of magnetic resonance imaging in the perinatal postmortem. Pediatr Dev Pathol. 2008;11:1-9.
- Copper RL, Goldenberg RL, DuBard MB, Davis RO. Risk factors for fetal death in white, black, and Hispanic women. Collaborative Group on Preterm Birth Prevention. Obstet Gynecol. 1994;84:490-5.
- Cortes-Hernandez J, Ordi-Ros J, Paredes F, Casellas M, Castillo F, Vilardell-Tarres M. Clinical predictors of fetal and maternal outcome in systemic lupus erythematosus: a prospective study of 103 pregnancies. Rheumatology (Oxford). 2002;41:643-50.
- Cousens S, Blencowe H, Stanton C, Chou D, Ahmed S, Steinhardt L, et al. National, regional, and worldwide estimates of stillbirth rates in 2009 with trends since 1995: a systematic analysis. Lancet. 2011;377:1319-30.
- Danon D, Sekar R, Hack KE, Fisk NM. Increased stillbirth in uncomplicated monochorionic twin pregnancies: a systematic review and meta-analysis. Obstet Gynecol. 2013;121:1318-26.
- Davison JM, Lindheimer MD. Real disorders, In Creasy RK, Resnik R (eds): Maternal-Fetal Medicine:Princeples and Practice (ed 4), Philadelphia: Saunders; 1999.p.873-94.
- Flenady V, Middleton P, Smith GC, Duke W, Erwich JJ, Khong TY, et al. Stillbirths: the way forward in high-income countries. Lancet. 2011;377:1703-17.
- Flenady V, Koopmans L, Middleton P, Froen JF, Smith GC, Gibbons K, et al. Major risk factors for stillbirth in high-income countries: a systematic review and meta-analysis. Lancet. 2011;377:1331-40.
- Fretts R. Stillbirth epidemiology, risk factors, and opportunities for stillbirth prevention. Clin Obstet Gynecol. 2010;53:588-96.
- Fretts RC, Boyd ME, Usher RH, Usher HA. The changing pattern of fetal death, 1961-1988. Obstet Gynecol. 1992;79:35-9.
- Frey HA, Odibo AO, Dicke JM, Shanks AL, Macones GA, Cahill AG. Stillbirth risk among fetuses with ultrasound-detected isolated congenital anomalies. Obstet Gynecol. 2014;124:91-8.
- Froen JF, Arnestad M, Frey K, Vege A, Saugstad OD, Stray-Pedersen B. Risk factors for sudden intrauterine unexplained death: epidemiologic characteristics of singleton cases in Oslo, Norway, 1986-1995. Am J Obstet Gynecol. 2001;184:694-702.
- Goldenberg RL, Thompson C. The infectious origins of stillbirth. Am J Obstet Gynecol. 2003;189:861-73.
- Henningsen AA, Wennerholm UB, Gissler M, Romundstad LB, Nygren KG, Tiitinen A, et al. Risk of stillbirth and infant deaths after assisted reproductive technology: a Nordic study

from the CoNARTaS group. Hum Reprod. 2014;29:1090-6.

- Holman N, Bell R, Murphy H, Maresh M. Women with pregestational diabetes have a higher risk of stillbirth at all gestations after 32 weeks. Diabet Med. 2014;31:1129-32.
- Houck JA, Davis RE, Sharma HM. Thyroid-stimulating immunoglobulin as a cause of recurrent intrauterine fetal death. Obstet Gynecol 1988;71:1018-9.
- Jungers P, Chauveau D, Choukroun G, Moynot A, Skhiri H, Houillier P, et al. Pregnancy in women with impaired renal function. Clin Nephrol. 1997;47:281-8.
- Kidron D, Bernheim J, Aviram R. Placental findings contributing to fetal death, a study of 120 stillbirths between 23 and 40 weeks gestation. Placenta 2009;30:700-4.
- Korteweg FJ, Gordijn SJ, Timmer A, Holm JP, Ravise JM, Erwich JJ. A placental cause of intra-uterine fetal death depends on the perinatal mortality classification system used. Placenta. 2008;29:71-80.
- Lees C, Parra M, Missfelder-Lobos H, Morgans A, Fletcher O, Nicolaides KH. Individualized risk assessment for adverse pregnancy outcome by uterine artery Doppler at 23 weeks. Obstet Gynecol. 2001;98:369-73.
- MacDorman MF, Munson ML, Kirmeyer S. Fetal and perinatal mortality, United States, 2004. Natl Vital Stat Rep. 2007;56:1-19.
- McClure EM, Nalubamba-Phiri M, Goldenberg RL. Stillbirth in developing countries. Int J Gynaecol Obstet. 2006;94:82-90.
- Qin J, Yang T, Xiao S, Tan H, Feng T, Fu H. Reported estimates of adverse pregnancy outcomes among women with and without syphilis: a systematic review and meta-analysis. PLoS one 2014; 9: e102203.
- Pinar H, Carpenter M. Placenta and umbilical cord abnormalities seen with stillbirth. Clin Obstet Gynecol. 2010;53:656-72.
- Pinar H, Goldenberg RL, Kich MA, Heim-Hall J, Hawkins HK, Shehata B, et al. Placental findings in singleton stillbirths. Obstet Gynecol 2014;123:325-36.
- Reddy UM. Prediction and prevention of recurrent stillbirth. Obstet Gynecol. 2007;110(5):1151-64.
- Reddy UM, Page GP, Saade GR, Silver RM, Thorsten VR, Parker CB et al. Karyotype versus microarray testing for genetic abnormalities after stillbirth. N Engl J Med 2012:6;367:2185-93.
- Rosenstein MG, Cheng YW, Snowden JM, Nicholson JM, Caughey AB. Risk of stillbirth and infant death stratified by gestational age. Obstet Gynecol. 2012;120:76-82.
- Salihu HM, Dunlop AL, Hedayatzadeh M, Alio AP, Kirby RS, Alexander GR. Extreme obesity and risk of stillbirth among black and white gravidas. Obstet Gynecol. 2007;110:552-7.
- Samueloff A, Xenakis EM, Berkus MD, Huff RW, Langer O. Recurrent stillbirth. Significance and characteristics. J Reprod Med. 1993;38:883-6.
- Sibai BM, Abdella TN, Anderson GD. Pregnancy outcome in 211 patients with mild chronic hypertension. Obstet Gynecol. 1983;61:571-6.
- Silver RM. Fetal death. Obstet Gynecol. 2007;109:153-67.
- Skjoldebrand-Sparre L, Tolfvenstam T, Papadogiannakis N, Wahren B, Broliden K, Nyman M. Parvovirus B19 infection: association with third-trimester intrauterine fetal death. BJOG. 2000;107:476-80.
- Smith GC. Life-table analysis of the risk of perinatal death at term and post term in singleton pregnancies. Am J Obstet Gynecol. 2001;184:489-96.
- Smith GC, Shah I, White IR, Pell JP, Dobbie R. Previous preeclampsia, preterm delivery, and delivery of a small for gestational age infant and the risk of unexplained stillbirth in the second pregnancy: a retrospective cohort study, Scotland, 1992-2001. Am J Epidemiol. 2007;165:194-202.
- Stephansson O, Dickman PW, Johansson A, Cnattingius S. Maternal weight, pregnancy weight gain, and the risk of antepartum stillbirth. Am J Obstet Gynecol. 2001;184:463-9.
- Surkan PJ, Stephansson O, Dickman PW, Cnattingius S. Previous preterm and small-for-gestational-age births and the subsequent risk of stillbirth. N Engl J Med. 2004;350:777-85.
- Tennant PW, Glinianaia SV, Bilous RW, Rankin J, Bell R. Preexisting diabetes, maternal glycated haemoglobin, and the risks of fetal and infant death: a population-based study. Diabetologia. 2014;57:285-94.
- Trudell AS, Cahill AG, Tuuli MG, Macones GA, Odibo AO.Risk of stillbirth after 37 weeks in pregnancies complicated by small-for-gestational-age fetuses. Am J Obstet Gynecol. 2013;208:376.e1-7.
- Unterscheider J, O'Donoghue K, Daly S, Geary MP, Kennelly MM, McAuliffe FM, et al. Fetal growth restriction and the risk of perinatal mortality-case studies from the multicentre PORTO study. BMC Pregnancy Childbirth. 2014;14:63.
- Wilson RE, Alio AP, Kirby RS, Salihu HM. Young maternal age and risk of intrapartum stillbirth. Arch Gynecol Obstet. 2008;278:231-6.

제31장

태아질환

Fetal Disorders

최상준 | 조선의대
최지현 | 조선의대

1. 태아빈혈

1) 정의

태아빈혈은 자궁 내 제대천자를 통한 혈액채취로 진단하게 되는데, 혈색소수치는 임신 기간 동안 점차적으로 증가하므로, 임신주수에 따른 차이를 보정하여 중등도를 분류할 수 있다. 태아빈혈은 지속되면 고박출성 심부전을 일으켜 태아수종이 발생하며 진행되면 자궁 내 태아사망으로 이르는 경우도 있다. 태아수종은 일반적으로 혈색소결핍이 70 g/L을 초과하거나 혈색소절대값이 50 g/L 미만이 될 때까지 발생하지 않는다(표 31-1).

2) 원인

태아 빈혈의 가장 흔한 원인은 적혈구 동종면역(RBC alloimmunization)에 의한 면역성 빈혈이며, 비면역성 원인으로는 파르보바이러스 B19 (parvovirus B-19) 감염, 드물게 혈액학적 질환, 태아-모체 출혈(fetomaternal hemorrhage) 및 일란성 쌍둥이 합병증 등이 있으며 원인 불명인 경우도 있다. 태아 빈혈의 원인은 표 31-2를 참고한다.

(1) 적혈구 동종면역/태아와 신생아 용혈성질환(Hemolytic disease of the fetus and newborn, HDFN)

태아-모체 출혈은 임신 제1삼분기부터 태반에서 일어나며 이 시기에 태아적혈구에 대한 항체가 산모에게 생성된다. 이 항체는 IgG로서 태반을 통과하여 태아적혈구를 파괴하며 용혈을 일으킬 수 있다. 과거에는 이러한 항체의 작용을 분만전까지는 알 수 없어 신생아 용혈성질환(hemolytic disease of the newborn)이라는 용어를 사용하였다. 초음파 검사나 제대천자 같은 진단방법의 발전으로 태아의 빈혈과 태아수종(hydrops fetalis)을 분만 전에 알 수 있으면서 태아와 신생아 용혈성질환(hemolytic disease of the fetus and newborn, HDFN)이라는 용어를 사용하게 되었다. 태아적혈모구증(erythroblastosis fetalis)이라는 용어도 사용되었는데 이것은 태아 혈액안에 많은 수의 순환태아적혈모구를 발견한 것으로부터 유래하였다. 그러나 이는 중증의 태아 빈혈일 경우에만 나타나므로 태아용혈성질환이라하는 것이 타당할 것이다. 적혈구 동종면역이라는 단어를 RBC isoimmunization으로 사용하던 것을 지금은 RBC

표 31-1. **태아 빈혈의 정의**

정의	경증(mild)	경중증(moderate)	중증(severe)
혈색소 편차(hemoglobin deviation from GA mean)	<20 g/L	20~70 g/L	>70 g/L
혈색소 값(MoM)	0.84~0.65	0.64~0.55	≤0.54
적혈구 용적률	<30%		

표 31-2. **태아 빈혈의 원인**

분류		원인
면역성	적혈구 동종면역(RBC alloimmunization)	Rh 혈액형(D, c, C, e, E) 그 외의 혈액형(Kell, duffy, Kidd 등)
비면역성	선천성 감염(congenital infection)	파르보바이러스 B-19(parvovirus B-19) 거대세포바이러스(cytomegalovirus) 톡소포자충증(toxoplasmosis) 매독(Syphilis)
	유전성 빈혈(inherited anemias)	알파-지중해빈혈(α-thalassemia) G6PD 효소결핍(G6PD deficiency) 피브르산염키나아제 결핍(pyruvate kinase deficiency)
	골수 질환(bone-marrow disorder)	판코니 빈혈(Fanconi anemia) 선천성 형성부전 빈혈(congenital hypoplastic anemia)
	조혈성 악성 질환(hematopoietic malignancies)	선천성 백혈병(congenital leukemia) 일과성 골수증식성 질환(transient myeloproliferative disorder)
	태아/태반 종양, 혈관 기형, 기타 태반 질환 (fetal/placental tumors, vascular malformation, other placental pathology)	천미골기형종(sacrococcygeal teratoma) 간혈관종(liver hemangioma) 간모세포종(hepatoblastoma) 미만성 신생아 혈관종증(diffuse neonatal hemangiomatosis) 태아/태반 동정맥기형(fetal/placental arteriovenous malformation) 태반 중간엽 이형성증(placental mesenchymal dysplasia)
	태아-모체 출혈(fetomaternal hemorrhage)	태반 박리, 외상
	드문 유전 질환(rare genetic disorders)	리소솜축적명(lysosomal storage disorders) 신생아 혈색소증(neonatal hemochromatosis)
	일란성 태반형성의 합병증 (complications of monochorionic placentation)	쌍둥이 빈혈-적혈구 증가증 현상(twin anemia-polycythemia sequence, TAPS) 일측태아 사망(Cotwin demise)

alloimmunization으로 사용하고 있다.

(2) 파르보바이러스 B-19 및 기타 선천성 감염

파르보바이러스 B-19는 적혈구전구세포를 침범, 파괴함으로써 적혈구 생성을 억제해 태아 빈혈을 일으키는 것으로 알려져 있는데, 가임기 여성의 65%는 파르보바이러스 B-19에 면역성이 있으며, 감염 위험이 있는 여성 중에서 1.5% 정도가 임신 중에 혈청 변환을 한다. 주로 비말감염으로 전파되며, 드물게 태반이나 혈액제제를 통해 감염되는데, 태아 감염은 대개 무증상이지만 약 5~10%에서 유산, 심한 빈혈, 태아 수종이나 자궁내사망 등의 양상으로 나타난다고 보고되고 있다. 특히 18~20주 이전에는 태아 수종없이 주로 자궁내사망의 형태로 나타나며 태아수종은 20~28주 사이의 태아에서 주로 나타난다. 이처럼 임신주수에 따라 임상양상이 다른 이유는 임신주수 18주 이전에는 태아는 크기가 작아서 파르보바이러스 B-19감염에 의한 빈혈이 치명적인 반면, 더 성장하게 되면 혈액량이 많아져서 태아수종이 발생하는 시간동안 생존할 수 있기 때문이다, 또한 20~28주 사이에 태아의혈액량이 급격히 늘어나고 태아적혈구의 수명이 짧기 때문에 태아수종에 의한 자궁내사망이 주로 이 시기에 발생한다고 설명하고 있다.

모체 감염의 진단은 파르보바이러스 B-19특이 IgM 및 IgG 항체의 검출로 이루어지며, 태아수종은 일반적으로 혈청 변환 후 2~6주 후에 발생하지만 10~12주 후에 나타날 수도있다. 태아 빈혈이나 태아수종의 소견이 있는 경우 초음파 및 중대뇌동맥-최대수축기속도(MCA-PSV) 측정은 산모의 혈청 변환 후 약 10~12주 동안 1~2주마다 시행해야 하며, 태아수종이 발생하는 경우 빈혈을 교정하면 소멸된다. 드물게, 태아빈혈과 태아수종은 거대 세포 바이러스(CMV), 매독 및 톡소포자충증 등 다른 선천성 감염으로 인해 발생할 수있다.

(3) 알파-지중해빈혈(α-thalassemia)

알파-지중해빈혈(α-thalassemia)은 알파-글로빈 사슬(α-globin chain)의 결함으로 인해 발생하며 동남아시아에서 태아 수종의 가장 흔한 원인이다. 알파-글로빈유전자(α-globin gene)는 16번 염색체 짧은 팔에 존재하고 모두 4개의 복사본(αα/αα)을 가지고 있는데 변이된 유전자의 수가 1개일 때 무증상보인자(silent carrier state)(-α/αα)로 나타나고, 2개일 때 알파-지중해빈혈소질(α-thalassemia major trait)(--/αα (cis) 또는 (-α/-α)(trans), 3개일 때 혈색소 H병(Hb H)(--/-α), 4개일 때 중요 알파-지중해빈혈(α-thalassemiamajor)(--/--)이 된다. 임상 특징으로는 심비대(cardiomegaly), 복수, 태아수종, 자궁내성장지연, 사지결손(limb defects), 자궁내사망 및 신생아사망(neonatal death)이 있다. 조직 내 산소 전달에 심각한 손상으로 인해 태아빈혈 및 태아수종이 적혈구동종 면역보다 높은 혈색소 값에서 발생할 수 있으므로 MCA-PSV 도플러 검사를 통해서 질병의 심각성을 예측하기가 어렵다. 모체합병증으로 '거울증후군'과 분만전출혈이 있다.

산전 진단은 임신 10주 후 융모막융모표본채취(chorionic villus sampling)를 시행하거나 임신 15주 후 양수천자를 시행하여 중합효소연쇄반응(polymerase chain reaction, PCR) 방법으로 유전자변이양상을 진단할 수 있다. 또한 임신 초기에는 선별 검사로 초음파를 통해 심비대와 태반의 두께를 연속적으로 측정하여 평가할 수 있다. 중요 알파-지중해빈혈 진단을위한 태반 두께 검사의 민감도와 특이도는 임신 12주 이전에 각각 72%와 97%이었고, 12주 이후에는 각각 95%와 97%였다. 심흉곽비(cardiothoracic ratio)가 0.5 이상인 경우를 심비대라 했을 때, 민감도와 특이도는 임신 12~13주에 100%였다, 심흉곽비, MCA-PSV 및 태반 두께 검사의 예측도(predictive value)를 비교했을 때, 심흉곽비가 높았으며, 임신 12~15주에 추가로 MCA-PSV를 측정했을 때 민감도가 더 증가되었다.

최근 다문화가정의 증가로 이 질환의 발생이 우리나라에서도 증가한다고 여겨지고 있으며, 과거 태아 중요 알파-지중해빈혈은 치명적인 질환으로 여겨졌지만, 자궁내수혈의 출현으로 생존율이 향상되고 있다.

(4) 선천성 백혈병 및 골수증식성 질환

선천성 백혈병(congenital leukemia)과 일과적인 골수증식성 질환(transient myeloproliferative disorders)에서 종종 태아 빈혈, 간비장비대, 양수과다증, 태반비대, 태아수종 및 자궁내태아사망이 나타날 수 있으며, 주로 삼염색체 21과 관련이 있다.

(5) 태반/태아 종양

태반 혈관종(chorioangioma)은 태아 빈혈과 관련이 있는 가장 흔한 양성 태반 종양이며, 특히 종양이 4 cm 이상인 경우 태아수종, 양수과다증, 조기 진통, 자궁내성장지연 및 전자간증을 일으킬 수있다. 또한 태아 천미골종양은 종양 내 출혈과 적혈구 소비(RBC consumption)로 인해 태아 빈혈, 이차성 고박출성 심부전 및 태아 수종을 초래할 수 있다.

(6) 태아-모체 출혈(fetomaternal hemorrhage, FMH)

태아-모체 출혈은 모체의 순환에서 태아의 혈액이 30 mL 이상 나타나는 것을 말하고, 특히 출혈양이 150 mL 이상인 경우에 흔하지는 않지만 태아와 신생아의 사망에 중요한 원인이 된다. 대량 태아-모체 출혈(large FMH)은 80~150 mL 또는 >20 mL/kg의 혈액 손실로 정의할 수 있으며, 태아-모체 출혈의 위험인자로는 설명할 수 없는 경우가 대부분이지만 역아 외회전술(external cephalic version), 복부 외상, 태반 조기 박리, 전치 태반, 자궁내태아사망, 제왕 절개, 태반용수박리(manual removal of placenta) 및 양수천자와 관련이 있을 수 있다. 태아로부터 모체로의 대량출혈을 진단하는 방법으로는 Kleihauer-Betke test나 유세포분석이 사용되고 있으며 최근에는 고성능액체크로마토그라피법이 태아로부터 모체로의 대량출혈을 진단하고 정량화하는 데 이용되고 있다.

임신 26~28주에 태아 수종을 동반한 대량 태아-모체 출혈이 있는 경우 연속적인 자궁내수혈을 시술할 수 있지만, 그 치료 결과는 태아수종이 호전되는 것부터 자궁내태아사망에 이르기까지 다양하다. 신속히 분만을 할 것인지 또는 자궁내수혈을 시술할 것인지 여부는 임신주수, 산전검사 결과 및 술기를 시행할 수 있는 전문가가 있느냐에 따라 달라 질 수 있다.

(7) 쌍둥이간 수혈증후군(twin-twin transfusion syndrome, TTTS), **쌍둥이 빈혈-적혈구증가증 현상**(twin anemia-polycythemia sequence, TAPS) **및 일측태아사망**(cotwin demise)

단일융모막쌍둥이는 하나의 태반으로 태아-모체 간 순환을 공유하는 것이 특징이다. 이러한 태반에서의 비정상적인 혈관문합을 통한 혈액의 불균형적인 이동은 쌍둥이 간 수혈증후군과 쌍둥이 빈혈-적혈구증가증현상 같은 합병증을 일으킬 수 있다. TTTS는 단일융모막이양막(monochorionic diamniotic, MCDA) 쌍둥이임신의 15%에서 나타날 수 있으며, 쌍둥이 간의 태반혈관문합, 태아의 체액, 생화학적, 혈류역학적 변화 등의 복합적인 병인으로 인해 발생한다. 혈류가 한 쪽 방향으로만 흐르는 경우, 결국 주는이(donor)의 혈량저하증, 받는이(recipient)의 과다혈량이 발생하게 된다. TTTS는 단일융모막태반을 가진 쌍둥이에서 초음파상 작은태아에서는 양수과소증(양수의최대수직깊이가 2 cm 이하), 큰태아에서는 양수과다증(최대 수직 깊이가 8 cm 이상)을 보이는 경우 진단할 수 있다.

TAPS는 TTTS와는 다르게 양수량의 차이는 보이지 않으면서 만성적인 태아 간 수혈로 인해 혈색소의 차이만 보이는 것이 특징으로, 2007년에 처음으로 개념이 도입되었다. TAPS는 단일융모막이양막 쌍둥이의 3~5%에서 임신 26주 이후에 자연적으로 나타나기도 하며, 쌍둥이 간 수혈증후군의 레이저 시술이 불완전하게 이루어졌을 때 2~13%에서 보통 발견될 수 있다.

TAPS에서 태반의 혈관문합은 보상적인 동맥-동맥 문합(compensatory arterioarterial anastomoses) 없이 보통 1 mm 미만의 작은 단방향의 동맥-정맥 문합(unidirectional arteriovenous anastomoses)이 있을 때 나타난다. 이러한 문합을 통해 주는이와 받는이 간에 천천히 수혈이 이루어져 결국 혈색소치가 큰 차이를 보이게 되며, 드물지만 동맥대동맥문합(arterioarterial anastomoses)으로 인해 발생되는 TAPS도 보고되고 있다. TAPS는 양수량에 차이가 없으므로 산전에는 중대뇌동맥-최대수축기속도(MCA-PSV) 측정을 이용하게 되는데, 주는 이의 MCA-PSV가 1.5 MoM을 초과하고, 받는 이의 MCA-PSV가 1.0 MoM 미만일 때 진단할 수 있다. 따라서 최근에는 단일융모막 쌍둥이에서 TAPS를 선별하기 위해 임신 20주부터 MCA-PSV를 측정할 것을 권고하고 있다.

일측태아사망이 있는 경우 급성 혈역학적 불균형으로 인해 단일융모막 태반의 태반 문합을 통해 생존 태아로부터 사망한 태아로 대량의 혈액이 이동하여 생존태아에게 빈혈, 신경학적 장애, 사망에 이르게 하는 결과를 초래할 수 있다. 자궁내수혈이 빈혈을 교정할 수는 있지만 신생아의 신경 발달에 영향을 주는지 여부는 알려져 있지 않다.

3) 태아빈혈 검사

태아 빈혈이 의심되는 경우 시행해 볼 수 있는 검사는 표 31-3과 같다. 태아혈액채취와 자궁내수혈을 해야 하는 경우는 모체태아의학 전문의가 있는 3차 의료기관으로 이송할 것을 추천하고 있다.

표 31-3. **태아 빈혈의 검사**

모체	상세한 가족력과 임신력(예: 인종, 혈연, 유전성 질환, 감염 노출 및 외상) 전체혈구 계산(CBC), 혈액형, 간접쿰스검사 Kleihauer-Betke 검사, 유세포 분석(flow cytometry) 헤모글로빈 전기영동 혈청학적 검사(파르보바이러스 B19 IgG와 IgM, 거대세포바이러스 IgG와 IgM, 톡소포자충증 IgG와 IgM, 매독검사) 태아/태반 초음파 및 MCA-PSV 도플러
태아	태아 혈액 채취: 혈액형, 전체혈구 계산, 헤모글로빈/적혈구 용적률, 혈소판수, 직접쿰스검사, 망상적혈구 수, 총빌리루빈, 거대세포바이러스나 파르보바이러스 B-19에 대한 중합효소연쇄반응 검사 정현파 태아 심박수 확인을 위한 비수축 검사
드문 원인의 태아 빈혈	혈액학 및 유전학 자문 부모 혈색소, 고성능액체크로마토그래피(high performance liquid chromatography) 및 적혈구 효소 분석법(RBC enzyme assays) 태아 말초혈액 도말검사, 헤모글로빈 전기영동, 염색체 취약성 연구(chromosomal fragility studies)

표 31-4. **태아 빈혈의 초음파 소견**

정의		초음파 특징
일반 양상		빈혈의 이차적 원인에 대한 평가 MCA-PSV>1.5 MoM 태반비대(placentomegaly), 태아수종, 복수, 태아의 간과 비장의 확대
특정 임상 양상	알파-지중해성 빈혈 (α-thalassemia)	태반 두께>2SD (임신주수 평균) 또는>18 mm(임신 12~15주) 또는>30 mm(임신 18~21주) 심비대: 심흉곽비>0.5(임신 18주 이전) 또는 >0.52(임신 18주 이후) 복수
	선천성 감염	태반비대, 간비장비대(hepatosplenomegaly), 에코성 장(echogenic bowel), 간 석회화(liver calcification), 심실 비대(ventriculomegaly), 두개 내 석회화(intracranial calcification), 성장지연
	일란성 쌍둥이의 합병증: 쌍둥이 빈혈-다혈증 연쇄(TAPS)	MCA-PSV 불일치: 주는이(donor)>1.5 MoM, 받는이(recipient)<0.8 MoM 태반에코의 불일치(discordant placental echogenicity) 받는이의 간에서 starry sky 양상

(1) 태아 빈혈의 초음파 검사

태아빈혈로 인한 태아 수종의 첫 번째 징후는 복수이며 태반의 비후와 간비대가 뒤이어 나타나고, 흉막이나 심낭막 삼출이 연관되어 나타나는 경우는 드물다. 그 외에 태아 간 길이가 90 백분위 수를 넘어서거나 비장비대가 있거나(spleen perimeter>2SD), 태아 대동맥의 평균 혈류 속도 및 비장 동맥 최대수축기속도에서 도플러를 측정함으로써 태아 빈혈을 예측할 수 있다. Oepkes 등은 태아 간 길이(liver length), 비장 경계(spleen perimeter), 제대 정맥 직경, 태반 두께, 제대 정맥 및 대동맥 유속과 비교했을 때, 도플러 변수(Doppler parameters)만이 태아수종이 없는 태아에서 심한 빈혈을 예측할 수 있다고 보고하고 있다. 태아 빈혈이 있을 때 보이는 초음파 소견은 표 31-4와 같다.

(2) 중대뇌동맥(Middle cerebral artery, MCA) 도플러 연구 및 태아 빈혈 예측

태아의 중대뇌동맥(middle cerebral artery, MCA) 최고수축기속도(peak systolic velocity, PSV)는 태아 빈혈을 알 수 있는 비교적 정확한 비침습적 지표이다. 초음파검사로 태아수종이 발견된 단계는 이미 태아빈혈이 진행된 상태라 할 수 있다. Yyas 등은 혈액점도가 혈류속도에 영향을 미친다는 사실에 근거하여 중대뇌동맥의 도플러속도측정을 통해 태아빈혈을 예측하는 방법을 보고했다(Yyas et al.,1990). Mari 등은 임신주수에 따른 중대뇌동맥의 도플러속도의 표준치를 보고하여 ROC분석(receiver operating characteristic analysis)을 통해 경중증 내지중증의 빈혈(태아혈색소가0.65 MoM 미만) 진단의 기준으로 1.5MoM

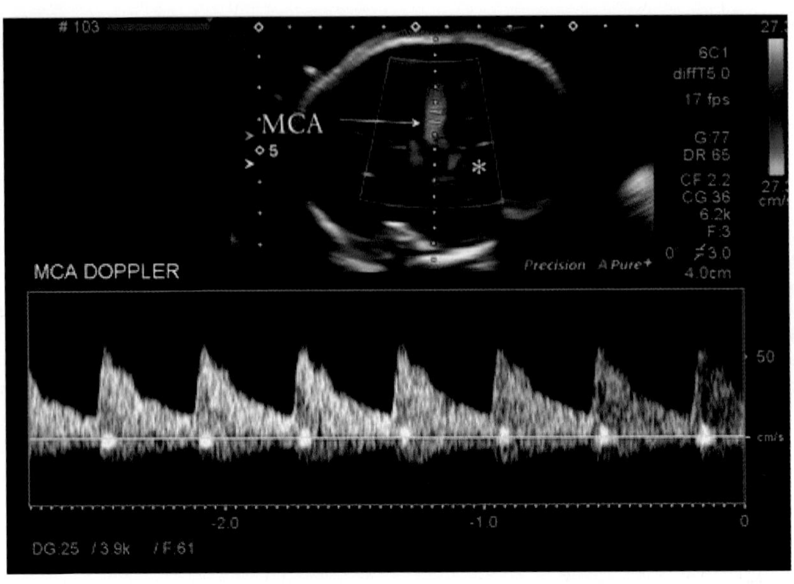

그림 31-1. 중대뇌동맥-최대수축기속도(MCA-PSV) 초음파 사진

을 제시하였다(Mari et al., 2000). 이들의 연구에 의하면 중대뇌동맥 도플러검사를 이용할 경우 침습적인 검사를 70% 이상 줄일 수 있었다고 한다. Divakaran 등의 메타분석에 의하면 중대뇌동맥-최고수축기속도는 태아빈혈진단에 있어서 양성우도비(positive likelihood ratio)가 8.45(95%, 신뢰구간[CI], 4.7~15.6), 음성우도비가 0.02(95% 신뢰구간[CI], 0.001~0.25)이었다(Divakaran et al., 2001). Oepkes 등은 심한 태아빈혈을 진단할 때 최고중대뇌동맥 도플러값이 Queenan이나 Liley곡선을 활용하는 것보다 더 정확하다고 보고하였다(Oepkes et al., 2004). 중대뇌동맥도플러측정의 정확도는 85%인 반면, Liley곡선은 76%의 정확도를 보이며 Queenan곡선은 81%의 정확도를 보였다. 중대뇌동맥-최고수축기속도를 측정하는 부위는 두개저의 접형골(나비뼈) 앞날개 부위이다. 컬러도플러나 파워도플러를 이용하여 트랜스듀서에서 가장 근접한 부위의 중대뇌동맥을 찾아 도플러를 경동맥사이펀(carotid siphon)의 근위부쪽 중대뇌동맥혈관에 위치시킨다(그림 31-1). 경동맥사이펀에서 멀리 떨어진 중대뇌동맥은 최고속도가 감소하기 때문에 정확성이 떨어질 가능성이 있다. 도플러빔과 혈관 사이의 주사각이 0°에 가까워야 정확한 측정치를 얻을 수 있다고 알려졌으나 최근 연구에 의하면 주사각이 30°까지는 각도조절소프트웨어로 교정이 가능한 것으로 알려졌다(Ruma et al., 2009). 중대뇌동맥-최고수축기속도를 측정할 때는 태아를 안정시키는 것이 중요한데, 이는 임신 제3삼분기말에 태아의 심박동이 빨라지게 되면 중대뇌동맥-최고수축기속도가 감소하는 경향이 있어 결과에 영향을 줄 수 있기 때문이다(Swartz et al., 2009). 중대뇌동맥-최고수축기속도의 측정은 임신 16~18주부터 매주 측정하며, 측정치는 MoM으로 표시하는데 MoM값이 1.29에서 1.5사이인 경우는 경증의 빈혈, 1.5 MoM 이상인 경우는 경중증 내지 중증의 빈혈을 의미한다(그림 31-2). Detti 등은 빈혈과 중대뇌동맥속도와 관계를 분석하였는데 연속적인 세 번의 도플러측정후에 회귀선(regression line)의 기울기가 1.95 이상일 경우 경중증 내지 중증의 빈혈로 발전할 가능성이 높다고 하였다(Detti et al., 2002). 이들이 제시한 측정방법은 다음과 같다.

- 세 번 연속 일주일에 한 번 도플러를 측정한다.
- 중대뇌동맥-최고속도가 1.5 MoM보다 작으면 세 번 측

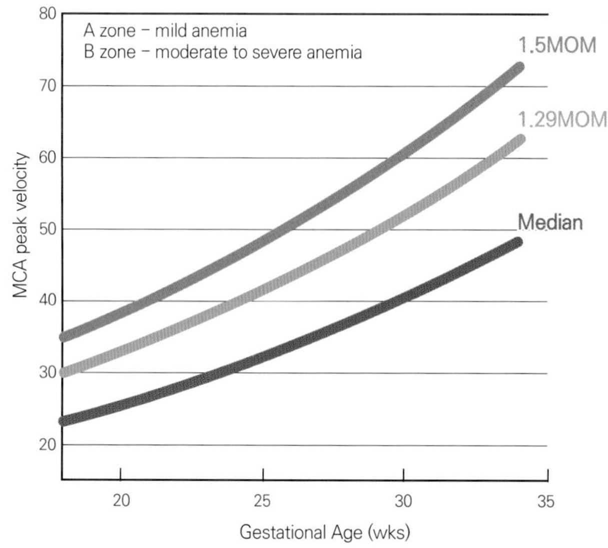

그림 31-2. **임신주수에 따른 중대뇌동맥-최대수축기속도 (MCA-PSV)의 표준치**

정한값 사이의 기울기를 계산한다.

- 기울기가 1.95보다 작으면 10~14일간격으로 도플러측정을 한다.
- 기울기가 1.95 이상이면 7일 간격으로 검사를 한다.
- 중대뇌동맥속도가 적어도 1.5 MoM 이상이고 태아빈혈에 합당한 초음파소견이 있으면 자궁내수혈을 준비한 상태에서 제대천자를 통한 태아혈액채취를 시행한다. 이러한 방법은 35주까지만 적용한다.

(3) 태아 혈액 채취(fetal blood sampling, FBS)

MCA-PSV가 1.5MoM 이상이면서 지속적으로증가하는 추세인 경우에는 FBS를 고려해야 한다. 초음파 유도하에 제대천자를 하여 태아 혈액을 채취하면 적혈구용적률, 직접쿰스검사(direct Coombs test), 태아혈액형, 망상적혈구수(reticulocyte count), 총빌리루빈수치 등을 알 수 있다. 제대천자로 인한 태아 손실위험은 1~2%이다. 시술 후 약 50% 정도에서 태아-모체출혈이 있고 이는 동종 면역상태를 악화시킬 수 있기 때문에 ⊿OD450 값이 증가하였거나 중대뇌동맥도플러속도의 최고치가 증가한 경우로 태아 혈액 채취를 한정하는 것이 바람직하다. 만약 바늘이 태반을 통과해야하는 경우에는 1주 후에 산모의 항체 역가를 다시 확인하고 항체 역가가 많이 증가한 경우에는 태아 빈혈이 급속히 올 수 있기 때문에 다음 제대천자까지의 간격을 줄인다.

드문 원인의 태아 빈혈은 혈액학자의 자문을 얻어 함께 평가해야 하며 생존력이 있는 태아의 경우 FBS 시행 전에 태아 폐 성숙을 위해 코르티코스테로이드의 투여를 고려해야 한다.

4) 치료: 자궁내수혈(Intrauterine transfusion, IUT)

태아와 신생아 용혈성질환(HDFN)에서자궁내수혈의 목표는 태아의 혈액을 Rh 음성 혈액으로 대체하여 태아적혈구생성(erythropoiesis)을 억제하는 것이다. 자궁내수혈은 일반적으로 태아적혈구용적률이 30% 미만이거나 혈색소가 10g/L 미만일 때 고려해야 한다. HDFN의 원인이 비예기항체에 의한 경우 반드시 해당 항원이 없는 혈액으로 준비해야 하며 산전검사에서 비예기항체가 동정되면 부모의 표현형(phenotype)을 확인하여 HDFN의 위험를 판별 후 필요시 혈액을 준비해야 한다. 모체혈색소 농도가 120 g/L 이상인 경우에는 모체의 자가 세척(autologous washed) 혈액을 자궁내수혈에 사용할 수 있어, 무작위 기증자 혈액에서 새로운 적혈구 항원에 민감하게 반응할 위험이 없게 된다. 파르보바이러스 B-19나 거대세포바이러스 감염으로 중증의 혈소판감소증이 동반되어 있다면 혈소판 수혈을 시행할 수 있다.

(1) 시술부위

제대부위 가까운 곳의 천자는 미주신경자극에 의한 태아서맥등의 위험 때문에 피하는 것이 좋다. Weiner 등은 태반쪽의 천자에비해서 중간 부위의 제대천자에서 약 2.5배나 높은 태아서맥이 발생한다고 하였다(Weiner et al., 1991). 태반부위 삽입부에 천자하는 것이 가장 좋다. 제대천자할 때 발생하는 태아서맥은 제대동맥의 혈관근육의 수축으로 말미암은 것이다. 일부에서는 태아간내의 제대정맥을 천자하는 것을 추천하기도 하는데 이는 제대 동맥을 피할 수 있을 뿐 아니라 만약 천자에 의한 출혈이 일어나더라도 복막 내의 출혈이라 흡수가 가능하기 때문이다. 하지만, 태아간 내 제대정맥에 자궁내수혈을 할 경우 태아의 스트레스호르몬이 증가하는 반면, 태반주입부 제대천자할 때에는 이러한 스트레스호르몬이 증가하지 않았다(Giannakoulopoulos et al., 1999). 또한 태아간 내 제대정맥천자는 기술적으로 어렵기 때문에 태반주입부의 제대천자를 많이 시행하고 있는 실정이다. 간혹 태아의 심천자를 통한 자궁내수혈을 시도하는 경우도 있는데 이 경우는 태아사망이 5.6%로 제대천자의 경우 태아사망률인 1%보다 매우 높은 태아사망률을 보고하였다(Antsaklis et al., 1992).

(2) 자궁내수혈의 방법

1980년대에 이르러 혈관내수혈이 시행되기 전까지는 근 20년 동안 복강내수혈이 원칙이었다. 그러나 초음파를 이용한 태아혈액채취가 소개되면서 제대혈관내로의 직접적인 수혈이 가능하게 되었다(Harman et al., 1990). 혈관내수혈을 할 때는 적혈구용적률(hematocrit, Hct)을 50~65%가 되도록 목표로 하고 있다. 하지만 Welch 등은 적혈구용적률이 50%를 넘으면 전신혈액의 점도가 현저히 증가한다고 보고하였다(Welch et al., 1994). 일반적으로 3~5일 이내의 신선한 Rh 음성, O형의 혈액을 산모의 혈액과 교차시험(cross-matching)한 후 이식-대-숙주병(graft-versus-host disease)을 막기 위해 백혈구를 제거하고, 25Gy로 방사선을 조사하여약 75~80% 적혈구용적률로 농축적혈구를 제조한다. 적혈구용적률이 75% 이하의 혈액을 사용하면 태아에게 체액과부하를 유발할 수 있고 85% 이상이면 점성이 강해져서 직경이 작은 구경의 바늘로 수혈하기 어려운 문제가 있다. 먼저 초음파유도하에 제대정맥을 찾아 태아의 혈액을 채취하여 적혈구용적률을 측정한다. 태아의 움직임을 감소시키기 위해 베큐로니움(vecuronium)이나 아트라큐리움(atracurium)같은 제제를 태아에 주입한다. 주입할 농축적혈구양은 40%의 적혈구용적률을 목표로 한다(Giannina et al., 1998). 주입 용량은 다음과 같은 식에 의해 계산할 수 있다.

주입 용량(infused volume) =
(최종목표 Hct-처음 태아의 Hct)
×150×EFW (kg)/ 수혈할 혈액의(donor blood) Hct
†150: placental correction factor

임신 제2삼분기(second trimester) 초기의 태아는 적혈구용적률을 4배 이상 증가시킬 때 수혈 후 자궁내태아사망을 초래할 수 있으므로 주의해야 한다(Radunovic et al., 1992). 이후 48시간 이내에 수혈을 반복하여 태아적혈구용적률을 정상치까지 교정한다. 다음 시술은 14일의 간격으로 시행하며 태아적혈구생성(erythropoiesis)의 억제가 확인될 때까지 수혈을 계속한다. 일반적으로 3번의 수혈을 필요로 하며 이후의 시술은 태아적혈구용적률이 감소하는 정도를 기초로 하여 3~4주 간격으로 시행한다. 35주 이후에는 수혈을 더 이상 시행하지 않고 37주나 38주에 분만한다. Schumacher 등에 의하면 자궁내수혈후 태아생존률은 84%였다(Schumacher et al., 1996). 태아수종이 있으면 생존률은 70%였고 태아수종이 없었던 경우의 생존률은 92%였다. 최근 용혈성질환을 가진 태아를 대상으로 자궁내수혈을 하면서 만삭까지 임신을 지속시키는 방법으로 인해 신생아기 교환수혈의 빈도가 현격히 줄었다. 이러한 신생아들은 망상적혈구증식을 보이지 않으며 주로 수혈된 피를 가지고 태어나고 혈액형검사를 하면 Rh 음성, O형으로 나타난다. 자궁내수혈을 받은 신생아의 약 50%에서는 산모의 항체가 신생아에 남아 있고 골수내조혈작용이 억제되어 있어 생후 1개월경 추가수혈이 필요하다(Hudon et al., 1998).

복강내수혈은 태아수종이 없으면서 제대접근이 어렵거나 간내제대정맥에 주입이 어려운 경우에 적혈구공급의 실제적인 방법으로 아직 활용되고 있다. Bowman 등에 의한 복강내수혈량을 계산하는 공식을 보면, (임신주수-20)×10 ml=복강 내 주입할 양이다(Bowman et al., 1978). 복강 내에 저장된 혈액은 7~10일이 지나면 흡수된다. 혈관내수혈과 복강내수혈의 병합요법은 복강 내 주입된 혈액이 서서히 흡수되면서 태아의 적혈구용적률을 안정적으로 유지하는 장점이 있다(Moise et al., 1989). 병합요법의 방법은 태아의 최종적혈구용적률이 35~40%가 되도록 혈관 내 적혈구수혈을 시행하고, 이어서 기본적인 복강내수혈을 하는 방법이다. 이렇게 병합요법을 할 경우 적혈구용적률의 감소율이 0.01%/일로서 혈관내수혈시의 적혈구용적률 감소율 1.14%/일보다 작았다.

(3) 자궁내수혈 술기

태아의 제태연령이 생존가능한 시기라면 자궁내수혈은 응급상황에서 제왕절개분만이 가능한 시설로 이송하여 수술실과 가까운 분만실에서 시술해야 한다. 태아의적혈구용적률을 측정하기 위한 이동식 자동혈구측정기를 사용하는 것이 멀리 떨어진 검사실을 이용하는 것보다 좋다. 수술전 안정제와 예방적항생제로서 일세대 세팔로스포린을 투여하며 자궁수축억제제는 선택적으로 사용한다. 태아순환으로부터 일차샘플을 얻게 되면 적혈구용적률, 망상적혈구수, Kleihauer-Betke 염색을 위해서 검사실로 보낸다. 태아의 움직임을 억제할 목적으로 근이완제를 투여한다. 0.1 mg/kg의 Vecuronium은 효과가 빨리 나타나고, 태아빈맥을 유발하는 경우가 드물다. 총수혈량은 태아의 최초 적혈구용적률, 태아-태반혈액량, 공여자의 적혈구용적률에 의해 결정된다. 최종적으로 도달하고자 하는 적혈구용적률이 결정되면, Kleihauer-Betke 염색법이 태아의 적혈구용량을 계산하는 데 유용하다. 심한 태아빈혈이 있는 경우에는 심혈관계의 혈액점도를 고려하여 최초의 태아적혈구용적률을 4배 이상 높이지 않아야 하며, 48시간 후에 반복시행한다. 태아수종은 한두 차례의 혈관내수혈로 교정되며 거대태반은 태아수종의 회복과정에서 가장 나중까지 남아있는 증상이다. 후속 수혈의 시기는 아직 논란중이지만 일반적으로 10일, 2주, 그리고 매 3주의 간격으로 시행한다. 태아의 혈색소가 감소하는 시간이 첫 번째 시술 후에는 0.4 g/dl/일, 두 번째 시술 후에는 0.3 g/dl/일, 세 번째 시술 후에는 0.2 g/dl/일이므로, 이를 근거로 수혈시기를 결정해야 한다는 주장도 있다(Scheier et al., 2006). 태아의 적혈구용적률은 태아수종이 있는 경우에는 첫 번째 시술 후1.88%/일 감소한 반면 태아수종이 없는 경우는 1.08%/일만 감소하였다(Lobato et al., 2008).

Detti 등(2001)에 의하면 중대뇌동맥-최고수축기속도를 측정하여 자궁내수혈 후 후속수혈의 시기를 결정할 수 있다고 한다(Detti et al., 2001). 경중증 혹은 중증 태아빈혈의 기준으로서 1.5 MoM 대신에 1.32 MoM을 적용할 경우 중대뇌동맥-최고수축기속도로서 2차 자궁내수혈의 시기를 결정할 수 있다고 제안하였다. 하지만 두 번째 수혈과 세 번째 수혈간의 간격은 중대뇌동맥-최고수축기속도로서 결정할 수 없는데 이는 아마도 말초조직에서 산소공급을 도와주는 공여자의 적혈구가 태아적혈구의 기능에 영향을주기 때문으로 추정하였다. Scheiner 등은 세 번째 자궁내수혈의 시기를 결정하기 위한 중대뇌동맥-최고수축기속도를 1.5 MoM 이상을 적용할 경우 단지 64%에서만 6 g/dl 이상의 태아혈색소감소를 관찰할 수 있었다고 하였다(Scheiner et al., 2006).

(4) 이전의 임신에서 임신 제2삼분기 초기에 심한 태아빈혈이 있었던 경우

이전 임신에서 임신 제2삼분기 초기에 태아 신생아용혈성질환으로 반복적 유산이 있었던 경우는 대처하기 곤란하여 여러 가지 방법이 연구되고 있다. 초음파 해상력이 발달했지만 임신 22주 이전의 제대혈관은 크기가 작아 시술하기가 어렵고 시술에 따른 유산율도 10배나 높다(Yinon et al., 2010). 따라서 이 경우는 RhD 음성 공여자의 정자를 이용한 인공수정을 시행하거나, 대리모임신, 착상전유전진단 등의 방법을 고려해야 할 것이다(Seeho et al., 2005). 만약 이전의 태아 신생아용혈성질환(HDFN)으로 인한 태아사망의 위험을 안고 임신을 진행하고자 한다면 면역치료법, 임신 제2삼분기 초기에 복강내수혈을 하는 방법이 있다. Ruma 등은 9명의 환자군에서 면역치료를 시행하였는데, 이들 중 일곱 명은 이전의 임신에서 주산기손실의 병력을 가지고 있었다(Ruma et al., 2007). 저자들은 임신 12주에 2일마다 단회 용량의 혈장투석을 3회 반복하여 시행하고 5% 알부민을 투여하는 방법을 적용하였다. 세 번째 시술 후 생리식염수로 희석한 정맥내면역글로불린(IVIG) 1 g/kg를 부하용량으로 투여하고 그 다음날 1 g/kg의 IVIG를 두 번째 투여하였으며 임신 20주까지 매주 1 g/kg의 IVIG를 투여하였다. 그 결과 9명의 환자 모두에게 자궁내수혈을 시행하였고 전원 생존하였다고 보고하면서 저자들은 이전의 태아 신생아용혈성질환의 병력이 있었던 고위험임신에서 혈장투석에 이은 IVIG의 병합요법은 자궁내수혈 시기를 늦추는 효과가 있었다고 하였다.

임신 제2삼분기 초기에 복강내수혈은 제대혈관수혈에 비해서 시술이 용이하다는 장점이 있다. Fox 등은 이전의 임신소실율이 66%였던 6명의 환자군에서 임신 15주부터 격주로 복강내수혈을 시행하였는데, 18주까지는 5 ml를 수혈하고 그 이후부터는 10 ml를 수혈하는 방법을 사용하였다(Fox et al., 2008). 6명 중 4명에서 0.8 g/kg/주의 용량으로 IVIG를 투여하였다. 이 연구에서 생존율은 86%였다.

(5) 예후

자궁내수혈의 생존률에 관한 대규모연구를 보면 1988년부터 2001년에 네덜란드에서 254명의 태아에게 수행한 740회의 시술결과 주산기생존률은 89%였다. 태아수종이 있는 경우는 주산기생존률이 78%였다. 자궁내수혈의 횟수가 증가함에 따라 한 번 시행하는 데 1.6%씩 생존률이 감소하였다(Van Kamp et al., 2005). 최근 Tiblad의 연구에서도 스톡홀름에서 20년 동안 84명의 산모에게 284회의 자궁내수혈을 시행한 결과 태아생존률은 92%로 비슷한 결과를 보고하였다(Tiblad et al., 2011). 혈관내수혈은 태아의 조혈기능을 억제하는 것으로 알려졌다. 따라서 망상세포(reticulocytes)와 적혈구용적률을 매주 검사하되 망상세포수의 증가가 최소한 2주 이상 지속될 때까지 계속한다. 이들 환자에게 철분제의 투여는 필요하지 않다. 재조합 erythropoietin을 영아에게 투여하기도 한다. 혈관내수혈을 하면서 태아수종 태아의 생존률이 증가하였으며 치료와 관련하여 부작용의 빈도도 높지 않았다. 치료후 10년 생존한 16명의 태아수종에서 2명만이 심각한 신경학적 후유증을 동반하였다(Harper et al., 2006). 태아 신생아용혈성질환에서 자궁내수혈을 받은 281명의 환자에게서 신경발달예후를 연구한 LOTUS연구가 수행되었는데(Lindenburg et al., 2012) 평균 추적기간은 8.2년(2~17년)으로서 뇌성마비가 2.1%, 심각한 발달지연이 3.1%, 양측성청각장애가 1.0%, 전체적인 신경학적 발달장애는 4.8%로 낮았으며, 이는 네덜란드 국민중에서 뇌성마비가 0.2~0.7%, 발달지연이 2.3%인 점과 비교된다. 신경학적 발달장애를 예측하는 위험인자로 태아수종, 자궁내수혈의횟수, 신생아기 이환율 등이 있다.

2. 적혈구 동종면역

1) 정의

산모의 적혈구 항원 중에서 특정 항원이 결여되어 있는 경우, 수혈 또는 태아의 적혈구 항원이 과거 분만과정이나 유산으로 인해서 모체에 동종면역성 감작으로 인한 항체를 형성하게 된다. 이때 항체 중 일부의 불완전 항체(IgG)가 주산기에 다시 태반을 통해 태아에게 넘아가 적혈구 표면의 항체에 부착하여 용혈을 일으키게 되어 빈혈과 황달, 자궁내 태아 사망에 이르게까지 하는데 이를 적혈구 동종면역성 질환이라고 한다.

주로 ABO 혈액형부적합성과 Rh (D) 혈액형부적합증에 의하며, 군소혈액형으로는 Rh (C, E, c, e), I, P, Kell, Duffy, Kidd,MN, Lutheran 등이 있다.

태아수종은 태아나 신생아의 전신적 부종을 기술하는 용어로서 두 곳 이상의 신체 부위(복강, 흉막공간, 심장막공간, 피부 등)에 액체가 고여 있는 것을 말하며 태아수종이 있으면 태반의 부종과 양수과다증을 동반한 경우도 있다. 태아수종의 원인으로 과거에는 많은 예가 적혈구동종면역에 의하여 발생하였으나 현재는 적혈구동종면역 치료효과로 면역에 의한 것보다 비면역성 태아수종이 더 흔하며, 태아수종의 76~87%를 차지한다(Bellini et al., 2009).

2) 분류

(1) ABO 혈액형부적합성

가장 흔한 신생아 동종면역 용혈성질환은 적혈구항원 A, B의 부적합성에 따른 빈혈이다. 모든 영아의 약 20%가 ABO 혈액형부적합을 보이지만 임상증상은 대부분 경증이며 그 중5% 정도 임상적인 의의가 있는 경우이다. ABO 부적합성은 다음과 같은 점들에서 CDE 부적합성과 다르다. ABO 부적합성에 의한 용혈은 산모가 임신전부터 이미 항-A, 항-B 항체를가지고 있으므로 첫 번째 임신부터 나타난다. 항-A, 항-B 항체는 IgM이며 이는 태반을 통과하지 못하므로 태아적혈구에 접근하지 못한다. 또한 태아적혈구는 성인적혈구에 비해 항원부위(antigenic site)가 적어 면역성이 약하다.

ABO 부적합성에 의해 나타나는 태아의 문제는 D 동종면역이 일으키는 질환에 비해 중증도가 가볍고 임상적으로 의미있는 빈혈을 일으키는 경우는 드물다. 이환된 영아는 신생아빈혈과 황달을 일으키지만 이는 광선요법으로 치료할 수 있고 태아적혈모구증을 일으키지 않는다. 따라서 ABO 부적합성은 태아의 문제라기보다 신생아의 문제이다.

ABO 부적합성은 이후의 임신에 영향을 미치지만 CDE 부적합성과 다르게 더 진행하거나 심해지지 않는다. 산전감시가 필요하지는 않지만 신생아기에 고빌리루빈혈증을 일으킬 수 있기 때문에 이 시기에 주의 깊은 관찰이 필요하다.

(2) CDE 혈액형부적합성

CDE 혈액형은 c, C, D, e, E의 다섯 개의 적혈구항원으로 구성된다. d 항원은 발견되지 않았고, D 항원이 없을 때는 Rh(-) 혹은 D 음성이라 정의한다. 이러한 항원을 표현하는 유전자 중 발견된 유전자는 2가지이며 RhD 유전자와 RhCE 유전자이다. 각각의 유전자는 10개의 엑손(exon)으로 구성되어 있으며 각 유전자간의 상동성(homology)은 96%이다(Cherif-Zahar et al., 1991). 한 개의RhCE 유전자에서 두 개의 서로 다른 단백질을 생산하는 것은 mRNA의 교대짜집기(alternative splicing)에 의한 것이라 추정하고 있다(Le Van Kim et al., 1992). CDE 항원은 임상적으로 중요하다. 이는 D음성인 사람에서 한 번의 노출로도 면역반응이 형성되기 때문이다. C, c, E, e 항원은 D 항원보다 면역원성(immunogenecity)이 낮지만 이들도 태아적혈모구증을 일으킬 수 있다. 따라서 모든 산모에게 적혈구 D 항원과 불규칙항체(irregular antibody)를 검사해야 한다. Rh 유전자발현빈도(frequency)는 인종(ethnic group)마다 다르다. 에스키모(Eskimos), 아메리카원주민(Native Americans), 일본인(Japanese) 그리고 중국인(Chinese)에서는 RhD 음성이 1% 이내이며, 코카서스인종(Caucasian)에서는 약 13%, 스페인의 바스크(Basque)에서는 약 30%이다.

(3) 다른 혈액형부적합성

현재는 항-D 면역글로불린(immunoglobulin)을 일률적으로 투여하여 D 동종면역을 예방하고있다. 이에 따라 D 항원이외의 적혈구항원에 의한 산전 용혈성질환들의 비율이 상대적으로 높아졌다. 다른 항원에 의해 감작되었는지 여부는 산모혈장에서 나타나는 불규칙항체선별검사를 시행하여 알 수 있다. 최근 보고에 의하면 항-Kell 항체도 역시 흔하다. 이러한 항체의 약 25%는 Lewis 항원항체체계에 의한 것이며 생후 수 주까지는 적혈구에 발현되지 않는다. 최근 Koelewijn 등은 네덜란드여성을 대상으로 임신 제1삼분기 항체선별검사에서 발견되는 가장 흔한 항체는 Anti-E이고 Anti-D, Anti-K 순으로 보고하였다(Koelewijn et al., 2008).

3) 병태생리

면역성 태아수종은 태아적혈구항원에 대한 항체가 산모에게 형성되어 이 항체가 태반을 통과하여 태아에게 가면 태아적혈구는 용혈이 생기고 이로 인해 빈혈이 발생하면서 나타난다. 보상(compensation)을 위해 간과 비장에서 골수외조혈(extramedullary hematopoiesis)이 과도하게 증가하여 간기능부전을 초래한다. 심비대와 폐출혈이 있을 수 있고 태아흉곽, 복강, 피부에 액체가 고인다. 태반의 부종 즉, 융모엽(cotyledon)의 비후와 융모(villi)의 부종이 나타나고 물가슴증(hydrothorax)이 매우 심하면 폐발달과 성숙을 저해할 수 있으며 출생 후 폐형성저하증을 유발할 수 있다. 질식분만을 시도하면 복수, 간비대, 비장비대 등을 원인으로 심한 난산(dystocia)을 유발할 수 있다. 이러한 변화는 초음파검사로 쉽게 관찰이 가능하다.

임신 전체기간을 통해 태반을 통과하는 태아적혈구 혹은 적혈구전구체의 표면항원량은 소량이지만 산전 혹은 분만중 많은 양의 태아-모체출혈(fetomaternal hemorrhage)이 있을 때는 B림프구의 클론(clone)이 형성될 수 있다. 기억B림프구(memory B lymphocytes)는 그 다음 임신에서 D 항원을 가진 적혈구에 반응하여 형질세포(plasma cell)로 분화, 증식하여 IgG를 생산한다. 태아용혈성질환에서 일어나는 면역반응은 1/3의 경우에서 IgG1 아형(subclass)을 생성하고 2/3에서는 IgG1과 IgG3 아형의 조합을생성한다(Pollock and Bow-man, 1990). 항-D IgG3는 감작된 적혈구와 망상내피세포(reticuloendothelial cells) 사이를 더 쉽게 연결하기 때문에 IgG1 아형보다 단핵구-적혈구상호반응, 즉 용혈 현상을 더 효과적으로 촉진한다(Hadley et al., 1989). 항-D IgG는 비응집(nonagglutinating)항체이므로 보체(complement)와는 결합하지 않는다. 사람에게서 항면역글로불린역가(titer)는 감작 후 5~16주 이후에 나타난다. IgG 항체는 태반을 통과하여 태아의 적혈구에 부착한다. 대식구(macrophage)는 태아비장에서 이러한 태아적혈구를 격리하여 파괴하므로 태아빈혈을 초래하게 되며, 태아수종이 유발될 확률은 RhD 양성 여아보다 남아에서 13배 증가한다고 한다(Ulm et al., 1999). 태아빈혈은 중요한 병태생리반응을 유도한다. 태아혈색소(hemoglobin) 결손이 2 g/dl를 넘게 되면 골수에서 망상적혈구(reticulocyte)의 생성이 증가하고 태아혈색소의 결손이 7 g/dl 이상이면 태아간에서 적혈모구(erythroblast)가 생성된다(Nicolaides et al., 1988). 태아빈혈이 심해지면 심박출량이 증가하고 2,3-디포스포글리세레이트(diphosphoglycerate)수치가 증가하며, 조직의 저산소증이 나타난다. 태아혈색소수치가 8 g/dl 이하로 떨어지면 제대동맥 젖산(lactate)수치가 증가한다 (Soothill et al., 1987). 태아수종은 태아혈색소 결손이 7 g/dl 이상임을 나타내는 말기질환(end-stage disease) 현상이다(Nicolaides et al., 1988). 보통 태아수종은 태아복수 형성으로 시작하여 흉막삼출(pleural effusion)과 두피(scalp)부종 순으로 나타난다.

태아수종의 병태생리는 확실하게 알려져 있지 않지만 태아의 간에서 조혈기능(erythropoietic fuction)이 증가하여 알부민생성이 저하되었기 때문이라는 추측이 있다(Nicolaides et al., 1985). 그러나 선천성 저알부민혈증(congenital hypoalbuminemia)이 있는 태아에서 교원삼투압이 감소하여도 태아수종이 발생하지 않으며, 실험적으로 태아혈중알부민을 제거해도 수종을 일으키지 않는 것으로 미루어 보아 저알부민증 단일원인에 의한 것으로 판단하기 힘들 것이다(Moise et al., 1991). 빈혈에 의한 조직의 저산소증은 모세혈관내피세포의 투과성을 증가시키고, 용혈로 인한 철분의 과부하는 자유라디칼(free radical)을 생성하여 혈관내피세포의 손상을 초래한다(Berger et al., 1990). 태아수종이 있는 태아는 중심정맥압이 증가하여 좌측팔머리정맥(brachiocephalic vein) 높이에서 림프관이 막힐 수 있다. 이 가설은 태아수종이 있는 경우 복강 내에 주입된 공여자적혈구의 흡수가 나쁘다는 보고에 의해 추정할 수 있다(Lewis and Bowman et al., 1973; Moise and Carpenter et al., 1992). 적혈구가 여러 개의 항체에 감작되면 항-D 항체 한 가지에 감작된 경우에 비교해서 자궁내수혈의 필요성이 1.8배 증가하고 태아빈혈의 정도도 심했다고 한다(Spong et al., 2001). Kell 항원(항-K1) 감작에 의한 태아빈혈은 RhD 동종면역에 의한 빈혈과 비교해 망상적혈구증식증(reticulocytosis)과 적혈모구증의 정도가 더 낮은 것으로 나타났다(Vaughan et al., 1994). RhD군의 태아에서 태아혈색소수치와 망상적혈구수의 역 상관관계를 관찰하였지만, Kell군의 태아에서는 그러한 관계를 발견할 수 없었다(Weiner et al., 1996). 다른 항적혈구항체가 태아적혈구생성억제와 관련이 있는지는 알려져 있지 않지만 Kell 항원은 적혈구계열(erythroid cell)의 단백질조절이나 세포성장과 관련 있는 것으로 추정된다. Vaughan 등에 의하면 제대혈액을 통해 Kell 양성과 음성의 적혈구전구세포 세포주(cell line)를 확립한 후, Kell 항원에 감작된 22명의 여성에서 얻은 혈청의 투여로 Kell 양성 적혈구계 대집락형성단위와 집락형성단위(erythroid burst-forming and colony-forming units)가 억제되었으나 Kell 음성군에서는 억제되지 않았다(Vaughan et al., 1998). 항-RhD 단클론항체(anti-RhD monoclonal antibody)는 양쪽세포주에 아무런 억제효과가 없었다.

4) 진단

(1) 산모항체검사(Maternal antibody test)

RhD에 감작된 경우 먼저 산모의 항체역가를 측정해야 한다. IgM 항체는 오합체(pentamer)형태로서 태반을 통과하지 못하기 때문에 IgM 항체를 측정하는 것은 의미가 없다. 동종면역의 정도를 평가하는 방법으로는 인간 항-글로부린 역가(human anti-globulin titer)검사인 간접쿰스검사(indirect Coombs test)가 있다. 이는 산모의 IgG 반응을 측정하는 것으로 역가치는 양성응집반응(agglutination)을 보인 마지막 희석배율의 수로 보고한다. 예를 들어 역가가 16이라는 것은 1:16으로 희석했다는 의미이다. 임계역가(critical titer)는 태아수종의 위험이 심각하게 증가하는 역가치로서, 이 수치 이상의 역가치를 보이면 주의깊은 태아감시(fetal surveillance)가 필요하다. 임계역가는 검사실마다 측정방법에 따라 다를 수 있으며, 대개 1:16을 기준으로 한다.

(2) 부성접합체성(Paternal zygosity)

부성접합체성(paternal zygosity)이 이형접합자(hetero-zygous)인 경우는 50%에서 태아혈액형이 RhD 음성이며, 이 경우에는 산모나 태아에게 추가적인 검사나 치료가 필요하지 않다. 따라서 RhD 음성인 산모에게서 부성접합체성을 확인한다면 추가적인 검사방향을 결정하는데 도움이 된다. Rh혈액형을 결정하는 유전자는 1번 염색체의 p34에 위치하고 있으며, D 유전자와 CE 유전자의 배열로 이루어졌다. RhD 유전자와 RhCE 유전자는 각각 10개의 엑손(exon)으로 구성되어 있고 상호간 96%가 일치한다. 부모 양측으로부터 유래한 염색체는 동형 RhD (homozygous RhD) 양성접합자나 이형 RhD (heterozygous RhD) 양성접합자를 형성할 수 있다. 부모의 어느 쪽으로부터도 RhD 유전자를 물려받지 못한 경우, 즉 RhD 유전자결손상태를 RhD 음성이라고 한다. RhD의 부성접합체성은 RhD 엑손5, RhD 엑손7, RhCE 엑손7을 PCR로 정량분석하면 확인할 수 있다.

(3) 태아유전형검사(Fetal genotyping test)

부성접합체성(paternal zygosity)이 이형접합체(hetero-zygote)인 경우 양수천자를 하여 태아혈액형의 유전형(genotype)을 검사한다. Lo 등에 의해 RhD 양성 태아를 임신한 산모의 혈장에서 RhD 유전자의 존재를 최초로 보고한 후, 산모의 혈액에서 무세포태아DNA (cffDNA)를 재태령 38일째부터는 발견할 수 있다는 사실이 알려졌다(Lo et al., 1993). 만삭 산모의 말초혈액내 무세포태아DNA의 비율은 말초혈액내 순환중인 DNA의 6%를 차지한다. 산모 말초혈액안에 있는 무세포태아DNA는 태반세포의 사멸에 의한 것이며 반감기가 수분(minute)으로 매우 짧다. 산모의 말초혈액안에 있는 무세포태아 DNA를 이용하여 태아의 RhD 유전형을 알기 위해서는 임신 제1삼분기 후기나 임신 제2삼분기 초기에 산모로부터 혈액을 채취하고, RhD 유전자가 위치하는 특정 엑손부위에 대한 RT-PCR을 시행한다. 이때 RhD 유전자가 증폭되면 RhD 양성 태아이다. 특정 엑손부위로부터 RhD 유전자가 증폭되지 않는 경우로는 RhD 음성 태아인 경우이든지 말초혈액 내 무세포태아DNA가 없는 경우이다. 따라서, 말초혈액 내 무세포태아 DNA의 존재를 확인해야 한다. 남아의 경우 Y-염색체유전자가 확인된다면 태아는 RhD 음성이 확실하다. 태아가 여아인 경우는 단일염기다형성(single nucleotide polymorphism, SNP)을 응용한다(Tynan et al., 2011). 산모의 혈액을 채취하여 원심분리하면, 백혈구연층(buffy coat)에는 모체로부터 유래한 단일염기다형성들이 있으며 혈장에는 모체와 태아로부터 유래한 단일염기다형성이 존재한다. 백혈구 연층과 혈장부분으로부터 각각 샘플을 채취한 후 92개의 단일염기다형성페널 중

6개 이상에서 차이가 있으면 모체혈액 내 태아 DNA가 존재한다고 판정한다(Finning et al., 2007).

(4) 태아와 신생아의 용혈성질환을 추적하기 위한 양수천자

450nm에서의 흡광도(⊿OD450)를 측성하여 태아용혈정도의 간접적지표인 빌리루빈의 정도를 산출할 수 있다. Liley는 ⊿OD450을활용한 동종면역 임신추적관리방법(management scheme)을 제안하였다(Liley, 1961). 이는 효과적이나 외삽(extrapolated) Liley곡선의 경우 정확하지 않아, Queenan 등은 변형된 ⊿OD450곡선을 제시하였다(Queenan et al., 1993). 이 곡선에 대한 전향적평가에서 Queenan곡선은 민감도 100%와 특이도 79%로 심하게 이환된 태아(7g/dL 이상의 혈색소결손)를 가려낼 수 있었다. 경중증의 빈혈(혈색소결손 3~7 g/dL 사이)을 예측하는 데에 있어서 민감도는 83%, 특이도는 94%였다. 양수검사로 태아상태를 감시할 때에는 10일 혹은 2주의 간격으로 ⊿OD450값을 계속 검사하여야 한다. ⊿OD450값이 증가하거나 일정하게 고원(plateau)을 유지하여 Liley곡선 영역 2의 80 백분위수에 도달한 경우나 Queenan곡선의 자궁내수혈영역(intrauterine trans-fusion zone)에 도달한 경우에 제대천자를 하여 태아혈액검사를 시행한다. 양수천자할때 바늘이 태반을 통과하지 않도록 주의해야 하는데 이는 태아-모체출혈이 산모의 항체역가를 높일 수 있기 때문이다. 37주에는 태아 폐성숙도검사를 하여 유도분만 시행 여부를 결정한다.

(5) 중대뇌동맥 도플러

과거에는 적혈구 동종면역에 의해 태아수종이 있을 때, 태아빈혈진단을 위해 양수천자나 제대천자시술을 하였으나 이후에도 치료를 위해 침습적인 시술이 반복되어 위험과 합병증발생이 증가하였다. 이를 극복하고자 비침습적인 진단방법에 대한 연구가 활발하게 시도되었고, 그 중에서도 태아 중대뇌동맥-최고수축기속도 측정을 통해 이루어지는 도플러 초음파 검사는 비침습적인 방법으로 널리 이용되고 있다.

5) 임상관리

태아와 신생아의 심한 용혈성질환은 일반적으로 처음 이환된 산모에게서는 나타나지 않는다. 이전 임신에서 감작된 후 다음 임신에서 보다 심각한 태아 용혈성질환을 동반하는 것이 보통이다.

(1) 처음 이환된 임신

일차적으로 산모의 항체선별검진에서 태아와 신생아의 용혈성질환을 일으키는 항체가 발견되면 항체의 양을 측정하기 위한 역가검사를 시행해야 한다. 만약 항체역가가 임계값(항-D와 이와 비슷한 모든 항체의 임계값은 32, 항-Kell의 임계값은 8) 미만인 경우는 24주까지 매월 역가검사를 시행하며 24주 이후부터는 2주 간격으로 역가검사를 시행한다. 만약 태아가 부계측 이항원을 보유하고 있는 경우라면 부계의 접합체성(zygosity)을 확인해야 한다. RhD의 경우는 DNA검사를 시행하고 다른 항원에 대한 검사를위해서는 혈청학적검사를 시행한다. RhD에 대한 부계의 유전자형이 이형접합성인 경우는 태아 RhD상태를 보기 위해서 cffDNA를 검사한다. 다른 적혈구항원인 경우는 태아항원상태를 파악하기 위해서 임신 15주 이후에 양수천자를 시행한다. 만약 부계측 혈액형의 항원이 음성이면 추가적인 검사가 필요하지 않다. 부계측의 검사가 어렵거나 확실치 않는 경우는 태아 RhD 상태를 평가하기 위해서 cffDNA를 검사한다. 부계측 이동형접합체(homozygous)의 표현형이거나 유전형인 경우는 태아항원이 양성이므로 태아혈액검사가 필요없다. 태아의 항원이 양성인 경우는 임신 24주경부터 1~2주 간격으로 중대뇌동맥도플러검사를 시행하는데 중대뇌동맥-최고수축기속도가 1.5 MoM 이상이면 태아의 적혈구용적률(hematocrit)과 자궁내수혈을 위한 제대천자의 적응증이 된다. 적혈구용적률이 30% 이하면 자궁내수혈을 하고, 임신 32주부터는 비수축검사(nonstress test)나 생물리학적검사(biophysical profile score)를 시행하고, 임신 38주에는 유도분만을 시도한다.

(2) 이전에 이환된 태아나 영아가 있는 경우

태아 신생아용혈성질환에 의한 태아사망병력이나 이전 임신에서 자궁내태아수혈 혹은 교환수혈이 필요했던 경우에는 부계측 적혈구검사와 접합체성검사가 필요하다. 만약 부계측의 항원이 음성인 경우에는 추가적인 검사가 필요 없지만, 이전 임신과 동일한 부계인 경우에는 동종면역에 의한 용혈성질환을 관리할 수 있는 3차병원으로 이송한다. 이 경우는 모체측의 역가만으로는 태아의 빈혈을 예측할 수 없다. cffDNA를 검사하거나 양수천자를 통해서 태아의 항원이 양성으로 되면 중대뇌동맥-최고수축기속도를 임신 16주부터 1~2주간격으로 측정해야 한다. 대부분 자궁내수혈을 필요로 하며, 드물게 자궁내수혈이 필요하지 않은 경우에는 처음 이환된 임신과 동일하게 관리한다. 다른 방법은 양수천자를 하여 ΔOD450값을 Queenan곡선과 비교하는 것이다. ΔOD450값이 증가하여 자궁내수혈구간으로 진입하거나 최고중대뇌동맥속도가 1.5MoM보다 클 경우에 바로 수혈을 할 수 있도록, 미리 혈액을 준비해 놓은 상태에서 태아혈액채취를 시행한다.

(3) 분만의시기

태아 신생아용혈성질환은 직접 혈관내수혈이 소개되기 전까지는 일반적으로 임신 32주에 분만을 시도하였다. 그래서 신생아 호흡곤란증후군과 고빌리루빈혈증을 치료하기 위한 신생아 교환수혈을 해야하는 경우가 많았다. 하지만 혈관내수혈이 보편화되면서 분만시기에 대한 연구가 이루어졌으며 Klumper 등은 임신 32주 이전과 이후에 자궁내수혈을 시행한 환자들의 주산기사망률에 대한 비교연구를 한 결과 임신 32주 이전에 자궁내수혈을 시행한 군의 경우 주산기사망률이 3.4%인 반면에, 32주 이후에 자궁내수혈을 시행한 군에서는 1%의 주산기사망률을 보고하였다(Klumper et al., 2000). 대부분의 센터에서는 임신 35주까지 자궁내수혈을 시행하고 임신 37주에서 38주에 분만을 시행하고 있다. 분만 전 7~10일간 경구용 페노바비탈(phenobarbital)을 산모에게투여하면 태아간의 성숙을 촉진시킴으로써 빌리루빈대사를 활성화하고 분만 후 고빌리루빈혈증에 의한 신생아 교환수혈의 빈도를 감소시키는 것으로 알려졌다(Trevett et al., 2005).

6) 태아와신생아 RhD 용혈성질환의 예방

(1) 제제

현재 미국에서 상용중인 모든 rhesus 면역글로불린은 인체로부터 분리한 다클론성(polyclonal) 항체이다(Gho-GAM, WinRho-SDF, Rhophlac). 그중 Cangene사에서 제조한 WinRho-SDF와 ABO Pharmaceuticals의 Rhophlac제재는 이온교환크로마토그래피(ion-exchange chromatography)로 분리한 것들로서 정주나 근주투여가 가능하다. 현재 상용중인 모든 제품은 바이러스감염을 막기 위해 난포낭문(micropore) 여과과정을 거쳤다. RhIG 투여에 의한 바이러스감염은 미국에서는 보고되지 않았으나 아일랜드에서는 한 건의 C형 간염이 1970년도에 보고된 적 있다(Kenny-Walsh 1999). 신약 Rozrolimupab 다클론성재조합항체가 개발되어 임상시험 제1, 2상을 거쳤으며 현재까지 심각한 이상작용이나 부작용은 보고 되지 않았다. 자원자를 대상으로 한 비교연구에서 혈청으로부터 유래한 항-D 항체와 비교할때 용량의존적(dosage-dependent) 적혈구청소률(erythrocyte clearance)을 보인다(Stasi et al., 2010).

(2) 투여방법

RhD 음성 산모가 항-D 동종면역이 없다면 300 μg의 RhIG는 태아전혈 30mL의 태아-모체출혈(fetomaternal hemorrhage)에 의한 감작을 예방하는 데에 충분한 양으로 산전 동종면역의 발생을 2%에서 0.1%로 줄일 수 있다(Bowman 1988). RhIG의 반감기는 약 16일로 28주에 항체를 투여한 환자들 중 15~20%는 분만할 때 매우 낮은항-D 항체역가를 보인다. 따라서 임신 28주에 예방적RhIG를 투여한 경우라도 신생아가 RhD 양성을 보이면 분만 72시간 이내에 300 μg의 RhIG 투여를 권장하고 있다(ACOG, 2017). RhD 음성 산모의 약 1%에서 분만할 때 30 ml 이상의 태아-모체출혈이 있었으며 이들에게는 2vial의 RhIG이 필요하다

(Bowman 1985; Ness et al., 1987). 따라서 RhD 음성 산모가 분만할 때 과도한 출혈에 대한 선별검사가 필요하다. 태아-모체출혈의 진단에있어 정성적(qualitative)이면서 민감한 검사인 로제트검사(rosette test)를 먼저 시행하여 음성이면 표준용량으로 충분하다. 로제트검사(rosette test)에서 양성이면 Kleihauer-Betke염색 혹은 흐름세포측정법(flow cytometry)을 통한 태아세포분석을 실시한다. 태아-모체출혈의 양을 계산하는 공식은 다음과 같다.

태아 출혈량 =
(산모의 혈액량×산모의 적혈구용적률(hematocrit)
×KB염색에서의태아적혈구 %) / 태아적혈구용적률

혹은, 대략적으로 KB염색에서 나타난 태아혈구의 비율(percentage)에 50을 곱하여 태아-모체출혈의 양을 예측할 수도 있다. 이러한 계산에서 산모의 혈액량 값이 부정확하기 때문에 계산값에 대응하는 것보다 RhIG vial을 하나 더 처방한다. 분만할 때 처음 시행한 산모의 혈액형검사에서 약한 Rh양성 반응을 보일 경우 태아-모체출혈로 인한 오류인지를 확인할 필요가 있다. 태아-모체출혈에 대한 검사를 시행하여 만약 태아-모체출혈의 증거가 없다면 Rh 양성의 결과가 맞고 RhIG를 투여할 필요가 없다. 모든 산모는 첫 산전관리를 위해 방문할 때 항체선별검사를 받아야 한다. 미국에서는 RhD 음성인 여성에서 항-D 동종면역이 이루어지지 않은 경우 임신 28주에 300 μg의 RhIG를 반드시 투여한다(ACOG, 2017).

미국혈액은행협회(The American Association of Blood Banks)는 임신 28주 이전에는 동종면역발병률이 현저히 낮음에도 불구하고산전 RhIG를 투여하기 전 반복된 항체선별검사를 권고하고 있다. 심각한 모체감작이 28주에도 분명히 발병하고 있으며 항체선별검사를 하지 않을 경우 사실상 치료가능한 태아의 빈혈을 놓칠 수 있기 때문이다. 모체혈액표본은 RhIG 투여시기에도 가능하며 이것은 최고 항-D 항체가가 2~7일 내에는 도달하지 않기 때문이다(Bichler et al., 2003). 적절한 지침을 내기에는 아직 연구가 부족하지만 몇몇 전문가는 두 번째 RhIG를 임신 40주를 넘기는 산모에게 투여할 것을 권고하고 있다. 산전 RhIG를 투여 후 일부에서는 분만할 때 항체선별검사에서 2~4 정도의 항-D 항체가를 기록하기도 한다. 96명의 산모를 대상으로한 한 연구에서는 임신 37주 이전에 분만과 출산을 한 모든 피험자가 항-D 항체에 대해 양성반응을 보였다(Cambic et al., 2010). 그러나 임신 42주째, 항-D 항체 양성비율이 10%로 감소하였다. RhD 항원은 재태령 38일째 되는 날에도 태아적혈구에 발현이 된다(Bergstrom et al., 1967). 이러한 사실에 따라 자연유산, 선택유산, 절박유산, 자궁외임신 등의 임신초기 산과적문제들이 동반하는 경우, RhIG 투여를 권고하는데 이러한 초기 산과적문제들에 의해 약 2~3%에서 감작이 이루어지기 때문이다(Jabara et al., 2003). 재태 12주까지는 태아-태반순환혈액의 적혈구수가 적으므로 1회 용량의 50 μg RhIG가 충분하다. 하지만 대개 임상현장에는 300 μg 제제만이 갖추어져 있으므로 300 μg 용량을 주기도 한다. 태아태반장벽(fetoplacental barrier)을 침해하는 시술이나 상황에서 RhIG를 투여하는 것에 대한 근거는 분명치 않다. RhIG는 포상기태(hydatidiform mole)에서나, 유전자검사를 위한 양수천자, 융모막생검(CVS), 임신 제2,3삼분기의 태아사망, 복부둔기외상, 후기양수천자, 외머리회전술(external cephalic version) 등의 상황에서는 반드시 투여해야 한다. 후속 임신을 한 산모에게는 위의 적응증을 이유로 임신 제1삼분기나 제2삼분기에 RhIG를 투여한 후에도 임신 28주에 이르러 RhIG를 반복투여해야 한다. 산전 투여용량을 임신 제2삼분기의 후기에 투여한 경우 같은 용량으로 12주 후에 반복투여해야 한다. 예를 들어 22주에 태반조기박리 등을 의심하여 산전용량을 투여했다면 34주에 같은 용량을 투여해야 한다. 현재 북미에서는 신생아의 제대혈 혈액형검사결과가 RhD 양성으로 나올 경우 72시간 이내 300 μg의 RhIG를 반드시 투여할 것을 권고하고 있다. Crowther 등은 6개의 선별된 무작위시험결과 산후 RhIG 투여가 출생 후 6개월 기준 RhD 동종면역발병률을 96% (95% CI, 94~98%) 감소시켰다고 보고했다(Crowther et al., 2000). 300 μg의 일회 용량은 태아모체출혈이 발생한 30 ml의 용량에 달하는 태아전혈로 인한 감작을 예방하기에 충분하다. 그러나 분만 후 RhIG 투여가 이루어지지 않은 경우라면 13일 내 투여를 통해 어느 정도 예방효과를 이룰 수 있으며 최대 28일 이후에도 투여할 것을 권고하고 있다. 산전에 RhIG를 적응증에 따라 투여한 이래로 3주 이내에 분만이 있었다면 다량의 태아-모체출혈이 있지 않은 한 출산 시 반복된 투여는 불필요하다. 대략 1,000건의 분만 중 3건 정도에서 과량의 태아-모체출혈이 있다고 한다(Sebring et al., 1983). 그 중 절반 정도에서만 모체측 위험요소가 관여하고 있어 미국혈액은행협회(AABB)는 모든 출산에 있어 태아-모체출혈선별검사를 권고하고 있다. 대개 정성검사(qualitative test)인 rosette test를 먼저 시행하고, 일반적으로 RhIG 용량은 두 개의 vial을 사용하면 충분하다. College of American Pathologists (CAP)에서는 태아-모체출혈량을 확인한 시험검체를 1,450개의 혈액은행에 보냈을 때, 그 중 11.5%는 과용량의 RhIG를 9.2%는 부족량을 권고하였다고 발표하였다(Ramsey et al., 2009). 이에 따라 CAP에서는 위의 오류를 개선하기 위하여 인터넷에 계산식을 제공하고 있다(www.cap.org/apps/docs/committees/transfusionmedicine/RHIG-CALe.zip). 임신 제3삼분기 태아사망(fetal demise)을 초래한 극히 많은 양의 태아-모체출혈이나 RhD 양성인 부적합혈액제제를 수혈한 경우에는 부피의 제한 탓에 24시간 내에 5unit 이상의 근주 RhIG를 투여해서는 안 된다. 그러나 많은 양의 RhIG가 필요한 경우라면 전체 계산된 양을 분할하여 매 8시간마다 정맥주사할 수 있다. 분할하여 줄 수 있는 최대허용량은 3,000 IU 혹은 600 μg이다. 산후 난관결찰(postpartum tubal ligation)시 RhIG를 투여하는 문제에 대하여는 의견이 분분하다. 체외수정(In vitro fertilization)으로 임신하는 경우 RhIG를 사용하는 것이 현명하다. RhD 감작은 훗날 환자가 수혈을 필요로 할 때에도 수혈혈액확보에 문제가 발생할 수 있다. RhIG는 RhD 항원으로 동종면역이 생성된 후에는 효과가 없는 것으로 알려졌다.

(3) 약한D 항체

단일클론형 혈청이 RhD형 결정에 널리 보급되어 사용되고 있다. 약한 D나 D변형(weak D and D variants)은 형결정과 동시에 쿰스검사가 시행되지 않는한 검출이 불가능하다. 산전검사로서 단일클론형혈청을 사용하는 것은 AABB가 더 이상 권고하지 않는다(AABB, 2011). 결국 산모 중 적은 수의 정상적인 RhD 항원을 가졌거나 부분적인 RhD 항원(partial RhD antigen)이 적혈구에 영향을 미치는 경우 RhD 음성판정을 받게 되고 이들은 RhIG 주사를 맞아야 한다. 체계적인 연구는 이루어지지 않았지만 RhIG를 투여하면 드문 RhD 표현형으로 인한 동종면역을 감소시킬 수 있다. 산모가 이전에 수혈받은 경험이 있다면 현재로서는 간접쿰스검사(indirect Coombs test)를 하여 RhD형 결정을 한다. 간접쿰스검사로서 거의 모든 부분 RhD나 RhD 변종을 검출할 수 있기 때문이다. 이들은 RhD 양성이라 불린다. 비특이적인 혈액공여자로부터 수혈을 받은 RhD 음성인 산모에게서 동종면역에 대한 위험을 예방하기위해서는 위와 같은 방법을 이용한다. 산전에 RhD 양성 판정을 받은 후 산후 RhD 음성판정을 받는 상이한 결과가 나올 수 있는 것은 적혈구형을 결정하는 데 사용된 방법이 서로 다르기 때문이다.

(4) cffDNA 활용한 RhD음성 여성대상 대량선별방법

부계의 혈액형에 대한 정보가 없을 때에 RhD 음성 산모의 태아 중 대략 38% 정도가 RhD 음성 태아이다. RhD 음성 산모에게 예방적 RhIG을 사용해야 하는가를 결정하는 것은 태아의 RhD 양성인지 음성인지에 따라 결정된다. 산전 태아RhD 음성 또는 양성을 cffDNA 결과로 판정하여 예방적 RhIG 투여할지를 결정할 수 있다(Szczepura et al., 2011).

7) 비 RhD 항체에 의한 태아 및 신생아용혈성질환

태아와 신생아의 용혈성질환과 관련이 있는 항적혈구항체의 종류는 60여 종 이상 보고되고 있다. 네덜란드에서 임신 제1삼분기 선별검사결과에 의하면 비 RhD 항체검출은 1/304 빈도였다(Koelewijn et al., 2008). 이러한 항체는 부계유형검사에 입각하면 태아 신생아용혈성질환 위험과 50%를 약간 웃도는 빈도로 관련이 있었다. 항-Kell 항체는26%, 항-c 항체는 10%에서 중증 태아 신생아용혈성질환을 일으켰고 자궁내수혈을 실시한 3차병원의 보고에 의하면 전체 자궁내수혈의 10%가 Kell 질환에 의한 것이었으며 3.5%는 항-c 동종면역에 의한 것이었다. 그 외 다수의 자궁내수혈보고에 의하면 항-E, 항-e, 그리고 항-Fy가 원인인 경우가 있다(Van Kamp et al., 2005; Tiblad et al., 2011).

8) 연구중에 있는 치료법(Future therapy)

Hall 등은 인간 HLA-DR15 유전자를 활용한 유전자삽입 생쥐를 개발하여 정제된 인간 RhD 단백으로 면역을 유도하였다(Hall et al., 2005). 유의한 helper T cell 항원결정인자로서 네 개의 펩타이드(peptide)를 선별할 수 있었다. 이 네 개의 펩타이드를 면역을 지닌 생쥐에게 비강투여하였을 때 RhD 단백으로 면역반응을 유도하여도 항체반응이 미미하였다. 위의 연구가 임상시험에서 검증이 된다면 중증의 동종 면역산모에서 자궁내수혈을 대신할 효과적인 치료가 될 것이다.

3. 비면역성 태아수종(Nonimmune hydrops fetalis)

비면역성 태아수종의 발생률은 보고자마다 다르기는 하지만 1/1,500~3,800로 알려져 있다(Graves et al., 1984; Im et al., 1984). 국내의 경우, 장석준 등은 289분만 중 한 명, 이중엽 등은 490분만 중 한 명을 보고하고 있으나 3차병원이라는 점을 고려해야 할 것이다(장석준 등, 1998; 이중엽 등, 2002).

비면역성 태아수종은 원인이 다양한 이질적인 질환이며 전반적으로 예후가 좋지 않다. 많은 연구자들의 문헌을 체계적으로 분석(systematic review)한 보고에 따르면 82.2%는 원인에 따른 분류가 가능하였고 17.8%가 원인을 알 수 없는 경우였다. 태아수종 6,361명의 원인으로 심혈관질환(21.7%), 혈액질환(10.4%), 염색체이상(13.4%), 증후군(4.4%), 림프관이형성(5.7%), 대사성질환(1.1%), 감염(6.7%), 호흡기계 (6.0%), 요로계기형(2.3%), 흉곽외 부위종양(extrathoracic tumors)(0.7%), 쌍태아간수혈(5.6%), 위장관계이상(0.5%), 기타(3.7%), 원인불명(17.8%)이었다(Bellini et al., 2009). 이호창 등에(2007) 의한 원인별 분류는 심혈관질환(30.9%), 주머니림프관종(13.4%), 염색체이상(8%), 흉곽질환(7.4%), 감염(4%), 빈혈(3%), 쌍둥이 (2.7%) 등으로 보고하였다(이호창등, 2007). 태아수종의 원인이 되는 질환은 표 31-5을 참고한다. 원인을 알아내려는 노력이 중요한데 이는 치료와 예후가 태아의 기저질환에 따라 다르기 때문이다. 일반적으로 24주 이전에 나타나는 경우는 병의 정도가 더 심하고, 원인을 찾기가 더 쉬운 반면 주산기생존율은 더 낮다(Sohan et al., 2001).

1) 증상과징후

산전진찰에서 초음파가 일상적으로 사용되면서 비면역성 태아수종은 산전에 초음파검사로 거의 100%에서 발견할 수 있다(그림 31-3, 4). 이 중 일부는 특정 적응증에 의해 시행한 초음파로 진단되었는데 흔한 적응증으로는 양수과다증, 임신주수보다 태아가 큰 경우, 태아빈맥, 산모의 임신성고혈압, 태아운동의 감소와 산전출혈 등이다.

태아가 비면역성 태아수종이 있으면 임신경과 중 양수과다증, 임신성고혈압, 심한빈혈, 산후출혈, 조기진통, 출생손상, 임신성당뇨, 잔류태반(retained placenta), 태반만출장애(difficult delivery of the placenta) 등과 같은 산모의 합병증이 증가한다. 드물게 나타나는 태아수종의 합병증은 거울증후군(mirror sydrome)이다(Midgley et al., 2000). 이는 태아수종을 임신한 산모에게 보존적 치료를 할 때 나타나며 비대하고 수포성(hydropic) 변화를 보이는 태반내부의 혈관변화에 기인한다고 생각된다. 거울증후군이라고 불리는 이유는 태아와 마찬가지로 산모도 자간전증과 심한 부종을 경험하기 때문이다. 대부분의 경우에서

표 31-5. 비면역성 태아수종의 원인과 이에 연관된 임상상

분류	임상상
심혈관계 (cardiovascular)	부정빈맥(tachyarrhythtach) 선천성심장차단(congenital heart block) 심실중격결손(ventricular defect) 심방중격결손(atrial septal defect) 방실관결손(atrioventricular canal defect) 좌심형성부전(hypoplastic left heart) 단심실(single ventricle) 폐동맥판막기능부전 (pulmonary valve insufficiency) 에브스타인이상(Ebstein anomaly) 대동맥하협착(subaortic stenosis) 팔로사징(tetralogy of Fallot) 타원구멍조기폐쇄 (premature closure of foramen ovale) 심장내막 및 탄력섬유증 (subendocardial fibroelastosis) 폐동맥협착증과 동반된 우심증 (dextrocardia in combination with pulmonic stenosis)
염색체 (chromosomal)	다운증후군(Down sundrome) 기타 세염색체증(other trisomies) 터너증후군(Turner syndrome) 세배수체(triploidy)
기형 및 증후군 (malformation Syndrome)	치명적난장이증(thanatophoric dwarfism) 선청다발관절굽음증 (athrogryposis multiplex congenita) 질식성가슴퇴행위축 (asphyxiatingthoracic dystrophy) 불완전골형성증(osteogenesis imperfecta) 연골무형성증(achondroplasia) 연골무발생증(achondrogenesis) 열성낭림프관종(recessive cystic hygroma) 저인상증(hypophosphatasia)
혈액질환 (hematologic)	알파-지중해빈혈(α-thalassemia) 동정맥지름길(arteriovenous shunt) 혈관성종양(vascular tumors) 만성태아모체간수혈 (chronic fetomaternal transfusion) 자궁내출혈(in utero closed-space hemorrhage) 대정맥, 문맥 또는 대퇴정맥 혈전증 (caval, portal, or femoral thrombosis)
쌍태 임신 (twin pregnancy)	쌍둥이간수혈증후군 (twin-twin transfusion syndrome) 무심장쌍둥이(acardiac twin syndrome)
호흡기계 (respiratory)	횡경막탈장(diaphragmatic hernia) 낭성샘모양기형(cystic adenomatoid malformation) 폐형성저하증(pulmonary hypoplasia) 과오종(harmartoma of lung) 종격동기형종(mediastinal teratoma) 선천성유비흉(congenital chylothorax)
쌍태 임신 (twin pregnancy)	쌍둥이간수혈증후군(twin-twin transfusion syndrome) 무심장쌍둥이(acardiac twin syndrome)
호흡기계 (respiratory)	횡경막탈장(diaphragmatic hernia) 낭성샘모양기형(cystic adenomatoid malformation) 폐형성저하증(pulmonary hypoplasia) 과오종(harmartoma of lung) 종격동기형종(mediastinal teratoma) 선천성유비흉(congenital chylothorax)
요로생식계 (genitourinary)	요도협착 또는 폐쇄(urethral stenosis or atresia) 목뒤폐쇄(posterior neck obstruction) 요관낭종(ureterocele) 역류를 동반한 신경탓방광(neurogenic bladder with reflux) 자연방광파열(spontaneous bladder perforation) 프룬-벨리증후군(prune belly syndrome) 난소낭종꼬임(torsion of ovary cyst)
위장관계 (gastrointestinal)	태반목막염(meconium peritonitis) 공장폐쇄증(jejunal atresia) 중간창자꼬임(midgut volvulus) 장의 회전이상(malrotation of intestine) 창자증복증(duplication of intestinal tract)
약물 (medications)	인도메타신(indomethacin)
감염 (infection)	거대세포바이러스(cytomegalovirus) 풍진(rubella) 파르보바이러스(parvovirus) 톡소포자충증(toxoplasmosis) 선청성간염(congenital hepatitis) 매독(syphilis) 렙토스피라병(leptospirosis) Chagas 병(Chagas disease)
기타 (miscellaneous)	낭성림프관종(cystic hygroma) 선천성림프부종(congenital lymphedema) 양막대증후군(amniotic band syndrome) 선천성신경모세포종(congenital neuroblastoma) 결절경화증(tuberous sclerosis) 천미골기형종(sacrococcygeal terotoma) 태아외상(fetal trauma)

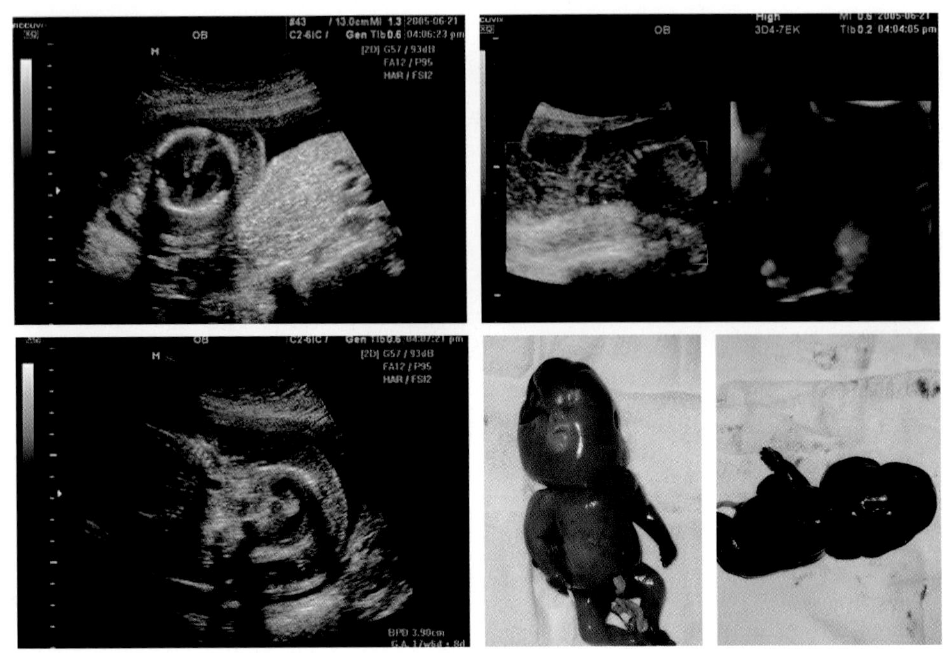

그림 31-3. 임신 17주 6일에 산전초음파검사로 진단된 태아수종의 초음파 사진과 육안 소견으로 부검 결과 좌심형성저하증후군(hypoplastic left heart syndrome)이었다.

치료방법은 없으며 분만이 필요하다(Braun et al., 2010). 임신경과 중 태아수종이 사라지면 산모의 증상도 사라지게 되어 만삭분만을 할 수도 있다(Stepan et al., 2006). 분만 후에 과도하게 확장된 자궁이 갑자기 감압(decompression)되기 때문에 산후출혈이 종종 일어나며 잔류태반이 흔하다.

2) 병인론

태아수종의 기본 병태생리학적 기전은 혈관과 세포사이 공간 간의 체액이동조절의 실패로 인하여 발생한다(Bellini et al., 2012). 이러한 원인에는 심혈관계이상, 복잡기형(multiple malformation), 염색체이상, 쌍둥이간수혈, 감염, 대사성질환 등이 있다.

(1) 심혈관계 이상

태아수종의 가장 흔한 원인은 심혈관계 이상이다. 선천성 심질환은 1,000분만 중 6~7명에게 발생하는 다인자적 원인에 의한 가장 흔한 단일기형이다. 심혈관계 기형은 그 정도와 복잡성에 있어서 다양하지만 왜 어떤 태아에서는 태아수종을 일으키게 되고 일부에서는 그렇지 않은지 잘 알려지지 않았다. 특정 심장기형이 태아수종을 일으키는지 알 수는 없지만 경한 심혈관계 기형일수록 태아수종의 가능성이 낮을 것이라 예측할 수 있다. 일반적으로 태아수종이 있는 경우 심장의 구조적 이상이 발견되면 예후는 매우 나쁘다. 심장기형이 있는 태아에게 경과중 태아수종이 나타나면 그 사망률은 100%로 보고하고 있다. 역시 심장기형이 있는 태아가 세염색체를 가지고 있는 경우가 15%에 달하고 이 경우에도 예후는 좋지 않다(McBrien et al., 2009). 그래서 태아심장기형이 있는 경우 염색체검사가 필요하며 이 결과에 따라서 태아치료, 생후 치료여부를 결정할 수 있다. 심부정맥 역시 태아수종의 중요한 원인이지만 그 예후는 심장의 구조적 이상이 있는 경우보다 좋다. 부정맥에 의한 태아수종은 빈맥 또는 서맥이 원인일 수 있다. 빈맥과

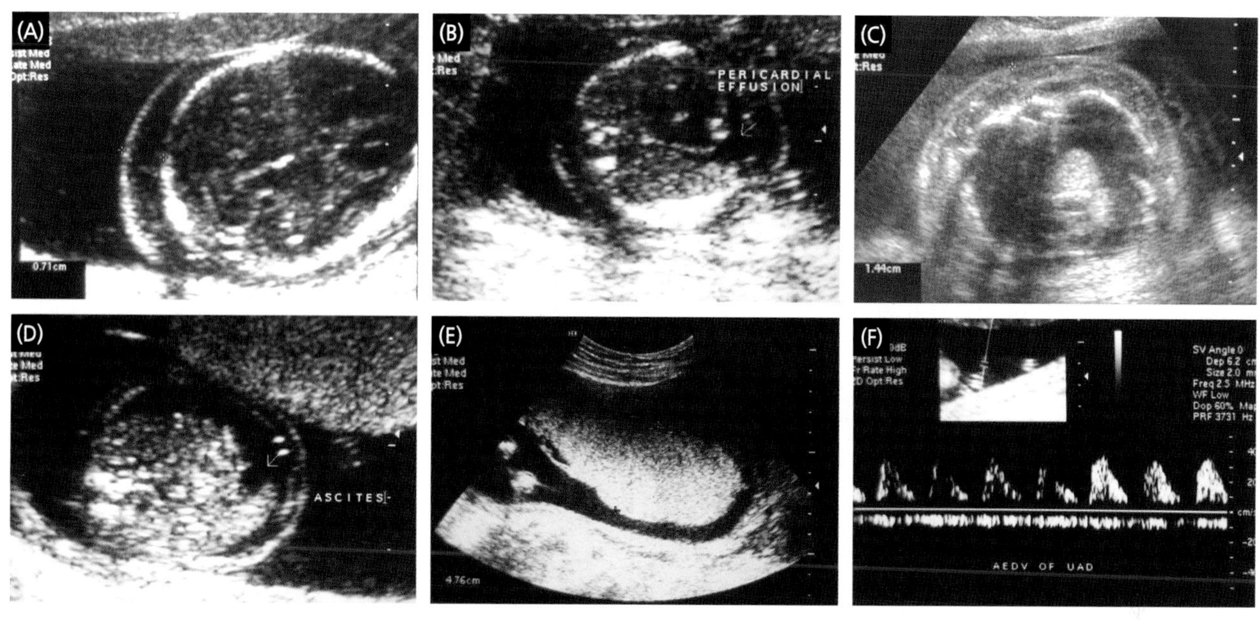

그림 31-4. 태아수종의 초음파 사진
(A) 두피부종, (B) 심장막삼출핵, (C) 흉막삼출, (D) 복수, (E) 태반부종, (F) 이완기말 동맥흐름정지(제대동맥도플러파형)

관계된 태아수종은 다른 원인에 의한 부정맥에 비해 예후가 좋다. 태아부정맥에 의한 태아수종이 나타나면 태아치료의 대상이 되며 대부분 태아상실성빈맥을 호전시킬 수 있다(노정래 등, 1997; Won et al, 1998; Jaeggi et al., 2011; Uzun et al., 2012). 하지만 부정맥이 구조적 심장기형과 관련이 있다면 예후가 나쁘고 서맥에 의한 태아수종은 빈맥이 원인인 것보다 예후가 좋지 않다(Kleinman et al., 2004; Fesslova et al., 2009). 그 밖에도 조기난원공폐쇄, 조기동맥관폐쇄, 횡문근종 같은 심장종양, 바이러스 등의 감염에 의한 심근염과 같이 태아심장기능에 영향을 미치는 질환은 태아수종과 관계가 있다.

(2) 염색체이상

태아수종에서 염색체이상은 매우 흔하다. 염색체이상과 태아수종이 동반된 경우 림프물주머니(cystic hygroma)가 흔하게 발견된다(Holzgreve et al., 1984). 실제로 림프물주머니는 태아수종의 가장 흔한 원인 중 하나인데 이는 20주 이전에 진단된 태아에서 더욱 그렇다(Santolaya et al., 1992). 이러한 태아에서 가장 흔하게 보이는 염색체 이상은 45, X 즉, 터너증후군이지만 21 세염색체(trisomy 21) 증후군, 혹은 정상 염색체인 경우도 있다(Cullen et al., 1990). 45, X 염색체를 가지는 태아수종을 일으킬 것이라 생각되는 원인 두 가지는 림프물주머니와 대동맥축착(coarctation of aorta)인데 비면역성 태아수종의 발생에 있어서 어느 것이 더 중요한 기전인지에 대해서는 아직 논란이 있다(Machin, 1989). 그 외에 태아수종과 관련하여 기술된 염색체이상으로는 21 세염색체(trisomy 21), 18 세염색체(trisomy 18), 13 세염색체(trisomy 13), 삼배수체(triploidy) 등이다. 이런 홀배수체(aneuploidy) 태아에서 구조적 심장이상이 많고 이것이 태아수종과 연관될 수 있다. 만약 구조적 심장기형이 발견되지 않는 경우에는 태아수종의 발생이 어떤 병태생리에 의한 것인지 확실치 않다. 태아수종이 진단된 경우 염색체이상이 있는 경우 예후가 좋지 않기 때문에 염색체검사(karyotyping)를 하는 것이 중요하다.

(3) 쌍둥이

쌍둥이중 한 태아에게 태아수종이 발견된 경우에는 감별진단할 때 고려해야 할 점들이 많다. 쌍둥이가 일란성(monozygotic)이 아니면 태아수종의 원인은 쌍둥이임신과 관계가 없을 가능성이 많다. 그리고 진단할 때 시행하는 검사는 쌍둥이가 아닌 경우와 같다. 일란성쌍둥이의 경우에 태아수종은 태반내의 비정상적 혈관문합에 의한 쌍둥이 간 수혈(twin-to-twin transfusion syndrome)에 의해 발생할 수 있다. 쌍둥이 간 수혈이 있으면 태아수종은 주는이(donor) 혹은 받는이(recipient) 모두에서 나타날 수 있다(Macafee et al., 1970). 전형적인 경우 쌍둥이 중 주는이는 성장제한, 양수과소증을 보이며, 받는이에서는 양수과다증, 다혈색(plethora), 태아수종이 나타난다(Brown et al., 1989; Blickstein et al., 1990). 이러한 받는이에게 나타나는 태아수종은 심혈관계 과부하와 울혈성심부전에 의해 나타날 것으로 생각되며, 주는이에서 나타나는 태아수종은 만성빈혈에 의할 가능성이 있다(Holzgreve et al., 1985). 쌍둥이 간 수혈증후군은 예후가 나쁘며 특히 이른 임신주수에 발견될 경우, 태아수종이 있는 경우 그러하다(Shah and Chaffin, 1989; Gousoulin et al., 1990). 최근 쌍둥이 간 수혈증후군의 치료법에 관한 보고에 의하면 내시경적 레이저수술이 양수감압술보다 결과가 더 좋다고 보고하고 있다(Senat et al., 2004; Roberts et al., 2008). 이러한 TTTS는 치료하지 않는 경우 약 80~100% 가량의 높은 주산기사망률을 보인다. TTTS는 하나가 아닌 쌍태아 모두의 문제이며, 태아들이 구조적으로는 정상이라 생존잠재력이 높고, 기본적으로 태반의 해부학적 구조가 문제라서 향후 수술적 치료의 가능성이 높다는 등의 여러 이유로 현재 태아의학에서 개척해 나가야 할 분야의 하나이다.

(4) 감염

여러가지 선천성감염은 태아에게 비면역성 수종을 일으킬 수 있다. 여러종류의 바이러스, 세균, 기생충이 선천성 감염을 일으킬수 있지만 태아에 미치는 영향은 병원체의 종류, 산모와 태아의 면역에 따라 다양하게 나타나며 따라서 태아수종을 항상 일으킬 것이라고 예측할 수 있는 원인균은 없다. 이러한 과정에서 태아의 빈혈이 중요한 역할을 할 것이라고 생각되지만 심근염, 간염 등과 관련될 수도 있다.

선천성매독은 태아수종을 일으키는 원인으로 잘 알려져 있다. 진단은 산모의 혈청검사에서 양성을 보이면 내릴 수 있다. 양수를통한 암시야현미경(dark field examination) 역시 도움이 된다(Wendel et al., 1988). 매독과 태아수종을 동반할 때에는 경한 선청성매독만을 가진 경우보다 예후가 더 나쁘고 산모에게 페니실린을 투여하여 매독을 치료할 수 있다.

거대세포바이러스(CMV)는 주산기에 흔히 나타나는 감염으로 증상이 있는 태아에서 흔히 성장제한을 보이나 수종으로 나타날 수도 있다. 심한 경우 출생 시 작은머리증(microcephaly), 맥락망막염(chorioretinitis), 뇌내석회화(intracerebral calcification)를 보일 수도 있다(Degani et al., 2006). 20주 이후의 태아에서 태아의 혈액채취를 통해 거대세포 특이성 IgM 항체를 검출할 수 있으나 신뢰성이 떨어지고, 양수내세포를 이용한 배양이나 중합효소 연쇄반응(polymerase chain reaction)을 통해 가장 믿을 만한 결과를 얻을 수 있다. 하지만 현재까지 자궁내에서 거대세포바이러스를 치료할 방법은 없는 상태이다.

파르보바이러스B-19(parvovirus B-19)는 감염홍반(erythema infectiosum)을 일으키는 바이러스이다. 이는 감염된 아이로부터 산모에게로 전파될 수 있다. 증상은 특징적인 발진, 인플루엔자양 증상(flu-like symptom), 관절염 등으로 경하게 나타난다. 최근 종합효소연쇄반응의 발전이 있기 전까지 수종을 가진 태아 파르보바이러스감염의 진단은 태아혈액에서의 바이러스검출, 태아혈장에서 파르보바이러스 특이IgM 확인, 혹은 태아조직에서 바이러스의 검출 등을 이용하였다. 하지만 이러한 검사 방법으로 진단이 어려워서 특발성(idiopathic)이라고 생각했던 경우, 많은 부분이 파르보바이러스에 의한 것 일수 있다는 보고도 있다(Porter et al., 1988; Samuels et al., 1990). 파르보바이러스는 선천성 태아기형이나 장기적인 후유증을 나타내지 않기 때문에 산전 태아치료로 태아수혈이 시도되고 있다. Simms 등에 의하면 46례의 태아 파르보바이러스감염 중 34례(74%)는 태아빈혈이 없었으며 만삭분만을 하였다. 12례(26%)는 빈혈이 있었고 그 중 8례(17%)에서 자궁내수혈을 하였으며 수혈받은 태아 중 5례는 건강하게 정상만삭으로 분만하였다(Simms et al., 2009). 나머지 2례는 수혈 후 자궁내사망하였으며 1례는 분만 후 사망하였다.

(5) 흉부질환

선천성으로 태아 흉곽안에 있는 병변은 특별한 태아치료를 하지 않더라도 임신중 완화되거나 완전히 소멸하기도 한다(Kunisaki et al., 2007). 그러나 어떤 병변은 흉곽내 압력을 증가시켜 정맥환류막힘과 심혈관 혈류역학의 변화를 일으킬 수 있다. 낭성샘모양기형(congenital cystic adenomatoid malformation, CCAM)은 삼차세기관지에 과오종모양의 변화를 보이는 질환으로 25,000~35,000 분만 중 1명으로 발생한다(Duncombe et al., 2002). 태아수종이 없는 대부분의 경우 태아치료 없이도 생존율이 높지만 일단 태아수종이 발생하면 기대요법만으로는 50%가 사망에 이른다. 낭성샘모양기형은 낭종의 크기와 분포에 따라 작은물혹(microcystic)과 큰물혹(macrocystic)으로 분류하고 태아수종이 발생하면 종류에 따라 그 치료방법을 선택할 수 있다. Min 등에 의하면 큰물혹형의 낭성샘모양 기형태아 치료방법으로 흉강양막강션트를 하여 모두 좋은 결과를 보였다고 보고하였다(Min et al., 2014). Wintlox 등에 의하면 흉강천자(thoracentesis), 흉강양막강션트(thoracoamnionic shunting), 레이저치료(Laser), 경화요법(sclerosing therapy)등 침습적 치료전에 산모에게 스테로이드를 투여하면 태아수종이 있는 경우에도 자연적인 호전을 보인 것으로 보아 스테로이드 투여를 일차적인 치료방법으로 제시하고 있다. 태아수종이 있는 경우 적극적인 태아치료로 태아사망을 감소시킬 수는 있지만 생존아는 호흡기질환의 이환율이 증가한다. 낭성샘모양기형의 태아치료에 관하여서는 아직 논란이 있으며 향후 장기간 전향적인 연구가 시급한 실정이다(Wintlox et al., 2011). 태아수종을 일으키는 그 외 흉곽내병변으로 횡격막탈장, 폐나 가슴의 종괴, 폐분리증, 유미흉(chylothorax) 등이 있다.

(6) 그 외의 원인들

여러가지 대사성 질환, 특히 리소솜축적병(lysosomal storage disease)은 태아에서 수종을 일으킬 수 있다(Gillan et al., 1984). Gaucher병, GM1 강글리오시드증(GM1 gangliosidosis), 점액다당류증(mucopolysaccharidosis), Tay-Sachs병 등도 역시 가능하다. 이러한 질병은 이후의 임신에 다시 나타날 수 있기 때문에 정확한 진단을 내리는 것이 매우 중요하다.

이외에도 지중해 빈혈증(thalassemia), 태아모체간출혈, 선천성백혈병, G6PD 효소결핍 등으로 인한 빈혈도 태아수종의 원인이다. 여러가지 골격계기형, 유전적증후군, 비뇨기계기형, 복부질환 등 질환에 의한 태아수종을 보고하고 있지만 많은 경우 증례보고로 원인과 관련성을 입증하기 어렵기 때문에 지속적인 문헌보고를 통해 자료를 새롭게 모아야 할 것이다.

3) 진단적접근

비면역성 태아수종에 대한 진단적 접근에 대해 표 31-6에 간략히 정리하였다. 대부분 초음파검사로 태아수종에 대한 진단을 할 수 있고 이것이 처음 시행하는 검사이다. 초음파검사를 시행하는 동안에 비면역성 태아수종을 일으킬 수 있는 질환을 생각해야 한다. 초음파 검사를 하면 쌍둥이, 심부정맥, 물가슴증 같이 태아수종을 일으키는 선천성기형이나 이상은 진단할수 있으며 도플러검사로 중대뇌동맥의 혈류속도를 측정하면 태아빈혈을 예측할 수 있다. 예후를 예측하는 데 있어 기저질환이 초음파검사에서 나타나는 양상보다 더 중요하지만 처음 시행하는 초음파를 통해서 수종의 중증도를 평가하는 것이 매우 중요하다.

특정질병이나 선천성기형, 최근 산모의 감염여부 등에 주의를 기울여서 환자의 병력청취를 해야하며 태아수종의 원인리스트를 염두에 두고 질문을 해야 한다. 산모에 대한 검사는 혈액형검사, 간접Coombs 검사, 톡소포자충증

(toxoplasmosis), 풍진(rubella), 거대세포바이러스(cytomegalovirus), 단순헤르페스(herpes simples) TORCH에 대한에 항체역가검사 등을 실시하며, 필요한 경우 혈색소병증(hemoglobinopathy)에 대한 선별검사, 태아산모수혈을 알 수 있는 Kleihauer-Betke 검사 등을 할 수 있다. 그 외에도 태아심초음파가 유용할 수 있으며, 감염이 의심되는 경우에는 양수를 채취하여 중합효소연쇄반응이나 배양검사를 할 수 있다. 제대천자를 실시하여 빠른 염색체검사(rapid karyotyping)를 시행할 수 있고 태아빈혈이나 혈소판감소증을 배제하기 위하여 일반혈액검사(complete blood count)나 혈소판수치검사를 한다. 또한 태아혈액을 통해 혈청검사와 배양검사, 혈액가스분석, 아미노전이효소수치(transaminase level)를 측정할 수 있다.

4) 치료

비면역성 수종에 있어서 치료방침을 일관되게 정하기가 쉽지 않은데, 이는 그 결정에 있어서 예후, 임신주수, 증상과 징후 등이중요하게 작용하기 때문이다. 일부에서는 치료가 가능한 경우도 있는데 심부정맥중 일부는 산모나 태아에게 항부정맥제를 투여함으로써 치료하기도 하고 태아-산모출혈 혹은 파르보바이러스감염은 수혈로 치료할 수도 있다. 노정래 등은 상심실성빈맥으로 인한 태아수종의 예에서 모체에 디곡신(digoxin)을 투여하여 성공적으로 치료한 경우를 보고하였다(노정래 등, 1997). 하지만 대부분의 태아수종은 태아에게 치명적이다. 일반적으로 태아수종이 지속되고, 태아의 생존이 가능할 정도로 성숙하다면 분만을 해야한다. 하지만 미숙한 태아는 대개 기대치료(expectant management)를 하게된다. 대부분 경우에서 증상이 지속되거나 심해지지만, 때때로 자동적으로 소멸되는 경우도 있다(Mueller-Heubach와Mazer, 1983; 최상준등, 1997).

5) 예후

자연적으로 소실되는 비면역성 태아수종의 예가 있지만 대부분의 경우에서 예후는 좋지 않으며 주산기사망률이 40~90%로 보고되고있다. 진단될때 임신주수는 주산기사

표 31-6. 비면역성 태아수종에서 고려해야 할 검사

	진단적 검사	가능한 원인
모체	간접쿰스검사 전체혈구 계산(CBC) 헤모글로빈 전기영동 화학검사(예: 모체 G6PD, 피브르산염 키나아제 보인자상태) Kleihauer-Betke 검사 매독 및 TORCH 역가 초음파 검사 경구 당부하 검사 태아 심초음파 검사(도플러, M-mode 포함)	면역태아수종 가능성 혈액질환 알파-지중해성 빈혈 태아 적혈구 세포 효소 결핍의 가능성 태아-모체간 수혈 태아 감염 태아수종 및 그것의 진행 평가 다태임신 및 선천성 기형 유무 모체 당뇨 선천성 심장 결손, 태아 빈혈 태아 심장의 리듬 이상
양수천자	태아핵형 양수배양 알파 태아단백	염색체 이상 거대세포바이러스 감염 선천성 콩팥증, 천미골 기형종
태아 혈액 채취	특이적인 대사검사 빠른 염색체 검사 특이 IgM 태아 혈장 알부민 전체 혈구 계산	Gaucher 병, Tay-Sachs, GM 강글리오시드증 등 염색체 또는 대사이상 자궁내 감염 저알부민혈증 태아 빈혈

망률과 역 상관관계가 있는데 이는 태아의 질병이 심할수록 더 이른 시기에 태아수종이나타나기 때문이다. 한 연구에서 24주 이전에 진단된 경우 생존율은 4%였지만 이후에 진단된 경우에는 28.5%로 나타난 것도 이러한 가정을 뒷받침한다(Hansman et al., 1989). 태아심빈맥, 복수나 흉막삼출만 나타나는 경우 예후가 더 좋을 수 있지만 이런 태아들이 생존할 것인지 예측하는 것은 매우 어렵다. Carlson 등은 비면역성 태아수종의 예후인자를 알아보려는 연구를 시행하였는데 그들의 연구에서 동반기형, 염색체이상, 체액이 고여있는 위치, 빈혈 등 예후인자로 추정되는 변수들을 고려했을 때 가장 민감한 예후인자는 심장의 양심실간 바깥직경(biventricular outer diameter)으로 나타났다(Carlson et al., 1990). 그들은 심장의 양심실간 바깥직경이 정상일 경우 심부전이 덜하거나 보상된것(compensated)으로 생각하였다.

이중엽 등은 54례의 비면역성 태아수종에 대한 연구에서 이와 관련된 예후인자를 조사하였다(이중엽 등, 2002). 이들은 진단 시의 임신주수(24주 이전과 이후), 양수과다증의 유무, 장액강 내의 수분축적이 1군데인 경우와 2군데 이상인 경우, 흉막삼출의 유무, 분만방법(질식분만과 제왕절개술), 확인할 수 있는 관련조건의 유무, 1분 아프가점수가 4점 미만인 경우와 이상인 경우, 5분 아프가점수가 4점 미만인 경우와 이상인 경우, 출생 시 체중이 임신주수를 기준하여 90 백분위수(percentile)를 넘는지 여부 등에 대한 신생아 생존군과 사망군 간의 차이를 조사하였는데, 이중 1분, 5분 아프가점수가 4 이상인지 여부가 두 군 간에 유의한 차이를 보였다고 보고하였다.

6) 병의재발

태아수종을 가진 경우 필요하다면 분만 후에도 그 원인에 대한 조사를 계속하여야 한다. 만약 태아가 사산을 하거나 신생아기에 일찍 사망한다면 태아수종의 기저질환을 알아내기 위한 부검을 받도록 산모를 설득하는 것이 바람직하다. 이러한 정보가 없다면 다음 임신에 대해 산모나 산모의 가족에 대한 상담이 불가능할 수도 있기 때문이다. 일반적으로 태아수종의 재발은 흔치 않고 이후 대부분 정상임신이 가능하다. 하지만 때때로 태아수종의 재발이 보고되기도 한다(Schwartz et al., 1981). 따라서 상담 시 가족에게 특발성 비면역성 태아수종은 재발할 가능성이 적다고 안심시키는 동시에 이후의 임신에서 주의 깊은 감시가 필요하다고 덧붙이는 것이 필요하다.

7) 분만 시 고려해야 할 사항

수종이 있는 태아의 분만 시에는 경험 많은 소아과팀이 대기하여야 한다. 일부에서는 분만손상을 줄이기 위하여 제왕절개로 분만할 것을 권하기도 하나 이러한 방법이 객관적으로 증명된 것은 아니다. 출생 후 소생술을 용이하게 하기 위해, 또는 질식분만을 돕기 위해 분만전 흉강천자(thoracentesis)나 복부천자술(paracentesis)을 권하는 연구자들도 있다(Holzgreve et al., 1985; Cardwell et al., 1996).

출생 후 곧바로 맞닥뜨리는 문제는 호흡기지지(respiratory support)와 수액요법이다. 태아수종을 가진 거의 모든 신생아에서 기계적 환기요법을 필요로 하며 부종으로 인해 기관내삽관이 어려울 수 있다(Carlton et al., 1989; Stephenson et al., 1994). 수액제한, 전해질의 철저한 관리, 알부민과 이뇨제의 조심스런 사용, 빈혈의 교정, 체액량의 정확한 평가 등은 모두 출생 후 처음 며칠간 중요한 문제가 될 수 있다.

참고문헌

- 노정래, 강이석, 문종택, 양순하, 정재현, 이홍재 등. 태아수종을동반한태아상실성빈맥증의태반을통한자궁내태아치료, 대한산부회지 1997:40:2145-52.
- 배종우, 최용묵, 안창일, 지현숙. Minor Blood Group에 의한 신생아 동종면역성질환의 임상혈액학적 관찰. 소아과 1987;30:504-10.
- 이중엽, 손유경, 심순섭, 임준희, 심재윤, 박중신등. 비면역성태아수종:임상양상과신생아의생존과관련된예후인자. 대한산부회지 2002;45:2196-202.

- 이호창, 지제근, 박성혜. 태아수종의원인149부검례분석. The Korean Journal of Pathology 2007;41:103-8.
- 장석준, 김행수, 양정인, 안은주, 이영돈, 오기석. 비면역성태아수종의임상양상및주산기예후. 대한산부회지1998;41:1927-33.
- 최상준, 김영호, 송창훈, 정혁. 쌍태아임신경과중자연소실된비면역태아수종1례. 대한산부회지1997;40:2048-54.
- ACOG. Prevention of Rho (D) isoimmunization. American College of Obstetrics and Gynecology 2017.
- American Association of Blood Banks (AABB). Standards for blood banks and transfusion services.ed 27. 2011.
- Anderson MJ, Higgins PG, Davis LR, Willman JS, Jones SE, Kidd IM, Pattison JR, Tyrrell DA. Experimental parvoviral infection in humans. J Infect Dis 1985; 152: 257-265.
- Antsaklis AI, Papantoniou NE, Mesogitis SA, Koutra PT, Vintzileos AM, Aravantinos DI. Cardiocentesis: an alternative method of fetal blood sampling for the prenatal diagnosis of hemoglobinopathies. Obstet Gynecol 1992;79:630-3.
- Avery GB. Neonatology. 3rd ed. Philadelphia, Lippincott Co,1987:650-4.
- Bellini C, Hennekam RCM, Bonioli E. A diagnostic flow chart for non-immune hydrops fetalis. Am J Med Genet Part A 149A 2009;852-53.
- Bellini C, Hennekam RCM, Fulcheri E, Rutigliani M, Morcaldi G, Boccardo F, et al. Etiology of nonimmune hydrops fetalis: A systematic review. Am J Med Genet Part A 149A 2009;844-51.
- Bellini C, Hennekam RCM. Nonimmune hydrops fetalis: A short review of etiology and pathophysiology. Am J Med Genet Part A 158A 2012;597-605.
- Berger HM, Lindeman JH, van Zoeren-Grobben D, Houdkamp E, Schrijver J, Kanhai HH. Iron overload, free radical damage, and rhesus haemolytic disease. Lancet 1990;335:933-6.
- Bergstrom H, Nilsson LA, Nilsson L, Ryttinger L. Demonstration of Rh antigens in a 38-day-old fetus. Am J Obstet Gynecol 1967;99:130-3.
- Bichler J, Schondorfer G, Pabst G, Andresen I. Pharmacokinetics of anti-D IgG in pregnant RhD-negative women. BJOG 2003;110:39-45.
- Blickstein I. The twin-twin transfusion syndrome. Obstet Gynecol 1990;76:714-22.
- Bowell PJ, Brown SE, Dike AE, Inskip MJ. The significance of anti-c alloimmunization in pregnancy. Br J Obstet Gynaecol 1986;93:1044-8.
- Bowman JM, Harman FA, Manning CR, Pollock JM. Erythroblastosis fetalis produced by anti-k. Vox Sang 1989;56:187-9.
- Bowman JM. Controversies in Rh prophylaxis. Who needs Rh immune globulin and when should it be given? Am J Obstet Gynecol 1985;151:289-94.
- Bowman JM. The management of Rh-Isoimmunization. Obstet Gynecol 1978;52:1-16.
- Bowman JM. The prevention of Rh immunization. Transfus Med Rev 1988;2:129-50.
- Braun T, Brauer M, Fuchs I, Czernik C, Dudenhausen JW, Henrich W, et al. Mirror Syndrome: A Systematic Review of Fetal Associated Conditions, Maternal Presentation and Perinatal Outcome. Fetal Diagn Ther 2010;27:191-203.
- Brown DL, Benson CB, Driscoll SG, Doubilet PM. Twin-twin transfusion syndrome: sonographic findings. Radiology 1989;170:61-3.
- Cambic CR, Scavone BM, McCarthy RJ, Eisenberg P, Sanchez EM, Sullivan JT, et al. A retrospective study of positive antibody screens at delivery in Rh-negative parturients. Can J Anaesth 2010;57:811-6.
- Cardwell MS. Aspiration of fetal pleural effusions or ascites may improve neonatal resuscitation. South Med J 1996;89:177-8.
- Carlson DE, Platt LD, Medearis AL, Horenstein J. Prognostic indicators of the resolution of nonmmune hydrops fetalis and survival of the fetus. Am J Obstet Gynecol 1990;163: 1785-7.
- Carlton DP, McGillivray BC, Schreiber MD. Nonimmune hydrops fetalis: a multidisciplinary approach. Clin Perinatol 1989;16:839-51.
- Cherif-Zahar B, Mattei MG, Le Van Kim C, Bailly P, Cartron JP, Colin Y. Localization of the human Rh blood group gene structure to chromosome region 1p34.3-1p36.1 by in situ hybridization. Hum Genet 1991;86:398-400.
- Crane J, Mundle W, Boucoiran I, Gagnon R, Bujold E, Basso M, Bos H, Brown R, Cooper S, Gouin K, McLeod NL, Menticoglou S, Mundle W, Pylypjuk C, Roggensack A, Sanderson F. Parvovirus B19 infection in pregnancy. J Obstet Gynaecol Can 2014;36:1107-1116.
- Crowther CA MP. Anti-D administration after childbirth for preventing rhesus alloimmunization.Cochrane Database Syst Rev 2000.
- Cullen MT, Gabrielli S, Greeen JJ, Rizzo N, Mahoney MJ, Salafia C, et al. Diagnosis and significance of cystic hygroma in the first trimester. Prenat Diagn 1990;10:643-51.
- Degani S. Sonographic findings in fetal viral infections: a systematic review. Obstet Gynecol Surv 2006;61:329-36.
- Detti L, Mari G, Akiyama M, Cosmi E, Moise KJ Jr., Stefor T, et al. Longitudinal assessment of the middle cerebral artery peak systolic velocity in healthy fetuses and in fetuses at risk for anemia. AM J Obstet Gynecol 2002;187:937-9.
- Detti L, Oz U, Guney I, Ferguson JE, Bahado-Singh RO, et al. Doppler ultrasound velocimetry for timing the second intrauterine transfusion in fetuses with anemia from red cell allo-

immunization. Am J Obstet Gynecol 2001;185:1048-51.
- Divakaran TG, Waugh J, Clark TJ, Khan KS, Whittle MJ, Kilby MD. Noninvasive techniques to detect fetal anemia due to red blood cell alloimmunization: a systematic review. Obstet Gynecol 2001;98:509-17.
- Duncombe GJ, Dickinson JE, Kikiros CS. Prenatal diagnosis and management of congenital cystic adenomatoid malformation of the lung . Am J Obstet Gynecol 2002;187:950-4.
- Enders M, Weidner A, Zoellner I, Searle K, Enders G. Fetal morbidity and mortality after acute human parvovirus B19 infection in pregnancy: prospective evaluation of 1018 cases. Prenat Diagn. 2004;24:513-8.
- Fesslova V, Vignati G, Brucato A, De Sanctis M, Butera G, Pisoni MP, et al. The impact of treatment of the fetus by maternal therapy on the fetal and postnatal outcomes for fetuses diagnosed with isolated complete atrioventricular block. Cardiol Young 2009;19:282-90.
- Finning K, Martin P, Summers J, Daniels G. Fetal genotyping for the K (Kell) and Rh C, c, and E blood groups on cell-free fetal DNA in maternal plasma. Transfusion 2007;47:2126-33.
- Fox C, Martin W, Somerset DA, Thompson PJ, Kilby MD. Early intraperitoneal transfusion and adjuvant maternal immunoglobulin therapy in the treatment of severe red cell alloimmunization prior to fetal intravascular transfusion. Fetal Diagn Ther 2008;23:159-63.
- Ghosh A, Tang MH, Lam YH, Fung E, Chan V. Ultrasound measurement of placental thickness to detect pregnancies affected by homozygous alpha-thalassaemia-1. Lancet 1994; 344: 988-989.
- Giannakoulopoulos X, Teixeira J, Fisk N, Glover V. Human fetal and maternal noradrenaline responses to invasive procedures. Pediatr Res 1999;45:494-9.
- Giannina G, Moise KJ Jr., Dorman K. A simple method to estimate volume for fetal intravascular transfusions. Fetal Diagn Ther 1998;13:94-7.
- Gillan JE, Lowden JA, Gaskin K, Cutz E. Congenital ascites as a presenting sign lysosomal storage disease. J Pediatr 1984;104:225-31.
- Graves GR, Baskett TF. Nonimmune hydrops fetalis: antenatal diagnosis and managment. Am J Obstet Gynecol 1984;148: 563-5.
- Hackney DN, Knudtson EJ, Rossi KQ, Krugh D, O'Shaughnessy RW. Management of pregnancies complicated by anti-c isoimmunization. Obstet Gynecol 2004;103:24-30.
- Hadley AG, Kumpel BM. Synergistic effect of blending IgG1 and IgG3 monoclonal anti-D in promoting the metabolic response of monocytes to sensitized red cells. Immunology 1989;67:550-2.
- Hall AM, Cairns LS, Altmann DM, Barker RN, Urbaniak SJ. Immune responses and tolerance to the RhD blood group protein in HLA-transgenic mice. Blood 2005;105:2175-9.
- Hall SM, et al. Prospective study of human parvovirus(B19) infection in pregnancy. Public Health Laboratory Service Working Party on Fifth Disease. BMJ 1990;300:1166-70.
- Harger JH, Adler SP, Koch WC, Harger GF. Prospective evaluation of 618 pregnant women exposed to parvovirus B19: risks and symptoms. Obstet Gynecol 1998; 91: 413-420.
- Harman CR, Bowman JM, Manning FA, Menticoglou SM. Intrauterine transfusion--intraperitoneal versus intravascular approach: a case-control comparison. Am J Obstet Gynecol 1990;162:1053-9.
- Harper DC, Swingle HM, Weiner CP, Bonthius DJ, Aylward GP, Widness JA. Long-term neurodevelopmental outcome and brain volume after treatment for hydropsfetalis by in utero intravascular transfusion. Am J Obstet Gynecol 2006; 195:192-200.
- Holzgreve W, Curry CJ, Golbus MS, Callen PW, Filly RA, Smith JC. Investigation of nonimmune hydrops fetalis. Am J Obstet Gynecol 1984;150:805-12.
- Holzgreve W, Holzgreve B, Curry CJ. Nonimmune hydrops fetalis: diagnosis and mansgement. Semin Perinatol 1985;9:52-67.
- Hudon L, Moise KJ Jr., Hegemier SE, Hill RM, Moise AA, Smith EO, et al. Long-term neurodevelopmental outcome after intrauterine transfusion for the treatment of fetal hemolytic disease. Am J Obstet Gynecol 1998;179:858-63.
- Im SS, Rizos N, Joutsi P, Shime J, Benzie RJ. Nonimmunologic hydrops fetalis. Am J Obstet Gynecol 1984;148:566-9.
- Isaacs H, Jr. Fetal and neonatal leukemia. J Pediatr Hematol Oncol 2003; 25: 348-361.
- Jabara S, Barnhart KT. Is Rh immune globulin needed in early first-trimester abortion? A review. Am J Obstet Gynecol 2003;188:623-7.
- Jaeggi ET, Carvalho JS, De Groot E, Api O, Clur SA, Rammeloo L, et al. Comparison of transplacental treatment of fetal supraventricular tachyarrhythmias with digoxin, flecainide, and sotalol: results of a nonrandomized multicenter study. Circulation. 2011;124:1747-54.
- Joy SD, Rossi KQ, Krugh D, O'Shaughnessy RW. Management of pregnancies complicated by anti-E alloimmunization. Obstet Gynecol 2005;105:24-8.
- Kaufman GE, Paidas MJ. Rhesus sensitization and alloimmunethrombocytopenia. Semin Perinatol 1994;18:333-49.
- Kenny-Walsh E. Clinical outcomes after hepatitis C infection from contaminated anti-D immune globulin. Irish Hepatology Research Group. N Engl J Med 1999;340:1228-33.

- Kleinman CS1, Nehgme RA. Cardiac arrhythmias in the human fetus. Pediatr Cardiol 2004;25:234-51.
- Klumper FJ, van Kamp IL, Vandenbussche FP, Meerman RH, Oepkes D, et al. Benefits and risks of fetal red-cell transfusion after 32 weeks gestation. Eur J Obstet Gynecol Reprod Biol 2000;92:91-6.
- Koelewijn JM, Vrijkotte TG, van der Schoot CE, BonselGJ, de Haas M. Effect of screening for red cell antibodies, other than anti-D, to detect hemolytic disease of the fetus and newborn: a population study in the Netherlands. Transfusion 2008;48: 941-52.
- Kumpel BM. On the mechanism of tolerance to the Rh D antigen mediated by passive anti-D (Rh D prophylaxis). Immunol Lett 2002;82:67-73.
- Kunisaki SM, Barnewolt CE, Estroff JA, Ward VL, Nemes LP, Fauza DO, et al. Large fetal congenital cystic adenomatoid malformations: growth trends and patient survival. J Pediatr Surg 2007;42:404-10.
- Lam YH, Tang MH, Lee CP, Tse HY. Prenatal ultrasonographic prediction of homozygous type 1 alpha-thalassemia at 12 to 13 weeks of gestation. Am J Obstet Gynecol 1999;180:148-150.
- Le Van Kim C, Cherif-Zahar B, Raynal V, Mouro I, Lopez M, Cartron JP, et al. Multiple Rh messenger RNA isoforms are produced by alternative splicing. Blood 1992;80:1074-8.
- Leung KY, Cheong KB, Lee CP, Chan V, Lam YH, Tang M. Ultrasonographic prediction of homozygous alpha0-thalassemia using placental thickness, fetal cardiothoracic ratio and middle cerebral artery Doppler: alone or in combination? Ultrasound Obstet Gynecol 2010;35:149-154.
- Lewis M, Bowman JM, Pollock J, Lowen B. Absorption of red cells from the peritoneal cavity of an hydropic twin. Transfusion 1973;13:37-40.
- Liang ST, Wong VC, So WW, Ma HK, Chan V, Todd D. Homozygous alpha-thalassaemia: clinical presentation, diagnosis and management. A review of 46 cases. Br J Obstet Gynaecol 1985;92:680-684.
- Liley AW. Liquor amnil analysis in the management of the pregnancy complicated by resus sensitization. Am J Obstet Gynecol 1961;82:1359-70.
- Lindenburg IT, Smits-Wintjens VE, van Klink JM, Verduin E, van Kamp IL, Walther FJ, et al. Long-term neurodevelopmental outcome after intrauterine transfusion for hemolytic disease of the fetus/newborn: the LOTUS study. Am J Obstet Gynecol 2012;206:141 e1-8.
- Lo YM, Bowell PJ, Selinger M, Mackenzie IZ, Chamberlain P, Gillmer MD, et al. Prenatal determination of fetal RhD status by analysis of peripheral blood of rhesus negative mothers. Lancet 1993;341:1147-8.
- Lobato G, Soncini CS. Fetal hydrops and other variables associated with the fetal hematocrit decreaseafter the first intrauterine transfusion for red cell alloimmunization. Fetal Diagn Ther 2008;24:349-52.
- Luban NLC. Blood groups and blood component transfusion. In: Miller DR, Baehner RL, editors. Blood diseases ofinfancy and childhood. 7th ed. St. Louis: Mosby-Year Inc,1995:54-69.
- Macafee CA, Fortune DW, Beischer NA. Non-immunological hydrops fetalis. J Obstet Gynaecol Br Commonw 1970;77:226-37.
- Machin GA. Hydrops revisited: literaure review of 1,414 cases published in the 1980s. Am J med Genet 1989;34:366-90.
- Mari G, Deter RL, Carpenter RL, Rahman F, Zimmerman R, Moise KJ Jr., et al. Noninvasive diagnosis by Doppler ultrasonography of fetal anemia due to maternal red-cell alloimmunization.Collaborative Group for Doppler Assessment of the Blood Velocity in Anemic Fetuses. N Engl J Med 2000;342:9-14.
- McBrien A, Sands A, Craig B, Dornan J, Casey F. Major congenital heart disease: antenatal detection, patient characteristics and outcomes. J Matern Fetal Neonatal Med 2009;22: 101-5.
- Midgley DY, Harding K. The Mirror syndrome. Eur J Obstet Gynecol Reprod Biol 2000;88:201-2.
- Min JY, Won HS, Lee MY, Suk HJ, Shim JY, Lee PR, et al. Intrauterine therapy for macrocystic congenital cystic adenomatoid malformation of the lung. Obstet Gynecol Sci 2014; 57:102-8.
- Moise AA, Gest AL, Weickmann PH, McMicken HW. Reduction in plasma protein does not affect body water content in fetal sheep. Pediatr Res 1991;29:623-6.
- Moise KJ Jr., Carpenter RJ Jr., Hesketh DE. Do abnormal Starling forces cause fetal hydrops in red blood cell alloimmunization? Am J Obstet Gynecol 1992;167:907-12.
- Moise KJ Jr., Carpenter RJ Jr., Kirshon B, Deter RL, Sala JD, Cano LE. Comparison of four types of intrauterine transfusion: effect on fetal hematocrit. Fetal Ther 1989;4:126-37.
- Moise KJ, Jr, Argoti PS. Management and prevention of red cell alloimmunization in pregnancy: a systematic review. Obstet Gynecol 2012;120:1132-1139.
- Mueller-Heubach E, Mazer J. Sonographically documented disappearance of fetal ascites. Obstet Gynecol 1983;61:253-7.
- Muncie HL Jr, Campbell J. Alpha and beta thalassemia. AmFam Physician 2009;80:339-44.
- N.Abbasi, J.-A. Johnson, G.Ryan fetal anemia. Ultrasound Obstet Gynecol 2017;50:145-153.
- Nathan DG, Oski FA. Hematology of infancy and childhood. 4th ed. W.B. Saunders Co, 1993:44-73.

- Ness PM, Baldwin ML, Niebyl JR. Clinical high-risk designation does not predict excess fetal-maternal hemorrhage. Am J Obstet Gynecol 1987;156:154-8.
- Nicolaides KH, Thilaganathan B, Rodeck CH, Mibashan RS. Erythroblastosis and reticulocytosis in anemic fetuses. Am J Obstet Gynecol 1988;159:1063-5.
- Nicolaides KH, Warenski JC, Rodeck CH. The relationship of fetal plasma protein concentration and hemoglobin level to the development of hydrops in rhesus isoimmunization. Am J Obstet Gynecol 1985;152:341-4.
- Nicolini, U, Nicolaidis, P, Fisk, NM, Tannirandorn, Y, Rodeck, CH. Fetal blood sampling from the intrahepatic vein: analysis of safety and clinical experience with 214 procedures. Obstet Gynecol 1990;76:47-53.
- Oepkes D SG, Vandenbussche F, et al. Minimally invasive management of rh alloimmunization: can amniotic fluid delta OD450 be replaced by Doppler studies? A prospective study multicenter trial. Am J Obstet Gynecol 2004;191:S3.
- Pollock JM, Bowman JM. Anti-Rh(D) IgG subclasses and severity of Rh hemolytic disease of the newborn. Vox Sang 1990;59:176-9.
- Porter HJ, Quantrill AM, Fleming KA. B19 parvovirus infection of myocardial cells. Lancet 1988;1:535-6.
- Prospective study of human parvovirus (B19) infection in pregnancy. Public Health Laboratory Service Working Party on Fifth Disease. BMJ 1990; 300: 1166-1170.
- Queenan JT, Tomai TP, Ural SH, King JC. Deviation in amniotic fluid optical density at a wavelength of 450 nm in Rh-immunized pregnancies from 14 to 40 weeks' gestation: a proposal for clinical management. Am J Obstet Gynecol 1993;168:1370-6.
- Radunovic N, Lockwood CJ, Alvarez M, Plecas D, Chitkara U, Berkowitz RL. The severely anemic and hydropic isoimmune fetus: changes in fetal hematocrit associated with intrauterine death. Obstet Gynecol 1992;79:390-3.
- Ramsey G. College of American Pathologists Transfusion Medicine Resource C. Inaccurate doses of R immune globulin after rh-incompatible fetomaternal hemorrhage: survey of laboratory practice. Arch Pathol Lab Med 2009;133:465-9.
- Roberts D, Gates S, Kilby M, Neilson JP. Interventions for twin-twin transfusion syndrome: a Cochrane review. Ultrasound Obstet Gynecol 2008;31:701-11.
- Ruma MS MKJ, Kim E, et al. Combined plasmapheresis and intravenous immune globulin for the treatment of severe maternal red cell alloimmunization. Am J Obstet Gynecol 2007;196.
- Ruma MS SA, Kim E, et al. Angle correction can be used to measure peak systolic velocity in the fetal middle cerebral artery. Am J Obstet Gynecol 2009;200:397.
- Samuels P, Ludmir J. Nonimmune hydrops fetalis: a heterogeneous disorder and therapeutic challenge. Semin Roentgenol 1990;25:353-60.
- Santolaya J, Alley D, Jaffe R, Warsof SL. Antenatal classification of hydrops fetalis. Obstet Gynecol 1992;79:256-9.
- Scheier M, Hernandez-Andrade E, Fonseca EB, Nicolaides KH. Prediction of severe fetal anemia in red blood cell alloimmunization after previous intrauterine transfusions. Am J Obstet Gynecol 2006;195:1550-6.
- Schumacher B, Moise KJ Jr. Fetal transfusion for red blood cell alloimmunization in pregnancy. Obstet Gynecol 1996;88:137-50.
- Schwartz SM, Viseskul C, Laxova R, McPherson EW, Gilbert EF. Idiopathic hydrops fetalis report of 4 patients including 2 affected sibs. Am J Med Genet 1981;8:59-66.
- Sebring ES, Polesky HF. Rosetting test for detection of fetal maternal hemorrhage. Transfusion 1983;23:401-2.
- Seeho SK, Burton G, Leigh D, Marshall JT, Persson JW, Morris JM. The role of preimplantation genetic diagnosis in the management of severe rhesus alloimmunization: first unaffected pregnancy: case report. Hum Reprod 2005;20:697-701.
- Senat MV1, Deprest J, Boulvain M, Paupe A, Winer N, Ville Y. Endoscopic laser surgery versus serial amnioreduction for severe twin-to-twin transfusion syndrome. N Engl J Med 2004;8:351:136-44.
- Shah DM, Chaffin D. Perinatal outcome in very preterm births with twin-twin transfusion syndrome. Am J Obstet Gynecol 1989;161:1111-3.
- Simms RA, Liebling RE, Patel RR, Denbow ML, Abdel-Fattah SA, Soothill PW, et al. Management and outcome of pregnancies with parvovirus B19 infection over seven years in a tertiary fetal medicine unit. Fetal Diagn Ther 2009;25:373-8.
- Smrcek JM, Baschat AA, Germer U, Gloeckner-Hofmann K, Gembruch U. Fetal hydrops and hepatosplenomegaly in the second half of pregnancy: a sign of myeloproliferative disorder in fetuses with trisomy 21. Ultrasound Obstet Gynecol 2001;17:403-409.
- Sohan K, Carroll SG, DeLa Fuents S, Soothill P, Kyle P. Analysis of outcome in hydrops fetalis in relation to gestational age at diagnosis, cause and treatment. Acta Obstet Gynecol Scand 2001;80:726-30.
- Soothill PW, Nicolaides KH, Rodeck CH, Clewell WH, Lindridge J. Relationship of fetal hemoglobin and oxygen content to lactate concentration in Rh isoimmunized pregnancies. Obstet Gynecol 1987;69:268-71.
- Spong CY, Porter AE, Queenan JT. Management of isoimmunization in the presence of multiple maternal antibodies. Am

J Obstet Gynecol 2001;185:481-4.
- Stasi R. Rozrolimupab, symphobodies against rhesus D, for the potential prevention of hemolytic disease of the newborn and the treatment of idiopathic thrombocytopenic purpura. Curr Opin Mol Ther 2010;12:734-40.
- Stepan H, Faber R. Elevated sFlt1 level and preeclampsia with parvovirus-induced hydrops. N Engl J Med. 2006;27;354:1857-8.
- Stephenson T, Zuccollo J, Mohajer M. Diagnosis and management of non-immune hydrops in the newborn. Arch Dis Child Fetal Neonatal Ed 1994;70:F151-4.
- Swartz AE, Ruma MS, Kim E, Herring AH, Menard MK, Moise KJ Jr. The effect of fetal heart rate on the peak systolic velocity of the fetal middle cerebral artery. Obstet Gynecol 2009;113:1225-9.
- Szczepura A, Osipenko L, Freeman K. A new fetal RHD genotyping test: costs and benefits of mass testing to target antenatal anti-D prophylaxis in England and Wales. BMC Pregnancy Childbirth 2011;11:5.
- Tiblad E, Kublickas M, Ajne G, Bui TH, Ek S, Karlsson A, et al. Procedure-related complications and perinatal outcome after intrauterine transfusions in red cell alloimmunization in Stockholm. Fetal Diagn Ther 2011;30:266-73.
- Trevett TN Jr., Dorman K, Lamvu G, Moise KJ Jr. Antenatal maternal administration of phenobarbital for the prevention of exchange transfusion in neonates with hemolytic disease of the fetus and newborn. Am J Obstet Gynecol 2005;192:478-82.
- Tynan JA, Mahboubi P, Cagasan LL, van den Boom D, Ehrich M, Oeth P. Restriction enzyme-mediated enhanced detection of circulating cell-free fetal DNA in maternal plasma. J Mol Diagn 2011;13:382-9.
- Ulm B, Svolba G, Ulm MR, Bernaschek G, Panzer S. Male fetuses are particularly affected by maternal alloimmunization to D antigen. Transfusion 1999;39:169-73.
- Uzun O1, Babaoglu K, Sinha A, Massias S, Beattie B. Rapid control of foetal supraventricular tachycardia with digoxin and flecainide combination treatment. Cardiol Young 2012;22:372-80.
- Valeur-Jensen AK, Pedersen CB, Westergaard T, Jensen IP, Lebech M, Andersen PK, Aaby P, Pedersen BN, Melbye M. Risk factors for parvovirus B19 infection in pregnancy. JAMA 1999;281:1099-1105.
- Van Kamp IL, Klumper FJ, Oepkes D, Meerman RH, Scherjon SA, Vandenbussche FP, et al. Complications of intrauterine intravascular transfusion for fetal anemia due to maternal red-cell alloimmunization. Am J Obstet Gynecol 2005;192: 171-7.
- Vaughan JI, Manning M, Warwick RM, Letsky EA, Murray NA, Roberts IA. Inhibition of erythroid progenitor cells by anti-Kell antibodies in fetal alloimmune anemia. N Engl J Med 1998;338:798-803.
- Vaughan JI, Warwick R, Letsky E, Nicolini U, Rodeck CH, Fisk NM. Erythropoietic suppression in fetal anemia because of Kell alloimmunization. Am J Obstet Gynecol 1994;171:247-52.
- Vyas S, Nicolaides KH, Campbell S. Doppler examination of the middle cerebral artery in anemic fetuses. Am J Obstet Gynecol 1990;162:1066-8.
- Weiner CP, Wenstrom KD, Sipes SL, Williamson RA. Risk factors for cordocentesis and fetal intravascular transfusion. Am J Obstet Gynecol 1991;165:1020-5.
- Weinstein L, Taylor ES. Hemolytic disease of the neonate secondary to anti-Fya. Am J Obstet Gynecol 1975;121:643-5.
- Welch R, Rampling MW, Anwar A, Talbert DG, Rodeck CH. Changes in hemorheology with fetal intravascular transfusion. Am J Obstet Gynecol 1994;170:726-32.
- Wendel GD. Gestational and congenital syphilis. Clin Perinatol 1988;15:287-303.
- Wintlox RS, Loriore E, Oepkes D. Prenatal interventions for fetal lung lesions. Prenat Diagn 2011;31:628-36.
- Witlox RS, Lopriore E, Oepkes D, Walther FJ. Neonatal outcome after prenatal interventions for congenital lung lesions. Early Hum Dev. 2011;87:611-8.
- Won HS, Lee IS, Yoo HK, Yoo SJ, Ko JK, Lee PR, et al. Two cases of atrial flutter with fetal hydrops: successful fetal drug therapy. J Korean Med Sci 1998;13:676-9.
- Yaegashi N, Niinuma T, Chisaka H, Watanabe T, Uehara S, Okamura K, Moffatt S, Sugamura K, Yajima A. The incidence of, and factors leading to, parvovirus B19-related hydrops fetalis following maternal infection; report of 10 cases and meta-analysis. J Infect 1998; 37: 28-35.
- Yinon Y, Visser J, Kelly EN, Windrim R, Amsalem H, Seaward PG, et al. Early intrauterine transfusion in severe red blood cell alloimmunization. Ultrasound Obstet Gynecol 2010;36:601-6.

제32장

양수, 태아막, 태반의 이상

Abnormalities of Amniotic Fluid Volume, Fetal Membranes and Placenta

김윤하 | 전남의대
김종운 | 전남의대

1. 양수의 이상

1) 양수량의 조절과 측정방법

(1) 양수의 기능

양수는 모체의 배에 대한 외력으로부터 태아를 보호하고, 태아와 자궁 사이의 탯줄이 눌리는 것을 방지하며 감염에 대한 방어작용, 태아를 위한 체액과 영양분의 저장소 역할을 한다. 또한 태아의 폐와 근골격계 및 위장관계의 정상적인 발달에 필요한 공간, 체액 등을 제공한다(Brace, 1997).

(2) 양수의 생성

① 임신 초기

초기에는 배아를 둘러싸고 있는 두 개의 물주머니가 있다. 배아와 함께 양수를 포함한 양막낭과 체강액(coelomic fluid) 을 포함하고 있는 양막낭 바깥쪽의 체강외막낭(exo-celomic sac)의 체액이 있으며 배아나 태아의 크기에 비해 많은 양의 체액이 존재한다. 체강액은 임신 7주경부터 생성되기 시작하여 10주경 최대 양을 보이며 12~14주 사이에 양막과 융모막이 합쳐지면서 없어지게 된다.

양수는 태반의 태아측 표면, 양막의 모체측 부분으로부터 이동, 배아의 표피에서 분비되면서 생성된다. 임신 8~11주경부터 태아의 소변이 생성되지만 임신 제1삼분기에는 양수량의 일부에 해당된다.

② 임신 중기

태아의 소변량이 증가하여 양수에 들어가게 되고 태아의 폐에서 체액이 분비되어 양수로 포함된다. 태아가 양수를 삼킬 수 있게 된다.

③ 임신 후기

태아의 소변과 폐에서 체액 분비를 통해서 양수가 생성되고 태아가 삼키거나 막내 이동을 통해 흡수가 된다.

만삭에 가까운 태아에서 일일 평균 양수의 생성량과 흡수량은 다음과 같다(Brace et al., 1998)(그림 32-1).

- 태아 소변 생성: 800~1,200 ml/day
- 태아 폐 체액 분비: 170 ml/day
- 태아 삼킴: 500~1,000 ml/day

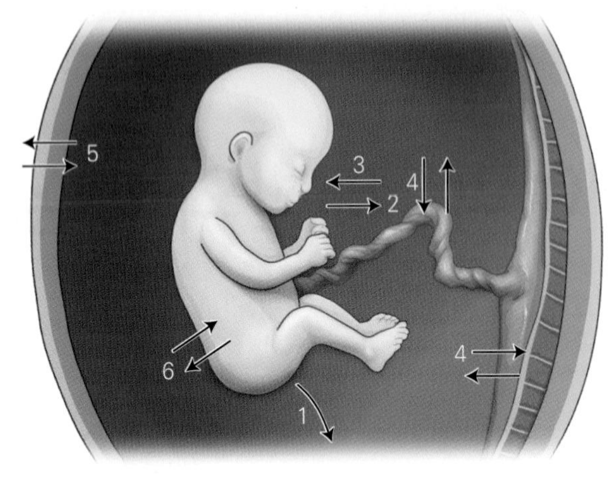

그림 32-1. 양수의 생성과 흡수 장소
(1) 태아소변, (2) 폐분비물, (3) 연하작용, (4) 막내통로, (5) 막경유통로, (6) 태아피부

- 막내 통로(intramembranous pathway): 200~400 ml/day
- 입과 코를 통한 분비: 25 ml/day
- 막경유통로(transmembranous pathway): 10 ml/day

(2) 양수량의 측정

양수량을 정확하게 측정하기 위해서는 양수천자를 통해 일정 농도의 색소를 넣고 잘 섞이게 한 후 다시 일정 양의 양수를 채취하여 색소의 농도를 측정해야 하지만 임상적으로 사용하기는 어려우며 초음파검사를 통해 측정한다.

① 단일 최대 양수 포켓(Single deepest pocket) 측정

탯줄과 태아의 몸을 제외하고 가장 깊은 하나의 양수 포켓을 찾아 깊이를 측정하여 2~8 cm를 정상 범위로 정의하고, 2 cm 미만은 양수과소증, 8 cm 초과는 양수과다증으로 정의한다(Reddy et al., 1992).

② 양수지수(Amnionic fluid index), AFI 측정

자궁을 네 부분으로 나누어 각 부분의 가장 깊은 곳을 측정한 후 값을 더한다. 5~24 cm를 정상 범위로 정의하고, 5 cm 미만은 양수과소증, 24 cm 초과는 양수과다증으로 정의한다(Reddy et al., 1992).

③ 쌍둥이 임신에서 양수량 측정

단일 최대 양수 포켓 측정이 가장 간단하고 흔하게 사용되는 방법이며 양수지수를 측정할 수도 있다. 정상, 양수과다증, 양수과소증의 기준은 단태 임신에서와 같다.

2) 양수과다증(Hydramnios, polyhydramnios)

양수과다증은 조산, 태반조기박리, 태아기형 등의 좋지 않은 임신 예후의 위험이 높다(Smith et al., 1992). 임상적으로는 임신주수에 비해서 자궁크기가 클 때 의심할 수 있으며 진단은 초음파검사로 가능하다. 1~2%의 발생빈도를 보이며 태아의 삼킴이 감소하거나 소변량이 증가할 때 발생한다(Pritchard, 1966).

(1) 원인

원인불명이 50~60%를 차지하고, 밝혀진 원인은 다음과 같다.

- 태아 기형
- 산모의 당뇨병
- 다태임신
- 태아감염
- 태아 빈혈

(2) 태아 기형

태아 기형은 중증 양수과다증의 가장 흔한 원인이며 유전 질환과도 연관이 있다. 다음과 같이 다양한 계통에 태아 기형이 양수과다증과 동반될 수 있다.

① 중추신경계

뇌류, 대뇌동정맥기형, 무뇌아, 수두증, 작은머리증, 척추갈림증, 통앞뇌증, 후두공뇌탈출기형, Dandy-Walker 기형

② 위장관계

고리이자, 식도폐쇄증, 배꼽탈장, 배벽갈림증, 빈돌창자 폐쇄증, 선천성 큰결장증, 십이지장 폐쇄증, 태변 복막염, 횡격막 탈장

③ 얼굴과 목

갑상샘종, 림프물주머니, 선천성 상기도 폐쇄, 입천장갈림증, 작은턱증, 태아의 목 종양

④ 심혈관계

동맥관 무발생, 부정맥, 심장딴곳증, 심장 종양

⑤ 호흡기계

기관지 무발생증, 기관지허파 분리증, 물가슴증, 선천성 낭성 샘모양 기형, 선천성 횡격막 탈장, 선천성 폐 림프관확장증, 질식 흉부이상증

⑥ 비뇨기계

난소종양, 물콩팥증, 요관깔때기 막힘

⑦ 근골격계

근긴장성 이영양증, 관절굽음증, 불완전골형성증, 연골무형성증, 저인산증, 점상연골형성장애, 짧은늑골다지증증후군, Campomelia 형성장애, Thanatophoric 형성장애

(3) 증상

산모의 호흡장애, 조기분만진통, 조기양막파열, 조산, 태아의 위치이상, 거대아, 탯줄탈출증, 양막파열과 동반된 태반조기박리, 산후자궁이완 등이 발생할 수 있다.

(4) 진단 후 관리

초음파검사로 양수과다증이 진단되면 태아기형이나 태아수종이 있는지 세심한 확인이 필요하다. 임신성 당뇨 선별검사, 태아-모체 수혈, 감염 등이 의심되면 산모의 혈액학적 검사를 시행한다. 중추신경계, 심장 또는 위장관계 기형이 가장 흔한 기형이며, 이러한 기형이 있을 때 10%에서 염색체 이상과 연관이 있다. 초음파 이상이 없을 때 1%에서 염색체 이상이 발견된다.

증상이 없으면 정기적으로 관찰하며, 이뇨제 투여, 수분 또는 염분의 제한 등은 양수를 줄이는 데 효과가 없다. 호흡곤란 등의 증상이 있을 때 양수천자술이나 프로스타글란딘 합성억제제 투여를 고려한다.

① 양수천자술

양수천자와 같은 방법으로 약 30분 동안에 1~1.5리터 가량의 양수를 천자하며 증가양상이나 증상에 따라 추가적으로 천자를 하기도 한다. 양막파열이나, 조기분만진통, 태반조기박리 등의 위험이 있으므로 주의해야 한다.

② 프로스타글란딘 합성 억제제

인도메타신 25 mg을 6시간마다 경구투여하여 2~3일 후에도 양수량이 감소하지 않으면 2~3 mg/kg/day까지 천천히 증량하고 양수량이 감소하거나 증가하지 않으면 천천히 감량한다. 임신주수가 증가할수록 동맥관 수축의 위험성이 증가하므로 주의해야 하며 일반적으로 약물 투여 중단 24시간 후 수축이 없어진다(Cabrol et al., 1987).

3) 양수과소증(Oligohydramnios)

양수가 적으면 태아의 성장과 움직임이 제약을 받고 태아와 탯줄에 대한 완충작용이 감소하여 태아의 변형(deformities), 탯줄압박, 태아사망 등이 발생할 수 있다. 진통중 혹은 직전 양막이 파열된 산모에서 진통 중에 양수량이 적을 수 있다.

(1) 원인

태아, 태반, 모체측 원인으로 구분할 수 있다. 태아에서 원인으로는 양막파열, 과숙임신, 태아발육제한, 염색체이상, 태아기형, 만기임신 등이 있다. 태반의 원인으로는 태반조기박리, 쌍태아간 수혈증후군, 태반경색 등이 있으며 모체

의 원인으로는 약물복용과 자궁태반순환부전과 동반된 내과적 및 산과적 질환으로 만성 고혈압, 자간전증, 신장질환 등이 있다.

① 임신 제1삼분기

이 시기의 원인은 명확하지 않다. 임신주수별 평균 임신낭 크기와 머리엉덩길이에 차이가 있을 때 양수과소증을 고려할 수 있으나 예후에 대해서는 아직 연구가 더 필요하다 (Bromely et al., 1991).

② 임신 제2삼분기

제2삼분기 초기에 태아의 소변이 생성되고 태아의 삼킴이 시작되므로 태아의 비뇨기계 이상이 양수과소증과 밀접한 관련이 있다. 모체, 태반측 원인과 양막파열도 양수과소증과 관련이 있다.

③ 임신 제3삼분기

이 시기에 처음 발견된 양수과소증은 만삭전 조기양막파열이 발생했거나 자간전증과 같은 자궁태반 순환부전이 동반된 경우가 자주 발견된다. 태아발육제한과 태아기형, 태반조기박리도 주요원인이다. 임신주수가 진행될수록 양수량은 감소하며 만기임신에서는 양수과소증이 발생할 수도 있다. 임신 제3삼분기의 양수과소증은 원인을 찾을 수 없는 경우도 있다.

(2) 진단 후 관리

산모의 과거력 확인과 신체진찰을 세심하게 하여 양수과소증의 원인과 관련된 소견이 있는지 확인해야 한다. 프로스타글란딘 합성 억제제와 같은 약물복용이 양수과소증의 원인이기도 하지만, 산모의 내과적 질환 자체가 태아발육제한과 양수과소증의 원인이 될 수 있다. 양수과소증과 관련된 태아기형, 이배수체와 관련된 소견, 태아발육제한, 태반기형 등을 찾기 위해 초음파검사를 세심하게 시행한다. 양막파열이 의심되지만 비침습적인 방법으로 확진이 안되는 경우에는 인디고카르민(indigocarmine)과 같은 색소를 양수 내로 주입한 후 질내 탐폰 등에 색소가 묻어 있는지 확인한다. 태아기형이 있다면 염색체검사를 고려한다.

(3) 임신 결과

태아와 신생아의 예후는 양수과소증의 원인, 정도, 발생 당시 임신주수, 기간에 따라 다양하게 나타난다.

① 임신 제1삼분기

유산의 위험이 높으며, 초음파검사로 양수량의 변화, 태아 심박동 등을 추적관찰한다.

② 임신 제2삼분기

조산, 근골격계 기형이 구축, 폐형성 부전증 등의 기형 발생할 수 있으며 초음파검사로 양수량의 변화, 태아 성장, 태아안녕 등을 추적관찰한다.

③ 임신 제3삼분기

양수지수가 적을수록 정상인 산모보다 태아기형 발생이 흔하며, 기형이 없더라도 조산, 태아심박동이상으로 인한 제왕절개분만, 3백분위수 미만의 출생체중이 흔하다 (Petrozella et al., 2011).

(4) 폐형성 부전증

임신 제2삼분기, 특히 임신 20~22주 전에 발생한 양수과소증에서 폐형성 부전이 심할 수 있으나 임신 24주 이후에 양막파열로 발생한 양수과소증에서는 폐형성 부전증이 발생하지 않는다(Brace et al., 1997).

(5) 경계성 양수과소증(Borderline oligohydramnios)

양수지수가 5~8 cm인 경우를 말한다. 임신 제2삼분기에 양수지수가 8 cm일 때 5백분위수 미만에 해당한다. 임신 24주에서 34주 사이에 경계성 양수과소증 산모에서 양수량이 정상인 산모보다 조산, 제왕절개분만, 태아발육제한 등이 많이 발생하였으나, 고혈압, 사산, 신생아 사망 등은 차이가 없었다(Petrozella et al., 2011). 적절한 검사나 분만 등에 대해서는 아직 연구가 부족하다(Magann et al., 2011).

(6) 처치

① 수액 공급(maternal hydration)

산모와 태아에서 이상이나 기형 등을 동반하지 않은 양수과소증(isolated oligohydramnios) 산모에서 구강 또는 정맥 내 수액 공급은 양수량의 증가와 연관이 있다. 등장성의 수액(isotonic fluid)보다는 저장성의 수액(hypotonic fluid)을 공급하였을 때 양수량의 증가에 효과적이었다. 저장성 수액을 투여할 경우 혈관 내 공간(intravascular space)과 세포 내 공간(intracellular space) 간에 오스몰 농도(osmolarity)의 차이가 발생하는데, 이를 통해 혈관내 공간에서 세포 내 및 간질성 공간(interstitial space)으로 체액이 이동하면서 양수량을 교정하여 산모와 태아 간에 생리적인 항상성(physiologic homeostasis)을 유지할 수 있다. 그러나 양수량의 증가가 임신의 예후를 향상시킬 수 있는지는 아직 명확하지 않다(Gizzo et al., 2015).

② 양수주입술(amnioinfusion)

진통 중 양수주입술은 변이성 태아심박동감소를 완화시키는 데 효과가 있을 수 있으나, 양수과소증의 표준치료가 아니므로 일반적으로 추천되지 않는다.

2. 태아막의 이상(Abnormalities of membranes)

1) 태아막의 구성

태아에 가까운 안쪽에 있는 양막과 바깥쪽의 융모막으로 구성되어 있다. 임신 12주경까지는 두 개의 막 사이에 공간이 존재하며 12주 이후 합쳐진다.

2) 태변착색(Meconium staining)

양수내 태변은 비교적 흔히 관찰되며 12~20%에서 발견된다(Ghidini et al., 2001; Oyelese et al., 2006; Tran et al., 2003). 양수의 태변착색은 태아에 여러 문제를 일으킬 수 있으므로 주의가 필요하지만 다른 이상소견 없는 태변착색이 있다면 바로 침습적 처치를 하지 않는다.

3) 융모양막염(Chorioamnionitis)

양막내감염(intraamniotic infection)은 양수, 태아막, 태반, 탈락막 등에 감염이 발생한 경우이며 분만전후에 임신부에서 고열을 일으킬 수 있다. 조기신생아패혈증과 폐렴의 20~40%에서 연관이 있으며, 양막내감염에 대한 태아의 면역반응과 백색질뇌손상과 뇌성마비의 연관성에 대한 연구가 활발하다(Cornette, 2004).

(1) 임상 증상 및 진단

조기양막파수에서 빈번하게 발생하나 양막파열이 없어도 발생할 수 있다. 주요증상은 37.8~38.0℃ 이상의 고열, 자궁압통, 임신부의 빈맥(>100/min), 임신부의 백혈구증가(>15,000cells/mm^3), 태아의 빈맥(>160/min), 악취가 나는 양수 등이 있다. 이 중 임상적 진단을 위해서는 반드시 고열과 함께 다른 두 가지 이상의 소견이 있어야 한다(Newton, 1993; Rouse et al., 2004). 또한 임상 증상이 없는 무증상 융모양막염은 특히 만삭 전에 조기산통이나 조기양막파수로 나타나기도 한다. 비정상적인 진통, 자궁이완, 분만후출혈, 자궁내막염, 상처감염, 정맥혈전증 등과도 연관이 있다(Rouse et al., 2004; Mark et al., 2000; Satin et al., 1992).

(2) 감별 진단

백혈구증가, 빈맥, 자궁압통 등이 나타낼 수 있는 정상 진통과정과, 자궁압통을 동반하는 태반조기박리, 고열과 복통을 일으킬 수 있는 자궁외부의 감염을 감별해야 한다.

(3) 치료

임신부와 태아의 이환율을 최소화하기 위해 진단되면 광범위 항생제를 투여한다. Ampicillin (6시간마다 2 g 정맥투여)과 Gentamicin (8시간마다 1.5 mg/kg 정맥투여)을 사용한다. 분만방법은 임신부와 태아의 상태에 따라 결정한다. 제왕절개술 후에는 혐기성세균과 연관된 수술후 감염을 줄이기 위해 Clindamycin (900 mg 정맥투여)을 사용한다(French et al., 2004).

4) 양막띠증후군(Amniotic band syndrome)

원인과 발생기전은 명확하지 않으며 양막의 일부가 배아 혹은 태아에 붙어 기계적인 또는 혈관의 이상을 초래한다. 팔다리와 손가락, 발가락 등의 절단 혹은 변형, 두개안면기형, 피부결손, 합지증, 만곡족, 폐형성부전증 등이 발생할 수 있다. 산전 초음파 검사와 분만 후 신체진찰을 통해 진단되며, 예후는 동반기형과 내부 장기 이상의 정도에 따라 좌우된다(Hukki et al., 2004).

3. 태반의 이상

1) 부태반(Succenturiate lobe)

부태반은 주태반과 떨어져 있는 하나 이상의 다른 엽이며, 태반 혈관이 탯줄의 혈관이 아닌 주태반의 막에서 생성되어 각각의 부태반으로 연결되어 있다(그림 32-6C). 태반 혈관이 자궁내구를 덮고 있는 경우 전치혈관을 형성한다. 주태반이 만출된 후 부태반이 남아 분만후출혈이나 감염을 일으킬 수 있다.

2) 막태반(Membranous placenta)

태아막에 융모가 존재하며 이러한 막태반이 가늘고 깊게 착상되어 있는 태반 이상의 드문 형태이다. 전치태반이나 유착태반과 동반되어 심각한 출혈을 일으킬 수 있다(Greenberg et al., 1991).

3) 다태반(Multiple placenta)

태반이 여러 개의 엽으로 나뉘어져 있으며 두 개의 엽으로 구성된 이엽태반(bilobed placenta)이 가장 흔하다. 이중태반은 두 개의 태반이 각각 탯줄의 혈관과 직접 연결되어 있으며, 세 개의 태반이 각각 구분되어 탯줄의 혈관과 연결되어 있으면 삼중태반이라 한다.

4) 융모막외 태반(Extrachorial placenta)

태반의 태아쪽 융모판(chorionic plate)이 기저판(basal plate)보다 작아 기저판이 태반 위로 올라온 것을 말한다(그림 32-2). 융모판의 변연부가 태반의 변연과 일치하며 평평한 것을 변연태반(circummarginate placenta)이라고 하며, 변연부의 융모막과 양막이 중첩되어 회백색 모양의 고리가 융기되어 있으면 주획태반(circumvallate placenta)이라고 한다. 주획태반의 고리에는 탈락막 섬유소가 침착되어 있다. 이러한 융모막외 태반은 대부분 정상적인 예후를 보인다.

5) 거대태반(Placentomegaly)

태반의 두께가 임신 제2삼분기에 4 cm, 제3삼분기에 6 cm을 넘는 경우 거대태반이라 정의한다. 융모가 비정상적으로 커지면서 발생하는데 산모의 당뇨병, 심한 빈혈, 그리고 매독, 톡소포자충증, 거대세포바이러스 감염으로 인한 태아수종에 의해서도 발생한다(그림 32-3).

6) 태반 종양(Placental tumors)

(1) 임신영양막병(Gestational trophoblastic disease)

태반에서 기원하는 종양은 대부분을 차지한다. 최근에는 보조생식술에 의한 다태임신이 증가하면서 정상임신과 동반된 임신영양막병이 발생하기도 한다(그림 32-4).

(2) **융모막혈관종**(Chorioangioma)

임신 중 가장 흔한 태반종양으로 일반적으로 양성종양이며 색도플러를 이용한 초음파검사로 진단이 가능하다. 크기가 작을 때는 대개 증상이 없으며 5 cm를 넘는 경우에 태아 빈혈, 태아수종, 출혈, 조기분만, 양수량 이상, 태아발육제한 등이 연관되어 나타날 수 있다(Sepulveda et al., 2003; Zarel et al., 2002).

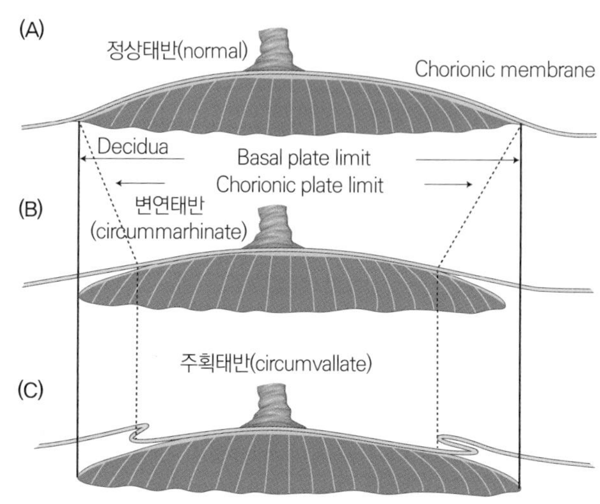

그림 32-2. **정상태반과 비교해 본 융모막외 태반**
(A) 정상태반, (B) 변연태반, (C) 주획태반

4. 탯줄의 이상(Abnormalities of the umbilical cord)

1) 외형

탯줄은 부드럽고, 흰색의 불투명하며 윤기가 있는 표면을 가지고 있다. 2개의 탯줄동맥과 1개의 제정맥, 그리고 Wharton 젤리라는 젤라틴물질이 혈관을 둘러싸고 있다.

2) 감김(Coiling)

탯줄은 감기거나 뒤틀려 있어 압박, 꼬임, 염전 등이 감소한다. 탯줄의 감김이 없는 경우 태아성장장애, 태동감소와 연관이 있고 신경학적 및 근골격계 이상과도 관계가 있다. 감김이 많거나 적은 경우에도 저체중아, 안심할 수 없는 태아심박동 패턴과도 연관이 있다(Predanic et al., 2005; Rogers et al., 2003).

3) 탯줄부착

탯줄은 정상적으로 태반의 중앙이나 살짝 옆에 부착되어 태반으로 들어간다.

(1) **태반가장자리 부착**(Marginal insertion)

탯줄이 태반의 가장자리 2 cm 이내에 부착이 된 경우이며, 임상적으로 큰 의미는 없다.

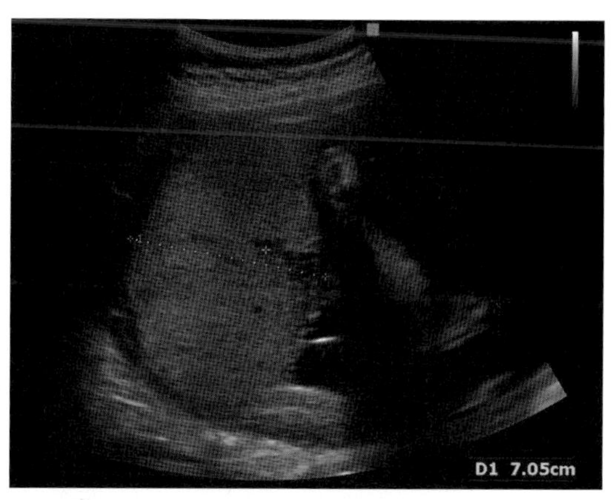

그림 32-3. **거대태반**

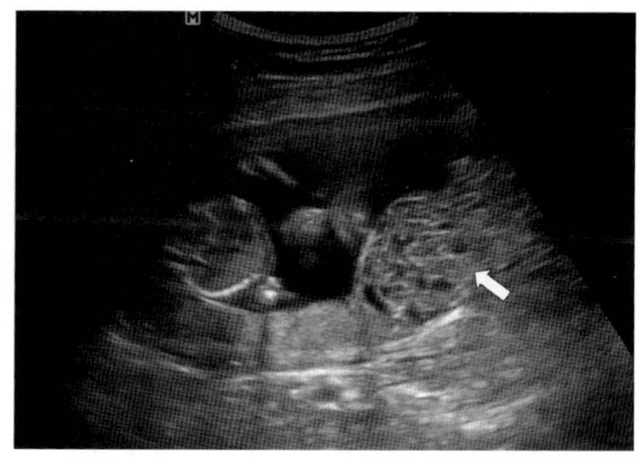

그림 32-4. **정상임신과 동반된 완전포상기태**
화살표는 눈보라 모양(Snowstorm pattern)을 보이는 포상기태 조직

(2) **양막부착**(Velamentous insertion)

탯줄이 태반의 가장자리에 있는 양막부위에 부착된 경우이며(그림 32-5), 가장자리의 혈관은 Warton 젤리가 없이 양막에 둘러싸여 있어 압박되기 쉽다. 태반조기박리, 태아발육제한, 조산, 선천성 기형, 낮은 아프가점수 등의 산과적 합병증과 연관이 있다.

(3) **전치혈관**(Vasa previa)

양막부착된 태반에서 혈관이 자궁내구를 지나면서 태아의 선진부와 자궁내구 사이에서 압박을 받을 수 있으며, 찢어지거나 박리되는 경우 심각한 출혈이 발생할 수 있다. 전치태반과 같이 태반이 자궁내구 근처에 있는 경우 질초음파 검사를 통해서 진단이 될 수 있다(그림 32-6). 전치혈관으로 진단되면 이른 시기에 제왕절개술을 통해 분만을 한다. Robinson과 Grobman은 임신 34주에서 35주 사이에 제왕절개분만의 시행을 보고하였다(Robinson et al., 2011).

4) 길이(Length)

만삭임신에서 탯줄의 평균길이는 약 55 cm (35~77 cm)이다(Rayburn et al., 1981; Georgiadis et al., 2014; Mills et

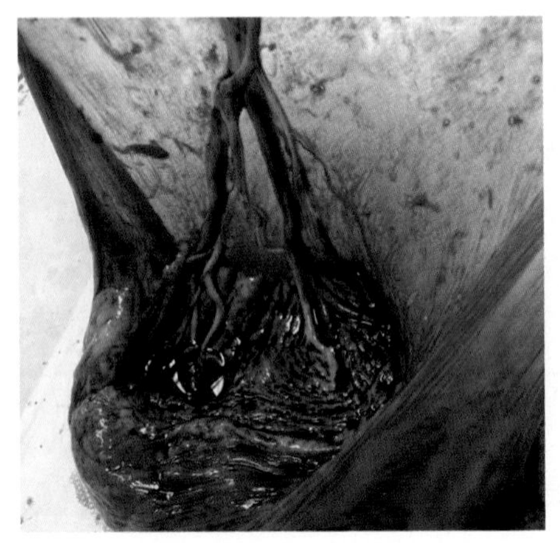

그림 32-5. **탯줄의 양막부착**

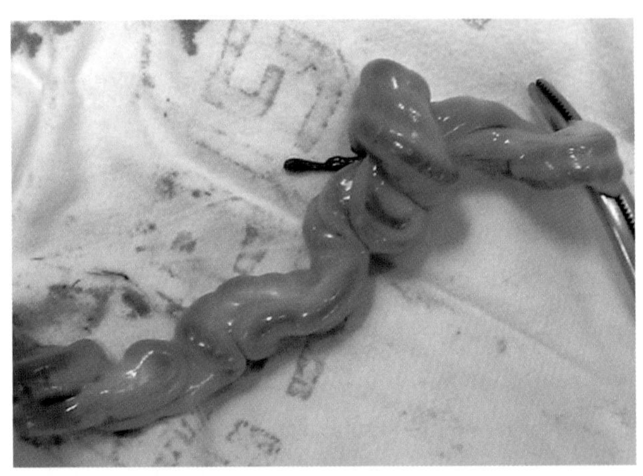

그림 32-7. **진짜매듭탯줄**

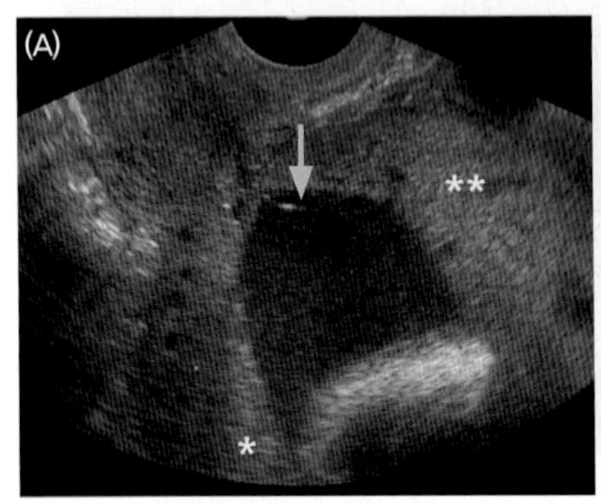

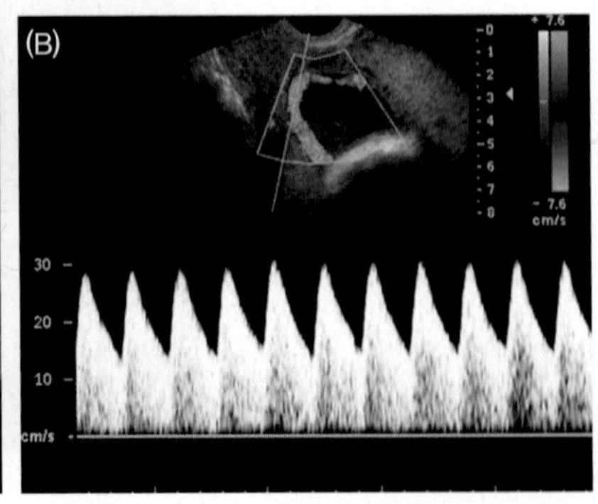

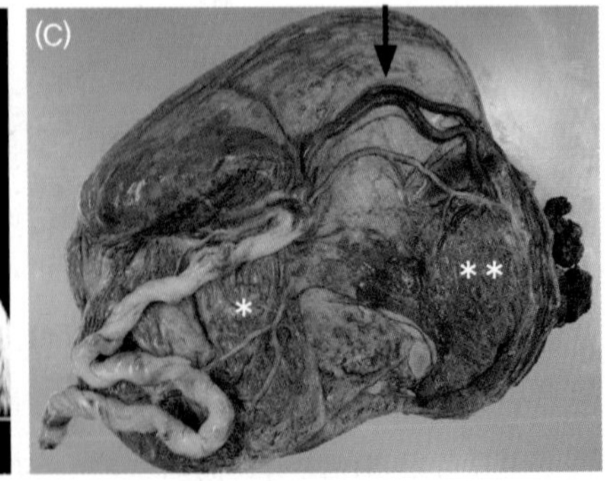

그림 32-6. **전치혈관.** (A) 자궁내구 바로 앞으로 혈관(화살표)이 지나감, (B) 색도플러 초음파 소견, (C) 태반의 육안 소견. 주태반(*), 부태반(**)

al., 1983). 길이를 측정할 때에는 신생아 쪽에 남아 있는 탯줄의 길이도 포함해야 하며, 이를 통해 짧은 탯줄을 정확하게 진단할 수 있다. 탯줄의 길이는 유전적인 측면이 있으나 태아가 움직일 때의 장력에도 영향을 받는다. 태아에게 근골격계 또는 신경계 질환이 있거나 양수양이 적어 움직임이 적은 경우 탯줄의 길이가 짧을 수 있다(Naeye, 1985; Krakowiak et al., 2004). 탯줄의 길이가 70 cm 이상으로 길다면 탯줄탈출, 탯줄얽힘(cord entanglement) 등이 발생할 수 있다(Rayburn et al., 1981).

5) 매듭(Knots), 고리(Loops)

탯줄의 노출된 혈관이 길어져 꼬인 것이 매듭처럼 보이는 가짜매듭탯줄은 예후와 관련이 없다. 그러나 태아의 움직임으로 인해 탯줄이 매듭을 형성하듯 묶인 진짜매듭탯줄에서 매듭이 단단히 조여져 있는 경우에는 자궁내 태아사망의 위험이 증가한다(Stempel, 2006)(그림 32-7).

탯줄이 태아의 목이나 몸을 감고 있는 탯줄고리는 매우 흔하게 발견되며, 진통중에는 태아 심박동의 감소를 보이기도 하지만 좋지 않은 주산기 예후와는 관련이 적다(Mastrobattista et al., 2005)(그림 32-8).

6) 혈관의 숫자(Vessel number)

탯줄이 태반에 부착되는 부위에서는 두 개의 탯줄동맥이 합쳐지는 경우가 있으므로 부착되기 5 cm 전의 위치에서 혈관의 숫자를 초음파로 관찰한다(Fujikura, 2003)(그림 32-9). 단일탯줄동맥은 생존 신생아, 주산기 사망, 및 쌍태임신에서 각각 0.63%, 1.92%, 3%에서 발견된다(Heifetz, 1984). 단일탯줄동맥이 진단되면 심장을 포함한 태아의 장기에 대해 초음파검사를 시행한다. 동반기형이 없는 경우 태아의 이수배수체(aneuploidy) 위험이 증가하지 않으나, 주요 기형이 있는 경우 위험이 증가하므로 양수천자가 필요하다(Dagklis et al., 2010; Lubusky et al., 2007).

7) 기타 기형

분만과정 중에 손상으로 인한 탯줄의 혈종은 흔히 발견된다. 드문 기형으로 동맥류, 기형종, 낭종 등이 있다.

5. 태반의 평가

태반은 탯줄, 태아막, 태반실질로 구성된 태아의 장기이며 모체 혹은 태아의 이상은 태반의 이상과 동반되기도 한다. 태반의 이상소견이 모체 혹은 태아의 건강에 영향을 줄 수 있는 것이다. 태반을 관찰함으로써 태아에 대한 모체질환의 영향, 조기분만, 태아발육제한, 신경발달장애의 원인 등에 대한 정보를 얻을 수 있다. 특히 태아나 신생아의 사망에서 원인을 찾기 위해 태반의 검사는 필수이다.

1) 태반의 육안적 관찰(Gross examination)

태반은 만출 직후 관찰해야 하며 육안으로 관찰해야 할 것은 태반의 무게, 색깔, 크기와 모양, 탯줄의 길이, 모양과 혈관 개수, 탯줄의 태반 부착위치, 태반조기박리 유무 등이다.

2) 태반의 병리학적 관찰(Histopathological examination)

분만한 모든 태아의 태반을 병리학적으로 관찰하는 것은 많은 비용과 시간이 필요하며 효과에 대해서도 논란이 있다. 그러나 분만 후 별다른 증상이나 이상이 없어도 병리학적 관찰이 필요한 경우가 있다(표 32-1).

조직병리 검사를 해야 할 경우 태반을 냉동시키면 육안적 현미경적 소견이 모두 왜곡되어 판독이 불가능할 수 있으므로 주의한다. 태반을 고정하기 전에 육안소견 사진촬영, 미생물 검사를 위한 표본 제작과 배양, 바이러스 검사, 면역형광 검사 또는 전자현미경 검사를 위한 조직채취 등이 필요한 경우 먼저 시행한다. 태반이나 태아막을 이용한 염색체 검사도 가능하다.

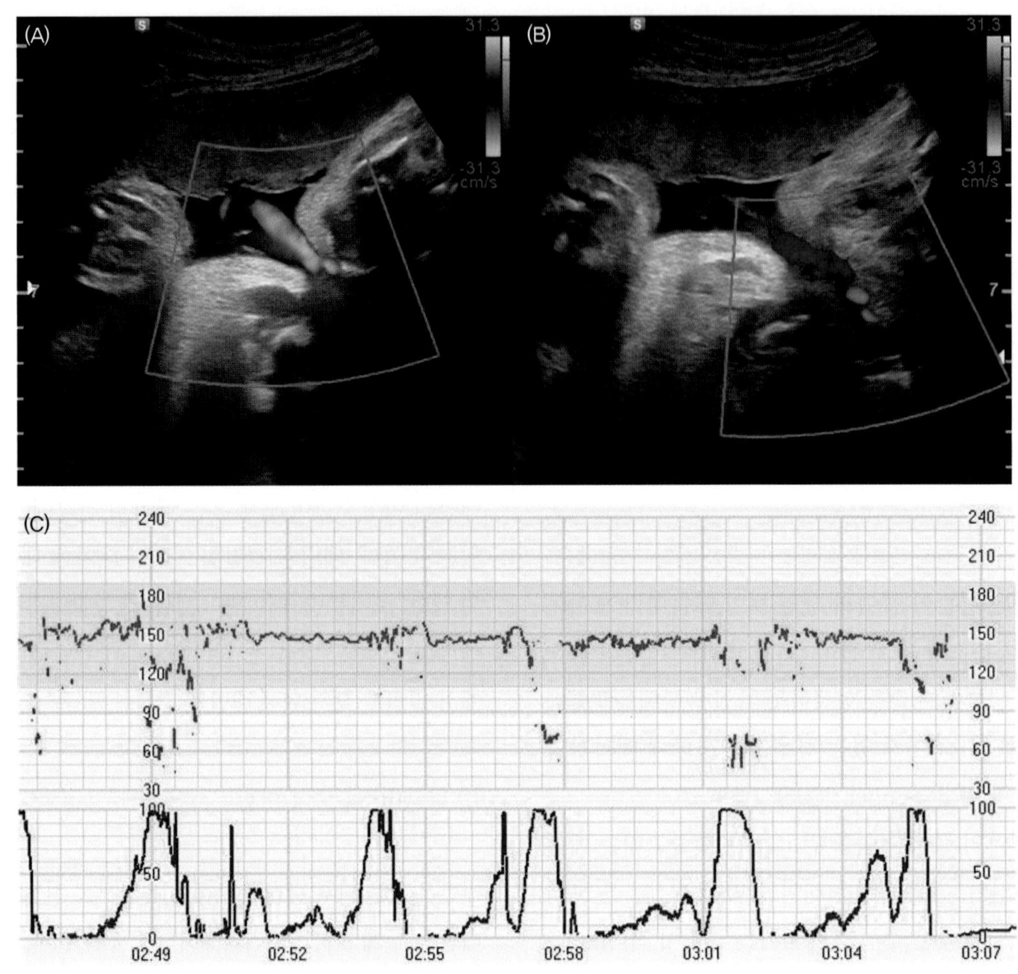

그림 32-8. **탯줄고리.** (A, B) 태아의 목을 감고 있는 탯줄이 보이는 색도플러 소견, (C) 진통중 발생한 변이성 태아심박동감소

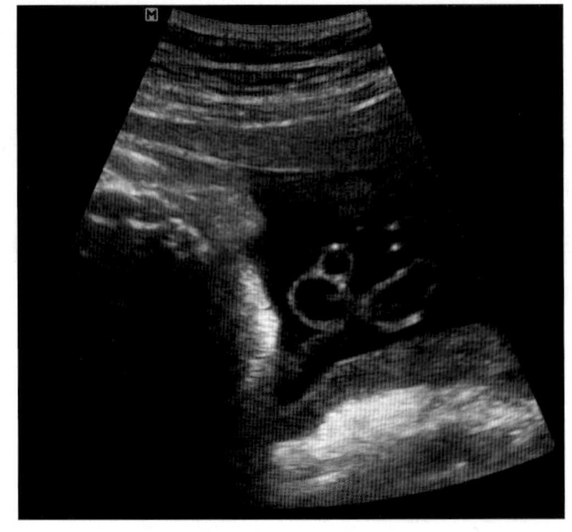

그림 32-9. **단일탯줄동맥**

표 32-1. 태반의 병리학적 검사 적응증

태반 검사의 적응증	
태아 또는 신생아 이상	산과 질환
조산 또는 과숙임신 태아발육제한 또는 거대아 태아 또는 신생아 곤란증 사산 또는 신생아 사망 신생아 질환 선천성 기형 태아 감염 태아수종 태아 혈액 질환 자궁내 태아 치료	임신부의 내과 질환 또는 사망 임신부 감염 임신성 고혈압 양수과소증 또는 양수과다증 산전 또는 산후 출혈 태반 손상 태반 조기 박리 비정상 태반 및 탯줄

참고문헌

- Brace RA, Ross MG. Amniotic fluid volume regulation. In: Fetus and Neonate-Volume 4: Body fluids and kidney function, Brace RA, Hanson MA, Rodeck CH (Eds), Cambridge University Press 1998. p.88.
- Brace RA. Physiology of amniotic fluid volume regulation. Clin Obstet Gynecol 1997;40:280-9.
- Bromley B, Harlow BL, Laboda LA, Benacerraf BR. Small sac size in the first trimester: a predictor of poor fetal outcome. Radiology 1991;178:375-7.
- Cabrol D, Landesman R, Muller J, Uzan M, Sureau C, Saxena BB. Treatment of polyhydramnios with prostaglandin synthetase inhibitor (indomethacin). Am J Obstet Gynecol 1987;157:422-6.
- Cornette L. Fetal and neonatal inflammatory response and adverse outcome. Semin Fetal Neonatal Med 2004;9:459-70.
- Dagklis T, Defigueiredo D, Staboulidou I, Casagrandi D, Nicolaides KH. Isolated single umbilical artery and fetal karyotype. Ultrasound Obstet Gynecol 2010;36:291-5.
- French LM, Smaill FM. Antibiotic regimens for endometritis after delivery. Cochrane Database Syst Rev 2004;CD001067.
- Fujikura T. Fused umbilical arteries near placental cord insertion. Am J Obstet Gynecol 2003;188:765-7.
- Georgiadis L, Keski-Nisula L, Harju M, Räisänen S, Georgiadis S, Hannila ML, et al. Umbilical cord length in singleton gestations: a Finnish population-based retrospective register study. Placenta 2014;35:275-80.
- Ghidini A, Spong CY. Severe meconium aspiration syndrome is not caused by aspiration of meconium. Am J Obstet Gynecol 2001;185:931-8.
- Gizzo S, Noventa M, Vitagliano A, Dall'Asta A, D'Antona D, Aldrich CJ, et al. An Update on maternal hydration strategies for amniotic fluid improvement in isolated oligohydramnios and normohydramnios: evidence from a systematic review of literature and meta-analysis. PLoS One 2015;11:e0144334.
- Greenberg JA, Sorem KA, Shifren JL, Riley LE. Placenta membranacea with placenta increta: a case report and literature review. Obstet Gynecol 1991;78:512-4.
- Heifetz SA. Single umbilical artery. A statistical analysis of 237 autopsy cases and review of the literature. Perspect Pediatr Pathol 1984;8:345-78.
- Hukki J, Balan P, Ceponiene R, Kantola-Sorsa E, Saarinen P, Wikstrom H. A case study of amnion rupture sequence with acalvaria, blindness, and clefting: clinical and psychological profiles. J Craniofac Surg 2004;15:185-91.
- Krakowiak P, Smith EN, de Bruyn G, Lydon-Rochelle MT. Risk factors and outcomes associated with a short umbilical cord. Obstet Gynecol 2004;103:119-27.
- Lubusky M, Dhaifalah I, Prochazka M, Hyjanek J, Mickova I, Vomackova K, et al. Single umbilical artery and its siding in the second trimester of pregnancy: relation to chromosomal defects. Prenat Diagn 2007;27:327-31.
- Magann EF, Chauhan SP, Hitt WC, Dubil EA, Morrison JC. Borderline or marginal amniotic fluid index and peripartum outcomes: a review of the literature. J Ultrasound Med 2011;30:523-8.
- Mark SP, Croughan-Minihane MS, Kilpatrick SJ. Chorioamnionitis and uterine function. Obstet Gynecol 2000;95:909-12.
- Mastrobattista JM, Hollier LM, Yeomans ER, Ramin SM, Day MC, Sosa A, et al. Effects of nuchal cord on birthweight and immediate neonatal outcomes. Am J Perinatol 2005;22:83-5.
- Mills JL, Harley EE, Moessinger AC. Standards for measuring umbilical cord length. Placenta 1983;4:423-6.
- Naeye RL. Umbilical cord length: clinical significance. J Pediatr 1985;107:278-81.
- Newton ER. Chorioamnionitis and intraamniotic infection. Clin Obstet Gynecol 1993;36:795-808.
- Oyelese Y, Culin A, Ananth CV, Kaminsky LM, Vintzileos A, Smulian JC. Meconium-stained amniotic fluid across gestation and neonatal acid-base status. Obstet Gynecol 2006;108:345-9.
- Petrozella LN, Dashe JS, McIntire DD, Leveno KJ. Clinical significance of borderline amniotic fluid index and oligohydramnios in preterm pregnancy. Obstet Gynecol 2011;117:338-42.
- Predanic M, Perni SC, Chasen ST, Baergen RN, Chervenak FA. Ultrasound evaluation of abnormal umbilical cord coiling in second trimester of gestation in association with adverse pregnancy outcome. Am J Obstet Gynecol 2005;193:387-94.
- Pritchard JA. Fetal swallowing and amniotic fluid volume. Obstet Gynecol 1966;28:606-10.
- Rayburn WF, Beynen A, Brinkman DL. Umbilical cord length and intrapartum complications. Obstet Gynecol 1981;57:450-2.
- Reddy UM, Abuhamad AZ, Levine D, Saade GR. Fetal imaging: executive summary of a joint Eunice Kennedy Shriver National Institute of Child Health and Human Development, Society for Maternal-Fetal Medicine, American Institute of Ultrasound in Medicine, American College of Obstetricians and Gynecologists, American College ofRadiology, Society for Pediatric Radiology, and Society of Radiologists in Ultrasound Fetal Imaging Workshop. Obstet Gynecol 2014;123:1070-82.
- Robinson BK, Grobman WA. Effectiveness of timing strategies for delivery of individuals with vasa previa. Obstet Gynecol 2011;117:542-9.

- Rogers, MS, Ip, YW, Qin, Y, Rogers, SM, Sahota D. Relationship between umbilical cord morphology and nuchal cord entanglement. Acta Obstet Gynecol Scand 2003;82;32-7.
- Rouse DJ, Landon M, Leveno KJ, Leindecker S, Varner MW, Caritis SN, et al. The Maternal-Fetal Medicine Units cesarean registry: chorioamnionitis at term and its duration-relationship to outcomes. Am J Obstet Gynecol 2004;191:211-6.
- Satin AJ, Maberry MC, Leveno KJ, Sherman ML, Kline DM. Chorioamnionitis: a harbinger of dystocia. Obstet Gynecol 1992;79:913-5.
- Sepulveda W, Alcalde JL, Schnapp C, Bravo M. Perinatal outcome after prenatal diagnosis of placental chorioangioma. Obstet Gynecol 2003;102:1028-33.
- Smith CV, Plambeck RD, Rayburn WF, Albaugh KJ. Relation of mild idiopathic polyhydramnios to perinatal outcome. Obstet Gynecol 1992;79:387-9.
- Stempel LE. Beyond the pretty pictures: giving obstetricians just enough (umbilical) cord to hang themselves. Am J Obstet Gynecol 2006;195:888-90.
- Tran SH, Caughey AB, Musci TJ. Meconium-stained amniotic fluid is associated with puerperal infections. Am J Obstet Gynecol 2003;189:746-50.
- Zalel Y, Weisz B, Gamzu R, Schiff E, Shalmon B, Achiron R. Chorioangiomas of the placenta: sonographic and Doppler flow characteristics. J Ultrasound Med 2002;21:909-13.

제33장

산과적 출혈

Obstetric Hemorrhage

양정인 | 아주의대
권자영 | 연세의대
최수란 | 인하의대

산과적 출혈은 1999~2000년 우리나라 모성사망의 원인 중 20.4%로 가장 높은 단일 원인이었으나 근래에 산과적 처치 기술의 향상 및 혈액 전달 체계의 개선으로 2008년 이후 증가 추세인 모성사망비에 비해 약 7%까지 감소하였다(통계청 자료)(그림 33-1). 그러나 산과적 색전증 역시 출혈을 일으키는 중요한 원인 중 하나이므로 출혈은 고혈압, 감염과 더불어 전세계적으로 모성사망의 주된 원인이다(서경 등, 2004). 사망의 주요 원인은 이완성출혈, 유착태반, 태반조기박리, 열상 또는 자궁파열, 혈액응고장애, 전치태반의 순이었다(Creanga et al., 2015). 산과적 출혈은 진단

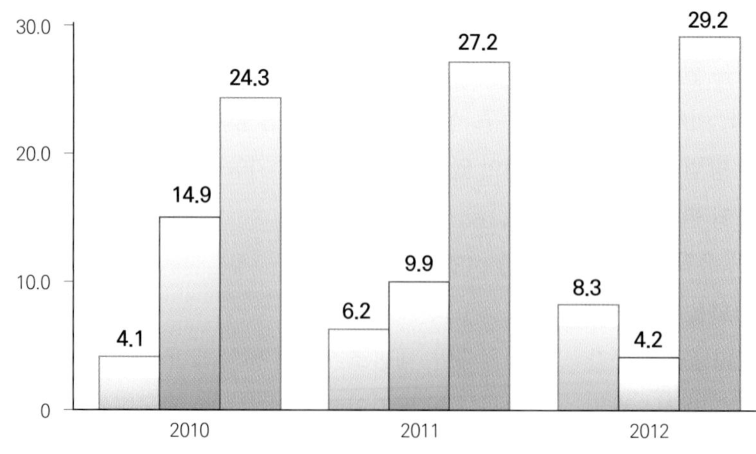

그림 33-1. **주요 모성사망원인 구성비 추이, 2010~2012(통계청)**

이 아니라 임상 양상을 의미하므로 조기 발견, 정상 임신의 혈역동학에 대한 이해를 바탕으로 원인별 처치가 매우 중요하며 표준화된 지침서, 체크리스트, 출혈 키트 등의 준비 및 분만 제3기의 적극적 처치는 모성사망을 줄이는 중요한 방법이다(Clark, 2012; Tunçalp et al., 2013).

1. 개관

1) 모체의 생리적 적응

분만 시의 생리적 출혈에 적응하기 위해 임신 제3삼분기에 임신부 혈장량 42%와 적혈구량 24%가 증가하게 된다. 평균 크기의 여성은 1,000~2,000 ml가 증가되므로 대부분의 임신부는 혈액량 감소로 인한 조기 증상이 잘 나타나지 않아 혈액량 부족의 적절한 평가가 어렵다. 출혈시 생리적 반응은 2단계로 나타나는데 첫 단계로 필수장기의 혈류를 유지하기 위해 혈관수축이 급격하게 이루어지고 두 번째로 간질액이 모세관으로 유입되어 출혈량의 30%가 채워진다. 중증 자간전증 환자에서는 혈장량 증가 기전이 정상적으로 일어나지 않으므로 정상 임신부 혈장보다 약 10% 정도 적다. 그러므로 통상의 임신부보다 자간전증 환자에게 출혈 발생시 위험도가 더 증가한다. 분만시에는 자궁을 구성하는 자궁근을 포함한 세 층의 조직들이 각각 다른 방향으로 수축을 함으로서 태반의 만출과 함께 노출된 혈관들을 압박하여 지혈을 유도하고 부분적인 핏덩이는 혈관내강을 막아 분만후 출혈을 정상적으로 지혈시킨다. 이때에는 단지 수축, 혈관내강의 폐색과 같은 기계적인 방법만으로도 지혈작용이 충분하므로 혈액 응고계의 도움이 필요없으나 효과적인 자궁수축을 방해하는 자궁이완증, 유착태반, 산도의 열상등이 발생할 경우 태반부착부위 지혈을 방해하여 심한 산과적 출혈을 일으키게 된다. 임신 말기 융모간공간(intervillous space)으로 공급되는 혈류양이 분당 최소 600 ml이므로 자궁수축이 부적절할 경우의 실혈 양은 실로 많아지게 된다. 반면 태반부착부위에 인접한 자궁근층이 활발히 수축한다면 설사 응고기전이 심하게 손상되어 있어도 치명적인 출혈은 발생하지 않을 수 있다.

2) 정의 및 발생빈도

일반적으로 분만 3기가 완료된 후 500 mL 이상의 출혈 또는 질식분만 후 500 ml 이상, 제왕절개 분만 후 1,000 ml 이상의 실혈로 정의하기도 한다. 측정되는 실혈 양은 부정확하고, 실제보다 반정도 적게 측정되며 저혈압, 소변량 감소, 어지러움증 등은 실혈양이 10% 혹은 그 이상이 될 때까지도 나타나지 않는다. 환자의 활력 징후, 실혈 양, 수혈되는 농축적혈구 수, 혈색소 감소 정도 등을 복합적으로 고려하여 정의하는 것이 필요하다. 분만 방식에 따른 평균 출혈량은 다르므로 과도한 출혈 즉 산후 적혈구용적율이 10% 이상 감소하거나 수혈이 필요한 경우로 정의했을 때 질식분만인 경우 3.9%, 제왕절개술시 6~8% 빈도를 보인다. 분만전에 출혈이 일어나는 경우에는 전치태반, 태반조기박리, 전치혈관 등이 원인으로 분만 전 출혈이라고 하며 분만 후 출혈은 발생 시점에 따라 분만 24시간 이내에 발생하는 1차성 또는 조기, 24시간 이후부터 분만 6~12주까지 발생하는 2차성 또는 만기 산후출혈로 나눌 수 있다. 1차성 산후출혈의 원인은 자궁이완증이 80% 정도로 가장 많으며, 잔류태반(유착태반), 응고장애, 자궁 뒤집힘이 있다. 태반부착부위 퇴축불완전, 잔류수태산물, 감염, 유전성 응고장애등이 2차성 산후출혈의 원인이다(ACOG Practice Bulletin, 2006). 치료는 출혈의 원인, 환자의 향후 임신에 대한 욕구, 선택 가능한 치료법 등에 따라 다양해진다. 산후 출혈이 있었던 환자의 재발 가능성은 10%이다.

3) 선행요인

전치태반, 태반조기박리 등의 태반착상이상과 거대아, 양수과다증, 쌍태임신 등의 과도한 자궁이완상태, 자간전증 등과 같은 모체혈량 감소 및 분만 중 손상 등이다.

2. 산과적 출혈의 원인

1) 산전 출혈

진통 동안 질을 통한 소량의 출혈은 흔하다. "혈성이슬(bloody show)"은 경관의 소실과 확장의 결과로서 작은 정맥이 찢어져 소량 출혈되는 것이다. 이밖에 질, 자궁경부의 질환에 의해서도 일어날 수 있는데 이 경우에는 출혈량이 많지 않고 대개 자연적으로 지혈되므로 산과적 합병증으로 이어지지 않는다. 그러나 자궁경관의 상방으로 부터, 특히 태반 및 태반혈관으로부터 출혈이 발생하는 경우에는 대량출혈뿐만 아니라 모성, 태아 이환 및 사망으로 이어질 수 있으므로 산과적으로 매우 중요하다.

산전 출혈 중 약 2%는 원인 미상인데 대개 출혈양은 적으며 동반되는 증상이 거의 없거나 있어도 미미하다(McCormack et al., 2008). 또한 자연지혈되므로 산과적 처치가 따로 필요하지 않다. 임신 제2삼분기에 원인미상의 질출혈이 있는 경우에는 그렇지 않은 임신부에 비해 조산, 자궁 내 태아 사망, 태아기형, 저체중아, 신생아 고빌리루빈혈증의 위험성이 증가한다.

(1) 태반조기박리(Placental abruption)

① 정의

태아 만출 이전에 태반이 착상부위에서 박리되는 것을 태반조기박리라 하며, 이 과정에서 자궁벽과 태반사이를 연결하는 혈관들이 터져 태반과 자궁벽 사이에 출혈이 일어난다(그림 33-2). 출혈이 융모막과 자궁벽 사이에 있는 공간을 통해 자궁경관으로 흘러 나오는 경우가 대부분이지만, 태반 뒤로 혈액이 유출되는 경우, 변연이 자궁벽과 붙어 있는 경우, 태반은 완전히 박리되었으나 양막이 자궁벽에 붙어 있는 경우, 혈액이 막을 통해 흘러나온 후 양막강 내에 고여 있거나, 아두가 자궁하절부에 밀착되어 혈액이 흘러나올 수 없는 경우에는 자궁 내에만 출혈이 국한되는 은폐성 출혈이 생길 수 있다. 이와 같은 경우는 산전진단이 어렵고 출혈량의 정도를 정확하게 측정하기 어려울 뿐 아니라 중증 소모성응고장애가 동반되는 빈도가 높아 태아와 임신부에게 매우 위험하다.

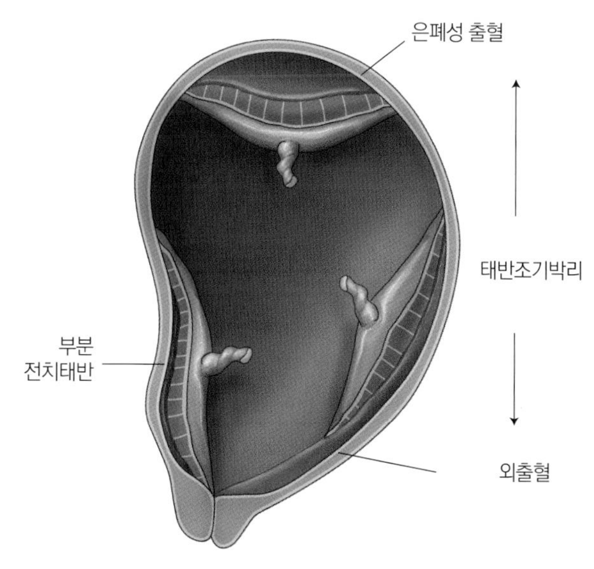

그림 33-2. 은폐성 출혈 또는 외출혈을 동반한 태반조기박리 및 부분 전치태반 출혈

② 병태생리

탈락막 기저층내의 출혈에 의해 시작되며 점차적으로 탈락막이 자궁벽으로부터 분리된다. 혈종이 커질수록 주위에 있는 태반 박리, 압박 및 파괴가 발생하여 태반 내 저항이 증가하게 되고, 프로스타글란딘 분비로 인한 자궁의 과수축으로 인해 태반 혈류공급의 저하가 일어나 태아에게 치명적인 결과를 초래하게 된다. 또한 태반 손상으로 인해 증가된 조직트롬보플라스틴이 모체순환으로 들어가 혈액응고장애가 발생하게 된다(Hall, 2009).

③ 빈도 및 위험요인

태반조기박리의 빈도는 진단 기준이 다를 수 있으므로 다양하여 0.5~1.8%의 빈도로 보고되고 있다(Cresswell et al., 2013). 이전 임신 시 태반조기박리를 경험한 임신부의 경우 다음 임신 시 재발률은 5~17%라고 보고하였다. 모성사망률은 1%, 주산기 사망률은 4.4~67%로 다양한 빈도를 보이며 이는 출혈의 정도, 태아의 미숙정도, 의료수준의 변이에 의한 차이로 생각된다.

태반조기박리의 위험 및 관련 요인은 매우 다양하다.

가. 산모측

- 태반조기박리 과거력: 가장 중요하다.
- 다산(≥3)
- ≥35세
- ≤20세
- 인종: 흑인
- 불량 산과력: 자간전증, 자궁내 태아 발육제한, 사산, 조산
- 임신 중 흡연, 음주, 혈관 수축제 장기 복용
- 고호모시스테인혈증(Homocysteinemia)
- 혈전성향증(Thrombophilia)
- 임신 중 고혈압: 만성 고혈압, 자간전증
- 임신 중 복부 외상
- 거대 자궁근종

나. 태아측

- 다태임신
- 조기양막파수
- 융모양막염
- 태반 이상: 전치태반, 성곽태반(circumvallate placenta)
- 양수이상
- 산과적 시술: 양수감압술, 역아 외회전술(external cephalic version)

④ 임상소견

가. 원인 평가

진단 및 처치가 지연되지 않도록 고위험 요인의 동반 여부를 우선적으로 평가하여 감별진단 시 태반조기박리 가능성을 고려하여야 한다.

나. 증상 및 징후

진단에 가장 중요하며 급성 복통, 질출혈, 자궁압통이 주요 임상소견이다. 태반박리가 중증도 이상인 경우 뚜렷한 임상 증상 및 징후를 동반하지만 경한 경우 증상이 동반되지 않을 수도 있어 박리의 정도와 임상양상은 항상 비례하지는 않는다.

- 질출혈(외출혈)

  정도는 매우 다양하며 약 20~30%에서 은폐성 출혈이 있을 수 있어 질출혈의 양이 태반의 뒤쪽에 생긴 출혈 정도를 정확히 반영하지 않으므로 주의가 필요하다.

- 자궁동통 또는 요통

  심한 출혈이 발생하는 경우에는 자궁근층 및 복막내로 혈관외 혈액 유출이 일어나고 혈종에서 분비된 프로스타글란딘에 의한 자궁의 과도한 경련성 수축이 자궁동통 및 요통을 유발시킨다.

- 자궁 과수축

  자궁수축 검사에서 톱니바퀴 모양같은 빈번한 수축, 또는 기본 양막강내 압력이 50 mmHg 이상, 주기적으로 75~100 mmHg까지 증가하는 지속적 긴장항진이 보이기도 한다(그림 33-3).

- 태아절박가사

  태반 박리의 정도와 출혈이 심한 경우 태아감시장치를 이용한 태아심박동 평가에서 자궁 내 태아 빈혈 및 절박을 시사하는 소견이 동반될 수 있다(그림 33-3).

- 쇼크

  과다출혈이 동반되기 때문에 출혈성 쇼크가 발생할 수 있다. 특히 은폐성 태반조기박리는 이미 쇼크가 진행된 후 종종 진단되기도 한다. 임신부가 총 혈액량의 25~30%를 소실할 경우 혈역학적 불균형이 발생하고 혈압저하, 빈맥, 산증이 따르며 이러한 임상양상이 더욱 심화될 경우 좌심실부전으로 이어질 수 있다. 그러나 쇼크는 출혈의 양과 비례하지 않은 경우도 많은데 그 이유는 태반에서 유래된 조직트롬보플라스틴이 태반이 박리된 곳으로부터 모체측 혈관내로 들어가 혈관내 혈액응고, 저혈압 등의 양수색전증과 같은 증상이

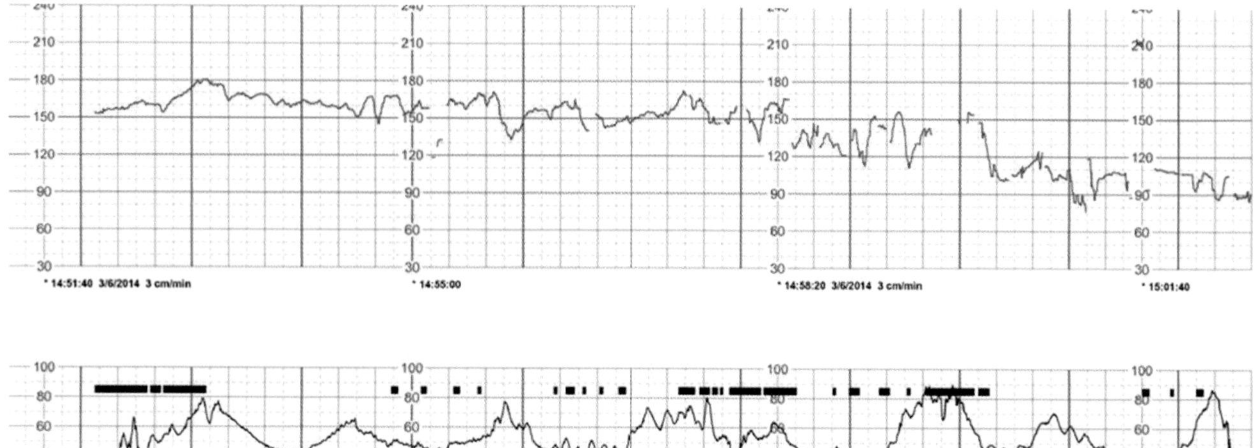

그림 33-3. **태반조기박리의 지속적 자궁수축 과항진 및 태아절박가사. 기본 자궁수축의 정도가 증가되어 있다.**

나타나기 때문으로 생각된다.

- 신부전증

급성 신부전증이 올 수 있다. 과도한 출혈은 신장의 심각한 혈류공급장애를 가져오게 되고 특징적인 신혈관 경련에 의해 가속화된다. 적절하고 적극적인 혈액 및 전해질 용액의 보충이 필수적이며 다행히 많은 경우에 신장 기능은 보존된다. 또한 단백뇨가 흔히 발생하며 이는 분만 후에 대부분 없어진다.

- 소모성 혈액응고 장애(Disseminated intravascular coagulopathy, DIC)

자궁내 태아 사망이 발생할 정도의 중증 태반조기 박리가 있는 임신부의 약 30%는 저섬유소원혈증(혈장농도 150 mg/dL 미만), 섬유소원-섬유소 분해산물 농도 증가, D-dimer 상승 및 다른 응고인자들의 감소를 보인다. 과다출혈로 인한 조직 저산소증과 태반이 박리된 곳으로부터 다량으로 분비된 조직트롬보플라스틴 등의 응고 인자가 모체 혈액내로 유입되면서 혈관내피세포 손상 및 혈관내 응고가 범발성으로 일어나 발생하는 것으로 생각된다.

- 자궁태반졸증(Uteroplacental apoplexy, Couvelaire uterus)

혈관 외로 유출된 혈액이 광범위하게 자궁근층과 장막하로 퍼지게되어 자궁이 붉거나 파랗게 보이는 현상으로 쿠브레르(Couvelaire)가 처음 기술하여 쿠브레르 자궁이라고도 불린다(그림 33-4). 자궁근층의 혈종은 대부분 자궁수축을 방해하지 않아 자궁적출의 적응증은 아니다.

- 시한씨증후군(Sheehan's syndrome)

분만 중 심한 출혈, 과도한 초기 산후출혈에 의해서 분만후 나타나는 수유장애, 무월경, 유방의 위축, 치모와 액모의 손실, 갑상선기능저하증, 부신피질호르몬결핍증 등이 특징인 시한씨증후군이 생길 수 있다. 그러나 심한 산후출혈을 경험한 임산부의 대부분은 시한씨증후군이 발생하지 않으며 출혈을 경험하지 않는 경우에도 병발할 수 있어 정확한 병인은 확실치 않다. 일부에서는 뇌하수체 전엽의 괴사에 의한 뇌하수체호르몬 분비장애로 내분비계이상이 생기게 된다. 발생빈도는 분만 10,000건당 1로 추산하였으나 훨씬 적을 것으로 보인다. 시한씨증후군으로 진단된 54명의 뇌단층활영소견에서 비정상적 뇌하수체 모양 및 터키식안장의 전체 혹은 부분적 결손이 발견되었다(Bakiri et al., 1991).

⑤ 진단 및 감별진단

태반조기박리가 의심되는 증상 및 징후를 보인다면 태반조기박리에 준한 처치를 바로 시행한다. 임상증상 또는 징후가 경하여 진단이 불확실할 경우 초음파 검사를 시행하여 태반과 자궁벽 사이에 혈종이 있는지 여부를 확인할 수 있다(그림 33-5). 그러나 초음파 검사를 이용한 태반후혈종(retroplacental hematoma)의 진단은 민감도 및 특이도가 낮고 관찰되지않다 하더라도 가능성을 배제할 수 없다.

임상양상이 분명한 중증 태반조기박리의 진단은 대부분 어렵지 않으나 경증이거나 중등도일 경우 확진은 쉽지 않기 때문에 감별진단이 필요하다. 특히 질출혈이 있는 경우 전치태반, 조기진통 및 출혈을 동반한 다른 원인들과의 감별이 필요하다(표 33-1).

⑥ 처치

가. 활력징후 및 질출혈 평가

다량의 질출혈, 저혈압 및 빈맥 소견을 보이면 우선 출혈량 3배 정도의 정질액을 정주하여 혈압 유지를 위한 노력을 한다.

나. 혈액검사

혈색소, 혈소판 수치 및 응고인자 검사를 시행하여 수혈 여부를 평가하고 교차교잡검사(cross matching)를 시행하여 적절한 혈액을 준비한다. 신선 전혈로 수혈을 시작하는 것이 가장 좋으나 요즘은 전혈을 준비하기가 쉽지 않으므로 농축적혈구를 사용한다. 적혈구용적율 30% 이상과 소변량이 적어도 시간당 30mL 정도 되도록 보충하여야 한다. 대량수혈을 해야 할 경우 혈청 칼륨 수치를 모니터하여 과칼륨혈증이 오지 않도록 한다. 혈소판 수치는최소 50,000/mm³ 이상이 되도록 하며 이보다 낮을 경우 수혈이 필요하다. 혈중 섬유소원이 100mg/

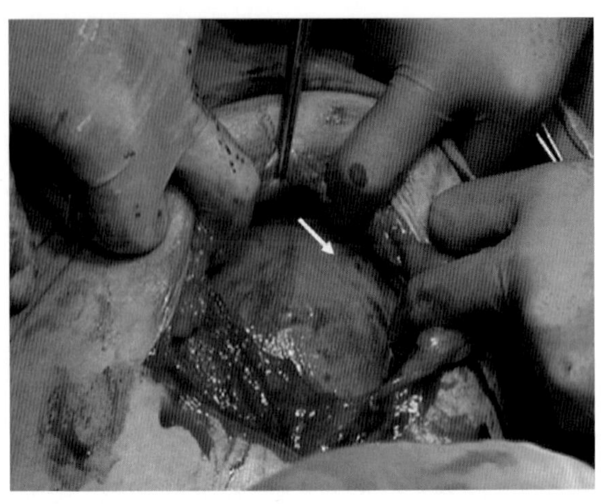

그림 33-4. **태반조기박리 수술 소견**(화살표: 자궁 근막위 점출혈 소견)

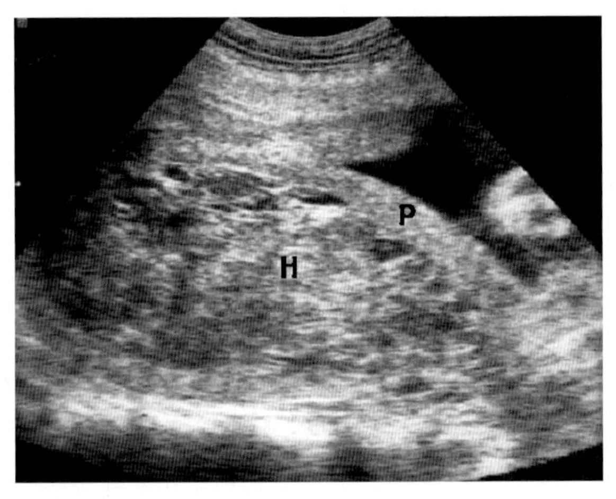

그림 33-5. **태반조기박리시 초음파소견**
태반 뒤 혈종이 보임. P: 태반, H: 혈종

표 33-1. **태반조기박리와 전치태반의 감별사항**

임상양상	감별 질환	
	태반조기박리	전치태반
자궁수축을 동반한 동통	(+)	(−)
자궁 압통	(+)	(−)
1차적 위험	태아/산모	산모
출혈 혈액	모체	모체
초음파의 유용성	(±)	(+)
제왕절개 필요성	(±)	(+)

dL 미만일 경우 신선냉동혈장이나 냉동침전(cryoprecipitate)을 투여하여, 섬유소원농도가 100 mg/dL 이상이 되도록 교정해 준다(American Society of Anesthesiologists Task Force on Obstetric Anesthesia, 2007; Hall et al., 2009).

다. 분만결정

태반조기박리의 치료는 모체와 태아의 상태에 따라 다르다. 태반조기박리에 의한 미숙아 분만이 주산기 사망의 주원인이므로 태아가 미숙한 경우에는 태아이상을 보이는 태아심음양상의 증거(지속적인 서맥, 심한 태아심박하강, 정현곡선 태아심박동:sinusoidal fetal heart rate 등)가 없고 임신부의 활력징후가 안정적이면서 출혈이 적다면 철저한 감시 하에 임신을 지속시킬 수 있다. 그러나 태반조기박리가 경하다 하여 자궁내 상태가 안전하다고 할 수 없고 갑자기 진행될 수 있으므로 태아 안녕 및 산모의 증상과 징후를 지속적으로 평가하고 언제든 응급분만을 할 수 있는 대비를 하여야 한다(그림 33-6).

분만은 태아가 사망하였거나, 소생불가능한 임신주수라면 질식분만이 추천되나, 수술적 분만을 요하는 산과적 합병증이 있는 경우라면 제왕절개수술이 권장된다. 소생 가능한 주수의 태아의 경우, 질식 분만이 임박하지 않은 경우나 자궁경부가 unfavorable한 경우, 기타 질식분만의 금기증이 있는 경우라면 제왕절개수술을 시행하는 것이 일반적이다. 질식분만이 추천되나 태아 절박이 있거나 수술적 분만을 요하는 산과적 합병증이 있는 경우에는 제왕절개분만을 시도한다.

라. Rh 동종면역(Rh isoimmunization)

태아 모체간 수혈이 발생할 수 있기 때문에 임신부의 혈액형이 Rh 음성인 경우 산모가 RhD에 감작되지 않도록 항D면역글로불린을 투여해야 한다(Hall et al., 2009).

(2) **전치태반**(Placenta previa)

① 분류

통상적으로 전치태반은 질식 초음파 검사에서 태반의 가장자리와 자궁경부의 내구 또는 자궁경부 변연부와의 거리를 평가하여, 자궁부내구가 태반에 의해 완전히 덮여 있는 경우 완전전치태반, 부분적으로 덮여있는 경우 부분전치태반, 자궁경부 내구의 변연에 태반의 끝부분이 위치하는 경우 변연전치태반이라 구분하였다(Oppenheimer, 2007;

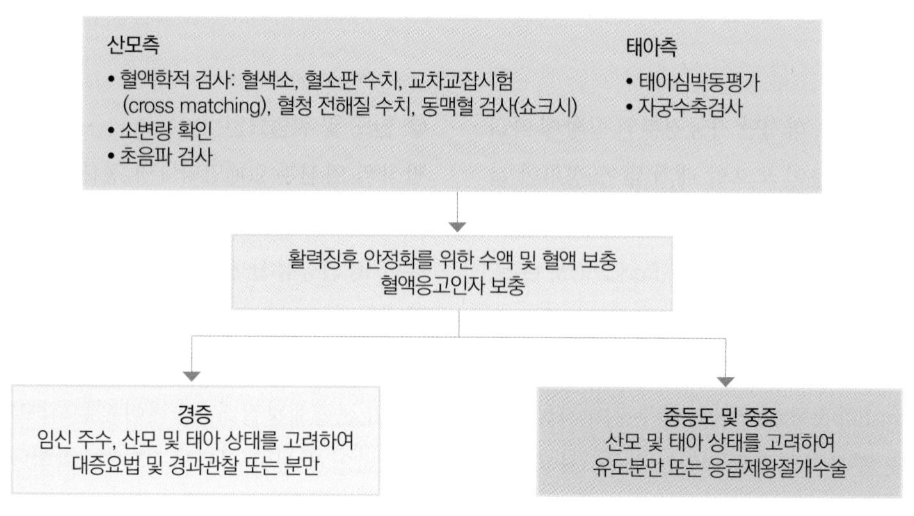

그림 33-6. **태반조기박리 임신부의 처치**

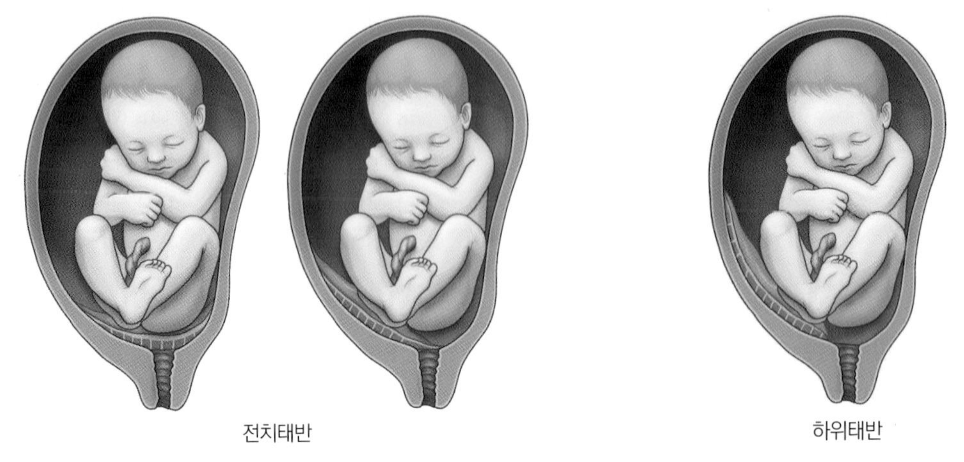

그림 33-7. **전치태반의 분류**

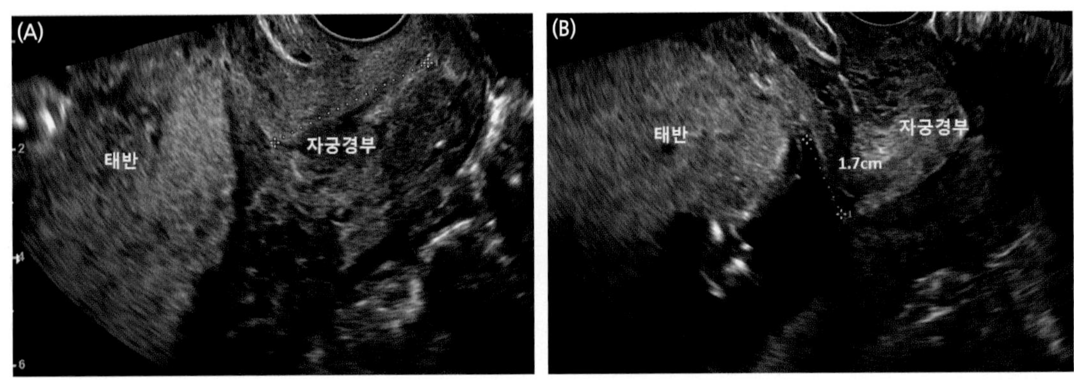

그림 33-8. **임신 34주 산모의 전치태반 경질 초음파 소견.** (A) 전치태반, (B) 하위태반

D'Antonio F et al., 2014). 하지만 자궁경부의 상황에 따라 부분, 변연전치태반의구분이 모호할 때가 많아 정확한 분류가 어렵다. 따라서 2014년National Institutes of Health에서 주관한 Fetal Imaging Workshop (Reddy UM et al. 2014) 에서는 다음의 분류를 권장하고 있다(그림 33-7).

- 전치태반(placenta previa): 태반의 끝부분이 자궁경부 내구를 완전 또는 부분적으로 덮고 있는 경우(그림 33-8A)
- 하위태반(Low-lying placenta): 태반의 끝부분이 자궁경부의 내구로부터 2 cm 이내 위치한 경우(그림 33-8B)

② 빈도 및 위험요인

만삭의 임신부 200명당 1명 정도로 보고되고 있으며, 만 35세 이상, 다산부, 다태임신, 선행제왕절개분만력, 자연유산 및 인공유산 시술력, 흡연 등이 전치태반 발생을 증가시키는 것으로 알려져 있다(Frederiksen et al., 1999). 즉, 35세 이상의 임신부에서 전치태반 발생빈도는 2%이며, 1회의 선행제왕절개수술력이 있는 산모가 다음 임신시 전치태반이 발생할 위험이 4.5배, 2회의 선행제왕절개수술력 있는 경우는 7배 증가한다. 4회 이상 제왕절개술의 경우 약 8배 이상 전치태반의 발생률이 증가한다. 흡연은 전치태반의 상대적 위험도를 2배 증가시킨다. 또한 이유는 명확치 않으나 서양인에 비해 동양인에서 전치태반 발생률이 2.5배 증가하는 것으로 보고되고 있다(Cresswell et al., 2013). 원인은 불분명하지만 전치태반이 저체중아, 뇌발달장애, 영아돌연사증후군의 발생 증가와 관련이 있는 것으로 보고되었다(Crane et al., 1999; Li et al., 1999; Spinillo et al., 1999).

③ 전치태반의 자연소실

임신 중기 초음파 검사에서 전치태반이 진단 되었더라도 분만에 가까워질수록 약 2/3는 태반의 위치가 자궁기저부를 향해 올라가게 되며 특히 임신 초기에 진단된 하위태반의 90%는 임신 3분기에 소실되게 된다. 이는 태반 자체가 위쪽으로 이동(migration) 하는 것이라기 보다는 임신 후반으로 갈수록 자궁기저부의 혈액순환이 증가하여 결과적으로 영양공급이 원활하게 되므로 태반이 자궁기저부 쪽을 향해 자람과 동시에 영양공급이 상대적으로 적은 자궁하절부에 착상되어 있던 태반은 영양결핍으로 인해 퇴화 및 위축되는 영양주향성(trophotropism)이 일어나기 때문이라 추측된다. 이에 더해 임신 후반으로 갈수록 자궁하절부가 팽창되어 결과적으로 태반과 자궁내구의 거리가 멀어지는 결과를 초래하므로 전치태반의 자연 소실이 발생하게 되는 것이다(Rao et al., 2012).

④ 진단

가. 초음파 검사

태반의 위치를 알 수 있는 가장 간단하고 정확하며 안전한 방법은 초음파 검사이다(Oppenheimer et al., 2007)(그림 33-8). 따라서 과거에 전치태반 진단을 위해 시행했던 자궁경부를 통한 태반의 촉지는 더 이상 시행하지 않는다. 초음파 검사는 복부, 질, 외음부를 통해 시행할 수 있으며, 방광이 과도하게 팽창되어 있으면 자궁하절부가 눌려 자궁경부처럼 보이기 때문에 태반의 변연부와 자궁경부(실제는 자궁하부)가 더 가까이 있는 것처럼 오인되므로 방광을 비운 후 다시 한번 시행하여 확인하여야 한다. 경질초음파 검사가 보다 진단적 정확도가 높다.

나. 임상 증상

임신 2기 말, 3기에 들어서면서 자궁하절부가 얇아지거나 자궁경부의 숙화로 인해 개대가 일어나면 그 부위에 착상되어 있던 태반으로부터 질출혈이 발생할 수 있다. 따라서 전치태반과 관련된 질출혈은 대개 임신 2분기 후반 이후에 발생하며 통증이 동반되지 않는 특징이 있다. 처음에 발생하는 출혈은 소량으로 시작되어 자연적으로 멈추게 되지만 차츰 자주 재발하게 된다. 임신부의 혈압이 떨어질 정도로 갑작스러운 대량출혈이 일어날때는 태아의 서맥 또는 산모 및 태아의 건강을 위협할 수도 있다.

⑤ 처치

전치태반을 가지고 있는 임신부의 처치는 태아의 성숙상태, 출혈양, 태아의 안녕상태, 임신부의 활력징후, 진통 여부를 고려해야 한다(그림 33-9).

출혈이 있는 경우 모체와 태아의 안전에 중점을 두는 것이 가장 중요하며 즉각적인 분만 대신 보존적 처치를 시행하려면 다음 네 가지 사항을 만족해야 한다.

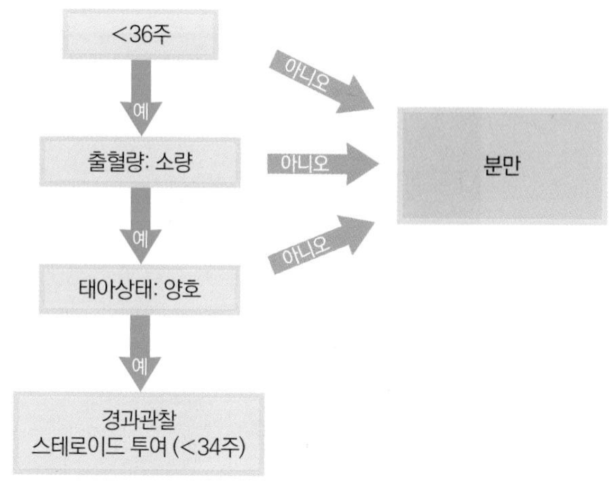

그림 33-9. 질출혈을 동반한 전치태반 임신부의 단계적 처치

- 임신부 상태가 안정적이다.
- 질출혈이 멈추었다.
- 태아심박동 감시장치상 태아는 건강하다.
- 언제든지 제왕절개술을 시행할 준비가 되어 있다.

태아가사 등의 태아 요인과 진통억제제 투여로 치료에 실패한 조기 진통, 과도한 질출혈 등이 있으면 분만이 즉시 필요하며 제왕절개분만을 해야 한다. 무증상 전치태반을 동반한 산모의 경우 계획된 제왕절개수술을 시행하는 시기는 34~38주 경이 권장되며, 심각한 감입태반이 강력히 의심되는 경우에는 34~36주에 시행하는 것을 고려할 수 있다(SMFM 2017, Williams Obstetrics 25판 ch 41 p777-781).

자궁절개는 일반적으로 횡절개를 시행하지만 자궁의 앞쪽에 위치한 완전 전치태반, 태아가 횡위로 있는 경우에는 태반 출혈을 최소화하고 보다 용이한 태아 만출을 위해 종절개를 시행할 수도 있다. 전방 태반의 경우 자궁절개시 광범위한 태반 손상이 불가피하여 태아로부터 실혈이 일어날 수 있으므로 신속히 태아를 만출하고 제대를 결찰한다.

하위태반에 대해서는 69~76.5%에서 출혈 없이 성공적으로 질식분만이 가능하였으나 나머지는 진행 중 출혈이 발생하여 응급제왕절개수술을 시행해야 하였다(Vergani et al., 2009). 따라서 하위태반의 경우 임신부 및 보호자와 충분한 정보공유 및 상담을 통한 분만방법의 결정이 필요하다. 자궁하절부는 수축을 담당하는 근육층이 없어 태반 만출 전, 후 다량의 출혈이 있을 수 있다. 특히 기왕제왕절개분만력과 비례하여 유착태반이 동반될 가능성이 높아 심각한 산후출혈로 이어질 수 있으므로 철저한 수술 전 준비가 필요하다.

(3) 전치혈관(Vasa previa)

그림 33-10과 같이 태반의 변연부에 삽입된 제대로 부터 이막을 따라 부태반(succenturiate placenta)으로 뻗어있는 태아이행혈관(fetal aberrant vessels)이 자궁경관의 내구에 위치해 있는 경우를 전치혈관이라 한다(김주현 등, 2008).

① 정의 및 빈도

자궁내구를 지나가는 태아이행혈관은 태아 선진부 앞에 위치하게 되므로 전치혈관이라 하며 발생 빈도는 1,000~2,500분만당 1이다(Oyelese et al., 2004; Rebarber et al., 2014). 진통 시 태아의 선진부로 인해 전치혈관이 눌릴 경우 태아 서맥이 발생할 수 있고 만약 혈관이 있는 곳의 양막이 파막될 경우 혈관 파열로 인한 태아출혈 때문에 약

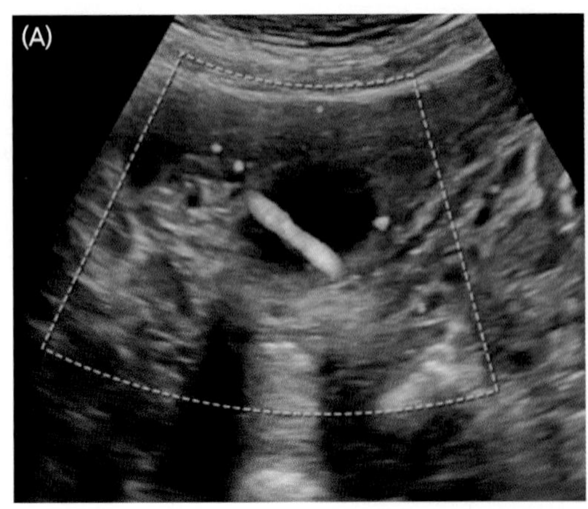

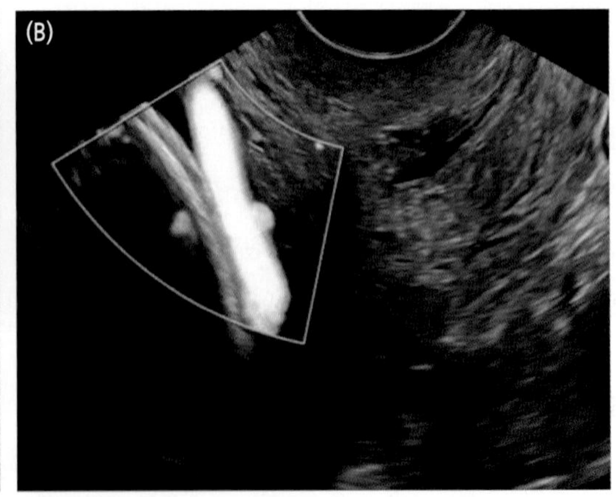

그림 33-10. 임신 32주 산모의 전치혈관의 색도플러 초음파 소견
복부초음파 (A)와 질 초음파 (B) 검사에서 자궁경부 내구 상방 가로지르는 태아혈관이 관찰됨.

60%에서 태아사망이 발생한다(Nishtar et al., 2012).

② 진단 및 처치

산전에 대부분 무증상이므로 진단이 매우 어렵우며, 산전 진단이 항상 가능하지는 않다. 따라서 초음파 검사 시 태반, 제대, 그리고 자궁경부내구 주변 평가에 특별한 주의를 기울여야 한다. 특히 제대의 막양부착(velamentous cord insertion), 부태반(succenturiate/accessory placenta) 또는 이엽태반(bilobed placenta)과 같이 이행혈관을 동반하는 태반 기형의 경우, 내진 시 자궁경부 안쪽 양막부위에서 태 아심박동과 일치하는 혈관 박동이 느껴지는 경우, 그리고 산전 출혈을 주소로 내원한 산모에서 전치혈관의 유무를 복부 또는 질초음파를 이용하여 확인하고 의심되는 경우 색도플러검사를 실시하여야 한다. 임신 중기 초음파 검사에서 진단된 전치혈관의 15%는 임신 3분기에 자연 소실된다(Rebarber et al., 2014). 그러나 전치혈관 산모의 약 1/4에서 조산을 하는 경우가 있으므로, 28~32주 사이에 필요에 따라 산전 스테로이드 투여를 고려할 수 있으며, 임상상황에 따라 30~34주 사이 입원하여 경과 관찰을 할 수도 있다(SMFM 2015). 무증상 전치혈관 산모의 경우 진통 및 양막파수로 인한 태아 사망 및 이환을 예방하기 위해 임신 34~37주경 제왕절개수술을 시행하는 것이 권장된다(SMFM 2015). 진통 및 양막파수로 인한 태아 사망 및 이환을 예방하도록 한다(Rebarber et al., 2014).

진통과 동반되어 반복적으로 나타나는 태아서맥, 양막파열과 동시에 다량의 질출혈을 주소로 내원한 산모는 전치혈관과 태아혈관 파열의 가능성을 고려하여야 하고 이 질환이 의심되면 응급 제왕절개분만시행하는 것이 권장된다.

2) 산후출혈

(1) 분만 제3기 출혈

혈액량 감소에 따른 적절한 수액과 수혈이 제공되지 않을 때, 심각한 산후 출혈은 산모 사망의 원인이 될 수 있으며, 가장 많은 원인으로 자궁 이완증, 다음으로 태반조기막리에 의한 출혈, 범발성혈관내응고에 의한 응고장애 출혈, 산도열상, 태반유착 순이다.

태아 분만 후부터 태반 만출이 이뤄지는 분만 제3기에는 불가피하게 어느 정도 출혈이 일어나게 된다. 태반 부착부위에서 만출이 완료될 때까지 출혈이 계속 있게 되고, 이후에도 아직 완전히 수축되지 않은 자궁에서 출혈이 있을 수 있다. 질식분만 후 태반이 자연적으로 만출될 때까지 어느 정도의 시간이 소요되는지에 대한 명확한 답은 없으나 대개 30분 이내에 만출이 이루어지지만 분만 제3기가 길어지면 산후에 수혈 가능성이 증가한다.

태반이 자연적으로 분리되지 않을 때는 때로 수기가 필요하며 자궁수축을 돕기 위해 옥시토신을 사용한다.

① 태반수기박리술

적절한 진통조절이나 마취가 필요하다. 무균술로 시행해야 하며 한 손으로는 복벽위로 자궁저를 잡고 다른 한 손을 질 내로 넣은 후 제대를 따라서 자궁 속으로 넣는다. 태반에 손이 닿으면 가장자리를 확인하고 태반과 자궁벽 사이로 손을 밀어 넣는데 이때 손을 자궁벽 쪽으로 향하게 하고 나서 서서히 태반을 분리시킨다(그림 34-11). 이후 자궁과 접한 손등으로 책장을 분리하는 동작과 유사하게 자궁에 붙은 태반을 벗겨나간다. 완전히 분리된 후에는 손 전체로 태반을 잡고 서서히 빼낸다. 양막은 필요하면 고리집게(ring forcep)로 탈락막에서 조심스럽게 떼어낸다.

② 태반만출 후의 처치

자궁수축이 잘 되는지를 확인하기 위하여 자궁저부를 만져보고 만약 좋지 않으면 자궁저부를 강하게 마사지하며, 필요시 20 U 옥시토신을 1,000 mL 링거액 혹은 생리식염수에 혼합하여 분당 10 mL로 정주한다. 만약 옥시토신을 희석시키지 않고 한꺼번에 다량 주입하면 부작용으로 심각한 저혈압이나 부정맥이 발생할 수 있다.

(2) 자궁이완증(Uterine atony)

분만 제3기 이후 출혈의 가장 많은 원인이다. 자궁이완증에 의한 출혈을 진단하기 위해서는 다른 원인에 의한 출혈을 배제하여야 한다. 먼저, 만출된 태반을 펼쳐 자궁벽에 부착되었던 면과 태아융모양막의 결함과 부태반 유무를 꼼꼼히 살펴보아야 한다. 제왕절개분만중에는 태반만출 후 직접 자궁 내부를 확인할 수 있지만, 질식분만인 경우 무균적으로 소독장갑을 착용하고 자궁 내로 손을 넣어 잔류태반을 확인하여야 한다. 이때 복부초음파검사를 동시에 시행하면 잔류태반과 부태반 확인에 도움이 된다. 다음으로 질경을 삽입하여 자궁목을 살펴 출혈되는 열상이 있는지, 출혈이 자궁목 안쪽에서 나오고 있는지 확인하며 자궁목부터 질 입구까지 전체 질벽도 꼼꼼히 살펴 열상이나 혈종 유무를 확인하여야 한다. 때로 자궁목 안쪽으로 아래자궁분절 부근 열상으로 출혈이 되기도 한다. 자궁이 지속적으로 이완된 상태일 때, 자궁 기저부를 강하게 마사지하거나 두손압박을 시행하며 출혈을 감소시킬 수 있고, 자궁수축제를 사용할 수 있다. 저혈량쇼크에 준하여 조치를 취한다. 자궁이완증의 위험요인으로, 거대아, 쌍태아, 양수과다증과 같이 과도하게 자궁이 확장되었던 경우, 지연진통 분만, 키움진통 분만, 급속분만 외 산후출혈 병력, 융모양막염 등으로 자궁수축력이 떨어지는 경우 등이 있다.

① 내과적 치료: 자궁수축제(Uterotonics)

가. 옥시토신(Oxytocin)

모든 임산부에 첫번째로 사용할 수 있는 자궁수축제로, 자궁근층에 직접 10 U을 주사하거나, 10~40 U/L를 생리식염수, 링거에 섞어 정맥 내 주입할 수 있다. 옥시토신 사용의 금기는 없으나 저혈압이나 심부정맥을 유발할 수 있고, 많은 양을 투여할 때는 항이뇨 효과를 주의해야 한다.

나. 에르고트 알칼로이드(Ergot alkaloid)

에르고트 알칼로이드인 methylergonovine (methergine) 0.2 mg을 매 4~6시간 간격으로 근육주사한다. 빠른 효과를 얻기 위하여 정맥주사로 사용할 수 있으나, 중증고혈압을 유발할 수 있고 조직허혈을 초래할 수 있어 전자간증, 고혈압 환자는 금기이다.

다. 프로스타글란딘(Prostaglandins)

15-methyl prostaglandin F2α 유사체(15-methyl PGF2α, carboprost tromethamine)를 자궁근육에 250 mcg 주사할 수 있다. 약 20%에서 설사, 고혈압, 구토, 발열, 홍조, 빈맥순으로 부작용이 발생하였다. 몇몇의 환자에서는 심각한 고혈압이 발생하였다. 프로스타글란딘의 F-계열은 기관지 수축작용이 있으므로 천식이 있는 환자는 금기이다. 간, 신장, 심장 질환이 있는 경우에도 사용에 유의한다. 프로스타글란딘 E2 유사체(sulprostone) 500 mcg를 생리식염수 500 ml에 용해하여 점주로 사용할 수 있다(Tuncalp et al., 2013).

라. 옥시토신 유사체 carbetocin

자궁근층의 옥시토신 수용체에 작용하며, 옥시토신보다 지속 시간이 길고 특히 분만 제3기 태반만출 전에 사용하는 적극적 처치 시 산후 출혈의 발생빈도를 낮춘다는 보고가 있다(Borruto et al., 2009).

② 눌림증 치료 술기(Tamponade technique)

분만 후 자궁 마사지와 자궁수축제 사용에도 불구하고, 출혈이 지속될 때 사용할 수 있다.

가. 두손 자궁압박법(Bimanual uterine compression)

한 손은 질쪽에서 다른 한 손은 하복벽에서, 양쪽에서 자궁을 압박하는 방법으로 초기에 사용하여 자국근육무력증에 의한 출혈을 효과적으로 감소시킬 수 있다(그림 33-11).

나. 풍선 눌림증(Balloon tamponade)

24F 도뇨관을 자궁강 내에 넣고 60~80ml의 생리식염수를 주입하면 팽창되어 지혈을 유도할 수 있다. 자궁강 내 출혈이 지속되면 폴리 도뇨관의 한쪽 관으로 혈액이 흘러내리므로 출혈 여부 및 정도를 확인할 수 있고 다른 관으로는 자궁수축제를 연결하여 자궁강 내로 흐르도록 하여 자궁수축을 향상시키는 효과를 기대할 수 있다. 조직괴사를 막기 위해 12~24시간 후 제거해야 한다(Room et al., 2003).

Segstaken-blakemore tube (S-B tube)는 일반적으로 식도정맥류 파열이 있을 때 사용하지만 자궁이완증에 의한 산후 출혈 시에도 64~83%의 성공률을 보고하였다(남안나 등, 2006; 조필제 등, 2007).

바크리 산후 출혈 풍선방법(Bakri postpartum balloon)은 수액을 최소 150 ml에서 최대 300~500 ml까지 주입하여 누름에 의한 지혈효과를 극대화시킬 수 있는 장점이 있다. 조직 괴사를 막기 위해 12~24시간 후 제거해야 하며 혈관색전술 시행 전 출혈을 줄이기 위해 사용할 수도 있다(그림 33-12).

그 외에 Rusch balloon과 condom catheter 등을 사용할 수 있다.

③ 외과적 치료

내과적 처치 및 수기에도 출혈이 지속될 경우 임산부의 생명을 구하기 위해 수술적 요법이 필요하다. 자궁을 보존하는 방법인 압박 봉합, 자궁동맥 결찰술, 내장골동맥 결찰술, 혈관조영술에 의한 색전술 등과 자궁적출술로 나눌 수 있다.

가. 자궁압박봉합(Uterine compression suture)

- B-Lynch 봉합(B-Lynch suture)

  자궁 전체를 75 mm 둥근 바늘이 달린 봉합사를 사용하여 전체 자궁의 앞과 뒤쪽 벽을 멜빵모양으로 길게 압박 결찰을 하는 것이다(B-Lynch et al., 1997)(그림 33-13). 변형 방법들도 보고되어 질식분만 후 개복, 자궁의 아래쪽을 절개하지 않고 멜빵처럼 묶어 지혈하는 방법도 사용할 수 있다(채용화 등, 2010). 단독으로 또는, 다른 방법과 같이 사용할 수도 있다(그림 33-14).

- 지혈봉합(Hemostatic multiple squre suturing)

  제왕절개 분만 후 출혈이 지속될 때, 출혈이 되는 부위를 중심으로, 자궁의 앞과 뒤쪽 벽이 서로 마주 붙어 자궁강이 없도록 사각형으로 봉합해주는 방법이다(Cho et al., 2000)(그림 33-15)

나. 골반혈관 결찰술(Pelvic vessel ligation)

- 내장골동맥 결찰(Internal iliac artery ligation)

  총장골동맥 부위의 복막을 열고 외장골동맥과 내장골동맥 분지 부위를 노출시킨다. 총장골동맥의내외 장골동맥 분지점에서 5 cm 정도 떨어진 원위부를 직각겸

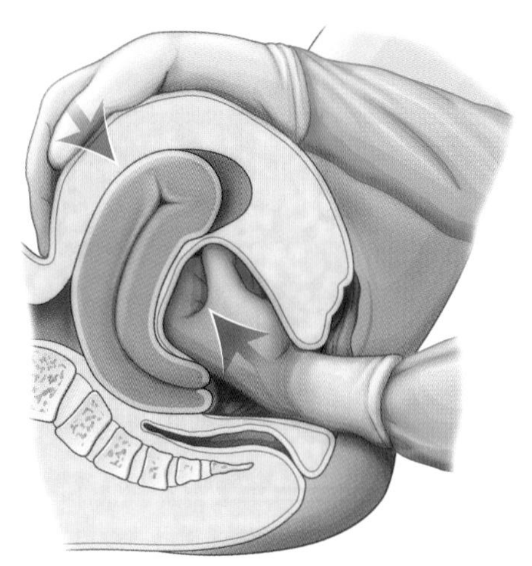

그림 33-11. **양손으로 자궁을 압박하고 복부쪽의 손으로 자궁마사지를 하여 자궁이완증에 의한 출혈을 효과적으로 감소시킬 수 있다.**

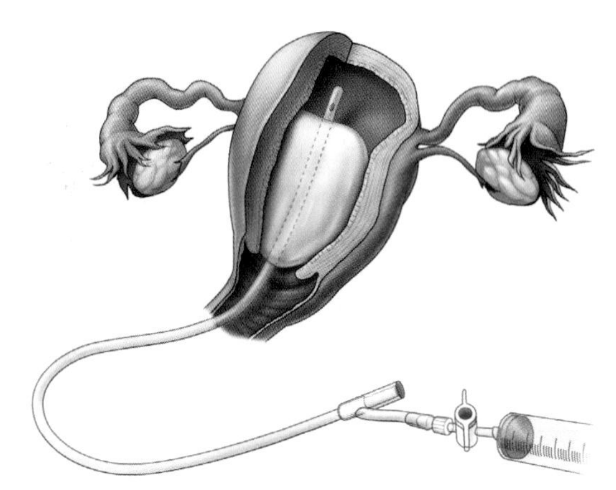

그림 33-12. **바크리 산후 출혈 풍선방법**

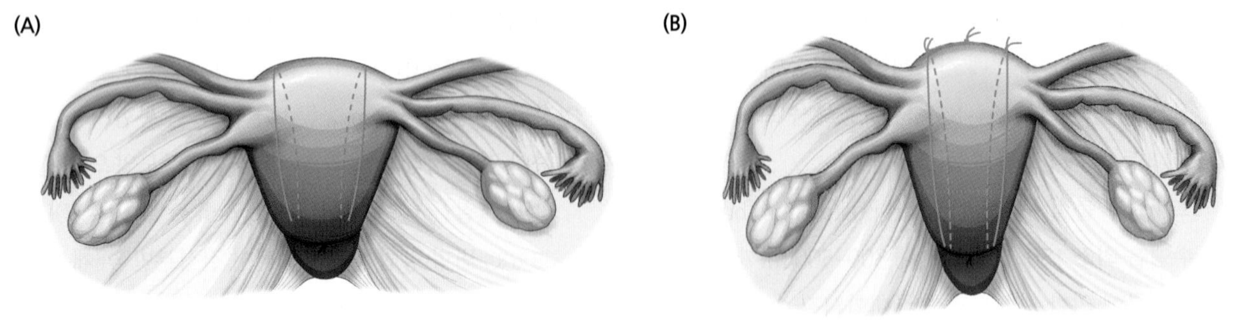

그림 33-13. **B-Lynch 결찰술(A), 변형 B-Lynch 결찰술(B)**

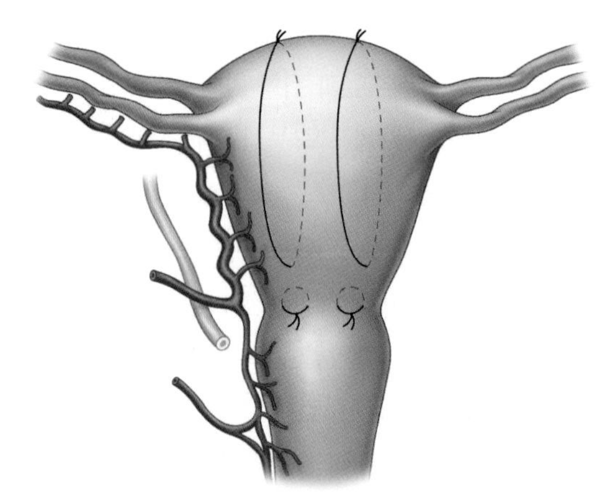

그림 33-14. **Hayman 변형 결찰**

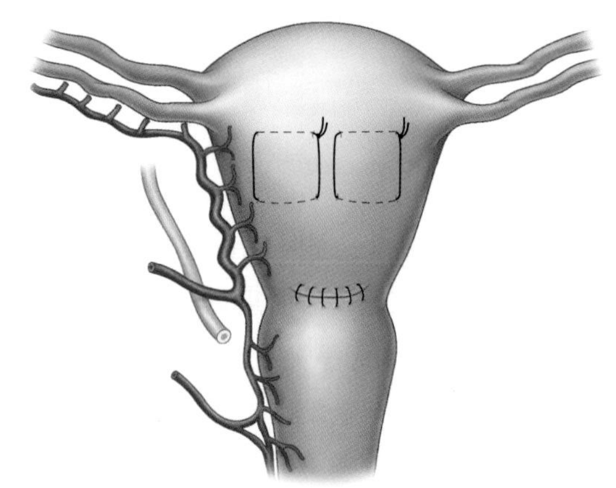

그림 33-15. **Cho 다중 사각 결찰**

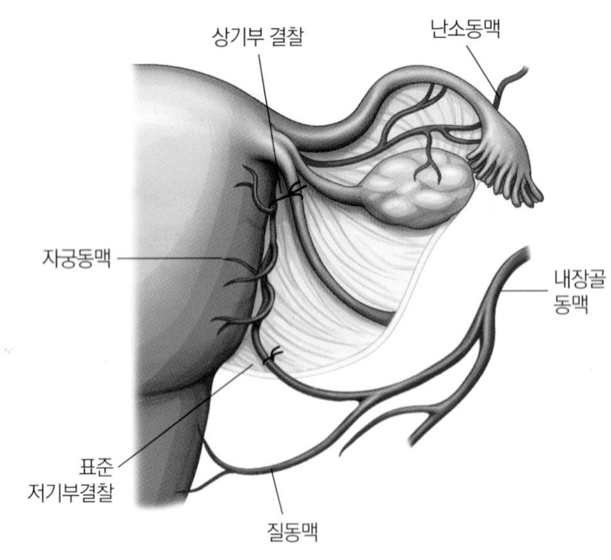

그림 33-16. **자궁동맥 결찰술**

자궁난소인대와 자궁 사이 접합부 위 상부와 자궁절개부위 바로 아래 부위에서 결찰자를 사용하여 결찰한다. 그래야 내장골동맥의 후분리 가지(posterior division branches) 결찰을 피할 수 있다. 이때 내장골 정맥이 천공되지 않도록 주의하여야 한다. 내장골동맥을 결찰하면 결찰한 곳보다 말단부위 동맥들의 맥압을 약 85% 감소시켜 지혈의 목적을 유발시킨다. 단점으로 출산 직후 커진 자궁과 울혈된 주위 혈관들 때문에 술기 시행이 쉽지 않고 절반 정도에서만 성공한다고 하였다(ACOG, 2017d).

• 양측 자궁동맥 결찰

자궁의 주 혈액 공급 혈관인 자궁동맥의 상행분지 양쪽을 봉합사로 결찰한다. 그 후에도 출혈이 지속되면 자궁난소인대의 바로 하방 자궁 저부(fundus) 위치에서 난소와 자궁동맥 합류지점 양쪽을 묶어 준다(그림 33-16).

다. 혈관조영 색전술(Angiographic embolization)

지속적으로 출혈이 되지만, 많지 않아 활력징후가 안정되어 있을 때 시행한다. 자궁이완증을 포함한 산과적 출혈 시, 자궁적출술 후에도 시도할 수 있는 방법으로, 영상의학적으로 출혈 혈관을 찾아 젤폼(gelfoam)이나 코일(coils), 글루(glue)로 막는다. 범발성 혈관내응고장애가 있는 경우 성공률이 감소한다. 최근에 사용이 증가하고 있으며, 내장골동맥, 자궁동맥을 주로 시행한다. 자궁을 보존하고 향후 임신을 원하는 경우에 고려할 수 있다. 심각한 합병증으로 자궁괴사가 올 수 있다.

라. 자궁적출술(Hysterectomy)

위에 기술한 방법으로 출혈이 멎지 않으면 자궁절제술이 필요하다.

(3) 자궁 뒤집힘(Uterine inversion)

① 빈도 및 원인

2,100 분만에서 20,000 분만당 1예로 매우 다양하다(Shah-Hosseini et al, 1989). 태아 분만 후 태반이 저절로 떨어지기 전, 아직 단단히 수축되지 않은 자궁에서 태반을 분리시키기 위해 탯줄을 잡아 당겼을 때 발생할 수 있다. 이때 태반이 자궁 저부에 단단하게 부착되어 있으면서 자궁 저부에 무리한 압력을 가하게 되면 가능성이 더 커진다. 이 외에 자궁이완증과 유착태반 스펙트럼이 주요 위험 인자이다. 자궁뒤집힘이 발생하면 치명적인 출혈로 인한 사망을 초래할 수도 있기 때문에 인지가 가장 중요하며, 적절한 처치를 신속히 시행하여야 한다.

② 치료

자궁이 뒤집힘 상태가 되었다는 것을 알아채는 것이 무엇보다 중요하다. 불완전 자궁뒤집힘이 완전 자궁뒤집힘보다 진단이 쉽지 않다, 자궁 저 부분의 함몰(depression)이나 결함(defect)을 촉진하여 진단할 수 있다. 분만 당시에 발견이 될 수도 있지만, 분만 1~2주 혹은 그 후에도 지속적인 출혈이 있으면서 진단되기도 한다. 질경을 이용한 진찰에서 점막하 근종(submucosal myoma)으로 오해할 수도 있다.

태반 만출 후 아직 자궁수축이 강하게 이루어지기 전에 자궁뒤집힘을 알았다면 주먹이나 거즈덩이를 잡은 집게(forceps)를 이용하여 위쪽으로 밀어 올려 정상적인 원래 위치로 돌려줄 수 있다. 이때 자궁 천공을 조심하여야 한다. 만약 자궁수축 때문에 밀어 올리는 치료가 어렵다면 다음의 조치가 필요하다.

1. 마취과의사를 포함하는 의료팀을 모은다.
2. 적어도 두 개의 정맥주사용 경로와 혈액을 확보한다.
3. 태반이 분리되지 않았으면, 수액과 마취제 투여 전에는 태반 제거를 시도하지 않는다.
4. 태반을 제거한 후에는 자궁수축억제제(리토드린, 터부탈린, 황산마그네슘 등)를 사용하여 손바닥을 자궁저부의 중앙에 받치고 손가락으로 자궁목의 경계를 확인한 후 자궁목를 통하여 자궁저부를 위쪽으로 올려 정상 위치로 환원시킨다.
5. 자궁이 원래 정상 위치로 된 후에는 자궁수축 억제제를 중단하고, 옥시토신 등 자궁수축제를 투여하여 자궁을 강력하게 수축시켜 출혈이 발생하지 않게 한다.
6. 수술적 방법: 단단한 수축환(dense constriction ring)

때문에 위의 방법이 실패한 경우에는 개복술이 불가피하다. 자궁저부를 질을 통하여 밀어 올리고 복강 쪽의 자궁저부에 견인봉합을 하여 끌어올릴 수 있다. 자궁 뒤쪽의 수축환을 세로로 절개한 후 뒤집힌 자궁을 손가락으로 밀어 올려 원래의 위치로 돌리고 절개부위를 봉합할 수도 있다.

(4) 잔류태반 조직에 의한 출혈(Retained pla centa)

크지 않은 태반조직이 자궁 내에 남아 있을 때는 대부분 조기 산후출혈보다는 산욕기 후반에 출혈이 있게 된다. 태반만출 후 태반을 잘 살펴보아서 결손된 부분이 있으면 자궁 내를 검사하여 잔류태반조직을 제거해야 한다. 부태반(succenturiate/accessory placenta)이 자궁 내에 남아 산후출혈을 일으킬 수도 있다.

(5) 산도 열상(Birth canal laceration)

태아가 분만될 때 산도는 손상될 수 있으며, 봉합이 필요 없는 점막 손상부터 산모의 생명을 위협할 수 있는 출혈의 원인이 되는 손상까지 다양하다. 질 안쪽은 촉진으로 손상 위치와 정도를 정확히 진단하기 어렵기 때문에, 질경 또는 직각질견인자를 이용하여 손상 부위의 적절한 노출과 시야 확보가 제일 중요하다. 질식분만 후에는 항상 질벽과 자궁목의 열상이 없는지 확인하는 습관 또한 중요하다. 봉합이 필요한 출혈 부위는 없지만, 계속 스며 나오는 출혈이 있을 때는 질 내를 거즈로 메우는 방법을 시도할 수 있고, 거즈의 꼬리가 밖으로 나오게 하여 질 내에 혈액이 고이지 않게 한다.

① 앞, 뒤 외음부의 깊지 않은 열상(Anterior posterior vulvar tear)

대개 출혈이 출혈이 많지 않으므로 단순 관찰하거나 봉합한다.

② 샅 열상(Perineal laceration)

가장 얕은 회음부열상을 제외한 기타 모든 열상은 정도의 차이는 있으나 질하부 손상을 동반하며 때로는 직장 괄약근까지, 또는 질벽 깊이 손상을 입히기도 한다. 질속 양측으로 열상이 생기면 보통 그 길이가 다양하며 질점막이 마치 혀모양처럼 떨어진다. 치료는 회음부 열상을 원상복구시켜 봉합하면 되지만, 회음부 및 질의 근막과 근육은 그대로 두고 질의 외피만 봉합한다면 시간이 지남에 따라 질구의 이완이 생겨 직장루와 방광루를 비롯하여 자궁탈까지 생길 수 있다.

③ 중간 혹은 상부 1/3 질 열상(Middle upper 1/3 vagina laceration)

자궁 수축은 충분한데 출혈이 계속될 때 열상 또는 잔류태반을 생각해보아야 한다. 회음부 혹은 자궁목 열상과 동반되지 않고 질의 중간 혹은 상부에 단독으로 생기는 열상은 드물다. 주로 종단면으로 생기며 하부조직 깊이 확장되어 즉각적인 봉합이 필요할 정도의 다량 출혈이 발생하기도 하므로 반드시 출혈 부위를 확인하고 봉합하여야 한다. 그 후에는 직장 촉진으로 봉합부위 아래 혈종이 생기지 않았는지 확인하는 것이 중요하다 비교적 흔히 발생하는 요도 인접부인 질 전벽 열상은 상처가 얕고 출혈이 없으면 봉합은 필요 없으나 출혈이 많으면 지혈을 위해 봉합해야 한다. 배뇨에 어려움이 예상되면 도뇨관을 넣어둔다.

④ 자궁목 열상(Cervical laceration)

가. 원인

질상부의 외상성 손상은 단독으로 생기는 경우는 드물고 대개는 심경부열상을 동반한다. 드물게 자궁경부가 질에서 전부 혹은 부분적으로 결출(avulsion)될 수 있고 전후, 측원개에 질 단열이 생길 수 있다. 자궁경관 확장이 불충분할 때 겸자날이 자궁경부위에 부착된 채 겸자분만이 시도된 경우에 생긴다. 자궁경관열상은 자궁하부와 자궁동맥분지, 복막까지 확장될 수 있으나 다행히 이로 인한 외상성 손상은 드물게 발생한다. 심한 외상성 손상은 간혹 무시되어 질출혈, 자궁광인대 내 후복막 혈종을 형성하므로 질구개의 광범위한 열상은 주의 깊게 관찰되어야 한다. 복막천공, 후복막 또는 복막내출혈이 약간이라도 의심되면 개복술을 시행하여야 한다. 손상이 심한 경우 자궁파열의 가능성 여부를 진단하기 위하여 자궁내부를 주의 깊게 관찰하는 것은 필수이다. 주로 수술적 치료가 필요하며 만족스러운 치료 결과를 얻기 위해서는 효과적인 마취, 다량의 수혈 및 숙련된 보조가 필요하다. 작은 자궁경부 열상은 흔히 발생하며 별다른 치료 없이 회복이 빠르고 후유증을 남기지 않는다. 분만 후 회복시기에 경부외구의 모양은 소실 및 확장에 의해 원형의 형태로 보이던 것이 횡으로 길어진 형태로 바뀐다. 간혹 자궁경부의 부종성 전순(anterior lip)이 분만 중 아두와 치골 사이에 끼어 압박을 받아 허혈이 생기면 자궁경순은 괴사되어 분리가 일어나고 드물게는 자궁경부가 질 전체와 결출될 수 있다. 이러한 자궁경부의 유상 혹은 환상박리는 근래에는 드물게 발생한다. 열상의 결과로 생긴 점액생성경관선(mucus-producing endocervical glands)의 노출과 경부의 외번 때문에 산후에 지속적인 대하증이 발생할 수 있다(그림 33-17).

나. 진단

자궁경부열상은 수지검진(digital examination)만으로 정확히 진단하기 어렵다. 가장 좋은 노출법은 조수로 하여금 직각질견인자를 사용하게 하고 수술자는 고리겸자로 자궁경부를 잡고 보는 것이다. 가끔 주요 수술적 질식 분만 후 깊은 곳에 자궁경부열상이 생기므로 출혈이 없더라도 난산 후에는 반드시 자궁경부를 관찰해야 한다.

다. 치료

열상의 정도에 따라 치료방침이 다르나 심경부열상은 즉시 봉합한다. 대부분 손상부위의 상부에서 출혈이 생기므로 이 부분에 처음 봉합을 시행하고 손상부위의 외부 방향으로 봉합해 나가며 동반되는 질벽 손상의 처치는 경부열상 처치 동안 출혈을 막기 위해 일시적인 압박을 한다.

자궁경부나 질열상을 치료할 때 주의해야 할 사항은 다음과 같다.

- 열상된 부위의 적절한 노출과 시야가 제일 중요하다.
- 봉합하는 동안에 장관이나 방광의 천공을 피해야 한다.

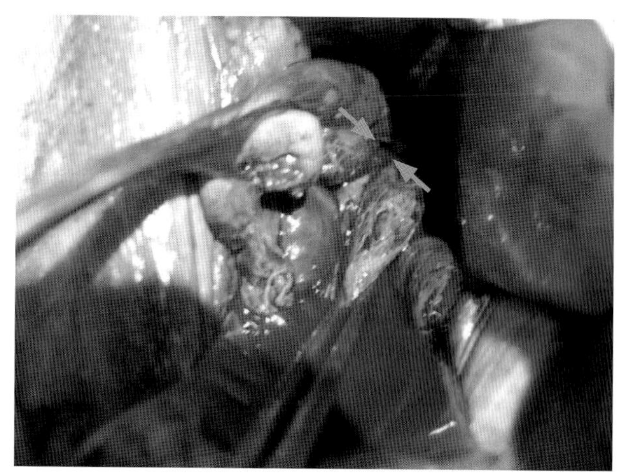

그림 33-17. **자궁목 찢김(화살표: 찢긴 부위)**

- 요도 근처를 결찰할 때는 뇨도관을 삽입하여 요도 손상을 막아야 한다.
- 자궁경부, 질 및 회음부 결찰 시에는 흡수사를 이용해야 한다.
- 질내 충전은 장기간이나 너무 많은 양을 하지 않으며, 언제나 질 밖으로 꼬리(tail)가 나오게 한다.

(6) 산후 골반 혈종(Puerperal pelvic hematoma)

① 샅 혈종(Perineal hematoma)

전방 또는 후방 골반 삼각(anterior, posterior pelvic triangle)의 천근막(superficial fascia)에 있는 혈관 열상으로 발생하며, 아급성 출혈증상과 외음부 통증을 호소한다. 출혈은 콜레근막(Colle's fascia)과 비뇨생식가로막(urogenital diaphragm)에 국한되어 있고, 뒤쪽으로는 항문근막까지 간다. 치료는 피부 절개를 충분히 하여 혈종을 제거하며, 이 경우 적은 혈관이 파열되어 나타나므로 열상된 혈관을 찾기는 쉽지 않다. 혈종 제거 후 빈 공간을 봉합결찰하고, 소독된 큰 거즈로 압박하고 12시간 후 제거한다. 도뇨관은 시술 후 24~36시간 유지한다(그림 33-18).

② 질 혈종(Vaginal hematoma)

분만 시 질의 연조직 손상 결과로 나타난다. 골반가로막

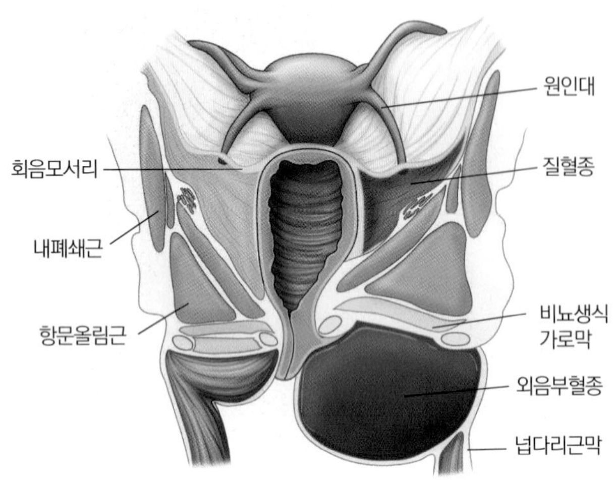

그림 33-18. **외음부, 질 혈종**

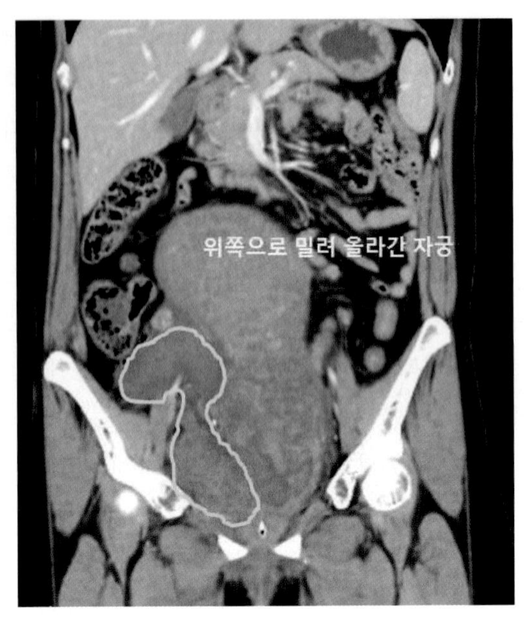

그림 33-19. **질식 분만 후 발생한 우측 후복막강내 혈종(노란색 라인)**
후복막강내 혈종 골반 전단층촬영 소견(인하대병원 환자 증례)

(pelvic diaphragm) 위쪽에 혈종이 생기며, 외음부 혈종보다는 드물게 발생하며, 많은 양의 혈액이 고이는 경우는 드물다. 주 증상은 심한 직장 압박감이며, 질 밖으로 종괴가 나온 것을 관찰할 수 있다. 치료는 질내 절개를 하여 혈종을 제거하며 샅 혈종과 마찬가지로 출혈의 원인이 되는 단일 혈관을 찾는 것은 쉽지 않다. 절개부위를 봉합으로 닫을 필요는 없으며, 질 메우기로 그 부위를 압박하고 24시간 내 제거한다.

③ 후복막강 내 혈종(Retroperitoneal hematoma)

매우 드물기 때문에 심각한 저혈압이나 쇼크 상태가 발생하기 전까지는 잘 모를 수 있어 발생하면 치명적이다. 내장골동맥에서 기시하는 혈관의 열상으로 일어나며, 제왕절개술 때 자궁동맥의 결찰이 불완전한 경우, 기왕 제왕절개 임신부의 질식분만 시 자궁파열 등으로 발생한다. 응급개복 수술을 시행하여 양쪽 내장골동맥을 결찰하며, 때때로 출혈의 원인이 되는 혈관을 찾을 수 있다(그림 33-19).

(7) 자궁 파열(Uterine rupture)

① 빈도 및 원인

전체 자궁파열의 빈도는 2,500~5,000 분만 중 1로 보고되며, 무반흔자궁파열은 8,000~15,000 분만 중 1로(Hofmeyr et al., 2005) 매우 드물지만, 발생 시 주산기 사망률과 합병증이 높아 매우 치명적인 산과적 응급질환이다. 이전에 자궁 근육층 절개나 상흔이 전혀 없이 발생하는 무반흔자궁파열과 이전 자궁근육층 절개, 손상, 근육층 기형 등이 있으면서 2차적으로 발생하는 반흔자궁파열로 나눌 수 있다. 자궁근종 절제술 후 임신에서 자궁파열 빈도는 0.75% 정도로 보고되고 있다(Claeys et al., 2014).

가장 흔한 원인은 제왕절개 분만의 기왕력이 있는 반흔 자궁이다. 제왕절개술 후 반흔의 파열(rupture)과 피열(dehiscence)로 나눌 수 있으며 파열은 적어도 과거 자궁절개구 대부분이 분리되어 태아막 파열과 함께 자궁내막이 복막과 연결된 경우로써 태아의 전부 혹은 일부가 복강 내로 노출되어 있으며, 이런 경우 반흔의 가장자리나 새롭게

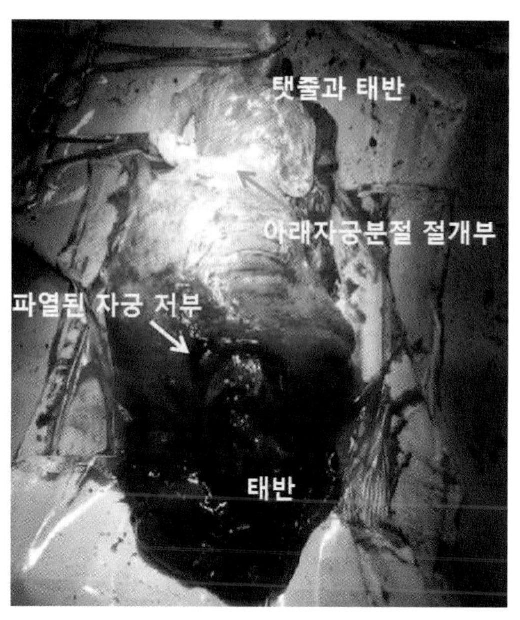

그림 33-20. **자궁 근종절제술 과거력이 있는 임신 34주에 발생한 자궁저부 파열 수술 소견**(인하대병원 환자 증례)

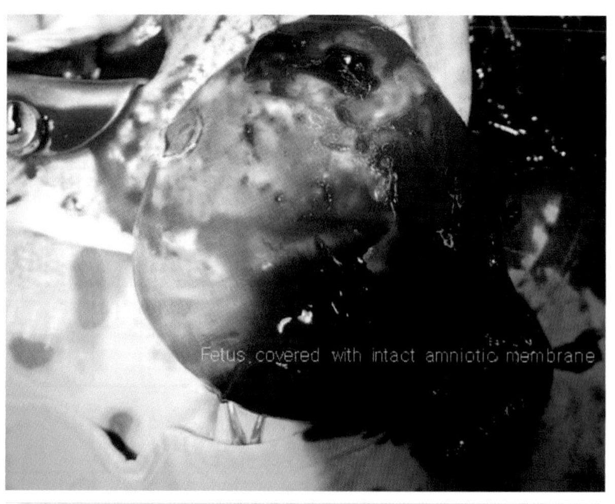

그림 33-21. **자궁파열로 자궁에서 완전히 탈출되어 양막에 싸여 있는 태아모습**(김소미 등, 2009)

늘어난 가장자리의 파열 부위로부터 출혈이 동반되는 것이 보통이다. 피열은 태아막 파열, 태아의 복강 내 노출 및 반흔전부가 벌어지는 일이 발생하지 않고, 손상을 덮고 있는 복막이 건재하므로 출혈은 없거나 소량이다.

다른 자궁수술의 기왕력, 자궁근종절제술, 자궁각 임신으로 인한 자궁각절제술, 선천성 자궁기형으로 인한 자궁성형술, 미발달된 자궁뿔 임신, 최근에는 고주파 혹은 전기소작술에 의한 자궁근종 용해술도 원인이 될 수 있다(김소미 등, 2009). 분만 진통 중에 지속적이고 강한 자궁수축, 겉 혹은 속다리태아회전술(internal podalic version), 자궁의 과다팽창(양수과다, 다태임신 등), 태아기형, 태반수기제거 등이 원인으로 작용할 수도 있다.

② 분류

가. 외상성 및 자연 자궁파열

자궁은 둔한 손상에 대해 놀라울 정도로 잘 견딜 수 있으나 자궁파열의 증세를 주의 깊게 관찰하여야 한다. 외상성 자궁파열은 속다리태아회전술, 자궁바닥 압박 등의 외부적 힘이 가해지는 경우이다. 자연 자궁파열은 이러한 외부에서 가해지는 힘이 없이 자궁이 파열되는 경우로, 기왕자궁수술력에 관계없이 모두 발생할 수 있으며, 특히 다산부에 잘 생긴다.

나. 완전과 불완전 자궁파열

파열 정도에 따라 완전 자궁파열은 자궁벽이 내장복막부터 자궁내막까지 모든 층이 파열되어 복강과 자궁강이 서로 통하는 경우이고(Kim et al., 2016)(그림 33-20). 불완전 자궁파열은 자궁이나 광인대를 덮고 있는 창측복막에 의해 복강과 구별되는 경우이다(그림 33-21).

③ 임상양상 및 진단

완전 자궁파열은 갑자기 발생하는 복통 및 자궁수축의 소실, 저혈량성 쇼크, 태아곤란증 등이 전형적이나 언급한 모든 증상을 보이는 경우는 드물다. 복강내출혈로 횡격막을 자극하여 생긴 흉부통증은 폐나 양수색전증을 의심할 정도

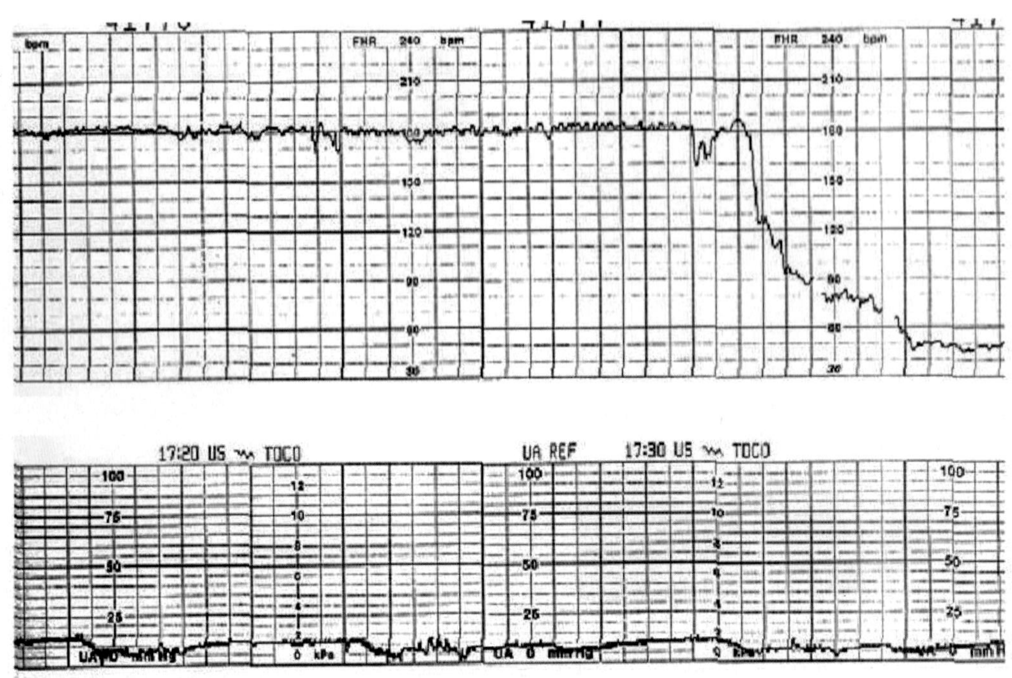

그림 33-22. **자궁파열시 태아 감시장치 소견(태아 빈맥 후 지속성 태아심박동 감소 소견)**

이다. 태아 감시장치 소견은 자궁파열이 있는 임산부에서 자궁수축은 지속되고 있는 것처럼 보인다. 가장 많은 태아 심박동 이상은 갑자기 발생한 심각한 태아심박동 하강이다(그림 33-22). 간혹 태아의 일부가 자궁외부에 있을 때 선진부위가 이탈한 것을 골반진찰로 확인할 수도 있다.

불완전 자궁파열은 대부분 증상이 없으며, 제왕절개수술 중 우연히 자궁수술반흔이 파열된 것을 발견하게 된다. 진단은 전적으로 임상양상에 의존하며 조기진통, 태반 조기박리등 다른 산과적 응급 상황과 비슷한 소견을 보여 대개 분만전보다 수술시 진단이 내려지게 되므로 자궁파열시의 다양한 증세와 이학적 소견을 잘 관찰해야 한다.

④ 치료 및 예후

수술적 치료는 단순 봉합과 자궁적출술 중에서 선택하게 되는데, 향후 임신을 원하는 경우 단순 봉합을 시행할 수 있으나 환자의 상태에 따라 결정하여야 한다. 단순 봉합으로 치료한 자궁파열의 향후 임신 시 재발률은, 이전에 세로로 자궁파열이 일어났던 경우는 3건 모두 재발하였고, 가로로 자궁파열이 일어났던 경우는 9건 중 2건에서 재발하였다고 하였다(Usta et al., 2007). 자연자 궁파열이나 기왕제왕절개술 후 질식분만시도 시 자궁파열은 자궁적출술이 대부분 필요하다. 자궁이 종단면상으로 파열되면 전자궁적출술이 가장 좋은 방법이며, 자궁하부에서 횡단면상으로 파열되면 적절한 자궁 복원술로 치료될 수 있다. 자궁 광인대에 발생한 거대혈종은 자궁 주위 혈관의 인지와 결찰을 어렵게 한다. 해부학적 식별이 어려울 경우 가끔 요관이나 방광을 결찰할 수도 있으며 자궁하부를 포함한 자궁파열의 경우 출혈 혈관을 잡기 전에 주위 조직과 잘 구분해야 하며, 자궁광인대의 분리는 상행자궁 동정맥 및 난소혈관들을 안전하게 결찰하기 위해 중요하다. 향후 임신은 재발에 대한 가능성으로 2년 이상의 간격을 두는 것이 좋다.

(8) 태반유착 스펙트럼(Palcental accreta spectrum, PAS)

병적인 태반유착 상태로(morbidly adherent placenta)로 태반유착은 높은 모성 유병률과 사망률의 원인이고, 심각한 산후 출혈과 분만 전후(주산기) 응급 자궁절제술의 주요한 원인이 되므로 최근에는 태반유착 증후군(placenta accrete syndrome)으로 불린다.

①빈도

1970년대 4,017 분만 건수당 1의 빈도였으나(Read et al, 1980), 2016년에 272 분만 여성 중 1명으로(Mogos et al, 2016), 지난 40년 동안 8~15배 증가하였다. 이렇게 발생빈도가 증가하는 것은 태반유착의 위험인자가 변화하였기 때문이고, 이 중 가장 큰 영향을 주는 위험인자로 제왕절개분만의 증가를 생각할 수 있다. 태반유착을 경험하고 다음임신 시 재발률은 20% 정도로 높고, 전치태반, 자궁 파열, 자궁절제술의 가능성도 증가한다.

② 위험인자

중요한 위험인자는 이전 제왕절개 분만력이다. 횟수가 증가할수록 PAS의 유병률은 증가한다. 제왕절개술과 같이 전체 자궁근층을 포함하는 자궁근종절제술을 받았던 경우도 PAS 발생 가능성이 높다.

다음으로, 전치태반이며 이전 제왕절개분만력 없이 전치태반으로 진단된 여성의 3%에서 PAS가 발생하였고, 이전에 한 번 또는 그 이상의 제왕절개분만력이 있으면서 전치태반이 있는 경우 PAS 위험은 급격하게 증가한다. 특히, 이전 제왕절개수술이 진통 전에 이뤄진 경우, 다음 임신에서 전치태반의 위험은 2배 이상 증가한다. 전치태반이 있는 여성에서 제왕절개 분만력이 1회, 2회, 3회, 4회, 5회 이상인 경우 PAS 위험은 3%, 11%, 40%, 61%, 67%로 각각 상승하게 된다(Silver et al., 2006). 그외, 자궁내막이 얇게 손상된 경우, 즉 이전 자궁내막 소파술, 태반 수기제거, 산후 자궁내막염, Asherman 증후군 등이 있을 때도 태반유착은 증가한다. 기타 높은 모성 나이, 다분만부 등이 있으며, 드물게 bicornuate ut. 자궁선근증, 점막하근종도 위험인자이다.

특별한 원인 없이 모체 혈청 alpha fetoprotein (AFP)과 human chorionic gonadotropin (hCG) 가 2.5 MoM 이상 상승이 있는 경우 PAS의 위험이 증가하는 것과 관련성이 있지만, 낮은 예측도를 보여 임상적으로 사용하기에는 불충분하다(Lyell et al., 2015) .

③ 원인과 병태생리(Eiology and pathophysiology)

영양막(trophoblast)의 일차적인 생물학적 결함으로 인하여 자궁 근층에 과도하게 침범(invasion)된 것으로 알려졌다. 하지만, 최근에는 자궁내막과 자궁 근층 접합면의 2차적인 결함이 원인으로 제시되고 있으며, 수술적 damage가 가해지면서 자궁내막과 자궁 근층의 구조적 안전성(integrity)에 파열이 있을 때 PAS가 발생할 수 있다. 자궁 내 흉터와 그 부근에 정상적인 탈락막화가 이뤄지지 않게 되고, 여기에 영양막과 태반 고정융모의 비정상적인 침습을 초래하게 된다(Jauniaux et al., 2018). 하지만, 이전에 자궁에 수술이나 기구적 처치를 받지 않은 초임부에서도 PAS가 발생하므로, 이러한 해부학적인 자궁 각 층의 결함으로만 설명하기 어려운 부분도 있다. 최근 연구에서 세포영양막이 탈락막으로 침투할 때 혈관형성 인자들을 통하여 침투 정도를 조정할 수 있으며, 태반유착이 있는 태반의 조직은 강한 침습성을 보인다고 하였다(Duzyi et al., 2018). 자궁 앞쪽 아래자궁분절에 이전 제왕절개 흉터에 착상된 반흔임신(cesarean-scar pregnancy, CSP)은 만약 치료되지 않는다면, 병리조직학적으로 PAS와 같은 스펙트럼 내에 있다고 할 수 있다(Timor-Tritsch et al., 2014) . 제왕절개 반흔임신은 주로 임신 제 1삼분기에 진단되며, 대략 2,000 임신당 1 정도 빈도를 갖고, 초기에 착상된 부근 자궁 파열과 심각한 출혈이 동반될 수 있으므로, 조기에 안전하게 반흔임신을 종결하는 치료가 필요하다.

④ 분류

태반이 자궁벽에 비정상적으로 단단히 유착되어 있으므로 침범정도에 따라 (1)기저탈락막의 전부 또는 일부가 없

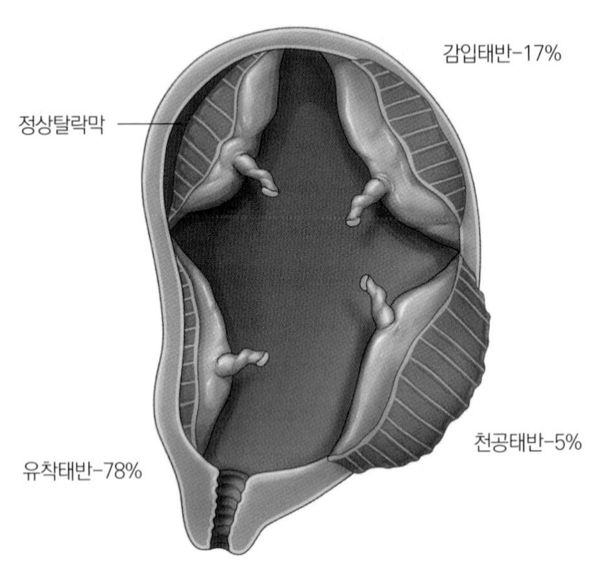

그림 33-23. **비정상 태반 착상**

거나 유섬유소층(Nitabuch layer) 발달이 불완전하여 태반 융모가 단순히 자궁 근층에 붙어 있는 유착태반(placenta accreta) (2) 자궁 근층을 침습하여 근층 내로 들어간 감입태반(placenta increta) (3) 자궁근 전층을 침범한 천공태반(placenta percreta)로 분류할 수 있다(그림 33-23). 하지만, 실제 임상적으로, 하나의 태반에서도 두 가지가 동시에 공존할 수도 있기 때문에 각 경우를 정확하게 분류하기는 쉽지않다.

⑤ 임상적 의의

드물게 나타나지만 심한 출혈, 자궁천공, 감염 등으로 인한 이환율과 사망률 때문에 임상적으로 매우 중요하다(그림 33-24, 25). 발생빈도는 분만 2,500건당 1이며 과거 50년 동안 10배 증가하였다. 제왕절개술 기왕력과의 관계는 수술력이 없는 환자에서 전치태반 0.26%, 태반유착 5%였으나, 네 번 이상 제왕절개술을 받았던 경우는 각각 10%, 67%로 매우 증가하였다. 전치태반, 이전 제왕절개 분만력, 산모의 고령화가 가장 큰 위험인자이다. 그 외에 아셔만 증후군(Asherman syndrome), 자궁내막 절제, 체외수정 등도 위험인자이다. 대량 출혈로 인해 수혈이 필요하고, 감입, 천공 태반은 요관, 방광, 장 등을 포함한 자궁 주위 기관을 손상시킬 수 있으며, 중환자실 치료가 증가함과 동시에 많은 경우 제왕자궁절제술이 필요하다. 분만 전후의 응급 자궁절제술의 약 50% 정도를 차지한다.

⑥ 진단

전치태반이 동반되지 않은 PAS의 진단은 분만 또는 수술 당시 이루어지게 되며 산전진단은 매우 어렵다. 그러나 산전진단이 이루어진다면 보다 향상된 주산기결과를 얻을 수 있다. 기왕제왕절개 분만력이 있는 전치태반의 경우 초음파검사와 MRI를 이용하여 산전 진단에 도움이 될 수도 있다.

가. 초음파 검사

검사를 통하여 임상적 위험 정도를 평가할 수 있다면, PAS의 진단과 치료에 가장 중요하고 확실한 검사이다. 메타분석(3,707명의 산모를 포함한 23개 연구)에서 초음파 검사를 이용한 PAS의 진단적 민감도 90.72%(95% CI, 87.2~93.6), 특이도 96.94%(95% CI, 96.3~97.5)로 높은 수준을 보였다(D'Antonio et al., 2013). 전치태반의 존재는 초음파 검사를 이용한 PAS의 진단에 가장 중요한 단서가 될 수 있다. 전치태반이 있으면서 PAS의 초음파 지표들이 같이 보이면 약 80% 이상에서 PAS가 동반될 수 있다. Gray scale과 color flow Doppler를 이용한 초음파 검사의 여러 징후들은 PAS의 진단에 유용하지만, 태반의 침습 정도와 어떤 분류의 PAS인지 정확하게 예측할 수 없으며 관찰자 간 편향과 변이가 많아 이를 보완하기 위해 2016년 The European Working group on Abnormally Invasive Placenta에서 표준화된 기술을 제안하였다(Collins et al., 2016; Jauniaux et al., 2018).

가) 회색조 초음파 지표(Gray scale parameters)

- 투명공간의 소실(loss of the clear zone)

  태반 유착이 있는 경우 자궁근층과 태반 사이에 정상

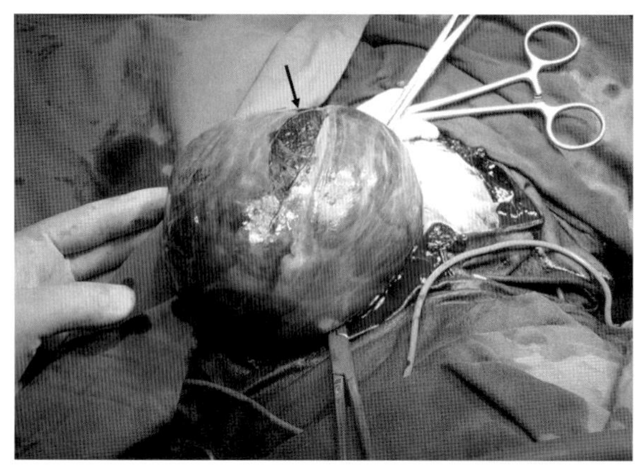
그림 33-24. **감입태반 수술 소견**(화살표: 자궁천공부위)

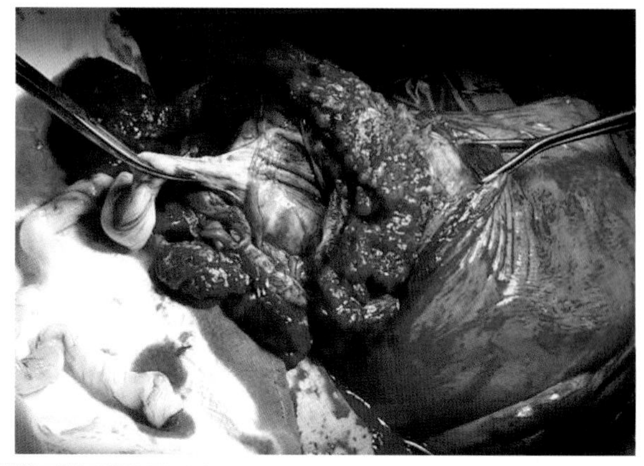
그림 33-25. **감입태반 수술 소견**(인하대병원 환자 증례)

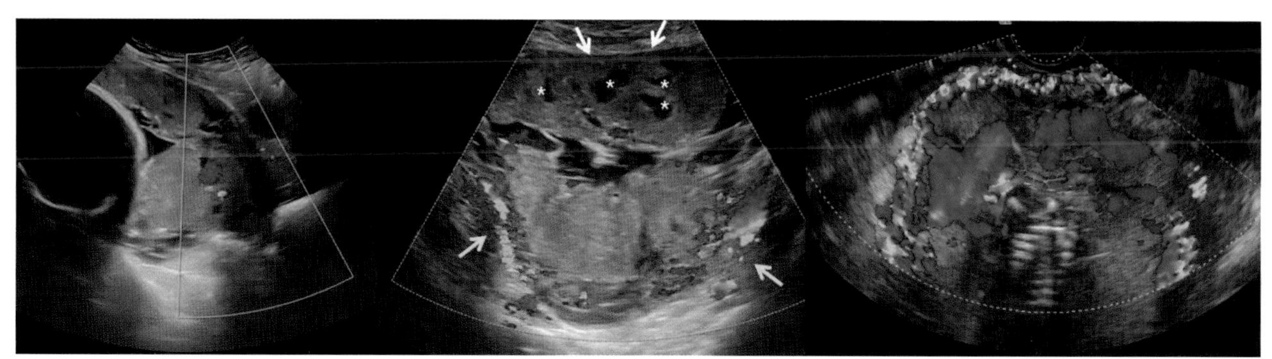
그림 33-26. **감제왕절개술에서 전치태반을 동반한 감입태반으로 진단된 초음파 색도플러**
투명공간 소실(흰색 화살표), 태반 방(*), 태반아래 혈과과다 분포(노란색 화살표)

적으로 존재하는 투명 공간의 소실이 나타나지만 태반유착이 없는 65%에서도 투명공간 소실이 있을 수 있다는 것을 유의해야 한다. 태반유착이 있는 98%에서 관찰된다(그림 33-26).

- 1 mm 미만의 얇은 자궁근층 두께(myometrial thinning)
  임신 32-34주 이후 Braxton-Hicks 자궁수축이 있을 때, 아래자궁분절 부위가 얇아질 수도 있으므로 주의가 필요하며 태반유착이 있는 66.7%에서 관찰된다.
- 태반 방(placenta lacunae)
  태반조직 음영 내에 존재하는 다수의 커다랗고 불규칙적인 초음파투과 공간으로, 태반 방이 많을수록 percreta 가능성도 증가 한다고 하였다(Yang et al., 2006). 태반유착이 있는 96.1%에서 관찰된다(그림 33-26).
- 방광 후벽의 경계 소실(bladder wall interruption)
  태반유착이 있는 58.8%에서 관찰된다.
- 태반 돌출과 외장성 덩이(placental bulge, exophytic mass)
  태반유착이 있을 때, 각각 22%와 25.5%가 관찰된다.

나) 색도플러 초음파 지표(Color Flow Doppler parameters)

- 태반아래 혈관 과다 분포(subplacental hypervascularity)
  태반유착이 있는 85.7%에서 관찰된다(그림 33-26).
- 자궁방광 부위 혈관과다 분포(uterovesical hypervascularity)
  태반유착이 있는 47.6%에서 관찰된다.
- 연결 혈관(bridging vessels)
  태반유착이 있는 61.9%에서 관찰된다.
- 태반 방 영양혈관(lacunae feeder vessels)
  태반유착이 있는 52.4%에서 관찰된다.

나. MRI 검사

PAS를 진단하는 MRI의 정확도는 민감도 94.4%(95% CI, 86.0-97.9), 특이도 84.0%(95% CI, 76.0-89.8)로 초음파 검사에 뒤지지 않는 결과를 보이지만, MRI가 PAS 진단에 있어서 초음파 검사보다 우월한 위치에 있는지는 명확하지 않다(Rezk et al., 2016). 자궁 뒤쪽에 위치한 전치태반의 자궁근층 침습 정도 평가에는 유용하다.

⑦ 치료

산과 전문의, 마취과, 혈액은행, 신생아, 부인과, 비뇨기과, 혈관외과, 중재영상의학과 전문의가 하나의 팀을 이루어 관리하는 것이 중요하다.

분만 시기 결정은 자궁목이 확장되면 많은 출혈이 될 수 있으므로, 만삭 전에 분만을 계획하는 것이 바람직하다. 임신부마다 임신 주수, 태반 유착 정도, 출혈의 유무 등 상황이 모두 다르므로 치료는 개별화하여야 한다.

가. 수술 전 고려 되어야 할 점과 처치

가능한 수술 전 임신부의 혈색소 수치를 올리도록 한다. 분만 시기의 결정은 임신부에서 발생할 수 있는 위험과 주산기 예후를 고려하여 계획된 분만을 진행하여야 한다. 제왕자궁적출술이 시행될 가능성이 높으므로 임신부와 신생아 모두에게 좋은 결과를 가져올 수 있는 시기를 결정하기는 쉽지 않다. 임신 후반부에는 출혈의 위험이 증가하기 때문에 일반적으로 임신 34주에서 37주 사이에 계획된 제왕절개분만을 시행한다. 지속적인 출혈, 전자간증, 조기 진통, 조기양막파수, 태아 곤란상태, 산모의 동반 질환 여부에 따라 개별화된 조기 분만을 계획할 수도 있다.

또한 충분한 치료를 받을 수 있는 적절한 의료기관의 선택도 중요하다. 산전 진단된 PAS 임신부가 분만 전, 즉, 진통 또는 태반분리에 의한 출혈 전에 산모와 산과적 합병증을 해결할 수 있는 적절하게 훈련된 산과, 부인과 전문의와, 마취과, 신생아, 비뇨기과, 혈관외과, 중환자, 혈액, 심장내과 전문의가 하나의 팀을 이루어 치료할 수 있는, 다학제적 접근이 가능한 높은 수준의 의료기관으로 이송되어야 한다. 특히, 충분한 혈액제제를 바로 공급 받을 수 있는 혈액은행과, 혈관 색전술과 같은 중재적 시술이 가능한 영상의학과 협진이 중요하다.

나. 수술 중 처치

수술 전 충분한 정맥주사 경로를 확보하고 활력징후 정 밀 관찰을 위해 동맥라인도 유지한다. 충분한 혈액, 10단위 이상의 농축적혈구와 신선냉동혈장 등을 준비한다. 태반이 분리되지 않는 경우, 제대를 당기다가 자궁 뒤집힘이 발생할 수 있고, 태반수기제거로도 만출이 안 되는 경우에는 심한 출혈을 막기위해 태반을 자궁에 그대로 놔두고 자궁적출술을 시행할 수 있다. 자궁적출이 결정되는 경우에는 윗자궁목 자궁적출술(supracervical hysterectomy)을 시행할 수도 있으나 아래자궁분절 또는 자궁목에서 출혈이 있는 경우에는 전자궁적출술을 하도록 한다. 복부절개는 시야 확보와 자궁 바닥 부분과 뒤쪽으로 접근하기 좋은 수직중간선절개가 이점이 많다. 질내를 거즈로 충전하여 자궁이 복부와 골반 위쪽으로 올라가게 하면 요관을 바깥쪽으로 밀어내는 이점이 있으며, 방광경 하에 요관 스텐트를 삽입하면 요관을 손상으로부터 보호할 수 있으나 출혈이 심한 경우 임상적 적용에 어려움이 있다. 자궁절개를 시도하기 전에 방광장막을 박리하여 방광을 아래쪽으로 밀어 내려야 하지만, 대부분의 경우 자궁전벽에 포진하고 있는 혈관들 때문에 장막이 잘 분리되지 않는다. 태반이 있는 위치를 피하여 고전적 자궁절개를 시행할 수 있으나 자궁전벽에 위치한 태반은 어떤 자궁절개를 하더라도 태반을 뚫고 들어가야 하므로 많은 출혈이 동반된다. 수술 후 자궁동맥 색전술을 시행할 수 있으며 수술 후 중환자실에서 면밀한 모니터링이 요구되기도 한다.

다. 보존적 또는 기대처치 요법

조심스럽게 태반을 제거하려 했지만 떨어지지 않는 경우, 태반을 자궁 내에 그대로 두고 보존적 처치를 시행할 수 있다. 자궁동맥 색전술이나 자궁으로 가는 동맥을 묶어 혈관절제를 시행하거나, 잔류태반의 퇴축과 흡수를 위해 산후 methotrexate 치료를 시행할 수도 있다. 산후 자궁경을 이용한 잔류 태반 절제도 또 다른 보존적 요법으로 시행해 볼 수 있다. 하지만, 아직까지 이러한 처치들에 대한 장점이 증명되지 않았고, 오히려 태반용종 형성과 산후 재출혈로 결국 자궁절제술을 시행하는 경우가 많고, 감염과 methotrexate 약물 위험성도 증가한다(Sentilhes et al., 2018). 그외 다른 방법으로 지연자궁절제술은 기대요법의 하나로 태반을 제거하지 않고 그대로 두고 일정기간 이후 자궁을 절제하는 것으로, 제왕자궁절제술보다 출혈 양이 적고 주위조직과 장기에 손상이 적다는 장점이 있으나 역시 감염과 출혈을 주의하여야 한다. 위의 방법들은 더 많은 자료가 필요하다.

3. 소모성 혈액응고장애(Consumptive coagulopathy)

임신 중 태반조기박리, 양수색전증 또는 다른 산과 질환으로 저섬유소원혈증을 유발하여 심각한 혈관내응고장애를 일으킬 수 있다. 이러한 현상은 초기에는 거의가 산과적 원인에 국한이 되는 것으로 알려졌지만, 현재 정도의 차이는 있으나 여러 질환에 의해서 발생한다. 이를 소모성 혈액응고장애 또는 범발성 혈관내 응고장애라고 한다(Rattray et al., 2012).

1) 임신성 혈액응고항진(Pregnancy hypercoagulability)

임신 중에는 정상적으로 혈액응고인자 I(섬유소원), VII, VIII, IX, X의 농도가 증가 된다. 혈소판 수는 약 10% 감소하지만 활성도는 증가한다. 농도는 상당히 증가하는 반면, 분만 전 플라즈민의 활동성은 임신 전보다 감소한다. 다양한 원인으로 플라즈미노젠이 플라즈민으로 전환되는데 이 중 가장 강력한 것이 혈액응고의 활성화이다.

2) 혈액응고의 병적 활성화 및 병태생리(Pathological activation of coagulation & pathophysiology)

정상적인 환경에서는 생리적 혈관내 혈액응고가 지속되지는 않으며, 혈소판, 혈전형성 및 섬유소분해기전의 활성화가 증가된다. 섬유소펩티드 A (fibrinopeptide A), β-thromboglubulin, 혈소판인자 4(platelet factor 4)와 섬유소원-섬유소 분해산물(fibrinogen-fibrin degradation products), D-dimer 등도 의미 있게 증가한다. 가속화된 혈관내 혈액응고는 자궁태반 접촉면을 유지하기 위함이다(Gerbasi et al., 1990).

병적인 상태에서는, 파괴된 조직에서 유래된 트롬보플라스틴에 의한 외인성 경로(extrinsic pathway)를 통하여 또한 혈관 내피조직 손상 때 교원질, 다른 조직 성분에 의하여 내인성 경로(intrinsic pathway)를 통하여 혈액응고가 활성화된다. 분비된 조직인자 III는 응고인자 VII와 복합체를 형성한다. 이들은 다시 응고인자 IX (tenase)와 X (prothrombinase) 복합체를 활성화 시킨다. 산과 영역에서 흔한 자극인자로는 내독소 및 외독소 뿐 만 아니라 태반박리 때 분비되는 트롬보플라스틴도 포함된다. 또 다른 기전으로는 예를 들어 점액이나 암세포에 의해 만들어진 단백질 분해효소가 응고인자 X를 직접 활성화 시키는 것이다. 양수에는 태아피부에서 나온 점액이 풍부하여 이것이 양수색전증을 쉽게 유발하게 된다. 즉 소모성 응고장애를 촉발시키는 혈액응고전구물질(procoagulant)의 병적 활성에 의해 혈소판 및 혈액응고인자들이 소모되므로 소모성 혈액응고장애라고 한다. 침착된 섬유소가 작은 혈관 내에 있는 적혈구 세포막을 파괴시키면서 출혈과 순환기계의 폐쇄, 각 장기별 관류를 감소시켜 결국 허혈이 일어나고 미세혈관병성용혈, 빈혈, 헤모글로빈혈증, 헤모글로빈뇨증, 적혈구의 형태변화 등 다양한 정도의 용혈이 일어날 수 있다. 따라서 산과 영역에서 소모성 응고장애가 발생한 경우, 응고장애 원인의 확인과 즉각적인 제거가 가장 우선되어야 하며 반드시 탈섬유소화(defibrinization)를 역전시키도록 한다. 또한 주요 장기에 적절한 혈액공급을 유지할 경우 활성화된 응고인자와 혈액속의 섬유소원-섬유소 분해 산물이 세망내피계에 의해 즉시 제거되며, 간 및 혈관 내피에서 혈액응고전구물질이 합성되게 된다. 혈관의 손상여부에 따라서도 출혈의 양은 상당한 영향을 받는다.

3) 임상소견 및 진단

약간만 손상 받은 상처에서 과도한 출혈이 있는 경우 이를 지혈장애라고 할 수 있다. 정맥주사부위, 회음부나 복부의 면도자국, 도관삽입부위의 과도한 출혈이나, 잇몸이나 코에서 이유 없는 출혈 등은 의심되는 징후이다. 압박 부위의 자반은 혈액이 응고되지 않거나 임상적으로 중요한 혈소판감소증을 의미한다. 피부, 피하지방, 근막, 후복강, 회음절개부위 또는 회음부 열상에서 지속적인 출혈이 있는 것도 증거가 될 수 있다. 진단을 위한 검사소견은 다음과 같다.

(1) 저섬유소원혈증(Hypofibrinogenemia)

임신 후반기에 혈장내 섬유소원은 약 300~600 mg/dL이다. 이런 높은 수치는 소모성 응고장애가 있는 경우 임상적으로 의미 있는 저섬유소원혈증으로부터 보호할 수 있다. 혈액응고를 촉진시키기 위해 섬유소원의 수치는 적어도 150 mg/dL는 유지되어야 한다. 만약 심각한 저섬유소원혈증이 있다면, 시험관내 전혈에서 형성된 혈병이 처음에는 부드러워지지만 용량이 현저하게 감소되지는 않는다. 이후 약 삼십분이 경과되면 다수의 적혈구가 빠져나와 용액 용량이 혈전 용량보다 많아진다.

(2) 섬유소 분해 산물(Fibrinogen degradation products) 증가

임상적으로 의미 있는 혈액응고장애가 있는 경우 그 수치는 비정상적으로 높다.

(3) 혈소판감소증(Thrombocytopenia)

점상출혈이 심하거나, 응고된 혈액이 한 시간이 지나도 줄어들지 않고, 혈액 도말에서 혈소판 수가 적은 경우 심각한 혈소판 감소증 가능성이 있다. 확진은 혈소판수의 확인이다. 중증 자간전증 및 자간증은 혈소판의 기능장애를 유발하기도 한다.

(4) 프로트롬빈과 부분 프로트롬보플라스틴 시간(Prothrombin & partial thromboplastin times) 지연

응고검사의 지연은 트롬빈을 형성하는데 필수적인 응고인자들이 상당량 부족하거나, 섬유소원의 임계치가 약 100 mg/dL 이하이거나, 혈액 내 섬유소원-섬유소 분해산물이 상당량 존재함을 의미한다.

4) 산과적 원인

(1) 태반 조기 박리

산과영역에서 심각한 소모성 응고장애를 유발하는 가장 흔한 원인중 하나이다.

(2) 자궁내 태아사망과 지연분만

자궁내 태아가 사망한 경우 대부분 2주 이내에 자연적으로 진통이 시작되어 분만이 이루어지지만, 태아가 사망한 상태로 임신을 지속한다는 것이 산모로 하여금 정신적인 충격을 줄 수 있으므로 가능한 빨리 유도분만을 한다. 또한 기간이 오래되면 응고장애가 발생할 수 있다.

전향적 연구에 따르면 임산부에서의 응고장애는 태아 사망 1개월 이내에는 거의 발생하지 않는다. 만약 사망한 태아가 그 이상 동안 자궁에 있을 때 약 25%에서 혈액응고장애가 나타난다. 이 경우 섬유소원의 농도는 비임신 때 관찰되는 정상 수준 정도이나, 경우에 따라서는 아주 위험한 수준인 100 mg/dL 이하로 감소하는 경우도 있다. 사망한 태아 또는 태반으로부터 분비된 트롬보플라스틴에 의해 혈청 내 섬유소 분해산물은 증가한다. 혈소판 수치는 감소하는 경향을 보이는데 심각한 경우는 드물다.

(3) 다태임신 시 태아 사망

다태임신 때 일부 태아가 사망하고 나머지 태아가 생존하는 경우 뚜렷한 응고장애의 발생 빈도는 낮다. 대부분은 혈관성 문합을 가진 단일 융모막에서 발생하며 문제는 살아남은 태아에서 향후 뇌성마비와 뇌신경 장애의 위험이 증가한다는 점이다(Pharoah et al., 2004).

(4) 전자간증, 자간증, HELLP증후군

혈소판감소증, 혈액 내 섬유소원-섬유소 분해산물 생성 정도에 따라 중증의 정도가 증가하나 분만 후 이러한 임상양상은 대부분 자연소실된다.

(5) 패혈증

산과적 영역에서 세균혈증 및 패혈성 쇼크를 유발하는 감염증은 대개 패혈성 유산, 산전 신우염, 또는 산욕기 감염 등에 의해 발생한다. 세균독소, 특히 내독소의 치명적인 특성은 혈관 내피세포의 파괴를 매개로 활성화된 단핵세포의 표면에 있는 조직인자를 발현시켜 외인성 경로를 활성화시킨다. 그러나 소모성 응고장애를 일으키는 주된 기전인지는 아직 불분명하다. 내인성 경로는 중요한 역할을 하지 않는 것으로 추측된다.

(6) 유산

임신중기 프로스타글란딘을 이용한 내과적 분만, 기구를 이용한 임신 중절, 고장성용액 및 요소용액의 자궁 내 주입에 의한 유산은 혈관내응고장애를 일으킬 수 있다. 특히 고장성용액에 의해 파괴된 조직-태반, 태아, 탈락막-에서 분비된 트롬보플라스틴이 모성 순환계로 들어가 발생한다.

(7) 양수색전증(Amniotic fluid embolism)

급성 저산소증, 혈역학계 허탈 및 혈액응고장애가 특징이다. 급성 혈역학계, 호흡기계 허탈 및 혈액응고장애가 특징이다(Clark, 2016). 빈도는 100,000분만 당 2.0에서 7.7로 매우 다양하다. 우리나라에서는 1989년부터 1998년까지 총 분만 건수 381,042건 중 양수색전증으로 진단된 경우는 17건으로 분만 약 22,400건당 1로 보고하였다(조용균, 1999). 분만중이나 산후 수 시간 내 모성사망의 가장 높은 원인이며 11~43%까지 모성사망이 발생한다고 보고되었다(Hankins et al., 1997; Berg et al., 2010; Kramer et al., 2012), 우리나라에서는 64.7%의 모성사망률을 발표하였다(김윤하, 2000).

흔하게 보이는 관련요인은 급속분만, 대번착색, 자궁 또는 골반혈관의 열상, 노산, 과숙임신, 자간증, 수술적분만, 태반조기박리, 전치태반 및 양수과다 등이다(Knight et al., 2012; Kramer et al., 2012)

전형적인 경우 임상양상은 대개 극적이다. 일반적으로 분만의 마지막 단계나 분만 직전의 산모가 호흡곤란을 호소하면서 곧 경련, 심폐정지, 소모성 응고장애, 대량출혈과 함께 사망에 이르게 된다. 그러나 많은 경우 여러 가지 임상양상을 보일 수가 있다. 특별한 문제없이 질식분만을 한 산모에서 심폐증상이 나타나지 않고 바로 심한 급성 소모성 응고장애가 발생하는 경우를 경험할 때가 있다. 이러한 일부 산모에서 보이는 소모성 응고장애는 양수색전증의 비전형적인 형태로 생각된다(Yang et al., 2006).

① 병인

알려진 병인은 없다. 과거에는 많은 양의 양수가 정맥순환을 타고 가서 우심과 폐혈관에 이르러 폐고혈압, 저산소증, 결국 죽음에 이르게 한다고 생각되었다. 그러나 최근 양수색전증이 과민증(anaphylactic)형과 패혈성 혼수와 비슷한 면역 매개적 과정의 결과로 이루어진다는 가설이 제시되었다. 혈청 트립테이즈(tryptase)와 뇨중 히스타민(histamine)이 증가하며, 증가된 보체의 활성이 가능성을 암시하고 있다(Clark et al., 1995; Benson et al., 2001).

다수의 활성인자(chemokine, cytokine) 또한 중요한 원인으로 작용가능하다. 환자의 폐에서 발견된 태아 피부조직에서 엔도텔린-1(endothelin-1)의 과도한 발현을 발견하기도 하였다(Zhou et al., 2009). 자궁의 과도한 수축과 심혈관 허탈의 관련성은 양수색전증으로 유발되는 것이기 보다는 그것에 의한 영향으로 보인다. 실제로 자궁내 압력이 35~40 mmHg 이상을 초과하면 자궁으로의 혈류가 완전히 차단된다. 따라서 과도한 자궁수축시 태아-모체간 물질의 상호교환이 발생하지 않으므로 옥시토신 사용과 양수색전증 사이에 관련성은 없다. 미국의 양수색전증 등록처에 등록된 사항을 분석한 결과 70%에서 진통 중(분만 전), 30%에서 분만 후(대부분 5분 이내)에 발생한다고 하였다. 몇몇의 경우에 진통이 없었던 제왕절개술 중에 발생하였고 78%는 양수파막이 된 후였다(Clark et al., 1995; Fong et al., 2014).

② 임상 양상

가장 흔한 증상은 저혈압, 폐부종 및 호흡곤란 증후군이다. 산모가 양수에 노출되었을 때, 첫 번째 과정은 호흡 가사와 청색증, 두 번째 폐부종과 쇼크 세 번째 신경학적경련, 착란 및 혼수 등의 분명한 증상을 나타낸다. 처음 심폐 발작에서 살아남은 산모 중 40~50%에서 혈액응고장애와 출혈로 특징지어지는 두 번째 과정으로 들어간다. 세 번째 과정은 급성증상이 끝나고 이미 형성된 조직의 손상(뇌, 폐 및 신장) 증상이다. 질환의 규모와 산모의 생리학적 역량에 따라 손상에서 회복되는 여부가 달려있다. 몇 주 동안 지속되는 회복기 기간에 심한 폐나 뇌 손상, 다기관 기능부전 및 염증으로 사망에 이를 수 있다(Levi et al., 1993). 그러나 이러한 소견들은 거의 동시다발적으로 발생한다. 분만 진통 중에 시작되면 심한 태아 서맥 등의 태아 곤란증이 거의 모든 경우에 동반된다.

③ 진단 및 감별진단

최근까지 산모조직, 특히 폐혈관에서 태아 유래의 편평세포, 솜털, 태지의 지방, 태아 장관에서 분비된 점액 및 담즙 등을 발견함으로서 진단이 되었다. 그러나 정상 산모나 양수색전증 이외의 다른 산과적 질환을 가진 산모의 폐순환계 혈액에서도 이러한 것들을 발견할 수 있기 때문에 진단에 필수적 요소는 아니다. 따라서 근래에는 전형적인 임상증상과 징후를 통한 진단이 일반적이며 병리조직학적 검사는 보조적인 방법이다. 양수색전증이 의심되면 즉각적인 검사와 방사선촬영을 시행한다. 기본적인 검사는 동맥혈액가스, 말초혈액검사, 프로트롬빈과 부분 프로트롬보플라스틴 시간, 섬유소와 섬유소원 유도체, 혈액형 검사와 교차검사, 흉부방사선촬영, 심전도 등이다.

주산기 환자가 갑작스럽게 다른 의심소견 없이 심한 저산소증, 저혈압을 동반한 혈역학적 허탈 및 혈액응고장애 소견이 임상양상 또는 혈액검사상 보이면 의심해야 한다. 감별질환들은 패혈성 쇼크, 급성 심근경색증, 흡인 폐렴, 폐혈전색전증, 태반조기박리 등이다. 임상양상의 발생 시점을 진단기준에 넣기도 하지만 분만 24시간 이후에도 부검으로 진단되는 예가 있고 국가적으로 상이하다는 제한점이 있다.

④ 치료

급격하게 죽음에 이르게 되며 즉각적이고 적극적인 보존요법을 시행해야 사망과 이환을 줄일 수 있다. 이 질환의 진단이 정확하지 않더라도 급성이면서 생명을 위협하는 사실은 분명하므로 다각적이고 동시다발적으로 중재가 이루어져야한다. 수술, 마취팀 등을 포함하여 주위 사람들에게 알리고 도움을 요청해야한다. 보조적인 치료가 주이며 치료 목표는 적극적인 산소 공급으로 저산소증의 교정, 혈역학계 허탈의 치료, 혈액응고장애의 치료가 동시에 이루어지도록 한다.

가. 산소공급

정상 산소포화를 유지하도록 공급해야하며, 지속적인 산소포화 감시를 위해 맥박산소계측기를 사용하는 것이 좋다. 안면마스크나 의식이 없는 경우에는 CO_2 제거와 산소공급을 위해 기관지 삽관을 통한 양압의 기계적 호흡을 시행한다. 고농도 분획 흡기산소(FIO_2)가 0.6 이상 되었을 때도 부적절한 산소포화가 된다면, 산소공급을 개선하기위해 호기말양압(PEEP)을 사용한다.

나. 혈역학 허탈(Hemodynamic collapse)의 치료

저혈압과 쇼크를 치료하기 위해 필요하다. 약물요법은 혈역학 지표와 임상 경과를 기준으로 시행되어야 한다. 치료목표는 말초기관 관류를 허용할 정도로 수축기 혈압을 90mmHg 이상 유지하며, 요배출량은 시간당 25mL 이상이 되고, 환자의 감각을 유지시킨다. 혈액응고 이상을 교정하고 순환하고 있는 혈액양과 심박출량을 유지하기 위해 충분한 양의 정질액을 주입하며, 종종 심장수축촉진제(digitalization+β adrenergics)와 승압제(ephedrine, dopamine, dobutamine, norephinephrine)를 같이 투여한다.

혈역학적으로 불안정한 환자는 폐동맥에 도관을 삽입하여 임상적으로 중요한 혈역학 정보를 관리함이 좋다.

다. 혈액응고장애의 치료

출혈 치료는 각 개인의 상황에 맞게 설정되어야 하며 응고결함을 반복적으로 검사하면서 시행한다. 농축 적혈구, 신선 냉동 혈장, 냉동침강물 및 혈소판을 투여하여 기관관류와 요배출량이 유지되도록 하고 이차적 범발성혈관내응고장애로 인한 출혈이 해결될 때까지 계속한다. 헤파린 사용은 논란이 있으나 이차적 범발성혈관내응고장애시 권장되지 않는다.

⑤ 예후

모성사망률이 한때 80% 이상으로 보고되었으나 미국의 양수색전증 등록처의 분석결과 61%이다. 사망은 심폐정지 때 대부분 발생하며 생존한 많은 환자에서 저산소증으로 인한 부분 시력 소실과 반신불수 등의 영구적인 신경학적인 문제가 발생한다. 급성신부전이 저혈압이나 범발성혈관내 응고장애로 인해 올 수 있다. 신생아 생존율은 79%, 신경학적으로 건재한 경우는 50%이다.

5) 혈액량감소 쇼크(Hypovolemic shock)

(1) 병태생리

대량 출혈 초기에는 평균 동맥압, 1회 박출량(stroke volume), 심박출량(cardiac output), 중심정맥압(central venous pressure), 그리고 폐모세혈관쐐기압(pulmonary capillary wedge pressure)이 감소한다. 동정맥간의 산소 분압차 증가는 전체적인 산소 소모량이 감소한다하더라도 조직에서의 산소 사용은 상대적으로 증가하다는 것을 시사한다(Bland et al., 1985). 여러 기관의 혈류량 조절은 중추신경이 조절하는 세동맥이 담당하지만 전체 혈류의 70%를 차지하는 세정맥은 체액성 인자에 의해 조절되는 수동적 저항성 혈관이기 때문에 출혈 발생시 분비된 카테콜라민이 세동맥 긴장도를 증가시켜, 결과적으로 혈액 저장고로부터 자가수혈이 일어난다. 이러한 변화에 의해 심박동, 전신 및 폐혈관 저항 그리고 심근 수축력이 증가하고 세동맥 수축에 의한 심박출과 혈액량 재분배는 콩팥, 비장, 피부, 자궁의 관류는 감소하지만 심장 뇌, 부신으로 가는 혈류는 비교적 유지되는 보상기전이 일어난다. 혈액량이 25% 이상 감소하면 위의 기전으로는 심박출과 혈압을 유지하기 어려워지고, 이 시점에서 작은 양의 출혈이 추가적으로 발생시, 임상적 증상은 더욱 심해진다. 조직내 산소 사용이 출혈 초기에는 증가하지만 혈류 불균형은 국소 조직의 저산소증, 대사성 산증을 초래하며, 이는 결과적으로 혈관수축, 기관 허혈, 세포고사 등의 악순환으로 이어진다. 또한 활성화된 임파구, 단핵구와 혈관내피세포의 상호작용 및 혈소판 응집 증가로 모세혈관 세포막 보존성이 파괴되 혈관 내 혈류량 감소 및 혈관 활성 인자 생산 증가로 작은 혈관의 폐색을 유발하여 결과적으로 미세순환 관류의 손상이 있게 된다.

세포외액과 전해질 변화도 매우 중요한 임상양상으로 나트륨과 물이 골격근으로 들어가는 반면, 포타슘이 세포외액으로 소실된다. 따라서 급성 출혈성 쇼크 발생시 세포외액의 보충은 혈액량감소 쇼크의 중요한 치료이며 수혈만으로 치료한 경우보다 수혈과 링거액을 같이 투여한 경우

생존율이 증가한다(Chiao et al., 1990).

(2) 처치

출혈의 발생을 인지하는 것이 가장 중요하며 일단 의심되면 많은 인력이 필요하므로 수술전처치, 수술, 마취를 위한 의료진의 투입을 팀별로 즉각적으로 요청하고 즉시 자궁이완, 생식로 열상, 잔류태반 유무 등을 확인한다. 적어도 2개 이상의 큰직경 정맥을 가능한 확보하여 혈액 및 전해질 용액을 신속하게 투여한다. 이 모든 일들은 환자 상태 파악 및 처치를 전체적으로 평가할수 있는 팀리더의 지시에 따라 동시에 이루어져야 한다.

실혈량의 측정은 눈으로 측정시 실제 출혈량의 절반정도만 측정되므로 매우 부정확하다. 급성 출혈의 경우 혈구용적률은 실제 출혈을 반영하지 못하므로 약 1,000 mL의 출혈 후 혈구용적률은 첫 1시간 내에 겨우 3~5 vol% 정도만 감소한다.

소변량은 가장 중요한 활력징후 중 하나로 이뇨제를 사용하지 않은 경우 신장관류량을 반영하며, 이는 주요 장기에 공급되는 혈액량을 반영한다. 신장혈류량은 혈액량의 변화에 특히 민감하기 때문이다. 시간당 적어도 30 mL로 유지되어야 하며, 60 mL가 적절하다. 상당히 심각한 출혈이 있는 경우 요량을 측정하기 위해 요도관을 빨리 삽입한다. 푸로세미드등과 같은 강력한 이뇨제를 사용할 경우 신장에 공급되는 혈액량과 요량 증가의 상관관계는 의미가 없을 수 있기 때문에 사용에 주의를 해야 한다. 이 약은 또 다른 정맥확장 효과로 심장으로 되돌아가는 정맥의 혈액양을 감소시켜 결과적으로 심박출량을 약화시킨다.

(3) 수액 및 혈액보충

중증출혈의 치료는 즉각적이고 적절하게 정질액을 투여하여 위축된 혈관내 용적을 채우는 것으로 시작한다. 평형이동에 의해 신속하게 혈관외로 빠져나가 한 시간 후에는 겨우 20%만 혈액순환 내에 남아있게 되므로 초기 수액의 주입은 측정 혈액손실양의 약 3배 이상의 정질액을 투여하도록한다.

수혈을 결정하는데 혈구용적률 또는 혈색소 농도 중 어느 것을 기준으로 하느냐에 상당한 논란이 있으며 수혈의 필요 유무를 판단할 수 있는 일률적인 혈구 용적 또는 혈색소농도를 정하는 것은 어렵다. 심박출량은 7 g/dL 미만의 혈색소 농도 또는 혈구용적률이 20 vol% 미만으로 떨어지면 감소한다. 그러나 임상적인 측면을 고려한 치료의 선택이 가장 중요하며 혈구용적이 25 vol% 미만의 급성 출혈을 하는 경우에는 신속한 수혈이 필요하다. 얼마를 수혈할지의 결정은 환자의 체질량지수 및 출혈의 진행정도에 따라 결정한다.

① 전혈 및 성분수혈

전혈은 급성 출혈에 의한 혈액량감소 치료에 가장 이상적인 방법이지만 현재는 많은 센터에서 거의 사용되지 않으므로 목적에 따라 필요한 혈액 성분-농축적혈구, 혈액응고인자, 신선동결혈장, 혈소판등-을 각각 투여하는 성분수혈을 주로 시행한다. 전혈의 보존기간은 40일이며 수혈된 적혈구의 70%는 수혈 후 적어도 24시간 가량 기능을 유지하게 된다. 전혈 1단위 투여시 혈구용적이 약 3~4 vol% 정도 증가한다. 전혈은 혈액 응고인자, 특히 섬유소원의 보충 및 출혈에 의해 감소된 혈량의 보충에 기여한다. 대량출혈을 하지 않는, 상대적으로 안정적인 활력징후를 보이는 여성에서는 농축적혈구 수혈이 적당하다.

가. 혈액형 검사와 교차검사(Type and screen versus crossmatch)

출혈의 위험이 심각하게 높은 경우에는 혈액형 검사, 항체선별검사 및 교차검사가 필수적이다. 항체선별검사는 임신부의 혈청과 임상적으로 의의 있는 항체 중 가장 흔한 것과 반응하는 항원을 포함하는 표준 시약 적혈구를 혼합하는 방법이며 교차검사는 실제 헌혈자의 적혈구를 사용한다. 혈액형 검사와 항체선별검사에서 항체가 없었던 환자의 0.03~0.07%만이 교차검사를 통해 항체가 판명되었다. 따라서 이런 검사가 시행된 혈액의 수혈은 거의 부작용을 일으키지 않는다.

나. 농축적혈구(Packed red blood cells)

정질액 투여와 함께 산과출혈의 주된 치료법이며 만드는 방법에 따라 다르지만, 전혈 1단위로부터 농축한 적혈구의 혈구용적률은 대개 55~80 vol%이다. 농축적혈구 1단위는 전혈과 같이 동일한 용량의 적혈구를 포함하고 있으며, 혈구용적률을 3~4 vol% 증가시킨다.

다. 혈소판(Platelets)

혈소판수가 50,000/μL 이하인 출혈환자는 공혈자의 성분헌혈에 의해 얻어진 혈소판을 수혈한다. 6명의 공혈자로부터 얻은 혈소판양은 1명의 공혈자로부터의 1단위 수혈과 일치한다. 이러한 혈소판은 5일 이상 보관해서는 안 된다.

만약 1명의 공혈자의 혈소판을 사용하지 못하는 경우 무작위로 공여된 혈소판을 사용한다. 이것은 전혈을 원심분리 후 얻는데 한 단위당 50~70 mL의 혈장이 포함되어 있다. 일반적으로 6~10단위가 수혈된다. 각 단위는 혈소판수를 5,000/μL 증가시킨다. 공혈자의 혈장은 반드시 수혈자의 적혈구에 적합해야 한다. 일부 소량의 적혈구가 혈소판과 같이 수혈될 수 있으므로 D 음성 공여자의 혈장은 D 음성 수혜자에게만 제공되어야만 한다.

라. 신선 냉동혈장(Fresh-frozen plasma)

전혈에서 분리한 혈장을 얼린것으로, 해동시키는 데는 약 30분이 소요된다. 섬유소원을 포함하여 거의 모든 응고인자가 포함되어있다. 이것은 소모성 또는 희석성 응고장애를 응급으로 치료하는데 쓰인다. 특별한 응고인자의 결핍이 없는 한 혈액 용적 확장제로서는 적당하지 않다. 섬유소원이 100 mg/dL 미만이거나 비정상적인 프로트롬빈 또는 부분 트롬보플라스틴 시간을 보이는 출혈 중인 환자는 반드시 투여를 고려해야 한다.

마. 동결침전(Cryoprecipitate)

동결침전은 신선 냉동혈장에서 만들어진다. 15 mL백에는 응고인자 VIII: C, factor VIII: von Willebrand factor, fibrinogen(약 200 mg), factor XIII, fibronectin이 포함되어 있다(ACOG, 1994). 섬유소원이 매우 낮거나 수술부위에서 출혈이 지속되는 경우 동결침전이 섬유소원의 가장 이상적인 공급원이 된다. 출혈중인 여성에서 전체 응고인자의 보충을 위해 신선 냉동혈장 대신 동결침전을 투여하는 것은 이점이 거의 없다. 전반적인 응고인자 결핍인데 과도한 용량증가가 문제가 될 때와, 특정한 응고인자가 결핍되는 경우에 사용될 수 있다.

② 희석성 응고장애

출혈이 심한 경우 정질액과 농축적혈구를 투여하면 대개 혈소판 및 용해성 응고인자가 소실되어 희석성 응고장애가 유발되는데, 범발성 혈관내 응고증과 감별이 어렵다. 이는 지혈을 방해하고 출혈을 더욱 조장하게 한다. 가장 흔한 응고장애는 혈소판 감소증이다. 저장된 전혈에는 응고인자 V, VIII, XI와 혈소판이, 농축적혈구에는 용해성 응고인자가 결핍되어 있으므로 심한 출혈의 경우 응고인자를 보충해주지 않으면 저섬유소원증, 프로트롬빈 및 부분 트롬보플라스틴 시간이 길어지게 된다. 쇼크를 동반한 소모성 응고장애는 희석성 응고장애와 구분이 쉽지않다. 다행히 산과적 출혈의 대부분에서 두 가지 형태의 응고장애 치료는 동일하다(Counts et al., 1979).

출혈량에 따른 혈소판 및 응고인자의 보충에 관한 다양한 지침이 있지만 환자마다 변이가 매우 크다. 농축 적혈구 5~10단위를 급성 수혈한 경우 성분수혈의 보충은 거의 필요 없다. 그러나 그 이상의 출혈이 있는 경우 혈소판수의 측정, 응고인자 검사 및 섬유소원의 농도 측정이 고려되어야 한다. 대량수혈을 해야 하는 경우 농축적혈구와 혈장의 비율을 1:1로 유지하는 것이 보다 향상된 생존률을 얻을 수 있다. 출혈중인 여성에서 혈소판 수는 50,000/μL 이상으로 유지해야 한다. 외과적 출혈이 있는 환자에서 섬유소원 농도가 100 mg/dL 미만이거나, 프로트롬빈 또는 부분 트롬보플라스틴 시간이 길어지면 신선 냉동 혈장을 10~15 mL/kg의 용량으로 투여한다.

③ 자가수혈(Autologous transfusion & cell salvage)

수술전 수혈이 필요한 경우를 대비해 미리 환자 자신의 혈액 저장이 고려되는 경우가 있다. 그러나 이러한 방법은 그리 실효성이 없었다(Pacheo et al., 2013). 또한 제왕절개수술중 자가 혈액 저장(적혈구)후 시행되는 자가 수혈은 심각한 합병증이 보고되지는 않았으나 전향적 연구가 필요하다(Rebarber et al., 1998).

④ 수혈 부작용

지난 수십 년 동안 수혈의 안정성에 대한 많은 표준화작업 및 질관리가 이루어져 오고 있으나 수혈의 큰 위험으로는 ABO 부적합 혈액의 수혈, 수혈 관련 급성 폐손상, 그리고 세균 및 바이러스 감염 등이 있다(Goodnough, 2003).

가. 용혈성 수혈 반응(Hemolytic transfusion reaction)

부적합한 혈액의 수혈은 급성 용혈을 유발하고 더 나아가 범발성 혈관내 응고증, 급성신부전, 사망 등이 발생할 수 있다. 채취된 혈액의 잘못된 표기, 다른 환자에게 수혈 등 예방 가능한 실수가 이 반응의 대부분을 차지한다(Linden et al., 2001). 열, 저혈압, 빈맥, 호흡곤란, 흉통과 등 부위의 통증, 안면 홍조, 심한 불안증 그리고 헤모글로빈뇨 등이 징후와 증상이다. 즉각적인 처치는 수혈중단, 저혈압 및 고칼륨혈증의 치료, 이뇨제 투여 및 요의 알칼리화이다. 환자의 요 및 혈장 내 혈색소 농도 측정, 항체검사가 확진에 도움이 된다.

나. 수혈관련 급성 폐손상(Transfusion-related acute lung injury)

생명을 위협하는 부작용으로 수혈 시작 6시간 이내 또는 72시간 이내 발생하는 심한 호흡곤란, 저산소증, 비심인성 폐부종 등이 나타난다. 약 5,000건의 수혈 당 적어도 1건 이상 발생하는 것으로 알려져 있다. 병인은 정확히 밝혀져 있지 않지만 공여자 혈장내 저장되어 있던 지질합성물 뿐만 아니라, 염증반응 매개인자, 항인간백혈구항원항체에 의한 폐 모세혈관 손상 때문으로 생각된다(Silliman et al., 2003)

다. 세균 감염

비록 냉장보관이 세균의 증식을 막아주지만 세균에 감염된 혈액 수혈 시 약 60%의 높은 사망률을 보인다. Yersinia enterocolitica는 적혈구의 가장 흔한 감염증이며 그 외 Pseudomonas, Serratia, Acinetobacter 그리고 Escherichia 등이다.

라. 바이러스 감염

다행히도 가장 우려되는 후천성 면역결핍성 바이러스에 의한 감염은 매우 드물다. 최근 핵산 증폭방법을 이용한 선별방법에서 검사가 완료된 혈액의 후천성 면역결핍성 바이러스 및 C형 간염의 감염 위험률은 1.0-2.0×106 단위 당 1건으로 예측된다(Stramer et al., 2004).

후천성 면역결핍성 바이러스2의 감염은 매우 드물다. B형 간염의 감염률이 100,000 단위당 1건 이하로 예측되지만 그 위험률은 매우 높다(Jackson et al., 2003). 수혈에 의한 다른 감염성 질환 즉 말라리아, 거대세포바이러스 등의 감염은 1,000,000 단위당 1건 이하로 추산되고 있다.

4. 결론

산후출혈은 전 세계적으로 모성사망과 이환의 중요한 원인 중 하나이다. 자궁이완증이 가장 많은 원인을 차지하고 있으며 대부분은 내과적 치료에 반응하지만 불가피하게 약물에 반응하지 않고 심한 출혈이 지속되는 경우 자궁적출술을 포함한 수술적 치료가 필요하다. 제왕절개분만 및 고령 산모의 증가로 인해 유착태반의 빈도 역시 증가하고 있으므로 위험요인을 가진 임산부는 산전 초음파검사시 특히 진단을 위해 노력해야 한다. 철저한 수술전 준비 및 산후출혈 발생의 조기 인지를 통한 적극적인 대처는 모성사망과 이환을 줄이는데 필수적이다. 향후 새로운 수술기법과 장비들이 개발되어 치명적인 산후출혈 관리가 극복되기를 기대한다.

참고문헌

- 김소미, 김근희, 정다운, 서은주, 문지경, 이근영 등. 고주파 자궁근종용해술 후 임신 15주1일에 발생한 자궁파열 1예. Obstet Gynecol Sci 2009;52:945-9.
- 김윤하. 양수색전증. 대한주산의학회지 2000;11:430-7.
- 김주현, 홍성연. 임신 제2삼분기에 산전 초음파로 진단된 전치 혈관 1예. 대한산부인과초음파학회지 Picture of month 2008;3.
- 남안나, 김경진, 장병우, 허성은, 이성기, 길기현. 임상연구: 산후출혈처치에 있어 Sengstaken-Blankemore 튜브의 효용성. Obstet Gynecol Sci 2006;49:2266-76.
- 서경, 박문일, 김석영, 박중신, 한영자. 1995년-2000년 한국의 모성사망비 및 모성 사인의 변화. 대한산부회지 2004;47:2345-50.
- 조필제, 황경진, 이지연, 최호진, 장호선, 김미령. 산후출혈의 처치로서Sengstaken- Blakemore tube의 임상적 이용. Obstet Gynecol Sci 2007;50:594-600.
- 채용화, 김윤영, 안계형, 우장환, 정진훈, 최준식 등. 대량 산후 출혈 시 자궁 압박 봉합술의 치료 효과. Obstet Gynecol Sci 2010;53:7569-777.
- American College of Obstetrics and Gynecology Practice Bulletin: Clinical Management Guidelines for Obstetrician-Gynecologists Number 76 : postparum hemorrhage. Obstet Gynecol 2006;108:1039-47.
- American College of Obstetricians and Gynecologists: Postpartum hemorrhage. Practice Bulletin No. 183, 2006, Reaffirmed 2017d.
- American Society of Anesthesiologists Task Force on Obstetric Anesthesia. Practice guidelines for obstetric anesthesia: an updated report by the American Society of Anesthesiologists Task Force on Obstetric Anesthesia. Anesthesiology 2007;106:843-63.
- An GH, Ryu HM, Kim MY, Han JY, Chung JH, Kim MH. Outcomes of subsequent pregnancies after uterine compression sutures for postpartum hemorrhage. Obstet Gynecol 2013;122:565-70.
- Bakiri F, Bendib SE, Maoui R, Bendib A, Benmiloud M. The sella turcica in Sheehan's syndrome: computerized tomographic study in 54 patients. J Endocrinol Invest 1991;14:193-6.
- Benson MD, Kobayashi H, Silver RK, Oi H, Greenberger PA, Terao T. Immunologic studies in presumed amniotic fluid embolism. Obstet Gynecol 2001;97:510-4.
- B-Lynch C, Coker A, Lawal Ah, Abu J, Cowen MJ. The B-Lynch surgical technique for the control of massive postpartum haemorrhage: an alternative to hysterectomy? Five case reported. Br J Obstet Gynecol 1997;104:372-5.
- Borruto F, Treisser A, Comparetto C. Utilization of carbetocin for prevention of postpartum hemorrhage after cesarean section: a randomized clinical trial. Arch Gynecol Obstet 2009;280:707-12.
- Chiao JJ, Minei JP, Shires GT 3rd, Shires GT. In vivo myocyte sodium activity and concentration during hemorrhagic shock. Am J Physiol 1990;258:684-9.
- Cho GJ, Kim LY, Hong HR, Lee CE, Hong SC, Oh MJ, et al. Trends in the rates of peripartum hysterectomy and uterine artery embolization. PLoS One 2013;8:e60512.
- Cho JH, Jun HS, Lee CN. Hemostatic suturing technique for uterine bleeding during cesarean delivery. Obstet Gynecol 2000;96:129-31.
- Clark SL. Strategies for reducing maternal mortality.Semin Perinatol 2012;36:42-7.
- Claeys J, Hellendoorn I, Hamerlynck T, Bosteels J, Wey¬ers S. The risk of uterine rupture after myomectomy: a systemic review of the literature and meta-analysis. Gy¬necol Surg 2014;11:197-206.
- Clark SL, Hankins GDV, Dudley DA, Dildy GA, Porter TF. Amniotic fluid embolism: Analysis of the national registry. Am J Obstet Gynecol 1995;172:1158-67.
- Clark SL, Romero R, Dildy GA, et al:Proposed diagnostic criteria for the case definition of amniotic fluid embolism in research studies. Am J Obstet Gynecol 2016;215:408-12.
- Collins SL, Ashcroft A, Braun T, Calda P, Langhoff-Roos J, Morel O, et al.; European Working Group on Abnormally Invasive Placenta (EW-AIP). Proposal for standardized ultrasound descriptors of abnormally invasive placenta (AIP). Ultrasound Obstet Gynecol 2016;47:271-5.
- Counts RB, Haisch C, Simon TL. Hemostasis in massively transfused trauma patients. Ann Surg 1979;190:91-9.
- Crane JM, van den Hof MC, Dodds L, Armson BA, Liston R. Neonatal outcomes with placenta previa. Obstet Gynecol 1999;93:541-4.
- Creanga AA, Berg CJ, Syverson C, Seed K, Bruce FC, Callaghan WM. Pregnancy-related mortality in the United States, 2006-2010. Obstet Gynecol 2015;125:5-12.
- Cresswell JA, Ronsmans C, Calvert C, Filippi V. Prevalence of placenta praevia by world region: a systematic review and meta-analysis. Trop Med Int Health 2013;18:712-24.
- D'Antonio F, Bhide A. Ultrasound in placental disorders.Best Pract Res Clin Obstet Gynaecol 2014;28:429-42.
- Diagnosis and management of vasa previa.Society of Maternal-Fetal (SMFM) Publications Committee, Sinkey RG, Odibo AO, Dashe JS.Am J Obstet Gynecol. 2015 Nov;213(5):615-9.
- Duzyi CM, Buhimschi IA, Laky CA, Cozzini G, Zhao G, Wehrum M, et al. Extravillous trophoblast invasion in placenta accrete is associated with differential local expression of angiogenic and growth factors: a cross-sectional study. BJOG

2018;125:1441-8.
- Executive Summary of a Joint Eunice Kennedy Shriver National Institute of Child Health and Human Development, Society for Maternal-Fetal Medicine, American Institute of Ultrasound in Medicine, American College of Obstetricians and Gynecologists, American College of Radiology, Society for Pediatric Radiology, and Society of Radiologists in Ultrasound Fetal Imaging Workshop.
- Fong A, Chau CT, Pan D, Ogunyemi DA. Amniotic fluid embolism: antepartum, intrapartum and demographic factors. J Matern Fetal Neonatal Med 2014;30:1-6.
- Frederiksen MC, Glassenberg R, Stika CS. Placenta previa: a 22-year analysis. Am J Obstet Gynecol 1999;180:1432-7.
- Gerbasi FR, Bottoms S, Farag A, Mammen EF. Increased intravascular coagulation associated with pregnancy. Obstet Gynecol 1990;75:385-9.
- Goodnough LT. Risks of blood transfusion. Crit Care Med 2003;31(12 suppl):S678-86.
- Hall D. Abruptio placentae and disseminated intravascular coagulopathy. Semin Perinatol 2009;33:189-95.
- Hankins GDV, Clark SL. Amniotic fluid embolism. Fetal and Maternal Medicine Review 1997;9:35-47.
- Hofmeyr GJ, Say L, Gülmezoglu AM. WHO systematic review of maternal mortality and morbidity: the prevalence of uterine rupture. BJOG 2005;112:1221-8.
- J Ultrasound Med 2014; 33:745-757 | 0278-4297
- Jackson BR, Busch MP, Stramer SL, AuBuchon JP. The cost-effectiveness of NAT for HIV, HCV, and HBV in whole blood donations. Transfusion 2003;43:721-9.
- Jauniaux E, Collins S, Burton GJ. Placenta accrete spectrum: pathophysiology and evidence-based anatomy for prenatal ultrasound imaging. Am J Obstet Gynecol 2018;218:75-87.
- Kabiri D, Hants Y, Shanwetter N, Simons M, Weiniger CF, Gielchinsky Y, et al. Outcomes of subsequent pregnancies after conservative treatment for placenta accreta. Int J Gynecol Obstet 2014;127:206-10.
- Kim HS, Oh SY, Choi SJ, Park HS, Cho GJ, Chung JH, et al. Uterine rupture in pregnancies following myomectomy: A multicenter case series. Obstet Gynecol Sci 2016;59:454-62.
- Knight M, Berg C, Brocklehurst P, Kramer M, Lewis G, Oats J, et al. Amniotic fluid embolism incidence, risk factors and outcomes: a review and recommendations. BMC Pregnancy Childbirth 2012;12:7.
- Kramer MS, Rouleau J, Liu S, Bartholomew S, Joseph KS. Maternal Health Study Group of the Canadian Perinatal Surveillance System. Amniotic fluid embolism: incidence, risk factors, and impact on perinatal outcome. BJOG 2012;119:874-9.
- Levi M, ten Cate H, van der Poll T, van Deventer SJ. Pathogenesis of disseminated intravascular coagulation in sepsis. JAMA 1993;270:975-9.
- Li DK, Wi S. Maternal placental abnormality and the risk of sudden infant death syndrome. Am J Epidemiol 1999;149:608-11.
- Lim PS, Greenberg M, Edelson MI, Bell KA, Edmonds PR, Mackey AM. Utility of ultrasound and MRI in prenatal diagnosis of placenta accreta: a pilot study. Am J Roentgenol 2011;197:1506-13.
- Linden JV1, Wagner K, Voytovich AE, Sheehan J. Transfusion errors in New York State: an analysis of 10 years' experience. Transfusion 2000;40:1207-13.
- Lyell DJ, Faucett AM, Baer RJ, Blumenfeld YJ, Druzin ML, El-Sayed YY, et al. Maternal serum markers, characteristics and morbidly adherent placenta in women with previa. J Perinatol 2015;35:570-4.
- Matsubara Shigeki, Yano Hitoshi, Ohkuchi Akihide, Kuwata Tomoyuki , Usui Rie, Suzuki Mitsuaki. Uterine compression sutures for postpartum hemorrhage: an overview 2013;92:378-85.
- McCormack R, Doherty D, Magann E, Hutchinson M, Newnham J. Antepartum bleeding of unknown origin in the second half of pregnancy and pregnancy outcomes. BJOG 2008;115:1451-7.
- Mogos MF, Salemi JL, Ashley M, Whiteman VE, Salihu HM. Recent trends in placenta accrete in the United States and its impact on maternal-fetal morbidity and healthcare-associated costs, 1998-2011. J Matrnal Fetal Neonatal Med 2016;29:1077-82.
- Obstetric Care Consensus No. 7: Placenta Accreta Spectrum. Obstet Gynecol. 2018;132:e259-e275.
- Oppenheimer L. Society of Obstetricians and Gynaecologists of Canada. Diagnosis and management of placenta previa. J Obstet Gynaecol Can 2007;29:261-73.
- Oyelese Y, Catanzarite V, Prefumo F, Lashley S, Schachter M, Tovbin Y, et al. Vasa previa: the impact of prenatal diagnosis on outcomes. Obstet Gynecol 2004;103:937-42.
- Pacheco LD, Saade GR, Costantine MM, Clark SL, Hankins GD. The role of massive transfusion protocols in obstetrics. Am J Perinatol 2013;30:1-4.
- Pharoah POD and Adi Y. Consequences of in-utero death in a twin pregnancy. Lancet 2000;355:1597-1602.
- Placenta Accreta Spectrum. Am J Obstet Gynecol. 2018;219:B2-B16.
- Rao KP, Belogolovkin V, Yankowitz J, Spinnato JA 2nd. Abnormal placentation: evidence-based diagnosis and management of placenta previa, placenta accreta, and vasa previa. Obstet Gynecol Surv 2012;67:503-19.

- Rattray DD, O'Connell CM, Baskett TF. Acute disseminated intravascular coagulation in obstetrics: a tertiary centre population review (1980 to 2009). Grey-scale and colour Doppler ultrasound versus magnetic resonance imaging for the prenatal diagnosis of placenta accreta. J Matern Fetal Neonatal Med 2014;23:1-6.
- Read JA, Cotton DB, Miller FC. Placenta accrete: changing clinical aspects and outcome. Obstet Gynecol 1980:56:31-4.
- Rezk MA, Shawky M. Grey-scale and color Doppler ultrasound versus magnetic resonance imaging for the prenatal diagnosis of placenta accrete. J Maternal Fetal Neonatal Med 2016;29:218-23.
- Room AS, Rebarber A. Seven ways to control postpartum hemorrhage. Contemp Obstet Gynecol 2003;48:34-53.
- Sentilhes L, Kayem G, Chandraharan E, Palacios-Jaraquemada J, Jauniaux E. for the FIGO placenta accrete diagnosis and management expert consensus panel. FIGO consensus guidelines on placenta accrete spectrum disorder: Conservative management. Int J Gynecol Obstet 2018;140:291-8.
- Shah-Hosseini R, Evrard JR. Puerperal uterine inversion. Obstet Gynecol 1989;73:567-70.
- Shinar S, Shenhav M, Maslovitz S, Many A. Distribution of third-stage length and risk factors for its prolongation. Am J Perinatol 2016;33:1023-8.
- Silliman CC, Boshkov LK, Mehdizadehkashi Z, Elzi DJ, Dickey WO, Podlosky L, et al. Transfusion-related acute lung injury: Epidemiology and a prospective analysis of etiologic factor. Blood 2003;101:454-62.
- Silver RM, Landon MB, Rouse DJ, Leveno KJ, Spong CY, Thom EA, et al. Maternal morbidity associated with multiple repeat cesarean deliveries. National Institute of Child Health and Human Development Maternal-Fetal Medicine Units Network. Obstet Gynecol 2006;107:1226-32.
- Society for Maternal-Fetal Medicine, Gyamfi-Bennerman C: Management of bleeding in the late preterm period. Consult Series No. 44. Am J Obstet Gynecol. 2018 Jan;218(1):B2-B8. doi: 10.1016/j.ajog.2017.10.019. Epub 2017 Oct 25.
- Society of Gynecologic Oncology; American College of Obstetricians and Gynecologists and the Society for Maternal-Fetal Medicine, Cahill AG, Beigi R, Heine RP, Silver RM, Wax JR.
- Spinillo A, Fazzi E, StronatiM, Ometto A, Capuzzo E, Guaschino S. Early morbidity and neurodevelopmental outcome in low-birthweight infants born after third trimester bleeding. Am J Perinatol 1994;11:85-90.
- Steiner PE and Lushbaugh CC. Maternal pulmonary embolism by amniotic fluid. JAMA 1941;117:1245.
- Stramer SL, Glynn SA, Kleinman SH, Strong DM, Caglioti S, Wright DJ, et al. National Heart, Lung, and Blood Institute Nucleic Acid Test Study Group. Detection of HIV-I and HCV infections among antibody-negative blood donors by nucleic acid-amplification testing. N Engl J Med 2004;351:760-8.
- Su LL, Chong YS. Massive obstetric haemorrhage with disseminated intravascular coagulopathy. Best Pract Res Clin Obstet Gynaecol 2012;26:77-90.
- Timor-Tritsch IE, Monteagudo A, Cali G, Palacios-Jaraquemada JM, Maymon R, Arslan AA, et al. Cesarean scar pregnancy and early placenta accrete share common histology. Ultrsound Obstet Gynecol 2014;43:383-95.
- Tunçalp Ö, Souza JP, Gülmezoglu M. New WHO recommendations on prevention and treatment of postpartum hemorrhage. Int J Gynaecol Obstet 2013;123:254-6.
- Twickler DM, Lucas MJ, Balis AB, Santos-Ramos R, Martin L, Malone S, et al. Color flow mapping for myometrial invasion in women with a prior cesarean delivery. J Matern Fetal Med 2000;9:330-5.
- Uma M. Reddy, MD, MPH, Alfred Z. Abuhamad, MD, Deborah Levine, MD, George R. Saade, MD, for the Fetal Imaging Workshop Invited Participants. Fetal Imaging: Usta IM, Hamdi MA, Musa AA, Nassar AH. Pregnancy outcome in patients with previous uterine rupture. Acta Obstet Gynecol Scand 2007;86:172-6.
- Vergani P, Ornaghi S, Pozzi I, Beretta P, Russo FM, Follesa I, et al. Placenta previa: distance to internal os and mode of delivery. Am J Obstet Gynecol 2009;201:266. e1-5.
- Warshak CR, Ramos GA, Eskander R, Benirschke K, Saenz CC, Kelly TF, et al. Effect of predelivery diagnosis in 99 consecutive cases of placenta accreta. Obstet Gynecol 2010;115:65-9.
- Wortman AC, Alexander JM. Placenta accreta, increta, and percreta. Obstet Gynecol Clin N Am 2013;40:137-54.
- Yang JI, Kim HS, Chang KH, Ryu HS, Joo HJ. Amniotic fluid embolism with isolated coagulopathy: a case report. J Reprod Med 2006;51:64-6.
- Yang JI, Kim HY, Kim HS, Ryu HS. Diagnosis in the first trimester of placenta accreta with previous Cesarean section Ultrasound Obstet Gynecol 2009;34:116-8.
- Yang JI, Lim YK, Kim HS, Chang KH, Lee JP, Ryu HS. Sonographic findings of placental lacunae and the prediction of adherent placenta in women with placenta previa totalis and prior Cesarean section.Ultrasound Obstet Gynecol 2006;28:178-82.

제34장

임신 중 고혈압 질환

Hypertensive Disorders in Pregnancy

노정래 | 성균관의대
박현수 | 동국의대
성지희 | 성균관의대

임신과 합병된 고혈압 질환은 임신 중 출혈, 감염성질환과 함께 모성사망 및 이환의 3대 주요 질환에 속하며, 주산기 사망 및 이환의 주요 원인 질환이다. 전자간증은 임신 중기 이후 발병하는 고혈압질환으로서, 유일하게 임신에 의하여 발병하고 임신의 종결과 함께 치유되는 내과적 합병증이다. 전자간증은 모성의 사망 및 이환 그리고 주산기 사망 및 이환의 주요 원인질환이지만 그에 대한 병인론이 아직 완전히 밝혀져 있지 않으며 아직 어떠한 치료도 이 질환의 병태생리에 변화를 줄 수 있는 방법이 없다. 최근에 이 질환의 개념에도 변화를 맞이하였고, 질환의 원인과 관련된 가설들이 제시되고 있으며 현재 전자간증은 단일 질환이라기보다는 하나의 질병 스펙트럼으로 이해할 수 있다.

이 장에서는 임신 중 발생 가능한 고혈압의 분류 및 진단에 대해 알아보고, 특히 전자간증의 병원기전을 태반 측 요인과 모체의 기질적 요인 그리고 두 요인의 상호작용과 관련하여 고찰한다. 이와 같은 요인들이 모체의 전신적 반응을 일으키게 되는 병태생리학적 측면을 산화스트레스(oxidative stress)와 혈관내피세포의 기능장애(endothelial dysfunction)를 중심으로 기술하고자 한다. 그리고 이 질환의 진단과 관리 분야는 National High Blood Pressure Education Program Working Group 과 미국산부인과학회(American College of Obstetrics and Gynecology, ACOG)의 지침을 중심으로 기술하고자 한다(NHBPEP working group, 2000; ACOG, 2013).

1. 임신 중 합병된 고혈압의 분류 및 진단

임신 중 고혈압성 질환을 일반적으로 다음과 같이 네 군으로 분류한다.

- 만성 고혈압(chronic hypertension)
- 임신성 고혈압(gestational hypertension)
- 전자간증-자간증(preeclampsia-eclampsia)
- 가중합병전자간증(superimposed preeclampsia on chronic hypertension)

1) 만성고혈압(Chronic hypertension)

임신 이전에 이미 수축기혈압 140 mmHg 이상 혹은 이완기혈압 90 mmHg 이상의 고혈압으로 진단된 경우, 또는 임신 20주 이전에 고혈압이 진단된 경우이다. 또한 출산 후 3개월까지 혈압이 정상화 되지 않는 경우도 만성고혈압으로 분류된다.

2) 임신성 고혈압(Gestational hypertension)

임신 20주 이후 고혈압이 진단된 경우로 단백뇨는 없는 상태로 출산 후 3개월 이내 혈압이 정상화되는 군으로 분류한다.

임신성 고혈압은 임신 중 합병된 고혈압성 질환 중 가장 흔하며 미분만부의 약 6~29%, 다분만부의 2~4%를 차지하고 다태임신의 경우 임신성 고혈압의 빈도가 증가한다. 임신성 고혈압은 주로 만삭에 발생하며, 일반적인 임신의 경과는 나쁘지 않은 편이나, 심한 임신성 고혈압인 경우에는 주의를 요한다.

3) 전자간증-자간증(Preeclampsia-eclampsia)

전자간증은 임신 20주 이후에 처음으로 진단된, 수축기 혈압 140 mmHg 이상 또는 이완기 혈압 90 mmHg 이상의 고혈압이 있으면서 의미 있는 단백뇨가 있거나 다음 중 한 가지 이상이 수반될 때 진단할 수 있다. 의미 있는 단백뇨는 24시간 단백뇨의 양이 300 mg 이상이거나 무작위요시험지검사(random urine stick)에서 지속적으로 +1 이상으로 나온 경우, 또는 요단백/크레아티닌비(urine protein/creatinine ratio)가 0.3 이상인 경우로 정의한다.

- 혈소판 감소증(100,000/μL 미만)
- 신기능의 악화(혈청 크레아티닌 1.1 mg/dL 초과 또는 기존의 두 배 이상 상승한 경우)
- 간 기능 저하(정상의 두 배 이상 상승한 간수치)
- 두통, 시야장애, 경련
- 폐부종

수축기 혈압이 30 mmHg 이상 증가하거나 이완기 혈압이 15 mmHg 이상으로 증가되는 경우에는 수축기 혈압이 140 mmHg, 이완기 혈압이 90 mmHg을 넘지 않아도 임신성고혈압으로 진단해야 한다고 주장하는 연구자들도 있다. 과거에는 전자간증을 경증과 중증으로 구분하였었으나 경증 전자간증에서도 모체의 이환 및 사망 위험이 높은 점을 감안하여 2013년 미국산부인과학회에서 발표한 임신 중 고혈압에 대한 보고서에 의하면 경증이라는 용어는 더 이상 사용하지 않기로 한 바 있다. 전자간증의 중증도를 비중증과 중증의 형태로 구분하고 지금까지 중증 전자간증의 진단 기준으로 사용되었던 심한 단백뇨(5 g/24시간)와 자궁내태아발육지연은 진단기준에서 제외되었다. 결론적으로 심한 고혈압이 있으면서(수축기 혈압 160 mmHg 이상 또는 이완기 혈압 110 mmHg 이상) 아래의 임상 소견이 보이면 의미 있는 단백뇨가 발견되지 않더라도 중증 전자간증으로 진단할 수 있음을 보고하였다.

- 두통
- 시야장애
- 명치부위(epigastric) 또는 우상복부 통증
- 핍뇨(24시간 소변양이 500 ml 이하인 경우로 정의)
- 신기능의 악화(혈청 크레아티닌 1.1 mg/dL 초과 또는 기존의 두 배 이상 상승한 경우)
- 혈소판 감소증(100,000/μL 미만)
- 간 기능 저하(정상의 2배 이상 상승한 간수치)
- 폐부종

자간증은 전자간증이 있던 산모에서 달리 설명할 수 없는 발작(seizure)이 발생하는 경우로 정의한다. 자간증의 발작은 전신형(generalized type)으로 나타나고, 발생 시기는 진통 전이나 진통 중, 또는 분만 후에 모두 발생할 수 있다. 특히 분만 후에 발생하는 발작은 대개는 출산 후 48시간 이내에 발생하지만 약 10%에서는 48시간 이후에도 발생할 수 있는 것으로 보고되었다.

4) 가중합병전자간증(Superimposed preeclampsia on chronic hypertension)

임신 전 또는 임신 20주 이전에 고혈압이 이미 진단된 산모에서 기존에 없었던 의미 있는 단백뇨가 새롭게 발견되거나, 고혈압 또는 단백뇨가 악화되는 소견을 보이는 경우, 또는 간수치의 악화, 혈소판 감소증, 신장 기능 악화 등이 동반된 경우 의심할 수 있다. 그러나 실제로 만성 고혈압이 있는 산모에서 고혈압의 악화인지 가중합병전자간증이 발생한 것인지 임상적으로 판단이 어려운 경우도 많다. 일반적으로 가중합병전자간증은 전자간증에 비하여 이른 임신주수에서 발병하고 자궁내태아발육지연을 동반하는 경우가 더 흔하다.

2. 전자간증(Preeclampsia)의 요인 및 기전

전자간증이 발생하는 정확한 원인 및 기전은 아직까지 명확히 밝혀져 있지 않다. 그러나 과거의 많은 연구들에서 면역학, 유전학적인 요인이 전자간증의 발생 기전에 중요한 역할을 담당하고 있으며 트롬복산(thromboxane)/프로스타사이클린(prostacyclin)의 불균형, 산화스트레스 등에 의한 혈관내피세포의 기능장애 등이 중요한 역할을 한다고 보고되었다. 또한 최근에는 전자간증의 병인에 있어서 태반형성장애가 기본적으로 중요한 역할을 한다는 사실이 알려졌을 뿐만 아니라 혈관생성에 관여하는 여러 인자들의 불균형이 전자간증의 발병에 직접적으로 관여한다고 밝혀졌다. 이렇듯 전자간증의 발생 기전에 대한 여러 연구들은 전 세계적으로 활발하게 진행되고 있으며 지금까지 제시된 전자간증의 병인 및 기전들을 요약하면 다음과 같다.

- 면역학적 요인
- 유전학적 요인
- 트롬복산/프로스타사이클린의 불균형
- 산화스트레스
- 혈관 생성인자의 불균형
- 태반형성장애

1) 면역학적 요인

전자간증은 융모막융모(chorionic villi)에 처음 노출된 경우, 즉 초산모에게 발생의 빈도가 증가하고 이전 임신의 과거력이 있는 경우 그 위험도가 감소한다. 그러나 새로운 배우자를 만나는 경우 전자간증이 위험도가 다시 증가한다는 역학 연구 결과들을 통하여 태아항원에 대한 면역반응이 전자간증의 발생기전에 중요한 역할을 할 것이라 추정되었다. 전자간증의 면역학적 요인을 설명하는 가설로 다음과 같은 것들이 제시된 바 있다.

(1) 산모와 태아간의 동종이식거부반응(Allograft rejection)

태아의 항원은 산모의 입장에서는 반은 부계 기원(paternal origin)이며 성공적인 임신의 유지를 위해서는 반은 non-self인 태아의 항원에 대한 면역관용(immnunologic tolerance)이 필요하다. 전자간증의 산모태아경계면(maternal fetal interface)의 조직학적인 소견은 동종이식거부반응의 소견을 보인다는 연구 결과로(Erlebacher et al., 2013) 산모 혈액에서 태아 항원에 대한 면역 관용의 이상조절(dysregulation)로 인해 발생하는 과도한 면역반응이 전자간증의 발생기전에 관여한다는 가설이 제기되었다.

(2) 과장된 선천 면역반응(Innate immune response)

정상 임신은 마치 비임신 상태의 패혈증(sepsis)과 비슷하게 염증성 반응(inflammatory response)이 항진되어 있는 반면 전자간증의 산모에서는 이러한 염증성 반응이 과장되게 나타난다. 전자간증에서 나타나는 과장된 염증성 반응을 설명하는 기전으로는 T-helper (Th) 1 세포의 반응 항진 및 Th 1/2 비(ratio)의 변화로 인한 염증성 시토카인(cytockine) 분비의 증가를 들 수 있다(Redman et al., 2012).

2) 유전학적 요인

임신 중 전자간증을 경험한 여성의 딸이 임신을 했을 때 전자간증의 발생 빈도가 일반 인구에 비하여 의미 있게 증가한다고 알려져 있다. 스웨덴의 대규모 연구 결과에 의하면 전자간증의 발생은 일란성 쌍생아에서 60%의 일치도를 보였다(Nilsson et al., 2004). 최근 연구에 따르면 전자간증의 과거력이 있는 여성의 여자형제 및 딸에서 전자간증이 발생할 확률이 각각 22~47%, 11~37%로 보고되었다(Ward et al., 2015).

지금까지 전자간증의 발생과 관련이 있다고 알려진 유전자로는 methylene tetrahydrofolate reductase (MTHFR), factor-V 유전자, 프로트롬빈(prothrombin) 유전자, 안지오텐시노겐(angiotensinogen), 안지오텐시노겐변환효소(angiotensinogen-converting enzyme), 사람백혈구항원(human leukocyte antigens) 유전자, 혈관내피세포산화질소(endothelial nitric oxide) 유전자, 지방단백지질분해효소(lipoprotein lipase, LPL) 유전자, 세포독성 T 림프구 관련 단백 유전자 등이 보고되었다(Staines-Urias et al., 2012;Buurma et al., 2013;Triche et al., 2014;Ward et al., 2015). 이러한 유전자들은 혈압, 체액 조절, 혈전 형성, 지질 대사, 혈관내피세포 기능장애, 면역학적 순응 실패와 같은 이 질환의 병태 생리와 연관이 있다.

3) 트롬복산-프로스타사이클린(Thromboxane-prostacyclin)의 불균형

임신 중에는 모체 및 태아, 태반의 조직에서 prostanoid의 생산이 증가한다. 혈관내피세포에서 생산되는 프로스타사이클린은 주로 혈소판의 응집을 억제하고 혈관을 확장시키는 기능을 담당하며. 혈소판 또는 영양막세포(trophoblast)에서 생산되는 트롬복산 A2는 반대로 혈소판 응집을 촉진시키고 혈관을 수축시키는 작용을 한다. 따라서 과거 연구들에서 트롬복산/프로스타사이클린의 불균형이 전자간증의 병인에 관여한다고 제시된 바 있다.

4) 산화스트레스(Oxidative stress)

전자간증에서는 정상 임신에 비하여 산화스트레스의 증가 및 항산화제(antioxidants)의 감소가 관찰되며 이러한 증가된 산화스트레스는 혈관내피세포의 기능장애를 유발하고 자유라디칼(free radical)에 의한 세포 손상으로 전자간증의 임상 양상을 발현하는데 기여한다(Patil et al., 2009). 실제로 전자간증 산모의 혈액, 태반에서 지질산화물(lipid oxidation product), 단백질카르보닐(protein carbonyls), nitrotyrosine과 같은 산화스트레스의 표식자들이 정상 임신군에 비하여 증가되고 항산화제는 감소하는 것으로 보고되었다(Zusterzeel et al., 2001;Orhan et al., 2003). 그러나 항산화제로서 비타민 C와 비타민 E를 투약하여도 전자간증 위험을 낮추지 못한다는 것이 대규모 연구를 통해 보고된 바 있어 산화스트레스를 전자간증의 기전보다는 결과로 생각할 수 있겠다(Roberts et al., 2010).

5) 혈관 생성인자의 불균형

최근 10여 년 동안 전자간증의 병태생리와 관련하여 혈관생성인자들에 대한 많은 연구들이 동물실험을 포함한 시험관 내(in vitro) 연구 또는 전자간증 산모의 혈액, 태반 등을 중심으로 이루어졌으며 이러한 혈관생성 관련 물질들은 전자간증의 병인에 대한 분자생물학적 이해를 한 단계 높이는 계기가 되었다.

(1) Soluble fms-like tyrosine kinase 1, sFlt-1

sFlt-1은 혈관내피세포성장인자(vascular endothelial growth factor, VEGF)와 태반성장인자(placental growth factor, PlGF)의 수용체인 Flt-1의 일종의 변이형(variant) 물질로 주로 태반에서 형성된다. sFlt-1은 혈관내피세포성장인자에 대한 길항작용으로 혈관생성(angiogenesis)를 억제하고, 혈관내피세포의 활성화에 관여한다. Maynard 등의 연구자들은 2003년 sFlt-1를 쥐에게 투여하여 고혈압, 단백뇨 등 전자간증이 발생하는 동물 모델을 만드는

데 성공하였고(Maynard et al., 2003), 2004년에는 산모 혈액에서 sFlt-1의 농도는 전자간증의 발생 5주 이전에 이미 상승함을 밝힘으로써 sFlt-1이 전자간증의 예측에 도움이 되는 표지자임을 제시한 바 있다(Levine et al., 2004). 전자간증에서 증가된 sFlt-1은 결국 산모의 혈액 내 혈관내피세포성장인자와 태반성장인자의 농도를 감소시켜 혈관내피세포의 기능장애를 유발하는 것으로 알려져 있고 증가된 sFlt-1의 농도는 전자간증의 심한 정도와 상관관계가 있다.

(2) 태반성장인자

태반성장인자는 주로 태반의 영양막세포에서 생산되며 세포의 증식과 이동, 혈관생성에 중요한 역할을 담당한다. 즉, 태반성장인자는 Flt-1에 결합하여 무분지형성(non-branching) 혈관생성을 향상시키기 때문에 태반성장인자의 농도가 저하된 경우 태반의 발달이 장애를 받는다. 실제로 임신 초기의 감소된 태반성장인자의 농도는 이후 전자간증의 발생을 예측할 수 있는 중요한 인자라고 알려진 바 있다(Crovetto et al., 2015). 또한 길항작용을 하는 sFlt-1과의 비 및 soluble endoglin (sEng)과의 비(ratio)가 전자간증의 발생에 대한 예측 항목으로 제시된 바 있다(Moore et al., 2012; Kusanovic et al., 2009).

(3) Soluble endoglin, sEng

sEng은 베타전환성장인자(transforming growth factor-beta)의 보조수용체(coreceptor)인 endoglin의 작용에 길항하는 물질로 2006년 태반에서 처음 발견되었다(Venkatesha et al., 2006). sEng은 전자간증 산모의 혈청에서 증가되어 있고 전자간증의 중증도와 상관관계가 있다. 또한 sEng은 쥐의 조직으로 행한 시험관 내 실험에서 모세혈관(capillary tubes)의 형성을 억제하고 혈관투과성을 증가시키며 고혈압을 야기하는 것으로 밝혀졌다. 특히 sFlt1과 같이 쥐에 투여하였을 때 마치 HELLP (hemolysis, elevated liver enzymes, low platelets) 증후군 및 자궁내태아발육지연을 포함하는 마치 전자간증과 같은 임상양상을 나타냈다. sEng은 베타전환성장인자를 억제하여 혈관내피세포에서의 산화질소(nitric oxide)에 의한 혈관확장(vasodilation)을 억제하는 작용을 한다. 임상적으로 sFlt-1와 마찬가지로 전자간증의 임상양상이 나타나기 전에 증가되는 것으로 알려져 예측 물질로 제시된 바 있다(Haggerty et al., 2012).

6) 태반형성장애(Defective placentation)

성공적인 임신을 위한 정상적인 태반의 발달과정에서 영양막세포가 모체의 나선동맥(spiral artery)으로 침투(invasion)하여 나선동맥의 평활근 및 내피세포가 영양막세포로 대치되는 생리적 변환(physiologic transformation)의 과정을 거친다. 이와 같은 영약막세포의 침투는 임신 6주경에 탈락막(decidua) 내의 나선동맥에서 시작하여 임신 16주경에는 나선동맥의 자궁평활근 안쪽 1/3 부분까지로 확장된다. 그러나 전자간증에서는 이러한 영양막세포의 침투가 불완전하게 되어 탈락막내의 혈관까지만 영양막세포가 침투하는 태반형성장애의 소견을 보이고 이는 자궁태반관류저하(uteroplacental insufficiency)의 원인이 된다. 실제로 전자간증이 동반된 산모의 태반저(placental bed) 조직검사 소견에서 영양막세포의 침투 저하 및 나선동맥의 동맥경화성(atherosis) 변화가 보이고 정상 임신의 태반저조직은 나선동맥의 생리적인 변환이 정상적으로 관찰되었다(Frusca et al., 1989). 그러나 태반저조직의 이러한 태반형성장애의 소견은 전자간증에 특이적으로 나타나는 것은 아니고 자궁내태아발육지연, 조산 및 태반조기박리 등에서도 관찰된다(Kim et al., 2003; Romero et al., 2011).

한편 최근 연구에 의하면 태반형성장애로 인한 관류장애 및 태반의 저산소증으로 태반에서 떨어져 나가는 태반조직파편(placental debris) 또는 미세입자(microparticle)가 모체혈액에서 전신염증반응증후군(systemic inflammatory response syndrome)을 일으킨다는 것이 전자간증의 병인이라는 가설이 제시된 바 있다(Redman et al., 2012).

3. 전자간증(Preeclampsia)의 병태생리

임신성 고혈압의 원인은 아직 확실히 알려져 있지 않지만, 세포영양막세포(cytotrophoblast)가 나선동맥에 쉽게 침투하지 못하는 것과 내피세포의 기능부전이 발병기전에 있어 중요한 원인이라고 할 수 있다. 이러한 사실은 임신성 고혈압의 병태생리학적 변화가 임신 초기에 시작된다는 증거가 된다. 임신의 종결이 이루어지지 않는 한, 이러한 변화는 미미한 병태생리학적 변화에서부터 임부와 태아 모두의 생명을 위협하는 다발성 장기 손상에까지 이를 수 있다. 이러한 병적인 변화의 원인은 혈관연축(vasospasm), 혈관내피세포의 기능장애, 허혈(ischemia) 등이라고 생각할 수 있다.

1) 심혈관계(Cardiovascular system)

(1) 혈압의 변화

전자간증이 있는 여성이라도 임신 후반기가 되기 전까지 고혈압을 진단할 정도의 혈압의 상승이 나타나지는 않지만 혈관수축현상은 그 보다 더 빨리 나타난다. 전자간증에서의 혈압상승은 주로 정상임신에서 나타나는 혈관확장성이 없어지고, 오히려 말초혈관저항이 증가함으로써 나타나게 된다. 정상 혈압의 산모에서는 혈관 작용성 펩티드와 아민, 특히 안지오텐신 II에 대해서 혈압 상승 반응이 감소된다. 반대로 전자간증 산모에서는 이러한 호르몬에 대해 과도한 반응을 보이는데, 전자간증이 진단되기 수 주, 수 개월 전에도 안지오텐신 II에 대한 과도한 반응이 나타난다고 보고하기도 한다. 혈압상승은 대개 분만 후 수일 내에 정상화되는데, 중증 전자간증에서는 혈압의 정상화에 수 주의 시간이 소요되는 경우도 있다.

전자간증에서 나타나는 혈관수축(vasoconstriction)과 비정상 혈관 반응성의 기저에 있는 메커니즘은 잘 알려져 있지 않다. 많은 연구에서 혈관 수축성, 그리고 혈관 이완성 프로스타글란딘(prostaglandin)의 비율의 변화에 초점을 맞추고 있다. 이는 전자간증에서 프로스타사이클린의 감소와 트롬복산의 생성이 증가되어 있다는 연구결과에 의해 뒷받침된다(Fitzgerald et al., 1990; Mills et al., 1999; Walsh, 1985). 그 외에도 산화질소 합성효소(nitric oxide synthase) 활성의 감소와 내피유래이완인자(endothelium-derived relaxing factor)의 생성감소 등도 기여할 것으로 추측하고 있다

(2) 심장의 변화

혈압은 심박출량(cardiac output)과 전신혈관저항(systemic vascular resistance)에 의해 결정된다. 정상임신에서 임신 전반기의 혈압은 분만 후의 혈압에 비해 낮으며 심박출량은 임신 전에 비해 약 50% 증가하지만 혈압은 상승하지 않는데, 이는 말초혈관저항이 감소하기 때문이다. 일부에서는 전자간증에서 심박출량이 증가하는 것으로 보고하는 데 반해(Mabie et al., 1989), 대부분의 연구에서 치료하지 않은 전자간증의 경우 심박출량이 보통이거나 약간 감소하는 것으로 보고하고 있다. 전자간증에서 혈압상승의 주요 메커니즘은 전신혈관저항의 증가로 알려져 있다.

2) 혈액응고체계(Coagulation system)

아주 심한 경우는 드물지만 혈소판감소증은 전자간증에서 발견되는 혈액학적 이상 중 가장 흔히 발견되는 것이다. 혈중 섬유소원분해산물(fibrinogen degradation products)이 증가되어 있는 경우가 빈번하고, 혈장 내 섬유소원(fibrinogen) 농도는, 태반조기박리가 동반되지 않는 한 대개 변하지 않는다. 항트롬빈 III(antithrombin III)농도는 낮고, 피브로넥틴 농도는 정상임신에 비해 높은데, 이는 혈관내피세포의 손상에 기인할 것으로 생각된다. 혈소판 수 100,000/mm^3 미만의 심한 혈소판 감소는 전자간증이 매우 위중함을 나타낸다. 이 경우 빨리 분만하지 않으면, 혈소판 수치는 매우 심각할 정도로 감소할 수 있다. 혈소판 수의 감소가 산모의 출혈성 합병증의 발생과 꼭 비례하는 것은 아니지만 혈소판 수가 매우 낮은 경우 출혈의 위험도가 증가할 것이라는 것은 자명한 사실이다.

혈소판감소증이나 혈액응고인자 변화의 원인은 불확실하다. 혈관수축으로 인한 혈관의 손상 때문에 파종혈관내응고(disseminated intravascular coagulation)가 시작될 수 있고, 혈액응고체계가 활성화될 수 있다. 혈관내피세포의 기능부전 역시 임상적 증상이나 증후가 나타나기 이전에 발견되며, 혈소판과 다른 혈액응고체계가 활성화되는 것 역시 혈관내피세포 기능부전의 결과이다.

3) 신장

전자간증에서 나타나는 신장의 병변은 특징적이며 이를 사구체내피증(glomerular endotheliosis)이라고 한다. 사구체가 커져있고, 부어 보이는데, 이는 모세혈관세포와 혈관사이세포(mesangial cell)의 비대(hypertrophy)에 인한 것으로 생각되며, 모세혈관의 내강까지 침범하기 때문에 사구체가 창백하게 보인다.

전자간증에서는 사구체여과율(glomerular filtration rate)과 신장혈류량(renal blood flow)이 모두 감소해 있는데, 사구체여과율이 신장혈류량보다 더 감소하여 여과분율(filtration fraction)이 감소하게 되며, 형태학적으로 심하게 보이는 경우에도, 감소의 정도는 약 1/4 정도이다. 정상 임신에서 신기능은 약 35~50% 정도 증가하기 때문에 전자간증이라도 크레아티닌 농도는 정상 범위 내에 있을 수 있다. 신기능부전이 심한 경우는 드물지만 급성요세관괴사(acute tubular necrosis)나 급성피질괴사(acute cortical necrosis)가 나타나는 경우도 있다. 요산청소분율(fractional urate clearance)이 감소하여, 전자간증의 주요한 양상 중의 하나인 고요산혈증(hyperuricemia)이 나타난다. 단백뇨는 임상경과의 후기에 나타나며 비선택적(nonselective)인 특징을 보인다. 전자간증에서는 저칼슘혈증이 나타나는데 이는 정상임신에서 나타나는 소변 내 칼슘배설의 증가와 대비된다. 부갑상샘호르몬의 증가와 1,25-dihydroxyvitamin D의 감소 같은 칼슘 조절 호르몬의 혈중농도 변화 역시 나타난다.

전자간증에서는 다양한 정도의 나트륨배설 기능 저하가 발견된다. 부종이 없는 경우에도 나트륨배설 기능저하의 정도가 심할 수 있다. 부종이 심하게 나타나는 경우에도 혈장량은 정상임신의 경우보다 적고, 혈액농축(hemoconcentration)이 나타날 수 있는데, 알부민이 혈관 외로 유출되어 간질 내로 침투하기 때문으로 추측된다. 중심정맥압(central venous pressure)과 폐모세혈관쐐기압(pulmonary capillary wedge pressure)이 낮거나 정상의 하한으로 유지될 때가 많다. 전자간증에서는 위에서 언급한 것들, 즉, 혈관 내 용적의 감소, 중심정맥압의 저하와 태반관류의 감소가 나타나기 때문에 이뇨제의 사용을 피해야 한다.

전자간증에서 나타나는 나트륨배설기능저하의 원인은 확실치 않으며, 사구체여과율의 변화와 몇 가지 호르몬의 변화로도 설명이 잘 되지 않는다. 정상임신에 비해서 신장에서 걸러지는 나트륨의 양은 적은 편이지만, 비임신 시에 비하면 많다고 할 수 있다. 전자간증에서 레닌-안지오텐신 시스템의 저하가 나타난다는 것은 잘 알려져 있으며, 나트륨배설기능저하의 원인이라기보다는 결과라고 생각된다. 심방나트륨이뇨펩티드(atrial natriuretic peptide)호르몬의 농도도 증가되어 있다.

4) 간

전자간증에 동반된 간 손상은 혈중 간효소수치의 증가가 동반된, 경도의 간세포괴사부터 HELLP 증후군(용혈, 간효소증가, 혈소판수치 저하)까지 다양하게 나타날 수 있는데, 간효소수치의 현저한 증가와 심한 경우 피막하혈종(subcapsular hematoma) 혹은 간파열(hepatic rupture)을 보일 수도 있다. 전자간증에서 간손상이 동반되면 중증의 전자간증으로 정의할 수 있다. 간효소수치의 상승은 전자간증 단독으로도 나타날 수 있고, HELLP 증후군의 일부로 나타날 수도 있다. HELLP 증후군에서 중증 고혈압이 동반되지 않을 수도 있지만 대부분의 경우 어느 정도 고혈압이 동반되기 때문에 다른 질환과 감별할 수 있다. HELLP 증후군과 감별이 어려운 질환은 급성임신성지방간(acute fatty liver of pregnancy)인데 HELLP 증후군에서 혈중 아미노전이효소의 농도가 500 U/L를 넘는 경우는 드물다. HELLP 증후군에서 간손상, 혹은 용혈에 의해 혈중 빌리루빈수치가 증가되어 있는 경우도 있지만, 대개 빌리루빈 농도는 급성임신성지방간의 경우가 더 높게 나타난다. 뇌병증(encephalopathy)이나 혈액응고장애를 동반한 산부선이 전자간증에서 나타나는 경우는 드물기 때문에 이런 이상이 나타난 경우 급성임신성지방간, 혹은 다른 간기능이상을 의심해야 한다.

전자간증에서 간손상이 있는 경우 대부분 간효소수치의 상승으로 나타난다. 또한 우상복부 통증이 발생하는 경우 간병변의 동반을 의미하며, 혈액검사로 간효소수치의 상승이 있는지 확인해야 한다. 우상복부통증은 간허혈에 의할 것이기 때문에 간효소수치의 상승은 증상 후 수 시간 이후 나타날 수 있다. 간 병변은 조직학적으로 문맥주위출혈(periportal hemorrhage), 굴모양혈관섬유소침착(sinusoidal fibrin deposition), 세포괴사(cellular necrosis) 등이다. 간의 혈류가 일차적으로 간 문맥체계에 의존하기는 하지만, 이러한 병변은 허혈이 원인일 것으로 추측하고 있다.

5) 중추신경계

전자간증에 의한 경련인 자간증(eclampsia)은 현재까지도 모성사망의 주요 원인으로 알려져 있다. 그 외에 중추신경계 증상으로는 시력장애를 동반한 두통이 있다. 시력장애는 흐려 보임(blurred vision), 암점(scotoma), 드물게 피질맹(cortical blindness)이 나타날 수 있다. 가끔 국소적 신경계증상이 나타날 수 있는데 이런 경우 곧바로 신경학적 검사가 필요하다. 자간증의 발생기전에 대해서는 논란이 있기는 하지만 혈액응고장애와 섬유소침착이 관련 있을 것으로 생각된다. 고혈압성뇌병증도 기여할 것으로 생각되지만 임상적으로 중증도의 고혈압이 아닌 경우에도 발작을 일으키는 경우가 있다는 사실과는 맞지 않는다. 하지만 혈관수축이 일부에만 나타나는 선택적인 특성이 있을 수 있는데 도플러초음파검사 결과에서 말초혈관의 수축이 확실치 않은 경우에도 뇌혈관연축이 일어날 수 있다는 보고가 있다.

자간증의 뇌병리학적 소견은 다양한 정도와 크기의 출혈, 혈관벽 손상을 동반한 혈관병증(vasculopathy), 섬유소모앙괴사(fibrinoid necrosis), 허혈성 뇌손상, 미세경색(microinfarct) 등이다.

전자간증이 있는 경우 뇌영상검사를 시행하게 된다. 전산화단층촬영(computed tomography)을 대상으로 한 연구를 보면, 많은 경우에서 비교적 정상적인 소견을 보이고 있다. 비 정상소견으로는 뇌부종(cerebral edema)과 출혈, 그리고 국소적인 허혈에 의한 저밀도(hypodense)구역이 발견된다. 자기공명영상(magnetic resonance image)에서는 출혈과 부종이 확인되었는데, 흥미로운 점은 후반구(posterior hemisphere)와 분수령(watershed area) 부위에, 혈관연축에 의해 유발된 전반적 허혈이 원인일 것으로 생각되는 병변이 보인다는 점이다. 병변이 주로 뒤쪽에 있다는 점이 전자간증-자간증에서 나타나는 시력장애를 설명해줄 수 있다.

5. 예측과 예방(Prediction and prevention)

1) 예측(Prediction)

임신성 고혈압을 조기에 진단하여 모성 및 주산기 사망률과 이환율을 줄이고자 하는 노력은 계속되고 있다. 전자간증의 위험인자로는 고령산모, 당뇨, 비만, 만성 고혈압 등이 있다. 과거에는 임신성 고혈압에서 보이는 소견 즉, 고혈압, 단백뇨, 요산혈증, 혈관저항성의 증가, 체중 증가 등을 이용하여 조기진단에 활용해 보았으나 좋은 결과를 얻지는 못했다. 또한 대부분의 전자간증이 특별한 위험인자가 없는 미분만부에서 나타난다는 사실이 전자간증 발생의 예측을 더 어렵게 하는 요인 중의 하나이다. 임신 초기에 임신성 고혈압의 병태생리와 관련된 여러 생물학적, 생화학적, 생물리학적 표지자(marker)의 측정을 통해 임신성 고혈압을 예측하는 연구들이 진행되었다. 하지만, 다른 질병과 마찬가지로 임신성 고혈압의 예측에 있어 중요한 것은, 검사 방법이 아무리 좋을지라도 발견되었을 때 효과적인 치료방법이 있거나, 발견 후 주의 깊은 추적관찰로 산모나 태아의 결과를 호전시킬 수 있어야 한다는 점이나 아직까지 이러한 조건을 모두 만족시키는 검사 방법은 없는 상태이다.

(1) 자궁동맥 도플러검사

전자간증의 발생을 예측하기 위한 자궁동맥 도플러검사에 대해 많은 연구가 진행되었다. 이는 전자간증이 일어나기 전 자궁동맥의 혈류 변화를 임신 초기에 감지하는 것으로, 자궁동맥 저항성의 증가, 박동지수(pulsatility index)의 증가, 이완기맥박패임(diastolic notch)의 지속 등을 감지하는 것이다. Cnossen 등은 79,547명을 대상으로 한 74개의 연구를 분석한 계통적 분석(systemic review)에서 대상군의 위험도에 따라서 정확성에 차이는 있을 수 있으나 이완기맥박패임을 동반한 박동지수의 증가가 다른 도플러검사 변수에 비해 가장 좋은 예측력을 나타냈다(고위험군에서의 양성 우도비 21.0, 저위험군에서의 양성 우도비 9.1)고 보고하였다. 이는 임신 제1삼분기보다는 제2삼분기에 시행하였을 때 더 예측력이 좋았다(Cnossen et al., 2008). 하지만 도플러 검사를 통해 전자간증을 예측한 연구들의 한계는 다음과 같은 것들이 있는데, 전자간증의 예측에 대한 양성, 음성 우도비가 비교적 낮게 나타나기 때문에 예측력의 한계가 있고, 검사자의 숙련도에 따라 결과가 달라질 수 있으며, 현재까지 무작위임상실험이 없다는 점들이다. 따라서 전자간증의 예측을 위해 모든 산모에 대해 자궁동맥 도플러검사를 시행하는 것은 권고되지 않고 있다.

(2) 혈관형성인자(Angiogenic factors)

전자간증의 발생에 대한 연구에서 혈관형성인자들이 전자간증의 발생에 관여할 것이라는 증거의 발견은 가장 주목할 만하다. 혈관내피세포성장인자와 태반성장인자 등의 혈관형성인자와 sFlt-1과 sEng 등의 혈관형성 억제인자(anti-angiogenic factors)의 불균형이 전자간증의 병태생리에 가장 중요하다는 증거들이 발표되었다. 혈관형성인자와 혈관형성 억제인자의 불균형이 전자간증 발생 수 주, 수 개월 전에 나타나기 때문에, 이 현상을 이용하여 전자간증의 발생을 예측하는 데 이용하려는 연구가 있었다. 이 중 sFlt-1과 태반성장인자에 대한 연구가 많았는데, sFlt-1의 혈중 농도를 측정하여 높아져 있는 경우 전자간증의 발생을 예측할 수 있다는 것이다. 하지만 sFlt-1이 전자간증 발생의 4~5주 전에 증가하기 시작하기 때문에 임신 초기에 전자간증의 발생을 예측하는 데는 효과적이지 않다. 태반성장인자의 농도는 전자간증 발생의 9~11주 전부터 감소하기 시작하고, 전자간증 발생 5주 전부터 급격히 감소한다(Levine et al., 2004). 성장인자의 이러한 성질을 이용하여 전자간증의 발생을 예측하려 하였으나, 이 역시 sFlt-1을 이용한 연구와 마찬가지로 예측력이 높지 않은 문제점이 있었다. 이 후 sFlt-1, 태반성장인자, sEng, 자궁동맥 도플러 등 여러 가지 생체표지자(biomarker)들을 조합하여 전자간증을 예측할 수 있는 지 확인하는 연구가 진행되었다.

2012년에 발표된 메타분석에서는 임신 30주 이전 전자간증이 발병하기 전 혈중 태반성장인자, 혈관내피세포성장인자, 혈중 sFlt-1, 혈중 sEng 단독 혹은 조합이 전자간증을 예측할 수 있는지 확인하기 위하여 34개의 연구를 분석하였다. 태반성장인자, 혈중 sFlt-1, 혈중 sEng은 전자간증이 발병할 여성에서 임신 30주 이전 중등도로 증가됨을 확인하였으나 진단적 정확도가 너무 낮아서 임상적으로 사용할 수 없다고 결론지었다(Kleinrouweler et al., 2012). 2018년 발표된 체계적 고찰과 메타분석에서는 sFlt-1:태반성장인자 비가 전자간증의 발생을 예측하는 데 유용한지 확인하였다. 이 연구에서는 15개의 연구를 포함시켰는데 전자간증을 예측하는 데 있어 고위험군과 저위험군에서 혼합 민감도(pooled sensitivity) 80%(95% CI 0.68-0.88), 특이도 92%(95% CI 0.87-0.96), 양성우도비 10.5(95% CI 6.2-18.0), 음성우도비 0.22(95% CI 0.13-0.35)를 나타내었다(Agrawal et al., 2018). 하지만 아직은 이와 같은 혈관성장인자의 혈중농도, 요중농도가 전자간증을 예측하는

데 임상적으로 유용하다고 증명된 바는 없다.

(3) 요산(Uric acid)

전자간증에서 혈청 요산 농도가 증가되어 있다는 사실은 오래 전부터 알려졌다. 전자간증으로 인해 요산의 사구체 여과율이 감소되고, 재흡수가 증가하고, 분비가 감소되는 것으로 인해 요산농도가 증가되는 것으로 생각된다. 요산을 임신 제1삼분기 혹은 제2삼분기에 측정하여 전자간증을 예측하는 데 이용하려는 시도가 있었으나, 대부분 만족스럽지 못한 결과를 나타내었다. 체계적 고찰과 메타분석에서 혈중 요산의 측정은 전자간증 발생의 예측에 도움이 되지 않는다고 결론지었다(Thangaratinam et al., 2006).

(4) 다중변수예측모델(Multi-parameter prediction models)

Giguère 등은 2010년 71가지의 다양한 생화학적 혹은 초음파 표지자들의 조합을 연구한 37개의 논문에 대한 체계적 고찰을 발표하였다. 많은 연구들이 임신 제2삼분기에 전자간증 발생의 고위험군을 대상으로 진행되었다. 저위험군을 대상으로 한 연구에서는 태반단백-13(placental protein 13:PP-13), pregnancy-associated plasma protein-A (PAPP-A), disintegrin, metalloproteinase-12, activin A(임신 제1삼분기) 혹은 인히빈(inhibin) A(임신 제2삼분기)와 자궁동맥 도플러검사를 조합한 결과가 민감도 60~80%, 특이도 80% 이상으로 가장 좋은 결과를 보였고, 고위험군에서는 PP-13과 임신 제1삼분기 자궁동맥 도플러의 박동지수 조합이 민감도 90%, 특이도 90%를 보였다(Giguère et al., 2010). Crovetto 등도 인구학적, 내과적, 산부인과적 병력을 포함한 산모의 특성, 산모의 혈압, 자궁동맥 도플러를 포함한 생물리학적 변수들, sFlt-1, 태반성장인자를 포함한 혈관형성인자들을 조합한 모델을 약 9,000명의 저위험군에 적용시켜 위양성율 5%, 10%에서 각각 검출률 87.7%과 91.2%의 좋은 결과를 보였다(Crovetto et al., 2015). 하지만 이러한 예측모델들은 음성예측치(negative predictive value)는 좋으나 양성예측치(positive predictive value)는 낮은 단점을 보이며 다른 인구집단에 적용할 때 진단적 정확도가 달라지는 단점이 있다고 평가되고 있다.

2) 예방(Prevention)

전자간증의 원인이 아직 정확히 알려져 있지 않기 때문에 전자간증의 예방을 위해 시도하는 방법들은, 이미 밝혀진 병태생리를 교정하는 방법들이다. 여태까지 임신성 고혈압의 정도를 완화시키거나 예방하기 위한 많은 방법들이 평가되어 왔지만 일반 인구를 대상으로, 임상적으로 확실하게 효과가 있는 방법은 없다.

(1) 항혈소판제

전자간증은 혈액응고기전의 활성화, 염증의 증가를 특징으로 한다. 그 중심에는 혈소판의 활성화 과정이 중요한 역할을 하며 이는 트롬복산/프로스타사이클린의 불균형과 관련이 있을 것으로 추측된다. 이러한 배경으로 임신 초기 저용량 아스피린 투여로 전자간증을 예방하려는 노력이 시도되었다. 전자간증 발생의 고위험군을 대상으로 한 초기의 연구에서는 예방의 효과를 확인하였지만, 이후의 대규모 무작위연구에서는 이를 재현하지 못하였다. 하지만 이후의 Cochrane 체계적 고찰에서는 의미 있는 결과를 도출해내었다. Duley 등은 총 37,560명의 산모를 대상으로 한 59개의 연구를 분석하였고 고위험군을 대상으로 항혈소판제(대부분 저용량 아스피린)를 투여한 경우, 전자간증의 발생을 17% 정도 줄일 수 있으며(상대위험도 0.87, 95% 신뢰 구간, 0.77~0.89), 항혈소판제의 사용으로 조산, 태아 혹은 신생아 사망, 저체중출생아의 빈도를 의미 있게 감소시킬 수 있다고 하였다(Duley et al., 2007). 이들은 결론에서 저용량의 아스피린으로 전자간증과 그 합병증의 예방에 있어 중등도의 효과를 가져올 수 있다고 하고 있다. 몇 가지의 단점이 있기는 하지만 아스피린을 복용하였을 때 출혈이나, 태반 조기박리 같은, 산모에게 나타나는 합병증이나 태아의 문제가 발생할 가능성이 높지 않기 때문에 전자간증 발생의 고위험군(만성 고혈압, 이 전 임신에서 전자간증이 있었던 경우, 당뇨)에게서 고려해 볼 수 있는 예방 방법이다.

Bujold 등은 11,348명을 대상으로 한 27개의 무작위배정연구에 대한 체계적 고찰을 통해, 전자간증의 고위험군에서 임신 16주 이후에 저용량 아스피린(50~150 mg)을 복용하기 시작한 경우 전자간증의 위험도를 낮추지 못한 데 반해, 임신 16주 이전에 저용량 아스피린을 복용한 경우에는 전자간증의 위험도를 낮출 수 있었고(상대위험도 0.47, 95% 신뢰구간 0.34~0.65), 중증의 전자간증의 위험도 역시 낮추었다고 보고하였다(상대위험도 0.09, 95% 신뢰구간 0.02~0.37) (Bujold et al., 2010). 따라서 저용량 아스피린의 복용을 고려할 경우 임신 16주 이전, 즉 이른 제2삼분기나 늦은 제1삼분기를 시작 시점으로 고려해 볼 수 있다. 같은 그룹의 메타분석에서는 아스피린의 투여가 이른 전자간증(preterm preeclampsia)을 예방하는 데에는 효과가 있으나(RR 0.62, 95% CI 0.45~0.87) 만삭의 전자간증(term preeclampsia)을 예방하는 데에는 효과가 없다고 발표하였다(RR 0.92, 95% CI 0.70~1.21). 그리고 전자간증의 예방은 임신 16주 이전에 투여를 시작한 경우와 100 mg 이상을 투여한 경우(RR 0.33, 95% CI 0.19~0.57)로 한정되었다(Roberge et al., 2018). 2014년 미국 U.S. Preventive Services Task Force (USPSTF)에서 전자간증의 고위험군에서 전자간증의 예방을 위하여 임신 12주 이후부터 저용량 아스피린 (81 mg/일)을 복용할 것을 권고하였다(LeFevre, 2014)(표 34-1). 2018년 미국산부인과학회와 미국모체태아의학회(Society for Maternal-Fetal Medicine, SMFM)도 임신 중 아스피린의 사용에 대한 권고사항을 다음과 같이 제시하였고(ACOG, 2018) 이는 USPSTF가 권고한 내용과 비슷하다.

1. 전자간증의 고위험군의 경우 저용량 아스피린을 임신 12주에서 28주 사이에(임신 16주 이전이 가장 좋다) 복용하기 시작하고 분만 직전까지 복용하는 것을 권고한다.
2. 전자간증의 중등도 위험인자를 두 개 이상 가지고 있는 경우에도 저용량 아스피린 치료를 고려할 수 있다.

(2) 항산화제

산모의 혈액과 태반에서의 산화스트레스 증가와 항산화능 저하가 전자간증의 발생에 큰 영향을 미칠 것이라는 가설이 제시되어, 항산화제, 특히 비타민 C와 E를 이용하여 전자간증을 예방하려는 연구가 시도되었다. 2000년대에 네 개의 무작위배정시험에 대한 결과가 발표되었는데, 모두 항산화제로 비타민 C와 E를 투여하였고, 네 개의 시험 모두에서 항산화제를 투여한 군과 위약군에서 전자간증의 발

표 34-1. 전자간증의 위험도 평가(LeFevre, 2014)

위험도	위험인자	권고사항
고위험군	전자간증의 병력, 특히 나쁜 임신결과와 동반된 경우 다태임신 만성고혈압 제1, 2형 당뇨병 신질환 자가면역성 질환(예, 전신성 루푸스, 항인지질항체증후군)	하나 이상 있는 경우 아스피린 복용을 권유
중등도 위험군	미분만부 비만(체질량지수 >30 kg/m^2) 전자간증의 가족력(엄마, 자매) 사회경제적 특성(흑인, 사회경제적지위가 낮은 경우) 35세 이상 개인의 특성(예: 저체중아, 이전의 나쁜 임신결과, 이전 임신이 10년 이전)	몇 개가 동시에 있는 경우 아스피린 복용을 고려
저위험군	이 전의 문제없는 만삭분만	아스피린 복용을 권고하지 않음

생에 있어 의미 있는 차이를 보이지 않았다. 또한 이러한 결과는 Cochrane 계통적 고찰의 결과에서도 나타났는데 6,533명을 포함하는 열 개의 무작위배정시험이 포함된 분석 결과 비타민 C와 E의 투여가 전자간증의 예방에 도움이 되지 않는 결과를 보였다(상대위험도 0.73, 95% 신뢰구간 0.51 to 1.06)(Rumbold et al., 2008). 연구자들은 현재로서는 전자간증의 예방을 위해 항산화제를 투여하는 것을 권고하지 않는다고 하였다.

(3) 칼슘보충

식이 칼슘 보충과 고혈압과의 관계를 알아보려는 연구가 있었다. 칼슘의 혈압 강하 효과는 레닌 활성도와 부갑상선 호르몬의 변화에 기인하는 것으로 생각되며 임신동안 칼슘의 보충은 안지오텐신 II에 대한 혈관의 민감성을 감소시키는 것으로 생각된다. Levine 등은 임신 13주에서 21주부터 분만 시까지 4,589명의 임부에게 칼슘 2 g을 투여한 무작위배정 연구에서 임신성 고혈압의 발생과 증상을 감소시키지 못했으며 발생 시기도 늦추지 못하였다(Levine et al., 1997). 2014년 발표된 Cochrane 체계적 고찰은 이와는 상반된 결과를 나타낸다(Hofmeyr et al., 2014). Hofmeyr 등은 칼슘 보충연구를 고용량(하루 1 g 이상)과 저용량(하루 1 g 미만)으로 분류하여 분석하였다. 고용량의 칼슘을 보충한 13개의 연구(n=15,730)에 대한 분석에서, 칼슘 보충은 위약에 비해 고혈압의 발생(위험비(risk ratio) 0.65, 95% 신뢰구간 0.53, 0.81; I^2=74%)과 전자간증의 발생을 의미 있게 감소시키는 것으로 나타났다(위험비 0.45, 95% 신뢰구간 0.31, 0.65; I^2=70%). 이러한 효과는 저칼슘식이를 하는 산모들에서 가장 크게 나타났다(여덟 개의 연구, n=10,678: 평균 위험비 0.36, 95% 신뢰구간 0.20 to 0.65; I^2=76%). 하지만 연구자들은 결론에서 해석에 주의를 요한다고 하였는데 small-study effect 혹은 출판치우침(publication bias)의 영향을 완전히 배제할 수 없기 때문이다. 위와 같은 결과를 확인하기 위한 무작위연구가 시행되었다. 이 전에 전자간증/자간증의 병력을 가진, 그리고 일일 칼슘섭취가 낮은 산모들을 대상으로 한 연구에서 임신 중 칼슘섭취가 전자간증을 예방할 수 있는지 확인하였는데 칼슘을 섭취한 군에서 전자간증의 빈도가 낮았으나 통계적인 의미는 없었다(23 versus 29 percent, RR 0.80, 95% CI 0.61~1.06). 다만 치료의 순응도가 좋은 (>80%) 군에 대한 분석에서는 의미 있는 차이를 나타내었다(RR 0.66, 95% CI 0.44~0.98)(Hofmeyr et al., 2019).

(4) 스타틴(Statins)

3-hydroxy-3-methylglutaryl-coenzyme A (HMG-CoA) 환원제 억제제인 스타틴은 심혈관질환의 일차적, 이차적 예방에 효과가 입증되었다. 또한 동물실험에서 혈관형성인자의 불균형을 교정할 수 있는 것으로 나타났기 때문에 전자간증의 예방에 효과가 있을 것으로 생각된다(Costantine et al., 2016). 이는 향후 임상연구를 통해 입증되어야 할 것이다.

(5) 그 외의 영양소 보충

비타민 D, 생선기름(fish oil) 등이 전자간증 예방에 도움이 될 것이라는 가설이 있었지만(Bodnar et al., 2007), 비타민 D가 도움이 되는지 확실치 않고, 몇 개의 무작위배정연구에서 생선기름의 보충이 전자간증의 발생 예방에 있어 도움이 되지 않는다고 보고하였다.

5. 처치(Management)

임신 중 고혈압이 있는 산모에 대한 궁극적인 치료 목적은 산모와 태아에게 최소한의 손상을 주면서 임신을 종결시켜 태아가 출생 후 생존할 수 있도록 하며, 산모의 건강이 완전히 회복될 수 있도록 하는 것이다. 만삭에 가까운 임신 중 고혈압 산모에서는 유도 분만으로 이러한 목적을 달성할 수 있으나, 이른 주수의 임신 중 고혈압인 경우 고혈압의 정도, 전자간증의 여부 및 그 중증도, 임신 주수 등을 고려하여 치료 방향을 결정해야 한다.

1) 산전 조기 발견(Early prenatal detection)

임신 중 고혈압을 조기에 진단하기 위해 임신 제3삼분기에는 산전 진찰의 빈도가 증가한다. 보통 임신 28주까지는 4주에 한번, 36주까지는 2주에 한번, 그 이후는 매주 산전 진찰을 시행하게 되며, 매 진찰마다 혈압 측정 및 단백뇨의 유무를 확인한다. 임신 중 고혈압이 의심된다면 산전 진찰을 좀 더 자주 하는 것이 좋다. 전자간증 관련 증상(두통, 시력 장애, 상복부통 등)을 교육하여 증상 발생 시 병원에 내원 할 수 있도록 해야 한다. 만약 수축기 혈압이 140 mmHg 이상 혹은 이완기 혈압이 90 mmHg 이상 측정되는 소견이 새로이 발생하였다면 입원시켜 전자간증의 유무 혹은 그 정도를 평가하게 된다.

2) 분만 전 병원에서의 관리(Antepartum hospital management)

임신 중 고혈압이 의심되는 경우 혈압 측정, 혈액학적 검사, 태아 감시를 통해 모체와 태아 상태를 주의 깊게 평가해야 한다. 고혈압이 새롭게 발생하거나, 지속적이고 악화되는 고혈압이 있거나 단백뇨가 생기면 입원을 권유한다. 입원 후 다음과 같은 체계적인 검사가 필요하다.

- 자세한 신체 진찰을 시행하여야 하며 매일 두통, 시력장애, 상복부통증 등이 없는지 관찰한다.
- 입원 기간 동안 매일 체중 및 소변양을 측정한다.
- 입원 시 단백뇨 유무를 검사해야 하며, 필요시 24시간 소변 검사를 시행하여 단백뇨의 양을 측정한다.
- 4시간마다 혈압을 측정한다. 단 특별한 이유가 없으면 한밤 중에는 측정하지 않는다.
- 혈소판을 포함한 혈구검사, 간 기능 검사, 혈장 크레아티닌 등을 측정하고 측정 빈도는 질환의 중증도에 따라 결정한다.
- 초음파검사로 태아의 크기와 양수의 양을 측정 하고, 비수축 검사(Non-stress test, NST)를 시행하여 태아 안녕을 확인한다. 태아 성장지연이 관찰될 경우, 제대동맥 도플러 측정이 필요하다. 산모의 상태가 중증이 아니라면, 1주일마다 태아의 상태를 확인해도 괜찮겠지만, 산모의 상태가 악화되는 소견을 보이면 태아의 상태를 자주 확인할 필요가 있다.
- 적정량의 단백질 섭취와 적절한 열량의 식사가 필요하며, 절대적인 침상 안정 및 염분 제한을 할 필요는 없다.

임신 중 고혈압 산모의 경우 입원하여 경과관찰 하는 것이 질병의 진행을 일찍 발견하고, 경련 등과 같은 급작스러운 상태 악화 시 또는 태반조기박리와 같은 임신 중 고혈압에 따른 합병증 발생 시 즉각적인 치료를 할 수 있다. 하지만 이 중 대다수가 중하지 않은 임상 양상을 보이며 만삭까지 임신 유지가 가능하다. 비중증인 경우 중증으로 진행하지 않는다면 임신 중 고혈압에 따른 합병증도 매우 드물기 때문에 심하지 않은 임신성 고혈압 및 비중증 전자간증 산모에서 충분한 교육을 하고 산전 진찰을 자주 시행한다면 외래에서도 안전하게 관리 할 수 있다(ACOG, 2013). 입원 또는 외래에서 경과 관찰 중 중증 전자간증으로 진행하면 혈압 조절과 경련방지를 위해 항고혈압약제와 황산마그네슘 투여, 때로는 분만이 필요하다.

3) 임신연장요법(Expectant management)

조산의 위험이 있을 때 태아를 자궁 내에서 몇 주 더 자라게 함으로써 조산과 관련된 신생아 사망과 심각한 이환율을 감소시키려는 노력을 하는데, 이 방법은 비중증 전자간증인 경우에만 정당화된다. 중증 전자간증의 경우 임신연장치료가 신생아 이환율을 향상시키지 못하고 오히려 자궁내성장지연과 조기태반박리의 위험성만 증가시킨다는 보고가 있었다(Vigil-De Gracia et al., 2013). 태아 미숙으로 임신연장치료를 할 때에는 철저한 모체 및 태아 감시가 필요하다. 산모의 혈압, 증상, 소변양의 관찰이 필요하며, 비수축검사와 생물리학 계수(biophysical profile, BPP)를 이용한 태아 안녕 검사를 주기적으로 시행해야 한다. 태아 성장지연이 관찰될 경우 제대동맥 도플러 측정이 필요하다.

임신 연장 요법을 시행 여부는 매일 산모 및 태아의 상태를 고려하여 결정해야 하며, 그 기간은 짧게는 2일에서 길게는 35일 정도로 평균 7일 정도 연장된다(Woudstra et al., 2010). 비중증의 전자간증이 더 이상 악화되지 않으면 임신은 37주까지 유지할 수 있다.

임신 26~34주 사이의 중증 전자간증 산모 218명을 대상으로 시행한 전향적 이중맹검 무작위 연구(prospective double-blind randomized trial)에서 betamethasone을 투여한 산모들이 위약을 투약한 산모들보다 신생아 호흡 곤란 증후군, 뇌실 내 출혈, 신생아 감염 및 사망을 포함하는 신생아 합병증의 빈도가 유의하게 낮았고, 산모 측 합병증은 두 군 간의 차이가 없었다(Amorim et al., 1999). 따라서 임신 34주 미만의 중증 전자간증 산모에서 신생아 합병증의 빈도를 줄이기 위해 스테로이드를 사용해야 한다.

4) 임신 종결(Termination of pregnancy)

전자간증의 근본적인 치료는 임신의 종결, 즉 분만이다. 중증 전자간증은 임신 주수가 늘어날수록 산모 및 태아의 상태가 점차 악화되며, 이로 인해 산모 및 태아 합병증의 위험이 높기 때문에 임신 34주가 넘은 경우 보통 분만을 고려하게 된다. 임신 34주가 넘지 않더라도 지속되는 산모의 두통, 시력 장애, 상복부통증 등의 증상, 다발성 장기의 기능부전, 제대동맥 혈류 이상이나 양수감소증을 동반한 심한 자궁 내 태아 성장지연, 태반 조기박리, 태아 심박이상(nonreassuring fetal heart rate), 태아사망 등이 있을 경우 즉각적인 분만을 고려해야 한다(ACOG, 2013).

입원 후에도 좋아지지 않는 중증의 전자간증 산모에게는 산모와 태아 모두의 건강을 위하여 분만하는 것이 좋으며, 이는 전자간증의 중증도, 재태 기간, 자궁경부의 상태에 따라 결정된다. 경미한 전자간증 산모가 자궁경관이 알맞게 숙화되어 있고 만삭에 가까운 경우 유도분만을 하는 것이 좋다. 하지만 자궁 경부가 알맞게 숙화되지 않았을 때에는 면밀히 태아를 감시하며 자연진통이 발생하거나 유도분만이 성공적으로 이루어질 수 있는 자궁경부 상태를 가질 때까지 기다릴 수 있다. 유도분만은 옥시토신을 사용하는 것이 좋다. 유도 분만 전 자궁경부의 숙화를 위해 프로스타글란딘이나 삼투성의 개대기(laminaria 등)를 사용하기도 한다. 그렇지만, 자궁 내 태아성장지연이나 양수과소증이 동반된 경우 긴 시간의 유도분만은 신중해야 한다. 유도분만으로 분만이 성공할 가능성이 거의 없거나, 유도분만에 실패한 경우는 제왕절개술의 적응증이 될 수 있다. 최근 들어 중증의 고혈압으로 인해 예견되는 응급상황, 신생아 중환자실에서의 적절한 처치 등을 위해 제왕절개술을 선호하기도 한다. 전자간증으로 인한 증상은 분만 이후에 없어지게 된다.

5) 중증 전자간증의 치료(Management of preeclampsia with severe features)

중증 전자간증의 치료는 자간증 치료와 같아서 항경련제와 항고혈압제를 투여한다. 이 치료의 주요한 목적은 산모의 경련을 방지하고 두개골 내 출혈과 다른 주요 장기의 손상을 예방하며, 건강한 신생아를 분만하는 것이다.

즉시 분만이 필요한 상황인지 또는 임신 연장요법이 가능한지 판단이 필요할 때 참고할 수 있는 모체측 및 태아측 치료지침이 있다. 모제 측 지침에서는 조절되지 않는 심한 고혈압, 자간증, 폐부종, 태반조기박리, 파종성혈관내응고가 있는 경우, 태아 측 지침은 태아감시 소견 이상, 태아사망이 있는 경우 분만을 더 이상 지연시키지 말 것을 권고한다. 그러나 임신 34주 이전에 조기양막파수, 조기진통, 혈소판감소증(< 100,000/μL), 간효소 수치 상승, 신기능이상, 태아성장지연, 양수감소증, 제대동맥 혈류의 역전(reverse) 소견 시 산모와 태아의 상태를 평가하여, 가능하다면 태아 폐성숙 촉진을 위해 스테로이드 투약 후(약 48시간) 분만할 수 있다(SMFM, 2011; ACOG, 2013). 모체측 치료 지침에서 '조절되지 않는 심한 고혈압'이란 한 가지 항고혈압제의 최대 용량으로도 혈압이 조절되지 않아 다른 항고혈압제로 바꾸었는데도 치료효과가 없는 경우이다.

며, 반복적으로 필요할 경우 라베탈롤, 베타차단제, 니페디핀이나 다른 칼슘채널길항제 등과 같은 경구 항고혈압제제를 복용하여야 한다. 지속적이거나 반응이 없는 고혈압은 기존의 만성 고혈압이나 부종의 정맥 내 이동 등에 의한 것이 아닌지 생각해야 한다.

(4) 기타 치료

① 이뇨제와 고삼투성 제제

강력한 이뇨제 사용은 정상 임신에 비해 이미 감소되어 있는 혈관 내 용적을 더욱 감소시켜 태반 혈류를 방해한다. 그러므로 혈압을 조절할 목적으로 이뇨제를 사용해서는 안 된다. 분만 전 이뇨제의 사용은 폐부종이 강력히 의심되거나 진단된 경우로 제한하여야 한다. 고삼투성 제제를 주입하면 수액의 혈관 내 유입이 생기고 이어서 폐, 뇌 등으로 수액이 빠져나가 부종을 일으키게 되므로 사용을 제한하여야 한다.

보통 분만 직후 신생아, 태반, 양수, 출혈 등을 감안하였을 때 5~7 kg 정도의 몸무게 감소가 생겨야 한다. 중증 전자간증과 자간증에서 분만을 하면 자발적인 이뇨작용이 24시간 이내에 생기는데 이 이뇨작용으로 다음 3~4일 동안 과도한 혈관 외 수분이 제거될 수 있다. 하지만 진통 시 경막 외 마취나 분만, 제왕절개술 전 수액투여로 중증 전자간증 산모에서 분만 직후 몸무게가 거의 감소하지 않는 경우가 있다. 이는 지속적인 산후 고혈압과 연관이 있으며 이때 furosemide를 사용하는 것이 혈압 조절하는 데 도움이 될 수 있다. 이와 관련하여 최근 시행한 연구에서는 중증 산후 전자간증에서 nifedipine과 furosemide를 함께 사용하는 것이 nifedipine 단독 사용하는 것보다 추가적인 항고혈압치료의 비율이 낮은 것으로 나타났다(Veena et al., 2017).

② 수액 요법

Lactated Ringer solution을 60 ml/hr의 속도로 주입하고 설사, 구토, 분만 시 과도한 출혈 등이 없으면 125 ml/hr를 넘지 않도록 한다. 자간증이나 전자간증에서는 정상임신에 비해 산모의 혈류 용적이 감소되어 있어 핍뇨증이 흔히 발생하므로 많은 수분 공급이 필요할 것으로 생각되지만 혈관 내와 혈관 외 공간 사이에 부적절하게 분포된 과도한 혈관 외 수분이 있음을 고려해야 하며, 과도한 수분 공급은 혈관외 수분 축적을 더 조장하여 폐부종이나 뇌부종을 야기할 수 있다.

③ 폐부종

중증 전자간증과 자간증이 있는 산모에서 산후에 폐부종이 생길 수 있다. 감별을 요하는 상황으로 마취나 경련, 과도한 진정으로 발생한 위 내용물의 흡인인지를 확인해야 한다. 정상 임신 시의 변화가 전자간증, 자간증 등에서는 과도하게 발생하여 폐부종을 야기할 수 있다. 예를 들면 임신 시 혈장 알부민의 감소로 혈장 삼투압이 정상적으로 감소하는데, 전자간증에서는 삼투압이 더 많이 감소한다. 혈관 외 삼투압의 증가로 모세혈관을 통한 수액 유출이 더욱 조장될 수 있다.

중증 전자간증이 있는 산모에서 중심정맥압과 폐모세혈관 쐐기압 감소 등의 혈액 농축을 시사하는 소견이 나타나므로 다양한 종류의 수액들을 투여하여 혈장 용적을 증가시키고 혈관 수축을 완화시키고 장기 기능을 회복시키려는 시도가 있었지만, 이러한 치료의 명확한 이득은 없고 오히려 심각한 합병증, 특히 폐부종 등이 보고되었다. 그러므로 과도한 콜로이드와 크리스탈로이드 정주는 폐부종의 위험을 높인다. 이러한 이유로 과도한 수분 손실이 없는 한 수액공급은 적정 수준으로만 해야 한다.

④ 침습적인 혈역동학적 검사

중증 전자간증과 자간증에서 심혈관계와 혈역동학적 병태생리를 밝히고자 flow directed pulmonary artery catheter를 이용한 침습적인 혈역동학적 검사를 시행한 연구는 있었으나, 이 카테터 사용의 임상적인 유용성은 명확하지 않다. 이런 침습적 감시가 특별히 필요한 적응증으로는 핍뇨증 또는 폐부종이 동반된 전자간증이 있다. 그 외에 중증의 심장병, 신질환, 불응성 고혈압 등에도 사용될 수 있다. 그러나 폐부종이 있는 경우에도 대부분 이뇨제 정주에 빠르게 반응한다. 만성 고혈압에 중증 전자간증이 합병 된 경우에는 심부전이 발생할 수 있으므로 간헐적인 하이드랄라진 정주로 혈압을 낮추는 것이 필요하다. 산모의 혈역동학적 상태를 감시하기 위해 침습적인 방법을 고려할 수는 있지만 이러한 침습적인 감시는 합병증의 빈도가 높고 산모의 사망률을 낮추지 못하여, 최근 최소 침습 감시 방법으로 대체되고 있다.

⑤ 글루코코티코이드(Glucocorticoid)

만삭까지 기간이 많이 남은 중증 전자간증 산모에서 태아의 폐성숙을 촉진시키기 위하여 글루코코티코이드를 투여한다. 글루코코티코이드 치료는 산모의 합병증을 증가시키지 않으며, 신생아 호흡 곤란 증후군 및 신생아 이환율을 감소시켜 생존율을 높인다(Amorim et al., 1999).

(5) 재택 치료(Home health care)

많은 산과 의사들은 임신성 고혈압이 중증고혈압이 아니거나 수일 내에 악화되지 않는다면 지속적인 입원 치료가 필요 없다고 생각한다. 따라서 혈압이 안정적이고 두통, 시야 장애, 상복부 통증을 호소하지 않고 단백뇨가 없는 비중증 임신성 고혈압 산모 대부분은 집에서 치료를 받게 된다. 이러한 재택 치료는 임신성 고혈압이 악화되거나 태아에게 위험한 상황이 생기지 않는다면 지속될 수 있다. 매일 태동을 측정하고 dipstick 단백뇨 검사를 하도록 교육해야 하며 적어도 주 2회 병원을 방문하도록 하여야 한다. 자간증의 전구증상 등 보고해야 할 증상에 대해서도 자세히 교육해야 한다. 전담 간호사가 방문하여 혈압측정, 단백뇨 측정 등 빈번한 평가가 필요하기도 하다.

Horsager 등은 임신 27~37주 사이에 발생한 임신성 고혈압 산모 72명을 재택 치료 군과 입원 치료 군으로 나누어 비교하였다. 재택 치료에는 매일 혈압 측정, 일주일에 세 번 단백뇨 측정, 일주일에 두 번 전담 방문 간호사 방문, 매주 병원 방문이 포함되었다. 주산기 예후는 두 군에서 비슷하게 나타났지만, 중증임신성 고혈압의 발생이 재택 치료 군에서 유의하게 높아서(42% 대 25%) 재택 치료를 시행할 때는 철저한 감독이 필요하다(Horsagar et al., 1995).

6. 자간증(Eclampsia)

전자간증이 전신적인 강직성-간대성 경련을 동반하는 경우에 자간증이라 하며, 경련이 없는 혼수상태도 이에 포함된다. 자간증이 발생한 경우 신체 내의 거의 모든 장기에 다발성 기능장애가 동반되는 것으로 알려져 있고, 그로 인한 산모와 태아의 위험은 상당하다. 2000년 Mattar와 Sibai 등의 1977~1998년에 자간증으로 진단된 산모 399명에 대한 조사에 따르면 주요 합병증으로 태반조기 박리가 10%, 신경학적 손상이 7%, 흡인성 폐렴이 7%, 폐부종이 5%, 심폐정지가 4%, 급성 신부전이 4%, 산모 사망이 1%에서 있었다(Mattar and Sibai, 2000).

자간증은 임신 중 생길 수 있는 가장 위험한 합병증의 하나로 간주된다. 다행히 자간증에 의한 산모의 사망률은 40년 전 10~15%에 비하여 많이 감소하여, 지금은 선진국가에서는 자간증 산모의 사망률은 1% 정도로 보고되어 있다. 이와 같은 사실은 중증 전자간증과 함께 자간증은 산모의 생명을 위협하는 상황으로 간주되어야 함을 명백히 보여준다.

거의 모든 경우에 있어서 자간증의 경련이 시작되기 전에 전자간증이 선행된다. 급격한 체중 증가로 시작해서 전신의 경련이나 혼수상태로 귀결되게 되므로 임신 제3삼분기의 급격한 체중증가는 가장 처음 경계해야 하는 징후이다. 자간증은 임신의 제3삼분기에 가장 흔히 발생하고 만삭에 가까워질수록 증가하며 분만 후에도 발생할 수 있다. 최근에는 분만 후 자간증의 빈도가 줄어들었는데, 이는 산전 관리의 향상으로 전자간증의 조기 진단과 마그네슘의 예방적 사용과 관련이 있는 것으로 볼 수 있다. 그러나 분만 48시간 이후에 경련이 시작되었거나, 신경학적 이상 징후가 발견되거나 혼수상태가 길어진다면 다른 진단도 고려해야 한다.

1) 경련의 양상

경련 전에 두통, 시력 장애, 복통을 호소하는 경우가 흔하며, 이러한 증상들이 전구증상이 된다. 자간증의 경련은 입가를 씰룩거리는 양상에서 시작하여 몇 초 후에는 몸 전체가 뻣뻣해지고 이 기간은 15~20초 정도 지속된다. 갑자기 입이 열렸다 닫혔다 하고 눈도 같은 양상이 된다. 얼굴의 다른 근육도 빠른 속도로 수축과 이완을 반복하게 된다. 수분간 지속되는 이 기간 동안 과도한 근육 운동으로 침대에서 떨어지거나 혀를 깨물게 될 수 도 있다. 근육의 활동이 점진적으로 작아지다가 마침내 산모는 움직임이 없는 상태가 된다.

경련 후에는 혼수상태가 온다. 경련에 이은 혼수상태의 지속시간은 다양하다. 심한 경우에는 혼수상태가 다음 경련의 시기까지 지속되어 의식을 회복하기 전에 사망할 수도 있다. 드물게는 단 한 번의 경련 후 혼수상태에서도 깨어나지 못하는 경우도 있다. 대부분 잦은 경련이 반복되지 않는다면 거의 사망하지 않는다. 드물게 간질지속상태(status epilepticus)가 되는데 무산소성 뇌병증을 방지하기 위해 깊은 진정 혹은 전신 마취가 필요할 수 있다. 고열은 중추신경계의 출혈을 의미하는 아주 심각한 징후이다.

2) 자간증에서의 진통 및 분만

자간증 산모는 지속적인 관찰이 필요하다. 자간증의 경련 후에 금방 진통이 시작되는 경우가 많고 그 진행 또한 빨라서 의식이 온전치 못한 산모에서의 자궁 수축은 주의 깊게 살펴야 한다. 진통 중 경련이 생기면 자궁 수축은 더 강해지고 잦아진다. 경련에 의한 산모 저산소증과 산증으로 인해 태아 서맥이 종종 생기지만 대개 2~10분 내에 회복되므로 10분 이상 지속되면 조기 태반 박리나 임박한 분만 등 태아 서맥을 일으킬 수 있는 다른 원인을 고려해야 한다.

경련이 안정화되면 분만 준비를 하여야 한다. 진통이 없는 경우라도 자궁경부가 충분히 숙화되었다면 유도분만을 고려할 수 있다. 그러나 자궁경부가 숙화되어 있지 않다면 마그네슘황산염을 사용하면서 제왕절개 분만을 시도할 수 있다.

3) 감별 진단

자간증의 임상 양상이 경련을 일으키는 다른 질환들과 유사하기 때문에, 임신 중의 간질, 뇌증, 뇌막염, 뇌종양, 신경낭미충증, 양수색전증, 경막천자 후 두통, 뇌 혈관류 파열, 혈관염, 허혈성 뇌질환, 저혈당, 저나트륨혈증 등이 자간증으로 오인될 수 도 있다. 그러나 다른 원인들이 배제될 때까지 경련을 하는 모든 산모는 자간증으로 간주되어야 한다.

4) 예후

중증 전자간증처럼, 분만 후 호전의 첫 번째 징후로 소변양이 증가한다. 단백뇨와 부종은 대개 일주일 내에 사라진다. 대부분 혈압은 수일에서 2주일 내에 정상으로 회복된다. 더 오랜 기간 동안 고혈압이 지속된다면 만성 혈관성 질환의 가능성을 염두에 두어야 한다.

전자간증에서 경련 후 폐부종이 생길 수 있다. 이는 보통 경련 시 위 내용물이 흡인되어 발생하는 흡인성 폐렴에 의해 발생한다. 일부에서는 심한 고혈압으로 인해 심부전이 발생하여 폐부종이 생기기도 한다. 10% 정도에서 경련 후 시각장애를 호소하는데, 다양한 정도의 망막 박리나 후두엽 허혈, 부종이 그 원인이다. 원인과 상관없이 예후는 좋아서 1~2주 내에 완전히 회복된다. 약 5% 정도에서는 지속적인 혼수상태로 이어지거나 경련을 계속하는 등 의식이 완전히 회복되지 않을 수 있는데 이는 극심한 뇌부종때문이며 심한 경우 경천막뇌탈출(transtentorial uncal herniation)으로 사망할 수 있다.

일부의 자간증에서 과도한 뇌출혈로 인하여 경련과 동시에 혹은 직후에 급사할 수도 있다. 출혈이 덜 치명적이라면 반신 마비가 생길 수 있다. 뇌출혈은 기존의 만성 고혈압이 있는 고령의 여성에서 잘 발생하지만 드물게는 동정맥 기형 등이 파열되어 발생하는 경우도 있다.

자간증이 정신병으로 이어지는 경우가 드물게 있는데 이 경우 여성들은 공격적인 성향을 갖게 되며 이 현상은 수

일에서 2주까지 지속된다. 기저의 정신병이 없었다면 예후는 좋아서 정상으로 회복될 수 있다. 항정신성 약물을 주의 깊게 사용할 수 있다.

5) 일반적 치료

Pritchard 등에 의해 표준화된 치료원칙이 오늘날까지 사용되고 있다(Pritchard et al., 1984).

- 마그네슘황산염의 초기 부하량을 정주하여 경련을 조절한 다음 유지량을 계속하여 정주하거나 주기적으로 근주한다.
- 이완기 혈압이 높을 때마다 항고혈압제제를 간헐적 정주나 경구 투여하여 혈압을 조절한다.
- 이뇨제의 사용을 피하고 과도한 수분 소실이 있는 상태가 아니라면 지나친 수분 공급도 피한다. 고삼투압제제의 투여도 피한다.
- 분만을 시도한다.

7. HELLP 증후군의 치료와 예후(Management and prognosis of HELLP syndrome)

1) 치료

HEELP 증후군이 의심되는 경우 입원이 필요하며, 중증 전자간증에 준해 치료해야 한다. 마그네슘황산염을 사용하고, 혈압을 낮추기 위해 항고혈압제의 사용이 필요하다. 분만에 대한 HELLP 증후군의 치료는 임신 주수에 따라 여러 의견이 제시되고 있다. 대부분의 연구에서 임신 34주 이상의 경우, HELLP 증후군으로 인한 혈액학적 검사의 악화 소견이 보이거나, 다발성 장기부전이 나타나는 경우에는 분만을 하는 것을 제시하고 있다. 그렇지만, 임신 34주 이전에는, 임신 유지를 하면서 태아의 폐성숙을 위한 스테로이드를 사용하는 것도 제시되기도 하여, 치료 방법에는 논란이 되고 있다.

HELLP 증후군의 분만 방법이 반드시 제왕절개를 의미하는 것은 아니지만, 임신 주수, 태아 상태, 자궁경부 숙화 정도를 평가하는 비숍점수(Bishop score)에 따라 제왕절개를 고려할 수 있다.

분만 후에는 적어도 48시간 동안 환자 상태를 세심히 관찰할 필요가 있다. 또한 경련 예방을 위하여 마그네슘 황산염의 사용이 필요하며, 혈압이 높은 경우 항고혈압제의 사용이 필요하다. 보통은 48시간 내에 환자의 상태나, 혈액학적 검사 소견이 회복이 되는데, 만약, 72시간 이상 혈액학적 검사의 악화 소견을 보인다면, 다른 질환을 의심해보아야 한다.

Dexamethasone이 HELLP 증후군에서 재원기간 및 회복기간의 단축, 혈액 검사 이상소견 및 임상증상의 호전, 신부전, 폐부종 등의 합병증 예방과 연관이 있는가에 대한 연구들에서 dexamethasone의 투여가 전혀 이득이 없다고 보고하였다(Katz et al., 2008). 또한 혈소판 수치를 호전시키는지에 대해서도 전혀 이득이 없음이 알려져 HELLP 증후군의 혈소판 감소증에서 스테로이드의 사용은 권장되지 않는다.

2) 예후

HELLP 증후군에서는 주산기 사망률과 이환률이 높아진다. HELLP 증후군에서 폐부종(8%), 급성신부전(3%), 파종성 혈관내응고병증(15%), 조기태반박리(9%), 간출혈 또는 간부전(1%), 급성호흡곤란증후군(acute respiratory distress syndrome, ARDS, 1%)이 발생할 수 있다(그림 34-2). 또한 HELLP 증후군의 병력이 있는 산모는 다음 임신에서 전자간증의 발생이 높아지며, HELLP 증후군이 임신 제2삼분기에 발생한 경우, 다음 임신에서 전자간증이 발생할 확률이 20% 정도까지 증가된다(Sibai et al., 2004).

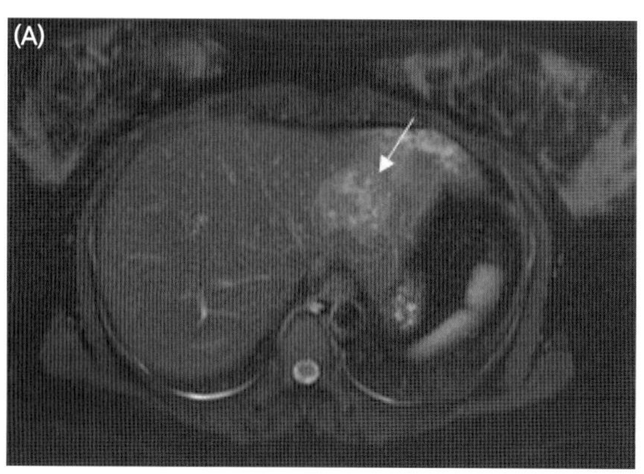

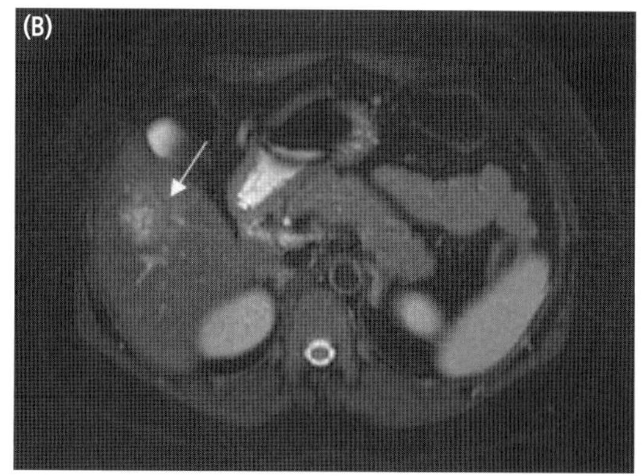

그림 34-2. HELLP 증후군 산모에서 발생한 출혈성 간경색(hemorrhagic infarction)의 MRI 사진

항인지질항체증후군(Antiphospholipid syndrome)으로 헤파린(heparin)을 투약중인 산모에서 발생한 HELLP 증후군의 출혈성 간경색 사진으로 간의 S2(A), S5(B) 위치에 병변이 관찰된다.

8. 진통 중 관리(Intrapartum management)

1) 분만

대부분의 경우에서 제왕절개의 적응증이 없는 경우 질식분만을 고려하며, 자간증의 경우에서도 제왕절개로 인한 합병증을 줄이기 위해 질식분만을 우선적으로 고려한다. 제왕절개는 임신 주수, 태아의 상태, 자궁 경부의 비숍점수에 따라 결정될 수 있다.

2) 분만 시 혈액 소실

중증 전자간증과 자간증에서는 정상적인 임신에 의한 혈장 증가가 부족하고 혈액이 농축되어 있어서 혈압이 정상인 여성에 비해 혈액 소실에 더욱 취약하다. 분만 후에 혈압이 현저히 떨어지는 경우 과도한 혈액 손실이나 혈관 수축의 급격한 장애를 의심해야 한다. 분만 후 핍뇨증이 생기면 과도한 혈액 손실이 있는지 확인하기 위해 헤마토크릿을 반드시 확인해야 하고 혈액 소실이 과도한 경우 주의 깊은 수혈이 필요하다.

3) 마취

과거에는 척수, 경막외 마취와 같은 부분마취를 시행할 경우 산모의 저혈압이 발생하여, 이를 교정하기 위한 과도한 수액 공급으로 폐부종이 초래되고, 저혈압으로 이한 자궁-태반 관류 저하의 위험이 있어 중증 전자간증이나 자간증에서 부분마취를 시행하지 않았다. 그러나 2013년 미국 산부인과 학회의 보고에서는 전자간증으로 인해 기도부종이 있는 여성에서 기관 삽관 자체가 위험할 수 있고, 기관 삽관 시 자극으로 인한 급격한 혈압상승으로 인해 폐부종, 뇌부종 혹은 뇌출혈이 발생할 수 있다고 보고한 바 있다. 또한 과거에 비해 마취 기술이 향상되어 저혈압 교정을 위해 과도하게 수분 공급을 하는 경우가 감소하여 최근에는 경막외 마취를 널리 사용하고 있다. 제왕절개술로 분만하는 전자간증 환자를 대상으로 한 연구에서도, 과도한 수액 공급을 자제하고, 항고혈압제제를 사용하면서 산과 및 마취과에서 환자를 관리하면 심각한 산모 또는 태아의 합병증을 낮출 수 있는 것으로 보고하였다(Dyer et al., 2003). 따라서 전자간증 환자에서 부분 마취와 전신마취는 주의 깊게 시행한다면 두 방법 모두 사용 가능하다.

진통 시 경막외 진통(epidural analgesia)에 대한 인기가 높아짐에 따라 경막외 진통은 전자간증이 있는 산모에서도 사용되고 있나. 임신성 고혈압 산모를 내상으로 경막외 진통과 자가통증조절(patient controlled intravenous meperidine analgesia, PCA)을 비교한 연구들에서, 경막외 진통이 meperidine에 비해 산모 혈압을 유의하게 낮추지만 이것이 중증 고혈압을 예방하는 것은 아니며, 결론적으로 진통 중 경막외 진통은 임신성 고혈압이 있는 경우에 안전하게 사용될 수 있다고 하였다. 그러나 경막외 진통을 고혈압을 치료하기 위한 방법으로 오인해서는 안 된다. 한편, 경막외 진통을 시행한 환자에서 ephedrine을 필요로 할 정도의 저혈압 발생이 증가하지만, 통증 완화 효과는 경막외 진통이 더 우수하고 수액공급을 적절히 한다면 산모와 신생아 합병증은 거의 없는 것으로 밝혀졌다(Lucas et al., 2001).

9. 예후

임신 중 고혈압이 발생한 산모는 산욕기에 다음 임신의 상담과 함께 향후 심혈관 질환의 위험에 대한 상담을 받아야 한다.

1) 향후 임신에의 영향

전자간증의 병력이 있는 산모는 다음 임신에서 고혈압과 관련한 합병증을 동반할 가능성이 높고, 임신성 고혈압이 없더라도 조산 및 자궁내태아성장지연의 위험성이 높다. 이른 주수에 전자간증이 진단될수록 다음 임신에 재발률이 높다. 임신 30주 이전에 진단된 전자간증의 경우에는 재발할 가능성이 약 40% 정도로 알려져 있으며(Sibai et al., 1991), 임신 37주에 전자간증으로 분만한 경우 다음 임신에 재발률은 23% 정도이다(Bramgam et al., 2011).

2) 산모의 장기적 예후

여러가지 생명과 직결되는 합병증 외에도 전자간증 산모들은 향후 심혈관질환의 발병률이 높은 것으로 보고되고 있다. 혈압이 160/110 mmHg 이상 혹은 24시간 단백뇨가 5.0 g 이상인 중증 전자간증 산모에서 고혈압은 6배, 허혈성 심질환은 1.7배, 혈전색전증은 1.9배, 제 2형 당뇨병은 4배 정도 위험도가 증가한다(Lykke et al., 2009). 이와 비슷하게 다른 연구에서도 전자간증 산모에서 고혈압은 3.7배, 허혈성 심질환은 2.2배, 뇌졸중은 1.8배, 혈전색전증은 약 1.2배의 위험도 증가가 있다고 보고하였다(Bellamy et al., 2007).

또한 전자간증의 중증도가 추후 발생하는 심혈관 질환의 중증도와 연관이 있음이 알려졌다. 이른 주수에 발생하는(early-onset) 전자간증의 경우 늦은 주수에 발생하는(late-onset) 전자간증과 비교하였을 때 분만 후 5년 내에 고혈압 발병률이 각각 45%, 25%로 이른 주수에 중증의 전자간증이 발병할 경우 그 위험도가 높았다(Veerbeek et al., 2015).

3) 신생아의 예후

전자간증에서 혈압조절시 사용되는 약제 중 하나는 라베탈롤이다. 라베탈롤은 혈압 조절에 매우 좋은 효과를 보이지만, 태아에게 지속되는 서맥(bradycardia), 신생아에게 저혈당을 유발할 수 있다(Heida et al., 2012). 그러나 여러 연구에서 라베탈롤을 사용하더라도 장기적인 신경발달의 예후는 달라지지 않음을 보고하였다(Pasker-de Jong et al., 2010).

항고혈압제중 하나인 sodium nitroprusside는 응급상황에서만 사용되는데 그 대사산물인 cyanide가 태반을 통과하여 태아 독성을 유발할 수 있기 때문이다.

자간증 예방목적으로 사용하는 산전 마그네슘황산염 치료는 뇌성마비를 3분의 1로 감소시키는 효과가 있음이 제시되었다. 하지만 이와 관련된 마그네슘황산염 용량과 사용할 수 있는 임신주수에 대한 지침은 추가적인 연구가 필요하다(Oddie et al., 2015).

신생아의 향후 발달은 비정상적인 태반형성, 적절하지 않은 자궁 내 환경 등이 태아 장기의 구조적 및 기능적 손상을 일으켜 추후 질병에 대한 민감도가 낮아졌을 것이라 추정해볼 수 있다. 장기적인 예후는 전자간증의 중증도뿐만 아니라 출생 시 제태연령 및 몸무게, 태아의 성별, 태내에서의 치료(예: 코르티코스테로이드), 출생 후 치료(예: 기계환기, 항생제), 유전적 성향 등에 따라 달라질 수 있다.

참고문헌

- ACOG Committee Opinion No. 692: Emergent therapy for acute-onset, severe hypertension during pregnancy and the postpartum period. American College of Obstetricians and Gynecologists. Obstet Gynecol 2017;129;e90-e95.
- ACOG Committee Opinion No. 743: Low-dose aspirin use during pregnancy. American College of Obstetricians and Gynecologists. Obstet Gynecol 2018;132:e44-e52.
- Agrawal S, Cerdeira AS, Redman C, Vatish M. Meta-analysis and systematic review to assess the role of soluble fms-like tyrosine kinase-1 and placenta growth factor ratio in prediction of preeclampsia: The SaPPPhirE Study. Hypertension 2018;71:306-16.
- American College of Obstetricians and Gynecologists; Task Force on Hypertension in Pregnancy. Hypertension in pregnancy. Report of the American College of Obstetricians and Gynecologists' Task Force on Hypertension in Pregnancy. Obstet Gynecol 2013;122:1122-31.
- Amorim MM, Santos LC, Faundes A. Corticosteroid therapy for prevention of respiratory distress syndrome in severe preeclampsia. Am J Obstet Gynecol 1999;180;1283-1288.
- Bellamy L, Casas JP, Hingorani AD, Williams DJ. Preeclampsia and risk of cardiovascular disease and cancer in later life; systematic review and meta-analysis. BMJ 2007;335 974.
- Bodnar LM, Catov JM, Simhan HN, Holick MF, Powers RW, Roberts JM. Maternal vitamin D deficiency increases the risk of preeclampsia. J Clin Endocrinol Metab 2007;92:3517-22.
- Bramham K, Briley AL, Seed P, Poston L, Shennan AH, Chappell LC. Adverse maternal and perinatal outcomes in women with previous preeclampsia: a prospective study. Am J Obstet Gynecol 2011;204:512.e1-9.
- Buchbinder A, Sibai BM, Caritis S, Macpherson C, Hauth J, Lindheimer MD, et al. National Institute of Child Health and Human Development Network of Maternal-Fetal Medicine Units. Adverse perinatal outcomes are significantly higher in severe gestational hypertension than in mild preeclampsia. Am J Obstet Gynecol 2002;186:66-71.
- Bujold E, Roberge S, Lacasse Y, Bureau M, Audibert F, Marcoux S, et al. Prevention of preeclampsia and intrauterine growth restriction with aspirin started in early pregnancy: a meta-analysis. Obstet Gynecol 2010;116:402-14.
- Buurma AJ, Turner RJ, Driessen JH, Mooyaart AL, Schoones JW, Bruijn JA, et al. Genetic variants in pre-eclampsia: a meta-analysis. Hum Reprod Update 2013;19:289-303.
- Cnossen JS, Morris RK, Ter Riet G, Mol BW, Van Der Post JA, Coomarasamy A, et al. Use of uterine artery Doppler ultrasonography to predict pre-eclampsia and intrauterine growth restriction: a systematic review and bivariable meta-analysis. CMAJ 2008;178:701-11.
- Costantine MM, Cleary K, Hebert MF, Ahmed MS, Brown LM, Ren Z, et al. Safety and pharmacokinetics of pravastatin used for the prevention of preeclampsia in high-risk pregnant women: a pilot randomized controlled trial. Am J Obstet Gynecol 2016;214:720.e1-720.e17.
- Crovetto F, Figueras F, Triunfo S, Crispi F. First trimester screening for early and late preeclampsia based on maternal characteristics, biophysical parameters and angiogenic factors. Prenat Diagn 2015;35:183-91.
- Duley L, Henderson-Smart DJ, Meher S, King JF. Antiplatelet agents for preventing pre-eclampsia and its complications. Cochrane Database Syst Rev 2007:CD004659.
- Duley L, Henderson-Smart DJ, Walker GJ, Chou D. Magnesium sulphate versus diazepam for eclampsia. Cochrane Database Syst Rev 2010:CD000127.
- Dyer RA, Els I, Farbas J, Torr GJ, Schoeman LK, James MF. Prospective, randomized trial comparing general with spinal anesthesia for cesarean delivery in preeclamptic patients with a nonreassuring fetal heart trace. Anesthesiology 2003; 99:561-9.
- Erlebacher A. Immunology of the maternal-fetal interface. Annu Rev Immunol 2013;31:387-411.
- Fitzgerald DJ, Rocki W, Murray R, Mayo G, Fitzgerald GA. Thromboxane A2 synthesis in pregnancyinduced hypertension. Lancet 1990;335:751-4.
- Frusca T, Morassi L, Pecorelli S, Grigolato P, Gastaldi A. Histological features of uteroplacental vessels in normal and hypertensive patients in relation to birthweight. Br J Obstet Gynaecol 1989;96:835-9.
- Giguère Y, Charland M, Bujold E, Bernard N, Grenier S,

Rousseau F, et al. Combining biochemical and ultrasonographic markers in predicting preeclampsia: A systematic review. Clin Chem 2010;56:361-75.

- Gloria TT, James BH. Hypertensive crisis during pregnancy and postpartum period. Semin Perinatol 2013;37:280-7.
- Haggerty CL, Seifert ME, Tang G, Olsen J, Bass DC, Karumanchi SA, et al. Second trimester antiangiogenic proteins and preeclampsia. Pregnancy Hypertens 2012;2:158-63.
- Heida KY, Zeeman GG, Van veen TR, Hulzebos CV. Neonatal side effects of maternal labetalol treatment in severe preeclampsia. Early Hum Dev 2012;88503-7
- Hnat MD, Sibai BM, Caritis S, Hauth J, Lindheimer MD, MacPherson C, et al. Perinatal outcome in women with recurrent preeclampsia compared with women who develop preeclampsia as nulliparas. Am J Obstet Gynecol 2002;186:422-6.
- Hofmeyr GJ, Betrán AP, Singata-Madliki M, Cormick G, Munjanja SP, Fawcus S, et al. Prepregnancy and early pregnancy calcium supplementation among women at high risk of preeclampsia: a multicentre, double-blind, randomised, placebo-controlled trial. Lancet 2019;393:330-339.
- Hofmeyr GJ, Lawrie TA, Atallah AN, Duley L, Torloni MR. Calcium supplementation during pregnancy for preventing hypertensive disorders and related problems. Cochrane Database Syst Rev 2014;6:CD001059.
- Horsager R, Adams M, Richey S, Leveno KJ, Cunningham FG. Outpatient management of mild pregnancy induced hypertension. Am J Obstet Gynecol 1995;172:383.
- Katz L, de Amorim MM, Figueroa JN, Pinto e Silva JL. Postpartum dexamethasone for women with hemolysis, elevated liver enzymes, and low platelets (HELLP) syndrome: a double-blind, placebo-controlled, randomized clinical trial. Am J Obstet Gynecol 2008;198:283.e1-8.
- Kim YM, Bujold E, Chaiworapongsa T, Gomez R, Yoon BH, Thaler HT, et al. Failure of physiologic transformation of the spiral arteries in patients with preterm labor and intact membranes. Am J Obstet Gynecol 2003;189:1063-9.
- Kleinrouweler CE, Wiegerinck MM, Ris-Stalpers C, Bossuyt PM, van der Post JA, von Dadelszen P, et al. Accuracy of circulating placental growth factor, vascular endothelial growth factor, soluble fms-like tyrosine kinase 1 and soluble endoglin in the prediction of pre-eclampsia: a systematic review and meta-analysis. BJOG 2012;119:778-87.
- Kusanovic JP, Romero R, Chaiworapongsa T, Erez O, Mittal P, Vaisbuch E, et al. A prospective cohort study of the value of maternal plasma concentrations of angiogenic and anti-angiogenic factors in early pregnancy and midtrimester in the identification of patients destined to develop preeclampsia. J Matern Fetal Neonatal Med 2009;22:1021-38.
- LeFevre ML. Low-dose aspirin use for the prevention of morbidity and mortality from preeclampsia: U.S. Preventive Services Task Force recommendation statement. Ann Intern Med 2014;161:819-26.
- Levine RJ, Hauth JC, Curet LB, Sibai BM, Catalano PM, Morris CD, et al. Trial of calcium to prevent preeclampsia. N Engl J Med 1997;337:69-76.
- Levine RJ, Maynard SE, Qian C, Lim KH, England LJ, Yu KF, et al. Circulating angiogenic factors and the risk of preeclampsia. N Engl J Med 2004;350:672-83.
- Livingston JC, Livingston LW, Ramsey R, Mabie BC, Sibai BM. Magnesium sulfate in women with mild preeclampsia: a randomized controlled trial. Obstet Gynecol 2003;101:217-20.
- Lucas MJ, Sharma SK, McIntire DD, Wiley J, Sidawi JE, Ramin SM, et al. A randomized trial of labor analgesia in women with pregnancy-induced hypertension. Am J Obstet Gynecol 2001;185:970-5.
- Lykke JA, Langhoff-Roos J, Sibai BM, Funai EF, Triche EW, Paidas MJ. Hypertensive pregnancy disorders and subsequent cardiovascular morbidity and type 2 diabetes mellitus in the mother. Hypertension 2009;53944-51.
- Mabie WC, Ratts TE, Sibai BM. The central hemodynamics of severe preeclampsia. Am J Obstet Gynecol 1989;161:1443-8.
- Mattar F, Sibai BM. Eclampsia. VIII. Risk factors for maternal morbidity. Am J Obstet Gynecol 2000;182:307-12.
- Maynard SE, Min JY, Merchan J, Lim KH, Li J, Mondal S, et al. Excess placental soluble fms-like tyrosine kinase 1 (sFlt1) may contribute to endothelial dysfunction, hypertension, and proteinuria in preeclampsia. J Clin Invest 2003;111:649-58.
- Mikhael M, Bronson C, Zhang L, Curran M, Rodriguez H, Bhakta KY. Lack of evidence for time or dose relationship between antenatal magnesium sulfate and intestinal injury in extremely preterm neonates. Neonatology 2019;115:371-378.
- Mills JL, Dersimonian R, Raymond E, Morrow JD, Roberts LJ 2nd, Clemens JD, et al. Prostacyclin and thromboxane changes predating clinical onset of preeclampsia: a multicenter prospective study. JAMA 1999;282:356-62.
- Moore AG, Young H, Keller JM, Ojo LR, Yan J, Simas TA, et al. Angiogenic biomarkers for prediction of maternal and neonatal complications in suspected preeclampsia. J Matern Fetal Neonatal Med 2012;25:2651-7.
- National High Blood Pressure Education Program Working Group on High Blood Pressure in Pregnancy. Report of the National High Blood Pressure Education Program Working Group on High Blood Pressure in Pregnancy. Am J Obstet Gynecol 2000;183:S1-S22.
- Nilsson E, Salonen Ros H, Cnattingius S, Lichtenstein P. The

importance of genetic and environmental effects for pre-eclampsia and gestational hypertension: a family study. BJOG 2004;111:200-6.

- Oddie S, Tuffnell DJ, McGuire W. Antenatal magnesium sulfate: neuro-protection for preterm infants. Arch Dis Child Fetal Neonatal Ed 2015;100:F553-7.
- Orhan H, Onderoglu L, Yucel A, Sahin G. Circulating biomarkers of oxidative stress in complicated pregnancies. Arch Gynecol Obstet. 2003;267:189-95.
- Pasker-de Jong PC, Zielhuis GA, Van Gelder MM, Pellegrino A, Gabreels FJ, et al. Antihypertensive treatment during pregnancy and fuctional development at primary school age in a historical cohort study. BJOG 2010;1171080-86.
- Patil SB, Kodliwadmath MV, Kodliwadmath M. Lipid peroxidation and antioxidant activity in complicated pregnancies. Clin Exp Obstet Gynecol 2009;36:110-2.
- Pritchard JA, Cunningham FG, Pritchard SA. The Parkland Memorial Hospital protocol for treatment of eclampsia: evaluation of 245 cases. Am J Obstet Gynecol 1984;148:951-63.
- Redman CW, Tannetta DS, Dragovic RA, Gardiner C, Southcombe JH, Collett GP, et al. Review: Does size matter? Placental debris and the pathophysiology of pre-eclampsia. Placenta 2012;33:S48-54.
- Roberge S, Bujold E, Nicolaides KH. Aspirin for the prevention of preterm and term preeclampsia: systematic review and metaanalysis. Am J Obstet Gynecol 2018:218:287-293.e1.
- Roberts JM, Myatt L, Spong CY, Thom EA, Hauth JC, Leveno KJ, et al. Vitamins C and E to prevent complications of pregnancy-associated hypertension. N Engl J Med 2010;362 :1282-91
- Romero R, Kusanovic JP, Chaiworapongsa T, Hassan SS. Placental bed disorders in preterm labor, preterm PROM, spontaneous abortion and abruptio placentae. Best Pract Res Clin Obstet Gynaecol 2011;25:313-27.
- Rumbold A, Duley L, Crowther CA, Haslam RR. Antioxidants for preventing pre-eclampsia. Cochrane Database Syst Rev 2008:CD004227.
- Sibai BM. Diagnosis, controversies, and management of the syndrome of hemolysis, elevated liver enzymes, and low platelet count. Obstet Gynecol 2004;103:981-91.
- Sibai BM, Mercer B, Sarinoglu C. Severe preeclampsia in the second trimester: recurrence risk and long-term prognosis. Am J Obstet Gynecol 1991;165:1408-12.
- Society for Maternal-Fetal Medicine (SMFM) Publications Committee, Sibai BM. Evaluation and management of severe preelcampsia before 34 weeks' gestation. Am J Obstet Gynecol 2011;205:191-8.
- Staines-Urias E1, Paez MC, Doyle P, Dudbridge F, Serrano NC, Ioannidis JP, et al. Genetic association studies in pre-eclampsia: systematic meta-analyses and field synopsis. Int J Epidemiol 2012;41:1764-75.
- Szal SE, Croughan-Minihane MS, Kilpatrick SJ. Effect of magnesium prophylaxis and preeclampsia on the duration of labor. Am J Obstet Gynecol 1999;180:1475-9.
- Thangaratinam S, Ismail KM, Sharp S, Coomarasamy A, Khan KS. Accuracy of serum uric acid in predicting complications of pre-eclampsia: a systematic review. BJOG 2006;113:369-78.
- Triche EW, Uzun A, DeWan AT, Kurihara I, Liu J, Occhiogrosso R, et al. Bioinformatic approach to the genetics of preeclampsia. Obstet Gynecol 2014;123:1155-61.
- Umans JG, Abalos E, Cunningham FG. Chesley's Hypertensive Disorders in Pregnancy. 4th ed. Amsterdam: Acadeimic Press; 2015
- Veena P, Lakshimdeepthi P, Raghavan SS. Furosemide in postpartum management of severe preeclampsia: a randomized controlled trial. Hypertens Pregnancy 2017;36:84-9.
- Veerbeek JH, Hermes W, Breimer AY, Van Rijin BB, Koenen SV, Mol BW, et al. Cardiovascular disease risk factors after early-onset preeclampsia, late-onset preeclampsia, and pregnancy-induced hypertension. Hypertension 2015;65: 600-6.
- Venkatesha S, Toporsian M, Lam C, Hanai J, Mammoto T, Kim YM, et al. Soluble endoglin contributes to the pathogenesis of preeclampsia. Nat Med 2006;12:642-9.
- Vigil-De Gracia P, Reyes Tejada O, Calle Miñaca A, Tellez G, Chon VY, Herrarte E, et al. Expectant management of severe preeclampsia remote from term: the MEXPRE Latin Study, a randomized, multicenter clinical trial. Am J Obstet Gynecol 2013;209:425 e1-8.
- Walsh SW. Preeclampsia: an imbalance in placental prostacyclin and thromboxane production. Am J Obstet Gynecol 1985;152:335-40.
- Ward K, Taylor RN. Genetic factors in the etiology of preeclampsia. In: Taylor RN, Roberts JM, Cunningham FG(eds): Chesley's Huertensive Disorders in Pregnancy, 4th ed. Amsterdam, Academic Press, 2015
- Woudstra DM, Chandra S, Hofmeyr GJ, Dowswell T. Corticosteroid for HELLP (hemolysis, elevated liver enzymes, low platelets) syndrome in pregnancy. Cochrane Database Syst Rev 2010;CD008148.
- Zusterzeel PL, Rutten H, Roelofs HM, Peters WH, Steegers EA. Protein carbonyls in decidua and placenta of pre-eclamptic women as markers for oxidative stress. Placenta 2001;22:213-9.

VII

임신 중 동반질환

제35장

심혈관질환

Cardiovascular Disorders

문종수 | 한림의대
경규상 | 한림의대
이수정 | 울산의대

1. 역학

의학의 발전과 함께 임신 중의 모성사망률은 현저히 감소하였지만, 심장질환으로 인한 합병증의 이환율은 여전히 전 임신의 1% 이상에서 발생하고 있다. 지난 몇 세대 간의 모성사망 원인의 변화추 이를 봐도 3대 모성사망 질환 중에서 출혈, 고혈압, 색전증으로 인한 모성사망의 비율은 줄어들고 있지만, 심장질환으로 인한 모성사망의 비율은 증가하여 전체 모성사망의 15~26%를 차지하게 되었다(Avila et al., 2003; Creanga et al., 2017; Siu et al 2001). 실제 미국에서 심장질환으로 인한 모성사망률은 1985년에는 0.3이었다가 1990년에는 5.6으로 증가하였고(Sach et al., 1988; Koonin et al., 1997), 영국에서도 1990년 말 1.65에서 2000년 후반에는 2.31로 증가하였다(Centre for Maternal and Child Enquiries, 2001). 국내에서도 임신 중의 심장질환의 유병율은 0.45~0.6% 정도로 보고되고 있다(박성미, 2010; Kim et al., 2005). 임신부의 심장질환은 모성사망뿐만 아니라 고위험임신 집중치료실(high risk pregnancy ICU)에 입원하게 되는 가장 흔한 원인이기도 하다(대한모체태아의학회, 2012; Small et al., 2012).

이와 같이 의료의 발전에도 불구하고 임신 중 심장질환이 증가하는 것은 현대에 들어 비만, 고혈압, 당뇨, 혈관질환 등과 같은 심장질환을 유발할 수 있는 질환이 가임기 여성에서도 증가하고, 무엇보다 고위험임신의 비율이 증가하기 때문이다. 특히 고령임신은 나이의 증가에 따라 혈관질환이나 고혈압, 당뇨와 같은 심장질환 위험인자의 가능성이 높아져 임신 중 심장질환 합병증의 가능성을 높이는 중요한 요인이 될 수 있다(김호연 등, 2014; Fryar et al., 2012). 실제로 우리나라 여성의 평균출산연령은 2002년 29.49세에서 2012년 31.63세, 2017년 32.6세로 증가하였고, 고령임신은 2000년 6.7%에서 2012년 18.7%, 2017년 29.4%로 유래를 찾아보기 힘들 정도로 급속히 증가하여 최근 심각한 사회문제가 되고 있다(김호연 등, 2014; 통계청, 2018). 그 외에도 보조생식술로 인한 다태임신이 증가하고, 과거에는 임신을 할 수 없었던 심장질환을 가진 여성들이 심장치료의 발전으로 임신이 가능하게 되어 오히려 임신 중 심장질환의 이환율은 증가하고 있다(김호연 등, 2014; Fryar et al., 2012). 2017년 우리나라의 고위험임신의 비율은 전체임신의 42.8%에 달하고 있다(건강보험심사평가원, 2018).

표 35-1. **임신 중 심장질환의 주요 원인**

심장질환	저자	
	Chamberlain 등	Kim 등
류마티스심장질환	59.1%	44.3%
승모판협착	46.0%	12.4%
승모판역류	7.2%	23.5%
대동맥협착	4.9%	1.7%
대동맥판역류	1.0%	1.7%
복합판막질환		5.0%
선천심장질환	36.8%	16.9%
동맥관열림증	8.2%	1.7%
심실중격결손	7.5%	4.9%
심방중격결손	5.0%	5.4%
대동맥축착	4.5%	
팔로네증후	3.0%	0.4%
폐동맥판협착	2.4%	
기타	6.3%	4.5%
기타 심장질환	4.1%*	38.8%
부정맥		28.1%
폐동맥고혈압		3.7%
분만전후심장근육병증		2.9%
비대심장근육병증		2.1%
심장동맥질환		1.2%
울혈성심장기능상실		0.8%

*심장동맥질환과 방패샘질환

표 35-2. **세계보건기구(World Health Organization, WHO)에 의한 심장질환과 임신의 위험성 분류**

WHO I-일반 임신부와 동일
합병증이 없고 경증 병변: 폐동맥판협착 심실중격결손 동맥관열림증 승모판탈출증 - 경도 승모판역류증 동반된 경우도 포함 치료가 완료된 단순 병변: 둘째사이막 심방중격결손(ostium secondum atrial septal defect) 심실중격결손 동맥관열림증 총폐정맥환류이상(total anomalous pulmonary venous drainage) 단독성 주기외박동: 심실주기외수축 혹은 심방주기외박동
WHO II-경도의 모성사망/이환 증가, 비교적 잘견딤, 무합병증
수술하지 않은 심방중격결손 교정된 팔로네징후 부정맥
WHO II or III-개별사례에 따라 결정
경증 좌심실 장애 비대심장근육병증 WHO 4에 포함되지 않은 판막성심장병 Marfan 증후군(대동맥 정상) 이첨판 대동맥판막(대동맥 직경 <45 mm) 교정된 대동맥축착
WHO III-유의한 모성사망/이환 증가, 심장전문의/고위험임신 전문의 관리 필요
기계식 인공판막 전신 우심실-선천성 교정 대혈관전위, Mustard 수술, Senning 수술 Fontan 순환 청색증 심장질환 복합성 선천심장질환 이첨판 대동맥판막(대동맥 직경 45~50 mm)
WHO IV-심각한 모성사망/이환 증가, 임신금기, 임신중절 필요
폐동맥 고혈압 중증 전신심실장애(좌심실박출율 <30% 혹은 NYHA III-IV) 좌심실 기능장애가 남아 있는 분만전후심장근육병증 병력 중증 좌심실폐쇄 Marfan 증후군(대동맥 확장 >40 mm) 이첨판 대동맥판막(대동맥 직경 >50 mm)

임신 중 합병되는 심장질환의 주요 원인으로는 20세기 초반에는 류마티스 심장질환이 전체의 90% 이상이었지만 감염 치료의 발전으로 많은 부분이 감소되었고, 심장수술과 심장치료의 발전으로 선천심장질환을 가진 여성들이 임신이 가능하게 되어 선천심장질환의 비율이 상대적으로 증가하였다(표 35-1). 그 외 고혈압이나 부정맥으로 인한 심장질환도 임신 중 흔히 발생하고, 흔하지는 않지만 심장동맥질환, 방패샘질환, 매독, 척추뒤옆굽음증(kyphoscoliosis), 원인불명심장근육병증(idiopathic cardiomyopathy), 허파심장증(cor pulmonale), 협착심장막염(constrictive pericarditis), 여러 형태의 심장차단(heart block), 그리고 격리심근염(isolated myocarditis) 등도 임신 중 심장질환의 원인이 될 수 있다.

심장질환이 합병된 임신의 모체와 태아 사망률과 이환

율이 높은 것은 사실이지만, 최근에는 심장질환에 대한 치료의 발달로 심장질환 임신부의 예후가 괄목하게 좋아졌다. 심장질환이 합병된 임신의 예후는 심장기능의 정도, 합병증의 합병여부와 진료의 질에 의해 좌우되며, 정신적 안정과 사회경제적 요인도 중요한 예후 인자이다. 심장질환을 가진 여성은 임신 전에 고위험임신 전문의와 심장전문의와의 상담을 통하여 현재 심장기능의 정도와 임신 수행 가능성을 미리 파악하는 것이 중요하며, 특히 2011년 유럽심장학회와 세계보건기구에서 공인한 모성사망 위험도 분류(표 35-2)를 이용하면 임신 전 상담에 도움이 될 수 있다(Thorne et al., 2006; European Society of Cardiology, 2011; World Health Organization, 2010). 위험도에 따른 심장검사의 빈도는 WHO 1단계는 전 임신기간 중에 상황에 따라 한두 차례의 검사가 권장되지만, 2단계는 임신분기별, 3단계는 매월 월별 심장기능을 확인해야 한다.

2. 심장혈관계의 생리 변화

1) 임신 중의 심혈관계 변화

임신 중 심혈관계의 생리 변화에 영향을 미칠 수 있는 요인에는 임신주수, 체위, 통각, 심리 상태, 마취, 출혈, 임산부의 호흡 상태, 만성고혈압, 영양부족이나 비만, 방패샘 기능이상과 감염 등이 있다.

대표적인 임신 중의 심혈관계 생리적 변화는 혈액양의 증가(pregnancy induced hypervolemia)이다. 혈액량은 태반젖샘자극호르몬(human placental lactogen), 심방나트륨배설촉진인자(atrial natriuretic factor), 혈장레닌 활성도의 증가 등으로 인해 임신 3기 중반까지 임신 초기에 비해 약 40~45%가 증가하게 된다. 심장박출량(cardiac output)에 제한이 있는 심장질환의 경우에는 임신성 혈액양 증가에 대해 심장이 적절하게 대처하지 못하여 심장기능상실(heart failure) 또는 심근허혈(myocardial ischemia) 등이 악화할 수 있다. 적혈구 양은 20~30%로 증가하여, 혈장 증가에 비해 상대적으로 적어 빈혈이 발생하게 되는데, 빈혈도 역시 심장질환이 있는 경우에는 심장기능에 더욱 부담을 주게 된다.

임신으로 인한 또 다른 변화는 심장박출량의 증가이다(Ueland et al., 1975)(표 35-3). 심장박출량은 임신 전에 비해 30~50%가 증가하는데, 임신 8주에 증가량은 이미 전체의 절반에 이르고, 임신 중기가 되면 심장박출량은 최대에 이르게 된다. 심장박출량의 증가는 임신 초기에는 말초 혈관저항의 감소로 인하여 일회박출량(stroke volume)이 증가하고 혈압은 오히려 떨어지게 된다. 임신 후반기에는 임신성 혈액양 증가에 의하여 이완기에 심장으로 혈액이 많이 유입되어 일회박출량이 더욱 증가하고, 또한 휴식기 맥박수도 임신이 진행되면서 함께 증가하기 때문에 심장박출량은 더욱 증가하게 된다(McLaughlin et al., 1999). 심장박출량의 증가에는 심박동수의 증가도 역할을 한다. 심박동수는 임신 32주경에 임신 전에 비하여 분당 최대 15~20회까지 증가하여 만삭까지 유지되는데, 만삭 때의 심박동수는 임신 전보다 40% 정도 증가된다. 일회박출량은 임신 31주경에 최대가 되었다가 점차 감소하는 양상을 보이는데, 임신 말기에는 일회박출량이 감소하더라도 심박동수가 증가하여 전체 심장박출량에는 큰 변화가 없게 된다. 이 같은 심장박출량이나 심박동수의 증가는 다태임신에서는 더욱 뚜렷해진다(Kuleva et al., 2011).

긴강한 10명의 초임부를 대상으로 만삭 임신 때와 출산 후 11~13주에 우측심장 카테터삽입술을 통해 측정한 심장혈관기능 차이의 비교 연구에서, 만삭 때에는 심장박동수와 일회박출량의 증가로 인해 심장박출량이 43% 증가하고 전신 및 폐 혈관저항은 감소하였다(표 35-4). 반면 좌심실 자체의 수축력은 임신기간 내내 큰 변화없이 정상적인 좌심실 기능을 유지한다. 이는 임신 중의 심장박출량의 증가가 심실의 과역동상태나 고박출상태 때문이 아니라, 심실이 확장되는 임신의 생리적 변화 때문인 것으로 판단된다(Clark et al., 2012). 심실 용적의 팽창은 임신성 혈액량 증가에 비례하여 증가한다. 이완기말(end diastolic)과 수축기말(end systolic)의 심실 용적은 모두 임신 전에

표 35-3. 정상임신의 임신 주수에 따른 심장박출량의 변화*

시기	심장박출량 (L/min)
임신 전	5
임신 20~24주	6.8
28~32주	7.1
38~40주	5.8
분만 제1기 잠재기	6.2
활성기	7.2
제2기	8.9
출산 직후	9.3

* 측면누음자세에서 측정한 수치임

표 35-4. 정상임신에서 출산 후 12주와 비교한 만삭임신의 중심혈류역학 값

평균동맥압	불변
허파모세혈관쐐기압	불변
심장박동수	+17%
심장박출량	+43%
전신혈관저항	−21%
폐혈관저항	−34%
혈청 콜로이드 삼투압	−14%
좌심실 박출 운동지수	불변

비하여 크게 증가하지만, 심실중격이나 심장박출율은 임신 전과 차이가 없다. 이는 심실의 재구성으로 인한 형성력(plasticity)이 증가하기 때문일 것이다. 이 같은 특징적인 좌심실의 팽창은 만삭 때에 약 35%정도 확대되었다가, 분만 2~3개월 후에 임신 전 상태로 회복하게 된다. 임신 중의 전신혈관저항의 감소는 임신 16~24주 사이에 최대로 떨어지는데, 이는 임신 제2삼분기에 혈압이 하강하였다가 이후에 다시 점차 증가하는 것과 시기적으로 일치한다(Cunningham et al., 2014).

심장질환이 있는 여성의 임신은 심실기능장애로 인한 심인성 심장기능상실을 유발할 수 있기 때문에 관리에 만전을 기해야 한다. 심장기능상실은 임신 중반기 이전에는 거의 나타나지 않고, 임신성 혈액량 증가와 심장박출량의 증가가 급격히 늘어나는 임신 28주 이후에 발생한다. 하지만 대부분의 심장기능상실은 혈액재분배 등으로 심장에 부담이 더욱 가중되는 분만전후기에 발생하고, 실제 심장질환으로 인한 모성사망의 80%가 산욕기에 발생한다(Etheridge 1977).

또한 임신 중에는 혈액응고인자 I, II, VII, VIII, IX, X 등이 증가하여 혈액응고가 잘 일어나게 되므로, 인공판막 시술을 받았거나 심방세동과 같은 부정맥이 있는 경우에는 항응고제의 투여를 더욱 철저히 해야 한다(Ozanne et al., 1983).

2) 분만 중의 심혈관계 변화

(1) 분만 제 1기

심장박출량은 분만진통 중에는 더욱 증가한다(표 35-3). 이러한 변화는 자궁수축이 있을 때에 자궁으로부터 전신순환계로 300~500 ml 정도의 자가수혈 현상이 일어나기 때문인데, 부분적으로는 통증으로 인한 교감신경의 자극으로 심박동수와 혈압이 상승하고 심장근육의 산소 소모가 증가하기 때문이다. 따라서 심장질환이 있는 임신부는 분만진통 중에 적절하게 진통제를 투여하여 통증을 경감해 주는 것이 심장에 부담을 덜어주는 좋은 방법이 될 수 있다. 임신부를 누운자세(supine position)로 두면 대정맥이 자궁에 의해 압박을 받아서 심장에 대한 전부하(preload)가 감소하여 심장박출량이 25~30%까지 감소할 수 있기 때문에 분만진통과 출산 시에는 가능하면 임신부를 측면누음자세를 유지하는 것이 좋다.

(2) 분만 제 2기

분만진통 제 2기에는 임신부가 valsalva 수기를 통해 힘주기(pushing)을 하게 되므로 모체의 혈류역학 변화가 더욱 현저하게 나타나, 심장박출량은 50%가 추가로 더 증가하게 된다(Ueland et al., 1975). 힘주기 중에는 흉곽 내 압력이 증가하여 심장으로의 혈액 귀환이 감소하고, 전신혈관

계 저항이 증가한다. 그 결과, 일시적인 반사성 느린맥이 수 초간 나타나다가 교감신경 자극에 의한 빠른맥과 과역동상태로 전부하의 감소를 보상하려는 작용이 나타난다. 자궁수축이 사라지면 다시 정맥혈액의 귀환이 증가하기 때문에 일회박출량이 증가하고 혈압이 현저히 상승하여 반사성 느린맥이 나타난다(Robson et al., 1987). 따라서 심장질환이 있는 임신부에서는 분만진통 제 2기를 짧게 해주는 조치가 도움이 된다.

(3) 분만 제 3기

분만 후 태반의 박리가 시작되면 자궁으로 가는 혈액양이 감소하면서 자가수혈 현상이 나타나세 된다. 그 외에도 임신 중에 혈관 외로 삼출되었던 체액이 다시 혈관 내로 들어오고, 이뇨현상(diuresis)이 나타나기 때문에 심장기능에 더욱 부담을 주게 된다. 출혈이 심하지 않은 경우에는 적어도 500 ml 이상이 갑작스럽게 심장으로 이동하게 되는데, 이 때 심장질환이 있는 경우에는 폐부종 등과 같은 합병증이 발생할 수 있으므로 주의하여야 한다. 출산 후에는 자가수혈 현상과 자궁에 의한 대정맥 압박의 해소로 심장박출량이 일시적으로 더 증가하였다가 1시간 정도 지난 후에 임신 제3삼분기와 비슷해진다(Robson et al., 1987; Ueland et al., 1975).

3. 진단

임신부들은 임신으로 인한 심장혈관계의 정상적인 생리 변화가 심장질환의 증상과 비슷한 경우가 많고, 진단방법의 제약으로 임신 중에는 심장질환의 진단이 더욱 어렵다.

1) 정상 임신에서 나타날 수 있는 증상 및 소견

(1) 증상 및 진찰 소견

심장질환이 없는 여성에서도 임신 후에는 숨쉬기가 힘들어지거나 숨이 차고, 하지부종이나 피곤함 등의 증상이 나타날 수 있다. 그 외에도 앉아숨쉬기(orthopnea), 실신할 것 같은 느낌(presyncope), 두드러진 박동을 동반하는 목정맥 확장, 심장끝(cardiac apex)에서 보이는 강한 박동, 그리고 가슴의 좌측 중앙부에서 나타나는 우심실박동(right ventricular impulse) 등도 나타날 수 있다.

청진에서는 기능성의 수축기 심잡음이 정상적으로 들리게 된다. 승모판 부위에서 S1이 분열되어 들리고, 호기시 삼첨판 부위에서 S2 분열이 나타나며, S3과 바닥수포음(basilar rales)이 들릴 수 있다. 목정맥에서 지속적인 잡음(venous hum)이 들리거나 유방잡음(mammary souffle)이 나타나기도 한다.

(2) 심전도

임신이 진행되면서 횡경막이 상방으로 올라가면서, 심전도에서 15도 정도의 QRS축의 좌심장 축변위(left axis deviation)가 나타날 수 있다. 그 외 우심장축변위(right axis deviation), 우측각차단(right bundle branch block)과 lead III에서 Q파가 나타나고 ST의 변화를 보이기도 하며, 심실조기박동이 비교적 흔히 관찰되기도 한다. 리토드린 투여를 받고 있는 경우에는 굴심방 빠른맥 이외에도 ST 내림, T파의 편평화, 또는 QT 간격의 연장 등과 같은 소견을 보일 수 있다(Angeli et al., 2014; Hendricks et al., 1990). 제왕절개 수술을 위해 마취를 하는 경우에는 마취유도 시작부터 수술 직후까지 lead I, aVL, V5에서 ST 내림이 나타나는 경우가 있지만 심장 초음파검사를 해보면 실제로 심장벽의 운동장애를 보이는 경우는 거의 없다(Eisenach et al., 1994).

(3) 흉부 X-선 검사

임신 중의 흉부 X-선 검사는 납보호구를 대개 복부에 착용하기 때문에 앞뒤방향영상과 측면촬영을 하는 것이 유용하다. 심장의 가로 직경이 늘어나 경도의 심장비대와 혼동이 생길 수도 있지만, 실제 대부분의 심장비대는 X-선 검사로 진단할 수 있다. 측면촬영에서는 좌심방이 커져 있고, 심장의 우측상부 경계부위가 편평해져 보이고, 폐혈관 음영이 강조되어 보인다. 출산 직후에는 우측 부위의 가슴막삼출(pleural effusion)이 보일 수 있다.

임신 중의 방사선 검사에는 납보호구를 착용하여 태아의 피폭을 최대한 줄이도록 한다.

(4) 심장 초음파검사

임신 중의 심장질환의 진단에는 심장 초음파검사가 가장 권장된다. 비침습 검사이면서도 구조적 이상뿐 아니라 기능 이상까지도 대부분 정확하게 진단할 수 있다. 만삭이 되면 약간의 삼첨판역류(전체임신의 43%), 폐동맥판역류(전체임신의 94%)와 승모판역류(전체임신의 28%)가 나타날 수 있다(Grewal et al., 2014). 또한 좌심방 크기와 이완기말 좌심실 용적이 약 10% 정도 늘어나고, 좌심실의 두께가 늘어나기도 한다. 간혹 무증상의 심장막삼출(pericardial effusion)이 40%의 임신부에서 나타나기도 한다. 하지만 수축기 기능은 임신 내내 변화 없이 유지된다.

2) 심장질환을 의심할 수 있는 증상 및 소견

임신 중에 흔히 올 수 있는 생리 변화를 염두에 두고, 심장질환의 진단에 틀림이 없도록 노력하여야 한다. 표 35-5는 임신 중 심장질환이 있는 경우에 나타날 수 있는 증상 및 진찰 소견으로, 이러한 소견이 없는 경우에는 심각한 심장질환의 가능성은 배제할 수 있다. 또 심장에 구조적인 이상이 있는 임신부에서는 임신 중반기에 자궁동맥 도플러 저항지수가 증가되어 나타나므로, 심장질환이 진단되지 않았던 임신부라 하더라도 이런 경우에는 심장질환을 다시 한 번 의심하고 확인하여야 한다(Melchiorre et al., 2011).

3) 진단기법

대부분의 심장질환은 임신 전에 진단되고, 심장질환이 임신 중에 처음으로 발견되는 경우는 전체의 3% 정도로 드문 편이다(Tan et al., 1998). 따라서 임신 중의 심장혈관 검사는 임신부의 과거력에서 심장질환의 위험 인자가 있는 경우에 하는 것이 경제적이다. 심장질환이 의심되면 대개 심전도검사, 흉부 X-선 촬영, 심장초음파검사를 시행하는데 대부분의 심장질환은 이러한 비침습 검사로 진단되어신다. 하지만 가끔 복잡한 심장기형이 있는 경우에는 경식도 심장초음파검사가 효과적일 수 있다.

임신 중에 심근경색과 심장기능을 확인하기 위한 최대 운동부하검사는 운동부하 중 또는 운동 후 회복기에 태아에게 저산소증이나 산성증으로 인한 느린맥과 체온 증가로 인한 느린맥이 나타날 수 있기 때문에 안전하지 않다. 하지만 준최대운동(submaximal exercise) 부하검사는 비교적 안전하다(Carpenter et al., 1988). 준최대운동은 1주에 3회, 1회에 15분 이하의 운동을 하는 것으로, 체온은 38℃, 맥박은 분당 140회 미만으로 유지하도록 한다.

방사성동위원소를 이용한 심근관류 스캔이나 심실조영술은 태아가 X-선에 노출되는 위험이 있으므로 다른 검사로는 진단이 어려우면서, 검사로 얻는 잇점이 태아의 방사선 피폭으로 인한 위험성보다 큰 경우에만 시행한다. 또 검사 중에는 납보호구를 착용하거나 투시검사 시간을 줄여 방사선 노출을 최대한 줄이도록 하여야 한다. 관상동맥 조영술을 시행하면 복부에서 노출되는 방사선량은 1.5 mGy

표 35-5. 임신 중 심장질환을 의심할 수 있는 증상 및 소견

증상
진행성이거나 심한 호흡곤란 발작야간호흡곤란 진행성 앉아 숨쉬기(orthopnea) 각혈 협심증 또는 운동 후의 실신 흉부동통
소견
청색증 또는 손가락 곤봉증(clubbing) 크게 들리는 수축기잡음 또는 째깍음(click) 이완기잡음 지속적인 S2 분열 심장비대 지속적인 목정맥 확장 지속적인 빈맥 혹은 부정맥 폐동맥고혈압 Marfan 증후군의 용모

정도이지만, 실제로는 모체의 조직에서 많은 양이 약화소멸되고 태아에게는 도달하는 피폭량은 노출량의 20% 정도이다(Europian Society of Cardiology, 2011). 테크네튬-99m이 표지된 알부민이나 적혈구를 이용한 심실조영술은 심근관류검사에 의한 태아가 5~17 mGy 정도로 노출되어 임신 중에는 시행하지 않으며(Colleti et al., 2013), 심장도관삽입술이 필요한 경우에도 투시검사 또는 혈관영화촬영술(cineangiography)은 태아가 다량의 방사선에 노출될 위험이 있으므로 임신 중에는 최대한 피하는 것이 좋다. 부하검사 약물 중 디피리다몰(dipyridamole)이나 아데노신(adenosine)은 아직 태아에 대한 안전성이 증명되지 않았으므로 가능한 사용하지 않는 것이 좋다.

4) 심장질환의 임상적 분류

애석하게도 심장기능을 정확하게 평가할 수 있는 검사는 아직까지 없다. New York Heart Association (NYHA)에서는 1928년에 처음으로 심장질환의 임상적 분류를 공표하였고, 이후 8번의 개정을 통해 1979년에 표 35-6과 같은 분류표를 제시하였다.

과거에는 임신 전 NYHA I군이었던 임신부의 40%에서 심장기능상실이나 폐부종이 생기고 I/II군에서도 많은 모성 사망이 일어난다고 하였으나, 최근의 연구에 의하면 NYHA I/II군에서는 임신 중 심장기능상실의 빈도가 5% 정도이며, 모성사망은 거의 발생하지 않는 것으로 판명되고 있다(McFaul et al., 1988; Siu et al., 2001)(표 35-7). 국내의 최근 연구에서도 모체 및 태아의 합병증이 NYHA I/II군에서는 발생률이 낮았고, III/IV군에서 높게 나타났다(Kim et al., 2005).

NYHA 분류에 기인하여 심장병이 있는 임신부에서 임신 중 심장질환 합병증의 가능성을 예측할 수 있는 인자로 ① 이전의 심장기능상실, 일과성허혈발작(transient ischemic attack), 부정맥, 또는 중풍의 병력, ② NYHA III/IV군이거나 청색증, ③ 좌측심장폐색 - 심장초음파검사에서 승모판 면적 2 cm^2 미만, 동맥판 면적 1.5 cm^2 미만, 또는 좌심실유출길(left ventricular outflow tract, LVOT)의 최대경사압력(peak gradient)이 30 mmHg 이상, ④ 40% 미만의 박출율(ejection freaction) 등 4가지를 제시하였다(Siu et al., 2001). 이들 위험 인자 중 하나라도 있는 경우에는 폐부종, 지속적인 부정맥, 중풍, 심장정지, 또는 심장사의 위험이 유의하게 증가하였으며, 위험 인자가 둘 이상이 있는 경우에는 합병증의 발생이 더욱 증가하였다(Siu et al., 2001). 또 다른 연구에서는 심장질환 합병증 발생의 중요한 예측인자로 이전의 울혈심장기능상실의 병력, 박출율의 저하, 흡연을 제시하였다(Strangl et al., 2008).

4. 심장질환 환자의 임신 전 상담

심장질환이 있는 여성은 반드시 임신 전에 모체-태아전문의와 심장전문의의 상담을 받아야 한다(Clark et al., 2012; Seshardri et al., 2012). 심장질환으로 인한 임신 중 합병증과 모성사망은 임신이 진행되면서 변할 수도 있지만, 일반적으로 임신할 당시의 NYHA 분류에 의하여 대부분 결정되기 때문에 임신 전 상담이 특히 중요하다. 앞에서도 서술하였지만, NYHA I/II군에서는 임신 중에 심장질환이 심각하게 악화된 경우는 4.4% 정도이고, 모성사망은 거의 발생하지 않았다(McFaul et al., 1988; Siu et al., 2001).

산전 상담에서 의료진은 심장질환이 임신 후 임신부와 태아에 미치는 영향을 예측하기 위하여 다음의 요소들을 먼저 확인하여야 한다. ① 모체의 심장기능 상태를 평가하고, ② 심장질환의 종류와 그 정도를 진단하며, ③ 임신 전 치료가 가능한지 수술 등의 치료방법을 찾아보고, ④ 임신 후 예후를 악화시킬 수 있는 위험 인자가 있는지를 파악하여야 한다. 또한 ⑤ 심장질환을 감안한 모성의 기대수명에 근거하여 분만 후 자녀의 양육 능력을 평가하고, ⑥ 유전 가능성이 있는 선천심장질환 여부를 확인하여야 한다. 의료진은 임신 중 심혈관계의 구조와 생리적 변화를 잘 알고 있어야 하며, 심장질환의 종류에 따른 모성사망 위험도도 미리 확인하여야 한다. 임신 중 심장질환으로 인한 합

표 35-6. New York Heart Association이 제시한 증상과 징후의 정도에 따른 심장질환의 임상적 분류

I 군 Uncompromised	일상적인 신체적 활동에도 증상이 없는 경우
II 군 Slightly compromised	일상적인 신체적 활동에서 증상이 나타나는 경우
III 군 Markedly compromised	일상적 이하의 경한 신체적 활동에서 증상이 나타나는 경우
IV군 Severely compromised	가만히 있어도 증상이 있거나 심장기능상실이 있는 경우

* 증상: 과도한 피로감, 심계항진, 호흡곤란, 협심통증

표 35-7. NYHA 분류에 따른 모체 및 태아의 합병증 발생 비교

	NYHA I/II n (%)	NYHA III/IV n (%)	p value
모체측 결과	209	33	
모성 합병증	18 (8.6)	13 (39.4)	<0.001
모성 사망	1 (0.5)	4 (12.1)	0.001
치료적 유산	21 (10.0)	10 (30.3)	0.001
제왕절개	83 (39.7)	11 (33.3)	0.485
태아측 결과	193	23	
조산아 출산	28 (14.5)	8 (34.8)	0.014
신생아 중환자실 치료	19 (9.8)	7 (30.4)	0.004
자궁내 태아사망	3 (1.6)	0	1.0
신생아 사망	0	1 (4.3)	0.106
선천성 기형	21 (10.9)	5 (21.7)	0.13

표 35-8. 가족 중에 선천심장질환이 있을 때 다음 자녀에게 선천심장질환의 발생 위험

질환	발생 위험(%)		
	이전 출산아	아버지	어머니
Marfan 증후군	-	50	50
대동맥협착	2	3	15~17.9
폐동맥판협착	2	2	6.5
심실중격결손	3	2	9.5~15.6
심방중격결손	2.5	1.5	4.6~11
동맥관열림증	3	2.5	4.1
대동맥축착	-	-	14.1
팔로네증후	2.5	1.5	2.6

병증이나 모성사망이 발생할 가능성에 따른 분류는 표 35-2에 제시하였다(Thorne et al., 2006; European Society of Cardiology, 2011). 이 새로운 WHO의 위험성 분류는 심장병으로 인한 위험성을 4등급으로 분류하여, 임신 전 심장질환에 의한 위험도의 상담에 매우 유용한 예측인자로 이용할 수 있을 것이다(Lu et al., 2015).

치료가 가능한 심장질환은 임신 전에 미리 치료하는 것이 좋다. 이러한 질환으로는 둘째사이막 심방중격결손, 동맥관열림증, 그리고 대동맥축착 등이 해당된다. 완치가 되는 것은 아니지만 이상 소견을 없앨 수 있는 질환으로는 승모판질환, 대동맥협착, 활로네징후, 중등도의 폐동맥고혈압을 동반한 심실중격결손 및 폐동맥판협착 등이 있다. 교정수술 이후의 임신은 심장병으로 인한 합병증 발생이 줄어들고 예후가 좋아지게 된다. 이런 경우 임신은 수술 후 적어도 수개월이 경과한 후에 하도록 한다. 하지만 일부 질환은 모성사망률이 매우 높아서 임신이 금기이거나 임신을 했다 하더라도 반드시 임신중절을 시행하여야 한다. 이런 질환으로는 확장심장근육병증(dilated cardiomyopathy), 원발성 폐동맥고혈압, Eisenmenger 증후군, 대동맥 확장이 합병된 Marfan 증후군, 폐동정맥누공, 중증 좌심실폐쇄, 약물요법에 반응하지 않고 교정이 불가능한 NYHA III, IV군이 여기에 해당한다(표 35-7).

심장질환이 있는 여성의 임신은 유산이나 태아사망과 태아기형의 빈도가 높고, 와파린과 같이 심장질환으로 인해 사용하는 약물이나 처치가 태아에 미치는 위험성도 간과할 수 없기 때문에 임신 전의 상담은 물론 임신 중에도 면밀히 관찰하여야 한다.

1) 자녀의 선천심장질환 가능성

많은 선천심장질환은 다유전자적(polygenic) 형질로 유전된다. 비대심장근육병증(hypertrophic cardiomyopathy)은 멘델유전을 할 수 있다. 원인불명의 확장심장근육병증은 약 20%에서 유전된다. 활로네징후, 동맥관열림증 또는 심방중격결손과 같은 질환도 가족력의 빈도가 높다. 부모가 선천심장질환이 있거나 또는 이전에 선천심장질환을 가진 자녀를 출산한 병력이 있는 경우에는 다음 자녀도 비슷한 선천심장질환을 갖고 태어날 빈도가 상대적으로 높아진다. 선천심장질환 자녀의 유병율은 질환에 따라 매우 다양하지만 일반적으로 약 3~4%의 유병률을 보이고(Lupton et al., 2002), 특히 어머니가 선천심장질환이 있는 경우에 더욱 증가한다(표 35-8). 따라서 모든 선천심장질환이 있는 여성의 경우에는 임신 전에 자녀의 선천심장질환의 위험도에 대한 상담이 필요하며, 임신 중에는 태아에 대한 심장초음파검사와 유전학적 검사가 필요하다.

선천심장질환의 발생에는 환경적인 요소도 영향을 미친다. 대표적인 사례가 티벳과 같은 고원지역에서의 여성에서 유달리 태아의 심장질환의 유병률이 높은데, 이는 아마도 고원의 낮은 기압으로 인하여 혈중 산소포화도가 낮기 때문일 것이다(Chen et al., 2008).

5. 심장질환 임신부에 대한 일반적 처치

앞에서 논의된 대로 심장질환을 가진 여성들은 먼저 임신 전에 심장전문의, 모체-태아전문의와 함께 동반된 심장질환의 현재 상태에 대한 평가와 그와 관련한 임신으로 인한 합병증과 모성사망의 위험도에 대해 충분히 상담하여야 한다. 담당 의료진들은 심장질환 임신부의 심장질환 종류와 특성, 심장기능의 기저상태, 임신이 지속되면서 발생할 수 있는 혈역학적 변화와 심장의 적응도 및 심장합병증의 발생에 대해서 미리 파악하는 것이 필요하다. 임신 전에 교정 가능한 부분은 수술을 포함하여 최대한 치료한 다음 임신하는 것이 낫고 가능하면 35세 이전의 나이에 계획된 임신을 하는 것이 좋다. 임신의 생리 변화로도 발생할 수 있는 빈혈, 혈전증, 심내막염 등의 예방과 관련한 추가적인 처치도 고려해야 한다. 산전 관리, 분만방법, 분만진통 및 분만처치, 출산 후 피임 등에 관한 일반적 처치와 심장질환의 처치는 전문화된 시설과 인력을 갖춘 병원에서 시행하는 것이 좋다. 특히 임신이 금기이거나 심각한 합병증이 예측되는 고위험군인 WHO III/IV군에서의 임신은 임신을 유지하는 경우에 모체의 부담이 매우 크므로, 임신이 확인된 즉시 심장전문의와 모체-태아전문의와 함께 임신부의 심장질환과 기저기능 상태를 재평가하고 임신의 종결 여부를 결정하여야 한다. 그러나 WHO I군의 임신부들은 심장질환이 없는 일반임신부들과 비교했을 때 위험도가 특별히 증가되어 있지 않아 일반 분만병원에서 분만하는 것도 고려할 수 있다(Rao & Ginns, 2014). 심장질환 임신부의 처치는 심장과 임신이라는 복잡한 병태생리와 모체와 신생아라는 특수한 환자의 특성을 고려하여 모체-태아전문의, 심장전문의, 신생아전문의, 마취의사, 산과간호사와 같이 여러 전문가들 간의 다학제적 상호협조가 무엇보다도 중요하다. 의료진은 임신의 경과에 따라 심장혈관계에 나타나는 변화들, 즉, 혈액양과 심장박출량이 임신 제3삼분기 초에 이미 50% 정도 증가하며, 이것은 출산 전후에 그 변화가 더욱 현저하고, 전신혈관저항은 점차 감소하여 임신 중기에 기저 상태가 되었다가 말기에는 임신 전에 비해서는 아직 낮지만 다시 상승하고, 그리고 임신 중에는 혈액응고기전이 활성화된다는 점 등을 염두에 두고 처치에 임해야 한다. 심장질환은 각 질환별로 병태생리가 매우 다양하고 같은 심장질환 내에서도 그 중증도에 따라 치료 및 예후가 달라지기 때문에, 심장질환에 따른 처치는 임신부 개인의 상태에 따른 개별화된 치료 전략이 필요하다. 세부적인 심장질환 임신부의 처치는 앞으로 각 질환별로 다루도록 하겠다.

1) 산전 관리

산전 관리의 주된 목표는 심장질환 임신부가 임신으로 인한 심장기능의 약화나 임신 관련 합병증 없이 임신을 유지하여 임신을 무사히 종결한 다음 산욕기 이후의 건강한 회복을 도모하고 신생아의 주산기 합병증을 줄이는 데 있다. 심장 질환 임신부의 산전 관리는 의료진뿐만 아니라 임신부도 일반적인 산전 주의사항과 심장질환으로 인한 특수성을 알고 있어야 한다. 임신 기간 중에는 심장기능상실, 부정맥, 폐동맥고혈압, 대동맥박리 등의 심장질환 합병증의 조기 발견 및 치료를 위해서 심장전문의와 모체-태아전문의의 긴밀한 협진이 필요하다.

(1) 빈혈의 예방

임신의 생리변화의 하나로 대부분의 임신부에서 임신이 경과하면서 빈혈이 생기게 된다. 그런데 빈혈 자체만으로도 심박출량 증가, 체혈관저항 감소, 폐혈관저항 감소, 심박동수 증가 등의 심혈관계 변화를 야기할 수 있는데, 임신으로 인한 심혈관계의 변화와 서로 상충작용 또는 상승작용을 하면서 심장 질환 임신부의 심혈관계에 심장기능상실과 같은 더욱 나쁜 영향을 끼칠 수 있다. 그러므로 심장질환 임신부에게는 빈혈이 생기지 않도록 하는 것이 매우 중요하다. 임신 전부터 빈혈 예방을 위해 철분제와 엽산을 복용하고 영양학적으로 균형 잡힌 식생활을 하는 것에 대한 교육이 필요하다.

(2) 운동

심장질환 환자에서 운동으로 인한 급성심장사의 위험은 일반인에서의 운동에 비하여 상대적으로 증가되어 있지만, 실제 운동으로 인하여 촉발되는 급성심장사의 절대적 위험성은 매우 낮으며, 또한 운동으로 인한 급성심장사의 위험정도가 임신 중이라고 해서 크게 달라지지는 않는다(Zavorsky & Longo, 2011). 따라서 임신부가 유산소 운동의 절대적 금기가 되는 혈역학장애가 있는 중대한 심장병이나 부정맥을 앓고 있는 게 아니라면, 심장질환 임신부라 해서 운동을 제한할 필요는 없다. 규칙적인 운동은 후천적인 심장병의 위험을 줄이고 생활적응 및 심리적 안정에도 도움이 되므로, 심장질환 임신부에게도 규칙적인 운동을 권장하는 것이 좋다(Zavorsky & Longo, 2011; 강이석, 2006). 운동을 시작하기 전에 평소생활습관 및 운동량에 따른 개인별 운동프로그램의 차별화가 필요하고, 질출혈, 운동전 호흡곤란, 어지러움, 두통, 흉통, 근력약화, 종아리 통증 또는 부기, 조기진통, 태동감소, 양수누출과 같은 운동을 그만두어야 하는 징후에 대한 임신부 교육이 선행되어야 한다. NYHA I/II군과 같이 평상시 신체활동 수행능력에 문제가 없었던 심장질환 임신부에게는 성생활 또한 제한할 필요는 없다.

(3) 예방접종 및 감염심내막염 예방

심장질환 임신부는 인플루엔자 예방접종, 파상풍/디프테리아/백일해 예방접종과 폐렴알균 예방접종이 필요하다. 과거에는 감염심내막염 발생의 위험성 때문에 심장질환 임신부의 질식분만 시에는 분만 전에 감염심내막염 예방목적으로 항생제를 투여하였지만, 항생제 오남용이 문제가 되면서 발생빈도가 높지 않은 감염심내막염의 예방을 위한 항생제 사용이 논란이 되었었다. 급기야 최근에는 감염심내막염의 발생위험도가 높은 환자에 있어서도 실제로 산과적 감염이 의심되는 상황이 아니라면 감염심내막염 예방을 목적으로의 일괄적인 항생제 투여는 추천되지 않기도 한다(Habib et al., 2009; Wilson et al., 2007). 감염심내막염의 고위험군으로는 감염심내막염의 병력이 있거나 인공 심장판막, 교정되지 않은 청색증 선천심장질환, 후천적 판막심장병 등이 있다(표 35-9).

치과시술 중 일부에서는 감염심내막염 예방적 항생제를 필요로 하는 경우가 있다. 특히 감염심내막염이 발생할 가능성이 있는 고위험 임신부는 치과 치료 시에 시술의 종류에 따라 예방적 항생제 투여가 필요하다(Habib et al., 2009; Wilson et al., 2007). 심장질환 임신부는 감염심내막염 고위험 여부에 상관없이 치아 건강에 주의를 기울여야 한다.

표 35-9. **심장질환이 있는 임신부에서 분만 전후 감염심내막염의 발생 위험도 분류**

고위험군
인공심장판막(생체인공판막 또는 동종이식판막) 세균심내막염의 이전 병력 청색증이 나타나는 복합 선천심장질환(팔로네증후, 대동맥전위) 수술로 만든 전신-폐 순환계 지름길 또는 통로
중등도 위험군
고위험군이나 저위험군에 속하지 않는 선천심장질환 후천 판막기능 이상(류마티스 심장질환 포함) 역류나 판막비후가 동반된 승모판탈출증 비대심장근육병증
저위험군
단독의 둘째사이막 심방중격결손 수술로 교정한 둘째사이막 심방중격결손, 심실중격결손, 동맥관열림증 심장동맥두름길 수술을 받은 경우 역류가 없는 승모판탈출증 판막기능이상이 없었던 Kawasaki 병 또는 류마티스열의 병력 심장제세동기 또는 박동조절기를 가지고 있는 경우 생리적 기능성 심잡음이 들리는 경우

(4) 혈전색전증의 예방

앞서 6장의 모체의 혈액학적 변화에서 언급하였듯이 임신 중 생리변화로 인해 모체는 응고항진 상태가 된다. 임신으로 인한 정상적인 혈액응고능력의 변화만으로도 혈전색전증의 위험도가 증가하기는 하지만, 심장질환 임신부라고 해서 예방적 항응고제 치료가 필요한 것은 아니다. 하지만 혈전색전증 발생 가능성이 높아 임신 전부터 예방적 항응고제 치료를 받고 있는 인공심장판막질환 임신부 등에서는 치료제의 종류나 용량에 주의하여야 한다. 과거에는, 와파린은 혈전예방 효과는 뛰어나지만 태아의 기형유발과 뇌출혈의 가능성 때문에 임신 중에는 사용을 금지하고, 대신에 효과는 떨어지지만 태반을 통과하지 않아 태아에 대한 안전성으로 헤파린을 사용하였다. 하지만 와파린의 기형유발효과가 용량비례관계로 알려지면서, 최근 미국심장학회 지침으로는 하루에 투여하는 와파린 용량이 5 mg 이하일 때는 임신 중에도 와파린 복용을 지속하다가 분만 직전에 와파린 복용을 중단하고 헤파린으로 변경하는 요법을 제안하였다(Nishimura et al., 2014). 와파린은 모유를 통해 신생아에게 넘어가는 양이 매우 적어 모유수유 중에도 복용할 수 있다. 헤파린은 장기간 투여하면 골다공증의 위험이 있고 혈소판감소증과 무균농양 형성과 같은 부작용이 있을 수 있으므로 주의하여야 한다.

(5) 태아평가

심장질환 여성의 임신에서 흔히 동반되는 자궁 내 성장지연의 측면에서, 분만의 시기, 태아 및 신생아 시기의 위험도의 균형을 평가하는 것은 중요하다(Regitz-Zagrosek et al., 2018). 심장질환 여성의 임신에서는 모성사망 외에도 자궁 내 성장지연이나 주산기사망, 신생아기 이후 사망이 증가하고, 신생아기 이후 사망의 대부분은 선천기형이 그 원인이다. 따라서 심장질환 임신부는 일반적 산전진찰 외에도 태아 성장, 태아선천기형 특히 심장기형의 발견 등에 세심한 주의가 필요하다. 일반적인 태아심장을 평가하기 가장 적절한 시기는 임신 18주에서 22주이지만, 심장질환의 가족력이 있는 임신부에서는 임신 제1삼분기 태아심장에 대해 초음파검사를 하는 것이 좋다. 태아곤란증이 의심될 때에는 상황에 따라 생물리학계수를 주 1회 이상 시행할 수도 있다(European Society of Cardiology, 2011).

2) 분만 전후 처치

분만 시기의 결정에 중요한 인자들로는 현재 환자의 심장기능, 태아곤란증 유무, 시간경과에 따른 심장기능의 변화, 그리고 적절한 조치를 통해 현재의 상태가 호전될 가능성이 있는가 하는 것들이다. 일반적으로 만삭 이전에 심장질환 때문에 분만을 서둘러야 하는 경우는 드물고, 오히려 태아성장지연이나 태아곤란증으로 인해 분만을 해야 하는 경우가 많다. 심장질환이 많이 악화되어 있는 임신부에서 심장질환이 더 악화되는 것을 막거나 개선시킬 목적으로 분만을 서두르는 것은 주의해야 한다. 그 이유는 분만을 서두른다고 해서 모체의 상태가 모두 개선되는 것은 아니기 때문이며, 특히 제왕절개술과 같은 방법은 혈관 내 용적의 변화 차이가 더욱 커지기 때문에 심장 질환 임신부에서는 오히려 상태를 더 악화시킬 수 있다. 질식분만이 제왕절개술에 비하여 출혈이 상대적으로 적고 감염의 가능성이 낮기 때문에, 대부분의 심장질환 임신부의 분만법으로 질식분만이 더 좋다고 할 수 있다(Regitz-Zagrosek et al., 2018). 경한 선천심장질환 임신부나 교정수술 후 합병증이 없는 임신부는 진통과 분만의 처치에 있어 정상 임신부와 동일하다(European Society of Cardiology, 2011). 하지만 Marfan 증후군 임신부에서 대동맥이 의미 있게 확장되어 있거나, 수술하지 않은 대동맥축착, 항응고제 치료 중인 임신부에서 조기진통이 발생한 경우 등과 같은 예외적인 경우에는 제왕절개술을 고려하여야 하고, 그 이외의 경우에는 산과적인 적응증으로 제왕절개술을 고려한다(Rao & Ginns, 2014). 분만진통 중에는 심장기능상실의 예방과 치료에 중점을 두어야 한다. 분만 중의 심혈관계 변화에서 설명하였듯이 자궁수축이 있게 되면 자궁으로부터 혈관 내로 자가수혈 현상이 일어나고, 통증으로 인한 교감신경의 자극으로 인하여 카테콜라민 분비가 촉진되어 심박동수와 동맥압이 높아져서 심장박출량이 증가하게 되므로 심장기능상실이 쉽게 올 수 있기 때문이다. 자궁수축이 없을 때를 이용해 활력징후를 수시로 측정해서 심장기능상실의 예방과 조기진단에 만전을 기한다. 심장기능상실에 대한 처치는 심장질환의 종류에 따라 다르다. 예를 들면, 대상부전(decompensated) 승모판협착이 있으면서 체액의 과부하로 인한 폐부종이 있는 경우에는 이뇨제를 적극적으로 사용하고, 빠른맥이 동반되는 경우에는 α-차단제를 투여할 수 있지만, 대동맥협착에 의한 대상부전과 혈압강하가 있는 경우에는 이러한 처치가 치명적일 수 있다. 분만 직후에는 자가수혈 현상, 카테콜라민의 분비 증가와 함께 대정맥 압박의 해소에 따른 전부하의 증가로 인해 심장박출량이 가장 많이 증가하기 때문에 심장기능상실이 잘 발생된다(Robson et al., 1987; Ueland & Metcalfe, 1975).

(1) 유도분만

유도분만을 계획하게 되면, 산과전문의뿐만 아니라 심장전문의, 마취전문의 등 응급상황의 발생에 대처할 수 있는 인력이 빠르게 준비된다는 점에서 좀 더 안전한 분만이라고 할 수도 있다. 그러나 준비되지 않은 자궁목(unfavorable cervix) 상태에서 유도분만을 시도하면 진통시간이 길어질 수 있으므로 이때에는 피하는 것이 좋다. 자궁목의 개대를 위해서 폴리도뇨관과 같은 기계적인 방법이 약리적 방법보다 선호되는데, 이때에는 예방적 항생제를 사용하기도 한다. 이론적으로 관상동맥연축이나 부정맥의 가능성이 있다고는 하지만, Misoprostol (prostaglandin E1)이나 dinoprostone (prostaglandin E2)은 유도분만을 위해 비교적 안전하게 사용할 수 있다(Regitz-Zagrosek et al., 2018). Dinoprostone은 혈압에 끼치는 영향이 프로스타글란딘 E1보다 심하므로, 급성기 심혈관계질환이 있을 때에는 금기이다. 유도분만 중에는 지속적인 심전도 감시와 산소측정장치를 통해 부정맥과 산소포화도를 확인하는 것이 도움이 된다. 진통 중에는 측면누음자세를 취하는 것이 필요하고 분만진통 제2기에 계획되지 않은 발살바 효과를 피하기 위해 임신부의 힘주기는 제한적으로 최소한으로 시행하고, 필요에 따라 흡입분만 또는 겸자분만을 시도하도록 한다. 심장질환 임신부는 적은 양의 출혈에도 심장박출량과 동맥압이 민감하게 반응할 수 있으므로 산후출혈에 대한 처치도 준비해 해두어야 한다. 옥시토신을 사용할 때에는 이뇨억제 작용으로 인해 심장에 부담을 줄 수 있음을 염두에 두어야 하며, 수액 투여는 5% 포도당 용액을 시간당 50 mL로 주입하는 것이 추천된다(European Society of Cardiology, 2011).

(2) 통증조절 및 마취

진통 중에는 통증과 불안을 감소시켜 주는 것이 중요하다. 정맥을 통해 진통제를 투여하는 것도 효과가 있으나, 대개는 경막외마취를 하는 것이 좋다. 경막외마취를 하는 경우에는 혈압이 떨어지지 않도록(10%) 주의해야 한다(Regitz-Zagrosek et al., 2018). 특히 심장에 지름길(shunt)이 있는 경우에 혈압이 떨어지면 혈류가 우측에서 좌측으로 이동하게 되어 폐순환의 장애가 발생하여 저산소증에 빠질 수 있다. 폐동맥고혈압이나 대동맥협착이 있는 경우에는 혈압이 떨어지면 전부하가 적절하게 유지되지 않아서 심장박출량이 감소하게 되므로 매우 위험하다. 비대심장근육병증, 대동맥판역류 또는 우측에서 좌측으로 가는 지름길이 있는 경우에는 카테콜라민 분비에 따른 동맥압의 증가를 줄이기 위해 경막외마취를 하는 것이 좋다. 일반적으로 경막외마취를 하는 경우에 심장기능상실, 역류성이나 폐쇄성 좌측 심장질환 또는 과도한 심장근육수축이 있는 경우에는 사전에 수액 투여를 충분히 하는 과정을 생략하며, 폐동맥고혈압, 우측 심장질환, 심장막질환, 비대심근염이 있거나 또는 α-차단제를 사용하는 경우에는 수액 투여를 증가시켜야 한다. Eisenmenger 증후군의 경막외마취는 심장의 우측에서 좌측으로 가는 혈류량을 증가시킬 수 있으므로 매우 위험하다. 이 경우에는 마약성 약제(모르핀 계열)로 음부마취를 하거나 이산화질소(N_2O)를 병용하는 것이 말초혈관저항을 감소시키지 않아 권장된다. 척수마취는 일부 심장질환에서는 금기이다. Thiopental, succinylcholine, 이산화질소 및 30% 이상의 산소를 투여하는 전신마취를 시도할 수도 있다(European Society of Cardiology, 2011).

(3) 항응고제

심장질환 임신부가 경구 항응고제를 복용하고 있다면 임신 36주부터는 저분자량 헤파린(low-molecular-weight heparin)이나 분할하지 않은 헤파린(unfractionated heparin)으로 교체 투여한다. 저분자량 헤파린을 사용 중이던 임신부는 유도분만이나 제왕절개술 24시간 이전까지 사용한다(Regitz-Zagrosek et al., 2018). 분할하지 않은 헤파린은 분만 전 4~6시간 전에 중단하고, 출혈의 합병증이 없다면 분만 후 6시간째에 다시 시작할 수 있다. 제왕절개술 후에는 적어도 24시간까지는 최대 용량의 항응고제 투여를 피해야 한다는 의견도 있다. 항응고제를 사용하고 있는 기계식 인공판막을 가지고 있는 임신부에서 응급하게 분만이 이루어질 수도 있는데, 이런 경우에는 출혈의 위험성이 매우 증가한다. 또한 태아의 두개내출혈의 위험성도 증가하기 때문에 제왕절개술이 더 선호된다. 만약 저분자량 헤파린이나 분할하지 않은 헤파린을 사용 중인 상황에서 갑작스러운 분만을 시도해야 한다면 프로타민 투여를 할 수 있다. 또한 프로트롬빈시간이 국제표준화비율(international normalized ratio, INR) 2 이하로 교정되도록 제왕절개수술 전에 신선동결혈장을 수혈할 수 있다. 항 Xa 활동도를 검사하는 것도 도움이 된다(Regitz-Zagrosek et al., 2018). 경구 비타민 K도 프로트로빈시간의 국제 표준화비율에 영향을 주기는 하지만 작용시간까지 4~6시간 정도가 소요되므로 적극 추천되지는 않는다. 분만의 순간에 항응고제를 복용하던 임신부에서 출생한 신생아에게는 신선동결혈장과 비타민 K를 투여하여, 출혈의 위험성에 대비하도록 한다. 태아의 항응고 상태는 임신부가 항응고제를 중단한 시점으로부터 약 8~10일간 지속된다(European Society of Cardiology, 2011).

(4) 감염심내막염

산전관리 중의 감염심내막염의 관리와 동일하다. 예전에는 예방목적으로 감염심내막염 발생위험이 높은 고위험군의 임신부의 질식분만 시에는 감염심내막염 예방목적으로 항생제를 투여하였지만, 최근에는 실제적 산과적 감염이 의심되는 상황이 아닌 경우에는 예방적 목적의 항생제 투여는 하지 않는다(Habib et al., 2009; Wilson et al., 2007). 하지만 질식분만 중에 감염심내막염이 발생하면 문제가 심각해질 수 있으므로 고위험군에서는 분만 시에 감염심내막염을 예방할 수 있는 항생제요법을 선택하는 것도 고려해 볼 수 있다.

(5) 임신중절

임신중절을 선택한 경우 임신 제1삼분기, 제2삼분기 모두 자궁소파술이 위험도가 적은 방법으로 알려져 있고, 아주 이른 임신주수에서는 사후피임약 사용도 고려해 볼 수 있다(European Society of Cardiology, 2011). 일반적인 임신중기 임신중절에는 프로스타글란딘 E2 또는 F2α가 이용되지만, 심장질환이 있는 경우에는 프로스타글란딘 F보다는 프로스타글란딘 E1 또는 E2를 투여한다. 심장질환이 있는 경우에는 이들 약제가 부작용을 가져올 위험이 있으므로 매우 조심해야 한다. 이러한 이유로 숙련된 의사들은 임신 22주까지도 자궁소파술을 선택하기도 한다.

3) 산욕기 관리

모성 사망의 다수가 분만 후에 일어난다. 그 이유는 분만 후 분만 전과는 달라진 혈류역학 변화가 심장에 큰 부담을 주기 때문이다. 심장근육의 수축 기능은 분만과 출산 직후에 가장 낮기 때문에 폐부종 위험은 출산 후 24~72시간까지 존재한다. 수액 주입으로 인한 혈액량 과다를 피하면서 산후출혈을 예방하기 위한 하나의 방법으로, 태반 만출 후 옥시토신 2 U을 10분에 걸쳐 느린 속도로 정맥 주입 후 4시간 동안 분당 12 mU의 속도로 주입하는 방법이 있다(Cauldwell et al., 2017). 폐동맥압이 증가된 상태만 아니라면 프로스타글란딘 F 유사체를 산후출혈에 유용하게 쓸 수 있다. 메틸어고노빈(methylergonovine)은 혈관수축과 고혈압의 위험성 때문에 심장 질환에서는 금기이다. 혈전색전증을 예방하기 위하여 조기에 적극적인 보행을 하도록 권장해야 하며, 탄력 스타킹을 착용하도록 한다. 심장질환이 있다 해도 수유는 일반적으로 권장된다. 하지만 NYHA III/IV에 해당하는 심부전의 경우 등에서는, 수유를 하지 않음으로써 모체의 대사 요구량을 줄일 수 있고 조기에 심부전에 대한 적극적인 치료를 시작할 수 있어서 수유 중단이 권장된다. 수유가 권장되는 저위험군의 심장질환 산모에서는, 수유 시의 유선염 연관 세균혈의 위험성은 낮으므로 가능한 적극적으로 수유할 수 있게 지지해야 한다(Regitz-Zagrosek et al., 2018).

4) 피임

경구용 피임약은 혈전색전증 및 고혈압의 가능성이 있으므로, 이러한 합병증의 발생 가능성이 높은 폐동맥고혈압이나 기계식 판막을 가지고 있는 환자에게는 투여를 금하여야 한다. 청색성 선천심장질환이나 폐혈관 질환 산모들에게는 호르몬분비 자궁 내 피임장치가 생리양도 줄여줄 수 있어 콘돔을 제외하면 가장 안전하다. 프로게스테론 단독 경구피임약이나 피하이식물 등이 여의치 않을 때 고려할 수 있다. 구리자궁내장치도 사용할 수 있으나 월경량이 늘어날 수 있다(Regitz-Zagrosek et al., 2018). 자궁내 피임장치는 삽입 시 미주신경 반사를 보이거나 부정맥을 유발할 수 있으므로 조심스럽게 삽입하여야 한다. 또 자궁 내 피임장치는 세균심내막염의 원인이 될 수 있으므로 심장이식 환자, 심내막염의 병력, 인공판막 환자, 또는 장기간 항응고제를 투여받고 있는 여성에서는 금기이다. 콘돔과 살정제를 사용하는 것은 모체에 대한 위험을 주지 않으면서도 높은 피임 효과를 기대할 수 있고, 모체와 태아 사망률 및 이환율이 높은 질환인 경우에는 난관결찰술이 권장된다. 응급 피임법으로 구리자궁내장치가 가장 효과적이다(Regitz-Zagrosek et al., 2018). 레보노르게스트렐(levonorgestrel) 1.5 mg을 성교 후 72시간 내에 복용하는 것(Vasilakis, Jick, & Jick, 1999)과 울리프리스탈 아세테이트(ulipristal acetate)를 복용하는 것(Jesam et al., 2016) 모두 효과적인 방법이며, 둘 다 혈전증의 위험도를 높이지는 않는다.

6. 선천심장질환

선천심장질환에 대한 산전진단 및 교정수술 등 치료 기술의 발전으로 많은 수의 선천심장질환 환자들이 가임기 이후까지 생존하고 있다(Rao & Ginns, 2014). 그리고 이 선천심장질환 환자들이 임신을 하게 됨으로써 선천심장질환 임신부들이 임신 중 심혈관계질환의 다수를 차지하 게 되었다(Siu et al., 2001). 선천심장질환 임신부들은 개별 선천심장질환 자체의 특성 및 교정술 후의 변화된 상태, 그리고 임신으로 인한 심혈관계의 변화에 대한 적응력의 차이 등에서 일반 임신부들과 구분되어지며, 간혹 선천심장질환에 대해 이해도가 깊은 소아심장전문의와 협진이 필요하다. 하지만 합병증이 동반되지 않은 경한 폐동맥협착이나 동맥관열림증, 교정수술로 치료된 심방중격결손, 심실중격결손, 동맥관열림증, 폐정맥환류이상 등은 일반 임신부에 비해 합병증의 발생 위험이 특별히 증가하지는 않고, 대부분의 선천심장질환 임신부에서도 질식분만이 가능하므로 선천심장질환 임신부라 해도 개개인의 상태에 따른 개별화된 위험도 분석 및 산전 관리가 필요하다(Thorne et al., 2006).

1) 심방중격결손(Atrial septal defect)

심방중격결손은 성인에서 처음 진단되는 선천심장질환 중 가장 흔한 유형이다(강이석, 2006). 심장의 좌측에서 우측으로 가는 지름길로 인해 우심실에 혈액양의 과부하가 걸리게 되지만, 보통 20~30대까지 특별한 증상 없이 잘 지낸다. 따라서 심방중격결손이 진단되지 않은 상태로 임신을 하는 경우가 종종 있다. 크기가 작고 합병증이 동반되지 않은 심방중격결손을 가진 임신부는 대부분 임신을 잘 견딘다. 성인이 되어 심방중격결손이 발견된 경우에는, 증상이 있거나 의미 있는 좌-우 단락, 우심실의 크기나 기능의 변화가 있는 경우 등(Hopkins et al., 2018) 많은 수에서 교정수술을 받게 되지만, 임신 중의 교정수술은 그 적응증이 굉장히 제한된다. 이론적으로는 임신의 경과에 따른 혈액량의 증가는 심장 내 지름길을 통한 혈류의 이동을 증가시킬 수 있을 것으로 보이지만, 실제로는 전신혈관저항의 감소로 인해 이 효과가 상쇄되어 혈류의 이동은 별로 증가하지 않고, 폐동맥고혈압의 발생도 없이 임신을 잘 유지하는 경우가 보통이다. 임신 중 혈액량의 과부하가 걸리는 것을 피하는 것이 중요하다. 심내막염의 위험은 매우 낮아서 이에 대한 예방적 항생제 사용의 필요성은 없다(Wilson et al., 2007). 교정되지 않았거나 심방 내 지름길이 남아 있는 교정받은 심방중격결손의 경우 혈전/색전증의 발생 위험이 증가하므로(Bredy et al., 2018) 압박스타킹을 사용한다든지 활동량 제한을 최소로 하는 등의 처치가 혈전/색전증의 예방에 도움이 된다. 만일 임신 전에 폐동맥고혈압이 발생한 경우에는 임신을 피하는 것이 상책이며, 임신한 경우에도 초기에 임신을 종결하도록 권유하는 것이 좋겠다.

2) 심실중격결손(Ventricular septal defect)

심실중격결손은 이엽성 대동맥판을 제외하면 가장 흔한 심장기형이지만 수술이나 자연폐쇄로 인해 성인에서는 심방중격결손보다 빈도가 낮다(강이석, 2006). 결손 부위는 90%에서 유년 시절에 자연적으로 닫힌다. 75%가 막주위형(perimembraneous)이고, 생리적 장애는 결손 부위의 크기와 관련이 있다. 작고 단독으로 발생한 심실중격결손인 경우에는 임신 유지가 잘 된다. 큰 심실중격결손은 대개 어릴 때 폐동맥고혈압이 발생하기 이전에 수술하게 되므로 치료가 되지 않은 상태로 임신하는 경우는 거의 없다. 성인까지 이른 큰 심실중격결손은 심한 폐동맥고혈압이 동반된 경우가 흔하지만 결손 자체는 크더라도 결손의 일부 혹은 대부분을 대동맥판막이 가로막는 등 다른 동반된 문제로 인해 단락도 적고 증상이 없는 경우도 있다(강이석, 2006). 수술로 교정되고 폐동맥고혈압이 없는 심실중격결손 환자가 임신하는 경우에는 임신 중 특별한 위험은 없으며 심내막염 예방을 위한 항생제 요법도 필요치 않다(Wilson et al., 2007). 폐동맥고혈압 또는 Eisenmenger 증후군이 동반되어 있는 경우는 모성사망률이 매우 높을 수 있어 임신 종결을 고려해야 한다.

3) 동맥관열림증(Patent ductus arteriosus)

동맥관은 혈액의 좌-우 지름길로 작용하며, 생리적 장애는 동맥관의 열림 정도와 관련이 있다. 교정을 해주지 않는 경우에는 40대에 들어서면서 사망률이 높아지므로 임상적으로 유의한 경우에는 대개 유년 시절에 교정해주며, 늦어도 임신 전에 교정해 주는 것이 좋다(박성미, 2010). 작은 동맥관열림증인 경우에는 임신을 비교적 잘 견디고, 감염심내막염 예방조치는 필요치 않다(Wilson et al., 2007). 교정하지 않은 경우에는 심한 폐동맥고혈압으로 진행할 수 있고, 이 때 전신순환계의 혈압이 감소하면 폐동맥으로부터 대동맥으로 혈액의 역류가 일어나서 분리성 청색증이 발생할 수 있다(강이석, 2006). 심한 폐동맥고혈압이 있을 경우 분만 전후에 전도마취나 출혈 등으로 인해 혈압이 갑작스럽게 떨어져 치명적인 쇼크에 빠질 수 있으므로 저혈압이 발생하지 않도록 주의하여야 한다.

4) 대동맥축착(Aortic coarctation)

비교적 드문 질환으로 종종 다른 동맥이상이 동반된다. 전체 환자의 1/4에서 이엽성 대동맥판이 발견되고, 10%에서는 뇌동맥꽈리가 발견된다. 또 동맥관열림증, 중격결손, 또는 터너증후군이 동반되기도 한다. 교정술을 받지 않은 대동맥축착 환자가 임신하는 경우는 드물다. 신체검사에서 나타나는 전형적인 징후는 팔에서는 고혈압이 있으면서 나리에서는 혈압이 정상이거나 낮게 측정되는 것이다. 모성 사망률은 3% 정도이고, 대동맥박리에 따른 동맥파열과 고혈압을 조심해야 한다(Hopkins et al., 2018). 대동맥 파열은 임신 말이나 산욕기 초기에 잘 발생한다. 고혈압은 임신 경과를 악화시키므로 보통 α-차단제를 투여하여야 한다. 울혈심장기능상실이 발생한 경우에는 적극적인 처치와 함께 임신중절이 필요할 수도 있다. 일반적으로 질식 분만이 권장되지만, 분만진통 중 혈압의 상승으로 인한 대동맥이나 뇌동맥꽈리의 파열이 우려되는 경우에는 경막외마취를 통한 제왕절개술을 시도할 수 있다(Pitkin et al., 1990). 교정술을 받고 합병증이 동반되지 않은 대동맥축착 임신부는 대개 임신 기간 동안 위험성이 증가하지 않는다.

5) 팔로네증후(Tetralogy of Fallot)

교정이 안된 팔로네증후는 임신 중 가장 흔히 보는 청색증을 동반하는 선천심장질환이다. 임신으로 인한 심장기능의 악화와 심한 모체 저산소혈증의 결과로 나타나는 유산, 조산, 태아성장지연, 태아사망, 또는 사산 등으로 인해 모성사망률이 4~15%, 태아사망률이 30%에 이른다. 임신 전 적혈구용적률이 65% 이상, 실신 또는 심장기능상실의 병력, 심전도에서 우심실의 기능 이상, 심장 비대, 우심실압이 120 mmHg 이상, 또는 말초 산소포화도가 80% 미만인 경우에는 임신 예후가 매우 불량하므로 임신을 피해야 한다. 성인에서는 대부분이 이미 교정 수술을 받은 환자들이고, 기형을 교정한 경우에는 대부분 임신의 경과를 잘 견디며(Hopkins et al., 2018), 생존아를 출산할 확률도 80%이다(강이석, 2006). 교정수술을 받은 팔로네증후 임신부에서는 임신 전 심혈관계 약물 투여에 따라 임신의 예후에 영향을 미치고, 임신 중 심혈관계 합병증의 발생 여부에 따라 신생아 이환율이 결정된다(Balci et al., 2011). 그러나 임신 중 이환율 및 사망률을 결정하는 주된 인자는 임신으로 인해 발생하는 전신혈관저항의 감소이다. 혈관저항의 감소는 심장의 우측에서 좌측으로의 혈류 이동을 증가시키는데, 산후출혈이 있는 경우에는 이를 더욱 악화시킬 수 있다. 따라서 주산기 출혈량을 최소화하고, 경막외마취 등에 의해 저혈압이 발생하는 것을 피해야 하며, 분만진통 제2기의 단축에 힘써야 한다. 불완전하게 교정수술이 이루어진 경우는 감염심내막염의 고위험군이기는 하지만, 질식분만/제왕절개술 동안에 예방적 항생제를 꼭 사용해야 하는 것은 아니다(Wilson et al., 2007).

6) Eisenmenger 증후군과 폐동맥고혈압(Pulmonary hypertension)

선천적으로 전신순환계와 폐순환계 사이에 혈액 교통이 있는 환자에서 폐순환계의 저항이 증가하여 전신 순환계의 저항과 비슷하거나 이보다 높을 경우에 나타나는 일련의 병리 현상을 일컫는다. 두 순환계의 저항이 비슷한 경우에는 지름길을 통한 혈류 이동이 없지만, 폐순환계의저항이 더 높아지는 경우에는 혈류 방향이 폐순환 계에서 전신순환계로 역전하여 청색증이 나타난다. 구멍이 큰 심실중격결손이 가장 흔한 원인이며, 큰 동맥관 열림증, 심방중격결손도 원인이 될 수 있는데, 이들은 처음에는 모두 심장의 좌측에서 우측으로의 혈액의 이동을 보이는 질환들이다. 임신에 의해 생리적으로 전신 순환계의 저항이 감소하게 되면 우측에서 좌측으로의 혈류 이동이 유도되고, 그에 따라 폐순환계로의 관류 감소에 따른 혈관저항의 증가로 인해 폐동맥고혈압이 발생한다. 임신 예후는폐동맥고혈압의 중증도에 좌우된다. Eisenmenger 증후군 임신부는 폐혈관 병변으로 인해 혈관저항이 높게 고정되어 있기 때문에 임신 중에 발생하는 다양한 혈역학적 부하에 적응하지 못한다. 모성사망률은 28-50%로, 우심실기능상실, 혈전색전증, 또는 폐동맥 파열 등이 그 원인이다(Niwa, 2018). 출산 후 사망하는 경우는 대개 분만 1달 이내에 발생한다(Niwa, 2018). 폐동맥압이 전신동맥압의 50% 이상인 경우는 모성사망의 위험이 높기 때문에 임신을 금해야 한다. 또 이전에 성공적인 출산력이 있는 임신부라 하더라도 모성사망의 위험도는 같다. 따라서 임신이 되면 초기에 유산시킬 것을 권장해야 한다. 임신중절 시술로는 자궁소파술이 가장 좋고, 고장성 생리식염수의 주입이나 프로스타글란딘 F 계열의 약물투여는 금기이다. 저혈압이 발생하지 않도록 하기 위해 이뇨제나 경막외마취를 사용할 때에는 신중을 기해야 한다. 특히 경막외마취는 마취제를 빠르게 주입하게 되면 전신순환계의 저항이 급격히 떨어져 심장 내 혈류방향이 우측에서 좌측으로 이동하여 저산소증을 유발할 수 있으므로 마취제의 주입 속도를 낮추어 주는 것이 좋다. 경막외마취를 하는 경우에 마약성 제제가 혈압강하를 유발하지 않아서 비교적 안전하다(Pitkin et al., 1990). 분만은 자연분만이 좋은 것으로 보이고, 필요한 모든 병원의 의료진이 대기할 수 있도록 유도분만을 하는 경우가 더 좋을 수도 있다. 하지만 보고자들에 따라 전신마취 하 제왕절개수술을 권유하는 경우도 있다(Curry et al., 2012). 급성 산후출혈도 전신순환계의 혈압강하를 유발할 수 있으므로 적극적으로 처치하여야 한다.

7) Marfan 증후군

높은 유전자의 침투도(penetrance)를 보이는 상염색체 우성유전을 하는 전신적인 결체조직약화증이다. Marfan 증후군에서의 비정상적인 fibrillin은 염색체 15q21에 위치하는 FBN1 유전자의 거의 50개의 서로 다른 돌연변이들 중의 하나에 의해서 생산된다. 심장혈관계 합병증으로, 진행성 대동맥확장으로 인한 대동맥판기능부족, 감염심내막염 및 승모판탈출증이 발생할 수 있다. 임신 중에는 혈류역학 변화로 인해 대동맥 근부와 혈관벽의 약화가 발생되어, 대동맥벽의 박리와 파열이 올 수 있기 때문에 모성사망률이 매우 높다. 대동맥 근부 직경이 45 mm를 넘는 경우, 대동맥판역류, 좌심실 확장이나 기능 이상, 고혈압, 대동맥축착이 있는 경우에는 모성사망률이 50%까지 이르는 것으로 보고되었다. 대동맥의 확장이 40 mm에 도달하게 되면 대동맥 벽의 박리가 잘 발생하므로 주의하여야 하고, 대동맥 근부직경이 50~60 mm에 도달하는 경우에는 임신 전에 교정수술을 해야 한다(Williams et al., 2002). Marfan 증후군으로 진단되면 혈관과 대동맥판이 침범되기 전에 모든 임신계획을 끝내야 한다. 혈관이 침범된 Marfan 증후군의 임신은 조기에 임신중절을 해야 하고, 만약 임신을 유지하는 경우에는 매달 심장 초음파검사를 통해 대동맥 근부 직경을 측정하고 α-차단제를 투여해 고혈압을 철저히 조절하여 대동맥 근부 확장을 막아야 한다. 대동맥 근부 직경이 45 mm를 넘지 않고 다른 심장혈관계 합병증이 없는 경우에는 경막외마취를 하고 분만진통 제2기를 단축시키면서 질식분만을 시도해 볼 수 있지만, 그 이외에는 고혈압이 발생하여 대동맥 벽의 박리가 오는 것을 피하기 위해 제왕절개술을 시행하는 것이 좋다. Marfan 증후군은 자녀에게 유전될 위험이 50%이므로 임신 전에 이에 대한 상담이 필요하다(표 35-8).

8) Fontan 수술을 한 단심실(Single ventricle)

우심실의 기능이 소실된 상태로, 전신정맥울혈 및 전신 정맥고혈압이 지속되고 심박출량이 비교적 고정되어 있다. 동기능 장애 및 심방 부정맥이 흔히 발생하고, 혈전 발생 경향이 있다. 유산율이 30%로 증가되어 있고(Bowater et al., 2013), 조산율, 저체중출생아의 비율, 주산기 사망률이 증가한다(Zentner et al., 2016).

7. 심장판막질환

류마티스 심장 질환은 20세기 초반에는 가장 흔한 심장판막질환의 원인이었지만 현재는 감염치료의 발전으로 많은 부분이 감소되어 드물지만, 아직도 산업화되지 않은 나라들에서는 가임기 심장질환 여성의 90%의 원인이 류마티스 열이다. 최근의 연구에 의하면 승모판협착과 역류가 63%로 가장 흔한 판막질환이고, 그 다음이 대동맥협착으로 23%라고 보고하였다(European Society of Cardiology, 2011). 심장판막질환은 다른 질환보다 모성사망률이 높아 임신 중 관리에 주의하여야 한다. 판막질환이 있는 임신부는 임신 중 62%가 질환의 정도가 악화되며, 38%는 심장기능상실로 이환되고, 23%가 태아에 대해 조산, 태아성장지연, 뇌출혈과 사산 등의 합병증을 유발한다(Hameed et al., 2001). 임신부의 합병증으로는 심장기능상실이 가장 흔하고, 심실위부정맥, 항응고제 사용으로 인한 산후출혈 등이 있다(Nanna et al., 2014). 따라서 임신 전 상담에서 심장질환과 기저상태를 파악하여 심각한 위

표 35-10. **심장판막질환이 있는 임신부에서 모체와 태아에 대한 위험이 높은 경우**

대동맥협착	중증도
대동맥판역류	NYHA III/IV군
승모판협착	NYHA III/IV군
승모판역류	NYHA III/IV군
대동맥판/승모판 질환	심한 폐고혈압 (폐순환계 혈압≥전신순환계 혈압의 75%) 심한 좌심실기능이상 (박출계수(ejection fraction)<40%)
기계식 인공판막	항응고제 투여 필요
Marfan 증후군	대동맥판역류 동반

표 35-11. **심장판막질환이 있는 임신부에서 모체와 태아에 대한 위험이 낮은 경우**

대동맥협착	무증상 (박출계수≥50%, 폐/전신순환계 혈압 차이 <50 mmHg)
대동맥판역류	NYHA I/II군, 정상 좌심실수축기능
승모판역류	NYHA I/II군, 정상 좌심실수축기능
승모판탈출증	승모판역류 중등도 이하, 정상 좌심실수축기능
승모판협착	중등도 이하, 중등도 이하의 폐동맥고혈압 평균판막면적: 1.5 cm², 압력차 <5 mmHg
폐동맥판협착	중등도 이하

험이 예상되는 심장판막질환 환자에서는 임신을 피하도록 권고해야 한다. 심장판막질환이 있는 경우에 모체와 태아에 대한 위험이 높은 경우와 낮은 경우를 표 35-10과 표 35-11에 열거하였다.

1) 승모판협착(Mitral stenosis)

류마티스 심장질환의 가장 흔한 결과이고, 임신 중 나타나는 가장 흔한 판막질환으로 높은 모성사망률을 보인다. NYHA III/IV군인 경우에 모성사망률은 5~7%, 주산기사망률은 12~31%로 보고하고 있다. 정상적인 승모판 면적은 4~5 cm^2인데 2.5 cm^2 이하로 좁아지면 증상이 발생한다. 승모판협착의 정도는 판막면적이 1.5 cm^2 이상이면 경증, 1.1~1.5 cm^2 인 경우에는 중등도, 1 cm^2 이하인 경우에는 중증으로 분류한다. 수축된 판막이 좌심방에서 좌심실로의 혈류를 방해하여 증상이 발생하는데, 가장 특징적인 증상이 폐동맥고혈압과 폐부종에 의한 호흡곤란이다. 협착이 심할수록 좌심방이 확장되고, 좌심방 압력이 상승하여 뚜렷한 수동적 폐동맥고혈압이 나타나게 된다. 이 질환의 환자들은 심박출량이 제한되어 있기 때문에 임신 중 생리적으로 변하는 심장의 전부하 증가와 심장박출량 증가로 심실기능상실과 폐부종에 이르게 된다. 이러한 일련의 혈역학적 변화들은 혈액량의 증가와 심장박출량의 증가가 최고에 달하는 임신중기 이후에 더욱 현저하다. 실제 승모판협착이 있는 여성의 25%에서 임신 중에 처음으로 심장기능상실이 발생한다. 또한 저혈압, 피로함, 실신, 두근거림, 기침, 객혈 등의 증상을 보이기도 한다(Elkayam et al., 2005).

치료는 내과적 치료와 중재시술, 수술적 방법 모두 고려해야 한다. 먼저 활동을 제한하고 조심스럽게 이뇨제를 투여하여 태반관류를 감소시키지 않으면서 폐부종을 예방하고, 심장기능상실이나 부정맥이 있는 경우에는 β-차단제를 사용한다. 폐울혈에 의한 증상이 생기면 활동을 더욱 제한하고 나트륨을 제한한다. 심방잔떨림을 포함한 빠른부정맥이 처음 발생하면 verapamil을 투여하거나 심장율동전환(cardioversion)을 한다. 만성적인 부정맥은 디지털리스, β-차단제, 칼슘통로차단제를 투여하고, 심장잔떨림이 있으면 반드시 항응고제를 투여한다. 심한 승모판협착은 고위험으로 분류되며 내과적 치료와 침실안정에도 효과가 없는 경우에는 경식도 심장초음파검사 하에서 경피 풍선판막성형술을 시행한다. 중증으로 증상이 있는 경우에는 임신 전 시행하는 것이 이상적이지만, 임신 중에도 안전하게 시술할 수 있다. 심한 증상이 있거나 폐동맥압이 50 mmHg 이상인 환자에서 경피 판막성형술을 시행하지 못하는 경우에는 개복 승모판성형술이 도움이 된다(Esteves et al., 2006). 심방잔떨림, 좌측심방혈전, 색전증의 과거력이 있는 환자에서는 치료적 항응고제를 반드시 투여하여야 한다(Bonow et al., 2008).

주산기합병증은 판막협착 정도에 의해서 발생한다. 승모판막 면적이 2 cm^2 이하이면 합병증이 발생하고, 승모판협착 임신부의 43%에서 심장기능상실, 20%에서 부정맥이 발생했다. 그 외 20~30%의 조산률과 5~20%의 태아성장지연, 1~3%의 사산을 보고하였다(Hameed et al., 2001; Silversides et al., 2003).

경한 협착, 폐동맥고혈압이 없는 중등도 협착, NYHA I/II의 중증도 협착에서는 자연분만을 시도할 수 있다. NYHA III/IV의 협착과 경피 판막성형술을 시행하지 못한 환자에서 내과적 치료 후에도 폐동맥고혈압이 있는 경우에는 제왕절개술을 시행하여야 한다(Nanna et al., 2014). 분만진통 중에는 통증, 힘주기 및 불안으로 인해 빠른맥과 그에 따른 심장기능상실이 발생할 수 있는데, 이를 예방하기 위해 경막외마취를 시행하고 수액의 과도한 투여를 피하여야 한다. 경막외마취는 심장박출량이 충분하지 않은 환자에서는 급격히 전신 순환계의 저항을 떨어뜨릴 수 있으므로 주의해야 한다. 만일 저혈압이 발생하면 α, β-수용체에 모두 작용하는 에페드린보다는 빠른맥을 유발하지 않는 α-작용제인 페닐네프린(phenylephrine)을 소량 투여하는 것이 좋다. 분만진통 1기에는 경막내(intrathecal) 공간으로 마약성의 진통제를 투여하는 것이 교감신경 차단을 피할 수 있어서 안전한 방법이다(Cross et al., 1999).

2) 대동맥협착(Aortic stenosis)

30세 미만의 젊은 여성에서 대동맥협착의 대부분의 원인은 선천심장질환인 이엽성 대동맥판막에 의한 것이며, 류마티스성으로 오는 경우는 많지 않다. 정상 대동맥 판막의 면적은 3~4 cm^2이고 판막양쪽의 압력차이는 5 mmHg 이하이다. 판막 면적이 1 cm^2 이하이면 심한 혈류의 폐색이 오게 되고 좌심실에 진행성 압력 과부하가 걸리게 된다(Carabello, 2002). 판막 면적이 1 cm^2 이하이거나 압력차이가 50 mmHg 이상이면 중증으로 판정한다. 판막의 협착으로 일회박출량이 제한되어 있는 상태에서는 심장박동수가 심장박출량을 결정한다. 느린맥일 경우에는 심장박출량을 떨어뜨리고 저혈압을 유발하고, 빠른맥인 경우에는 심실충만시간을 감소시켜서 심장박출량이 감소하고 심근허혈이 유발된다(Cross et al., 1999). 특징적인 임상증상은 늦게 나타나는데, 가슴통증, 실신, 심장기능상실, 부정맥으로 인한 갑작스런 사망 등이 그것이다. 활동 후 가슴통증이 나타나면 평균 기대수명은 5년밖에 되지 않으므로 증상이 있는 경우에는 판막교체를 하여야 한다.

임신 중에 특징적인 대동맥협착은 비교적 흔하지 않다. 경증이나 중등도 협착은 잘 견디나 중증도 협착은 치명적이다. 임신 중에는 혈역학적 생리 변화와 대정맥 압박, 부분 마취와 출혈 등으로 전부하가 더욱 감소하게 되는데 이미 저하된 심장박출량을 더욱 악화시키기 때문이다. 감소된 심장박출량은 결국 심장, 뇌, 자궁으로의 관류를 감소시키고 이는 치명적인 임신 중의 합병증을 유발하게 된다. 판막면적이 1.5 cm^2 경우에는 합병증의 비율이 급격히 증가하고(Siu et al., 2001), 판막양쪽의 압력차이가 100 mmHg 이상이면 그 위험성이 최대에 달하게 된다. 대동맥협착의 모성사망률은 8% 정도이다(Hameed et al., 2001).

이엽성판막은 종종 상행 대동맥의 확장을 동반하는데, 이는 임신으로 인한 심장박동, 혈압과 심장박출량의 생리 변화에 의해 대동맥에 가해지는 부하가 증가하여 대동맥 근부가 확장되고 결국 임신 제3삼분기에 대동맥 박리에 이르게 된다. 따라서 이엽성판막의 환자는 임신 전 심장초음파를 시행하여 대동맥 근부와 상행대동맥 크기를 확인하여야 한다. 대동맥협착은 모체에서 부정맥, 심장기능상실, 심근경색, 뇌경색과 같은 심각한 심혈관계 합병증이 발생하지만, 주산기 합병증은 8%의 조산과 0.6%의 주산기 사망률을 보여 일반 임신부와 차이가 없었다. 주산기 위험도는 증상 유무와 관계없이 중증도 협착과 좌심실 박출분율이 40% 이하일 때 높게 발생한다(Bonow et al., 2008). 대동맥협착 임신에서는 태아의 선천심장질환이 발생하는 경우가 있으므로 임신 제2삼분기에 태아 심장초음파를 하여 확인하여야 한다(표 35-8).

임신 중 중등도 이하의 대동맥협착이 있는 경우에는 보존적 치료를 하는데, 증상이 없는 경우에는 주의 깊은 관찰만으로도 충분하다. 증상이 있는 임신부는 β-차단제, 산소 공급, 활동제한을 하고 감염에 대한 치료를 한다. 이러한 처치에도 불구하고 증상이 계속되는 경우에는 판막치환이나 판막절개술을 할 수 있다. 임신 중 경피적 판막 성형술은 임신부와 태아의 위험과 관련이 있으며 장기적으로 효과적이지 않다(Pessel et al., 2014). 일반적으로 대동맥판 질환은 풍선판막성형술 후에 뇌졸중, 대동맥파열, 대동맥판막부족 또는 사망 등과 같은 심각한 합병증의 발생이 10%를 넘고, 시술 후 1년 내에 판막 재협착이 발생하기 때문에 피하도록 한다(Carabello, 2002). 심장기능상실이 있는 경우에는 드물지만 임신 중에 개심술을 통한 대동맥판막 치환술을 할 수도 있지만, 수술 후 태아 사망률이 30%까지 이른다. 판막을 교체하려는 경우에는 기계식 판막이나 이종이식 판막을 사용할 수 있다. 이종이식 판막은 항응고제의 투여가 필요 없고 유산율이 적은 반면에, 내구성이 적어 1/3에서 출산 2년 내에 판막을 교체해야 한다(Datt et al., 2010).

임신 중 중증의 대동맥 협착이 있는 경우 1~2달 간격으로 심초음파를 포함한 심장에 대한평가가 권고된다. 증상이 있는 중증의 대동맥 협착에서는 제왕절개를 시행하며, 경증과 중등도 대동맥 협착에서는 자연분만이 선호된다(Regitz-Zagrosek et al., 2018). 분만진통 중의 가장 중요한 처치는 전부하의 감소를 막고 심장박출량을 유지하고, 출혈에 대비하여 혈관 내 용적을 안정되게 유지하는 것이다. 분만진통 중에 경막외마취를 할 때는 저혈압과 그에 따른 빠른맥이 오지 않도록 주의하도록 한다. 혈압이 떨어지면 전부하의 감소로 심장박출량이 감소하게 되므로 위험할 수 있다. 진통약제는 마약성 진통제가 비마약성 제제보다 나으며, 희석된 약제를 경막외 공간에 서서히 주입하는 것이 안전하다. 분만진통 2기는 단축하도록 노력한다. 산후출혈이 있는 경우에는 심장에 대한 전부하의 감소가 발생하여 치명적인 결과를 초래할 수 있으므로 이에 대한 적극적인 처치가 필요하다. 대동맥협착인 경우에는 심장박출량이 많은 제한을 받기 때문에 혈관확장제를 사용하여 말초혈관 저항을 떨어뜨리는 것은 피해야 한다. 왜냐하면 제한된 심장박출량으로는 확장된 말초혈관으로 혈액을 충분히 공급해 주지 못하므로 실신 등과 같은 심각한 합병증을 가져올 수 있기 때문이다. 혈류역학적으로 안정된 임신부에서는 겸자분만 또는 흡입분만을 할 수 있다. 균혈증이 의심되면 세균심내막염 예방 조치가 필요하다.

3) 승모판역류(Mitral regurgitation)

수축기 동안 승모판이 부적절하게 접합되면 승모판역류가 발생하게 되어, 좌심실의 확장과 편심적 비대로 발전한다. 승모판역류는 대개 승모판탈출증으로 발생하게 되는데, 류마티스 열 또는 확장성심근육병증에 의한 좌심실확장이 주원인이다.

임신 중 발생하는 혈류역학 변화는 승모판역류에 의한 병태생리를 개선시키는 효과가 있다. 즉, 임신에 따른 혈액량의 증가와 전신순환계저항의 감소로 인해 판막을 통한 혈액의 역류가 감소하게 되어, 임신기간 동안 잘 견디게 된다. 그러나 중증의 질환에서는 좌심방 확장과 그에 따라 심방잔떨림이 유발될 수 있으므로 주의하여야 한다. 폐울혈이 있는 경우에는 이뇨제를 투여하고, 전신 고혈압에는 혈관확장제를 투여한다. 경막외마취는 적절하게 수액 투여를 하여 안전하게 시행할 수 있다.

분만은 자연분만을 시도하며, 중등도나 중증의 승모판역류의 5~10%에서 태아성장지연이 나타난다(Regitz-Zagrosek et al., 2018; Van Hagen et al., 2018).

4) 승모판탈출증(Mitral valve prolapse)

승모판탈출증은 임신 중 가장 흔히 발생하는 심장질환이다. 점액종 변성이 판막과 판막의 고리(annulus) 또는 힘줄근(chordae tendineae)에 발생하여 판막의 탄성이 약해지면서 탈출증이 된다. 대부분의 환자에서 증상이 없으며, 임신 중에도 합병증의 발생이 드물다. 일부에서 가슴통증, 호흡곤란, 쇠약, 또는 두근거림의 증상이 있다. 증상이 있는 경우에는 β-차단제를 투여하여 교감신경을 억제하여 가슴통증과 두근거림을 감소시키고 치명적인 부정맥의 위험을 낮출 수 있다. 임신성 혈액량증가가 승모판의 배열을 바로잡아 호전시켜 임신 중에도 심장혈관계 합병증은 거의 없으며 예후는 양호하다. 다만 조산의 가능성이 약간 증가한다(Chen et al., 2011). 감염성 심내막염에 대한 예방은 필요 없다. 분만은 자연분만을 시도하고, 제왕절개술은 산과적 적응증에서 시행한다.

5) 대동맥판역류(Aortic regurgitation)

대동맥판역류는 확장기때 대동맥에서 좌심실로 역류가 일어나는 질환으로, 주로 류마티스열에 의한 심내막염이나 결합조직질환, 선천심장질환으로 발생한다. Marfan 증후군에서는 대동맥 근부가 확장되어 역류가 될 수 있다. 대동맥판 및 승모판역류는 식욕억제제인 fenfluramine과 dexfenfluramine과 도파민 작용제인 cabergoline과 pergolide와 관계가 있는 것으로 알려져 있다(Shade et al., 2002). 급성 역류는 세균심내막염이나 대동맥 박리에 의하여 발생하고, 만성 역류는 좌심실 비대와 확장으로 발생한다. 만성적인 피로감, 빠른맥, 부종 등의 증상이 있을 수 있다. 승모판역류와 마찬가지로 임신 중에는 혈관저항이 감소하기 때문에 임상경과가 악화되는 경우는 대개 없다. 그러나 환자가 심장기능상실의 증상을 호소하면 이뇨제를 사용하고 활동을 제한하며, 임신을 피하는 것이 좋다. 분만은 자연분만을 시행하며 경막외마취를 시행할 수 있다(Regitz-Zagrosek et al., 2018).

6) 폐동맥판협착(Pulmonary stenosis)

폐동맥판막 질환은 다른 판막질환과는 달리 류마티스열에 의해 발생하는 경우는 매우 적고, 주로 선천성으로 오는 경우가 보통인데, 활로네징후나 Noonan 증후군과 관계가 있거나 판막자체 문제로 발생하게 된다. 특징적으로 폐동맥판 부위에서 흡기 시 더 크게 들리는 수축기 박출잡음(ejection murmur)을 들을 수 있다. 중등도 이하의 경우에는 임신과 분만진통을 잘 견디지만, 중증의 협착은 임신의 생리적 혈역학적 변화가 우측 심장기능상실 또는 심방부정맥을 악화시킬 수 있으므로 주의하여야 한다. 중증 협착은 제왕절개술로 분만하도록 한다(Hameed et al., 2001). 대개 임신 전에 수술적 교정을 하는 것이 좋지만, 임신 중에 증상이 심해지는 경우에는 임신 중이라도 풍선판막성형술을 시행할 수 있다(Siu et al,, 2001). 우심실의 수축기압이 150 mmHg 이상인 중증인 경우에는 임신은 금기이다. 드물지만 태아의 선천심장질환이 발생하는 경우가 있다(표 35-8).

8. 분만전후심장근육병증

임신 후기에 발생하는 좌심실확장과 수축기능장애를 유발하는 원인불명의 확장심장근육병증이다. 일반적으로 임신 마지막 1달 전까지 심장질환이 없었던 임신부에서 임신 마지막 1달부터 출산 후 5개월 사이에 발생하는 원인불명의 심장기능상실로 정의되지만, 많은 경우에서 원인을 찾을 수 있거나 위험 인자를 발견할 수 있어서 질환에 대한 정의가 적절한지에 대해서는 아직 논란의 여지가 있다. 분만 전후 심장근육병증은 임신과의 연관성만 제외하면 비허혈성 확장성 심장근육병증과 비슷하다(Pyatt et al., 2011). 실제로 가족성 및 산발성 특발성 확장성 심장근육병증과 유전적 소인을 공유한다(Ware et al., 2016). 심장 초음파검사에서 좌심실확장과 좌심실기능 저하가 관찰되는데, 심장박출량 감소나 분율단축(fractional shortening)과 같은 좌심실 수축기능장애가 진단기준이 된다(Pearson et al., 2000).

정확한 병인은 밝혀져 있지 않지만 바이러스심근염, 비정상 면역반응, 과도한 임신의 혈역학적 변화, 호르몬작용, 영양결핍, 염증반응, 세포자멸사 등이 발병에 관여한다(Elkayam et al., 2011). 그 외 산화 스트레스나 항혈관생성 인자(antiangiogenic factors)로 인해서도 심장근육병증이 유발될 수 있다는 보고도 있다(Patten et al., 2012). 그 외 노령임신, 다산, 흑인, 다태임신, 만성고혈압, 자간전증, β-작용제의 장기간 사용 등이 발병의 위험인자이다. 비만은 만성고혈압 환자에서 심실비대가 발생하는데 대한 보조인자로 작용할 수 있다.

진단을 위해서는 먼저 만성 고혈압, 판막질환, 바이러스심근염 등과 같은 다른 원인을 배제하여야 한다. 실제 원인불명의 분만전후심장근육병증의 병인을 조사하기 위하여 임신부의 내심근막 생검을 하였더니 많은 환자에서 바이러스 감염에 의한 심근염이 확인되었고, 그 외 만성고혈압, 진단되지 않은 승모판협착, 비만, 바이러스심근염 등이 숨겨져 있던 원인으로 판명되었다(Bultmann et al, 2005). 또 다른 제안은 임신 후반의 산화 스트레스가 프로락틴의 단백질 분해성 절단을 일으키는 것이다. 16-kDa 프로락틴 조각은 심장독성이며, 심근 세포의 신진대사와 수축성을 저해할 수 있다. 이에 프로락틴의 분비를 저해하는 브로모크립틴이 치료제로 제안되어 왔다. 한 연구에서는 브로모크립틴이 심장근육병증 환자의 회복을 향상시켰다(Hilfiker-kleine et al., 2014; Haghikia et al., 2015). 진성 원인불명인 심장근육병증이 원인을 찾을 수 있는 경우에 비하여 예후가 더욱 불량하여, 1년 내 사망률이 2~15% 정도이다(Mielniczuk et al., 2006).

발생빈도는 다른 원인의 배제 정도에 따라 결정된다. 지역에 따라 차이가 있지만 대략 1/2,400~15,000 정도이다. 최근의 다국적 보고에서는 1/3,200 정도로 보고하였다(Mielniczuk et al., 2006). 국내에서는 서울아산병원에서 1/5,874를 보고하였고, 원주의과대학에서 1/3,853의 빈도를 보고하였다(Kim et al., 2005; 형희선 등 2005). 보통 출산 후 2개월째에 최고 빈도를 보이고, 대부분이 출산 후 4개월 내에 진단된다. 최근의 보고에서는 초산부가 차지하는 비율이 점점 늘어나고 있어, 향후 임신력과 발병에 관한 연구가 필요할 것으로 생각된다(형희선 등, 2005; Moioli et al., 2010)

증상과 징후는 울혈심장기능상실의 소견을 보인다. 호흡곤란이 모두에서 나타나고, 앉아 숨쉬기, 기침, 두근거림, 그리고 가슴통증이 나타난다. 흉부 X-선 촬영에서 특징적으로 현저한 심장비대를 보인다. 심장초음파검사에서는 박출계수가 45% 미만이거나 M-방식에서 분율 단축이 30% 미만이면서 이완기말 용적이 2.72 cm^2/m^2를 넘는 경우에 진단한다(Hibbard et al., 1999). 환자의 약 50%에서 색전증을 보이며, 사망률은 25~50% 정도이다. 모성사망의 주된 원인은 혈전색전증과 부정맥이다. 색전증은 임신으로 인한 혈액응고 성향, 좌심실 기능저하로 인한 혈액저류, 절대안정 치료의 지속 등으로 비교적 쉽게 발생하게 된다.

치료는 울혈심장기능상실에 준해서 하게 되는데, 염분과 수분섭취를 제한하고 이뇨제와 혈관확장제를 투여하여 심장에 대한 전부하를 낮춰주고, 복잡부정맥이 없는 경우에 디곡신을 투여한다. 안지오텐신전환효소억제제가 심장에 대한 후부하를 낮추기 위한 좋은 약제이지만, 임신 중에 투여하면 양수과소증과 신생아 무뇨증을 유발할 수 있으므로 임신 중에는 금기이다(Hanssens et al.,1991). 이 때에는 하이드랄라진, 니트로글리세린, 또는 암로디핀이 안전한 약제이다. 혈전색전증의 위험이 높으므로 최근에는 절대안정을 하는 것은 권장하지 않으며, 예방목적의 항응고제 투여가 필요할 수 있다.

대략 환자의 50%에서 분만 후 6개월 이내에 심실기능이 회복되지만, 6개월 내에 심장이 정상으로 돌아오지 않으면 예후가 극히 불량하여 심장이식을 해야 하는 경우도 있다. 실제로 심장기능상실이 지속되는 경우에는 5년 사망률이 85%에 이른다(Moioli et al., 2010). 34% 이하의 좌심실 심박출률과 natriuretic peptide (BNP)의 레벨이 1,860 pg/mL 이상인 것은 좌심실의 지속적인 수축이상과 관계가 있다(Li et al., 2016) 또 심장근육병증은 다음 임신에서 재발하는 경향이 있는데, 좌심실 기능이상이 있는지가 예후에 중요하다. 분만전후심장근육병증 후 다음 임신 전까지 좌심실 기능이 정상으로 회복된 경우에는 다음 임신에서 모성사망은 한 예도 없고 심장기능상실이 21%에서 나타났으나, 지속적으로 좌심실 기능이상을 보인 경우에는 19%의 모성사망과 44%에서 심장기능상실이 발생하였다(Elkarayam et al., 2001). 따라서 심장 비대가 있고 좌심실 박출계수가 50% 미만인 경우에는 임신이 금기이며, 영구피임이 권장된다.

9. 심장동맥질환

1) 대동맥박리(Aortic dissection)

대동맥박리는 임신과 연관이 있다. 실제 대동맥박리는 Marfan 증후군과 대동맥축착이 있는 임신부에서 주로 발생하는데, 임신에 의한 혈역학적 변화와 호르몬의 변화 때문에 임신 말기에 대동맥박리의 발생률이 높아진다. 또 다른 위험 요소로 이첨 대동맥 판막증과 터너 증후군, 누난 증후군 등이 있다. 관련된 기전은 불명확하지만, 처음에는 대동맥의 내막이 찢어지고 이어서 출혈이 중막으로 들어가 결국 대동맥이 파열하게 된다.

대부분의 환자에서 가슴을 찌르는 것 같은 극심한 통증이 나타난다. 말초 동맥이 소실되면서, 대동맥판폐쇄부전 잡음이 들리면 진단할 수 있다. 감별 질환은 심근경색, 폐색전증, 기흉, 대동맥판파열과 태반조기박리, 자궁파열 등이 있다. 대부분의 환자에서 비정상 흉부 X-선 소견을 보인다. 동맥 혈관조영술로 확진할 수 있지만, 주로 심장 초음파검사, 전산화 단층촬영, 자기공명영상활영과 같은 비침습적인 방법으로 진단한다.

초기치료는 먼저 혈압을 낮추어야 한다. 근위부 박리는 절제하고, 필요하면 대동맥판도 대체하는 것이 좋다. 원위부 박리는 좀 더 복잡해서, 주로 내과적으로 치료하는 것이 낫다. 과도한 좌심실 수축을 억제하여 적절한 혈역학적 상태를 유지하는 것이 가장 중요하다.

2) 허혈성심장질환(Ischemc heart disease)

관상동맥질환이나 심근경색은 임신 중에는 1/10,000 미만으로 드물게 발생한다. 미국의 통계에 따르면 100,000 출산 당 2.6명을 보고하였고(James, 2006), 국내에서는 13,705 출산 당 1명을 보고하였다(Kim et al., 2005). 위험요인으로는 당뇨병, 흡연, 고혈압, 고지혈증, 비만이 있고, 습관성 유산이나 사산의 병력이 있는 여성에서 심근경색의 발생이 증가한다. 임신 중 심근경색의 위험은 정상적인 생리 변화로 나타나는 혈액응고기전의 활성화와 심장근육의 산소 요구량의 증가로 인해 비임신 시에 비해 높아지게 된다. 출산 후 여성의 심근경색의 위험은 동년배의 비임신 여성에 비해 6배가 높다. 대부분 임신 제3삼분기와 분만 전후 그리고 산욕기에 발생하고, 높은 모성사망률과 조산율을 보인다. 산후출혈로 인한 쇼크가 있었던 임신부에서 심근허혈이 발생하였다는 보고도 있다. 급성 심근경색이 발생한 때로부터 2주 이내에 분만하는 경우에는 모성사망률이 50%까지 상승하는데, 대개 울혈심장기능상실이나 부정맥이 그 원인이다(Ramsey et al., 2001).

임신 중의 진단은 비임신 때와 다르지 않다. 심장 특이 수축 단백질인 troponin I의 혈청 농도를 측정하는 것이 정확한 진단법이다(Shade et al., 2002). Troponin I은 정상 임신 중에는 검출되지 않고, 분만 후에도 농도가 증가하지 않는다. 자간전증 임신에서는 troponin I 농도가 증가할 수 있다.

심근경색의 과거력이 있는 환자에서 임신 허용 여부는 명확하지 않다. 임신 전부터 심근경색이 있으나 증상이 별로 없는 경우가 있는데, 이때는 운동부하검사를 하여 허용 여부를 결정해 볼 수 있다. 그러나 대부분의 허혈성 심장질환은 진행성이고 고혈압이나 당뇨와 합병된 경우가 많기 때문에 일반적으로 임신이 권장되지는 않는다. 임신 전 심장동맥두름길 이식(coronary bypass graft) 또는 심장동맥경관 혈관성형술(transluminal coronary angioplasty)을 받았고, 그 경과가 좋은 경우에는 임신을 시도해 볼 수도 있다. 임신은 심장 부하를 분명히 증가시키므로 임신 전에 꼭 심실촬영(ventriculography), 방사성핵종 검사(radionuclide study), 심장초음파 또는 관상동맥 조영술을 이용하여 심실기능을 평가해야 한다. 만일 임신 전에 심실기능에 대한 충분한 검사가 이뤄지지 않은 상태에서 임신을 한 경우에는 심장초음파검사를 반드시 시행해야 한다. 운동부하검사와 방사성 동위원소 심실조영술이 필요할 수도 있다. 임신 초기에 약물치료에 반응하지 않는 경우에는 임신중절을 권유하며, 조절이 잘되는 경우에는 임신을 지속할 수 있다. 임신 제2삼분기에는 질환의 경과에 다른 문제가 발생하지 않으므로 임신 전과 같은 방식으로 치료하면 된다. 임신 제3삼분기, 분만진통 및 분만, 특히 산욕기에는 혈류의 재배치 현상으로 심각한 문제가 발생할 수 있다. 특히 심장기능상실, 좌심실 확장과 기능 이상, NYHA III/IV 증상이 나타나면 임신부 예후는 더욱 악화될 수 있다. 또 심근경색이 발생한 시기가 임신후기 일수록 임신부와 태아의 예후는 나빠진다.

치료는 임신하지 않은 경우와 비슷하다. 초기 치료는 집중적으로 혈압 조절하면서 산소, 니트로글리세린, 모르핀을 투여한다. 악성 부정맥을 예방하기 위해 리도카인을 투여하고, 저용량 아스피린, 헤파린, 칼슘통로차단제와 β-차단제를 투여한다. 분만시기가 가깝지 않은 경우에는 조직플라스미노겐 활성제를 투여할 수도 있다(Schmacher et al., 1997). 리토드린, ergonovine maleate, 부로모크립틴, 프로스타글란딘 등은 동맥의 수축을 가져올 수 있으므로 처방을 피해야 한다. 근육주사도 근 효소의 위양성적 증가를 가져올 수 있으므로 피하는 것이 좋다. 유도분만, 전신마취제 등은 심근경색의 발현을 조장할 수 있으므로 주의해야 한다. 스트렙토키나아제나 조직 플라스미노겐 활성제와 같은 혈전용해제를 사용한 경우에 태반조기박리와 신생아에서 두개내출혈이 있을 수 있으므로 투여하는 경우에는 주의하여야 한다(Roth et al., 2008). 간혹 내과적 치료로 호전되지 않는 경우에는 침습적이고 외과적인 시술이 필요할 수 있다. 임신 중에도 경피심장동맥확장술, 풍선혈관성형술, 혈관 내 스텐트 삽입을 시술할 수 있다(Duarte et al., 2011). 심장 카테터 삽입과 그에 따른 시술로 인해 태아가 받게 되는 방사선 피폭량은 0.01~0.1 Gy 미만이므로 태아의 기관발생이 끝난 이후에는 이 시술을 비교적 안전하게 시행할 수 있다(Roth et al., 2008).

급성 심근경색이 있었던 경우에는 분만 시기를 최소한 2주일은 늦추어 심상근육의 병소가 치유될 시간을 주는 것이 좋다. 분만방법이 모성사망률과 관계가 없어 적절한 분만 경로가 무엇인지에 대해서는 아직 논란의 여지가 있으나, 적절한 경막외마취하에 분만진통 2기를 단축시키면서 질식분만을 권장한다(Roth et al., 2008). 증상이 없는 경우에는 분만진통 중에 심전도 감시만으로 충분하지만, 허혈, 심장기능상실, 중증 좌심실기능장애 등이 있는 경우에는 Swan-Ganz 카테터를 사용하여 중심정맥압을 측정하고 심장초음파검사를 해야 한다.

임신 중 심근경색 병력이 있는 여성이 다음 임신을 하는 경우에는 모성사망이 흔히 발생하지는 않지만, 20~50%에서 울혈심장기능상실이나 협심증과 같은 합병증이 나타날 수 있다(Avila et al., 2003).

10. 부정맥

심장 부정맥은 임신기간 동안 임신초기부터 산욕기까지 흔히 발생한다. 임신 제3삼분기의 굴빠른맥(sinus tachycardia)은 건강한 임신부의 1/3에서 발견되고, 비만 임신부의 58%에서 나타난다(Carson et al., 2002). 조기심실박동이나 조기심방박동은 임신부의 1/3에서 흔히 발견되지만, 실제 지속적인 부정맥으로 발전하는 경우는 0.05% 정도에 불과하다. 이들 부정맥은 대부분 심실상부에서 기원한다. 임신 중에 부정맥이 흔히 나타나는 이유는 아직 명확하게 밝혀져 있지 않지만, 아마도 혈류역학 변화와 호르몬의 변화로 인한 증가, 정신적 스트레스 등 칼륨통로 변화에 대한 전기적 심장재형성, 생리적 변화에 의한 경한 저칼륨혈증과 빠른 심박동, 혹은 잦은 산전방문으로 진단율이 높아지기 때문으로 생각된다. 또한 에스트로겐과 프로게스테론은 부정맥을 유발할 수 있다. 에스트로겐은 심근의 아드레날린 수용체 수를 증가시키고, 아드레날린의 반응성은 임신에서 더 큰 것으로 보인다(Enriquez et al., 2014). 부정맥의 병력이 있는 여성은 임신 중에 흔히 재발한다(Silverside et al., 2006).

임신 중 굴심방부정맥, 경한 굴심방빠른맥과 느린맥, 무증상 조기박동, 무증상 Wolff-Parkinson-White 증후군, 무증상 굴심방차단(sinoatrial block)과 2도 방실차단은 특별한 치료가 필요 없다.

1) 느린부정맥(Bradyarrhythmias)

임신예후는 좋은 편이다. 완전 심장차단이라 하더라도 예후는 양호하다. 가끔 완전 심장차단은 분만진통 중에 실신 가능성이 있어 임시박동조율이 필요할 수 있다. 영구 박동조율기를 장착한 임신부도 큰 무리 없이 임신과정을 유지할 수 있다(Hidaka et al ., 2011).

2) 심실위빠른맥(Supraventricular tachycardias)

발작심실위빠른맥(paroxysmal supraventricular tachycardias)은 가임기 여성에서 가장 흔한 부정맥이다. 발작성 심실위 빠른맥이 있는 임산부의 평균 심박수는 비임신 여성에 비해 상대적으로 빠르다(Yu et al., 2015). 발작성심실위빠른맥을 가진 여성의 약 절반이 임신 중에 초기 발작을 일으킨다. 모성 발작성심실위빠른맥은 태아의 중격결손, 특히 2차공 결손과 관련이 있다(Banhidy et al., 2015). 하지만 심방된떨림(atrial flutter)이나 잔떨림(fibrillation)은 임신 중에 잘 발생하지 않고, 특징적으로 만성폐쇄폐질환,

폐색전증, 심장근육병증, 심장판막질환이나 갑상선항진증 등의 기저질환이 있는 경우에 나타난다.

치료는 임신 전과 차이가 없다. 방실결절을 막기 위해 미주신경자극법(vagal maneuver)을 시도하고 아데노신(adenosine)을 정맥주사한다. 아데노신은 종종 태아느린맥을 유발할 수 있으므로 태아안녕검사를 시행하여야 한다. 반복적인 발작심실위빠른맥이나 심방잔떨림에는 β-차단제, 칼슘통로차단제나 디곡신을 사용할 수 있다(Poppas et al., 2000). 주된 합병증은 색전경색과 폐부종이므로, 만성적으로 부정맥이 지속되는 경우에는 항응고제를 투여할 수 있다. 승모판협착이 있으면서 심방잔떨림이 급성으로 나타난 경우에는 심장율동전환(cardioversion)을 시행할 수 있다. 전기 심장율동전환이 임신 중 금기는 아니지만, 지속적인 자궁수축과 태아느린맥이 유발될 수 있으므로 주의가 필요하다(Barnes et al., 2002).

3) 심실빠른맥(Ventricular tachycardias)

보통 구조적인 심장질환이 있는 경우에 나타나지만, 임신이 빠른맥을 유발할 수 있다. 이때는 β-차단제를 투여하면 된다(Brodsky et al., 1992). 혈류역학적으로 안정한 환자에서는 리도카인과 프로카인아미드를 연속해서 투여하는 방법으로 심장율동전환을 해볼 수 있다. 혈류역학적으로 불안정한 경우에는 직류 심장율동전환기를 사용하고, 재발을 막기 위해 β-차단제를 사용할 수 있다. 치명적인 심실부정맥이 있고 중증의 구조적인 심장질환이 없는 경우에는 임신 중이어도 체내삽입형 심장율동전환-제세동기(cardioverter-defibrillator)를 사용할 수 있다(Nsfale et al., 1997).

4) QT 간격연장(QT interval prolongation)

QT 간격연장은 치명적인 심실부정맥으로 이행될 수 있다. QT 간격연장이 있는 임신부는 출산 후에 심장이상이 현저히 증가하는데, 그 이유는 임신 중 맥박이 생리적으로 증가하는 것이 오히려 심장에 대한 보호작용이 있기 때문인 것으로 보인다. 역설적으로, β-차단제가 이러한 위험을 줄이므로 QT 간격연장이 있는 여성에서는 임신과 산욕기에 계속 투여해야 한다(Seth et al., 2007). 아지트로마이신, 에리트로마이신과 클라리트로마이신과 같은 약물이 QT 간격을 연장시킬 수 있다.

11. 심장수술

1) 심장허파두름술(Cardiopulmonary bypass)

임신 중의 심장수술은 모체와 태아에게 많은 위험이 따르므로 내과적 치료 후에 고려하여야 한다. 임신 중에 심장허파두름술의 태아사망율은 16~33%에 이른다(John et al,, 2011). 태아사망율이 높은 것은 임신에 의한 혈류 역동의 증가를 기계가 보상해주어야 하는데, 기계를 통한 혈류가 박동성이 없으며 혼합된 정맥 내 산소 포화도를 유지하기가 어렵기 때문이다. 태아사망의 위험인자로는 모체심장질환의 중증도, 혈액응고기전의 변화, 도움체(complement)의 활성화, 색전증, 저혈압, 체온저하 및 박동성이 없는 혈류 등이 있다. 태아사망은 심실중격결손과 같은 심장내지름길 교정 수술, 동맥판 교체수술, 감염심내막염 수술 후에 잘 발생한다. 그러나 모성사망률은 3~15%로 임신이 아닌 경우와 큰 차이가 없다(Parry et al., 1996).

태아의 위험을 감소하기 위해서는 수술 중 최대한 출혈을 줄이고, 자궁이 동맥정맥을 압박하지 않도록 위치시키고, 수술시간을 단축하여야 한다. 수술 중에는 모체의 혈압이 떨어지고 자궁혈류의 자율조절 능력과 혈류의 박동성이 사라지므로 태반관류를 적절하게 유지하기 위해서는 혈류속도를 5 L/min/m2 이상의 고혈류와 평균동맥압을 70~75 mmHg 이상으로 유지시켜야 한다. 정상체온, 칼륨농도(<5 mmol/L)와 산소 포화도를 유지하고 모체의 저혈당을 방지해야 한다(John et al., 2011). 수술 중 태아심박동은 분당 110~160회를 유지하도록 한다(Mishra et al., 2014).

임신 중에 인공심폐장치를 사용하면 지속적으로 태아 느린맥이 나타나고, 조기진통의 발생이 현저히 증가한다. 태아느린맥은 관류저하로 인한 저산소증 때문에 나타나며, 자궁수축은 두름술로 인해 혈액이 희석되어 프로게스테론의 농도가 감소하기 때문에 나타나는 것으로 추측된다. 태아느린맥은 관류속도를 높여서 교정하고, 자궁수축이 있는 경우에는 프로게스테론, β2-작용제, 알코올을 투여하여 억제할 수 있다. 따라서 두름술 후에는 지속적인 태아와 자궁수축을 감시하여야 한다(Mahli et al., 2000).

인공심폐장치를 이용한 수술에서는 환자의 체온을 20~30℃로 낮추게 되는데, 이것이 태아에 미치는 영향에 대해서는 아직 논란이 있으나, 일반적으로 체온을 32℃로 유지하는 것은 태아에 대해 안전한 것으로 알려져 있다. 인공심폐장치를 사용할 때는 많은 양의 헤파린(3.5~4.5 mg/kg)을 투여하게 되는데, 이것이 임신과 출산에 영향을 미칠 수 있다.

적절한 시기에 심장수술을 결정하는 일은 임신 중 가장 어렵고 중대한 사안으로 산모와 태아의 상태에 따라서 결정해야 한다. 하지만 제1삼분기에는 태아기형과 유산의 위험이 있고, 제2삼분기에는 조산이 발생하게 되면 태아 생존력이 매우 떨어지기 때문에 가능하면 피하는 것이 좋다. 임신 28주 이후에 수술을 하게 되면 제왕절개술을 먼저 시행한 직후에 심장수술을 하는 것이 안전하다(Parry et al., 1996). 모체와 태아의 예후를 위해 심장전문의, 흉부외과 전문의, 산과전문의, 마취전문의, 신생아전문의의 협진을 통해 수술을 계획해야 한다.

2) 심장이식후 임신

가임 여성에서 심장이식의 적응증이 되는 질환은 주로 확장심장근육병증, 분만전후심장근육병증, 비대심장근육병증, 선천심장질환, 허혈심장질환, 종양 등이다. 1988년에 심장이식을 받은 여성에서 최초의 성공적인 임신이 보고된 이후, 지금까지 100례 가까운 심장이식 후 임신이 보고되었지만 아쉽게도 국내 보고는 아직 없다. 심장이식 환자는 임신에 의해 높아진 중심정맥압과 전부하는 일회박출량의 증가로 보상하게 되므로 임신에 의한 혈류역학 변화에 비교적 잘 견디지만, 정상 임신부에 비해서 임신 합병증의 비율이 현저히 높다(Dashe et al., 1998). 임신 중이나 산욕기에 임신부의 사망이 발생하지는 않았지만, 출산 후 2년에서 12년 사이에 7명이 사망하였다. 그 외 합병증으로 고혈압의 비율이 반 이상에서 발생하여 가장 많았으며, 이식거부반응, 신기능상실, 감염, 유산 등의 합병증이 발생하였다. 심장이식으로 인해 제왕절개술을 해야 할 이유는 없으나, 대부분 만삭에 제왕절개술로 분만하였고 생존아의 비율은 75%였다(Estensen et al., 2011). 분만전후심장근육병증으로 인해 심장이식을 한 경우에도 임신을 할 수 있는지에 대해서는 아직 알려져 있지 않다.

면역억제제의 투여가 생식력에 영향을 미치지는 않는 것으로 알려져 있으며, 감염의 위험성에 대해서는 무균성 처치에 주의하면 충분한 것으로 보고된다. 임신합병증으로는 고혈압, 조기진통, 자간전증, 태아성장지연, 신생아 호흡부전, 황달의 빈도가 증가한다. 신생아의 70%는 별다른 합병증이 없었으며, 발생 가능한 합병증으로는 골수기능억제, 항체농도 감소, 감염, 저혈당, 저칼슘혈증 등이 있다. 출산 후 면역억제제 복용하는 경우에는 수유는 금기이다. 일시적 피임은 차단제(barrier)가 좋으나 많은 의사들이 영구 피임법을 권유하고 있다.

12. 임신과 수유 중의 심장혈관계 약물

임신부와 수유부에 투여하는 심장 혈관계 약물이 태아와 신생아에 미치는 위험도는 12장에서 서술하였으나 미국 FDA 기준에 의거해 표 35-12에 열거하였다. FDA 분류체계는 약물들의 안정성 등급에 대한 근거가 불확실하고, 정보가 갱신되는 속도가 늦어서 새롭게 개발되는 약제에 대해서는 대처하지 못하고 있다. 최근에는 이를 잘 이용하지 않으려는 경향도 있으나 여전히 객관적인 진료 방향을 설정하고 상담하는 데에 유용하게 사용되고 있다.

표 35-12. 임신과 수유 중의 심장혈관계 약물 위험도

약물	FDA 분류	수유 가능성
I군 부정맥억제제		
Quinidine	C	가능
Procainamide	C	가능
Disopyramide	C	가능
Lidocaine	B	가능
Mexiletine	C	가능
Flecainide	C	가능
Propafenone	C	불확실
기타 약물		
Digoxin	C	가능
Amiodarone	D	금기
Nitrates	C	불확실
β-교감신경 대항제		
Acebutolol	B	금기
Atenolol	D	가능
Esmolol	C	불확실
Labetalol	C	가능
Metoprolol	C	가능
Oxprenolol	B	가능
Pindolol	B	불확실
Propranolol	C	가능
Sotalol	C	가능
칼슘대항제		
Verapamil	C	가능
Diltiazem	C	가능
Nifedipine	C	가능
Adenosine	C	불확실

참고문헌

- 강이석. 성인 선천성 심장병 환자의 관리. 대한소아회지 2006;49:937-45.
- 건강보험심사평가원. 2017년 국민의료보건 실태조사. 의료통계정보. 2018.
- 김호연, 문종수. 고위험 산모 신생아 통합치료센터의 설립의 진행현황과 문제점-산과적 측면. 대한주산회지 2014;25:132-41.
- 대한모체태아의학회. 분만실 및 고위험임신 분만 실태 조사. 고위험임신 분만현황 2012. 25-31.
- 박성미. 성인 선천성 심장질환과 임신. Curr Prac Cardiol 2010;4:15-24.
- 통계청. 2017년 인구동향조사. 출생통계. 2018.
- 형희선, 최성진, 유병수, 조만규, 박상준, 박수정 등. 분만전후 심장근육병증의 임상적 양상. 대한산부회지 2006;49(1):18-23.
- Angeli F, Angeli E, Verdecchia P. Electrocardiographic changes in hypertensive disorders of pregnancy. Hypertens Res 2014;37(11):973-5.
- Avila WS, Rossi EG, Ramires JA, Ginberg M, Bortolotto MR, Zugaib M, et al. Pregnancy in patients with heart disease: experience with 1,000 cases. Clin Cardiol 2003;26:135-42.
- Balci A, Drenthen W, Mulder BJ, Roos-Hesselink JW, Voors AA, Vliegen HW et al. Pregnancy in women with corrected tetralogy of Fallot : occurrence and predictors of adverse events. Am Heart J 2011;161(2):307-13.
- Banhidy F, Acs N, Puho EH, Czeizel AE. Paroxysmal supraventricular tachycardia in pregnant women and birth outcomes of their children: a population-based study. Am J Med Genet A 2015;167a(8):1779-86.
- Barnes EJ, Eben F, Patterson D. Direct current cardioversion during pregnancy should be performed with facilities available for fetal monitoring and emergency cesarean section. Br J Obstet Gynaecol 2002;109(12):1406-7.
- Biggin A, Holman K, Brett M, Bennetts B, Ades L. Detection of thirty novel FBN1 mutations in patients with Marfan syndrome or a related fibrillinopathy. Hum Mutat 2004;23:99.
- Bonow RO, Carabello BA, Chatterjee K, de Leon AC Jr, Faxon DP, Freed MD, et al. Focused update incorporated into the ACC/AHA 2006 guidelines for the management of patients with valvular heart disease: are port of the American College of Cardiology / American Heart Association Task Force on Practice Guidelines (Writing Committee to Revise the1998 Guidelines for the Management of Patients With Valvular Heart Disease): endorsed by the Society of Cardiovascular Anesthesiologists, Society for Cardiovascular Angiography and Interventions, and Society of Thoracic Surgeons. Circulation 2008;118(15):e523e661.
- Bowater SE, Selman TJ, Hudsmith LE, Clift PF, Thompson PJ,

Thorne SA. Long-term outcome following pregnancy in women with a systemic right ventricle: is the deterioration due to pregnancy or a consequence of time? Congenit Heart Dis. 2013 Jul-Aug;8(4):302-7.

- Bredy C, Mongeon FP, Leduc L, Dore A, Khairy P. Pregnancy in adults with repaired/unrepaired atrial septal defect. J Thorac Dis. 2018 Sep;10(Suppl 24):S2945-52.
- Brodsky M, Doria R, Allen B, Sato D, Thomas G, Sada M. New-onset ventricular tachycardia during pregnancy. Am Heart J 1992;123(4 Pt 1):933-41.
- Bultmann BD, Klingel K, Nabauer M, wallwiener D, Kandolf R. High prevalence of viral genomes and inflammation in perpartum cardiomyopathy. Am J Obstet Gynecol 2005;193(2):363-5.
- Cauldwell M, Steer PJ, Swan L, Uebing A, Gatzoulis MA, Johnson MR. The management of the third stage of labour in women with heart disease. Heart. 2017 Jun;103(12):945-51.
- Carabello BA. Clinical practice. Aortic stenosis. N Engl J Med 2002;346(9):677-82.
- Carpenter MW, Sady SP, Hoegsberg B, Sady MA, Haydon B, Cullinane EM, et al. Fetal heart rate response to maternal exertion. JAMA 1988;259:3006-9.
- Carson MP, Powrie RO, Rosene-Montella K. The effect of obesity and position on heart rate in pregnancy. J Matern Fetal Neonatal Med 2002;11:40-5.
- Centre for Maternal and Child Enquiries (CMACE). Saving mothers' lives: reviewing maternal death to make motherhood safer. 2006-2008. The Eighth Report on Confidential Enquiries into Maternal Deaths in the United Kingdom. Br J Obstet Gynecol 2011;118:1-203.
- Chen QH, Wang XQ, Qi SG. Cross-sectional study of congenital heart disease among Tibetan children aged from 4 to 18 years at different altitudes in Qinghai Province. Chin Med J 2008;121:2469-72.
- Chen CH, Huang MC, Liu HC, Huang CJ, Lin HC, Kou YR. Increased risk of preterm birth among women with mitral valve prolapse: a nationwide, population-based study. Ann Epidemiol 2011;21(6):391-8.
- Clark SL, Hankins GD. Preventing maternal death: 10 clinical diamonds. Obstet Gynecol 2012;119:360-4.
- Colleti PM, Lee KH, Elkayam U. Cardiovascular imaging of the pregnant patient. Am J Roentgenol 2013;200:515-21.
- Curry RA, Fletcher C, Gelson E, Gatzoulis MA, Woolnough M, Richards N, et al. Pulmonary hypertension and pregnancy--a review of 12 pregnancies in nine women. BJOG. 2012 May;119(6):752-61.
- Creanga AA, Syverson C, Seed K, Callaghan WM. Pregnancy-Related Mortality in the United States, 2011-2013. Obstet Gynecol 2017;130(2):366-73.
- Cross J. Obstetric anesthesia in patients with cardiac disease. In: Lake CL(ed) Philadelphia PA, Mosby 1999.
- Cunningham FG, Leveno KJ, Bloom SL, Spong CY, Dashe JS, Hoffman BL, et al. Cardiovascular disorders. In Cunningham FG editors. Williams Obstetrics. 25th ed. New York (NY): McGraw-Hill Education. 2018. 975-86.
- Datt V, Tempe DK, Virmani S, Datta D, Garg M, Banergee A, et al. Anestetic management for emergency cesarean section and aortic valve replacement in a parturient with severe bicuspid aortic valve stenosis and congestive heart failure. Ann Card Anaesth 2010;13(1):64-8.
- Eisenach JC, Tuttle R, Stein A. Is ST segment depression of the electrocardiogram during cesarean section merely due to cardiac sympathetic block? Anesth Analg 1994;78:287-92.
- Elkayam U. Clinical characteristics of peripartum cardiomyopathy in the United States: diagnosis, prognosis, and management. J Am Coll Cardiol 2011;58(7):659-70.
- Enriquez AD, Economy KE, Tedrow UB. Contemporary management of arrhythmias during pregnancy. Circ Arrhythm Electrophysiol 2014;7(5):961-7.
- Estensen M, Gude E, Ekmehag B, Lommi J, Bjortuft O, Mortensen S et al. Pregnancy in heart- and heart/lung recipients can be problematic. Scand Cardiovasc J 2011 Dec; 45(6):349-53.
- Esteves CA, Munoz JS, Braga S, Andrade J, Mneqhelo Z, Gomes N, et al. Immediate and long-term follow-up of percutaneous balloon mitral valvuloplasty in pregnant patients with rheumatic mitral stenosis, Am J Cardiol 2006;98(6):812-6.
- Etheridge MJ, Pepperell RJ. Heart disease and pregnancy at the Royal Women's Hospital. Med J Aust 1977;2:277-81.
- European Society of Cardiology. ESC guidelines on the management of cardiovascular disease during pregnancy. Eur Heart J 2011;32:3147-97.
- Fryar CD, Chen T, Li X. Prevalence of uncontrolled risk factors for cardiovascular disease: United States, 1999-2010. NCHS Data Brief 2012;103:1-8.
- Gleicher N, Midwall J, Hochberger D, Jaffin H. Eisenmenger's syndrome and pregnancy. Obstet Gynecol Surv 1979;34:721-41.
- Grewal J, Silversides CK, Colman JM. Pregnancy in women with heart disease: risk assessment and management of heart failure. Heart Fail Clin. 2014 Jan;10(1):117-29.
- Habib G, Hoen B, Tornos P, Thuny F, Prendergast B, Vilacosta I et al. Guidelines on the prevention, diagnosis, and treatment of infective endocarditis (new version 2009): the Task Force on the Prevention, Diagnosis, and Treatment of Infective Endocarditis of the European Society of Cardiology (ESC).

Endorsed by the European Society of Clinical Microbiology and Infectious Diseases (ESCMID) and the International Society of Chemotherapy (ISC) for Infection and Cancer. Eur Heart J 2009;30(19): 2369-413.

- Haghikia A, Podewski E, Berliner D, Sonnenschein K, Fischer D, Angermann CE, et al. Rationale and design of a randomized, controlled multicentre clinical trial to evaluate the effect of bromocriptine on left ventricular function in women with peripartum cardiomyopathy. Clin Res Cardiol 2015;104(11): 911-7.
- Hameed A, Karaalp IS, Tummala PP, Wani OR, Canetti M, Akhter MW, et al.The effect of valvular heart disease on maternal and fetal outcome of pregnancy. J Am Coll Cardiol 2001;37(3):893-9.
- Hanssens M, Keirse MF, Vankelecom F, Van Assche FA. Fetal and neonatal effects of treatment with angiotensin-converting enzyme inhibitors in pregnancy. Obstet Gynecol 1991; 78:128-35.
- Hendricks SK, Katz M. Effects of ritodrine tocolysis on cardiac isoenzyme and electrocardiography. Am J Obstet Gynecol 1990;163:699-701.
- Hibbard JU, Lindheimer M, Lang RM. A modified definition for peripartum cardiomyopathy and prognosis based on echocardiography. Obstet Gynecol 1999;94:311-6.
- Hidaka N, Chiba Y, Fukushima K, Wake N. Pregnant women with complete atrioventricular block: perinatal risks and review of management. Pacing Clin Electrophysiol 2011;34: 1161-76.
- Hilfiker-Kleiner D, Sliwa K. Pathophysiology and epidemiology of peripartum cardiomyopathy. Nat Rev Cardiol 2014; 11(6):364-70.
- Hopkins MK, Goldstein SA, Ward CC, Kuller JA. Evaluation and Management of Maternal Congenital Heart Disease: A Review. Obstet Gynecol Surv 2018 ;73(2):116-24.
- Jesam C, Cochon L, Salvatierra AM, Williams A, Kapp N, Levy-Gompel D, et al. A prospective, open-label, multicenter study to assess the pharmacodynamics and safety of repeated use of 30 mg ulipristal acetate. Contraception. 2016;93(4):310-6.
- John AS, Gurley F, Schaff HV, Warnes CA, Phillips SD, Arendt KW, et al. Cardiopulmonary bypass during pregnancy. Ann Thorac Surg 2011;91:1191-7.
- Kim SK, Lee YJ, Cho HJ, Jung E, Shim JY, Won HS, et al. Outcome of pregnancies complicated by cardiovascular disease in Korean population. The XIXth Asian and Oceanic Congress of Obstetrics & Gynecology, Oral presentation(O2A-7), 2005.
- Koonin LM, Mackay AP, Berg CJ, Atrash HK, Smith JC. Pregnancy-related mortality surveillance-United States, 1987-1990. MMWR 1997;46:17-36.
- Kuleva M, Youssef A, Maroni E, Contro E, Pilu G, Rizzo N, et al. Maternal cardiac function in normal twin pregnancy: a longitudinal study. Ultrasound Obstet Gynecol 2011;38:575-80.
- Li W, Li H, Long Y. Clinical Characteristics and Long-term Predictors of Persistent Left Ventricular Systolic Dysfunction in Peripartum Cardiomyopathy. Can J Cardiol 2016;32(3):362-8.
- Lupton M, Oteng-Ntim E, Ayida G, Steer PJ. Cardiac disease in pregnancy. Curr Opin Obstet Gynecol 2002;14:137-43.
- Mahli A, Izdes S, Coskun D. Cardiac operations during pregnancy: review of factors influencing fetal outcome. Ann Thorac Surg 2000;69:1622-6.
- McFaul PB, Dornan JC, Lamki H, Boyle D. Pregnancy complicated by maternal heart disease. A review of 519 women. Br J Obstet Gynecol 1988;95:861-7.
- McLaughlin MK, Roberts JM. Hemodynamic changes. In Lindheimer MD, Roberts JM, Cunningham FG(eds): Chesley's Hypertensive Disorders in Pregnancy, 2nd ed. Stamford, CT, Appleton & Lange, 1999.
- Melchiorre K, Sutherland GR, Liberati M, Bhide A, Thilaganathan B. Prevalence of maternal cardiac defects in women with high-resistance uterine artery Doppler indices. Ultrasound Obstet Gynecol 2011;37:310-6.
- Mielniczuk LM, Williams K, Davis DR, Tang AS, Lemery R, Green MS, et al. Peripartum cardiomyopathy: frequency of peripartum cardiomyopathy. Am J Cardiol 2006; 97(12):1765-8.
- Mishra M, Sawhney R, Kumar A, Bapna KR, Kohli V, Wasir H, et al. Cardiac surgery during pregnancy: continuous fetal monitoring using umbilical artery Doppler flow velocity indices. Ann Cardiac Anaesth 2014;17(1):46-51.
- Moioli M, Valenzano Mendada M, Bentivoglio G, Ferrero S. Peripartum cardiomyopathy. Arch Gynecol Obstet 2010; 281(2):183-8.
- Nanna M, Stergiopoulos K. Pregnancy Complicated by valvular heart disease: An update. J Am Heart Assoc 2014;3:e000712.
- Nishimura RA, Otto CM, Bonow RO, Carabello BA, Erwin JP, Guyton RA et al. 2014 AHA/ACC Guideline for the Management of Patients With Valvular Heart Disease: executive summary: a report of the American College of Cardiology/American Heart Association Task Force on Practice Guidelines. Circulation 2014;129(23):2440-92.
- Niwa K. Adult Congenital Heart Disease with Pregnancy. Korean Circ J 2018 ;48(4):251-76.
- Ozanne P, Linderkamp O, Miller FC, Meiselman HJ. Erythrocyte aggregation during normal pregnancy. Am J Obstet Gynecol 1983;147:576-83.
- Parry AJ, Westaby S. Cardiopulmonary bypass during pregnancy. Ann Thorac Surg 1996;61:1865-9.
- Patten IS, Rana S, Shahul S, Rowe GC, Jang C, Liu L, et al.

Cardiac angiogenic imbalance leads to peripartum cardiomyopathy. Nature 2012;485(7398):333-8.

- Pearson GD, Veille JC, Rahimtoola S, Hsia J, Oakley CM, Hosenpud JD, et al. Peripartum cardiomyopathy. National Heart, Lung, and Blood Institute and Office of Rare Diseases (National Institutes of Health) workshop recommendations and review. JAMA 2000;283(9):1183-8.
- Pessel C, Bonanno C. Valve disease in pregnancy. Semin Perinatol 2014;38(5):273-84.
- Pitkin RM, Perloff JK, Koos BJ, Beall MH. Pregnancy and heart disease. Ann Intern Med 1990;112:445-54.
- Poppas A, Carson MP. Arrhythmia. In: Lee RV, Rosene-Montella K, Barbour LA, Garner PR, Keely E(eds). Medical care of the pregnant patient Philadelphia: American College of Physicians; 2000. p.370-5.
- Pyatt JR, Dubey G. Peripartum cardiomyopathy: current understanding, comprehensive management review and new developments. Postgrad Med J 2011;87(1023):34-9.
- Ramsey PS, Ramin KD, Ramin SM. Cardiac disease in pregnancy. Am J Perinatol 2001;18:245-65.
- Rao S, Ginns JN. Adult congenital heart disease and pregnancy. Semin Perinatol 2014;38(5):260-272.
- Regitz-Zagrosek V, Roos-Hesselink JW, Bauersachs J, Blomström-Lundqvist C, Cífková R, De Bonis M, et al.; ESC Scientific Document Group . 2018 ESC Guidelines for the management of cardiovascular diseases during pregnancy. Eur Heart J. 2018 Sep 7;39(34):3165-3241.
- Robson SC, Dunlop W, Boys RJ. Cardiac output during la bour. Br Med J (Clin Res Ed) 1987;295:1169-72.
- Roth A, Elkayam U. Acute myocardial infarction associated with pregnancy. J Am Coll Cardiol 2008;52(3):171-80.
- Seth R, Moss AJ, McNitt S, Zareba W, Andrews ML, Qi M, et al. Long QT syndrome and pregnancy. J Am Coll Cardiol 2007;49(10):1092-8.
- Shade GH Jr, Ross G, Bever FN, Uddin Z, Devireddy L, Gardin JM. Troponin I in the diagnosis of acute myocardial infarction in pregnancy, labor and postpartum. Am J Obstet Gynecol 2002;18(6)7:1719-20.
- Silversides CK, Colman JM, Sermer M, Farine D, Siu SC. Early and intermediate-term outcomes of pregnancy with congenital aortic stenosis. Am J Cardiol 2003;91:1386-9.
- Siu SC, Sermer M, Colman JM, Alvarez AN, Mercier LA, Morton BC, et al. Prospective multicenter study of pregnancy outcomes in women with heart disease. Circulation 2001;104:515-21.
- Small MJ1, James AH, Kershaw T, Thames B, Gunatilake R, Brown H. Near-miss maternal mortality: cardiac dysfunction as the principal cause of obstetric intensive care unit admissions. Obstet Gynecol 2012;119:250-5.
- Stangl V, Schad J, Gossing G, Borges A, Baumann G, Stangl K. Maternal heart disease and pregnancy outcome: a single-centre experience. Eur J Heart Fail 2008;10(9):855-60.
- Thorne S, MacGregor A, Nelson-Piercy C. Risks of contraception and pregnancy in heart disease. Heart 2006;92(10):1520-5.
- Ueland K, Metcalfe J. Circulatory changes in pregnancy. Clin Obstet Gynecol 1975;18:41-50.
- van Hagen IM, Thorne SA, Taha N, Youssef G, Elnagar A, Gabriel H, et al. Pregnancy Outcomes in Women With Rheumatic Mitral Valve Disease: Results From the Registry of Pregnancy and Cardiac Disease. Circulation 2018;137(8):806-16.
- Vasilakis C, Jick SS, Jick H. The risk of venous thromboembolism in users of postcoital contraceptive pills. Contraception. 1999;59(2):79-83.
- Ware JS, Li J, Mazaika E, Yasso CM, DeSouza T, Cappola TP, et al. Shared Genetic Predisposition in Peripartum and Dilat ed Cardiomyopathies. N Engl J Med 2016;374(3):233-41.
- Williams A, Child A, Rowntree JR, Johnson P, Donnai P. Marfan's syndrome: Successful pregnancy After aortic root and arch replacement. Br J Obstet Gynaecol 2002;109:1187-8.
- Wilson W, Taubert KA, Gewitz M, Lockhart PB, Baddour LM, Levison M et al. Prevention of infective endocarditis: guidelines from the American Heart Association: a guideline from the American Heart Association Rheumatic Fever, Endocarditis, and Kawasaki Disease Committee, Council on Cardiovascular Disease in the Young, and the Council on Clinical Cardiology, Council on Cardiovascular Surgery and Anesthesia, and the Quality of Care and Outcomes Research Interdisciplinary Working Group. Circulation 2007;116(15): 1736-54.
- Yu M, Yi K, Zhou L, Tan X. Pregnancy increases heart rates during paroxysmal supraventricular tachycardia. Can J Cardiol 2015;31(6):820.e5.
- Zavorsky GS, Longo LD. Exercise guidelines in pregnancy: new perspectives. Sports Med 2011;41(5):345-60.
- Zentner D, Kotevski A, King I, Grigg L, d'Udekem Y. Fertility and pregnancy in the Fontan population. Int J Cardiol. 2016;208:97-101.

제36장

만성 고혈압

Chronic Hypertension in Pregnancy

이경진 | 차의과학대
김지연 | 차의과학대
심성신 | 차의과학대

1. 진단

만성 고혈압은 임신 중 가장 흔하게 발견되는 심각한 합병증 중의 하나이다.

우리나라의 보건복지부에서 발표하는 국민건강영양조사 결과를 근거로 정리한 가임기 여성의 고혈압 유병률의 추세는 표 36-1과 같다. 이를 통해 가임기 동안 연령이 증가함에 따라 고혈압의 유병률이 급격하게 증가함을 알 수 있다. 최근 사회-경제적 요인에 의해 여성들의 출산 연령이 점차 증가하고 있으며 이 때문에 임신 중 만성 고혈압을 앓는 여성은 더욱 증가하리라 예상된다. 이렇듯 상당히 많은 수의 만성 고혈압 임신부가 존재함에도 불구하고, 아직 임신 중 만성 고혈압의 최적 관리법은 정립되어 있지 못한 현실이다. 임신 중 만성 고혈압은 중복자간전증(superimposed preeclampsia), 태반조기박리, 태아성장제한(fetal growth restriction) 등의 합병증을 유발하여 임신부 및 태아, 신생아의 이환과 사망의 주요 원인이 된다.

표 36-1. **가임기 여성의 고혈압 유병률**

조사연도	연령	유병률
2005년도	20~29세	0.6%
	30~39세	3.9%
	40~49세	12.2%
2007년도	30~39세	1.6%
	40~49세	12.6%
2011년도	30~39세	3.4%
	40~49세	10.8%

1) 정의 및 진단

임신 중 만성 고혈압의 정의는 임신 전부터 고혈압을 앓고 있었던 경우나 임신 20주 이전에 고혈압이 진단된 경우이다. 임신 전 고혈압이 확인되어 관찰 중이거나 약물 치료를 받는 경우, 그리고, 임신 제1삼분기에 고혈압이 확인되는 경우에는 쉽게 만성 고혈압이 진단된다. 하지만 임신 전 혈압 측정을 한 적이 없고 생리적 혈압 감소가 일어나는 임신 제2삼분기에 처음 병원에 방문하여 정상 혈압이 측정되는 경우에는 진단에 어려움이 발생할 수 있다. 만약 이러한 산모가 임신 제3삼분기에 고혈압이 확인된다면 임신성 고혈압과 감별이 어려워지며, 분만 후 고혈압이 지속되는 것을 확인한 후에서야 만성 고혈압을 진단할 수 있다. 만성 고혈압 진단 시 고려해야 할 또 한 가지 사항은 백의고혈압(white-coat hypertension)이다. 백의고혈압은 진료실 혈압이 140/90 mmHg 이상이면서 가정혈압 또는 주간활동 혈압이 130/85 mmHg 미만인 경우로 정의한다. 백의고혈압은 5년 이내 단기적 임상경과는 비교적 양호하나 장기적인 관찰에서 고혈압으로 진행하거나 심뇌혈관 질환이 발병할 위험이 있으므로 주기적인 혈압측정과 관찰이 필요하다(Verdecchia et al., 2005). Brown 등(2005)은 임신 초 고혈압으로 진단된 241명 중 32%가 백의고혈압임을 확인하였으며, 백의고혈압군은 임신 예후가 좋았고 8%에서만 임신중독증이 발생하였다고 보고하였다.

2) 원인과 분류

만성 고혈압의 원인 및 중증도를 파악하는 것은 임신 기간 중 관리 방침을 결정하는 데 중요한 요소가 된다. 만성 고혈압은 원인에 따라 일차성 및 이차성 고혈압으로 나뉜다. 본태고혈압(essential hypertension)은 만성 고혈압의 거의 대부분의 원인을 차지하고 나머지 10% 정도에서만 이차성 고혈압으로 분류된다. 이차성 고혈압은 신장질환, 아교질-혈관성질환(collagen vascular disease), 내분비질환 또는 대동맥축착(aortic coarctation) 등의 다른 원인 질환에 의해 고혈압이 발생하는 경우(표 36-2)이며 임신에 따르는 합병증의 발생 가능성이 높아진다.

임신 중 만성 고혈압의 중증도에 따른 분류 기준은 연구자에 따라 다양하게 나타난다. 비록 American College of Obstetricians and Gynecologists (ACOG, 2001)에서 혈압 180/110 mmHg를 기준으로 경증과 중증으로 분류하였으나, 전통적으로는 혈압 160/110 mmHg 이상은 중증, 혈압의 범위가 140~159/90~109 mmHg인 경우는 경증으로 분류하고 있다(Sibai, 1991). 대한고혈압학회(2013)에서 발표한 고혈압 진료 지침에서는 혈압의 높이에 따라 경증은 140~149/90~99 mmHg, 중등증은 150~159/100~109 mmHg, 중증은 160/110 mmHg 이상으로 정의하고 있다.

표 36-2. 만성 고혈압의 원인

1. 일차성 고혈압(90%) • 본태고혈압
2. 이차성 고혈압(10%) • 신장질환- 사구체신염(glomerulonephritis), 간질신장염(interstitial nephritis), 다낭신장병(polycystic kidney disease), 신장동맥협착증(renal artery stenosis) 등 • 아교질- 혈관성질환- 홍반루푸스(lupus erythematosus), 피부경화증(scleroderma) 등 • 내분비질환- 당뇨, 갑상샘항진증(thyrotoxicosis), 쿠싱증후군(Cushing's syndrome), 크롬친화세포종(pheochromocytoma), 고알도스테론증(hyperaldosteronism) 등 • 대동맥축착

만성 고혈압이 있는 대부분의 산모는 합병증이 없는 본태성 고혈압을 가지고 있고, 임신경과에 있어서 비교적 예후가 좋다(Ferrer et al., 2000). 그러나, 특히 오랜 기간 동안 고혈압을 앓았거나 치료를 적절히 받지 못했던 일부 산모들은 표적장기 손상 가능성이 있으며, 임신 중 불량한 경과가 나타날 위험도가 매우 높다.

2. 임신 전 및 임신 초기 평가

1) 임신 전 상담

만성 고혈압을 앓고 있는 여성은 임신 전 상담을 받는 것이 바람직하다. 임신 전 상담에는 만성 고혈압과 관련된 임신 중 위험 요소 및 중복자간전증의 징후와 증상에 대한 교육이 포함되어야 할 것이다. 중복자간전증의 발생 위험도가 증가하는 모성 특징들에는 당뇨병, 비만 또는 신장질환, 자간전증의 과거력, 임신 전 고혈압의 긴 유병기간 및 중증의 고혈압, 이차성 고혈압 등이 있다(Sibai et al., 1998).

상담 시에는 고혈압을 앓고 있었던 기간, 혈압 조절의 정도, 현재 사용하는 항고혈압제 등을 확인하여야 한다. 사용하고 있는 항고혈압제 중 태아에 유해한 작용을 한다고 알려진 앤지오텐신전환효소억제제(angiotensin converting enzyme inhibitor)나 앤지오텐신수용체차단제(angiotensin receptor blocker) 등의 약물은 중단시켜야 한다. 가정 혈압 측정기를 통한 혈압 측정이 정확하게 이루어지고 있는지 확인이 필요하다. 전신적인 건강 상태, 일상생활에서의 활동 정도, 혈압에 영향을 줄 수 있는 습관에 대하여 파악하고 교정하여야 한다(표 36-3).

만성 고혈압이 임신에 대한 금기증으로 생각되지는 않으나, 통상적으로 충분한 치료에도 불구하고 혈압조절이 되지 않는 경우 등에서는 임신을 피하는 것이 좋다고 여겨지고 있다(표 36-4).

2) 평가

Joint national committee (2003)에서 발표한 the seventh report의 내용에 근거하여 모든 만성 고혈압을 앓고 있는 여성은 임신 전 또는 임신 초기에 이차성 고혈압을 감별하고 표적장기 손상 유무를 확인하기 위하여 충분한 평가가 이루어져야 한다.

문진을 할 때 특히 고혈압의 기간, 사용 중인 항고혈압제의 종류, 약물 치료에 대한 반응 정도를 확인하여야 한다. 또한, 심장 또는 신장질환, 당뇨, 갑상선질환, 뇌혈관사고(cerebrovascular accident), 울혈성 심부전 등의 병력이 있는지 주의를 기울여야 할 것이다. 과거에 주산기손실(perinatal loss)이 있었던 경우 임신 경과가 나쁠 확률이 높으므로 태반조기박리, 자간전증, 조산, 저체중태아, 자궁내 태아사망, 신생아 이환 및 사망 등에 대한 산과력을 자세히 조사하여야 한다.

만성 고혈압에 의해 손상될 수 있는 장기들의 기능을 확인하고, 임신 후반부 중복고혈압이 의심될 경우 판단 근거를 위해 전체혈구계산(CBC), 혈청 크레아티닌, 전해질, 요산, 요단백, 요분석 등의 검사실검사를 시행한다. 비만, 임신당뇨병(gestational diabetes) 과거력, 당뇨병 가족력 등의 임신당뇨병에 대한 위험인자를 지닌 산모는 임신 초기에 당부하검사를 시행한다. 수년간 중증 고혈압을 앓고 있는 여성에서는 심전도 검사 또는 심초음파 검사를 통하여 좌심실 기능을 평가하여야 할 것이다. The Working Group Report on High Blood Pressure in Pregnancy(2000)에 따르면 혈청 크레아티닌이 1.4 mg/dL보다 높으면 태아손실(fetal loss) 및 신장 질환이 급속도로 악화될 가능성이 증가하게 된다. 이와 함께 요단백/요크레아티닌 비율이 0.3 이상인 경우 24시간 소변검사로 단백뇨의 양을 측정하여 신장기능에 대한 평가가 필요하다(Hladunewich et al., 2011; Kuper et al., 2016; Morgan et al., 2016).

이차성 고혈압의 가장 흔한 원인은 만성 신장질환이며 이는 혈액화학분석검사 및 요검사를 통하여 쉽게 선별될 수 있다. 만성 신장질환이 의심되는 경우 다낭신장병을 감

표 36-3. 고혈압 환자를 위한 생활습관 교정

- 적정 체중 관리
- 식이섭취 강화 : 채소, 과일, 잡곡, 저지방유제품, 가금류, 생선, 식물성 오일, 견과류
- 당이 높은 음식, 붉은 육류, 염분 제한 (2,400 mg sodium/day 이상 넘지 않으며, 1,500 mg/day가 이상적)
- 1주일에 3~4회 40분가량씩 숨이 찰 정도 강도의 유산소 운동
- 적절한 음주

표 36-4. 만성 고혈압 여성에서 임신에 대한 상대적 금기의 경우

- 치료에도 불구하고 확장기압(diastolic pressure)이 110 mmHg 이상인 경우
- 다중 고혈압 약제가 필요한 경우
- 혈청 크레아티닌 수치가 2.0 mg/dL 이상인 경우
- 뇌혈관혈전증 또는 뇌내출혈의 과거력이 있는 경우
- 심근경색증의 과거력이 있는 경우
- 심부전증의 과거력이 있는 경우

표 36-5. 이차성 고혈압이 의심되는 소견들

- 약물치료에 잘 반응하지 않는 고혈압
- 저칼륨증(hypokalemia)
- 혈청 크레아티닌의 상승
- 단백뇨
- 신장 질환의 가족력
- 고혈당 또는 큰 폭의 혈압 변화
- 본태고혈압의 가족력이 없는 35세 미만의 여성

별하기위해 신장 초음파를 실시한다. 가임기 여성에서 나타날 수 있는 이차성 고혈압의 다른 원인들로는 고알도스테론증, 크롬친화세포종, 신장혈관고혈압, 쿠싱병 등이 있다. 이차성 고혈압이 의심되는 임상적 특징들(표 36-5)이 나타나면 고혈압 전문가에 의뢰하여 전문적인 심화된 검사 절차를 진행하여야 할 것이다.

3. 임신에 미치는 영향

임신 중 만성 고혈압은 산모 및 태아의 불량한 예후와 관련성이 있고, 이는 특히 임신 전 고혈압의 중증도 및 유병 기간과 직접적인 연관성이 있다. 임신 중 합병증은 중증의 기저 고혈압을 가지고 있고 표적장기 손상이 있는 경우 더욱 흔하게 발병하는 것 같다(Czeizel et al., 2011). 경증의 만성 고혈압을 가진 여성에서 임신의 예후는 임신 중 유지되는 혈압의 수준과 관련성이 있다(Ankuma et al., 2013).

1) 산모에 미치는 영향

임신 중 합병된 만성 고혈압은 중복자간전증과 태반조기박리의 발생 위험도를 증가시킨다. 중복자간전증은 정확한 정의가 확립되지 않아서 발표자에 따라 발생률은 다양하게 나타나는데, 중복자간전증의 전반적인 빈도는 13~40%로 나타났다(Sibai et al., 1998; Kim et al., 2016; Moussa et al., 2017). ACOG(2012)에 따르면 경증의 만성 고혈압의 경우 중복자간전증의 발생 빈도가 20%로 나타난 반면 중증의 만성 고혈압인 경우 50%로 나타났다. 이렇게 발생된 중복자간전증 중에서 거의 절반에 해당되는 경우에서 임신 34주 이하의 시기에 나타나는 점은 주목할 만한 사항이다(Chappell et al., 2008).

중복자간전증의 진단은 다소 어려울 수 있는데, 진단을 뒷받침하는 조건들로는 악화된 혈압, 새로 발생한 단백뇨, 신경계 증상(중증의 두통, 시력 장애 등), 전반적 부종, 요감소(oliguria), 발작(convulsion), 폐부종, 비정상 검사실검사 결과(혈청 크레아티닌 증가, 혈소판 감소, hepatic transaminase 증가) 등이 포함된다. 항고혈압제를 투여하고 있는 산모에서는 혈압이 악화되는 빈도가 낮아지므로 중복자간전증을 진단할 때 새로 발생한 단백뇨, 증상 발현, 비정상 검사실검사 소견 등을 근거로 삼아야 할 것이다. 다수의 산과 의사들은 중복자간전증이 진단되면 이를 분만의 적응증으로 고려하게 되므로 불필요한 조산을 막기 위해 중복자간전증을 진단할 때 엄격한 진단 기준을 적용하는 것이 중요하다. 만성 고혈압을 가진 산모가 다른 중복자간전증의 소견 없이 혈압만 악화되었을 경우, 이를 중복자간전증으로 진단하면 유병률이 극도로 증가하게 될 것이다. 혈압만 악화된 경우 중복자간전증의 진단은 배제되어야 하며 항고혈압제의 투여를 시작하거나 약물의 용량을 증가하는 것이 바람직하다.

Zetterström 등(2005)이 발표한 대규모의 스웨덴 코호트 연구에 따르면 만성 고혈압이 동반된 임신에서 태반조기박리의 위험도는 2배 이상이다(OR 2.3; 95% CI 1.6-3.4). 일반적인 상황에서 태반조기박리는 200~300 임신 중 1건 정도의 확률로 발생하는데, 만성 고혈압은 태반조기박리의 위험도를 2배에서 3배정도 증가시키는 것으로 보여진다(ACOG, 2012). 특히, 중증 만성 고혈압의 경우 태반조기박리의 위험도는 더욱 증가하게 되는데 Sibai 등(1986)은 위험도가 5~10%, Vigil-De Gracia 등(2004)은 위험도가 8.4%로 증가하는 것으로 발표하였다. 또한, 만성 고혈압을 앓는 산모 중 흡연을 하는 경우에 위험도는 더욱 증가하며(Williams et al., 1991), 중복자간전증이 유발된 경우에도 위험도는 더 커진다(Sibai et al., 1998). 반대로 임신 중에 엽산 및 종합 비타민제를 복용하는 경우에는 태반조기박리의 위험도가 감소한다는 연구 보고가 있다(Nilsen et al., 2008).

중복자간전증과 태반조기박리 이외에도 중증의 만성 고혈압을 가진 산모는 폐부종, 고혈압뇌병(hypertensive encephalopathy), 망막병(retinopathy), 뇌출혈, 급성신부전, 고혈압심장근육병(hypertensive cardiomyopathy) 등과 같은 산모의 생명을 위협하는 합병증이 발생할 가능성이 증가한다(The Working Group, 2000). 이러한 합병증의 발생률은 고혈압이 조절되지 않으며 심각하게 신장 기능이 저하된 산모나 좌심실 기능이 저하되어 있는 산모에게 특히 더욱 높다. 또한 병원 내 모성 사망의 위험도가 4.8배 정도 증가하게 된다(Gilbert et al., 2007).

2) 태아에 미치는 영향

주산기사망, 조산, 태아성장제한 등의 태아 및 신생아 합병증 또한 만성 고혈압 산모에서 증가한다.

주산기사망률은 만성 고혈압이 합병된 임신에서 더 높고, 그 원인은 대부분 중복자간전증의 발병이다(Sibai et al., 1998). 주산기사망의 상대적 위험도는 합병증 없는 만성 고혈압 군에 비해 중복자간전증이 발병한 군에서 3.4배 정도 더 높았고, 정상 혈압 군에 비해 합병증 없는 만성 고혈압 군에서 2.3배 높다는 보고가 있다(Rey et al., 1997). 최근 ACOG(2012)의 발표에 의하면 정상 혈압군보다 만성 고혈압군에서 주산기사망률은 3배 내지 4배 정도 높은 것으로 나타났다.

저체중아는 조산 및 태아성장제한 때문에 발생하게 되는데 만성 고혈압 산모에서 더 흔하게 출생한다. Yanit 등(2012)이 후향적 코호트 연구에서 만성 고혈압 산모군의 조산률은 25.5%에 달한다고 발표한 바 있다. Ankumah 등(2014)은 Network 연구의 이차분석을 통해 기저 혈압(baseline blood pressure)의 증가에 따라 태아성장제한의 발생빈도가 증가함을 제시하였다. 이 연구에서 정상 혈압군에서는 태아성장제한 출생아 빈도가 8.8%이지만, 140~150/90~99 mmHg의 경증 고혈압군에서는 12.3%, 151~159/100~109 mmHg의 중등도 고혈압군에서는 23.7%로 증가함을 알 수 있다. 또한 연속변수 모델에서 수축기압(systolic pressure)과 상관없이 확장기압이 5 mmHg 증가함에 따라 태아성장제한의 발생 위험도가 22% 증가함이 나타났다. 태아성장제한은 중복자간전증이 합병된 임신에서 더욱 빈도가 증가한다. Chappell 등(2008)의 연구에 따르면 만성 고혈압 산모에서 중복자간전증이 발병한 경우 태아성장제한의 발생 빈도가 48%에 달하지만, 중복자간전증이 발병하지 않은 경우 발생 빈도는 21%에 머물렀다. Bateman 등(2015)은 항고혈압제 치료 여부와 상관없이 만성 고혈압 산모에서 선천성 기형(특히 심장 기형)의 발생이 증가함을 보고한 바 있으며, 이들 산모에서 태어난 신생아에서 기형에 대한 면밀한 검사가 필요하다고 하였다. 또한 중증 만성 고혈압 산모에서 태아 식도 폐쇄/협착의 위험성이 증가한다는 연구도 발표된 바 있다(Bánhidy et al., 2011; Van Gelder et al., 2015).

4. 임신 중 처치

고혈압은 뇌졸중(cerebral stroke), 관상동맥질환, 울혈성 심부전, 신장질환, 사망 등을 유발하는 중요한 위험 인자이다. 비임신 상태인 일반인에서 혈압을 낮추는 치료를 하는 것은 이러한 장기적(long-term) 혈관합병증을 예방하기 위함인데 이러한 효과를 보기위해서는 수년간의 치료기간이 필요하다(The sixth report of the Joint National Committee, 1997). 반면에 40주 이하 비교적 단기간의 임신 기간 동안 고혈압의 치료 목표는 고혈압에 의한 급성 합병증을 예방하고 건강한 임신 상태를 최대한 유지하는 데 초점을 두어야 할 것이다. 또한 고혈압에 기인하는 태아에 대한 위험도를 줄이며 항고혈압제가 태아에 미치는 영향을 최소화시켜야 한다.

1) 혈압 조절

(1) 비약물적 치료

비임신 상태의 고혈압 환자에서 혈압을 낮추기 위한 비약물적 접근 방법으로는 규칙적인 유산소운동, 이상적 체중 유지, 절주, 식이요법, 소금섭취 제한 등이 있다. 하지만 이러한 방법들 중 일부는 임신 중 적절하지 못하거나, 산모 대상으로는 검증되지 못하였다. 특히 체중 감량 및 과도한 소금섭취 제한은 임신중 시도하기에 적절하지 못하다. 운동 요법은 임신 중 과도한 체중증가를 막기 위한 수단으로 연구되고 있고, 내과적 및 산과적 합병증이 없는 산모에게 중등도의 운동은 권고되고 있다(Martin et al., 2010). 또한 이 연구에서 운동은 자간전증을 예방하는 데 도움이 된다고 제안하고 있다. 하지만 민성 고혈압이 합병된 임신에서 운동의 효과는 아직 확실히 검증되지 못한 상황이다.

(2) 약물적 치료

경증에서 중등도의 만성 고혈압을 앓는 여성의 경우, 임신기간 동안 항고혈압제의 사용 여부 및 사용 방법에 대해 아직 정립된 바는 없다. 하지만, 혈압을 낮추는 것이 더욱 중한 질환으로 이행하는 것을 막아주고 이를 통해 임신의 예후를 개선시킬 수 있을 것이라는 생각으로 항고혈압제가 흔히 사용되고 있다. 항고혈압제 사용으로 인해 얻어지는 모성 및 태아에 대한 이익이 항고혈압제 사용 시 유발될 수 있는 자궁-태반 혈류량 감소 등과 같은 부작용보다 우월할 때 그 사용이 정당화 될 수 있을 것이다. 아직 항고혈압제 사용에 대한 의문점을 해소시킬 수 있는 대규모의 무작위대조시험은 없다. Abalos 등(2014)은 전체 4,723명이 등록된 49개 소규모 대조 연구를 재검토하는 Cochrane systematic review를 시행하였다. 이번 review에서 발표된 자료를 간략하게 정리하면 표 36-6과 같다. 이를 통해 항고혈압제를 이용한 치료가 중증 고혈압으로의 이행을 감소시킬 수 있으며, 그 외 자간전증, 태아성장제한 등의 모성 및 주산기 예후에는 영향이 없음을 알 수 있다. 하지만, von Dadelszen 등(2002)이 분석한 meta-regression analysis와 Nakhai-Pour 등(2010)이 실시한 사례-대조군 분석 연구 등에서는 항고혈압제 사용에 의한 혈압 감소가 태아성장제한의 발생 위험도를 증가시킨다고 보고하고 있다.

혈압의 심각한 상승은 급성 뇌혈관질환, 관상동맥질환, 신장질환 등과 깊은 관련이 있기 때문에 중증 고혈압을 보이는 산모는 이러한 급성 심혈관계질환의 발생위험을 낮추기 위해 항고혈압제를 사용하여야 한다(ACOG, 2012). 항고혈압제 치료를 요하는 중증 고혈압 산모는 중복자간전증, 태아성장제한, 조산, 주산기 사망률이 높아지며, 특히 300 mg/day를 초과하는 단백뇨가 동반된 경우 주산기 합병증 발생 위험성이 더욱 높아진다(Morgan et al., 2016). 그렇지만 임신 중 치료를 시작하여야 하는 정확한 혈압 높이에 대하여서는 연구자에 따라 다양한 주장이 제시되고 있다. 또한 이러한 자료 중 대부분은 임신성고혈압 또는 자간전증과 관련된 자료여서 중증의 만성 고혈압 산모에 대한 자료는 제한적이다. The Working Group(2000)의 발표자료 및 Duley 등(2013)의 Cochrane systematic review 자료 등을 종합하여, 수축기압이 150~160 mmHg, 확장기압이 100~110 mmHg 이상 올라가면 약물치료를 시작하는 것이 권고된다. 만성신장질환, 심장질환 등의 표적장기손상이 이미 있는 여성은 임신기간 동안 경증의 고혈압을 보이는 경우에도 항고혈압제 치료가 권고된다.

표 36-6. 경증 및 중등도 고혈압 여성 중 항고혈압제 사용군에서 미사용군에 대한 임신 예후 비교

결과	상대적 위험도 (95% 신뢰구간)
중증 고혈압	0.49 (0.40~0.60)
자간전증	0.93 (0.80~1.08)
주산기사망	0.71 (0.49~1.02)
조산	0.96 (0.85~1.10)
태아성장제한	0.97 (0.80~1.17)

(Abalos 등(2014)이 발표한 Cochrane systematic review의 자료를 근거로 작성함)

임신전 항고혈압제를 복용하여 혈압조절이 비교적 잘 되는 여성이 임신하였을 때, 약물치료를 지속해야 하는지 또는 중단해야 하는지에 대한 자료는 충분하지 않다. Nakhai-Pour 등(2009)이 발표한 사례-대조군 연구에서 임신 제1삼분기 동안 임신전 복용하던 항고혈압제를 중단한 산모군과 계속 복용한 산모군 사이의 자간전증 발생률은 차이가 없었다. 복용하던 항고혈압제의 중단을 결정하는 것은 각 개인의 특수성을 고려하여 이루어져야 하겠지만, 항고혈압제의 태아에 대한 잠재적 영향을 고려했을 때 임신 제1삼분기 동안 항고혈압제를 중단하고 향후 혈압이 중증의 수준으로 도달할 때 재사용하는 것은 합리적 방안이라 생각된다.

일단 항고혈압제 치료를 시작하였을 때 이상적인 목표 혈압 설정에 대한 자료 또한 미미한 실정이다. Magee 등(2015)이 실시한 무작위대조시험에서 경증 및 중등도 고혈압 산모 1,030명이 'tight' control 군(목표 확장기혈압 85 mmHg)과 'less tight' control 군(목표 확장기혈압 100 mmHg)으로 무작위 배정되었고, 이들 중 987명이 분석되었다. 이 연구에서 결론적으로 혈압을 엄격하게 조절하였을 때 중증 고혈압으로 이행되는 빈도가 더 낮기는 했지만 산과적 합병증 발생에는 차이가 없었다. 이상적인 목표 혈압 제시를 위해서는 더 많은 연구 자료가 필요할 것이다.

2) 항고혈압제

항고혈압제 선택 시 치료목표에 따라 두 가지 상황으로 분류할 수 있다. 첫째는 입원상태에서 긴급하게 혈압을 저하시키기 위해 사용하는 경우이고, 둘째는 주로 외래환경에서 지속적으로 일정혈압을 유지하기 위해 사용하는 경우이다. 긴급하게 혈압을 낮추는 데 흔히 사용하는 약물로는 hydralazine, labetalol, nifedifine 등이 있으며, 이러한 상황에 대한 내용은 '34장 임신성 고혈압'에서 자세히 다루고 있다. 따라서, 이 장에서는 지속적으로 사용하는 경구용 제제에 대해서 다루고자 한다.

(1) 아드레날린차단제(Adrenergic blocking agent)

흔하게 사용되는 대표적인 약물로는 methyldopa와 labetalol이 있다. methyldopa는 중추성 알파2작용제(alpha-2 agonist)로서 많은 산부인과 의사들이 1차 약물로 선택하고 있다. 그 이유는 오랜 기간 동안 임신 중에 사용되어 왔고, 여러 연구에서 태아에 부작용을 유발하지 않는다고 제시하였기 때문이다(Sibai et al., 1990; Montan et al., 1993). 보통 하루에 1~2g이 투여되며 부작용으로는 입안 건조, 졸음증(lethargy), 간기능이상, 용혈빈혈(hemolytic anemia) 등이 있다. methyldopa는 항고혈압효과가 약한 편이라 경증의 고혈압에 적합하며, 중증의 고혈압에는 다른 약물의 추가가 필요할 수 있다.

labetalol은 알파/베타 아드레날린길항제(alpha/beta adrenergic antagonist)로서 임신 중 사용했을 때 주산기 예후에 특별한 영향은 없었다(Sibai et al., 1990). 하루에 200 mg 용량으로 시작하여 최고 2,400 mg까지 증량할 수 있다. 부작용으로는 졸음증, 피로감, 수면장애, 기관지수축 등이 있으며, 천식, 심장질환, 울혈성심부전 등의 경우에는 사용하지 않는다.

(2) 칼슘통로차단제(Calcium channel blocker)

칼슘통로차단제는 칼슘이 세포 밖 공간에서 세포 내로 유입되는 과정을 차단하는 기전을 통해 작용한다. 임신 중 사용하는 것에 대해 아직 광범위하게 연구되어 있지는 않으나, nifedipine이 가장 흔하게 사용되며 주산기 예후에 나쁜 영향을 주지는 않았다(Gruppo di Studio Ipertensione, 1998). nifedipine의 흔한 부작용으로는 두통, 홍조, 빈맥, 피로 등이 있으며, 심장의 수축력을 감소시키는 효과가 있어서 심실기능이상 및 울혈성심부전을 악화시킬 수 있다.

(3) 이뇨제

Thiazide 이뇨제와 furosemide와 같은 loop-acting 이뇨제는 일반 고혈압 환자에게 흔히 사용되는 약물이다. 이론적으로 이들 약물은 임신 중에 혈관 내 혈액량을 감소시킬 가능성이 있고 이를 통해 태아성장제한을 유발할 가능성이 제기되어 임신 중 사용에 대해 논란이 제기된다. 그러나, Collins 등(1985)의meta-analysis 및 Churchill 등(2007)의 Cochrane review에서 이들 이뇨제를 사용한 산모들의 주산기예후가 사용하지 않은 산모들과 차이가 없다고 보고하였다. 이러한 보고들을 근거로 thiazide 이뇨제는 임신 중 사용이 가능하다고 여겨진다.

(4) 앤지오텐신전환효소억제제(Angiotensin converting enzyme inhibitor)

앤지오텐신전환효소억제제를 임신 제2삼분기 및 제3삼분기에 사용하였을 경우, 신부전, 양수과소증, 폐형성저하증, 두개관이상(calvarial abnormality), 태아성장제한 등의 태아이상 및 분만직후 신생아의 요감소를 유발할 수 있다(Laube et al., 2007). 이러한 이유로 앤지오텐신전환효소억제제는 임신 중 사용을 피하여야 하며, 비슷한 약리작용을 가지고 있는 앤지오텐신수용체차단제(angiotensin receptor blocker)도 임신 중 사용을 금하여야 한다.

3) 태아 감시

임신 중 만성 고혈압은 태아성장제한 및 주산기사망의 발생률을 증가시키는 위험인자이므로, 만성 고혈압을 보유한 산모에서 태아안녕(fetal well-being)에 대한 주기적 평가의 필요성이 제기된다. 태아성장제한에 대한 선별검사로는 자궁저고(height of fundus) 측정 및 초음파를 통한 태아 신체계측이 있다. 자궁저고 측정은 고위험 임신군에서는 낮은 민감도 때문에 선별검사로 부적절하며(Morse et al., 2009), 가장 적절한 예측방법은 초음파를 이용하여 주기적으로 태아 체중 또는 복부둘레를 측정하는 것이다(Chang et al., 1992). 초음파를 시행하는 가장 적절한 시기 및 간격에 대해 아직 정립된 바는 없으며, 태아성장제한의 조기발견이 주산기사망률을 감소시킬 수 있는지에 대해서도 확실하지는 않다. 전문가 의견을 근거로, 태아성장제한의 조기발견 및 적절한 처치가 사산율을 20%까지 감소시킨다는 보고가 있다(Imdad et al., 2011). 또한 이 연구보고에서 systematic review를 통해 도플러 초음파를 이용한 태아혈류 측정 및 적절한 처치가 주산기사망률을 29%까지 낮춘다는 결과를 얻었으나 통계적 의미를 갖기에 불충분하였다. 비수축검사(NST)와 biophysical profile (BPP) 등의 태아안녕에 대한 검사 또한 아직 그 효용성에 대해서 정립된 바는 없다.

4) 분만관련 처치

만성 고혈압 산모 중에서 태아성장제한 또는 중복자간전증과 같은 합병증이 발생한 경우에는 임상적 판단에 의해 분만 시기를 결정해야 할 것이다. 분만 방법은 산과적 요인에 따라 결정하게 된다.

임신 37주 이전에 중복자간전증이 발생한 산모 중 선별된 경우에 한해 기대요법(expectant management)을 시도해 볼 수 있음이 제시된 바 있고(Samuel, 2011), 임신 34주 이전에 발생한 중증의 자간전증 산모들 중 신중하게 선택된 경우에 대해 기대요법이 합리적 대안이라고 발표된 바 있다(Society of Maternal-Fetal Medicine, 2011). 하지만 중증의 중복자간전증이 발생한 산모들은 태반조기박리, 폐부종, 뇌출혈, 심부전, 모성사망 등의 위험도가 증가하므로, 기대요법으로 인한 주산기 예후의 현저한 향상이 기대되지 않는다면 분만을 진행하는 것이 합리적이다. 기대요법을 진행하는 경우에는 산모 및 태아에 대한 감시가 철저하게 시행되어야 할 것이다. 중증의 중복자간전증이 발생한 산모의 경우, 분만전후의 처치는 '34장 임신성 고혈압' 단원에서 제시한 중증의 자간전증의 치료에 준한다.

합병증이 없이 경증에서 중등도의 고혈압이 지속적으로 유지되는 만성 고혈압 산모의 경우 비교적 주산기 예후가 좋은 것으로 알려져 있다. 이러한 산모들의 적절한 분만 시기에 대해 한 코호트 연구에서 임신 38주에서 39주 사이를 제시하고 있다(Hutcheon et al, 2011). 또한 Spong 등(2011)의 발표에 따르면 만성 고혈압을 보유한 산모들 중 항고혈압제 복용없이 혈압 조절이 잘 되는 경우는 임신 38주에서 39주 사이를, 항고혈압제 복용을 통해 혈압조절이 잘 되는 경우는 임신 37주에서 39주 사이를 적절한 분만 시기로 권고하고 있다. 이는 임신 39주 이후 분만한 산모에서 중증 중복자간전증 빈도가 높아질 수 있고, 임신 37주 이전 계획 분만 시 신생아 합병증 발생이 증가할 수 있기 때문이다(Harper et al., 2016).

5) 분만 후 관리

중증의 만성 고혈압을 보이는 여성들의 분만 후 양상 및 처치는 중증의 자간전증이 발병한 경우에서와 유사하다. 중증의 만성 고혈압 산모는 분만후 폐부종, 고혈압뇌병증(hypertensive encephalopathy), 심부전, 신장기능이상 등의 합병증이 발병할 위험도가 증가하는데, 특히 표적장기 손상을 동반한 경우에서는 그 위험도가 더욱 높다.

만성 고혈압 산모의 경우 분만 후, 특히 첫 1~2주 이내에, 혈압이 분만 전보다 상승하는 경향이 있다. 이는 산모의 말초저항이 증가하고 좌심실의 작업부하가 증가하기 때문인데, 과도한 간질액(interstitial fluid)의 유입이 이를 더욱 악화시킬 수 있다. 이러한 경우 안전한 범위로 혈압을 조절하기 위하여 항고혈압제의 사용이 필요하다. 필요하면 labetalol이나 hydralazine을 정맥으로 투여하며 순환울혈(circulatory congestion)이나 폐부종이 있는 경우 이뇨제를 투여한다. 만약 두 가지 이상의 항고혈압제를 적절한 용량으로 투여함에도 불구하고 혈압조절이 이루어지지 않는다면 이차성 고혈압을 배제하기 위하여 고혈압 전문가에게 의뢰하는 것이 바람직하다.

분만 후 만성 고혈압 여성들의 관리에 있어서 또 한 가지 기억해야 할 점은, 모든 여성은 자녀에게 모유수유를 하도록 장려되어야 하며 이를 위해 모유수유에 안전한 항고혈압제가 처방되어야 한다는 것이다. 모든 항고혈압제들은 다양한 농도로 모유에서 발견되며 이러한 약물들이 수유하는 영아들에 어떠한 영향을 미치는지에 대해 확실하게 연구된 바는 없는 실정이다. methyldopa는 모유로 분비되는 양이 적으며 안전한 것으로 알려져 있어 현재 1차적 약물로 선택되고 있다. 베타차단제들 중에서는 모유 내 낮은 농도를 보이는 labetalol, propranolol이 높은 농도를 나타내는 atenolol, metoprolol보다 적합하다. 이뇨제의 경우 모유로 분비되는 양은 적으나, 모유의 양을 줄일 수 있으므로 주의한다. 칼슘통로 차단제의 경우는 모유 내 이행 정도에 대한 정보는 많지 않지만, 수유한 영아에 부작용을 유발한 사례는 없었다. 앤지오텐신전환효소억제제와 앤지오텐신수용체차단제는 모유로 분비되는 양은 적으나 신생아의 신장기능에 악영향을 줄 수 있는 가능성 때문에 피하는 것이 바람직하다. 만약 수유부에게 앤지오텐신전환효소억제제를 사용해야 한다면 captopril과 enalapril은 안전한 치료제로 제시되고 있다(American Academy of Pediatrics, 1994).

참고문헌

- 대한고혈압학회. 2013 대한고혈압학회 진료지침(안) [Internet]. 서울: 대한고혈압학회; c2013. Available from: http://www.koreanhypertension.org/.
- Abalos E, Duley L, Steyn DW. Antihypertensive drug therapy for mild to moderate hypertension during pregnancy. Cochrane Database of Syst Rev 2007;2:CD002252
- American Academy of Pediatrics Committee on Drugs. The transfer of drugs and other chemicals into human milk. Pediatrics 1994;93:137-50.
- American College of Obstetricians and Gynecologists. Chronic hypertension in pregnancy. ACOG practice bulletin No. 29 Washington, DC: American College of Obstetricians and Gynecologists; 2001.
- American College of Obstetricians and Gynecologists. Chronic hypertension in pregnancy. ACOG practice bulletin No. 125, February 2012.
- Ankumah NA, Tita A, Cantu J, Jauk VC, Biggio J, Hauth J, et al. Pregnancy outcome vary by blood pressure level in women with mild-range chronic hypertension. Am J Obstet Gynecol 2013;208:S261-2.
- Ankumah NA, Cantu J, Jauk V, Biggio J, Hauth J, Andrews W, et al. Risk of adverse pregnancy outcomes in women with mild chronic hypertension before 20 weeks of gestation. Obstet Gynecol 2014;123:966-72.
- Bánhidy F, Acs N, Puhó EH EH, Czeizei AE. Chronic hypertension with related drug treatment of pregnant women and congenital abnormalities in their offspring: a population-based study. Hypertens Res 2011;34(2):257-63.
- Bateman BT, Huybrechts KF, Fischer MA, Seely EW, Ecker JL, Oberg AS, et al. Chronic hypertension in pregnancy and the risk of congenital malformations: a cohort study. Am J Obstet Gynecol 2015;212:337.e1-14.
- Brown MA, Mangos G, Homer C. The natural history of white coat hypertension during pregnancy. Br J Obstet Gynaecol 2005;112:601-6.
- Chang TC, Robson SC, Boys RJ, Spencer JA. Prediction of the small for gestational age infant: which ultrasonic measurement is best? Obstet Gynecol 1992;80:1030-8.
- Chappell LC, Enye S, Seed P, Briley AL, Poston L, Shennan AH. Adverse perinatal outcomes and risk factors for pre-eclampsia in women with chronic hypertension: a prospective study. Hypertension 2008;51:1002-9.
- Churchill D, Beevers GD, Meher S, Rhodes C. Diuretics for preventing pre-eclampsia. Cochrane Database of Syst Rev 2007;1:CD004451.
- Collins R, Yusuf S, Peto R. Overview of randomized trials of

diuretics in pregnancy. Br Med J (Clin Res Ed) 1985;290:17-23.

- Czeizel AE, Banhidy F. Chronic hypertension in pregnancy. Curr Opin Obstet Gynecol 2011;23:76-81.
- Duley L, Mether S, Jones L. Drugs for treatment of very high blood pressure during pregnancy. Cochrane Database of Syst Rev 2013;7:CD001449.
- Ferrer RL, Sibai BM, Murlow CD, Chiquette E, Stevens KR, Cornell J. Management of mild chronic hypertension during pregnancy: A review. Obstet Gynecol 2000;96:849-60.
- Gilbert WM, Young AL, Danielsen B. Pregnancy outcomes in women with chronic hypertension: a population based study. J Reprod Med 2007;52:1046-51.
- Harper LM, Biggio JR, Anderson S, Tita AT. Gestational age of delivery in pregnancies complicated by chronic hypertension. Obstet Gynecol 2016;127(6):1101-9.
- Hladunewich MA, Schaefer F. Proteinuria in special populations: pregnant women and children. Adv Chronic Kidney Dis 2011;18(4):267-72.
- Hutcheon JA, Lisonkova S, Magee LA, von Dadelszen P, Woo HL, Liu S, et al. Optimal timing of delivery in pregnancies with pre-existing hypertension. BJOG 2011;118:49-54.
- Imdad A, Yakoob MY, Siddiqui S, Bhutta ZA. Screening and triage of intrauterine growth restriction (IUGR) in general population and high risk pregnancies: a systematic review with a focus on reduction of IUGR related stillbirths. BMC Public Health 2011;11(Suppl3):S1.
- Joint National Comittee: The seventh report of the Joint National Committee on prevention, detection, evaluation, and treatment of high blood pressure. National Institutes of Health Publication No. 03-5233, May 2003.
- Kim MJ, Seo J, Cho KI, Yoon SJ, Choi JH, Shin MS. Echocardiographic assessment of structural and hemodynamic changes in hypertension-related pregnancy. J Cardiovasc Ultrasound 2016;24:28-34.
- Kuper SG, Tita AT, Youngstrom ML, Allen SE, Tang Y, Biggio JR, et al: Baseline renal function tests and adverse outcomes in pregnant patients with chronic hypertension. Obstet Gynecol 2016;128(1):93-103.
- Laube GF, Kemper MJ, Schubiger G, Neuhaus TJ. Angiotensin-converting enzyme inhibitor fetopathy: long-term outcome. Arch Dis Child Fetal Neonatal Ed 2007;92:F402-3.
- Magee LA, von Dadelszen P, Rey E, Ross S, Asztalos E, Murphy K, et al. Less-tight versus tight control of hypertension in pregnancy. New Engl J Med 2015;372(5):407-17.
- Martin CL, Brunner Hurber LR. Physical activity and hypertensive complications during pregnancy: findings from 2004 to 2006 North Carolina Pregnancy Risk Assessment Monitoring System. Birth 2010;37:202-10.
- Montan S, Anandakkumar C, Arulkumaran S, Ingemarsson I, Ratnam SS. Effects of methyldopa on uteroplacental and fetal hemodynamics in pregnancy-induced hypertension. Am J Obstet Gynecol 193;168:152-6.
- Morgan JL, Nelson DB, Roberts SW, Wells CE, McIntire DD, Cunningham FG. Blood pressure profiles across pregnancy in women with chronic hypertension. Am J Perinatol 2016; 33(12):1128-32.
- Morse K, Williams A, Gardosi J. Fetal growth screening by fundal height measurement. Best Pract Res Clin Obstet Gynaecol 2009;23:741-9.
- Moussa HN, Leon MG, Marti A, Chediak A, Pedroza C, Blackwell SC. Pregnancy outcomes in women with preeclampsia superimposed on chronic hypertension with and without severe features. Am J Perinatol. 2017;34(4):403-408.
- Nakhai-Pour HR, Rey E, Berard A. Discontinuation of antihypertensive drug use during the first trimester of pregnancy and the risk of preeclampsia and eclampsia among women with chronic hypertension. Am J Obstet Gynecol 2009;201: 180e1-8.
- Nakhai-Pour HR, Rey E, Berard A. Antihypertensive medication use during pregnancy and the risk of major congenital malformations or small-for-gestational-age newborns. Birth Defects Res B Dev Reprod Toxicol 2010;89:147-54.
- Nifedipine versus expectant management in mild to moderate hypertension in pregnancy. Gruppo di Studio Ipertensione in Gravidanza. Br J Obstet Gynaecol 1998;105:718-22.
- Nilsen RM, Vollset SE, Rasmussen SA, Ueland PM, Daltveit AK. Folic acid and multivitamin supplement use and risk of placental abruption: a population-based registry study. Am J Epidemiol 2008;167:867-74.
- Rey E, Couturier A. The prognosis of pregnancy in women with chronic hypertension. Am J obstet Gynecol 1994;171: 410-6.
- Samuel A, Lin C, Parviainen K, Jeyabalan A. Expectant management of preeclampsia superimposed on chronic hypertension. J Matern Fetal Neonatal Med 2011;24:907-11.
- Sibai BM, Anderson GD. Pregnancy outcome of intensive therapy in severe hypertension in first trimester. Obstet Gynecol 1986;67:517-22.
- Sibai BM, Mabie WC, Shamsa F, Villar MA, Anderson GD. A comparison of no medication versus methyldopa or labetalol in chronic hypertension during pregnancy. Am J Obstet Gynecol 1990;162:960-6.
- Sibai BM. Diagnosis and management of chronic hypertension in pregnancy. Obstet Gynecol 1991;78:451-61.
- Sibai BM, Lindheimer M, Hauth J, Cartis S, VanDorsten P,

Klebanoff M, et al. Risk factors for preeclampsia, abruptio placentae, and adverse neonatal outcomes among women with chronic hypertension. National Institute of Child Health and Human Development Network of Maternal-Fetal Medicine Units. N Engl J Med 1998;339:667-71.

- Society for Maternal-Fetal medicine, Sibai BM. Evaluation and management of severe preeclampsia before 34 weeks' gestation. Am J Obstet Gynecol 2011;205:191-8.
- Spong CY, Mercer BM, D'alton M, Kilpatrick S, Blackwell S, Saade G. Timing of indicated late-preterm and early-term birth. Obstet Gynecol 2011;118;323-33.
- The sixth report of the Joint National Committee on prevention, detection, evaluation, and treatment of high blood pressure. Arch Intern Med 1997;157:2413-46.
- van Gelder MM, Van Bennekom CM, Louik C, Werler MM, Roeleveld N, Mitchell AA. Maternal hypertensive disorders, antihypertensive medication use, and the risk of birth defects: a case-control study. BJOG. 2015;122(7):1002-9.
- Verdecchia P, Reboldi GP, Angeli F, Schillaci F, Schwarz JE, Pickering TG, et al. Short- and long-term incidence of stroke in white-coat hypertension. Hypertension 2005;45:203-8.
- Vigil-De Gracia P, Lasso M, Montufar-Rueda C. Perinatal outcome in women with severe chronic hypertension during the second half of pregnancy. Int J Gynaecol Obstet 2004;85: 139-44.
- von Dadelszen P, Magee LA. Fall in mean arterial pressure and fetal growth restriction in pregnancy hypertension: an updated meta-regression analysis. J Obstet Gynaecol Can 2002;24:941-5.
- Williams MA, Mittendorf R, Monson RR. Chronic hypertension, cigarette smoking, and abruptio placentae. Epidemiology 1991;2:450-3.
- Working Group Report on High Blood Pressure in Pregnancy: Report of the National High Blood Pressure Education Program Working Group on High Blood Pressure in Pregnancy. Am J Obstet Gynecol 2000;183:S1-22.
- Yanit KE, Snowden JM, Cheng YW, Caughey AB. The impact of chronic hypertension and pregestational diabetes on pregnancy outcomes. Am J Obstet Gynecol 2012;207:333e1-6.
- Zetterström K, Lindenberg SN, Haglund B, Hanson U. Maternal complications in women with chronic hypertension: a population-based cohort study. Acta Obstet Gynecol Scand 2005;84:419-24.

제37장

호흡기질환

Pulmonary Disorders

서용수 | 인제의대
권하얀 | 동국의대

1. 임신 중 호흡기계의 변화

적절한 심폐계통(cardiorespiratory system)의 기능유지는 산모 및 태아조직의 충분한 산소포화도(oxygen saturation)를 유지하기 위해 필수적이며, 임신 시 태아와 산모에게 산소 전달을 최적화하기 위해 임신 기간 동안 큰 변화를 겪는다. 임신 중 호흡기 질환은 흔한 모성 합병증 중 하나이며, 산모와 태아의 이환률(morbidity) 및 사망률(mortality)의 증가를 초래할 수 있다.

1) 폐용적(Lung volume)

폐용적은 크게 4개의 폐용적(volume)과 4개의 폐용량(capacity)으로 구분할 수 있다. 각각의 폐용적은 개인의 연령과 신체의 크기에 따라 변이를 보인다.

① 일회호흡량(tidal volume, TV): 정상호흡 동안 흡기(inspiration) 시마다 폐로 들어가는 공기량
② 흡기예비용적(inspiratory reserve volume, IRV): 정상호흡에서의 흡기 후 최대로 더 들이쉴 수 있는 공기량
③ 호기예비용적(expiratory reserve volume, ERV): 정상호흡에서의 호기(expiration) 후 최대로 더 내쉴 수 있는 공기량
④ 잔기용적(residual volume, RV): 최대호기 후 폐에 남아 있는 공기량
⑤ 총폐용량(total lung capacity, TLC): 위에 열거한 네 가지 폐용적의 합
⑥ 폐활량(vital capacity, VC=TV+IRV+ERV): 총폐용량에서 최대로 내쉴 수 있는 공기량
⑦ 흡기용량(inspiratory capacity, IC=IRV+TV): 정상호기 후 최대로 들이마실 수 있는 공기량
⑧ 기능잔기용량(functional residual capacity, FRC= RV+ERV): 정상호기 후 폐에 남아 있는 공기량

폐기능을 측정하는 기본적인 검사방법으로 폐활량측정법(spirometry)이 사용된다. 노력호기량(forced vital capacity, FVC)은 최대흡기 후 내쉴 수 있는 최대공기량이며, 1초간 노력호기량(forced expiratory volume in the first second, FEV_1)은 최대노력호기를 시작한 후 1초 동안 배출되는 공기량을 나타낸다. FEV_1 및 FEV_1/FVC 비(ratio)를 측정하여 폐쇄성 폐질환 등의 기도질환의 종류를 구별

하는 데 유용한 수단으로 이용할 수 있다.

2) 호흡기계의 변화

(1) 폐기능의 변화

호기예비용적(ERV)은 15~20% (200~300 ml) 감소하며 잔기용적(RV)은 20~25% (200~400 ml) 감소한다. 호기예비용적과 잔기용적은 임신 시 모두 감소하므로 결과적으로 기능잔기용적(FRC)은 20~30% (400~700 ml) 감소한다(그림 37-1). 호기예비용적은 임신 6개월에 두드러지게 감소하고 만삭 시에는 누운자세(supine position)에서 25% 더 감소한다. 총폐용량(TLC)은 만삭 시 약 5% 미만으로 경하게 감소하는 반면 흡기용량(IC)은 5~10% (200~350 ml) 증가한다. 일회호흡용적은 30~50% (450~650 ml) 증가하며, 호흡수는 변화가 없거나 분당 1~2회의 미미한 증가를 보인다. 이로 인해 1분에 비강 또는 구강을 경유하여 이동하는 가스의 양을 나타내는 분당환기량(resting minute ventilation)은 7.5에서 10.5 L/min으로 비임신 시보다 20~50% 증가한다(Hegewald et al., 2011). 분당환기량은 분만 후 72시간 이내에 임신 이전의 중간 정도로 돌아오며 수주 이내에 임신 이전 수준으로 돌아간다. 총폐용량은 분만 후 빠르게 정상화되고, 기능잔기용량 및 잔기용적은 분만 후 48시간 내에 기본수준으로 돌아온다(Gilroy et al., 1988). 폐활량측정법으로 FEV_1 및 FEV_1/FVC 비를 측정하였을 때 비임신상태와 큰 차이를 보이지 않으며 최대호기유량(peal expiratory flow, PEF) 또한 차이가 없다. 쌍태아를 임신한 산모의 폐기능검사 또한 단태아를 임신한 산모와 차이가 없다. 그러므로 임신 시 비정상적인 폐기능검사 결과는 임신과 관련 없는 폐질환에 의한 결과로 의심해보아야 한다.

(2) 해부학적 변화

인두와 후두를 포함한 상부 호흡기부종이 증가되어 임신 시 목둘레가 증가한다. 그러므로 산모의 기관내삽관이 어려울 수 있어 좀 더 작은 삽관튜브가 필요할 수 있다. 늑골하(subcostal)각도는 68.5도에서 103.5도로 점진적으로 증가하며, 이러한 변화는 임신에 의한 자궁크기의 증가 이전부터 나타난다. 횡경막은 증가된 자궁크기와 복압으로 인해 약 4 cm 수직상승을 보인다. 상승된 횡경막의 보상기전으로 흉부전후 및 횡지름은 약 2 cm 증가하고 그로 인하여 흉위(chest circumference) 또한 약 5~7 cm 증가한다. 이러한 흉곽의 변화는 임신 37주경 최대로 나타나고 분만 후 24주경 대부분 임신 이전의 크기로 돌아가지만 늑골하각도는 기본정상치보다 약 20% 넓게 남아 있다(Contreras et al., 1991).

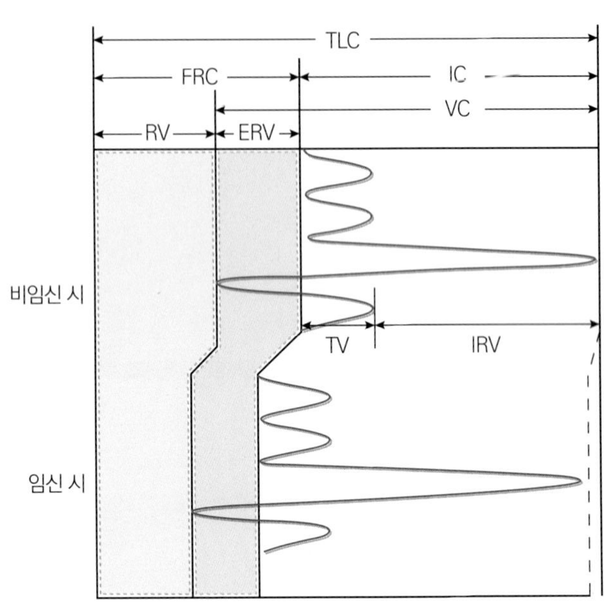

그림 37-1. 임신 중 폐기능 변화의 모식도

TLC: Total Lung Capacity, FRC: Functional Reserve Capacity, IC: Inspiratory Capacity, VC: Vital Capacity, RV: Residual Volume, ERV: Expiratory Reserve Volume, TV: Tidal Volume, IRV: Inspiratory Reserve Volume

(3) 산소전달 및 소비(Oxygen delivery and consumption in pregnancy)의 변화

임신 동안 모체 혈액량은 점진적으로 증가하는데 32주에 최고에 이르러 임신 전보다 약 40% 증가한다. 또한 비임신 시보다 적혈구용적은 20~30% 증가하는 데 반해 혈장량은 40% 증가하여 생리적빈혈(physiological anemia)이 일어난다. 그 결과, 낮은 헤모글로빈농도와 그에 따른 동맥혈산소농도(arterial oxygen content)의 감소를 보이게 된다. 이러한 생리적빈혈에도 불구하고 심장박출량이 50% 증가하여 각 신체조직으로의 산소전달이 정상 또는 그 이상으로 유지된다. 따라서 비임신 시보다 적절한 산소농도를 유지하기 위해 심장박출량에 의존하게 된다.

임신 시 산소소비는 30% 증가하고 대사율 또한 15% 증가한다(Crapo et al., 1996). 임신 시 모체의 산소소모증가와 낮은 기능잔기용량으로 인해 임산부는 체내 산소보유저하와 그에 따른 저산소에 빠질 민감도가 커짐을 의미한다. 더욱이, 상부 호흡기부종은 잠재적인 기관내삽관 시의 위험도 승가들 세싱힐 수 있어 전신마취 시에 충분한 마취전산소투여(preoxygenation)가 중요한 것도 이 때문이다(Goodman et al., 2002). 분만 중 산소소비량은 40~60% 증가하며 심장박출량은 만삭대비 약 50%까지 증가하게 된다(Kramer et al., 2006). 정상적인 산모는 이로 인해 산소의 공급이 소비보다 많아져 심지어 분만 중에도 자신과 태아에게 적절한 산소공급을 유지할 수 있다.

임신 중 과호흡은 일차적으로 프로게스테론에 의해 유발되고 이산화탄소 생성 및 대사율의 증가에 의해 촉진된다. 과호흡을 유발하는 프로게스테론의 기전은 아직 명확하지 않지만, 이산화탄소에 대한 호흡기중추의 환기화학반사반응(central ventilatory chemoreflex response)의 민감도상승과 이산화탄소역치(threshold)의 감소가 관련이 있다는 보고가 있다(Jensen et al., 2005). 호흡곤란(dyspnea)은 임신 중 흔하게 호소하는 증상으로 임신 30주 이내 정상산모의 약 60~70%에서 이러한 생리적 호흡곤란(physiologic dyspnea)을 호소하며 임신 제3삼분기에 더욱 흔해지기 때문에, 비임신상태보다 호흡기계의 문제에 대한 진단이 어려울 수 있다. 호흡곤란이 점점 심해지거나 일상생활에 지장을 초래할 경우, 휴식 중에도 발생하는 경우는 기존의 심폐질환이 있는지 의심해야 한다(Hegewald et al., 2011).

(4) 폐의 기체교환(Gas exchange)과 산염기평형(Acid-base equilibrium)의 변화

임신으로 인한 생리적호흡곤란, 대사량 증가 및 그로 인한 이산화탄소의 증가로 과호흡이 유발되고 분당환기가 증가한다. 그 결과 모체순환에서는 폐포 및 동맥혈이산화탄소분압은 감소하고 산소분압은 증가한다. 지속적인 저 이산화탄소분압의 결과 만성 호흡알칼리증(chronic respiratory alkalosis)을 보인다. 이를 보상하기 위해 신장의 중탄산염(bicarbonate) 배출이 증가하여 낮은 중탄산염 수준을 보이고, 동맥혈 pH는 7.42~7.46을 유지하여 임신에서 대사상태는 만성 호흡알칼리증과 보상대사산증(compensated metabolic acidosis)을 보인다. 이러한 낮은 중탄산염 수준은 모체의 산소헤모글로빈 해리커브(oxyhemoglobin dissociation curve)를 우측으로 이동, 즉 모체의 헤모글로빈에 대한 산소의 친화도를 감소시켜 산소방출을 용이하게 하여 태아순환으로의 산소이동을 촉진시킨다. 또한 모체

표 37-1. **임신 중 동맥혈가스분석(arterial blood gas analysis) 정상수치**

구성성분	비 임신	임신	
		제1삼분기(1st trimester)	제3삼분기(3rd trimester)
pH	7.40	7.42~7.46	7.43
PaO_2 (mmHg)	93	105~106	101~106
$PaCO_2$ (mmHg)	37	28~29	26~30
Serum HCO_3 (mEq/L)	23	18	17

출처: Hegewald MJ, Crapo RO. Respiratory physiology in pregnancy. Clin Chest Med. 2011;32:1-13.

의 높은 산소분압은 태아로의 산소이동을 촉진시키고, 반대로 낮은 이산화탄소분압은 태아로부터 모체로 이산화탄소이동을 촉진시킨다(Tsai et al., 1982). 임신 중 동맥혈가스분석은 표 37-1과 같다.

2. 비염(Rhinitis)

비염은 비강을 덮고 있는 점막의 염증질환을 말하며, 비충혈(nasal congestion), 콧물, 재채기(sneezing), 가려움, 후비루(postnasal drip) 등이 특징이며 몇 개의 증상이 같이 있을 수 있다. 비염은 임신 중 발생 가능한 흔한 질환으로 혈관운동비염(vasomotor rhinitis), 알레르기비염(allergic rhinitis), 약물성비염(rhinitis medicamentosa) 등이 있다. 임신 중 비염에 대한 연구에서 임신 중 약 35%의 산모에서 코에서 유발된 증상을 호소한다고 보고하였다(Gani et al., 2003). 비염은 치명적인 질병은 아니며 임신에 미치는 직접적인 영향은 경미하지만, 수면 시 구강호흡을 유발할 수 있어 수면의 질을 감소시킨다. 또한 임신 중 조절되지 않는 비염은, 수면에 대한 영향 및 스트레스를 일으켜 임신에 간접적인 영향을 줄 수 있고, 코골이의 원인이 될 수 있다. 이러한 임신 중 코골이 또는 폐쇄수면무호흡(obstructive sleep apnea)이 지속될 경우 임신성고혈압(gestational hypertension), 전자간증, 또는 자궁내성장지연의 위험을 증가시키는 원인이 될 수 있다(Ayrum et al., 2011). 지속적인 임신 중의 비염은 부비동염(sinusitis)의 전구병변이 될 수 있으며, 부비동염은 비임신 시보다 임신 중 호발하는 것으로 알려져 있다. 따라서 임신 중 비염의 적절한 치료는 환자의 쾌적도를 향상시킬 뿐 아니라 약물에 대한 노출을 줄일 수 있다.

1) 임신성비염(Pregnancy rhinitis)

임신 중에 나타나는 특징적인 비염은 임신혈관운동비염(vasomotor rhinitis of pregnancy)이라 하며, 최근에는 임신성비염이라 불린다. 임신성비염은 임신 중 다른 호흡기계 감염 및 알레르기와 상관없는 비충혈이 6주 이상 지속되고, 분만 후 2주 이내에 완전히 없어지는 것으로 정의된다(Gani et al., 2003). 주로 콧물을 동반하는 지속적인 비충혈증상을 호소하며 발생빈도는 대략 9~30%로 다양하게 보고되고 있다. 병태생리학적 기전은 명확하지 않으나 임신 중 호르몬의 변화, 신경펩티드(neuropeptides), 성장호르몬 등의 관련, 흡연과 집먼지진드기 같은 알레르기 자극이 위험인자로 알려져 있다(Ellegåard et al., 2007).

비 약물치료는 규칙적인 운동, 생리식염수를 사용한 비강세척, 수면 시 두부거상(head elevation), 그리고 외부 코 확장기(external nasal dilator) 사용이 증상완화에 도움이 될 수 있다. 또한 임신성비염으로 인해 이차적으로 발생 가능한 폐쇄수면무호흡의 발생 시 경비강 지속상기도양압술(nasal continuous positive airway pressure, CPAP)이 사용될 수 있다. 약물치료로는 국소재제로 비강분무 충혈제거제(topical intranasal decongestant), 코르티코스테로이드(corticosteroid), 항콜린제(anticholinergic agent) 등이 있으며, 경구 충혈제거제 등이 있다. 비강분무 충혈제거제는 권고용량으로 사용 시 체내흡수가 제한적이므로 임신 중 사용 가능하며 코막힘 증상의 일시적인 완화에 유용하다. 그러나 3일 이상 사용할 경우 약물성비염을 유발할 수 있으므로 주의를 요한다. 경구 충혈제거제인 pseudoephedrine은 임신 제1삼분기(1st trimester)에 사용시 드물지만 배벽갈림증(gastroschisis)과의 관련성이 알려져 있다(Lin et al., 2008). 그러나 임신 중 pseudoephedrine을 포함한 경구 충혈제거제를 사용 시 약물에 의한 기형유발효과의 위험도가 증가하지 않고 낮은 조산과의 관련성으로, 동반된 고혈압이 없는 산모의 임신 제1삼분기를 제외한 제2삼분기 또는 제3삼분기에 사용할 것을 권고하고 있다(NAEPP, 2005).

증상호전이 없는 경우 코르티코스테로이드를 비강분무형태로 사용할 수 있다. 현재까지 이로 인한 임신 중 기형발생의 증거는 없으며, 흡입 스테로이드 약제는 천식치료에 장기간 사용되었던 약물이므로 비염의 치료에도 사용이 적절하다고 할 수 있다. 항콜린제인 ipratropium bromide는 항무스카린제(anti-muscarinic agent)로서 점막하점액선의 무스카린수용체(muscarinic receptor)를 차단하여 콧물생성을 억제한다. 비강분무형으로 사용하며 임신 제1삼분기를 제외하고 사용할 것을 권고하고 있다(Wood et al., 1995). 경비강 지속상기도양압술은 기계적 환기 치료(mechanical ventilation therapy)로서 임신성비염으로 인해 이차적으로 발생 가능한 폐쇄수면무호흡의 치료방법 중 하나이다. 산모의 폐쇄수면무호흡이 지속될 경우 분만 시 태아의 낮은 아프가점수(Apgar score)와 태아저출생체중(low birth weight) 등의 관련성이 보고되었다. 또한 경비강 지속상기도양압술은 전자간증의 위험도를 증가시키는 야간고혈압(nocturnal hypertension)을 감소시키는데 효과적으로 보고되었다(Guilleminault et al., 2004).

2) 약물성비염(Rhinitis medicamentosa)

비강점막에 사용하는 국소약물에 의해 야기되는 비염증상을 말한다. 대부분 비강 내 국소 충혈제거제를 포함한 비강분무제재의 사용으로 발생되며, 수 일간 지속적으로 사용하게 되면 반동비충혈(rebound nasal congestion)이 유발되어 증상완화를 위한 약물용량이 증가하게 되고 사용빈도가 증가하는 악순환이 일어나게 된다. 따라서 국소 충혈제거제를 장시간 쓰는 것을 피해야 한다.

3) 알레르기비염(Allergic rhinitis)

증상은 반복되는 재채기, 코가려움증, 맑은콧물, 그리고 때때로 안구가려움증과 자극을 호소한다. 주된 원인인자로는 집먼지진드기, 동물의 비듬(dander), 곰팡이, 그리고 꽃가루 등이 있다(Schatz et al., 2009). 비임신 시 주된 치료는 항히스타민제(antihistamine agent), 충혈제거제와 비강 내 스테로이드이다. 국소스테로이드인 beclomethasone, budesonide 등은 천식치료에 장기간 사용되었던 약물이므로 사용이 적절하다고 할 수 있다. 임신 시 일차적으로 사용될 수 있는 1세대 항히스타민제로는 chlorpheniramine이 있다. 또한 cetirizine, loratadine 등의 2세대 항히스타민제는 1세대에 비해 항콜린성 부작용이 드물고 진정

표 37-2. FDA* risk rating of drugs used to treat rhinitis in pregnancy

Drug	FDA category
Intranasal corticosteroids	
Budesonide	B
Beclomethasone	C
Fluticasone	C
Triamcinolone	C
Flunisolide	C
Sodium cromoglycate	B
Antihistamines	
Fexofenadine	C
Desloratidine	C
Loratidine	B
Cetirizine	B
Chlorpheniramine	B
Diphenhydramine	B
Clemastine	B
Tripelenamine	B
Hydroxyzine	C
Decongestants	
Pseudoephedrine	C
Antishistamine/ Decongestant	
Loratidine/ pseudoephedrine	B
Fexofenadine/ pseudoephedrine	C
Cetirizine/ pseudoephedrine	C
Other nasal sprays	
Azelastine	C
Ipratropium bromide	B
Oxymetazoline	C

*U.S. Food and Drug Administration
출처: Orban N, Maughan E, Bleach N. Pregnancy-induced rhinitis. Rhinology 2013;51:111-9.

작용이나 행동장애가 적으므로 사용 가능하다. 항히스타민제와 비충혈제거제로 증상이 조절되지 않으면, 항염증 약물을 사용하는 것을 고려할 수 있다. 비만세포(mast cell)에 작용하여 항염작용을 하는 sodium cromoglycate와 nedocromil sodium이 있다. 이는 비만세포막 단백에 부착하여 세포막에서의 칼슘이동을 조절하여 히스타민 및 다른 화학전달물질의 분비를 막아 알레르기 반응을 억제하고, 비점막의 호산구수(eosinophil count)를 감소시킴으로써 증상을 호전시킨다(Piette et al., 2006). sodium cromoglycate은 임신 중 알레르기비염에 우선적으로 투여할 수 있는 약물로 권장되고 있다. 알레르기항원면역요법(allergen immunotherapy)은 중요한 질병변경(disease-modifying) 치료방법으로 임신 전부터 효과적인 치료를 시행중인 여성은 임신 중에도 지속적으로 시행할 수 있다. 그러나 임신 중에 시작해서는 안 되며 알레르기항원 추출물의 강도를 증가시켜서도 안 된다(Cox et al., 2011). 임신 시 비염치료에 사용하는 약물을 표 37-2에 정리하였다.

3. 폐렴(Pneumonia)

폐렴은 산모에서 가장 흔한 비산과적 감염으로 산모의 호흡부전의 원인 중 하나이다. 폐렴은 폐실질의 감염으로 정의되고 감염 당시의 상황에 따라 크게 지역사회획득폐렴(community-acquired pneumonia)과 병원성폐렴(hospital-acquired pneumonia)으로 구분할 수 있다. 비교적 흔히 접하게 되는 폐렴이 지역사회획득폐렴이며 임신한 여성도 예외 없이 발병할 수 있다. 임신 중 폐렴의 빈도는 비임신 시와 비슷하며 1,000명당 0.4~2.7명으로 보고되고 있다(Jin et al., 2003). 폐렴에 의한 모성사망률은 과거 20%까지 상승하였으나, 이후 항생제 치료가 도입되면서 0~4%까지 감소되었다. 폐렴을 동반한 산모의 주요 합병증으로는 조기양막파수와 조산이며, 급성폐감염을 지닌 산모의 3분의 1에서 발생한다고 보고되었으며(Getahun, 2007), 저체중아를 분만할 위험도가 두 배 정도 높다는 보고도 있다(Sheffield, 2009). 임신에 따른 정상적인 생리학적 변화 중 일부분은 폐렴의 경과를 악화시킬 수 있는데, 횡경막 상승, 기능잔기용량 감소, 산소소비량 증가 등이 해당된다(Khan et al., 2009). 이러한 변화는 산모의 호흡기 분비물 제거능력을 감소시키고 폐감염과 관련된 기도폐쇄를 잠재적으로 악화시킬 수 있으며, 특히 임신 제3삼분기에 단기간 저산소상태에 대해 견딜 수 있는 산모의 능력을 감소시킨다(Ramsey et al., 2001). 임신 시 폐렴의 원인이 되는 감염원은 비임신 성인에서의 병원균과 유사한 결과를 보이고 있다(표 37-3).

산모를 포함한 폐렴이 의심되는 모든 환자는 폐렴의 진단과 합병증 여부를 확인하기 위해 가능하면 흉부X선(chest X-ray)검사를 시행하여야 한다. 흉부 X-선 검사는 폐렴의 진단 및 폐렴과 비슷한 소견을 나타내는 다른 질환을 감별하는 데 도움을 줄 수 있으나 폐렴의 원인균을 알 수 있는 수단은 아니다. 입원을 요하지 않는 경증환자의 경우 원인균 진단을 위한 검사가 필수는 아니지만 항생제 내성균이 의심되거나 경험적 항생제 투여로 치료가 어려운 세

표 37-3. 임신 중 폐렴의 원인균 분포(in decreasing order of frequency of occurrence)

- Streptococcus pneumoniae (including drug-resistant streptococcus pneumonia)
- Hemophilus influenzae
- No pathogens identified
- Atypical pneumonia agents:
  - Legionella species (more common in severe pneumonia)
  - Mycoplasma pneumoniae
  - Chlamydophila pneumoniae
- Viral agents
  - Influenza A
  - Varicella
- Staphylococcus aureus (including methicillin-resistant strains)
- Pseudomonas aeruginosa (with bronchiectasis, cystic fibrosis)
- Aspiration
- Fungi – Coccidioidomycosis
- Pneumocystis jiroveci (with HIV infection)

출처: Khan S, Niederman MS. Pneumonia in the pregnant patient. In: Rosene-Montela K, Bourjeily G, editors. Pulmonary problems in pregnancy. New York (NY): Humana Press; 2009. p. 177-96.

균이 의심되면, 객담 그람염색과 배양검사를 시행할 수 있으며, 임상적 혹은 영상검사소견에서 폐결핵이 의심되는 경우 객담항산염색(acid-fast stain)과 결핵균배양검사를 시행한다. 입원환자는 원인균검사를 위해 항생제 투여 전에 혈액배양검사와 객담그람염색(sputum gram stain) 및 배양검사를 시행하는 것이 좋다(김성민 등, 2017). 호흡기 바이러스 검사 중 핵산증폭법(polymerase chain reaction, PCR)은 배양이나 항원검사법에 비해서 더 민감하여 비인두 바이러스의 수가 적은 환자에서 유리하다.

1) 세균폐렴(Bacterial pneumonia)

(1) 증상 및 특징

임상증상은 비임신 시의 증상과 큰 차이를 보이지 않으며 열, 기침, 흉막염통증(pleuritic pain), 오한, 객담 그리고 호흡곤란 등의 다양한 증상을 나타낸다. 임신 중의 폐렴은 전형적(typical), 비전형적(atypical)의 두 가지 종류로 분류할 수 있다. 전형적 폐렴은 주로 열, 오한, 화농성(purulent) 객담, 기침을 동반하는 급성 질환으로 나타나고, 흉부 X-선 검사상 대엽양상(lobar pattern)을 보인다. 한국에서 지역사회획득폐렴의 가장 흔한 원인균은 사슬알균폐렴(Streptococus pneumonia)이며, 다음으로 폐렴막대균(Klebsiella pneumonia), 포도알균폐렴(Staphylococcus aureus)이 흔하고 인플루엔자균(Hemophillus influenza) 또한 중요한 호흡기 병원균이다(김성민 등, 2017). 사슬알균폐렴은 그람염색상 그람양성쌍구균(gram-positive coccus)이며 임신 중 폐렴을 일으키는 가장 흔한 세균성 병원체이다. 쇠녹가래(rusty sputum)를 보이면서, 흉부 X-선 검사상 주로 상엽에 비대칭 경화(consolidation)와 함께 공기기관지조영상(air bronchogram)을 보인다. 폐렴막대균은 그람음성막대균(gram-negative rod)으로, 흉부 X-선 검사상 광범위한 조직파괴를 보이는 공기기관지조영상 및 흉막삼출(pleural effusion) 및 공동화(cavitation)소견을 보인다. 포도알균폐렴은 흉부 X-선 검사상 공기기관지조영상이 없는 경화(consolidation)를 특징으로 한다. 인플루엔자는 그람음성짧은막대균(gram-negative coccobacil-

표 37-4. 지역사회획득폐렴환자의 경험적 항생제 선택

구분	경험적 항생제 선택
입원을 요하지 않는 환자(경구)	β-lactam 단독(amoxicillin or amoxicillin-clavulanate, cefditoren, cefpodoxime, cefuroxime*) 또는 respiratory fluoroquinolone (gemifloxacin, levofloxacin, moxifloxacin) 비정형폐렴의심되는경우 β-lactam + macrolide (azithromycin, clarithromycin, roxithromycin)
일반병실로 입원하는 환자 (P. aeruginosa 감염의 위험인자가 없는 경우, 경구 또는 주사)	β-lactam (ampicillin/sulbactam, or amoxicillin/clavulanate, cefotaxime or ceftriaxone) 또는 respiratory fluoroquinolone 비정형폐렴, 중증폐렴인 경우 β-lactam + macrolide
중환자실로 입원하는 환자 1) P. aeruginosa 감염의 위험인자가 없는 경우	β-lactam (ampicillin/sulbactam, cefotaxime, ceftriaxone) + azithromycin (주사 혹은 경구) 또는 β-lactam + Respiratory fluoroquinolone (gemifloxacin, levofloxacin, mocifloxacin)
2) P. aeruginosa 감염이 위험인자가 있는 경우**	Antipneumococcal, antipseudomonal β-lactam (cefepime, piperacillin/tazobactam, imipenem, meropenem) + ciprofloxacin 또는 levofloxacin Antipneumococcal, antipseudomonal β-lactam + aminoglycoside + azithromycin Antipneumococcal, antipseudomonal β-lactam + aminoglycoside + antipneumococcal fluoroquinolone (gemifloxacin, levofloxacin, moxifloxacin)

* cefuroxime의 경우 국내 분리 S.pneumoniae의 내성률이 상당히 높아 국내권고안은 제외
** 음주, 기관지확장증 등 폐의 구조적 질환, 반복되는 만성폐쇄호흡기질환(COPD) 악화로 인해 항생제와 스테로이드를 자주 투여해 온 병력, 최근 3개월 이내 항생제 투여 기왕력
† 태아 내이독성(ototoxicity) 위험성이 있으므로, 중증 그람음성 감염증 중 적응증이 될 때 사용가능

출처: 김성민, 강철인, 김의석, 박동아, 박성훈, 서지영 등. 성인 지역사회획득 폐렴 항생제 사용지침. 2017. 지역사회획득 폐렴 치료지침 제정위원회.질병관리본부; Eliakim-Raz N, Robenshtok E, Shefet D et al. Empiric antibiotic coverage of atypical pathogens for community-acquired pneumonia in hospitalized adults. Cochrane Database Syst Rev 2012 (9): Cd004418.; Postma DF, van Werkhoven CH, van Elden LJ et al. Antibiotic treatment strategies for community-acquired pneumonia in adults. N Engl J Med 2015; 372 (14): 1312-23.

lus)으로 대개 폐상부엽에 공기기관지조영상을 동반한 경화를 보인다. 비전형 폐렴 병원균 중 폐렴마이코플라즈마(Mycoplasma pneumonia)가 가장 흔한 원인균이며, 레기오넬라폐렴(Legionella pneumophila), 폐렴클라미디아(Chlamydophila pneumoniae) 등이 있다. 감염된 환자들에서는 대부분 두통, 미열, 근육통과 기침(nonproductive cough) 등의 증상이 서서히 시작되고, 흉부 X-선 검사상 광범위한 기관지폐렴모양(diffuse bronchopneumonia pattern)을 보인다.

(2) 치료

초기 치료는 가능성 있는 원인균에 근거한 경험적 항생제가 사용되어야 하며, 항생제를 선택함에 있어 임신 시의 안전성과 효과를 우선 고려하여야 한다. 최근 지역사회획득 폐렴 표준치료지침(표 37-4)은 경증 또는 중증도 폐렴의 경험적 치료시 베타락탐함생제 (β-lactam) 또는 respiratory fluoroquinolone의 단독투여를 권장한다. 베타락탐 항생제와 macrolide 의 병용투여는 사망률 감소 효과가 보고된 비정형 세균 (atypical pathogen) 감염 또는 중증 폐렴환자들에서 제한적으로 권장된다(Song et al, 2009). 또한 지역사회획득 methicillin내성 포도알균(community-acquired methicillin-resistant S. aureus, CA-MRSA)폐렴이 의심될 경우, vancomycin, teicoplanin이나 linezoild가 경험적 치료에 포함될 수 있다. 항생제 치료와 더불어 수액보충, 해열제, 산소공급 등 지지요법을 시행하고 균 동정검사결과 원인균과 감수성이 확인된 적절한 항생제를 선택하여 치료를 시행한다.

2) 바이러스폐렴(Viral pneumonias)

(1) 인플루엔자폐렴(Influenza pneumonia)

① 증상 및 특징

인플루엔자는 Orthomyxoviridae과의 RNA바이러스로 급성 호흡기질환을 일으킬 수 있는 대표적인 바이러스이다. 항원성 차이에 의해 크게 A, B 및 C형으로 구분되고 A형(H1N1 virus)이 가장 심한 유행성 감염을 일으킨다. 표면단백질인 Hemagglutinin(HA)과 Neuraminidase(NA)의 구조에 따라 여러 하위 그룹으로 분류될 수 있으며, 이 중 A형은 HA단백질의 항원 특성에 따라 H1~H15형, NA 단백질 항원 특성에 따라 N1~N9형의 아형으로 분류된다(Wiely et al., 1987).

임상증상은 비임신상태에서의 감염과 비슷하며 고열, 두통, 근육통, 피로감 등의 전신 증상과 인후통, 기침, 객담 및 비염 등의 호흡기 증상이 나타나며 드물게 복통, 구토, 경련 등이 발생할 수 있다(CDC, c2009). 발생 시기는 다양하나 보통 겨울이 시작되는 늦가을에서 이른 봄에 많이 발생한다. 급성 인플루엔자 환자가 기침이나 재채기를 할 때 분비되는 호흡기 비말(droplet)을 통해 주로 전파되며 오염원에 대한 직접접촉에 의해서도 감염될 수 있다. 잠복기는 보통 1~4일로 평균 2일 정도이며 증상이 나타나기 1일 전부터 발생 후 약 5일까지 전염력이 있다.

감염 위험군은 2세 이하의 소아, 65세 이상의 성인, 만성질환을 동반한 경우, 산모 및 분만 후 2주 이내의 여성, 장기간 아스피린 치료 중인 19세 이하 환자, 고도비만(BMI > 40) 등이 있다. 비 임신 환자와 임신한 여성의 인플루엔자에 감염될 경우를 대조한 다수의 연구에 따르면, 임신 중 감염된 환자에서 입원, 심폐기능의 합병증 및 심한 경우 사망에 이르는 빈도가 약 5배 높은 것으로 보고되었다(CDC, c2014). 임신 중 인플루엔자 감염으로 인해 발생하는 임신경과에 대한 영향은 매우 다양하다. 직접적인 영향은 없다는 보고도 있으나 다수의 연구에서 유산, 사산, 조산, 저체중아, 그리고 신생아 중환자실 입원 및 사망빈도 등의 증가를 보고하였다(Yates et al., 2010). 현재까지 인플루엔자 바이러스가 태아기형을 유발한다는 직접적인 관련성은 밝혀지지 않았다. 폐렴은 가장 흔한 합병증으로 감염된 산모의 약 12%에서 일어난다. 원발성 인플루엔자폐렴(primary influenza pneumonia)은 가장 심각한 질환으로 간헐적인 객담 및 흉부X선소견상 간질침윤(interstitial infiltrate)을 특징으로 한다. 바이러스의 확인을 위한 검사는 인플루엔자

표 37-5. **항바이러스제 투여요법 및 용량**

Antiviral Agent	Prophylaxis	Treatment	FDA category
Oseltamivir (Tamiflu®)	75 mg once daily×7day	75 mg twice daily×5day	C
Zanamivir (Relenza®)	10 mg (2 inhalations) once daily×7day	10 mg (2 inhalations) twice daily×5day	C

출처: Centers for Disease Control and Prevention (CDC).2018 Influenza antiviral medications: Summary for clinicians [Internet]. Atlanta (GA): Centers for Disease Control and prevention 2018 [cited 2018 Dec 27]https://www.cdc.gov/flu/professionals/antivirals/summary-clinicians.htm

항원을 검출하는 신속인플루엔자검사(rapid influenza diagnostic test, RIDT), 면역형광(immunofluoscence), 바이러스 배양(viral culture), 및 역전사중합효소연쇄반응(reverse transcription polymerase chain reaction, RT-PCR) 등이 있다(CDC, c2014).

② 치료

비임신 시와 크게 다르지 않으며 안정, 수분보충 및 해열제 등의 대증요법을 실시하고, 공기 중 전파가 가능하므로 전염력이 있는 기간 동안 타인과의 접촉을 피한다. 또한 인플루엔자 증상이 있는 산모 및 분만 후 2주 이내의 여성은 예방접종 유무, 인플루엔자 신속검사 결과와 상관없이 항바이러스제를 가능한 빨리 투여한다(CDC, c2009). 증상발현 2일 이내에 항바이러스제를 투여한 환자에서 중환자실 입원 빈도가 크게 줄었으며, 회복기간이 평균 1일 단축되었다는 보고가 있다(Yates et al., 2010). 미국 FDA (U.S. Food and Drug Administration)에서 허가된 항바이러스제로 neuraminidase억제 흡입제인 zanamivir (Relenza®)와 경구제인 oseltamivir (Tamiflu®)가 있다. 이들 약제는 치료 및 예방목적으로 사용 가능하며 임신 중 예방 및 치료목적의 약물 투여용량은 비 임신 시와 동일하다(CDC, 2018)(표 37-5).

항바이러스제 치료에도 호전이 없는 경우 사슬알균 등의 세균중복감염에 의한 폐렴을 고려하고, 그에 대한 검사 및 광범위항생제 치료도 병행하여야 한다. 임신 중 항바이러스제의 사용과 연관된 다양한 선천성 기형의 보고가 있음에도 약물의 발생독성에 대한 결론의 충분한 정보가 없으며 다수의 연구에서 항바이러스제와 기형유발과의 관련성은 없다고 하였다. 또한 임신 중 항바이러스제 사용이 조산(preterm birth), 조기양막파수(premature rupture of membrane), 저체중아, 낮은 아프가점수, 사산 그리고 태아사망과는 관련성이 없으며(Xie et al., 2013), 2009년 인플루엔자 A (H1N1) 대유행 시에 폐렴에 걸린 산모에서, 증상 발현 2일 이내에 항바이러스제를 치료한 산모에서 더 나은 경과를 보인다고 하였다(Siston et al., 2010). Oseltamivir와 zanamivir는 모유에서도 발견되는데 oseltamivir는 산모 혈장농도의 1% 수준이며, zanamivir의 동물실험에서도 유해한 영향은 없는 것으로 보고되었다(Brito et al., 2011). 인플루엔자 유행 시기 동안 임신을 계획하는 모든 여성에서 예방접종을 권고하고 있다. 임신 중 예방백신(비강분무타입 제외)의 접종은 임신 전, 후반기 모두 가능하며 불활성화백신(inactivated vaccine)으로 접종해야 하고, 모유수유의 금기에 해당되지 않는다(CDC, 2018).

(2) **수두폐렴**(Varicella pneumonia)

① 증상 및 특징

수두대상포진바이러스(Varicella-zoster virus, VZV)는 매우 전염성이 강한 herpes과의 DNA바이러스이다. 사람만이 수두대상포진바이러스의 병원소로 알려져 있으며, 감염된 사람과 접촉하거나 호흡기 비말에 의해 눈의 결막(conjunctiva)이나 코인두(nasopharynx)점막으로 감염된다. 수두폐렴은 수두 후 발생하는 가장 중증 합병증으로 소아보다 성인에서 많이 발생한다. 수두폐렴의 증상은 발열, 소수포발진이 나타나고 대개 2~5일 후 기침, 호흡곤란, 흉막염통증, 객혈 등의 호흡기 증상이 나타난다. 흉부 X-선 검사에서 특징적으로 간질, 확산속립 또는 결절침윤(interstitial, diffuse miliary or nodular infiltrates)을 보이며 특징적인 수두발진과 발열이 있으면 임상적으로 진단할 수 있다. 임신 시 수두감염 빈도는 임신 10.000명당 1.21명이며(Zhang et al., 2015), 임신 시 수두에 이환된 산모 중 2~5%에서 합병증으로 폐렴이 발생한다(Marin et al., 2007). 수두폐렴은 일반적으로 임신 제3삼분기에 호발하며 그 이전에 발생하는 경우보다 더 심각하고 복잡한 양상으로 나타날 수 있다(Zambrano et al., 1995).

② 치료

임신 시 수두바이러스에 노출된 환자는 환자의 면역상태, 즉 이전 수두감염의 병력, 예방접종 유무, 혈액검사상 수두면역글로불린G (IgG)을 고려하여 결정한다. 이전 감염병력이 없거나 예방접종을 하지 않은 경우 또는 IgG 음성인 감수성 있는 산모는 수두대상포진면역글로불린(VZIG) 주사를 노출 96시간 이내에 투여한다. 최근 노출 후 10일 이내에 투여해도 유효하다는 보고도 있다(CDC, 2013). 임신 중 수두에 감염된 산모는 폐렴 등의 심각한 합병을 막기 위해 경구 acyclovir (800 mg five times per day for 7 day)를 피부발진 발생 24시간 이내에 투여한다. 수두폐렴 산모와 수두감염 후 호흡기 증상을 보이는 모든 임신부는 격리(isolation), 수액치료 및 항바이러스제를 포함한 적극적인 치료가 필요하다. 항바이러스제는 경정맥 acyclovir (10~15 mg/kg, every 8 hours intravenously for 5~10 days)를 적어도 발진 발생 24~72시간 이내에 투여한다. 또한 약 40%의 환자에서 호흡기능부전으로 기계환기(mechanical ventilation)가 필요할 수 있어 입원치료가 필요하다(Smego et al., 1991). 기계환기를 시행해야 할 만큼 임신 중 중증 수두폐렴환자는 사망률이 증가하는데, 항바이러스제 사용이전에는 20~45%였으나 약물치료 후에는 3~14%로 감소되었다(Chandra et al., 1998). 수두의 약독화생백신(live-attenuated vaccine)의 임신 중 접종은 금기이며, 이전 감염병력이 없는 가임 여성에서 예방 접종할 경우, 접종 후 최소한 1개월 또는 3개월은 임신을 피한다(NHMRC, 2013). 생백신 바이러스는 모유로 이행되지 않아 분만 후 접종 및 모유수유가 가능하다(Marin et al., 2007).

3) 진균폐렴(Fungal pneumonia)

(1) 특징

진균(fungus)은 인체에 침투하여 병원체(pathogen)로서 질병을 일으킬 수 있으며 임신 중 폐렴을 일으킬 수 있다. 대표적인 원인균으로는 cryptococcus neoformans, histoplasma capsulatum, sporothrix schenkii, blastomyces dermatitidis, coccidioides immitis 등이 있다. 임신 중 진균에 의한 폐렴은 드물며 건강한 산모에서의 단독 진균폐렴은 적절한 치료에 의해 대부분 회복된다. 만일 면역저하질환 또는 HIV에 감염된 산모에게 감염될 경우 파종성(disseminated)감염을 일으켜 중증감염의 경과를 보일 수 있다(Spinello et al., 2007).

(2) 치료

임신 시 치료는 비임신에서의 치료와 비슷하며 파종성감염 또는 중증 폐렴의 경과를 보이는 경우 amphotericin B (FDA category B) 정맥주사가 1차 선택약제이며, 경과가 호전될 경우 유지요법으로 경구 itraconazole 등 azole계열의 항진균제를 투여한다. 그러나 대부분의 azole계열의 항진균제는 임신 제1삼분기에 가능한 사용을 피해야 하는 약물이 대부분이다. 또한 fluconazole은 임신 제1삼분기에 고용량(400mg/day)으로 투여할 경우 태아 선천성 기형의 보고가 있어, 질칸디다증(vaginal candidiasis) 치료를 위한 저용량 국소치료를 제외한 경구제제는 FDA category가 C에서 D로 변경되었다(CDC, c2013).

4. 결핵

결핵은 마이코박테리움 튜버클로시스(Mycobacterium tuberculosis)의 흡인으로 발생하는 폐의 육아종 반응이다.

1) 유병률

질병관리본부는 2018년도 결핵 신환자는 26,433명(51.5/105명)으로 2011년(39,557명) 이후 7년 연속 감소 추세를 보이고 있지만, OECD 국가 중 환자 발생률과 결핵에 의한 사망률(5/105명)이 가장 높다고 발표하였다. 다제내성 결핵(multi-drug resistant, MDR)의 발생도 문제가 되고 있으며 외국인(6.3%) 결핵환자에서 내국인(2.1%) 결핵환자에 비해 높은 비율을 보인다.

2) 증상

성인에서의 결핵은 결핵의 침범 부위에 따라 다양한 증상이 나타난다. 초기 결핵의 경우에는 무증상인 경우도 많으며 시간이 지나면서 증상이 발생하게 된다. 폐결핵에서 가장 흔한 증상은 기침이며, 그 외에 체중감소, 야간발한(night sweat), 발열, 객혈 등이 발생한다(Achkar et al., 2008). 호흡곤란은 진행된 결핵이나 흉수를 동반한 경우에 발생하며, 결핵성 흉막염을 제외하고 흉통은 흔하지 않다. 흉부 X-선 검사에서는 공동화 혹은 세로칸 림프절병(mediastinal lymphadenopathy)의 다양한 소견으로 나타난다. 임신 중에는 임신으로 인한 피로감 및 식욕저하와 같은 증상이 결핵의 전신 증상과 유사하고 임신으로 인한 면역반응의 변화로 결핵의 진단이 늦어질 수 있다(Cheung et al., 2011). 폐결핵에서는 증상뿐만 아니라 증상의 기간 또한 중요하여 증상기간의 정도와 도말 양성의 정도가 관련이 있다(Bradli et al., 1998). 따라서, 뚜렷한 원인 없이 2-3주 이상 기침 등의 호흡기 증상이 있으면 결핵의 가능성을 고려하여 이에 대한 검사를 시행하여야 한다(Lawson et al., 2008). 임신으로 인해 경과가 달라지지는 않는다.

2) 진단

결핵은 다양한 임상 소견을 보이기 때문에 진단이 어려운 경우가 많다. 결핵이 의심되는 병변에서 얻은 검체로부터 항산균(acid fast bacilli)이 검출되고 결핵균으로 동정되면 결핵으로 진단할 수 있지만 결핵균을 검출할 수 없는 경우가 많고 결핵균 배양검사의 경우 많은 시간이 소요되기 때문에 임상 소견과 흉부X-선 검사, 흉부 전산화 단층 촬영, 항산균 도말검사, 항산균 배양검사, 결핵균 핵산증폭검사, 조직검사 및 면역학적 검사들을 종합적으로 판단하여 진단한다. 면역학적 진단 검사로는 전통적으로 투베르쿨린 검사(tuberculin skin test, TST)가 이용되어 왔지만 최근 인터페론감마 분비검사(interferon-gamma releasing assay, IGRA)가 도입되어 선호되고 있다. TST는 결핵균의 배양액으로부터 정제한 purified protein derivatives (PPD)라는 물질을 피내에 주사하여 이전에 결핵균에 감작된 T 림프구에 의한 지연과민반응이 일어나는지를 확인하여 결핵감염 여부를 진단하는 검사법이다. IGRA는 과거 결핵균에 감작된 T 림프구에 결핵균 항원을 자극하여 분비되는 인터페론감마를 측정하여 결핵감염 유무를 진단하는 것이다. TST에 비해 장점은 TST는 결과 판독을 위해 48~72시간 후에 한 번 더 방문해야 하지만 IGRA는 한 번의 방문으로 진단이 가능하므로 환자가 편리하며, TST는 비씨지 백신이나 비결핵 항산균 감염에 의해서도 위양성 반응을 보일 수 있지만 IGRA는 결핵균 항원만을 이용하므로 TST보다 위양성률이 낮다는 점이다. 그러나 IGRA 또한 위양성과 위음성을 보일 수 있고 TST에 비해 고가이다. IGRA는 비씨지 접종에 의한 위양성의 가능성이 낮고 또한 높은 민감도와 특이도로 인하여 잠복결핵감염의 진단에 있어서 우리나라와 같이 비씨지를 접종하는 나라에서는 연령에 따라 TST를 대치할 수 있는 검사로 사용되고 있다(Pai et al., 2004). 하지만 TST처럼 잠복결핵감염과 활동성 결핵(active tuberculosis)을 감별할 수 없는 근본적인 동일한 문제점이 있다.

2) 임산부의 결핵 치료

임산부에서의 결핵 치료는 비임신 여성의 경우와 동일하다. 임신부에서 효과적으로 치료되지 못할 경우, 조기 분만, 저체중아와 주산기 사망률이 증가하고, 이는 결핵의 중등도에 비례하므로 임산부에서 결핵이 상당히 의심되는 경우 진단을 위한 검사와 치료를 미루지 않아야 한다(Jana et al., 1994). 하지만 치료된 경우는 임신 결과에 차이를 보이지 않는다(Nguyen et al., 2014). 일차 항결핵제인 이소니아지드(isoniazid), 리팜핀(rifampin), 에탐부톨(ethambutol) 및 피라진아미드(pyrazinamide)는 모두 태반을 통과하지만 태아에 기형을 유발하지는 않는다. 세계보건기구(WHO)는 임산부에서 피라진아미드를 포함하는 표준 치료를 추천하지만, 미국에서는 피라진아미드의 안전성에 대한 우려로 인해 이소니아지드, 리팜핀, 에탐부톨 9개월 요법을 추천하고 있다. 우리나라의 대한결핵 및 호흡기학회와 질병관리본부에서는 2가지를 모두 권고한다. 또한, 피라진아미드를 포함한 일차항결핵제로 결핵 치료 중 임신 사실이 밝혀지더라도 유산을 권고해서는 안 된다. 임신 중 이차 항결핵제의 효능과 안전성 및 치료결과에 대한 대규모 연구결과는 매우 부족하다(Mathad et al., 2012). 따라서, 임산부가 다제내성(MDR) 결핵환자일 경우 치료 방법은 임신 주수와 내성, 결핵의 중등도(severity), 치료 약제의 위험-이익(risk-benefit)을 고려하여 결정해야 하며 결핵전문가에게 의뢰할 것을 권고한다. 아미노글리코시드(aminoglycoside)는 태아에게 청력이상을 일으킬 수 있고 프로치온아미드(prothionamide)는 동물실험에서 태아의 성장 발달을 저해하는 것이 밝혀져 있어 임신 중에는 사용하지 말아야 한다. 또한 파스(p-aminosalicylic acid)의 경우 출생 시 여러 이상이 보고된 바 있어 사용 시 신중을 기해야 한다(Brost et al., 1997). 퀴놀론(quinolone), 시클로세린(cycloserine), 리파부틴(rifabutin)은 안전성에 대해 검증되지 않았으므로 다른 약을 선택할 수 없을 경우에만 사용할 수 있다. 최근에 개발되어 다제내성 결핵치료를 위해 사용 중인 베디퀼린(bedaquiline)과 델라마니드(delamanid)는 안전성에 대한 임상 자료가 부족하여 사용을 권고하지 않는다. 클로파지민(clofazimine)도 안전성에 대한 임상자료가 부족하여 사용을 권고하지 않는다(WHO, 2014). 임신으로 인한 증상(특히 오심, 구토)이 항결핵제 유발간염에서 보일 수 있는 증상과 유사하고 임신 자체가 cytochrome P450을 유도하여 항결핵제로 인한 간손상을 증가시킬 가능성이 있어 이에 대한 세심한 관리가 필요하다. 임신 기간에 이소니아지드를 복용하는 경우, 말초 신경염이 발생할 가능성이 증가하므로 이를 예방하기 위해 피리독신(비타민B6)을 하루 10~50 mg 투여해야 한다. 리팜핀을 포함한 항결핵제로 치료받을 경우 경구피임제의 효과가 떨어지므로 다른 피임방법을 사용할 것을 추천한다.

3) 모유 수유 중의 결핵 치료

일차 항결핵제로 치료 중인 산모의 유즙에서는 아주 소량만이 검출되므로 결핵치료 때문에 모유수유를 중단하지 않는다. 약제내성으로 이차 항결핵제로 치료 중인 산모의 모유를 통해 노출된 소량의 항결핵제가 아기에게 어떤 영향을 줄 것인지에 대해서는 알려진 바가 없으므로 가능하다면 모유 수유대신 분유로 영양공급을 대체하는 것을 권고한다. 임신 기간 중 충분한 치료를 받고 아기를 출산한 경우에는 제한 없이 모유수유를 하고, 산모와 아기를 격리할 필요는 없다. 그러나 임신 기간 중 충분한 결핵 치료를 받지 못하고 아기가 출생하는 경우 전염성이 있는 기간 동안에는 산모와 아기를 격리하고, 직접 모유수유를 하지 않을 것을 권고한다. 이소니아지드를 사용하는 수유부에서는 피리독신을 하루 10~50 mg씩 투여한다.

5. 천식

1) 유병율

천식은 임신에 심각한 영향을 미칠 수 있는 가장 흔한 내과적 합병증의 하나이다. 천식의 유병율을 국가에 따라 1~16%에 이른다. 우리나라 19세 이상 성인에서의 천식 유병율은 국민영양조사에 따르면 1998년 1.1%에서 2011년 3.1%로 지속적으로 증가하고 있다(대한천식알레르기학회, 2015).

2) 병태생리

천식은 여러 세포와 다양한 매체들이 관여하는 기도의 만성 염증성 알레르기 질환이다. 기도의 염증은 기도과민증과 가역적인 기도폐쇄가 동반되어 반복적인 호흡곤란과 천명음, 기침, 가슴 답답함 등의 증상을 일으킨다. 천식의 위험인자는 천식을 발생시키는 원인인자와 증상을 일으키는 유발인자 두 가지(어떤 인자는 양쪽 모두에 해당)로 구분하는데 이 두 가지 인자의 복잡한 상호작용으로 발생한다고 밝혀져 있다(표 37-6).

표 37-6. **천식의 원인인자와 유발인자**

숙주 인자
유전적 인자 아토피 관련 유전자 기도과민성 관련 유전자 기도 염증 관련 유전자
비만
성별 : 남성
환경 인자
알레르겐 실내: 집먼지진드기, 동물(개, 고양이, 생쥐) 바퀴벌레, 곰팡이, 균사체, 효모균 실외: 꽃가루, 곰팡이, 균사체, 효모균
감염(주로 바이러스성): 호흡기세포융합 바이러스(respiratory syncytial virus), 파라인플루엔자 바이러스 등
마이크로바이옴(micobiome)
직업성 감작물질: 이소시아네이트(isocyanate), 귤응애(citrus red mite), 점박이 응애(two spotted spider mite), 자극성이 심한 가스(연무), 등
흡연(직접, 간접)
실외/실내 대기오염
식품
스트레스

2) 임신이 천식에 미치는 영향

임신에 의해 천식의 경과가 영향을 받을 수 있는 것으로 알려져 있다. 이와 관련하여 많은 연구가 있지만, 대략적으로 임신으로 인해 천식의 1/3은 호전되고 1/3은 변화가 없으며 나머지 1/3은 천식이 악화된다는 의견에 이견이 없다(Murphy et al., 2005). 일반적으로 임신 전에 천식 증상이 경미하거나 중등도인 경우에는 임신 기간 중에도 변화가 없지만 임신 전에 중증의 천식을 가지고 있었던 경우에는 임신 중에 악화되는 경향을 보인다.(Schatz et al., 2003) 임신 중 천식 증상의 호전이나 악화와 같은 임상증상 정도의 변화는 임신 2삼분기에 자주 발생하며 천명이나 수면장애 증상은 임신 37주에서 40주 사이에 호전되는 경향을 보인다고 한다(Bakhirara et al., 2008). 또한 다음 번 임신에서는 대부분 같은 증상의 변화를 보인다고 한다. 남아를 임신한 경우보다 여아를 임신한 경우 천식이 악화될 가능성이 높다는 것도 여러 연구를 통해 확인되었다(Kwon et al., 2006).

3) 천식이 임신에 미치는 영향

1967년 Williams는 12년간 임신 중 천식으로 사망한 19명의 임신부를 보고하면서 이후 천식이 임신에 미치는 영향에 대한 많은 역학조사 연구가 발표되었다(Williams et al., 1967). 이후 주산기 예후는 꾸준한 호전을 보여 왔다. 천식의 염증, 저산소증, 치료 약물, 흡연, 태반 기능의 변화들이 주산기 예후에 영향을 미치는 요소들로 제기되고 있다. 임신 초기에 자연 유산이 약간 증가한다는 보고가 있다(Blais et al., 2013). 이외에도 저체중아, 전자간증, 조산이 증가하는 것으로 보고되었는데 메타분석에서 경증보다는 중간 정도와 중증의 천식을 가진 경우 증가한다고 보고되었다(Murphy et al., 2011). 그러나 잘 조절된 천식은 이러한 산모와 태아의 합병증의 위험을 높이지 않는다. 구강 스테로이드 복용이나 테오필린(theophylline)을 사용한 군, 임신 기간 중 호흡기 합병증이 발생한 경우 조산이 증가한다는 보고가 있다(Dombroski et al., 2004). 전자간증의 발생은 중간 정도 내지 중증의 천식 증상을 계속적으로 가지고 있는 경우 증가한다는 보고가 있다. 하지만 천식이 전자간증 발생을 증가시키는 기전이 제시되지 못하고 있고 다른 전향적코호트연구(prospective cohort study)에서는 전자간증의 발생이 증가하지 않는다는 보고도 있어 전자간증에 발생에 대해서는 아직 논란의 여지가 있다(Stenius-Aarniala et al., 1996).

4) 임상적 평가

천식 병력이 오래된 환자는 호흡곤란에 대한 인지능력이 감소되어 있어 자각 증상을 잘 느끼지 못하는 경우가 많다. 또한, 천식 증상은 변동이 심하여 호흡기 진찰 소견이 정상일 수 있으며 호흡곤란과 천명 등의 증상을 의사가 주관적으로 평가하는 것도 부정확할 수 있다. 동맥혈 분석은 임신부의 적절한 환기에 의한 산소 공급 상태, 천식의 중등도를 반영하는 산염기 상태를 객관적으로 확인할 수 있다. 또한, 폐기능 측정은 기류제한의 정도와 천식 진단에 필수적인 가역성과 변동률을 측정할 수 있고 천식관리를 위한 전략 수립의 기초가 되며 천식 조절의 보조적인 정보를 제공한다. 폐기능 측정에는 여러 가지 방법이 있으나 1초간 강제호기량(FEV_1)과 최고호기유속(PEF) 측정의 두 가지 방법이 널리 사용되고 있으며 두 값 간에 연관성이 있다. 가역성은 속효성 기관지 확장제(200~400 mg, salbutamol) 흡인 후 수 분 이내에 FEV_1(또는 PEF)이 빠른 호전을 보이거나, 흡인 스테로이드와 같은 효과적인 질병조절제(controller) 치료 후 수일에서 수 주 내에 지속적인 호전을 보이는 경우를 말한다. FEV_1이 1 L 미만이거나 예측치의 20% 미만인 경우 저산소증, 치료제에 대한 낮은 반응, 즉 중증 상태를 의미한다. 변동률은 어느 시간에 걸쳐 발생하는 증상 및 폐기전의 호전이나 악화를 말한다. 변동률은 하루 중 또는 수일에서 수개월간 평가하여 확인할 수 있다. 휴대용 최대유량계를 이용하여 PEF를 측정하는 것으로서 간단하고 정확한 평가가 가능하므로 천식이 있는 산모들은 최대유량계의 사용법을 숙지하고 본인의 기저치 PEF을 숙지하여야 한다. PEF는 환자의 응급후송을 위한 적응증으로도 이용될 수 있다.

5) 임신 중 천식의 관리

임신 중 천식의 관리는 비임신 시와 다르지 않으며 천식 치료에 사용되는 대부분의 약물들은 많은 연구들을 통해 유해하지 않다고 보고되었다(Blais et al., 2007).

대한천식알레르기학회에서는 천식의 관리와 급성 증상의 예방을 위해 다음과 같은 치료 과정을 권고하고 있다(대한천식알레르기학회, 2015).

(1) 환자 교육과 동반자 관계 구축

천식의 효과적인 관리를 위해서는 환자와 의료진 사이에 동반자 관계 형성이 필수적이다. 교육을 통해 천식의 이해와 천식을 스스로 조절할 수 있는 능력을 갖추는 것을 목표로 해야 한다. 또한 서면화된 개별적인 천식 행동지침을 통해 증상과 최고호기유속을 바탕으로 자신의 천식조절정도를 평가하여 치료약물을 스스로 바꿀 수 있게 해야 한다.

(2) 위험인자의 확인과 노출 회피

천식의 치료에서 약물 치료는 증상의 조절과 삶의 질 개선에 아주 효과적이다. 하지만 가능하다면 노출을 피하거나 감소시켜 천식의 발생을 예방하거나 천식의 증상 또는 악화를 감소시키고 약제 요구량을 줄여야 한다. 천식의 악화는 '방아쇠 인자'라는 알레르겐, 바이러스 감염, 약제, 대기오염 등 다양한 인자에 의해 발생할 수 있다.

(3) 천식의 평가와 치료

천식의 치료 약제는 질병조절제(controller)와 증상완화제(reliever)로 분류된다. 질병조절제는 주로 항염증효과를 통하여 천식 증상이 조절되도록 장기간 매일 꾸준히 사용하는 약제로서 흡인 스테로이드(inhaled corticosteroids, ICS), 류코트리엔 조절제, 서방형 테오필린, 크로몰린(cromolyn), 지속성 경구 베타2 항진제, 경구 스테로이드, 항

IgE 항체(omalizumab) 등이 있다. 증상완화제는 신속히 기도를 확장하여 증상을 개선시키는 약제로 필요할 때만 사용하며 속효성 경구 베타2 항진제, 경구 스테로이드, 흡인 항콜린제, 속효성 테오필린, 속효성 흡인 베타2항진제 등이 있다.

천식의 치료목표는 환자가 최상의 천식 조절상태에 도달하고 최소한의 약물로 천식 조절상태를 유지하는 것이다. 천식의 조절상태는 '조절됨', '부분 조절됨', '조절 안 됨'의 3가지 단계로 나눈다. 지난 4주 동안 주간 증상이 주 3회 이상, 천식으로 인한 야간증상, 천식으로 인한 활동제한, 증상완화제 사용이 주 3회 이상의 4가지 중에 해당사항이 없는 경우 '조절됨'이라 하며, 위의 증상 중 1~2가지가 해당하는 경우 '부분 조절됨'으로 분류하고, 3~4가지의 이상에서 비정상 소견을 보일 경우 '조절 안 됨'으로 정의한다. '조절됨'을 목표로 하며 잘 유지되는 최소 치료 단계를 찾는다(표 37-7). 임신 중 천식치료 약제의 사용도 비임신 시와 같은 방법으로 치료하도록 권고되고 있다. 천식치료제 중에는 임신 중 안전성에 대한 정보가 알려지지 않은 약제가 있지만 대부분의 약제가 FDA 등급 B와 C군에 속해 있으며 많은 연구들을 통해 임신 기간 중 주로 사용되는 베타2 항진제(Shatz et al., 1988), 테오필린(Dombrowski et al., 2004), 흡인 스테로이드(Schatz et al., 1997), 몬테루카스트는 일상적인 용량에서는 안전성이 보고되었다. 또한 임신 기간 중 천식이 잘 조절되지 않는 경우에 위에서 언급한 바와 같이 조산, 저체중아, 전자간증이 증가할 수 있으므로 약제의 위험성보다 임신 기간 중 천식을 잘 조절하는 것의 중요성이 더 크다고 할 수 있다(Jana et al., 1995). 따라서 임신 중 안정성이 증명되지 않은 약제라도 천식조절에 필요하다면 사용할 수 있는 정당성이 있다고 할 수 있다. 임신부에서 천식의 악화는 태아의 저산소증을 초래하여 더 큰 해가 되므로 천식이 있는 임신부에서는 천식의 치료를 확실히 받아야 함을 설명하여야 한다. 하지만 알파수용체 항진제, 브롬페니라민, 에피네프린은 임신 중 금기 약물이다. 구강 스테로이드 제재의 안정성 또한 불확실한 상태이며 두 개의 대규모 예상 코호트 연구에서 조산의 가능성이 증가한다고 보고되었다(Dombrowski et al., 2004).

천식의 질병조절제 중 가장 흔하게 1차 치료제로 쓰이는 ICS는 임신 중 사용에 대한 안전성이 많은 연구를 통

표 37-7. 천식 조절 상태에 따른 치료 방법(대한천식알레르기학회, 2015)

	단계1	단계2	단계3	단계4
추천 질병조절제		저용량 ICS	저용량 ICS/LABA	중간/고용량 ICS/LABA
대체 가능 질병조절제	저용량 ICS 고려	류코트리엔 조절제	중간/고용량 ICS	고용량 ICS + 류코트리엔 조절제 [또는 서방형 테오필린 추가]
		저용량 서방형 테오필린	저용량 ICS 류코트리엔 조절제 [또는 서방형 테오필린 추가]	중간 또는 고용량 ICS/LABA + 류코트리엔 조절제 [추가/또는 서방형 테오필린]
				천식 전문가 의뢰

해 입증되어 있다(Namazy et al., 2004). 하지만, 임신부의 82%가 ICS가 태아에 미치는 영향을 걱정하였으며 이 중 많은 수에서 의사와의 상담 없이 ICS의 사용을 중단하는 것으로 보고되었다(Chambers et al, 2003). 담당의사도 법적 문제를 걱정하여 임신 중 사용을 꺼리는 것으로 보고된 바 있다(Lipson et al., 1994). 메타분석연구에서에서 천식이 있는 임신부에서 ICS를 사용하지 않은 군에서는 저체중 출산의 발생이 유의하게 증가하였는데 ICS를 사용한 군에서는 증가하지 않아 ICS의 사용이 저체중아 출생을 예방하는 효과가 있을 것이라는 보고가 있다. 기전으로는 일반적으로 저체중아의 발생이 증가되는 임신 중 만성 염증 소견이 ICS의 사용으로 감소되기 때문이라고 제기되고 있다.

8) 급성 천식 악화의 처치

천식은 만성질환이면서도 급성악화(천식발작)를 보일 수 있는 질환이다. 급성 천식 악화는 기침, 호흡곤란, 천명 및 가슴 답답함과 같은 천식의 증상이 급속도로 악화되는 것을 말하며, 이는 현재의 치료 수준을 변경해야 함을 뜻한다. 임신 중 급성 천식의 치료도 비임신 시와 거의 동일하다. 급성천식을 보이는 환자에게서는 과거 병력이 중요한데 이전의 발작과 그 당시의 치료를 아는 것이 도움이 된다. 이번 발작의 발생 시기와 기간 그리고 발작을 일으키게 된 동기를 반드시 알아야 한다. 현재의 복용약물과 발열 여부, 잦은 기침 등의 여부도 알아야 한다. 다른 폐질환이나 심장 질환을 가지고 있는지도 확인해야 한다. 신체 검진에서는 청색증이 있는지, 쉬지 않고 얼마나 말할 수 있는지, 걸을 수 있는지, 보조호흡근육을 사용하는지, 호흡수와 체온을 측정해야 한다. FEV_1과 PEF를 측정하고 기관지확장제를 사용한 후 다시 측정해야 한다. 경미한 경우를 제외하고는 동맥혈가스분석을 반드시 시행해야 하고 젖은 기침, 발열이 있는 경우에는 기관지폐렴 등을 감별하기 위해 흉부방사선 촬영을 해야 한다. 발작 중에는 FEV_1, PEF, 임상적 증상 등으로 질병의 경중을 알 수 있고 산소포화도를 반드시 감시해야 한다. 저산소증(hypoxia) 상태에서 PCO_2가 35 mmHg 이상으로 증가하면 급성호흡부전으로 간주하고 기도삽관을 해야 한다. 베타2항진제가 우선적으로 쓰이는 약물이며 흡인성, 피하주사 모두 가능하다. 기관지확장이 투여 약 5분 후에 나타나게 된다. 부작용이 없는 한 20~30분마다 반복 투여한다. 산소를 반드시 주어야 하고 PO_2를 70 mmHg 이상으로, 산소포화도를 95% 이상으로 유지시켜야 한다. 약물 반응이 빠른 경우(FEV1이나 PEF이 70% 이상으로 회복되면) 외래에서 관찰해도 된다. FEV1이나 PEF를 반복하여 치료 1시간 후 40% 이하의 회복을 보이거나 치료 4시간 후에도 70% 이하의 회복을 보이는 경우에는 입원을 요한다. 코르티코스테로이드는 발작이 심한 경우, 경구용 스테로이드를 복용하는 환자에서 급성발작이 있는 경우, 기관지확장제 치료에 반응이 1시간이 지나도 나타나지 않는 경우(FEV1 또는 PEF가 예상치의 70% 미만인 경우) 흡인, 경구, 경정맥으로 투여할 수 있다. 항생제의 투여는 발열이 있거나, 백혈구 수치의 상승, 고름가래가 있는 경우에는 사용한다. 수액요법은 탈수의 증상이나 징후가 있을 때 할 수 있다. 다행히도 천식의 급성발작은 진통 및 분만 중에는 드문 것으로 되어 있다. 천식의 급성발작 시에는 태아감시도 철저히 해야 한다.

9) 진통분만과정 중의 처치

잘 조절되는 천식의 경우에는 진통 및 분만과정 중에 평상시의 투약을 지속하면 된다. 임신 중에 지속적으로 전신 코르티코스테로이드를 투여하던 환자는 경정맥으로 히드로코르티손(hydrocortisone)을 24시간 동안 8시간마다 100 mg을 투여한다. 진통제로 morphine이나 meperidine 등의 마약(narcotics)은 가급적 피하고 fentanyl 등을 사용한다. 경막외마취가 가장 우선적으로 고려할 수 있는 마취법이다. 옥시토신(oxytocin)이나 프로스타글란딘(prostaglandin)등의 약물은 유도분만이나 산후출혈을 동반하는 자궁무력증시 사용할 수 있다. 15-methyl prostaglandin F2α는 천식을 악화시킬 수 있으므로 금기이다.

7. 양수색전증(Amniotic fluid embolism)

양수색전증은 드물지만 갑작스런 심정지, 범발성응고장애, 저산소증이 발생하는 치명적인 산과적합병증으로 미국에서 모성사망 원인의 1위를 차지하고 있다. 발생률은 다양하게 보고되고 있지만 대략 40,000분만당 1건의 빈도이다(Clark et al., 2014). 발생 시 모성사망률은 치료 방법의 발전으로 1970년대에는 86%, 1980~1990년대에는 60% 정도로 보고되었으나 최근에는 캐나다 13.3%, 미국 21.6%, 영국 24.0%, 스웨덴 44.0% 등으로 감소한 것으로 보고되었다(Conde et al., 2009). 발생 위험인자로는 35세 이상의 고령임신, 제왕절개분만, 흡입분만, 전치태반, 태반조기박리, 자간증, 양수과다증, 자궁경부열상, 자궁파열이다(Abenhaim et al., 2008).

1) 발생 기전

정상 분만 과정에서 흔히 소량의 양수가 모체의 혈액 순환 내로 들어갈 수 있지만, 어떤 경로를 통해서 들어가는지, 어떤 경우에 임상적 증상을 나타내게 되는지에 대해서는 아직 잘 이해되고 있지 못하다. 전통적으로 양수색전증이 발생하기 위해서는 태아와 모체사이의 물리적 분리(physical barrier)에 붕괴가 일어나야 하며 붕괴 부위는 주로 자궁경내 정맥(endocervical veins), 자궁손상 부위(uterine trauma sites), 태반부착부위로 알려져 있다(Cheung et al., 1994). 지금까지의 의견은 양수에 포함되어 있는 태아세포(fetal cell)와 태아조직파편(fetal debris)이 폐활관을 막아 모체 심혈관계의 심각한 붕괴가 일어난다는 것이었다. 하지만 대부분의 경우 폐혈관의 폐색이 관찰되지 않는다는 점, 임상 증상의 정도가 다양하다는 점, 동물실험에서 비슷한 증상의 유발이 어렵다는 점 등으로 양수색전증의 주요 기전이 색전에 의한 폐혈관의 폐색이 아니며 모체순환 내에서 태아의 조직이 항원으로 작용하여 강력한 염증반응(systemic inflammatory response syndrome)이 일어나는 것에 대한 이차적인 손상으로 이해되고 있다. 따라는 양수색전증이라는 용어는 부적절하며 '임신성 아나필락시스증후군(anaphylactoid syndrome of pregnancy)'이라고 해야 한다는 주장이 있다(Clark et al., 1995). 심한 아나필락시스를 보이는 대부분의 경우처럼 내피-꽈리막(endothelial-alveolar membrane)의 손상으로 비심인성, 고단백성의 폐부종이 발생하게 된다. 양수 내에 지질이 풍부한 물질이 혈청 내 보체를 활성화시켜 급성 폐손상을 유발한다. 태반에서는 류코트리엔과 여러 가지 아라키돈산(arachidonic acid) 부산물을 분비되어 양수색전증의 발생에 기여할 수 있다고 알려져 있다(Karetzky et al, 1998).

2) 증상

대부분 진통과 분만 중 그리고 분만 직후에 발생한다. 분만 후 48시간 내에도 발생할 수 있다. 70% 정도는 분만 전에 발생한다. 분만과 관계없이 인공유산(induced abortion), 낙태(feticide), 분만 중 양수 주입술(intrapartum amnio-infusion), 양수천자술, 복부 둔상, 수술적 외상(surgical trauma), 경부 봉합의 제거, 태반용수박리 시에도 발생한 보고가 있다(Conde et al., 2009). 전형적인 증상은 갑작스런 심폐기능의 부전, 저혈압, 심부정맥, 이상정맥(dysrythmia), 청색증, 호흡곤란, 호흡정지, 폐부종, 성인호흡곤란증후군(ARDS), 정신 상태의 변화, 출혈이다. 이 중에서 가장 흔한 증상은 저혈압, 호흡곤란증후군, 청색증으로 거의 모든 환자에서 나타난다. 발작은 20% 정도에서 나타나며, 심정지는 30~87%, 호흡곤란증은 48~72%, 분만을 안 한 경우 태아가사(fetal distress)는 50~100%에서 나타난다. 모성사망은 대개 급작스런 증상 발현에서 한 차례 생존한 이후 갑작스런 심정지나 혈액응고장애에 의한 출혈, 호흡곤란증후군, 다기관 기능부전(multiorgan failure)으로 일어난다.

3) 진단

진통 전후로 발생하는 양측 폐부종과 함께 심각한 쇼크와 심각한 저산소성 호흡부전, 범발성혈액응고장애가 발생하는 모든 산모에서 의심할 수 있다. 혈액 임상검사 소견은 특이적이지 못하다. 범발성혈액응고장애 소견, 심장효소 수치의 증가, 저산소증 소견이 나타나며 심전도상 빈맥, 우심실 압박(strain)소견, ST와 T wave의 비정상 소견이 나타나며 흉부 엑스레이에서 비특이적인 폐부종 소견을 보인다. 여러 연구에서 양수색전증의 초기에 경식도 심초음파 소견 상 중증의 폐고혈압, 급성우심실부전, 심실과 심방중격의 좌측 변위(leftward deviation), 좌측심실공간의 소멸(cavity-obliterated LV)을 보이는 것이 확인되었다(Stanten et al., 2003). 말초혈액에서의 진단 표지 물질로 몇 가지가 제안되고 있다. 트립타아제(tryptase), 소변 내 히스타민, 아연 코프로포피린(zinc coproporphyrin, 태변의 특이 물질), 시알릴티엔(sialyl Tn, 태변과 양수 내 항원으로 TKH-2 단일큰론항체를 이용하여 확인), C3, C4 보체 농도의 검사 방법이 높은 민감도와 특이도를 보인다는 연구들이 보고되고 있지만 아직 대부분의 병원에서 이용하기 어려운 검사들이라는 문제가 있다(Conde et al., 2009).

4) 감별진단

양수색전증과 감별해야할 질환으로는 태반조기박리, 자간증, 자궁파열, 산후출혈, 폐혈증, 수혈반응, 위내용물 폐흡인, 대동맥박리, 출산기심근증, 심부정맥, 심근경색, 약물 알러지 아나필락시스, 공기색전증, 폐색전증 등이 있다.

5) 치료

양수색전증의 치료는 산소포화도, 심박출량, 혈압의 유지와 혈액응고장애의 교정 등 보존적인 치료를 시행한다. 치료는 가능하다면 중환자실에서 시행하는 것이 바람직하며, 심장정지 시 즉각적인 심폐소생술을 시행해야 하며 분만전인 경우 산모와 태아 모두의 예후 향상을 위해 응급제왕절개술을 고려해야 한다. 임신 말기 커진 자궁에 의해 대정맥이 눌려 심장으로의 정맥환류를 막아 저혈압이 악화될 수 있기 때문이다. 폐동맥도자(pulmonary artery catheter)를 삽입하면 심박출량, 중심정맥압, PAWP, 전신혈관저항, 폐동맥압을 측정하여 혈류역학적 관리의 기준으로 삼을 수 있고 동맥혈 가스분석이 용이하다. 또한 경식도 심초음파를 시행하면 심장 기능을 관리하는 데 유용하다. 수혈 및 수액 공급은 폐동맥도자의 경식도 심초음파 소견을 참고로 하여 투여한다. 과도한 수액공급은 우심실확장에 의한 우심실부전을 악화시킬 수 있기 때문이다. 내화성 저혈압이나 심기능이 많이 떨어져 있는 경우 도부타민이나 도파민을 투여한다. 혈액응고장애가 있는 경우 동결침전물(cryoprecipitate)의 투여가 특히 유용한데 신선냉동혈장(fresh frozen plasma)처럼 응고인자의 보충할 수 있을 뿐만 아니라 포함되어 있는 파이브로넥틴(fibronectin)성분이 단핵구(monocyte)와 대식세포(macrophage)가 양수잔해물질(amniotic fluid debris)과 같은 세포나 미립자 물질을 제거하는 것을 촉진시키기 때문이다(Rodgers et al., 1984). 이외에도 양수색전증 발생 시 생명 유지를 위한 새로운 치료방법들이 보고되고 있다. 교정되지 않는 DIC에는 recombinant activated factor Ⅶa나 aprotinin, serine proteinase inhibitor FOY를 사용해 볼 수 있다. 심각한 폐혈관 수축으로 인한 저산소증을 치료하기 위해 심폐우회술을 시행할 수 있으며 에어로화 프로스타사이클린(inhaled aerosolized prostacyclin)을 흡인하여 폐혈관 확장을 시도해 볼 수 있다. 모체혈액 내에서 양수 성분 및 시토카인을 제거하기 위해 지속적인 혈액투석여과나 교환수혈(exchange transfusion)을 시행할 수 있다. 맥도넬등은 양수색전증의 주요 병태생리인 폐고혈압과 이에 따른 우심실부전에 산화질소흡인(inhlaed nitric oxide)의 성공적인 치료를 보고하였다(Mcdonell et al., 2007).

6) 예후

대부분의 연구들에서 높은 사망률이 보고되는데 진단이 안된 경우가 많고 심각한 경우들만 보고되기 때문으로 여겨진다. 조기 진단과 여러 전문가로 이루어진 즉각적인 팀 치료로 예후는 앞에서 기술한 것처럼 많이 향상되었다. 하지만 생존 후 이환률은 아직 높다. 미국의 경우 생존자의 61%에서, 신생아의 50%에서 영구적인 신경학적 손상이 남는 걸로 보고되었고(Clark et al., 1995), 영국에서는 31명의 생존자 중 6%에서 영구적인 신경학적 손상이, 생존한 신생아의 18%에서 허혈뇌병증(ischemic encephalopathy)이 관찰되었고 6%에서 뇌성마비가 발생하였다고 보고하였다(Tuffnell et al., 2005).

참고문헌

- 결핵진료지침, 3판. 2017. ISBN 978-89-6838-340-31. 대한결핵 및 호흡기학회, 질병관리본부.
- 김성민, 강철인, 김의석, 박동아, 박성훈, 서지영 등. 성인 지역사회 획득 폐렴 항생제 사용지침. 2017 지역사회획득 폐렴 치료지침 제정위원회.질병관리본부
- 질병관리본부. 2018년도 결핵환자 신고현황 연보. 서울, 대한민국: 질병관리본부, 2019.
- 한국 천식 진료 지침. 2015년 개정판. 대한천식알레르기학회, 대한소아알레르기 호흡기학회, 근거창출임상연구국가사업단.
- Abenhaim HA, Azoulay L, Kramer MS, Leduc L. Incidence and risk factors of amniotic fluid embolisms: a population-based study on 3 million births in the United States. Am J Obstet Gynecol. 2008;199:e1-8.
- Achkar JM, Sherpa T, Cohen HW, Holzman RS. Differences in clinical presentation among persons with pulmonary tuberculosis: a comparison of documented and undocumented foreign-born versus US-born persons. Clin Infect Dis 2008;47:1277-83.
- Ayrum A, Keskin EA, Ozol D, Onaran Y, Y ı ı idirim Z, Kafali H. Influence of self-reported snoring and witnessed sleep apnea on gestational hypertension and fetal outcome in pregnancy. Arch GynecolObstet 2011;283:195-9.
- Bakhirara LN, Schatz M, Jones KL, Chambers CD. Asthma control during pregnancy and the risk of preterm delivery or impaired fetal growth. Ann Allergy Asthma Immunol 2008;101:137-43.
- Blais L, Ketttani FZ, Forget A. Relationship between maternal asthma, its severity and control and abortion. Human reproduction 2013;28:908-15.
- Brandli O. The clinical presentation of tuberculosis. Respiration 1998;65:97-105.
- Brito V, Niederman MS. Pneumonia complicating pregnancy. Clin Chest Med 2011;32:121-32.
- Brost BC, Newman RB. The maternal and fetal effects of tuberculosis therapy. Obstet Gynecol Clin North Am 1997;24:659-73.
- Centers for Disease Control and Prevention (CDC). Updated Interim Recommendations for Obstetric Health Care Providers Related to Use of Antiviral Medications in the Treatment and Prevention of Influenza for the 2009-2010 Season [Internet]. Atlanta (GA): Centers for Disease Control and Prevention c2009 [cited 2014 Aug 20]. Available from: http://www.cdc.gov/H1N1flu/pregnancy/ antiviral_messages.htm.
- Centers for Disease Control and Prevention (CDC). Updated recommendations for use of VariZIG-United States, 2013. MMWR Morb Mortal Wkly Rep 2013;62:574-6.
- Centers for Disease Control and Prevention (CDC). 2013-2014 Influenza antiviral medications: summary for clinicians [Internet]. Atlanta (GA): Centers for Disease Control and Prevention c2014 [cited 2014 Aug 20]. Available from: http://www.cdc.gov/flu/ professionals/antivirals/summary-clinicians.htm.
- Centers for Disease Control and Prevention (CDC).2018 Influenza antiviral medications: Summary for clinicians [Internet]. Atlanta (GA): Centers for Disease Control and prevention 2018 [cited 2018 Dec 27] https://www.cdc.gov/flu/professionals/antivirals/summary-clinicians.htm
- Chambers K. Asthma education and outcomes for women of childbearing age. Case Manager 2003;14:58-61.
- Chandra PC, Patel H, Schiavello HJ, Briggs SL. Successful pregnancy outcome after complicated varicella pneumonia. Obstet Gynecol 1998;92:680-2.
- Cheung AN, Luk SC. The importance of extensive sampling and examination of cervix in suspected cases of amniotic fluid embolism. Arch Gynecol Obstet. 1994;255:101-5.
- Cheung JY, Shim SS, Kim Y: Infectious respiratory disease in pregnancy-results of a 15-year study in Seoul. Clinical and experimental obstetrics & gynecology 2011, 38(4):351-4.
- Clark SL, Hankins GDV, Dudley DA, Dildy GA, Porter TF. Amniotic fluid embolism: analysis of the national registry. Am J Obstet Gynecol 1995;172:1158-67.
- Clark SL. Amniotic fluid embolism. Obstet Gynecol. 2014;123:337-48.
- Conde-Agudelo A, Romero R. Amniotic fluid embolism: an evidence-based review. Am J Obstet Gynecol. 2009;201:445.e1-13.
- Contreras G, Gutiéerrez M, Beroíiza T, Fantíin A, Oddóo H, Villarroel L, et al. Ventilatory drive and respiratory muscle function in pregnancy. Am Rev Respir Dis 1991;144:837-41.
- Cox L, Nelson H, Lockey R, Calabria C, Chacko T, Finegold I, et al. Allergen immunotherapy: A practice parameter third

update. J Allergy ClinImmunol 2011;127:S1-55.

- Crapo RO. Normal cardiopulmonary physiology during pregnancy. ClinObstetGynecol 1996;39:3-16.
- Dombrowski MP, Schatz M, Wise R, Momirova V, Landon M, Mabie W, et al. Asthma during pregnancy. Obstet Gynecol 2004;103:5-12.
- Dombrowski MP1, Schatz M, Wise R, Thom EA, Landon M, Mabie W, et al. Randomized trial of inhaled beclomethasone dipropionate versus theophylline for moderate asthma during pregnancy. Am J Obstet Gynecol 2004;190:737-44.
- Ellegåard EK, Karlsson NG, Ellegåard LH. Rhinitis in the menstrual cycle, pregnancy, and some endocrine disorders. Clin Allergy Immunol 2007;19:305-21.
- Gani F, Braida A, Lombardi C, Del Giudice A, Senna GE, Passalacqua G. Rhinitis in pregnancy. Eur Ann Allergy ClinImmunol 2003;35:306-13.
- Getahun D, Ananth CV, Oyelese Y, Peltier MR, Smulian JC, Vintzileos AM. Acute and chronic respiratory diseases in pregnancy: associations with spontaneous premature rupture of membranes. J Matern Fetal Neonatal Med. 2007;20(9):669-75.
- Gilroy RJ, Mangura BT, Lavietes MH. Rib cage and abdominal volume displacements during breathing in pregnancy. Am Rev Respir Dis 1988;137:668-72.
- Goodman S. Anesthesia for nonobstetric surgery in the pregnant patient. SeminPerinatol 2002;26:136-45.
- Greenberger PA, Patterson R. The outcome of pregnancy complicatedby severe asthma. Allergy Proc 1988;9:539-43.
- Jana N, Vasishta K, Saha SC, Khunnu B. Effect of bronchial asthma on the course of pregnancy, labour and perinatal outcome. J Obstet Gynaecol 1995;21:227-32.
- Guilleminault C, Kreutzer M, Chang JL. Pregnancy, sleep disordered breathing and treatment with nasal continuous positive airway pressure. Sleep Med 2004;5:43-51.
- Hegewald MJ, Crapo RO. Respiratory physiology in pregnancy. Clinics in Chest Medicine 2011;32:1-13.
- Jana N, vasishta K, Jindal SK, Khunnu B, Ghosh K: Perinatal outcome in pregnancies complicated by pulmonary tuberculosis. Internal journal of gynaecology and obstetrics: the official organ of the International Federation of Gynaecology and Obstetrics 1994, 44(2):119-24.
- Jensen D, Wolfe LA, Slatkovska L, Webb KA, Davies GA, O'Donnell DE. Effects of human pregnancy on the ventilatorychemoreflex response to carbon dioxide. Am J PhysiolRegulIntegr Comp Physiol 2005;288:R1369-75.
- Jin Y, Carriere KC, Marrie TJ, Predy G, Johnson DH. The effects of community acquired pneumonia during pregnancy ending in a live birth. Am J ObstetGynecol 2003;188:800-6.
- Karetzky M, Ramirez M, Acute respiratory failure in pregnancy. An analysis of 19 cases. Medicine(Baltimore). 1998;77:41-9.
- Khan S, Niederman MS. Pneumonia in the pregnant patient. In: Rosene-Montela K, Bourjeily G, editors. Pulmonary problems in pregnancy. New York (NY): Humana Press; 2009. p. 177-96.
- Kramer MS, McDonald SW. Aerobic exercise for women during pregnancy. Cochrane Database Syst Rev 2006;3: CD000180.
- Kwon HL, Belanger K, Holford TR, Bracken MB. Effect of fetal sex on airway lability in pregnant women with asthma. Am J Epidemiol 2006;163:217-21.
- Lawson L, Yassin MA, Thacher TD, Olatunji OO, Lawson JO, Akingbogun TI, et al. Clinical presentation of adults with pulmonary tuberculosis with and without HIV infection in Nigeria. Scand J Infect Dis 2008;40:30-5.
- Lin S, Munsie JP, Herdt-Losavio ML, Bell E, Druschel C, Romitti PA, et al. National Birth Defects Prevention Study. Maternal asthma medication use and the risk of gastroschisis. Am J Epidemiol 2008;168:73-9.
- Lipson A. Asthma and pregnancy-misleading and incorrect recommendation on the effect of medication on the foetus and a remedy. Aust NZ J Med 1994;24:407-8.
- Marin M, Güuris D, Chaves SS, Schmid S, Seward JF; Advisory Committee on Immunization Practices, Centers for Disease Control and Prevention (CDC). Prevention of varicella: recommendations of the Advisory Committee on Immunization Practices (ACIP). MMWR Recomm Rep 2007 Jun 22;56:1-40.
- Mathad JS, Gupta A: Tuberculosis in pregnant and postpartum women: epidemiology, management and research gaps. Clinical infectious disease : an official publication of the Infectious Disease Society of America 2012, 55(11):1532-49.
- McDonnell NJ, Chan BO, Frengley RW. Rapid reversal of critical haemodynamic compromise with nitric oxide in a parturient with amniotic fluid embolism. Int J Obstet Anesth. 2007;16:269-73.
- Murphy VE, Asthma during pregnancy: mechanism and treatment implications. Eur Respir J 2005. 25:731-50.
- Murphy VE, Namazy JA, Powell H, Schatz M, Chambers C, Attia J, et al. A meta-analysis of adverse perinatal outcomes in women with asthma. BJOG 2011;118:1314-23.
- Namazy J1, Schatz M, Long L, Lipkowitz M, Lillie MA, Voss M, et al. Use of inhaled steroids by pregnant asthmatic women does not reduce intrauterine growth. J Allergy Clin Immunol 2004; 113:427-32.
- National Heart, Lung, and Blood Institute; National Asthma Education and Prevention Program Asthma and Pregnancy Working Group. NAEPP expert panel report. Managing asthma during pregnancy: recommendations for pharmacologic

treatment-2004 update. J Allergy ClinImmunol 2005;115:34-46.

- National Health and Medical Research Council (NHMRC): Australian Technical Advisory Group on Immunisation. The Australian Immunisation Handbook. 10th ed. Canberra: Australian Government Department of Health 2013.
- Nguyen HT, Pandolfini C, chiodini P, et al: Tuberculosis care for , pregnant women: a systemic review. BMC Infect Dis 14: 617, 2014
- Pai M, Riley LW, Colford JM, Jr. Interferon-gamma assays in the immunodiagnosis of tuberculosis: a systematic review. Lancet Infect Dis 2004;4:761-76.
- Piette V, Daures JP, Demoly P. Treating allergic rhinitis in pregnancy. Curr Allergy Asthma Rep 2006;6:232-8.
- Ramsey PS, Ramin KD. Pneumonia in pregnancy. ObstetGynecolClin North Am 2001;28:553-69.
- 2-58. Rodgers GP, Heymach GJ 3rd. Cryoprecipitate therapy in amniotic fluid embolization. Am J Med. 1984;76:916-20.
- Schatz M, Dombrowski MP. Clinical practice: asthma in pregnancy. N Engl J Med 2009;360:1862-9.
- Schatz M, Dombrowski MP, Wise R, Thom EA, Landon M, Mabie W, et al. Asthma morbidity during pregnancy can be predicted by severity classification. J Allergy Clin Immunol 2003;112:283-8.
- Schatz M, Zeiger RS, Harden KM, Hoffman CP, Forsythe AB, Chilingar LM, et al. The safety of inhaled beta-agonist bronchodilators during pregnancy. J Allergy Clin Immunol 1988;82:686-95.
- Schatz M, Zeiger RS, Harden K, Hoffman CC, Chilingar L, Petitti D. The safety of asthma and allergy medications during pregnancy. J Allergy Clin Immunol 1997;100:301-6.
- Sheffield JS, Cunningham FG. Community-acquired pneumonia in pregnancy. ObstetGynecol 2009;114:915-22.
- Siston AM, Rasmussen SA, Honein MA, Fry AM, Seib K, Callaghan WM, et al. Pandemic 2009 influenza A(H1N1) virus illness among pregnant women in the United States. JAMA 2010;303:1517-25.
- Smego RA Jr, Asperilla MO. Use of acyclovir for varicella pneumonia during pregnancy. Obstet Gynecol 1991;78:1112-6.
- Song JH, Jung KS, Kang MW, Kim DJ, Pai H, Suh GY, et al. Treatment Guidelines for Community-acquired Pneumonia in Korea: An Evidence-based Approach to Appropriate Antimicrobial Therapy. TubercRespir Dis 2009;67:281-302
- Spinello I, Johnson R, Baqui S. Coccidioidomycosis and pregnancy. Ann N Y Acad Sci 2007;1111:358-64.
- Stanten RD, Iverson LI, Daugharty TM, Lovett SM, Terry C, Blumenstock E. Amniotic fluid embolism causing catastrophic pulmonary vasoconstriction: diagnosis by transesophageal echocardiogram and treatment by cardiopulmonary bypass. Obstet Gynecol. 2003;102:496-8.
- Stenius-Aarniala BS, Hedman J, Teramo KA. Acute asthma during pregnancy. Thorax 1996;51: 411-4.
- Tsai CH, de Leeuw NK. Changes in 2,3-diphosphoglycerate during pregnancy and puerperium in normal women and in beta-thalassemia heterozygous women. Am J ObstetGynecol 1982;142:520-3.
- Tuffnell DJ. United Kingdom amniotic fluid embolism register. BJOG. 2005;112:1625-9.
- WHO. Companion handbook to the WHO guidelines for the programmatic management of drugresistant tuberculosis. 2014.
- Wiely DC, Skehel TT. The structure and function of the hemagglutinin membrane glycoprotein of influenza virus. Ann Rev Biochem 1987;56:365-94.
- Williams DA. Asthma and pregnancy. Acta Allergol 1967;22: 311-23.
- Wood CC, Fireman P, Grossman J ,Wecker M, MacGregor T. Product characteristics and pharmacokinetics of intranasal ipratropium bromide. J Allergy ClinImmunol 1995;95:1111-6.
- Xie HY, Yasseen AS 3rd, Xie RH, Fell DB, Sprague AE, Liu N, et al. Infant outcomes among pregnant women who used oseltamivir for treatment of influenza during the H1N1 epidemic. Am J Obstet Gynecol 2013;208:293. e1-7.
- Yates L, Pierce M, Stephens S, Mill AC, Spark P, Kurinczuk JJ, et al. Influenza A/H1N1v in pregnancy: an investigation of the characteristics and management of affected women and the relationship to pregnancy outcomes for mother and infant. Health Technol Assess 2010;14:109-82.
- Zambrano MA, Martı inez A, Mı inguez JA, Váazquez F, Palencia R. Varicella pneumonia complicating pregnancy. Acta Obstet Gynecol Scand 1995;74:318- 20.
- Zhang HJ, Patenaude V, Abenhaim HA. Maternal outcomes in pregnancies affected by varicella zoster virus infections: population-based study on 7.7 million pregnancy admissions. J ObstetGynaecol Res 2015;41(1):62

제38장

혈전색전증

Thromboembolic Disorder

호정규 | 한양의대
이경아 | 이화의대

심부정맥혈전증(deep vein thrombosis)과 폐색전증(pulmonary embolism)을 총칭하여 정맥색전혈전이상(venous thromboembolic disorder)이라고 한다. 임신과 관련된 정맥색전혈전증(venous thromboembolism)의 75~80%가 심부혈전증에 의해 발생하며, 20~25%가 폐색전증에 의해 발생한다(James, 2006; Simpson et al., 2001; Jacobson et al., 2008). 임신과 산욕기 동안 건강한 여성에서도 정맥혈전증(venous thrombosis)과 폐색전증(pulmonary embolism)의 위험도는 매우 높다. 실제로 영국에서 시행된 100만 명의 가임기 여성을 대상으로 한 연구에서 임신 제3삼분기와 산후 6주간 정맥혈전증의 위험도는 비임신시보다 각각 6배와 22배로 증가되어 있다고 하였다(Sultan et al., 2011). 정맥혈전색전증은 임신부 1,000명당 0.5~3명 정도에서 발생한다고 보고되었다(Snow et al., 2007). Jacobsen 등은 60만명의 임신부를 대상으로 한 연구를 통해 심부혈전증은 분만 전에 더 많이 발생하는 반면 폐색전증은 분만 후 첫 6주간 더 빈번하다는 것을 밝혔다.

조기 보행이 권장되면서 산욕기 동안의 정맥혈전색전증의 발생이 감소하고 예방과 치료가 발달되었지만, 혈전색전증은 아직 모성 유병률과 사망률의 주요 원인이다. 특히, 폐색전증은 2011년부터 2013년까지 미국에서 발생한 임신과 관련된 모성사망의 9.2%를 차지했다(Creanga, 2017).

1. 발생기전

정맥색전혈전증의 위험을 증가시키는 요인은 여러 가지가 있다. 1856년 Rudolf Virchow는 과응고성(hypercoagulability), 정맥 울혈(venous stasis), 외상성 혈관손상(vascular damage)을 정맥혈전증을 촉발하는 세 가지 요인(Virchow's triad)으로 제시하였다. Virchow's triad의 각 요소들은 임신 중 일정시기에 모두 나타나게 된다. 임신 기간 중에는 여러 가지 생리학적, 해부학적 변화들이 일어나게 되고, 이는 과응고성, 정맥울혈 증가, 늘어난 자궁으로 인한 하대정맥(inferior vena cava)과 골반정맥(pelvic vein)의 압박(compression), 운동량의 저하 등 혈전색전증의 위험도를 증가시키는 원인이 된다. 임신 시에는 출혈을 예방하기 위해 체내에서 대부분의 응고인자의 합성이 증가됨에 따라 응고가 잘 일어나게 되는 변화가 생기게 된다(표

표 38-1. **임신 중 체내에서의 응고인자의 변화**

Coagulation Factors	Function	Change in Pregnancy
Fibrinogen	Procoagulant	Increased
Factor VII	Procoagulant	Increased
Factor VIII	Procoagulant	Increased
Factor X	Procoagulant	Increased
Von Willebrand factor	Procoagulant	Increased
Plasminogen activator inhibitor-1	Procoagulant	Increased
Plasminogen activator inhibitor-2	Procoagulant	Increased
Factor II	Procoagulant	No change
Factor V	Procoagulant	No change
Factor IX	Procoagulant	No change
free Protein S	Anticoagulant	Decreased
Protein C	Anticoagulant	No change
Antithrombin III	Anticoagulant	No change

출처: Bremme KA. Haemostatic changes in pregnancy. Best Practice & Research Clinical Haematology. 2003;16:53-68.

38-1). 또한 2008년 Marik과 Plante는 임신 제3삼분기 초부터 분만 후 6주까지 하지정맥혈류의 속도가 50% 감소한다고 언급하였다. 이러한 울혈상태는 정맥혈전증의 위험도를 증가시킬 수 있는 대표적인 위험요소이다. 정맥울혈과 분만 자체도 내피세포의 손상을 야기할 수 있는 요소가 된다.

이러한 원인으로 인해 임신 중 또는 분만 후 정맥혈전색전증의 빈도는 가임기 비임신 여성과 비교하였을 때 5.5~6배 정도 높다(Coon, 1977; De Swiet, 1985). 정맥혈전색전증의 위험도는 임신 1,2삼분기와 비교하여 볼 때 임신 3삼분기에 더 높지만, 임신 1삼분기나 임신으로 인한 해부학적 변화가 발생하기 전 시기에서도 비임신 시보다는 그 위험도는 증가하게 된다(Pomp et al., 2005). 정맥혈전색전증의 위험도는 임신기간보다 산욕기에 더 높으며 특히 분만 후 첫 1주 동안이 가장 높다(Heit et al., 2005).

혈전색전증 발생의 위험요소 중 가장 중요한 것은 혈전증의 기왕력이다. 임신 중 발생하는 모든 정맥혈전색전증의 15~25%는 재발한 경우로 확인되었다(American College of Obstetricians and Gynecologists, 2017b). 또한 임신 중 혈전증은 유전적 위험요소를 가지고 있는 여성에서 특히 증가하게 된다. 실제로 혈전증의 기왕력 다음으로 가장 중요한 위험인자는 혈전성향증(thrombophilia)으로 알려져있다. 임신 중이나 분만 후에 정맥혈전증이 발생하는 여성 중 20~50% 정도가 체내 혈액응고인자과 관련된 유전적 기저질환을 가지고 있다(American College of Obstetricians and Gynecologists, 2017b).

혈전증의 기왕력 외에도 임신과 관련된 정맥혈전증을 유발하는 위험인자는 임신에 수반되는 여러 가지 생리학적 변화 및 출산력, 내과적 질환, 임신 합병증 등을 포함한다. 일반적으로 35세 이상의 환자와 악성종양, 결합조직질환, 감염성 질환, 신질환이 있거나 정형외과 수술을 받는 경우, 경구피임약 복용하는 경우, 흡연인구 등에서 혈전색전증의 위험도가 증가하게 되는데, 임신과 관련하여서는 제왕절개를 받는 경우, 당뇨, 빈혈, 다분만부, 임신중독증과 같은 경우에 그 위험도가 증가하게 된다. 2006년 James 등은 2000년에서 2001년까지 Agency for Healthcare Research and Quality로부터 얻은 결과로부터 쌍태아, 빈혈, 임신 오조, 출혈, 제왕절개술도 혈전색전증의 위험인자가 될 수 있다고 밝혔다. 혈전색전증의 위험도는 분만후 감염의 합병증이 동반된 경우에도 더 증가하였다. 최근 100,000명의 여성들을 10년간 추적관찰한 연구에서, Waldman 등은 정맥혈전색전증의 위험도는 산모의 나이가 많을수록 증가하고, 다분만부, 고혈압성 질환, 제왕절개술, 또는 비만인 경우 2배 가량 증가한다고 보고하였다. 이들은 혈전색전증의 위험도가 사산, 분만 후 자궁적출술을 시행한 경우에도 현저하게 증가한다고 하였다. 이와 관련하여 Parkland Hospital에서는 가장 최근 분만 후 색전혈전증의 위험도는 5,350분만 중 1건 정도라고 추정하였다.

2. 혈전성향증(Thrombophilia)

체내에서는 여러 가지 중요한 조절단백인자들이 응고과정의 억제제로 작용한다. 이러한 억제단백질들의 선천적 또는 후천적 결핍상태를 혈전성향증(thrombophilia)이라고 총칭한다. 혈전성향증이 있을 경우 응고과잉(hypercoagulation)과 반복적인 정맥색전혈전증이 발생하게 된다(Connors, 2017). 백인을 기준으로 약 15%에서 이러한 문제들이 발생하며, 임신 중 발생하는 모든 혈전색전증의 50% 정도가 혈전성향증에 의한 것이다(Lockwood, 2002; Pierangeli et al., 2011).

1) 선천성 혈전성향증(Inherited thrombophilias)

선천성 혈전성향증이 있는 환자들은 혈전증의 가족력을 갖는 경우가 많다. 선천성 혈전성향증은 45세 이전, 특히 수술이나 부동자세와 같이 잘 알려진 혈전증의 위험이 있는 경우나, 장거리 비행 또는 에스트로겐(estrogens) 복용과 같은 최소위험도 하에서 정맥혈전색전증이 발생한 환자들의 반수 가까이에서 발견된다. 폐색전증으로 급사를 한 가족력이 있거나 반복적인 혈전증으로 장기간 항응고제 치료를 받은 가족이 여러 명 있는 경우에는 선천성 혈전증을 강력하게 의심해 보아야 한다(Anderson et al., 2011).

체내에서 발생하는 항응고 작용은 여러 단계를 거쳐 일어나게 된다. 트롬빈(thrombin)은 응고형성에 중요한 역할을 하는 물질로 프로트롬빈(prothrombin)이 그 전구물질이다. 트롬빈이 혈관내피세포에 있는 트롬보모듈린(thrombomodulin)에 붙게 되면 체내 항응고물질인 C 단백질(protein C)이 활성화된다. 활성화된 C 단백질은, 또 다른 항응고물질인 S 단백질(protein S)이 응고인자 Va, Vllla를 불활성화시키도록 하며, 이러한 인자들은 프로트롬빈에 영향을 주어 트롬빈의 합성을 조절하게 된다.

선천성 혈전성향증은 체내의 항응고 과정의 각단계에서 필요한 물질들이 변하나 부족으로 인해 발생한다. 간에서 생성되는 안티트롬빈(antithrombin)은 트롬빈의 작용을 불활성화시키는 가장 중요한 항응고물질이다(Rhéaume, 2016). 안티트롬빈 결핍(antithrombin deficiency)은 약 500~5,000명 중 1명 빈도로 드물게 발생하지만, 임신 중 혈전증의 위험도를 높이는 질환이다(Ilonczai, 2015; Rhéaume, 2016). C 단백질 결핍(protein C deficiency)과 S 단백질 결핍(protein S deficiency)이 있는 경우, 트롬빈이 형성된 후 응고인자를 불활성화시키는 음성되먹임(negative feedback)이 일어나지 않으므로 정맥혈전색전증의 위험도가 증가하게 된다. 응고인자 V 레이덴 돌연변이(factor V Leiden mutation)는 가장 흔한 선천성 혈전성향증으로, 유럽인구의 3~15% 발생하지만 아프리카와 아시아에서는 실제로 거의 발생하지 않는다고 보고되어 있다(Lockerwood, 2012). 응고인자 V 돌연변이가 있는 경우, 활성화된 C 단백질에 의해 응고인자 V가 분해되지 않고 지속적으로 응고효과를 나타내게 된다. 그 외에도 프로트롬빈 G2021A 유전자에 돌연변이가 있으면 프로트롬빈이 과도하게 축적되어 트롬빈으로 변환이 과도하게 일어나게 된다. 고호모시스테인혈증(hyperhomocysterinemia)은 상염색체 열성으로 유전되는 질환으로, 체내의 호모시스테인(homocystein) 농도는 엽산, 비타민 B6, 비타민 B12 등의 결핍으로 인해 증가한다(Hague, 2003; McDonald et al., 2001). 고호모시스테인혈증이 정맥혈전증의 위험성을 증가시키는 병리학적 기전은 아직 명확하게 정의되어져 있지는 않지만, C 단백질의 활성이 저해하여 응고인자 Va의 불활성화 기능을 감소시킨다는 가설이 제시되고 있다(Heijer et al., 2005).

2) 후천성 혈전성향증(Acquired thrombophilias)

후천적으로 혈전형성이 잘 일어나는 전신질환에는 항인지질증후군(antiphospholipid syndrome), 헤파린 유도성 혈소판감소증(heparin-induced thrombocytopenia), 암(cancer) 등이 있다.

항인지질항체(antiphospholipid antibodies)와 같은 자가항체는 비외상성 정맥혈전증 환자의 약 2%에서 발견된다. 이러한 자가항체가 중등도 수준 이상인 여성은 항인지질증후군을 갖기 쉽다(ACOG, 2012). 항인지질증후군의 임상적 양상은 혈관 내 혈전 형성뿐 아니라, 1회 이상의 임신 10주 이상에서의 원인 불명의 태아사망, 1회 이상의 임신중독증 또는 태반기능부전으로 인한 34주 이전의 조산, 3회 이상의 임신 10주 이전에서의 원인 불명의 자연유산으로 설명된다.

이러한 여성들에서 혈전색전증은 하지에 가장 흔하게 발생한다. 간문맥(portal vein), 장간막정맥(mesenteric vein), 비장정맥(splenic vein), 쇄골하정맥(subclavian vein), 액와정맥(axillary vein), 대뇌정맥(cerebral vein)과 같이 비전형적 위치에 혈전이 발생한 여성들에서는 항인지질증후군이 반드시 고려되어야 한다. 이는 항인지질항체가 상대적으로 비전형적인 부위에서 혈전을 일으키는 성향을 갖기 때문이다(Giannakopoulos and Krilis, 2013).

혈전의 위험도는 항인지질증후군을 가진 여성에서 임신 중 현저하게 증가되게 된다. 실제로 이러한 여성에서 혈전증의 25% 정도가 임신 중 또는 산욕기에 발생한다. 다른 측면에서 보면, 항인지질증후군을 가진 여성은 임신 중 또는 산욕기에 혈전증의 위험도를 5~12% 정도 갖게 된다(American College of Obstetricians and Gynecologists, 2017a)(ACOG, 2012).

3) 임신과 혈전성향증(Thrombophilias)

선천성 혈전성향증과 혈전증 외의 임신 합병증 간의 상관관계에 대해서는 많은 연구가 이루어져왔다. 선천성 혈전성향증이 있는 산모에서는 임신 초기의 반복적 유산율이 높을 뿐 아니라 임신 제2삼분기의 원인불명의 사산과 임신중독증, 태반조기박리, 자궁 내 태아발육지연과도 연관성이 있는 것으로 알려져 있다(Robertson et al., 2005; Bates et al., 2012; Silver et al. 2016). 그러나 2013년 미국산부인과학회(American College of Obstetricians and Gynecologists, ACOG)에서는, 선천성 혈전성향증과 임신합병증 간에 명확한 인과관계가 있는 것은 아니라고 결론지었다(American College of Obstetricians and Gynecologists, 2017c). 또한, 혈전성향을 가진 여성에서 저용량 헤파린(low molecular weight heparin, LMWH)을 예방적으로 사용했을 때 유산 또는 사산, 중증 또는 조기 발병 자간전증, 저체중아, 심부정맥혈전증 등의 발생을 감소시키지 못한다는 보고도 있다(Rodger et al. 2014).

임신 중 혈전성향증에 대한 선별검사의 기준에 대해서도 논란의 여지가 있어 왔다. 그러나 현재 선별검사는 고위험군에게만 시행하는 것을 원칙으로 하며, 미국소아과학회(American Academy of Pediatrics)와 미국산부인과학회(ACOG)에서는 혈전성향증에 대한 검사를 다음과 같은 경우 시행하도록 권고하고 있다.

① 골절, 수술, 부동 체위와 같은 반복적이지 않은 위험인자와 연관된 정맥혈전색전증의 기왕력이 있는 경우
② 다른 위험인자가 없는 상태에서 50세 이전의 혈전성향증 또는 정맥혈전색전증의 직계가족력이 있는 경우

혈전성향증과 임신합병증 사이에 유의한 상관관계가 입증되지 않았으므로, 원인불명의 태아 사망이나 태반조기박리를 반복적으로 경험한 경우에서는 이에 대한 선별검

사가 권고되지 않는다. 미국산부인과학회(ACOG)에서는, 이 경우 헤파린 예방요법(heparin thromboprophylaxis)이 재발을 방지한다는 임상적 근거가 불충분하기 때문에 선천성 혈전성향증에 대한 검사가 권고되지 않는다고 발표하였다(American College of Obstetricians and Gynecologists, 2017c). 이와 유사하게, 자궁 내 태아발육지연 또는 임신중독증의 기왕력이 있는 경우에도 혈전성향증에 대한 선별검사는 권고되지 않는다. 그러나 태아 사망 또는 조기 발병 자간전증의 기왕력이 있는 여성에서는 항인지질 항체에 대한 선별검사를 시행할 수 있다(Berks, 2015).

3. 심부정맥혈전증(Deep vein thrombosis)

1) 임상양상

임신 중 대부분의 정맥혈전은 하지의 심부정맥계(deep venous system)에 호발한다. 대략 70% 정도가 장골대퇴골정맥(iliofemoral vein)에 발생한다(Chan et al., 2010). 임상양상은 매우 다양하게 나타나며, 폐색 정도와 염증반응의 강도에 따라 다르다. 임신 중 발생하는 대부분의 경우는 좌측에서 발생한다. Ginsberg 등(1992)은 심부정맥혈전증이 발생한 분만 전 여성이 97%에서 좌측 하지에 병소가 나타났다고 보고하였다. Blanco-Mplina 등(2007)과 Greer 등(2009)도 임신 중 여성에서는 좌측 하지에 정맥혈전증이 호발한다는 보고를 하였으며, 이는 좌측 장골 정맥(iliac vein)이 그 위를 가로지르는 우측 장골동맥(iliac artery)과 난소동맥(ovarian artery)에 의해 눌리기 때문이라는 가설이 제시되고 있다.

하지에 발생하는 혈전증은 갑자기 발생하는 경우가 많으며, 다리와 허벅지 부위의 통증과 부종을 야기한다. 보통 동맥의 반사적 경련으로 하지가 차갑고 창백해지며, 박동이 줄어들게 된다. 그러나 반대로 혈전이 형성되면서 통증, 발열, 또는 부종을 동반하기도 한다. 자연적인 종아리의 통증이 생기거나, 종아리를 쥐어짜거나 아킬레스건(archilles tendon)을 늘릴 때 반동적인 종아리 통증이 생기게 되는데, 이는 긴장된 근육이나 좌상(contusion)으로 인해 생기는 것이다(homans sign). 하지에 급성 심부정맥혈전증을 진단받은 30~60%의 여성에서는 무증상의 폐색전증을 동반하기도 한다.

2) 진단

임신과 관련된 심부혈전증의 가장 흔한 초기 증상은 통증과 부종이다. 종아리의 둘레가 2 cm 이상 증가한 경우 하지의 심부혈전증을 의심해보아야 한다. 2017년 미국소아과학회와 미국산부인과 학회에서는 임신부에서 심부혈전이 의심되는 경우 근위부 정맥(proximal vein)의 압박초음파검사(compression ultrasound)를 초기 진단적 검사로서 시행할 것을 권고하고 있다. 압박초음파검사 결과가 음성이고 장골정맥의 혈전증이 의심되지 않으면 일반적인 관리를 하도록 한다(그림 38-1). 결과가 음성이거나 모호한 상태에서 장골정맥의 혈전증이 의심되는 경우에는, 자기공명영상(magnetic resonance imaging)을 통한 추가적 확진검사가 권고된다. 그렇지 않으면 임상적 상황에 따라 경험적 항응고제를 사용하는 것이 합리적인 선택이다. D-dimer 측정이 비임신군에서는 정맥혈전색전증을 배제할 수 있는 유용한 선별검사이지만, 임신시에는 D-dimer의 지속적인 상승이 동반되기 때문에 D-dimer의 측정으로 정맥혈전색전증을 예측하는 것은 쉽지 않다.

4. 폐색전증(Pulmonary embolism)

임신과 관련된 폐색전증은 아직까지도 산업화사회에서 모성사망률과 이환율의 주된 원인 중 하나이다(Berg et al., 1996). 정맥혈전색전증으로 인한 모성사망률은 100,000 분만당 1.1건에 이르며 이는 전체 모성사망의 10%에 해당된다(James, 2009). 최근 의학기술의 발달에도 불구하고 정맥혈전색전증은 산과영역에서 풀리지 않는 숙제로 남아

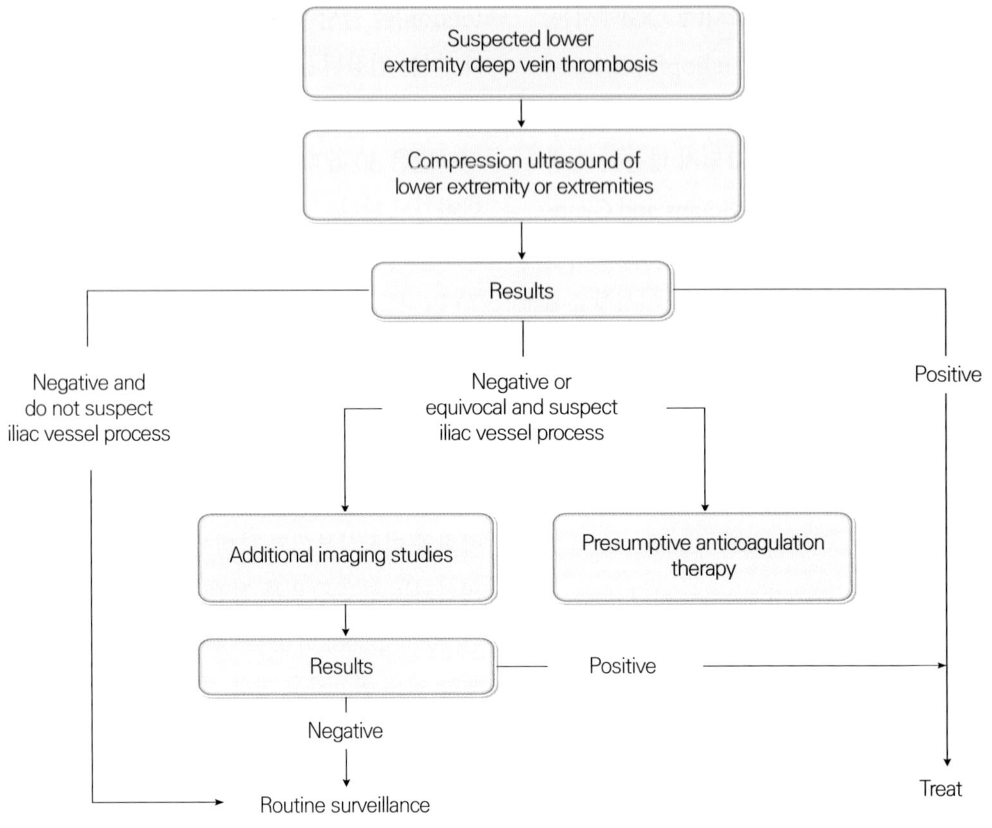

그림 38-1. **임신 중 심부정맥혈전증의 진단**

출처: James A. Committee on Practice Bulletins?Obstetrics. Practice bulletin no. 123: Thromboembolism in pregnancy. Obstet Gynecol 2011;118:718-29

있다. 2000년에서 2012년까지 우리나라에서 57,092명의 산모를 대상으로 시행한 이 등의 연구(2014)를 보면, 폐색전증의 빈도는 0.023%에서 발생하였고, 대부분 제왕절개술 후에 발생하며 분만 후 48시간 내에 가장 많이 발생한다고 보고하였다.

임신 중 폐색전증과 관련된 위험요소로는 수술과거력, 임신중독증, 3회 이상의 출산력, 35세 이상의 고령산모, 폐색전증의 과거력, 빈혈, 체질량지수(body mass index, BMI) 30 이상인 경우 등이 알려져 있다(Friend et al., 2970; De Swiet, 1999). 특히 제왕절개술의 경우 폐색전증의 발생빈도가 매우 증가하기 때문에 제왕절개술 후 산모에 대한 보다 주의 깊은 관리가 요구된다. 이는 수술 자체가 여러 가지 혈액학적 변화를 유발하면서 폐색전증의 발생에 영향을 주기 때문이다.

1) 임상양상

폐색전증은 혈전이 정맥의 벽에서 떨어져나가 심장을 통해 폐동맥으로 이동하면서 발생한다(Goldhaber et al., 2002). 폐색전증은 심부혈전증과 비교해볼 때, 보다 급성 경과를 거치게 되므로 더 위험한 질환으로 고려된다. 뿐만 아니라, 그 임상양상이 임신 중 매우 다양하고, 호흡곤란과 같이 폐

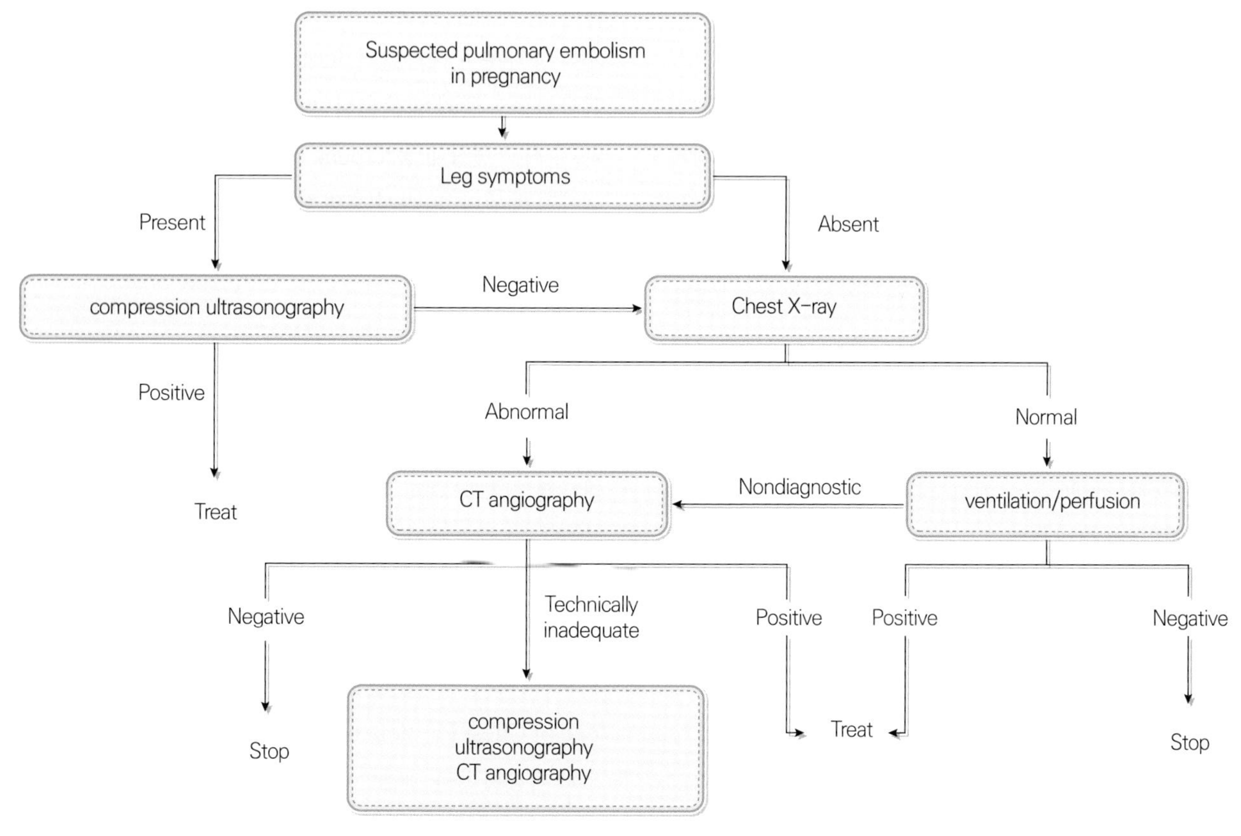

그림 38-1. **임신 중 심부정맥혈전증의 진단**

Reprinted with permission of the American Thoracic Society. Copyright ©2015 American Thoracic Society.
Cite: Ann N. Leung, et al./2011/An Official American Thoracic Society/Society of Thoracic Radiology Clinical Practice Guideline: Evaluation of Suspected Pulmonary Embolism In Pregnancy/184/1201
The American Journal of Respiratory and Critical Care Medicine is an official journal of the American Thoracic Society.

색전증을 의심하게 하는 증상은 정상 임신 중 생길 수 있는 것과 유사한 양상으로 나타나기 때문에 곧바로 진단을 내리기 쉽지 않다. 게다가 간혹 증상이 없거나 명확하지 않게 나타나는 경우도 있다. 임신 중 폐색전증의 비전형적인 증상은 신속한 진단을 어렵게 하며, 따라서 실제 정확한 발생빈도는 과소평가되기도 한다. 폐색전증이 발생한 산모 중 15%가량이 치명적인 임상경과를 거치게 되고, 이로 인한 사망의 3분의 2가 30분 내에 발생하게 된다(Manganelli et al., 1995). 이와 같이 급격한 사망에 이르게 되는 경우에는 적절한 시간 내에 치료를 위한 조치가 이루어지기 어렵다. 폐색전증으로 인한 사망률은 예방 및 신속한 치료와 밀접한 연관이 있으므로, 위험군으로 판단되는 환자를 적절하게 평가하고 적응증이 되는 경우에는 최선의 치료를 시기에 맞추어 진행하는 것이 매우 중요하다(Bourjeily et al., 2010; Greer et al., 2005).

제왕절개술 직후에는 마취나 그 외의 다른 원인으로 인해 일시적인 호흡곤란이 발생할 수 있으므로, 이를 폐색전증의 증상과 감별하는 것은 더욱 어렵다. 이러한 이유로 폐색전증의 진단이 늦어지는 경우가 많으며, 색전예방법(thromboprophylaxis) 또한 늦어지게 되므로 모성사망이 증가하게 된다.

2) 진단

새롭게 발생한 폐색전증의 진단은 비임신 시와 동일하다. 대부분의 경우에서 폐색전증의 진단은 신속한 객관직 평가를 요한다. 2011년 미국흉부협회(the American Thoracic Society)와 흉부방사선협회(the Society of Thoracic Radiology)에서는 임신 중 폐색전증의 진단을 위한 알고리즘을 발표하였다. 심부혈전증의 진단에 이용되는 압박초음파검사(compression ultrasonography)에 컴퓨터 단층촬영(computed tomography, CT) 혈관조영검사(angiography)와 환기-혈류 스캔(ventilation-perfusion scan)을 시행하도록 한다. CT 혈관조영검사와 환기-혈류 스캔은 태아에 대한 방사능 노출양이 상대적으로 낮다. 최근 연구결과에 따르면, 흉부 엑스선 검사도 폐색전증의 진단에 도움이 될 수 있다(Cahill et al., 2009)(그림 38-2).

5. 예방 및 치료

임신 중인 여성에게 항응고제 치료를 하는 것은 산모 및 태아에게 각별한 주의를 요한다. 임신 전 항응고제 치료를 받던 대부분의 여성들은 임신기간과 산욕기에 치료를 지속할 필요가 있다. 보통 항응고제 약물은 미분획 헤파린(unfractionated heparin)과 저용량 헤파린(low molecular weight heparin, LMWH), 와파린(warfarin)을 포함한다. 임신 중 선호되는 항응고제는 헤파린 종류이다.

1) 항응고제

(1) 헤파린(Heparin compounds)

미분획 헤파린(unfractionated heparin)과 저용량 헤파린(low molecular weight heparin, LMWH)은 태반을 통과하지 않기 때문에 모두 임신 중 안전한 약물로 고려될 수 있다(Greer et al., 2005). 임신 중 모체의 생리학적 변화로 인해 항응고제를 사용시에는 각별한 주의를 기울여야 한다. 임신 중 모체의 혈량은 40~50% 증가하며, 신사구체 여과율이 증가하여 헤파린의 요배설이 증가하고, 헤파린의 단백결합능도 증가하게 된다. 헤파린은 짧은 반감기를 갖게 되고, 최고 혈장내 농도(peak plasma concentration) 또한 낮아지게 된다. 따라서 효과적인 치료 농도를 유지하기 위해서 보다 많은 용량을 더 자주 투여하여야 한다(Brancazio et al., 1995).

임신 중 저용량 헤파린에 대한 연구는 많지 않지만, 비임신 환자를 대상으로 한 연구에서는 저용량 헤파린이 미분획 헤파린보다 부작용이 적은 것으로 보고되어 있다. 대부분 저용량 헤파린을 사용한다(Bates, 2016; Kearon, 2016). 저용량 헤파린 사용 시에는 환자의 출혈 에피소드가 적게 나타나며, 헤파린 유도성 혈소판감소증의 위험도가 낮고, 혈장 내 반감기가 길 뿐 아니라, 골 미네랄 소실률도 더 적어서 미국흉부외과의사협회(the American College of Chest Physicians)에서도 저용량 헤파린을 우선적으로 사용하도록 제안한다(Bates, 2012). 미분획 헤파린은 주사 부위에 멍이 쉽게 들고, 다른 피부 반응이나 심각한 알레르기 반응을 동반하기도 한다.

(2) 와파린(Warfarin)

임신 외의 기간에 가장 장기간 보편적으로 사용하는 항응고제인 와파린은, 기형유발물질로 알려져 있다. 특히 임신 1삼분기인 6~12주에 노출되었을 때 문제가 되므로, 와파린을 복용 중인 환자들의 임신 초기 관리는 매우 중요하다. 장기간 항응고제 치료를 받는 여성이 임신을 한 경우, 미분획 헤파린이나 저용량 헤파린으로 치료제제가 전환되어야 한다.

2) 임신과 항응고제 치료

산모의 급성 정맥색전혈전증의 경우, 치료적 항응고제 사용이 권고된다. 또한 혈전증의 과거력이 있는 경우와 고위험 혈전성향증같이 임신 중 또는 산욕기에 정맥색전혈전증의 위험도가 높은 경우에서도 예방적인 항응고제 사용을 해야 한다. 미분획 헤파린이나 저용량 헤파린으로 인해 출혈성 합병증이 야기될 수 있기 때문에, 임신기간과 산욕기에 정맥혈전색전증의 위험도가 증가함에도 불구하고, 모든 산모에게 통상적인 항응고제 치료를 하지는 않는다(Lepercq et al., 2001; Ginsberg et al., 1989).

임신 중 항응고제의 적절한 용량에 대해서는 대규모 연구가 아직 진행된 바가 없다. 따라서 임신 중 항응고제의 사용은 이제까지의 경험에 따라 전문가의 의견을 반영하여 권고되고 있다. 최근 임신에서 급성 혈전색전증의 기왕력이 있는 산모와 기계적 심판막을 가진 고위험군에게는 치료적 항응고제 사용을 하도록 권유한다. 치료 정도에 대한 결정은 제왕절개술, 지속적인 부동 자세, 비만, 혈전성향증이나 정맥색전혈전증의 가족력 등 다른 위험요소에 따르도록 한다(표 38-2). 특발성 혈전증의 기왕력이 있는 산모나 장기간 항응고제를 투여하지 않아도 되는 일시적인 위험인자를 가지고 있는 산모에게는, 분만 전에 예방적 항응고제 사용 또는 분만 전 관찰 및 분만 후 예방이 권고된다. 이전에 정맥혈전색전증의 기왕력이 없으면서 저위험 혈전성향증이 발견된 환자는 분만 전에 예방적으로 저용량 헤파린이나 미분획 헤파린을 사용하기도 한다. 분만 후에도 동일하게 예방적 헤파린 치료를 하기도 하지만, 심부혈전증의 위험이 없는 경우에는 추시 관찰을 시행한다.

임신 중 헤파린 제제의 약물역동학에 따라서, 치료적 저용량 헤파린은 하루 1~2회, 미분획 헤파린은 12시간마다 투여되도록 하여야 한다.

임신 중에 정맥혈전색전증이 새롭게 진단된 경우에는 미분획 헤파린이나 저용량 헤파린으로 치료적 항응고요법을 시작하여야 한다. 혈역학적으로 불안정하거나 혈전이 큰 경우에는 항응고제를 처음 사용할 때 입원치료를 하도록 한다. 폐색전증을 처음 치료하는 경우와 분만, 수술, 혈전용해가 반드시 필요한 경우에는 미분획 헤파린을 정맥주사한다. 이때 환자가 혈역학적으로 안정되어지면, 치료적 저용량 헤파린으로 교체하여 퇴원하도록 한다.

임신 중 정맥혈전색전증의 치료를 위해 항응고제를 사용할 때는 치료적 용량은 유지하도록 해야 한다. Antifactor Xa의 농도가 0.6~1.0 units/mL으로 유지되도록 저용량 헤파린을 투여해야 하기 때문에, 헤파린 주사 4~6시간 후에 antifactor Xa를 주기적으로 측정한다. 임신 마지막 달에 미분획 헤파린 피하주사로 교체한 경우에는, 헤파린 주사 6시간 후 활성화 부분 트롬보플라스틴 시간(activated partial thromboplastin time, aPTT)이 1.5~2.5로 유지되도록 헤파린의 농도가 맞춰져야 한다. 예방적 항응고요법을 받는 환자는 혈중농도 모니터가 반드시 필요하지는 않지만, 예방적 농도를 넘어서는 것이 임상적으로 의심되는 경우에는 antifactor Xa와 aPTT의 수치를 확인하도록 한다(Fox et al., 2008). 미분획 헤파린으로 치료적 용법을 시작할 때, 헤파린 유도 혈소판감소증(heparin-induced thrombocytopenia) 발생여부를 확인하기 위해서 혈소판 수치를 확인하는 것도 권고되고 있다(Warkentin et al., 2008).

3) 분만 시 항응고요법

항응고제를 투여 중인 산모는 분만 한 달 전에 저용량 헤파린에서 반감기가 짧은 미분획 헤파린으로 교체하도록 한다. 임신주수와 관계없이 분만이 임박한 상황에서는 가능한 빨리 미분획 헤파린으로 교체한다. 또한 치료적 항응고제를 일시적으로 중단한 후 24시간 내에 분만을 유도하기도 한다. 미분획 헤파린으로 항응고제를 바꾸는 것은 분만 시 출혈을 줄이고 부위마취 시 주사위치의 혈종을 방지하기 위함이다. 미국국소마취 및 통증협회(the American Society of Regional Anesthesia and Pain Medicine)에서는 저용량 헤파린을 예방적 용량으로 주사 후 10~12시간, 치료적 용량으로 주사 후 24시간 동안은 통증조절을 위한 부위마취를 시행하지 않도록 권고하고 있다.

제왕절개술로 분만을 하게되면 정맥혈전색전증의 위험도가 2배 가량 증가하게 된다. 따라서 항응고예방법을 시행하고 있지 않은 모든 산모에게 제왕절개술 전 공기압박장치(pneumatic compression device)를 착용하도록 해야 한다. 제왕절개술에 대한 통상적인 항응고예방법에 대해서는 심부혈전증이나 폐색전증을 의미있게 감소시킨다는

표 38-2. 항응고제 치료방법

Management Type	Dosage
Prophylactic LMWH	Enoxapin, 40 mg SC once daily
	Dalteparin, 5,000 units SC once daily
	Trizaparin, 4,500 units SC once daily
Therapeutic LMWH	Enoxapin, 1 mg/kg every 12 hours
	Dalteparin, 200 units/kg once daily
	Trizaparin, 175 units/kg once daily
	Dalteparin, 100 units/kg every 12 hours
Minidose prophylactic UFH	UFH, 5,000 units SC every 12 hours
Prophylactic UFH	UFH, 5,000~7,500 units SC every 12 hours
	UFH, 5,000~10,000 units SC every 12 hours in the first trimester
	UFH, 7,500~10,000 units SC every 12 hours in the second trimester
	UFH, 10,000 units SC every 12 hours in the third trimester, unless the aPTT is elevated
Therapeutic UFH	UFH, 10,000 units or more SC every 12 hours in doses adjusted to target aPTT in the therapeutic range (1.5~2.5, 6 hours after injection)
Postpartum anticoagulation	Prophylactic LMWH/UFH for 4~6 weeks or Vitamin K antagonists for 4~6 weeks with a target INR of 2.0~3.0, with initial UFH or LMWH therapy overlap until the INR is 2.0 or more for 2days
Surveillance	Clinical vigilance and appropriate objective investigation of women with symptoms suspicious of deep vein thrombosis or pulmonary embolism

Abbreviations: LMWH; low molecular weight heparin, SC; subcutaneously, UFH; unfractionated heparin, aPTT; activated partial thromboplastin time, INR; international normalized ratio
출처: American College of Obstetricians and Gynecologists Women's Health Care Physicians. ACOG Practice bulletin no. 138: Inherited thrombophillias in pregnancy. Obstet Gynecol 2013;122:706-17

근거가 아직 부족하다. 이 경우 미분획 헤파린을 투여하게 되면 오히려 출혈성 합병증과 헤파린 유도 혈소판감소증의 위험이 있기 때문에, 항응고제를 통한 예방보다는 공기압박장치를 사용하는 것이 더 낫다(Quinones et al., 2005). 그러나 제왕절개술을 받는 산모가 혈전색전증에 대한 다른 추가 위험도가 있을 경우에는 공기압박장치와 함께 헤파린의 사용을 고려하도록 한다(표 38-3).

분만 후 항응고제를 다시 투여하기 시작하는 적절한 시기는 명확치 않지만, 분만 후 출혈을 최소화하기 위해 질식분만 후 4~6시간, 제왕절개 분만 후 6~12시간 후에 헤파린 투여를 시작하는 것이 좋다. 6주 이상 지속적으로 항응고제를 투여해야 하는 산모는 와파린으로 교체하도록 한다. 와파린으로 교체하는 중에는 헤파린과 와파린을 함께 사용하게 된다. 단 6주간 항응고제 치료를 할 산모는, 와파린이 치료농도에 도달하기까지 1~2주가 소요되므로 와파린으로 교체하는 데에 제한이 있다. 최근 임신, 특히 임신 3삼분기에 정맥색전혈전증을 경험한 산모는 분만 후 6주 이상 와파린을 복용하는 것이 좋다. 경우에 따라 3~6개월간 복용하는 것이 권고되기도 한다(James, 2007). 와파린과 헤파린은 모유에 축적되지 않으므로, 수유모에 투여 시에도 신생아에게는 항응고 효과를 나타내지 않는다(Clark et al., 2000; Richter et al., 2001).

4) 기타 치료방법

정맥혈전색전증이 발생했을 때 즉각적인 치료는 항응고요

법에 의해 이루어지지만, 그 외 보조적인 치료방법들이 쓰여지기도 한다.

색전증 발생에 고위험군인 산모가 제왕절개술을 받을 경우 예방적 항응고요법을 시행하여야 하지만, 간혹 그 자체가 수술 시 심각한 출혈을 유발하는 경우도 있다. 이러한 경우에는 수술 전에 대정맥여과장치(vena caval filter)를 삽입하기도 한다. 대정맥여과장치는 경정맥(jugular vein)이나 대퇴정맥(femoral vein)을 통해 삽입할 수 있으며, 헤파린 치료에 반응이 없는 환자에게도 고려해 볼 수 있다(Marik et al., 2008; Deshpande et al., 2002; Jamjute et al., 2006). 조직 플라스미노겐 활성인자(tissue plasminogen activator)는 혈전용해제(thrombolytic agent)로 사용될 수 있으며, 헤파린보다 폐색전을 녹이는 데에 더 빨리 작용한다(Tapson, 2008). 이는 또한 태반을 통과하지 않는다는 장점을 갖는다. 그러나, 분만 후 48시간 동안 혈전용해제 치료를 한 연구에서 수혈, 자궁적출술, 혈종 제거술 등과 같은 부작용이 보고된 바 있다(Akazawa and Nishida, 2017). 정맥여과장치나 혈전용해제 외에도 색전적제술(embolectomy)를 고려할 수 있으나, 이는 매우 제한된 경우에서 사용되므로 흔한 치료 방법은 아니다.

참고문헌

- Akazawa M, Nishida M: Thrombolysis with intravenous recombinant tissue plasminogen activator during early postpartum period: a review of the literature. Acta Obstet Gynecol Scand 96(5):529, 2017.
- American Academy of Pediatrics, American College of Obstetricians and Gynecologists: Guidelines for Perinatal Care, 8th ed. Elk Grove Village, AAP, 2017.
- American College of Obstetricians and Gynecologists: Thromboembolism in pregnancy. Practice Bulletin No. 123, September 2011, Reaffirmed 2017b.
- American College of Obstetricians and Gynecologists: Thromboembolism in pregnancy. Practice Bulletin No. 123, September 2011, Reaffirmed 2017b.
- American College of Obstetricians and Gynecologists: Antiphospholipid syndrome. Practice Bulletin No. 132, December 2012, Reaffirmed 2017a.
- American College of Obstetricians and Gynecologists: Inherited thrombophilias in pregnancy. Practice Bulletin No. 138, September 2013, Reaffirmed 2017c.
- Anderson JA, Weitz JI. Hypercoagulable states. Clin Chest Med 2010;31:659-73.
- Bates SM, Greer IA, Middeldorp S, Veenstra DL, Prabulos AM, Vandvik PO. American College of Chest Physicians. VTE, thrombophilia, antithrombotic therapy, and pregnancy. Chest 2012;141(2 Suppl):e691S-736S.
- Bates SM, Greer IA, Middledorp S, et al: VTE, thrombophilia, antithrombotic therapy, and pregnancy. Chest 141:e691S, 2012.
- Bates SM, Middeldorp S, Rodger M, et al: Guidance for the treatment and prevention of obstetric-associated venous thromboembolism. J Thromb Thrombolysis 41(1):92, 2016.
- Berg CJ, Atrash HK, Koonin LM, Tycker M. Pregnancy-related motality in the United States, 1987-1990. Obstet Gynecol 1996;88:161-7.
- Berg CJ, Callaghan WM, Henderson Z, Syverson C. Pregnancy-related mortality in the United States, 1998 to 2005. Obstet Gynecol 2011;117:1230.
- Berks D, Duvekot JJ, Basalan H, et al: Associations between phenotypes of preeclampsia and thrombophilia. Eur J Obstet Reprod Biol 194:199, 2015.
- Blanco-Molina A, Trujillo-Santos J, Criado J, Lopez L, Lecumberri R, Gutierrez R, et al. Venous thromboembolism during pregnancy or postpartum: findings from the RIETE Registry. Thromb Haemost 2007;97:186-90.
- Blossom DB, Kallen AJ, Patel PR, Elward A, Robinson L, Gao G, et al. Outbreak of adverse reactions associated with contaminated heparin. N Engl J Med 2008;359:2674-84.
- Bourjeily G, Praidas M, Khalil H, Rosene-Montella K, Rodger M. Pulmonary embolism in pregnancy. Lancet 2010;375:500-12.
- Brancazio LR, Roperti KA, Stierer R, Laifer SA. Pharmacokinetics and pharmacodynamics of subcutaneous heparin during the early third trimester of pregnancy. Am J Obstet Gynecol 1995;173:1240-5.
- Bremme KA. Haemostatic changes in pregnancy. Best Pract Res Clin Haematol 2003;16:153-68.
- Callaghan WM, Creanga AA, Kuklina EV. Severe maternal morbidity among delivery and postpartum hospitalizations in the United States. Obstet Gynecol 2012;120:1029-36.
- Chan WS, Spencer FA, Ginsberg JS. Anatomic distribution of deep vein thrombosis in pregnancy. CMAJ 2010;182:657-60.
- Clark SL, Porter TF, West FG. Coumarin derivatives and breast-feeding. Obstet Gynecol 2000;95(6 Pt 1):938-40.
- Committee on Practice Bulletins: Gynecology, American

College of Obstetricians and Gynecologists. ACOG Practice Bulletin No. 84. Prevention of deep vein thrombosis and pulmonary embolism. Obstet Gynecol 2007;110(2 Pt 1):429-40.
- Connors JM: Thrombophilia testing and venous thrombosis. N Engl J Med 377(12):1177, 2017.
- Coon WW. Epidemiology of venous thromboembolism. Ann Surg 1977;186:149-64.
- Creanga AA, Syverson C, Seed K, et al: Pregnancy-related mortality in the United States, 2011-2013. Obstet Gynecol 130(2):366, 2017.
- Danilenko-Dixon DR1, Heit JA, Silverstein MD, Yawn BP, Petterson TM, Lohse CM, et al. Risk factors for deep vein thrombosis and pulmonary embolism during pregnancy or post partum: a population-based, case-control study. Am J Obstet Gynecol 2001;184:104-10.
- De Swiet M. Thromboembolic disease. In: James DK, Steer PJ, Weiner CP, Gonik B, editors. High risk pregnancy: management options. 2nd ed. London: Harcourt; 1999. p.901-9.
- De Swiet M. Thromboembolism. CLin Haematol 1985;14:643-60.
- Deshpande KS, Hatem C, Karwa M, Ulrich H, Aldricht TK, Kvetan V. The use of inferior vena cava filter as a treatment modality for massive pulmonary embolism. A case series and review of pathophysiology. Respir Med 2002;96:984-9.
- Fox NS, Laughon SK, Bender SD, Saltzman DH, Rebarber A. Anti-factor Xa plasma levels in pregnant women receiving low molecular weight heparin thromboprophylaxis. Obstet Gynecol 2008;112:884-9.
- Friend JR, Kakkar VV. The diagnosis of deep vein thrombosis in the puerperium. J Obstet Gynaecol Br Commonw 1970;77:820-3.
- Giannakopoulos B, Krilis SA. The pathogenesis of the antiphospholipid syndrome. N Engl J Med 2013;368:1033-44.
- Ginsberg JS, Brill-Edwards P, Burrows RF, Bona R, Prandoni P, Büller HR, et al. Venous thrombosis during pregnancy: leg and trimester of presentation. Thromb Haemost 1992;67:519-20.
- Ginsberg JS, Kowalchuk G, Hirsh J, Brill-Edwards P, Burrows R. Heparin therapy during pregnancy. Risks to the fetus and mother. Arch Intern Med 1989;149:2233-6.
- Goldhaber SZ, Morrison RB. Cardiology patient pages. Pulmonary embolism and deep vein thrombosis. Circulation 2002;106:1436-8.
- Greer IA, Nelson-Piercy C. Low-molecular-weight heparins for thromboprophylaxis and treatment of venous thromboembolism in pregnancy: a systematic review of safety and efficacy. Blood 2005;106:401-7.
- Greer IA. Prevention and management of venous thromboembolism in pregnancy. Clin Chest Med 2003;24:123-37.
- Hague WM. Homocysteine and pregnancy. Best Pract Res Clin Obstet Gynaecol 2003;17:459-69.
- Heit JA, Kobbervig CE, James AH, Petterson TM, Bailey KR, Melton LJ lll. Trends in the incidence of venous thromboembolism during pregnancy or postpartum: a 30-year population-based study. Ann Intern Med 2005;143:697-706.
- Horlocker TT, Wedel DJ, Rowlingson JC, Enneking FK. Executive summary: regional anesthesia in the patient receiving antithrombotic or thrombolytic therapy: American Society of Regional Anesthesia and Pain Medicine Evidence-Based Guidelines (Third Edition). Reg Anesth Pain Med 2010;35:102-5.
- Ilonczai P, Oláh Z, Selmeczi A, et al: Management and outcomes of pregnancies in women with antithrombin deficiency: a single-center experience and review of literature. Blood Coagul Fibrinolysis 26(7):798, 2015.
- Iturbe-Alessio I, Fonseca MC, Mutchinik O, Santos MA, Zajarías A, Salazar E. Risks of anticoagulant therapy in pregnant women with artificial heart valves. N Engl J Med 1986;315:1390-3.
- Jacobsen AF, Skjeldestad FE, Sandset PM. Incidence and risk patterns of venous thromboembolism in pregnancy and puerperium--a register-based case-control study. Am J Obstet Gynecol 2008;198:233.e1-233.e7.
- James A. Committee on Practice Bulletins-Obstetrics. Practice bulletin no. 123: thromboembolism in pregnancy. Obstet Gynecol 2011;118:718-29.
- James AH, Jamison MG, Brancazio LR, Myers ER. Venous thromboembolism during pregnancy and the postpartum period: incidence, risk factors, and motality. Am J Obstet Gynecol 2006;194:1311-5.
- James AH. Prevention and management of venous thromboembolism in pregnancy. Am J Med. 2007;120(10 Suppl 2):S26-34.
- James AH. Venous thromboembolism in pregnancy. Arterioscler Thromb Vasc Biol 2009;29:326-31.
- Jamjute P, Reed N, Hinwood D. Use of inferior vena cava filters in thromboembolic disease during labor: case report with a literature review. J Matern Fetal Neonatal Med 2006;19:741-4.
- Kearon C, Akl EA, Ornelas J, et al: Antithrombotic therapy for VTE disease: CHEST guidelines and expert panel report. Chest 149(2):315, 2016.
- Knight M. Antenatal pulmonary embolism: risk factors, management and outcomes. BJOG 2008;115:453-61.
- Laros RK Jr., Alger LS. Thromboembolism and pregnancy. Clin Obstet Gynecol 1979;22:871-8.
- Larsen TB, Sørensen HT, Gislum M, Johnsen SP. Maternal

smoking, obesity, and risk of venous thromboembolism during pregnancy and the puerperium: a population-based nested case-control study. Thromb Res 2007;120:505-9.

- Lee MY, Kim MY, Han JY, Park JB, Lee KS, Ryu HM. Pregnancy-associated pulmonary embolism during the peripartum period: An 8-year experience at a single center. Obstet Gynecol Sci 2014;57:260-5.
- Lepercq J1, Conard J, Borel-Derlon A, Darmon JY, Boudignat O, Francoual C, et al. Venous thromboembolism during pregnancy: a retrospective study of enoxaparin safety in 624 pregnancies. BJOG 2001;108:1134-40.
- Leung AN, Bull TM, Jaeschke R, Lockwood CJ, Boiselle PM, Hurwitz LM, et al. An official American Thoracic Society/Society of Thoracic Radiology clinical practice guideline: evaluation of suspected pulmonary embolism in pregnancy. Am J Respir Crit Care Med 2011;184:1200-8.
- Lindqvust P, Dahlback B, Marsal K. Thrombotic risk during pregnancy: a population study. Obstet Gynecol 1999;94:595-9.
- Lockerwood C. Thrombosis, thrombophilia, and thromboembolism: clinical updatesin women's health care. American College of Obstetricians and Gynecologists Vol. VI, No.4, October 2007, Reaffirmed 2012.
- Lockwood CJ. Inherited thrombophilias in pregnant patients: detection and treatment paradigm. Obstet Gynecol 2002;99:333-41.
- Manganelli D, Palla A, Donnamaria V, Giuntini C. Clinical features of pulmonary embolism. Doubts and certainties. Chest 1995;107(1 Suppl):25-325.
- Marik PE, Plante LA. Venous thromboembolic disease and pregnancy. N Engl J Med 359:2025; 2008.
- McDonald SD, Walker MC. Homocysteine levels in pregnant women who smoke cigarettes. Med Hypotheses 2001;57:792-6.
- O'Connor DJ, Scher LA, Gargiulo NJ 3rd, Jang J, Suggs WD, Lipsitz EC. Incidence and characteristics of venous thromboembolic disease during pregnancy and the postnatal period: a contemporary series. Ann Vasc Surg 2011;25:9-14.
- Rhéaume M, Weber F, Durand M, et al: Pregnancy-related venous thromboembolism risk in asymptomatic women with antithrombin deficiency: a systematic review. Obstet Gynecol 127(4):649, 2016.
- Rodger MA, Hague WM, Kingdom J, et al: Antepartum dalteparin versus no antepartum dalteparin for the prevention of pregnancy complications in pregnant women with thrombophilia (TIPPS): a multinational open-label randomized trial. Lancet 84(9955):1673, 2014.
- Richter C1, Sitzmann J, Lang P, Weitzel H, Huch A, Huch R. Excretion of low molecular weight heparin in human milk. Br J Clin Pharmacol 2001;52:708-10.
- Robertson L, Wu O, Langhorne P, Twaddle S, Clark P, Lowe GD, et al. Thrombophilia in pregnancy: a systematic review. Br J Haematol 2006;132:171-96.
- Pierangeli SS, Leader B, Barilaro G, Willis R, Branch DW. Acquired and inherited thrombophilia disorders in pregnancy. Obstet Gynecol Clin North Am 2011;38:271-95
- Pomp ER, Lenselink AM, Rosendaal FR, Doggen CJ. Pregnancy, the postpartum period and prothrombotic defects: risk of venous thrombosis in the MEGA study. J Thromb Haemost 2008;6:632-7.
- Quiñones JN, James DN, Stamilio DM, Cleary KL, Macones GA. Thromboprophylaxis after cesarean delivery: a decision analysis. Obstet Gynecol 2005;106:733-40.
- Silver RM, Saade GR, Thorsten V, et al: Factor V Leiden, prothrombin G20210A, and methylene tetrahydrofolate reductase mutations and stillbirth: the Stillbirth Collaborative Research Network. Am J Obstet Gynecol 215(4):468.e1, 2016.
- Simpson EL. Lawrenson RA, Nightingale AL, Farmer RD. Venous thromboembolism in pregnancy and the puerperium: incidence and additional risk factors from a London perinatal database. BJOG 2001;108:56-60.
- Snow V, Qaseem A, Barry P, Hornbake ER, Rodnick JE, Tobolic T, et al. Management of venous thromboembolism: a clinical practice guideline from the American College of Physicians and the American Academy of Family Physician. Ann Intern Med 2007;146:204-10.
- Sultan AA, West J, Tata LJ, Fleming KM, Nelson-Piercy C, Grainge MJ. Risk of first venous thromboembolism in and around pregnancy: a population-based cohort study. Br J Haematol 2012;156:366-73.
- Tapson VF. Acute pulmonary embolism. N Engl J Med 2008;358:1037-52.
- Virchow R. Gesammelte Abhandlungen zur wissenschaftlichen Medizin. Frankfurt: Medinger Sohn & Co.; 1856. p.219.
- Waldman M, Sheiner E, Vardi IS. Can we profile patients at risk for thromboembolic events after delivery: a decade of follow up. Am J Obstet Gynecol 2013,208:S234.
- Warkentin TE, Greinacher A, Koster A, Lincoff AM. American College of Chest Physicians. Treatment and prevention of heparin-induced thrombocytopenia: American College of Chest Physicians Evidence-Based Clinical Practice Guidelines (8th Edition). Chest 2008;133(6 Suppl):340S-380S.

제39장

신장 및 요로질환

Renal and Urinary Tract Disorders

홍준석 | 서울의대
오경준 | 서울의대

1. 임신 중의 신요로계의 변화(Urinary tract changes during pregnancy)

임신 중에는 임신에 대한 적응으로 신장의 해부학적, 생리적 변화가 생긴다. 이런 변화로 임신 후에 새로 신장 질환이 발생하거나, 임신 전에 있었던 기존의 신장 질환이 악화될 수 있으며 임신의 유지 및 태아 성장에 악영향을 미치거나 분만 후에도 산모의 신장 기능에 후유증을 남기는 경우가 있다. 따라서 산모의 신장 기능에 대한 산전 평가가 매우 중요할 뿐 아니라 임신 중 신기능의 정상적인 변화와 혈역학적 변화에 대한 깊은 이해가 요구되며 임신과 관련 있는 각종 신질환에 대한 병태생리, 임상적 양상들을 이해하는 것이 필요하다.

1) 임신 중 신장의 해부학적 변화

임신 중에는 신장의 전체 크기가 증가하여 신장의 길이가 1-1.5 cm 정도 증가하는 것으로 알려져 있다(Katharine et al, 2013). 신장의 크기 증가는 신장의 혈류량의 증가 및 간질의 부피 증가에 기인한다. 신장뿐 아니라 집합계(urinary collecting system)의 확장이 현저하게 나타나고 또한 방광-요관 역류가 일어날 수 있어 상행 요로감염의 증가 등의 원인이 된다. 임신 중 발생한 요관, 신우 부분 확장은 오른쪽이 더 심한 경우가 많다. 이는 직장(sigmoid colon)에 의해 좌측 요관은 보호받으나, 상대적으로 우회전된 자궁에 의해 우측 요관은 눌리게 되기 때문일 수도 있고 임신 중 확장되는 우측 난소 정맥이 우측 요관 위를 지나가기 때문일 수도 있다(Faundes et al., 1998).

2) 임신 중 신장의 생리학적 변화

(1) 사구체 여과율

임신 중 신혈관 확장과 신혈관 저항성의 감소로 유효 신혈장 유량(effective renal plasma flow)과 사구체 여과율(glomerular filtration rate, GFR)은 증가하게 된다(Helal et al., 2012, Hussein et al., 2014). 이 때문에 약 60%의 여성이 임신 중 빈뇨를 호소하는 것으로 알려져 있다. 심박출량의 증가, 혈청 알부민의 감소에 의한 교질 삼투압의 저하 및 렐락신(relaxin) 등이 사구체 여과율을 높이는 데 중요한 역할을 한다고 밝혀졌다. 전체적으로 임신 중 사구체 여과율은 65%, 유효 신혈장 유량은 40% 증가된다. 임신 중 사구체 여과율의 증가로 인해 크레아티닌(creatinine)은 평균 0.5 mg/dl, 혈중 요소질소 농도(BUN)는 평균 9 mg/dl로 감소하게 되는데, Cr 0.9 mg/dl (79 μmol/L) 이상, 혈중 요소질소 농도 14 mg/dl 이상일 경우 신질환을 의심할 수 있다.

(2) 신 세뇨관 기능(Renal tubular function)

임신 중에는 사구체 여과율의 변화에 이어 다음과 같이 세뇨관의 재흡수가 변화한다.

① 소디움(Sodium, Na)

임신 중 소디움은 사구체 여과율의 증가에 의하여 일일 20,000~30,000 mEq의 소디움 여과가 증가하게 되며 프로게스테론, 프로스타글란딘 E, 심방나트륨이뇨인자(Atrial natriuretic factor, ANP) 등이 소디움의 배설을 촉진시키는 인자로 알려져 있다(Davison et al., 1984). 그러나 알도스테론, 에스트로겐, 디옥시코르티코스테론(deoxycorticosteron), 레닌-안지오텐신 II의 증가에 의하여 소디움 재흡수가 촉진되며, 결국 전체적으로는 임신 중 최대 약 950 mg의 소디움이 축적되는 것으로 알려져 있다. 축적된 소디움은 산모의 혈관 내, 간질 내부 위 및 태아와 태반에 분포된다.

② 칼륨(Potassium, K)

알도스테론(aldosterone) 및 염류 코르티코이드(mineralocorticoid)의 증가로 칼륨 배설이 증가하지만 실제 체내 칼륨은 300~350 mEq/L 정도가 축적된다. 이는 원위세관(distal tubule)과 헨레고리(Henlesche)에서의 칼륨 재흡수는 임신을 하면서 감소되게 되지만 근위세관(proximal tubule)에서의 재흡수가 의미 있게 증가하기 때문으로 추정하고 있다.

③ 칼슘(Calcium, Ca)

임신 중 증가된 칼슘 청소(clearance)로 칼슘의 배설량이 증가하게 되지만 소장에서 칼슘의 흡수량이 증가하여 혈청 이온화칼슘농도는 임신 전과 비슷하게 유지된다. 반면 총 칼슘 농도는 혈청 알부민 농도의 감소로 임신 제1삼분기에 4.75 mEq/L에서 만삭에는 4.3 mEq/L으로 감소한다(Pitkin et al., 1979). 임신 중에 칼시트리올(calcitriol)의 농도가 증가하여 장으로부터 칼슘과 인의 흡수가 촉진되는데 이는 태아의 뼈내 무기질 침착을 촉진시키는 것으로 생각된다.

④ 포도당(Glucose)

임신 중에는 집합세관(collecting tubule)과 헨레고리에서의 재흡수의 이상으로 포도당의 배설이 비임신 여성에 비해 10~100배 정도 증가한다. 이 때문에 임산부에서 소변 내 당의 존재(glycosuria)는 당뇨 산모의 관리에 사용하기에 제약이 있다.

⑤ 요산(Uric acid)

임신 중 요산의 생산은 증가하지 않으나 요산의 신 청소율이 증가하여 혈중 요산 농도는 적어도 25% 이상 감소한다. 혈중 요산 농도의 감소는 임신 초기에 더 크며 임신 말기에는 차차 정상화된다(Lind et al., 1984).

⑥ 산염기 평형

임신 중에는 신세뇨관의 수는 변화가 없으나 호흡 항진(hyper-ventilation)으로 경한 호흡성 알칼리증 상태여서 pH 7.42~7.44, pCO_2 31 mmHg, 중탄산염 18~22 mEq/L 정도로 유지된다(Jensen et al., 2005).

⑦ 삼투질 농도(Osmolarity)

임신 10주에는 정상보다 10 mOsm/L 정도 낮아지며 이는 임신 말기까지 지속된다. 이는 주로 혈장 소디움과 음이온의 감소가 원인이며 유효 혈장 삼투압(effective osmolarity)이 감소한다. 이는 삼투압의 역치(osmotic threshold)가 약 10 mOsm/L 낮아지는 것에 의하며 융모성 성선자극호르몬(hCG)이 연관되는 것으로 생각된다(Lindheimer et al., 1995).

3) 임신 중 방광 기능의 변화

임신 중에는 자궁의 크기 증가로 인하여 방광의 용적이 작아지므로 적은 소변량에도 요의를 느끼게 된다. 감소된 방광 용적을 보정하기 위해 요도의 길이는 6.7 mm로 길어지고 요도 내 압력도 증가된다. 그럼에도 불구하고 임신 제3삼분기 중 약 절반의 여성이 요실금 증상을 호소하게 된다(Wesnes et al., 2009).

4) 임신 중의 신 질환의 평가

(1) 당뇨(Glycosuria)

앞서 언급한 대로 소변 내 당은 정상 산모에서도 약 1/6에서 존재하는 것으로 알려져 있다. 그럼에도 불구하고 임신 중 소변 내 당이 있는 경우 당뇨의 가능성을 항상 염두에 두어야 한다.

(2) 단백뇨

임신 동안 나타나는 사구체 여과율의 정상적인 증가로 단백의 여과량도 증가된다. 이 때문에, 비임신 시 단백뇨의 기준은 150 mg/day 이상이지만, 임신 중에는 300 mg/day 이상으로 정의되며(Hladunewich et al., 2011), 이때에는 고혈압이나 신기능 저하가 동반되는지 관찰해야 한다. 소변 내 단백뇨를 측정하는 방법은 ① 소변의 검사용 막대테이프(dipstick), ② 24시간 소변 수집 후 총 단백량 측정, ③ 알부민/크레아티닌 비를 한 번의 소변에서 측정하는 방법이 있다. 이 중 가장 전통적인 방법은 24시간 소변에서 단백량을 측정하는 것이지만 한 번의 소변에서 알부민/크레아티닌 비의 측정이 이 값과 잘 일치하기 때문에 임상적 사용이 늘고 있다. 최근 연구에서 아침 첫 소변의 단백/크레아티닌 비가 0.3 이상인 것과 24시간 소변 총 단백량이 300 mg 이상인 것이 밀접한 연관이 있다고 하였다(Kuper et al., 2016).

2. 요로감염(Urinary tract infections)

1) 정의 및 빈도

요로 즉, 신장, 요관(ureter), 방광, 요도(urethra)를 포함하는 비뇨기계에 세균 감염이 발생하는 경우를 요로감염이라 한다. 요로감염은 임신 중 가장 흔한 내과적 합병증으로 임신 중 약 10%의 유병률을 보이며 무증상 세균뇨, 급성 방광염 그리고 급성 신우신염의 형태로 나타난다(Szweda et al., 2016).

2) 요로감염의 진단

깨끗하게 받은 요 1 ml당 동종의 균이 100,000보다 많을 때(100,000 colony-forming units per milliliter (CFU/mL)) 의의 있는 세균뇨라고 한다. 임신 중 요로감염을 일으키는 원인 균들은 정상적인 장내 세균들이며, E.coli가 전체의 65~80%를 차지하고 이 외에도 Proteus mirabilis, Klebsiella pneumoniae, Enterobacter species, Staphylococcus saprophyticus, and group B β-hemolytic streptococcus 등이 대표적인 균들이다(Miller et al., 1997). 증상이 있는 여성의 경우에는 100,000 CFU/mL보다 더 적은 농도의 균의 배출되어도 의미가 있을 수 있는데 이 경우에는 천천히 자라는 균에 의한 감염인 경우이다. 급성 방광염과 급성 신우신염의 경우에는 소변 검사상 농뇨(pyuria)가 확인될 수 있다.

(1) 무증상 세균뇨(Asymptomatic bacteriuria)

무증상 세균뇨는 임신 중 2~7%에서 생기는 것으로 보고되고 있다. 임신 중에는 무증상 세균뇨를 치료하지 않은 경우 25~30%에서 급성 방광염이나 급성 신우신염으로 진행하는 것으로 알려져 있으므로 임신 중에는 무증상 세균뇨를 치료해야 한다(Anil et al., 2010). 또한 무증상 세균뇨의 치료는 조산 및 저체중아의 위험도를 낮춘다는 보고도 있었다(Romero et al., 1989). 무증상 세균뇨를 치료하는 경우는 이런 진행을 막을 수 있기 때문에 세균뇨의 빈도에 따라 선별검사의 비용 대비 효과가 다를 수 있겠지만, 미국 소아과 학회, 미국 산부인과 학회, 미국 예방 서비스 태스크 포스(AAP,ACOG, U.S. PSTF) 등에서는 모든 산모에서 첫 산전 방문 시 무증상 세균뇨에 대한 선별검사를 시행할 것을 권하고 있다(AAP and ACOG, 2017; U.S PSTF, 2008).

치료 방법은 다음과 같이 요약할 수 있다(Lumbiga-non et al., 2009).

① 단회 치료: Amoxicillin 3 g, Ampicillin 2 g, Cephalosporin 2 g, Nitrofurantoin 200 mg, 또는 Trimethoprim-Sulfamethoxazole 320/1,600 mg
② 3일 치료: Amoxicillin (500 mg, 매일 3회), Ampicillin (250 mg, 매일 4회), Cephalosporin (250 mg, 매일 4회), Ciprofloxacin (250 mg, 매일 2회), Levofloxacin (250 또는 500 mg, 매일 1회), Trimethoprim-Sulfamethoxazole (160/800 mg, 매일 2회) Nitrofurantoin (100 mg, 매일 4회 또는 2회)
③ 그 외
- 하루에 한 번 취침 전 100 mg씩 nitrofurantoin을 10일간 사용
- 하루에 두 번 100 mg nitrofurantoin을 5~7일 동안 사용
- 하루에 네 번 100 mg nitrofurantoin을 10일 동안 사용

④ 재발된 세균뇨: 하루에 네 번 100mg nitrofurantoin을 21일 동안 사용
⑤ 잦은 재발 또는 지속되는 세균뇨: 하루에 한 번 취침 전 100 mg nitrofurantoin을 남은 임신 기간 동안 유지

단회 치료는 치료 효과가 다른 방법보다 만족스럽지 못하기 때문에 보통은 다회 요법을 사용한다(Widmer et al., 2015). 또한 치료 방법과 상관없이 재발률이 30%나 되기 때문에 초기 치료 후에 재발을 막기 위하여 정기적인 검사를 시행하여야 한다(Schneeberger et al., 2015).

(2) 방광염과 요도염

임신 중 급성 방광염은 1~2%에서 발병한다(Anil et al., 2010). 전형적으로 방광염은 심한 빈뇨, 잔뇨감, 절박뇨, 배뇨 곤란 등의 증상을 가지고 있고 대개 발열은 없다. 소변검사에서 농뇨와 세균뇨를 확인할 수 있고, 소변검사에서 적혈구가 보통 발견되며 때때로 육안적 혈뇨가 보이기도 한다. 치료로는 앞서 무증상 방광염에서 사용된 3일 치료법이 90% 정도에서 효과적이지만 단회 치료는 덜 효과적인 것으로 알려져 있다. 또한 세균뇨 없이 빈뇨, 긴급뇨, 배뇨곤란, 농뇨 등이 나타나는 것은 클라미디아 트라코마티스에 의한 요도염의 결과일 수 있는데 이것은 비뇨생식계의 흔한 병원체로, 치료에는 Azithromycin이 효과적이다(Fihn et al., 2003).

(3) 급성 신우신염

급성 신우신염은 임신 중 가장 흔한 내과적 합병증 중의 하나로 약 1~4%에서 발생한다. 젊은 초산부에서 임신 2삼분기에 빈도가 높게 발생하며, 급성 신우신염은 50% 이상에서 한쪽 신장에만 발생하는데 대개 오른쪽 신장에 더 많이 발생하며 25%에서는 양쪽 신장에 발생한다. 증상은 한쪽 또는 양쪽 요추부에 동통 또는 요통, 열과 오한이 특징적이다. 식욕부진, 구역질, 구토 등이 동반될 수 있으며 신체 검진 상 늑골척추각 압통 소견을 확인할 수 있다. 소변 검사에서 많은 백혈구 및 세균을 확인할 수 있으며 원인 균은 보통은 그람 음성균이다. 배제해야 할 감별 진단은 분만진통, 융모양막염, 맹장염, 태반조기박리, 그리고 근종경색증 등이다(Hill et al.,2005). 급성 신우신염의 전신 증세를 가진 임산부는 치료시작에서 임상 증세가 호전될 때까지 입원을 하여야 하며 치료는 다음과 같이 할 수 있다(Sheffield et al., 2005).

① 수액

적절한 소변량을 유지할 수 있도록 충분한 정맥 내 수분 공급이 필요하다. 한 시간당 50 cc 이상의 소변량이 유지되도록 한다.

② 항생제

즉각적으로 항생제를 사용한다. 치료 개시 후 95%에서는 72시간 내에 열이 떨어지며, 열이 떨어지면 경구 항생제를 처방하여 총 항생제 투여일이 10~14일은 되도록 유지한다(그림 39-1). 열이 24시간 이상 없으면 퇴원을 고려할 수 있다. 항생제의 선택은 Ampicillin과 Gentamicin을 병행하여 사용할 수 있고, Cefazolin 또는 Ceftriaxone, 또는 광범위한 항생제를 사용할 수 있다.

③ 검사 및 모니터링

가. 소변 배양 검사와 혈액 배양 검사를 시행한다. 소변 배양 검사는 항생제 치료가 끝나고 1~2주 후에 재검한다.

나. 온혈구 계산(complete blood count, CBC), 전해질, 혈청 크레아티닌: 적절한 수액 치료에도 불구하고 약 5%에서 신기능 장애가 생길 수 있으므로 혈청 크레아티닌 수치는 치료과정 중에 모니터해야 한다(Hill et al., 2005). 검사는 48시간 후 재검한다.

다. 활력 징후, 소변량 확인: 약 15~20%의 환자에서는 균혈증을 가지므로 치료 기간 동안 세균성 쇼크를 나타내는 증상이 없는지를 주의 깊게 관찰하여야 한다. 요 배설량과 혈압, 체온 등을 주의 깊게 자주 검사하여야 한다.

라. 흉부 X선 검사: 호흡곤란이나 빈호흡이 있는 경우 시행한다. 폐부종이 10% 미만에서 생길 수 있으므로 주의한다. 특히 폐부종은 조기진통이 동반되어 beta-agonist를 함께 사용할 때 증가하는 것으로 알려져 있다(Towers et al., 1991).

마. 고열은 얼음주머니나 차가운 담요 또는 acetaminophen을 사용하여 열을 내려주어야 한다. 특히 임신 초기에는 고열로 인한 태아 기형의 발생 위험이 있으므로 주의한다.

바. 만약, 적절한 항생제와 수액 치료 후에도 반응이 없어 72시간 후에도 열이 지속되는 경우는 요로 폐색이나 다른 동반 합병증의 유무를 확인하기 위한 추가 검사가 필요하다. 초음파로 요관 또는 신우 확장을 확인할 수 있고 요관 결석 여부도 확인할 수 있다. 요관 결석이 의심되나 초음파로 잘 안 보이는 경우는 복부 단순 촬영이나 one-shot 경정맥 요로촬영(intravenous pyelography,

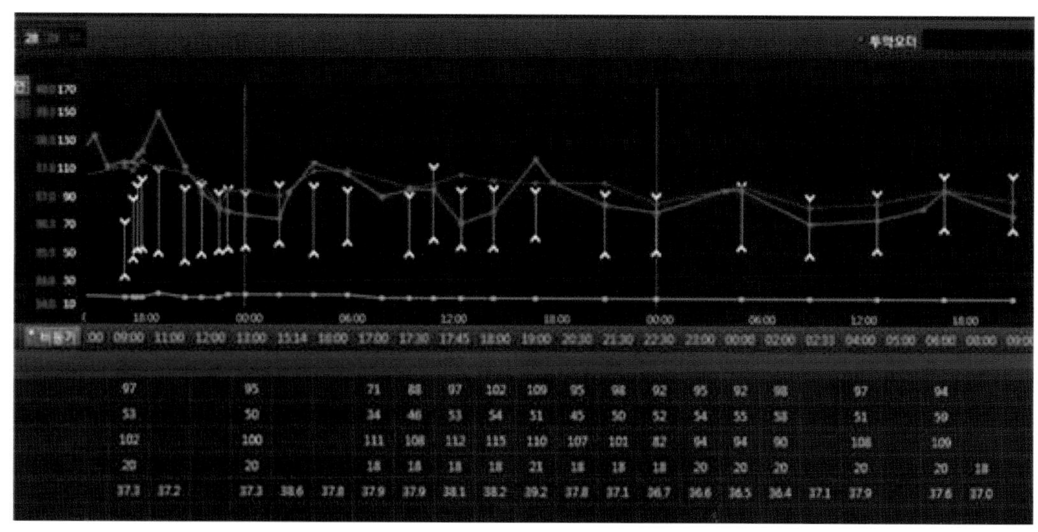

그림 39-1. **발열을 주소로 내원한 28주 산모의 활력징후 기록지**
파란선이 체온이며 급성신우신염진단 후 항생제 치료 시작 2일 후 안정화되는 것을 확인할 수 있다(분당서울대학교병원 환자 사례).

IVP)이 도움이 될 수 있다. 어떤 환자에서는 MRI로 신장 내 농양 등을 확인할 수 있다. 요관이 막힌 경우에는 double-J 요도관을 넣거나 경피적 신루설치술(percutaneous nephrostomy)을 시행할 수 있고 심한 경우에는 요관 결석의 수술적 제거가 필요할 수도 있다.

사. 임신으로 인한 요로의 변화는 지속되기 때문에 재감염의 가능성은 항상 있다. 만일 치료 후 한참 지나고 나서 소변의 세균 배양 검사가 양성으로 나오면 세균에 감수성이 있는 약을 사용하여 계속 치료를 해야 한다.

3. 요로결석(Nephrolithiasis)

1) 특성 및 빈도

임신 중에 신장이나 요관에 생기는 요로결석은 임신 중 매우 드문 합병증으로 80~90% 환자에서 임신 제2삼분기 혹은 3삼분기에 발견된다. 그 빈도는 200~2,000 임신당 한 건으로 일반 인구와 크게 다르지 않다(Michelle et al., 2013). 비임신 여성에서는 수산칼슘돌(calcium oxalate stone)이 가장 흔하게 발견되나 임신 중에 가장 흔히 발견되는 요로결석은 인산칼슘돌(calcium phosphate stone)이나 수산화인회석(hydroxyapatite)이다. 임신 중에는 장관에서 칼슘의 흡수가 증가되고 신장에서의 배설도 증가되지만 신장 결석 형성이 증가되지는 않는다고 알려져 있었지만, 최근 연구에서 임신이 결석 형성의 위험 인자라고 밝혀졌다(Reinstatler et al., 2017).

2) 증상 및 진단

임신 중 가장 흔한 요로결석의 증상은 통증으로 약 90% 이상의 임신 여성에서 나타난다. 또한 오심, 구토, 복통 및 배뇨통, 농뇨와 동반될 수 있으며 이차적으로 요로 감염과 연관되기도 한다(Michelle et al., 2013). 이러한 증상은 급성 충수염, 게실염, 태반 조기박리 등과 감별이 필요하다. 요로결석의 진단 방법으로는 비임신 여성에서는 전산화 단층촬영(CT)이 가장 많이 사용되는 방법이지만 임신 중에는 잘 사용하지 않는다. 임신 중 요로결석의 첫 번째 진단 방법으로 신초음파 검사를 해 볼 수 있겠으나 임신 중 생리적 수신증으로 결석을 진단하기에 어려움이 따른다. 그런 경우 경정맥 요로촬영을 고려해 볼 수 있으며 방사선의 노출 문제로 가능한 적은 노출을 하도록 변형하여 적용해야

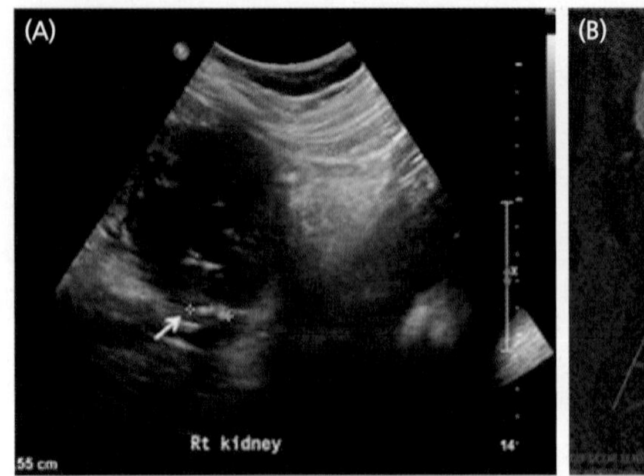

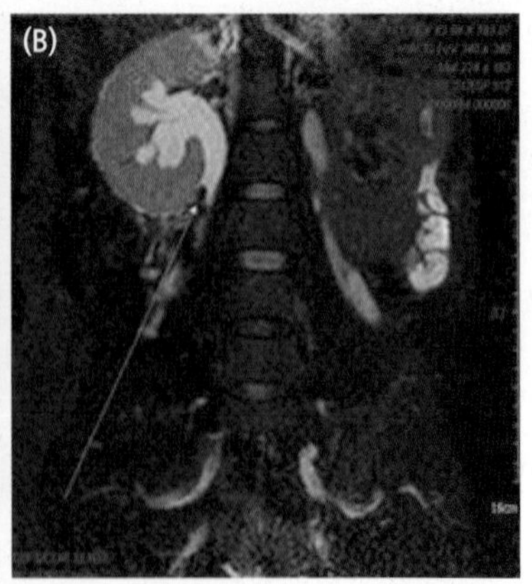

그림 39-2. **우복부 복통을 주소로 내원한 31주 산모**

(A) 초음파에서 요로결석(화살표)으로 인한 수신증 소견을 동반하고 있다. (B) 자기공명영상(MRI)에서 마찬가지로 요로 결석(화살표)과 수신증을 확인할 수 있다. 환자는 Double J stent를 삽입 후 경과 관찰하였으며 분만 후 요관경 하 결석 제거술을 시행하였다(분당서울대학교병원 환자 사례).

한다. 또한 그 외의 진단방법으로 MRI를 고려할 수 있다(그림 39-2). 미국영상의학회(American College of Radiology)에서는 임신으로 인하여 다른 방사선학적 검사가 부적절할 때는 임신 주수와 상관없이 MRI가 적응증이 된다고 발표하였다. 자기공명촬영(MRurography)은 방사선 노출 없이 요로 촬영이 가능하며 정확도도 높은 것으로 알려져 있다(그림 39-2). 최근 Half-fourier single-shot turbospin echo (HASTE) magnetic resonance urography (MRU)가 새로운 기술로 각광받고 있으며 어느 주수에서도 안전하게 사용할 수 있으며 요로결석 진단에 있어 정확한 진단 방법이다(Michelle et al., 2013).

3) 치료

임신 중 요로결석은 진단 및 치료에 있어 제한점이 많지만 임산부는 호르몬의 영향으로 요관이 확장되어 보존적 치료만으로도 65~80%에서 결석이 자연 배출된다. 보존적 치료는 적절한 수분공급 및 진통제 사용이며 만약 감염이 있는 경우에는 감염의 즉각적인 치료가 필요하다. 보존적 치료에 반응하지 않는 경우에는 침습적 치료 방법이 필요하다.

(1) 보존적 처치

안정과 적절한 수분공급, 진통제와 필요시 진토제(anti-emetics)를 투여한다. 진통제로는 산모에게서 사용가능한 Acetaminophen이나 opioid를 사용한다. 비스테로이드 항염증제(nonsteroidal anti-inflammatory drug, NSAID) 사용은 산모에서는 금기이며 알파 차단제(α-blockers)와 칼슘통로차단제(calcium channel blockers) 사용은 더 많은 연구가 필요하며 아직 확립이 되지 않았다. 임신 중 대부분의 요로 결석은 보존적 치료만으로 치료 가능하다.

(2) 침습적 처치

① 경피적 신루술(Percutaneous nephrostomy, PCN)

지속적인 통증과 감염, 단일 신장폐쇄, 점진적인 한쪽 또는 양쪽 신장 폐쇄 등이 발생하고 이어 감염이 있어 패혈증의 위험이 있을 때 초음파의 도움을 받으면서 국소마취로 스텐트 또는 신루관(nephrostomy tube)을 삽입하여 체외로 소변을 배출하도록 한다. PCN의 단점은 도관이 막히거나 빠질 위험성이 있고 추가 감염의 위험성, 출혈의 위험성, 도관 관리의 불편함, 임신 후반기에는 해부학적으로 시술이 어려운 점 등이 있다.

② 요관경(Ureteroscopy)

최근에는 유연성 있는 요관경으로 직접 요로결석을 pulse-dye laser나 holmium: YAG laser로 부수어 배출시킬 수 있다. 그러나 기술적으로 어려운 편이며 마취가 필요하고 임신 말기에는 시술이 힘들다. 결석이 1 cm 이상으로 매우 크거나 다수인 경우 시술이 어렵고, 이차적인 감염 등의 위험성이 있다.

③ 체외충격과 쇄석술(Extracorporeal shock wave lithotripsy, ESWL)

임신 시의 사용에 대한 경험이 아직 많지 않아 임신 시에는 아직 금기이다.

④ 외과적 결석제거(Open surgery)

만일 증상이 지속되고 심하다면 외과적 제거가 시행될 수도 있어서, 여러 가지 상황을 잘 고려하여 선택적 증례에서 수술적으로 결석을 제거한다.

4. 사구체 병증(Glomerular disease)

사구체와 이에 해당하는 모세혈관은 다양한 물질과 상황에 의해 영향을 받을 수 있으며 이는 급성 혹은 만성 질환을 초래한다. 급성 질환은 자연스럽게 사라지기도 하지만 급격하게 진행하여 급성 진행성 사구체신염을 초래하기도 하며 서서히 진행하여 만성 사구체신염으로 변하기도 한다.

사구체 질환은 임상 양상에 따라 다음과 같이 다섯 가지 임상 증후군으로 분류할 수 있다(조영일, 2013).

① 무증상성 요이상(asymptomatic urinary abnormality)
② 신증후군(nephrotic syndrome)
③ 급성신염증후군(acute nephritic syndrome)
④ 급속 진행성 사구체신염(rapidly progressive glomerulonephritis, RPGN)
⑤ 만성 사구체신염(chronic glomerulonephritis)

1) 급성신염증후군(Acute nephritic syndrome)

(1) 정의

앞서 언급한 바와 같이 여러 원인에 의해 발생 가능하다. 일반적으로 혈뇨, 농뇨, 단백뇨 그리고 고혈압로 나타나게 된다. 신장 기능부전 및 물과 나트륨의 저류를 동반하는데 저류 정도에 따라 부종, 고혈압, 순환 울혈이 오기도 한다. 급성신염증후군은 중증 자간전증이나 자간증과 구별하기 어렵다.

(2) 원인 및 진단

급성신염증후군의 예후는 그 원인에 따라 다른데 저절로 좋아지는 경우도 있지만 급속히 진행되는 신염으로 인해 만성심부전으로 진행할 수도 있다. 급성사구체신염의 원인인 면역복합체질환(immune complex disease), Pauci-immune 질환, 항사구체기저막질환 모두 임신 중 발생한 보고가 있지만, 가장 흔하게 발견되는 병리적 형태는 IgA 신증이다(Jungers et al.,1997). 한 때 전자간증으로 흔히 오인되었던 연쇄상 구균 감염 후 사구체신염의 경우 임신 중 발생은 드물지만 연쇄상 구균(streptococcus) 감염의 과거력이 있고 항스트렙토마이신 수치가 올라가 있으며 소변에서 적혈구가 보이면 쉽게 진단할 수 있다. 일부는 자연스럽게 사라지기도 하지만 분만을 할 것인지 임신을 유지하고 지켜볼지 아니면 치료를 시행할 것인지를 결정하기 위해 감별진단이 필요할 경우에는 신장 조직 검사가 필요할 수 있다. 조직검사를 고려하는 경우는 사구체신염이 빠르게 진행하는 급성사구체신염이 발생하였을 때, 중증의 신증후군을 동반할 때, 임신중독증과의 감별진단이 필요할 때, 고용량의 스테로이드 사용이 필요한 질환의 확진이 필요할 때, 사구체 질환의 종류를 알아야 할 때가 대표적이다(Lindheimer et al., 2007). 임신 중 신장 조직 검사는 28주 이전 선별된 산모에게 시행할 때에만 잠재적으로 이득이 있는 것으로 생각되나(Vidaeff et al., 2008), 28주 이후 지속적인 신장 기능의 악화가 있는 경우에는 조기 분만 후 필요시 신장 조직 검사를 시도하는 것이 고려된다. 일반적으로 임신 32주 이후에는 신장조직검사를 위한 복와위 자체가 어렵기 때문에 시행하지 않는다. 조직검사 없이 지켜볼 경우 임신 전 상태에 대한 정보가 없으면 경우에 따라서는 분만 6개월 후에나 기존 신장질환의 진단이 가능한 경우도 있다. 급성신염증후군은 고혈압과 부종을 동반하므로 20주 이후 발생할 경우 임신중독증과의 감별이 어려울 수 있다. 그러나 혈관염이 있을 경우 열 및 체중감소를 동반할 수 있으며, 소변 내 이형성 적혈구 또는 적혈구 원주체가 확인될 수 있다. 이는 임신 중독증과의 감별에 도움을 줄 수 있다. 경우에 따라서는 신장 조직 검사가 필요할 수 있다.

(3) 치료

사구체신염의 치료는 임신부가 아닌 경우와 동일하며, 기저 원인을 치료하는 것이 기본 원칙이다. 신장기능의 추적관찰하여 신장기능 저하를 막고 신장기능이 저하되어 발생한 혈압과 체액불균형을 교정하거나 유지한다. 다른 점은 임신 중이므로 약물이 태아에 미치는 영향을 최소화해야 한다는 것이다. 스테로이드와 azathioprine 사용은 cyclophosphamide와 mycophenolate mofetil 같은 면역억제제보다는 안전하다(Hladunewich et al, 2017).

(4) 임신과의 관계

원인 질환의 종류에 상관없이 급성신염증후군은 불량한 임신 예후의 위험을 높인다. 대부분의 여성은 임신 기간 중 정상 신장 기능을 유지할 수 있지만 임신 예후는 나빠서, 한 보고에 의하면 임신 전 신염이 진단된 238명의 여성에서 약 절반에서 임신 중 고혈압이 발생하였고 1/4은 조산으로 분만하였다(Packham et al., 1989). 신장 기능이 좋지 않을수록, 고혈압이 일찍 발생하고 심할수록, 신증후군 수준의 단백뇨(nephrotic range proteinuria)가 나오면 예후가 더 나쁜 것으로 알려져 있다.

(5) IgA신증(Nephropathy)

산모에 있어서 나타나는 급성신염증후군 중 가장 흔한 형태이다. IgA신증은 급성신염증후군의 임상양상을 보이며 원래 형태는 면역복합체질환의 일종으로 IgA가 과도하게 생성되고 응집하여 혈관벽과 사구체의 맥관막(mesangium)에 침착하여 일어난다. Henoch-Schönlein 자반증이 이 질환의 전신성 형태일 수 있다. Henoch-Schönlein 자반증의 과거력이 있을 경우 임신 중 70%에서 임신중독증이 발생하며 때로는 Henoch-Schönlein 자반증이 재발할 수도 있다(Cummins et al., 2003). 임신 초기 IgA 신증이 자반증, 신부전, 관절통을 동반하고 스테로이드에 호전이 없다면 면역억제제를 사용해야할 수도 있다. Corticosteroid와 azathioprine의 사용이 안전하고 혈압 및 수액 균형 유지가 중요하다.

2) 신증후군

(1) 정의

사구체의 여과 기능의 손상으로 의하여 소변으로 많은 양의 단백질이 소실되는 질환으로 3.5 g/day/1.73 m^2 이상의 단백뇨, 저단백혈증, 고지혈증, 부종을 임상적 특징으로 하는 질환이다. 혈전의 발생이 증가할 수 있으며 특히 신장 정맥 혈전증이 문제가 될 수 있다.

(2) 원인

비임신 시 신증후군을 일으킬 수 있는 모든 상황이 임신 시에도 신증후군을 일으킬 수 있다. 당뇨, 전신성 홍반성 낭창, B형 또는 C형 간염, 인간면역결핍바이러스 감염, 그리고 비스테로이드성 소염진통제의 사용, 미세변화형, 국소성 분절성 사구체 신염, 막성 사구체신염, IgA신증 등이 원인이 될 수 있다. 임신 중 신증후군 발생의 가장 흔한 원인은 임신중독증이다(Fisher et al., 1981). 신증후군에는 원인을 알 수 없고 조직학적으로 분류하는 일차성 신증후군(primary nephrotic syndrome)과 전신성 질환이나 감염에 의해 이차적으로 발생하는 이차성 신증후군이 있다. 일차성 신증후군은 때때로 스테로이드나 면역억제제가 잘 듣는다. 그러나 이차성 신증후군은 원인을 치료하는 것이 중요하다. 따라서 원인을 파악하는 것이 중요하며 대부분의 경우 예후가 나쁘기 때문에 원인이 불분명할 때는 신장 조직검사를 시행하게 된다. 특히 의심되는 질병이 분명한 치료법이 있을 경우 신장 조직 검사는 더욱 유용할 수 있다.

(3) 임신 중 신증후군의 감별 진단

① 자간전증(Preeclampsia)

'혈압 상승', 비특이적 단백뇨가 특징적이며 자가항체 음성, 정상치 보체(complement) 등으로 다른 질환을 배제한 후 진단함

② 낭창성신염(Lupus nephritis)

항핵산 항체(anti-DNA antibody)양성, 보체 감소, 혈소판 감소로 진단하며 신장 이외의 타 장기의 손상도 동반됨

③ 당뇨병성신증(Diabetic nephropathy)

당뇨병 병력, 높은 혈당치, 높은 당화혈색소치(Hb A1c)로 진단함

④ 만성사구체신염 혹은 특발성 신증후군

신장 조직 검사상 IgA신증, 미세변화형 신증후군, 초점성 분절성 사구체 경화증, 막성 사구체신염 등은 위의 여러 가지 질환을 제외한 후 신장 조직검사로 진단함

(4) 신증후군과 임신

신증후군의 신장 기능에 관한 예후는 좋지 않다. Stettler 등에 의하면 임신 전 또는 중에 신증후군을 얻게 된 산모 21명을 분석한 결과, 10년이 지나고 20%에서 말기 신부전

이 발병하였다(Stettler et al., 1992). Chen 등에 의하면 임신 중 신증후군을 얻게 된 산모 15명을 분석한 결과, 20%에서 사망하고 20%에서 만성신부전이 되고 13%는 말기신부전이 된다고 하였다(Chen et al., 2008). 임신 중 신증후군을 진단받은 산모의 절반은 임신이 진행할수록 단백뇨의 양이 증가한다. 그러나 신장 기능의 저하가 심하지만 않다면 임신 중 정상적인 사구체 여과율을 유지할 수 있다. 산과적 예후와 관련하여서는 신장기능의 감소와 중등도에서 중증에 이르는 고혈압이 없을 경우 성공적인 임신결과를 가지나, 신장기능의 감소나 고혈압이 동반되는 경우 임신의 예후는 나쁠 수 있다. Stettler 등의 보고에 의하면 65명의 신증후군 환자 중 75%는 신장기능의 저하를 가졌고 50%는 만성 고혈압을 가졌다. 이 환자들 중 60%에서 임신 중독증이 발병하였고 45%에서 조기분만이 이루어졌다. 그럼에도 불구하고 유산을 제외하였을 때 생존하여 태어날 확률은 93% (53/57)이었다(Stettler et al., 1992).

(5) 신증후군의 치료

신증후군의 치료에 있어 문제가 되는 것은 심한 하지 및 외음부의 부종과 고혈압이다(Jakobi et al., 1995). 정상적인 양의 고단백식이를 하는 것이 추천된다. 임신 중독증의 발생이 흔하며 만성 고혈압으로 치료를 받아야 할 수도 있다. 신증후군은 혈전 발생도 증가하지만 예방적 항혈전제의 사용에 대한 근거는 불분명하다. 원인 및 기저 질환을 치료하는 것이 중요하다. 미세 변화형 신증후군, 국소성 분절성 사구체 신염, 막성 사구 체신염, 낭창성 신염으로 진단된 경우 스테로이드를 사용해보고 안 될 경우 면역 억제제를 사용해볼 수 있다. 이차성 국소성 분절성 사구체 신염 및 신증후군에 의한 고혈압 환자에게 사용할 수 있는 안지오텐신 전환 효소 억제 물질(angiotensin-converting enzyme inhibitor, ACE inhibitor; enalapril, ramipril 등) 혹은 안지오텐신 수용체 차단제(angiotensin receptor blocker; losartan, irbesartan 등)는 임신 시에는 금기이므로 사용할 수 없다. 신증후군의 환자는 특히 요로감염의 위험성이 높으므로 항생제 사용이 예방적으로 필요할 수도 있다.

5. 급성신부전

급성신부전은 수일에서 수 주 내에 일어나는 급격한 신장 여과 기능 및 배출 기능의 저하로, 질소폐기물(nitrogenous waste)의 배출 및 전해질 균형에 문제가 생기는 경우를 말한다(Waikar et al., 2018). 투석요법을 필요로 할 정도의 심각한 급성신부전이 발생하는 비율은 1960년대 300회 임신당 1회 정도에서 15,000~20,000회 임신 중 1회 이하로 감소하는 추세이지만 여전히 모체와 태아의 이환율과 사망률에서는 중요한 원인이 되고 있다. 급성신부전의 임신과 관련된 원인으로는 자간전증, 급성지방간, HELLP증후군, 혈전미세혈관병증 등으로 이것들은 비슷한 특징들을 갖고 있어 진단의 딜레마가 되기도 한다(Jim et al., 2017, Machado et al., 2012). 하루의 소변량이 400 ml 이하인 경우를 핍뇨성급성신부전(oliguric ARF)이라 한다.

1) 원인

임신 시 발생하는 급성신부전은 발생 시기에 따라 주요 원인이 다르다. 임신 초 급성신부전의 주원인은 입덧이나 패혈유산에 의한 것이 많으며, 임신 3분기에는 주로 임신중독증, 혹은 분만과 연관된 출혈 질환에 의하여 급성신부전이 발생한다(Drakeley et al., 2002).

가장 흔한 급성신부전의 원인으로는 주로 출혈이나 중증자간전증에 의한 신전성급성신부전(prerenal ARF)에 의한다(James et al., 2010). 혈류 부족의 원인으로는 60%에서 자간전증과 연관되어 있으며 30%에서는 전치태반이나 태반조기박리에 의한 심한 출혈에 의하여 발생한다. 그 외에 폐쇄성요로병증(obstructive uropathy), 혹은 낭창성신염 등 기저 신질환의 악화에 의하여 발생한다. 발생하는 위치에 따라 신전성, 신성, 신후성으로 발생하게 되며 신전성 원인으로는 입덧, 출혈, 심부전이, 신성 원인으로는 급성신세뇨관괴사(acute tubular necrosis), 급성 신피질괴사(acute cortical necrosis), 급성지방간, 신우신염(pyelonephritis), 양수색전증, 루푸스 신병증이, 신후성 원인으로는 자궁 압박으로 인한 수신증, 제왕절개술 중 요관이나 방광의 손상, 방광출구폐색이 있다(Jim et al., 2017). 병리학적으로는 급성신세뇨관괴사, 신피질괴사로 구별할 수 있다.

(1) 임신 초 급성신부전의 원인

① 입덧에 의한 급성신부전

임신 초 입덧으로 인한 탈수에 의해 혈류의 저하가 일어날 수 있다. 입덧은 임신 중 가장 흔한 증상 중 하나로 70~85%의 산모들이 구역 및 구토를 경험하게 되고 1~2%의 산모들이 심각한 증상으로 인해 몸무게가 5% 이상 빠지게 된다. 이 중 매우 드물게 혈류량의 부족으로 인해 신전성 허혈로 인한 급성신부전을 경험하게 된다. 이 경우 수분의 보충 및 보존적 치료로 회복이 가능하다(Hill et al., 2002).

② 패혈유산에 의한 급성신부전

과거에는 임신 초기에 불법적으로 시행되던 임신중절술 이후에 생기는 패혈증에 의한 신부전이 많았으며, 이 중 약 반수가 초기 임신(12~18주) 시에 발생하고, E.coli, Group B streptococci, Anaerobic streptococci, Bacteroides species, Clostridium species, Enterococci 등의 내독소에 의한 용혈성신부전을 일으키게 된다(Sweet et al., 2002). 최근 선진국에서는 패혈 유산의 감소로 인해 그 빈도가 현저히 줄어들었으나 개발도상국에서는 여전히 그 빈도가 높다. 항생제와 혈압의 유지를 위한 수액을 공급하는 보존적 치료를 병행해야 한다. 또한 효과적인 치료를 위해 자궁 내 남아 있는 잔여물을 제거해야 한다.

(2) 임신 3분기 급성신부전의 원인

① 자간전증-자간증, 헬프(HELLP)증후군에 의한 급성신부전

자간전증으로 급성신부전이 일어나는 경우는 약 1%에 불과하지만, HELLP증후군과 동반되는 경우는 자간전증보다 많으며 약 7~15%를 차지한다(Jim et al., 2017). 자간전증에서는 내피세포의 부종 및 공포화(vacuolization)로 인해 사구체의 크기가 줄어들고 사구체 모세 혈관의 폐쇄 및 섬유소의 침착이 일어나 신기능감소가 일어나게 된다. 이로 인해 일시적인 혈청 Cr의 증가는 자간전증의 70%에서 일어난다.

HELLP로 인한 급성신부전의 10~46%에서 투석을 필요로 하게 된다. 하지만 예후는 좋아서 분만 후 보통 1주일 안에 신기능이 회복된다.

② 출혈에 의한 급성신부전

혈류의 저하는 저혈압을 유발하여 신장의 관류를 줄게 하여 신전성 허혈증을 초래하게 된다. 임신 시 혈류저하의 가장 대표적인 원인은 출혈이다. 임신 제3삼분기에 태반조기박리, 또는 전치태반에 의한 출혈은 심각한 혈류량의 부족이 일으키고 소모성응고장애는 이를 악화시켜 출혈이 심각해져 신장의 손상을 일으킨다. 최근 산과적 응급상황의 신속한 처치로 인해 그 빈도가 줄어들고 있다.

③ 용혈성요독증후군과 출혈성혈소판감소성자반증에 의한 급성신부전

용혈성요독증후군과 출혈성혈소판감소성자반증은 임신 중 일어날 수 있는 혈전미세혈관병증(thrombotic microangiopathy)의 2가지 유형으로 급속히 진행하는 용혈성 빈혈(hemolytic anemia)과 혈소판감소증(thrombocytopenia), 신부전이 특징적이다(George et al., 2003). 대부분의 환자에서 고혈압이 동반되며 초기 증상은 몸살 증상(flu-like symptoms)과 비슷하게 시작한다. 주로 임신 3분기와 분만 후 1일에서 10주 정도에 발생하며 임신 전보다 10배 정도 발생률이 증가한다. 병리학적으로는 신장 사구체 모세혈관 내피세포 아래에 섬유소의 침착(subendothelial fibrin deposit)이 특징적이며 이어서 미세혈전 및 미세혈관병성용혈성빈혈(microangiopathic hemolytic anemia)과 혈소판감소증이 발생한다. 다른 저자들은 같거나 비슷한 경우를 산후급성신부전증이라고 명명하였다. 진단은 자간전증과 동반된 HELLP증후군과의 구별이 중요하며 이는 몸살증상이 동반되고 적혈구 수치가 저하되나 간기능수치가 잘 오르지 않은 것으로 감별가능하다. 분만 후에는 나아지지 않는 질병의 경과를 통해 감별할 수 있다. 치료는 적극적

인 혈장반출법(plasmapheresis)과 항응고제(heparin)의 사용이다.

④ 임신 중의 급성지방간에 의한 급성신부전

급성지방간은 임신 중에 발생되는 비교적 드문 합병증으로서 보통 10,000회의 분만 중 1회 이하로 나타나며, 주로 임신3기에 발생하여 피로감, 구토, 두통, 저혈당증, 젖산산증 및 급성신부전을 수반한다. 병태생리학적으로 태아에서 긴사슬 3-수산화 코엔자임A 탈수소효소의 결핍이 일어나면서 다량의 유리지방산을 만들게 되고, 이는 태반을 통과하여 모체에서 간독성을 일으킨다(Jim et al., 2017). 급성신부전은 급성지방간의 60%에서 발생하고 간 기능 장애로 인해 신기능 저하를 유발하는 간신증후군(hepatorenal syndrome)의 양상을 보인다. 대부분 증상이 경미하여 투석이 필요하지 않으며 분만 후 좋아지는 가역성 신부전이다(Castro et al., 1999). 1970년대 이전에는 심한 간부전으로 80%의 사망률을 보였으나 이후로는 경증 질환의 조기 발견, 보존적 요법의 개선, 조기 제왕절개술 등으로 사망률이 10~15%까지 감소되었다(Fesenmeier et al., 2005). 패혈증과 같은 합병증이 수반되었을 때는 전형적인 급성세뇨관 괴사증의 양상을 보이기도 하나 대체로 경증 신부전증이며 분만 후 정상적인 신기능을 회복하며 재발률이 높지 않다. 일반적인 신부전에 대한 보존적인 치료 이외에는 별도의 치료가 필요하지 않다.

⑤ 폐쇄성신부전증에 의한 급성신부전

임신 중 드물게 요관이 폐쇄되는 경우가 있다. 이는 자궁의 팽창과 프로게스테론에 의한 평활근의 이완에 의해 생기며 임신 22주에서 39주 사이에 주로 발생한다. 또, 이소성신장이나 중복요관이 있는 경우 폐쇄성신부전이 나타난다. 치료하지 않을 경우 심한 핍뇨와 질소혈증, 급성신부전, 수분의 축적, 고혈압 등의 증상이 생기게 되며 간혹 신장이나 요관의 파열로 이어질 수 있으며, 자궁팽창으로 인한 폐쇄성 신부전증의 경우에는 태아 사망률이 33%까지 증가한다(Jim et al., 2017, Khanna et al., 2001, Niharika et al., 2001). 위험 인자로는 다태임신, 양수과다증, 신우신염, 신결석 등이 있다. 중등도 이상의 수신증을 보이는 임산부에서 분만을 하거나 양수천자를 하면 치료 가능하지만 너무 이른 주수에서는 요도관 삽입, 경피적 신루술 등으로 요관 폐쇄를 호전시킬 수 있다.

2) 급성신부전의 진단

혈청 요소와 크레아티닌의 증가 및 핍뇨가 특징적이다. 급성신부전의 진단은 보통 48시간 내 혈청 Cr의 수치가 1 mg/dL 이상이 되거나 기준수치보다 0.5 mg/dL 이상 올라가는 경우 진단하게 된다(Lafayette et al., 1998).

급성신부전의 원인은 신전성(prerenal)/신성(renal)/신후성(postrenal)으로 나눌 수 있으며 소변 검사의 결과를 통해 이를 구별할 수 있다. 신전성은 신장으로 가는 혈류의 부족으로 생기며, 신성은 신장 자체의 손상에 의해 신장 자체의 손상에 의해, 신후성은 요로의 폐색으로 생긴다. 소변 화학 검사상 Sodium의 분획배설률(fractional excretion of sodium FENa)이 1% 이하인 경우 혈류의 부족인 신전성이며, 2% 이상인 경우 신성, 4% 이상인 경우 신후성으로 판단할 수 있는데, 혈류 부족에 의한 신전성으로 시작하였더라도 이 상황이 악화되어 급성 세뇨관 괴사로 진행되거나 신피질 괴사가 발생되면 3% 이상으로 측정된다. 또한 신부전 초기에 BUN/Cr 비율이 높으면(20:1 이상) 신전성이며 신성은 이 비율이 15 이하로 낮고, 신후성은 15 이상으로 높다.

3) 치료

(1) 순환 혈류량의 확장(Circulating intravascular volume expansion)

급성신부전의 원인 중 신전성인 경우 순환 혈류량을 늘려 적정한 상태를 유지하는 것이 치료의 가장 중요한 부분이다. 필요에 따라 적혈구 농축액(packed RBC), 신선 동결 혈장(fresh frozen plasma), 동결 친전제제(cryoprecipitate),

알부민 제제, 적절한 수액 제제 등을 투여하여 혈장내의 교질삼투압(oncotic pressure)을 유지하면서 중심정맥압(central venous pressure, CVP)을 10~15 cmH_2O 정도를 유지한다(Bellomo et al., 2004). 그러나 자간전증을 동반한 경우 순환 혈류량을 늘릴 때는 폐부종이 생길 수 있으므로 주의 깊은 감시가 필요하다(Jim et al., 2017).

(2) 응급(혈액) 투석의 적응증

신부전이 진행되어 핍뇨에 의하여 폐부종이 발생하거나 심한 고칼륨혈증에 의하여 심전도상 peaked T wave가 보이거나, 심한 대사성산증(metabolic acidosis), 심한 고질소혈증(azotemia: BUN 80~100 mg/dl 이상) 등이 보이면 투석이 필요하다(Hsu et al., 2008). 임신 시에는 복막투석이 어려운 경우가 많으므로 쇄골밑정맥(subclavian vein)이나 내경정맥(internal jugular vein)에 이중도관(dual lumen catheter)을 삽입하여 혈액투석을 하거나 최근 사용이 증가하고 있는 지속적 정정맥혈액여과투석(continuous venovenous hemodiafiltration)을 실시한다.

(3) 분만

핍뇨성 혹은 무뇨성 급성신부전이 발생하면 대부분의 환자에서 분만의 적응증이 된다. 이는 태아와 산모 모두의 위험성을 감소시킬 수 있으며 분만 후 신부전의 회복이 빠른 경우가 많다. 이는 심박출량의 25% 정도의 자궁 혈류가 차단되므로 신장으로의 혈류량이 증가하는 것으로 설명하며 태아에 대하여도 요독상태의 환경에서 벗어날 수 있는 방법이다. 또한 분만 후에는 여러 가지 약제 및 방사선 검사 등의 시술에 대한 제약이 없어지므로 신부전의 치료가 용이하다.

4) 예후

대부분의 산과적 급성신부전 환자는 후유증 없이 회복된다. 그러나 심한 패혈증 등으로 급성 신피질괴사가 발생한 경우에는 신부전의 후유증이 남을 수 있다.

6. 만성신질환

1) 총론

수정 후 빠르면 6주부터 모체의 집합계(신배, 신우, 요관)의 확장, 전신혈관저항의 감소뿐 아니라 신장 혈류량의 증가와 이로 인한 사구체여과율의 증가 등의 모체 신장계통의 변화가 일어난다. 임신 시에 신장이 모체의 조절에 상당한 영향을 미치기 때문에, 임신 시 만성신질환의 단계와 함께 임신과 관련된 위험도가 증가한다(Hladunewich, 2017). 만성신질환은 진행성 신장파괴를 일으켜 신장의 말기상태(end-stage renal disease)를 유발하는 병태생리적 과정을 의미하며, 만성신질환은 당뇨, 고혈압, 사구체신염, 다낭성신증 등에 의해 발생한다(Abboud et al., 2010).

(1) 임신과 만성신질환

만성신질환의 임신 중 발생률은 약 0.1%의 빈도이다(Fischer et al., 2004). 전체 가임기 여성에서 4%의 발생률에 비하면 낮게 측정되는데 이는 임신 중 혈청 Cr의 수치가 낮아져 만성신질환의 여부를 모르고 넘어가는 경우 및 만성신질환에 동반되는 여러 질환으로 인해 임신 초 임신의 소실이 일어나는 경우가 있기 때문이다. 만성신질환이 있는 여성의 경우 에스트로겐 수치가 낮고 생리가 불규칙하며, 불임이나 만삭까지 임신을 유지하기 힘든 경우가 흔하다(Bargman, 2018)

또, 만성신질환이 있는 경우 조산, 제왕절개율, 자간전증/자간증, 재원일의 증가(>3일 이상), 모성사망이 증가하는 모체측 결과와 저출생체중(체중 <2,500 g), 부당경량아, 신생아 중환자실 입실률 및 영아 사망이 증가하는 태아측 결과를 초래한다(Kendrick et al., 2015).

(2) 신질환 환자 평가의 신장 기능의 평가

신장 기능은 혈청 크레아티닌 수치, 사구체여과율 등으로 평가할 수 있는데, 대략적으로 경증(Cr<1.5 mg/dL), 중등도(Cr 1.5~3.0 mg/dL), 중증(Cr>3.0 mg/dL)으로 나누기도 하고(Davison et al., 1984), National kidney foundation의 분류 단계가 사용되기도 한다(Inker et al., 2014).

① 1단계: 신장 손상은 있으나 GFR 정상 또는 증가(≥90 mL/min/1.73 m2)
② 2단계: 신장 손상 및 경도의 GFR 감소(60~89 mL/min/1.73 m2)
③ 3단계a: 중증도의 GFR 감소(45~59 mL/min/1.73 m2)
④ 3단계b: 중증도의 GFR 감소(30~44 mL/min/1.73 m2)
⑤ 4단계: 심한 GFR 감소(15~29 mL/min/1.73 m2)
⑥ 5단계: 신부전(GFR＜15 mL/min/1.73 m2 또는 투석)

(3) 임신 전 평가 및 예후

만성신장질환의 임신 예후는 고혈압, 임신중독증, 조산, 태아성장지연 및 다른 산과적 합병증이 정상인에 비해 높은 편이나 산과학의 발달로 최근에는 예후가 많이 호전되었다. 임신의 예후는 ① 신장 기능 손상의 정도, ② 고혈압의 여부에 따라 달라진다.

경증신질환의 경우 대부분이 특이 치료 없이 좋은 경과로 임신과 분만이 진행되지만 중증신질환의 경우 신장 손상이 임신 중과 분만 후에 진행되어 임신 전보다 신장 기능이 나빠지는 경우가 많다. 보통 임신 전 혈청 크레아티닌 수치와 임신 중 신장의 손상정도는 비례하는 것으로 알려져 있다.

① 혈청 크레아티닌이 1.4 mg/dl 이하인 경증신부전 환자의 경우 일부에서 임신 중 사구체 여과율이 늘었으며 큰 합병증이나 후유증 없이 임신과 분만이 진행되었다.
② 크레아티닌이 1.4 mg/dl 이상인 30~50%의 환자에서는 임신에 의한 사구체여과율의 증가가 거의 없거나 오히려 혈압의 상승과 동시에 사구체 손상으로 진행되어 단백뇨량이 증가되는 경우, 또는 신부전이 악화되어 태아발육부전, 조산 등으로 이어질 수 있다. 분만 후에도 임신 전의 신장 기능보다 악화된 신부전을 보이기도 한다(Jones et al., 1996).
③ 혈청 크레아티닌이 2.8~3.0 mg/dl 이상인 진행된 신부전의 경우에는 임신 자체가 어려운 경우가 있고 임신이 되더라도 고혈압 및 자간전증으로 진행되어 태아의 생존이 어려움은 물론 산모도 투석으로 이행되는 경우가 흔하다. 확률적으로 혈청 크레아티닌 수치가 2.0 mg/dl 이상의 신질환 환자는 임신 중 66%에서 신장 기능의 손상이 진행되고 분만 후 6개월 후에 말기 신질환으로 진행되는 경우가 23%였다(Jones et al., 1996).

이러한 환자의 합병증으로는
① 고혈압과 이에 따른 뇌출혈, 태반조기박리, 급성신부전
② 태아성장지연(경증 환자의 24%, 중등도 환자의 35%에서 발생)
③ 조산(preterm birth, 중등도 신기능장애 환자의 약 반수에서 발생, 중증도 신기능장애 환자의 80%에서 발생)
④ 태아절박가사(fetal distress, 분만 전 및 분만 중)가 많이 발생하므로 임신 26주부터라도 비수축검사 등의 태아 안녕평가와 체액평가를 하는 것이 필요하다(Vidaeff et al., 2008).

(4) 치료

만성신질환을 가진 여성은 임신 중 혈청 크레아티닌 수치와 24시간 단백뇨를 통해 신장 기능의 악화 여부를 추적 관찰 하고, 고혈압 발생 여부 및 요로감염 여부에 대한 모니터링 및 빈혈 발생 여부에 대해 점검해야 한다.

① 일반사항: 안정하며 적당한 활동이 필요하다. 저염식이가 필요하나 혈압상태에 따라 결정한다.
② 고혈압약제: 임신 중에는 주로 methyldopa, hydralazine, labetalol, nifedipine, 칼슘 통로 차단제 등으로 혈압을 조절하며 이뇨제는 주의하여 사용한다. 혈압이 이러한 약제에 어느 정도 조절되는지가 예후와 연관이 있다(Hladunewich, 2017).
③ 신장 기능의 추적검사: 혈청 크레아티닌과 단백뇨를 4~6주 간격으로 추적 검사하여 신장기능의 악화 여부를

확인하며 급격한 변화가 있는 경우 이에 대한 추가 검사와 약제 조절이 필요하다.

④ 태아 정기검사: 16~18주 이후부터는 정기적인 초음파 검사로 태아 상태를 평가한다. 32주까지는 2주에 1회씩, 32주 이후에는 1주에 1회씩 산전 진찰을 하는 것을 권고한다.

신장 기능의 악화 정도, 고혈압의 유무, 단백뇨의 정도, 태아 성장 상태에 따라 필요시 28주부터 1주에 1회 또는 2회 정도 생물리학계수(biophysical profile, BPP)를 하는 것을 권한다(James et al., 2010).

⑸ 분만 시기 결정

신장기능의 악화가 보이면 태아의 폐성숙도를 보고 가능한 빠른 시일 내에 분만을 시도한다. 만일 급성신부전이나 수분 저류, 대사성 산증의 진행 등 투석이 필요할 정도의 증상이 보이면 즉시 분만을 결정한다.

2) 당뇨병 성신증

전체 현성당뇨병 산모 중 당뇨병성신증을 일으키는 비율은 5~10%이지만 임신 중 만성신질환 중 제일 흔한 질병이다. 최근 연구에서는 현성당뇨병 산모에서 신증의 합병증은 1988년 14.7%에서 2000~2011년 동안 6.5%로 감소하였으며 이는 앤지오텐신전화효소억제제의 조기 복용, 혈압의 관리 및 철저한 당 조절로 인한 것으로 생각된다(Bramham, 2017).

당뇨병성 신증은 다음과 같은 세 가지 그룹으로 나눌 수 있다.

① 정상 사구체 여과율과 정상 미세단백뇨(<20 mg/day)
② 정상 사구체 여과율과 미세 단백뇨(30~300 mg/day)
③ 현성 신증(단백뇨>300 mg/day)

일단 현성신증이 시작되면 말기 신장질환으로 진행 할 수 있으며 미세단백뇨라 할지라도 신장 기능 저하를 동반할 수 있다. 현성단백뇨는 제1형 당뇨병의 경우 약 30%에서 발생하며 제2형 당뇨병의 경우 약 4~20%에서 발생한다(Reutens, 2013).

신장기능이 경미하게 떨어져 있을 경우에는 임신 중 신장 기능의 악화가 심하지 않다. 그러나 혈중 크레아티닌 농도가 1.4 mg/dL 이상일 때에는 45%에서 비임신 시보다 더 빠르게 신장기능이 소실되며 이는 고혈압을 동반할 경우 더욱 심하게 나타난다(Purdy et al., 1996). 임신 중 신장 기능의 영구 저하가 발생할 위험 요인에는 임신 전 사구체 여과율이 70 ml/min 이하, 20주 전 사구체 여과율이 90 ml/min 이하, 임신 일삼분기에서 이삼분기로 이행하는 중 사구체 여과율의 증가가 없을 경우, 20주 전 단백뇨 배출량이 1g 이상, 혈중 크레아티닌 농도가 1.4 mg/dL 이상인 경우가 이에 해당된다(Purdy et al., 1996).

임신 자체가 소변으로 배출되는 단백의 양을 증가시키는 경향이 있으며 이러한 현상은 58% 정도에서 매우 급격하게 나타나지만 대개는 임신 제3삼분기에 최고치를 기록했다가 분만 이후 감소한다. 하지만 혈압의 증가 없이 단백뇨만 증가하는 경우 크레아티닌 청소율의 변화나 산과적 합병증의 위험을 증가시키지 않는다.

임신 중 당뇨병성신증의 경우 혈당 및 혈압의 적절한 조절이 필요하다. 혈압의 조절은 신장 기능 저하의 속도를 늦춰주며 혈압의 목표는 정확한 합의는 없으나 수축기 혈압은 110~130 mmHg 사이, 확장기 혈압은 70~90 mmHg 사이로 조절하는 것이 좋다(Bramham, 2017, Parving et al., 1987). 혈당은 60~100 mg/dL로, 당화혈색소는 6.5% 미만을 목표로 하는 것이 좋다(Bramham, 2017).

임신 중독증이 동반되지 않는 경우에는 가능하면 임신을 유지하기 때문에 주산기 생존율은 95% 정도로 높게 보고된다. 하지만 자간전증(53%), 제왕절개 분만(80%), 태아 발육지연(11%), 조기분만(51%)의 확률이 증가한다(Gordon et al., 1996). 신장기능이 심각하게 저하되어 있는 경우에는 산모의 신장기능 보전 및 태아의 예후를 위해 32주에서 36주 사이에 조기 분만이 필요할 수도 있다.

3) 사구체신염

만성 사구체신염은 당뇨, 고혈압에 이어 신부전의 주요 원인 중 하나이다(Chae, 2013). 우리나라에서 가장 흔한 만성 사구체신염은 IgA신증이며 환자의 대부분은 무증상 혈뇨, 단백뇨가 있으므로 임신 초기 소변 검사상 이상이 있으면 이 질환을 의심하여야 하고 만성편도선염, 부비동염, 장염 등의 감염 질환의 동반 여부를 확인하여 원인일 가능성인 다른 질환들과 감별하여 치료하여야 한다. IgA신염 이외의 다른 사구체신염, 즉, 막성사구체신염, 루푸스콩팥병이나 초점성분절성사구체경화증 등도 말기신부전을 초래할 수 있는 사구체신염이다. 기존의 보고에 의하면 아시안계 미국인에서 IgA콩팥병은 말기신부전의 3.2%, 국소분절사구체경화증은 2.0%, 낭창성신증은 1.5%, 막성신증은 0.3%를 차지한다고 하였다(Chae, 2013).

4) 다낭성신증

유전성 다낭성신증은 상염색체 우성 질환으로 800명의 생존 신생아 중 1명꼴로 발생하며 말기신장질환의 약 5~15%를 차지한다(Abboud et al., 2010). 20~40대에 신장 합병증이 발생하며 고혈압이 약 75%에서 발생하고 궁극적으로는 신부전에 빠지게 된다. 다른 장기에도 합병하여 간내 낭종, 뇌내딸기동맥류(intracranial berry aneurysm), 심장 내승포판탈출증 등을 동반할 수 있다. 임신이 질병의 경과를 가속화시키는 것처럼 보이지는 않는다. 그리고 다낭성신증을 가진 여성의 임신 예후는 신장기능 부전의 정도와 동반된 고혈압의 정도의 영향을 받는다. 대개 정상 신장기능과 정상 혈압을 가진 경우에는 임신 예후가 좋아서 임신이 흔한 20대와 30대에서는 초음파 검사에서 신장에 다수의 낭종이 발견될 수 있으나(그림 39-3), 대부분 신장 기능이 정상이므로 정상적인 임신 경과를 밟는다. 다낭성 신증으로 인해 주산기사망률이 증가하지는 않으나 고혈압, 임신중독증의 발생 위험도가 증가하게 된다(Vora et al., 2008). 상당수에서 뇌동맥류를 동반할 수 있으므로 가족력이 있는 경우에는 임신 전 뇌자기공명촬영술을 통해 진단 및 치료를 시행한 후 임신을 시도하는 것이 좋다(Jungers et al., 1995). 동맥류가 존재할 경우 분만방법 결정에 영향을 줄 수 있으며 제왕절개가 선호되기도 한다.

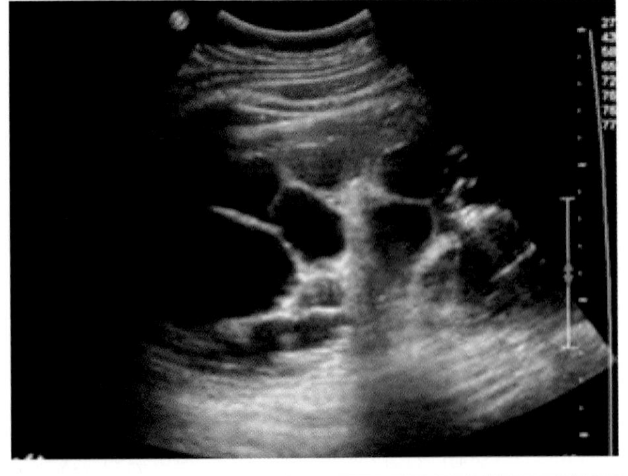

그림 39-3. 다낭성 신증의 초음파 소견
정상적인 신장이 보이지 않고 다양한 크기와 형태의 낭종들이 서로 연결 없이 분포되어 있다(분당서울대학교병원 환자 사례).

상염색체 우성으로 자녀의 50%가 같은 질환에 이환되므로 임신 제2삼분기에는 산전 초음파 검진이 필요하다. 상염색체우성다낭성신증의 진단은 검사 당시 부모 중 한 명이 질환에 이환되어 있고 특징적인 태아 초음파 소견이 있으면 의심해볼 수 있다. 26%에서 부계유전, 70%에서 모계 유전이 된다. 상염색체우성과 삼염색체열성다낭성신증 사이의 구분은 어렵다. 우성의 경우, 1-2 SD (Standard Deviation) 이상의 신장크기 증가와 음영 증가된 피질, 음영 감소된 수질이 특징적이며, 열성의 경우, 4-6 SD 이상의 신장크기 증가, 또는 증가가 없거나 감소하거나 역전된 피질 수질간의 구분과 때때로 양수감소증이 동반되는 것이 특징이다. 낭종형세뇨관의 확장은 열성의 경우, 주로 집합관의 확장으로 제한되고 다발성 미세한 낭종(<3 mm)이 피질수질 모두에 존재한다. 우성의 경우, 낭종은 주로 모든 사구체와 제한된 분절의 집합관에만 존재한다. 최근 염색체 검사로 태아의 다낭성신증 유전자 보유 여부를 판독할 수 있는 기술이 임상적으로 적용되고 있다. 아울러 자궁내성장

제한 및 양수감소증과 같은 태반 기능부전에 대한 평가가 필요하다(Vora et al., 2008).

5) 낭창성 신염

전신성홍반성낭창은 임신의 60%에서 활성화된다. 활성의 빈도는 증가하지만 활성의 정도는 비임신 기간에 비하여 더 심하지는 않다. 이전에 전신성홍반성낭창의 진단이 되지 않은 경우 전신성홍반성낭창의 활성화와 임신중독증의 발생의 구분이 어려울 수 있다. 또한 다발혈관염 육아종증(Granulomatosis with polyangitis), 피부경화증(Scleroderma) 또는 결절성 다발동맥염(polyarteritis nodosa)과 같은 자가 면역성 질환과도 구분이 안 될 수 있다.

항핵항체(Anti-DNA antibody)의 증가, C3, C4의 감소, 혈뇨, 소변 내 적혈구 원주의 존재는 낭창성신염을 감별진단 해내는 데 도움이 된다.

7. 투석 환자와 신장 이식 환자의 임신(Dialysis during pregnancy and pregnancy after renal transplantation)

1) 투석환자의 임신 중 관리 및 예후

투석을 받고 있는 말기신부전 환자, 즉, 혈액투석환자와 복막투석환자는 요독증 상태이므로 임신 자체가 어려운 경우가 많다. 그러나 투석요법의 발달과 신이식의 활성화로 말기신부전 환자에서 임신과 분만 사례들이 늘고 있다. 최근 보고에 따르면 투석을 받고 있는 환자 중 임신의 비율은 1~7% 이상인 것으로 보고된다(Shahir et al., 2013).

임신 전 투석을 한 환자의 경우에는 임신 중에도 투석을 유지하며 혈액 투석이나 복막 투석 모두 가능하다. 일반적으로 많은 시간 동안 투석을 할수록 임신 예후가 좋아지는 것으로 알려져 있으며 혈중 요소 수치를 50 mg/dL 미만이 되도록 맞추어 준다. 혈액 투석의 경우 1주일에 적어도 20시간 이상은 혈액 투석을 시행하는 것을 권고하며, 복막투석 시에는 투석양을 줄이고 투석 빈도를 늘이도록 한다(Furaz-Czerpak et al., 2012). 이전에 투석을 받지 않았던 여성에서 임신 중 언제 투석을 시작할지에 대해서는 명확히 정해져 있지 않으나 혈중 Cr 수치가 5~7 mg/dL일 때 투석을 시작할 것을 권고하고 있다.

투석을 하는 경우 투석 중 손실되는 영양분에 대한 공급이 필요하므로, 멀티 비타민을 2배로 증량하고, 칼슘, 철분을 공급하며 충분한 단백과 칼로리를 섭취할 수 있도록 한다. 빈혈의 예방을 위해 철분제의 복용과 함께 적혈구형성인자(erythropoietin)를 투여할 수 있으며 혈중 헤모글로빈 수치는 10~11 g/L로 유지하여야 한다.

2) 신장 이식 환자의 임신 및 예후

(1) 신장 이식 환자의 임신 가능 기준

신장 이식 환자가 임신을 할 수 있는 기준은 다음과 같다(Josephson et al., 2007).

① 신장 이식 후 최소 1~2년이 지나 전체적으로 양호한 신체 상태여야 하고,
② 이식된 신장의 기능이 양호하고(혈중 Cr < 1.5 mg/ dL, 단백뇨 < 500 mg/day),
③ 6개월 이상 거부반응이 없어야 하고, 초음파 상 신우/신배가 확장 소견이 없어야 하고, 고혈압이 없거나 잘 조절이 되어야 하고,
④ 태아 기형 유발 약제를 쓰지 않으며 면역 억제제 사용량이 안정적이야 한다.

대개 신장 이식 후 신장 기능이 회복되면 가임 여성 에서는 가임력이 곧 회복되는 것으로 알려져 있다(Hladunewich et al., 2011)..

(2) 신장이식환자의 임신 예후

최근 Coscai 등은 신장이식 후 임신한 2,000례의 임신 중

71~76%는 생존아를 출생한 것으로 보고하였다(Coscia et al., 2010). 이후 호주/뉴질랜드 및 영국에서도 비슷한 결과를 보고하였는데, 주산기 생존율은 94~99%로 비교적 양호한 임신 예후를 보고하였다(Wyld et al., 2013, Bramham et al., 2013)(표 39-1). 그럼에도 정상 임신에 비해서는 임신 합병증이 많이 발생하는 편인데 임신중독증은 약 24%, 임신성 당뇨는 약 5%에서 발생하는데 면역 억제제와 관련이 있을 것으로 여겨진다. 선천성기형의 위험은 3~5%로 정상 임신에 비해 그렇게 높지는 않으나, mycophenolate mofetil의 경우에는 선천성기형의 위험도를 높이는 것으로 보고되었다(Coscia et al., 2010). 면역 억제제의 혈중 농도는 임신 중 감소하는 것으로 알려져 있지만 이러한 농도의 감소가 급성거부 반응의 빈도와 관련성은 보이지 않는다. 실제 임신 중 급성거부반응은 약 2%에서만 발생한다(Bramham et al., 2013).

(3) 신장이식환자의 임신 중 관리

정기적인 신장 기능 및 태아 모니터링이 필요하다.

① 감염 관리

가장 흔한 감염은 요로 감염(40%)이며 1개월 마다 소변배양 검사를 하는 것이 추천된다(Briggs et al., 2001). 무증상 세균뇨 조차 2주간의 치료 및 이후 억제 치료가 필요하다. 분만을 위해 항생제를 사용해야 하며 백신은 신장이식 이전에 접종하는 것이 추천된다. 이외에도 거대세포바이러스, 헤르페스바이러스, 톡소플라즈마감염증의 발병 감시도 중요하다. 매 분기마다 거대세포바이러스, 톡소플라즈마의 항체 검사를 시행하고 새로 또는 재활성화되었을 경우 양수검사 PCR을 통하여 감염을 확인하는 것이 추천된다.

② 고혈압

30~75%에서 고혈압이 발생하며 고혈압이 발생할 경우 급성거부반응과 임신중독증과 감별하는 것이 중요하다. 급성거부반응으로 인한 경우에는 고농도의 스테로이드 치료가 필요할 수 있으며 임신중독증처럼 분만이 필요한 것은 아니다. 따라서 경우에 따라 감별을 위해 신장의 조직검사가 필요할 수도 있다. 고혈압 발생 시 혈압은 수축기 혈압 ≤140 mmHg /확장기 혈압 ≤80~90 mmHg로 조절되어야 한다.

③ 신장기능

분만 2년 이내 이식된 신장의 상실은 11%에 이른다(Ar-

표 39-1. 신장이식 환자의 임신

구성성분	신장 이식 후 임신	정상 임신	P*
생존출생(livebirth) -Braham et al., 2013	91% (98/108) 96.7%	99% (1366/1375) 99.3% (5314571/5269645)	(-)
조산(<37주) -Braham et al., 2013	52% (51/108)	8% (114/1385)	<0.05(OR 12.7)
조산(<32주) -Braham et al., 2013	9% (9/108)	2% (27/1375)	<0.05(OR 6.64) (-)
저체중 -Braham et al., 2013	24% (24/108)	7% (99/1375) NA	<0.05(OR 4.87) (-)
선천성 기형 -Braham et al., 2013	5% (4/108)	NA NA	(-)
주산기 사망률 -Braham et al., 2013	1% (1/108) 5.8%	1% (10/1375) 1% (28309/2739743)	NS NS

NA: not available, NS: not significant, *p value after

menti et al., 2005). 이식된 신장에 관한 예후는 임신 3개월 이내의 혈장 크레아티닌 수치와 관계가 있다. 1.5 mg/dL 이하일 경우 대개는 문제가 없지만 2.3 mg/dL 이상일 경우 United Kingdom Transplant Pregnancy Registry Experience에서는 임신의 금기로 생각하고 있다. 환자의 신기능을 살피기 위해 2주마다 요소질소(BUN), 크레아티닌, 전해질 수치, 매달 초음파 및 분기별 신장스캔을 시행해야 한다. 만약 혈중 크레아티닌 수치가 오를 경우 감별해야 할 질환은 급성거부반응, cyclosporine 독성, 자간전증, 감염, 요관 폐쇄이다. 급성거부반응과 감염은 즉각적으로 치료해야 하며 진단을 위해 촬영이나 신장조직검사가 필요할 수 있다. 혈압이 높은지 확인하고 혈압을 조절하는 것도 중요하다.

④ 약물의 영향

임신 동안 타크로리무스, 사이클로스포린, 아자티오프린, 프레드니솔론과 같은 면역억제제의 사용이 가능하고 수유 시에도 안전하다.

Mycophenolate mofeil은 기형을 유발하므로 적어도 임신 3개월 전에는 중단하는 것이 좋다. 아자티오프린은 mycophenolate mofeil 대신에 사용할 수 있는 임신 중과 수유 중에 안전한 약제로 미국 Food and Drug Administration에서 카테고리 D를 부여받았다. 그러나 임신 중 사용 후 수십 년 후 두 명에서 선천성 기형이 발견되었다(Bramham, 2017).

⑤ 분만

신장이식을 한 경우, 신장의 기능이 회복되었다고 할지라도, 정상 산모군보다 자간전증, 조산, 저체중출생아, 모체와 신생아의 관리를 위한 입원율이 증가한다(Deshpande et al., 2011). 제왕절개술은 산과적 적응증이 있을 때 시행하지만, 때때로 이식된 신장이 진통의 진행에 방해가 될 수 있다. 실제 신장 이식 여성에서 제왕절개술의 빈도는 약 50-60% 정도로 보고되고 있다(Bramham et al., 2013).

참고문헌

- 조영일. 일차성 사구체신염의 진단. 대한내과학회지 2013;84:6-12.
- Abboud H, Henrich WL. Stag Abboud H, Henrich WL. Stage IV chronic kidney disease. New England Journal of Medicine. 2010;362:56-65.
- American Academy of Pediatrics and American College of Obstetricians and Gynecologists: Guidelines for Perinatal Care, 8th ed. Elk Grove Village: AAP; 2017.
- Armenti V, Radomski JS, Moritz MJ, Gaughan W, Gulati R, McGrory C, et al. Report from the National Transplantation Pregnancy Registry (NTPR): outcomes of pregnancy after transplantation. Clinical transplants. 2005:69-83.
- Bargman JM, Skorecki K: Chronic kidney disease. In Kasper DL, Fauci AS, Hauser SL, et al (eds): Harrison's Principles of Internal Medicine, 19th ed. New York, McGraw-Hill Education, 2015.
- Bellomo R, Ronco C, Kellum JA, Mehta RL, Palevsky P, Acute Dialysis Quality Initiative w. Acute renal failure - definition, outcome measures, animal models, fluid therapy and information technology needs: the Second International Consensus Conference of the Acute Dialysis Quality Initiative Group. Crit Care. 2004;8:204-12.
- Bramham K, Nelson-Piercy C, Gao H, Pierce M, Bush N, Spark P, et al. Pregnancy in renal transplant recipients: a UK national cohort study. Clinical Journal of the American Society of Nephrology. 2013;8:290-8.
- Bramham K. Diabetic Nephropathy and Pregnancy. Semin Nephrol. 2017;37:362-9.
- Briggs JD, Jager K. The first year of the new ERA-EDTA registry. Nephrology Dialysis Transplantation. 2001;16:1130-1.
- Castro MA, Fassett MJ, Reynolds TB, Shaw KJ, Goodwin TM. Reversible peripartum liver failure: A new perspective on the diagnosis, treatment, and cause of acute fatty liver of pregnancy, based on 28 consecutive cases. Am J Obstet Gynecol 1999;181:389-95.
- Chae D-W. Current status of primary glomerulonephritis. Korean J Med. 2013;84:1-5.
- Chen HH, Lin HC, Yeh JC, Chen CP. Renal biopsy in pregnancies complicated by undetermined renal disease. Acta Obstet Gynecol Scand. 2001;80:888-93.
- Coscia LA, Armenti VT. Transplantation: pregnancy outcomes in kidney recipients: more data are needed. Nature Reviews Nephrology. 2010;6:131.
- Cummins DL, Mimouni D, Renicic A, Kouba DJ, Nousari CH. Henoch-Schonlein purpura in pregnancy. Br J Dermatol 2003;149:1282-5.
- Davison J, Dunlop W, editors. Changes in renal hemodynam-

ics and tubular function induced by normal human pregnancy. Seminars in Nephrology; 1984: Elsevier.

- Deshpande N, James N, Kucirka L, Boyarsky B, Garonzik-Wang J, Montgomery R, et al. Pregnancy outcomes in kidney transplant recipients: a systematic review and meta-analysis. American Journal of Transplantation. 2011;11:2388-404.
- Drakeley AJ, Le Roux PA, Anthony J, Penny J. Acute renal failure complicating severe preeclampsia requiring admission to an obstetric intensive care unit. Am J Obstet Gynecol. 2002;186:253-6.
- Faundes A, Bricola-Filho M, Pinto e Silva JC. Dilatation of the urinary tract during pregnancy: proposal of a curve of maximal caliceal diameter by gestational age. Am J Obstet Gynecol 1998;178:1082-6.
- Fesenmeier MF, Coppage KH, Lambers DS, Barton JR, Sibai BM. Acute fatty liver of pregnancy in 3 tertiary care centers. Am J Obstet Gynecol 2005;192:1416-9.
- Fihn SD. Acute uncomplicated urinary tract infection in women. N Engl J Med 2003;349:259-66.
- Fischer MJ, Lehnerz SD, Hebert JR, Parikh CR. Kidney disease is an independent risk factor for adverse fetal and maternal outcomes in pregnancy. Am J Kidney Dis 2004;43:415-23.
- Fisher KA, Juger A, Spargo BH, Lindheimer MD. Hypertension in pregnancy: Clinical pathological correlations and remote prognosis. Medicine (Baltimore) 1981;60:267-76.
- Furaz-Czerpak KR, Fernandez-Juarez G, Moreno-de la Higuera MA, Corchete-Prats E, Puente-Garcia A, Martin-Hernandez R. Pregnancy in women on chronic dialysis: a review, Nefrologia 2012;32:287-94.
- George JN. The association of pregnancy with thrombotic thrombocytopenic purpura-hemolytic uremic syndrome. Curr Opin Hematol 2003;10:339-44.
- Gordon M, Landon MB, Samuels P, Hissrich S, Gabbe SG. Perinatal outcome and long-term follow-up associated with modern management of diabetic nephropathy. Obstetrics & Gynecology. 1996;87:401-9.
- Helal I, Fick-Brosnahan GM, Reed-Gitomer B, Schrier RW. Glomerular hyperfiltration: definitions, mechanisms, and clinical implications. Nat Rev Nephrol 2012;8:293.
- Hemodynamics and tubular function by normal human pregnancy. Semin induced Nephrol 1984;4:198-207.
- Hill JB, Sheffield JS, McIntire DD, Wendel GD Jr. Acute pyelonephritis in pregnancy. Obstet Gynecol 2005;105:18-23.
- Hill JB, Yost NP, Wendel GD Jr. Acute renal failure in association with severe hyperemesis gravidarum. Obstet Gynecol 2002;100:1119-21.
- Hladunewich MA, Bramham K, Jim B, Maynard S. Managing glomerular disease in pregnancy. Nephrol Dial Transplant. 2017 Jan 1;32(suppl_1):i48-i56.
- Hladunewich MA, Schaefer F. Proteinuria in special populations: pregnant women and children. Adv Chronic Kidney Dis 2011;18:267-72.
- Hladunewich MA. Chronic Kidney Disease and Pregnancy. Semin Nephrol. 2017;37:337-46.
- Hsu CY, Ordoñez JD, Chertow GM, Fan D, McCulloch CE, Go AS. The risk of acute renal failure in patients with chronic kidney disease. Kidney Int 2008;74:101-7.
- Hussein W, Lafayette RA: Renal function in normal and disordered pregnancy. Curr Opin Nephrol Hypertens 2014;23:46.
- Inker LA, Astor BC, Fox CH, Isakova T, Lash JP, Peralta CA, et al. KDOQI US commentary on the 2012 KDIGO clinical practice guideline for the evaluation and management of CKD. American Journal of Kidney Diseases. 2014;63:713-35.
- James D, Steer PJ, Weiner CP, Gonick B, Crowther CA, Robson SC. High risk pregnancy management options. 4th ed. United state: Elseveier; 2010.
- Jakobi P, Friedman M, Goldstein I, Zaidise I, Itskovitz-Eldor J. Massive vulvar edema in pregnancy. A case report. J Reprod Med. 1995;40;479-81.
- Jensen D, Wolfe L, et al. Effects of human pregrancy on the ventilatory chemoreflex response to carbon dioxide. Am J physiol Regul Integr Comp Physiol 2005;288:1369-75.
- Jim B, Garovic VD, editors. Acute kidney injury in pregnancy. Seminars in nephrology; 2017: Elsevier.
- Jones DC, Hayslett JP. Outcome of pregnancy in women with moderate or severe renal insufficiency. N Engl J Med 1996;335:226-32.
- Josephson MA, McKay DB. Considerations in the medical management of pregnancy in transplant recipients. Adv Chronic Kidney Dis 2007;14:156-67.
- Jungers P, Hannedouche T, Itakura Y, Albouze G, Descamps-Latscha B, Man N. Progression rate to end-stage renal failure in non-diabetic kidney diseases: a multivariate analysis of determinant factors. Nephrology Dialysis Transplantation. 1995;10:1353-60.
- Katharine L, Cheung, Richard A, Lafayette. Renal Physiology of Pregnancy. Adv Chronic Kidney Dis. 2013;20:209-14.
- Kendrick J, Sharma S, Holmen J, Palit S, Nuccio E, Chonchol M. Kidney disease and maternal and fetal outcomes in pregnancy. American Journal of Kidney Diseases. 2015;66:55-9.
- Khanna N, Nguyen H. Reversible acute renal failure in association with bilateral ureteral obstruction and hydronephrosis in pregnancy. Am J Obstet Gynecol. 2001;184:239-40.
- Kuper SG, Tita AT, Youngstrom ML, Allen SE, Tang Y, Biggio JR, Harper LM. Baseline renal function tests and adverse outcomes in pregnant patients with chronic hypertension. Ob-

stet Gynecol 2016;128:93-103.
- Lafayette RA, Druzin M, Sibley R, Derby G, Malik T, Huie P, et al. Nature of glomerular dysfunction in pre-eclampsia. Kidney Int 1998;54:1240-9.
- Lind T, Godfrey KA, Otun. Changes inserum uric acid concentration during normal pregnancy. BJOG 1984;91:128-32.
- Lindheimer MD, Davision JM. Osmoregulation, the secretion of arginine vasopressn and its metabolism during pregnancy. Eur J Endocrinol 1995;132:133-43.
- Lindheimer MD, Davison JM. Pregnancy and CKD: any progress? Am J Kidney Dis 2007;49;729-31.
- Lumbiganon P, Villar J, Laopaiboon M. One-day compared with 7day nitrofurantoin for asymptomatic bacteriuria in pregnancy. Obstet Gynecol 2009;114:176.
- Machado S, Figueiredo N, Borges A, São JoséPais M, Freitas L, Moura P, et al. Acute kidney injury in pregnancy: a clinical challenge. J Nephrol 2012;25:19-3.
- Michelle J, Brian R. Kidney stones and pregnancy. Adv Chronic Kidney Dis 2013;20:260-4.
- Miller LK, Cox SM. Urinary tract infections complicating pregnancy. Infect Dis Clin North Am 1997;11:13-26.
- Niharika K, Hien N. Reversible acute renal failure in association with bilateral ureteral obstruction and hydronephrosis in pregnancy. Am J Obstet Gynecol 2001;184:239-40.
- Packham DK, North RA, Fairley KF, Kloss M, Whitworth JA, Kincaid-Smith P. Primary glomerulonephritis and pregnancy. Q J Med 1989;71:537-53.
- Parving HH, Andersen AR, Smidt UM, Hommel E, Mathiesen ER, Svendsen PA . Effect of antihypertensive treatment on kidney function in diabetic nephropathy. Br Med J (Clin Res Ed) 1987;294:1443-7.
- Pitkin RM, Reynolds WA, Williams GA, Hargis GK. Calcium metabolism in normal pregnancy: a longitudinal study. Am J Obstet Gynecol 1979;133:781-90.
- Purdy LP, Hantsch CE, Molitch ME, Metzger BE, Phelps RL, Dooley SL, et al. Effect of pregnancy on renal function in patients with moderate to severe diabetic renal insufficiency. Diabetes Care 1996;19:1067-74.
- Reinstatler L, Khaleel S, Pais VM Jr. Association of pregnancy with stone formation among women in the United States: a NHANES analysis 2007 to 2012. J Urol 2017;198:389-393.
- Reutens AT. Epidemiology of diabetic kidney disease. Med Clin North Am 2013;97:1-18.
- Romero R, Oyarzun E, Mazor M, Sirtori M, Hobbins JC, Bracken M. Meta-analysis of the relationship between asymptomatic bacteriuria and preterm delivery/low birth weight. Obstet Gynecol 1989:73:576-82.
- Schneeberger C, Geerlings SE, Middleton P, Crowther CA. Interventions for preventing recurrent urinary tract infection during pregnancy. Cochrane Database Syst Rev 2015:26; CD009279.
- Shahir AK, Briggs N, Katsoulis J, Levidiotis V. An observational outcomes study from 1966-2008, examining pregnancy and neonatal outcomes from dialysed women using data from the ANZDATA Registry. Nephrology 2013;18:276-84.
- Sheffield JS, Cunningham FG. Urinary tract infection in women. Obstet Gynecol 2005:106:1085-92.
- Stettler RW, Cunningham FG. Natural history of chronic proteinuria complicating pregnancy. Am J Obstet Gynecol 1992;167:1219-24.
- Sweet R, Gibbs R. Intraamniotic infection In: Infectious Diseases of the Female Genital Tract. Sweet R (Ed). Lippincott Philadelphia: Williams & Wilkins; 2002. p.516-27.
- Szweda H, Jozwik M, Urinary tract infections during pregnancy-an updated overview. Dev Priod Med. 2016;20:263-272
- Towers CV, Kaminskas CM, Garite TJ, Nageotte MP, Dorchester W. Pulmonary injury associated with antepartum pyelonephritis: can patients at risk be identified? Am J Obstet Gynecol 1991;164:974-8.
- U.S. Preventive Services Task Force. Screening for asymptomatic bacteriuria in adults. Reaffirmation recommendation statement. 2008.
- Vidaeff AC, Yeomans ER, Ramin SM. Pregnancy in women with renal disease. Part I: General principles. Am J Perinatol 2008:25:385-97.
- Vora N, Perrone R, Bianchi DW. Reproductive issues for adults with autosomal dominant polycystic kidney disease. Am J Kidney Dis 2008;51:307-18.
- Waikar SS, Bonventre JV: Acute kidney injury. In Kasper DL, Fauci AS, Hauser SL, et al (eds): Harrison's Principles of Internal Medicine, 20th ed. New York, McGraw-Hill Education, 2018.
- Wesnes SL, Hunskaar S, Bo K, Rortveit G. The effect of urinary incontinence status during pregnancy and delivery mode on incontinence postpartum. A cohort study. BJOG 2009;116:700-7.
- Widmer M, Lopez I, Gülmezoglu AM, Mignini L, Roganti A. Duration of treatment for asymptomatic bacteriuria during pregnancy. Cochrane Database Syst Rev 2015:11;11: CD000491.
- Wyld ML, Clayton PA, Jesudason S, Chadban SJ, Alexander SI. Pregnancy outcomes for kidney transplant recipients. Am J Transplant 2013;13:3173-82.

제40장

간 및 위장관질환

Hepatic and Gastrointestinal Disease

최규연 | 순천향의대
황한성 | 건국의대

1. 간 질환

임신 중 간 질환이 발생하는 경우는 3% 정도이며, 자간전증 및 간염과 동반된 간 기능 이상이 가장 흔히 관찰된다. 임신 중 간 질환은 임신 특수성으로 발생한 경우, 만성 간 질환의 상태에서 임신이 된 경우, 임신과 동시에 발생한 경우 등으로 구분된다. 태아 및 모체의 이환율 및 사망률을 낮추기 위해서는 임신 중 발생한 간 질환의 원인을 정확하게 진단하는 것이 중요하다. 임신오조증과 동반된 간 기능 장애, 간내쓸개즙정체, 임신성 급성 지방간, 및 중증 자간전증에 의한 간세포 손상 등은 임신특수성으로 발생한 간 질환으로 이들은 분만 후 자연적으로 소실된다.

1) 임신 중 간의 생리

임신 중 모든 장기에서 발생하는 생리적 변화들로 인해 간 기능 검사와 신체검사상의 변화가 초래된다. 혈액량의 증가로 임신 중에는 여러 검사 수치가 임신전과 비교하여 비정상치를 보이나 간 질환의 지표들, 아미노전이효소(amino-transferase), 젖산탈수소효소(lactate dehydrogenase), γ-glutamyl transpeptidase, 빌리루빈, 프로트롬빈 시간 등은 정상범위이다(Strauss et al., 1999). 따라서 아미노전이효소 혹은 γ-glutamyl transpeptidase가 증가한 경우에는 간 질환에 대한 정확한 검사를 시행하여야 한다. 비임신의 경우 간 질환에서 관찰되는 모세혈관확장증이나 손바닥 홍반 등의 신체 변화가 임신부의 약 60%에서 정상적으로 나타나는데, 이는 임신에 의한 고에스트로겐혈증으로 인한 변화이다.

2) 간내쓸개즙정체

간내쓸개즙정체는 드물지만 적절한 진단 및 치료가 이루어지지 않는 경우 태아 사망률이 11~20%에 달하는 심각한 내과적 질환이다(Glantz et al., 2004). 주로 임신 후반부, 고령의 다분만부에서 호발한다. 또한 간내쓸개즙정체는 가족력이 있으며 경구 피임약을 복용했던 쓸개즙정체의 과거력이 있는 임신부에서 흔히 발생한다. 임신 중 증가하는 에스트로겐과 프로게스테론이 간내쓸개즙정체의 발생에 관여하며 그 외에 여러 요소들이 복합적으로 작용한다(Egerman et al., 2004). 손바닥과 발바닥에서 시작되어 전신으로 진행하는 소양증이 주증상이나, 간내쓸개즙정체 임신부의 20% 정도에서만 심한 소양증을 호소한다. 소양증이 발생한 후 2주일 정도가 지나면 경한 황달이 나타나고 분만까지 지속된다. 정확한 진단은 적어도 정상의 3배 이상 담즙산의 증가기 있을 때 가능하며, 진단을 위한 간생검은 권하지 않는다. 담즙산이 피부에 축적되어 소양증을 유발하지만 담즙산의 농도와 소양증의 정도가 비례하지는 않는다. 간내쓸개즙정체는 바이러스 간염 및 담낭 질환과의 감별이 필요하다. 치료는 항히스타민제 혹은 국소적피부연화제를 사용하면 소양증을 완화시킬 수 있다.

(1) 간내쓸개즙정체가 임신에 미치는 영향

간내쓸개즙정체는 조기진통, 양수태변착색, 주산기 사망률의 증가와 관련이 있다(Brouwers et al., 2015). 특히 담즙산이 40 mmol/L 이상으로 증가된 임신부에서 더욱 임신 결과가 불량하다. 간내쓸개즙정체의 최적의 치료는 분만으로, 가능하면 태아 성숙이 확인된 후에 분만을 시도하는 것이 바람직하다. 대부분의 경우에서 분만 후 수 일 내에 소양증이 완화되며 검사 소견 등도 대부분 분만 후 1~2주 이내에 정상으로 회복된다. 약 60%의 여성에서 다음 임신에 간내쓸개즙정체가 재발하므로 이에 대한 상담이 필요하다.

3) 임신성 급성 지방간

임신성 급성 지방간, 전격간염, 약물유발 간염 등은 급성 간 기능 부전을 유발시킬 수 있는 질환이다. 임신성 급성 지방간의 발생빈도는 낮으나 높은 모성 및 태아 사망률을 보인다. 대부분 임신 후반에 발생하며 초산부, 태아가 남아인 경우 흔하다. 임신 시 지방간의 유발 기전은 미상이나 미토콘드리아에서의 베타 산화과정 중의 대사이상과 관련이 있다고 알려져 있다(Ibdah et al., 1999; Ibdah et al., 2000; Sims et al., 1995). 임신성 급성 간염의 임신부는 복통, 두통, 오심, 및 지속적인 구토 등을 호소한다. 황달은 서서히 발현된다. 드물게는 다른 임상증상 발현 이전에 소양증을 호소하기도하고 요붕증 증상도 관찰된다. 질병이 진행됨에 따라 저섬유소원혈증, 프로트롬빈 시간의 지연, 트롬보플라스틴 시간이 활성화되고 항트롬빈 III의 감소가 나타난다. 일부 환자에서는 간성뇌병증이 유발되기도 한다. 이러한 변화는 파종혈관내응고와 관련되어 더욱 불량한 예후를 의미한다(Treem et al., 1994).

(1) 임신성 급성 지방간이 임신에 미치는 영향

초기 보고에서는 모성사망률이 75%, 태아사망률이 90%로 보고되었으나 최근의 보고에 의하면 모성, 태아 사망률이 매우 호전되었다. 일단 진단이 되면 가능한 빠른 분만이 안전하다(Treem et al., 1996). 분만 후 대부분의 증상들은 소실되지만, 분만이 지연되는 경우 저혈당, 신부전, 산증의 악화, 심한 출혈, 및 혼수 등에 의한 모체 사망률이 증가한다. 따라서 태아 상태를 지속적으로 감시하며 분만을 유도하는 것이 바람직하며, 자연분만이 용이하지 않은 경우는 응고병증을 교정한 후 제왕절개술을 시행한다.

4) HELLP 증후군

용혈, 간효소치의 증가, 저혈소판혈증의 HELLP 증후군은 산과적으로 중요한 질환이다. 초기 문헌에서는 HELLP 증후군을 자간전증의 일부분으로 분류하였으나 최근에는 독립적인 질환으로 간주한다. 대부분 산전에 발병하며, 1,000분만당 1건 정도로 발생한다. HELLP 증후군의 병태생리는 자간전증과 유사한 것으로 알려져 있다(Sibai et al., 2004). 즉, 보체 및 응고 경로의 활성화, 혈관긴장도의 증가, 혈소판 응집, 트롬복산: 프로스타싸이클린 비율 변화 등의 기전에 의해 미세혈관 손상, 미세혈관병용혈빈혈, 간괴사와 저혈소판증의 유발된다. 또한 임신성 급성 지방간 발생에 관여하는 long-cain 3-hydroxyacyl-coenzyme A dehydrogenase (LCHAD)의 이상과도 관련이 있다.

HELLP 증후군 임신부는 오심, 구토, 우상복부 통증을 호소하기도 하며, 심한 부종이 관찰된다. 일부 환자에서는 혈압 상승과 단백뇨가 관찰되어 초기에 자간전증으로 진단되기도 한다. 용혈요독증후군, 혈전저혈소판혈증자색반병, 전신홍반 루푸스, 간염, 췌장염 등과의 감별이 필요하다. HELLP 증후군의 일차적인 치료는 태아의 분만이다. 모체 및 태아 상태에 따라 분만 방법을 결정한다. 임산부에게 빠른 맥, 저혈압 및 호흡곤란의 증상이 보이거나, 태아절박가사의 소견이 관찰되면 분만을 서두른다. 많은 임신부에서 자간전증이 동반되므로 methyldopa나 hydralazine 등의 혈압강하제, 예방적인 황산마그네슘을 투여한다.

(1) HELLP 증후군이 임신에 미치는 영향

모성 사망률은 3% 정도로 주로 파종혈관내응고 및 분만 후 출혈에 의한다. 주산기 사망률은 30%로 보고되고 있으며 조기분만과 자궁내 태아발육부전 등이 흔하다. 32주 이전에는 태아의 폐성숙을 촉진시키기 위하여 코르티코스테로이드를 사용하고 분만을 시도하는 것이 바람직하다. 일부 환자에서 분만 후 상태가 악화되는 경우가 있어 분만 후 48시간까지 간 기능 및 혈액검사를 확인하여야 한다. 한 보고에서는 분만 후 6일이 되어서야 혈소판이 정상으로 회복되었다고 하였다.

5) 바이러스성 간염

바이러스 간염은 임신 시 황달의 가장 흔한 원인이며, 대부분 임신 중 임상 경과가 변하지 않는다(Sookoian et al., 2006). 바이러스 간염은 6가지의 형태로 분류할 수 있다. A형 간염, B형 간염, C형 간염, D형 간염, E형 간염 및 G형 간염이다(Medhat et al., 1993). 이중 B형과 C형 간염이 가장 흔하다. 반면 E형 간염은 임신 중 악화되는 경우가 많고 치명률이 10~20%에 달한다. 또한 바이러스성 간염을 발병 시기별로 급성과 만성으로 분류할 수 있다. 급성 간염의 경우 황달 등의 다른 증상이 없기도 하지만 증상이 있는 경우에는 황달이 나타나기 1주 내지는 2주 전에 오심, 구토, 복통, 두통, 관절통 등의 비특이적인 증상들이 먼저 나타난다. 일반적으로 입원 치료를 통해 1, 2개월 안에 호전되지만, 0.1% 정도는 전격 간괴사로 진행되기도 한다. B형 간염은 5~10% 내외가 만성 간염으로 진행되며, 이 중 대부분은 무증상의 보균자로 존재하는 반면, C형 간염의 경우는 거의 만성으로 진행되어 괴사나 섬유화를 동반한 염증으로 간경화로 발전되기도 한다.

(1) A형 간염

A형 간염은 27-nm RNA picornavirus에 의해 일어난다. 분변-구강 감염 경로를 통해 사람에게 전파되며, 불량한 위생 상태와 관련이 있다. 약물 복용, 동성애자 등에서 더욱 빈발한다. A형 간염은 무증상인 경우가 많고, 증상이 있다하더라도 전신 쇠약감, 피로, 구역 및 구토 등 비특이적인 경우가 많다. 특징적인 신체 소견으로는 황달, 간 압통과 소변색이 진해지며 회색변이 관찰된다. 초기 진단은 IgM 항체의 존재를 확인하여야 하며 이 항체는 수개월간 지속된다. IgG 항체는 감염 후 35~40일 정도에 처음 나타나고 평생 지속된다. 다행히 A형 간염의 치료는 대부분 균형 있는 식사, 휴식 등으로 충분하다. 전격 간염, 응고병증, 간성 뇌병증으로 진행하는 일은 드물다. A형 간염에 노출이 된 경우에는 2주일 이내에 면역글로불린을 투여하고, 포르말린 처리로 비활성화시킨 불활성화 백신을 투여한다. 임신 중에도 이 백신은 안전하며, 사용이 가능하다.

① A형 간염이 임신에 미치는 영향

A형 간염 바이러스가 태아 기형을 일으킨다는 보고는 없고, 태아 전염 또한 무시할 정도이다. 최근 감염된 임산부에게서 태어난 영아는 분만 후 수직감염을 예방하기 위해 면역글로불린을 투여한다.

(2) B형 간염

B형 간염은 DNA hepadnavirus 감염에 의해 발병한다. 감염이 되면 급성 간염뿐 아니라 만성 간염, 간경변증, 간세포성 암 등의 심각한 후유증을 남기는 질환이다. 감염된 혈액, 혈액제제, 침, 질 분비물, 정액 등에 의해 감염이 되며, 사람면역결핍바이러스(HIV)와의 동시 감염으로 인해 이환율이 증가된다. B형 간염은 마약사용자, 동성연애자, 의료종사자와 혈우병 등으로 혈액제제 치료를 받는 환자에서

빈발한다. 급성 B형 간염은 무증상이거나 증상이 경한 경우가 많다. 30% 정도의 환자에서 공막 황달, 구역, 구토 및 우상복부 압통을 호소한다. B형 간염의 진단은 HBs 항원, HBc 항원에 대한 IgM 항체가 존재하는 경우 이루어진다. 한국인 임산부의 HBs 항원 양성율은 1992년 이후로 3.5% 전후로 보고되었다(서경 등, 2005). HBe 항원의 존재는 감염력과 손상 받지 않은 바이러스 입자의 존재를 의미한다. HBe 항원은 급성 초기 감염에서는 발현율에 변동이 있으나, 지속적으로 존재하는 경우에는 만성간염을 의미한다. 대부분의 B형 간염 환자는 수 주간의 지지요법으로 증상이 소실되며, 1% 정도만이 전격 간염으로 진행한다.

① B형 간염이 임신에 미치는 영향

임신부의 B형 간염의 경과는 임신에 의해 변형되지 않는다. 모체에서 태아로 바이러스가 전파되는 경로는 경태반 감염, 분만 과정 중 감염, 출생 후 모유 수유를 통한 감염이 있다. 경태반 감염은 임신부가 임신 제3삼분기에 급성 B형 간염에 감염된 경우를 제외하고는 드물다. 반면 분만과정을 통한 감염이 가장 흔하다. 임신부가 HBs, HBe 두 항원을 모두 보유하고 있으면 신생아에게 전파 가능성이 높아진다. 반면에 HBe 항원이 음성이면서 HBe 항체를 보유하면 신생아에게 전파시키지 않는다. 만일 HBV의 바이러스량이 매우 높으면서(106~108copies/mL) HBeAg이 양성인 산모는 수동면역예방과 무관하게 약 10% 정도의 수직감염의 위험이 있을 수 있는 것으로 알려져 있다(Yi et al., 2016). 감염된 영아 가운데 대부분은 무증상이나 다른 일부에서는 전격 간염으로 발전하여 사망할 수 있다. 감염아의 대부분은 만성 보균 상태로 되어 일생동안 타인에게 감염을 시키고, 궁극적으로 3분의 2 이상에서 만성 간염, 간경변증, 또는 간암 등이 발병할 수 있다. 따라서 모든 임신부에서 B형 간염에 대한 선별검사를 시행하여야 한다.

② 신생아 감염 예방

B형 간염의 수직감염 예방을 위해서 HBs 항원 유무를 선별 검사하는 것이 중요하며 HBs 항원 양성인 모든 임산부로부터 출생한 신생아에게 출생 후 12시간 이내에 면역 글로불린 및 간염 예방접종을 시작하여 3차례의 예방접종을 실시하거나 HBV DNA 수치가 높은 고위험군에게 라미부딘(lamivudine)이나 텔비부딘(telbivudine)과 테노포비르(tenofovir) 병합 용법을 이용한 항바이러스 제제 투여를 고려하기도 한다(Pan et al., 2013). 이로써 적어도 주산기 감염의 80% 이상을 예방할 수 있다. 최근에는 아직까지 내성이 보고되지 않은 Tenofovir를 임신 중에 일차 약제로 사용할 것을 추천하고 있다. HBs 항원이 양성인 임신부라도 신생아에게 적절하게 면역글로불린 및 1차 백신을 투여한 경우에는 모유수유를 하더라도 수직감염의 위험이 HBs 항원 음성 임신부와 큰 차이가 없어 원하는 경우 모유수유를 허용할 수 있다(김보욱 등, 2005).

(3) C형 간염

C형 간염은 flaviviridae계의 RNA 바이러스가 일으키는 것으로 전파 경로는 B형 간염과 유사하나 B형 간염처럼 쉽게 전염되지는 않는다. 그러나 일단 감염이 되면 절반정도에서 만성간질환으로 진행한다. 임신부에서의 발생빈도는 4% 미만이나, 약 40%의 환자에서 결국 간경변증으로 진행한다(Pembrey et al., 2005). 대부분의 환자에서 무증상이며, 관절통, 근육통, 피로감, 또는 편평 태선(lichen planus) 등의 간외 증상이 관찰되기도 한다. C형 간염은 항C 항체(anti-HCV)가 존재할 때 진단된다. 급성 감염 후 항C 항체는 수 주일 동안 발견되지 않을 수 있으며, 일 년 후에도 검출되지 않는 경우도 있다. 따라서 HCV RNA 검사를 통해 확진한다. 하지만 중요한 점은 항C 항체가 양성인 경우 대부분 만성 환자라는 것이다. C형 간염에 노출되면 면역 글로불린을 투여한다. 임신 중에는 인터페론이나 ribavirin 등의 약제는 태아에게 기형유발 가능성이 있으므로 사용하지 않는다. 또한 ribavirin을 사용했던 여성에서는 적어도 6개월간 피임을 하는 것이 바람직하다.

① C형 간염이 임신에 미치는 영향

임신 시 C형 간염의 임상 경과는 비임신 시와 크게 다르지 않다. 항C 항체가 양성인 경우 대부분 만성 환자이므로 임신 중 항바이러스 약물은 사용하지 않는다(Berkely et al., 2008). C형 간염 임산부에서의 수직 감염률은 명확하지는 않지만, B형 간염이나 HIV 감염이 있는 경우, 최근 수혈을 받았던 경우, 마약 복용자 등은 감염의 위험이 높아 40% 정도로 보고되고 있다(Flamm et al., 2003). 성인에서와 마찬가지로 태아에서도 항체가 있다고 하더라도 감염으로부터 보호되지 않는다. 아동에서의 C형 간염원은 대부분 수직 감염에 의한다(Prasad et al., 2013). 현재까지 수직감염을 방지하는 방법은 없고, 가능하면 산모의 혈액이나 질 분비물과의 접촉을 피하기 위해 제왕절개술이 선호된다. 일반적으로 HCV 양성인 임산부에게 태어나 신생아는 면역글로불린을 투여하고 추적관찰을 하는 것이 바람직하다.

(4) D형 간염

D형 또는 델타 간염을 일으키는 바이러스는 B형 간염 표면항원의 외막과 내부에 델타 항원을 갖는 RNA바이러스이다. 이 바이러스는 B형 간염과 동시 감염되며 B형 간염보다 혈청 내에서 더 오래 지속하지 못한다. 만성 간염이 발생하지 않으면 항델타 항체의 형성은 일시적이다. 전파 경로는 B형 간염과 유사하고 동시 감염이 되면 B형 간염 단독보다 독성이 강하다. 급성 D형 간염의 치료는 A형 간염과 마찬가지로 지지적 치료로 충분하지만, 만성 D형 간염의 경우에는 간기능의 악화 및 응고병증의 발생을 조기에 발견하기 위해 주기적으로 검사를 시행하여야 한다. 신생아 감염이 보고되었으나, 신생아에 대한 B형 간염에 대한 면역학적 예방이 D형 간염에 효과적으로 작용하여 빈도가 높지 않다.

(5) E형 간염

E형 간염은 RNA 바이러스에 의한 감염으로 주로 분변-구강의 경로로 감염되며, 역학적으로 A형 간염과 유사하다. 대부분 오염된 식수로 전파되고 개인 간에 잘 전파되지 않는다. E형 바이러스 간염은 대부분 자연 치유되며 만성적인 후유증을 남기지 않는다. 반면 임신부에서는 수직 감염의 빈도가 높고(Khuroo et al., 1995, Kumar et al., 2001), 특히 임신 제2삼분기 및 제3삼분기에 감염이 되면 예후가 좋지 않다(Kumar et al., 2004). 임신 제3삼분기에 감염이 된 경우 주산기 사망률이 25%에 달하는 것으로 보고되었다.

(6) 만성 활동성 간염

만성 활동성 간염은 다양한 원인에 의한 간 괴사, 활동성 염증, 섬유화의 결과로 간경변증과 간부전에 도달하는 질환이다. 대부분 B형과 C형 간염의 만성 감염에 의한다. 다음으로 자가면역 만성 간염에 의하는데, 특징은 다른 자가면역 질환과 공존하여 나타날 수 있으며, 혈청내 균질성 항핵 항체(homogenous antinuclear antibody)의 역가가 높게 나타나는 점이다. 만성 간염의 진단은 검사 소견과 간조직 생검에 의한다. 경과는 다양하나 결국 간경변증에 이르게 된다. 병이 진행된 경우의 여성에서는 무배란이 유발된다. 비임신에서 만성 간염의 치료는 인터페론과 합성 뉴클레오시드인 ribavirin 병합 요법이 추천된다. 자가 면역성 만성 간염에서는 스테로이드 단독 혹은 azathioprine 등의 병합치료로 수태능력과 생존율을 증가시킬 수 있다.

① 만성 활동성 간염이 임신에 미치는 영향

임산부에서 간경변증의 정도와 문맥 고혈압의 유무, 간 기능 부전의 유무에 따라 주산기 이환율이 변한다. 병의 정도가 심하지 않은 이상 만성 간염이 불량한 임신 결과를 보인다는 증거는 없다.

2. 담낭 및 췌장 질환

1) 담석증과 담낭염

임신 중 담석의 빈도는 12% 정도이며 일반적으로 임신 중에는 담석의 발생이 증가한다. 임신 14주 이후 공복 시 담낭의 용적이 비임신의 두 배이며, 담낭의 배출 시간이 지연되고 잔류용적 또한 증가한다. 담낭 내용물의 불완전한 제거로 콜레스테롤 담석의 선행 물질인 콜레스테롤 결정의 정체가 일어난다. 급성 담석증에서는 구역, 구토와 미열 등이 동반된 우상복부 통증을 호소한다. 담석 질환의 치료는 비임신과 동일하다. 정맥 내 수액 공급, 진통제, 코위흡인 및 항균제 사용 등의 내과적인 치료를 시행한다(Lu et al., 2004). 일부에서는 내과적으로 치료를 하는 경우 재발률이 높고, 임신 후반부에 담낭염이 재발하면 조기진통의 발생이 증가하고 담낭 절제술의 시행이 더욱 어려워지므로 적극적인 외과적 치료를 주장하기도 한다(Dixon et al., 1987). 최근에는 복강경을 이용한 담낭절제술이 많은 환자에서 시행되고 있고, 임신부에서도 선별적으로 복강경 수술을 안전하게 시행하고 있다(Cruz et al., 1996; Reedy et al., 1997; Al-Fozan et al., 2002). 임신 및 산욕기에 무증상 담석증 보유 빈도는 2.5~10%이며 이러한 경우에서는 임신 담낭 절제술의 적응증이 되지 않는다.

2) 췌장염

임신 중 급성 췌장염의 발생은 드물지만, 조기 진단 및 적절한 치료가 이루어지지 않는 경우 산모 및 태아의 이환율이 증가한다(Ramin et al., 1995). 비임신에서는 알코올 및 약물 복용, 고지혈증 등에 의해 주로 발생하나 임신 중에는 담석이 가장 흔한 선행요인이다(김은주 등, 2005). 임신 어느 시기에도 발생할 수 있으나 주로 임신 제3삼분기에 흔하다. 임신 중 췌장염의 진단은 비임신 시와 동일하다. 임상 증상은 오심, 구토, 등과 어깨로 퍼지는 상복부 통증이 있다(Goodwin et al., 1994). 췌장 효소인 아밀라아제와 지질분해효소 검사가 진단에 이용된다. 아밀라아제는 정상의 3배 이상 증가하지만 수치의 고저는 병의 경중과 연관성은 적다. 임신 중 발병한 대부분의 급성 췌장염은 내과적 치료로 수일 내에 호전된다(Martins et al., 1997). 담석에 의한 췌장염의 경우에서는 임신 주수에 따라 치료를 결정한다. 수술은 임신 제2삼분기에 하는 것이 바람직하고, 임신 제3삼분기에서는 분만까지 내과적 치료를 시행하고 분만 후 담낭절제술을 시행한다(Swisher et al., 1994). 최근에는 제1삼분기 후반과 제2삼분기에 복강경적 담낭 절제술의 안전성이 입증되고 있다(Hernandez et al., 2007). 일반적으로 임신의 예후는 양호하나, 중증의 경우 혈량저하증, 저산소증, 산증 등에 의한 태아 사망이 증가할 수 있다.

3. 위장관질환

위장관질환은 가임기 여성들에서 매우 흔하고 임신 중에 흔히 동반된다. 임신 중 위장관질환은 임신 중 특유의 임상적인 변화가 일어나 증상들이 다양해진다. 감별진단의 범위가 확대되고, 임상 양상과 질환의 경과가 임신으로 인해 달라지며, 진단적 평가 또한 임신으로 인해 제한되거나 달라질 수 있다. 특히 태아의 안전성 때문에 방사선 검사나 침습적인 검사가 신중히 고려되기 때문이다(Cappell., 2003). 또한 임신 중에는 산모와 태아를 고려하여 치료적인 결정이 매우 신중하게 내려져야 한다.

1) 임신이 위장관질환에 미치는 영향

임신 중에는 생리적 변화뿐만 아니라 팽대된 자궁으로 인한 복부장기의 위치 변화로 인해 복부 진찰과 평가가 어려워질 수 있다. 가장 흔한 예로 팽대된 자궁으로 인해 충수돌기의 위치가 복부의 상부와 외측으로 전위되어 비임신 시 충수돌기염에서 주로 보이는 전형적인 우하복부의 통증이 나타나지 않거나 복막염 징후가 가려져 진단에 혼돈이 있을 수 있다. 또한 팽대된 자궁으로 인해 복강 내 종물의 촉지가 어려울 수 있다. 임신 중에는 위장관뿐만 아니라 신장과 같은 장기의 변화도 동반되는데 임신 중 경도의 수신증이나 요관팽대가 임신 제3삼분기에 흔히 관찰된다. 이는 팽대된 자궁에 의한 압박이나 증가된 프로게스테론으로 인한 요관의 근육긴장도의 감소로 인함이다. 이런 수신증은 대부분 무증상이지만 체위 변화에 따른 복부 불편감을 호소하는 경우가 많다. 임신 중 소변의 정체로 인해 방광염이나 신우신염이 흔히 발생한다. 위식도역류는 팽대된 자궁으로 인한 위의 압박과 프로게스테론에 의한 하부식도 괄약근 긴장도의 감소로 인해 임신 중 흔히 발생한다. 이로 인해 위 내용물의 역류나 흡인 위험이 임신 중 증가하게 된다. 위산생성은 감소하며, 장관 운동성 감소로 변비가 흔히 발생한다. 임신 중 검사실 소견 또한 변화가 있는데 경도의 백혈구증가, 생리적 빈혈, 경도의 저알부민혈증, 알칼리인산분해효소의 증가, 전해질 변화, 특히 경도의 저나트륨혈증 등이 흔히 발생한다. 임신 중에는 적혈구침강속도가 약간 증가하여 임신 중에 염증성 반응의 진단적 표지자로 사용하기에는 신뢰도가 떨어진다.

2) 임신 중 위장관질환의 임상 증상과 감별진단

임신 중의 신체적인 변화로 인해 메슥거림, 복부증상, 구토, 피곤함, 가스참, 가슴앓이, 복부불편감 등과 같은 다양한 복부증상이 나타난다. 이들 증상들이 심각한 위장관질환으로 인해 발생되는 것인지 임신 중의 신체적인 변화로 인해 발생된 것인지 구별하기가 쉽지 않다.

(1) 복통

임신부와 비임신부 여성에서 복통을 유발하는 질환의 감별진단은 다양하다(Broussard et al., 1998). 일단 다른 증세나 징후가 없다면 임신으로 팽대된 자궁에 의한 복부 불편감일 수 있으며 태아의 압박, 자궁수축과 같은 정상적인 임신과 관련된 증 상일 수 있다(표 40-1).

표 40-1. **임신 중 급성, 중증의 복통을 유발하는 원인들**

우하복부 통증 시 감별해야 할 질환	
소화기질환	급성충수돌기염
	크론병
	메켈게실파열
	장중첩증
	염증성장질환
	대장암
	허혈성대장염
	과민성대장증후군
비뇨기질환	신결석증
	방광염
	신우신염
산부인과질환	자궁외임신의 파열
	난소종양의 파열 혹은 염전
	자궁내막증
	자궁근종

출처: Obstetrics Normal and Problem Pregnancies, 제6판, chapter 45. Hepatic and Gastrointestinal Diseases p.1029.

(2) 상부위장관 증세

① 구역과 구토

임신 중 구역과 구토는 임신 자체로 인한 흔한 증상이다. 임신 중 구역과 구토증세가 입덧에 의한 것이 아니라면 위장염, 담낭염, 췌장염, 위 궤양, 신우신염, 임신성 지방간 등 구토를 유발시킬 수 있는 질환들에 대한 진단이 필요하다. 임신 중 구역, 구토가 나타날 때 입덧 이외의 감별 질환은 다음과 같다(표 40-2).

표 40-2. **임신 중 구역, 구토 시 감별할 질환**

입덧
췌장염
담석증
간염
소화성궤양
위암
장폐쇄
위염
위식도역류
급성 신우신염
전자간증/자간증
임신성 지방간
HELLP 증후군

출처: Obstetrics Normal and Problem Pregnancies, 제6판, chapter 45. Hepatic and Gastrointestinal Diseases p.1030.

② 소화불량 또는 속쓰림

임신 중 위식도역류질환에 의한 속쓰림은 매우 흔한 반면 소화성궤양은 상대적으로 덜 발생한다. 이는 임신에 따른 프로게스테론 증가로 위산 분비가 감소하고 반면 점액분비

표 40-3. 임신 중 소화불량, 속쓰림 시 감별 질환

위식도역류
소화성궤양
입덧
췌장염
담석산통
급성담낭염
간염
충수돌기염
임신성지방간
과민성대장증후군

출처: Obstetrics Normal and Problem Pregnancies, 제6판, chapter 45. Hepatic and Gastrointestinal Diseases p.1030.

가 증가하고 위 운동이 감소하기 때문이다. 임신 후반기에는 하부식도괄약근 이완에 의한 위식도역류로 속쓰림이 흔히 발생한다. 임신 중 흔히 보이는 속쓰림 증상의 감별 질환은 다음과 같다(표 40-3).

③ 토혈

임신 중 상부위장관질환에 의한 토혈 증상은 드물다. 임신 중의 잦은 구역과 구토는 말로리-바이스증후군(Mallory-Weiss syndrome)에 의한 출혈을 증가시킨다. 이는 임신에 의한 하부식도괄약근 압력의 감소와 위장 내 압력 증가로 인해 위장식도역류현상이 심해지기 때문이다. 임신 중 토혈이 일어나는 가장 흔한 원인 질환은 위식도역류질환, 위염, 말로리-바이스증후군, 식도열상, 위궤양이다(Cappell et al., 1996).

(3) 하부위장관 증세

① 변비

변비는 임신부에서 가장 흔히 나타나는 증상으로 임신부의 1/4이 변비를 호소한다(Bradley et al., 2007). 임신 중 입덧으로 인해 수분공급이 감소하고, 운동 부족과 프로게스테론의 영향으로 장운동이 감소하여 변비가 흔히 발생한다. 임신이 진행됨에 따라 팽대된 자궁으로 인해 소장 내 음식물의 통과시간이 지연되고, 대장에서도 근육이완이 일어나 대장 내용물의 정체기간이 길어져 수분과 나트륨의 흡수가 증가되어 변비가 흔히 유발된다. 따라서 적절한 수분 섭취와 중등도의 운동을 하는 것이 중요하며 식이섬유 섭취량을 늘리는 것이 도움된다. 차풀(senna) 또는 비사코딜(bisacodyl)과 같은 자극성 완화제는 보존적 요법으로도 해소되지 않는 심한 변비를 호소하는 임신부에게 사용할 수 있으나 피마자유(caster oil)를 포함한 완화제는 조기자궁수축을 유발할 수 있기 때문에 임신 중 사용을 피하는 것이 좋다. 포스포소다액 같은 고장성 염류 완화제(hypertonic saline laxatives)는 염류와 수분 저장을 초래하여 탈수나 기존의 신기능 부전이 있는 임신부의 경우 신부전을 유발할 수 있기 때문에 임신 중 사용을 피하는 것이 좋다(Russman S et al., 2003).

② 직장출혈

임신 중 발생하는 직장출혈의 가장 흔한 원인은 치질이다. 감별 질환은 궤양성대장염(ulcerative colitis), 크론병(Crohn's disease), 항문열상(anal fissure), 감염성대장염(infectious colitis), 대장암(colon cancer), 게실출혈(diverticular bleeding) 등이다.

③ 설사

임신 중의 설사는 비임신 시의 설사와 원인 및 감별 질환이 유사하다(Wald, 2003). 설사는 기간에 따라 급성(2주 이내), 지속성(2~4주), 그리고 만성(4주 이상)으로 분류한다. 급성 설사는 바이러스, 세균성 감염에 의해 흔히 발생한다. 로타바이러스(Rota virus)와 노워크바이러스(Norwalk virus) 감염에 의한 설사는 심하지 않고 상부위장관 증상이 흔히 동반된다. 세균성 설사는 캄필로박터(Campylobacter), 시겔라(Shigella), 대장균(Escherichia coli), 살모넬라(Salmonella) 감염으로 인해 흔히 생긴다. 또한 항생제 투여로 인해 지나치게 증식한 클로스트리듐(Clostridium difficile) 독소에 의한 항생제 관련 대장염 또는 위막성대장염 등에 의해 설사가 유발된다. 소량의 잦은 설사, 복통, 발열이 동반되면 대변배양검사를 통해 세균성 대장염을 진단할 수 있다. 비감염성 원인에 의한 설사는 약제, 기능적인 원인, 음식과민증, 염증성장질환, 갑상선기능항진증 등에 의해서도 나타날 수 있다. 특정 병원체에 의한 설사가 아닌 경우 전해질을 교정하며 수액공급을 해주면 대부분은 호전된다. 증상 완화를 위해 loperamide와 같은 진경제를 투여할 수 있으며 항균제 사용은 신중하게 결정해야 한다. 탈수를 동반한 다량의 물설사가 있거나 혈변, 38℃ 이상의 발열, 48시간 이상 증상이 호전되지 않는 경우, 최근 항균제 투약력이 있는 경우, 면역억제환자에서 발생한 설사인 경우 자세한 진단 및 평가가 필요하다(Camilleri et al., 2015; DuPont et al., 2014).

(4) 임신 중 위장관질환 진단법

① 방사선 검사

임신 중 방사선 검사를 시행할 때에는 태아 안전성을 염두에 두어야 한다. 초음파는 임신 중 안전하다고 알려져 있어 임신부의 복부 검사에 주로 사용된다. 그러나 검사자의 숙련도에 따라 결과에 차이가 있으며, 환자가 비만인 경우, 장내 가스가 차 있을 때, 검사 중 환자의 협조가 잘 되지 않는 경우 등 상황에 따라 검사의 정확도가 떨어진다는 제한점이 있다(Derchi et al., 2001). 자기공명영상은 컴퓨터단층촬영에 비해 방사선 노출을 피할 수 있다는 장점이 있어 선호된다. 그러나 자기공명영상 검사는 태아에 영향을 줄 수 있는 가돌리늄(gadolinium) 노출로 인해 임신 제1삼분기에는 피하는 것이 좋다(Karam, 2000). 방사선 검사 시 방사선 조사량이 가장 중요한 위험 요인으로 방사선 검사 노출시 태아 연령이 중요하며, 신우조영술이나 바륨관장(Barium enema)과 같은 진단적 검사는 태아에게 노출되는 양이 1rad 이하이다(Karam, 2000). 진단적 투사법(Fluoroscopic procedure) 은 임신 중 단발성으로 시행 시 안전하다. 임신 중 방사선 검사를 결정할 때는 태아에게 노출되는 방사선 조사에 따른 위험도와 임신부 질환의 상태를 진단하기 위한 이득을 잘 고려하여 결정해야 한다. 복부 X선촬영은 시행 전 방사선학 전문가와의 상담을 통해 방사선 조사량 감소에 도움을 얻을 수 있다. 임신 중 복부 방사선 검사들에 대한 안전성은 다음과 같다(표 40-4).

② 내시경 검사

임신 중 내시경은 조산 위험성을 약간 증가시킬 수 있다고는 하나 이는 임신부가 가지고 있는 위장관 질환 자체로 인한 조산 위험도와 유사하다(Ludvigsson, 2017). 임신 중 내시경은 약제 사용으로 인한 태아의 영향, 태반 박리 또는 부정맥, 저혈압 또는 고혈압, 일시적 저산소증 등의 합병증을 유발시킬 수 있다. 대장내시경은 임신 중 안전성을 증명하기에는 아직 제한적이다. 임신 제2삼분기에 대장암이 강력히 의심되는 명백한 적응증이 있는 경우 시행하는 것을 고려할 수 있으나 임신 제1삼분기에 시행하는 것은 상당히 신중한 결정이 필요하다. 따라서 대장암이 의심되는 경

표 40-4. 임신 중 시행할 수 있는 복부영상검사

검사	임신 중 안전성
복부초음파	• 임신 중 안전하다고 알려져 있어 주로 사용되는 검사 • 다른 검사에 비해 민감도, 특이도가 떨어진다는 제한점이 있음
X선촬영	• 꼭 필요한 경우 제한적으로 사용 가능 • 복부 차폐를 통해 태아 노출을 줄일 수 있음
자기공명영상	• 비교적 안전하다고 알려져 있음 • 임신 제1삼분기에는 가돌리늄(gadolinium) 노출을 피해야 함
컴퓨터단층촬영	• 가능하면 임신 중 시행하지 않는 것이 바람직하며 필요한 경우 자기공명영상으로 대체하는 것을 고려

출처: Obstetrics Normal and Problem Pregnancies, 제6판, chapter 45. Hepatic and Gastrointestinal Diseases p.1032

우와 같이 반드시 필요한 경우에 한하여 제한적으로 검사를 시행하여야 한다. 반면에 위내시경과 구불결장내시경은 비교적 임신 중 안전하게 사용할 수 있다(Cappell et al., 1996; Cappell et al., 2010).

3) 임신 중 호발하는 상부위장관계 질환들

(1) 임신과다구토

구역, 구토는 임신 초기부터(약 5주경) 발생하여 임신 18주 정도까지 지속되며 입덧(morning sickness)이라고 불린다. 그러나 일반적으로 하루 종일 증세가 있어 임신 중 구역, 구토(nausea and vomiting of pregnancy, NVP)나 입덧(emesis gravidarum)이라는 명칭이 적절하다. 임신부의 50% 이상이 구역, 구토를 경험할 정도로 임신 중 나타나는 가장 흔한 증상이며 질병보다는 생리적인 변화로 볼 수 있다. 임신과다구토(hyperemesis gravidarum)는 병적인 상태로 임신 전 체중에 비해 5% 이상 감소하였거나 탈수, 기아에 의한 산증, 염산의 손실에 의한 대사성 알칼리증 및 저칼륨혈증이 나타날 때로 정의한다. 임신과다구토는 전체 임신의 약 0.5~2%에서 나타나며 병태생리는 알려져 있지 않지만 여러 요인에 의해 발생하는 것으로 알려져 있다. 혈청 사람융모생식샘자극호르몬 수치가 가장 높을 때 임신과다구토가 가장 심하고, 이들 증상을 겪는 임신부에서 수치가 높은 것으로 보아 hCG를 주요 요인으로 보고 있다(Hamaoui et al., 2003). 다른 요인으로 임신으로 인한 고에스트로겐혈증, 위운동부전(gastric dysrhythmia), 그리고 갑상선기능항진증과도 연관이 있다. 위험인자로는 초임부, 다태임신, 포상기태, 이전의 임신과다구토 기왕력, 이전의 임신 실패 등이 있다(Koch et al., 2003). 병적이지 않은 구역, 구토와 마찬가지로 임신과다구토 역시 임신 초기에 주로 발생한다. 일반적인 임신 중 구역, 구토는 심하지 심하지 않은 체중감소, 탈수 및 비타민 및 다른 영양소 결핍이 없는 상태이나 임신과다구토의 경우 심한 구역 및 구토, 심한 체중감소 및 영양소 결핍, 탈수 외에 구강건조증, 과도한 타액 분비, 미각장애를 동반한다. 또한 저혈량증 소견, 기립성 저혈압, 전해질 장애(저나트륨혈증, 저칼슘혈증, 저칼륨혈증) 등과 같은 소견을 보인다. 임신과다구토와 입덧의 진단은 적절한 검사에 의해 다른 원인 질환이 배제된 후에 진단을 해야 하며, 일반적으로 경증의 입덧은 소량의 음식, 빈번한 섭취와 같은 적절한 상담만으로도 증세 개선에 많은 도움을 줄 수 있다. 좀 더 심한 구역 및 구토를 호소하는 경우 약물치료가 도움이 될 수 있다. 피리독신(Vitamin B6)과 디클렉틴(doxylamine, pyridoxine)이 미국, 캐나다에서 임신 중 구역, 구토의 일차약제로 사용되고 있다. 도파민 길항제인 프로메타진(promethazine), 선택적 세로토닌 길항제인 온단세트론(ondansetron) 또한 사용할 수 있으며, 임신과다구토의 경우 메토클로프라마이드(metoclopramide), 메틸프레드니존(methylprednisone)을 사용하기도 한다. 임신과다구토와 같은 심한 구토가 지속되거나 음식섭취가 심하게 제한되면 급성 신기능부전이 유발될 수 있고, 식도 파열이나 기흉 등의 심각한 후유증이 나타날 수도 있다. 구역과 구토가 임신 중반기 이후에 발생한다면 임신성 급성 지방간, 전자간증, HELLP 증후군 등을 감별하여야 한다. 치료는 체내 탈수가 일어나지 않도록 수분 및 전해질을 교정하는 것이다. 비타민도 공급을 해주어야 하는데 포도당을 주기 전에 티아민을 보충해 주어야 베르니케 뇌병증(Wernicke encephalopathy)을 예방할 수 있다. 정맥으로 보충을 한 이후에 서서히 식이를 시작하는데 염분이 있는 액체부터 시작하여 점차 부드러운 음식으로 진행한다. 위가 완전히 비어 있는 상태에서 음식이 들어가면 구역감이 더 악화되므로 배고픔을 느끼는 즉시 음식을 먹도록 교육하는 것이 좋다. 만일 지속되는 구토로 인해 경구 식이가 불가능할 경우 경장영양(enteral feeding)을 고려해볼 수 있으며 드물게 비경구영양법(total parenteral feeding)이 필요하기도 하다. 이때는 높은 삼투압을 가지기 때문에 중심정맥관을 통해 투여하여 빠르게 희석되도록 해야 한다. 구토를 유발하는 환경에 최대한 노출시키지 않는 것이 필요하며 임신부의 사회적, 심리적인 문제를 파악하여 적극적으로 도움을 주는 것도 바람직한 치료방법이다. 입원 후에도 구토가 지속될 경우 다른 원인질환을 배제할 검사가 필요하다.

(2) 위식도역류와 소화성궤양질환

임신 중 속쓰림 증상은 임신부의 80%에서 나타난다. 임신 중 위식도역류 발병 빈도는 높으며 하부식도괄약근의 저긴장성과 프로게스테론 호르몬 영향으로 인한 위장관 저류 지연, 커진 자궁의 물리적인 압박으로 인해 발생한다. 소화성궤양의 가장 흔한 원인은 헬리코박터 파일로리 감염이며 비스테로이드성소염제, 아스피린 복용은 위 또는 십이지장 궤양을 유발할 수 있으며 이런 경우 복통보다는 위장관 출혈 증세가 더 빈발한다. 다만 임신에 따른 프로게스테론의 증가로 위산 분비가 감소하는 반면 점액분비가 증가하고 위 운동이 감소하여 임신 전에 소화성궤양을 앓고 있었더라도 임신 중엔 증상이 호전된다(Cappell et al., 2003). 반면 위식도역류질환은 임신 중 흔히 발생하고 임신 후반기에 더욱 증가하는데 위식도역류가 심하고 장기간 지속될 경우 출혈, 바렛식도(Barrett's esophagus), 삼킴곤란, 식도선암 등의 합병증이 발생할 수 있다. 그러나 임신에 의한 위식도역류는 대개는 증상이 경하고 유병기간이 짧기 때문에 이러한 합병증이 발생하는 경우는 드물다. 위식도역류성질환을 진단하는 가장 정확한 검사는 상부위장관내시경이며 임신 중에도 출혈이나 삼킴곤란 등의 증상이 있어 합병증이 의심되는 경우 시행할 수 있다. 임신 중 약물 사용의 제한 때문에 소화성 궤양이나 위식도역류성질환이 있는 임신부에서는 생활습관의 개선이 중요하다. 카페인, 알콜, 흡연, 비스테로이드성소염제 복용을 피해야 하며 취침 전 3시간 동안은 음식을 먹지 않는 것이 좋다. 취침 시 머리를 높게 하고, 조이는 옷이나 벨트를 피해야 한다. 또한 음식 섭취 후 곧바로 누워 있지 말아야 하며, 취침 3시간 전에는 음식 섭취를 금하는 것이 좋다. 제산제는 일반적으로 임신부에게 안전하게 사용될 수 있으나 중탄산염나트륨을 포함한 제산제는 체액의 과부하나 대사성알칼리혈증을 유발할 수 있으므로 임신 중 사용을 조심해야 한다(Nakatsuka et al., 1993). 항펩신제 일종인 수크랄페이트(Sucralfate)는 임신 중 안전하게 사용할 수 있지만 알루미늄을 포함하고 있어 신기능이 좋지 않은 임산부에게 투여 시에는 주의를 해야 한다(Briggs, 2015). 미소프로스톨(Misoprostol)은 유산, 진통, 자궁경부 숙화를 유발하므로 임신 중 사용은 금기이다. 라니티딘(Ranitidine)이나 파모티딘(Famotidine) 등의 히스타민 수용체 길항제(H2-receptor antagonist)는 심한 증세를 호소하거나 임신 후반기에 안전하게 사용할 수 있으나 니자티딘(Nizatidine)은 태아에게 독성이 있을 수 있으며 씨메티딘(Cimetidine)은 항안드로겐 효과가 있으므로 주의가 필요하다(Koren et al., 1991). 프로톤펌프억제제(Proton pump inhibitor, PPI)는 다른 약물로 조절되지 않는 증상이 심한 위식도역류나 소화성궤양에서 유용하게 사용할 수 있으며 최근에는 PPI의 안전성을 증명하는 연구결과들이 보고되어 중등도의 증세를 보이는 경우에도 많이 사용하고 있다. 란소프라졸(Lansoprazole), 라베프라졸(Rabeprazole), 판토프라졸(Pantoprazole)은 FDA Category B에 해당하는 약물로 분류되어 임신 중 상대적으로 안전하게 사용될 수 있으며 FDA category C로 분류되어 있는 오메프라졸(omeprazole) 또한 사산이나 선천선 기형의 발생률을 증가시키지 않는다고 보고하고 있어 사용에 제한은 없다(Kallen BA, 2001). 제산제에 반응하지 않는 경우에는 상부위장관내시경 검사를 시행할 수 있으며 임신 중 출혈, 천공이나 폐쇄 등의 심각한 궤양의 합병증이 발생한 경우 비임신시와 동일하게 치료한다. 헬리코박터 파일로리 양성인 경우에 항균제 사용 시 테트라사이클린을 제외해야 하며, 일부에서는 태아의 안전성 문제로 약물치료를 출산과 수유 이후로 미루는 것이 좋는 의견도 있다. 소화성궤양이 있는 임신부에서 위장관폐색이나 난치성 소화성궤양, 악성궤양이 발생한 경우 수술적 치료가 필요하다.

4) 임신 중 호발하는 하부위장관계 질환들

(1) 급성충수돌기염

급성충수돌기염은 임신 중에 발생하는 수술이 필요한 가장 흔한 질환으로, 1/1,000명 임신 빈도로 발생한다(Mazze et al., 1991). 주요 원인은 충수석에 의한 충수폐색으로, 초기에는 충수내강의 팽대로 인해 광범위한 통증을 호소하게 되다가 염증이 진행되면서 충수강 팽대가 심해지면서 통증부위가 국소화되어 전형적인 맥버니압통점이 나타난다. 임신 중에는 급성충수돌기염 진단이 어려운데 이는 임신 후반기에 팽대된 자궁으로 인한 충수돌기의 위치가 복부의 상부, 외측으로 이동하게 되어 복통 부위와 압통 부위 지점이 전형적인 맥버니압통점과 다르기 때문이다. 따라서 최대 통증 부위는 전형적인 맥버니압통점으로부터 수 cm 정도로 위치 변동이 있다. 충수돌기염에서 흔히 보이는 증상인 식욕부진, 메스꺼움, 구토, 발열, 빈맥 그리고 복부압통 등도 임신에 흔히 수반되는 증상으로 진단하는 데 있어 혼란을 줄 수 있다. 충수돌기 주위염증이나 복막염은 불수의적 근육수축이나 반발통을 유발시킨다. 하지만 이러한 증상이 임신 후반기에는 복막염을 진단하는 데 있어 신뢰도가 떨어지는데 그 이유는 복벽 이완과 팽대된 자궁으로 인해 염증이 있는 충수돌기로부터 전복벽이 일정거리 떨어져 있게 되는 변화 때문이다. 충수돌기염이 있는 경우 백혈구증가와 호중구분화우선 소견을 보인다. 그러나 중등도의 백혈구증가는 정상임신에서도 쉽게 관찰되는 소견으로 충수돌기염 진단에 비특이적이다. 이들 검사소견으로 정확히 진단하기가 어렵기 때문에 영상검사를 시행하여 진단에 도움을 얻을 수 있다. 비임신 시 진단 정확도가 높은 컴퓨터단층촬영술을 시행하는 반면, 임신 중에는 초음파검사가 일차적인 검사 방법이 된다. 초음파검사에서 충수돌기 두께층 증가, 충수돌기 주변 액체 저류, 압박되지 않는 충수돌기 내강이 6 mm 이상 팽대된 소견들이 진단에 도움이 된다. 초음파검사에서 충수돌기가 보이지 않는다고 해서 충수돌기염을 배제해서는 안 된다(Derchi et al., 2001). 초음파검사에서 명확한 충수돌기염 진단이 내려지지 않는 경우 자기공명촬영이 도움이 될 수 있다. 자기공명촬영은 급성충수돌기염의 진단에 있어 100%의 민감도와 93%의 특이도를 보인다(Pedrosa et al., 2009). 충수돌기염을 동반한 임신부의 1/4에서 충수돌기파열로 인한 복막염이 발생한다(Cap-pell et al., 2003). 이는 임신 중 진단이 지연되기 때문인데, 임신 중 진단이 정확히 내려지지 않는 이유는 첫째, 백혈구증가가 정상임신에서도 흔히 나타나는 생리적 현상으로 충수돌기염이 간과됨, 둘째, 구역과 구토와 같은 증상들도 임신 중 쉽게 관찰되는 증상으로 충수돌기염이 간과됨, 셋째, 복부통증 부위의 비전형적인 위치로 인해 진단이 어려워짐 등이다. 또한 임신 중에는 비임신보다 장간막이 충수돌기에서 떨어져 있어 충수돌기 파열 후 복막염 발생이 빨리 진행된다. 충수돌기 파열이나 복막염으로 진행하면 모체 및 태아의 이환율이 증가하므로 일단 충수돌기염이 의심되면 신속하게 수술 결정을 해야 한다. 임신부에서도 복강경을 이용한 충수절제술을 비교적 안전하게 시행할 수 있으나 임신 후반기의 파열되지 않은 충수돌기염이나 진단이 불확실한 경우는 숙련된 시술자라면 시행할 수 있다. 충수절제술은 임신 제1삼분기보다는 제2삼분기에 태아에게 더 안전하며 항생제는 세팔로스포린, 클린다마이신, 젠타마이신, 페니실린 등을 사용할 수 있다. 수술 전 항균제 사용이 필요하며 충수돌기 파열이나 괴저, 충수돌기 주변 봉와직염이 없는 경우 수술 후 항균제 중단이 가능하다. 충수돌기염은 유산 또는 조기 진통의 발생률을 증가시킨다. 태아 사망률은 충수 파열이 없는 경우와 수술 후 충수돌기염이 아니었던 경우에도 2% 정도이나 충수 파열로 복막염으로 진행된 경우는 30%로 증가한다(MaGee et al., 1989). 임신 중 충수돌기염은 여러 다른 질환들과 감별진단이 요구되며, 특히 신우염, 요로결석증, 태반조기박리, 융모양막염, 자궁근종의 이차변성, 진통, 난관임신파열, 크론병, 대장계실염, 담낭염, 췌장염, 위장염, 대장암, 장폐색, 탈장, 급성장간막허혈 등과 혼동이 될 수 있어 진단이 어려워질 수 있다.

(2) 장폐색

급성장폐색은 1/1,500~1/66,000 임신 빈도로 발생하며(Meyerson et al., 1995), 임신 중 발생하는 급성 복통에서 급성 충수돌기염 다음으로 흔한 응급 질환이다(Unal, 2011). 임신이 장폐색의 발생률을 높이지는 않으나 임신 중기에 자궁이 비대해지거나, 임신 말기에 태아 두위가 하강하거나, 분만 후 급격히 자궁 크기가 감소하는 현상이 장폐색을 호발하는 원인이 된다. 임신 중 소장폐색은 약 60%에서 이전의 수술에 의한 복강 내 유착 때문에 발생하며, 그 외 장염전과 장중첩증, 부인과 종양, 탈장, 자궁경부암, 크론병 등이 원인이다(Margaret et al., 1983). 장폐색의 전형적인 증상은 구역, 구토 및 복통, 복부 압통이다. 소장폐색으로 인한 증상들이 대장폐색으로 인한 증상보다 일반적으로 통증이 더 심하며 통증 부위가 광범위하고 등이나 옆구리, 회음부 부위로 방사되는 특성이 있으며 구토도 더 흔하다(Perdue et al., 1992). 복부팽만과 복부타진 시 공명소견(tympanitic)이 심하며 소장의 완전폐색이 발생할 경우 복부통증과 동반되는 심한 변비 증상을 보인다. 임신 중의 장폐색 진단 과정은 비임신 시와 같으나 태아와 모체 위험도를 고려하여 보다 더 신속히 결정해야 한다. 복부 방사선 촬영에서 강력한 장폐색 소견이 보이면 진단을 내릴 수 있으며, 수술은 완전한 장폐색이 진행된 경우 시행되며, 간헐적이거나 부분적 장폐색인 경우 내과적 치료를 권한다. 모성사망률은 약 5%이며 태아사망률은 20~30% 정도이다(Meyerson et al., 1995). 진단이 지연될수록 임신부와 태아의 이환률과 사망률은 증가한다. 장거짓폐쇄(Intestinal pseudoobstruction, adynamic ileus)는 심한 복부 팽만과 복부영상검사에서 전반적인 장팽대소견으로 진단할 수 있다. 장거짓폐쇄는 제왕절개수술이나 자연분만 후 흔하지 않은 합병증으로 발생하기도 하고 구역, 구토, 변비, 전반적인 복부통증을 호소하게 된다. 치료는 경비위관흡인, 경정맥수액공급, 전해질 교정, 직장관감압(rectal tube decompression)을 시도하고 증상이 자연적으로 소실되는 경우가 많다.

(3) 대장암

대장암은 임신 중에는 1/13,000~1/50,000 임신 빈도로 발생하는 흔하지 않은 질환이다(Cappell, 2003). 임신 중 대장암은 복통, 직장출혈, 구역 및 구토, 복부팽만과 같은 증상으로 흔히 나타나며, 이 증상들은 대장암이 상당히 진행된 후에야 나타난다. 대장암이 호발하는 부위는 차이가 있는데, 비임신시는 전체 대장암 중 1/5이 직장에 발생하나, 임신부의 경우 2/3가 직장에 발생한다(Bernstein et al., 1993). 임신 중 대장암이 직장에 호발하는 이유는 임신 중 잦은 내진과 직장 검사로 인한 진단 기회가 증가하고, 자궁에 눌려 나타나는 다양한 직장과 관련한 증상에 대한 임신부의 자각이 진단율을 증가시키기 때문이다. 임신 중 대장암이 의심되는 경우 직장수지검사는 필수적이고 이는 직장수지검사를 통해 직장에 발병한 경우 촉지가 가능하기 때문이며 대변 검사를 통한 잠혈, 철결핍성 빈혈 등이 진단에 도움이 될 수 있다. 임신 중 대장암 발병률은 젊은 연령층의 여성에 많고, 유전적 요인이나 오랜기간 지속되는 과민성대장증후군 등과 같은 선행요인이 있는 경우가 많다. 여성 대장암의 난소전이는 약 5% 정도이나 40세 이전의 여성의 경우 25%에 이르며, 임신부의 경우 대부분이 40세 이전의 여성이므로 난소전이율은 유사하다(Cappell, 2003). 조직학적 병기는 임신 중 진단이 지연되는 경우가 있어 진단 당시 상당히 진행된 경우가 많다. 이런 이유로 특히 40세 이전의 임신부에게 발생한 대장암의 예후는 불량하다(Smith et al., 1989). 대장암의 진단을 위해 대장내시경이나 자기공명영상을 시행할 수 있다(Chen et al., 2008). 대장내시경은 임신 중 진단을 위해 필요하나 기술적으로 쉽지 않은데 이는 팽대된 자궁으로 인해 대장이 눌리기 때문이다. 임신 중 대장암의 치료는 재태연령에 따라 차이가 있다. 임신 전반기에 진단된 대장암은 이후의 병기 진행과 전이 위험을 최소화하기 위해 수술을 즉시 시행하며, 자궁으로의 전이 상태와 태아 생존력이 가능한 시기까지의 기간과 임신부의 기대수명을 고려하여 임신을 종결하는 선택과 함께 전자궁적출술을 결정할 수 있다(Bern-stein et al., 1993). 반면, 임신 중, 후반기에 대장암이 진단되면 대장암의 진행과 전이를 막기 위해 태아 생존력이 있는 시기인 임신 32주까지 지연시킨 후, 유도분만을 시도하고 대장내시경을 통해 병기 설정 후 수술을 결정하도록 한다(Nesbitt et al., 1985). 임신 제1삼분기의 항암제 치료는 금기이며 태아위험도와 임신부의 이득을 고려하여 신중하게 결정하여야 한다. 40세 이전의 젊은 여성에서 발생한 임신 중 내장암은 예후가 매우 불량하고,

이는 지연된 진단과 진단 당시의 조직학적 병기가 진행되는 태아는 진단 시점의 재태연령, 조직학적 병기, 치료 방법이나 시기에 따라 예후가 달라진다.

(4) 염증성장질환

염증성장질환은 궤양성대장염과 크론병이 대표적이며 가임기 연령의 여성에서 발병률이 가장 높고, 특발성이나 면역학적 원인에 의해 발생한다. 임신 중 염증성장질환의 진단은 임신 중에 흔히 보이는 증상들로 인해 진단이 어려울 수 있다. 염증성장질환의 진단은 비임신과 동일하며 혈액검사, 생화학적 검사, 전해질 검사를 통해 빈혈, 백혈구증가증, 저알부민혈증 등을 확인한다. 복부 방사선 검사는 태아에게 노출되는 방사선량이 극히 미약하므로 비교적 안전하게 사용할 수 있으며, 자기공명영상이나 복부초음파 검사도 임신 중 염증성장질환의 진단에 이용된다. 임신 중 대장내시경이나 구불결장경검사는 비교적 안전한 검사법이다. 임신 중 염증성장질환의 치료는 비임신 시와 동일하나, 치료를 하는 것이 태아와 모체에게 미치는 나쁜 영향보다는 치료하지 않을 경우 태아에게 미치는 위험이 더 클 수 있어 치료의 이득에 대해 신중히 판단하여 치료하는 것이 중요하다. 임신 중 치료가 불충분한 경우 질환이 악화될 수 있고 이는 불량한 산과적 결과를 보일 수 있다(Par-Wyllie et al., 2000). 코르티코스테로이드 사용은 임신 제1삼분기 외에는 임신 중 일반적으로 안전하게 사용할 수 있는 약제로 가능한 저용량으로 사용한다. 임신과 수유 중 염증성장질환의 일차적인 치료 약물은 5-아미노살리실산(5-aminosalicylic acid, 5-ASA)과 설파살라진(sulfasalazine)이다. 설파살라진은 엽산 대사를 방해하므로 신경관결손 예방을 위해 임신초기에 엽산을 하루 4 mg 복용하도록 한다. 5-ASA에 반응이 없는 경우 스테로이드 제제 투여를 고려한다. 메토트렉세이트(methotrexate)는 태아의 선천성 골격계 기형과 관련이 있어 금기이며 아자티오프린(azathioprine)과 6-머캅토퓨린(6-mercaptopurine)은 FDA 분류상 D 카테고리에 속하며, 항종양괴사인자(anti-tumor necrosis factor) 치료는 안정성이 확보되어 있지 않은 약제이다(Friedman, 2001; Ali et al., 2010). 디페녹시레이트(diphenoxylate)와 같은 지사제도 임신 초반에는 사용을 피하는 것이 좋다. 대부분의 염증성장질환의 경우 내과적 치료로 증세가 개선되고 호전되나, 일부에서는 장천공이나 장폐색으로 수술이 필요하다. 이런 경우 임신 중이라도 수술을 연기해서는 안 된다.

①궤양성대장염

궤양성대장염(ulcerative colitis)은 결장과 직장에서 발생하고 관절염, 포도막염, 피부질환, 경화성담관염이 동반될 수 있다. 주 증상은 혈변, 설사, 경련성 복통과 발열이다. 40세 이하의 여성에서 궤양성대장염은 40~100/100,000명 빈도로 발생하며(Cappell et al, 2003). 임신 전에 활동성이 없거나 약한 상태라면 임신 중 악화되지는 않으며 임신의 경과를 크게 변화시키지 않는다. 임신 전 활동성이 있는 경우에는 45%에서는 임신 중 악화된다. 궤양성대장염이 있는 임신부에서 출생한 태아에게 선천성 기형의 위험도 증가할 수 있으나 조산, 저체중아, 부당경량아 분만의 위험을 증가시키진 않는다(Dominitz et al., 2002).

②크론병

크론병(Crohn disease)은 위장관 어느 부위에서도 발생할 수 있으나 주로 말단회장 부위에 호발한다. 크론병은 5~10/100,000명 빈도로 발생하며(Cappell et al., 2003) 경과가 만성적이다. 설사, 발열 및 경련성 복통, 영양불량 증상을 보이며, 회음부에도 발생하여 누공이나 항문직장질환을 일으키기도 한다. 크론병이 있는 경우 조산, 저체중아, 부당경량아 분만의 위험도가 증가할 수 있으며(Dominitz et al., 2002) 임신 당시의 질병의 상태가 임신 중 질병활성도와 연관된다. 크론병을 가지고 있는 임신부에서 급성 우하복통을 호소하는 경우 충수돌기염, 자궁부속기 질환과 감별해야 하며, 발열, 혈변, 체중감소가 나타나는 경우 크론병의 악화를 의심해야 한다. 심한 크론병의 경우 자연분만 중의 회음절개가 회음부 병변을 악화시킬 수 있기 때문에 제왕절개수술을 하는 것이 좋을 수 있다. 그러나 분만 당시 회음부 질환이 없거나 비활동성 회음부 병변을 갖는 경우는 자연분만 시도가 가능하다.

(5) 치질

치질은 비임신 시에도 가장 흔히 볼 수 있는 질환이며 특히 임신 제3삼분기나 출산 직후에는 더욱 흔하며, 임신 중 25% 정도의 빈도로 호발한다(Staroselsky et al., 2008). 임신 중에는 변비의 증가와 정맥 팽대, 혈관압박으로 인해 정맥혈이 정체되어 치질이 더욱 호발한다. 통증이 심하면 변연화제 사용, 수분섭취, 국소 진통제 사용, 좌욕 등과 같은 대증적 치료를 한다. 임신 중 치질 증세가 심한 경우 안전하게 국소마취하에 수술을 시행할 수 있다.

(6) 과민성대장증후군

과민성대장증후군은 젊은 연령층의 여성에서 흔히 발생하는 질환이며, 임신이 과민성대장증후군에 미치는 영향에 대한 연구는 많지 않다. 임신 중 프로게스테론이 과민성대장증후군 증상을 악화시킬 수 있다고 보고하고 있다. 과민성대장증후군 진단 기준(ROME III Criteria)은 다음과 같다. 복통과 배변 습관 변화와 같은 증상이 발생한 지 최소 6개월이며 다음 항목 중 최소 2가지 이상의 항목이 있는 경우이다. 첫째, 배변에 따른 증상의 경감, 둘째, 배변 횟수의 변화와 관련된 증상발현, 셋째, 대변 형태의 변화 이상과 관련된 증상발현이다(Longstreth et al., 2006). 임신 중 과민성대장증후군 증상은 젊은 여성에서는 설사가 더 흔하나 변비와 복부의 더부룩함, 복부팽대 등의 증상이 동반되기도 한다. 약물 요법보다는 식이조절이나 행동요법으로 치료가 잘 된다. 과민성 대장 증후군은 영양 장애가 동반된 다른 위장관질환이 있지 않는 한 임신 결과에 영향을 주지는 않는다(West et al., 1992).

참고문헌

- 김보욱, 서경, 박숙경, 김영택, 박옥, 이현준 등. 한국의 B형간염 표면항원 양성산모에서 태어난 신생아의 수직감염 예방사업 평가. 대한산부회지 2005;48:2067-72.
- 김은주, 백종철, 정지윤, 권용일, 문종수, 박양서. 임신과 합병된 췌장염 1예. 대한산부회지 2005;48:1967-70.
- 서경, 박숙경, 김영택, 박옥. 한국 임산부의 B형간염 표면항원 양성율. 대한산부회지 2005;48:2119-24.
- Al-Fozan H, Tulandi T. Safety and risks of laparoscopy in pregnancy. Curr Opin Obstet Gynecol 2002;14:375-9.
- Ali YM, Kuriya B, Orozco C, Cush JJ, Keystone EC. Can tumor necrosis factor inhibitors be safely used in pregnancy? J Rheumatol 2010;37:9-17.
- Berkley EM, Leslie KK, Arora S, Qualls C, Dunkelberg JC. Chronic hepatitis C in pregnancy. Gynaecol Obstet 2008;112:304-10.
- Bernstein MA, Madoff RD, Caushaj PF. Colon and rectal cancer in pregnancy. Dis Colon Rectum 1993;36:172-8.
- Bradley CS, Kennedy CM, Turcea AM, Rao SS, Nygaard IE. Constipation in pregnancy: prevalence, symptoms, and risk factors. Obstet Gynecol 2001;110:1351-7.
- Cappell MS, Colon VJ, Didhom OA. A study at eight medical centers of the safety and clinical efficacy of esophagogastroduodenoscopy in 83 pregnant females with follow-up of fetal outcome and with comparison to control groups. Am J Gastroenterol 1996;91:348-54.
- Cappell MS, Friedel D. Abdominal pain during pregnancy. Gastroenterol Clin North Am 2003;32:1-58.
- Cappell MS. Gastric and duodenal ulcers during pregnancy. Gastroenterol Clin North Am 2003;32:263-308.
- Cappell MS, Fox SR, Gorrepati N. Safety and efficacy of colonoscopy during pregnancy: an analysis of pregnancy outcome in 20 patients. J Reprod Med 2010;55:115-23.
- Chen MM, Coakley FV, Kaimal A, Laros RK Jr. Guidelines for computed tomography and magnetic resonance imaging use during pregnancy and lactation. Obstet Gynecol 2008;112:333-40.
- Cruz AM, Southerland LC, Duke T, Townsend HG, Ferguson JG, Crone LA. Intraabdominal carbon dioxide insufflation in the pregnant ewe. Uterine blood flow, intraamniotic pressure, and cardiopulmonary effects. Anesthesiology 1996;85:1395-402.
- Derchi LE, Serafini G, Gandolfo N, Gandolfo NG, Martinoli C. Ultrasound in gynecology. Eur Radiol 2001;11:2137-55.
- Dixon NP, Faddis DM, Silberman H. Aggressive management of cholecystitis during pregnancy. Am J Surg 1987;36:154-4.
- Egerman RS, Riely CA. Predicting fetal outcome in intrahepatic

cholestasis of pregnancy: is the bile acid level sufficient? Hepatology 2004;40:287-8.

- Flamm SL. Chronic hepatitis C virus infection. JAMA 2003;289:2413-7.
- Friedman S. Management of inflammatory bowel disease during pregnancy and nursing. Semin Gastrointest Dis 12:245, 2001.
- Glantz A, Marschall HU, Mattsson LA. Intrahepatic cholestasis of pregnancy: Relationships between bile acid levels and fetal complication rates. Hepatology 2004;40:467-73.
- Goodwin TM, Hershman JM, Cole L. Increased concentration of the free beta subunit of human chorionic gonadotropin in hyperemesis gravidarum. Acta Obstet Gynecol Scand 1994;73:770-3.
- Hernandez A, Petrov MS, Brooks DC, Banks PA, Ashley SW, Tavakkolizadeh A. Acute pancreatitis and pregnancy: a 10-year single center experience. J Gastrointest Surg 2007;11:1623-7.
- Ibdah JA, Bennet MJ, Rinaldo P, Zhao Y, Gibson B, Sims HF, et al. A fetal fatty-acid oxidation disorder as a cause of liver disease in pregnant women. N Engl J Med 1999;340:1723-31.
- Ibdah JA, Yang Z, Bennett MJ. Liver disease in pregnancy and fetal fatty acidoxidation defects. Mol Genet Metab 2000;71:182-9.
- Karam PA. determining and reporting fetal radiation exposure from diagnostic radiation. Health Phys 2000;79:S85-90.
- Khuroo MS, Kamili S, Jameel S. Vertical transmission of hepatitis E virus. Lancet 1995;345:1025.
- Koch KL, Frissora CL. Nausea and vomiting during pregnancy. Gastroenterol Clin North Am 2003;32:201-34.
- Koren G, Zemlickis DM. Outcome of pregnancy after first trimester exposure to H-2 receptor antagonists. Am J Perinatol 1991;8:37-8.
- Kumar A, Beniwal M, Kar P, Sharma JB, Murthy NS. Hepatitis E in pregnancy. Int J Gynaecol Obstet 2004;85:240-4.
- Kumar RM, Uduman S, Rana S, Kochiyil JK, Usmani A, Thomas L. Sero-prevalence and mother-to-infant transmission of hepatitis E virus among pregnant women in the United Arab Emirates. Eur J Obstet Gynecol Reprod Biol 2001;100:9-15.
- Lu EJ, Curet MJ, El-Sayed YY, Kirkwood KS. Medical versus surgical management of biliary tract disease in pregnancy. Am J Surg 2004;188:755-9.
- Martins L, Rodrigues R, Meirinho M. Acute pancreatitis and pregnancy. Acta Med Port 1997;10:715-9.
- Mazze RI, Källén B. Appendectomy during pregnancy: a Swedish registry study of 778 cases. Obstet Gynecol 1991;77:835-40.
- Medhat A, el-Sharkawy MM, Shaaban MM, Makhlouf MM, Ghaneima SE. Acute viral hepatitis in pregnancy. Int J Gynaecol Obstet 1993;40:25-31.
- Meyerson S, Holtz T, Ehrinpreis M, Dhar R. Small bowel obstruction in pregnancy. Am J Gastroenterol 1995;90:299-302.
- Michielsen PP, Van Damme P. Viral hepatitis and pregnancy. Acta Gastroenterol Belg 1999;62:21-9.
- Nakatsuka T, Fujikake N, Hasebe M, Ikeda H. Effects of sodium bicarbonate and ammonium chloride on the incidence of furosemide-induced fetal skeletal anomaly, wavy rib, in rats. Teratology 1993;48:139-47.
- Nesbitt JC, Moise KJ, Sawyers JL. Colorectal carcinoma in pregnancy. Arch Surg 1985;120:636-40.
- Pan CQ, Lee HM. Antiviral therapy for chronic hepatitis B in pregnancy. Semin Liver Dis 2013;33:138-46.
- Park-Wyllie L, Mazzotta P, Pastuszak A, Moretti ME, Beique L, Hunnisett L, et al. Birth defects after maternal exposure to corticosteroids: prospective cohort study and meta-analysis of epidemiological studies. Teratology 2002;62:385-92.
- Pedrosa I, Lafornara M, Pandharipande PV, Goldsmith JD, Rofsky NM. Pregnant patients suspected of having acute appendicitis: effect of MR imaging on negative laparotomy rate and appendiceal perforation rate. Radiology 2009;250:749-57.
- Pembrey L, Newell ML, Tovo PA. The management of HCV infected pregnant women and their children European paediatric HCV network. J Hepatol 2005;43:515-25.
- Perdue PW, Johnson HW Jr., Stafford PW. Intestinal obstruction complicating pregnancy. Am J Surg 1992;164:384-8.
- Prasad MR, Honegger JR. Hepatitis C virus in pregnancy. Am J Perinatol 2013;30:149-59.
- Ramin KD, Ramin SM, Richey SD, Cunningham FG. Acute pancreatitis in pregnancy. Am J Obstet Gynecol 1995;173:187-91.
- Reedy MB, Kallen B, Kuehl TJ. Laparoscopy during pregnancy: A study of five fetal outcome parameters with use of the Swedish health registry. Am J Obstet Gynecol 1997;177:673-9.
- Sibai BM. Diagnosis, controversies, and management of the syndrome of hemolysis, elevated liver enzymes, and low platelet count. Obstet Gynecol 2004;103:981-91.
- Sims HF, Brackett JC, Powell CK. The molecular basis of pediatric long-chain 3-hydroxyacyl-coA dehydrogenase deficiency associated with maternal acute fatty liver of pregnancy. Proc Natl Acad Sci 1995;92:841-5.
- Sookoian S. Liver disease during pregnancy: acute viral hepatitis. Ann Hepatol 2006;5:231-6.
- Staroselsky A, Nava-Ocampo AA, Vohra S, Koren G. Hemorrhoids in pregnancy. Can Fam Physician 2008;54:189-90.
- Strauss AW, Bennett MJ, Rinaldo P, Sims HF, Zhao Y, Gibson B,

et al. Inherited long-chain 3-hydroxyacyl-CoA dehydrogenase deficiency and a fetal-maternal interaction cause maternal liver disease and other pregnancy complications. Perinatol 1999;23:100-12.

- Swisher SG, Hunt KK, Schmit PJ, Hiyama DT, Bennion RS, Thomson JE. Management of pancreatitis complication pregnancy. Am Surg 1994;60:759-62.
- Treem WR, Rinaldo P, Hale DE. Acute fatty liver of pregnancy and long-chain 3-hydroxyacyl-coenzyme A dehydrogenase deficiency. Hepatology 1994;19:339-40.
- Treem WR, Shoup ME, Hale DE, Bennett MJ, Rinaldo P, Millington DS, et al. Acute fatty liver of pregnancy, hemolysis, elevated liver enzymes, and low platelets syndrome, and long chain 3-hydroxyacyl-coenzyme A dehydrogenase deficiency. Am J Gastroenterol 1996;91:2293-300.
- Wald A. Constipation, diarrhea, and symptomatic hemorrhoids during pregnancy. Gastroenterol Clin north Am 2003; 32:309-22.
- West L, Warren J, Cutts T. Diagnosis and management of irritable bowel syndrome, constipation, and diarrhea in pregnancy. Gastroenterol Clin North Am 1992;21:793-802.
- Woods JB, Martin JN Jr., Ingram FH, Odom CD, Scott-Conner CE, Rhodes RS. Pregnancy complicated by carcinoma of the colon above the rectum. Am J Perinatol 1992;9:102-10.
- Al-Fozan H, Tulandi T. Safety and risks of laparoscopy in pregnancy. Curr Opin Obstet Gynecol 2002;14:375-9.
- Ali YM, Kuriya B, Orozco C, Cush JJ, Keystone EC. Can tumor necrosis factor inhibitors be safely used in pregnancy? J Rheumatol 2010;37:9-17.
- Aysun Unal, Sema Etiz Sayharman, Leyla Ozel, Ethem Unal, Nurettin Aka, Izzet Titiz et al. Acute abdomen in pregnancy requiring surgical management: a 20-case series, European Journal of Obstetrics & Gynecology and Reproductive Biology 159 (2011) 87-90.
- Bernstein MA, Madoff RD, Caushaj PF. Colon and rectal cancer in pregnancy. Dis Colon Rectum 1993;36:172-8.
- Bradley CS, Kennedy CM, Turcea AM, Rao SS, Nygaard IE. Constipation in pregnancy: prevalence, symptoms, and risk factors. Obstet Gynecol 2001;110:1351-7.
- Briggs GG, Freeman RK: Drugs in Pregnancy and Lactation, 10th ed. Baltimore, Williams & Wilkins, 2015.
- Camilleri M, Murray JA: Diarrhea and constipation. In Kasper DL, Fauci AS, Hauser SL, et al (eds):Harrison's Principles of Internal Medicine, 19th ed. New York, McGraw-Hill Education, 2015, p 264.
- Cappell MS, Colon cancer during pregnancy. Gastroenterol Clin North Am. 2003 Mar;32(1):341-83.
- Cappell MS, Colon VJ, Didhom OA. A study at eight medical centers of the safety and clinical efficacy of esophagogastroduodenoscopy in 83 pregnant females with follow-up of fetal outcome and with comparison to control groups. Am J Gastroenterol 1996;91:348-54.
- Cappell MS, Friedel D. Abdominal pain during pregnancy. Gastroenterol Clin North Am 2003;32:1-58.
- Cappell MS. Gastric and duodenal ulcers during pregnancy. Gastroenterol Clin North Am 2003;32:263-308.
- Cappell MS, Fox SR, Gorrepati N. Safety and efficacy of colonoscopy during pregnancy: an analysis of pregnancy outcome in 20 patients. J Reprod Med 2010;55:115-23.
- Catherine A. Koss,a,b, Dana C. Baras,c, Sandra D. Lane,d,e Richard Aubry,d,e Michele Marcus,c Lauri E. Markowitz,a and Emilia H. Koumans: Investigation of Metronidazole Use during Pregnancy and Adverse Birth Outcomes, Antimicrob Agents Chemother. 2012 Sep; 56(9): 4800-4805.
- Chen MM, Coakley FV, Kaimal A, Laros RK Jr. Guidelines for computed tomography and magnetic resonance imaging use during pregnancy and lactation. Obstet Gynecol 2008;112: 333-40.
- Cruz AM, Southerland LC, Duke T, Townsend HG, Ferguson JG, Crone LA. Intraabdominal carbon dioxide insufflation in the pregnant ewe. Uterine blood flow, intraamniotic pressure, and cardiopulmonary effects. Anesthesiology 1996;85:1395-402.
- Derchi LE, Serafini G, Gandolfo N, Gandolfo NG, Martinoli C. Ultrasound in gynecology. Eur Radiol 2001;11:2137-55.
- Dixon NP, Faddis DM, Silberman H. Aggressive management of cholecystitis during pregnancy. Am J Surg 1987;36:154-4.
- Dominitz JA1, Young JC, Boyko EJ.: Outcomes of infants born to mothers with inflammatory bowel disease: a population-based cohort study. Am J Gastroenterol. 2002 Mar;97(3):641-8.
- DuPont HL. Acute infectious diarrhea in immunocompetent adults. N Engl J Med. 2014 Apr 17;370(16):1532-40. doi: 10. 1056/NEJMra1301069.
- Friedman S. Management of inflammatory bowel disease during pregnancy and nursing. Semin Gastrointest Dis 12: 245, 2001.
- Goodwin TM, Hershman JM, Cole L. Increased concentration of the free beta subunit of human chorionic gonadotropin in hyperemesis gravidarum. Acta Obstet Gynecol Scand 1994; 73:770-3.
- Karam PA. determining and reporting fetal radiation exposure from diagnostic radiation. Health Phys 2000;79:S85-90.
- Koch KL, Frissora CL. Nausea and vomiting during pregnancy. Gastroenterol Clin North Am 2003;32:201-34.
- Koren G, Zemlickis DM. Outcome of pregnancy after first trimester exposure to H-2 receptor antagonists. Am J Perinatol

1991;8:37-8.

- Lauren B.Gerson: Proton Pump Inhibitors and Safety During Pregnancy, Gastroenterology, 2011.
- Longstreth GF, Thompson WG, Chey WD, Houghton LA, Mearin F, Spiller RC., Gastroenterology. 2006 Apr;130(5):1480-91.
- Ludvigsson JF, Lebwohl B, Ekbom A, Kiran RP, Green PH, Höijer J et al., Outcomes of Pregnancies for Women Undergoing Endoscopy While They Were Pregnant: A Nationwide Cohort Study., Gastroenterology. 2017 Feb;152(3):554-563.e9. doi: 10.1053/j.gastro.2016.10.016. Epub 2016 Oct 20.
- Mazze RI, Kä lé B. Appendectomy during pregnancy: a Swedish registry study of 778 cases. Obstet Gynecol 1991;77:835-40.
- Meyerson S, Holtz T, Ehrinpreis M, Dhar R. Small bowel obstruction in pregnancy. Am J Gastroenterol 1995;90:299-302.
- Nakatsuka T, Fujikake N, Hasebe M, Ikeda H. Effects of sodium bicarbonate and ammonium chloride on the incidence of furosemide-induced fetal skeletal anomaly, wavy rib, in rats. Teratology 1993;48:139-47.
- Neda Ebrahimi, Caroline Maltepe, Adrienne Einarson, Optimal management of nausea and vomiting of pregnancy, International Journal of Women' Health, 2010.
- Nesbitt JC, Moise KJ, Sawyers JL. Colorectal carcinoma in pregnancy. Arch Surg 1985;120:636- 40.
- Park-Wyllie L, Mazzotta P, Pastuszak A, Moretti ME, Beique L, Hunnisett L, et al. Birth defects after maternal exposure to corticosteroids: prospective cohort study and meta-analysis of epidemiological studies. Teratology 2002;62:385-92.
- Pedrosa I, Lafornara M, Pandharipande PV, Goldsmith JD, Rofsky NM. Pregnant patients suspected of having acute appendicitis: effect of MR imaging on negative laparotomy rate and appendiceal perforation rate. Radiology 2009;250:749-57.
- Perdue PW, Johnson HW Jr., Stafford PW. Intestinal obstruction complicating pregnancy. Am J Surg 1992;164:384-8.
- Reedy MB, Kallen B, Kuehl TJ. Laparoscopy during pregnancy: A study of five fetal outcome parameters with use of the Swedish health registry. Am J Obstet Gynecol 1997;177:673-9.
- Staroselsky A, Nava-Ocampo AA, Vohra S, Koren G. Hemorrhoids in pregnancy. Can Fam Physician 2008;54:189-90.
- Wald A. Constipation, diarrhea, and symptomatic hemorrhoids during pregnancy. Gastroenterol Clin north Am 2003;32:309-22.
- West L, Warren J, Cutts T. Diagnosis and management of irritable bowel syndrome, constipation, and diarrhea in pregnancy. Gastroenterol Clin North Am 1992;21:793-802.
- Woods JB, Martin JN Jr., Ingram FH, Odom CD, Scott-Conner CE, Rhodes RS. Pregnancy complicated by carcinoma of the colon above the rectum. Am J Perinatol 1992;9:102-10.
- Brouwers L, Koster MP, Page-Christiaens GC, Kemperman H, Boon J, Evers IM, et al. Intrahepatic cholestasis of pregnancy: maternal and fetal outcomes associated with elevated bile acid levels. Am J Obstet Gynecol 2015;212:100.e1-7.

제41장

혈액질환

Hematological Disorders

홍순철 | 고려의대
안기훈 | 고려의대

임신 중 혈액질환을 이해하기 위해서는 임신 중 정상적 생리학적 변화를 이해하고 있어야 한다. 임신 중에는 혈장량이 50%까지 증가하는데 임신 6주까지는 빠르게 그 이후에는 느리게 증가하여 30주에 정점에 이른다. 이에 비해 적혈구양은 단지 18~30%까지만 증가하므로 희석이 되어 생리적 빈혈이 발생할 수 있다. 응고인자의 증가는 자궁과 태반이 커지고 분만에 의한 혈액응고를 준비하면서 발생한다.

1. 빈혈

임신 시 빈혈은 일반적으로 산모들이 잘 견디는 편인데, 미국 질병관리본부에서는 임신 중 빈혈을 임신 제1,3삼분기에는 11 g/dL, 제2삼분기에는 10.5 g/dL 미만으로 정의한다. 적당한 철 저장분을 가진 여성은 분만 후 1~6주경 혈색소수치가 정상으로 돌아온다. 10 g/dL 미만의 혈색소는 원인을 찾기 위한 검사를 하는 것이 좋다. 혈색소 6 g/dL 미만의 심한 빈혈은 양수량 감소, 태아뇌혈관확장, 태아심박동 이상과 연관된다. 또한 조산, 유산, 저출생체중아, 태아사망과도 관련 있다. 7 g/dL 미만의 혈색소는 모성사망률을 높인다. 모든 임산부는 임신 전 또는 첫 병원 방문 시와 제3삼분기에 전체혈구계산(complete blood count)가 권장된다. 임신 중 고려해야 할 빈혈의 원인을 정리해보면 표 41-1과 같다. 임신 중 가장 흔한 빈혈의 두 가지 원인은 철결핍성빈혈과 출혈에 의한 빈혈이다.

표 41-1. **임신 중 빈혈의 원인**

후천성	선천성
철결핍성빈혈 출혈에 의한 빈혈 염증,악성종양에 의한 빈혈 큰적혈구빈혈 용혈성빈혈 재생불량성빈혈	지중해빈혈증(thalassemias) 낫적혈구혈색소병증 기타혈색소병증 유전성용혈성빈혈

1) 철결핍성빈혈

철결핍성빈혈은 비생리적 빈혈이 생기는 주요 원인(90%)이다. 정상단태임신에서 여성은 1,000 mg의 철을 태아, 태반, 적혈구의 확장, 불감상실(insensible loss)로 잃는다. 이

중 300 mg은 태아와 태반, 500 mg은 산모의 혈색소양증대, 200 mg은 장, 소변, 피부로 정상적으로 배출된다. 산모의 철결핍여부와 관계없이 일정양의 철분이 태아에게 전해지므로 빈혈이 심한 산모라도 태아 또는 신생아가 빈혈을 가지는 경우는 드물다. 임신예후에 대한 철 보충의 효과에 대한 연구는 부족하다.

(1) 진단

트란스페린(transferrin)은 임신 중 대개 증가한다. 혈청 페리틴(ferritin)은 정상보다 낮으며 임신 중 철결핍성빈혈의 유용한 선별검사이며 90%의 민감도, 85%의 특이도를 가진다. 10~15 mg/L 미만의 혈청 페리틴으로 철결핍성빈혈을 진단할 수 있다. 일반적인 철결핍성빈혈의 특징인 저염색성, 소적혈구증은 임신 중에 뚜렷하지 않다. 진단을 위한 검사로 혈색소, 헤마토크리트, 적혈구지수, 말초혈액도말, 혈청 철 또는 페리틴 검사가 있다.

(2) 치료

철분보충의 권장량은 임신 중이나 비임신 시나 일반적으로 같다. 빈혈 정도와 관계없이 매일 30~60 mg의 철분이 모든 임산부에서 권장된다. 비경구철분은 경구철분 흡수가 안 되거나 복용하지 못하는 사람에게 이용될 수 있다. 설탕철은 임신 중 안전성이 더 높은 것으로 알려져 있으며, 덱스트란철에 비해 선호된다. 재조합에리트로포이에틴은 철분에 반응이 부족한 사람에게 효과가 있을 수 있으나 혈압을 높일 수 있다. 그러나 이에 대한 연구는 매우 제한적으로 현재는 표준치료로 볼 수 없다. 표준 철분보충에 반응하지 않는 환자에서는 다른 원인을 조사해야 한다.

2) 큰적혈구빈혈

큰적혈구빈혈은 엽산부족으로 가장 흔하게 발생한다. 드물게는 비타민B12 부족으로도 발생한다. 임신 중 엽산, 비타민B12 부족은 대개 혈장 호모시스테인과 메틸말론산의 측정을 요구한다. 엽산부족은 태아의 요구도증가와 산모의 적혈구양의 확장으로 인한 적혈구생성증가에 대한 요구도증가로 인한다. 임신 중 호르몬 변화는 엽산흡수를 감소시키고 소변으로의 배출을 증가시킨다. 엽산의 요구도는 비임신 시 하루 50 ㎍에서 임신 시 하루 150 ㎍으로 증가한다. 현재 모든 임산부는 하루 400 ㎍~1 mg의 엽산이 권장된다. 이러한 엽산보충은 신경관결손증과 엽산부족을 예방한다. 항경련제를 투여 받는 환자는 더 많은 엽산용량이 요구되는데, 이는 항경련제가 산모의 엽산수치를 감소시키기 때문이다. 이전에 신경관결손증아이를 가졌던 환자에서도 더 많은 용량이 요구된다. 비타민B12 및 엽산부족을 위한 보충은 비임신 시와 같다. 다른 큰적혈구빈혈의 원인으로는 알코올, 약물, 갑상선기능저하증, 간질환이 있다.

3) 낫적혈구병

낫적혈구증후군은 베타글로빈 유전자의 단일뉴클레오티드 돌연변이(GAG/GTG)로 인해 발생한다. HbS(낫적혈구경향)의 이형접합은 질환을 일으키지 않으나 동형유전 또는 다른 베타글로빈돌연변이유전자와의 복합이형유전은 낫적혈구병을 일으킨다. 적어도 17가지 혈색소병이 낫적혈구병을 일으킨다. 폰빌레브렌트인자, 피브리노겐, 8번인자 같은 유착 및 응고단백질의 임신관련증가는 적혈구유착을 증가시켜 적혈구와 혈소판의 응집을 가져온다. 이러한 과정은 혈관의 폐쇄를 야기하는데 임신 중에 더 흔하다. 낫적혈구병은 6.5%의 자연유산 위험성을 가진다. 태아발육지연이 발생할 수도 있다. 이러한 태아발육지연은 임신 중 낫적혈구병의 급성합병증 발생 시 특히 동반될 수 있다. 조기진통, 태반조기박리, 전자간증이 낫적혈구빈혈환자에서 더 흔하게 발생할 수 있다. 전체혈구계산, 그물적혈구(reticulocyte)계산, 소변검사, 혈압측정이 매번 병원방문 시 요구된다. 철분은 없지만 엽산은 첨가된 산전비타민이 요구된다. 임신 제1삼분기 동안 오심과 용적소실을 막는 것이 합병증을 감소시킬 수 있다. 급성흉통, 급성비장격리, 비장경색, 급성다발성장기부전 같은 낫적혈구통증성 질환이 생기는지 면밀히 관찰할 필요가 있다. 통증이 발생하면 비임신 시와 같이 처치한다. 정맥 내 수액투여, 산소가 진통 중에 유지되어야 한다. 진통제는 산과적 통증에 요구되는 용량범위를 넘을 수 있다. 제왕절개의 적응증은 일반적인 낫적혈구병이 없는 산과적 적응증과 같다. 낫적혈구병과 연관된 만성빈혈은 임신 중 희석효과에 의해 악화될 수 있다. 철분보충은 빈혈을 교정할 수 없고 피해야 하는데 그 이유는 많은 환자들이 반복수혈로 인해 이미 철분이 과량 투여된 상태일 수 있기 때문이다. 예방적 수혈은 권장되지 않는다. 단순 또는 교환수혈은 비임신 환자와 같은 적응증(뇌졸중, 안과적 질환, 심한 급성 흉통, 비장격리, 증상성 골수무형성위기(aplastic crisis), 뇌혈관질환)을 가진다. 낫적혈구경향을 가질 것으로 의심되는 임산부는 혈색소전기영동으로 확진해야 한다. 이러한 여성에서는 요로감염 또는 신우신염을 일으킬 수 있는 세균뇨의 위험성이 증가한다. 무증상성 세균뇨도 치료해야 한다.

4) 출혈로 인한 빈혈

임신 초기의 빈혈은 유산, 자궁외 임신, 포상기태로 인해 발생할 수 있다. 그러나 출산 후 출혈이 더 흔하다. 대량출혈은 즉각적인 처치를 요한다. 혈색소수치가 7 g/dL의 중등도의 빈혈이라도 혈역학적으로 안정되어 있고 다른 부작용 없이 걸을 수 있으면서 패혈증이 동반된 것이 아니라면 수혈은 적응증이 되지 않는다. 철분치료는 최소 3개월 정도 시행한다. 산후빈혈을 위해 하루 세 번 경구 황화철분치료보다 매주 정맥 carboxymaltose 철분치료가 효과적이었다.

5) 용혈성빈혈

선천적인 적혈구이상 또는 적혈구막을 공격하는 항체로 인해 적혈구의 파괴가 심해지는 상황이 있다. 그러나 현재까지도 그 원인이 명확하지는 않다.

(1) 약물성 용혈

대부분 용혈은 심하지 않다. 대개 약물치료를 중단하면 없어진다. 약물에 대한 항체에 대하여 강한친화성 항원으로 작용하는 약물로는 페니실린, 세팔로스포린이 있고, 약한 친화성약물로는 프로베네시드, 퀴니딘, 리팜핀, 티오펜탈이 있다. 약물로 인한 용혈성빈혈의 가장 흔한 원인은 선천성적혈구효소이상이며 그 흔한 예는 아프리카계미국인의 glucose-6-phosphate dehydrogenase (G6PD)결핍이다. 신생아에 대한 G6PD 결핍 선별검사는 추천되지 않는다. 약물성인 경우 대개 만성적이다.

(2) 임신성용혈

원인불명으로 임신초기 동안 심한 빈혈이 발생하였다가 출산 후 수개월에 없어진다. 산모의 코르티코스테로이드치료가 효과적인 경우가 많다. 태아는 대개 괜찮으며, 용혈은 저절로 좋아진다.

(3) 자가면역성용혈

원인은 불명이다. 대개 직접 및 간접 쿰즈검사상 양성이다. 온열자가항체가 80~90%의 원인이며, 한랭항체가 원인이 되기도 한다. 원인이 발견되지 않으면 특발성, 원인 질환이 있으면 이차성으로 분류하는데, 이차성인 경우 림프종, 백혈병, 결합조직질환, 감염, 만성염증성질환, 약물성항체가 원인이 된다. 한랭-응집소병은 마이코플라즈마 또는 엡스타인-바 바이러스 단핵구증 같은 감염이 원인일 수 있다. 구형적혈구증과 그물적혈구증이 특징이다. 이와 함께 저혈소판증이 동반되면 에반스증후군이라 한다.

2. 저혈소판증

저혈소판증은 혈소판수 < 150,000/㎕로 정의한다. 저혈소판증은 임산부의 10%에서 발생하며 단독으로 발생할 수도 있고, 전신질환과 연관될 수도 있다. 저혈소판증은 임신 중 특별히 발생한 것일 수도, 임신과 무관할 수도 있다. 대부

분 무증상이며 임신 중 전체혈구계산 선별검사 중 우연히 발견된다. 임상적으로 멍이 쉽게 잘 생기고, 점상출혈, 코피, 잇몸출혈이 발생한다. 혈소판이 10% 감소하는 것은 임신 중 흔하게 발견된다. 일반적으로 대부분의 여성은 일상적인 산과적 관리를 받으면 된다. 분만방법은 산과적 적응증에 따라 시행한다. 최적의 혈소판개수에 대한 정의를 내리는 연구는 없었지만, 경막외마취, 질식분만, 제왕절개를 위해 50,000~75,000/㎕ 이상이 적당하다.

1) 임신성저혈소판증

임신 중 발생하는 저혈소판증의 가장 흔한 원인은 임신성저혈소판증이다. 혈소판수 <80,000/㎕ 인 경우 임신성저혈소판증 이외의 다른 원인에 대한 검사를 요구한다. 산모 및 태아의 예후를 나쁘게 하지 않는다. 원인은 불분명하지만, 혈장양의 생리적 증가와 함께 혈소판수명의 감소가 연관있는 것으로 보인다. 임신성저혈소판증은 배제진단이며 종종 특발성저혈소판증(idiopathic thrombocytopenia)와 구분하기 어렵다.

2) 특발성저혈소판증

특발성저혈소판증은 임신 중 1/10,000의 빈도로 발생하고 대개 임신 제1삼분기에 나타난다. 신생아에서 저혈소판증을 야기하는 특발성저혈소판증에 대한 증례가 보고된 바 있다. 산모와 태아 및 신생아의 혈소판개수는 서로 관계가 없다. 심한 태아 및 신생아저혈소판증은 대개 동종면역저혈소판증과 연관된다. 임신 중 특발성저혈소판증은 30,000~50,000/㎕ 미만인 경우 치료를 고려하며 일반적으로 코르티코스테로이드나 정맥면역글로불린으로 치료한다. 프레드니손을 하루에 1 mg/kg를 준다. 정맥면역글로불린은 2~5일간 2 g/kg이 효과적이다. 만삭 근처시기에 50,000~70,000/㎕ 이상 혈소판수를 유지하려고 노력한다. 치료에 잘 반응하지 않으면 코르티코스테로이드와 정맥면역글로불린의 혼합요법이 권장된다. 비장절제술이 고려될 수 있으나 임신 제2삼분기를 위해 남겨둔다. 리투시맵(rituximab)이 제한적으로 이용되어 왔는데, 한 예에서는 무증상성 신생아 B림프구 억제와 관계있었다. 혈소판형성약제인 romiplostim과 eltrombopag는 임신 중 사용이 권장될 만한 데이터가 없다.

3) 전자간증

첫 임신의 6%에서 발생하며 이중 50%에서 저혈소판증이 발생한다. 저혈소판증이 생기는 기전은 밝혀져 있지 않으나 혈소판사용의 증가가 역할을 할 것으로 보인다.

4) HELLP증후군

용혈(hemolysis), 간기능검사이상(increased liver function tests), 저혈소판증(low platelets)이 동반되는 증후군으로 모든 임신의 0.1~0.89%에서 발생한다. 전자간증과 많은 임상양상을 공유하며 심한 전자간증의 한 변형으로 보기도 한다. HELLP는 전자간증보다 산모와 태아의 사망률이 더 높으므로 정확한 진단과 치료가 필수적이다. HELLP 환자는 전형적으로 분열적혈구(schistocyte), lactate dehydrogenase (LDH) 증가, asprtate aminotransferase (AST) >70U/ℓ, 혈소판 <100,000/㎕와 함께 미세혈관병성용혈성빈혈을 가진다. HELLP는 종종 혈전저혈소판혈증자색반병(thrombotic thrombocytopenic purpura, TTP)-용혈요독증후군(hemolytic uremic syndrome, HUS)과 구분하기 힘들다. 전자간증과 HELLP의 치료는 산모의 안정과 함께 신속한 분만이며, 대개 분만 후 3~4일 이내에 이상소견이 해결된다. 그러나 두 증후군 모두 때로 분만 후 악화된다. 분만 후 5~7일에 악화된 저혈소판증을 위해 코르티코스테로이드를 사용하면 저혈소판증의 해소를 촉진할 수 있다. 그러나 스테로이드의 효과에 대해서는 아직 논란이 있다.

5) 혈전저혈소판혈증자색반병

혈전저혈소판혈증자색반병의 위험은 임신 중 증가한다. 임산부는 혈전저혈소판혈증자색반병 환자의 10~20%를 차지한다. 혈전저혈소판혈증자색반병는 전형적으로 제2삼분기와 제3삼분기에 발생한다. 치료는 혈장교환이다. 항-vWF 면역글로불린인 caplacizumab은 예후를 향상시킨다. 적혈구수혈이 필요할 수 있으며 혈소판수 >150,000/μl이 될 때까지 치료한다. 용혈요독증후군위험은 임신으로 증가하며 대개 분만 3~4주 후에 발생한다. 신부전을 동반하는 비전형 용혈요독증후군이 가장 흔한 형태이다. 분만 후 용혈요독증후군의 예후는 좋지 않으며 지속적 신부전환자의 25% 이상을 차지한다. 용혈요독증후군은 혈전저혈소판혈증자색반병과 감별하기 어렵기 때문에 낮은 반응률에도 불구하고 혈장교환이 권장된다.

6) 파종혈관내응고(Disseminated intravascular coagulation)

전자간증에 동반할 수 있고 남은 태아조직, 패혈증, 태반조기박리, 양수색전증에서 기인할 수도 있다. 일반적으로 저혈소판증은 덜 심하며, 미세혈과병성용혈은 혈전저혈소판혈증자색반병, 용혈요독증후군, HELLP보다 그 정도가 덜하다. 임신 중 파종혈관내응고는 급작스럽고 심하며 적당히 처치되지 않는다면 치명적이다. 혈장치료에도 지속되는 심한 저피브리노겐혈증(<100 g/dL)인 경우 한랭침전물(cryoprecipitate)이 사용될 수 있다. 저용량헤파린이 심각한 혈전증에서 사용될 수 있다.

7) 임신중급성지방간

초산부 및 쌍태임신의 제3삼분기에 주로 발생한다. 임신에 특이한 저혈소판혈증이 발생하는 질환이다. 전형적인 증상은 오심, 구토, 우상복부통증, 식욕부진, 황달, 담즙정체를 시사하는 간효소수치의 증가이다. 대부분 파종혈관내응고를 동반한다. 요붕증 및 저혈당이 반수이상에서 존재한다. 출혈이 흔하며 이는 간에서의 응고인자합성의 감소와 파종혈관내응고, 안티트롬빈부족에 의한다.

8) 그밖의 원인

다른 저혈소판증의 원인으로는 다음과 같은 질환들이 있다. ethylenediamine tetraacetic acid로 야기되는 혈소판응집으로 인한 가성저혈소판증; 비장항진(hypersplenism); Bernard-Soulier 증후군, May-Hegglin 기형, gray pletelet 증후군, 글란츠만혈소판기능저하증 같은 선천성 혈소판질환; 골수질환; 약물, 후천성면역결핍증(AIDS), 자가면역 저혈소판증; 선천성저혈소판증; 2형 폰빌레브란트병.

3. 유전성혈액응고장애

1) 폰빌레브란트병

가장 흔한 유전성 출혈질환이며 전체인구의 약 1%에서 발견된다. 폰빌레브란트인자는 혈소판유착에 요구되는 일차혈장단백질로 혈소판응집에 중요하다. 폰빌레브란트인자가 없거나 양이 줄거나 또는 이상 있는 인자단백질인 경우 혈소판유착과 응집에 이상이 발생하고 점막하출혈이 발생하게 된다. 여러 가지 변이들이 있는데, 대부분(75%)은 1형 폰빌레브란트병이고 부분적인 폰빌레브란트인자의 부족에 의해 발생한다 2형은 덜 흔한 편이다. 1형과 2형은 상염색체우성으로 유전되며, 3형은 불완전발현의 상염색체열성으로 유전된다. 이것은 제8 인자의 결핍으로 인한 폰빌레브란트인자의 심한 결핍이 특징이며, 셋 중에 가장 드문 형이다. 폰빌레브란트병의 진단은 멍이 들거나 출혈이 되는 임상적 병력에 근거한다. 폰빌레브란트인자 수치는 ABO 혈액형에 영향을 받는다. 폰빌레브란트병이 생식력이나 유산율에 영향을 미친다는 증거는 없다. 임신 중 증가된 에스트로겐은 폰빌레브란트인자와 제8 인자를 증가시키는데 이는 임신 제2삼분기 초기에 시작되어 29주와 35주 사이에 가장 최고조에 이른다. 1형 폰빌레브란트병 환자의 대부분은 임신 중 폰빌레브란트인자와 제8 인자가 정상화되지만, 병이 심한 환자는 그렇지 않기도 하다. 각각의 임신 중 폰빌레브란트인자와 제8 인자의 반응율은 예측불가하며 출산 계획을 위해서 32주와 34주 사이에 폰빌레브란트인자 수치를 측정하는 것을 권고한다. 출산 직후와 출산 후 2~3주 후에 혈장 수치가 갑자기 떨어질 때 출혈이 발생할 수 있다. 2형 폰빌레브란트병 환자도 폰빌레브란트인자 수치가 올라갈 수 있지만, 기능적으로 결핍된 단백질이 생산되기 때문에 기능적인 수치는 변하지 않는다. 3형 폰빌레브란트병에서는 임신 중에 수치가 일반적으로 증가하지 않는다. 폰빌레브란트인자와 제8 인자의 수치는 경막외 마취와 분만을 위해서 50 IU/dL 이상이 되어야 한다. 50 IU/dL 미만인 경우에는 1형과 일부 2형 폰빌레브란트병에서 출산 시, 특히 제왕절개 시 데스모프레신(desmopressin, D-amino D-arginine vasopressin, DDAVP)의 예방적 치료를 하는데 이는 출산 후 약 3~5일 동안 투여한다. 정맥 내 혹은 비강 내 형태 모두 임신 제2,3삼분기 동안 안전하다. 그러나 비강 내 DDAVP는 일반적으로 그리 심하지 않은 외래 환자에서 주로 쓰인다. 일반적인 정맥 내 투여 용량은 매 8~12시간마다 0.3 μg/kg이다. DDAVP을 사용할 때 저나트륨혈증, 고혈압, 체액 저류를 피하기 위해서 수액 투여를 신중하게 해야 한다. 3형 폰빌레브란트병 환자에서 폰빌레브란트인자 수치는 임신 중에 낮거나 거의 측정되지 않을 정도로 유지되는데 진통 중과 출산 후에 폰빌레브란트인자 농축제의 보충 요법이 필요하다. 2형 폰빌레브란트병을 가진 환자에서는 저혈소판증이 임신 중 더 심해지거나 악화될 수 있다. 그러나 저혈소판혈증이 출혈을 악화시키는지 여부는 불투명하다. 이러한 환자들 중 일부는 폰빌레브란트인자 농축제가 필요할 수 있다.

2) 기타 선천성 응고장애

기타 선천성 응고 장에는 덜 흔한데, 이는 혈우병 A와 B, 제11인자 결핍증을 포함한다. 이들 모두는 유전적으로 뿐만 아니라 돌발적으로도 생길 수 있다. 혈우병 A와 B는 X 염색체 관련 질환이다. 혈우병 A와 B의 여성 보인자는 제8 인자와 제9 인자 수치가 낮을 수 있으며, 출혈 위험과 관련될 수 있다. 정상적으로, 여성 보인자의 인자 수치는 50% 이상이지만 수치는 가변적이다. 보인자의 10~20%에서 응고 인자는 40% 미만이다. 진단은 혈우병의 가족력과 개개인의 응고 인자 수치 측정으로 한다. 또한 여성은 혈우병 A와 B의 동형접합체일 수 있다. 이러한 여성들은 더 낮은 제8 인자 혹은 제9 인자 수치를 보이며 때로는 출산 시 정제한 응고 인자 농축제의 주입이 필요하다. 또한 남자 신생아는 포괄적인 혈액학적 치료를 요하는 혈우병을 갖게 된다. 제8 인자는 앞서 언급했듯이 임신 제2,3삼분기에 올라가는 경향이 있으나 가변적일 수 있다. 제9 인자는 임신 중 변하지 않는 경향이 있다. 기준이 되는 응고 인자 수치를 임신 초에 측정해야 하며, 임신 제3삼분기 혹은 침습적 시술 전에 다시 측정해야 한다. 수치가 0.5 U/mL 이상에서는 치료가 필요 없다. 0.5 U/mL 미만에서는 분만 전이나 침습적 시술 전에 응고 인자를 주어야 한다. 일반적인 권고 사항은 자연분만 후 3~4일, 제왕절개 후 4~5일 동안 수치를 0.5 U/mL 이상으로 유지하는 것이다. 제11 인자 결핍은 드물며, 모든 응고 장애 환자의 5%을 차지한다. 진단은 일반적으로 가족력이나 출혈성 질환에 대한 검사로 한다. 제11 인자 수치가 30% 미만인 환자는 부분트롬보플라스틴시간이 증가될 수 있다. 치료 결정은 출혈 병력과 제11 인자 수치에 근거하는데 분만과 제왕절개 혹은 다른 시술 동안 제11 인자 수치 0.7 U/mL 이상을 목표로 한다. 치료 선택은 신선동결혈장, 제11 인자 농축제, 제7 인자a 재조합제가 있다.

3) 후천적 질환

후천적 제8 인자 저해제(후천성 혈우병 A)는 제8 인자에 반하는 자가항체가 생길 때 발생하며 드문 질환이다. 이는 간혹 임신, 악성종양, 유천포창(pemphigoid), 류마티스성관절염, 전신홍반성낭창, 기타 자가면역질환과 연관된다. 그러나 환자의 절반 정도는 임상적 연관성을 보이지 않는다. 약 10-15% 정도가 임신과 연관되며, 대부분 출산 후에 발생하고 보통 출산 후 4개월 이내의 시기이다. 출혈 증상은 자가항체의 활성도와 관련하여 다양하게 나타나며 생명을 위협할 수도 있다. 항체 역가가 낮은 환자(<10 Bethesda units)는 제8 인자 농축제를 쓸 수 있으며, 항체 역가가 높은 환자들은 다른 제제를 써야 한다. 저해제를 제거하는 치료는 면역억제제이며, 스테로이드 단독 요법 혹은 시클로포스파미드(cyclophosphamide)병합 요법이다. 시클로포스파미드(cyclophosphamide)와 다른 알킬화제(alkylating agents)는 추후 임신을 원하는 여성에서는 피해야 한다. 리투시맵은 2차 치료로 권장되며, 1차 치료로 리투시맵을 사용하는 것에 대한 자료는 부족하다.

참고문헌

- Breymann C, Visca E, Huch R, Huch A. Efficacy and safety of intravenously administered iron sucrose with and without adjuvant recombinant human erythropoietin for the treatment of resistant iron-deficiency anemia during pregnancy. American journal of obstetrics and gynecology. 2001;184(4):662-7.
- CDC criteria for anemia in children and childbearing-aged women. MMWR Morbidity and mortality weekly report. 1989;38(22):400-4.
- Conti M, Mari D, Conti E, Muggiasca ML, Mannucci PM. Pregnancy in women with different types of von Willebrand disease. Obstetrics and gynecology. 1986;68(2):282-5.
- Delgado J, Jimenez-Yuste V, Hernandez-Navarro F, Villar A. Acquired haemophilia: review and meta-analysis focused on therapy and prognostic factors. British journal of haematology. 2003;121(1):21-35.
- Dhingra S, Wiener JJ, Jackson H. Management of cold agglutinin immune hemolytic anemia in pregnancy. Obstetrics and gynecology. 2007;110(2 Pt 2):485-6.
- Franchini M, Lippi G. Acquired factor VIII inhibitors. Blood. 2008;112(2):250-5.
- Gill JC, Endres-Brooks J, Bauer PJ, Marks WJ, Jr., Montgomery RR. The effect of ABO blood group on the diagnosis of von Willebrand disease. Blood. 1987;69(6):1691-5.
- Green D, Lechner K. A survey of 215 non-hemophilic patients with inhibitors to Factor VIII. Thrombosis and haemostasis. 1981;45(3):200-3.
- Hay CR, Brown S, Collins PW, Keeling DM, Liesner R. The diagnosis and management of factor VIII and IX inhibitors: a guideline from the United Kingdom Haemophilia Centre Doctors Organisation. British journal of haematology. 2006;133(6):591-605.
- Herold M, Schnohr S, Bittrich H. Efficacy and safety of a combined rituximab chemotherapy during pregnancy. Journal of clinical oncology : official journal of the American Society of Clinical Oncology. 2001;19(14):3439.
- Kimby E, Sverrisdottir A, Elinder G. Safety of rituximab therapy during the first trimester of pregnancy: a case history. European journal of haematology. 2004;72(4):292-5.
- Kumar R, Advani AR, Sharan J, Basharutallah MS, Al-Lumai AS. Pregnancy induced hemolytic anemia: an unexplained entity. Annals of hematology. 2001;80(10):623-6.
- Lak M, Peyvandi F, Mannucci PM. Clinical manifestations and complications of childbirth and replacement therapy in 385 Iranian patients with type 3 von Willebrand disease. British journal of haematology. 2000;111(4):1236-9.
- Messer RH. Pregnancy anemias. Clinical obstetrics and gynecology. 1974;17(4):163-84.
- Myers B, Pavord S, Kean L, Hill M, Dolan G. Pregnancy outcome in Factor XI deficiency: incidence of miscarriage, antenatal and postnatal haemorrhage in 33 women with Factor XI deficiency. BJOG : an international journal of obstetrics and gynaecology. 2007;114(5):643-6.
- Pacheco LD, Costantine MM, Saade GR, Mucowski S, Hankins GD, Sciscione AC. von Willebrand disease and pregnancy: a practical approach for the diagnosis and treatment. American journal of obstetrics and gynecology. 2010;203(3):194-200.
- Pareti FI, Federici AB, Cattaneo M, Mannucci PM. Spontaneous platelet aggregation during pregnancy in a patient with von Willebrand disease type IIB can be blocked by monoclonal antibodies to both platelet glycoproteins Ib and IIb/IIIa. British journal of haematology. 1990;75(1):86-91.
- Rappaport VJ, Velazquez M, Williams K. Hemoglobinopathies in pregnancy. Obstetrics and gynecology clinics of North America. 2004;31(2):287-317, vi.

- Pizarro R, Bazzino OO, Oberti PF, Falconi ML, Arias AM, Krauss JG, et al. Prospective validation of the prognostic usefulness of B-type natriuretic peptide in asymptomatic patients with chronic severe aortic regurgitation. Journal of the American College of Cardiology. 2011;58(16):1705-14.
- Provan D, Weatherall D. Red cells II: acquired anaemias and polycythaemia. Lancet. 2000;355(9211):1260-8.
- Roque H, Funai E, Lockwood CJ. von Willebrand disease and pregnancy. The Journal of maternal-fetal medicine. 2000;9(5):257-66.
- Sadler JE. A revised classification of von Willebrand disease. For the Subcommittee on von Willebrand Factor of the Scientific and Standardization Committee of the International Society on Thrombosis and Haemostasis. Thrombosis and haemostasis. 1994;71(4):520-5.
- Shojania AM. Folic acid and vitamin B12 deficiency in pregnancy and in the neonatal period. Clinics in perinatology. 1984;11(2):433-59.
- Tuck SM, Studd JW, White JM. Pregnancy in women with sickle cell trait. British journal of obstetrics and gynaecology. 1983;90(2):108-11.
- Van Wyck DB, Martens MG, Seid MH, Baker JB, Mangione A. Intravenous ferric carboxymaltose compared with oral iron in the treatment of postpartum anemia: a randomized controlled trial. Obstetrics and gynecology. 2007;110(2 Pt 1):267-78.
- Wanko SO, Telen MJ. Transfusion management in sickle cell disease. Hematology/oncology clinics of North America. 2005;19(5):803-26, v-vi.
- Woudstra DM, Chandra S, Hofmeyr GJ, Dowswell T. Corticosteroids for HELLP (hemolysis, elevated liver enzymes, low platelets) syndrome in pregnancy. The Cochrane database of systematic reviews. 2010(9):CD008148.
- Wright DE, Rosovsky RP, Platt MY. Case records of the Massachusetts General Hospital. Case 36-2013. A 38-year-old woman with anemia and thrombocytopenia. The New England journal of medicine. 2013;369(21):2032-43.
- Rodeghiero F, Castaman G, Dini E. Epidemiological investigation of the prevalence of von Willebrand's disease. Blood. 1987;69(2):454-9.

제42장

당뇨병

Diabetes Mellitus

김문영 | 차의과학대
성원준 | 경북의대

당뇨병은 임신 중 흔한 내과적 합병증이다. 전 세계적으로 비만 인구의 증가, 임신부 연령의 고령화 추세와 더불어 제2형 당뇨병 및 임신성 당뇨병의 발병은 증가하고 있다. 인슐린의 발견으로 모체와 태아의 사망률이 감소하고, 태아 심박동과 혈당의 감시, 신생아 치료법의 향상에 따라 당뇨병 임신부와 태아의 건강은 많이 향상되었다. 그러나 여전히 임신 중 당뇨병은 임신부와 태아의 단기적인 건강은 물론 장기적인 건강에도 영향을 미치기 때문에 임신 전부터 출산 후까지 지속적인 관리가 필요한 중요한 질환이다.

이번 장에서는 임신 중에 진단되는 임신성 당뇨병과 임신 전 당뇨병진단을 받은 당뇨병임신에 대해 다룰 것이다. 진단의 시기로 인해 임신 전부터 있던 당뇨병임신을 임신성 당뇨병의 범주에서 치료하는 경우가 있다는 것을 염두에 두고 임신성 당뇨병을 관리하는 것이 중요하다.

1. 빈도

전 세계적으로 임신 중 당뇨병의 사망률은 인종, 지역, 진단검사 방법에 따라 차이가 있어 모든 임신부의 1~14%까지 다양하게 보고되고 있다. 미국은 임신 중 당뇨병이 6~7%에서 발생하는데, 이 중 90%는 임신성 당뇨병(gestational diabetes)이고, 10%는 당뇨병 임신 (pregestational diabetes)이다(Wier et al., 2012). 우리 나라의 임신성 당뇨의 빈도는 5.7~9.5%이고, 당뇨병 임신은 0.4%이다(남정 등, 1998; 이해남 등, 1999; 양성천 등, 2002; Koo et al., 2016). 국내는 물론 전 세계적으로 임신 중 당뇨병은 계속 증가하고 있다.

2. 분류

임신 중 당뇨병은 과거에는 당뇨병의 발생 시기, 기간 및 혈관질환의 합병 유무 등을 강조한 수정된 White classification이 많이 이용되었으나(White, 1949), 현재는 크게 임신 중에 진단된 임신성 당뇨병(gestational diabetes)과 당뇨병 임신(pregestational diabetes)으로 구분된다. 임신성 당뇨병은 공복 혈상 혈당 값에 따라 다시 구별되고, 당뇨병 임신은 제1형과 제2형 당뇨병, 혈관 질환 합병 유무에 따라 재분류된다(표 42-1). 임신성 당뇨병의 15%가 공복

표 42-1. 임신 중 당뇨병의 분류

임신성 당뇨병(gestational diabetes)
A1 공복 혈장 혈당<105 mg/dL, 치료: 식이요법 A2 공복 혈장 혈당≥105 mg/dL, 치료: 인슐린
당뇨병 임신(pregestational diabetes)
1. 제1형 당뇨병 a. 혈관 합병증이 없는 경우 b. 혈관 합병증이 있는 경우 (다음 중 한 가지라도 있는 경우: 고혈압, 망막병증, 신병증, 신경병증, 심혈관성 질환)
2. 제2형 당뇨병 a. 혈관 합병증이 없는 경우 b. 혈관 합병증이 있는 경우 (다음 중 한 가지라도 있는 경우: 고혈압, 망막병증, 신병증, 신경병증, 심혈관성 질환)

출처: modified from White classification and ADA, 2012.

표 42-2. 임신성 당뇨병의 위험도에 따른 선별 검사법

저위험군
다음 모두를 만족할 경우에는 당부하 검사를 필요로 하지 않는다. • 임신성 당뇨병의 유병률이 낮은 민족 • 1차 직계 가족에 당뇨병이 없는 경우 • 25세 미만 • 임신 전 체중이 정상인 경우 • 당대사 이상의 병력이 없는 경우 • 불량한 산과적 병력이 없는 경우
중등도 위험군
임신 24~28주 사이에 다음 중 한 가지 당부하 검사를 시행한다. • 스페인계, 아프리카계, 미국인, 동아시아인, 남아시아인 - 2단계 검사법: 50 g 경구당부하 검사 후 양성으로 나오면 진단 경구당부하 검사 - 1단계 검사법: 선별 검사 없이 진단 경구당부하 검사
고위험군
다음 중 한 가지 이상이 있을 경우 임신진단 후 가능한 빨리 경구당부하 검사를 시행한다. • 고도비만 • 2형 당뇨병의 가족력 • 임신성 당뇨병, 내당능 장애, 또는 뇨당의 과거력 경구당부하 검사에서 임신성 당뇨병이 진단되지 않으면 다시 24~28주에 재검하거나, 고혈당의 증상이나 증후가 보이면 바로 재검한다.

출처: 제5차 International Workshop-Conference on Gestational Diabetes

혈당이 105 mg/dL 이상인 A2에 해당한다.

3. 진단

1) 임신성 당뇨병(Gestational diabetes)

임신성 당뇨병은 임신으로 인한 생리적 변화에 의해서 임신 중에 진단된 당뇨병의 아형으로 임신 중에 발생하였거나 처음 발견된 내당능 장애(glucose intolerance)로 규정하고 있다(Metzger, 1991; ADA, 2019). 임신 중에는 모체와 태아에게 적절한 영양공급을 위해 당대사에 변화가 생겨 공복 시 저혈당증, 고인슐린혈증, 식후 고혈당증 등이 나타난다. 이런 변화의 기전은 임신이 진행되면서 인슐린 민감도가 떨어지기 시작하여 임신 후반기에는 약 50%까지 떨어지고, 임신 기간 동안 태반에서 분비되는 태반 락토젠, 에스트로겐, 프로게스테론 등의 호르몬으로 인슐린 저항성이 증가하여 임신 후반기로 갈수록 당뇨병의 위험이 증가한다. 정상 임신에서는 증가된 인슐린 저항성을 췌장의 베타세포가 인슐린 분비를 증가시킴으로써 보완하는데 임신성 당뇨병은 인슐린 저항성의 증가로 늘어난 인슐린 요구량을 보충하지 못하여 나타나는 질환이다.

(1) 선별검사

선별검사로는 1973년 O'Sullivan과 Mahan이 제안한 50 g, 1시간 경구당부하 검사법(oral glucose tolerance test, OGTT)이 사용되고 있고 실제 미국 산부인과 의사의 95% 정도가 이를 이용하고 있다(O'Sullivan et al., 1973; ACOG, 2018). 그러나 선별검사의 대상, 시기 및 양성의 기준이 되는 혈당치에 대해서는 아직 이견이 있다. 선별검사의 대상을 모든 임신부로 하느냐, 위험 요인에 따라 선택적으로 하느냐 역시 아직 확립되지 않았다. 제5차 임신성 당뇨병 국

제회의에서는 위험군별로 나누어서 검사할 것을 권고하고 있다(표 42-2). 그러나 저위험군에 해당하는 임신부는 10%에 불과하고, 위험군을 기준으로 선별검사를 하는 경우 임신성 당뇨의 50%만을 진단할 수 있다(Homko et al., 2001). 최근에는 무증상의 모든 산모를 대상으로 선별검사를 시행하는 추세이고, 더욱이 우리나라의 경우는 다른 위험을 배제하더라도 인종적으로 중등도의 위험군에 속하므로 모든 임신부를 대상으로 선별검사를 하여야 한다(USPSTF. Moyer et al, 2014; ACOG, 2018).

50 g 경구당부하 검사는 임신 24~28주에 시행하며, 식사유무에 관계없이 하루 중 어느 때든지 시행할 수 있다. 50 g의 설탕물을 5분 이내에 마신 후 물도 마시지 않고, 앉아 있다가 1시간 후에 혈중 당 농도를 측정한다. 검사 양성의 기준치는 일반적으로 140 mg/dL 이상을 사용하나, 130 mg/dL 이상을 사용하기도 한다. 140 mg/dL를 기준치로 할 경우, 선별 대상의 14~18%에서 양성 판정이 나오고, 임신성 당뇨병의 80% 이상을 발견할 수 있다. 130 mg/dL를 기준치로 할 경우, 20~25%에서 양성 판정이 나오고, 임신성 당뇨병의 90% 이상을 발견할 수 있다(장학철 등, 2004; Kjos et al., 1999). 미국당뇨병학회와 미국산부인과학회에서는 선별검사 양성의 기준치는 둘 다 사용할 수 있으며, 각 기관별 방침을 따르도록 하였다(ADA, 2019; ACOG, 2013, 2018).

(2) 진단검사

미국에서는 선별검사에서 양성으로 나오면 임신성 당뇨병의 확진을 위한 진단검사로 100 g, 3시간 경구당부하 검사를 시행하여 2개 이상의 혈당치가 기준치보다 높을 때 임신성 당뇨로 진단하는 2단계 검사법을 주로 사용한다. 유럽과 그 외 나라에서는 세계보건기구(WHO)의 권고안인 선별검사 없이 공복 혈당과 75 g 경구당부하 후 2시간 뒤 혈당을 측정하여 그 중 1개 이상의 혈당치가 높을 때 임신성 당뇨로 진단하는 1단계 검사법을 사용하고 있다. 두 검사 모두 검사 전에는 8시간에서 14시간 동안 금식하고 적어도 3일은 하루 탄수화물 150 g 이상을 포함한 식사를 한 후에 시행해야 한다. 또한 검사하는 동안에는 흡연이나 걷는 것도 삼가하고, 검사 후에는 반동성 저혈당증(rebound hypoglycemia)을 막기 위해 음식을 섭취해야 한다. 그러나 임신성 당뇨병을 진단하기 위한 가장 적절한 당부하검사법과 기준치에 대한 국제적인 의견의 일치는 아직까지 없는 실정이다.

현재 사용 중인 임신성 당뇨병 진단 기준의 근간은 1964년 O'Sullivan과 Mahan의 연구 결과이다. 이들은 752명의 임신부를 대상으로 100 g, 3시간 경구당부하검사를 실시하고, 경구당부하검사 결과의 평균과 표준편차를 계산하였다. 이를 이용하여 출산 이후 5~10년간 추적하였던 다른 임신부 1,023명에서 출산 후 당뇨병 발생을 예측하기 위한 기준치를 설정하였다(표 42-3). 즉, 임신성 당뇨병의 진단 기준이 산과적인 합병증의 발생을 예측하기 보다는 출산 후 제2형 당뇨병의 발생을 예측하는 면에서 결정이 된 것이다.

1979년 NDDG (National Diabetes Data Group)는 O'Sullivan 진단 기준을 혈장과 검사방법의 차이를 적용하여 진단 기준을 수정하여 인정하였다. 미국당뇨병학회(ADA)에서는 2000년 이후 Carpenter-Coustan 진단 기준을 권장하였는데, 이는 O'Sullivan 진단 기준을 NDDG 진단 기준으로 변경할 때 검사방법에 따른 차이를 너무 높게 설정하였고, 대상이 임신부라는 것을 고려하지 않았기 때문이다. Toronto Tri-Hospital 연구 결과에 따르면 NDDG 진단 기준에 의하면 당뇨병이 아니나 Carpenter-Coustan 진단 기준에 의하면 임신성 당뇨병인 임신부에서 거대아 발생 빈도와 제왕절개율이 의미 있게 높았고, 이를 근거로 Carpener-Coustan 진단 기준을 사용할 것을 권고하였다. 또한 미국당뇨병학회에서는 100 g 경구당부하검사 대신에 75 g 경구당부하검사를 사용할 수 있다고 하였다. 현재 미국산부인과학회(ACOG)에서는 임신성 당뇨병 진단검사로 100 g, 3시간 경구당부하검사를 권고하고 있으며, 기준치는 NDDG와 Carpenter-Coustan 기준 두 가지 모두 인정하고 있다. 임신성 당뇨병의 진단 기준을 NDDG 대신 Carpenter-Couston 진단 기준을 적용하여 임신성 당

표 42-3. 경구당부하검사에 의한 임신성 당뇨병의 진단 기준

	당농도	혈액 채취시간과 혈당 농도(mg/dL)				양성 판정	검체	검사방법
		공복	1시간	2시간	3시간			
O'Sullivan-Mahan(1964)	100 g	90	165	145	125	2개	전혈	Somogyi-Nelson
NDDG(1979)	100 g	105	190	165	145	2개	혈장	Glucose oxidase
Carpenter-Coustan(1982)	100 g	95	180	155	140	2개	혈장	Glucose oxidase
WHO(1999)	75 g	126		140		1개	혈장	Glucose oxidase
ADA(2004)	75 g	95	180	155		2개	혈장	Glucose oxidase
IADPSG/ADA(2010)	75 g	92	180	153		1개	혈장	Glucose oxidase

ADA: American diabetes association, IADPSG: International Association of Diabetes and Pregnancy Study Groups, NDDG: National Diabetes Data Group, WHO: World heath organization

뇨병의 진단 기준을 낮췄을 때, 임신성 당뇨병의 유병률은 50~60% 증가한다(박진우 등, 1995; 이정한 등, 2002; Ferrara et al., 2002).

경구당부하 검사에서 임신성 당뇨병이 진단되지 않으면 다시 24~28주에 재검하거나, 고혈당의 증상이나 증후가 보이면 바로 재검한다.

그러나, 기존의 임신성 당뇨 진단 기준들은 출산 후 당뇨병을 예측하는 기준을 정하는 데서 시작하였다. 임신성 당뇨병의 임상적 의미는 출산 후 산모의 당뇨병 발생이 아니라 임신 중 발생하는 모체와 태아의 합병증에 있다. 여러 연구들에서 기존의 진단 기준들보다 낮은 혈당치도 임신 결과에 영향을 미친다고 하였으나, 임신결과에 영향을 미치는 임신중 고혈당에 대한 적절한 연구는 없었다(Jensen et al., 2001; Yang et al., 2002).

2008년도에 임신 중 고혈당과 임신 합병증의 관계를 7년간 전향적으로 관찰한 다기관 공동연구(Hyperglycemia and Adverse Pregnancy Outcomes, HAPO study)가 발표되었다(Metzger et al., 2008). 이 HAPO 연구의 결과는 임신 중 정상으로 여겨지는 혈당 수치에서 조차도 혈당에 비례하여 과체중아, 제왕 절개율, 90th percentile 이상의 제대혈 혈청 C-peptide, 신생아 저혈당증 등을 포함한 여러 가지 임신 합병증이 증가한다는 것이었다. 이 연구 결과를 바탕으로 2010년도에 IADPSG (International Association of Diabetes and Pregnancy Study Groups)에서는 주산기 합병증이 1.75배 증가하는 더 낮은 혈당 기준치를 적용한 75 g, 2시간 경구당부하검사법으로 새로운 임신성 당뇨병의 진단 기준을 제시하였다(표 42-3). 이는 50 g 당부하검사를 생략하는 1단계 검사를 의미한다. 이 기준을 적용하면 임신성 당뇨병의 빈도가 기존의 6~7%에서 18%로 약 3배 가까이 증가하게 되는 문제점이 있다. 이후 미국당뇨병학회가 IADPSG에서 제시한 새로운 1단계 진단 기준을 지지한다고 하였으나(ADA, 2011), HAPO 연구는 임신 결과만을 보고한 관찰 연구일 뿐, 새로운 진단 기준으로 추가로 진단된 임신성 당뇨병 산모의 치료 효과가 불분명하고, 임신성 당뇨병의 증가에 따른 의료비용 증가, 비용-효율면에 대한 분석이 뒷받침 되지 않아 HAPO 연구를 바탕으로 임신성 당뇨병의 진단 기준을 더 낮추어야 하는가에 대한 찬반논의가 계속 이루어지고 있다. HAPO 연구를 전후로 발표된 2개의 무작위대조실험 논문에 따르면 경증의 임신성 당뇨 산모를 치료함으로써 주산기 예후를 일부 호전시키는 것으로 알려졌지만 진단 기준이 IADPSG와는 차이가 있어서 연구의 한계점으로 지적된다(Crowther et al, 2005; Landon et al, 2009). 2013년 미국국립보건원과 최근의 미국산부인과학회는 새로운 1단계 진단 기준에 의한 치료 효과와 비용-효율적 이득이 확실하기 전까지는 기존의 2단계 100 g, 3시간 검사법을 지지한다고 하였다(Vandorsten et al., 2013; ACOG, 2018). 또한 미국당뇨학회에서도 최근에는 1단계 검사법뿐만 아니라 2단계 검사법을 여전히 사용할 수 있다고 권고하고 있다(ADA, 2019). 대한당뇨병학회에서는 이전에 당뇨병이나 임신성 당뇨병으로 진단받지 않은 임신부에서는 임신 24~28주에 75 g, 2시간 경구당부하검사로 하는 1단계법과 100 g, 3시간 경구당부하검사 2단계법, 두 가지 모두 할 수 있다고 하였고, 각각의 진단 기준치는 IADPSG와 Carpenter-Coustan 기준치를 권고하고 있다(대한당뇨병학회, 2013). 임신성 당뇨병 진단기준이 다양하다는 것은 아직도 진단기준이 산과적 합병증을 진단하는 데 초점을 맞추어 국내에서도 연구를 좀 더 진행할 필요성이 있다는 것을 의미한다.

2) 당뇨병 임신(Pregestational diabetes)

고혈당, 요당 및 케톤산 혈증이 있으면, 임신 전부터 당뇨병이 있는 당뇨병 임신으로 진단한다. 또한 무작위 혈당치가 200 mg/dL를 초과하면서 다음(polydipsia), 다뇨(polyuria), 원인불명의 체중감소의 당뇨병의 전형적인 증상과 징후가 있는 경우, 공복혈당이 125 mg/dL를 초과하는 경우, 당화혈색소가 6.5% 이상인 경우도 당뇨병 임신으로 간주한다(ADA, 2019; 대한당뇨병학회, 2013). 임신 초기에 공복 시 고혈당을 보이는 경우도 임신 전부터 당뇨병일 가능성이 높다. 그 외 당뇨병의 가족력, 거대아 분만력, 지속적인 요당 검출 및 원인불명의 태아사망 등이 있는 경우도 당대사 이상의 고위험군이다.

4. 임신성 당뇨병(Gestational diabetes)

임신성 당뇨병은 산모와 태아에게 많은 합병증을 유발할 수 있으나, 적극적인 혈당 관리를 할 경우 주산기 합병증을 줄일 수 있고, 태아 사망률도 정상 임신부와 차이가 없다. 또한 태아기형 역시 증가가 없거나 경계성의 증가를 보인다고 한다(Sheffield et al, 2002; Fadl, 2010). 임신성 당뇨병에서 산과적인 관심은 태아가 과도하게 커져 이로 인한 난산과 분만손상을 초래할 수 있다는 점이다. 장기적으로는 임신성 당뇨병 여성의 50%에서 20년 이내에 제2형 당뇨병이 발생하게 되고, 태어난 자녀 역시 성인이 되어 비만, 당뇨병의 위험이 증가하게 되므로, 임신성 당뇨병의 치료는 모체와 태어난 자녀의 장기적인 건강관리까지 포함하는 것을 목표로 해야 한다.

1) 모체에 미치는 영향

(1) 제왕절개율

임신성 당뇨병 임신부는 거대아로 인한 제왕절개 분만율이 2배 이상 증가하고, vaccum을 이용한 흡입분만, 분만손상이 증가한다(Davis et al, 2013). 그러나 제왕절개술의 경우 임신성 당뇨병을 치료하여 신생아 체중이 정상화된 여성에서도 제왕절개율이 높아, 이는 임신성 당뇨병이라는 진단 자체가 제왕절개술에 대한 역치를 낮추는 labeling 효과일 수도 있다(Nylor et al., 1996).

(2) 고혈압성 질환

임신성 당뇨병 여성의 출산 전 이환은 대부분 고혈압성 질환이나 자간전증의 위험 때문이다. 임신성 당뇨병 여성에서 고혈압성 질환의 빈도가 약 2배 증가한다(Jensen et al., 2000). 최근의 대규모 전향적 연구들에서 경한 임신성 당뇨라도 치료할 경우, 치료하지 않은 임신부에 비해 임신 중 고혈압성 질환이 감소한 것으로 나타났다(Crowther et al., 2005; Landon et al., 2009). 임신성 당뇨병 환자에서 고혈압의 증가는 체질량 지수나 임신부 나이의 증가와 같은 기존의 임신성 당뇨병의 위험 인자도 관련될 것으로 여겨진다.

(3) 모체의 장기적 합병증

임신성 당뇨병으로 진단받았던 여성은 제2형 당뇨병의 유병율이 증가하여, 20년 이내에 약 50%에서 제2형 당뇨병이 발생하고, 심혈관계 합병증의 빈도도 증가한다. 이 위험은 과체중인 경우와 공복 혈당이 높았던 경우에 더 현저하다. 다음 임신에 다시 임신성 당뇨병이 합병될 위험은 30~50%로, 비만인 경우에 더 위험률이 높다(김유리 등, 2001; MacNeill et al., 2001).

2) 태아에 미치는 영향

(1) 큰몸증(Macrosomia)

큰몸증은 임신성 당뇨병과 연관된 가장 흔한 문제점 중의 하나이다. 큰몸증 자체는 산모나 태아에게 해를 끼치지는 않지만 이로 인해 제왕절개술, 수술적 분만, 쇄골골절(clavicle fracture)과 팔신경얼기손상(brachial plexus injury)과 같은 분만손상, 신생아 저혈당증 등을 야기할 수 있다. 원인은 모체의 고혈당증으로 태아는 혈당에 과다 노출되고 이로 인해 발생한 태아 고인슐린혈증이나 지방, 아미노산의 농도가 증가하여 지나친 신체 성장이 발생한다(장학철 등, 1999). 큰몸증의 진단 기준은 명확하게 정해지진 않았지만, 대부분 태아체중이 4,000 g 이상인 경우로 정의하나, 4,500 g 이상인 경우를 사용하기도 한다(Spellacy et al., 1985; Tuffnell et al., 2003). 임신성 당뇨병이 큰몸증의 단독 인자는 아니다. Casey 등은 큰몸증의 최대 12%에서 모체의 임신성 당뇨병으로 설명될 수 있고, 나머지는 산모의 나이, 체중, 분만력이라고 하였다(Caesy et al., 1997). 산모의 과체중이나 비만은 큰몸증의 위험인자이고 임신 중 체중증가를 조절함으로써 그 위험성을 줄일 수 있다(Kim et al, 2014).

(2) 어깨탓난산과 분만손상

어깨탓난산(shoulder dystocia) 역시 그 자체는 산모나 태아에게 해를 주지 않지만, 그 결과 발생하는 쇄골골절이나 팔신경얼기손상(brachial plexus injury)이 문제가 된다. 팔신경얼기손상의 빈도는 출생체중이 증가하거나 수술적 질식분만이 있을 때 증가한다(Eker et al., 1997). 임신성 당뇨병 산모에서 4,000 g 이상 거대아의 2.5~5% 에서 팔신경얼기손상이 발생하였고, 이 중 약 3/4 정도는 분만 후 수술적 치료를 통해 팔의 기능이 회복될 수 있었다(Dumont et al., 2001). 팔신경얼기손상은 매우 심각한 합병증이며 5~22%에서 영구적인 후유증을 남길 수 있지만, 예방적 제왕절개 분만을 통해 어깨탓난산을 예방할 수는 있어도 팔신경얼기손상을 피할 수 있는 것은 아니다(Jevitt et al., 2005).

(3) 태아사망

자궁 내 태아사망은 과거에는 임신성 당뇨병과 연관된 가장 중요한 합병증으로 간주되어 왔다. 그러나 임신성 당뇨병이 적절히 치료되면 태아사망률은 일반 임신부와 별 차이가 없다.

3) 신생아에 미치는 영향

임신성 당뇨병은 신생아 저혈당증, 고빌루빈혈증, 저칼슘혈증, 적혈구증가증 등이 증가하고, 이로 인해 신생아 집중치료실 입원도 증가한다(Ogata et al., 1995). 임신성 당뇨병 임신부에서 태어난 신생아는 고인슐린혈증으로 출생 직후 저혈당증이 초래되며 신생아의 4%에서는 정맥으로 포도당 공급이 필요하다. 최근의 국내 연구에 따르면 50 g 당부하검사 결과가 >200 mg/dl인 경우 <140 mg/dl인 경우에 비하여 신생아 저혈당이 84배나 증가한다고 한다(Cho et al, 2016). 그러나 신생아의 저혈당성 경련이나 재발성 저혈당증의 빈도는 낮고, 고빌리루빈혈증 역시 적절히 치료하면 오래 지속되지는 않는다.

4) 혈당 관리

2005년 호주에서 경증 임신성 당뇨병 여성 1,000명을 대상으로 한 임신성 당뇨병 치료에 대한 무작위 연구 결과 치료받은 임신성 당뇨병 군에서 주산기 사망, 어깨탓난산과 분만손상, 큰몸증, 전자간증이 감소하는 것으로 나타났다(Crowther et al., 2005). 또한 2009년도에 미국에서 발표된 경증의 임신성 당뇨병의 치료에 대한 무작위 연구에서도 치료 시 큰몸증, 제왕절개율, 어깨탓난산, 고혈압성 질환이 의미 있게 감소하였다(Landon et al., 2009). 이 결과들을 바탕으로 임신성 당뇨병으로 진단된 여성들은 경증이라 할지라도 임신부와 태아 모두의 건강을 위해 적극적으로 혈당관리를 하여야 한다. 혈당관리를 위한 임신성 당뇨의 치료는 식이요법, 운동요법, 약물요법 등이 있다.

(1) 혈당조절

일반적으로 혈당은 하루에 4회 측정하며, 공복혈당 한 번, 나머지는 식후 1시간 또는 2시간 혈당을 측정한다. 임신성 당뇨병의 혈당조절 목표는 공복혈당 ≤95 mg/dL, 식후 1시간 혈당 ≤140 mg/dL, 식후 2시간 혈당 ≤120 mg/dL이다(ADA, 2019; ACOG 2018). 환자의 혈당치가 식이요법으로 잘 조절된 경우 혈당 측정 횟수는 조절할 수 있지만 하루 두 번 미만의 측정은 추천되지 않는다. 의사는 일주일마다 혈당 수치들을 확인하는 것이 권고되지만 혈당 조절 정도에 따라 변동이 가능하다(ACOG, 2018; ADA, 2019). 비임신부의 경우에는 혈당관리에 있어 공복혈당이 중요하지만, 임신부에서는 식후혈당이 공복혈당이나 식전혈당에 비해 큰몸증이나 질병 이환율과 연관성이 더 높으므로, 공복혈당 단독만으로 약물요법을 결정해서는 안 된다. 혈당관리의 지표로 식후 1시간 혈당을 사용했을 경우, 식전혈당을 지표로 한 경우보다 혈당조절이 더 잘되고, 과체중아, 제왕절개율이 감소한 것으로 나타났다(de Veciana et al., 1995).

혈당을 식후 1시간에 측정할 것이냐 2시간에 측정할 것이냐는 이견이 있다. 미국당뇨병학회와 미국산부인과학회 모두 큰몸증의 위험을 줄이기 위한 기준치로 식후 1시간 혈당은 140 mg/dL를, 식후 2시간 혈당은 120 mg/dL를 기준으로 제시하고 있다. 70~85%의 환자들에서 식이와 운동요법으로 혈당이 조절되지만, 일부는 약물요법이 필요하다(ADA, 2019).

(2) 식이요법

식이요법의 목표는 임신부와 태아에 필요한 영양을 공급하면서 정상 혈당을 유지하고, 기아에 의한 케톤산증(keto-acidosis)을 예방하며, 적절한 체중증가에 있다. 미국당뇨병학회에서는 모든 임신성 당뇨병 환자는 정식 영양사에게 영양상담을 받고, 체질량지수에 따른 개별화된 식이요법을 받을 것을 권고하고 있다(ADA, 2019).

임신 중 칼로리는 체중을 고려하여 계산하고, 체중 증가에 따라 조정하는 것이 좋다. 탄수화물 제한 식이(탄수화물 33~40%, 단백질 20%, 지방 40%)는 식후혈당을 개선시켜 태아의 과도한 성장을 예방하는 데에 도움이 된다(ACOG 2018). 단순 탄수화물보다는 낮은 당지수를 가지는 복합 탄수화물이 식후 고혈당을 덜 유발한다. 하루 3끼의 식사와 2끼의 간식으로 당질 섭취를 분배하여 식후 혈당의 변동을 줄이도록 한다. 열량을 너무 제한하면 모체는 케톤산증에 빠지고, 임신 제2삼분기와 제3삼분기에 임신부의 케톤산증의 정도와 태어난 아이들의 3~5세 사이 정신신체 장애나 낮은 지능지수와 연관이 있기 때문에 혈당조절과 동반될 수 있는 케톤산증 예방에 주의를 요한다(Rizzo, 1991).

(3) 운동요법

운동은 인슐린 저항성을 줄여주고, 혈당조절능력을 개선하며 체중조절에 영향을 주므로 반드시 할 것을 권유한다. 하루 30분 동안의 중등도 강도 유산소 운동을 주 5회 이상 하거나 1주에 150분 이상 하는 것을 목표로 한다. 하루 10~15분 정도의 걷기와 같은 단순 운동도 혈당 조절에 도움이 되므로 권고된다(ADA, 2019; ACOG, 2018).

(4) 약물요법

식이요법과 운동으로도 공복혈당이 95 mg/dL를 초과하거나, 지속적으로 식후 1시간 혈당이 140 mg/dL 이상, 식후 2시간 혈당이 120 mg/dL 이상이면 약물요법을 시작한다. 또한 진단 처음부터 고도의 고혈당이 있는 경우 약물요법으로 혈당조절을 해야 한다. 인슐린은 태반을 통과하지 않고, 경구용 혈당강하제의 경우 일반적으로 제2형 당뇨병의 인슐린 저항성을 극복하기에 부족한 경우가 있고, 제1형 당뇨병에는 부적합하므로 임신 시에는 인슐린 사용이 더 선호된다.

① 인슐린(Insulin)

인슐린 주사 요법과 지속적 피하지방 주입은 둘 다 임신 시에 가능하며 유사한 효용성을 보인다. 필요하다고 결정되면 입원을 하고 전문가들의 상의를 통하여 적절한 치료용량을 결정하고, 인슐린 주사방법, 혈당 측정법 등에 대해 교육을 받아야 한다. 처음 시작하는 용량은 하루에 0.7~1.0 unit/kg의 용량을 나누어서 투여한다. 공복과 식후 고혈당이 모두 있으면 지속성(long acting) 혹은 중간성 인슐린과 속효성 인슐린을 복합으로 투여한다. 그러나 아침 공복 혈당만 높은 경우에는 자기 전에 NPH와 같은 중간성 인슐린만으로 치료가 된다. 마찬가지로 식후 혈당만 높은 경우에는 식전 속효성 인슐린만 사용하는 것이 가능하다(ACOG, 2018). 시작 용량에 관계없이 하루 중 혈당이 조절되는 정도와 시기에 따라 지속적으로 인슐린 용량을 조절해야 한다. 임신 1삼분기에는 인슐린 필요량이 증가하다가 9~16주 사이에 감소한다. 이후 매주 5% 정도의 인슐린이 더 필요하게 되어 임신 제3삼분기에는 대략 2배 정도가 더 필요하게 된다. 일반적으로 기초 인슐린(basal insulin)보다는 식전 인슐린(prandial insulin)을 더 많은 용량으로 투여하는 것이 권고된다(ADA, 2019).

최근에는 생리적 인슐린과 작용이 유사하고 태반을 통과하지 않는 새로운 인슐린 유사제(analog)가 소개되었다. 인슐린 lispro와 인슐린 aspart와 같은 인슐린 유사제는 regular 인슐린보다 혈당조절이 더 잘되고, 큰몸증의 위험성을 줄이는 효과가 더 좋다고 입증되었다(Pettitt et al., 2003). 이 제제들은 regular 인슐린보다 빨리 작용하고 작용시간이 짧기 때문에 식후 고혈당증 조절에 효과가 있고, regular 인슐린으로 인한 식후 저혈당증에 빠지는 것을 줄일 수 있다. NPH와 같은 중간성 인슐린 혹은 지속성 인슐린을 대신하는 약제로는 인슐린 glargine과 인슐린 detemir가 최근 사용되고 있다(표 42-4). 그러나 최근의 코크레인 분석에 따르면 어떠한 인슐린도 다른 제제와 비교하여 우월성을 증명할 수는 없었다(O'Neill et al, 2017).

② 경구용 혈당강하제(Oral hypoglycemic agent)

경구용 혈당강하제는 미국 FDA의 승인을 받지는 않았고 태반을 통과하며 태아에 관한 안전성이 완전히 입증되지는 않았지만 최근 임신성 당뇨병의 약물요법으로 사용이 증가 하고 있다. 경구용 혈당강하제에는 sulfonylurea계열인 glyburide와 biguanide계열인 metformin이 있다.

가. Glyburide

Sulfonylurea 계열로 췌장의 베타세포에 결합하여 인슐린 분비를 증가시키고, 말초 조직에서 인슐린 감수성을

표 42-4. 흔히 사용되는 인슐린 제제의 작용 시간

종류	작용 시작	최고 시간(시간)	작용 기간(시간)
인슐린 lispro	1~15분	1~2	4~5
인슐린 aspart	1~15분	1~2	4~5
Regular 인슐린	30~60분	2~4	6~8
Isophane 인슐린 suspension (NPH 인슐린)	1~3시간	5~7	13~18
인슐린 zinc suspension	1~3시간	4~8	13~20
확장형 인슐린 zinc suspension	2~4시간	8~14	18~20
인슐린 glargine	1시간	No peak	24

출처: Gabbe SG 등. Management of diabetes mellitus compliating pregnancy. Obstet Gynecol 2003;102:857-68.

증가시킨다. Sulfa에 알레르기가 있는 임신부에서는 사용해서는 안 된다. 최근의 메타분석 결과에 따르면 인슐린이나 metformin을 사용하는 경우에 비하여 신생아의 저혈당이나 거대아의 빈도가 증가한다(Balsells et al, 2015). Glyburide로 치료한 임신성 당뇨병 여성의 20~40%에서 혈당 조절이 충분하지 않아 추가로 인슐린이 필요 하였다(Langer et al., 2000). 흔히 사용되는 용량은 하루에 2.5~20 mg을 나누어서 복용하고 필요하면 30 mg까지 사용할 수 있다.

나. Metformin

Biguanide 계열로 간의 포도당신생(gluconeogenesis)과 당흡수를 억제하고, 말초 조직의 당활용을 자극한다. Metformin은 임신 전 당뇨병이 있는 여성에서 임신 전에 혈당조절을 위해 쓰이는 약물이다. 또한 다낭난소증후군(polycystic ovarian syndrome)을 가진 가임기 여성에서 생식능력을 정상화하고 고인슐린혈증의 치료에 이용되고 있다. 다낭난소증후군을 가진 여성에게 metformin 은 임신 제1삼분기 말까지 비교적 안전하게 사용할 수 있고, 유산이나 임신성 당뇨병의 발병의 위험성을 감소시키며, 태아의 저혈당증이나 주요기형은 발생하지 않는다(de Leo et al., 2011). 751명의 임신성 당뇨병 여성을 metformin과 인슐린으로 치료한 군을 비교한 결과 주산기 사망률, 신생아 저혈당증, 호흡곤란, 광선치료 등은 유사하였다. 그러나 절반의 여성에서 적절한 혈당관리를 위해 인슐린이 추가로 필요하였다(Rowan et al., 2008). 이 후 발표된 다른 연구에서는 metformin을 사용한 군에서 인슐린 군에 비하여 낮은 혈당과 적은 임신 중 체중 증가 및 낮은 빈도의 신생아 저혈당 등의 오히려 우월한 결과를 보였다(Spaulonci et al, 2013). 최근의 메타분석에 따르면 metformin과 인슐린의 신생아의 예후 차이는 없지만 metformin 사용 시 조산의 빈도가 1.5배 증가하는 것으로 나타났다(Balsells et al, 2015) . 용량은 첫 주에는 하루 500 mg을 자기 전에 사용하고 이후 하루 두 번 500 mg씩 복용한다. 미국산부인과학회에서는 인슐린을 1차 약제로 사용할 수 없거나 거부하는 경우 2차 약제로 metformin을 사용하고, glyburide의 경우 그 효과가 떨어지므로 1차 약제로는 사용하지 말도록 권고하고 있다(ACOG, 2018).

5) 산과적 관리

(1) 임신 중 관리

① 산전 태아감시

당뇨병 임신(pregestational diabetes)은 태아사망의 위험이 증가하기 때문에 산전 태아감시를 해야 한다. 혈당이 조절되지 않는 임신성 당뇨병(gestational diabetes)에서도 태아사망 위험이 증가하기 때문에 당뇨병 임신에 준해 산전 태아감시를 시행한다. 태아감시방법으로는 태동 횟수 측정, 비수축 검사(nonstress test), 생물리학계수(biophysical profile) 등이 있으나, 주로 비수축 검사를 시행한다. 시행 시기는 투약이 필요한 A2형 임신성 당뇨병의 경우 임신 32주 이후를 권고하고 있으나, 혈당조절이 불량하거나 임신성 당뇨병이더라도 고혈압 질환, 태아발육제한 등 위험요인이 합병된 경우에는 더 일찍 시작할 수 있다. 그러나, 혈당조절이 잘 되고 특별한 위험요인이 없는 A1형 임신성 당뇨병에서의 산전 태아감시 시기와 횟수에 대해서는 일치된 견해가 없다. 미국산부인과학회는 혈당이 잘 조절되는 임신성 당뇨병의 산전 태아감시의 시기와 빈도는 각 기관의 방침을 따를 것을 권하고 있다. 당뇨 산모의 경우 양수과다증이 동반될 수 있으므로 초음파로 양수양을 추적하는 것이 일반적이다(ACOG, 2013; ACOG, 2018).

② 산전 임신부관리

혈당조절이 잘 되지 않는 임신성 당뇨병 임신부에서는 조산의 빈도가 증가한다. 그러므로 임신 34주 이전의 조산의 위험성 높으면 태아 폐성숙을 위한 corticosteroid를 쓸 수 있다. 이 경우 임신부의 혈당을 올리므로 혈당을 체크하여 필요시 인슐린 용량을 증량하여야 한다. 임신성 당뇨병 임신부는 전자간증의 위험도 증가하므로 산전진찰 시 혈압과 단백뇨 여부를 잘 확인하는 것이 중요하다.

③ 분만 시점

인슐린 치료를 받으면서 태아의 체중이 적절한 임신성 당뇨병 여성을 임신 38주에 1주일 내에 유도분만을 한 군과 진통을 기다린 군으로 나누어 임신 결과를 비교한 연구에서는 제왕절개율은 차이가 없었고, 다만 유도분만 군에서 과체중아가 더 적었다(Kjos et al., 1993). 인슐린으로 치료한 임신성 당뇨병 여성을 임신 38~39주에 유도분만한 군과 기대요법 군으로 비교한 다른 연구에서도 큰몸증과 제왕절개율은 차이가 없었으나, 어깨탓난산이 40주 이후에 출산한 군에서 더 많았다(Lurie et al., 1996). 그러나 이런 결과가 다른 연구들에서는 입증되지 않았고, 식이요법이든 약물요법이든 혈당이 잘 조절되는 임신성 당뇨병 여성의 적절한 분만 시기에 대한 기준은 아직까지는 없는 실정이다(Witkop et al., 2009). 미국 산부인과학회에서는 A1형 임신성 당뇨의 경우 다른 적응증이 없다면 임신 39주 이전에 유도분만을 해서는 안 되고 산전 태아감시가 적절한 경우에는 임신 40주 6일까지 기다릴 수 있다고 한다. 반면 투약이 필요한 A2형 임신성 당뇨의 경우는 임신 39주에서 임신 39주 6일 사이의 분만이 권고되지만 혈당조절이 안되거나 다른 합병증이 동반된 경우 더 이른 분만을 고려할 수 있다(ACOG, 2018).

④ 출산 방법

임신성 당뇨병 임신부에서 큰몸증으로 인한 분만손상을 줄이기 위해 제왕절개가 필요하느냐에 대해서는 아직 이견이 많다. 임신성 당뇨병 임신부에서 큰몸증은 증가하고, 이로 인한 분만손상도 증가하기 때문에 임신 제3분기에 초음파로 태아체중을 측정하여 큰몸증 가능성을 잘 살펴야 한다. 많은 의료진들이 어깨탓난산에 대한 우려로 제왕절개술을 선호하는데, 10,000명의 큰몸증을 질식분만 시 팔신경얼기손상이 지속되는 경우는 13~33명 정도이다(Dumont et al., 2001). 한 명의 영구적인 팔신경 얼기손상을 예방하기 위해서 예상 태아체중이 4,000 g 이상인 경우는 임신부 962명, 4,500 g 이상인 경우는 임신부 588명을 제왕절개 분만하여야 하는데, 이는 비용-효과면을 고려하였을 때 그리 타당하지 않다(Garabe-dian et al., 2010). 미국산부인과학회에서는 초음파검사에서 4,500 g 이상의 거대아가 의심되는 경우에는 계획된 제왕절개술 선택에 대한 상담을 권고하고 있다(ACOG, 2018).

(2) 출산 후 관리

출산 직후 임신부의 인슐린 요구량은 급격히 감소하지만 출산 후에도 임신성 당뇨병 여성의 인슐린 민감도와 췌장 베타세포기능은 떨어진다(홍은순 등, 2002). 출산 후 선별검사 시 1/3의 여성에서 내당능 장애(impaired glucose tolerance)를 보이고, 15~70%에서는 20년 이내에 제2형 당뇨병이 발생하게 된다. 임신중 공복 시 고혈당을 보였던 경우와 특히 24주 이전에 인슐린 치료가 필요했던 경우는 산후에도 당뇨병이 지속될 가능성이 크다. 임신성 당뇨병이 있던 여성은 모두 출산 후에도 식이, 운동, 체중조절 등 당뇨병 예방을 위해 생활 습관을 개선해야 한다.

출산 후 당뇨병에 대한 추적 선별검사는 분만 후 4~12주

표 42-5. 임신성 당뇨병 임신부의 출산 후 경구당부하검사

	정상	내당능 장애	당뇨병
공복 혈당	<110 mg/dL	110~125 mg/dL	≥126 mg/dL
2시간 혈당	<140 mg/dL	140~199 mg/dL	≥200 mg/dL
Hemoglobin A_{1C}	<5.7%	5.7~6.4%	≥6.5%

출처: ADA, 2013.

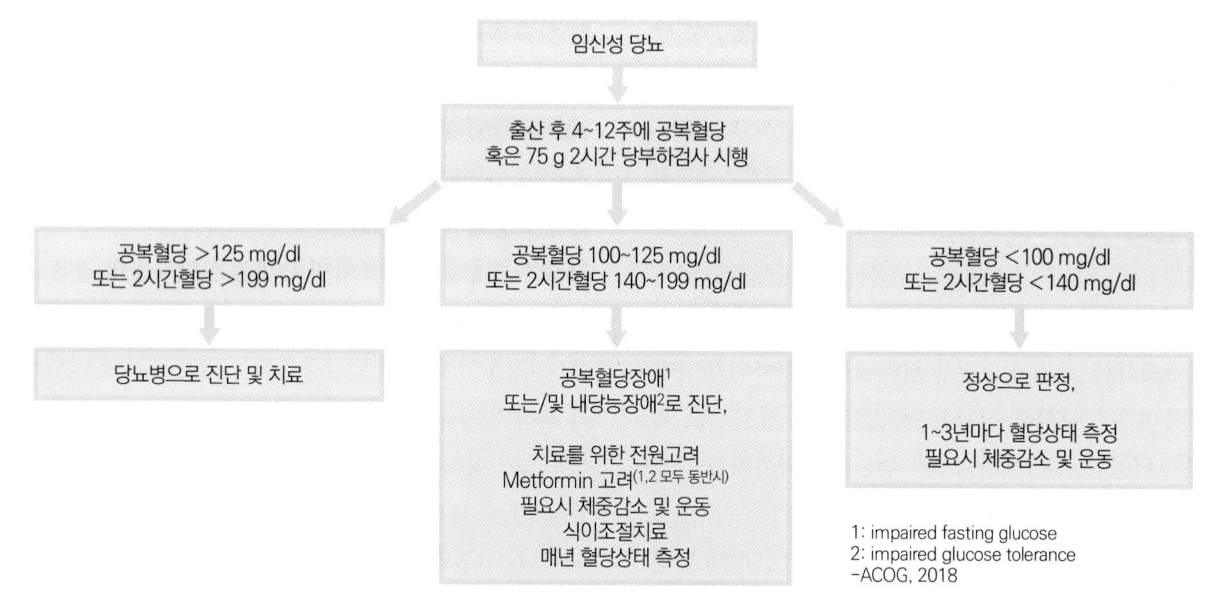

그림 42-1. **임신성 당뇨의 출산 후 검사 결과에 따른 관리**

에 75 g, 2시간 경구당부하검사를 시행하며, 표 42-5와 같이 결과를 해석한다. 미국당뇨병학회에서는 경구당부하검사에서 정상으로 나오면 1~3년 간격으로 경구당부하검사를 반복할 것을 권하였다. 내당능 장애로 나온 여성은 생활습관 개선과 필요시 metformin과 같은 약물 치료를 고려하고, 매년 경구당부하검사를 받아야 한다. 당뇨병으로 진단된 여성은 당뇨병 치료를 받아야 한다(ADA, 2019).

다음 임신 시 33~50%의 여성에서 임신성 당뇨병이 재발하며, 나이가 많거나 임신과 임신 사이에 체중 증가가 많고, 다분만부일수록 재발의 위험도가 증가한다(김유리 등, 2001; MacNeill et al., 2001). 비만 여성에서 내당능 장애와 임신성 당뇨병의 재발이 보다 흔하므로 체중조절과 운동을 통해 재발을 막도록 교육해야 한다(그림 42-1).

6) 피임

피임은 저용량 복합 경구피임제가 안전하게 사용될 수 있다. 경구피임제를 복용하던 여성에서 다음 임신 시 임신성 당뇨병의 발생빈도가 증가하지 않는다(Kerlan, 2010). 경구피임제 복용으로 심혈관질환의 위험성이 증가하는 여성에서는 자궁내장치(intrauterine device, IUD)가 대안이다. 즉 임신 중 당뇨가 동반된 산모의 산후 피임법은 정상 산모와 거의 동일하다(ADA, 2019).

7) 임신성 당뇨병 자녀들의 장기적 예후

임신성 당뇨병 임신부와 정상 임신부의 자녀들에서 정상체중아와 과체중아의 대사증후군(비만, 고혈압, 고지혈 증) 발생 정도를 확인한 결과 임신성 당뇨병 임신부에서 태어난 과체중아가 임신성 당뇨병 임신부의 정상 체중아와 정상 임신부의 자녀들보다 대사 증후군 발생률이 유의하게 높았다. 특히, 임신성 당뇨병 임신부에서 태어난 자녀가 과체중아인 경우 정상 체중아에 비해 대사증후군의 발생률이 3.6배 증가하였다(Boney et al., 2005). 따라서 임신성 당뇨병 임신부들은 적절한 당조절과 체중조절로 태아가 과체중아가 되지 않도록 관리하는 것이 분만 손상을 줄일 뿐만 아니라 태어난 자녀들의 장기적 예후에도 매우 중요하다고 하겠다. 최근에는 임신성 당뇨병 자체가 출생체중에 관계

없이 자녀의 소아기 때 과체중을 증가시킨다는 보고도 있다(Baptiste-Roberts et al., 2012).

5. 당뇨병 임신(Pregestational diabetes)

임신성 당뇨병보다 배아, 태아 및 모체에 미치는 불량한 영향이 뚜렷하다. 기저 심혈관계 질환과 신장질환의 중증도에 따라 예후가 다르며, 진행된 당뇨병일수록 자간전증, 조기분만, 큰몸증, 성장제한, 조산, 주산기 사망률의 증가가 나타난다. 현성 당뇨병 여성에서 임신 전, 그리고 임신 중 모체의 혈당조절의 중요성은 분명하다. 즉, 임신 전과 임신 초기의 혈당 조절이 태아의 선천성 기형의 위험성을 결정하게 된다. 반대로, 임신부의 예후와 큰몸증의 위험도는 제2,3삼분기의 혈당조절로 예측할 수 있다. 과거에는 대부분의 당뇨병 임신 환자는 제1형 당뇨였으나, 초산 연령과 비만 인구의 증가로 제2형 당뇨가 더 흔한 당뇨병 임신 유형으로 변화되고 있다.

1) 모체에 미치는 영향

임신 전부터 발생한 당뇨병은 모체의 건강에 심각한 위협이 되며, 비록 드물긴 하지만 케톤산증, 고혈압, 자간전증, 신우신염 등으로 인한 모체 사망의 위험도 증가한다.

(1) 자간전증(Preeclampsia)

최근의 연구에 따르면 당뇨병 임신의 경우 자간전증은 약 3.7배 증가한다(Bartsch et al, 2016). 국내의 한 연구에서, 당뇨가 있는 임신부에서 자간전증의 빈도는 18%로 보고되고 있다. 고혈압이 없고, 신장질환이 없는 당뇨병의 경우에도 자간전증의 빈도가 8~9%까지 증가된다(이해남 등, 1999). 임신 전부터 만성 고혈압이 있거나, 단백뇨 같은 신장병증이 있으면 임신 후 자간전증, 자궁태반 부전, 사산의 위험성이 증가한다(Simpson, 2002). 이러한 자간전증을 예방하기 위하여 제1형 혹은 제2형 당뇨가 동반된 산모에게 임신 12주 이후부터 저용량의 아스피린(81 mg/일)을 투여하는 것이 권고되고 있다(Henderson et al, 2014; ADA, 2019).

(2) 신장병증(Renopathy)

정상 신기능을 지니며 합병증이 없는 당뇨병의 경우 임신으로 인하여 이후에 신장병증의 위험성이 증가하지는 않으며, 경도의 당뇨병성 신장병증이 있는 경우에도 임신이 그 환자의 예상되는 신기능의 진행에 영향을 주지 않은 것으로 보인다(Rossing et al., 2002). 그러나 진행된 신장병증의 경우, 특히 고혈압이 합병된 경우에는 악화될 수 있다. 말기 신질환이나, 3 g/24hr 이상의 단백뇨를 보이는 경우 임신 중 사구체 여과율이 급속히 떨어질 수 있다. 당뇨병 임신부의 5%가 신장병증이 있으며, 자간전증, 조산, 자궁내성장제한이 증가한다. 특히 만성 고혈압과 당뇨병성 신장병증이 있는 경우 자간전증의 발생빈도가 높다. 그러므로 임신 전부터 혈청 크레아티닌과 뇨단백량을 이용하여 신장기능에 대한 기본적인 평가가 이루어져야 하며, 임신 중에도 혈압, 혈청 크레아티닌, 단백뇨의 정밀 추적관찰이 중요하다 (ADA, 2004).

(3) 망막병증(Retinopathy)

빈도는 당뇨병의 유병기간과 관련이 있으며 20년이 경과하면 제1형에서는 100%, 제2형에서는 60%에서 발생한다. 임신은 이미 합병된 망막병증의 악화 위험도를 2배로 증가시키는데, 이는 고혈압의 유무와 관계가 있다(Rossen et al., 1992). 임신으로 망막의 배경성(background) 변화의 사망률이 증가할 수 있지만, 이것이 증식성 망막병증으로 발전하지는 않는다. 증식성 망막병증은 치료하지 않으면 약 90%에서 임신 중에 악화된다. 증식성 망막병증은 레이저 광응고요법으로 치료하며 임신 전에 치료하는 것이 바람직하다. 임신 전부터 당뇨병이 있는 임신부의 경우 임신 제1분기에 자세한 안과 검진을 받도록 하며, 이후 임신 매 분기마다 안과적 진찰을 받아야 한다(ADA, 2004; ADA, 2019).

(4) **신경병증**(Neuropathy)

흔하지는 않지만 대칭성 당뇨병성 말초 신경병증이 발생하며, 그 중 하나인 당뇨병성 위병증(gastropathy)은 오심, 구토, 영양장애, 혈당조절장애를 초래한다(Airak-sinen et al., 1990).

(5) **감염**(Infection)

모든 종류의 감염의 빈도가 증가한다. 칸디다 질염, 호흡기 감염, 산욕기 골반감염 등이 흔하다. 당뇨병 임신 산모의 경우 수술 후 16.5%에서 상처 관련 합병증이 발생한다(Johnston et al, 2017).

(6) **케톤산증**(Ketoacidosis)

당뇨병성 케톤산증은 생명을 위협하는 응급상황으로서 당뇨병 임신부의 1~2%에서 발생한다(Cullen et al., 1996). 제1형 당뇨병에서 더 흔하다. 심한 입덧, β-mimetic 자궁수축억제재, 독감이나 요로감염과 같은 감염성 질환, 스테로이드, 인슐린 펌프 오작동 등에 의해 발생한다(Montoro, 2004). 임신 중에는 비임신 시보다 낮은 혈당 혹은 당화혈색소 수치에서도 발생한다. 증상으로는 복통, 오심, 구토, 의식 변화 등이 있다. 태아심음감시에서는 반복적인 만기태아감속(late deceleration)이 나타나지만, 임신부의 상태가 호전되면 없어지므로 분만이 필요한 경우는 드물다. 치료는 적극적인 수액과 인슐린 정맥주사이다. 저혈당증과 저칼륨혈증이 흔히 동반되므로 혈당과 칼륨 농도를 자주 측정하여야 한다. 당뇨병성 케톤산증으로 인한 모성 사망은 1% 정도로 드물지만 태아사망은 35%로 높다(Guntupalli, 2015).

2) 태아에 미치는 영향

(1) **자연유산**(Spontaneous abortion)

혈당조절이 불량한 경우 임신 제1삼분기 자연유산이 발생한다. 특히 최초 측정한 당화혈색소가 12% 이상, 식전 혈당치가 지속적으로 120 mg/dL 이상인 1형 당뇨병 임신부에서 유산의 위험도가 높다.

(2) **태아사망**(Unexplained fetal demise)

원인은 확실히 규명되지 않았으나 모체의 고혈당으로 인해 태아에게 고혈당과 고인슐린혈증, 저산소증과 젖산증이 발생되고, 태반으로의 혈류가 저하됨으로써 자궁 내 태아사망이 일어나는 것으로 생각되고 있다(Salvesen et al., 1992). 당뇨병 임신의 경우 사산의 위험성은 3~4배 증가하고 고혈압이 동반된 경우 7배까지 증가한다. 자궁내 태아사망은 대부분 36주 이후에 혈관질환, 양수과다증 및 임신성 고혈압이 동반되었거나, 큰몸증인 경우, 혈당조절이 제대로 되지 않았을 때 발생하였다. 국내 연구에서 자궁 내 태아 사망의 발생은 임신 36주 이후에 제2형 당뇨병 임신부와 임신성 당뇨병 임신부에서 각각 4.6%와 1%였다(이해남 등, 1999). 중중 자간전증과 연관된 태반기능부전에 의한 사산의 경우처럼 원인을 알 수 있는 경우도 있으며, 진행성 당뇨병이나 혈관 합병증이 있는 경우, 케톤산증의 경우도 태아사망을 초래한다.

(3) **태아기형**(Malformations)

태아기형은 임신 5~8주경에 주로 발생하는데, 당뇨로 인한 주요 기형의 발생 빈도는 5~10% 정도이다(Land-on, 1996). 중추신경계 기형은 16배, 심장기형은 18배, 천골무발생(sacral agenesis) 또는 꼬리 형성이상(caudal dysplasia)는 600배까지 높아진다. 꼬리 퇴행증후군(caudal regression syndrome)은 천골과 다리의 전반적인 저형성증을 말한다. 이외에도 신장, 또는 소화기계 기형이 발생할 수 있다. 그러나 염색체 이상의 빈도는 증가하지 않는다.

태아기형의 발생원인은 아직 명확히 밝혀져 있지 않으나, 모체의 고혈당, 케톤체 및 유리 산소기(free oxygen radical)가 관련되는 것으로 알려져 있다. 고혈당 자체가 조직 세포의 기능을 손상시키고 영구적으로 조직의 구조를 교란시켜 태아의 선천성 기형을 유발하고, 지나치게 생성된 케톤체는 미토콘드리아의 형태를 변형시켜 핵산생성을 감소시켜 기형 유발의 원인이 된다고 하였다. 기형이 발생한 당뇨병 임신부의 특성을 보면, 대개 임신 전에 혈당조절이 안 되어 있고, 오랜 기간 당뇨가 있었던 경우, 혈관질환이 합병된 경우가 많다. 특히 임신 초기 태아 기관형성기의 혈당 수준은 기형의 유발에 밀접한 관련이 있는 것으로 알려져 있고, HbA1c가 8% 이상인 경우 기준치 이하일 때와 비교할 때 태아 기형의 빈도가 3~6배 이상 증가하게 된다. 그러므로 임신 초기뿐만 아니라 임신 전부터의 엄격한 혈당조절이 당뇨병으로 인한 태아기형 발생을 예방하는 데 있어 매우 중요하다.

(4) 양수과다증(Hydramnios)

종종 양수과다증이 동반되며, 원인은 불분명하나 태아의 고혈당에 의한 태아의 다뇨증이나 또는 양수 내 포도당 농도의 증가에 의한 것으로 생각된다.

(5) 큰몸증(Macrosomia)

큰몸증의 정의는 하나로 통일된 것이 없이 다양하다. 과거부터 출생체중이 4,000~4,500 g 이상이 주로 이용되었다. 모체의 고혈당은 태반을 통과하여 태아의 고혈당증과 고인슐린혈증을 유발하고, 이로 인해 태아조직은 비대되어 과체중아나 거대아가 된다. 당뇨병 임신에서 지방산과 아미노산이 증가되어 있는데, 이들도 태반과 태아 췌장세포에서 인슐린과 다른 성장인자의 분비를 자극하여 과도한 체중증가를 유발하는 것으로 보인다. 큰몸증의 빈도는 대조군의 8~9%에 비해 당뇨병 임신부에서 45%로 보고되기도 하였다(Mimouni et al., 1988). 4,500 g 이상의 큰몸증을 분만할 확률은 당뇨병이 합병된 임신부에서 당뇨병이 없는 임신부에 비해 10배 이상이 된다(Modanlou et al., 1982). 당뇨병 임신부의 큰몸증은 정상 임신부의 태아와는 달리 태아는 어깨와 몸통에 다량의 지방이 축적되어 어깨탓난산의 위험도를 증가시키나 다행히 어깨탓난산의 빈도는 흔하지 않다. 어깨탓난산은 큰몸증과 직접적으로 연관되며, 당뇨병 임신부에서 큰몸증을 흡입분만 또는 겸자분만을 할 때 어깨탓난산의 빈도가 가장 높아진다. 큰몸증은 어깨탓난산으로 인한 주산기 질식의 증가, 출산 시 태아손상, 특히 에르브 마비(Erb's palsy)를 증가시킬 수 있다는 문제점 외에도, 청소년기 비만의 위험성이 높으며, 이것이 다시 성인 비만을 유발하기도 한다.

(6) 자궁내 태아성장제한(IUGR)

모체의 당뇨병이 심한 혈관성 질환을 동반하거나, 고혈압, 전자간증이 있는 경우 태아성장제한이 증가한다. 이런 경우는 대부분 만성적으로 잘 조절되지 않는 제1형 당뇨병인 경우이다. 모체의 신장혈관질환은 특히 태아성장을 저하시킨다. 태아성장제한이 합병된 당뇨병 임신은 세밀하게 관찰하여 태아 안녕이 저해되기 전에 조기 분만을 요한다.

(7) 조산(Preterm delivery)

의인성(iatrogenic) 조산과 자발성(spontaneous) 조산 모두 증가하며 19~28%에 이른다(Yanit et al, 2012; Yang et al, 2006). 35주 이전의 조산의 빈도는 진행된 당뇨병이나, 임신할 당시 단백뇨가 있는 경우, 전자간증이 중복된 경우에 증가한다. 당뇨병 임신부에서 전체 조산의 1/3은 고혈압성 합병증과 관련이 있다(Greene et al., 1989). 당뇨병 임신부에서 자발적 조기진통의 원인에 대해서는 잘 알려져 있지 않으나, 혈당이 잘 조절되지 않는 경우, 양수과다증, 감염 등과 연관되어 있다고 생각된다.

3) 신생아에 미치는 영향

최근 신생아 처치법의 향상으로 사망률은 현저히 감소하였으나 당뇨병 임신부에게서 태어난 신생아는 여러 가지 문제점이 있으므로 잘 관리하여야 한다. 신생아 예후는 임신 전부터 혈당조절이 잘 되고, 혈관성 질환이 없는 당뇨병 임신에서 가장 좋다.

(1) 호흡곤란증후군(Respiratory distress syndrome)

신생아 호흡곤란증후군은 당뇨병 자체보다는 분만 주수가 중요하며 조산으로 인한 태아의 폐성숙 지연으로 인한 경우가 더 흔하다. 과거에는 당뇨병이 호흡곤란증후군의 빈도를 증가시키는 것으로 생각되었으나 논란이 있고, 최근의 한 대규모 연구에 따르면, 당뇨병 산모에서 태어난 신생아에서 호흡곤란증후군의 빈도가 증가하지 않는 것으로 알려지기도 하였다(Bental el al, 2011).

(2) 저혈당증

큰몸증으로 출생하는 경우에 50% 이상에서 신생아 저혈당(혈장 혈당 < 45 mg/dL)이 나타난다. 임신 중 혈당조절이 잘 된 임신부의 경우에는 5~15%에서만 저혈당이 나타난다. 신생아 저혈당은 임신 후반기 모체혈당 및 분만진통과 출산 시의 혈당조절 상태에 의해 좌우된다. 분만 시 모체혈당이 90 mg/dL 이상인 경우에는 저혈당의 빈도가 높아지는데, 모체의 고혈당이 태아의 췌장 베타세포의 증식을 가져와 출산 시 인슐린 분비가 과도해지기 때문으로 생각된다. 성장제한이 있거나 미숙아인 경우 글리코겐(glycogen) 보유량이 적어 저혈당이 더 잘 나타날 수 있다. 조기 발견으로 적절한 치료가 이루어져야 한다.

(3) 저칼슘혈증, 저마그네슘혈증

저칼슘혈증, 저마그네슘혈증은 대개 증상 없이 발생되며, 치료 없이 저절로 회복된다.

(4) 고빌리루빈혈증, 적혈구증가증(Polycythemia)

당뇨병 임신의 경우 대사량의 증가로 산소 요구량이 증가함으로써 저산소증이 발생하고 간에서의 혈구 생성과 적혈구 파괴가 증가하여 출생 후 고빌리루빈혈증이 나타난다. 고빌리루빈혈증은 모체의 혈당조절이 불량하였을 때, 큰몸증인 경우, 적혈구증가증, 미숙아인 경우 잘 나타난다.

(5) 심근병증(Cardiomyopathy)

당뇨병 임신부의 태아는 심장기형 외에도 비대칭 중격 비대(asymmetrical septal hypertrophy), 일시적인 비후성 대동맥판하협착(hypertrophic subaortic stenosis), 심장근육비대(myocardial hypertrophy)와 같은 심근병증이 발생할 수 있다. 제1형 당뇨병 임신에서 중격비대는 25~75%에서 나타난다(Rolo et al., 2011). 신생아 고혈당, 고인슐린혈증은 중격비대를 가져와 심장의 출구를 폐쇄시키거나, 울혈성 심부전을 초래할 수도 있다. 이런 심근병증으로 유발된 심비대(cardiomegaly)는 당뇨병 임신에서 갑작스런 만기 태아사망의 원인이 될 수도 있다. 심근비대와 연관된 증상들은 출생 후 2주 이내에 대중적 치료로 대부분 좋아지며, 중격비대는 대부분 4개월 이내에 저절로 좋아진다.

(6) 신경학적 손상

신생아의 급성 신경학적 손상은 제1형 당뇨병 임신부에서 혈당조절이 잘 되지 않았을 때 더 흔하다. 중추신경계 증상은 주산기 질식, 혈당과 전해질 이상, 적혈구증가증에 의한 혈관폐쇄, 분만손상 등으로 발생할 수 있다. 신경학적 증상의 발생 시간이 원인을 알아내는 단서가 될 수 있는데, 주산기 질식과 저혈당증에 의한 증상은 출산 후 첫 24시간 이내에 발생하고, 저칼슘혈증, 저마그네슘 혈증은 24시간에서 72시간 사이에 발생한다. 증상으로는 경련, 몸을 떠는 jittering, 무력증, 긴장성의 변화, 운동장애 등이 있다. 항경련제를 투여하기 전에 대사적, 혈액학적 문제들을 먼저 치료하여야 한다. 제1형 당뇨병 임신부에게서 출생한 큰몸증이 특히 주산기 질식에 취약하다.

(7) 당뇨병 임신부 자녀들의 장기적 예후

당뇨병 임신부와 임신성 당뇨병 임신부의 자녀들을 1년마다 한 번씩 경구당부하검사를 시행하여 16년간 관찰한 결과 대조군에 비해 5~9세 사이에는 약 5배, 9~16세 사이에는 약 20배 높은 내당능 장애(impaired glucose tolerance)를 보이는 것으로 나타났다(Silverman et al., 1995). 제1형 인슐린의존성 당뇨병 임신부의 신생아는 소아기와 청소년기에 지방조직량과 비만이 증가한다(Dabelea, 2007). 이는 성인기의 비만, 인슐린 저항성과 제2형 당뇨병으로 연계될 수 있다. 과체중, 비만과 같은 대사성 질환 외에도 당뇨병 임신부에서 태어난 자손의 지능 및 신경발달이 저하되고 자폐증이 증가하며 학동기의 인지 및 언어기능이 떨어진다는 연구 결과들이 보고되고 있지만 성장 시 환경적인 변수가 작용하므로 논란이 있다(DeBoer et al., 2005; Krakowiak et al., 2012; Adane et al, 2016).

4) 혈당관리

(1) 임신 전 관리

당뇨병이 있는 가임기 여성에 대한 상담은 임신 전에 시작하여야 한다. 임신초기의 유산과 선천성 기형을 예방하기 위한 교육과 혈당조절이 임신 전부터 이루어져야 한다. 식전 혈당은 95 mg/dL 이하, 식후 1시간 혈당은 140 mg/dL 이하, 식후 2시간 혈당은 120 mg/dL 이하로 조절되어야 한다. 임신 전에 HbA1c(당화혈색소) 농도를 측정해 본다. 미국당뇨병학회에서는 당화혈색소는 6.5% 미만이 적절하다고 하였다(ADA, 2019). 임신 전후 HbA1c가 정상 범위 내에 있으면 태아 기형의 위험도가 당뇨병이 없는 여성과 비슷하나 10%를 넘으면 기형의 발생 위험이 4배 증가한다. 임신 전 신경관결손증의 예방을 위한 엽산의 복용은 미국산부인과학회에서는 임신 전부터 임신 12주까지 하루 400 mcg 이상의 엽산을 복용하여야 한다고 하였고, 캐나다와 영국에서는 5 mg의 고용량의 엽산을 복용하여야 한다고 하였다(ACOG, 2018 2012; Wilson, 2007; Walker, 2008). 임신 전 혈당조절과 더불어 망막질환을 포함한 기저 혈관질환의 유무, 24시간 뇨단백량 및 크레아티닌 청소율(creatinine clearance), 심전도 검사 등을 시행하여야 한다. 또한 제1형 당뇨병을 가지고 있는 젊은 여성의 경우 40% 이상에서 갑상선 기능 이상을 동반할 수 있으므로 갑상선 기능 검사를 시행하여야 한다.

(2) 임신 중 혈당관리

임신 중 혈당조절을 최적화하기 위해서는 좀 더 적극적인 방법이 필요하다. 인슐린은 보통 속효성과 지속성 인슐린을 같이 사용한다. 공복과 저녁 식전에 투여하는데, 경우에 따라서는 저녁에는 속효성 인슐린을 투여하고, 취침 전에는 지속성 인슐린을 투여하기도 한다. 인슐린 펌프를 임신 전부터 사용하던 경우에는 임신 중에도 이를 사용할 수 있다. 자가 혈당측정과 그 결과에 따른 인슐린 투여량의 조절이 필요하며, 식이요법, 운동, 인슐린의 작용, 저혈당의 진단 및 처치, 상기도 감염 등의 다른 질환이 생겼을 때의 인슐린 양의 조절 및 고혈당, 케톤산증의 진단에 대한 교육도 같이 해야 한다. 혈당조절이 잘 되지 않는 경우에는 입원하여 관리 및 치료를 하도록 한다.

혈당조절의 목표는 공복혈당은 ≤95 mg/dL, 식전혈당은 ≤100 mg/dL 식후 1시간 혈당은 ≤140 mg/dL, 식후 2시간 혈당은 ≤120 mg/dL, 새벽 2~6시 사이에는 60~90 mg/dL를 유지하도록 한다. HbA1c는 6%를 넘지 않도록 한다(ADA, 2019)

식이요법으로는 하루 3끼의 식사와 여러 번의 간식으로 구성되도록 한다. 열량섭취는 아침에 25%, 점신에 30%, 저녁에 30%, 그리고 취침 전에 15%로 배분한다. 탄수화물 40~50%, 단백질 20%, 지방은 30~40%로 하는데, 포화지방을 10% 미만으로 하고, 불포화 지방산을 10%까지 올린다. 열량섭취는 정상체중을 기준으로 35 kcal/kg으로 하며, 체중감량은 권장하지 않는다. 그러나 비만인 경우에는 하루 1,600 kcal까지 줄일 수도 있다. 이 때에는 케톤뇨가 없는지 확인하는 것이 중요하다.

5) 산과적 관리

(1) 임신 중 관리

① 임신 초기

임신 초기에는 혈관병증이 없는지 확인하여야 한다. 안저검사, 신장기능검사, 심전도, 갑상선기능검사 및 소변배양검사 등을 시행한다. 외래 방문은 1~2주마다 하도록 하며, 환자는 고혈당(200 mg/dL)과 저혈당(<50 mg/dL)이 있는 경우에는 의사에게 알리도록 한다. 입덧이 심한 경우에는 케톤산증이 나타날 수 있으므로 주의를 요한다. 케톤산증은 고혈당 증상이 선행된 후에 권태감, 두통, 오심, 구토가 흔히 나타난다.

② 임신 중기

신경관 결손증을 포함한 태아기형 유무를 확인하기 위해 16~20주 모체 혈청의 알파태아단백질(alpha-fetoprotein, AFP)을 측정하고, 태아 심장기형의 발생이 높으므로 임신 20~22주에 태아 심장초음파 검사를 포함한 정밀초음파 검사를 시행한다. 알파태아단백질은 당뇨병 임신에서 감소하는 것을 감안하여야 한다. 임신 제3분기까지 4~6주 간격으로 초음파 검사를 통해 태아의 성장 양상과 양수량의 변화를 관찰한다. 당뇨병은 임신 제1분기에는 불안정하였다가 이 후 중기로 들어서면서 안정기가 된다. 그러나 임신 24주 이후에는 인슐린 길항작용을 하는 호르몬의 증가로 인슐린 요구량이 증가한다. 인슐린 요구량의 증가 정도는 모체의 체중과 비례한다.

③ 임신 후기

매일 태동횟수를 세도록 권한다. 비수축 검사나 생물리학계수(biophysical profile) 등을 통해 불량한 태아상태를 조기에 파악하여 태아사망을 방지해야 한다. 미국산부인과학회에서는 혈당이 잘 조절된다 하더라도 32주 경부터 비수축 검사를 권고한다(ACOG, 2018). 그러나, 혈당조절이 불량하거나 고혈압, 혈관 합병증 등의 고위험 요인이 있는 경우 에는 더 일찍 태아감시검사를 시작할 수 있다. 혈관 합병 증, 태아성장발육에 이상이 있는 경우 제대동맥의 도플러 파형검사도 유용할 수 있다. 초음파로 태아 크기를 측정하여 큰몸증 여부를 파악하도록 한다.

④ 분만 시점과 방법

분만의 시기에는 논란이 있지만 혈당이 잘 조절되지 않는 경우 이른 분만이 고려되며, Parkland 병원에서는 인슐린 치료를 받는 경우 38주에는 분만을 권유하고 있다. 큰몸증과 관계된 외상성 분만손상을 예방하기 위해 당뇨병 임신부에서 초음파로 측정한 태아체중이 4,500 g 이상인 경우 제왕절개술이 고려될 수 있다(ACOG, 2018). 큰몸증이 예상되어 유도분만을 시행하는 것이 분만손상을 감소시킨다고 알려진 바는 없으며, 오히려 제왕절개율이 증가될 수 있다. 보다 진행된 당뇨병이나 혈관 합병증이 있는 경우에 만삭 전 유도분만의 성공률이 낮으므로 제왕절개술을 시행하는 경우가 많다. 유도분만은 태아가 크지 않고, 자궁경부의 상태가 양호한 경우에 시행될 수 있다. 당뇨병이 있는 경우에 태아곤란증, 큰몸증 등으로 인해 제왕절개술의 빈도가 높은 것은 사실이 다. 미국의 Parkland 병원은 35년 동안 임신 전 당뇨병 임신부에서의 제왕절개율은 약 80%로 꾸준하다고 하였다.

(2) 출산 중 관리

분만진통 중의 모체 혈당 수준이 신생아 저혈당 위험과 밀접한 연관이 있기 때문에 분만진통 중에 혈당을 110 mg/dL 이하로 잘 유지시키는 것이 매우 중요하다(Garber et al., 2004). 분만이 예정된 전날 자정부터 금식시키고, 취침 전에 투여하던 인슐린은 그대로 투여한다. 분만 당일에는 인슐린 요구량이 급격히 감소하기 때문에 치료에 필요한 인슐린은 대부분 속효성 인슐린이 사용되어야 하며, 펌프를 이용한 지속적인 인슐린 주입법이 용이하다. 진통중과 분만 후에는 충분한 수액공급이 필요하고 정상 혈당치 유지를 위해 포도당 공급도 이루어져야 한다. 혈당을 자주 측정하고 경과에 따라 속효성 인슐린을 투여한다.

제왕절개술은 가능하면 아침에 하는 것이 혈당조절이 용이하고 신생아 관리가 잘 된다는 점에서 유리하다. 이때에는 그동안 아침에 주던 인슐린은 생략하는데, 이 원칙은 질식분만을 하는 경우에도 마찬가지이다. 그러나 수술을 아침에 하지 않는 경우에는 평상시 인슐린 양의 1/2~1/3을 투여한다. 혈당은 1시간마다 측정한다. 마취는 부분마취가 저혈당 증상을 빨리 알 수 있어서 유리하다.

(3) 출산 후 관리 및 수유

분만 후에는 인슐린 요구량이 상당히 감소하게 되고 저혈당 예방에 더 주의하여야 하므로 출산 전에 유지하던 철저한 혈당 조절 원칙은 24~48시간 동안 지키지 않아도 좋다. 혈당이 200 mg/dL 이상이 되면 속효성 인슐린을 투여한다. 질식분만을 한 경우에는 다음 날 아침에 산전 인슐린 투여량의 1/2~1/3의 인슐린을 투여한다. 제왕절개술을 시행한 환자에서 규칙적인 식사가 성립된 후 혈당이 140~150 mg/dL 이상인 경우 속효성 인슐린을 사용할 수 있다. 제2형 당뇨병인 경우 곧 경구 혈당강하제로 전환할 수 있다. 모유수유를 장려하며, 이 경우 임신 전 섭취 열량보다 500 kcal/day가 추가로 요구된다. 수유 전 약간의 간식이 저혈당의 위험을 감소시킬 수 있다.

6) 피임

계획임신은 선천성 기형을 예방하고 다른 합병증의 위험을 줄이기 위해 혈당 조절은 필수적이기 때문에 임신이 가능한 당뇨병을 앓고 있는 모든 여성들은 정기적으로 가족 계획을 검토해야 한다. 피임방법은 당뇨병이 있는 여성은 당뇨병이 없는 여성과 동일한 피임을 권장한다. 혈당이 조절되지 않는 상태에서의 임신은 어떠한 피임법의 위험성보다 크다(ADA, 2019).

참고문헌

- 김유리, 조용욱, 박석원, 홍은경, 조윤경, 이화영 등. 임신성 당뇨병의 재발률에 관한 연구. 임상당뇨병 2001;2:74-82.
- 대한당뇨병학회. 당뇨병 진료지침. 2013 Update. 대한당뇨병학회;2013.
- 박진우, 한지수, 이필량, 이인식, 김암, 목정은. 임신성 당뇨의 진단기준 차이에 따른 임신결과의 비교. 대한산부인과 학술대회 1995;76:177-8.
- 양성천, 김행수, 양정인, 이희종, 안상태, 서성석 등. 임신성 당뇨 진단기준의 고찰. 대한산부회지 2002;45:1932-9.
- 이영, 송승규, 김수평, 이종건, 김은중, 김사진 등. 임신성 당뇨 진단기준 값 차이의 임상적 의의. 대한산부회지 1998;41:2588-92.
- 이정한, 이홍주, 이재규 등. 한국인에서 임신성 당뇨병의 진단적 100GM 경구당부하검사의 진단 기준의 비교. 대한산부회지 2005;48:2570-7.
- 이해남, 이귀세라, 김사진, 노승혜, 백은정, 강병채 등. 당뇨병이 합병된 임신에서의 모체 및 주산기 합병증의 발생에 대한 임상적 연구. 대한산부회지 1999;42:2712-9.
- 장학철, 박정은, 임창훈, 정호연, 한기옥, 윤현구 등. 임신성 당뇨병 임산부의 태아 고인슐린혈증과 태아 성장의 양상. 당뇨병 1999;23:506-17.
- 장학철, 조영민, 박경수, 김성연, 이홍규, 김문영 등. 새로운 진단기준에 따른 한국인 임신성 당뇨병 임신부의 임신 결과. 대한당뇨병학회지 2004;28:122-30.
- 홍은순, 이혜진, 홍영선, 성연아, 장연진. 임신성 당뇨병 여성에서 분만 후 인슐린 분비능 및 감수성. 당뇨병 2002;26:319-27.
- American Diabetes Association. Preconception care of women with diabetes. Dibetes Care 2004;27(Supple 1):S76.
- ACOG Practice Bulletin No. 190 Summary: Gestational Diabetes Mellitus. Obstet Gynecol. 2018;131:406-8
- Adane AA, Mishra GD, Tooth LR. Diabetes in Pregnancy and Childhood Cognitive Development: A Systematic Review. Pediatrics. 2016;137(5).
- Airaksinen KE, Anttila LM, Linnaluoto MK, Jouppila PI, Takkunen JT, Salmela PI. Autonomic influence on pregnancy outcome in IDDM. Diabetes Care 1990;13:756-61.
- American Diabetes Association. 2. Classification and Diagnosis of Diabetes: Standards of Medical Care in Diabetes-2019. Diabetes Care. 2019;42:S13-S28.
- American Diabetes Association. 14. Management of Diabetes in Pregnancy: Standards of Medical Care in Diabetes-2019. Diabetes Care. 2019;42:S165-S172.
- Balsells M, García-Patterson A, Solà I, Roqué M, Gich I, Corcoy R. Glibenclamide, metformin, and insulin for the treatment of gestational diabetes: a systematic review and meta-analysis. BMJ. 2015;350:h102.
- Baptiste-Roberts K, Nicholson WK, Wang NY, Brancati FL. Gestational diabetes and subsequent growth patterns of offspring: the National Collaborative Perinatal Project. Matern Child Health J 2012;16:125-32.
- Bartsch E, Medcalf KE, Park AL, Ray JG; High Risk of Pre-eclampsia Identification Group. Clinical risk factors for pre-eclampsia determined in early pregnancy: systematic review and meta-analysis of large cohort studies. BMJ. 2016;353:i1753.
- Bental Y, Reichman B, Shiff Y, Weisbrod M, Boyko V, Lerner-Geva L et al; Collaboration With the Israel Neonatal Network. Impact of maternal diabetes mellitus on mortality and morbidity of preterm infants (24-33 weeks' gestation). Pediatrics. 2011;128:e848-55.
- Boney CM, Verma A, Tucker R, Vohr BR. Metabolic syndrome in childhood: association with birth weight, maternal obesity, and gestational diabetes mellitus.Pediatrics 2005;115:e290-6.
- Casey BM, Lucas MJ, Mcintire DD, Leveno KJ. Pregnancy outcomes in women with gestational diabetes compared with the general obstetric population. Obstet Gynecol 1997;90:869-73.
- Cho HY, Jung I, Kim SJ. The association between maternal hyperglycemia and perinatal outcomes in gestational diabetes mellitus patients: A retrospective cohort study. Medicine

(Baltimore). 2016;95:e4712.

- Crowther CA, Hiller JE, Moss JR, McPhee AJ, Jeffries WS, Robinson JS. Australian Carbohydrate Intolerance Study in Pregnant Women (ACHOIS) Trial Group. Effect of treatment of gestational diabetes mellitus on pregnancy outcomes. N Engl J Med 2005;352:2477-86.
- Dabelea D. The predisposition to obesity and diabetes in offspring of diabetic mothers. Diabetes Care 2007;30(Suppl 2):S169-74.
- Davis B, McLean A, Sinha AK, Falhammar H. A threefold increase in gestational diabetes over two years: review of screening practices and pregnancy outcomes in Indigenous women of Cape York, Australia. Aust N Z J Obstet Gynaecol 2013;53;363-8.
- DeBoer T, Wewerka S, Bauer PJ, Georgieff MK, Nelson CA. Explicit memory performance in infants of diabetic mothers at 1 year of age. Dev Med Child Neurol 2005;47:525-31.
- De Leo V1, Musacchio MC, Piomboni P, Di Sabatino A, Morgante G. The administration of metformin during pregnancy reduces polycystic ovary syndrome related gestational complications. Eur J Obstet Gynecol Reprod Biol 2011;157:63-6.
- De Veciana M, Major CA, Morgan MA, Asrat T, Toohey JS, Lien JM, et al. Postprandial versus preprandial blood glucose monitoring in women with gestational diabetes mellitus requiring insulin therapy. N Engl J Med 1995;333:1237-41.
- Dumont CE, Forin V, Asfazadourian H, Romana C. Function of the upper limb after surgery for obstetric brachial plexus palsy. J Bone Joint Surg Br 2001;83:894-900.
- Ecker JL, Greenberg JA, Norwitz ER, Nadel AS, Repke JT. Birth weight as a predictor of brachial plexus injury. Obstet Gynecol 1997;89:643-7.
- Fadl HE, Ostlund IK, Magnuson AF, Hanson US. Maternal and neonatal outcomes and time trends of gestational diabetes mellitus in Sweden from 1991 to 2003. Diabet Med. 2010;27: 436-41.
- Ferrara A, Hedderson MM, Quesenberry C, Selby JV. Prevalence of gestational diabetes mellitus detected by the national diabetes data troup or the carpenter and coustan plasma glucose thresholds. Diabetes Care 2002;25:1625-30.
- Gabbe SG, Graves CR. Management of diabetes mellitus complicating pregnancy. Obstet Gynecol 2003;102:857-68.
- Garabedian C, Deruelle P. Delivery (timing, route, peripartum glycemic control) in women with gestational diabetes mellitus. Diabetes Metab 2010;36:515-21.
- Garber AJ, Moghissi ES, Bransome ED Jr., Clark NG, Clement S, Cobin RH, et al. American College of Endocrinology Task Force on Inpatient Diabetes Metabolic Control. American College of Endocrinology position statement on inpatient diabetes and metabolic control. Endocr Pract 2004;10 (Suppl 2):4-9.
- Greene MF, Hare JW, Krache M, Phillippe M, Barss VA, Saltzman DH, et al. Prematurity among insulin-requiring diabetic gravid women. Am J Obstet Gynecol 1989;161:106-11.
- Guntupalli KK, Karnad DR, Bandi V, Hall N, Belfort M. Critical Illness in Pregnancy: Part II: Common Medical Conditions Complicating Pregnancy and Puerperium. Chest. 2015;148: 1333-45.
- Henderson JT, Whitlock EP, O'Conner E, Senger CA, Thompson JH, Rowland MG. Low-Dose Aspirin for the Prevention of Morbidity and Mortality From Preeclampsia: A Systematic Evidence Review for the U.S. Preventive Services Task Force. Rockville (MD): Agency for Healthcare Research and Quality (US); 2014 Apr. Report No.: 14-05207-EF-1.
- Homko CJ, Reece EA. To screen or not to screen for gestational diabetes. The clinical quagmire. Clin Perinatol 2001;28:401-17.
- IAPDSG panel, Metzger BE, Gabbe SG, Persson B, Buchanan TA, Catalano PA, Damm P, et al. International association of diabetes and pregnancy study groups recommendations on the diagnosis and classification of hyperglycemia in pregnancy.Diabetes Care 2010;33:676-82.
- Jensen DM, Sørensen B, Feilberg-Jørgensen N, Westergaard JG, Beck-Nielsen H. Maternal and perinatal outcomes in 143 Danish women with gestational diabetes mellitus and 143 controls with a similar risk profile. Diabet Med 2000;17:281-6.
- Jensen DM, Damm P, Sørensen B, Mølsted-Pedersen L, Westergaard JG, Klebe J, et al. Clinical impact of mild carbohydrate intolerance in pregnancy: a study of 2904 nondiabetic Danish women with risk factors for gestational diabetes mellitus. Am J Obstet Gynecol 2001;185:413-9.
- Jevitt CM. Shoulder dystocia: etiology, common risk factors, and management. J Midwifery Womens Health 2005;50:485-97.
- Johnston RC, Gabby L, Tith T, Eaton K, Westermann M, Wing DA. Immediate postpartum glycemic control and risk of surgical site infection. J Matern Fetal Neonatal Med. 2017;30: 267-271.
- Kerlan V. Postpartum and contraception in women after gestational diabetes. Diabetes Metab 2010;36:566-74.
- Kim SY, Sharma AJ, Sappenfield W, Wilson HG, Salihu HM. Association of maternal body mass index, excessive weight gain, and gestational diabetes mellitus with large-for-gestational-age births. Obstet Gynecol. 2014;123:737-44.
- Kimmerle R, Weiss R, Berger M, Kurz KH. Effectiveness, safety, and acceptability of a copper intrauterine device (CU Safe 300) in type I diabetic women. Diabetes Care 1993;16:1227-30.

- Kjos SL, Henry OA, Montoro M, Buchanan TA, Mestman JH. Insulin-requiring diabetes in pregnancy: a randomized trial of active induction of labor and expectant management. Am J Obstet Gynecol 1993;169:611-5.
- Koo BK, Lee JH, Kim J, Jang EJ, Lee CH. Prevalence of Gestational Diabetes Mellitus in Korea: A National Health Insurance Database Study. PLoS One. 2016;11:e0153107.
- Krakowiak P, Walker CK, Bremer AA, Baker AS, Ozonoff S, Hansen RL, et al. Maternal metabolic conditions and risk for autism and other neurodevelopmental disorders. Pediatrics 2012;129:e1121-8.
- Landon MB, Spong CY, Thom E, Carpenter MW, Ramin SM, Casey B, et al. Eunice Kennedy Shriver National Institute of Child Health and Human Development Maternal-Fetal Medicine Units Network. A multicenter, randomized trial of treatment for mild gestational diabetes. N Engl J Med 2009;361:1339-48.
- Landon MB. Diabetes Mellitus and other endocrine diseases. In: Gabbe SG, Niebyl JR, Sijmpson JL, editors. Obstetrics: normal & problem pregnancies. 3rd ed. New York: churchill Livinfstone Inc.; 1996. p.1041.
- Langer O, Conway DL, Berkus MD, Xenakis EM, Gonzales O. A comparison of glyburide and insulin in women with gestational diabetes mellitus. N Engl J Med 2000;343:1134-8.
- Lurie S, Insler V, Hagay ZJ. Induction of labor at 38 to 39 weeks of gestation reduces the incidence of shoulder dystocia in gestational diabetic patients class A2. Am J Perinatol 1996;13:293-6.
- MacNeill S, Dodds L, Hamilton DC, Armson BA, VandenHof M. Rates and risk factors for recurrence of gestational diabetes. Diabetes Care 2001;24:659-62.
- Metzger BE. Summary and recommendations of the third International Workshop-Conference on Gestational Diabetes Mellitus. Diabetes 1991;40(suppl.2):197-201.
- Metzger BE, Buchanan TA, Coustan DR, de Leiva A, Dunger DB, Hadden DR, et al. Summary and recommendatins of the fifth international workshop conference on gestational diabetes mellitus. Diabetes Care 2007;30:S251-6.
- Metzger BE, Lowe LP, Dyer AR, Trimble ER, Chaovarindr U, Coustan DR, et al. Hyperglycemia and adverse pregnancy outcomes. HAPO Study Cooperative Research Group. N Engl J Med 2008;358:1991-2002.
- Mimouni F, Miodovnik M, Siddiqi TA, Khoury J, Tsang RC. Perinatal asphyxia in infants of insulin-dependent diabetic mothers. J Pediatr 1988;113:345-53.
- Modanlou HD, Komatsu G, Dorchester W, Freeman RK, Bosu SK. Large-for-gestational-age neonates: anthropometric reasons for shoulder dystocia. Obstet Gynecol 1982;60:417-23.
- Montoro MN. Diabetic ketoacidosis in pregnancy. In: Reece EA, Coustan DR, Gabbe SG, editors. Diabetes in owmen: adolescence, pregnancy, and menopause. 3rd ed. Philadelphia (PA): Lippincott Williams & Wilkins; 2004. p.345-50.
- Moore LE, Clokey D, Rappaport VJ, Curet LB. Metformin compared with glyburide in gestational diabetes: a randomized controlled trial. Obstet Gynecol 2010;115:55-9.
- Moyer VA; U.S. Preventive Services Task Force. Screening for gestational diabetes mellitus: U.S. Preventive Services Task Force recommendation statement. Ann Intern Med. 2014;160:414-20.
- Mulford MI, Jovanovic-Peterson L, Peterson CM. Alternative therapies for the management of gestational diabetes. Clin Perinatol 1993;20:619-34.
- Naylor CD, Sermer M, Chen E, Sykora K. Cesarean delivery in relation to birth weight and gestational glucose tolerance: pathophysiology or practice style? Toronto Trihospital Gestational Diabetes Investigators. JAMA 1996;275:1165-70.
- Ogata ES. Perinatal morbidity in offspring of diabetic mothers. Diabetes Rev 1995;3:652-7.
- O'Neill SM, Kenny LC, Khashan AS, West HM, Smyth RM, Kearney PM. Different insulin types and regimens for pregnant women with pre-existing diabetes. Cochrane Database Syst Rev. 2017;2:CD011880.
- O'Sullivan JB, Mahan CM, Charles D, Dandrow RV. Screening criteria for high-risk gestational diabetec patients. Am J Obstet Gynecol 1973;116:895-900.
- Perlow JH, Wigton T, Hart J, Strassner HT, Nageotte MP, Wolk BM. Birth trauma. A five-year review of incidence and associated perinatal factors. J Reprod Med 1996;41:754-60.
- Pettitt DJ, Ospina P, Kolaczynski JW, Jovanovic L. Comparison of an insulin analog, insulin aspart, and regular human insulin with no insulin in gestational diabetes mellitus. Diabetes Care 2003;26:183-6.
- Rizzo T, Metzger BE, Burns WJ, Burns K. Correlations between antepartum maternal metabolism and child intelligence. N Engl J Med 1991;325:911-6.
- Rolo LC, Marcondes Machado Nardozza L, Araujo Júnior E, Simioni C, Maccagnano Zamith M, Femandes Moron A. Reference curve of the fetal ventricular septum area by the STIC method: preliminary study. Arq Bras Cardiol 2011;96:386-92.
- Rosenn B, Miodovnik M, Kranias G, Khoury J, Combs CA, Mimouni F, et al. Progression of diabetic retinopathy in pregnancy: association with hypertension in pregnancy. Am J Obstet Gynecol 1992;166:1214-8.
- Rossing K, Jacobsen P, Hollem E, Mathiesen E, Sevenningsen A, Rossing P. Pregnancy and progression of diabetic nephropathy. Diabetologia 2002;45:36- 41.

- Rouse DJ, Owen J. Prophylactic cesarean delivery for fetal macrosomia diagnosed by means of ultrasonography--A Faustian bargain? Am J Obstet Gynecol 1999;181:332-8.
- Rowan JA, Hague WM, Gao W, Battin MR, Moore MP. MiG Trial Investigators. Metformin versus insulin for the treatment of gestational diabetes. N Engl J Med 2008;358:2003-15.
- Salvesen DR, Brudenell MJ, Nicolaides KH. Fetal polycythemia and thrombocytopenia in pregnancies complicated by maternal diabetes mellitus. Am J Obstet Gynecol 1992;166: 1287-93.
- Sheffield JS, Butler-Koster EL, Casey BM, McIntire DD, Leveno KJ. Maternal diabetes mellitus and infant malformations. Obstet Gynecol. 2002;100:925-30.
- Si lverman BL , Metzger BE, Cho NH, Loeb CA. Impaired glucose tolerance in adolescent offspring of diabetic mothers. Relationship to fetal hyperinsulinism.Diabetes Care 1995;18: 611-7.
- Simpson LL. Maternal medical disease: risk of antepartum fetal death. Semin Perinatol 2002;26:42- 50.
- Spaulonci CP, Bernardes LS, Trindade TC, Zugaib M, Francisco RP. Randomized trial of metformin vs insulin in the management of gestational diabetes. Am J Obstet Gynecol. 2013;209:34.e1-7.
- Spellacy WN, Miller S, Winegar A, Peterson PQ. Macrosomia--maternal characteristics and infant complications. Obstet Gynecol 1985;66:158-61.
- Tuffnell DJ, West J, Walkinshaw SA. Treatments for gestational diabetes and impaired glucose tolerance in pregnancy. Cochrane Database Syst Rev 2003;(3):CD003395.
- Turok DK, Ratcliffe SD, Baxley EG. Management of gestational diabetes mellitus. Am Fam Physician 2003;68:1767-72.
- Vandorsten JP, Dodson WC, Espeland MA, Grobman WA, Guise JM, Mercer BM, et al. NIH consensus development conference: diagnosing gestational diabetes mellitus. NIH Consens State Sci Statements 2013;29:1-31.
- White P. Pregnancy complicating diabetes, Am J Med 1949;7:609-16.
- Wier LM, Witt E, Burgess J, Elixhauser A. Hospitalizations related to diabetes in pregnancy, 2008. HCUP Statistical Brief [Internet]. Rockville (MD) :Agency dor Healthcare Research and Quality; c2010 [cited 2010 Dec]. Available form: http://www.hcup-us.ahrp.gov/report/statbriefs/sb201.pdf.
- Witkop CT, Neale D, Wilson LM, Bass EB, Nicholson WK. Active compared with expectant delivery management in women with gestational diabetes: a systematic review. Obstet Gynecol 2009;113:206-17.
- Yang J, Cummings EA, O'connell C, Jangaard K. Fetal and neonatal outcomes of diabetic pregnancies. Obstet Gynecol. 2006;108:644-50.
- Yang X, Hsu-Hage B, Zhang H, Zhang C, Zhang Y, Zhang C. Women with impaired glucose tolerance during pregnancy have significantly poor pregnancy outcomes. Diabetes Care 2002;25:1619-24.
- Yanit KE, Snowden JM, Cheng YW, Caughey AB. The impact of chronic hypertension and pregestational diabetes on pregnancy outcomes. Am J Obstet Gynecol. 2012;207:333.e1-6.

제43장

내분비질환

Endocrine Diseases

심재윤 | 울산의대
안태규 | 강원의대
황종윤 | 강원의대

1. 뇌하수체병

1) 임신 중 뇌하수체의 변화

임신 중 뇌하수체(pituitary gland)는 에스트로겐의 영향으로 전엽의 유즙친화세포(lactotrophic cell)가 증식되어 그 크기가 증가하며 임신 말기가 되면 비임신 시에 비하여 약 2배의 크기가 된다. 이러한 크기 증가는 시신경 교차(optic chiasma)를 압박하여 시야감소를 가져오기에 충분하지만 실제로 증상을 보이는 산모는 드물다. 이에 따라 혈중 프로락틴(prolactin)치도 증가하여 임신 말기에는 비임신 시보다 약 10배 증가하여 150 ng/mL에 이른다. 부신겉질자극호르몬(ACTH)은 임신초기에는 감소하나 그 후 임신 주수에 비례하여 증가하는 양상을 보인다. 그러나 비임신 시와 비교하면 절대치는 감소된 상태를 유지한다. 생식샘자극호르몬(gonadotropin)은 임신 중에는 그 혈중농도가 감소하며 생식샘자극호르몬 분비호르몬(gonadotropin-releasing hormone, GnRH)에 대한 반응도 감소한다. 성장호르몬(growth hormone)도 인슐린이나 아르기닌(arginine)에 대한 반응이 감소한다. 갑상샘자극호르몬(thyroidstimulating hormone, TSH) 의 혈중 농도는 변화가 없다. 옥시토신(oxytocin)의 혈중 농도는 증가한다. 바소프레신(vasopressin)의 농도는 변화가 없으나, 임신부의 혈장 삼투압은 5~10 mOsm/kg 정도 감소한다. 이것은 임신 시 바소프레신 분비의 문턱 (threshold)이 낮아진 것을 의미한다.

2) 프로락틴분비종양(Prolactinoma)

이 종양이 있는 경우에는 젖흐름증(galactorreha), 무배란에 의한 무월경, 불임이 초래되기 때문에 임신이 되지 않는 경우가 흔하나, 브로모크립틴(bromocriptine)으로 치료를 받아 혈중 프로락틴(prolactin)치가 정상으로 감소하면 배란이 회복되고 임신이 가능하다.

최근에는 MRI 및 방사선면역측정법(radioimmunoassay)을 이용한 혈중 프로락틴 검사로 인하여 프로락틴 분비종양의 발견이 증가하고 있으나, 임신 중 프로락틴 분비종양의 진단은 쉽지 않다. 왜냐하면, 임신 시에는 혈중 프로락틴치가 생리적으로 증가하여 임신 말기에는 비임신 시에 비하여 10배까지 증가하기 때문에 생리적인 증가와 종양으로 인한 증가를 감별하기가 어렵기 때문이다.

프로락틴분비종양 환자가 임신을 하게 되면 에스트로겐의 자극을 받아서 종양의 크기가 증가할 가능성이 있다. 직경이 1 cm 미만인 미세샘종(microadenoma)의 경우에는 임신 중 대부분 특별한 문제를 일으키지 않으나 2% 정도의 환자에서는 종양이 증가하여 두통, 시야장애 등의 증상을 나타내기도 한다(Molitch, 2015). 직경이 1 cm 이상인 거대샘종(macroadenoma)의 경우에는 임신을 하게 되면 15~20%에서 종양의 증가로 인한 증상을 보이기 때문에(조동제 등, 1988) 임신 전에 수술적 치료를 시행하는 것을 고려하여야 한다.

프로락틴분비종양 환자가 임신을 하게 되면 두통과 시야장애의 증상 발현 여부를 주기적으로 관찰하여야 한다. 혈중 프로락틴 검사는 임신으로 인한 생리적 증가보다 프로락틴이 훨씬 증가하는 경우에는 종양의 성장을 의미하나, 종양이 성장한다고 혈중 프로락틴이 반드시 증가하는 것은 아니기 때문에 임신 중 이 검사의 이용에는 한계가 있다(Witek et al., 2013). 거대샘종의 경우에는 매 삼분기마다 시야검사(visual field test)를 시행하면 양관자쪽반맹(bitemporal hemianopsia)을 조기에 발견하는 데 도움이 된다. 이 질환은 태아에 대한 영향은 없는 것으로 알려져 있다.

증상이 발생한다면 CT나 MRI 등을 이용해 확인할 수 있으며, 즉시 치료를 시작하여야 하며 그 방법은 임신 주수와 증상의 정도를 고려하여 결정한다. 임신 중의 약물치료는 브로모크립틴을 사용한다. 브로모크립틴은 임신 초기에 사용하여도 태아 기형의 빈도가 증가하지 않는 것으로 알려져 있다(Araujo et al., 2015).

카버골린(cabergoline)은 비임신 환자에서 사용이 증가하고 있다. 이는 브로모크립틴에 비해 효과가 더 좋고 부작용이 적기 때문이다. 임신 중 카버골린 복용의 안정성에 대한 연구는 브로모크립틴에 비해 연구된 내용이 적지만 일반적으로 안전할 것으로 여겨진다(Araujo, 2015). 수술로는 나비뼈경유수술(transsphenoidal surgery)이 주로 이용된다.

분만 후에는 종양의 크기 및 혈중 프로락틴치를 다시 검사하여야 한다. 수유를 금지할 필요는 없다. 그러나 수유 시 혈중 프로락틴치는 증가되어 있기 때문에 재발이 의심되는 경우 감별진단이 쉽지 않다.

3) 말단비대증(Acromegaly)

말단비대증 환자도 드물지만 임신을 할 수 있다. 임신을 하게 되면 종양의 크기가 증가하기 때문에 수술(예: 뇌하수체절제, hypophysectomy)을 먼저하고 임신하는 것이 좋다(Muhammad et al., 2017).

수술 없이 임신했다면, 임신 중에는 기존 약물 치료를 중단하고 종양 크기의 증가 또는 두통 조절을 위해서 투여하는 것이 좋다. 따라서, 임신 중 거대선종 환자에서는 시야 검사를 주기적으로 시행할 것을 권장한다. 임신 중에는 태반에서 분비되는 성장호르몬의 영향이 존재하므로 성장호르몬 및 인슐린성장인자-1 수치를 모니터링하는 것은 권장되지 않는다. 성장호르몬에 의해 유발된 인슐린 저항성으로 인해 임신성 당뇨병이나 임신성 고혈압의 위험이 증가할 수 있다(Katznelson et al., 2014).

4) 요붕증(Diabetes insipidus)

임신으로 인해 증상이 악화될 수 있는데, 임신으로 인해서 사구체 여과율이 증가하고 이로 인하여 바소프레신에 대한 요구량이 증가하기 때문이다. 또한 태반에서 분비되는 바소프레시나제(vasopressinase)로 인하여 바소프레신의 분해속도가 증가하는 것도 요인이 된다(Ananthakrishnan, 2016).

치료는 합성 바소프레신인 데스모프레신(desmipressin, DDAVP)을 비강으로 투여한다. 데스모프레신을 임신 전부터 사용한 경우에는 임신 중 그 양을 증가시켜야 한다. 치료를 하면 이 질환은 임신에 영향을 주지 않는다. 이 약제는 임신 및 수유 시에 투여하여도 산모와 태아에게 안전한 것으로 보고되고 있다(Ray, 1998).

5) 시한증후군(Sheehan syndrome)

원인의 80%를 차지하는 것이 산후 출혈성 쇼크와 관련된 뇌하수체 전엽의 허혈괴사(ischemic necrosis)인데, 이는 1937년에 처음 보고되어 알려졌다(Sheehan, 1937).

최근에는 출혈성 쇼크의 현대적인 치료로, 시한 증후군의 발생은 거의 없다(Pappachan et al., 2015).

뇌하수체가 손상된 정도에 따라 증상은 급성 및 만성으로 나타난다. 급성의 경우는 출산 후 저혈압, 빈맥, 저혈당 및 모유 생산이 안 되는 증상이 발생하며, 사망할 수도 있기 때문에 신속한 진단이 필요하다. 만성의 경우에는 출산 후의 모유분비가 감소하고 이어서 액모 및 치모가 탈락되고 희발 월경, 무월경, 불임 등의 증상이 뒤따르게 된다. 서서히 진행되는 경우에는 이런 증상의 발현 후 진단이 되기까지 평균 13년이 소요된다(Gei-Guardia et al., 2011). 진단은 뇌하수체의 여러 자극 호르몬의 농도 측정 및 자극시험을 이용하게 된다.

부신기능저하는 치명적인 합병증이므로, 시한증후군이 의심된다면 즉각적으로 부신기능을 평가해야 하며, 혈중 갑상샘자극호르몬, 부신겉질자극호르몬, 티록신(thyroxine), 코티솔(cortisol) 등을 검사하며, 부족한 호르몬들을 보충해야 한다.

2. 갑상샘 질환(Thyroid disease)

1) 총론

임신 중 발생하는 호르몬 변화와 대사량 증가는 갑상샘 호르몬의 생리적인 변화를 야기하기 때문에 갑상샘 질환의 정확한 진단과 치료에 어려움이 있다. 하지만 갑상샘 질환은 가임기 여성에서 당뇨병 다음으로 흔한 질환이고 임신 기간에 발병할 경우에는 모체 및 태아에 중요한 영향을 주기에 반드시 진단하고 적절한 치료를 해야 한다(Nathan et al., 2014).

(1) 임신 중 갑상샘의 변화

임신을 하면 요오드의 사구체 여과율과 신 배설이 증가하기 때문에 혈중 무기질 요오드(inorganic iodine)의 농도가 감소하게 되는데, 이를 보상하기 위하여 임신 중 갑상샘의 크기는 약간 증가한다.

갑상샘호르몬의 작용 기전을 살펴보면 시상하부에서 갑상샘자극호르몬 분비호르몬이 생성이 되고 뇌하수체의 전엽에서 갑상샘자극호르몬이 분비하여 갑상샘에서 갑상샘호르몬인 티록신(thyroxine, T4), 트리요오드티로닌(triiodothyronine, T3)가 생성이 된다. 생성된 트리요오드티로닌, 티록신은 갑상샘 결합단백(Thyroid binding globulin, TBG)과 결합하여 말단조직으로 이동하여 기능을 수행한다.

임신 중 갑상샘자극호르몬의 특징은 임신 초기에 감소하였다가 임신 중반기 이후에는 비임신 시와 같은 농도를 유지한다는 것이다. 그 이유는 태반에서 분비하는 사람융모생식샘자극호르몬(Human chorionic gonadotropin)과 갑상샘자극호르몬은 구조가 비슷하여 임신 초기에는 사람융모생식샘자극호르몬 때문에 갑상생호르몬의 분비가 증가하고, 증가한 갑상샘호르몬의 음성 되먹임 기전으로 갑상샘자극호르몬이 일시적으로 감소하기 때문이다.

혈중 갑상샘 결합단백(Thyroid binding globulin, TBG)은 주로 간에서 생성이 되고 임신 시에는 에스트로겐의 증가로 인하여 갑상샘 결합단백이 간에서 더욱 더 많이 생성되어 임신 12주경이 되면 비임신에 비하여 두 배로 증가한다.

증가된 갑상샘 결합단백에도 불구하고 임신부의 갑상샘이 정상 기능 상태를 유지하기 위해서는 비 임신 시보다

표 43-1. 임신 시 갑상샘 기능에 미치는 영향

구분	임신 시 변화
갑상샘자극호르몬분비호르몬	임신 기간에 증가하지 않음
갑상샘자극호르몬	임신 기간에 변화 없음
Total T4	임신 초기에 증가하고 임신 후반부에는 유지됨(Plateau)
free T4	임신 기간에 변화 없음
갑상샘결합단백	임신 초기에 증가하고 임신 후반부에는 유지됨(Plateau)

더 많은 갑상샘 호르몬을 생산하기 때문에 혈중 전체 티록신과 트리요오드티로닌은 증가하게 된다. 그러나 자유 티록신(free T4)과 자유 트리요오드티로닌(free T3)의 농도는 변화가 없다. 따라서 임신 중에는 갑상샘 기능을 가장 정확하게 측정할 수 있는 지표는 농도의 변화가 없는 갑상샘자극호르몬과 자유 티록신이다(표 43-1).

(2) 태아와 신생아의 갑상샘 기능

태아의 갑상샘은 임신 7주에 형성되며, 임신 10주 이후부터는 갑상샘에서 갑상샘포(thyroid follicle)가 형성되며 T4의 합성이 시작된다. 임신 10주에 티록신의 태아 혈중 농도는 2~3 ug/dL이며 이후 일정한 속도로 증가하여 임신 30주에는 10 ug/dL가 된다. 태아의 갑상샘자극호르몬은 제1삼분기가 지나면 태아 혈중에서 측정이 되며 임신 20주가 되면 갑자기 증가하면서 이에 따른 티록신의 합성도 증가하게 된다. 태아의 갑상샘 결합단백 및 갑상샘자극호르몬은 임신 주수에 따라 동반 상승하는 것이 관찰되는데 이는 태아의 간 및 뇌하수체의 기능이 갑상샘과는 상호작용 없이 활동하기 때문인 것으로 생각된다.

출생 직후에는 신생아의 갑상샘자극호르몬의 분비가 급격하게 증가하는데, 이는 시상하부로부터 갑상샘자극호르몬 분비호르몬의 분비가 증가하는 데에 따른 이차적인 것으로 생각되고 있다. 이에 따라 신생아의 혈중 티록신 및 트리요오드티로닌는 증가하여 생후 2일째 가장 높게 되며 이후 감소하여 생후 일주일이 지나면 어른 수치와 비슷해진다. 따라서 신생아에서 갑상샘 기능을 평가하려면 이 시기를 피하여 검사하는 것이 필요하다.

2) 갑상샘과다증(Hyperthyroidism)

임신 중 갑상샘과다증(hyperthyroidism)의 빈도는 1,000~2,000명당 1명 정도이다. 이중 그레이브씨 병(Grave's disease)이 대부분을 차지하며, 독성 결절성 갑상샘종~(toxic nodular goiter), 인공갑상샘항진증(thyrotoxicosis factitia), 임신영양모세포병(gestational trophoblastic disease) 등이 드물게 원인이 된다(Mestnam et al., 1998).

(1) 진단

임신 중 갑상샘과다증의 증상만으로의 진단은 쉽지 않은데, 이는 임신에 의한 대사 증가로 인하여 정상 임신부에서도 빈맥과 수축기 심잡음, 피부 발열, 열 못견딤(heat intolerance) 등 갑상샘과다증과 혼동되는 소견이 보이기 때문이다. 그럼에도 불구하고 갑상샘과다증의 특징적인 소견으로는 분당 100회 이상의 빈맥, 갑상샘 종대, 안구 돌출, 눈꺼풀내림 지체(lid lag), 임신에 따른 체중 증가가 없는 점 등이다.

임신 중 진단은 주로 혈청학적 진단을 많이 이용하는데 그 중에서도 갑상샘자극호르몬 및 자유 티록신의 측정이 가장 정확하며, 갑상샘자극호르몬의 저하와 자유 티록신의 상승이 증명되면 갑상샘과다증으로 진단할 수 있다. 만일 검사 결과가 모호하면, 3~4주 후에 다시 검사해보는 것이 좋다(Vila et al., 2013).

(2) 임신에 미치는 영향

임신 중 치료를 받지 않으면 산모는 신부전 및 갑상샘 중독 발작(thyroid storm)의 위험성이 증가한다. 임신성 고혈압(중증 자간전증)의 증가 여부에 관하여는 논란이 있다. 태아의 경우 조산, 자궁 내 발육지연, 및 사산의 빈도가 증가한다. 기형 발생의 빈도는 치료를 하지 않는 경우에는 6%로 높아지고, 치료하여 갑상샘 기능이 정상으로 되면 그 빈도는 0.3%로 낮아진다. 보고된 태아 기형으로는 귓볼기형, 제대 탈출, 항문 폐쇄증, 무뇌증, 구순열, 다지증 등이다(Momotani et al., 1984).

(3) 태아에 미치는 영향

티록신 및 트리요오드티로닌은 태반을 일부 통과하나, 그 양은 매우 적고 갑상샘자극호르몬은 태반을 통과하지 못한다. 하지만 요오드, 티오나마이드(thionamide), 갑상샘자극항체(thyroid stimulating antibody or immunoglobulins), 갑상샘자극호르몬분비호르몬등은 태반을 통과하여 태아에게 전달되어 태아의 갑상샘기능에 영향을 준다(표 43-2).

갑상샘자극항체가 태반을 통하여 태아에게 전달되면 태아는 갑상샘 항진증이 발병될 수 있다. 그레이브스씨 병 산모에서 이의 발생 빈도는 1% 정도이다. 산모가 치료를 받지 않은 경우에 그 위험성이 증가하나, 치료를 받아 갑상샘 기능이 정상이 되어도 갑상샘자극항체의 농도가 계속 높으면 태아에서 갑상샘 항진증이 발생할 수 있다. 따라서 모든 그레이브스씨 병 산모에서 이에 대한 감시가 필요하다. 산모의 혈중 갑상샘자극항체의 농도가 높고, 태아의 심박동이 지속적으로 분당 160회가 넘는 경우에는 이를 의심해 보아야 한다. 이러한 경우, 산전 초음파 검사로 태아의 갑상샘종이 발견되기도 하며, 탯줄천자를 이용하여 태아 갑상샘 기능검사를 해 볼 수도 있다.

모체에 항갑상샘 약제를 투여할 경우 약제가 태반을 통과하여 태아에게 영향을 줄 가능성이 있지만 실제로는 이러한 경우는 매우 드물다. 임신 중 항갑상샘 약물 치료를 받은 산모의 신생아에서 일시적으로 갑상샘자극호르몬의 상승 및 티록신 감소가 관찰되면 수일 후 재검하여 확인하여야 한다. 신속한 치료가 행해지면 신생아의 지능 발달에 영향을 주지 않는다.

신생아에서의 증상은 갑상샘종, 눈돌출(exophthalmos), 빈맥, 과다흥분, 심부전, 간 및 비장 비대, 황달, 혈소판감소 등이며 검사에서 혈중 티록신 및 갑상샘자극항체의 증가가 발견되는 경우 이 질환을 진단할 수 있다. 이러한 증상은 다행히도 출생 후 약 2~3개월 동안 일시적으로 지속된 후 소실되는데 이 지속 시기는 출생 시의 갑상샘자극항체 혈중 농도와 이의 배설 속도와 관련 있다. 갑상샘자극항체의 반감기는 4~10일이다. 이 질환에 의한 신생아 사망률은 약 16%로 보고되어 있으며 두개골조기유합증(premature craniosynostosis)이 발생하면 대뇌의 발달이 제약을 받게 된다.

표 43-2. 갑상샘호르몬과 관련 약제의 태반 통과

통과	요오드, 티오아미드(thioamides), 갑상샘자극항체, 갑상샘자극호르몬 분비호르몬(TRH)
불통과	갑상샘자극호르몬(TSH)
미량통과	트리요오드티로닌(triiodothyronine, T3), 티록신(thyroxine, T4)

(4) 치료

일반적인 갑상샘과다증의 치료는 약물치료, 수술치료, 방사선동위원소 치료가 있다. 임신 중에는 약물 및 수술치료가 가능하고 I131 방사선 동위원소를 이용한 치료는 금기이다.

약물치료는 티오나마이드 계열의 약과 프로필티오우라실(propylthiouraci, PTU) 약을 이용한다. 비임신 시에는 티오나마이드 계열의 메티마졸(methimazole)이 우선시되지만 임신 시에는 태피부무형성(alpasia cutis), 식도 폐쇄증과 같은 태아 기형들이 보고되어서 PTU가 더 우선적으로 선호된다(Yoshihara et al., 2015).

PTU는 티록신의 생성을 억제할 뿐만 아니라, 티록신의 트리요오드티로닌로의 변환을 억제시키는 작용도 있고 메티마졸보다 태반을 덜 통과한다. PTU는 처음에는 하루 300~450 mg의 용량으로 시작하며, 잘 조절이 되면 3~4주에 걸쳐 25~30%씩 용량을 감소시켜 갑상샘 기능을 정상으로 유지할 수 있는 최소의 용량으로 유지한다. 만일 조절이 되지 않으면 용량을 하루 600 mg까지 증량시키나 그 이상을 필요로 하는 경우는 드물다. PTU는 갑상샘 호르몬의 합성은 억제하나, 이미 합성된 호르몬의 방출은 억제하지 않기 때문에 이미 갑상샘 내에 저장되어 있던 호르몬 양에 의하여 치료 반응기가 달라진다. 일반적으로는 약제 투여 2~4주 이후에 갑상샘 기능이 정상화되는 것을 볼 수 있다. 약제의 부작용으로는 발진, 소양감, 발열 등이며, 무과립구증(agranulocytosis)이 가장 심각한 부작용이다.

치료에 대한 반응은 혈중 자유 티록신로 판단한다. 갑상샘자극호르몬은 혈중 자유 티록신가 정상화되어도 수 주 동안 낮은 수치를 보일 수 있다. 모체의 자유 티록신 농도와 태아의 자유 티록신 농도는 밀접한 관련이 있기 때문에 치료 시 모체의 자유 티록신의 혈중 농도를 정상범위 내의 높은 쪽으로 유지하는 것이 태아의 갑상샘 기능을 최적화하는 데 도움이 된다. 임신 중에는 면역체계의 변화로 인하여 갑상샘 기능 조절이 비임신 시보다 더 쉬울 수 있으나, 분만 후 재발이 잘 되는 것에 유의하여야 한다.

갑상샘과다증이 약제에 반응하지 않거나 환자가 약물 복용을 잘 하지 않는 경우에는 수술 치료를 해야 한다. 수술은 갑상샘부분절제술을 시행하게 된다. 수술 전에는 약물 치료가 반드시 선행되어야 하며, 임신 제1삼분기의 수술 시에는 자연 유산의 위험성이 증가하므로 피하는 것이 좋다. 수술 후에는 부갑상샘저하증(hypoparathyroidism), 후두회기신경(recurrent laryngeal nerve)의 손상에 유의하여야 한다.

3) 갑상샘중독발작(Thyroid storm)

임신 중 갑상샘 중독발작이 일어나는 빈도는 매우 드물다. 치료를 받지 않는 산모에서도 그 발생빈도는 드물다. 발작은 갑상샘과다증을 모르고 있었던 산모가 감염, 수술, 진통 등의 스트레스를 경험하면 유발되며 가장 특징적인 증상은 발열이다. 발열은 스트레스 수 시간 후부터 시작되며 40℃가 넘는 것이 보통이다. 빈맥도 동반되며 고박출성 심부전(High output heat failure)을 유발한다. 이외에도 심방세동, 맥압(pulse pressure)의 증가. 의식의 변화, 오심, 구토 등의 증상도 보이며 치료가 늦어지면 쇼크로 진행된다. 따라서 의심이 되는 경우에는 검사결과가 나오기 전이라도 치료를 먼저 시작하는 것이 중요하다.

치료는 즉각적인 수액공급, 전해질 투여, 혈압 조절, 해열 조치 등을 시행하여야 한다. 그리고 고용량의 PTU를 우선 투여하고 이후 8시간마다 추가 투여한다. 또한 PTU 투여 1~2시간 후부터는 요오드화 칼륨(potassium iodide)을 투여하여 갑상샘에서 호르몬의 방출을 억제한다. 프로프라놀롤(Propranolol) 및 덱사메타손(dexamethasone)도 투여한다.

4) 갑상샘저하증(Hypothyroidism)

임신 중 갑상샘 저하증은 전체 임신의 2~3%를 차지한다. 갑상샘 저하증은 시상하부 및 뇌하수체의 장애이기보다는 자가면역질환, 수술, 방사선치료와 같은 갑상샘 질환과 연관이 있다. 성인에서의 주요 원인은 특발점액부종(idiopathic myxedema), 하시모토 갑상샘염(hashimoto's thyroiditis), 수술이나 방사선치료에 의한 갑상샘 융해(ablation) 등이 있다.

(1) 진단

갑상샘 저하증의 증상은 피곤, 추위 못 참음, 건조한 피부, 윤기없는 머리카락, 변비, 심부건반사의 저하, 눈꺼풀부종, 체중 증가 등이다. 혈액학적 진단으로 자유 티록신이 낮고 갑상샘자극호르몬이 증가되어 있으면 갑상샘저하증으로 진단할 수 있다. 특히 갑상샘자극호르몬은 갑상샘호르몬의 부족과 연관성이 있는 표지자이다.

(2) 임신에 미치는 영향

일반적으로 치료받지 않은 갑상샘 기능저하증은 불임 및 임신 초기 유산과 더욱 연관이 있어서 정상 임신까지 지속되는 경우는 드물다. 임신 기간 중에 발생 할 수 있는 합병증으로 임신성 고혈압, 태반 조기박리, 심부전의 빈도가 증가한다. 또한 드문 합병증으로 점액부종혼수(myxedema coma)이 발생할 수 있는데 사망률이 20%로 높아서 신속한 치료가 필요하다. 증상으로는 저체온, 서맥, 심부건반사의 저하, 의식의 변화가 있고 혈액학적 검사에서 저나트륨혈증, 저혈당, 저산소증, 고이산화탄소증 등이 발생한다. 치료는 대증적 요법을 하면서 갑상샘호르몬을 투여한다.

치료받지 않은 갑상샘 기능 저하증에서는 태아는 임신고혈압으로 인한 저체중과 임신 초기 유산과 연관이 있다. 태아 출생 후 신경 및 지능발달이 약간 저하된다는 보고가 있다(Haddow et al., 1999)

(3) 치료

치료는 갑상샘호르몬의 투여이다. 주로 이용되는 것은 티록신 제제인 levothyroxine (Synthyroid)으로서 하루 0.05~0.2 mg (50~200 ug)을 투여한다. 임신을 하면 투여

용량을 증량시켜야 하는가에 대하여는 논란이 있다. 이 약은 태아에게는 별다른 영향을 주지 않는다.

5) 무증상 갑상샘저하증(Subclinical hypothyroidism)

무증상 갑상샘저하증은 혈청 갑상샘자극호르몬은 정상 범위보다 높지만 자유 트리요오드티로닌, 자유 티록신은 정상범위에 포함되어 있는 것으로 정의된다. 비임신 시에는 갑상샘자극호르몬의 수치는 10 mIU/L 이상인 경우에는 무증상 갑상샘저하증의 진단이 용이하다. 하지만 임신 시에는 임신 주수, 나이, 요오드 복용에 따라 갑상샘자극호르몬의 수치가 변하기 때문에 진단을 위한 명확한 수치를 제시하기는 어렵다.

2011년 미국갑상선학회에서는 임신 제1삼분기에 갑상샘자극호르몬의 정상 범위를 0.1~2.5 mIU/L로 보고하였다. 또한 2017년에는 임신 제1삼분기에 갑상선자극호르몬은 4.0 mIU/L 이하로 보고하였지만 국내 자료는 부족한 형편이다.

무증상 갑상샘저하증은 태아의 신경발달저하, IQ 스코어 감소와 연관이 된다고 보고하고 있어서 임신 초기에 적절한 치료가 필요하다(Lazarus et al., 2014).

6) 갑상샘결절병(Nodular thyroid disease)

임신 중 갑상샘에서 결절이 발견되면 악성일 가능성은 5~30% 정도이다. 결절의 발견을 위하여 임신 중 안전하게 사용할 수 있는 진단 수단은 초음파이다. 결절의 직경이 0.5 cm 이상이 되면 발견할 수 있다. 방사선 동위원소를 이용하는 갑상샘 주사는 임신 중 사용을 금지하고 있다. 결절이 발견되면 세침흡인(fine-needle aspiration)을 반드시 시행하도록 한다.

임신 중 갑상샘암이 발견되면 분만 후로 수술을 연기하기도 한다. 이는 대부분의 갑상샘암이 분화가 잘 된 조직소견을 보이고 진행 경과가 완만하기 때문이다. 임신 중의 갑상샘 수술은 태아에게 별다른 영향을 주지 않는다.

7) 산후갑상샘염(Postpartum thyroiditis)

약 5~10%의 산모에서 산후에 일과성으로 갑상샘염이 발생한다. 그 기전은 자가면역 질환으로 생각되고 있으며 갑상샘 미세소체 자가 항체(thyroid microsomal autoantibody)가 이 질환과 관련이 있다. 이 자가 항체는 임신 초기에 7~10%의 임신부에서 발견된다. 이 항체를 가지고 있는 산모는 출산 후 갑상샘염이 발생할 가능성이 30% 정도이다. 또한, 제1형 당뇨병을 가진 산모의 경우에는 산후 약 25%에서 갑상샘염이 발생한다(Alvarez-Marfany et al., 1994). 이 자가 항체는 임신 중 그 역가가 감소하다가 출산 후 다시 증가하여 분만 4~6개월 후에는 최고조에 달하고 분만 10~12개월이 경과하면 다시 임신 초기의 수준으로 감소한다(그림 43-1). 국내에서는 산후 갑상샘 항체의 양성율이 12.7%로 보고되었다(신광철 등, 1998).

산후 갑상샘염의 증상은 비특이적인 것으로 우울, 부주의, 기억력 저하 등이나, 임상적으로 증상을 나타내지는 않고 검사소견에서만 이상을 나타내는 경우가 많다. 임상적으로 증상이 있는 경우에는 분만 6~12주경에 갑상샘과다증을 보이다가 그 후 분만 4~8개월에는 갑상샘종(goiter) 및 갑상샘 미세소체 자가 항체의 역가의 증가가 동반되는 갑상샘저하증을 보이게 된다. 이 갑상샘저하증은 분만 6~9개월이 지나면 80~90%에서 자연소실 된다. 나머지 10~20%의 갑상샘저하증의 임상 경과는 갑상샘 미세소체 자가항체의 역가를 추적하면 예측할 수 있다.

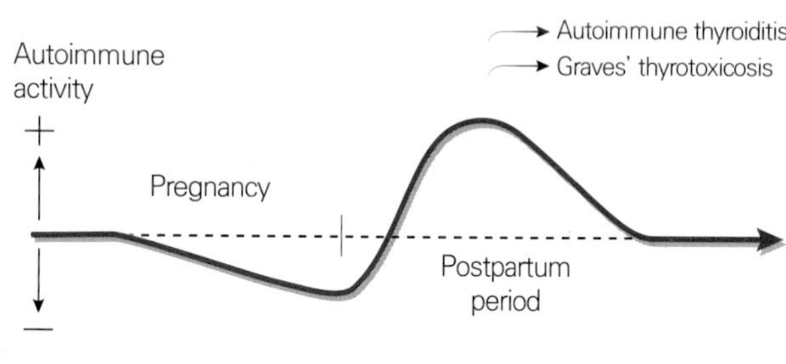

그림 43-1. 임신 및 출산과 갑상샘자가항체 역가의 변화

치료는 대개 필요하지 않으나, 갑상샘과다증의 증상이 심하면 베타차단제(β-adrenergic blocker)를 사용하고 항갑상샘 제제의 사용은 피하도록 한다. 그 이유는 이 증상이 갑상샘호르몬의 생산 과다로 인한 것이 아니고, 갑상샘의 염증성 파괴로 인하여 호르몬이 방출된 것이기 때문이다. 갑상샘저하증이 나타나면 티록신(thyroxine)을 6~12개월간 사용하고, 그 후 점차 용량을 줄인다.

산후갑상샘염을 앓은 산모는 일정 기간이 경과한 후, 갑상샘저하증이 발생할 가능성이 25% 정도이며, 갑상선과산화효소(thyroid peroxidase)를 가지고 있는 경우에는 갑상샘저하증이 발생할 가능성이 더 높다.

3. 부갑상샘병

1) 임신 중의 칼슘 대사

임신 중에는 하루 1,200 mg의 칼슘을 필요로 한다. 부갑상샘에서 분비되는 부갑상샘 호르몬(parathyroid hormone, PTH)은 뼈 및 신장에는 직접 작용하고, 소장에는 1,25-dihydroxyvitamin D를 통하여 작용하여 세포 외액의 칼슘 농도를 유지하는 작용을 한다. PTH의 분비는 혈중 이온화 칼슘(ionized calcium) 농도에 의하여 음성 되먹임 기전에 의하여 조절된다. 임신 중에는 태아의 칼슘 요구량이 증가하여 만삭이 되면 25~30 g의 칼슘이 태아에게 축적이 되고, 사구체 여과율의 증가로 인하여 소변으로 배설되는 칼슘의 양이 증가한다. 부갑상샘호르몬(parathyroid hormone, PTH)의 농도는 임신 중 증가한다고 알려졌으나, 근래에는 임신 중기까지 점차 감소하였다가 임신 말기에 다시 회복된다는 보고도 있다(Seki et al., 1991). 따라서 '임신에 의한 생리적 부갑상샘 과다증'의 존재 여부에 대하여는 아직 논란이 있다. 혈중의 1,25-dihydroxyvitamin D 농도는 2배 증가하여 위장관의 칼슘 흡수를 증가시킨다. 임신 중에는 태아의 칼슘 필요량(임신 후기에 300 mg/day, 총 25~30 g)뿐만 아니라 사구체 여과율의 증가로 인한 칼슘의 배설량 증가로 인해 산모의 칼슘 요구량이 증가한다.

임신 중 혈중 전 칼슘(total calcium) 농도는 임신이 경과함에 때라 점차 감소하여 제3삼분기 중반이 되면 최저로 되어 비임신 시보다 5% 정도 감소하나, 이온화 칼슘 농도는 임신 중 변화가 없다. 전 칼슘의 농도 저하는 알부민(albumin) 농도의 감소와 관련이 있는 것으로 생각된다. 임신 중 칼시토닌(calcitonin)의 분비증가 여부에 대하여도 아직 논란이 있다.

2) 부갑상샘과다증(Hyperparathyroidism)

임신 중 합병되는 경우는 매우 드물다. 일차성 부갑상샘 과다증의 약 80%는 부갑상샘종(adenoma)에 의하고 10~20%는 샘의 증식(hyperplasia)에 의한다. 고칼슘혈증에 의한 증상으로는 피로, 우울증, 식욕부진, 복통, 골통, 오심, 구토, 빈뇨, 변비, 신결석, 췌장염 등이다. 증상은 혈중 칼슘치가 12 mg/dL 이상이 되어야 나타나는 것이 보통이다.

임신이 되면 혈중 칼슘이 태아로 많이 이동하고 또한 산모 신장을 통한 배설이 증가하기 때문에 증상이 호전되어 진단이 쉽지 않다. 따라서 이온화 칼슘치가 증가하고 저인산혈증이 측정될 경우 또는 췌장염, 골 골절, 위궤양 등의 합병증이 발생할 경우에 의심을 해야 한다(Schnatz et al., 2002). 분만 후에는 다시 악화되어 고칼슘혈증 발작(hypercalcemic crisis)을 경험할 수 있고 이는 혈중 칼슘치가 14mg/dL 이상이고 오심, 구토, 떨림, 탈수, 의식상태 변화 등을 나타내며 생명을 위협할 수 있다.

임신 중 진단되지 않거나 치료하지 않으면 태아의 자연유산, 자궁 내 사망, 태아성장 제한, 저체중출산, 조산의 빈도가 증가하고(Chamarthi et al., 2011), 25%에서 임신중독증이 발생한다는 보고가 있다(Schnatz et al., 2002).

신생아의 강직(tetany)으로 인하여 산모의 질환을 발견하는 경우도 있다. 태아는 산모의 고칼슘혈증에 의하여 부갑상샘이 억제되어 상대적인 부갑상샘 저하증이 초래된다. 이에 따라 생후 24~48시간이 되면 혈중 칼슘치가 최저치가 된다. 강직은 출생 시 또는 수일 후에 발생하며 경련을 동반하기도 한다. 산모의 분만 후 부갑상샘 발작뿐 아니라 태아와 신생아의 합병증을 예방하기 위해 증상이 있는 부갑상샘종의 경우에는 수술적 치료(parathyroidectomy)를 하는 것이 필요하다(Kovacs, 2011).

단기 약물치료로는 칼시토닌 또는 경구 인산염(phosphate) 제제를 사용하고, 고칼슘혈증 발작 때에는 생리식염수, 퓨로세미드(furosemide) 등을 사용한다. 미트라마이신(mithramycin)은 임신 중 안정성이 확립되어 있지 않고, 티아지드(thiazide)는 칼슘 저류를 유발하기 때문에 사용하지 않는다(Bilezikian et al., 2009).

3) 부갑상샘저하증(Hypoparathyroidism)

드문 질환이며, 대부분은 부갑생샘 또는 갑상샘 수술을 받은 후에 발생한다. 목수술 과거력이 있고, 혈중 칼슘의 저하 및 인의 상승이 발견되면 진단한다. 비특이적인 다양한 증상을 보이는데 안면근 경련, 근육 경련, 입술, 혀, 손가락, 발의 이상감각, 쇠약감, 기면(lethargy), 골통(bone pain) 등이 있다. 칼슘치가 더 감소하면 과민성(irritability)과 강직을 보인다.

산모의 혈중 칼슘치가 낮으면 태아로 공급되는 칼슘의 저하로 인하여 태아는 이차성 부갑상샘과다증을 일으켜서 태아의 뼈는 광물제거(demineralization) 및 골막하흡수(subperiosteal resorption)가 일어나며 낭성 섬유뼈염(osteitis fibrosa cystica)이 발생하기도 한다.

치료는 산모에게 칼시트리올(1,25-dihydroxyvitamin D3), 디히드로타키스테롤(dihydrotachysterol) 또는 충분한 양의 칼슘(3~5 g/day) 및 비타민 D (50,000~150,000 IU/day)를 공급해주고 인(phosphate)이 많은 음식물을 피하는 것이다. 분만 중에 혈중 칼슘치가 낮은 경우에는 글루콘산 칼슘(calcium gluconate)를 정주하고 과호흡을 억제시키는 것이 강직의 발생을 막을 수 있다. 출산 후에는 칼슘과 비타민 D의 투여량을 줄여야 하며, 수유를 하는 경우에는 용량을 임신 시와 마찬가지로 유지한다.

4) 임신관련 골다공증(Pregnancy-Associated Osteoporosis)

임신 중 확연히 증가된 칼슘 요구량에도 불구하고, 임신이 대다수의 여성에서 골감소증을 유발하는지에 대해서는 명확하지 않다. 임신 중 평균 3~4%의 골밀도 감소를 보이며 수유를 하는 여성, 쌍태아 임신을 한 여성, 혹은 낮은 체질량지수를 가진 여성들에서 골감소의 위험이 높다 (Thomas and Weisman, 2006). 수유는 대표적인 칼슘 균형 음전을 보이는 기간으로 모체의 뼈를 통한 칼슘 재흡수를 통해 교정된다.

대표적인 골다공증의 증상으로는 임신 후반기 혹은 산욕기의 허리통증이다. 다른 증상으로는 양쪽 혹은 한쪽 고관절 통증, 그리고 움직임 시 체중 부하의 어려움이다. 치료는 표준적인 통증 관리와 더불어 칼슘과 비타민 D의 보충이다.

4. 부신병

1) 임신 중 부신의 변화

임신 중 부신의 크기는 변화 없으나 부신의 기능에는 많은 변화가 있다. 혈중 코티솔(cortisol) 치는 임신 말기에 가면 2~3배로 증가하여 쿠싱 증후군에서 측정되는 혈중 코티솔 농도를 보일 수 있으며, 임신 자체가 자연적인 고코티솔혈증(hypercortisolemia)을 나타내게 된다. 이는 에스트로겐으로 인한 코티솔 결합단백(cortisol-binding globulin, CBG or transcortin)의 증가와 코티솔 생산 자체의 증가 때문이다. 활성형인 자유형(free form)도 증가한다(Nolten et al., 1980). 이와 동반되어 소변내 코티솔의 배설도 증가하나 코티솔 대사물(17-hydroxycorticosteroid)의 배설은 감소한다. 부신겉질자극호르몬(corticotropin)의 분비는 임신 초기에는 감소하나 다시 증가하는데, 이는 태반에서 분비되는 부신겉질자극호르몬 분비호르몬(corticotropin-releasing hormone, CRH)의 영향 때문이다. 그러나 비임신 시와 비교하면 절대치는 감소된 상태를 유지한다. 혈중 부신겉질자극호르몬 분비호르몬도 증가한다. 이 부신겉질자극호르몬 및 부신겉질자극호르몬 분비호르몬은 태반에서도 분비되나 모체의 부신과의 관계는 아직 잘 밝혀져 있지 않다. 또한 혈장 레닌(renin)이 증가하고 안지오텐신 II (angiotensin II)와 알도스테론(aldosterone)의 분비도 증가한다. 부신수질의 호르몬 분비는 임신의 영향을 받지 않아 변화가 없다.

2) 쿠싱 증후군(Cushing syndrome)

과다한 코티솔에 의하여 발생하는 질환이다. 부신피질호르몬의 과다 투여가 가장 흔한 원인이다. 이를 제외하면 뇌하수체 선종에 의하여 양측성 부신 증식(bilateral adrenal hyperplasia)이 초래되어 여기서 코티솔이 과분비 되는 경우가 대부분인데, 이를 쿠싱씨 병(Cushing disease)이라고 한다. 이외의 원인으로는 시상하부에서의 부신겉질자극호르몬 분비호르몬의 과분비, 부신 선종(adrenal adenoma) 등이다(Chang et al., 2013). 특징적인 증상으로는 둥근 얼굴(moon face), 목의 들소형 융기(buffalo hump), 몸통 비만(truncal obesity) 등이 있다. 그 외 고혈압, 다모증, 무월경 등의 여러 증상을 보인다. 선별검사로는 24시간 소변의 자유 코티솔 치 측정(24 hour urine free cortisol level)과 덱사메타손 억제 검사(desamethasone suppression test)가 있다. 종양의 위치는 CT와 MRI로 파악할 수 있다.

임산부에서 쿠싱 증후군이 발견되는 경우는 매우 드물다. 그 이유는 이 질환이 무월경, 무배란 등을 초래하기 때문에 임신이 되는 경우가 드물기 때문이다. 또한 임신 시에는 생리적으로 혈중 코티솔, 부신겉질자극호르몬, 부신겉질자극호르몬 분비호르몬이 모두 증가하기 때문에 임신 중에는 감별 진단에 어려움이 있다. 또한 비임신 때와는 달리, 임신 중의 원인 질환으로는 부신 선종(adrenal adenoma)이 대부분이다. 국내에서도 그동안 몇 예가 보고되었을 뿐이며 최근에는 배란 유도 후 임신된 산모에서 이 증례가 발견되었다(김혁 등, 2003). 임신 중의 진단을 위해서는 단순 혈중 코티솔 측정은 무의미하며, 3배 이상 증가된 24시간 소변의 자유 코티솔 수치와 증가된 심야 혈중 또는 타액내 측정이 가장 유용한 방법으로 되어 있다(Lindsay et al., 2006).

임신 시 합병되면 고혈압(60~90%), 임신성 당뇨(50%), 조산(60%) 등이 증가하고 심부전의 위험성도 증가한다. 또한 주산기 사망(25%) 및 산모사망(5%)의 위험성이 증가한다. 또한 임신 중의 혈중 코티솔의 증가로인해 상처치유가 느려지고 골다공증성 골절, 정신과적 문제 등을 야기하는 것으로 알려져 있다(Kamoun et al., 2014).

근본적인 치료는 뇌하수체 선종 또는 부신 선종의 절제이다. 약물로는 메티라폰(metyrapone)이 가장 흔히 쓰이는 약제이며, 케토코나졸(ketoconazole), 시프로헵타딘(cyproheptadine), 아미노글루테싸마이드(aminoglutethamide) 등이 사용될 수 있다. 케토코나졸(ketoconazole)과 시프로헵타딘(cyproheptadine)은 태아발육지연을 야기할 수 있고, 고환의 스테로이드(steroid) 생산을 동시에 억제하므로 태아가 남아인 경우에는 신중을 기해야 한다.

3) 원발성 알도스테론증(Primary aldosteronism)

과다한 알도스테론(adosterone)에 의하여 발생하며 고혈압, 저칼륨혈증, 대사성 알칼리 혈증 등이 주요 증상이다. 임신부에서 이 질환이 발견되었다는 보고는 매우 드물다. 임신 중에는 생리적으로 알도스테론의 분비가 증가하기 때문에 감별진단이 어렵다. 그러나 혈중 레닌(renin) 활성도의 감소와 동반된 알도스테론의 상승이 특징이다. 임신 중에는 이 질환이 호전될 수 있는데 이는 임신 시 분비되는 프로게스테론이 알도스테론의 작용을 억제하기 때문이다.

임신 중의 치료는 수술 또는 약물 치료인데, 고혈압이 약물로 잘 조절된다면 출산 후에 수술적 치료를 할 수 있고, 조절이 되지 않는 고혈압이 있다면 임신 중이라도 수술적 치료를 해야 한다.

약물로는 알도스테론 길항제인 스피로노락톤(spironolactone)과 항고혈압 제제가 사용된다. 스피로노락톤은 항남성호르몬(antiandrogen)으로서 태아의 성 발달에 영향을 줄 수 있기 때문에 사용시 주의하여 한다.

4) 부신저하증(Adrenal insufficiency)

대부분은 자가면역 질환에 의한 부신 자체의 기능 저하(Addison disease)에 의한 것이 대부분이나, 뇌하수체의 기능 저하 또는 스테로이드의 인위적인 투여에 의한 이차적인 기능저하로 올 수도 있다.

증상은 피로, 쇠약, 식욕저하, 오심, 저혈압, 복통, 저혈당, 피부 색소의 증가 등이다. 이러한 증상은 임신 제1삼분기의 흔한 증상과 중복되어 진단을 놓치기 쉽다.

진단을 위해서는 혈중 코티솔 및 부신겉질자극호르몬의 측정, 부신겉질자극호르몬 자극검사 등이 필요하다. 그러나 임신 중에는 코티솔 및 코티솔 결합단백, 그리고 부신겉질자극호르몬의 생리적 증가가 있으므로 이를 고려하여 검사 수치를 해석해야 한다. 즉, 코티솔 치가 정상 범위 내에서의 낮은 수치를 보이는 경우, 부신의기능 저하가 있을 수 있다. 부신겉질자극호르몬 자극 검사는 코트로신(Cortrosyn) 0.25 mg을 정주하고 혈중 코티솔 치를 측정하여 주사전보다 2배 이상 증가하지 않으면 부신 저하증을 진단 할 수 있다.

임신경과에 대해서는 최근의 연구결과에서 진단 후 3년 이내의 임신에서 조산, 저체중아, 제왕절개의 빈도가 증가하는 것으로 보고하고 있다(Björnsdottir et al., 2010). 치료는 코티손(cortisone acetate)을 아침저녁으로 각각 25 mg 및 12.5 mg을 투여하거나, 프레드니손(prednisone)을 각각 5 mg 및 2.5 mg 경구 투여한다. 플루드로코티손(fludrocortisone acetate, Florinef)은 하루 0.05~0.1 mg을 투여한다. 치료를 하면 임신의 유지에는 특별한 문제가 없다. 진통 및 분만 중에는 스트레스 용량(stress dose)의 부신피질호르몬(glucocorticoid)을 투여하여야 한다.

5) 갈색세포종(Pheochromocytoma)

카테콜아민(catecholamine)을 분비하는 부신 수질의 종양으로 고혈압 및 이에 관련된 증상을 유발한다. 산모에서의 합병은 전 세계적으로도 매우 드물게 보고되고 있으며, 국내에서도 그 보고 예가 매우 드물다. 이차성 고혈압의 원인 질환 중의 하나이다. 증상으로는 때때로 혈압이 급격하게 상승하면서, 두통, 가슴 두근거림, 빈맥, 오심, 구토 등이 있다. 의심스러운 경우에는 24시간 소변을 모아서 카테콜아민(cathecholamine), 메타네프린(metanephrine), 바닐릴만델산(vanillylmandelic acid, VMA)의 농도를 검사한다. 종양의 위치는 초음파, CT 또는 MRI로 확인한다. 이 종양은 일명 '10% 종양'이라고 하는데 이는 양측성 발생, 부신수질 외의 장소에서 발생, 그리고 악성 종양이 각각 10% 정도이기 때문이다.

종양의 빈도는 드물지만 환자가 임신을 하게 되면 위험한 합병증을 초래할 수 있다. 과거에는 50% 정도의 산모가 사망하였는데, 특히 임신 중 진단이 되지 않은 경우에는 사망률이 높았다. 진단 시에는 임신성 고혈압과의 감별이 중요한데, 임신초기부터의 고혈압, 간헐적인 혈압 상승 및 단백뇨의 동반이 없는 것 등이 진단에 도움이 된다.

임신 중의 치료로는 약물 및 수술이 있는데, 약물로는 페녹시벤자민(phenoxybenzamine) 등의 알파-교감차단제(α-adrenergic blocker)를 투여한다(10~30 mg을 하루 2~4회). 임신 중에 종양에 대한 수술을 하기도 하는데, 최근에는 임신 중기에 복강경을 이용한 수술을 시행한 예도 보고되고 있다. 임신 후반기에 진단된다면 제왕절개와 동시에 부신제거술을 시행할 수도 있다(Janetschek et al., 1998). 종양의 약 10%에서는 악성을 보이기 때문에 절제 후에도 재발할 수 있다.

참고문헌

- 김혁, 박철홍, 최준, 최은영, 전영미, 김수경 등. 배란유도 후 임신 중 진단된 비신피질선종에 의한 쿠싱증후군 1예. 대한산부학회지 2003;46:2270-5.
- 신광철, 허의종, 고경심, 박진완, 이원기. 분만산모의 갑상선 자가항체 양성율과 산후 갑상선명의 유병율에 관한 연구. 제84차 대한산부인과학술대회지 1998:82:77.
- 조동제, 한재민, 조정현, 송찬호. 임신중 시야상애를 동반한 거대프로락틴선종 1예. 대한산부학회지 1988;31:1778-80.
- Alvarez-Marfany M, Roman SH, Drexler AJ, Robertson C,

Stagnaro-Green A. Long-term prospective study of postpartum thyroid dysfunction in women with insulin dependent diabetes mellitus. J Clin Endocrinol Metab 1994;79:10-6.

- Ananthakrishnan S. Diabetes insipidus during pregnancy. Best Pract Res Clin Endocrinol Metab 2016;30:305-15.
- Araujo PB, Vieira Neto L, Gadelha MR. Pituitary tumor management in pregnancy. Endocrinol Metab Clin North Am 2015;44:181-97.
- Bilezikian JP, Khan AA, Potts JT Jr. Third International Workshop on the Management of Asymptomatic Primary Hyperthyroidism. Guidelines for the management of asymptomatic primary hyperparathyroidism: summary statement from the third international workshop. J Clin Endocrinol Metab 2009;94:335-9.
- Björnsdottir S, Cnattingius S, Brandt L, Nordenström A, Ekbom A, Kämpe O, et al. Addison's disease in women is a risk factor for an adverse pregnancy outcome. J Clin Endocrinol Metab 2010;95:5249-57.
- Briggs GG, Freeman RK, Yaffe SJ(eds). Drugs in pregnancy and lactation, 9th ed. Philadelphia: Lippincott Williams & Wilkins; 2011.
- Chamarthi B, Greene MF, Dluhy RG. Clinical problem-solving. A problem in gestation. N Engl J Med 2011;365:843-8.
- Chang I, Cha HH, Kim JH, Choi SJ, Oh SY, Roh CR. Cushing syndrome in pregnancy secondary to adrenal adenoma. Obstet Gynecol Sci 2013;56:400-3.
- Gei-Guardia O, Soto-Herrera E, Gei-Brealey A, Chen-Ku CH. Sheehan syndrome in Costa Rica: clinical experience with 60 cases. Endocr Pract 2011;17:337-44.
- Haddow JE, Palomaki GE, Allan WC, Williams JR, Knight GJ, Gagnon J, et al. Maternal thyroid deficiency during pregnancy and subsequent neuropsychological development of the child. N Eng J Med 1999;341:549-55.
- Janetschek G, Finkenstedt G, Gasser R, Waibel UG, Peschle R, Bartsch G, et al. Laparoscopic surgery for pheochromocytoma: adrenalectomy, partial resection, excision of paraganglioma. J Urol 1998;160:330-4.
- Kamoun M, Mnif MF, Charfi N, Kacem FH, Naceur BB, Mnif F, et al. Adrenal diseases during pregnancy: pathophysiology, diagnosis and management strategies. Am J Med Sci 2014;347:64-73.
- Katznelson L, Laws ER Jr, Melmed S, Molitch ME, Murad MH, Utz A, et al. Acromegaly: an endocrine society clinical practice guideline. J Clin Endocrinol Metab 2014;99:3933-51.
- Kovacs CS. Calcium and bone metabolism disorders during pregnancy and lactation. Endocrinol Metab Clin North Am 2011;40:795-826.
- Lindsay JR, Nieman LK. Adrenal disorders in pregnancy. Endocrinol Metab Clin North Am 2006;35:1-20.
- Lazarus J, Brown RS, Daumerie C, Hubalewska-Dydejczyk A, Negro R, Vaidya B. 2014 European thyroid association guidelines for the management of subclinical hypothyroidism in pregnancy and in children. Eur Thyroid J 2014;3:76-94.
- Mestnam JH. Hyperthyroidism in pregnancy. Endocrinol Metab Clin North Am 1998;27:127-49.
- Molitch ME. Endocrinology in pregnancy: management of the pregnant patient with a prolactinoma. Eur J Endocrinol 2015;172:R205-13.
- Momotani N, Ito K, Hamada N, Ban Y, NIshikawa WN, Mimura T. Maternal hyperthyroidism and congenital malformation in the offspring. Clin Endocrinol 1984;20:695-700.
- Muhammad A, Neggers SJ, van der Lely AJ. Pregnancy and acromegaly. Pituitary 2017;20:179-84.
- Nathan N, Sullivan SD. Thyroid disorders during pregnancy. Endocrinol Metab Clin North Am 2014;43:573-97.
- Nolten W, Lindheimer MD, Rueckert P, Oparil S, Ehrlich EN. Diurnal patterns and regulation of cortisol secretion in pregnancy. J Clin Endocrinol Metab 1980;51:466-72.
- Pappachan JM, Raskauskiene D, Kutty VR, Clayton RN. Excess mortality associated with hypopituitarism in adults: a meta-analysis of observational studies. J Clin Endocrinol Metab 2015;100:1405-11.
- Ray JG. DDAVP use during pregnancy: an analysis of its safety for mother and child. Obstet Gynecol Surv 1998;53:450-5.
- Schnatz PF, Curry SL. Primary hyperparathyroidism in pregnancy: evidence-based management. Obstet Gynecol Surv 2002;57:365-76.
- Seki K, Makimura N, Mitsui C, Hirata J, Nagata I. Calcium regulating hormone and osteocalcin level during pregnancy: a longitudinal study. Am J Obstet Gynecol 1991;164:1248-52.
- Sheehan HL. Post-partum necrosis of the anterior pituitary. J Pathol Bacteriol 1937;45:189-214.
- Witek P, Zielinski G. Management of prolactinomas during pregnancy. Minerva Endocrinol 2013;38:351-63.
- Thomas M, Weisman SM: Calcium supplementation during pregnancy and lactation: effects on the mother and the fetus. Am J Obstet Gynecol 2006;194(4):937-45.
- Vila L, Velasco I, González S, Morales F, Sánchez E, Torrejón S et al, Controversies in endocrinology: On the need for universal thyroid screening in pregnant women. Eur J Endocrinol 2013:170:17-30.
- Yoshihara A, Noh JY, Watanabe N, Mukasa K, Ohye H, Suzuki M, et al. Substituting Potassium Iodide for Methimazole as the Treatment for Graves' Disease During the First Trimester May Reduce the Incidence of Congenital Anomalies: A Retrospective Study at a Single Medical Institution in Japan. Thyroid 2015:25(10):1155-61.

제44장

비만

Obesity

오수영 | 성균관의대
최세경 | 가톨릭의대

1. 서론

전세계적으로 식생활 및 생활 패턴의 변화로 비만이 증가함에 따라 가임기 여성의 비만도 증가하고 있다. 2011~12년도 미국 자료에 따르면 20~39세 여성에서 비만의 유병율은 31.8% 였고(Ogden et al., 2014) 체질량지수가 40 kg/m2 이상인 병적비만(morbid obesity)의 빈도도 10%에 달하였다(Flegal et al., 2016). 이러한 비만의 증가는 우리나라도 예외가 아니어서 질병관리본부 자료에 따르면 2007년 우리나라 여성에서 체질량지수(body mass index) 25 kg/m² 이상의 과체중의 빈도는 19~29세 및 30~39세 여성에서 각각 12.6%, 12.8%를 차지하던 것이 2017년에는 두 연령군에서 모두 18.3%로 증가한 것으로 조사되었다(Korea Centers for Disease Control and Prevention. 2017).

세계보건기구(World Health Organization)는 다음과 같이 체질량지수에 따라, 25 kg/m2 이상인 경우를 과체중, 30 kg/m2 이상인 경우를 비만으로 정의하고 비만을 다시 3단계로 분류하고 있다(WHO 2000).

- 저체중(underweight): <18.5 kg/m2
- 정상체중(normal weight): 18.5~24.9 kg/m2
- 과체중(overweight): 25~29.9 kg/m2
- 비만(obese): ≥30 kg/m2
  Class I 비만: 30~34.9 kg/m2
  Class II 비만: 35~39.9 kg/m2
  Class III 비만: ≥40 kg/m2

또한 세계보건기구는 인종 간에 신체조성의 차이를 고려하여 아시아-태평양 여성에 있어서는 체질량지수가 23.0 kg/m²에서 25 kg/m² 사이를 과체중으로, 25 kg/m² 이상인 경우를 비만으로 보는 것이 좋겠다는 의견을 제시하기도 하였는데(WHO, 2000) 그 배경은 아시아-태평양 여성의 경우에는 체질량지수 23 kg/m² 이상에서부터 제2형 당뇨병 및 심혈관계질환의 위험도가 증가한다는 연구 결과 등을 반영한 것이다. 그러나 이러한 과체중 및 비만의 기준을 반드시 모든 아시아 여성에게 적용해야 할지는 아직 정해지지 않았다(WHO expert consultation 2004). 한편, 우리나라의 대한비만학회의 최근 진료지침(2018)에서는 한국인 여성에서 정상 체중의 기준을 체질량지수 18.5~22.9

kg/m²로 정하고 있으며, 체질량지수가 23~24.9 kg/m²인 경우를 '비만 전단계'로, 25~29.9 kg/m²를 1단계 비만으로 30~34.9 kg/m²를 2단계 비만으로, ≥35 kg/m²를 3단계 비만으로 정의하였다(표 44-1). 이러한 비만의 정의는 우리나라의 당뇨병학회에서도 수용되고 있다(당뇨병진료지침 2019).

비만은 일반적으로 제2형 당뇨병, 고혈압, 이상지혈증, 관상동맥질환 및 대사증후군의 발생 위험도를 높이고 뇌경색, 비알콜홀성 지방간 및 통풍과 같은 질환의 위험도를 증가시킨다. 비만은 또한 유방암, 대장암, 간암 담도암, 췌장암, 자궁내막암 등의 암발생의 위험을 높이고 궁극적으로 총사망률, 암사망률 및 심혈관질환 사망률을 높인다. 여성의 비만은 성조숙증, 월경이상, 다낭성난소증후군, 불임 및 난임 등 생식내분비 질환과 관련된다. 임신과 출산에 관해서도 예외 없이 비만이 불량한 임신 예후와 연관이 있다고 잘 알려져 있는 바, 대부분의 외국 산부인과 교과서에서 산모의 비만을 독립적인 단원으로 소개하고 있다.

산모의 비만은 임신 전 체질량지수로 평가되며, 대부분의 산과적 합병증 증가와 연관된다. 구체적으로 유산, 조산, 사산 및 태아 기형의 빈도가 증가하고, 임신성당뇨, 임신중독증과 같은 합병증의 발생 빈도가 증가하며, 거대아 및 과체중출생아, 신생아중환자실 입원율이 증가한다. 비만한 산모는 진통 및 출산의 과정에서도 견갑난산, 제왕절개율, 자발 진통의 발생 저하로 인한 유도 분만 시행 확률, 마취에 따른 위험성, 수술 부위 감염 등의 위험도가 증가한다. 또한 출산 후에도 혈전의 발생 빈도가 증가하여, 드물지만 치명적인 모성 사망의 원인인 폐색전증의 위험이 증가하는 등 전반적으로 모성이환 및 사망의 위험도가 증가한다. 산전 진단 및 검사의 관점에서도 산모의 비만은 불리하게 작용하는데, 복부 비만으로 초음파 투과력이 제한되어, 태아 기형의 진단이 어려울 수 있으며, 모체 혈청을 이용한 다운증후군 선별 검사에서도 진단력을 떨어뜨리는 요소로 작용한다. 여러 역학 연구 결과, 비만한 산모에게 태어난 신생아는 추후 성장 과정에서 장기적으로도 소아 비만 및 당뇨의 유병율이 증가한다고 알려진 바, 적어도 여성 건강의 측면에서 비만은 다음 세대에도 영향을 미칠 수 있는 중요한 '질환'으로 이해하고 관리할 필요가 있다. 이미 여러 나라의 지침에서 임신 및 출산 관련하여 비만한 산모에서 위와 같은 모체 및 태아 신생아의 위험도 증가 및 출산 후 합병증이 현저히 증가된다는 사실에 대해서 주지하도록 상담할 것을 강조하고 있다. 한편 우리나라의 경우, 임신 전 비만의 빈도가 꾸준히 증가하고 있고, 임신 후 체중 증가가 과도한 경우가 흔함에도 불구하고 아직까지 산모들의 비만에 대한 일반적 병식이 부족한 경우가 많아, 적어도 임신과 출산의 관점에서 비만을 중요한 위험요소로 인식하고 특히 이를 임신 전부터 관리하는 노력이 필요하다.

표 44-1. 한국인 여성에서 체질량지수와 허리둘레에 따른 동반질환의 위험도(대한비만학회 2018)

분류	체질량지수(kg/m²)	허리둘레에 따는 동반질환의 위험도	
		<85 m	≥85 cm
저체중	<18.5	낮음	보통
정상	18.5~22.9	보통	약간 높음
비만전단계	23~24.9	약간 높음	높음
1단계 비만	25~29.9	높음	매우 높음
2단계 비만	30~34.9	매우 높음	가장 높음
3단계 비만 (고도비만)	≥35	가장 높음	가장 높음

2. 임신과 비만

1) 임신 전 비만과 임신의 합병증

(1) 임신 전 당뇨 및 고혈압

임신 전 비만은 제2형 당뇨 및 고혈압의 증가와 연관된다. 임신 전 이미 당뇨가 진단된 경우 유산, 태아기형, 거대아의 발생이 증가하고 주산기 사망률이 증가한다. 임신 전 고혈압이 있는 경우에도 임신중독증 등 여러 가지 합병증이 증가하는데, 2014년 발표된 55개의 연구를 종합한 메타 분석 결과에 따르면 임신 전 고혈압이 있는 산모에서 임신중독증의 발생빈도는 25.9%, 조산 28.1%, 제왕절개수술율 41.4%, 2.5 kg 미만의 저체중출생아의 빈도는 16.9%였으며 신생아중환자실입원 확률 20.5%, 주산기 사망률 4%로 대조군에 비하여 의미 있게 증가하였다(Bramham et al., 2014). 이러한 자료는 임신 전 비만 관리의 중요성을 시사한다.

(2) 가임력 감소

비만과 난임과의 관련성은 이미 잘 알려진 사실이다. 비만한 여성에서는 난임의 대표적인 원인 중 하나인 배란 장애의 빈도가 증가하며 그 기전으로는 비만과 연관된 인슐린 저항성 등이 관여할 것으로 생각된다. 비만한 여성에서 임신 시도 후 실제 임신까지 걸리는 시간은 비만의 정도와 비례하는데(Gesink et al., 2007) 한 연구에 의하면 체질량지수가 40 kg/m^2 이상인 class III의 비만인 경우, 임신 시도부터 실제 임신까지 12개월 이상이 소요될 확률이 7배 증가한다고 보고되었다(Hassan et al., 2004). 또한 체질량지 수가 30 kg/m^2 이상인 여성의 경우 보조생식술을 이용한 생존아 출산율이 정상 체중의 여성에 비하여 68% 낮다(Moragianni et al., 2012).

(3) 유산의 증가

비만한 산모에서 유산의 증가도 이미 잘 알려진 사실이다. 2015년 발표된 메타분석 연구 결과에 따르면 비만한 산모는 정상 체중의 산모에 비하여 유산의 빈도가 30%(교차비 1.31, 95% 신뢰구간 1.18~1.46) 증가하였다(Marchi et al., 2015). 비만에서 유산이 증가하는 기전은 정확히 밝혀지지는 않았으나, 자궁내막의 탈락막화(decidualization) 및 수용성(receptivity)의 저하가 관여할 것으로 생각된다(Broughton et al., 2017).

(4) 태아 기형의 증가

태아의 주요 기형의 발생 빈도는 일반적으로 2~3%이나 비만이 동반된 임신에서 그 빈도가 증가한다. 2009년 발표된 메타분석 결과에 따르면 표 44-2에 제시한 바와 같이 신경관결손증, 수두증, 선천성 심기형, 구개열과 같은 구개안면 이상 및 사지 단축(limb reduction) 기형의 위험도가 정상

표 44-2. 체질량지수 30 kg/m^2 이상인 산모에서 태아 기형에 대한 위험도(Stothard et al., 2009)

기형의 종류	교차비	95% 신뢰구간
신경관결손증(Neural tube defects)	1.87	1.62~2.15
선천성 심기형(Cardiovascular defects)	1.30	1.12~1.51
구순구개열(Cleft lip and palate)	1.20	1.03~1.40
항문직장기형(Anorectal atresia)	1.48	1.12~1.97
수두증(Hydrocephaly)	1.68	1.19~2.36
사지단축기형(Limb reduction anomalies)	1.34	1.03~1.73

체중인 산모에 비하여 의미 있게 증가하였다(Stothard et al., 2009). 또한 2011년 메타분석 결과에서도 항문직장기형(anorectal malformation)의 발생 빈도가 비만한 산모에서 의미 있게 증가(교차비 1.64, 95% 신뢰구간 1.35~2.00)한 것으로 나타났다(Zwink et al., 2011). 이처럼 비만한 산모에서 태아 기형의 발생 빈도가 증가하는 원인은 명확히 밝혀져 있지 않지만, 인슐린 및 중성지방(triglyceride) 증가 등 대사 이상 또는 만성적인 저산소증, 과호흡 등이 관여할 것이라고 추정되었다(Paladini et al., 2009). 한편, 최근(2017) 120만 명을 대상으로 한 스웨덴의 대규모 연구 결과에서도 산모의 체질량지수가 40 kg/m2 이상인 경우 태아 기형에 대한 상대위험도가 전반적으로 1.37배(95% 신뢰구간 1.26~1.49) 증가하는 것으로 분석되었다(Persson et al. 2017). 반면, 태아 기형 중 배벽갈림증(gastroschisis)의 경우는 비만한 산모에서 의미 있게 적은(교차비 0.17, 95% 신뢰구간 0.10~0.30) 발생 빈도를 보였다(Marchi et al., 2015; Stothard et al., 2009).

(5) 조산의 증가

산모의 비만은 조산과도 연관성이 있는데(Marchi et al., 2015) 이는 주로 비만과 관련된 혈압 및 임신중독증의 증가에 따른 의학적 적응증에 의한 조산 증가에 기인한다. 그러나 최근 대규모 코호트 연구에서 산모의 비만이 의학적 적응증에 의한 조산뿐만 아니라 조기양막파수 또는 조기진통으로 인한 자연 조산의 위험성도 증가시킨다는 연구 결과가 발표되었다(Gould et al., 2014). 미국의 캘리포니아와 스웨덴의 3백 50만 코호트를 대상으로 한, 이 연구에 의하면, class III 비만인 경우 임신 26주에서 36주 사이의 조기진통의 빈도가 미국 캘리포니아의 코호트에서는 1.93배, 스웨덴의 코호트에서는 2.73배 증가하는 것으로 분석되었다.

(6) 사산의 증가

지금까지 여러 연구들을 통해서 비만이 사산이 중요한 위험 인자임이 보고되었는데(Yao et al., 2014; Fretts et al., 2005; Nohr et al., 20015) 그 정확한 기전은 밝혀져 있지 않지만 비만에 동반한 내과적 질환이 중요한 원인을 작용할 것으로 추정된다. 또한, 비만한 산모의 경우 태아의 움직임을 잘 못 느끼는 경우가 많아 실제로 사산의 위험성에 대한 자각 증상이 늦게 발견되는 경우가 많다.

2014년 Yao 등의 코호트 연구에 의하면 정상 체중의 산모에서 사산의 위험도를 1로 보았을 때 체질량지수가 증가할수록 단계적으로 사산의 위험도가 증가하는 것으로 나타났다. 즉, 체질량지수가 25~25.9 kg/m²인 과체중에서 1.36배(95% 신뢰구간 1.29~1.43), class I 비만(30~34.9 kg/m²)인 경우 1.71배(95% 신뢰구간 1.62~1.83), class II 비만(35~39.9 kg/m²)의 경우 2.04배(95% 신뢰구간 1.89~2.21), class III 비만(40~40.9 kg/m²)의 경우 2.5배(95% 신뢰구간 2.28~2.74)로 사산의 위험도가 증가하였다(Yao et al., 2014). 산모의 비만은 사산뿐만 아니라 신생아 사망 증가와도 관련되는데, 2014년 보고된 한 메타분석 연구에 의하면 약 3,321,555명에서 산모에서 발생한 11,294건의 신생아 사망을 분석한 결과, 신생아 사망이 산모의 비만 정도와 연관되었다(Aune et al., 2014).

앞서 기술한 바와 같이 비만이 사산에 대한 상대적인 위험도를 증가시키는 것은 맞지만, 이를 예방하기 위하여 태아에 대한 태아안녕감시를 증가시키는 것이 과연 임신의 예후를 향상시킬 것인지에 대한 증거는 부족하다. 따라서 미국산부인과학회에서는 비만한 산모의 태아에 대한 태아안녕 감시를 추가적으로 시행할 것을 권장하고 있지 않다(ACOG 2015).

(7) 거대아의 증가

임신 전 비만은 출생아의 체중 증가 및 거대아의 발생 빈도 증가와 연관된다. Yu 등이 발표한 메타분석 결과에 따르면 임신 전 비만이 있었던 경우 4 kg 이상의 신생아 출산율이 2배 증가하고, 4.5 kg 이상의 거대아의 빈도가 3.23배 증가하였다(Yu et al., 2013). 이처럼 임신 전 비만은 일반적으로 신생아 체중 증가와 연관되나, 어떠한 연구에서는 오히려 자궁내태아발육지연 및 저체중출생아가 증가하였다고 보고되었는데, 이는 임신중독증의 증가와 연관성이 있다

(McDonald et al., 2010; Radulescu et al., 2013).

(8) 임신성당뇨

비만 시 임신성당뇨의 위험도는 4~9배 증가하며(Poston et al., 2016) 이는 비만의 정도에 따라 단계적으로 증가한다. 2016년 발표된 한 연구 결과에 따르면 과체중인 경우 임신성당뇨의 빈도는 1.99배, class I 비만의 경우 2.94배, class II 비만의 경우 2.78, class III 비만의 경우 3.55배 증가하였다(Kim et al., 2016).

(9) 임신중독증

비만은 임신중독증의 중요한 위험 인자로 위험도를 약 3~10배 증가시킨다(Wang et al., 2013; Poston et al., 2016). 산모의 체질량지수에 따라서 위험도는 단계적으로 증가하는데, 체질량지수 23.2 kg/m² 이하인 경우 임신중독증의 위험도가 2.1%인 반면, 체질량지수 30.6~33.6 kg/m²인 경우 8.2%, 체질량지수 38.4~44 kg/m²인 경우 23.4%로 급증한다(표 44-3).

표 44-3. 산모의 체질량지수에 따른 임신중독증의 위험도 (HAPO Study Cooperative Research Group 2008)

체질량지수(kg/m²)	임신중독증의 위험도(%)
≤23.2	2.1
23.3~26.7	2.9
26.8~30.5	4.8
30.6~33.6	8.2
33.7~38.3	12.1
38.4~44	23.4
>44	30.4

(10) 혈전색전증

임신 자체로 인하여 정맥혈전증의 위험도가 비임신에 비하여 증가하는데 비만은 이를 더욱 악화시키는 요인으로 작용한다. Larsen 등의 연구에 의하면 산모의 비만은 정맥 혈전색전증의 위험도를 5.3배 증가시켰고(95% 신뢰구간 2.1~13.5) 특히 폐색전증의 위험도는 14.9배(95% 신뢰구간 3.0~74.8) 증가시키는 것으로 보고되었다(Larsen et al., 2007).

(11) 수면무호흡증

비만은 수면무호흡증의 중요한 위험 인자로 임신 중 수면무호흡이 있는 경우, 산모와 신생아의 불량한 예후와 연관된다. Louis 등의 연구에 의하면 수면무호흡이 있는 산모는 대조군에 비하여 전자간증(preeclampsia)의 발생 빈도가 2.5배(95% 신뢰구간 2.2~2.9), 자간증(eclampsia)의 발생 빈도는 5.4배(95% 신뢰구간 3.3~8.9), 심근증의 빈도가 9배(95% 신뢰구간 7.5~10.9), 폐색전증의 빈도가 4.5배(95% 신뢰구간 2.3~8.9) 증가하여, 결론적으로 사망률이 5.28배(95% 신뢰구간 2.45~11.53) 증가하는 것으로 나타났다(Louis et al., 2014).

(12) 진통 및 출산

비만은 제왕절개수술의 가능성을 증가시킨다. 약 16만 명의 초산모를 대상으로 한 메타분석연구에 의하면 class I 비만인 경우 정상 체중에 비하여 제왕절개수술에 대한 상대위험도는 2.26배, class II 와 III의 비만인 경우 3.38배 증가하는 것으로 보고되었다(Poobalan et al., 2009).

비만한 산모는 유도분만을 필요로 하는 경우가 증가하고 산후 출혈의 위험도도 증가한다. 한 연구에 따르면 체질량지수 30 kg/m² 이상의 비만인 경우 산후 출혈의 위험도가 1.2배 증가하였고(95% 신뢰구간 1.16~1.24), 체질량지수 40 kg/m² 이상인 경우 1.43배(95% 신뢰구간 1.33~1.54) 증가하였다(Sebire et al., 2001).

우리나라의 연구 결과에서도 산모의 비만도는 제왕절개수술률을 의미 있게 증가시키는 독립적인 위험 인자임이 많이 보고된 바 있다. 질식 분만을 시도한 총 2,765명의 단태 임산부를 대상으로 한 연구 결과에 의하면 산모의 과체중 및 class I 비만의 경우 산모의 나이, 신생아 체중 등의 교란 변수를 보정하고도 제왕절개수술율이 약 2.5배 증가하였으며,

특히 체질량지수 35 kg/m2 이상의 class II 비만인 경우 제왕절개수술율은 약 12배 증가하였다(권하얀 등, 2016).

(13) 출생아의 장기 예후에 미치는 영향

임신 전 비만은 자녀의 비만과 연관 관계가 있다(Catalano et al., 2009). 2013년 영국의 출생 코호트 37,709명을 대상으로 한 연구 결과에 의하면, 임신 초기 산모의 체질량지수가 30 kg/m² 이상인 산모에서 태어난 출생아의 장기 추적 결과, 교란 변수를 보정하고 심장 질환뿐만 아니라 모든 원인에 의한 사망률이 의미 있게 증가하는 것으로 분석되었다(Reynolds et al., 2013). 또한 비만한 산모에서 태어난 자녀는 포도당불내성(glucose intolerance) 및 대사증후군(metabolic syndrome)의 위험도가 증가한다(Gaillard et al., 2016; Tan et al., 2015).

산모의 비만이 자녀의 장기적인 예후에 영향을 미치는 기전은 확실히 밝혀져 있지는 않으나, 태아기의 환경이 성인기의 건강에 영향을 미친다는 태아프로그래밍(fetal programming)의 가능성이 제기되었으며, 후성유전학적 기전(epigenetic mechanism)이 관여할 것으로 연구되고 있다(Kwon et al., 2017).

2) 산모의 비만이 산전 진찰 과정에 미치는 영향

(1) 초음파 검사의 제한

산모의 비만은 초음파 검사를 통한 태아 크기의 예측 및 기형의 진단 정확도에 중요한 영향을 미치는데(Best et al., 2012) 이는 초음파가 복부의 두꺼운 지방층을 통과하면서, 에너지가 주변 조직으로 많이 흡수되어 결과적으로 투과율에 제한을 받을 수밖에 없기 때문이다(Paladini et al., 2009). 여러 연구에서 비만한 산모의 경우 비만하지 않은 산모에 비하여 태아 기형에 대한 진단력이 약 30% 정도 낮다고 보고되었다(Dashe et al., 2009; Aagaard-Tillery et al., 2010). 정상 체중인 경우, 초음파에 의한 태아의 주요기형 진단율이 66%인 반면, 과체중인 경우 49%로 감소하고 class I, II, III의 비만인 경우 각각 48%, 45%, 22%로 단계적으로 낮아진다(Dashe et al., 2009).

(2) 다운증후군 선별검사에의 영향

산모의 비만은 다운증후군 선별 검사의 정확도에도 영향을 끼친다. 예를 들어 산모의 체질량지수가 증가할수록 태아목덜미투명대를 정확하게 측정하기가 어려울 수 있다(Thornburg et al. 2009; Gandhi et al., 2009). 또한, quad test와 같은 모체혈청선별 수치도 비만 정도에 영향을 받아 대부분의 경우 산모의 체중을 보정하여 위험도가 계산된다(Neveux et al., 1996). 최근에 시행이 증가되고 있는 모체혈청DNA선별검사(NIPT)도 산모의 비만 정도에 따라 영향을 받아, 산모의 체중이 증가함에 따라서 태아 DNA의 분획(fetal fraction)이 감소한다(Ashoor et al., 2013). 즉, 산모의 체중이 60 kg일 때 낮은 태아 분획(low fetal fraction, <4%)은 0.7%에 불과한 반면, 체중이 100kg일 때는 낮은 태아 분획이 7.1%로 증가하였고, 산모의 체중이 160 kg인 경우 절반 이상에서(51.1%)에서 낮은 태아 분획을 보였다.

산모의 비만도가 심한 경우, 융모막검사 및 양수검사 등의 침습적 검사의 시행 자체도 어려운 점이 있어, 여러 번 검사를 시행하게 될 수 있는데, 이는 검사용 바늘이 복벽을 상대적으로 깊게 통과를 해야 할 뿐만 아니라, 두터운 지방층에 의하여 초음파에서 바늘이 잘 보이지 않을 수 있기 때문이다. 미국 워싱턴 대학의 한 연구에 따르면 체질량지수 40 kg/m² 이상인 경우 양수검사 후 태아소실율이 정상 체중에 비하여 2.2배 증가하였다(Harper et al., 2012).

3. 임신 전 관리

국내에서 발표된 연구 결과에 따르면 임신 중 과도한 체중증가보다 임신 전 과체중과 비만이 임신 관련 합병증을 더 증가시키는 것으로 보고하고 있다(Choi et al., 2011). 따라서, 비만이 동반된 경우 보다 나은 임신의 예후를 고려하여 임신 전 체중 감소를 위한 생활 형태의 개선(life style modification)이 필요하다. 체중관리의 목표는 이상적으로는 정상 체중을 회복하는 것이지만, 이는 현실적으로 쉽지 않은 경우가 많으므로 가능한 조금이라도 체중 감소를 위한 노력이 필요하다.

미국, 영국 등 여러 나라의 지침에서는 임신 전부터 체중 감소를 위한 노력의 중요성을 강조하고 있다. 영국의 NICE 지침에 따르면 체질량지수 30 kg/m² 이상의 여성에게 임신 전 본인 체중의 5~10%를 감소시키는 것이 향후 건강한 임신에 중요한 영향을 끼친다는 사실을 알려주고, 또한 이를 실현하기 위한 노력이 필요하다고 강조하고 있다. 미국에서도 체질량지수 30 kg/m² 이상인 모든 성인에게 체중 관리를 위한 다각도의 치료를 권장하고 있다(Moyer et al., 2012). 한편, 캐나다 지침에서는 구체적으로 임신 전 체질량지수를 25~30 kg/m² 미만으로 감소시킨 후 임신할 것을 권장하고 있다(Davies et al., 2010).

우리나라의 대한비만학회의 진료 지침에서는 비만의 치료 전에 체중을 감량할 준비가 되어 있는지를 평가하고, 치료 목표를 개개인의 건강 상태에 맞게 의사와 환자가 함께 정할 것을 권유하고 있다(대한비만학회 2018). 구체적인 체중 감량의 목표로는 체중의 5~10%를 6개월 내에 감량하는 것을 일차 목표로 권하고 있으며, 치료 전 체중의 3-5%만 감량해도 심혈관질환의 위험인자를 개선할 수 있음을 강조하고 있다.

임신 초기 또는 임신 기간 동안 체중 조절의 목적으로 식욕 억제제 및 지방 흡수 억제제 등의 약물 치료는 임신 중 안전성에 대한 우려 및 부작용 가능성으로 인하여 권장되지 않는다. 다만, 제2형 당뇨병의 치료제로 사용되는 metformin의 경우 경한 임신성당뇨에 사용하였을 때 임신 중 체중 증가를 감소시켰다고 보고되기도 하였다(Rowan et al., 2008). 임신 중 적극적 체중 관리 효과에 대한 무작위 연구들을 정리한 코크란 리뷰에 의하면, 전체 군에서 임신 중 식사 조절 또는 운동 등을 통한 적극적 체중 관리를 통하여 대조군에 비하여 과도한 체중 증가의 빈도는 20% 감소하였으나, 결국 두 군 간의 제왕절개수술율 및 거대아의 발생 빈도에는 통계적 차이를 나타내지 못하였다. 그러나 과체중 및 비만 산모들 만을 대상으로 하였을 때는 거대아의 발생 빈도를 15% 감소시키는 효과가 있었다(Muktabhant et al., 2015).

한편, 최근 발표된 미국 산부인과학회 지침에 따르면 비만한 산모는 임신 초기 방문 시 당뇨에 대한 선별 검사뿐만 아니라, 수면무호흡증에 대한 선별 검사를 권하고 있다(ACOG 2015). 즉, 수면무호흡증 관련 증상으로써 코를 많이 골거나, 무호흡이 관찰되거나, 낮에 과도한 수면을 취하게 되는 경우, 수면무호흡 전문가에게 의뢰할 것을 권장하고 있다. 그러나 영국, 캐나다 등 다른 나라에서는 아직 이에 대한 구체적인 지침이 없으며, 우리나라의 경우에도 마찬가지로 산모의 수면무호흡증에 대한 평가 및 관리에 대한 구체적인 지침은 없다.

4. 임신 중 관리

1) 산전 검사

비만한 임신부가 산전 관리를 위해 처음 방문했을 때에는 면밀한 산전 감시를 통해 당뇨병과 고혈압의 초기 징후를 잘 발견해야 한다. 미국 산부인과학회 지침에 따르면 체질량 지수 30 kg/m² 이상의 비만산모는 임신 초기 방문 시 당뇨에 대한 선별검사를 권장하고 있다(ACOG, 2015). 한편 영국은 임신 24~28주 사이에 75 gm 당부하검사를 통한 임신성당뇨의 검사를 권장한다(RCOG 2013). 또한 갑상선 질환, 간 및 담낭 질환, 수면 무호흡, 심장질환 등 내과적 질환의 유무와 정도를 면밀히 파악한다. 비만한 산모는 산전 진찰의 첫 방문 시 시행한 당뇨병 선별검사 만약 정상이 나왔다고 하더라도 임신 24~28주에 50 g 경구당부하 검사를 시행하는 것이 권장된다.

체질량지수가 25 kg/m² 이상인 임신부에서 임신 초기 자연유산의 발생 위험은 1.67배로 보고되었다(Metwally et al., 2008). 태아기형 선별검사는 표준적인 선별초음파 검사를 통해 시행하면 된다. 다만 비만한 임신부에서 한 번의 검사로 태아의 모든 해부학적 구조를 볼 수 없어서 추가적인 검사가 요구되기도 한다. 초음파 선별검사 후 태아의 구조적 이상이 발견되어 침습적인 검사를 할 때에도 기술적인 어려움으로 검사 바늘의 길이 조절과 해상도가 좋은 초음파 기기를 사용하는 것이 도움이 될 수 있다.

2) 임신 중 영양 및 체중관리

비만한 산모에서 엽산을 늘려서 복용해야 하는지에 대해서는 여러 나라의 지침에서 일치되지 않는 견해를 보이고 있다. 영국 및 호주/뉴질랜드지침에서는 체질량 지수 30 kg/m^2 이상인 경우 하루 5 mg의 엽산을 복용할 것을 권장한 반면, 미국 및 카나다에서는 추가적인 엽산 복용을 권장하지 않고 있다(ACOG 2015; RANZCOG 2010; RCOG 2013; SOCG 2010).

일반적으로 임신 중 체중 감량은 권장되지 않는다. 그러나, 임신 전 체질량지수가 높았던 임신부들은 식이요법을 통하여 권장되는 체중 증가 범위 이내로 체중을 조절해야 하고, 적절한 운동을 병용해야 한다. Quinlivan 등은 비만한 임신부에서 식이조절을 통해 신생아의 출생 체중에 영향을 주지 않으면서 임신 중 체중증가를 감소시킬 수 있다고 보고하였다(Quinlivan et al., 2013). 특히 생활습관 변화와 육체적 활동을 통해 비만 및 과체중 임신부에서 임신 예후를 향상시킬 수 있다는 보고도 있었다(Petrella et al., 2013). 미국 산부인과학회 및 영국의 지침에 따르면 모든 임산부는 임신 중 하루에 적어도 30분 정도의 중등도 강도의 신체 활동을 할 것을 권장하고 있다. 미국은 비만한 산모의 경우 운동에 금기증이 되는 다른 질환이 없는 한, 일주일에 적어도 150분 정도 낮은 강도 또는 중등도의 운동을 권장하고 있으며(ACOG 2015) 영국은 비만한 산모의 경우 임신 중 과도한 체중 증가 예방을 위하여 하루에 적어도 30분 이상의 중등도 강도의 운동을 권장하고 있다(NICE 2010).

2009년 Institute of Medicine (IOM)에서 권장한 임신 중 체중 증가는 표 44-4와 같다(Dolin et al,. 2018). 이후의 연구 결과에 따르면 비만한 산모의 경우 IOM에서 권장한 체중 증가보다 실제로 적은 체중 증가를 한 경우 산모의 예후가 향상되었으나 오히려 저체중출생아의 빈도는 증가하였다고 보고하였다(Goldstein et al., 2017; Kominiarek et al., 2017).

임신 중 체중 증가는 임신 전 체중 못지않게 신생아 과체중출생아(large for gestational age, LGA)의 중요한 위험인자이다. 만삭 분만한 단태 임산부 16,297명을 대상으로 한 국내 연구에따르면 임신 중 체중 증가가 15 kg 이상인 경우 임신 전 체중을 보정하고도 과체중출생아의 발생빈도가 2.4배(95% 신뢰구간 2.16~2.67) 증가하는 것으로 조사되었으며, 특히 임신 전 이미 과체중이었던 군에서는 임신 중 20 kg 이상의 체중 증가가 있는 경우(임신성당뇨가 없더라도) 과체중출생아의 빈도가 약 5배 이상 증가하는 것으로 나타났다(이정민 등, 2014).

3) 분만

비만한 임신부들은 과숙 임신, 유도분만의 실패, 분만진통 지연, 분만후 출혈 등 여러가지 분만 관련된 위험도가 증가

표 44-4. 산모의 체질량지수에 따른 임신 중 체중 권장되는 체중 증가

임신 전 체중	체질량지수(kg/m^2)	임신 중 체중 권장되는 체중 증가(kg)
저체중	<18.5	12.5~18
정상 체중	18.5~24.9	11.5~16
과체중	25~29.9	7~11.5
비만	≥30	5~9

된다. 비만한 임신부에서의 분만 지연은 대부분 분만 1기에 국한되어 나타난다. 따라서 임신부 및 태아 상태가 양호하다면 분만 1기의 진행시간을 더 늘려서 보는 것이 좋다(Carpenter, 2016). 그렇지 않은 경우 응급제왕절개율도 증가하게 된다(Lynch et al., 2008). 비만한 임신부에서는 제왕절개시에도 위험도가 증가하는데(Weiss et al., 2004) 이는 경막외 마취 및 척추마취가 용이하지 않을 뿐 아니라 기도삽관 또한 쉽지 않아 그에 따른 마취 관련 합병증이 증가할 수 있기 때문이다.

제왕절개 분만을 시행할 경우 복부절개 방향은 수술자의 선호도와 임신부의 상황에 따라 개별화 한다. 비만한 임신부에서 유념해야 할 점은 피하층의 봉합이다. 복부절개 깊이가 2 cm가 넘는 경우 피하층 봉합을 하는 것이 상처 벌어짐을 줄이는 데 도움이 된다(Chelmow et al., 2004). 봉합 후 상처 감염을 포함한 수술부위 합병증이 비만한 임신부에서 증가하므로 상처관리에 주의를 기울여야 한다. 수술부위 감염의 빈도는 체질량지수와 직접적으로 관련이 있다. 총 2,444명의 분만 산모를 대상으로 한 연구 결과에 따르면 비만한 임신부들은 약 10%의 수술부위 합병증이 있었으며, 수술부위 합병증과 산모들의 체질량지수 사이에 양의 상관관계가 있었다(Conner et al,. 2014). 또한, 수술부위 감염을 줄이기 위해서는 예방적 항생제 사용방법에 대해서도 고려할 필요가 있다. 여러 연구들에서 비만한 임신부에는 보다 고농도의 예방적 항생제를 사용하는 것에 대한 근거를 제시해 왔다. Swank 등은 cephazolin을 3 g 사용할 경우 2 g을 사용한 경우보다 조직에서 농도가 높기 때문에 더 효과적이라고 하였다(Swank et al., 2015). Valent 등은 수술 전 cephalosporin을 예방적 항생제로 투여 받은 403명의 비만한 임신부를 대상으로, 수술 후 48시간 동안 경구 cephalexin과 metronidazole을 복용하도록 하여 위약군과 무작위 임상연구를 시행하였다. 시험군에서는 수술부위 감염이 6.4%에서 발생한 반면 대조군에서는 15%에서 발생하여, 비만한 임신부의 제왕절개 시 수술 후에 추가적으로 경구용 항생제를 복용하는 것이 수술부위 감염률을 의미 있게 감소시킬 수 있다는 결론을 제시하였다(Valent et al., 2017).

분만 후 자궁이완증도 비만한 임신부에서 더 많이 발생하므로 분만 후 출혈 예방을 보다 더 고려한다. 또한 혈전색전증도 비만한 임신부에서 위험도가 증가하므로 수분공급, 압박스타킹 착용, 조기보행을 권장한다. 또한 혈전색전증의 위험이 매우 높은 임신부의 경우 저용량의 헤파린을 고려할 수 있다(ACOG, 2015).

5. 분만 후 관리

1) 산후 비만의 문제점

비만한 산모는 산후기에 자궁내막염, 상처감염, 혈전색전증 등 여러 합병증의 발생위험이 증가한다. 따라서 이를 예방하기 위한 관리를 지속적으로 하여야 하며, 특히 모유수유는 체중의 감소에 도움이 되는 것으로 알려져 있으므로 적극 권장한다.

임신 중 과도한 체중 증가는 출산 후 단기적, 장기적 체중 저류와도 연관성이 있다. 임신 중 체중 증가가 분만 후 체중 저류에 미치는 영향에 대한 메타분석결과에 따르면, IOM 권고안보다 더 많이 체중 증가를 한 여성들은 그렇지 않은 여성들과 비교했을 때, 3년 후 3.06 kg (95% CI; 1.50, 4.63 kg), 15년 후 4.72 kg (95% CI; 2.94, 6.5 kg) 더 체중저류가 많은 것으로 나타났다. 권고안보다 체중증가를 덜 한 경우에는 분만 후 6개월 후에 3kg 이하의 체중저류를 보였다(Nehring et al., 2011). 그 외 다른 연구에서도, 임신 중 10~15 kg의 체중 증가가 있었던 여성과 비교해 볼 때, 임신 중 20 kg 이상의 체중 증가를 한 여성에서는 출산 후 체중 저류의 위험도가 더 높은 것으로 보고하였다(Nohr et al., 2008). 유사한 결과는 2011년 Cheng HR 등에 의한 아시안 인구 대상의 연구에서도 밝혀진 바 있다(Cheng et al, 2011). 분만 후 체중이 줄지 않고 지속적으로 남아 있을 경우 다음 임신 시 합병증 발생 위험 요소로 작용할 뿐만 아니라 향후 심혈관 및 대사 질환을 유발할 위험이 증가하게 된다. 따라서 분만산모를 상담할 때에는 다음 임신을 대비하여 출산 후 체중관리를 잘 하도록 카운셀링하고 도와주는 것이 필요하다(김영남, 2012).

산후 피임 방법에 있어서도 정상 여성과 차이가 있다. 저용량 경구피임제는 비만 여성에서 피임 실패율이 높으므로 레보노르게스트렐 함유 자궁 내 피임장치가 장기적으로 적합하다(Holt et al., 2002). 2013년 Jane AP 등의 연구에 따르면 다음 임신 전 체중을 감소한 여성에서 임신과 임신 사이의 기간은 임신 전 체중감소를 하지 못한 여성에서의 임신 간 간격보다 더 길다고 하였다. 이는 다음 임신 시까지 충분한 시간을 두어야 적절한 체중으로 돌아간 상태에서 다음 임신을 하게 된다는 것을 보여주는 결과이다(Jane et al., 2013). 이러한 연구 결과를 볼 때, 다음 임신의 예후를 더 좋게 하기 위해서 충분히 체중감소를 할 수 있도록 피임에 대한 카운셀링을 하는 것도 중요하다고 하겠다.

2) 산후 체중관리

행동치료가 과체중 또는 비만 여성의 과도한 체중증가를 의미 있게 감소시키지 못할지라도, 출산 후 6개월이 되었을 때 정상, 과체중, 비만 산모에서 모두 임신 전 체중 이하에 도달하게 되는 비율을 증가시킬 수는 있다. 출산 후 체중관리를 하기 위한 전통적인 방법들은 식이요법과 운동을 동반한 행동치료이다(Phelan et al., 2011).

Colleran HL 등은 인구적, 신체적 특성과 수유여부에 기초하여 정해진 체중감소량에 도달하기 위해 필요한 에너지를 계산하는 인터넷 프로그램(U.S Department of Agriculture's MyPyramid Menu for Moms)을 이용한 연구결과를 발표한 바 있다. 즉, 인터넷을 통하여 식이요법 상담사와 이를 이용하는 고객사이의 웹 기반 의사소통을 원활하게 하고 건강한 식이 형태를 촉진시키는 다양한 자원을 제공하였다. 구체적으로는 과체중 또는 비만인 수유모에서 16주간 하루 5,000칼로리의 에너지 제한과 운동요법을 병행하며 체성분 변화를 확인하는 과정에서, MyPyramid Menu for Moms를 이용하여 식이 카운셀링을 돕도록 하였다. 또한, 출산 후 6주와 20주에 Nutrition Data System을 통해 기록된 식이습관을 기반으로 개별적인 MyPyramid Menu for Moms 프로그램을 통한 대면상담을 시행하였다. 결과적으로, MyPyramid Menu for Moms 프로그램의 도움을 받은 군과 그렇지 않은 군을 비교해 보았을 때, 두 군 간의 에너지 변화, 포화 지방, 추가된 당으로부터 에너지로의 전환 비율 등이 각각 다르게 나타났다. 인터넷 프로그램의 도움을 받은 경우 과일 섭취가 더 많은 반면, 곡물류나 유제품의 섭취는 더 낮았다. 또한 이들은 의미 있는 수준으로 더 많은 체중감소를 한 것으로 확인되었다 (Colleran et al., 2012). 이들의 연구 결과는, 인터넷 프로그램을 이용하는 것이 절대적인 역할을 할 수는 없지만, 식이요법과 운동요법을 함께하는 출산 후 여성들에게 개별적인 카운셀링을 통해 보다 효과적인 체중관리를 하는 데에 의미 있는 역할을 할 수 있다는 것을 보여주고 있다.

Stendell-Hollis 등은 이렇게 인터넷을 기반으로 하여 계산된 에너지에 따라 식이패턴을 조절하는 것 외에도 지중해식 식이가 출산 후 체중관리에 도움을 줄 수 있다는 연구결과를 보고하였다. 지중해식 식이요법은 전곡류와 과일, 야채, 콩류, 견과류, 생선, 올리브 오일, 저지방 유제품을 위주한 한 식이패턴으로, 단일불포화지방산/포화지방산 비율이 높아 체중조절에 효과적인 식이이다. 연구자들은 129명의 과체중 수유모를 대상으로 한 연구에서, 실제로 인터넷 기반의 체중관리만큼 지중해식 식이요법이 효과적이라고 보고하였다(Stendell-Hollis et al., 2013).

출산 후 체중관리를 위한 영양 상담은 모든 과체중, 비만 산모에게 권고되는 사항으로 이들이 적절한 운동을 병행할 수 있도록 운동상담도 동반되어야 한다. Cochrane review에 따르면 출산 후 체중관리를 위해 실제 도움이 되는 것은 운동요법 단독보다는 식이요법 단독 또는 운동을 동반한 식이요법이 효과적이라고 결론지었다(Amorim et al., 2013). 결론적으로, 영양 및 운동 카운셀링이 출산 후 다음 임신을 시도하기까지 계속될 수 있는 인식과 의료환경이 중요하다.

참고문헌

- 2018 대한비만학회진료지침. 대한비만학회
- 2019 당뇨병진료지침. 대한당뇨병학회
- 김영남. 임신 중 비만이 산모와 자녀에게 미치는 영향. 대한주산의학회잡지 2010;23:231-41.
- Aagaard-Tillery KM, Flint Porter T, Malone FD, Nyberg DA, Collins J, Comstock CH, et al. Influence of maternal BMI on genetic sonography in the FaSTER trial. Prenat Diagn 2010;30:14-22.
- ACOG committee opinion no. 650: physical activity and exercise during pregnancy and the postpartum period. Obstet Gynecol 2015;126:e135-42.
- ACOG practice bulletin no 156: obesity in pregnancy. Obstet Gynecol 2015;126:e112-26.
- ACOG Practice Bulletin No 177: Obstetric Analgesia and Anesthesia. Committee on Practice Bulletins-Obstetrics. Obstet Gynecol. 2017;129(4):e73-e89.
- Amorim Adegboye AR, Linne YM. Diet or exercise, or both, for weight reduction in women after childbirth. Cochrane Database of Systematic Reviews 2013, Issue 7.
- Ashoor G, Syngelaki A, Poon LC, Rezende JC, Nicolaides KH. Fetal fraction in maternal plasma cell-free DNA at 11-13 weeks' gestation: relation to maternal and fetal characteristics. Ultrasound Obstet Gynecol 2013;41:26-32.
- Aune D, Saugstad OD, Henriksen T, Tonstad S. Maternal body mass index and the risk of fetal death, stillbirth, and infant death: a systematic review and meta-analysis. JAMA 2014;311:1536-46.
- Best KE, Tennant PW, Bell R, Rankin J. Impact of maternal body mass index on the antenatal detection of congenital anomalies. BJOG 2012;119:1503-11.
- Bramham K, Parnell B, Nelson-Piercy C, Seed PT, Poston L, Chappell LC. Chronic hypertension and pregnancy outcomes: systematic review and meta-analysis. BMJ 2014; 348:g2301.
- Broughton DE, Moley KH. Obesity and female infertility: potential mediators of obesity's impact. Fertil Steril 2017;107:840-7.
- Carpenter JR. Intrapartum Management of the Obese Gravida. Clin Obstet Gynecol. 2016;59(1):172-9.
- Catalano PM, Farrell K, Thomas A, Huston-Presley L, Mencin P, de Mouzon SH, et al. Perinatal risk factors for childhood obesity and metabolic dysregulation. Am J Clin Nutr 2009;90:1303-13.
- Chelmow D, Rodriguez EJ, Sabatini MM. Suture closure of subcutaneous fat and wound disruption after cesarean delivery: a meta-analysis. Obstet Gynecol 2004;103:974-80.
- Cheng HR, Walker LO, Tseng YF, Lin PC. Post-partum weight retention in women in Asia: a systematic review. Obes Rev 2011;12:770-80.
- Choi SK, Park IY, Shin JC. The effects of pre-pregnancy body mass index and gestational weight gain on perinatal outcomes in Korean women: a retrospective cohort study. Reprod Biol Endocrinol. 2011 Jan 18;9:6.
- CMACE/RCOG joint guideline. Management of Women with Obesity in Pregnancy. England and Wales: Centre for Maternal and Child Enquiries and the Royal College of Obstetricians and Gynaecologists; 2010. p.1-29.
- Colleran HL, Lovelady CA. Use of MyPyramid Menu Planner for Moms in a weight-loss intervention during lactation. J Acad Nutr Diet 2012;112:553-8.
- Conner SN, Verticchio JC, Tuuli MG, Odibo AO, Macones GA, Cahilll AG. Maternal obesity and risk of postsesarean wound complications. ASm J Perinatol 2014;31(4):299-304.
- Dashe JS, McIntire DD, Twickler DM. Effect of maternal obesity on the ultrasound detection of anomalous fetuses. Obstet Gynecol 2009;113:1001-7.
- Davies GA, Maxwell C, McLeod L, Gagnon R, Basso M, Bos H, et al. SOGC Clinical Practice Guidelines: obesity in pregnancy. No. 239, February 2010. Int J Gynecol Obstet. 2010;110:167-73.
- Flegal KM, Kruszon-Moran D, Carroll MD, Fryar CD, Ogden CL. Trends in obesity among adults in the United States, 2005 to 2014. JAMA 2016;315:2284-91.
- Dolin CD, Kominiarek MA. Pregnancy in Women with Obesity. Obstet Gynecol Clin North Am. 2018;45:217-232.
- Fretts RC. Etiology and prevention of stillbirth. Am J Obstet Gynecol 2005;193:1923-35.
- Gaillard R, Welten M, Oddy WH, Beilin LJ, Mori TA, Jaddoe VW, et al. Associations of maternal prepregnancy body mass index and gestational weight gain with cardio-metabolic risk factors in adolescent offspring: a prospective cohort study. BJOG 2016;123:207-16.
- Gandhi M, Fox NS, Russo-Stieglitz K, Hanley ME, Matthews G, Rebarber A. Effect of increased body mass index on first-trimester ultrasound examination for aneuploidy risk assessment. Obstet Gynecol 2009;114:856-9.
- Gesink Law DC, Maclehose RF, Longnecker MP. Obesity and time to pregnancy. Hum Reprod 2007;22:414-20.
- Goldstein RF, Abell SK, Ranasinha S, Misso M, Boyle JA, Black MH, Association of gestational weight gain with maternal and infant outcomes: a systematic review and meta-analysis. JAMA 2017;317:2207-25.
- Gould JB, Mayo J, Shaw GM, Stevenson DK; for the March of Dimes Prematurity Research Center at Stanford University School of Medicine. Swedish and American studies show that initiatives to decrease maternal obesity could play a key role

in reducing preterm birth. Acta Paediatr 2014;103:586-91.
- HAPO Study Cooperative Research Group, Metzger BE, Lowe LP, Dyer AR, Trimble ER, Chaovarindr U, et al. Hyperglycemia and adverse pregnancy outcomes. N Engl J Med 2008 8;358:1991-2002.
- Harper LM, Cahill AG, Smith K, Macones GA, Odibo AO. Effect of maternal obesity on the risk of fetal loss after amniocentesis and chorionic villus sampling. Obstet Gynecol 2012; 119:745-51.
- Hassan MA, Killick SR. Negative lifestyle is associated with a significant reduction in fecundity. Fertil Steril 2004;81:384-92.
- Holt VL, Cushing-Haugen KL, Daling JR. Body weight and risk of oral contraceptive failure. Obstet Gynecol 2002;99: 820-7.
- Jain AP, Gavard JA, Rice JJ, Catanzaro RB, Artal R, Hopkins SA. The impact of interpregnancy weight change on birthweight in obese women. Am J Obstet Gynecol 2013;208:205.e1-7.
- Kim SS, Zhu Y, Grantz KL, Hinkle SN, Chen Z, Wallace ME, et al. Obstetric and neonatal risks among obese women without chronic disease. Obstet Gynecol 2016;128:104-12.
- Kominiarek MA, Peaceman AM. Gestational weight gain. Am J Obstet Gynecol 2017;217:642-51.
- Korea Centers for Disease Control and Prevention. Korea National Health and Nutrition Examination Survey 2012. Cheongju: Korea Centers for Disease Control and Prevention; 2013.
- Kwon EJ, Kim YJ. What is fetal programming?: a lifetime health is under the control of in utero health. Obstet Gynecol Sci 2017;60:506-19.
- Kwon HY, Kwon JY, Park YW, Kim YH. The risk of emergency cesarean section after failure of vaginal delivery according to prepregnancy body mass index or gestational weight gain by the 2009 Institute of Medicine guidelines. Obstet Gynecol Sci 2016;59:169-77.
- Larsen TB, Sørensen HT, Gislum M, Johnsen SP. Maternal smoking, obesity, and risk of venous thromboembolism during pregnancy and the puerperium: a population-based nested case-control study. Thromb Res 2007;120:505-9.
- Lee JM, Kim MJ, Kim MY, Han JY, Ahn HK, Choi JS et al. Gestational weight gain is an important risk factor for excessive fetal growth. Obstet Gynecol Sci 2014;57:442-7.
- Louis JM, Mogos MF, Salemi JL, Redline S, Salihu HM. Obstructive sleep apnea and severe maternal-infant morbidity/mortality in the United States, 1998-2009. Sleep 2014;37:843-9.
- Lynch C, Sexton D, Hession M, Morrison JJ. Obesity and mode of delivery in primigravid and multigravid women. Am J Perinatol 2008;25:163-7.
- Marchi J, Berg M, Dencker A, Olander EK, Begley C. Risks associated with obesity in pregnancy, for the mother and baby: a systematic review of reviews. Obes Rev 2015;16:621-38.
- McDonald SD, Han Z, Mulla S, Beyene J, Knowledge Synthesis G. Overweight and obesity in mothers and risk of preterm birth and low birth weight infants: systematic review and meta-analyses. BMJ 2010;341:c3428.
- Metwally M, Ong KJ, Ledger WL, Li TS. Does high body mass index increase the risk of miscarriage after spontaneous and assisted conception? A meta-analysis of the evidence. Fertil Steril 2008;90:714-26.
- Moragianni VA, Jones SM, Ryley DA. The effect of body mass index on the outcomes of first assisted reproductive technology cycles. Fertil Steril 2012;98:102-08.
- Moyer VA. Screening for and management of obesity in adults: U.S. Preventive Services Task Force recommendation statement. U.S. Preventive Services Task Force. Ann Intern Med 2012;157:373-8.
- Muktabhant B, Lawrie TA, Lumbiganon P, Laopaiboon M. Diet or exercise, or both, for preventing excessive weight gain in pregnancy. Cochrane Database Syst Rev. 2015 Jun 15; (6):CD007145.
- National Institute for Health and Care Excellence. Weight management before, during and after pregnancy. Public health guidelines. Manchester, UK: National Institute for Health and Care Excellence, 2010.
- Nehring I, Schmoll S, Beyerlein A, Hauner H, von Kries R. Gestational weight gain and long-term postpartum weight retention: a meta-analysis. Am J Clin Nutr 2011;94: 1225-31.
- Neveux LM, Palomaki GE, Larrivee DA, Knight GJ, Haddow JE. Refinements in managing maternal weight adjustment for interpreting prenatal screening results. Prenat Diagn 1996;16: 1115-9.
- Nohr EA, Bech BH, Davies MJ, Frydenberg M, Henriksen TB, Olsen J. Prepregnancy obesity and fetal death: a study within the Danish National Birth Cohort. Obstet Gynecol 2005;106: 250-9.
- Nohr EA, Vaeth M, Baker JL, Sorensen TI, Olsen J, Rasmussen KM. Combined associations of prepregnancy body mass index and gestational weight gain with the outcome of pregnancy. Am J Clin Nutr 2008;87:1750-9.
- Ogden CL, Carroll MD, Kit BK, Flegal KM. Prevalence of childhood and adult obesity in the United States, 2011-2012. JAMA 2014;311:806-14.
- Paladini D. Sonography in obese and overweight pregnant women: clinical, medicolegal and technical issues. Ultrasound Obstet Gynecol 2009;33:720-9.
- Persson M, Cnattingius S, Villamor E, et al. Risk of major congenital malformations in relation to maternal overweight and obesity severity: cohort study of 1.2 million singletons.

BMJ 2017;357:j2563.

- Petrella E, Facchinetti F, Bertarini V, Pignatti L, Neri I, Battistini NC. 55: Occurrence of pregnancy complication in women with BMI >25 submitted to a healthy lifestyle and eating habits program. Am J Obstet Gynecol 2013;208:S33-S34.
- Phelan S, Phipps MG, Abrams B, Darroch F, Schaffner A, Wing RR. Randomized trial of a behavioral intervention to prevent excessive gestational weight gain: the Fit for Delivery Study. Am J Clin Nutr 2011;93:772-9.
- Poobalan AS, Aucott LS, Gurung T, Smith WC, Bhattacharya S. Obesity as an independent risk factor for elective and emergency caesarean delivery in nulliparous women-systematic review and meta-analysis of cohort studies. Obes Rev 2009; 10:28-35.
- Poston L, Caleyachetty R, Cnattingius S, Corvalán C, Uauy R, Herring S, et al. Preconceptional and maternal obesity: epidemiology and health consequences. Lancet Diabetes Endocrinol 2016;4:1025-36.
- Quinlivan JA, Julania S, Lam L. Antenatal dietary interventions in obese pregnant women to restrict gestational weight gain to Institute of Medicine recommendations: a meta-analysis. Obstet Gynecol 2011;118:1395-401.
- Radulescu L, Munteanu O, Popa F, Cirstoiu M. The implications and consequences of maternal obesity on fetal intrauterine growth restriction. J Med Life 2013;6:292-98.
- Reynolds RM, Allan KM, Raja EA, Bhattacharya S, McNeill G, Hannaford PC, et al. Maternal obesity during pregnancy and premature mortality from cardiovascular event in adult offspring: follow-up of 1 323 275 person years. BMJ 2013;347: f4539.
- Rowan JA, Hague WM, Gao W, Battin MR, Moore MP; MiG Trial Investigators. Metformin versus insulin for the treatment of gestational diabetes. N Engl J Med 2008;358:2003-15.
- Sebire NJ, Jolly M, Harris JP, Wadsworth J, Joffe M, Beard RW, et al. Maternal obesity and pregnancy outcome: a study of 287 213 pregnancies in London. Int J Obes Relat Metab Disord 2001;25:1175-82.
- Stendell-Hollis NR, Thompson PA, West JL, Wertheim BC, Thomson CA. A comparison of Mediterranean-style and MyPyramid diets on weight loss and inflammatory biomarkers in postpartum breastfeeding women. J Womens Health (Larchmt) 2013;22:48-57.
- Stothard KJ, Tennant PW, Bell R, Rankin J. Maternal overweight and obesity and the risk of congenital anomalies: a systematic review and meta-analysis. JAMA 2009;301:636-50.
- Tan HC, Roberts J, Catov J, Krishnamurthy R, Shypailo R, Bacha F. Mother's pre-pregnancy BMI is an important determinant of adverse cardiometabolic risk in childhood. Pediatr Diabetes 2015;16:419-26.
- The Royal Australian and New Zealand College of Obstetricians and Gynaecologists [Internet].
- Management of obesity in pregnancy. 2013. Available from: http://www.ranzcog.edu.au/component/docman/doc_download/1319-c-obs-49-management-of-obesity-in-pregnancy.html?Itemid=341.
- Thornburg LL, Mulconry M, Post A, Carpenter A, Grace D, Pressman EK. Fetal nuchal translucency thickness evaluation in the overweight and obese gravida. Ultrasound Obstet Gynecol 2009;33:665-9.
- Valent AM, DeArmond C, Houston JM, Reddy S, Masters HR, Gold A, Boldt M, DeFranco E, Evans AT, Warshak CR. Effect of post-cesarean delivery cephalexin and Metronidazole on Surgical Site Infection among obese women: a randomized clinical trial. JAMA 2017;318(11):1026-1034.
- Wang Z, Wang P, Liu H, He X, Zhang J, Yan H, et al. Maternal adiposity as an independent risk factor for pre-eclampsia: a meta-analysis of prospective cohort studies. Obes Rev 2013; 14:508-21.
- Weiss JL, Malone FD, Emig D, Ball RH, Nyberg DA, Comstock CH, et al. Obesity, obstetric complications and cesarean delivery rate-a population-based screening study. Am J Obstet gynecol 2004;190:1091-7.
- WHO expert consultation. Appropriate body-mass index for Asian populations and its implications for policy and intervention strategies. Lancet 2004;363:157-63.
- World Health Organization. Obesity: preventing and managing the global epidemic. Report of a WHO consultation. Geneva: WHO; 2000. Available from: http://www.who.int/nutrition/publications/obesity/WHO_TRS_894/en.
- World Health Organization, Regional Office for the Western Pacific, International Obesity Task Force. The Asia-Pacific perspective: redefining obesity and its treatment. Melbourne: Health Communications Australia; 2000.
- Yao R, Ananth CV, Park BY, Pereira L, Plante LA; Perinatal Research Consortium. Obesity and the risk of stillbirth: a population based cohort study. Am J Obstet Gynecol 2014; 210:457.e1-9.
- Yu Z, Han S, Zhu J, Sun X, Ji C, Guo X. Pre-pregnancy body mass index in relation to infant birth weight and off spring overweight/obesity: a systematic review and meta-analysis. PLoS One 2013;8:e61627.
- Zwink N, Jenetzky E, Brenner H. Parental risk factors and anorectal malformations: systematic review and meta-analysis. Orphanet J Rare Dis 2011;6:25.

제45장

신경정신과적 질환

Neuropsychiatric Disorders

심순섭 | 제주의대
강혜심 | 제주의대

1. 신경과적 질환

임신 중에 접하는 대부분의 신경과적 질환은 비임신 시와 같은 양상이지만, 몇몇 질환은 임신 시에 더 자주 발생하며 임신 중 위험요인이 되거나 임신합병증과 감별해야 한다. 또한, 신경혈관장애는 산모 사망의 주요 원인 중 하나가 되고 있다.

1) 간질(Epilepsy)

간질은 반복적이고 자발적으로 발생하는 경련을 말하며(Kamyar et al., 2013), 임신 중 흔하게 접할 수 있는 신경과적 질환으로 약 200명의 임산부 중 한 명에서 볼 수 있다. 경련은 후천적 또는 특발성으로 나뉘며, 후천적 경련은 15%를 차지하는데 원인으로는 외상, 알코올 및 약물 금단 증상, 감염, 종양, 대사이상, 동정맥기형 등이 있다. 특발성 경련이 일반적으로 간질로 불리는데, 국소적 경련 및 전신적 경련으로 분류된다. 진단 및 치료의 발전으로 대부분의 간질 여성들이 건강하게 출산하지만, 간질과 임신은 서로 영향을 미치기도 하고 항간질제는 기형유발성이 있으므로 이에 대한 이해가 필요하며, 산부인과의사와 신경과의사 및 소아청소년과의사 사이에 긴밀한 협력이 필요하다.

(1) 임신이 간질에 미치는 영향

임신 중 경련의 발생을 증가시킬 수 있는 요인들로는 다음과 같은 것이 있다. 임신 중 많은 항간질제의 혈중 농도가 감소하는데, 이에 관여하는 요인으로는 구역, 구토, 위장관 운동성의 감소, 제산제의 잦은 사용, 혈장량의 증가, 시토크롬산화효소와 같은 간내 효소의 증가, 태반의 약물분해, 사구체여과율의 증가에 따른 약물 배설의 증가, 알부민의 감소로 인해 증가된 유리 약물의 배설 촉진 등이 있다. 어떤 여성은 항간질제의 기형유발 가능성을 우려하여 약제를 임의 중단하는 경우도 있다. 또한 임신 중 수면장애 및 진통 중 과호흡 및 통증 등으로 경련의 역치가 낮아질 수 있다.

(2) 간질이 임신에 미치는 영향

임신 중 경련의 증가는 산모와 태아의 위험을 증가시키므로 이의 조절은 매우 중요하다. 대부분의 간질 여성은 정상적인 임신 경과를 보이지만, 일부 연구에서 제왕절개, 전자간증, 산후출혈, 조기진통 및 조산 등의 임신 합병증 증가를 보고하고 있는데, 현재까지의 문헌 분석으로는(Harden et al., 2009a) 제왕절개, 조산, 산후출혈의 유의한 증가는 없는 것 같고, 전자간증 발생의 증가에 대한 증거는 부족하다. 다만, 태아성장제한의 빈도가 높고, 1분 아프가점수가 7점 미만으로 낮을 위험성이 높은 것 같으며(Harden et al., 2009b), 흡연을 하는 간질 여성에서는 조기 진통 및 조산의 위험성이 증가할 가능성이 있다. 산후우울증의 빈도가 높아진다는 보고도 있다(Turner, 2009).

(3) 항간질제가 태아에 미치는 영향

많은 항간질제가 태아기형 및 장기 인지장애와 관련성이 있다(Kamyar et al., 2013). 그러나, 조절되지 않은 경련은 부상, 저산소증, 곤란한 사회적 상황, 원인미상의 급사 등을 일으킬 수 있고 이에 따라 임신 예후도 불량해지므로, 임신 중 항간질제를 지속적으로 사용하는 것이 일반적으로 권장되고 있다.

항간질제는 주된 선천성기형의 발생률을 기본 수준인 1~2%에서 4~9%로 증가시키는 것으로 알려져 있다(Kaneko et al., 1999). 항간질제를 복용하는 여성에서 발생하는 기형으로는 신경관결손(발프로에이트 1~3.8%; 카르바마제핀 0.5~1%)(cf. 기본위험도 0.06%), 구순/구개열(1.4%)(cf. 기본위험도 0.15%), 선천성심장기형(1.5~2%)(cf. 기본위험도 0.5%), 비뇨생식기결손(요도하열)(1.7%)(cf. 기본위험도 0.7%) 등이 있다(Pennell, 2004). 간질 자체는 주된 선천성기형의 위험을 증가시키지 않는다. 항간질제를 복용하지 않는 간질 여성의 기형 발생 위험은 비간질 여성과 같았다(Holmes, 2001).

① 발프로에이트(Valproate)

발프로에이트는 항간질제 가운데 가장 기형유발성이 큰 것으로 생각되고 있다. 제1삼분기에 사용하였을 때 발생할 수 있는 기형으로는 신경관결손(1~3.8%), 구순/구개열(1.5%), 선천성심장기형(0.7%), 골격계이상(0.3%), 요도하열(1.3%) 등이 있다. 발프로에이트는 노출된 아이의 인지장애와 관련성이 있다. FDA D 약제로 분류되어 있으며, 임신 중 발프로에이트의 사용은 피하는 것이 권장된다(Harden et al., 2009b).

② 카르바마제핀(Carbamazepine)

카르바마제핀의 기형유발성에 대해서는 연구마다 차이가 있으나, 발프로에이트에 비하면 기형유발위험성은 상대적으로 낮다. 관련된 기형으로는 신경관결손, 구순/구개열(특히 후방구개열)(0.4%), 태아히단토인증후군 등이 있다. 카르바마제핀은 노출된 아이에서 인지장애의 위험을 높이지 않았다. FDA D 약제로 분류되어 있다.

③ 페니토인(Phenytoin)

페니토인은 태아히단토인증후군(fetal hydantoin syndrome)과 관련되는데, 특징은 두개안면기형, 손가락 끝마디뼈 저형성증, 태아성장제한, 발달지연, 심장기형(1.2%), 구순/구개열(1.2%) 등이 있다. 페니토인은 노출된 아이에서 인지장애의 위험을 높일 가능성이 있다. FDA D 약제로 분류되어 있으며, 임신 중 사용을 피하는 것을 고려할 수 있겠다.

④ 레베티라세탐(Levetiracetam)

레베티라세탐은 비교적 새로운 약제로 기형유발성에 대해서는 아직 잘 알려지지 않았다. FDA C 약제로 분류되어 있다.

⑤ 라모트리진(Lamotrigine)

라모트리진도 새로운 약제로 다른 약제만큼 잘 연구되지 않았으나, 최근 계통적 검토에서는 주요 기형의 위험성이 증가하지 않았다고 하였다(Weston et al., 2016). FDA C 약제로 분류되어 있다.

⑥ 토피라메이트(Topiramate)

토피라메이트는 다른 항간질제로 조절되지 않는 경우 추가 약제로 가장 많이 사용되나, 단독으로 사용되기도 하며, 편두통에 처방되기도 한다. 구순/구개열 등의 태아 기형과 관련되어 FDA D 약제로 분류되어 있다.

⑦ 가바펜틴(Gabapentin)

가바펜틴도 추가 약제로 많이 사용되는 약제로, FDA C 약제로 분류되어 있다.

⑧ 페노바르비탈(Phenobarbital)

페노바르비탈은 오래 전부터 사용되어 오던 약제로 개발도상국에서는 아직도 많이 사용되나, 선진국에서는 보다 효과가 좋은 다른 약제로 대체되었다. 페노바르비탈은 심장기형, 구순/구개열, 요로기형 등과 관련되어 있다. 페노바르비탈은 노출된 아이에서 인지장애의 위험을 높일 가능성이 있다. FDA D 약제로 분류되어 있으며, 임신 중 사용을 피하는 것을 고려할 수 있겠다.

(4) 임신 전 상담

임신 전에 간질 여성과 경련 질환과 임신의 관계에 대해서 논의하는 것이 좋다. 임신 전에 적어도 9개월에서 1년 이상 경련이 없던 간질 여성은 임신 중에 경련이 없을 가능성이 84~92%로 높다(Harden, 2009a). 경련을 조절하는 데 필요한 약제를 논의하고, 여러 약제를 사용하고 있는 경우에는 가능하다면 단일 제제로 조정하는 것이 좋다. 단일 제제에 비하여 복합 약제를 사용하는 경우에 기형유발성 및 장기 인지장애의 위험이 높았다(Harden et al., 2009b). 적어도 임신 1개월 전부터는 엽산 보충(0.4 mg/일)을 시작한다. 항간질제의 사용이 신경관결손의 위험을 높일 수 있으므로 신경관결손의 과거력이 있던 여성에게 사용하는 것처럼 엽산 용량을 늘려서(4 mg/일) 사용하는 것도 고려할 수 있으나 아직 근거가 있는 것은 아니다.

(5) 임신 및 진통 중 처치

임신 중에는 충분히 쉬고 숙면을 취한다. 임신 중에는 항간질제의 혈중 농도를 정기적으로 측정하고 이에 따라 용량을 조절해야 한다. 임신 16~18주에 산모혈청 알파태아단백을 측정하고, 18~22주에 태아심장초음파를 포함하여 정밀초음파를 시행한다. 태아성장에 문제가 있다면 초음파로 태아체중과 양수량을 추적 관찰한다.

진통 중 적절한 감시 및 관리로 질식분만을 안전하게 시행할 수 있다. 진통 중에는 주사제를 사용할 수 있고, 경구제제 밖에 없는 약제의 경우에는 경구 투여를 시도해 볼 수 있으나 어려운 경우에는 페니토인이나 레베티라세탐 주사제를 사용할 수 있다. 페니토인은 심장독성이 있을 수 있어서, 약제를 투여할 때는 산모의 심박동을 감시해야 한다. 급성 경련의 조절에 벤조디아제핀을 사용할 수도 있으나, 산모의 무호흡이나 신생아 호흡저하를 유발할 수 있다.

비타민 K-의존 응고인자의 감소로 인한 신생아출혈을 우려하여 임신 후반 비타민 K_1 경구복용을 권유하기도 하였으나 아직 도움이 된다는 증거는 부족하고, 신생아는 분만 직후 모든 신생아에서 주는 관례대로 비타민 K_1 1 mg을 근육주사한다(Harden et al., 2009c).

(6) 분만 후 처치

분만 후에는 항경련제의 농도가 급속히 올라갈 수 있으므로, 혈중 농도를 측정하면서 용량을 조절해야 한다. 많은 약제가 모유로 분비되는데, 프리미돈, 레베티라세탐, 가바펜틴, 라모트리진, 토피라메이트는 임상적으로 중요할 만큼 넘어가는 것 같고, 발프로에이트, 페노바르비탈, 페니토인, 카르바마제핀은 임상적으로 중요할 만큼 넘어가는 것은 아닌 것 같으나, 아기에게 미치는 장단기 영향에 대해서는 연구가 필요하다(Harden et al., 2009c). 피임방법은 어느 방법을 사용해도 된다. 그러나, 몇몇 항간질제(카르바마제핀, 페노바르비탈, 페니토인, 토피라메이트, 프리미돈 등)는 간의 미세소체 산화효소의 활성을 증가시킴으로써 스테로이드의 배출이 빨라져서 경구피임제의 실패율을 높일 수 있으므로, 높은 에스트로겐 용량의 약제를 사용하는 것이 필요할 수 있다.

2) 편두통(Migraine headache)

두통은 모든 여성의 약 20%에서 나타나는 흔한 증상으로 임신 중에도 흔하게 볼 수 있다. 두통 여성의 평가에는 과거력 청취(두통의 과거력 및 특성, 질환력, 가족력, 약물복용력 등)와 신경학적 검진을 시행하고(안저검사 포함), 필요시 컴퓨터단층촬영이나 자기공명영상 등의 영상 진단 검사를 시행할 수 있다(Digre et al., 2013). 전자간증 등의 고혈압, 뇌압상승, 뇌혈관혈전증, 뇌종양 등의 이차성 두통은 원인에 따라 처치한다. 일차성 두통에는 편두통(migraine headache), 긴장형두통(tension-type headache), 군발두통(cluster headache) 등이 있다.

편두통은 모든 여성의 약 15%에서 1년 유병률을 보여 임신 중에도 자주 볼 수 있는데, 섬광(scintillations), 암점(scotoma) 등의 조짐(aura)이 있는 경우와 없는 경우로 나뉜다. 많은 연구에서 임신 중에는 편두통의 발생이 감소하는 것으로 나타나고 있으며(Kvisvik et al., 2011), 조짐이 없는 편두통의 경우에 더욱 그러하다. 편두통은 허혈성뇌졸중의 발생 위험과 연관이 있으며, 흡연을 하거나 병용경구피임제(combination oral contraceptives)를 복용하는 경우 뇌졸중의 위험이 더 높다(Schurks et al., 2009). 일반적으로 편두통은 임신 결과에 영향을 주지 않는 것으로 생각되어 왔지만, 일부 연구에서는 태아기형, 전자간증, 조산의 위험이 높을 수 있다고 보고하고 있으나(Adeney et al., 2006; Banhidy et al., 2006; Marozio et al., 2012), 추가 연구가 필요한 것으로 생각된다.

편두통이 있었던 임신 여성은 충분한 수면, 건강한 식생활, 적당한 운동 등이 도움이 될 수 있으며, 음주와 흡연은 피하도록 한다. 임신 전부터 엽산 0.4mg/일을 복용한다. 임신 중에는 되도록 약제를 피하려 노력하기는 하지만 필요한 경우에는 위험성과 필요성을 고려하여 약제를 선택하여 사용하게 된다. 약제 사용(표 45-1)은 목적에 따라 구역

표 45-1. 편두통의 약제 사용 (Digre et al., 2013)

사용 목적	약제 및 FDA 분류
구역 치료	- 프로메타진(promethazine)(C: 제1삼분기, B: 제2,3삼분기) - 메토클로프라미드(metoclopramide)(B) - 히드록시진(hydroxyzine)(C) - 프로클로르페라진(prochlorperazine)(C)
통증 치료[1]	- 아세트아미노펜(acetaminophen)(B) - 이부프로펜(ibuprofen)(B), 나프록센(naproxen)(B), 아스피린(aspirin)(C) 등의 비스테로이드성 항염증약[2] - 수마트립탄(sumatriptan)(C) 등의 트립탄 제제 (세로토닌 수용체 작용제) - 코데인(codeine)(B), 메페리딘(meperidine)(B) 등의 마약제 - 카페인(caffeine)(B)
진정(수면)[3]	- 클로랄히드레이트(chloral hydrate)(C) - 펜토바르비탈(pentobarbital)(D) - 히드록시진(hydroxyzine)(C) - 프로메타진 (promethazine)(C) - 메페리딘(meperidine)(C) (+항구토제) - 디아제팜(diazepam)(D) - 로라제팜(lorazepam)(D) - 클로나제팜(clonazepam)(D) - 클로르프로마진(chlorpromazine)(C)
예방	- 프로프라놀롤(propranolol)(C) 등의 베타차단제 - 베라파밀(verapamil)(C), 니페디핀(nifedipine)(C), 암로디핀(amlodipine)(C) 등의 칼슘통로차단제 - 아미트립틸린(amitriptyline)(C), 플루옥세틴(fluoxetine)(B) 등의 항우울제

1) 에르고트 제제는 태아기형 및 자궁수축의 위험이 있으므로 임신 중 사용을 피해야 함
2) 비스테로이드성 항염증약은 48시간 이상 연속 사용 시 동맥관폐쇄, 신장 손상, 혈소판 기능이상 등이 발생할 수 있으므로 48시간 미만으로 제한되어야 함
3) 항간질약 사용 시에는 태아기형의 위험을 고려하여야 함

치료, 통증 치료, 그리고 앞의 치료에 실패했을 경우 진정(수면), 예방으로 나누어 볼 수 있다.

3) 뇌졸중(Stroke)

임신 여성에서 뇌졸중의 발생빈도는 낮지만(100,000분만당 1.5~71건), 비만의 증가와 함께 심장질환, 고혈압, 당뇨, 뇌졸중 등의 발생이 증가하고 있으며, 임산부 사망의 9~12% 정도를 뇌졸중이 차지하고 있다. 뇌졸중은 혈관 문제로 인해 뇌손상이 발생하는 것을 말하며, 허혈성 뇌졸중과 출혈성 뇌졸중으로 나누어 볼 수 있다(Grear et al., 2013). 뇌졸중의 위험인자로는 고령, 고혈압, 비만, 당뇨, 편두통, 심내막염이나 부정맥 등의 심장질환, 심장인공판막, 난원공개존증, 흡연 등이 있으며, 임신과 관련된 뇌졸중의 위험인자로는 임신 중 고혈압질환, 임신당뇨병, 산과출혈, 제왕절개 및 전신 마취 등이 있다.

임신 및 산후기는 임신 중 변화 때문에 비임신기에 비하여 뇌졸중의 위험도가 높은 시기이다. 임신 중에는 혈장량 및 심장박출량이 증가하고, 전신혈관저항이 감소되어 혈압이 저하되고, 정맥순응도가 증가함으로써 혈류는 감소하고 정맥울혈은 늘어나는 방향으로 혈류역학이 변화한다. 또한, 여러 혈액응고인자(I, VII, VIII, IX, X, XII, XIII 등)가 증가하여 응고항진상태로 변화한다고 생각되며, 몇몇 동물실험에서는 임신 중 대뇌동맥의 구조가 변화하여 탄성 및 팽창성이 감소한다고 한다(Aukes et al., 2007).

(1) 허혈성 뇌졸중(Ischemic stroke)

허혈성 뇌졸중은 뇌혈류에 장애가 생겨 조직이 괴사하는 것을 가리키는데 원인으로는 죽상경화증, 혈전, 항인지질증후군, 색전증, 심장성 색전, 전자간증, 저혈압, 모야모야병 등이 있다. 증상이 24시간 이내에 사라지는 경우를 일과성허혈발작(transient ischemic attack)이라고 한다. 허혈 및 경색이 생긴 부위에 따라 다양한 증상을 보이는데, 두통, 쇠약, 마비, 감각변화, 뇌신경 이상, 언어 또는 시각 기능이상, 보행장애, 의식저하, 경련 등이 나타날 수 있다.

진단 평가는 대개 출혈성 경색을 배제하기 위하여 비조영 머리 컴퓨터단층촬영으로 시작하며, 자기공명영상을(대개는 조영제 없이) 촬영하여 뇌졸중의 위치와 범위, 급성도, 병인 등을 평가한다. 필요시 혈관조영술, 심장초음파검사, 항인지질항체 검사 등이 시행된다. 급성 허혈성 뇌졸중이 발생한지 3~4.5시간 안에는 재조합 조직 플라스미노겐활성인자(recombinant tissue plasminogen activator)를 정맥 내 또는 동맥 내로 투여하는 것을 고려할 수 있으나, 약 5~6%에서 출혈성 전환의 위험이 있다. 임신 중 시행한 보고는 없지만 동맥내 기계적 혈전제거술도 고려할 수 있다.

가슴경유심장초음파검사는 심장성 색전에 대한 평가를 위해 시행되며 이때에 식염수를 두 개의 주사기 사이로 번갈아 빠른 속도로 통과시켜 발생시킨 미세거품을 주입하면서 난원공개존증 등에 의한 우좌션트의 존재 여부를 평가하는데 이를 거품검사(bubble study)라고 한다. 우좌션트가 있는 경우에는 하지 초음파를 시행한다. 목동맥초음파 및 머리뼈통과초음파를 시행하는데, 임상적으로 의심이 많이 되는 경우에는 컴퓨터단층혈관촬영, 자기공명혈관촬영, 도관 혈관조영술을 바로 시행한다. 공복 지질 수치, A1c형 혈색소(HbA1c), 갑상샘자극호르몬 등으로 위험인자 평가를 한다. 항인지질항체 등 혈전성향증(thrombophilia) 검사를 시행할 수 있으나, 일부 검사는 임신 시 위양성으로 나오기도 한다.

대뇌정맥혈전증도 임신기 및 산후기에 발생하는 뇌졸중의 중요한 원인이며, 심한 두통 및 두개내압상승 증상(구역, 구토 등)으로 나타나는 경우가 많다. 컴퓨터단층혈관촬영 및 자기공명정맥조영으로 확인되며, 대뇌정맥혈전증에서는 항응고치료를 하며, 경우에 따라 항경련제나 항생제가 필요할 수도 있다.

뇌졸중이나 일과성허혈발작이 있었던 임산부에서 특정 원인이 있는 경우가 아니면 다음 임신시 재발 위험은 높지 않다고 한다(Lamy et al., 2000). 예방을 위한 미국심장학회/미국뇌졸중학회의 권고사항은 다음과 같다(Furie et al., 2011). 응고항진상태나 기계적 심장판막같은 혈전/

색전의 고위험군에서는 용량조정 미분획 헤파린을 임신 내내 사용하거나, 용량조정 저분자량 헤파린을 임신 내내 사용하거나, 미분획 또는 저분자량 헤파린을 임신 13주까지 사용한 후 와파린을 제3삼분기 중간(34주 경)까지 사용하다가 다시 미분획 또는 저분자량 헤파린을 분만 시까지 사용한다. 혈전/색전의 고위험 인자가 없는 경우에는 제1삼분기까지 미분획 또는 저분자량 헤파린을 사용하다가 나머지 임신 기간 동안에는 저용량 아스피린을 사용하는 것을 고려할 수 있다.

(2) 출혈성 뇌졸중(Hemorrhagic stroke)

출혈성 뇌졸중은 혈관 파열로 혈액이 뇌실질에 퍼져 조직이 괴사하는 것을 가리키는데 요인으로는 고혈압, 전자간증, 동맥류, 동정맥기형 등이 있으며, 부종 및 출혈로 인한 두개내압의 상승도 조직 손상을 가중시킨다. 출혈성 뇌졸중은 뇌내출혈과 거미막하출혈로 나누어 볼 수 있다. 뇌내출혈(intracerebral hemorrhage)은 사망률이 높으며, 만성고혈압 및 자간증과 연관되어 작은 혈관들이 파열되면서 발생하므로, 임신 중 고혈압(특히 수축기혈압)에 대한 적절한 처치가 중요하다. 거미막하출혈(subarachnoid hemorrhage)은 동맥류 파열, 동정맥기형 파열, 외상 등에 의해 발생할 수 있으며, 대개 갑작스런 심한 두통으로 나타나며 경부강직, 의식저하, 경련, 시각 변화, 구역, 구토, 일과성 고혈압, 신경학적 이상 등이 나타날 수 있다. 비조영 머리 컴퓨터단층촬영을 우선적으로 시행하며, 필요시 자기공명영상이나 척추천자를 시행하기도 한다. 치료는 침상안정, 진통제, 진정제와 함께 신경학적 감시와 엄격한 혈압조절을 시행한다. 동맥류 또는 동정맥기형에 대한 수술 시행 여부는 재발 위험성과 수술 위험성을 고려하여 결정하게 된다. 동맥류의 수술적 치료에는 클리핑이나 혈관 내 코일 거치 등이 사용된다. 동맥류에 대한 수술적 치료를 받은 지 오랜 시간이 경과한 경우 질식분만을 시행할 수 있으나, 수술적 치료를 받지 않았거나 받은 지 얼마 경과하지 않은 경우(2개월 이내)에는 제왕절개술을 고려할 수 있다.

4) 다발경화증(Multiple sclerosis)

다발경화증은 복합적인 자가면역 기전에 의해 뇌, 척수, 시신경 등에 말이집탈락(demyelination)이 일어나 신경전달이 저해되고 축삭이 파괴되어 위약, 저림, 시각 이상, 방광과 장 조절문제 등 다양한 신경학적 증상을 일으킨다(Houtchens et al., 2013). 다발경화증은 여성에서 호발하며(70% vs 30%), 처음엔 간헐적으로 발생하다가 나중에는 종종 진행성 신경학적 장애로 이어지는 만성 경과를 가진다. 임신 제2, 3삼분기에 다발경화증의 재발은 감소하지만 출산 후 3~6개월에 재발은 이에 상응하게 증가하는 것으로 보고되고 있다(Vukusic et al., 2004). 아직 증거는 부족하지만 현재로서는 임신이 다발경화증의 장기 예후를 악화시키지는 않는 것 같다(Ramagopalan et al., 2012). 최근 보고에서는 완전 모유수유 시 출산후 재발률이 낮았다고 한다(Langer-Gould et al., 2009). 다발경화증은 태아기형을 증가시키지 않으며 일반적으로 임신예후에 큰 영향을 미치지 않으나, 태아성장제한과 제왕절개가 많았다는 보고가 있다(Kelly et al., 2009). 분만 방식은 산과적 요인에 따라 결정한다. 비임신 시에 질환조절요법으로 사용되고 있는 약제에는 글라티라머 아세테이트(glatiramer acetate)(FDA B), 인터페론 베타(interferon β1a, β1b) (C), 나탈리주맙(natalizumab) (C), 핑골리모드(fingolimod) (C), 미톡산트론(mitoxantrone) (C), 테르플루노미드(terflunomide)(X) 등이 있으며, 임신 중 안전성에 대한 자료가 부족한 경우가 많다(Houtchens et al., 2013). 글라티라머 아세테이트는 기형이나 유산의 위험과 연관되지 않은 것 같고, 인터페론 베타는 동물시험에서 기형과 유산의 위험성이 있었으나 임신 중 노출 등록자료에서는 유산 증가가 관찰되지 않았으며, 나탈리주맙은 동물시험에서 유산과 혈액학적 영향이 관찰되었으나 임신 중 노출 등록자료에서는 뚜렷한 유해효과가 보고되지 않았다. 핑골리모드는 동물시험에서 기형과 유산의 위험이 높았고 체내에서 완전 배출되는 데에 2달 가량 걸려 주의해야 하며, 미톡산트론은 세포독성 화학요법제로 기형의 위험성이 있고 동물시험에서 태아성장제한이 관찰되었으며, 테르플루노미드는 기형유발 작용이 있어 임신 중 금기인데 반감기가 2주 이상으로 길어서 주의해야 한다. 일반적으로 임신을 준비하는 여성은 임신을 시도하기 전, 월경 한 주기 이전에 질환조절요법제를 끊도록 권유하며, 임신 중에 계속 사용해야 하는 경우에도 핑골리모드, 미톡산트론, 테르플루노미드는 피해야 한다. 임신 중 급성 발병 시에는 메틸프레드니솔론(methylprednisolone) 등의 스테로이드제가 사용될 수 있으며, 스테로이드제는 기형과 연관되지 않고 임신 중 사용이 비교적 안전하다고 생각되나 태반을 통과하여 태아에게도 이른다. 다양한 신경학적 장애나 통증 등에 대하여는 개별적으로 치료제가 필요할 수 있다. 출산 후 모유수유를 원하는데 질병의 치료도 필요한 경우에는 정맥 내 면역글로불린이 유용할 수 있다.

5) 중증근육무력증(Myasthenia gravis)

중증근육무력증은 신경근육이음부(neuromuscular junction)의 장애로 골격근의 쇠약을 보이는 자가면역질환으로, 약 5,000~7,500명 중 한 명에서 보이며 20~30대에 많고 여성에서 2배 더 많다(Varner et al., 2013). 80~90%에서는 아세틸콜린수용체(AChR)에 대한 항체가 검출되며, 혈청반응음성 환자 중 약 40%에서는 근육특이인산화효소(MuSK)에 대한 항체가 검출된다. 주요 증상은 얼굴, 입인두, 눈바깥, 사지의 골격근이 쇠약하거나 쉬 피로를 느끼는 것으로, 낮에 활동하면서 악화되고 휴식 후 호전된다. 바깥눈근육(extraocular muscle)의 쇠약으로 복시, 안검하수가 흔하며, 연수근육(bulbar muscle)의 쇠약으로 씹기, 삼키기, 말하기 등의 어려움이 나타나기도 한다. 사지의 쇠약도 흔한데 근위부 근육의 쇠약이 더욱 심하다. 진단은 임상적으로 이루어지는데, 항콜린에스테라아제 투여로 증상이 호전되는 소견으로 진단이 확인될 수 있다. 약 75%에서 가슴샘과다형성(thymic hyperplasia) 또는 가슴샘종(thymoma)이 컴퓨터단층촬영 또는 자기공명영상으로 발견되는데, 가슴샘절제술이 표준 치료로 추천되며, 임신을 계획하고 있는 여성은 보통 임신 전이나 출산 후에 고려되나 임신 중에 시행한 보고도 있다(Ip et al., 1986). 약물로는 피리도스티그민(pyridostigmine)·네오스티그민(neostigmine) 등의 항콜린에스테라아제가 사용될 수 있으며, 과용량 시 복통, 설사, 위창자내공기참, 구역, 구토, 침흘리기, 눈물흘림 등의 콜린성 부작용이 나타날 수 있다. 항콜린에스테라아제는 안구증상이나 MuSK 항체 양성 질환에는 효과가 적다. 항콜린에스테라아제에 불응인 경우, 글루코코르티코이드, 아자티오프린(azathioprine), 메토트렉세이트(methotrexate), 시클로스포린(cyclosporine), 시클로포스파미드(cyclophosphamide), 미코페놀레이트 모페틸(mycophenolate mofetil), 리툭시맙(rituximab) 등의 면역억제요법이 필요할 수 있다. 고용량 면역글로불린 G나 혈장교환은 일시적 호전이 급히 필요한 경우에 사용할 수 있다.

처음 진단된 후 1년 이내에 질환 악화가 증가하므로, 처음 진단된 후 1~2년간은 임신을 피하도록 조언하기도 한다(Batocchi et al., 1999). 임신이 중증근육무력증의 전반적인 과정에 영향을 주지는 않는 것 같으나, 약 3분의 일에서는 임신 중 악화하는데 제1삼분기나 출산 후에 발생하는 경향이 있다(Hantai et al., 2004). 중증근육무력증 증상을 악화시킬 수 있어 임신 중 피해야 할 약제가 있는데, 이에는 석시닐콜린(succinylcholine) 등의 근육이완제, 황산마그네슘(magnesium sulfate) 등의 마그네슘염, 마약제(narcotics)가 있고, 그 외에도 아미노글리코시드(aminoglycoside)·플루오로퀴놀론(fluoroquinolone)·마크롤라이드(macrolide) 계열의 항생제, 퀴닌(quinine)·퀴니딘(quinidine), 베타차단제(β-blocker), 칼슘통로차단제(calcium channel blocker), 보툴리눔 독소(botulinum toxin), D-페니실라민(D-penicillamine), 리튬(lithium) 등이 있다(Varner et al., 2013).

처음 내원 시 과거력 청취와 상담을 하며, 초기 검사로 각종 근육의 힘을 평가하고, 폐기능검사, 갑상선기능 검사를 시행하고, 정기적으로 근육의 힘 및 호흡기능 등을 평가하고, 초음파 검사 시 태아의 운동과 양수량도 함께 관찰한다. 임신 중에는 충분한 휴식을 취하도록 하고 감염증은 즉시 치료한다. 심한 근육 쇠약으로 호흡근육 마비가 나타나는 근육무력증 위기(myasthenic crisis) 시에는 기도삽관과 기계적 환기가 필요하다. 중증근육무력증이 임신 예후에 큰 영향을 미치지는 않는 것으로 보이나, 자가항체가 신생아에게 증상을 유발하여 양수과다증으로 조기양막파수 및 조산이 발생하는 경우도 있으며, 전자간증의 경우에는 황산마그네슘 사용을 피해야 한다. 진통 시에 경구약제는 비경구투여로 바꾸고, 호흡상태를 평가한다. 중증근육무력증에서 평활근이 영향을 받지는 않으므로 진통은 대개 정상적으로 진행되며, 옥시토신의 투여나 제왕절개는 산과적 적응에 따라 시행되는데, 분만2기에 산모의 자발적 힘주기는 저해될 수 있어 흡입분만이 필요할 수도 있다. 경막외마취 시에는 T-10 이하로 레벨을 유지하며, 리도카인(lidocaine)·부피바카인 (bupivacaine) 등의 아미드형 약제를 사용하고, 클로르프로카인(chlorprocaine)·테트라카인(tetracaine) 등의 에스터형 약제는 질환을 악화시킬 수 있으므로 피한다. 전신마취와 마약제의 사용은 피한다. 자가항체가 태반을 통과하여 신생아의 10~20%에서 일시적으로 근육무력증 증상이 나타날 수 있는데 산모의 질환 중증도와 신생아의 증상 발생과는 연관이 없다고 한다. 또한, 출생 시에는 무증상이다가 12시간~수 일 후에 신생아의 호흡 및 근육의 쇠약, 안검하수 등의 증상이 뒤늦게 나타나기도 하므로(이는 산모에서 넘어간 약제가 배설되면서 발생하는 것일 수 있음), 첫 1주간은 신생아의 상태를 지속적으로 관찰하는 것이 필요하다.

6) 말초신경질환(Peripheral nerve disease)

(1) 벨마비(Bell's palsy)

벨마비는 얼굴근육의 쇠약을 특징으로 하고 대개 가역적이며, 종종 단순포진바이러스나 대상포진바이러스와 연관된다(Klein, 2013). 가임기 여성에서 비교적 흔하고, 임신 중이나 출산 후에 호발하는 것으로 생각되고 있으나 상충되는 보고도 있다. 벨마비는 얼굴신경의 염증과 부종으로 두개골의 좁은 통로에서 신경이 압박을 받아 국소적 말이집탈락(focal demyelination)이 일어나는데, 대개 한 쪽에서 생기며, 갑자기 또는 며칠에 걸쳐서 귀 뒤의 통증, 청각과민증으로 시작하여 미각의 변화 또는 상실, 침흘림, 미소짓거나 얼굴을 움직이거나 눈감는 데에 곤란함이 발생할 수 있다. 반 이상의 환자는 몇 주에서 몇 달에 걸쳐 완전히 회복되고, 35%는 1년에 걸쳐서 회복이 되는데, 손상된 말이집의 재형성에는 수개월이 걸리며 2년이 걸리기도 한다. 벨마비가 임신에 미치는 영향에 대해서는 정보가 부족하고, 임신이 벨마비의 예후에 영향을 주는지도 명확치는 않으나 만성고혈압, 비만, 중증 전자간증이 위험인자라는 보고가 있다(Katz et al., 2011). 코르티코스테로이드 요법은 회복기간을 단축하는 데 효과적인 것으로 생각되며, 항바이러스제를 사용하였을 때 예후가 향상되는지에 대해서는 이견이 있다(Gronseth et al., 2012).

(2) 손목굴증후군(Carpal tunnel syndrome)

손목굴증후군은 손목 안쪽의 굽힘근지지띠에 정중신경이 압박을 받아 발생하며, 엄지, 검지, 중지와, 약지의 절반 부위에 저림, 얼얼함, 쇠약이 나타나고 심한 경우에는 아래팔 또는 팔꿈치까지 증상이 미치기도 한다(Klein, 2013). 일반집단에서의 유병률이 3~6%로 매우 흔하며, 위험인자에는 임신, 전자간증, 당뇨, 갑상선기능저하증, 류마티스관절염, 손의 반복된 움직임 등이 있다. 임신 중 유병률은 7~43% 정도로 다양하게 보고된다. 진단은 임상적으로 또는 근전도/신경전도검사로 이루어진다. 임신 중 치료는 부목이나 휴식 등의 보존적 치료가 우선적으로 이루어지는 경우가 많으나, 임신 중에도 코르티코스테로이드의 국소주입 또는 수술이 좋은 결과를 보였다는 보고가 있으며(Assmus et al., 2000; Klein et al., 2013), 감각소실이 있거나 운동신경잠시(motor latency)의 지연이 있는 경우 수술이 권장된다. 출산 후 많은 여성에서 증상의 경감이나 소실이 있지만 증상이 지속되는 경우도 많다. 한 연구에 의하면 출산 1년 후에도 절반 이상에서, 3년 후에도 30% 가량에서 증상이 남아 있었다고 한다(Padua et al., 2010).

7) 특발 두개내고혈압(Idiopathic intracranial hypertension)

특발 두개내고혈압은 가성뇌종양(pseudotumor cerebri)으로도 불리며, 뇌영상과 뇌척수액검사가 정상이면서 두개내압력이 상승해 있는 경우(>250 mmH$_2$O)를 말한다(Kesler et al., 2013). 이는 비교적 드문 질환으로 비만한 젊은 여성에서 볼 수 있으며, 발병기전은 명확치 않다. 가장 흔한 증상은 두통이고, 시야흐림, 복시, 경부강직, 요통, 박동성 이명, 뇌신경마비, 운동실조, 감각이상 등이 나타날 수 있다. 시신경유두부종(papilledema)이 진단에 특징적인 소견이다. 치료의 2가지 목표는 증상개선과 시각의 보존이며, 체중조절과 함께 아세타졸라미드(acetazolamide)(FDA C) 이뇨제가 주로 사용된다. 푸로세미드(furosemide)(C), 토피라메이트(topiramate) (D), 스테로이드(B)의 사용시 위험과 필요를 고려해야 한다. 시신경집천공술(optic nerve sheath fenestration)과 요추복강션트(lumboperitoneal shunt) 등의 수술적 치료가 필요할 경우도 있다. 임신이 특발 두개내고혈압의 위험인자인지에 대해서는 논란이 있고(Digre et al., 1984), 임신 중 처음 발병하는 경우가 있으나 출산 후에는 저절로 사라지는 경우가 대부분이다. 임신 중에는 영구적인 시각상실을 방지하기 위하여 시야검사를 추적 시행한다. 특발 두개내고혈압 자체가 임신합병증을 유발하는 것 같지는 않고, 분만 방법 등은 산과적 적응에 따르며, 척추 또는 경막외 마취도 가능하다.

2. 정신과적 질환

1) 서론

호르몬 효과 같은 생화학적 요인과 삶의 스트레스 요인이 정신건강에 영향을 준다는 사실은 잘 알려져 있다. 임신은 다양한 호르몬 변화를 야기하며 또한 임신과 출산 자체가 큰 스트레스 요인이므로 이러한 변화로 임산부는 정신과적 질환에 취약하다. 임신으로 인한 성호르몬과 신경전달물질의 농도변화, 시상하부-뇌하수체-부신 축의 기능이상, 갑상선기능이상, 면역반응의 변화 등이 이러한 정신 건강에 영향을 줄 수 있다. 임신이라는 스트레스에 반응하는 방법은 다양하게 나타난다. 임신과 출산은 아이가 생긴다는 기쁨을 주는 반면 분만의 고통에 대한 두려움, 태아의 건강과 발달에 대한 우려, 양육에 대한 걱정 등이 전형적으로 나타날 수 있으며 불안, 수면장애, 기능적 장애 등도 흔히 나타난다. 태아기형, 조기진통 및 조산, 저체중아 출산, 신생아의 중환자실 입원, 내과적 질환 등 임신 합병증이 동반된 경우 스트레스의 수준은 매우 높을 수 있으며, 가족력이 있거나 이전 정신질환 병력이 있는 경우 위험요인은 더욱 커진다. 기존의 정신질환이 재발하거나 악화되는 경우가 있고 또는 새로운 질환이 생길 수도 있다. 2003년 스웨덴 보고에서는 임신 중 정신질환의 발병을 14.1%로 발표하였고(Andersson et al., 2003), 미국에서는 임산부의 우울증 유병률을 18%까지 보고하였다(Yonkers et al., 2011).

2) 산욕기(Puerperium)

(1) 산후우울기분(Postpartum blues)

모성우울기분(maternity blues) 또는 산후우울기분(postpartum blues)은 출산 후 첫 주에 절반 정도의 산모가 겪는 정서적 불안정감이다. 진단기준에 따라 발생률은 26~84% 정도로 다양하게 보고되는데(O'Hara et al., 2014) 이러한 감정변화는 대개는 일시적이며, 분만 후 4~5일에 피크를 보이다가 10일 정도 지나면 정상화된다(O'Keane et al., 2011). 산모의 주된 기분은 보통은 행복감이지만, 산후우울기분을 겪는 산모에서는 감정의 불안정이 더욱 심하여, 불면증, 눈물흘림, 우울, 불안, 집중장애, 과민성, 기분의 불안정 등을 보일 수 있다. 증상은 대개 상황적 어려움(예: 수유문제 등)과 관련되어 나타나는 경우가 많다. 이러한 감정변화의 원인은 아마도 출산 후 급격히 변화하는 호르몬 및 생화학적 상태 때문이라고 생각되고 있으며, 산모에 대하여는 감정적 지지를 하며 안심시킨다. 산후우울기분은 산후우울증과는 양상이 달라 구별되지만, 출산 후 2주간 우울감이 호전되기보다 점점 심해진다면 산후우울증이 발생하는 경우일 수도 있으므로 주의 깊은 관찰이 필요하다.

(2) **산후우울증**(Postpartum depression)

산후우울증의 유병률은 대략 10~20% 정도로 보이며(Cooper et al., 1988) 산욕기 여성에서 일반 대중보다 약간 더 높게 나타난다(Yonkers et al., 2011). 우울장애의 발생요인은 다양하게 설명되며 그 중 스트레스나 외상이 하나의 중요한 원인으로 임신과 출산은 주요 스트레스로 우울경향을 조장하거나 악화시키기에 충분하며 임신에 의한 호르몬 변화 역시 이러한 산후우울증에 관여한다. 에스트로겐은 세로토닌 합성을 증가시키고 파괴를 감소시키며 세로토닌 수용체를 조절한다. 산후우울증 산모에서는 출산 전에 더 높은 에스트로겐, 프로게스테론 농도를 보이다가 출산 후 급격한 감소를 보이는 경우가 많다(Deecher et al., 2008). 산후우울증의 위험인자로는 산전 우울증, 산모의 어린 나이, 미혼 상태, 흡연이나 음주, 약물남용, 입덧, 조산, 신생아가 중환자실에 입원하는 경우 등이 있고, 특히 가정폭력에 노출된 경우 그 위험도가 크다. 우울증은 재발을 잘 하는 질환으로 임신 전 항우울제 복용이 필요했던 우울증은 임신 후 최소 60%에서 증상을 보인다. 이전에 산후우울증이 있었고 현재 산후우울기분이 있는 경우 주요 우울장애로 발전할 가능성이 높다. 산후우울증은 발견이 안 되어 치료를 받지 않는 경우가 많은데, 임신 혹은 출산 후 발생하는 중증 우울증은 산모뿐 아니라 아기, 가족의 삶을 황폐화시킬 수 있다. 치료를 받지 않는 경우 25%에서 우울 증상이 일년 후에도 지속될 수 있고, 우울증의 기간이 길어짐에 따라 후유증이나 중증도도 높아져 자살의 위험이 생기고, 엄마와 아기의 애착에도 문제를 일으켜 자녀의 행동발달에 좋지 않은 영향을 미칠 수 있다(Koren et al., 2012).

(3) **산후정신병**(Postpartum psychosis)

산후정신병은 대개가 양극성장애이지만, 주요우울증에 의한 경우도 있다. 발생률은 1,000명당 1~2명 정도이며, 위험인자로는 초산, 산과적 합병증이 있는 경우, 양극성장애의 병력 등인데, 이 중 양극성장애의 병력이 가장 중요한 위험인자이다(Blackmore et al., 2006). 대부분의 경우 출산 후 2주 이내에 증상을 보이며, 산후 처음 발병한 정신병에 관한 연구에서 평균 발병시작일은 분만 후 8일, 평균 유병기간은 40일이었다(Bergink et al., 2011). 양극성장애가 있었던 여성에서는 산후에 재발할 확률이 높으므로 주의 깊은 관찰이 필요하며, 보통 분만 1~2일 안에 증상이 나타나는데, 조증 증상으로는 흥분, 고조됨, 불면 혹은 잠들지 못하거나 수다스러워지는 등의 증상이 있으며, 혼란이나 지남력 상실 등의 소견도 보이나 정상적인 상태의 시기도 있을 수 있다. 산후우울증에 비해 영아에 해를 가할 위험이 높아서 입원하여 약물 치료 및 정신과적 치료를 하는 것이 필요하다(Kim et al., 2008). 산후정신병은 재발의 위험이 높은 질환으로 다음 임신에서 50%의 재발률이 보고되므로 이러한 병력이 있는 경우에는 분만 직후 리튬(lithium)의 조기 사용을 권유하기도 한다(Bergink et al., 2012).

3) 임신과 정신질환

(1) **주요우울장애**(Major depressive disorder)

① 진단 DSM-V

주요우울장애를 진단하기 위해서는 다음의 9가지 주요 증상 중 5개 이상의 증상이 거의 매일 연속적으로 2주 이상 나타나고, 이러한 우울 증상으로 임상적으로 심각한 고통, 사회적·직업적 기능 손상이 초래되면서, 약물이나 남용 물질 혹은 의학적 상태의 직접적인 생리적 효과에 의한 것은 아니어야 한다. 9가지 증상은 다음과 같다. ① 하루의 대부분, 그리고 거의 매일 지속되는 우울한 기분, ② 거의 모든 일상 활동에 대한 흥미나 즐거움의 저하, ③ 현저한 체중감소나 체중증가 혹은 현저한 식욕 감소나 증가, ④ 거의 매일 나타나는 불면이나 과다수면, ⑤ 정신운동의 초조 또는 지체, ⑥ 거의 매일 나타나는 피로감, 활력 상실, ⑦ 거의 매일 나타나는 무가치함, 부적절한 죄책감, ⑧ 거의 매일 나타나는 사고력이나 집중력의 감소, 우유부단함, ⑨ 죽음에 대한 반복적인 생각이나 자살에 대한 생각, 자살 기도. 평생 유병률이 거의 17%에 달하며 여러 원인에 의해 발생하지만 유전과 환경적 영향을 많이 받는다. 슬픔을 일으키는 특정 사건, 약물 남용, 내과적 질환 등이 유발 원인이 되며 특정 사건이 우울증을 유발할 수 있지만 유전자가 이러한 사건에 대한 반응에 영향을 주므로, 유전과 환경 요인을 구분하기는 쉽지 않다.

② 산전 및 산후 관리

미국산부인과의사협회(ACOG, 2018b)에서는 주산기 중 적어도 한 번은 우울과 불안에 대해 표준화되고 검증된 검사법으로 선별검사를 시행하고, 산후 방문 시에도 기분과 감정적 안녕에 대한 완전한 평가를 시행할 것을 권장하고 있다. 이전 정신 병력에 대한 청취를 해야 하며 여기에는 입원, 통원치료, 이전 혹은 최근 정신과약물 사용여부 등이 포함된다. 또한 위험인자에 대한 평가가 필요한데 위험인자에는 이전 우울증에 대한 병력 또는 가족력, 성적 또는 육체적 학대 여부, 인격 장애, 흡연, 식사장애, 결혼상태, 사회경제적 수준 등이 있다. 선별검사법에는 여러 가지가 있으며 ACOG (2018b)에서는 7가지 방법을 소개하고 있고, 각각 5~10분간 9개에서 많게는 35개의 질문에 대답하게 된다. 에딘버러 산후우울척도(Edinburgh Postnatal Depression Scale, EPDS), 산후우울선별척도(Postpartum Depression Screening Scale), 환자건강설문 9(Patient Health Questionnaire 9), Beck 우울척도-I, II (Beck Depression Inventory-I, II), CES-D 척도(Center for Epidemiologic Studies Depression Scale), Zung 자기평가 우울척도(Zung Self-Rating Depression Scale)가 있다. 파크랜드 병원에서는 산모의 첫 방문 시에 우울증과 가정폭력에 대해 질문하고 평가하며, 산후 첫 방문 시에는 에딘버러 산후우울척도(Edinburgh Postnatal Depression Scale, EPDS)를 사용하여 다시 한 번 평가한다. 17,000명 이상 이 설문지로 평가하였을 때 6% 정도에서 경증 혹은 중증의 우울 증상을 보였다(Nelson et al., 2013). 에딘버러 산후우울척도는 10가지 질문에 대해 정도에 따라 0점에서 3점까지 점수를 주고 합산하여, 0~8점이면 정상, 9~12점이면 상담이 필요한 수준, 13점 이상이면 심각한 산후우울증으로 판단한다. 2005년 국내에 소개된 한국판 에딘버러 10가지 질문은 다음과 같다(Kim et al., 2005). ① 나는 사물의 재미있는 면을 보고 웃을 수 있었다. ② 나는 어떤 일들을 기쁜 마음으로 기다렸다. ③ 일이 잘못될 때면 공연히 자신을 탓했다. ④ 나는 특별한 이유 없이 불안하거나 걱정스러웠다. ⑤ 특별한 이유 없이 무섭거나 안절부절 못하였다. ⑥ 요즘 들어 많은 일들이 힘겹게 느껴졌다. ⑦ 너무 불행하다고 느껴 잠을 잘 잘 수가 없었다. ⑧ 슬프거나 비참하다고 느꼈다. ⑨ 불행하다고 느껴서 울었다. ⑩ 자해하고 싶은 마음이 생긴 적이 있다.

③ 치료

가. 약물치료

정신요법과 더불어 임신기간 중 우울증이 심한 경우 약물치료가 필요하며 항우울제에는 몇 가지 분류가 있다. 모노아민산화효소억제제(monoamine oxidase inhibitor, MAOI), 삼환계항우울제(tricyclic antidepressant, TCA), 선택적세로토닌재흡수억제제(selective serotonin-reuptake inhibitor, SSRI), 세로토닌-노르에피네프린재흡수억제제(serotonin-norepinephrine reuptake inhibitor, SNRI) 등이 있다. 보통 임신 중에는 SSRI가 먼저 고려되며 TCA나 MAOI는 최근에는 덜 선택되고 있다. 6주간 치료 후 증상이 좋아지면 재발을 방지하기 위해 최소 6개월간 약물 치료를 지속한다(Wisner et al., 2002). 치료가 잘 되지 않거나 재발하는 경우에는 다른 SSRI로 대체하는 것을 고려한다. 메타분석에서 조산, 저체중아의 위험이 증가한다고 하나(Huang et al., 2014), 안전성 자료들이 아직은 양호하여 항우울제는 임신 중 사용 가능한 치료 방법으로 생각된다(Ray et al., 2014). 치료 중에는 자살이나 영아살해, 정신병 발생, 치료에 대한 반응 등에 대한 감시가 필요하다. 일부는 질환의 경과가 좋지 않아 입원치료가 필요한 경우도 있다. SSRI의 심장기형 유발성에 대한 연구는 파록세틴(paroxetine)에 국한되어 있으며 주로 심실중격결손과 관계된다. 미국산부인과학회에서는 임신 중이거나 임신을 계획하고 있는 경우 파록세틴의 사용을 피할 것을 권장하고 있고(ACOG, 2008), 임신 제1삼분기에 노출된 경우에는 태아심장초음파의 시행을 고려하여야 한다. 그러나, 최근 보고에 의하면 임신 제1삼분기의 항우울제(파록세틴을 포함하여) 노출이 심장기형의 발생을 증가시키지 않았다고 하였다(Huybrechts et al., 2014). 임신 20주 이후 파록세틴 사용 시 신생아지속성폐동맥고혈압(persistent pulmonary hypertension of the newborn, PPHN)의 위험도가 6배가량 증가한다는 보고가 있다(Chambers et al., 2006). 갑자기 SSRI를 중단하는 경우에는 다소의 금단증상이 있는 것이 보통이며, 노출되었던 신생아의 경우 마약 금단과 유사한 신생아금단증상이 약 30%까지 발생할 수 있으나 마약의 경우보다는 그 정도가 덜하여, 이로 인해 신생아실 입원이 5일 이상으로 길어지는 경우는 드물고, 아직까지 장기적인 신경행동적인 영향에 대한 증거는 없다(Koren et al., 2012). 약물은 모유로 분비될 수 있지만 대부분의 경우 그 양이 매우 적다. 부작용으로 일시적인 과민성, 수면장애, 산통 등이 있을 수 있고, 플루옥세틴(fluoxetine)은 다른 약보다 모유로 분비되는 양이 많으므로 모유수유를 하는 경우에는 다른 약을 고려할 수 있다.

나. 전기경련요법(Electroconvulsive therapy)

약물치료의 효과가 없는 경우 전기경련요법은 잘 준비된 상황에서는 선택 가능한 치료 방법 중 하나이다. 산모는 최소한 6시간 이상 금식해야 하고 속효성 제산제를 시술 전에 준다. 흡인을 예방하기 위해 기도를 확보하고, 임신 중기 이후에는 산모 저혈압을 막기 위해 오른쪽 엉덩이 아래쪽에 쐐기받침(wedge)을 대어 준다. 정맥주사로 수액을 주고 자궁경부를 평가하며, 자궁수축과 태아심박수를 감시한다. 시술 중에는 과도한 과호흡은 피해야 한다. 대개의 경우, 산모와 태아의 심박수, 산모의 혈압과 산소포화도는 정상 범위를 유지하게 된다. 임신 중의 전기경련요법 결과에 대한 초기 리뷰에서는 10% 정도에서 합병증을 보였고 이에는 태아부정맥, 질출혈, 복통, 자궁수축 등이 있었다(Miller et al., 1994). 2009년 보고에서는 78%에서 치료 효과를 보였고 5%에서 합병증이 있었는데, 주산기 합병증은 두 건의 태아사망을 포함하여 3% 정도로 보고되었다(Andersen et al., 2009). 따라서 전기경련요법은 안전한 치료는 아니며 중증 우울증이 집중적인 약물치료에도 효과가 없는 경우에 한해 고려해야 하겠다.

(2) 양극성장애(조울증, Bipolar disorder)

양극성 장애는 조증, 경조증, 우울증 삽화가 반복되는 것을 특징으로 하고 만성적인 경과를 보이는 기분장애로 유병률은 3.9% 정도로 임신여부와는 크게 상관이 없다(Yonkers et al., 2011). 유전적인 요소가 강하며 16번과 8번 염색체 돌연변이와의 연관성이 보고되었다(Jones et al., 2007). 우울삽화가 2주 이상 지속되기도 하며 다른 시기에 조증 삽화가 보인다. 조증 삽화에는 팽창된 자존심 또는 심하게 과장된 자신감, 수면에 대한 욕구 감소, 말이 많아짐, 사고의 비약, 주의산만, 목표 지향적 활동 증가 또는 정신 운동성 초조, 쾌락적인 활동에 지나치게 몰두하는 등의 증상 중에서 3가지 이상이 지속되는 경우를 말하며(DSM-IV), 약물남용이나 갑상선기능항진증, 뇌종양 등의 직접적인 생리적 효과로 인한 것은 아니어야 한다. 임신 중 약물치료를 임의 중단하는 경우가 자주 생겨 임신 중 재발률이 2배 이상 높으며(Viguera et al., 2007), 조울증에서 자살을 시도하는 경우는 20%까지 보고된다. 치료로는 리튬(lithium), 발프로산(valproic acid), 카르바마제핀(carbamazepine) 같은 기분안정제가 있고, 정신병약도 사용된다. 임신 중 조울증의 치료는 매우 복잡하므로 정신과의사와 협력하여 치료한다. 리튬은 엡스타인기형(Ebstein anomaly)과의 연관성이 보고되었고, 최근 그 위험도가 이전에 알려진 것에 비해 낮다고 보고되지만 노출된 경우 태아심장초음파를 권유한다. 발프로산에 노출된 경우 신경관결손의 위험이 4% 정도로 보고되기도 하며, 기형발생의 위험도가 용량의존적이며 그 외 심장기형, 구순구개열, 다지증같은 기형발생의 위험도 있으며, 태아성장제한, 신생아 금단증상 등이 있을 수 있다. 엽산제를 같이 복용하면 신경관결손의 위험도가 감소한다는 보고가 있다. 카르바마제핀의 기형발생위험은 발프로산보다는 낮지만, 신경관결손, 두개안면기형, 손톱형성저하증 등과 연관되고, 발달장애, 저체중아 등의 위험도 높아진다.

(3) 조현병(Schizophrenia)

조현병은 이전에 정신분열병이라 불렀던 질환으로 망상, 환각, 지리멸렬한 사고, 지리멸렬하거나 이상한 운동행위, 음성증상 등 한 가지 이상을 보이는 경우를 말한다. 유전적 소인이 강해 일반 성인의 유병률은 1%이나 한쪽 부모가 조현병을 갖는 경우에는 발생률이 5~10%가 된다. 그러나 아직 단일 유전자 질환 또는 돌연변이로 설명하기는 힘들고 다수의 DNA 변이로 인한 것으로 설명하기도 한다. 산모의 철결핍성 빈혈이나 당뇨, 급성 스트레스 등에 노출된 태아에서 향후 발생 위험이 높아질 수 있다는 가설도 있다. 여성이 남성보다 조금 늦게 발생하는 것으로 보아 에스트로겐이 보호역할을 한다는 견해도 있다. 대부분의 연구에서는 불량한 임신결과의 증거를 찾지 못하였으나, 1999년 스웨덴 보고에서는 저체중아, 태아성장제한, 조산의 위험도가 증가한다고 하였고(Bennedsen et al., 1999), 2005년 호주 보고에서는 태반조기박리, 태아곤란증이 증가한다고 하였다(Jablensky et al., 2005). 조현병은 약물을 중단할 경우 재발률이 높아서, 임신 기간 동안 지속적인 치료가 권장된다. 전형적 정신병약은 산모와 태아에 불량한 영향을 미친다는 증거가 없으나 비전형 정신병약에 대해서는 자료가 부족하여, 미국산부인과의사협회에서는 비전형 정신병약을 임신 및 수유기에 루틴하게 사용하지는 않도록 권유하고 있다(ACOG, 2008). 몇몇 정신병약에서는 선택적세로토닌재흡수억제제에서 보이는 신생아 행동장애와 유사하게 신생아 추체외로증상 및 금단증상이 나타날 수 있다. 조현병은 적절한 치료를 통하여 증상의 감소나 소실을 경험할 수 있다. 첫 증상을 보이고 5년 이내 60%가 사회적인 회복을 보이고 50%가 직장을 가지지만, 30%는 정신 장애를 겪으며 10%는 지속적인 입원치료가 필요하다.

(4) 식사장애(Eating disorder)

심한 식사장애는 보통 2~3%에서 발생하며 사춘기나 젊은 여성에서 많이 발생한다. 신경성식욕부진(anorexia nervosa)은 살이 찌는 것이 두려워 최소한의 정상체중을 유지하는 것을 거부하며, 신경성폭식증(bulimia nervosa)은 많은 음식을 먹고 체중증가를 막기 위해 토하거나 설사약, 이뇨제 등을 사용하기도 하며 굶기도 한다. 임신 중 유병률에 관한 노르웨이의 2009년 보고에서는 신경성식욕부진이 0.1%, 신경성폭식증이 0.85%, 폭식장애(binge-eating disorder)가 5.1% 정도로 임신하지 않은 여성에서의 발생률과 비슷하였다(Bulik et al., 2009). 식사장애는 보통 임신 중 호전되어 75%에서 완화된다. 그러나 전형적인 입덧 증례가 실제로는 새로 발병하거나 재발된 식사장애인 경우도 있다. 저체중아 출산이 가장 걱정되는 합병증이고 그 외 모유수유가 어렵거나 상처 회복이 느릴 수 있다. 따라서 이러한 병력이 있던 산모에서는 주산기 체중 증가에 유의하여야 한다.

(5) 불안장애(Anxiety disorder)

불안장애는 병적인 불안과 공포로 일상생활에 장애가 생기는 질환으로 공황장애(panic disorder), 강박장애(obsessive compulsive disorder), 사회불안장애(social anxiety disorder), 특정공포증(specific phobia), 범불안장애 (generalized anxiety disorder) 등이 포함되며 상대적으로 흔한 질환으로 유병률이 18% 정도이다. 불안, 초조, 공포, 걱정 등으로 심박수 증가, 호흡곤란, 불면, 빈뇨 등의 신체적 증상이 동반되어 일상생활이 힘들 수 있다. 임신 중 불안장애의 영향에 대해서는 여러 보고가 있다. 불안증상이 불량한 임신 결과를 증가시키지 않았다는 보고도 있으나(Littleton et al., 2007), 조산, 태아성장제한, 불량한 신경행동발달, 주의력결핍과잉행동장애 등과 연관된다는 보고도 있으며(Van den Bergh et al., 2005), 산후우울증과의 연관성을 보고하기도 하였다(Vythilingum et al., 2008). 불안장애는 기분장애와 함께 존재하는 경우가 많으며 임산부의 불안장애의 치료는 정신요법, 인지행동요법 또는 약물요법으로 이루어진다. 약물 치료는 항우울제가 우선적으로 고려되고 벤조디아제핀(benzodiazepine)도 불안이나 공황장애에 많이 사용된다. 벤조디아제핀 사용 시 구순구개열의 발생 위험도가 높다는 보고가 있었으나 최근 연구에서는 기형의 위험도가 높지 않다고 하였다(Enato et al., 2011). 임신 제3삼분기에 사용 시 분만 후 신생아 금단증상을 일으킬 수 있는데, 이는 며칠에서 몇 주간 지속되기도 한다.

참고문헌

- ACOG Committee Opinion No. 736: Optimizing Postpartum Care. Obstet Gynecol 2018a;131:e140-50.
- ACOG Committee Opinion No. 757: Screening for Perinatal Depression. Obstet Gynecol 2018b;132:e208-12.
- ACOG Practice Bulletin: Clinical management guidelines for obstetrician-gynecologists number 92, April 2008 (replaces practice bulletin number 87, November 2007). Use of psychiatric medications during pregnancy and lactation. Obstet Gynecol 2008;111:1001-20.
- Adeney KL, Williams MA. Migraine headaches and preeclampsia: an epidemiologic review. Headache 2006;46:794-803.
- Andersen AE, Ryan GL. Eating disorders in the obstetric and gynecologic patient population. Obstet Gynecol 2009;114:1353-67.
- Andersson L, Sundstrom-Poromaa I, Bixo M, Wulff M, Bondestam K, aStrom M. Point prevalence of psychiatric disorders during the second trimester of pregnancy: a population-based study. Am J Obstet Gynecol 2003;189:148-54.
- Assmus H, Hashemi B. [Surgical treatment of carpal tunnel syndrome in pregnancy: results from 314 cases]. Nervenarzt 2000;71:470-3.
- Aukes AM, Vitullo L, Zeeman GG, Cipolla MJ. Pregnancy prevents hypertensive remodeling and decreases myogenic reactivity in posterior cerebral arteries from Dahl salt-sensitive rats: a role in eclampsia? Am J Physiol Heart Circ Physiol 2007;292:H1071-6.
- Banhidy F, Acs N, Horvath-Puho E, Czeizel AE. Maternal severe migraine and risk of congenital limb deficiencies. Birth Defects Res A Clin Mol Teratol 2006;76:592-601.
- Batocchi AP, Majolini L, Evoli A, Lino MM, Minisci C, Tonali P. Course and treatment of myasthenia gravis during pregnancy. Neurology 1999;52:447-52.
- Bennedsen BE, Mortensen PB, Olesen AV, Henriksen TB. Preterm birth and intra-uterine growth retardation among children of women with schizophrenia. Br J Psychiatry 1999;175:239-45.
- Bergink V, Lambregtse-van den Berg MP, Koorengevel KM, Kupka R, Kushner SA. Firstonset psychosis occurring in the postpartum period: a prospective cohort study. J Clin Psychiatry 2011;72:1531-7.
- Bergink V, Bouvy PF, Vervoort JS, Koorengevel KM, Steegers EA, Kushner SA. Prevention of postpartum psychosis and mania in women at high risk. Am J Psychiatry 2012;169:609-15.
- Blackmore ER, Jones I, Doshi M, Haque S, Holder R, Brockington I, et al. Obstetric variables associated with bipolar affective puerperal psychosis. Br J Psychiatry 2006;188:32-6.
- Bulik CM, Von Holle A, Siega-Riz AM, Torgersen L, Lie KK, Hamer RM, et al. Birth outcomes in women with eating disorders in the Norwegian Mother and Child cohort study (MoBa). Int J Eat Disord 2009;42:9-18.
- Chambers CD, Hernandez-Diaz S, Van Marter LJ, Werler MM, Louik C, Jones KL, et al. Selective serotonin-reuptake inhibitors and risk of persistent pulmonary hypertension of the newborn. N Engl J Med 2006;354:579-87.
- Cooper PJ, Campbell EA, Day A, Kennerley H, Bond A. Non-psychotic psychiatric disorder after childbirth. A prospective study of prevalence, incidence, course and nature. Br J Psychiatry 1988;152:799-806.
- Deecher D, Andree TH, Sloan D, Schechter LE. From menarche to menopause: exploring the underlying biology of depression in women experiencing hormonal changes. Psychoneuroendocrinology 2008;33:3-17.
- Digre KB, Varner MW, Corbett JJ. Pseudotumor cerebri and pregnancy. Neurology 1984;34:721-9. ? Digre KB. Headaches during pregnancy. Clin Obstet Gynecol 2013;56:317-29.
- Enato E, Moretti M, Koren G. The fetal safety of benzodiazepines: an updated meta-analysis. J Obstet Gynaecol Can 2011;33:46-8.
- Furie KL, Kasner SE, Adams RJ, Albers GW, Bush RL, Fagan SC, et al. Guidelines for the prevention of stroke in patients with stroke or transient ischemic attack: a guideline for healthcare professionals from the american heart association/american stroke association. Stroke 2011;42:227-76.
- Grear KE, Bushnell CD. Stroke and pregnancy: clinical presentation, evaluation, treatment, and epidemiology. Clin Obstet Gynecol 2013;56:350-9.
- Gronseth GS, Paduga R. Evidence-based guideline update: steroids and antivirals for Bell palsy: report of the Guideline Development Subcommittee of the American Academy of Neurology. Neurology 2012;79:2209-13.

- Hantai D, Richard P, Koenig J, Eymard B. Congenital myasthenic syndromes. Curr Opin Neurol 2004;17:539-51.
- Harden CL, Hopp J, Ting TY, Pennell PB, French JA, Hauser WA, et al. Practice parameter update: management issues for women with epilepsy--focus on pregnancy (an evidence-based review): obstetrical complications and change in seizure frequency: report of the Quality Standards Subcommittee and Therapeutics and Technology Assessment Subcommittee of the American Academy of Neurology and American Epilepsy Society. Neurology 2009a;73:126-32.
- Harden CL, Meador KJ, Pennell PB, Hauser WA, Gronseth GS, French JA, et al. Practice parameter update: management issues for women with epilepsy--focus on pregnancy (an evidence-based review): teratogenesis and perinatal outcomes: report of the Quality Standards Subcommittee and Therapeutics and Technology Assessment Subcommittee of the American Academy of Neurology and American Epilepsy Society. Neurology 2009b;73:133-41.
- Harden CL, Pennell PB, Koppel BS, Hovinga CA, Gidal B, Meador KJ, et al. Practice parameter update: management issues for women with epilepsy-focus on pregnancy (an evi dence-based review): vitamin K, folic acid, blood levels, and breastfeeding: report of the Quality Standards Subcommittee and Therapeutics and Technology Assessment Subcommittee of the American Academy of Neurology and American Epilepsy Society. Neurology 2009c;73:142-9.
- Holmes LB, Harvey EA, Coull BA, Huntington KB, Khoshbin S, Hayes AM, et al. The teratogenicity of anticonvulsant drugs. N Engl J Med 2001;344:1132-8.
- Houtchens M. Multiple sclerosis and pregnancy. Clin Obstet Gynecol 2013;56:342-9.
- Huang H, Coleman S, Bridge JA, Yonkers K, Katon W. A meta-analysis of the relationship between antidepressant use in pregnancy and the risk of preterm birth and low birth weight. Gen Hosp Psychiatry 2014;36:13-8.
- Huybrechts KF, Palmsten K, Avorn J, Cohen LS, Holmes LB, Franklin JM, et al. Antidepressant use in pregnancy and the risk of cardiac defects. N Engl J Med 2014;370:2397-407.
- Ip MS, So SY, Lam WK, Tang LC, Mok CK. Thymectomy in myasthenia gravis during pregnancy. Postgrad Med J 1986;62:473-4.
- Jablensky AV, Morgan V, Zubrick SR, Bower C, Yellachich LA. Pregnancy, delivery, and neonatal complications in a population cohort of women with schizophrenia and major affective disorders. Am J Psychiatry 2005;162:79-91.
- Jones I, Hamshere M, Nangle JM, Bennett P, Green E, Heron J, et al. Bipolar affective puerperal psychosis: genome-wide significant evidence for linkage to chromosome 16. Am J Psychiatry 2007;164:1099104.
- Kamyar M, Varner M. Epilepsy in pregnancy. Clin Obstet Gynecol 2013;56:330-41.
- Kaneko S, Battino D, Andermann E, Wada K, Kan R, Takeda A, et al. Congenital malformations due to antiepileptic drugs. Epilepsy Res 1999;33:145-58.
- Katz A, Sergienko R, Dior U, Wiznitzer A, Kaplan DM, Sheiner E. Bell's palsy during pregnancy: is it associated with adverse perinatal outcome? Laryngoscope 2011;121:1395-8.
- Kelly VM, Nelson LM, Chakravarty EF. Obstetric outcomes in women with multiple sclerosis and epilepsy. Neurology 2009;73:1831-6.
- Kesler A, Kupferminc M. Idiopathic intracranial hypertension and pregnancy. Clin Obstet Gynecol 2013;56:389-96.
- Kim JH, Choi SS, Ha K. A closer look at depression in mothers who kill their children: is it unipolar or bipolar depression? J Clin Psychiatry 2008;69:162531.
- Kim YK, Won SD, Lim HJ, Choi S-H, Lee SM, Shin YC, et al. Validation Study of the Korean Version of Edinburgh Postnatal Depression Scale(K-EPDS). Mood Emot 2005; 3: 42-9.
- Klein A. Peripheral nerve disease in pregnancy. Clin Obstet Gynecol 2013;56:382-8.
- Koren G, Nordeng H. Antidepressant use during pregnancy: the benefit-risk ratio. Am J Obstet Gynecol 2012;207:157-63.
- Kvisvik EV, Stovner LJ, Helde G, Bovim G, Linde M. Headache and migraine during pregnancy and puerperium: the MIGRA-study. J Headache Pain 2011;12:443-51.
- Lamy C, Hamon JB, Coste J, Mas JL. Ischemic stroke in young women: risk of recurrence during subsequent pregnancies. French Study Group on Stroke in Pregnancy. Neurology 2000;55(2):269-74.
- Langer-Gould A, Huang SM, Gupta R, Leimpeter AD, Greenwood E, Albers KB, et al. Exclusive breastfeeding and the risk of postpartum relapses in women with multiple sclerosis. Arch Neurol 2009;66:958-63.
- Littleton HL, Breitkopf CR, Berenson AB. Correlates of anxiety symptoms during pregnancy and association with perinatal outcomes: a meta-analysis. Am J Obstet Gynecol 2007;196:424-32.
- Marozio L, Facchinetti F, Allais G, Nappi RE, Enrietti M, Neri I, et al. Headache and adverse pregnancy outcomes: a prospective study. Eur J Obstet Gynecol Reprod Biol 2012;161:140-3.
- Miller LJ. Use of electroconvulsive therapy during pregnancy. Hosp Community Psychiatry 1994;45:444-50.
- Nelson DB, Freeman MP, Johnson NL, McIntire DD, Leveno KJ. A prospective study of postpartum depression in 17 648 parturients. J Matern Fetal Neonatal Med 2013;26:1155-61.

- O'Hara MW, Wisner KL. Perinatal mental illness: definition, description and aetiology. Best Pract Res Clin Obstet Gynaecol 2014;28:3-12.
- O'Keane V, Lightman S, Patrick K, Marsh M, Papadopoulos AS, Pawlby S, et al. Changes in the maternal hypothalamic-pituitary-adrenal axis during the early puerperium may be related to the postpartum 'blues'. J Neuroendocrinol 2011;23:114955.
- Padua L, Di Pasquale A, Pazzaglia C, Liotta GA, Librante A, Mondelli M. Systematic review of pregnancy-related carpal tunnel syndrome. Muscle Nerve 2010;42:697-702.
- Pennell PB. Pregnancy in women who have epilepsy. Neurol Clin 2004;22:799-820.
- Ramagopalan S, Yee I, Byrnes J, Guimond C, Ebers G, Sadovnick D. Term pregnancies and the clinical characteristics of multiple sclerosis: a population based study. J Neurol Neurosurg Psychiatry 2012;83:793-5.
- Ray S, Stowe ZN. The use of antidepressant medication in pregnancy. Best Pract Res Clin Obstet Gynaecol 2014;28:71-83.
- Reprotox-Micromedex 2.0: Lithium. [cited April 10, 2013]. Available from: http://www. micromedexolution.com.
- Schurks M, Rist PM, Bigal ME, Buring JE, Lipton RB, Kurth T. Migraine and cardiovascular disease: systematic review and meta-analysis. BMJ 2009;339:b3914.
- Turner K, Piazzini A, Franza A, Marconi AM, Canger R, Canevini MP. Epilepsy and postpartum depression. Epilepsia 2009;50 Suppl 1:24-7.
- Van den Bergh BR, Mulder EJ, Mennes M, Glover V. Antenatal maternal anxiety and stress and the neurobehavioural development of the fetus and child: links and possible mechanisms. A review. Neurosci Biobehav Rev 2005;29:237-58.
- Varner M. Myasthenia gravis and pregnancy. Clin Obstet Gynecol 2013;56:372-81.
- Viguera AC, Whitfield T, Baldessarini RJ, Newport DJ, Stowe Z, Reminick A, et al. Risk of recurrence in women with bipolar disorder during pregnancy: prospective study of mood stabilizer discontinuation. Am J Psychiatry 2007;164:1817-24; quiz 923.
- Vukusic S, Hutchinson M, Hours M, Moreau T, Cortinovis-Tourniaire P, Adeleine P, et al. Pregnancy and multiple sclerosis (the PRIMS study): clinical predictors of post-partum relapse. Brain 2004;127:1353-60.
- Vythilingum B. Anxiety disorders in pregnancy. Curr Psychiatry Rep 2008;10:331-5.
- Weston J, Bromley R, Jackson CF, Adab N, Clayton-Smith J, Greenhalgh J, et al. Monotherapy treatment of epilepsy in pregnancy: congenital malformation outcomes in the child. Cochrane Database Syst Rev 2016;11:CD010224.
- Wisner KL, Parry BL, Piontek CM. Clinical practice. Postpartum depression. N Engl J Med 2002;347:194-9.
- Yonkers KA, Vigod S, Ross LE. Diagnosis, pathophysiology, and management of mood disorders in pregnant and postpartum women. Obstet Gynecol 2011;117:961-77.

제46장

결합조직병

Connective Tissue Disease

김영한 | 연세의대
김민아 | 연세의대

결합조직병(connective tissue disease)은 여러 장기에 면역반응에 의한 조직의 손상이 생겨서 전신적인 증상이 나타나는 질환으로, 교원혈관병(collagen-vascular disease)이라고 불리기도 한다.

결합조직병은 피부, 관절, 혈관, 신장 등의 여러 장기에 자가항체와 면역복합체가 침착되어 손상을 야기하는 자가항체매개 면역복합체질환(autoantibody-mediated immune-complex disease)과 골, 피부, 연골, 혈관, 기저막 등의 선천성 결합조직이상을 일으키는 유전성질환(heritable disease of connective tissue)으로 분류된다. 전자에는 전신홍반루푸스, 류마티스 관절염, 전신성경화, 복합 결합조직병, 피부근염, 다발성근염, 혈관염증후군 등이 있으며, 후자에는 마판증후군(Marfan syndrome), 불완전골형성증(osteogenesis imperfecta), 엘러스-단로스증후군(Ehlers-Danlos syndrome) 등이 해당된다(Mills, 1994). 수십 년간 결합조직병 여성의 임신예후가 불량하고 질병 활성도 조절 및 안전한 치료방법에 대한 근거가 부족했기 때문에 임신을 기피해왔지만, 최근 결합조직병 치료 및 임신관리방법이 정립되면서 많은 여성들이 임신을 시도하고 있다. 그러나, 임신 중 적절한 관리를 받지 못하게 될 경우, 자간전증, 자궁내발육지연, 조기분만 등과 같은 산과적 합병증이 증가하기 때문에 결합조직병 여성의 산전 상담과 임신 중 질병 관리는 건강한 임신과 출산을 하기 위한 필수적인 요소이다.

1. 전신홍반루푸스(Systemic lupus erythematosus, SLE)

1) 서론

(1) 정의

전신홍반루푸스는 피부, 관절, 신장, 폐, 장막(serous membrane), 신경계, 간, 기타장기에 영향을 미치는 특발성 만성염증질환으로, 다른 자가면역질환과 같이 진정(remission)과 재발(relapse)을 반복하는 경과를 보인다. 다양한 자가항원에 대한 자가항체의 과형성으로 조직, 세포, 세포핵의 구성성분에 자가항체와 면역복합체가 침착되어 염증반응과 조직손상을 초래하는 전신자가면역질환이다.

(2) 역학

전신홍반루푸스의 유병률은 인종마다 다르지만, 10만 명당 5~100명으로 발생하며, 남성보다 여성에서 5~10배 높게 발생한다(Beeson et al., 1994). 일반적으로, 아프리카계 미국인과 남아메리카계 미국인에서 2~4배 높게 발생한다(Kotzin, 1996). 아시아인에서도 유병률이 백인보다 2배 호발하는 것으로 알려져있으나, 우리나라의 전신홍반루푸스 유병률은 백인에서 보고되고 있는 0.05~0.1%의 유병률과 유사한 것으로 조사되었다 (Hahn et al., 2006; Park et al., 2008). 대부분의 루푸스 여성은 가임기 동안 발병하는데, 그 중 반수가 15~20세에 첫 증상을 보이며 주로 15~44세 사이에 발병한다(Hahn et al., 2006; Tassiulas et al., 2009). 그 발생빈도는 가임기 연령의 여성에서 500명당 1명으로 추정되고 임신한 여성에서 루푸스는 대략 2,000~3,000분만 중 1예로 보고되고 있다(Lockshin et al., 1995).

(3) 유전

유전적 소인을 살펴보면, 가족 내에 한 명의 환자가 있을 경우 발생빈도는 10%가 되며, 일란성 쌍생아인 경우의 발생빈도는 50% 이상인 것으로 알려져 있다(Petri et al., 1991). 루푸스와 가장 관련된 유전적 요인으로, 보체성분(complement component), 특히 C1q, C2, C4의 결핍과 DNA분해효소(DNA-degrading enzyme)를 유도하는 TREX1 유전자의 돌연변이와 관련이 있다(Moser et al., 2009). 또한, 주요조직적합항원(major histocompatibility complex antigen, MHC), 특히 인체백혈구항원(Human leukocyte antigen, HLA)-A1, -B8과 -DR3에 유전자자리(loci)를 가지고 있으면 발병위험도가 증가하는 것으로 알려져 있다.

2) 임상양상

전신홍반루푸스는 여러 증상과 징후가 모여 하나의 질환으로 분류되는 질환으로, 발병 시에도 하나 혹은 다양한 장기 증상으로 나타날 수 있다. 따라서 질병경과에 따라 나타나는 임상증상과 소견도 다양하며 만성적 혹은 재발성 경향을 보일 수 있고 예측할 수 없는 임상경로를 보이기도 한다(표 46-1)(Porter TF et al., 2006).

루푸스 환자의 초기 증상으로는 권태감과 피로감이 흔하며, 이외에도 발열과 체중 감소와 같은 전신 증싱이 발생하기도 한다. 질병 경과 중에 80% 정도의 환자가 권태감과 피로감을 호소하는데(Wallace et al., 2009), 수면장애, 불안, 우울 등이 전신피로감의 악화요인으로 작용할 수 있다. 체중감소가 진단 전부터 나타날 수 있으나, 신증후군의 발병과 스테로이드 치료로 인하여 체중증가가 나타날 수도 있다. 발열은 질환이 악화되면서 대부분의 환자에서 나타나고 기억력 장애, 집중력 장애, 사고 장애와 같은 인지기능장애도 흔히 나타난다. 장기 특징적인 증상으로는 관절염, 피부병변, 루푸스신장염(lupus nephritis), 흉막염, 심장막염, 간질 및 정신병과 같은 신경계 증상이 나타날 수 있다. 루푸스 환자의 90% 이상에서 관절통, 관절염, 뼈괴사, 근육병증과 같은 근골격계 증상이 나타날 수 있다. 루푸스 환자가 가장 흔하게 호소하는 관절염 증상은 관절의 뻣뻣함과 통증이며, 류마티스 관절염과 같이 주로 손가락, 손목, 무릎 등에 대칭적으로 나타난다. 아침강직(morning stiffness)이 특징적이며 시간이 지날수록 호전되는 양상을 보일 수 있고 이동성으로 나타날 수도 있다. 루푸스환자의 전형적인 피부병변은 나비형발진이며 햇빛노출에 더 악화되는 경향이 있다. 발진은 홍반성 병변에서부터 심한 궤양과 반흔까지 다양한 모습을 보일 수 있는데, 광과민 홍반발진은 나비모양의 발진 없이도 피부의 어느 부위에나 발생할 수 있다(Park et al., 2006; Buyon et al., 2008). 신질환은 루푸스 환자의 50% 이상에서 나타난다. 루푸스 신장염은 신장조직에 면역복합체의 침착, 보체활성화로 신장조직이 손상되면서 발생한다. 보통 신부전이나 신증후군이 발생하기 전까지는 루푸스 신장염에 대한 특이적인 자각증상은 없다. 가장 흔한 증상은 단백뇨로 75%의 환자에서 발생하며, 40%의 환자에서 혈뇨 또는 농뇨가 발생한다. 또한 환자의 1/3에서 소변원주(urinary cast)가 나타난다. proton-pump inhibitors, thiazide diuretics, antifungals, chemotherapeutics, statins, and antiepileptics 등과 같은

표 46-1. 전신홍반루푸스의 임상양상

관련장기	임상증상	%
전신증상	피로, 권태감, 발열, 체중감소	95
근골격계 증상	관절통, 근육통, 다발성관절염 , 근육병증	95
혈액학적 증상	빈혈, 용혈, 백혈구감소증, 혈소판감소증, 루푸스항응고인자, 비장비대	85
피부증상	협부발진, 원판상발진, 광과민성, 구강궤양, 탈모, 피부발진	80
신경학적 증상	인지기능장애, 기분장애, 두통, 발작, 뇌졸중	60
심혈관계증상	흉막염, 심장막염, 심근염, 심내막염, 폐렴, 폐동맥고혈압	60
신장증상	단백뇨, 신증후군, 신부전	30~50
위장관계증상	오심, 통증, 설사, 간기능검사 이상	40
혈관계증상	정맥혈전(10%), 동맥혈전(5%)	15
안과증상	결막염, sicca 증후군	15

From Williams 25th edition , TABLE 59-2 Some Clinical Manifestations of Systemic Lupus Erythematosus

약물에 의해서도 루푸스 증상이 나타날 수 있으나, 일반적으로 약물중단시 증상은 개선된다.

3) 검사실 소견

항핵항체(antinuclear antibodies, ANA)검사는 루푸스를 진단하는 데 있어 가장 좋은 선별검사이다. 그러나, 양성 결과라고 할지라도 모두 루푸스로 진단하기는 어렵다. 이는 류마티스 관절염(rheumatoid arthritis), 피부경화증(scleroderma), 쇠그렌증후군(Sjogren syndrome) 등과 같은 다른 자가면역질환뿐만 아니라, 정상인, 바이러스감염, 만성감염질환, 약물에 의해서도 양성결과가 나올 수 있어 항핵항체의 양성예측도가 상대적으로 낮기 때문이다. 항핵항체검사보다는 특정 핵항원항체반응(nuclear antigen-antibody reaction)의 면역형광측정법(immunofluorescent assay)이 더 특이적이다. 특히 항이중가닥 DNA항체(anti-double stranded DNA antibodies, anti-dsDNA)는 활성화된 루푸스환자의 90%에서 검출된다. 또한, 루푸스환자는 Sm (Smith)항원, 리보핵산단백질(ribonucleoprotein, RNP), Ro/SSA, La/SSB항원과 같은 RNA-protein 결합물질에 대한 항체를 가질 수 있다(Arbuckle et al., 2003; Hahn et al., 2012)(표 46-2). 항 Sm항체는 루푸스 환자의 30~40%에서 발견되며 신질환과 관련성이 높고 항 RNP항체는 루푸스와 전신경화증환자에서 나타나며 근염과 레이노증후군(Raynaud phenomenon)과 관련성이 높다. 항 Ro/SSA항체와 항 La/SSB항체는 루푸스와 쇠그렌증후군 환자에서 나타나며, 신생아 루푸스(neonatal lupus erythematosus, NLE)와 선천성 심장차단(congenital heart block, CHB)과 관련성이 높다. 혈액학적 이상은 정적혈구성, 정색소성 혹은 저색소성 빈혈이 나타나며, 림프구감소증과 호중구감소증, 혈소판감소증이 나타난다. 루푸스항응고인자와 항인지질항체증후군에서 나타나는 항체 및 임상소견과 같이 존재하는 경우도 있다. 또한, 매독혈청검사의 가양성 반응, 부분트롬보플라스틴시간(partial thromboplastin time)이 증가하고, 류마티스유사인자의 양성 반응이 나타날 수 있다.

4) 진단

전신홍반루푸스의 진단은 특징적인 임상소견에 근거하며 자가항체를 포함하는 검사실소견이 도움이 된다. 임상증상은 매우 경미하고 간헐적인 양상으로부터 지속적이고 전

표 46-2. 전신홍반루푸스 환자에서 볼 수 있는 항체

항체	%	임상적 관련성
Antinuclear (ANA)	84~98	가장 적합한 선별검사 두 번째 시행한 검사결과가 음성이면 루푸스가능성은 떨어짐
Anti-dsDNA	62~70	높은 역가일 경우, 루푸스 특이적이며 질병활성도, 신장염, 혈관염과 연관
Anti-Sm (Smith)	25~38	루푸스 특이적
Anti-RNP	33~40	루푸스 비특이적 높은 역가일 경우, 류마티스 증후군과 연관
Anti-Ro (SS-A)	30~49	루푸스 비특이적 sicca 증후군, 피부홍반루푸스, 완전심장차단을 동반한 신생아전신홍반루푸스, 신장염 위험성 감소와 연관
Anti-La (SS-B)	10~35	Anti-Ro와 연관
Antihistone	70	약물유발루푸스에서 흔히 나타남
Antiphospholipid	21~50	루푸스항응고인자, 항카디오리핀항체 혈전, 태아손실, 혈소판감소증, 판막심장질환, 매독가양성반응과 연관
Antierythrocyte	60	용혈현상이 나타나므로 직접쿰스검사로 진단
Antiplatelet	30	15%에서 혈소판감소증을 보임 진단검사로는 추천되지 않음

dsDNA = double-stranded DNA; RNP = ribonucleoprotein
From Williams 25th edition, TABLE 59-1 Some Autoantibodies Produced in Patients with Systemic Lupus Erythematosus (SLE)

표 46-3. 전신홍반루푸스의 진단기준

기준	정의
협부발진(malar rash)	코입술주름을 침범하지 않는 편평한 혹은 융기된 협부의 고정홍반
원판상 발진(discoid rash)	각화된 낙설이 붙어있고 모낭충전을 갖는 융기된 홍반성 발진
광과민성(photosensitivity)	광선노출에 의한 발진, 병력 또는 관찰에 의함
구강궤양(oral ulcers)	무통성의 구강 혹은 비인두 궤양
관절염(arthritis)	압통, 부기, 삼출액을 동반하는 비미란성관절염, 2개 이상의 관절에 이환
장막염(serositis)	늑막염 혹은 심외막염
신질환(renal)	단백뇨 0.5 g/day 이상 혹은 >3+ 또는 세포성 원주
신경학적 질환(neurological)	다른 원인이 없는 발작, 정신증
혈액학적 질환(hematological)	용혈성 빈혈, 백혈구감소증, 혈소판감소증, 림프구감소증 중 하나이상 - 용혈성 빈혈 및 망상적혈구 증가증 - 백혈구 감소증(4,000개/mm^3 미만) 2회 이상 - 림프구감소증(1,500개/mm^3 미만) 2회 이상 - 혈소판감소증(100,000개/mm^3 미만)
면역학적 질환(autoantibodies)	1) 항 dsDNA 항체 2) 항 Sm항체 3) 항인지질 항체: 항카디오리핀 항체(IgG 또는 IgM), 루푸스 항응고인자 양성, 최소한 6개월 이상 매독반응검사 가양성
항핵항체(ANA)	약제로 유발되지 않은 ANA양성

출처: 대한류마티스학회, 2014.

격적인 양상까지 다양하다. 대부분은 임상적 악화가 반복되며 그 사이에 안정기를 갖게 된다. 현재 사용되는 진단기준은 미국 류마티즘협회(American Rheumatism Association)에서 제안하는 루푸스의 진단기준을 따르며 11가지의 기준항목 중에서 4개 이상의 항목이 확인되면 특이도 75%, 민감도 95%로 루푸스를 진단할 수 있다고 하였다(Tan et al., 1982; Hochberg, 1997)(표 46-3).

많은 루푸스 환자들이 시간이 경과함에 따라 추가적으로 진단기준에 부합하게 된다. 자가항체는 발병초기부터 발견될 수 있는데, 그 중에서 항핵항체가 선별검사로 가장 적합하다. 항핵항체는 질병경과 중에서 95% 이상의 환자들에게서 양성이므로, 반복적으로 음성이 나오면 루푸스가 아닐 가능성을 시사한다. 그러나, 항핵항체는 일부 정상인, 다른 자가면역질환, 급성바이러스 감염, 만성감염 및 일부 약제 복용 시에도 낮은 역가로 나타날 수 있으며 나이가 들수록 그 출현빈도는 증가한다. 또한, 항핵항체 음성반응은 루푸스가 아닐 가능성을 시사하나 전적으로 배제할 수는 없다. 그 외 세포질 구성성분과 다른 항원성 물질, 즉 감마글로불린, 카디오리핀 및 Ro 항원에 대한 자가항체도 있다. 이중가닥DNA에 대한 고역가의 IgG 항체와 Sm 항원에 대한 항체는 모두 루푸스에 특이적이므로, 합당한 임상증상이 있을 경우 루푸스 진단에 도움이 된다(Silver et al., 2003). 루푸스에 부합되는 임상증상 없이 다양한 자가항체만 양성인 경우에는 루푸스로 진단해서는 안 된다. 75%의 환자에서 혈청 보체 C3, C4의 감소와 감마글로불린의 증가가 나타나며 80%의 환자에서 홍반성 낭창세포(LE cell)가 나타난다. 그 외 류마티스 유사인자의 양성반응, 부분트롬보플라스틴시간(partial thromboplastin time)의 연장, 매독혈청검사 가양성 반응, 루푸스항응고인자 및 항카디오리핀 검사의 양성 등도 나타날 수 있다.

5) 루푸스 활동성의 평가

CH 50, C4, C3 등의 보체감소는 활동성 루푸스신장염을 가진 대부분의 환자에서 보이며 항 DNA항체의 증가 또한 루푸스신장염 및 다른 주요장기 침범 시에 자주 관찰된다. 또한, 활동성 루푸스 환자에서 항핵항체 역가의 상승이 나타날 수 있다. 그러나 항핵항체가 음성인 루푸스도 중요한 범주이며 항핵항체 음성인 루푸스 환자의 80% 이상에서 현저한 피부질환, 관절, 신장, 신경학적 이상을 특징적으로 볼 수 있다. 항핵항체 음성일 경우에는 Ro, La 항원에 대한 항체가 진단에 도움을 줄 수 있다.

6) 임신이 전신홍반루푸스에 미치는 영향

루푸스가 가임기여성에서 주로 나타나지만 불임을 야기하지는 않는다. 그러나, 루푸스 환자가 임신할 경우, 여러 합병증이 생길 수 있으므로 세심한 모니터링 및 치료가 중요하다. 모성합병증으로는 루푸스 악화, 신장염, 정맥혈전색전증, 자간전증 등이 있으며 태아 및 신생아합병증으로는 유산, 사산, 자궁내발육지연, 조산, 신생아 전신홍반루푸스 등이 발생가능하다.

(1) 임신 시 전신홍반루푸스 악화(SLE exacerbation)

기존에 알려진 임신 중의 루푸스 악화에 대해서는 논란이 많다. 루푸스 악화의 진단기준의 차이, 루푸스의 악화증상과 정상적인 임신관련 증상과의 구분 및 루푸스 신장염의 악화(renal flare)와 자간전증의 구분에 어려움이 있기 때문에 임신 중 또는 분만후의 루푸스 악화는 15~60%로 보고자마다 차이가 많다. 루푸스 환자의 임신예후에 미치는 요인은 임신초기 루푸스의 활동성 유무, 산모의 나이, 분만력, 내과적 질환의 유무, 산과적 합병증의 유무, 항인지질항체의 존재 유무 등이다. 대부분의 보고에서는 임신이 되면 1/3에서 질환경과가 호전되고 1/3에서는 변화가 없으며, 1/3에서는 악화된다고 하였다(Ruiz-Irastorza et al., 1996; Khamashta et al., 1997). Junger 등은 임신 시 활동성 루푸스였던 환자의 66%에서는 루푸스 악화가 관찰된 반면, 임신 전 5개월 동안 진정(remission) 상태였던 루푸스 환자의 경우는 9%에서만 루푸스 악화가 나타났다고 보고한 바 있다(Jungers et al., 1982). 일반적으로 ① 임신 전 6개월 동안 루푸스 활동성이 없는 경우, ② 단백뇨 또는 신기능 저하 등을 동반하는 루푸스 신장염이 없는 경우, ③ 항인지질항체증후군 또는 루푸스항응고인자(lupus anticoagulant)가 없는 경우, ④ 중복자간전증(superimposed preeclampsia)이 동반되지 않는 경우에는 예후가 좋은 것으로 알려져 있다(Petri et al., 1998). 전신홍반루푸스 환자의 임신관련 합병증은 다음과 같다(Clowse et al., 2008)(표 46-4).

(2) 루푸스신장염과 임신

루푸스신장염 환자가 임신했을 경우, 자간전증의 발병위험성이 증가하고 신기능이 더 악화될 수 있다. 임신 시 루푸스 악화와 마찬가지로, 임신 시 루푸스신장염의 악화 또한 논란의 여지가 있다. Wong 등과 Petri 등은 임신 중 루푸스 신질환의 악화를 43~46%로 보고한 반면(Wong et al., 1991; Petri, 1997) Mintz 등과 Ruiz-Irastorza 등은 9~28%의 낮은 비율을 보고하기도 하였다(Mintz et al., 1986; Ruiz-Irastorza et al., 1996). 루푸스신장염의 악화는 임신초기 루푸스 활성도의 영향을 받기 때문에 루푸스신장염이 있는 여성은 임신을 시도하기 6개월 전부터 진정상태를 유지하는 것이 좋다. 활동성 루푸스 신장염의 경우에는 치료경과가 좋아진다고 할지라도 임신성 고혈압과 자간전증과 같은 임신합병증이 발병할 수 있다. 기존의 신장질환이 있었던 여성은 신장질환이 없는 여성보다 자간전증 발병율이 4배 이상 높으며 루푸스신장염이 있는 여성의 40%에서는 신부전이 발생할 수 있다. 루푸스 신장염은 고혈압, 단백뇨, 부종, 신기능약화 등과 같은 자간전증 증상과 유사하게 나타날 수 있어 루푸스신장염과 자간전증의 감별은 어려울 수 있다. 루푸스 환자에서 임신 시 신장관류(renal perfusion)가 증가하면서 단백뇨가 증가할 수 있으며, 신장염이 없었던 루푸스 환자에서도 단백뇨와 고혈압이 동반되는 사구체신장염을 동반할 수 있다. 자간전증의 치료는 분만을 하는 것이 원칙이나, 루푸스 악화의 치료는 면역억제이기 때문에 루푸스신장염과 자간전증의 감별은 조기분만 여부를 결정하는 데 있어 중요한 문제이다(Chin et al., 2012)(표 46-5).

루푸스신장염 class IV, 신증후군, 중증 고혈압인 여성에서는 모성 및 태아 이환율의 위험도가 더욱더 증가하기 때문에 임신은 피하는 것이 좋다. 중등도 신장기능부전(혈청 크레아티닌 1.5~2.0 mg/dL)은 임신의 상대적인 금기사항이며 중증 신장기능부전(혈청 크레아티닌 > 2 mg/dL)은 임신의 절대적인 금기사항이다.

(3) 유산

루푸스 환자가 항인지질항체를 가지고 있는 경우, 유산의 위험이 증가한다. 또한, 유산기왕력이 있는 루푸스 환자가 항인지질항체가 있을 경우, 다음 임신에서의 유산 예측치는 85% 이상으로 증가한다(Englert et al., 1988). 루푸스 활동성과 중증도 또한 루푸스 환자의 유산 위험도와 깊은 관련이 있다. 질환 활동성이 높은 루푸스 환자에서 제1삼분기 및 제2삼분기의 유산의 위험도가 3배 이상 증가하며 기존 신장질환이 있는 경우와 신장기능이 중증으로 저하되어 있는 경우에도 유산 위험도가 증가한다.

(4) 자간전증

임신성 고혈압과 자간전증과 같은 고혈압성 질환은 루푸스 환자의 10~30%에서 나타나는 흔한 합병증 중의 하나이다(Lockshin, 1989; Clowse et al., 2008). 특히, 루푸스신장염이 있는 환자에서 자간전증의 위험도는 증가하는데 루푸스신장염 환자의 2/3에서 자간전증이 발병하여 조기분만을 할 수 있다. 루푸스 환자에서 자간전증의 위험요인으로 만성고혈압, 항인지질항체증후군, 만성적인 글루코코르티코이드 사용, 당뇨, 이전 임신에서의 자간전증 기왕력 등을 들 수 있다.

(5) 자궁내발육지연

루푸스 환자의 임신은 자궁내발육지연과 저출생체중아를 일으키는 자궁태반기능부전의 주요 위험요인이다. 그러나, 루푸스 자체가 자궁내발육지연을 초래한다기보다는 루푸스의 임상적 증상, 즉 신장기능악화와 만성고혈압, 만성적인 고용량 글루코코르티코이드 복용 등이 자궁내발육지연의 위험도를 증가시킨다고 할 수 있다.

표 46-4. 전신홍반루푸스 환자의 임신관련 합병증

구성성분	%
동반질환	
임신전당뇨(pregestational diabetes)	5.6
혈소판증가증(thrombophilia)	4.0
고혈압(hypertension)	3.9
신부전(renal failure)	0.2
폐동맥고혈압(pulmonary hypertension)	0.2
산과적 합병증	
자간전증(preeclampsia)	22.5
조기진통(preterm labor)	20.8
태아발육지연(fetal growth restriction)	5.6
자간증(eclampsia)	0.5
내과적 합병증	
빈혈(anemia)	12.6
혈소판감소증(thrombocytopenia)	4.3
혈전증-뇌졸중, 폐색전증, 심부정맥혈전증	1.7
감염-폐렴, 폐혈증	2.2
모성이환율 및 사망률	325/100,000

출처: Clowse et al., 2008.

표 46-5. 전신홍반루푸스와 자간전증의 감별요소

검사	자간전증	전신홍반루푸스
혈청학적 검사		
보체 C3, C4감소	±	+++
anti-dsDNA 증가	-	+++
Ba, Bb 조각 증가 및 CH 50 감소	±	++
Antithrombin III 결핍	++	±
혈액질환		
미세혈관병증용혈빈혈 (Microangiopathic hemolytic anemia)	++	-
쿰즈양성 용혈빈혈 (Coombs-positive hemolytic anemia)	-	++
혈소판감소증	++	++
백혈구감소증	-	++
신장질환		
혈뇨	+	+++
세포성원주	-	+++
혈청 크레아티닌 상승	±	++
혈액요소질소/ 크레아티닌 비 상승	++	±
저칼슘뇨	++	±
간질환		
간 아미노기전이효소(liver transamninase) 증가	++	±

출처: Chin JR et al., 2012.

(6) 조산

조산은 루푸스 환자의 1/3에서 나타난다. 이는 주로 산과적 또는 모성의 내과적 적응증으로 조산을 하게 되는 게 대부분이다(Cortes-Hernandez et al., 2003; Petri et al., 1993). 조산의 위험도는 루푸스 활동성의 증가, 항인지질항체증후군, 고혈압, 고용량 글루코코르티코이드 복용(>10 mg/day)이 있을 경우에 증가하는 것으로 알려져 있다.

(7) 신생아 전신홍반루푸스

신생아 전신홍반루푸스는 모체의 자가항체, 주로 anti-Ro/SSA 항체, anti-La/SSB항체의 태반을 통한 이동이 원인이 된다. 신생아 전신홍반루푸스의 유병률은 전체 루푸스산모의 5% 미만이나, anti-Ro/SSA 항체와 anti-La/SSB 항체가 양성인 산모에서는 15~20%인 것으로 알려져 있다. 항-Ro/SSA 항체를 가진 루푸스 산모의 출생아 중 피부발진을 동반한 신생아 루푸스는 25%, 선천성 심장차단은 3% 미만에서 발생하고, 이후에 또 재발할 위험은 각각 25%, 18%로 알려져 있다(Hochberg et al., 2011). 신생아 루푸스에서 가장 흔한 발현 증상인 피부 발진의 빈도는 적게는 15~25%, 많게는 약 반수를 차지한다고 보고되어 있다(Lee et al., 1993; Lee et al., 1997). 출생 첫 주안에 홍반, 낙설, 고리 또는 타원모양의 판이 나타날 수 있으며, 가장 잘 발견되는 시기는 4주에서 6주 사이로 평균 지속기간은 15~17주이다(Neiman et al., 2000). 또한 드물게는 자가면역용혈빈혈, 백혈구감소증, 혈소판감소증, 간비장비대가 나타날 수 있다. 가장 심각한 합병증은 완전심장차단(complete heart block)이다. 주로 60~80회/분의 고정된 서맥이 관찰되어 진단된다. 완전심장차단의 위험도는 임신 16~24주의 태아에서 가장 높으며 제3삼분기 태아에서는 드물게 나타난다. 완전심장차단은 심근육에 존재하는 항원에 항체가 결합하여 심장전도체계에 손상을 줌으로써 발생한다. 방실결절(artrioventricular node)과 히스속(His bundle) 사이 전도계의 섬유화로 완전 방실 차단이 나타나게 된다. 완전심장차단은 비가역적이며 자궁내치료에는 효과적이지 않다. 이러한 경우 전체 사망률은 19%이며 그 중 5%에서는 자궁내사망하게 된다. 또한 생존한 아이들 중 63%에서 심박동기가 필요하다(Buyon et al., 1998). 완전심장차단이 있는 태아의 산모는 모두 anti-Ro/SSA 항체와 anti-La/SSB항체를 가지고 있다. 하지만 anti-Ro/SSA항체와 anti-La/SSB항체를 가진 여성에서 태아의 심장차단이 발생할 가능성은 1~2%로 낮다. 그러나, 이전 임신에서 완전심장차단이 있던 환아를 분만한 병력이 있는 산모의 경우, 다음 임신에서 심장차단이 있는 환아를 다시 분만할 가능성은 15~20%로 높다(Buyon et al., 2009). 이러한 재발율은 산모의 건강상태, 스테로이드 복용유무, 항체상태, 처음으로 심장전도차단이 진단된 아이의 질환정도, 다음 임신의 성별에 따른 영향을 받지 않으며 태아의 유전적 소인이 완전심장차단 발병과 관련되어 있다고 알려져 있다. 산전진찰시 완전심장차단이 의심이 된다면 임신 18~26주 사이에 태아심초음파 등의 세심한 관찰이 필요하다.

7) 임신 중 처치

태아의 발육 등 태아의 상태를 지속적으로 살피는 것뿐만 아니라 산모의 임상적 증상 또는 검사실 소견을 참고하여 루푸스의 활동성을 면밀히 관찰함으로써 루푸스 악화가 생기는지 잘 판단하여야 한다. 혈소판감소증, 단백뇨, 얼굴 및 손바닥 홍조 등과 같은 정상적인 임신관련소견들이 루푸스 환자의 질병활성과 혼동되어질 수 있다. 또한, 임신으로 인한 고섬유소원혈증(hyperfibrinogenemia)으로 인하여 침강율(sedimentation rate)의 검사결과가 부정확할 수 있다. 활동성 루푸스 환자에서 C3, C4, CH50의 감소가 잘 관찰된다고 할지라도 보체 증가소견이 활동성 루푸스와 무관하다고 할 수는 없다. 연속적인 혈액검사로 질병활성도의 변화를 알아볼 수 있는데, 그 중에서 용혈현상은 쿰즈검사결과 양성이 나오거나, 그물적혈구증가증(reticulocytosis), 비결합빌리루빈혈증(unconjugated hyperbilirubinemia)이 있을 경우 의심할 수 있고 혈소판감소증과 백혈구감소증이 동반될 수 있다. 혈청 간 아미노기전이효소는 루푸스가 간에 영향을 미쳤는지 알 수 있으며, 이 경우 혈청 빌리루빈의 증가가 관찰될 수도 있으나, azathioprine 치료 자체가 이러한 간기능 효소의 증가를 초래할 수도 있다.

8) 약물치료

전신홍반루프스를 완치하는 방법은 없으며 지속적이고 완전한 관해 역시 드물다. 따라서 급성 및 심한 질병의 악화를 조절하는 대책을 세우고 증상을 적절하게 억제하고 장기의 손상을 예방하는 치료전략을 세워야 한다. 치료법의 선택은 환자 개개인의 임상 증상에 따라 개별화되어야 한다. 또한, 질병과 치료로 인한 합병증을 예방할 수 있는 최선의 방법을 선택해야 한다. 생명의 위협이 없는 루푸스의 치료에 사용되는 보존적인 치료 약제로는 비스테로이드 항염증제와 저용량의 글루코코르티코이드, 항말라리아약제 등이 있다. 생명을 위협하고 장기 손상이 예측되는 루푸스의 치료에는 고용량의 글루코코르티코이드와 면역억제제가 사용된다.

(1) **비스테로이드성 항염증제**(Nonsteroidal anti-inflammatory drugs)

비스테로이드성 항염증제는 태반을 통과하여 태아조직에서 프로스타글라딘 합성을 저해한다. 임신 중 비스테로이드성 항염증제 사용의 안정성은 용량, 임신주수, 약 종류에 따라 다르다. 일반적으로 저용량 아스피린의 임신 중 사용은 안전한 것으로 알려져 있다. 제1삼분기 때 저용량 아스피린복용은 선천성 이상과 관련이 없으며, 항인지질항체 증후군 여성과 자간전증의 위험도가 높은 여성의 복용 또한 그로 인한 합병증 발생과 관련이 없는 것으로 알려져 있다. 그러나, 성인용량의 아스피린 사용은 분만 시 산모와 태아의 출혈성 경향과 관련이 있는 것으로 알려져 있으며 비스테로이드성 항염증제의 만성적인 복용은 태아 소변량 감소, 양수과소증, 신생아 신기능 부전이 가능하므로 임신 중에는 피해야 한다. 아세타아미노펜과 마약성 진통제는 임신중 복용이 가능하며 indomethacin의 만성적인 복용은 임신 32주 이후에 태아 동맥관 조기폐쇄의 위험성으로 주의해야 한다.

(2) 글루코코르티코이드

스테로이드의 적응증은 루푸스신장염, 신경학적 증상의 발현, 혈소판 감소증, 용혈성 빈혈 등이 동반되는 위중한 상태일 경우와 심각한 피로, 다른 약제에 반응하지 않는 피부질환이 있을 때 사용할 수 있다. 경구 글루코코르티코이드인 프레드니손은 미국 FDA category C로, 태반을 통해 광범위한 대사가 이루어지면서 불활성화 대사체로 전환되어 임신 중 사용이 가능하다. 덱사메타손이나 베타메타손과 같은 불소가 함유된 합성 스테로이드는 태반을 통과하여 태아의 혈중농도가 모체 농도와 거의 유사하게 유지되므로 임신 중 장기적인 사용은 금해야 한다. 여러 연구에서 위험도가 극히 적더라도 임신초기에 글루코코르티코이드의 사용은 태아 구순구개열의 위험도가 증가하는 것으로 보고하고 있다(Carmichael et al., 2007). 글루코코르티코이드의 장기복용은 골탈회(bone demineralization), 임신성 당뇨, 자간전증, 조기양막파수, 자궁내태아발육지연 등과 관련이 있다. 또한, 만성적인 글루코코르티코이드 복용은 체액잔류(fluid retention), 체중증가, 남성형다모증, 선(striae), 여드름, 위장관 불편감 및 궤양과 같은 부작용을 일으킬 수 있다. 따라서 만성적인 복용을 하는 여성에서는 저염식이, 위산제, 체중감량 운동, 칼슘 및 비타민 D 섭취를 권장하여야 한다. 임신 시 진정상태를 유지하는 여성에 있어서는 예방적인 글루코코르티코이드 복용을 하지 않아도 모성 및 태아의 예후가 좋은 것으로 알려져 있다. 글루코코르티코이드의 용량은 비임신 여성과 동일하나, 잠재적인 부작용을 줄이기 위해 루푸스를 치료할 수 있는 최소 용량으로 조절하는 것이 필요하다. 급성악화에 대한 치료용량은 하루에 프레드니솔론 1~2 mg/kg을 투여한다. 이후 증상이 완화되면 하루 10~15 mg이 될 때까지 감량을 하게 된다. 급속히 진행하는 루푸스신장염, 심각한 신경학적 질환, 위중한 혈소판 감소증이 있을 경우 3일동안 메틸프레드니솔론 1,000 mg/day을 90분에 걸쳐서 대량 정맥주입한 후, 가능하다면 원래 유지용량으로 감량한다(Petri, 2007).

(3) 항말라리아 약제(Antimalarials)

항말라리아 약제인 히드록시클로로퀸(hydroxychloroquine)은 전신홍반루푸스 임신부에서 안전하게 사용할 수 있다. 장기적인 글루코코르티코이드 복용이 일으킬 수 있는 부작용으로 인해 최근 루푸스 환자의 유지요법으로 많이 사용되어지고 있다. 항말라리아 약제는 포식작용 억제, 혈소판 응집억제, 혈중지질 감소작용이 있어 염증성 관절염, 피부질환, 원형탈모증, 항인지질항체 증후군 환자에게 유용하다(Ostensen et al., 1998).

(4) 세포독성 및 면역억제제

Azathioprine은 활동성 루푸스 치료에 효과적인 것으로 알려져 있다(Contreras et al., 2004; Hahn et al., 2012). 비임신여성에서는 루푸스 신장염이 있거나 코르티코스테로이드 치료에 반응하지 않는 여성에서 사용되어진다. 임신여성에서 비교적 안전하며, 2~3 mg/kg로 경구투여한다. Cyclophosphamide는 태아독성이 있으며 임신 중 사용을 권하지는 않으나, 위중한 루푸스 환자에서 임신 12주 이후에 사용하기도 한다. Methotrexate는 기형유발 약물이므로 임신 중 사용은 금한다.

(5) 임신 중 루푸스 악화의 처치

중추신경계와 신장질환을 동반하지 않는 경도에서 중등도

의 증상악화는 글루코코르티코이드 치료를 시작할 수 있으며 치료용량을 증량시킬 수도 있다. 대부분의 경우, 프레드니솔론 15~30 mg/day로 증상완화가 나타난다. 그러나, 중증의 증상악화에는 1.0~1.5 mg/kg/day를 나누어서 사용해야 하며 5~10일 정도는 투여해야 증상완화가 나타나며 그 후에 감량을 시작할 수 있다. 중추신경계와 신장질환을 동반하는 루푸스 악화에는 3~6일 동안 10~30 mg/kg (500~1,000 mg)의 메틸프레드니솔론의 정맥투여로 시작한다. 그 후에 1.0~1.5 mg/kg/day로 나누어서 치료하고 한 달에 걸쳐서 빠른 속도로 감량한다. 이 처치방법으로 75%의 환자에서 치료반응을 볼 수 있으며(Isenberg et al., 1982) 심한 경우 세포독성약제 사용대신 1~3개월마다 반복 치료할 수 있다.

(6) 피임방법

장벽방법(barrier method)과 자궁내피임장치는 비교적 고위험 루푸스 환자에서도 안전하게 사용할 수 있다. 호르몬요법은 경구피임약(복합 또는 단독 프로제스틴)과 피하피임장치가 있는데, 에스트로젠 함유 경구피임약은 에스트로젠이 루푸스 병인과 악화에 기여한다는 보고가 있어 피하는 것이 좋다. 프로제스틴 단독 함유 피임법(daily oral pill, depot medroxyprogesterone, subcutaneous implants)은 면역활동의 증가, 루푸스 증상악화, 혈전의 위험과 관련이 없어 사용가능하다. 항인지질항체가 양성인 환자는 호르몬 요법은 피하는 것이 좋다.

2. 항인지질항체증후군(Antiphospholipid antibody syndrome)

1) 서론

항인지질항체증후군은 음성하전 인지질(negatively charged phospholipid)과 이러한 인지질에 결합하는 단백질(phopholipid-binding protein)에 대한 항체가 존재하는 자가면역질환이다. 항인지질항체는 루푸스항응고인자(lupus anticoagulant), 항카디오리핀 항체(anticardiolipin antibody), 항 베타당단백 I 항체(anti-β2-glycoprotein I antibody)가 있다. 항인지질항체증후군의 진단을 위해서는 정맥혈전증, 동맥혈전증, 또는 임신관련 이환이 있으면서 항인지질항체중 한 가지 이상의 반복되는 양성결과가 나타나야 한다.

2) 역학

항인지질항체증후군은 단독으로 나타나기도 하지만, 다른 자가면역질환 특히 전신홍반루푸스와 동반되어 나타나기도 한다. 일반적으로 건강한 대조군의 5%에서 발병하지만 전신홍반루푸스 환자의 35%에서까지 발병하기도 한다. 항인지질항체의 양성결과는 박테리아 또는 바이러스 감염, 약물복용, 종양, 고령에서 나타나기도 한다. 일반적으로 이런 경우의 항인지질항체는 낮은 역가로 발견되며 항체 아형 중에서 면역글로불린 M (immunoglobulin M)인 경우이다.

3) 병인

항인지질항체가 혈전을 일으키는 기전은 인지질 또는 베타당단백 I, 프로스타글라딘, 프로트롬빈, 단백질 C, 아넥신 V (annexin V) 그리고 조직인자(tissue factor)와 같은 인지질 결합 단백질과의 작용으로 정상적인 지혈과정을 간섭함으로써 나타난다(Wilson et al., 1999). 또한, 항인지질항체는 부착분자(adhesion molecule)의 발현, 사이토카인 분비, 아라키돈산 대사물의 생산을 증가시킴으로써 내피세포를 활성화시킨다(Meroni et al., 2000). 또한 몇몇 항인지질항체는 산화된 저밀도 지단백과 교차반응하고, 환원되지 않는 산화된 카디오리핀과 결합함으로써 혈관내피의 산화제 매개 손상에도 관여한다(Vaarala et al., 1993; Horkko et al., 1996). 그리고 항인지질은 활성화된 혈소판 또는 자멸세포에도 결합함으로써 정상적인 세포막 균형을 붕괴시키고 음이온성 인지질을 발현시킨다(Shi et al., 1993; Price et al., 1996). 최근 연구결과들은 항인지질항체증후군 여성에서 혈전이 아닌 염증을 임신합병증의 주요 원인으로 보기도 하였는데 그 근거로는 염증반응과 밀접한 보체활성화로 설명하고 있다. 즉, 건강한 대조군에 비해 항인지질항체증후군 여성에서 CH50, C3, C4의 농도가 낮고 보체활성화의 지표인 보체조각(complement fragment)이 증가되어 있었으며(Oku et al., 2009) 항인지질항체증후군 여성의 태반에서 보체침착(complement deposition)이 증가됨을 볼 수 있었다(Shamonki et al., 2007). 항인지질항체증후군 여성에서의 유산은 비정상적인 모체-태아 혈액순환과도 관련이 있다. 유산된 항인지질항체증후군 환자에서 나선동맥 수축, 내막 비후(intimal thickening), 급성 죽상증(acute atherosis), 섬유소모양괴사(fibrinoid necrosis), 태반의 괴사(placental necrosis), 경색(infarction) 및 혈전(thrombosis) 등이 발견된다.

항인지질항체 증후군의 증상 대부분은 혈전과 관련이 있으며 어느 장기에서나 발생할 수 있고 다양한 크기의 혈관에서 발생할 수 있다. 정맥혈전의 경우, 특히 하지의 심부정맥에 가장 흔하며 일부 환자에서는 폐색전증을 일으키기도 한다. 동맥혈전은 정맥혈전보다 드물며 뇌동맥 침범이 가장 흔하여 뇌졸중이나 일과성 허혈 발작을 일으킬 수 있다. 이외에 망막혈관의 혈전증상도 생길 수 있다. 피부증상으로는 망상 울혈반이 가장 흔하며 하지궤양, 혈전성 정맥염, 피부괴사 등이 생길 수 있다. 일부의 경우, 중추신경계에 영향을 미치는 다발성경화증과 같은 유사한 증상을 보이기도 한다.

4) 진단

1999년 항인지질항체증후군의 사포로(Sapporo) 진단기준이 보고된 이후, 연구를 통해 많은 지식이 알려짐에 따라 새로운 진단기준의 필요성이 대두되었고, 2006년 International congress on antiphospholipid antibodies에서 다음과 같은 개정된 진단기준을 제시하였다(Miyakis et al., 2006)(표 46-6). 정맥, 동맥, 혹은 작은 혈관내 혈전증(vascular thrombosis)이나 임신관련 이환(pregnancy morbidity)의 임상기준 중 하나가 있으면서 3개의 검사실기준 중 하나가 양성일 때 항인지질항체증후군으로 진단할 수 있다. 임신관련 이환에는 ① 임신 10주 이후의 1회 이상의 원인불명의 유산, ② 자간증, 중증 자간전증, 혹은 태반기능부전으로 인한 임신 34주 이전의 1회 이상의 조기분만, ③ 임신 10주 이전의 3회 이상 원인불명의 반복유산 등이 포함된다. 여기에서는 다른 혈전증의 위험인자들(고령, 고혈압, 당뇨, 고지혈증, 흡연, 가족력, 비만, 유전성혈전증, 피임약, 신증후군, 종양, 수술)을 함께 고려하여 혈전증의 위험인자를 가진 사람과 가지지 않는 사람을 구분하

표 46-6. 항인지질항체증후군의 진단기준

임상소견
1. 1회 이상의 정맥, 동맥, 혹은 작은 혈관내 혈전증(영상의학검사나 조직검사로 확인된 혈전증만 해당하고, 조직검사에서 혈관벽의 염증소견이 없어야 함) 2. 임신관련이환 1) 임신 10주 이후 1회 이상의 원인불명의 유산(태아 외형이 육안 또는 초음파 소견에서 정상이어야 함) 2) 자간증, 중증자간전증 혹은 태반기능부전으로 인한 임신 34주 이전의 1회 이상의 조기분만 3) 임신 10주 이전 3회 이상 원인불명의 반복유산(부모의 해부학적, 내분비학적, 세포유전학적 이상이 없어야 함)
검사소견
1. 루푸스항응고인자: 12주 이상의 간격으로 2회 이상 양성 2. 항카디오리핀항체 IgG 또는 IgM: 12주 이상의 간격으로 2회 이상 중간 이상의 역가로 양성 3. 항베타당단백 I 항체 IgG 또는 IgM: 12주 이상의 간격으로 2회 이상 양성

출처: 대한류마티스학회, 2014.

여 진단할 것을 권장하고 있다. 이는 여러 혈전 위험인자를 많이 가질수록 혈전발생 확률이 증가하기 때문에, 다른 혈전증 위험인자를 함께 가진 경우를 따로 구분하면 항인지질항체증후군으로 인한 혈전발생을 예측하는 데 도움이 되기 때문이다. 검사실 기준으로는 루푸스항응고인자, 항카디오리핀 항체, 항 베타당단백 I 항체 셋 중에 하나 이상에서 양성이 있을 때 항인지질항체증후군에 합당한 검사소견인 것으로 하였다. 일시적으로 발생할 수 있는 항체양성의 경우를 줄이기 위해 적어도 12주 이상의 간격을 두고 두 번 이상의 양성이 나와야 한다.

5) 임신에 대한 영향

저농도의 비특이적 항인지질 항체는 건강한 여성의 약 5%에서 나타난다(Branch et al., 2010). 그러나, 루푸스항응고인자 또는 항카디오리핀 IgG가 중등도 이상의 항체가를 보일 때 탈락막의 혈관병변(decidual vasculopathy), 태반경색증(placental infarction), 태아발육부전(fetal growth restriction), 조발형 자간전증(early onset preeclampsia), 습관성 유산 및 자궁내 태아사망과의 관련성이 높은 것으로 알려져 있다. 특히, 항카디오리핀항체와 항베타당단백 I 항체가 높은 여성에서 사산 위험성이 3~5배 높은 것으로 알려졌다(Silver et al., 2013). 또한, 치료를 받는다고 하더라도 반복유산 발생율은 20~30%에 달한다. 임신 10주 이전의 반복유산의 경험이 있는 여성의 10~20%에서 항인지질 항체의 양성결과가 나오며(Kutteh, 1996; Rai et al., 1997), 조기발병의 중증 자간전증 환자에서도 항인지질 항체의 양성율이 건강한 산모군에 비해 높게 나타난다(Branch et al., 1989). 고혈압성질환은 항인지질항체증후군여성의 임신에서 약 32%에서 발생하며(Oshiro et al., 1996; Lockwood et al., 1989; Branch et al., 1992) 자궁내태아발육지연은 출생아의 30%에서 나타난다(Branch et al., 1992). 또한 항인지질항체증후군 산모에서 조기분만의 위험이 증가하며 임신 중 또는 산욕기에 혈관색전증이 증가하는 것으로 알려져 있다(Branch et al., 1992).

6) 치료

항인지질항체증후군 치료의 1차 목적은 혈전증 예방이다. 혈전증 병력이 다음 임신에서 항인지질항체증후군이 재발할 수 있는 위험요소이기 때문에 임신전기간부터 분만 후 6주까지 항응고요법을 지속한다. 현재까지 헤파린과 저용량 아스피린이 최우선 치료방법이다. 헤파린치료는 제1삼분기 초기부터 시작한다. 다수의 연구자들은 착상 초기의 이점을 위해 임신 전 아스피린 복용을 권장한다. 과거에는 글루코코르티코이드 또는 면역글로불린을 항인지질항체증후군 치료에 사용하기도 하였으나, 치료의 효과가 없다는 것이 보고되면서 사용을 권장하지는 않는다. 일반적으로 저용량 아스피린은 매일 60~80 mg을 복용한다. 미분획화 헤파린(unfractionated heparin)은 12시간마다 5,000~10,000단위를 피하주사한다. 최근에는 헤파린 사용으로 인한 출혈, 혈소판감소, 골량의 감소 등의 합병증을 줄이기 위해 저분자량 헤파린(low molecular weight heparin)으로 대체하여 사용하는 경우가 많은데 enoxaparin 40 mg을 하루에 한 번 투여한다. 글루코코르티코이드는 다른 결합조직병의 동반없이 발병한 1차적인 항인지질항체증후군에서는 사용되어지지 않으며 전신홍반루푸스가 동반되어 있는 경우에는 프레드니손을 추가한다. 면역글로불린은 자간전증이나 자궁내태아발육지연 시 다른 치료에 반응을 안 하는 경우에 사용을 고려해볼 수 있다. 이전의 색전증 병력이 없는 항인지질항체증후군 환자는 두 군으로 나뉘어져 치료를 시작한다. 첫 번째는 항인지질항체증후군의 증상없이 임신초기 반복유산이 되는 경우, 두 번째는 1회 이상의 임신 10주 이후 태아사망 기왕력이 있거나, 중증 자간전증 또는 태반부전으로 인해 임신 34주 이전 조기분만 기왕력이 있는 경우로 나누어진다. 이 두 군과 세 번째로 혈전증의 기왕력이 있는 경우로 구분하여 다음과 같은 방법으로 치료를 고려해볼 수 있다(Chin et al., 2012)(표 46-7). 분만 후 치료는 혈전증의 기왕력이 있을 경우에는 미분화 헤파린, 저분자량 헤파린 또는 와파린으로 장기간 치료가 필요하며 혈전증의 기왕력이 없을 경우에는 분

표 46-7. 항인지질항체증후군의 치료방법

반복적인 임신초기 유산; 혈전증의 기왕력이 없는 경우
저용량 아스피린 단독요법 또는 미분획화 헤파린(unfractionated heparin) 병용요법: • 제1삼분기에 12시간마다 5,000~7,500 U 또는 • 저분자량 헤파린(LMWH) (보통 예방적인 용량으로)
기존 태아사망 또는 중증 자간전증이나 중증 태반부전으로 인해 조기분만; 혈전증의 기왕력이 없는 경우
저용량 아스피린 + 미분획화 헤파린(unfractionated heparin): • 제1삼분기에 12시간마다 5,000~7,500 U + 제2~3삼분기에 12시간마다 10,000 U 또는 • aPTT가 정상의 1.5배 유지되도록 8~12시간마다 투여 또는 • 저분자량 헤파린(LMWH)(보통 예방적인 용량으로)
혈전증의 기왕력이 있는 여성에서의 항응고요법
저용량 아스피린 + 미분획화 헤파린(unfractionated heparin): • 치료범위내 aPTT 또는 항 Xa 활성도의 유지위해 8~12시간마다 투여 • 저분자량 헤파린(치료범위 용량): 가중치 조정(예: enoxaparin, 12시간마다 1 mg/kg, dalteparin, 12시간마다 200 U/kg

출처: Chin JR et al., 2012.

만 후 6주까지 치료를 지속한다. 경구용 와파린의 경우 태반을 통과하므로 임신 초기에 복용 시 기형 위험이 증가하며, 제3삼분기에 복용하는 경우 태아 두개 내 출혈 위험을 증가시킨다(Burgazli et al., 2011). 와파린 대사물이 모유에서 검출되기는 하지만, 활성도가 낮아서 수유 기간에 와파린 사용은 안전하다(Lim et al., 2007).

3. 류마티스 관절염(Rheumatoid arthritis)

1) 서론

류마티스 관절염은 비정상적인 면역체계가 주로 관절을 침범하여 지속적인 활막의 염증을 일으키는 자가면역질환으로, 그 결과 연골과 골의 파괴가 발생하고 관절의 손상과 영구적인 기능의 장애를 초래하는 전신적인 염증성 질환이다. 특히 윤활관절에 대칭적, 다발성으로 나타나며, 유병률은 0.5~1%로, 남성보다 여성에게서 2~3배 호발한다. 일반적으로 모든 연령에서 발병 가능하며 25~55세에 가장 많이 발병하는 것으로 알려져 있다. 피로감, 쇠약감, 체중감소 등의 전신 증상과 동반되는 경우가 흔하며 증상이 심해지면 관절변형이 오거나 20~30%에서 결절(nodule)이 동반되기도 한다. 흔하지는 않지만 관절 외 증상으로 늑막염, 심막염, 혈관염 등이 나타날 수 있다. 임신 중 약 80~90%의 환자가 류마티스 관절염 증상의 호전을 경험하며 반대로 분만 후에는 증상의 악화를 겪는 경우가 많다(De Man et al., 2008; Forger et al., 2012).

2) 원인

류마티스 관절염의 원인은 명확하게 알려져 있지 않으나 유전적인 요인 및 면역조절 기능의 이상이 원인일 것으로 생각된다.

(1) 유전인자

여러 연구를 통해 발병에 유전적인 영향이 있다고 알려져 있으며 이란성 쌍둥이보다 일란성 쌍둥이에서 더 높은 발병 일치율을 보인다(15% vs. 3.6%). 인체백혈구항원(HLA)에서 HLA class II DRB1 gene이 중요한 원인 유전자로 알려져 있으며 DRB1의 다양한 대립유전자도 이에 포함된다(Weyand et al., 2000).

(2) 면역 조절 기능의 이상

류마티스 인자(rheumatoid factor)는 류마티스 환자에서 특징적으로 나타나는 자가항체로 환자군의 70% 이상에서 관찰되며 면역글로불린(IgG) 분자의 Fc 부위에 대한 자가항체이다. 자가항체가 있다고 반드시 질환이 유발되는 것은 아니며 약 5~10%의 류마티스 인자는 건강한 사람에게서도 관찰된다. 항시트룰린단백 항체(anti-citrullinated protein antibody, ACPA)는 류마티스 관절염에 좀 더 특이적인 항체로 최근 중요한 진단 표지자로 이용되고 있으며 조기진단 및 예후 예측에도 도움을 주고 있다(Nishimura et al., 2007).

3) 병리와 병인

류마티스 관절염은 윤활관절의 염증이 호전과 악화를 반복하며 만성적, 대칭적으로 진행되는 질환이다. 병리학적으로 초기에는 활막 세포증식 및 두께 증가, 염증성 림프구의 침착, 혈관 증식 및 부종, 피브린 침착 등이 관찰되며 염증성 조직이 증식하게 되면 관절 내와 관절 구조물이 파괴되어 관절 변형과 기능손상이 초래된다. 염증 반응은 CD4+T 세포에서 매개되어 싸이토카인의 생산 및 B 세포의 자극으로 이어지며 면역글로불린, 류마티스 인자 등을 만들어내게 된다(Wilder et al., 1999; Ostensen, 1999). 이러한 인자들이 상호작용하여 활막 증식과 염증을 더욱 증가시켜 골과 연골의 파괴를 증가시킨다.

4) 진단 및 검사

류마티스 관절염 진단기준은 2010년 미국/유럽 류마티스 학회에서 제시한 진단 기준을 사용하며 표 46-8에서 제시된 점수의 총합이 6점 이상일 때 류마티스 관절염으로 진단한다(Aletaha et al., 2010).

표 46-8. 류마티스 관절염의 진단기준

진단 항목	점수
관절 침범	
1 큰 관절 침범	0
2~10 큰 관절 침범	1
1~3 작은 관절 침범(±큰 관절 침범)	2
4~10 작은 관절 침범(±큰 관절 침범)	3
>10 관절 침범(최소 1개의 작은 관절 침범 포함)	5
자가 항체	
류마티스 인자와 ACPA 모두 음성	0
류마티스 인자 또는 ACPA 낮은 역가 양성	2
류마티스 인자 또는 ACPA 높은 역가 양성	3
급성기 반응 물질(혈청 염증 수치)	
C 반응 단백과 적혈구 침강속도 모두 정상	0
C 반응 단백 또는 적혈구 침강속도 상승	1
증상 지속기간	
<6주	0
≥6주	1

*ACPA: anti-citrullinated protein antibody
출처: 대한류마티스학회, 2014.

5) 임신에 대한 류마티스 관절염의 영향

류마티스 관절염이 임신의 결과 및 태아에 영향을 준다는 것이 명확하게 증명된 바는 없다. 일반적으로 증상이 잘 조절이 되고 있는 환자라면 조기분만, 자간전증, 자궁내 성장지연, 사산 등이 뚜렷하게 증가하지 않는다고 알려져 있지만 최근 연구에서는 일반군과 비교했을 때 류마티스 관절염 환자에서 조기분만, 과소체중아, 자간간증이 증가한다고 보고하였다(Lin et al., 2010; Norgaard et al., 2010; Wallenius et al., 2014; Langen et al., 2014). 류마티스 관절염 환자에 있어서 유산율이 증가한다는 것이 여러 연구에서 제시되고 있지만 이에 대해서는 아직 논란이 있다. 분만 시에는 분만 자세를 취할 때 관절 손상이 생기지 않도록 주의가 요구되며 전신 마취 시 고리뒤통수관절(atlanto-occipital joint)의 아탈구(subluxation)의 위험성이 있으므로 주의해야 한다.

6) 류마티스 관절염에 대한 임신의 영향

약 90%에 가까운 환자들이 임신 중 증상이 호전되며 증상이 좋아졌던 환자는 대부분 다음 임신에서도 비슷한 경험을 하게 된다. 이에 대한 정확한 기전은 알려져 있지 않으나 혈중 코르티솔이나 에스트로겐 또는 프로제스테론의 영향, 성 호르몬의 면역조절(immunoregulation) 및 싸이토카인과의 상호작용, 태반의 면역물질 제거의 영향이라는 여러 연구 결과와 가설이 제시되고 있고 현재는 CD4+T세포를 억제하는 조절 T세포(regulatory T cell)의 임신 중 증가가 증상 호전에 어느 정도 영향을 주고 있다는 가설이 설득력을 얻고 있다(Munoz-Suano et al., 2012). 증상이 좋아졌던 환자의 대부분에서 분만 후 3개월 이내에 증상의 악화가 나타나게 되며 Barrett 등의 연구에 의하면 수유를 하는 경우 이러한 증상 악화가 더 잘 나타난다고 한다(Barrett et al., 2000).

7) 치료

치료의 목적은 증상의 완화 및 질환의 안정화에 있으며 약물을 조절하여 약이 태아에 미치는 영향을 최소화하는 것에도 의미를 가진다. 임산부에 있어 류마티스 관절염 치료제로 안정성이 확립된 약물은 아직 없으나 아래와 같은 치료제들을 고려해 볼 수 있다.

(1) 비스테로이드성 항염증제(NSAID)

비스테로이드성 항염증제는 류마티스 관절염 환자의 증상 및 염증조절에 있어 많이 사용되고 있으며 아스피린이 대표적인 약물이다. 그러나, 비스테로이드성 항염증제의 장기간 고용량으로 사용하는 것은 추천되지 않으며 30주 이후에도 지속적으로 사용할 경우 동맥관 조기폐쇄가 일어날 수 있으므로 주의하여야 한다(Bermas, 2014). NSAID는 혈소판기능에 중요한 COX-1과 염증반응매개역할을 하는 COX-2를 억제한다. COX-2 inhibitor의 경우 위출혈 등의 위장장애가 적다는 장점이 있으나 안정성에 있어서는 아직 논란이 있으므로 사용에 주의가 필요하다.

(2) 글루코코르티코이드(Glucocorticoids)

증상조절을 위해 프레드니손이나 프레드니솔론을 사용할 수 있으나 이 약물들은 낮은 농도지만 태반을 통과 할 수 있는 약물이다. 가능한 한 최소 용량을 사용해야 하며 필요시 국소적 스테로이드 주사요법이 도움이 될 수 있다.

(3) 종양괴사인자 억제제(Tumor necrosis factor inhibitors, TNF inhibitors)

Etanercept, infliximab, adalimumab 등은 TNF-α inhibitor로 FDA category B에 해당하지만 일부 연구에서는 태아 기형이 보고되는 등 안정성에 대해서는 아직 연구가 더 필요할 것으로 생각된다.

(4) DMARDs Disease modifying antirheumatic drugs 및 그 외 약물

히드록시클로로퀸(Hydroxychloroquine)이나 설파살라진(sulfasalazine)은 임신 중 산모에게서 비교적 안전하다고 알려진 약물이다. COX-2 inhibitor나 적은 용량의 프레드니손(7.5~20 mg)을 같이 복용하면 질병활성을 치료하는 데 효과적이다. DMARDs 중 Leflunomide는 FDA category X이며 약의 반감기가 길어 약을 복용중인 사람이 임신을 계획하는 경우에도 일찍 복용 중단이 필요한 약물이다. Methotrexate도 태아 기형을 유발할 수 있으므로 임산부에 있어서는 절대 사용하지 말아야 한다.

8) 예후

류마티스 관절염의 장기적인 예후는 임신과 관련이 없는 것으로 알려져 있다. 일부 연구에서는 임신을 경험한 여성이 임신 경험이 없는 여성에 비해 향후 새로운 류마티스 관절염에 걸릴 확률이 더 낮다는 임신의 류마티스 관절염에 대한 예방효과를 보고한 연구결과가 있으나, 이에 대해서는 더 많은 연구결과가 필요할 것으로 보인다(Spector et al., 1990; Guthrie et al., 2010).

참고문헌

- 대한류마티스학회. 류마티스학. 제1판. 서울: 군자출판사; 2014.
- Aletaha D, Neogi T, Silman AJ, Funovits J, Felson DT, Bingham CO, 3rd, et al. 2010 Rheumatoid arthritis classification criteria: an American College of Rheumatology/European League Against Rheumatism collaborative initiative. Arthritis Rheum 2010;62:2569-81.
- Arbuckle MR, McClain MT, Rubertone MV, Scofield RH, Dennis GJ, James JA, et al. Development of autoantibodies before the clinical onset of systemic lupus erythematosus. N Engl J Med 2003;349:1526-33.
- Barrett JH, Brennan P, Fiddler M, Silman A. Breast-feeding and postpartum relapse in women with rheumatoid and inflammatory arthritis. Arthritis Rheum 2000;43:1010-5.
- Beeson PB. Age and sex associations of 40 autoimmune diseases. Am J Med 1994;96:457-62.
- Bermas BL. Non-steroidal anti inflammatory drugs, glucocorticoids and disease modifying anti-rheumatic drugs for the management of rheumatoid arthritis before and during pregnancy. Curr Opin Rheumatol 2014;26:334-40.
- Branch DW, Silver RM, Porter TF. Obstetric antiphospholipid syndrome: current uncertainties should guide our way. Lupus 2010;19:446-52.
- Branch DW, Silver RM, Blackwell JL, Reading JC, Scott JR. Outcome of treated pregnancies in women with antiphospholipid syndrome: an update of the Utah experience. Obstet Gynecol 1992;80:614-20.
- Branch DW, Andres R, Digre KB, Rote NS, Scott JR. The association of antiphospholipid antibodies with severe preeclampsia. Obstet Gynecol 1989;73:541-5.
- Buyon JP, Hiebert R, Copel J, Craft J, Friedman D, Katholi M, et al. Autoimmune-associated congenital heart block: demographics, mortality, morbidity and recurrence rates obtained from a national neonatal lupus registry. J Am Coll Cardiol 1998;31:1658-66.
- Buyon JP, Clancy RM, Friedman DM. Autoimmune associated congenital heart block: integration of clinical and research clues in the management of the maternal / foetal dyad at risk. J Intern Med 2009;265:653-62.
- Carmichael SL, Shaw GM, Ma C, Werler MM, Rasmussen SA, Lammer EJ. Maternal corticosteroid use and orofacial clefts. Am J Obstet Gynecol 2007;197:585.e1-7; discussion 683-4, e1-7.
- Chin JR, Branch DW. Collagen Vascular Diseases. In: Gabbe SG, Niebyl JR, Simpson JL, Landon MB, Galan HL, Jauniaux ERM, et al. editors. Obstetrics: Normal and problem pregnancies. 6th ed. Philadelphia (PA): Elsevier Saunders; 2012. p.1005
- Clowse ME, Jamison M, Myers E, James AH. A national study of the complications of lupus in pregnancy. Am J Obstet Gynecol 2008;199:127.e1-6.
- Contreras G, Pardo V, Leclercq B, Lenz O, Tozman E, O'Nan P, et al. Sequential therapies for proliferative lupus nephritis. N Engl J Med 2004;350:971-80.
- Cortes-Hernandez J, Ordi-Ros J, Labrador M, Segarra A, Tovar JL, Balada E, et al. Predictors of poor renal outcome in patients with lupus nephritis treated with combined pulses of cyclophosphamide and methylprednisolone. Lupus 2003; 12:287-96.
- De Man YA, Dolhain RJ, van de Geijn FE, Willemsen SP, Hazes JM. Disease activity of rheumatoid arthritis during pregnancy: results from a nationwide prospective study. Arthritis Rheum 2008;59:1241-8.
- Englert HJ, Derue GM, Loizou S, Hawkins DF, Elder MG, De Swiet M, et al. Pregnancy and lupus: prognostic indicators and response to treatment. Q J Med 1988;66:125-36.
- Forger F, Vallbracht I, Helmke K, Villiger PM, Ostensen M. Pregnancy mediated improvement of rheumatoid arthritis. Swiss Med Wkly 2012;142:w13644.
- Guthrie KA, Dugowson CE, Voigt LF, Koepsell TD, Nelson JL. Does pregnancy provide vaccine-like protection against rheumatoid arthritis? Arthritis Rheum 2010;62:1842-8.
- Hahn BH, McMahon MA, Wilkinson A, Wallace WD, Daikh DI, Fitzgerald JD, et al. American College of Rheumatology guidelines for screening, treatment, and management of lupus nephritis. Arthritis Care Res (Hoboken) 2012;64:797-808.
- Hochberg MC. Updating the American College of Rheumatology revised criteria for the classification of systemic lupus erythematosus. Arthritis Rheum 1997;40:1725.
- Horkko S, Miller E, Dudl E, Reaven P, Curtiss LK, Zvaifler NJ, et al. Antiphospholipid antibodies are directed against epitopes of oxidized phospholipids. Recognition of cardiolipin by monoclonal antibodies to epitopes of oxidized low density lipoprotein. J Clin Invest 1996;98:815-25.
- Isenberg DA, Morrow WJ, Snaith ML. Methyl prednisolone pulse therapy in the treatment of systemic lupus erythematosus. Ann Rheum Dis 1982;41:347-51.
- Jungers P, Dougados M, Pelissier C, Kuttenn F, Tron F, Lesavre P, et al. Lupus nephropathy and pregnancy. Report of 104 cases in 36 patients. Arch Intern Med 1982;142:771-6.
- Khamashta MA, Ruiz-Irastorza G, Hughes GR. Systemic lupus erythematosus flares during pregnancy. Rheum Dis Clin North Am 1997;23:15-30.
- Kotzin BL. Systemic lupus erythematosus. Cell 1996;85:303-6.
- Kutteh WH. Antiphospholipid antibody-associated recurrent pregnancy loss: treatment with heparin and low-dose aspirin

is superior to low-dose aspirin alone. Am J Obstet Gynecol 1996;174:1584-9.

- Langen ES, Chakravarty EF, Liaquat M, El-Sayed YY, Druzin ML. High rate of preterm birth in pregnancies complicated by rheumatoid arthritis. Am J Perinatol 2014;31:9-14.
- Lin HC, Chen SF, Lin HC, Chen YH. Increased risk of adverse pregnancy outcomes in women with rheumatoid arthritis: a nationwide population-based study. Ann Rheum Dis 2010;69:715-7.
- Lockshin MD. Pregnancy does not cause systemic lupus erythematosus to worsen. Arthritis Rheum 1989;32:665-70.
- Lockshin MD, Druzin ML. Medical Disorders During Pregnancy. St. Louis: Mosby; 1995.
- Lockwood CJ, Romero R, Feinberg RF, Clyne LP, Coster B, Hobbins JC. The prevalence and biologic significance of lupus anticoagulant and anticardiolipin antibodies in a general obstetric population. Am J Obstet Gynecol 1989;161:369-73.
- Meroni PL, Raschi E, Camera M, Testoni C, Nicoletti F, Tincani A, et al. Endothelial activation by aPL: a potential pathogenetic mechanism for the clinical manifestations of the syndrome. J Autoimmun 2000;15:237-40.
- Mills JA. Systemic lupus erythematosus. N Engl J Med 1994;330:1871-9.
- Mintz G, Niz J, Gutierrez G, Garcia-Alonso A, Karchmer S. Prospective study of pregnancy in systemic lupus erythematosus. Results of a multidisciplinary approach. J Rheumatol 1986;13:732-9.
- Miyakis S, Lockshin MD, Atsumi T, Branch DW, Brey RL, Cervera R, et al. International consensus statement on an update of the classification criteria for definite antiphospholipid syndrome (APS). J Thromb Haemost 2006;4:295-306.
- Moser KL, Kelly JA, Lessard CJ, Harley JB. Recent insights into the genetic basis of systemic lupus erythematosus. Genes Immun 2009;10:373-9.
- Munoz-Suano A, Kallikourdis M, Sarris M, Betz AG. Regulatory T cells protect from autoimmune arthritis during pregnancy. J Autoimmun 2012;38:J103-8.
- Nishimura K, Sugiyama D, Kogata Y, Tsuji G, Nakazawa T, Kawano S, et al. Meta-analysis: diagnostic accuracy of anti-cyclic citrullinated peptide antibody and rheumatoid factor for rheumatoid arthritis. Ann Intern Med 2007;146:797-808.
- Norgaard M, Larsson H, Pedersen L, Granath F, Askling J, Kieler H, et al. Rheumatoid arthritis and birth outcomes: a Danish and Swedish nationwide prevalence study. J Intern Med 2010;268:329-37.
- Oku K, Atsumi T, Bohgaki M, Amengual O, Kataoka H, Horita T, et al. Complement activation in patients with primary antiphospholipid syndrome. Ann Rheum Dis 2009; 68:1030-5.
- Oshiro BT, Silver RM, Scott JR, Yu H, Branch DW. Antiphospholipid antibodies and fetal death. Obstet Gynecol 1996;87:489-93.
- Ostensen M, Ramsey-Goldman R. Treatment of inflammatory rheumatic disorders in pregnancy: what are the safest treatment options? Drug Saf 1998;19:389-410.
- Ostensen M. Sex hormones and pregnancy in rheumatoid arthritis and systemic lupus erythematosus. Ann N Y Acad Sci 1999;876:131-43; discussion 44.
- Petri M, Howard D, Repke J. Frequency of lupus flare in pregnancy. The Hopkins Lupus Pregnancy Center experience. Arthritis Rheum 1991;34:1538-45.
- Petri M, Allbritton J. Fetal outcome of lupus pregnancy: a retrospective case-control study of the Hopkins Lupus Cohort. J Rheumatol 1993;20:650-6.
- Petri M. Hopkins Lupus Pregnancy Center: 1987 to 1996. Rheum Dis Clin North Am 1997;23:1-13.
- Petri M. Pregnancy in SLE. Baillieres Clin Rheumatol 1998;12:449-76.
- Petri M. The Hopkins Lupus Pregnancy Center: ten key issues in management. Rheum Dis Clin North Am 2007;33:227-35.
- Porter TF, Branch DW. Autoimmune diseases. In: James DK, Weiner CP, Steer PJ, Gonik B, editors. High risk pregnancy: management options. 3rd ed. Philadelphia (PA): Elsevier Saunders; 2006. p.950-4.
- Price BE, Rauch J, Shia MA, Walsh MT, Lieberthal W, Gilligan HM, et al. Anti-phospholipid autoantibodies bind to apoptotic, but not viable, thymocytes in a beta 2-glycoprotein I-dependent manner. J Immunol 1996;157:2201-8.
- Rai R, Cohen H, Dave M, Regan L. Randomised controlled trial of aspirin and aspirin plus heparin in pregnant women with recurrent miscarriage associated with phospholipid antibodies (or antiphospholipid antibodies). BMJ 1997;314:253-7.
- Ruiz-Irastorza G, Lima F, Alves J, Khamashta MA, Simpson J, Hughes GR, et al. Increased rate of lupus flare during pregnancy and the puerperium: a prospective study of 78 pregnancies. Br J Rheumatol 1996;35:133-8.
- Shamonki JM, Salmon JE, Hyjek E, Baergen RN. Excessive complement activation is associated with placental injury in patients with antiphospholipid antibodies. Am J Obstet Gynecol 2007;196:167.e1-5.
- Shi W, Chong BH, Chesterman CN. Beta 2-glycoprotein I is a requirement for anticardiolipin antibodies binding to activated platelets: differences with lupus anticoagulants. Blood 1993;81:1255-62.
- Silver RM, Branch DW. Autoantibodies in systemic lupus erythematosus-there before you know it. N Engl J Med 2003;349:499-500.

- Spector TD, Roman E, Silman AJ. The pill, parity, and rheumatoid arthritis. Arthritis Rheum 1990;33:782-9.
- Tan EM, Cohen AS, Fries JF, Masi AT, McShane DJ, Rothfield NF, et al. The 1982 revised criteria for the classification of systemic lupus erythematosus. Arthritis Rheum 1982;25:1271- 7.
- Vaarala O, Alfthan G, Jauhiainen M, Leirisalo-Repo M, Aho K, Palosuo T. Crossreaction between antibodies to oxidised low-density lipoprotein and to cardiolipin in systemic lupus erythematosus. Lancet 1993;341:923-5.
- Wallenius M, Salvesen KA, Daltveit AK, Skomsvoll JF. Rheumatoid arthritis and outcomes in first and subsequent births based on data from a national birth registry. Acta Obstet Gynecol Scand 2014;93:302-7.
- Weyand CM, Goronzy JJ. Association of MHC and rheumatoid arthritis. HLA polymorphisms in phenotypic variants of rheumatoid arthritis. Arthritis Res 2000;2:212-6.
- Wilder RL, Elenkov IJ. Hormonal regulation of tumor necrosis factor-alpha, interleukin-12 and interleukin-10 production by activated macrophages. A disease-modifying mechanism in rheumatoid arthritis and systemic lupus erythematosus? Ann N Y Acad Sci 1999;876:14-31.
- Wilson WA, Gharavi AE, Koike T, Lockshin MD, Branch DW, Piette JC, et al. International consensus statement on preliminary classification criteria for definite antiphospholipid syndrome: report of an international workshop. Arthritis Rheum 1999;42:1309-11.
- Wong KL, Chan FY, Lee CP. Outcome of pregnancy in patients with systemic lupus erythematosus. A prospective study. Arch Intern Med 1991;151:269-73.
- Hahn BH. Systemic lupus erythematosus. In: Fauci AS, Harrison's rheumatology Seoul: McGraw-Hill, 2006:69- 83.
- Park SH. Prevalence of systemic lupus erythematosus in Korea. The 28th annual congress of Korean rheumatism association 2008.
- Tassiulas IO, Boumpas DT. Clinical features and treatment of systemic lupus erythematosus. In: Firestein GS, Budd RC, Harris ED, McInnes IB, Ruddy S, Sergent JS, Kelley's textbook of rheumatology, 8th ed, Canada: Saunders, 2009:1263-1300.
- Wallace DJ. Reactions of the Skin: Rashes and Discoid Lupus In: Wallace DJ eds. The lupus book. 4th ed. Oxford University Press 59-68, 2009.
- Park SH. Clinical features in systemic lupus erythematosus. In: Kim Ho Youn, Clinic Rheumatology, 1st ed, Seoul: Hankugeuhaksa 2006:372-387.
- Buyon JP. Systemic lupus erythematosus A. clinical and laboratory features. In: Klippel JH. Primer on the rheumatic diseases, 13th ed, New York: Springer, 2008:303-318.
- Hochberg MC. Rheumatology. 5th ed. Philadelphia, Mosby, 2011.
- Lee LA. Neonatal lupus erythematosus. J Invest Dermatol 1993;100:9S-13S.
- Lee LA, Weston WL. Cutaneous lupus erythematosus during the neonatal and childhood periods. Lupus 1997; 6:132-8.
- Neiman AR, Lee LA, Weston WL, Buyon JP. Cutaneous manifestations of neonatal lupus without heart block: characteristics of mothers and children enrolled in a national registry. J Pediatr 2000;137:674-80.
- Silver RM, Parker CB, Reddy UM, et al: Antiphospholipid antibodies in stillbirth. Obstet Gynecol 122(3):641, 2013.
- Ruffatti A, Tonello M, Visentin MS, et al: Risk factors for pregnancy failure in patients with anti-phospholipid syndrome treated with conventional therapies: a multicentre, case-control study. Rheumatology 50(9):1684, 2011.
- Burgazli KM, Bilgin M, Kavukcu E, Altay MM, Ozkan HT, Coskun U, Akdere H, Ertan AK. Diagnosis and treatment of deep-vein thrombosis and approach to venous thromboembolism in obstetrics and gynecology. J Turk Ger Gynecol Assoc 2011;12:168-175.
- Lim W, Eikelboom JW, Ginsberg JS. Inherited thrombophilia and pregnancy associated venous thromboembolism. BMJ 2007;334:1318-1321.

제47장

피부질환

Dermatologic Disorders

김영남 | 인제의대
김희선 | 인제의대

1. 서론

임신 기간 동안 모체의 생리적 호르몬, 대사, 면역계의 변화들은 피부에도 많은 영향을 준다. 임신이 피부에 미치는 영향은 기미, 색소 침착과 같이 생리적이면서 경미한 경우도 존재하지만, 치료를 요할 뿐 아니라 주산기 예후에도 나쁜 영향을 줄 수 있는 심각한 피부질환도 있다. 따라서 임신으로 인한 피부의 변화 및 질환에 대한 정확한 이해가 필요하다. 임신이 피부에 미치는 영향은 크게 임신의 생리적 피부변화, 임신 특징적 피부질환 발생 및 기존의 피부질환의 변화 등 세 가지로 나누어 생각할 수 있다.

2. 임신의 생리적 피부변화

정상임신과 관련된 피부변화들은 흔히 병적인 피부질환과 혼동될 수 있다. 임신 중 발생하는 대부분의 피부변화는 임신으로 인한 정상적인 호르몬 변화에 의해 유발하게 되는데(표 47-1), 특히 에스트로겐, 프로게스테론 및 안드로겐의 증가, 코르티솔, 알도스테론 및 데옥시코르티코스테론 등 부신스테로이드들의 변화, 엔돌핀(β-endorphins), 멜라닌세포자극호르몬(melanocyte-stimulating hormone, MSH)의 증가 등이 관여한다(McLeod et al., 1994).

표 47-1. **임신의 생리적 피부변화**

색소	과다색소침착, 기미, 이차유륜, 흑선
모발	산후휴지기 탈모, 다모증, 산후남성형탈모
혈관	거미혈관종, 수장홍반, 정맥류, 잇몸출혈, 모세혈관종, 정맥류, 거미실핏줄확장증(spider telangiectases), 임부치은종, 부종, 치질
결합조직	임신선
분비선	외분비선 기능증가, 피지선 기능증가, 아포크린선 기능감소
손발톱	손발톱밑각화과다증(subungual hyperkeratosis), 가로흠(transverse grooving), 말단손발톱박리증(distalonycholysis), 위약성(brittleness)

1) 색소 변화

임신 중 색소 변화는 기미(chloasma 또는 melasma)와 과다색소침착(hyperpigmentation)이 대표적이다. 피부의 색소침착은 표피와 진피포식세포 내로 멜라닌이 침착되어 생기며, 임산부의 약 90%에서 발생하며 주로 임신 후반기에 나타난다(Bieber et al., 2017; Fernandes과 Amaral, 2015). 원인은 잘 밝혀져 있지 않으나 혈중 멜라닌세포자극호르몬과 에스트로겐의 증가와 자외선의 노출, 유전적 요인이 관여하는 것으로 생각된다(Bieber et al., 2017; Geraghty과 Pomeranz, 2011).

얼굴의 색소침착인 기미(chloasma)는 임신마스크(mask of pregnancy)로 불리기도 하는데, 임산부의 반 이상에서 발생한다. 주된 발생 부위에 따라 얼굴중심(centrofacial), 뺨(malar), 아래턱(mandibular) 등 세 가지 형이 있으며 우드등(Wood's lamp) 검사로 표피성과 진피성 기미를 감별 진단한다(Sanchez et al., 1981). 자외선은 멜라닌생성을 과도하게 자극하여 기미를 악화시키므로, 심한 햇볕노출을 피하거나 자외선 차단제를 바르는 것이 도움이 된다. 분만 후 자연적으로 없어지나, 일부에서는 분만 후에도 지속되기도 하고, 경구피임약 복용으로 기미가 심해지기도 한다.

피부의 과다색소침착은 임신 중 가장 흔한 변화로, 임신 초기부터 시작되어 유륜, 유두, 회음부와 같이 정상적으로 피부가 착색되어 있는 부위 및 겨드랑이, 대퇴부 내측과 같이 피부가 마찰되는 부위의 착색이 더욱 짙어지게 된다. 유륜과 인접한 피부에 색소 침착이 되면 이차유륜(secondary areolae)이라 부르고 백선(linea alba)에 색소가 침착되면 흑선(linea nigra)이라 부른다.

Rubin 등(2001)은 임신 중에 발생한 후천진피멜라닌세포증(acquired dermal melanocytosis)을 처음으로 보고하였다. 이는 매우 드물고 만져지지 않는 피부 청-회색반이 특징이며 병변 내 멜라닌세포가 포함되었다. 과다색소침착은 분만 후 보통 사라지나 진피멜라닌증은 삼분의 일에서 10년 이상 지속된다. 경구피임약은 기미를 더 악화시킬 수 있어 감수성이 있는 경우 사용을 피해야 한다. 심한 경우 2~5% 하이드록시퀴논, 0.1% 트레티노인 연고나 크림 또는 20% 아제라인산(azelaic acid) 크림을 국소적으로 사용하면 증세의 호전을 보인다(Kimbrough-Green et al., 1994). 일광차단제는 계속 사용하도록 하는 것이 중요하다.

2) 모발 변화

임신 중 에스트로겐은 모발의 성장기(anagen phase)를 증가시켜 머리카락이 두꺼워진다. 분만 1~5개월 후에는 성장기에 있던 머리카락의 상당수가 휴지기(telogen phase)로 들어 휴지기탈모(telogen effluvium)라 불리는 갑작스러운 모발의 손실이 발생한다. 빗질이나 세척 시 더 심하게 일어나는 것이 특징이며, 이런 과정은 자연적으로 중지되어 6~12개월경에는 다시 정상 모발성장이 발생하게 된다(Kois와 Phelan, 1994).

임신 중 안드로겐의 증가로 인해 약간의 다모증(hirsutism)이 얼굴에 발생한다. 특히 유전적으로 굵은 모발 발육을 보이는 여성에서 심하다. 이러한 변화는 임신 중 난소나 태반의 안드로겐 증가에 의해 나타나는 것으로 보인다. 다모증은 분만 후 수개월 내에 사라진다. 심한 다모증은 드물며, 만일 다른 남성화 징후와 동반되면, 난소의 종양, 부신종양 또는 임신황체종 같이 다른 안드로겐 공급원의 존재를 의심해야 한다(Danilowicz et al., 2002).

3) 혈관 변화

임신 중에는 말초혈관의 저항이 감소하게 되어 피부혈류가 증가하게 되는데, 이는 임신 중 증가된 대사로 발생한 과다한 열을 발산시키는 데 도움이 된다. 혈류증가 외에도 에스트로겐에 의한 거미혈관종(spider angioma), 수장홍반(palmar erythema), 모세혈관종(capillary hemangioma), 정맥류(varicosities) 등과 같은 말초혈관 변화도 발생하게 된다. 잇몸과 코 점막이 충혈되어 출혈이 자주 발생하고 잇몸 혈관이 과다 성장하여 임부치은종(epulis of pregnancy)으로 불리는 임신잇몸염(pregnancy gingivitis)이 발생하기도 한다. 임신이 진행됨에 따라 더 심해지나, 적절한 구강 위생과 외상을 피함으로써 조절될 수 있다. 임부치은종은 임신육아종(granuloma gravidarum)으로 불리기도 하는 임신고름육아종(pyogenic granuloma of pregnancy)과 혼동해선 안 된다.

4) 결합조직 변화

임신 중 복부 팽창과 모체의 체중증가 등에 의한 물리적인 인자와 릴랙신, 에스트로겐, 코티코스테로이드 등에 의해 임신선이 만들어진다(Bieber et al., 2017; Fernandes과 Amaral, 2015; Geraghty과 Pomeranz, 2011). 임신선(striae distensae, striae gravidarum)이 임신 제2삼분기 후반기부터 대부분(~90%)의 임신여성에서 발생하는데, 초기에 연분홍 또는 자주색의 위축된 띠가 복부, 대퇴부, 팔, 유방 등에 생긴 후 분만 시기 즈음에는 피부색깔의 위축성 띠로 바뀌게 되나, 분만 후에도 없어지지 않고 지속적으로 남는다. 임신선이 발생할 시기에 가려움이 동반되기도 한다.

5) 분비선 변화

임신 중 외분비(eccrine)와 피지선(sebaceous)의 기능은 증가하고 아포크린선 기능은 감소한다. 이로 인해 임신 중 땀띠(miliaria), 다한증(hyperhidrosis), 땀흘림이상습진(dyshidrotic eczema)의 발생이 증가한다. 외분비선 기능의 증가는 갑상선기능 증가와 관련 있다.

3. 임신 특징적 피부질환

임신 특징적 피부질환의 명칭들은 혼란스럽게 사용되어 오다가 Homes와 Black (1982)에 의해 임신헤르페스(Herpes gestationis, HG), 임신소양성두드러기성구진판(pruritic urticarial papules and plaques of pregnancy, PUPPP), 임신가려움발진(prurigo of pregnancy, PP), 임신소양성모낭염(pruritic folliculitis of pregnancy, PFP) 등으로 간단

표 47-2. 임신의 특징적 피부질환

질환명	임신성 간내쓸개즙정체	임신소양성 두드러기성구진 및 판	임신유사천포창	임신아토피발진		
				임신 중 습진	임신가려움발진	임신소양성모낭염
발생 빈도	1~2%	0.25~1%	1:10,000	흔함	흔함	드묾
임상적 특징	임신 제3삼분기 :강한 가려움 :피부병변은 긁은 상처로 인한 이차적 줄까짐 :전신적	주로 임신 제3삼분기 :강한 가려움 :홍반성 소양성 구진 또는 판 :반점형 또는 전신적 :복부, 넓적다리, 엉덩이, 특히 임신선 주위	임신 제2삼분기 또는 3삼분기, 때때로 분만 후 1~2주 :심한 가려움 :복부, 사지 또는 전신 :홍반성과 소양성 구진, 판, 잔물집, 물집	임신 제2삼분기 또는 3삼분기 :사지 굴곡부위, 목, 얼굴에 건조하고 붉은 인설이 있는 반 :아토피 과거력	임신 제2삼분기 후반 또는 3삼분기 초 :국소적 또는 전신적 :사지의 신전 부위 :몸통에 1~5 mm 가려운 홍반 구진	임신 제2삼분기 또는 3삼분기 :국소적 또는 전신적 :몸통에 작은 홍반구진과 무균성 고름물집
주산기 결과	주산기 이환률 증가	영향 없음	조산, 태아성장제한, 일시적 신생아 병병	영향 없음	영향 없음	
다음 임신에 재발	++	-	+++	±	±	±
치료	가려움약 콜레스티라민 우르소디옥시콜린산	가려움약 연화제 국소 스테로이드	가려움약 국소 스테로이드 중증시 경구스테로이드	가려움약 국소 스테로이드 중증시 경구스테로이드	가려움약 국소 스테로이드 중증시 경구스테로이드	가려움약 국소 스테로이드 중증시 경구스테로이드

히 분류되었다. 그 후 Ambros-Rudolph 등(2006)은 임신성 간내쓸개즙정체(intrahepatic cholestasis of preganancy, ICP), 임신소양성두드러기성구진및판(PUPPP), 임신유사천포창(pemphigoid gestationis, PG), 임신아토피발진(atopic eruption of pregnancy, AEP)(표 47-2) 등의 4가지 상태를 임신에 특징적인 것으로 분류하였다. 이들 임신 특징적 피부질환의 대부분은 가려움과 발진을 보이고 분만 후 자연적으로 호전되는 양상을 보이나, 임신성간내쓸개즙정체와 임신유사천포창은 태아의 위험을 동반할 수 있으므로 정확한 감별과 치료가 요구된다.

1) 임신성간내쓸개즙정체(Intrahepatic cholestasis of preganancy)

과거에는 임신가려움증(pruritus gravidarum)이라고 불렸다. 임신 중 간내쓸개즙정체는 가려움을 동반한 황달과 황달은 동반하지 않고 가려움증만 보이는 두 가지 양상으로 나타날 수 있다. 임신성간내쓸개즙정체는 주로 임신 제3삼분기에 가려움증을 나타내기 시작하는데, 가려움증은 손바닥이나 발바닥 같이 부분적으로 혹은 전신적으로 나타날 수 있다. 일반적으로 다른 피부질환들과는 달리 일차적인 피부병변은 없으나, 긁은 상처로 인한 경미한 줄까짐(excoriation)부터 심한 결절성 양진 등이 이차적으로 나타날 수 있다. 약 20%에서 황달이 동반된다(Kroumpouzos와 Cohen, 2003). 가려움증은 주로 밤에 심하고, 환자의 1/5 정도에서는 가려움증 이전에 비뇨기계 감염이 선행하기도 한다. 환자의 절반 정도에서 증상발생 2~4주 이내에 황달과 짙은 소변을 보이면서 진행하기도 하나, 이러한 증상들의 대부분이 분만 1~2일 후 그리고 황달은 2~4주 후에 사라지지만, 다음 임신에서 재발률은 40~72%에 이른다(Bicocca et al., 2018). 가려움증은 담즙산염(bile salt)의 축척과 관련되며, 이의 혈중치가 증가하여 진피에 침착되고 가려움증이 발생된다. 태아에 미치는 영향은 간내쓸개즙정체의 정도에 따라 다르나 심한 경우 조산, 양수 태변 착색, 태아무산소증(anoxia)로 인한 태아곤란증, 사산 등의 위험을 증가시킨다(Geenes et al., 2014). 이 질환의 원인은 정확히 밝혀져 있지 않지만 임신 호르몬, 유전, 환경적 요인 등과 관계있으며(Germain et al., 2002), 산모가 간담도질환, 담석증, C형 간염을 앓고 있는 경우 위험도가 증가한다고 보고된다(Bechtel MA, 2018).

진단에는 혈청 담즙산(bile acids) 농도 증가가 중요하다. 담즙산의 증가는 대개 3~100배까지 증가되어 있고, 가려움증의 정도 및 질병의 중증도는 담즙산의 농도와 어느 정도 연관성을 보인다. 진단 기준이 모호하여 자간전증, HELLP 증후군, 임신성지방간과 구별이 쉽지 않다(RCOG 2017). 최근에는 가려움증, γ-글루타밀전달효소(gamma-gluthamyl transferase), 담즙산, 아미노기전이효소(transaminases), 분만 후 호전 여부에 따라 진단한다(Bicocca et al., 2018). 치료는 피부연화제나 국소적신 가려움약이 증상을 완화시키는 데 도움이 된다. 우르소데옥시콜산(ursodeoxycholic acid, UDCA)은 우선적으로 사용가능한 치료약으로 장간 순환 내 소수성 담즙산과 간독성 담즙산을 제거하여 담즙정체를 개선시켜주며, 가려움증에 콜레스티라민보다 효과가 빠르며 지속적이어서 주산기 예후를 향상시키는 것으로 보고되고 있다(RCOG 2017; SMFM 2017).

콜레스티라민(cholestyramine)은 담즙산과 결합하여 장간 순환(enterohepatic circulation) 내 담즙산을 감소시키고 장내 배설을 증가시켜 주어 담즙정체로 인한 증상을 개선시켜주어 치료 효과가 있다고 보고되었으나 지용성 비타민의 흡수를 저하시켜 비타민 K 결핍을 일으킬 수 있다. 이로 인해 태아 응고병증(fetal coagulopathy)이 생길 수 있으므로 주의를 요한다(Kroumpouzos, 2002).

2)임신소양성두드러기성 구진 및 판(Pruritic urticarial papules and plaques of pregnancy)

임신 중 가려움증을 동반한 양성 피부 염증성 질환으로 임신 중 가장 흔하게 나타난다. 발병은 130~300 임신 중 1예의 빈도를 보인다(Roger et al., 1994). 국내에서도 임신 중 발생한 예들이 보고되고 있다(Park et al., 2013). 발병원인은 정확히 밝혀져 있지 않지만, 태반호르몬 및 성호르몬의 변화 등 임신 중 호르몬의 변화와의 연관성, 임산부의 체중증가, 태아의 체중 및 다태 임신 등 복부 결합조직의 변화에 의한 발생, 임신 말기에 모체에 침투한 태아세포의 의한 발진 발생 등 여러 가설들이 제시되나, 자가면역에 의한 질병은 아닌 것으로 생각된다(Matz et al., 2006; Ambros-Rudolph, 2011). 주로 초산부에서 잘 발생하며, 임신 후기, 특히 제3삼분기에 발생하나 15%에서는 분만 후에 발생한다는 보고도 있다(Buccolo와 Viera, 2005). 임상적 특성은 심한 가려움을 동반한 다양한 형태의 발진(polymorphic eruption)으로, 두드러기(ulticaria), 잔수포(vesicle), 찰상(excoriation), 자색반(purpuric) 및 다환식(polycyclic) 등 여러 모양으로 나타날 수 있으나 두드러기 형태로 가장 많이 발생한다. 특징적인 피부병변은 1~2 mm 크기의 홍반성 두드러기 구진과 판으로 임신선 주위 복부에 발생하여 엉덩이, 넓적다리, 사지로 퍼지며 얼굴, 손발바닥은 잘 침범하지 않는다(그림 47-1, 2). 증상은 대개 평균 6주 내의 짧은 기간 내 없어진다(Kroumpouzos와 Cohen, 2003). 분만 후 수일 내로 흉터를 남기지 않고 자연 회복되나 15~20% 여성에서는 분만 후 2~4주까지 지속되기도 한다(Vaughan et al., 1999). 다음 임신이나 경구 피임약의 사용으로 인한 재발은 거의 없다(Ahmadi와 Powell, 2005). 또한 이 질환으로 인해 임산부와 태아의 위험이 증가하지는 않는다(Kroumpouzos와 Cohen, 2003).

특이적 검사실 검사는 없으며, 조직 검사는 진단이 명확하지 않은 경우 외에는 대개 필요하지 않다. 조직소견은 대개는 비특이적으로 표피 내에서 이상각화증(parakeratosis), 해면화(spongiosis) 등의 소견이 보일 수 있으며 진피 내 호산구 성분을 동반한 경증의 비특이성 림프조직구혈관주위염(nonspecific lymphohistiocytic perivasculitis) 소견도 보인다. 면역형광검사에서도 특이소견을 관찰할 수 없으며 임신아토피발진과 조직검사상의 명확한 차이는 없는 것으로 알려져 있다(Massone et al., 2014).

감별진단으로 접촉피부염, 약물 발진, 바이러스성 피진(viral exanthemas), 곤충 물림, 옴감염, 장미색잔비늘증(pityriasis rosea)와 다른 임신 특징적 피부질환들이 있다. 소수이기는 하지만 두드러기 양상을 보이는 천포창양 임신

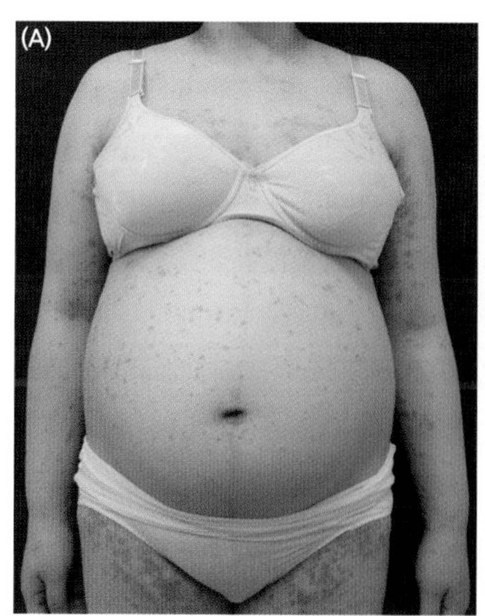

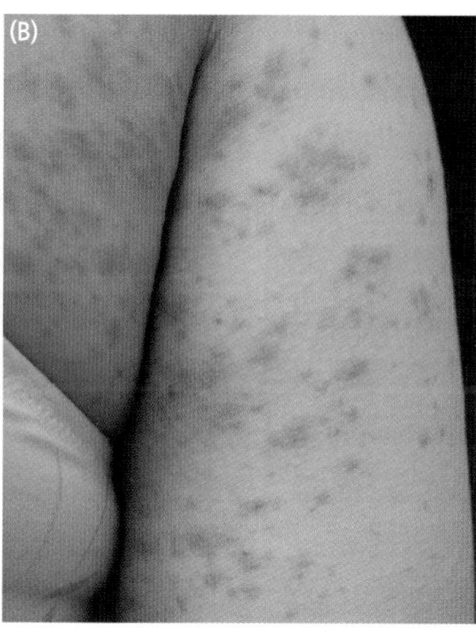

그림 47-1. **(A) 전신 특히 몸통, 사타구니와 겨드랑이에 발생된 홍반성 구진과 판, (B) 겨드랑이에 발생한 작은 홍반성 두드러기 구진**(인제대 부산백병원 사례)

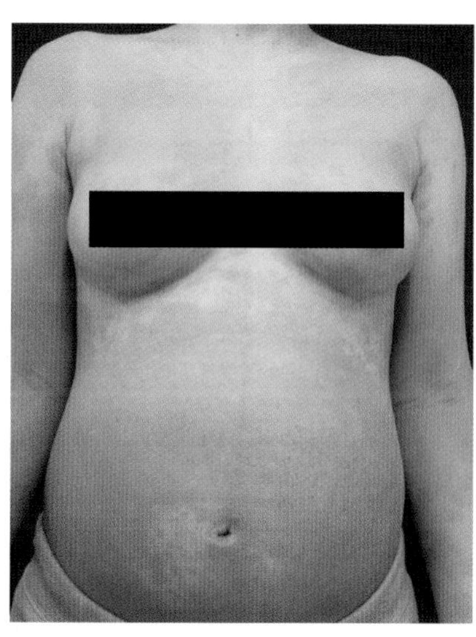

그림 47-2. **몸통 및 팔에 넓고 다양한 형태의 홍반성 두드러기 판**(인제대 부산백병원 사례)

과의 감별이 중요한데 조직 검사와 혈청 아교질 XVII 항체가 두 질환의 감별에 유용하다. 면역형광염색 시 기저막에 C3의 선형 띠가 없는 것이 천포창 임신과 감별되는 점이다(Stevenson et al., 2013).

치료는 대증요법이다. 일부에는 경구 항히스타민제와 피부 연화제로 치료가 되나 대부분의 경우 국소 코티코스테로이드 크림 또는 연고로 치료가 된다. 만일 이런 치료에도 호전되지 않으면 경구 코티코스테로이드를 단기간 사용한다.

3) 임신유사천포창(Pemphigoid gestationis)

과거 임신헤르페스(Herpes gestationis)라고 불리기도 하였으나 헤르페스 바이러스와는 관계가 없는 자가면역 수포 피부질환이다. 임신유사천포창은 임신과 관련된 드문 피부 질환으로 국내에서도 드물게 보고된다(김영 et al., 1984). 발생 빈도는 10,000 임신에 1예부터 50,000 임신에 1예까지 다양하게 보고된다(Engineer et al., 2000). 대부분 임신 제2삼분기나 3삼분기에 주로 발생하나, 임신 초기나 분만 후 1주일 후에도 발생하는 경우도 있다. 드물게 임신영양세포병(gestational trophoblastic disease)과 동반하여 발병되기도 한다(Takatsuka et al., 2012). 임신유사천포창은 노인 환자들에서 보이는 수포성유사천포창(bullous pemphigoid)과 임상적, 면역학적, 조직학적 특성이 유사하다.

임신유사천포창은 절반이상에서 복부에 상당한 가려움을 동반한 발진성 병변으로 발생하는데, 이 병변들은 붉은 부종성 구진(papules)에서 크고 긴장성을 지닌 잔물집(vesicles)과 물집(bullae)에 이르기까지 다양하게 나타난다(그림 47-3). 병변들이 주로 처음에는 몸통, 특히 배꼽주위에 생겨 점차 사지 등 전신으로 퍼져나가나, 얼굴, 점막, 손바닥, 발바닥에는 잘 발생하지 않는다. 물집이 형성되기 전엔 임신소양성두드러기성구진및판과 유사할 수 있다. 대부분의 환자에서 임신 말기에 병변이 자연적으로 호전되나, 분만 시 75%에서 발적(flare)을 보인다(Baxi, 1998). 다음 임신에서 종종 재발하고, 재발 시 좀 더 이른 시기에 좀 더 심하게 발병한다. 다음 월경과 동반되어 재발하기도 하고, 경구 피임약의 사용으로 발적이 나타나기도 한다.

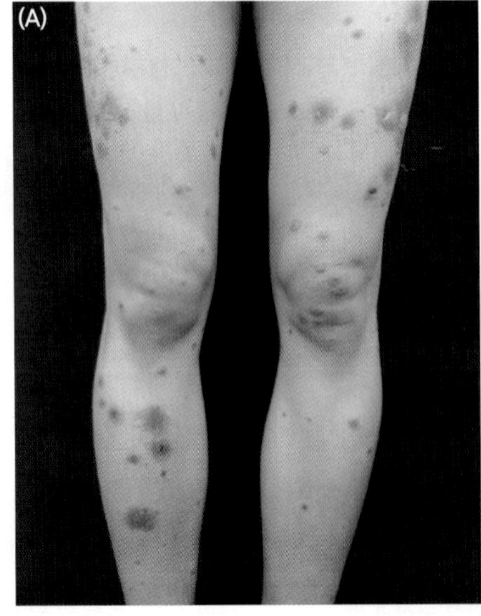

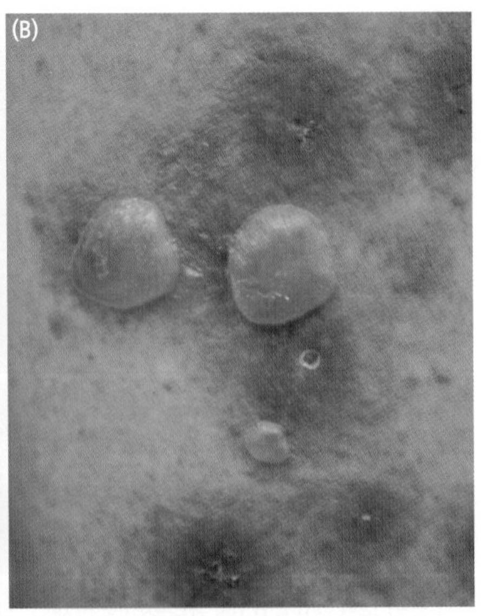

그림 47-3. **(A) 다리에 발생된 붉은 부종성 구진과 물집, (B) 붉은 과녁모양의 구진과 긴장성 물집**(인제대 부산백병원 사례)

임신유사천포창은 유사천포창군과 분자생물학 및 면역유전학적 면에서 밀접한 관계가 있는 자가면역매개 수포성 피부질환이다. 임신유사천포창 환자에서 자가항체들은 흔히 발견된다. 이런 자가면역항체는 열저항성 면역글로불린GI서브클래스(IgG I subclass)로 표피의 기저막대(basement membrane zone)에 존재하는 아교질 XVII과 반응하는데, 아교질 XVII은 수포성 유사천포창 180-kD 항원(bullous pemphigoid 180-kD antigen, BP 180)이라 불리기도 한다. 이들의 반응으로 인해 전형적 경로(classic pathway)를 통해 보체가 활성화되고, 이것이 호산구의 화학유인(chemoattraction)과 과립감소(degranulation)를 야기하여 반결합체에 손상을 주는 것으로 생각된다 (Scheman et al., 1989).

인체조직적합항원 DR3와 DR4를 보유한 여성들에서 임신헤르페스의 발생이 크게 증가되므로 유전적 소인이 있는 것으로 생각된다(Baker, 1997). 임신유사천포창 환자의 60~80%에서 인체조직적합항원 DR3가 발견되고 50%에서 인체조직적합항원 DR4가 발견된다. 또한 일반군에서 3%에 불과한 두 항원이 같이 존재하는 경우가 임신유사천포창 환자 45%에서 발견된다는 것이다(Shornick et al., 1981). 이런 모계의 인체조직적합 DR항원들은 에디슨병, 제1형 당뇨병, 전신홍반루푸스, 그레이브스병, 하시모토갑상선염과 같은 자가면역 질환과 관련된다. Shornick과 Black (1992)은 임신유사천포창 75명 환자 중 10%가 그레이브스병을 동반한다고 보고하였다. Beard 등(2012)은 태반의 동종이계 인체조직적합항원이 모체의 면역 반응을 유발하고 이 자가항체가 피부의 기저막대에 있는 BP 180과 교차반응을 일으켜 피부질환을 발생시킬 수 있다고 보고하였다.

진단에는 조직학적 검사와 혈청 항체 검사가 도움이 된다. 조직병리적으로 진피 내 혈관주위로 림프구와 호산구가 산재해 있으면서 표피하 작은 물집들이 존재하는 것을 볼 수 있으나, 이러한 전형적인 소견은 일부에서만 관찰할 수 있고 나머지 대부분에서는 여러 세포들의 침윤을 보이는 비특이적 양상을 보인다. 면역형광검사로 병변 주위의 기저막을 따라 C3 보체가 띠 모양을 하고 있는 것을 확인하는 것이 진단에 특이적 검사이다. 기저막을 따라 면역글로불린G의 축적이 관찰되기도 한다(Kroumpouzos와 Cohen, 2003; Bechtel, 2018). 일반적인 진단검사에서는 특이사항이 보이지 않으나 효소면역측정법(ELISA)를 이용해 BP 180에 대한 면역글로불린 G항체 역가를 측정할 수 있다(Sitaru C et al., 2004; Saif et al., 2017).

초기 병변이 두드러기성 병변으로 나타날 수 있으므로 임신소양성두드러기성구진및판과 감별을 해 주어야 하는데, 임신유사천포창은 임상적으로 진행이 빠른 것을 관찰할 수 있어 감별에 도움이 되나, 정확한 감별을 위해서는 면역형광검사가 도움이 된다(Al-Fouzan et al., 2006). 또한 알레르기 접촉피부염과 약물발진과의 감별이 요구되기도 한다.

치료는 가려움이 심할 수 있어 초기 병변엔 국소적 코르티코스테로이드와 항히스타민제제로 증세가 완화된다. 그러나 더 진행된 병변엔 경구코르티코스테로이드를 사용한다. 프레드니손을 0.5~1 mg/kg/day(보통 20~40 mg/day)용량으로 경구 투여하면 보통 즉시 증상이 호전되고 새로운 병변의 발생을 억제한다. 치유된 부위들은 보통 흉터가 없으며 흔히 과다색소침착이 이루어진다. 일부 치료가 어려운 경우에 혈장분리반출술(plasmapheresis)과 고용량 정맥면역글로불린치료가 이용된 보고가 있다(Mazzi 등, 2003; Gan et al., 2012). 분만 후 임신유사천포창에 테트라사이클린(tetracycline)이 효과가 있었다는 보고도 있다(Amato 등, 2002). 치료에 반응이 없고 분만 후 지속되면 사클로로포스파미드(cyclophohphamide), 메토트렉세이트(methotrexate), 시클로스포린(cyclosporine)과 같은 면역억제제를 사용한다(Wallengren, 2004). 일부 여성에서 만성화되어 수포성유천포창이 될 수 있다(Amato et al., 2003).

임신유사천포창이 임산부의 위험은 증가시키지 않으나, 조산, 사산, 태아성장제한 등 태아의 위험을 증가시킨다는 보고가 있으며 특히 질환이 조기에 발생한 경우, 물집이 생긴 경우 연관성이 높다(Chi et al., 2009). 임신유사천포창이 태아의 이환률과 사망률을 증가시키는지는 분명하지 않으나, 진단이 되면 고위험임신에 준해 산전 감시 횟수를 늘리는 것이 권장된다. 조산과 저체중아 같은 태아 합병증은 양막 기저막에 면역글로불린G와 보체의 축척으로 인해 야기된 경도의 태반 기능부전에 의해 발생하는 것으로 생각되어진다(Cohen et al., 2018). 면역글로블린G 항체는 양막 조직과 반응하여 수동적으로 태아에 전달되어 신생아의 10% 이상에서 모체와 유사한 병변을 야기시킨다(Erickson과 Ellis, 2002; Cohen et al., 2018). 대부분은 경증으로 수주일 내에 자연적으로 사라지나 신생아는 면역계의 발육이 완전하지 않으므로 병변에 중복감염의 가능성을 주의해야 한다.

4) 임신아토피발진(Atopic eruption of pregnancy)

임신아토피발진은 이전에 각각 나뉘어 분류되었던 세 가지 질환인 임신중습진(eczema in pregnancy), 임신가려움발진(prurigo of pregnancy), 임신소양성모낭염(pruritic folliculitis of pregnancy)을 포함하는 포괄적인 명칭이다(Ambros-Rudolph et al., 2006; Roth, 2009). 이 질환들은 임상적으로 유사한 특징들을 보이며 치료에 있어서도 유사하다. 임신아토피발진은 보통 임신 제삼2분기와 3삼분기에 발생하며 이 중 임신중습진은 좀 더 이른 시기에 발생할 수 있다. 임신아토피발진 환자의 약 20%는 임신 전 아토피성 피부염이 악화되어 발생되기도 한다(Ambrose-Rudolf, 2011). 임신아토피발진의 2/3에서는 습진성 변화를 보이며 나머지 1/3은 구진성 변화를 보인다. 임신아토피발진은 태아에 나쁜 영향을 미치지 않는다. 분만 후 보통 자연 회복되나 분만 후 3개월까지 지속되기도 한다. 다음 임신 시 재발은 다양하나 흔하게 나타난다(Bechtel, 2015).

임신 중 습진은 가장 흔한 임신 특징적 피부질환으로 임신 중 모든 소양증이 있는 피부질환의 50%를 차지한다. 사지 굴곡부위, 유두, 목, 얼굴 등에 나타나며 침범된 피부는 건조하고 두꺼워지며 인설(scaly)이 있는 붉은 반(patch)을 보인다. 임신중습진은 아토피의 과거력과 밀접한 관련이 있다. 임신 중 습진이 있는 많은 여성에서 임신가려움발진이나 임신소양성 모낭염과는 달리 혈청 면역글로불린E가 증가해 있는 것을 볼 수 있다(Ambros-Rudolph et al., 2006).

임신가려움발진은 임신 중 비교적 흔하게 발생하여 발생빈도가 300~450 임신 중 1예로 다양하게 보고되고 있다(Holmes와 Black, 1982). 특징적인 병변은 5~10 mm 크기의 홍반 구진과 결절로 주로 사지의 신전 부위(extensor

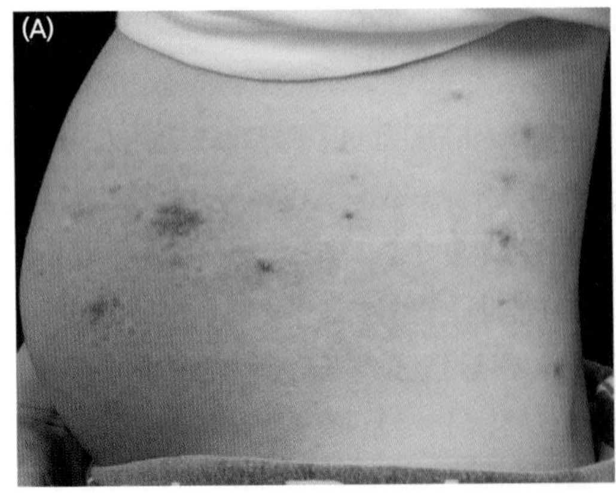

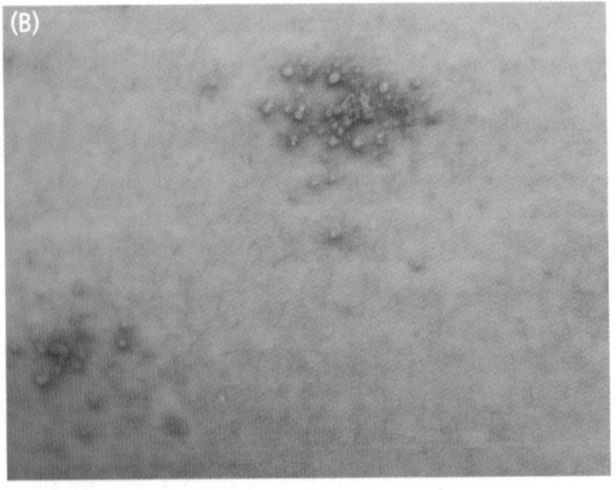

그림 47-4. (A) 몸통에 발생된 소포성, 농포성 구진, (B) 작은 홍반성 구진과 무균성 고름물집(인제대 부산백병원 사례)

surfaces)나 몸통에 잘 발생한다. 이 질환의 발생이 임신성 간내쓸개즙정체의 가족력, 아토피의 가족력과 관련 있다는 보고가 있다(Roger et al., 1994; Vaughan Joned et al.,1999).

임신소양성모낭염은 매우 드문 고름물집 발진으로, 국내에도 드물게 보고되었다(홍창의 등, 1997; 이승필 등, 1999). 임신소양성모낭염의 특징적 병변은 주로 몸통이나 전신에 발생하는 소포성, 농포성, 구진성 병변이다. 흔히 병변은 3-5 mm의 작은 홍반성 구진으로 시작되어 퍼지며 소포성 홍반성 구진과 무균성 고름물집들을 형성한다(그림 47-4). 고름물집들은 감염성 원인을 배제하기 위하여 배양 검사를 시행해야 한다. 가려움은 심하지 않으나 전신증상이 흔하다. 구역, 구토, 설사, 오한, 발열과 더불어 저알부민혈증과 저칼슘혈증이 동반된다.

임신아토피발진의 조직병리 검사나 면역형광염색검사 결과는 비특이적이다. 검사실 검사는 임신중습진에서 나타나는 면역글로불린E의 증가 외 특이소견은 보이지 않는다(Ambrose-Rudolf, 2011).

임신아토피발진의 세 가지 질환에서 나타나는 피부 병변과 소양증은 보통 항히스타민제들과 국소코르티코스테로이드 연고들로 조절된다. 치료에 반응하지 않는 심한 병변은 단파장 자외선 광선 요법(narrow band ultraviolet B phototherapy), 경구 코티코스테로이드나 시클로스포린(cyclosporine)을 고려할 수 있다. 시클로스포린은 기형유발 물질은 아니지만 신독성이 있고 태반을 쉽게 통과하기 때문에 단기간 사용해야 한다. 임신아토피발진의 치료에 있어 또 하나 고려해야 할 점은 병변에 세균 감염이나 세균 중복 감염에 의해 질병이 악화될 수 있다는 것이다. 이러한 경우 즉각적인 진단과 항생제 투여가 필요하다.

5) 기타 질환

임신과 관련 없이 가려움을 유발할 수 있는 피부질환으로는 경화태선(lichen sclerosis), 감염성 질염, 칸디다질염, 알러지 또는 접촉성피부염, 만성단순태선(lichen simplex chronicus), 신경병성가려움증, 생식기 건선, 약물과민반응 등이 있다(Bechtel, 2018).

4. 기존의 피부질환

많은 만성 피부질환이 임신과 합병될 수 있다. 이런 질환들은 임신 전에 발생할 수도 있고 임신 중 처음 발현되기도 한다. 다른 내외과적 질환처럼 피부질환도 임신 중 악화나 호전되는 등 다양한 경과를 보인다.

1) 건선(Psoriasis)

건선은 임신 중 증세가 호전되는 것으로 보인다. Murase 등(2005)은 건선이 있는 임산부의 55%에서 증세가 호전되었고 21%에서 변화가 없었으며 23%에서 악화되었다고 보고하였다. 임신 중 증가된 에스트로겐과 인터류킨10이 증세호전과 관련이 있다는 보고가 있다(Trautman et al., 1997).

임신 중 건선의 치료는 병변이 국한적인 경우 국소코르티코스테로이드를 사용하고, 반응이 없으면 국소칼시포트리엔(calcipotriene), 안트랄린(anthralin), 타클로리무스(tacrolimus)로 치료한다. 전신적이고 경한 질환은 중파장적외선(UV-B) 광선요법을 시행하고, 반응이 없으면 솔라렌(psoralen)과 함께 광선요법을 시행한다. 이 치료에도 효과가 없으면 경구 시클로스포린을 사용한다. 중등도 이상의 질환에선 국소 또는 경구 코르티코스테로이드도 사용될 수 있다(Weatherhead et al., 2007). 심한 병변의 경우 저체중 신생아를 약간 증가 시킬 위험이 있다는 보고도 있다(Lima et al., 2012).

임신전신적농포성건선(generalized pustular psoriasis of pregnancy)은 헤르페스모양고름딱지증(Impetigo herpetiformis)이라고도 불며 임신 중 매우 드물게 나타난다. 심한 전신적인 증상을 보이는 이 질환은 임신 특이성 피부질환인지 혹은 임신 중 발생한 전신적농포성건선

인지 아직 확실하지는 않다. 그러나 전신적 농포성 건선은 대개 건선에 대한 가족력이나 과거력이 없으며, 주로 임신 중 특히 임신 후기에 발생하며, 분만 후 소실했다가 다음 임신 시 대개 재발한다. 병변은 경계부위에 무균성 농포들이 있는 발진성 반으로 커지고 딱지가 생긴다. 처음에 겨드랑이, 유방아래, 배꼽, 사타구니 같이 굽어지는 부위나 피부가 겹치는 부위에 발진이 시작되어 몸통, 사지, 구강점막 등으로 퍼져나간다. 열, 오한, 구역, 구토, 설사 같은 기질증상이 잘 동반되고, 저칼슘혈증으로 인한 섬망, 강직, 경련이 나타날 수 있다. 광범위한 병변은 이차적으로 감염된 농포로 인한 패혈증을 일으킬 수 있고 심각한 수분 소실을 일으켜 혈량저하증을 일으킬 수 있다. 태아의 경우 태반 부전(placental insufficiency)으로 인한 사산이나 신생아 사망을 보이기도 한다(Bukhari, 2004). 확진을 위해서는 조직 검사가 필요하며, 치료는 전신적 코르티코스테로이드 사용이 우선된다. 경구 사이클로스포린의 사용을 이차적으로 선택할 수 있고, 이차감염이 발생한 경우 전신적 항생제의 사용이 필요하다(Huang et al., 2011). 산후기에 보통 빠르게 소실되나 다음 임신이나 월경, 경구 피임약에 의해 재발할 수 있다.

2) 여드름(Acne)

임신이 여드름에 미치는 영향은 다양할 수 있다. 여드름으로 치료가 필요한 임산부는 국소적으로 벤조일과산화수소(benzoyl peroxide)을 사용하는 것이 안전한 것으로 보이고, 심한 경우 클린다마이신이나 에리트로마이신젤과 함께 사용하면 대부분 치료가 될 수 있다. 국소 벤조일과산화수소(benzoyl peroxide)과 에리트로마이신젤을 함께 사용하면 여드름균(propionibacterium acnes)의 약물 내성을 최소화할 수 있다(Thiboutot et al., 2009). 매우 심한 염증성 여드름의 경우 임신 제1삼분기 이후에 단기간 경구용 스테로이드를 사용할 수 있다. 테트라사이클린제제는 임신 중 권장되지 않는다. 국소 트레티오인은 의미 있는 기형 발생 위험은 없는 것으로 보고되었으나 임신 중에는 사용하지 않는 것이 좋다(Akhavan과 Bershad, 2003). 비임신 여성의 여드름 치료에 사용되는 레티노산제제인 이소트레티오인(isotretinoin), 이트레티네이트(etretinate)는 기형유발작용이 있어 임신 시 사용이 금지된다(Goldsmith et al., 2004). 이소트레티오인으로 여드름 치료 중인 여성이 임신을 원하면 치료 중은 물론 치료 후 최소한 4주 동안 임신을 피하도록 교육한다.

3) 결절홍반(Erythema nodosum)

결절홍반은 임신이나 감염, 사르코이드증(sarcoidosis), 약물, 베쳇병(Behcet's syndrome), 염증창자질환(inflammatory bowel disease), 암 등의 다양한 요인이나 질환과 연관되어 나타나는 지방층염이다(Mert et al., 2007). 임신 중 결절 홍반의 발병 기전은 명확히 밝혀진 것은 아니나, 면역복합체에 의한 것일 수도 있고, 에스트로겐이나 프로게스테론과 같은 호르몬에 대한 과민반응에 의한 것으로 여겨지고 있다(Acosta et al., 2013). 병변은 1~5 cm 정도의 압통이 있는 붉은 결절이나 판의 형태로 다리나 팔의 신전부위에 생기며, 특히 정강뼈 앞에 흔히 발생한다. 수일 후 붉은 결절은 평평해지며 멍과 같은 형태로 변한다. 원인을 발견하여 치료하는 것이 원칙이며 필요에 따라 대증요법을 시행한다.

4) 고름육아종(Pyogenic granuloma)

고름육아종은 양성병변으로 임신 중 빈번히 관찰된다. 주로 잇몸 점막에 발생하나 피부나 다른 부위의 점막에도 생길 수 있다. 치주병이나 염증 또는 임신과 같은 호르몬적인 요인들과 연관되어 나타날 수 있다. 병변은 소엽모세혈관종(lobular capillary hemangioma)으로 폴립 모양의 성장을 특징으로 하며 보통 자발 출혈이 있는 궤양성 병변을 보인다(Cruz와 Martos, 2010). 이 병변은 빨리 자라고 약한 자극에 의해 출혈을 일으킬 수 있다. 분만 후 보통 수개월 내 소실되나 증상이 있거나 분만 후에도 지속되거나 진단이 명확하지 않은 경우 절제를 시행해야 한다.

5) 모반(Nevus)

임신의 멜라닌세포모반에 미치는 영향에 대해 많은 논란이 있어왔다. 과거엔 이런 색소침착피부 종양들이 임신 동안에 커지고 색소침착이 더 이루어지는 것으로 생각되어 왔으나 최근의 연구에서 그렇지 않음이 보고되었다(Bieber et al., 2017). 임신 중 모반의 색깔 변화는 없으나, 복부와 같이 피부가 늘어나면서 직경의 변화는 생길 수 있으며, 모반이 임신 동안 조직학적으로 멜라닌세포가 커지고 멜라닌 침착이 증가된 것처럼 보일 수 있으나 악성세포 전환의 위험도가 증가한다는 증거는 없다고 보고되었다(Kroumpouzos와 Cohen, 2001; Bieber et al., 2017).

6) 화농성한선염(Hydradenitis suppurativa)

화농성한선염은 피부와 지지구조에 만성 지속성 염증과 화농을 야기하는 통증성 질환의 하나로, 아포크린샘이 막혀 땀없음증(anhidrosis)과 세균감염을 야기하는 것이다. 호발부위는 겨드랑, 샅고랑부위(groin), 회음부, 직장주위부이다.

이 질환은 호르몬에 반응하여 사춘기 이전에는 발생하지 않는다. 임신에 의해 호전되는 것으로 알려져 있으나 확실하진 않고, 분만 후 악화될 수 있다. 치료는 전신 항생제 투여 또는 클린다마이신 연고로 급성 감염을 치료한다. 그러나 한 가지 방법으로 치료가 잘 되지 않으며 결손부위의 광범위 절제가 가장 근치적 치료다.

7) 기타 질환

신경섬유종증(neurofibromatosis)의 병변은 임신의 결과로 크기와 수가 증가할 수 있고, 나병(Hansen disease)은 임신동안 악화된다.

5. 임신 중 가려움증의 치료

임신 중 가려움증의 치료는 증상 완화를 주목적으로 사용한다. 보습제, 항히스타민제와 국소코르티코스테로이드 연고를 사용하며 증상이 조절되지 않는 경아 경구 코르티코스테로이드나 광선치료를 병행한다(Bechtel, 2018; Murase et al., 2014).

1) 항히스타민(Antihistamines)

임신 중 가려움증의 치료로 항히스타민제는 비교적 안전하게 사용할 수 있는 약제이다. 1세대 항히스타민제제인 디펜히드라민(diphenhydramine) 또는 클로르페니라민(chlorpheniramine)을 우선적으로 사용할 수 있으며, 진정 부작용이 적은 2세대 항히스타민제 로라티딘(loratidine) 혹은 세티리진(cetirizine)도 사용해 볼 수 있다(Kar et al., 2012; Murase et al., 2014).

2) 국소 코르티코스테로이드(Topical steroids)

국소 코르티코스테로이드는 역가에 따라 등급이 나뉘어지는데, 초기 경한 피부질환에는 저-역가 혹은 중등-역가 국소 코르티코스테로이드를 사용하는 것이 좋다. 고-역가 제제나 초강력-역가 국소 코르티코스테로이드는 불응성 피부 질환에 단기간 사용할 수 있다. 임신 중 저- 혹은 중등-역가를 가진 국소 코르티고스테로이드는 비교적 안전하게 사용할 수 있으나, 고- 혹은 초강력-역가를 지닌 제제는 임신 3기 이후에 하루 300 g을 초과하여 사용하는 경우 태아 성장제한을 일으킬 수 있다는 보고가 있다(Murase et al., 2014; Hviid et al., 2011).

3) 경구 코르티코스테로이드(Systemic steroids)

프레드니손(prednisone) 또는 프레드니솔론(prediniso-lone)을 임신 제1삼분기에 경구 복용하는 경우 구순구개열이 증가한다는 보고가 있기는 하나 비교적 안전한 약으로 알려져 있다. 태반을 통과할 시에 효소에 의해 대사되어 15% 미만으로 통과되는 것으로 보고되었다. 하지만 하루 7.5 mg 이상 복용하는 경우 조기진통, 태아성장제한, 조기양수파열, 고혈압, 임신성당뇨, 자간전증, 자간증 등이 발생할 수 있다고 알려져 있다(Murase et al., 2014).

참고문헌

- 김영, 박찬영, 신중석, 임순. 임신성 포진의 1례. 대한산부잡지 1984;27:415-8.
- 이승필, 홍성진, 오수미, 김흥곤, 차승훈. 임신 중 발생한 포진성 농가진 1예. 대한산부잡지 1999;42:1864-8.
- 홍창의, 이말주, 김수찬, 서경. 태아 사망을 보인 포진상 농가진 1예. 대피지 1997;35:150-4.
- Acosta KA, Haver MC, Kelly B. Etiology and therapeutic management of erythema nodosum during pregnancy: an update. American J clin dermatol 2013;14:215-22.
- Ahmadi S, Powell FC. Pruritic urticarial papules and plaques of pregnancy: current status. Australas J Dermatol 2005;46:53-8.
- Akhavan A, Bershad S. Topical acne drugs: review of clinical properties, systemic exposure, and safety. Am J Clin Dermatol 2003;4:473-92.
- Al-Fouzan AW, Galadari I, Oumeish I, Oumeish OY. Herpes gestationis (Pemphigoid gestationis). Clin Dermatol 2006;24:109-12.
- Ambros-Rudolph CM, Müllegger RR, Vaughan-Jones SA, Kerl H, Black MM. The specific dermatoses of pregnancy revisited and reclassified: results of a retrospective two-center study on 505 pregnant patients. J Am Acad Dermatol 2006;54:395-404.
- Ambros-Rudolph CM. Dermatoses of pregnancy: clues to diagnosis, fetal risk and therapy. Annals of Dermatology 2011;23:265-5.
- Amato L, Coronella G, Berti S, Gallerani I, Moretti S, Fabbri P. Successful treatment with doxycycline and nicotinamide of two cases of persistent pemphigoid gestationis. J Dermatolog Treat 2002;13:143-6.
- Amato L, Mei S, Gallerani I, Moretti S, Fabbri P. A case of chronic herpes gestationis: persistent disease or conversion to bullous pemphigoid? J Am Acad Dermatol 2003;49:302-7.
- Baker JR Jr. Autoimmune endocrine disease. JAMA 1997;278:1931-7.
- Baxi LV, Kovilam OP, Collins MH, Walther RR. Recurrent herpes gestationis with postpartum flare: a case report. American J Obstet Gynecol 1991;164:778-80.
- Beard MP, Millington GWM. 2012. Recent developments in the specific dermatoses of pregnancy. Clinical and Experimental Dermatology 37:1-4.
- Bechtel MA. Pruritus in Pregnancy and Its Management. Dermatol Clin. 2018;36:259-65.
- Bechtel M, Plotner A. Dermatoses of pregnancy. Clin Obstet Gynecol 2015;58:104-11.
- Bicocca MJ, Sperling JD, Chauhan SP. Intrahepatic cholestasis of pregnancy: Review of six national and regional guidelines. Eur J Obstet Gynecol Reprod Biol. 2018;231:180-7.
- Bieber AK, Martires KJ, Stein JA, Grant-Kels JM, Driscoll MS, Pomeranz MK. Pigmentation and pregnancy: Knowing what is normal. Obstet Gynecol 2017;129:168-73.
- Buccolo LS, Viera AJ. Pruritic urticarial papules and plaques of pregnancy presenting in the postpartum period: a case report. J Reprod Med 2005;50:61-3.
- Bukhari IA. Impetigo herpetiformis in a primigravida: successful treatment with etretinate. J Drugs Dermatol 2004;3:449-51.
- Chi CC, Wang SH, Charles-Holmes R, Ambros-Rudolph C, Powell J, Jenkins R, et al. Pemphigoid gestationis: early onset and blister formation are associated with adverse pregnancy outcomes. Br J Dermatol 2009;160:1222-8.
- Cohen S, Strowd LC, Pichardo RO. Pemphigoid gestationis: a case series and review of the literature. J Dermatolog Treat. 2018;29:815-8.
- Cruz LE, Martos J. Granuloma gravidarum (pyogenic granuloma) treated with periodontal plastic surgery. Int J Gynaecol Obstet 2010;109:73-4.
- Danilowicz K, Albiger N, Vanegas M, Gómez RM, Cross G, Bruno OD. Androgen-secreting adrenal adenomas. Obstet Gynecol 2002;100:1099-102.
- Engineer L, Bhol K, Ahmed AR. Pemphigoid gestationis: a review. Am J Obstet Gynecol 2000;183:483-91.
- Erickson NI, Ellis RL. Images in clinical medicine. Neonatal rash due to herpes gestationis. N Engl J Med 2002;347:660.
- Fernandes LB, AmaralWN. Clinical study of skin changes in low and high risk pregnant women. An Bras Dermatol 2015;90:822-6.
- Gan DC, Welsh B, Webster M. Successful treatment of a severe persistent case of pemphigoid gestationis with antepartum and postpartum intravenous immunoglobulin followed by azathioprine. Australas J Dermatol 2012;53:66-9.
- Geenes V, Chappell LC, Seed PT, Steer PJ, Knight M, Williamson C. Association of severe intrahepatic cholestasis of

pregnancy with adverse pregnancy outcomes: a prospective population-based case-control study. Hepatology 2014;59: 1482-91.
- Germain AM, Carvajal JA, Glasinovic JC, Kato C S, Williamson C. Intrahepatic cholestasis of pregnancy: an intriguing pregnancy-specific disorder. J Soc Gynecol Investig 2002;9: 10-4.
- Geraghty LN, Pomeranz MK. Physiologic changes and dermatoses of pregnancy. Int J Dermatol 2011;50:771-82.
- Goldsmith LA, Bolognia JL, Callen JP, Chen SC, Feldman SR, Lim HW, et al. American Academy of Dermatology Consensus Conference on the safe and optimal use of isotretinoin: summary and recommendations. J Am Acad Dermatol 2004;50:900-6.
- Holmes RC, Black MM. The specific dermatoses of pregnancy: a reappraisal with special emphasis on a proposed simplified clinical classification. Clin Exp Dermatol 1982;7:65-73.
- Huang YH, Chen YP, Liang CC, Chang YL, Hsieh CC. Impetigo herpetiformis with gestational hypertension: a case report and literature review. Dermatology 2011;222:221-4.
- Hviid A, Molgaard-Nielsen D. Corticosteroid use during pregnancy and risk of orofacial clefts. CMAJ 2011;183:796-804.
- Kar S, Krishnan A, Preetha K, Mohankar A. A review of antihistamines used during pregnancy. J Pharmacol Pharmacother 2012;3:105-8.
- Kimbrough-Green CK, Griffiths CE, Finkel LJ, Hamilton TA, Bulengo-Ransby SM, Ellis CN, et al. Topical retinoic acid (tretinoin) for melasma in black patients. A vehicle-controlled clinical trial. Arch Dermatol 1994;130:727-33.
- Kois JM, Phelan ST. Hair loss in women. Prim Care Update ob/Gyns 1994;1:130.
- Kroumpouzos G. Intrahepatic cholestasis of pregnancy: what's new. J Eur Acad Dermatol Venereol 2002;16:316-8.
- Kroumpouzos G, Cohen LM. Dermatoses of pregnancy. J Am Acad Dermatol 2001;45:1-19.
- Kroumpouzos G, Cohen LM. Specific dermatoses of pregnancy: an evidence-based systematic review. Am J Obstet Gynecol 2003;188:1083-92.
- Lima XT1, Janakiraman V, Hughes MD, Kimball AB. The impact of psoriasis on pregnancy outcomes. J Invest Dermatol 2012;132:85-91.
- Massone C, Cerroni L, Heidrun N, et al. Histopathological diagnosis of atopic eruption of pregnancy and polymorphic eruption of pregnancy: a study on 41 cases. Am J Dermatopathol. 2014;36:812-21.
- Matz H, Orion E, Wolf R. Pruritic urticarial papules and plaques of pregnancy: polymorphic eruption of pregnancy (PUPPP). Clinics in Dermatology 2006;24:105-8.
- Mazzi G, Raineri A, Zanolli FA, Da Ponte C, De Roia D, Santarossa L, et al. Plasmapheresis therapy in pemphigus vulgaris and bullous pemphigoid. Transfus Apher Sci 2003;28:13-8.
- McLeod SD, Ranson M, Mason RS. Effects of estrogens on human melanocytes in vitro. J Steroid Biochem Mol Biol 1994; 49:9-14.
- Mert A, Kumbasar H, Ozaras R, Erten S, Tasli L, Tabak F, et al. Erythema nodosum: an evaluation of 100 cases. Clin Exp Rheumatol 2007;25:563-70.
- Murase JE, Chan KK, Garite TJ, Cooper DM, Weinstein GD. Hormonal effect on psoriasis in pregnancy and post partum. Arch Dermatol 2005;141:601-6.
- Murase JE, Heller MM, Butler DC. Safety of dermatologic medications in pregnancy and lactation: part I. Pregnancy. J Am Acad Dermatol 2014;70:401.e1-14.
- Publications Committee Society of Maternal-Fetal Medicine. Understanding Intrahepatic Cholestasis of Pregnancy. 2011. Accessed September 10, 2017. https://www.smfm.org/publications/ 96-understanding-intrahepatic-chole-stasis-of-pregnancy.
- Roger D, Vaillant L, Fignon A, Pierre F, Bacq Y, Brechot J-F, et al. Specific pruritic dermatoses of pregnancy: a prospective study of 3192 women. Arch Dermatol 1994;130:734-9.
- Roth MM. Atopic eruption of pregnancy : a new disease concept. J Eur Acad Dermatol 2009;23:1466-7.
- Royal College of Obstetricians and Gynaecologists. Obstetric Cholestasis. 2011; Available at: https://www.rcog.org.uk/globalassets/documents/guidelines/ gtg_43.pdf. Accessed September 10, 2017.
- Rubin AI, Laborde SV, Stiller MJ. Acquired dermal melanocytosis: Appearance during pregnancy. J Am Acad Dermatol 2001;45:609-13.
- Sanchez NP, Pathak MA, Sato S, Fitzpatrick TB, Sanchez JL, Mihm MC Jr. Melasma: a clinical, light microscopic, ultrastructural, and immunofluorescence study. J Am Acad Dermatol 1981;4:698-710.
- Saif FA, Jouen F, Herbert V, et al. Sensitivity and specificity of BP180 NC16A enzyme-linked immunosorbent assay for the diagnosis of pemphigoid gestationis. J Am Acad Dermatol 2017;76:560-2.
- Scheman AJ, Hordinsky MD, Groth DW, Vercellotti GM, Leiferman KM. Evidence for eosinophil degranulation in the pathogenesis of herpes gestationis. Arch Dermatol 1989;125: 1079-83.
- Shornick JK, Black MM. Secondary autoimmune diseases in herpes gestationis (pemphigoid gestationis). J Am Acad Dermatol 1992;26:563-6.
- Shornick JK, Stastny P, Gilliam JN. High frequency of

histocompatibility antigens HLA-DR3 and DR4 in herpes gestations. J Clin Invest 1981;68:553-5.

- Sitaru C, Powell J, Messer G, Brocker EG, Wonjnarowska F, Zillikens D. Immunoblotting and enzyme-linked immunosorbent assay for the diagnosis of pemphigoid gestationis. Obstet Gynecol 2004;103:757-63.
- Stevenson ML, Marmon S, Tsou H, Boyd KP, Robinson MR, Meehan SA, Pomerantz R. Pemphigoid gestationis. Dermatology Online Journal 2013;19:20715.
- Takatsuka Y, Komine M, Ohtsuki M. Pemphigoid gestationis with a complete hydatidiform mole. J Dermatol 2012;39:474-6.
- Thiboutot D, Gollnick H, Bettoli V, Dréno B, Kang S, Leyden JJ, et al. New insights into the management of acne: an update from the Global Alliance to Improve Outcomes in Acne group. J Am Acad Dermatol 2009;60:S1-50.
- Trautman MS, Collmer D, Edwin SS, White W, Mitchell MD, Dudley DJ. Expression of interleukin-10 in human gestational tissues. J Soc Gynecol Investig 1997;4:247-53.
- Vaughan Jones SA, Hern S, Nelson-Piercy C, Seed PT, Black MM. A prospective study of 200 women with dermatoses of pregnancy correlating clinical findings with hormonal and immunopathological profiles. Br J Dermatol 1999;141:71-81.
- Wallengren J. Prurigo: Diagnosis and management. Am J Clin Dermatol 2004;5:85-95.
- Weatherhead S, Robson SC, Reynolds NJ. Management of psoriasis in pregnancy. BMJ 2007;334:1218-20.

제48장

감염질환

Infective Disorders

홍성연 | 대구가톨릭의대
김승철 | 부산의대
박지은 | 경상의대
이민아 | 충남의대

1. 세균감염

1) A군 연쇄구균(Group A streptococcus, GAS)

오늘 날 GAS(GAS)에 의한 감염은 드물며, 1,000명 출생당 0.06건으로 매년 220례가 보고되고 있다. Streptococcus pyogenes가 유일한 GAS으로 병독성이 강하여 화농성 감염을 일으키지만 증상은 일으키지 않고 인후부에 집락화를 이루고 있는 경우도 있다. 가장 흔한 침습적 산후 GAS 감염은 패혈증, 원인 없는 균혈증(46%), 자궁근염(28%), 복막염(8%), 패혈성유산(7%) 등이 있다(Barnham and Weightman, 2001). B군 연쇄구균 조사 중 GAS에 의한 산욕기 패혈증이 보고된 바 있고, 산모의 군집화는 산후 감염의 중요한 부분이다. S. pyogenes는 치명적인 독소성유사쇼크증후군(toxic shock-like syndrome)을 일으킬 수 있으며, 산후 GAS 감염에 의한 치사율은 3~4% 정도이고, 73%까지 보고한 경우도 있다.

치료는 페니실린 및 종종 수술적 제거가 필요할 수 있다. 단독(erysipelas)은 일종의 급성 GAS 피부 감염이고 균혈증이 흔하게 발생하며, 덜 유독한 외독소에 의한 성홍열(scarlet fever)도 페니실린으로 치료된다.

2) B군 연쇄구균(Group B streptococcus, GBS)

GBS는 그람 양성구균으로 Streptococcus agalactiae를 말한다. GBS는 위장관과 여성생식기에 존재하는 정상 세균총의 하나이며 대부분 무증상으로 단순히 군집화만 되어 있는 경우가 많지만 신생아, 임신부, 노약자 등에서는 현성 감염을 일으킬 수 있다. 성인에서는 산욕열이나 균혈증을, 신생아에서는 패혈증, 폐렴, 뇌수막염 등을 일으킬 수도 있다. GBS는 세균의 피막을 형성하는 특이 다당류의 항원성에 따라 Ia, Ib, Ia/c, II, III, IV, V 그리고 VI의 8가지 혈청형으로 구분되며, 이러한 피막 다당류 항원에 대한 모체의 항체가 침습적 감염 여부에 중요한 역할을 한다.

1990년대 이후 분만 시 GBS 예방이 지속적으로 이루어져 왔음에도 불구하고, 미국에서 GBS는 여전히 조기 발병형 신생아 패혈증의 가장 중요한 원인으로 남아 있다. 질병통제본부(CDC)는 GBS 예방을 위해 1992년에 권고안을 발표하였으며, 이후 2002년에 권고안을 개정하였고, 가장 최근에는 2010년에 다시 새로운 권고안을 발표하였다

(Zangwill et al., 1992; Schrag et al., 2002; Verani et al., 2010). 2010년 권고안에서는 GBS균 동정을 위한 확장된 지침, 임신부 소변에서 GBS 군집화로 규정할 수 있는 균락수(colony count)의 역치, 조기진통과 조기양막 파열이 있는 임신부에서 GBS 선별검사와 진통 중 예방적 항생제 요법의 최신 지침 등이 추가되었다.

표 48-1. 조기 발병형과 후기 발병형 GBS 신생아 감염의 비교

	조기 발병형	후기 발병형
발병 시기	7일 이내	7일 이후~3개월 내
감염 경로	분만 시	분만 시 또는 임신부와 접촉
주된 발병 형태	폐렴, 패혈증	수막염, 패혈증
사망률	높다.	낮다.
신경학적 후유증	흔하다.	흔하다.
예방적 항생제	도움이 된다.	도움이 되지 않는다.

(1) 역학

GBS의 보균율은 외국에서는 임신부의 20~30%에서 군집화를 보이는 것으로 보고된다. 국내에서는 1984년에 윤 등이 처음으로 GBS에 의한 신생아 뇌수막염을 보고하였다(Yoon et al., 1984). 국내의 보균율은 과거에는 약 2~5% 정도로 외국에 비해 훨씬 낮게 보고되었지만, 최근에는 점점 높아지는 경향을 보이며, 11.6%까지 보고되고 있다(Kim et al., 2018). 임신 후기에 군집화를 보였던 임신부의 약 40~70%에서 신생아에게 군집화를 초래하였고, 그 중 약 1~2%에서 신생아 감염을 일으키는 것으로 보고되고 있다.

(2) 신생아 GBS 감염

신생아 GBS 감염은 패혈증, 폐렴, 뇌수막염 등의 형태로 나타나며 사산의 원인이 될 수도 있다. 신생아 GBS 감염은 발생 시기에 따라 조기 발병형(early-onset)과 후기 발병형(late-onset)의 2가지 임상 양상으로 나뉜다. 조기 발병형은 출생 후 7일 이내의 신생아 감염을 말하며, 주로 분만 시에 임신부의 생식기에 군집화되어 있는 GBS에 의해 발생한다. 조기 발병형은 주로 폐렴과 같은 호흡기질환의 형태로 나타난다. 많은 신생아에서 출생 후 주로 24~48시간 이내에 호흡부전, 무호흡 등의 호흡기 증상의 형태로 나타나므로 특발성호흡부전증후군(idiopathic respiratory distress syndrome)과 감별 진단해야 한다. 조기 발병형 질환의 경우 사망률이 1970년대에는 50% 정도로 매우 높았지만, 최근에는 신생아 집중 치료의 발달로 인해 4~6% 정도로 감소하였다. 하지만 아직까지 임신 33주 이전의 조산아에서는 20~30% 정도의 높은 사망률을 보이고 있다.

후기 발병형은 출생 후 1주 이후 3개월 이내의 신생아 감염을 말하는데 주로 뇌수막염의 형태로 나타난다. 후기 발병형은 분만 시에 감염되거나 이후에 GBS 군집화가 있는 임신부와의 접촉에 의해 발생하며 분만 시 예방적 항생제 요법에 의해 예방이 되지 않는 것으로 알려 져있다. 사망률은 조기 발병형보다 후기 발병형이 더 낮지만, 조기 및 후기 발병형 모두 생존아에서 신경학적 후유증이 흔하다. 조기 발병형과 후기 발병형의 비교는 표 48-1과 같다.

(3) GBS 선별검사

① 전반적 선별검사(Universal screening)와 선택적 선별검사(Selected screening)

분만 전 임신부의 GBS 군집화 선별검사는 모든 임신부를 대상으로 하는 전반적 선별검사(universal screenining)와 선택적 선별검사가 있다. 1996년과 2002년 모든 임신부를 대상으로 GBS 선별검사를 할 것을 권고하는 CDC 권고안이 발표된 이후 미국에서는 신생아 GBS 패혈증이 1,000 출생아당 1.7명에서 0.34~0.37명으로 급격히 감소하였다. 이를 토대로 미국산부인과의사협회(The American College of Obstetricians and Gynecologists, ACOG), CDC, 캐나다산부인과학회(Society of Obtetricians and Gynaecologists of Canada, SOGC)에서는 모든 임신부를 대상으로 임신 35~37주에 GBS 선별검사를 할 것을 권고하고 있다(Verani et al., 2010; ACOG, 2011; Money and Allen, 2018). 반면 영국에서는 임신부에게 일률적인 GBS 선별검사를 권고하지 않고 있으며, 단지 1% 미만의 기관에서만 선별검사를 시행하고 있다(RCOG, 2013). 최근에 발표된 메타분석에서는 모든 임신부를 대상으로 하는 GBS 선별검사와 분만 중 예방적 항생제 투여가 아직은 증거가 부족하며 추가적인 연구가 필요하다고 보고하였다(Ohlsson and Shah, 2013).

모든 임신부를 대상으로 선별검사를 시행하고 이를 기초로 하는 예방적 항생제 요법은 많은 연구 결과를 통해 효과가 입증되었으며 신생아 GBS 감염의 빈도를 감소시킬 수 있다는 장점이 있다. 하지만, 고용량의 항생제 요법으로 인한 치명적인 알러지 반응 위험성의 증가, E. coli 패혈증을 포함한 non-GBS 패혈증의 증가, 항생제 내성균의 증가 등의 부작용과 단점도 가지고 있으므로 모든 임신부에게 GBS 선별검사를 시행하는 것은 해당 국가나 지역의 역학을 고려하여 현실에 맞게 신중하게 고려되어야 한다.

② 검사 방법

일반적으로 GBS 선별검사는 임신 35~37주에 시행한다. 임신부의 질과 직장에서 검체를 채취하는데, 질 검체는 질경을 삽입하지 않은 상태에서 면봉을 질입구에 삽입하여 검체를 채취한다. 질과 직장에서 각각 따로 검체를 채취하기도 하지만, 하나의 면봉으로 질과 직장에서 검체를 채취할 수도 있다(ACOG, 2011). 배양을 할 때 GBS 검출율을 높이기 위해 비영양 수송배지(nonnutritive transport media)를 사용할 것과 배양을 할 때는 주로 Todd-Hewitt 배지 같은 선택배지(selective agar)가 추천된다. 최근에는 신속 검사법으로 중합효소연쇄반응을 이용한 핵산증폭검사(nucleic acid amplification test, NAAT)가 소개되었다. NAAT는 2시간 이내에 GBS 결과를 알 수 있는 장점이 있지만, 표준 GBS 배양검사에 비해 검사비용이 높고 민감도가 낮다는 단점이 있다. 이러한 이유로 CDC에서는 NAAT가 GBS 배양검사를 대체할 수는 없다고 권고하였다(Verani et al., 2010).

(4) 예방적 항생제 요법

① 예방적 항생제 요법의 방법 및 적응증

조기 발병형 신생아 GBS 감염 예방을 위한 항생제는 분만진통 중에 투여하여야 하며 분만진통 전에 미리 투여하는 것은 효과가 없다. 항생제 투여 경로는 정맥을 통한 투여가 원칙이며, 경구, 근육 또는 질내 투여는 효과가 없다. 예방적 항생제 요법은 신생아 GBS 감염을 86~89% 예방할 수 있는 것으로 보고되고 있다(Schrag et al., 2002).

예방적 항생제 요법을 시행해야 하는 임신부의 선택은 위험 인자를 기초로 하는 접근법과 배양검사 결과를 기초로 하는 접근법이 있다. 위험요소에 기초한 접근은 분만 시 GBS 배양 결과를 알 수 없는 경우 권유된다. 위험 인자를 기초로 하는 접근법은 다음과 같은 경우를 포함한다.

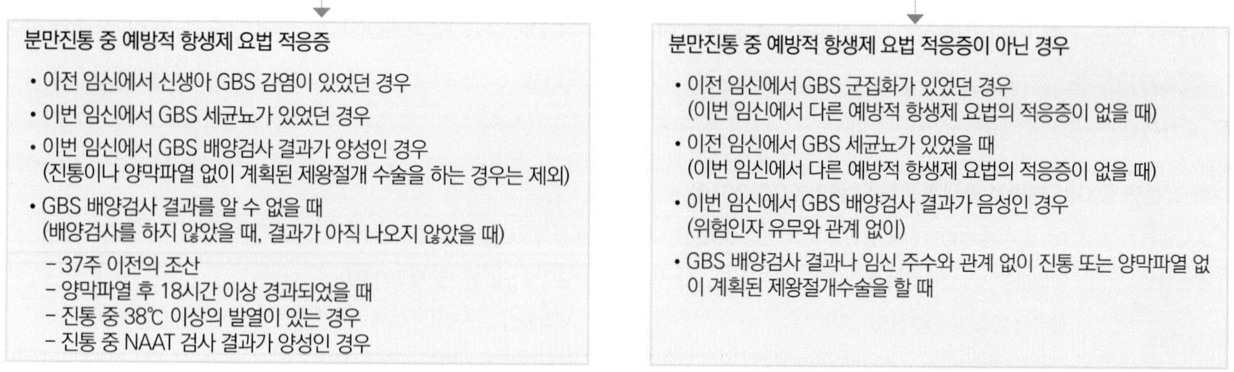

35~37주 임산부에서 GBS 선별배양 검사(질, 직장)

분만진통 중 예방적 항생제 요법 적응증

- 이전 임신에서 신생아 GBS 감염이 있었던 경우
- 이번 임신에서 GBS 세균뇨가 있었던 경우
- 이번 임신에서 GBS 배양검사 결과가 양성인 경우 (진통이나 양막파열 없이 계획된 제왕절개 수술을 하는 경우는 제외)
- GBS 배양검사 결과를 알 수 없을 때 (배양검사를 하지 않았을 때, 결과가 아직 나오지 않았을 때)
  - 37주 이전의 조산
  - 양막파열 후 18시간 이상 경과되었을 때
  - 진통 중 38℃ 이상의 발열이 있는 경우
  - 진통 중 NAAT 검사 결과가 양성인 경우

분만진통 중 예방적 항생제 요법 적응증이 아닌 경우

- 이전 임신에서 GBS 군집화가 있었던 경우 (이번 임신에서 다른 예방적 항생제 요법의 적응증이 없을 때)
- 이전 임신에서 GBS 세균뇨가 있었을 때 (이번 임신에서 다른 예방적 항생제 요법의 적응증이 없을 때)
- 이번 임신에서 GBS 배양검사 결과가 음성인 경우 (위험인자 유무와 관계 없이)
- GBS 배양검사 결과나 임신 주수와 관계 없이 진통 또는 양막파열 없이 계획된 제왕절개수술을 할 때

그림 48-1. 신생아 GBS 감염 예방을 위한 예방적 항생제 요법의 적응증과 비적응증의 권고안(CDC, 2010)

- 37주 이전의 조산
- 18시간 이상 경과된 양막파열
- 분만진통 중 38℃ 이상의 발열
- 이전 임신에서 신생아 GBS 감염이 있었던 경우
- 이번 임신 중 임신시기와 관계없이 GBS 세균뇨가 검출되었던 경우

CDC와 ACOG는 분만 시 GBS 배양 결과를 알 수 없을 때에는 NAAT 결과가 양성인 경우에 예방적 항생제 요법을 시행해야 한다고 하였고, NAAT 결과가 음성이더라도 다른 위험 인자가 있는 경우에는 예방적 항생제 요법을 권고하였다. CDC와 ACOG는 진통 중 예방적 항생제 요법의 대상자를 선택할 때 위험 인자에 기초한 접근보다는 배양검사에 기초한 선별검사를 권고하고 있다(Verani et al., 2010; ACOG, 2011)(그림 48-1).

② 항생제의 선택

GBS 예방을 위한 항생제의 선택에 있어 염두에 두어야 할 것은 내성균의 출현과 non-GBS 패혈증의 빈도를 낮추기 위해 GBS에 특이적인 협영역(narrow spectrum) 항생제가 추천된다. 항생제는 일차 치료제로 페니실린 G가 권고되 며, 대체 항생제로 암피실린을 사용할 수 있으며, 페니실린 알러지가 있는 경우 세파졸린이 추천된다. 만일 과민반응의 위험성이 높다면, GBS 감수성 검사에 기초한 항생제를 선택해야 한다. 2010년 개정된 CDC 권고안에서는 과민반응의 위험성이 높은 경우를 페니실린 또는 세팔로스포린을 투여 받은 후에 아나필락시스, 혈관부종, 호흡부전이나 두드러기의 과거력이 있었던 경우로 구체적으로 명시하였다. 2002년 CDC 권고안에서는 페니실린 과민반응 위험성이 높은 경우, 항생제 감수 성 결과에 따라 클린다마이신이나 에리트로마이신을 선택적으로 사용할 것을 권고하였다. 하지만, 2010년 개정 된 권고안에서는 이러한 경우에 에리트로마이신은 내성균의 빈도가 높으므로 더 이상 추천되지 않으며, 반코마이신을 사용할 것을 권고하였다(Verani et al., 2010)(표 48-2).

융모양막염이 의심되는 경우에는 GBS에 특이적인 항생제가 포함된 광범위 항생제 치료를 하여야 한다.

⑸ 37주 이전의 조산에서 예방적 항생제 요법

37주 이전의 조산은 조기 발병형 신생아 GBS 감염의 중요한 위험 인자 중 하나이므로 예방적 항생제 요법이 적응증이 된다. 하지만, 임상에서 절박 조기진통이나 조기 양막파열이 실제 조산으로 진행되는지를 예측하기 어렵고, 양막파열이 동반되지 않은 조기진통의 경우 많은 연구 결과에서 일률적인 항생제 투여는 추천되지 않으며, 반면 조기양막파열에서는 광범위 항생제 요법이 추천된다. 또한 37주 이전의 조기진통이나 조기양막파열 이 있을 때 GBS 배양검사가 이루어지지 않았거나 결과를 알 수 없는 경우가 대부분이므로 GBS 예방적 항생제를 투여할지를 결정하는 것은 쉽지 않다. 2010년 개정된 CDC 권고안에서는 37주 이전의 조기진통과 조기양막 파열이 있는 임신부의 GBS 예방적 항생제 요법을 각각 구체적으로 명시하였다(Verani et al., 2010)(그림 48-2, 3).

CDC, ACOG와 SOGC의 권고안과는 달리 영국에서는

표 48-2. 분만 중 GBS 예방적 항생제 종류 및 용법(CDC, 2010)

권고 항생제	페니실린 G 500만 단위 정맥 투여 후 250~300만 단위를 4시간 간격으로 분만할 때까지 투여	
대체 항생제	암피실린 2 g 정맥 투여 후 4시간 간격으로 1 g 또는 6시간 간격으로 2 g을 분만할 때까지 투여	
페니실린에 알러지 위험성이 있는 경우	알러지 위험성이 높지 않은 경우	세파졸린 2 g 정맥 투여 후 8시간 간격으로 1 g을 분만할 때까지 투여
	알러지 위험성이 높고 클린다마이신에 감수성이 있는 경우	클린다마이신 900 mg을 8시간 간격으로 분만할 때까지 정맥 투여
	알러지 위험성이 높고 클린다마이신 내성균일 경우	반코마이신 1 g을 12시간 간격으로 분만할 때까지 정맥 투여

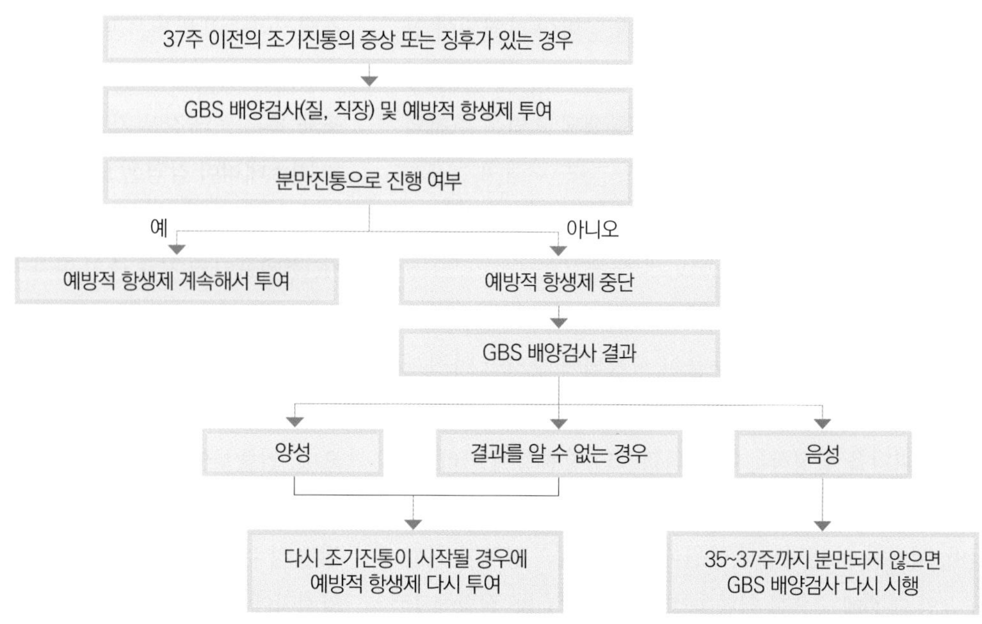

그림 48-2. 조기진통이 의심되는 임신부의 신생아 GBS 감염 예방을 위한 예방적 항생제 요법 권고안(CDC, 2010)

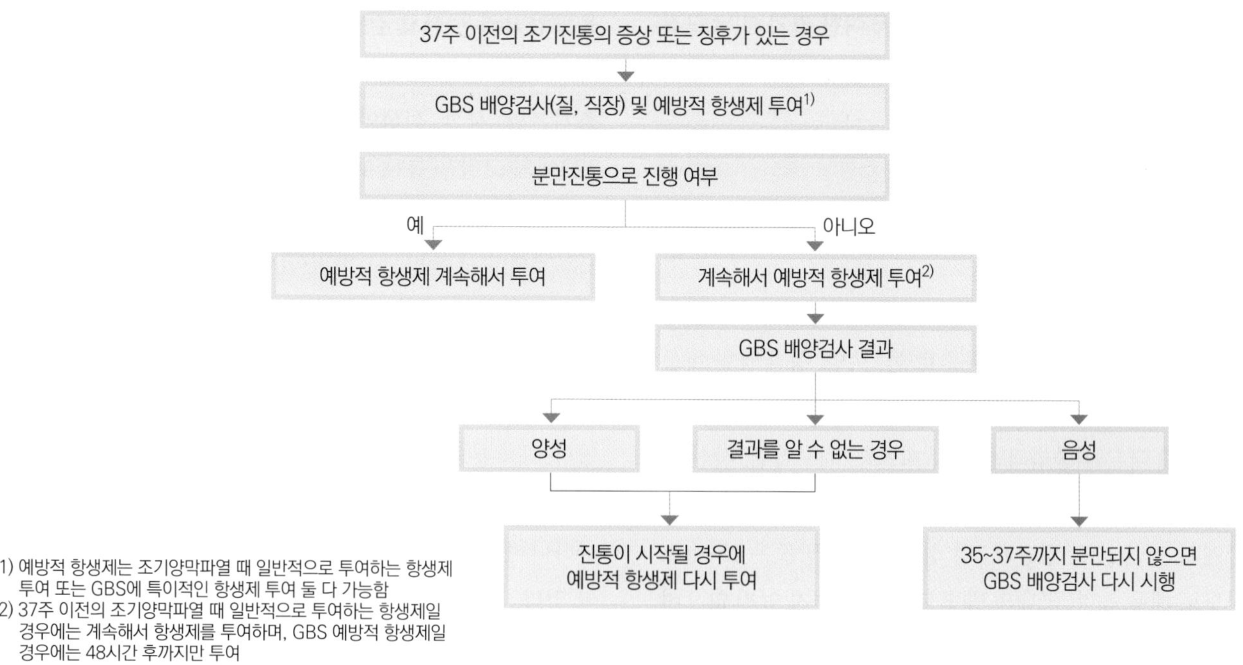

1) 예방적 항생제는 조기양막파열 때 일반적으로 투여하는 항생제 투여 또는 GBS에 특이적인 항생제 투여 둘 다 가능함
2) 37주 이전의 조기양막파열 때 일반적으로 투여하는 항생제일 경우에는 계속해서 항생제를 투여하며, GBS 예방적 항생제일 경우에는 48시간 후까지만 투여

그림 48-3. 37주 이전의 조기양막파열이 있는 임신부의 신생아 GBS 감염 예방을 위한 예방적 항생제 요법 권고안(CDC, 2010)

임신 37주 이전의 조기진통이 있지만 양막이 파열되어 있지 않고 다른 위험 인자가 없는 임신부의 경우, GBS 군집화의 증거가 없다면 일률적인 예방적 항생제 요법은 추천되지 않는다고 하였다(RCOG, 2013).

(6) 예방접종

임신부의 GBS 군집화와 신생아 GBS 감염을 감소시키기 위한 백신에 대한 많은 연구들이 시행되어 왔지만 아직까지 상업적으로 실용화된 백신은 개발되지 않았다. GBS는 세균의 피막을 형성하는 특이 다당류의 항원성에 따라 Ia, Ib, Ia/c, II, III, IV, V 그리고 VI의 8가지 혈청형으로 구분되며, 이러한 피막 다당류 항원에 대한 모체의 항체가 침습적 감염 여부에 중요한 역할을 한다. 침습적 GBS 질환에 감수성이 있는 경우 산모형의 특이 항체 농도가 결핍되어 있고, 임신부에게 특이 항체에 대한 면역을 시키면 항체를 생성함을 보고하였다. 일가 다당류-단백질 결합 GBS 백신이 GBS 질환 관련 혈청형에 면역력이 있다는 연구 결과가 있으며, 최근의 이중맹검 무작위 연구에서 GBS 혈청형 III에 대한 결합 백신을 가임기 여성에게 투여한 결과 GBS 군집화를 의미 있게 지연시켰다는 보고가 있다. 현재에는 다가의 백신 개발이 진행 중에 있다.

3) 리스테리아증(Listeriosis)

단구성 리스테리아(Listeria monocytogenes)는 아포를 형성하지 않는 그람 양성 간균으로 물, 토양, 동물병원소 등 환경에 널리 퍼져 있다. 사람에게는 오염된 음식을 통하여 감염되나 다른 식중독과는 달리 패혈증, 뇌수막염, 사산 등 침습적인 감염증을 일으킨다. 발생 빈도는 매우 낮아서 미국에서 매년 10만 명당 0.7명 정도이나 사망률은 20~40% 정도로 매우 높다. 국내의 발병률은 잘 알려져 있지 않으며 지금까지 9예의 임신 중 리스테리아증이 보고되었다(신재준 등, 2010).

그람 양성, 호기성, 유동성 막대균은 성인의 1~5%에서 대변으로부터 동정된다. 음식물을 통한 전파가 흔하며 리스테리아증의 발병은 덜 익은 채소, 양배추 샐러드, 사과주스, 우유, 신선한 멕시칸 치즈, 훈제된 생선, 핫도그, 얇은 조제 육류 등과 같은 가공식품에서 발생한다.

리스테리아 감염은 노인, 신생아나 어린이, 임신부, 당뇨병 환자, 만성 신장질환 환자, 장기이식 환자, HIV 감염 환자, 스테로이드 치료 중인 환자 등 면역능력이 떨어진 환자에서 더 흔하다. 몇몇 저자들은 세포매개성 면역 능력이 떨어지기 때문에 임신부에서 감염에 감수성이 있을 수 있다고 보고하였다. 임신 중 리스테리아증은 무증상인 경우가 많으며, 인플루엔자, 신우신염 또는 뇌수막염과 혼동되는 열성 질환으로 나타날 수 있다. 태아 감염시 갈색의 태변이 착색된 양수는 조기분만의 경우에도 흔하게 발생한다. 혈액배양검사에서 양성으로 나오기 전까지 진단은 명확하지 않다. 임신 중 리스테리아증의 진단은 임신부의 혈액, 뇌척수액 또는 양수 배양검사를 통해 이루어질 수 있다. Boucher 등은 진통을 유발하는 잠복 또는 임상적 감염을 보고하였다.

산모의 리스테리아증은 태아 감염을 일으키며 미세 고름집을 동반한 전격성 육아종성 병변을 일으킬 수 있다. 융모양막염은 산모 감염에서 흔하며 태반병변이 발생한다. 임신부 감염 시 경미한 독감 증세만 일으킬 수 있으나, 조기분만, 사산, 신생아의 중증 감염으로 진행할 수 있다. 222예의 고찰을 통해 Mylonakis 등은 감염에 의해 20%에서 사산 또는 유산이 발생하며, 신생아 패혈증이 생존아 68%에서 발생함을 보고하였다(Mylonakis et al., 2002). 신생아 감염은 두 가지 형이 있으며, GBS 패혈증과 유사하다. 5~7일 이내 조기 발병형 감염은 태반을 통한 수직 감염에 의한 것이며, 호흡부전과 발열, 신경학적 장애를 일으킬 수 있다. 대부분의 신생아는 조산아이며 출생 시 증상이 있다. 5~7일 이후에 발생하는 후기 발병형 감염은 뇌수막염으로 나타나며, 분만 중 산도를 통한 감염이나 원내 감염과 관련이 있다. 리스테리아증으로 인한 신생아 사망률은 25%로 보고되어 있다(Silver, 1998).

(1) 치료

임신 중 리스테리아증의 치료는 암피실린 1.0~1.5 g을 6시간 간격으로 2주간 정맥 투여한다. 뇌농양, 심내막염, 국소적 감염증이 있을 때에는 암피실린과 겐타마이신을 병합하여 6주간 투여한다. 트리메토프림-설파메톡사졸(trimethoprim-sulfamethoxazole)은 페니실린 알러지가 있는 환자에게 투여한다. 반면 세팔로스포린, 클로람페니콜, 퀴놀론, 테트라사이클린은 효과가 없다. 적절하고 신속한 진단과 치료가 시행된다면 임신부의 예후 는 좋으며, 치료는 태아 감염에도 효과적이다.

(2) 예방

리스테리아증에 대한 백신은 없다. 리스테리아는 음식에서 발견되므로 유통음식에 대한 철저한 관리가 필요하다. 고위험군(임신부, 면역저하환자)은 리스테리아 오염이 잘 되는 음식을 피하며 소고기, 돼지고기, 닭고기를 잘 익혀 먹고, 야채는 깨끗하게 씻어서 먹고, 조리할 때 야채나 조리된 음식에 날고기가 오염되지 않도록 주의한다.

4) 살모넬라와 세균성 이질

(1) 살모넬라병(Salmonellosis)

살모넬라와 이질에 의한 감염은 음식물 매개 질병 중 가장 많아 미국에서는 80만에서 4백만 명의 살모넬라 감염이 발생하며, 500명 정도가 사망한다. 장기간의 고열과 두통, 위화감, 상대 서맥, 간비종대, 장미진, 복통, 변비나 설사, 전신적 림프조직의 침범과 장출혈 및 천공, 의식 혼탁 등을 초래하는 급성 전염성 질환으로 Salmonella typhi에 의해 생긴다.

(2) 장티푸스(Typhoid fever)

미국에서는 드물지만, 이 질환은 Salmonella enterica 혈청형 typhi에 의해 발생하며, 오염된 음식, 물 또는 우유에 의해 전파된다. 임신한 여성에서 유행지역에 있거나, HIV 감염이 있는 경우 잘 발생된다. Dildy 등은 이전에 장티푸스(typhoid fever)를 앓은 경우 유산, 조기진통, 산모 또는 태아의 사망을 보고하였다(Dildy et al., 1990).

플루오로퀴놀론(fluoroquinolone)은 가장 효과적인 약물이지만, 임신 중에는 3세대 세팔로스포린 또는 아지트로마이신(azithromycin)을 정맥 투여한다. 장티푸스 백신은 임신한 여성에게 투여하는 것은 바람직하지 않지만, 유행지역에 여행하거나, 풍토지역에 사는 여성에게 신중하게 투여하여야 한다.

(3) 이질(Shigellosis)

세균 이질은 Shigella 감염으로부터 발생하며, 혈변을 동 반한 염증성 삼출 설사를 일으키는 흔한 전염성이 높은 질환이다. 이질은 유아원 어린이에서 흔하며, 전염력이 높다. 경한 설사에서 심한 이질, 복통, 뒤 무직감, 발열, 전신적 독성증까지 임상적 증상은 다양하다. 비록 이질이 자가면역적이지만 심한 경우 탈수에 대한 주의 깊은 치료가 필수적이다.

효과적인 예방접종은 없으며, 임신 중 치료는 플루오로퀴놀론, 세프트리악손, 아지트로마이신과 트리메토프림-설파메톡사졸 등이 있다.

5) 나병(Hansen disease)

나병은 만성적 감염으로 Mycobacterium leprae에 의해 발생한다. 삼국사기를 비롯한 고대역사서에도 나병에 대한 기술이 있으며, 1953년 나병에 대한 치료약제가 국내에 도입되었고 국가적으로 나병 퇴치를 위해 노력한 결과 나병의 유병률은 현저히 감소하였다. 1999년 말 우리나라 나병의 유병률은 인구 10,000명당 0.15명이다. 임신 중 안전하게 사용할 수 있는 약물에는 답손(dapsone), 리팜핀(rifampin)과 클로파지민(clofazimine) 등이 있다. 태아에 대한 영향은 감염된 여성에서 저체중아 발생이 많다고 보고되었으며 태반은 침범하지 않으나, 신생아 감염은 피부접촉에 의해 발생한다고 보고되었다.

6) 라임병(Lyme disease)

스피로헥타 Borrelia burgdorferi에 의해 발생하며, 미국에서는 매개체를 통한 전염병으로 알려져 있다. Lyme borreliosis는 진드기에 물린 자리에 발생한다. 조기 감염은 독특한 윤상홍반성(erythema migrans) 피부병변을 보이며, 감기 유사 증상과 국소적 림프절병증을 동반한다. 만일 치료받지 않으면, 수일에서 수 주 안에 파종성 감염이 발생한다. 여러 장기를 침범하는 것이 흔하지만, 피부 병변, 관절통, 근육통, 심장염과 뇌막염이 잘 발생한다. 수 주 또는 수 개월 후에도 치료를 받지 않으면, 후기 또는 지속적인 감염이 반 이상의 환자에서 나타나고, 선천면역이 획득되며, 질병이 만성적 단계로 접어들게 된다. 비록 몇몇 환자는 무증상으로 남게 되지만, 만성적 단계로 접어들면 피부, 관절, 신경학적 증상이 나타나게 된다. 혈청학적 진단이 혼돈을 줄 수 있으며, 임상적 진단이 중요하다. 비록 초기 질환일 경우 절반에서 양성을 보이나, 후기 또는 치료받지 않은 환자의 대부분은 ELISA에서 양성을 보인다.

(1) 치료

적합한 치료는 알려져 있지 않다. 초기 감염의 경우 독시사이클린(doxycycline) 또는 아목시실린이 추천된다. 임신한 여성에서는 경구 아목시실린과 페니실린 V를 3주 동안 복용시킨다. 세푸록심(cefuroxime)이 적절하지만, 에리트로마이신은 페니실린에 알러지가 있는 경우 사용할 수 있다. 뇌막염, 심장염 등 후기 감염이 있는 경우 세프트리악손, 세포탁심, 페니실린 G의 주사요법이 추천된다. 만성적 관절염과 후기 라임병 증후군은 증상은 좋아지지 않지만 장기간 경구 또는 주사요법이 필요하다.

(2) 신생아 감염 및 예방

임신 중 라임병과 관련하여 태아 사망, 조기분만, 또는 기형의 위험성은 높지 않은 것으로 알려져 있다. 라임병이 유행하는 곳에 여행을 자제하고, 진드기를 박멸하는 것이 도움이 된다. 진드기에 물린 후 72시간 안에 독시사이클린 200 mg을 투여했을 때 윤상홍반성 병변이 87% 감소하였다(Nadelman et al., 2001). 조기 감염에 대한 즉각적인 치료가 임신 중 예후에 중요하다. 백신 생산은 낮은 가격 때문에 2002년부터 중단되었다.

2. 바이러스 감염

1) 풍진(Rubella)

(1) 역학

풍진바이러스는 RNA 토가바이러스(togavirus)로서 비인두 분비물을 통해 감수성 있는 대상의 80%를 감염시킨다. 호발 연령인 소아 및 청년기에서는 보통 자연 치유되는 경한 질환이나 임신 초기 감염 시에는 유산, 사산 및 선천성풍진증후군(congenital rubella syndrome, CRS)으로 명명되는 기형 증후군을 초래할 수 있다. 1941년 호주 안과 의사 Norman Gregg가 감염 산모에서 선천성백내장 출산이 증가함을 인지하고 임신 중 풍진 감염과 선천성 기형 발생의 관련성을 처음 보고 하였다(Gregg, 1991). 1969년 예방접종의 도입으로 발병이 급속히 감소하였고, 미국을 비롯한 서구권에서는 100,000 출생아당 0.00~1.30명의 풍진 발생률을 보이고 있으며 세계보건기구(WHO)에서는 2020년까지 대부분 지역의 풍진 퇴치를 목표로 하고 있다(WHO, 2010). 우리나라에서 풍진은 법정 2종 전염병으로, 연간 발생은 2010년 43례, 2015년 11례 및 2017년 7례로 보고되었다. 그러나 2013년 일본에서 11,489례의 풍진 감염과 최소 13례의 선천성풍진증후군이 발생하는 대유행이 있었으므로 우리나라에서도 주의가 필요하다. 이 당시 감염된 환자의 70%가 백신 접종의 주된 목표에서 벗어나는 성인 남성이었던 것으로 보고되었다(Minakami et al., 2014). 우리나라는 정확한 통계가 없으며, 미국인의 약 25%에서 풍진 항체가 없는 것으로 알려졌다.

(2) 모체 감염

감염된 환자의 50% 정도에서 증상이 없다. 증상이 있는 사람에서는 약 12~23일의 잠복기를 가진다. 미열, 귀뒤임파절종창, 관절통, 결막충혈, 발진 등을 보이고 특별한 치료는 필요 없다.

모체 감염의 진단은 혈청학 검사에서 다음과 같은 소견을 보일 때 가능하다.

- 풍진-특이 IgM 항체가 검출되는 경우
- 풍진-특이 IgG 항체의 혈청변환(serconversion)이 있는 경우
- 회복기 IgG 항체가 급성기에 비해 4배 이상 증가하는 경우(2~3주 간격)

IgM 항체는 발진 후 3일 안에 나타나고 7~10일에 정점을 이루며 4~12주까지 검출된다. 간혹 1년 이상 검출되기도 하며, 풍진 재감염의 경우 일시적으로 낮은 수치의 IgM이 검출될 수 있다. IgG 항체는 발진 후 1~2주에 최고치를 보이며 일생 동안 검출된다. 항체검사의 판독이 애매한 경우 IgG 결합력 검사(IgG avidity test)가 급성 감염을 재감염, 과거 감염 및 지속적인 IgM 반응상태로부터 감별하는데 도움이 될 수 있다. 이때 항원에 대한 높은 결합력은 적어도 2개월 이전의 감염을 의미한다(Vauloup-Fellous and Grangeot-Keros, 2007).

(3) 선천성풍진증후군(Congenital rubella syndrome)

2014년에 194개국을 대상으로 한 역학 연구에서 141례의 선천성풍진증후군이 보고되었고(Centers for Disease and Prevention, 2013) 이들은 주로 예방접종이 도입되지 않은 동남아시아 및 아프리카에서 발생하였다. 2011년 프랑스의 경우 선천성풍진증후군 유병률은 1.01/100,000 출생으로 알려졌다.

풍진 바이러스는 태반을 통과하여 태아의 모든 장기에 영향을 미친다. 태아 결손의 위험은 감염된 임신주수에 영향을 받는 것으로 알려져 있는데, 임신 11주 이전에 감염될 경우 거의 모든 태아에서 선천성심장병, 청력소실 등의 결손이 나타나고 임신 13~16주는 35%에서, 임신 16주 이후에는 태아결손의 발생이 없었다.

태아 및 신생아 합병증은 청력소실(60~75%), 시력소실(10~30%; 백내장, 녹내장, 망막증, 소안증) 선천성 심장병(10~20%; 동맥관개존증, 심실중격결손, 폐동맥협착, 대동맥협착), 중추신경계이상(10~25%; 소두증, 지능저하, 언어이상) 등이다. 또한 태아성장제한, 비장비대, 간염, 혈소판감소증 및 자반병을 보일 수 있고 성장 후 당뇨나 갑상선질환 등의 자가면역질환의 발생과도 관련된다고 알려졌다.

심실중격결손, 폐동맥협착증, 소두증, 소안구증, 백내장 및 간비장비대는 선천성풍진증후군을 의심할 수 있는 산전 초음파 소견이다(Yazigi et al., 2017). 모체감염 진단 이후 태아감염 확인을 위해 탯줄천자 에서 풍진-특이 IgM 항체를 분리하거나, 융모막융모생검이나 양수천자에서 역전사 중합효소연쇄반응검사(RT-PCR)를 이용하여 바이러스를 검출할 수 있다. 양수를 이용하는 경우 83~95%의 민감도와 100%의 특이도를 갖는 것으로 알려졌다(Mace et al., 2004).

(4) 예방

모든 가임 여성은 임신 전 MMR 백신을 접종받거나 풍진 IgG항체 양성을 확인하는 것이 좋다.

풍진 백신은 약독화 생백신으로 임신 전 4주 이내 혹은 임신 중에는 접종 금기이다. 그러나 실질적 위험성은 매우 낮은 것으로 알려져 백신 접종이 임신종결의 적응증은 아니다. 남미 지역의 대규모 코호트 연구에 의하면 임신 중 혹은 임신 전 1개월 내 풍진 예방접종을 받은 1,980명 산모 중 3.5% 신생아에서 풍진-특이 IgM이 검출되었지만 단 한 건의 선천성풍진증후군도 발생하지 않았다(Castillo-Solorzano et al., 2011). 면역력이 없는 산모는 출산 이후 접종하도록 한다.

2) 거대세포바이러스(Cytomegalovirus, CMV)

(1) 역학

CMV는 전 세계적으로 대부분의 사람을 감염시키는 DNA 헤르페스 바이러스로서 주산기 감염의 가장 주요한 원인이다. CMV는 혈액, 소변, 자궁경부 및 질 분비물, 정액, 모

유, 눈물 및 침에서 검출되므로 이들과 접촉 시 전파될 수 있고, 수직 감염의 경우 태아에서는 태반을 통하여, 신생아에서는 분만 과정 중 또는 모유 수유를 통해 이루어진다. 가임기의 CMV-특이항체 보유율은 지역, 인종 및 사회경제상태에 따라 다르며 미국의 경우 40~83%로 알려졌다(Johnson and Anderson, 2014). 항바이러스 항체를 갖고 있어도 초회 감염 이후 잠복 상태로 있다가 주기적으로 바이러스를 분비하는 재활성화나 다른 바이러스 형질(strain)에 의한 재감염이 발생할 수 있으며, 이러한 반복/비초회감염(recurrent/non-primary infection) 역시 선천성 감염을 유발할 수 있다. 실제로 태아감염의 75%가 반복감염에 기인하는 것으로 알려졌다.

(2) 모체감염

임신 중 CMV 감염에 의한 혈청변환(seroconversion)의 비율은 1~7% 정도이며(Hyde et al., 2010), 대부분 무증상이나, 약 15%의 성인에서 발열, 인두염, 림프절병증과 다발성 관절염으로 특징지어지는 단핵구유사증후군을 보인다. 재활성화의 경우 보통 무증상이다.

모체감염의 진단은 보통 산전 초음파에서 CMV 감염이 의심되는 소견이 관찰될 때 혈청학적 검사를 시행하여 이루어진다. CMV-특이 IgM 항체는 급성감염의 진단에 있어 위양성율이 높은 것으로 알려져 단독으로 이용하지 않고, 결국 초회 감염의 진단은 다음과 같은 혈청학적 소견이 보일 때 가능하다(SMFM, 2016).

- 혈청변환(CMV-특이 IgG 항체(음성) → CMV-특이 IgM/IgG 항체(양성/양성))의 경우 또는
- CMV-특이 IgM/IgG 항체(양성/양성)이면서 낮은 IgG 항체 결합력(IgG avidity)이 확인될 때

반복 감염의 경우 혈청학적 진단은 제한적이다.

(3) 태아감염

선천성 CMV 감염은 비유전성 청력소실의 주원인으로, 태아감염의 양상은 산모의 감염형태가 초회 감염인지 반복감염인지에 따라 달라진다.

초회 감염의 경우 30~40%에서 선천성 감염을 일으키고 심각한 합병증을 일으킨다. 태아감염은 임신 주수가 진행될수록 증가되는데, 임신 제1삼분기에는 30%, 임신 제3삼분기에는 40~70%에서 태아감염이 일어나는 것으로 알려졌다(Enders et al., 2011). 임신 전반기에는 상대적으로 태아감염의 빈도는 낮지만 증상은 심하게 나타난다. 감염된 태아의 대부분은 출생 시에 무증상이고, 12~18%에서 황달, 자반증, 혈소판감소증, 간비장비대, 성장제한, 심근염 및 수종을 보일 수 있다(Pass, 2002). 자궁 내 감염이 된 영아 중 20~30% 정도가 사망하는 것으로 알려져 있다. 출생 시에 무증상이더라도, 6세까지 5~25%에서 감각신경성 청력소실, 인지결손, 맥락망막염, 경련 및 사망의 후유증을 보일 수 있다.

반복 감염의 경우 선천성 감염의 빈도는 0.1~2%로, 감염된 태아의 약 1% 미만에서 출생 시 증상을 보이며 5세까지 약 14%에서 청력소실, 맥락망막염 및 소두증을 보이는 것으로 알려져 있다.

(4) 산전진단

CMV 감염이 의심되는 산전 초음파 이상 소견은 태아수종이 대표적으로 관찰될 수 있으며, 중추신경계에서는 뇌실확장증, 두개내 석회화, 뇌실막밑낭종(subpendymal cyst), 거대뇌증 및 소두증 등이 관찰될 수 있다. 심장에서는 방실중격결손, 폐동맥협착, 낭원공의 폐색, 대동맥축착증 같은 구조적 기형이 관찰될 수 있다. 태아 복부초음파 소견에는 간비종대, 복강내 석회화, 고음영장(echogenic bowel) 등의 소견이 있으며, 태반의 크기는 비정상적으로 크거나 작을 수 있고, 양수과다증 또는 양수과소증을 보일 수 있다.

태아감염의 진단은 중합효소연쇄반응(PCR) 검사로 양수천자를 통해 CMV-DNA를 검출하는 방법이 추천된다. 검사의 민감도는 45~80%로, 임신 21주 이후이면서 모성감염 6~7주 이후에 양수천자를 하는 경우 민감도가 높아지고, 특이도 역시 97~100%까지 보고되었다(Enders et al.,

2001). 탯줄천자에서 PCR 검사로 CMV-DNA를 검출하는 방법은 양수천자와 민감도와 특이도가 비슷하지만 비교적 높은 합병증을 보여 추천되지 않는다.

초음파검사를 통한 선천성 CMV 감염의 진단은 제한적이지만, 초음파소견과 검체 내 바이러스 검출이 동시에 확인될 때 생후 증상을 보일 위험은 75%로 알려졌다(Enders et al., 2001).

(5) 치료와 예방

현재 선천성 CMV 감염에 대한 효과적인 예방 및 치료법이 없으므로 산모에 대한 혈청학적 선별검사(screening)는 권고되지 않는다(SMFM, 2016).

① Hyperimmune-globulin (HIG)

초회감염에서 CMV-특이 hyperimmune-globulin의 태아 감염 예방 효과에 대해서는 아직 확실한 결론이 없다. 현재 Maternal-Fetal Medicine units Network 주도의 임상연구가 진행 중이다.

② 항바이러스제

프랑스의 연구에서 태아감염이 진단된 임신부에게 발라시클로버(valacyclovir)를 투여하여 태아에서 바이러스 양(viral load)이 감소하였다고 보고하였고(Jacquemard et al., 2007), 다른 연구에서는 태아의 중등도 이환이 예상되는 임신부에게 평균 임신 25주부터 발라시클로버 8g을 매일 경구 투여하여 11례 중 8례에서 생후에 병증이 완화되었음을 보고하였다(Leruez-Ville et al., 2016). 하지만 아직까지는 장기적인 신경학적 후유증에 대한 발라시클로버의 효과가 입증되지 않아 임상에서 사용이 권고되지는 않는다(ACOG, 2015).

③ CMV 예방접종

일차예방을 위한 CMV 백신 개발이 진행중으로, 재조합 당단백질 B 백신(recombinant glycoprotein B vaccine)형의 경우 1년간 CMV 감염을 막는 데 50%의 효과를 보였지만 예방효과가 짧은 것으로 나타났다.

④ 위생교육

CMV의 경우 자녀에서 엄마로의 전파가 빈번하므로 손 씻기나 아이의 소변이나 침에 노출을 최소화하는 등 개인위생교육이 항체변환율을 낮추는 효과가 있는 것으로 알려졌다.

3) 수두-대상포진(Varicella-zoster, Chickenpox)

(1) 역학

수두-대상포진 바이러스는 DNA 헤르페스 바이러스로 직접 접촉이나 비인두 분비물을 통해 전파된다. 초회 감염은 수두(varicella, chickenpox)로 나타나고, 지각 신경절에 잠복해 있다가 재활성화되면 대상포진(herpes zoster, shingles)으로 발병한다. 수두는 주로 소아에서 발생하며 전염력이 강해 감수성 있는 집단에서 급속한 유행을 일으킨다. 우리나라의 수두 발생은 2010년 24,400례에서 2017년 80,090례와 2018년 96,400례로 최근 그 발생이 증가하고 있다. 대부분의 성인들은 과거에 수두를 앓았고, 95%에서 혈청학적 면역력을 보인다. 임신부에서의 수두 발생은 매우 드문데 미국의 경우 약 10,000명 산모 중 1~7명의 빈도로 발생한다고 하나, 우리나라의 빈도는 알려져 있지 않다. 수두는 소아에서는 자연치유 되는 경한 질환이나 성인에서는 뇌염, 심근염 및 폐렴(VZV pneumonia) 등의 중증 양상을 보일 수 있고 특히 임신 중 감염되는 경우 임신부, 태아 및 신생아에 심각한 결과를 초래할 수 있다.

(2) 모체감염

수두는 열, 무력감과 얼굴, 두피 및 몸통에 소양증을 동반하는 발진이 발생하고 3~7일 후 수포화되는 특징을 보이며, 발진이 나타나기 48시간 전부터 딱지가 앉을 때까지 감염력을 갖는다. 임신부는 특히 임신 제3삼분기에 감염되면 위험한데 주로 폐렴과 그 합병증 때문이다. 최근 보고에서 이러한 중증 감염의 빈도는 감소하여 폐렴 발생은 2.5%, 사망율은 1~2%로 알려졌다(Zhang et al., 2015).

대상포진은 일측성의 피부 분절을 따라 분포하는 수포성 발진으로, 심한 통증을 동반한다.

두 질환 모두 전형적인 수포성 발진 양상으로 진단 가능하며 중합효소연쇄반응검사에서 수포액 내 바이러스를 검출하여 확진할 수 있다.

(3) 태아 및 신생아감염

바이러스가 태반을 통과하여 태아감염을 유발할 수 있으나 대부분은 무증상이다. 임신 20주 이전, 특히 임신 13~20주에 감염되었을 때 1.4~2%에서 선천성수두증후군(congenital varicella syndrome, CVS)이 발생한다. 선천성수두증후군은 안구기형(맥락망막염, 소안구증, 백내장), 대뇌피질위축, 수신증, 사지형성부전(limb hypoplasia) 및 피부반흔 등이 감염된 신생아에서 나타나는 것이다. 임신 20주 이후에는 CVS 발생이 드물다. 임신 중 대상포진은 수두와 달리 선천성기형의 위험은 거의 없는 것으로 알려졌다(Ahn et al., 2016).

분만을 전후하여 산모가 수두를 앓는 경우 신생아의 25~50% 정도에서 신생아 수두가 발생할 수 있으며, 모체로부터 전달되는 수동면역이 완성되지 못하기 때문이다. 신생아가 수두에 감염되면 심한 피부병변, 폐렴, 간부전, 뇌염 및 응고장애 등의 전신파종성 감염이 나타날 수 있고, 약 30%의 사망률을 보인다. 신생아기에 정상이어도 생후 1~2년 이내 대상포진으로 발병할 수 있다.

(4) 산전진단

모체감염 이후 태아감염의 진단은 중합효소연쇄반응 검사를 이용한 양수 내 바이러스 검출과 태아 초음파 검사로 나뉠 수 있다. 풍진 감염과는 달리 제대혈 내 특이 IgM 항체검출은 검사의 감수성과 특이성이 낮다.

태아감염이 모두 태아 손상을 의미하지는 않으므로 산전 초음파 추적 관찰이 필요한데, 적어도 모체감염과 5주의 간격을 갖고 시행해야 이상 소견을 놓치지 않을 수 있다(Koren, 2005). 선천성수두증후군의 초음파 소견으로는 뇌실확장, 뇌, 간 및 심근의 석회화, 태아수종, 사지결손 및 태아성장제한이 있다. 특히 사지결손은 빈번히 확인된다. 초음파에서 이상소견이 많을수록 출생 후 중추신경계 이상의 가능성이 증가한다.

(5) 치료와 예방

① 치료

수두에 걸린 임신부의 대부분은 대증적 치료만으로 회복되지만, 폐렴 등 전신증상을 보이는 임신부는 입원하여 아시클로버 정맥투여와 호흡 보조 등의 대증적 치료를 시행한다. 임신부의 항바이러스제 복용이 태아의 병증을 막거나 완화시키지는 못한다.

② 수동면역

임신부가 수두 환자가 발진이 나타나기 2일 전부터 발진 후 5일 이내에 수두 환자와 접촉한 경우 감염의 가능성을 고려해야 한다. 먼저 산모에서 수두의 과거력이나 예방접종 여부를 확인하고, 면역이 확인되는 경우 산모나 태아의 위험에 대해서는 안심시킬 수 있다. 과거력이 확실치 않은 경우, 바로 혈청 항체검사를 시행하여 면역이 없는 산모에서는 접촉 후 72~96시간 이내에 수두-대상포진 면역글로불린(varicella-zoaster immune globulin, VZIG)을 투여해야 한다. 최근에는 접촉 후 4~10일 이내 투여도 효과가 있는 것으로 알려졌다. 이 수동면역은 매우 효과적이어서 임신부의 발병을 막거나 합병증을 줄이는 데 효과적이지만 태아감염을 줄일 수 있는지에 대해서는 논란이 있다(Cohen et al., 2011).

분만 전 5일부터 분만 후 2일 이내에 수두를 앓은 임신부의 신생아에게도 VZIG을 투여한다. 이를 통해 병의 중증도와 사망률을 감소시킬 수 있다고 알려져 있지만 발병을 완전히 억제하지는 못한다.

③ 예방접종

면역력이 없는 가임여성에게는 4~8주 간격으로 2회 수두백신을 접종한다. 수두백신은 약독화 생백신으로 임신 전

4주 이내 혹은 임신 중에는 접종 금기이지만, 임신 중 백신 접종과 선천성기형 발생의 연관성은 보고된 적이 없다(Marin et al., 2014).

모유를 통해서는 바이러스가 분비되지 않으므로 면역이 없는 산모는 수유 중에도 접종하도록 한다.

4) 파르보바이러스(Parvovirus)

파르보바이러스는 Parvoviridae에 속하는 에리트로바이러스(erythrovirus) 중 하나인 단일가닥 DNA 바이러스로 1970년대 혈액제재에서 처음 발견되었다. 낫형세포병(sickle cell disease) 환자에서 골수무형성위기를 일으키며, 적혈모구 전구체와 같은 빠르게 증식하는 세포들을 감염시키는 것으로 알려져 있다. 그 중 파르보바이러스 B19는 유일하게 사람에게만 감염을 일으키며, 전염성홍반(erythema infectiosum, EI) 또는 제5병(Fifth's disease), 태아수종과 연관이 있다. 파르보바이러스는 감염은 세포수용체 P 항원을 통해 일어나는데, P 항원은 거대핵세포(megakaryocyte), 내피세포, 태반, 태아의 간과 심장에 발현된다.

바이러스의 전파는 호흡기 비말, 감염된 혈액, 손과 입의 접촉에 의해 일어나며 주로 늦겨울에서 봄에 흔하지만 연 중 산발적으로 발생한다. 바이러스혈증은 바이러스에 노출되고 4~14일 후에 발생하며, 발진이 발생한 후에는 감염성이 없다. 어른 여성은 40%만 감수성을 가지고 있으며, 일반적으로 연간 혈청전환률(seroconversion rate)은 1~2% 이지만 유행기에는 10% 이상에 달한다.

(1) 모체감염

잠복기는 노출 후 4~28일 정도이며, 증상은 처음에는 빰을 맞은 것 같은 모양(slapped-cheek appearance)의 안면홍조홍반과 이후 얼굴, 몸통, 사지근위부에 발생하는 반점홍반을 보인다. 반점은 중앙이 신속히 소실되면서 레이스, 망상 모양을 띠게 된다. 발열, 두통, 감기 유사 증상, 림프절병과 대칭성의 다발성 관절통이 동반되기도 하며, 특히 손, 무릎과 손목 관절의 침범이 흔하다. 증상은 일반적으로 저절로 소실되지만 수개월간 지속되기도 한다. 파르보바이러스 감염이 임신에 의해 변화된다는 증거는 없다. 감염 후 10~12일 후에 IgM 항체가 빠르게 상승하여 6~8주간 지속되지만, 6개월을 넘기지 않는다. IgG 항체는 IgM 항체가 나타나고 나서 수일 후에 나타나며, 이후 감염에 대해 자연면역을 가지게 한다. 가임기 여성의 65%는 이전에 감염이 있었거나 면역을 획득한 경우이다. 국내 연구에서 가임기 여성의 항체보유율은 53.3%이고, 감수성이 있는 성인에서 발병률은 20~30%이다(유지훈 등, 2006).

(2) 태아감염

태아감염은 모체 감염이후 약 33%에서 발생하는 것으로 알려져 있고, 유산, 비면역성 태아수종, 사산과 관련이 있는 것으로 알려져 있다(Lamont et al., 2011). 파르보바이러스 감염에 의한 태아 사망은 모체의 감염이 일어난 시기와 관련이 있다. 임신 20주 이후 모체에 감염이 발생한 경우 태아가 사망할 가능성은 2~6%이지만, 임신 20주 이전에 감염될 경우 태아 사망률은 8~17%에 이른다. 파르보바이러스에 감염된 임신부의 1% 정도의 태아만 태아수종이 발생하는 것으로 알려져 있지만, 이는 비면역성 태아수종의 가장 흔한 원인이다. 태아수종의 80% 이상이 임신 제2삼분기에 진단되며 임신 22~23주가 흔하다. 대부분의 태아감염은 모체의 감염 후 10주 이내에 발생하며 평균 6~7주가 걸린다. 태아수종과 연관된 모체 감염의 가장 중요한 시기는 임신 13~16주로 태아의 간내 혈구생성이 가장 활발한 시기와 일치한다.

(3) 진단과 처치

일반적으로 모체의 감염은 바이러스 특이 IgG 항체와 IgM 항체를 통해 진단한다. 바이러스 DNA는 전구기에 검출가능하며 수개월 내지 수년간 지속된다. 태아감염은 양수천자를 통한 양수 내 B19 바이러스 DNA의 검출 혹은 탯줄천자를 통한 바이러스 특이 IgM 항체를 통해 진단할 수 있다. 파르보바이러스 감염과 연관된 태아수종의 대부분은 감염 후 10주 이내에 발생한다. 따라서 감염이 진단된 임신부의 경우 대증적 치료를 시행하고, 진단된 후 8~10주까지 태아수종의 발생을 확인하기 위해 2주 간격의 주기적인 초음파검사를 시행한다. 이 기간 이후 태아수종의 소견이 보이지 않으면 추가적인 검사를 시행하지 않는다. 파르보바이러스 감염 시 초래되는 태아 빈혈은 도플러초음파검사를 이용하여 증가된 중대뇌동맥(middle cerebral artery)의 수축기속도를 측정하여 진단하기도 한다(Cosmi et al., 2002).

특별한 치료를 하지 않아도 33%의 경우에서 태아수종은 호전되지만, 태아사망을 예측할 수 있는 인자가 없어 탯줄천자를 통한 수혈이 권고된다(Rodis et al., 1998). 태아수종이 있을 때 탯줄천자를 통해 혈소판감소증이 진단되는 경우도 있지만, 혈소판 수혈이 도움이 되는지에 대해서는 증거가 부족하다(de Haan et al., 2008).

(4) 예후와 예방

파르보바이러스 B19에 감염된 태아들의 신경학적 손상에 대한 보고는 11~32%로 다양하며(Nagel et al., 2007; de Jong et al., 2012), 심한 태아빈혈과 신경학적인 발달은 관련이 없다고 하였다. 현재까지 개발된 백신은 없고 항바이러스제가 모체나 태아의 감염을 예방한다는 증거는 부족하다.

5) 인플루엔자(Influenza)

인플루엔자 바이러스는 Orthomyxoviridae에 속하는 중간 크기의 RNA 바이러스로 핵산-단백의 항원성에 따라 인플루엔자 바이러스 A형, B형, C형으로 구분된다. 바이러스의 표면에는 당단백질(hemagglutinins, neuraminidase)돌기로 싸여진 두 개의 지방층 및 바탕질단백질로 구성되어 있다. 인플루엔자 A와 B는 모두 8개의 분절화된 단일가닥 RNA를 갖고 있으나 인플루엔자 B는 M2 이온채널을 가지고 있지 않다. Hemagglutinins 중 3개의 종류(H1, H2, H3)가 호흡기세포에 부착되어 인체를 감염시키며, N1, N2 2개의 종류로 구성된 neuraminidase는 감염된 세포에서 바이러스가 방출되게 도와준다. 인플루엔자 시즌에 오한, 두통, 권태, 근육통과 함께 갑자기 발열이 생기면 증상만으로 인플루엔자를 진단하기에 충분하다.

표 48-3. 인플루엔자 바이러스 검사 방법들의 비교

진단검사	방법	검사시간
배양	바이러스검출	1~10일
신속항원검사	항원검출	15분
면역형광법	항원검출	1~4시간
핵산증폭검사(RT-PCR포함)	RNA검출	1~8시간

(1) 모체감염 및 태아 측 영향

열감, 기침과 전신 증상은 인플루엔자 감염의 특징으로 대부분 건강한 성인에서는 위험하지 않지만 임신부는 폐합병증에 취약하다. 특히 중증 감염의 발생시 1%의 모성사망과 연관이 있다. 인플루엔자 A 바이러스가 선천선 기형을 일으킨다는 증거는 없다. Saxen 등은 248명의 임신부에서 임신 제1삼분기에 인플루엔자 노출이 무뇌증 발생의 증가와 관련 없다고 보고하였다(Saxen et al., 1990). 반면, Lynberg 등은 초기 임신 시 인플루엔자에 노출된 임신부에서 신경관결손의 발생이 증가한다고 보고하였는데, 이는 고열과 관련된 것으로 생각된다(Lynberg et al., 1994). 바이러스혈증은 흔하지 않으며, 태반통과 역시 드문 것으로 알려져 있다.

인플루엔자 바이러스는 면봉을 이용한 환자의 비인두 또는 구강인두로부터의 검체를 신속항원검사(Rapid antigen test)를 통해 확인할 수 있다. 역전사효소중합연쇄반응(reverse trancriptase-polymerase chain reaction, RT-PCR) 검사나 바이러스 배양을 통한 확진이 가능하지만 치료의 여부를 결정하고 진행하는 데 있어서 많은 시간이 소요되는 단점이 있다.

(2) 예방 및 치료

ACOG에서는 인플루엔자 계절(10월에서 이듬해 5월)에 모든 임신부에 대한 예방접종을 권장되고 있으며, 특히 10월과 11월 사이 예방접종을 시행하는 것은 인플루엔자 감염의 가능성을 최소화시킬 수 있는 것으로 보고하고 있다. 2,000명의 임신부를 대상으로 시행한 예방접종의 안전성에 대한 연구는 어떠한 태아 부작용을 보고하지 않았을 뿐만 아니라 모유수유 시 안정성을 확인하였고, 태아의 분만 이후 6개월간의 예방효과를 보이는 것으로 알려져 있다(CDC, 2011). 그러나 사백신과 달리 건강한 성인에게 승인된 비강흡입을 통한 생백신 예방접종의 경우는 임신부에서 권장되지 않는다.

인플루엔자 감염이 의심되는 임신부는 즉각적인 치료를 원칙으로 하며 neuramidase 억제제인 오셀타미버(oseltamivir), 자나미버(zanamivir) 등의 약제를 투여한다. 조기에 항바이러스 제제를 투여함으로써 증상 발현 기간을 줄이고, 이차적인 합병증과 입원일수를 감소시킬 수 있다. 감염에 의한 모성사망은 임신 초기보다 후기에 흔한 것으로 알려져 있고, 천식, 흡연, 비만, 만성고혈압 및 늦은 치료 등은 중증의 감염이나 모체 사망과 연관 있는 것으로 알려져 있다.

6) 홍역(Measles, Rubeola)

홍역 바이러스는 Paramyxoviridae과에 속하는 RNA 바이러스로 대부분의 성인은 면역력이 있으며, 영유아를 대상으로 홍역 백신 접종을 시작하면서부터 홍역의 발생 빈도는 급격히 감소하였다. 그러나 예방접종이 시작된 지 20여년 이상 지난 후에도 홍역은 아직 근절되지 못하였다. 홍역은 늦겨울에서 봄에 주로 발생하며 잠복기는 8~12일이다. 전구기는 전염력이 강한 시기로 발열, 기침, 콧물과 결막염이 3~5일간 지속된 후 구강점막에 특징적인 코플릭반점(Koplik spots)이 나타난다. 이후 홍반 구진성 발진이 두부와 체간 순으로 발생한다. 진단은 IgM 항체나 역전사효소중합연쇄반응(RT-PCR)을 이용하며, 합병증이 없는 경우 대증요법만을 시행한다. 임신부가 홍역 환자와 접촉했을 경우, 홍역에 대한 면역을 없다면 수동면역의 획득을 위해 면역글로불린 400 mg/kg를 투여한다(CDC, 2017).

임신부에게 홍역 예방의 가장 효과적인 방법은 MMR (measles, mumps, rubella) 백신을 투여하는 것이지만 생백신이므로 임신부에게는 투여하지 않고, 과거에는 임신을 계획하고 있는 여성에게 투여되었다면 3개월간의 피임을 권유하였으나 최근에는 1개월간의 피임을 권유하고 있다.

바이러스는 기형을 발생시키지는 않으나 임신부 감염 시 유산, 조산과 저체중아의 빈도가 증가한다. 특히 분만 전후의 임신부에게 홍역이 발생한 경우, 신생아 특히 조산아에게 심각한 감염을 일으킬 수 있다.

7) 볼거리(Mumps)

볼거리 바이러스는 Paramyxoviridae과에 속하는 RNA 바이러스로 사람이 유일한 숙주이다. 예방 접종 도입 이후 성인에서 감염성 질환을 일으키는 경우는 드물며 90%의 성인에서 혈청반응 양성을 보인다. 바이러스는 침범 후 호흡기 세포에서 일차증식 후 혈행성으로 전신에 퍼져 침샘을 비롯한 여러 장기를 침범한다. 잠복기는 약 16~18일이다. 전형적인 증상은 발열, 구토, 두통 등의 전구증상 이후 침샘 비대와 동통이 특징적으로 나타난다. 대부분의 경우 자연 치유되므로 대증 요법만으로 충분하다. 임신 중 감염이 선천성 기형, 태아감염과 관련이 있지는 않으나, 임신 제1삼분기에 볼거리가 발생하면 자연유산율이 증가하는 것으로 보인다(McLean et al., 2013). MMR 백신은 임신부에게는 투여하지 않으나, 분만 후 접종가능하며 모유수유는 금기가 아니다.

8) 장바이러스(Enterovirus)

장바이러스는 RNA 바이러스인 picornaviruses과에 속하며, 소아마비바이러스(Polioviruses), 콕사키바이러스(Coxsackievirus), 에코바이러스(echovirus) 및 엔테로바이러스(enterovirus)로 분류된다. 위장관에서 증식하여 림프로 파급되어 여러 장기에 2차 병소를 형성하면서 임상 증세가 시작되고 중추신경계, 피부, 심장, 폐 등을 포함한 장기에 감염을 일으킨다. 대부분의 감염은 무증상이지만 임신부로부터 특이 항체를 받지 못한 신생아는 중증 감염의 위험이 높다(Tassin et al., 2014). 그 밖에 중증 감염의 위험인자로 면역 억제, 영양 결핍, 임신 등이 있다. 알려진 치료나 예방은 없다.

(1) 콕사키바이러스(Coxsackievirus)

대부분의 감염은 무증상이지만, 무균성 수막염, 소아마비 유사병증, 수족구병, 발진, 호흡기 질환 또는 흉막염, 심장막염, 심내막염 등을 일으킬 수 있다. 임신부에게 큰 영향을 주지는 않지만 태아와 영아에게는 치명적일 수 있다. 혈청검사 양성인 임신부에서 선천성 기형의 빈도가 약간 증가한다는 보고가 있다(Brown and Karunas, 1972). 바이러스혈증은 태아 간염, 피부병변, 심근염, 뇌척수염을 일으킬 수 있으며, 태아사망의 원인이 될 수 있다.

(2) 소아마비바이러스(Poliovirus)

대부분의 감염은 무증상에서 경증이며, 바이러스는 중추신경계에 주로 침범하며 마비성 질환-소아마비를 일으킬 수 있다. 임신한 여성이 회색질척수염에 더 감수성이 있으며, 높은 사망률을 보인다는 보고도 있다(Siegel and Greenberg, 1955). 소아마비는 국내에서나 서구에서 광범위한 예방접종으로 발생한 예가 거의 없으나 유행지역을 여행하거나 고위험 상황에 있는 감수성이 있는 임산부에서 불활성화된 피하 폴리오 백신이 권고된다. 활성화된 경구용 폴리오 백신은 태아에 영향 없으므로 임신 중에도 예방접종을 시행할 수 있다.

9) 호흡기감염바이러스(Respiratory viruses)

급성 바이러스성 호흡기 감염의 약 3/4이 200가지가 넘는 다양한 항원성에 의해 발생하며, 호흡기바이러스는 감기, 인두염, 후두기관기관지염, 기관지염과 폐렴을 일으킬 수 있다. RNA가 포함된 리노바이러스(rhinovirus), 코로나바이러스(coronavirus)는 감기의 흔한 원인이며, 콧물, 재채기와 울혈 등 경미한 증상을 나타내며, 100가지의 혈청형을 가지고 있다. DNA가 포함된 아데노바이러스(adenovirus)는 기침과 폐렴을 포함한 하기도 호흡기 감염을 일으킨다. 임신과 합병된 폐렴은 종종 급성 상기도 호흡기 바이러스성 감염을 일으킨다. 태아에 대한 영향으로는 임신 중 감기로 인하며 무뇌아의 빈도가 4~5배 증가한다고 하였으나 반대로 초기 임신에 신경관 결손에 대한 영향은 미비하다는 보고도 있다(Kurppa et al., 1991; Shaw et al., 1998).

10) 한타바이러스(Hantaviruses)

한타바이러스는 Bunyaviridae에 속하는 RNA 바이러스로 이호왕 등에 의하여 등줄 쥐의 폐조직에서 분리되었다(이호황 등, 1980). 들쥐의 71~90%를 차지하는 Apodemus agranius coreae의 배설물(대소변, 타액 등)을 통하여 호흡기 또는 상처를 통한 직접 접촉으로 전염된다. 2017년 미국 내 Sin Nombre virus와 Seoul virus에 의한 발생이 보고되었다(Kerins et al., 2018). 한국형 출혈열(Korean Hemorrhagic Fever, Epidemic Hemorrhagic Fever, Hemorrhagic fever with Renal Syndrome)은 한국, 일본, 중국, 러시아, 중부 유럽, 스칸디나비아 반도, 체코슬로바키아, 루마니아, 불가리아 등 여러 곳에서 발생하며, 늦가을(10~11월)과 늦봄(5~6월)에 많이 발생하고, 다른 계절에도 산발적으로 발생한다. 한타바이러스는 태반을 통한 감염은 낮으며, 임신부 사망, 태아 소실, 조기 분만 등의 증후군이 있을 수 있으나 수직감염의 증거는 없다. 임상적 치료는 각 증례별에 따라 시행하며, 예방은 감염된 설치류 노출을 피하는 것이다.

11) 지카바이러스(Zika virus)

지카바이러스는 Flaviviridae 과에 속하는 단일가닥 RNA 바이러스이며, 절지동물로 전파되는 바이러스(Arbovirus)로 주로 모기를 통해 감염이 매개된다. 지카바이러스는 주로 모기에 의해 전염되지만 성관계 및 수혈, 수유로 인한 감염도 가능하다(Foy et al., 2011; Zanluca and Dos Santos, 2016).

(1) 임신에 미치는 영향

성인에서 지카바이러스 감염은 일반적으로 무증상에서부터 발진, 열, 관절통, 두통, 결막염, 오한 등이 수 일 지속되다가 회복되는 경증의 임상 양상을 보이나, 심한 경우에는 길랑-바레증후군등의 신경학적 합병증 및 백혈구 감소, 혈소판 감소자반증과 같은 자가면역 합병증이 보고되기도 한다(Parra et al., 2016). 모체의 증상 유무와 상관없이, 자궁 내 지카바이러스의 감염으로 인하여 소두증, 심각한 뇌이상, 안구이상 및 선천적인 관절굽음증(arthrogryposis) 등을 가진 태아나 신생아들이 보고되고 있다(Moore et al., 2017).

(2) 진단

임상적, 역학적, 그리고 진단학적 기준을 참고하여 진단한다. 2개월 이내에 지카바이러스 감염증 발생국가 여행력이 있으면서 2주 내에 발진과 함께 관절통, 근육통, 결막염, 두통 증상 중 하나가 동반될 때 의심환자로 분류하고 검사를 시행하나, 무증상이어도 노출 위험이 있는 임산부는 검사를 받을 것을 권장하고 있다.

혈액이나 소변에서 중합효소반응검사로 지카바이러스 RNA를 검출하거나, 항지카바이러스 IgM 항체와 IgG 항체가 3~6일 후 4배 이상 증가할 때 진단할 수 있다(CDC, 2016).

혈청학적 검사는 다른 Flavivirus와 상호 항원교차반응이 일어날 수 있어 해석에 주의를 요한다(Zanluca and Dos Santos, 2016). 임상 증상이나 진단에 관계없이 지카바이러스에 노출된 임산부는 태아 구조, 특히 신경 구조(neuroanatomy)를 평가하고 성장을 추적 검사하기 위해 주기적인 태아 초음파를 시행해야 한다(Oduyebo et al., 2016).

(3) 치료 및 예방

현재까지 치료약이나 백신은 없다. 모기를 피하는 방법으로 모기기피제, 모기장, 긴소매 밝은 색 옷 착용 등이 있다. 2개월 내 지카바이러스 유행지역을 다녀온 남성 여행자는 배우자가 임신 중인 경우 임신기간 동안 금욕 또는 콘돔을 사용하고, 배우자가 임신이 아닌 경우는 최소 2개월 동안 금욕 또는 콘돔을 사용한다. 남성 확진 환자는 회복 후 최소 6개월간 금욕 또는 콘돔을 사용한다. 여성은 귀국 후 최소 2개월간 임신을 자제하며, 임산부는 가능한 위험국가나 발생국가 여행을 자제해야 한다(윤희정, 2016).

3. 원충 감염(Protozoal infection)

1) 톡소플라즈마증(Toxoplasmosis)

Toxoplasma gondii는 복잡한 생활사를 보이며 3가지 형태 중 하나로 존재한다.

- tachyzoite: 감염 동안에 세포 내 침입 또는 증식
- bradyzoite: 잠복감염 시 조직 낭포 형성
- sporozoite: 환경적으로 저항성 있는 난포에서 발견

사람의 감염은 주로 고양이의 배설물로 오염된 물이나 음식, 또는 낭포가 포함된 덜 익은 음식을 섭취하여 발생한다. 성인에서 증상은 별로 없지만, 일시적인 tachyzoite 기생충혈증을 보인다. 임신한 여성에서 태반에 국소적 병변이 발생할 수 있고, 태아가 감염될 수 있으며, 내부 장기에 발생한 태아 감염은 없어지지만, 중추신경계는 국소화된 병변으로 남을 수 있다.

일부 연구에서는 15~44세까지 여성에서 톡소플라즈마의 혈청 양성율이 15%로 보고하였으며, 이는 85%의 임신한 여성에서 톡소플라즈마 감염에 감수성이 있음을 의미하고, 문헌에 따르면 감수성 있는 임신에서 1,000명당 0.5~8.1명꼴로 새로운 감염이 발생하는 것으로 나타나 있다.

선천성 톡소플라즈마증의 빈도는 미국에서 10,000 출생당 0.8건, 프랑스에서는 10,000 출생당 10건, 영국에서는 연간 400에서 4,000건의 선천성 톡소플라즈마증을 보고하였다(Gilbert and Peckham, 2002).

선천성 감염의 빈도와 중증도는 산모의 일차 감염이 일어난 임신 주수와 관련이 있으며, 13주에 6%, 36주에 72%로 증가한다. 그러나 임신 초기에 감염된 태아일수록 감염의 징후가 더 많이 나타난다(Montoya and Remington, 2008).

대부분 임신부와 신생아의 급성 감염은 무증상이나 임신부는 피곤감, 근육통, 간혹 림프절병증을 경험할 수 있다. 면역능력이 저하된 성인에서 초기 감염은 면역능과 관련이 있으며, 임신 전 감염은 거의 수직감염의 가능성이 없다. 하지만 면역능력이 감소된 여성에서는 뇌염과 관련된 재활성화가 일어나 심각한 증상을 일으킬 수 있다. 대부분 감염된 태아는 톡소플라즈마증의 명확한 징후가 없이 태어날 수 있다. 임상적으로 출생 시 영향을 받은 신생아는 저체중, 간비종대, 황달, 빈혈 등 일반적인 질병을 보일 수 있으며, 일차적으로 신경학적 질환, 두개 내 석회화, 수두증, 소두증 등이 발생할 수 있다. 대부분에서 결국은 맥락망막염이 발생하며 학습능력이 감퇴된다. 선천성 감염에 대한 특징적 요소는 맥락망막염, 두 개내 석회화, 수두증으로 종종 경련이 동반된다. 임상적 증상을 보이는 감염된 신생아는 장기 후유증의 위험이 높다.

(1) 진단

적절한 선별법과 치료는 없다. 유럽에서는 산전검사에 기본적으로 포함되어 있으나, ACOG에서는 HIV 감염이 없는 경우 선별검사로 권고하지 않는다(ACOG, 2015). 만일 톡소프라즈마 IgG 항체가 산전에 확인되었다면, 선천적으로 감염된 태아가 출생될 위험은 없다.

급성 감염은 IgG와 IgM 항체의 혈청 전환(seroconversion), IgG 항체와 IgM 항체가 4배 이상 증가하였을 때 입증할 수 있으나, IgG 항체는 몇 년간 높은 농도로 지속되며, IgM 항체도 1년 이상 검출되기 때문에 산모의 혈청 전환을 확인할 수 있는 단일 방법은 없다. IgG 항체에 대한 결합력(avidity)은 일차 감염에서는 낮으며 시간이 지나면 증가하므로 높은 IgG 결합력이 있을 때, 최근 3~5개월 이내의 감염을 배제할 수 있다(Liesnard et al., 2000).

산전 초음파검사에서 뇌실 확장, 두개 내 또는 간 석회화, 간 비대, 복수 및 자궁 내 성장 제한 등이 관찰되면 태아의 톡소플라즈마증을 의심할 수 있고, 양수에서 톡소플라즈마 중합효소연쇄반응검사에서 높은 수치를 보이면 산전에 톡소플라즈마증을 진단할 수 있다. 임신 20주 이전의 높은 수치는 태아감염의 위험성이 높다는 것을 의미한다.

(2) 치료

임신 중 치료는 선천성 감염의 예방과 경감에 도움이 된다. 급성 감염된 임신부에서의 스피라마이신(spiramycin) 단독 사용은 T. gondii의 태반통과를 줄인다. 태아감염이 산전에 진단된 경우에는 피리메타민(pyrimethamine), 술폰아미드(sulfonamides), 엽산을 함께 투여하면 태아 톡소플라즈마증의 중증도를 줄일 수 있다.

(3) 예방

톡소플라즈마에 대한 예방접종은 없으나, 많은 선천성 감염은 다음과 같은 방법으로 예방될 수 있다.

- 적절한 온도에서 육류 요리
- 과일과 채소를 씻거나 껍질을 벗겨 먹기
- 조리하는 기구를 깨끗이 씻기
- 고양이의 배설물 또는 쓰레기 처리 시 장갑 착용
- 고양이에게 날 음식을 먹이지 말 것

2) 말라리아(Malaria)

한국에서는 오래 전부터 토착형 말라리아가 존재해 왔으나 1983년 보고를 마지막으로 완전히 사라졌고, 해외여행으로 인한 수입형 말라리아만 보고되고 있었다. 그러나 1993년부터 해외여행의 과거력이 없는 토착형 말라리아 환자가 보고되면서 점차 그 수가 증가하고 있다. 이는 휴전선 근방에서 경기도 북부지역을 중심으로 확산되는 경향을 보이고 있다. 임신부와 관련된 말라리아는 드문 경우로 알려져 있으며, 국내에서는 2예 정도가 보고되었다(호정규 등, 2001; 김윤진 등, 2003).

말라리아의 원인에는 삼일열원충(Plasmodium viviax), 난원형원충(P. ovale), 사일열원충(P. malariae), 그리고 열대형원충(P. falciparum)의 4종의 열원충(plasmodium)이 있으며, 전 세계의 300~500백만의 사람들이 감염되고 있고 매년 1~3백만의 사람들이 이로써 죽음에 이르게 된다. 세계 인구의 48%인 3천만 인구가 이 질환에 이환될 위험에 노출되어 있으며, 말라리아는 유럽 및 멕시코 일부를 제외한 거의 모든 북미에 퍼져 있다. 이 질환은 이환 기간에 발열 및 오한, 두통, 근육통, 무력감과 같은 감기 유사 증상을 보이는 특징을 가지고 있으며, 재발 시 경해지는 경향이 있다. 말라리아는 빈혈, 황달이 있을 수 있으며, 열대형원충 감염 시에는 신부전, 혼수, 심지어는 죽음에 이르게 될 수도 있다. 아프리카나 남아메리카 지역에서는 열대형원충이 많으며, 가장 전염성이 높은 것으로 알려져 있다. 한국의 토착형 말라리아는 삼일열원충이 가장 많이 발견된다.

(1) 임신에 미치는 영향

임신 중 말라리아 감염은 비임신 시에 비해 균혈증의 빈도가 더 높은데, 이는 임신 시 세포성 면역의 감소, 코티솔의 증가 및 면역력의 변화와 관련이 있는 것으로 여겨진다. 말라리아는 임신 제2, 3삼분기, 분만 후 2개월 동안에 3~4배 정도 증가된다. 임신은 특히, 면역이 없는 초산모인 경우에 열대형 말라리아의 중증도를 증가시키고 유산 및 조산의 빈도가 증가한다. 태아 손실은 태반이나 태아 감염과 관련이 있다고 생각되나, 초기 연구에서 기생충이 탈락막 혈관에 친화력이 있으며 태아에 영향 없이 태반에 영향을 미칠 것이라고 보았다. 말라리아에 대한 면역력이 없는 지역에서는 유산이나 조산의 빈도가 높은 반면, 면역력이 있는 지역에서는 유산이나 조산 보다는 신생아 체중 감소가 더 흔하게 나타난다. 면역이 없는 임신부에서 선천성 말라리아는 신생아의 7% 이상에서 보인다.

국내에서는 삼일열 말라리아가 더 흔한데, 열대형 말라리아와 비교해서 유산, 사산, 임신 주수의 감소와는 관련이 적지만 신생아 체중 감소가 흔하며 임신부의 빈혈도 덜 심한 것으로 알려져 있다(Nosten et al., 1999).

(2) 치료

보편적으로 항말라리아제는 임신 기간 중 금기는 아니며, 항엽산(antifolic acid) 효과가 있는 신약의 일부가 이론적으로는 거대적혈구모세포빈혈(megaloblastic anemia)을 일으키는 데 기여할지도 모르나 실제 연구에서 이와 같은 증례가 보고된 바는 없다.

클로로퀸(chloroquine)은 사일열원충에 의한 말라리아에 민감한 1차 선택 치료제이다. 클로로퀸에 저항을 보이는 경우에는 메플로퀸(mefloquine)을 복용하게 하나 고용량에서는 일부 동물 실험에서 기형 유발, 태아 독성을 보이고 있다. 그럼에도 불구하고 제한된 연구결과에서는 이 약이 임신에 안전하고 효과적이라고 보고하고 있다.

말라리아의 중증도는, 특히 열대형 말라리아 감염의 경우, 초기 임상 양상에서 간과되어질 수도 있다. 먼저 감염의 중증도에 대한 접근이 선행되어져야 하지만 임신부에게 있어서 치료가 지연되어서는 안 된다. 중증이거나 합병증이 많은 말라리아에 있어서 클로로퀸은 비경구로 투여하며 주요 부작용은 저혈당이다. 제한된 증례에서 아르테미시닌(artemisinin)은 임신 후반기에 사용되어져 합병증 없이 성공적으로 치료되기도 하였다.

(3) 예방

말라리아가 풍토병인 지역의 산모들은 임신 기간 동안 감염을 예방하기 위해 화학예방(chemoprophylaxis)을 할 것이 권장된다. 무증상의 감염된 여자에서 클로로퀸 화학예방을 시행한 결과 태반감염이 4%로 치료받지 않은 대조군의 19%와 비교하여 감소됨을 보여주었으며, 임신 제2, 3삼분기 설파독신-피리메타민(sulfadoxine-pyrimethamine)으로 간헐적으로 치료하는 것이 비록 HIV 감염 여성에서

부가적인 용량이 요구되기는 하지만, 산모의 빈혈, 태반 기생충혈증, 저체중 출산을 감소시켜준다고 한다. 세계보건기구(WHO)는 클로로퀸에 저항을 보이는 열대형 말라리아 감염 지역에서는 설파독신-피리메타민을 사용할 것을 권장하고 있으며, 아모디아퀸(amodiaquine)이나 아르테미시닌과 같은 신약을 임신 중에 일반적으로 사용할 것을 권장하는 제한된 자료가 있다. 임신한 여성은 화학예방으로 독시사이클린이나 아토바쿠온(atovaquone)과 프로구아닐(proguanil) 복합요법을 해서는 안 된다.

풍토병 지역을 여행할 때도 화학예방을 받을 것이 권장된다. 만일 클로로퀸 저항성을 보이는 열대형이나 삼일열원충이 보고되지 않았다면, 풍토병 비역에 가기 1~2주 전에 복용을 시작해야 한다. 클로로퀸 500 mg을 일주일에 한 번 경구로 복용하며, 이는 풍토병 지역이 아닌 곳으로 돌아온 후 4주까지 지속한다. 클로로퀸 저항성을 보이는 열대형이나 삼일열 원충이 보고되는 지역에 갈 경우 메플로퀸 250 mg을 일주일 간격으로 복용해야 한다(Freedman et al., 2016). 메플로퀸으로 예방한 후에라도 임신 초기에는 클로로퀸 저항성을 보이는 풍토병 지역을 여행하지 않는 것이 좋다.

Schwartz 등은 약 저항에 의한 동시다발적인 말라리아를 예방할 것과 삼일열원충과 난원형원충의 간기(liver stage)로부터 재발을 예방하기 위한 약제사용을 강조하고 있으며, 최근 말라리아 생활주기(parasitic cycle)의 다른 주기를 목표로 하는 말라리아 백신들이 연구되어지고 있다.

3) 아메바증(Amebiasis)

Entamoeba histolytica에 감염된 대부분의 사람들은 무증상이다. 그러나 아메바 이질(amebic dysentery)은 임신 기간 중 전격성으로 발생할 수 있으며, 만일 간종양과 합병될 경우 예후는 나쁘다. 치료는 비임신부와 유사하며, 메트로니다졸이 선택 약제이다. 비침습적 감염의 경우 파로모마이신(paromomycin)으로 치료한다.

참고문헌

- 김윤진, 최형민, 서운희, 한태희. 임산부에서 발생한 말라리아 감염 1예. 대한산부회지 2003;46:820-4.
- 신재준, 최지영, 김선민, 이승미, 오경준, 박찬욱 등. 임신 중기의 리스테리아 감염으로 인한 자궁내태아사망 1예. 대한산부회지 2010;53:287-90.
- 유지훈, 이정내, 최정범, 김신혜, 최규연, 김미경 등. 한국인 임신부에서 Parvovirus B19의 IgG와 IgM 항체 보유율에 관한 연구. 대한산부회지 2006;49:2536-43.
- 윤희정: 지카바이러스에 관한 최신지견. Journal of the Korean Medical Association 2016;59: 443-451.
- 호정규, 성영모, 이정한, 김승룡, 황정혜, 문영진 등. 임신부에서 발생한 말라리아 감염 1예. 대한산부회지 2001;44:1353-6.
- ACOG. ACOG Committee Opinion No. 485: Prevention of early-onset group B streptococcal disease in newborns. Obstet Gynecol 2011;117:1019-27.
- ACOG. Practice bulletin no. 151: Cytomegalovirus, parvovirus B19, varicella zoster, and toxoplasmosis in pregnancy. Obstet Gynecol 2015;125:1510-25.
- Ahn KH, Park YJ, Hong SC, Lee EH, Lee JS, Oh MJ, et al. Congenital varicella syndrome: A systematic review. J Obstet Gynaecol 2016;36:563-6.
- Barnham MR and Weightman NC. Bacteraemic Streptococcus pyogenes infection in the peri-partum period: now a rare disease and prior carriage by the patient may be important. J Infect 2001;43:173-6.
- Brown GC and Karunas RS. Relationship of congenital anomalies and maternal infection with selected enteroviruses. Am J Epidemiol 1972;95:207-17.
- Castillo-Solorzano C, Reef SE, Morice A, Vascones N, Chevez AE, Castalia-Soares R, et al. Rubella vaccination of unknowingly pregnant women during mass campaigns for rubella and congenital rubella syndrome elimination, the Americas 2001-2008. J Infect Dis 2011;204 Suppl 2:S713-7.
- Centers for Disease Control and Prevention. Influenza vaccination coverage among pregnant women - United States, 2010-11 influenza season. MMWR Morb Mortal Wkly Rep 2011;60:1078-82.
- Centers for Disease Control and Prevention: Measles (rubeola): for healthcare professionals. 2017d. Available at: https://www.cdc.gov/measles/hcp/index.html. Accessed October 7, 2017.
- Centers for Disease Control and Prevention. Revised diagnostic testing for Zika, chikungunya, and dengue viruses in US Public Health Laboratories. Atlanta, GA: Centers for Disease Control and Prevention 2016.
- Centers for Disease Control and Prevention. Rubella and congenital rubella syndrome control and elimination-global progress, 2000-2012. MMWR Morb Mortal Wkly Rep 2013;

62:983-6.
- Cohen A, Moschopoulos P, Stiehm RE and Koren G. Congenital varicella syndrome: the evidence for secondary prevention with varicella-zoster immune globulin. CMAJ 2011;183:204-8.
- Cosmi E, Mari G, Delle Chiaie L, Detti L, Akiyama M, Murphy J, et al. Noninvasive diagnosis by Doppler ultrasonography of fetal anemia resultingfrom parvovirus infection. Am J Obstet Gynecol 2002;187:1290-3.
- de Haan TR, van den Akker ES, Porcelijn L, Oepkes D, Kroes AC and Walther FJ. Thrombocytopenia in hydropic fetuses with parvovirus B19 infection: incidence, treatment and correlation with fetal B19 viral load. BJOG 2008;115:76-81.
- de Jong EP, Lindenburg IT, van Klink JM, Oepkes D, van Kamp IL, Walther FJ, et al. Intrauterine transfusion for parvovirus B19 infection: long-term neurodevelopmental outcome. Am J Obstet Gynecol 2012;206:204 e1-5.
- Dildy GA, 3rd, Martens MG, Faro S and Lee W. Typhoid fever in pregnancy. A case report. J Reprod Med 1990;35:273-6.
- Enders G, Bader U, Lindemann L, Schalasta G and Daiminger A. Prenatal diagnosis of congenital cytomegalovirus infection in 189 pregnancies withknown outcome. Prenat Diagn 2001;21:362-77.
- Enders G, Daiminger A, Bader U, Exler S and Enders M. In trauterine transmission and clinical outcome of 248 pregnancies with primary cytomegalovirus infection in relation to gestational age. J Clin Virol 2011;52:244-6.
- Foy BD, Kobylinski KC, Chilson Foy JL, Blitvich BJ, Travassos da Rosa A, Haddow AD, et al. Probable non-vector-borne transmission of Zika virus, Colorado, USA. Emerg Infect Dis 2011;17:880-2.
- Freedman DO, Chen LH, Kozarsky PE: Medical considerations before international travel. New England Journal of Medicine 2016;375(3): 247-260.
- Gilbert RE and Peckham CS. Congenital toxoplasmosis in the United Kingdom: to screen or not to screen? J Med Screen 2002;9:135-41.
- Gregg NM. Congenital cataract following German measles in the mother. 1941. Aust N Z J Ophthalmol 1991;19:267-76.
- Hyde TB, Schmid DS and Cannon MJ. Cytomegalovirus seroconversion rates and risk factors: implications for congenital CMV. Rev Med Virol 2010;20:311-26.
- Jacquemard F, Yamamoto M, Costa JM, Romand S, Jaqz-Aigrain E, Dejean A, et al. Maternal administration of valaciclovir in symptomatic intrauterine cytomegalovirus infection. BJOG 2007;114:1113-21.
- Johnson J and Anderson B. Screening, prevention, and treatment of congenital cytomegalovirus. Obstet Gynecol Clin North Am 2014;41:593-9.
- Kerins JL, Koske SE, Kazmierczak J, Austin C, Gowdy K, Dibernardo A, et al. Outbreak of Seoul Virus Among Rats and Rat Owners - United States and Canada, 2017. MMWR Morb Mortal Wkly Rep 2018;67:131-4.
- Kim DH, Min BJ, Jung EJ, Byun JM, Jeong DH, Lee KB, et al. Prevalence of group B streptococcus colonization in pregnant women in a tertiary care center in Korea. Obstet Gynecol Sci 2018;61:575-83.
- Koren G. Congenital varicella syndrome in the third trimester. Lancet 2005;366:1591-2.
- Kurppa K, Holmberg PC, Kuosma E, Aro T and Saxen L. Anencephaly and maternal common cold. Teratology 1991;44:51-5.
- Lamont RF, Sobel JD, Vaisbuch E, Kusanovic JP, Mazaki-Tovi S, Kim SK, et al. Parvovirus B19 infection in human pregnancy. BJOG 2011;118:175-86.
- Leruez-Ville M, Ghout I, Bussieres L, Stirnemann J, Magny JF, Couderc S, et al. In utero treatment of congenital cytomegalovirus infection with valacyclovir in a multicenter, open-label, phase II study. Am J Obstet Gynecol 2016;215:462 e1- e10.
- Lynberg MC, Khoury MJ, Lu X and Cocian T. Maternal flu, fever, and the risk of neural tube defects: a population-based case-control study. Am J Epidemiol 1994;140:244-55.
- Mace M, Cointe D, Six C, Levy-Bruhl D, Parent du Chatelet I, Ingrand D, et al. Diagnostic value of reverse transcription-PCR of amniotic fluid for prenatal diagnosis of congenital rubella infection in pregnant women with confirmed primary rubella infection. J Clin Microbiol 2004;42:4818-20.
- Marin M, Willis ED, Marko A, Rasmussen SA, Bialek SR, Dana A, et al. Closure of varicella-zoster virus-containing vaccines pregnancy registry - United States, 2013. MMWR Morb Mortal Wkly Rep 2014;63:732-3.
- McLean HQ, Fiebelkorn AP, Temte JL, Wallace GS, Centers for Disease C and Prevention. Prevention of measles, rubella, congenital rubella syndrome, and mumps, 2013: summary recommendations of the Advisory Committee on Immunization Practices (ACIP). MMWR Recomm Rep 2013;62:1-34.
- Minakami H, Kubo T and Unno N. Causes of a nationwide rubella outbreak in Japan, 2012-2013. J Infect 2014;68:99-101.
- Money D and Allen VM. No. 298-The Prevention of Early-Onset Neonatal Group B Streptococcal Disease. J Obstet Gynaecol Can 2018;40:e665-e74.
- Moore CA, Staples JE, Dobyns WB, Pessoa A, Ventura CV, Fonseca EB, et al. Characterizing the Pattern of Anomalies in Congenital Zika Syndrome for Pediatric Clinicians. JAMA Pediatr 2017;171:288-95.
- Mylonakis E, Paliou M, Hohmann EL, Calderwood SB and

Wing EJ. Listeriosis during pregnancy: a case series and review of 222 cases. Medicine (Baltimore) 2002;81:260-9.

- Nadelman RB, Nowakowski J, Fish D, Falco RC, Freeman K, McKenna D, et al. Prophylaxis with single-dose doxycycline for the prevention of Lyme disease after an Ixodes scapularis tick bite. N Engl J Med 2001;345:79-84.
- Nagel HT, de Haan TR, Vandenbussche FP, Oepkes D and Walther FJ. Long-term outcome after fetal transfusion for hydrops associated with parvovirus B19 infection. Obstet Gynecol 2007;109:42-7.
- Nosten F, McGready R, Simpson JA, Thwai KL, Balkan S, Cho T, et al. Effects of Plasmodium vivax malaria in pregnancy. Lancet 1999;354:546-9.
- Oduyebo T, Petersen EE, Rasmussen SA, Mead PS, Meaney-Delman D, Renquist CM, et al. Update: Interim Guidelines for Health Care Providers Caring for Pregnant Women and Women of Reproductive Age with Possible Zika Virus Exposure-United States, 2016. MMWR Morb Mortal Wkly Rep 2016;65:122-7.
- Ohlsson A and Shah VS. Intrapartum antibiotics for known maternal Group B streptococcal colonization. Cochrane Database Syst Rev 2013:CD007467.
- Parra B, Lizarazo J, Jimenez-Arango JA, Zea-Vera AF, Gonzaalez-Manrique G, Vargas J, et al. Guillain-Barre Syndrome Associated with Zika Virus Infection in Colombia. N Engl J Med 2016;375:1513-23.
- Pass RF. Cytomegalovirus infection. Pediatr Rev 2002;23:163-70.
- Rodis JF, Borgida AF, Wilson M, Egan JF, Leo MV, Odibo AO, et al. Management of parvovirus infection in pregnancy and outcomes of hydrops: a survey of members ofthe Society of Perinatal Obstetricians. Am J Obstet Gynecol 1998;179:985-8.
- Royal College of Obstetricians and Gyneaecologists. The prevention of early-onset neonatal Group B Streptococcal disease.Green-top guideline No. 36 [Internet]. London: RCOG; c2010 [cited 2010 July 12]. Available from: http://www.rcog.org.uk/ womens-health/clinical-guidance/prevention-early-onset-neonatal-group-b-streptococcal-disease-green-Saxen L, Holmberg PC, Kurppa K, Kuosma E and Pyhala R. Influenza epidemics and anencephaly. Am J Public Health 1990;80:473-5.
- Schrag S, Gorwitz R, Fultz-Butts K and Schuchat A. Prevention of perinatal group B streptococcal disease. Revised guidelines from CDC. MMWR Recomm Rep 2002;51:1-22.
- Shaw GM, Todoroff K, Velie EM and Lammer EJ. Maternal illness, including fever and medication use as risk factors for neural tube defects. Teratology 1998;57:1-7.
- Siegel M and Greenberg M. Incidence of poliomyelitis in pregnancy; its relation to maternal age, parity and gestational period. N Engl J Med 1955;253:841-7.
- SMFM, Hughes BL and Gyamfi-Bannerman C. Diagnosis and antenatal management of congenital cytomegalovirus infection. Am J Obstet Gynecol 2016;214:B5-B11.
- Tassin M, Martinovic J, Mirand A, Peigue-Lafeuille H, Picone O, Benachi A, et al. A case of congenital Echovirus 11 infection acquired early in pregnancy. J Clin Virol 2014;59:71-3.
- Vauloup-Fellous C and Grangeot-Keros L. Humoral immune response after primary rubella virus infection and after vaccination. Clin Vaccine Immunol 2007;14:644-7.
- Verani JR, McGee L, Schrag SJ, Division of Bacterial Diseases NCfI, Respiratory Diseases CfDC and Prevention. Prevention of perinatal group B streptococcal disease--revised guidelines from CDC, 2010. MMWR Recomm Rep 2010;59:1-36.
- WHO. Controlling rubella and preventing congenital rubella syndrome-global progress, 2009. Wkly Epidemiol Rec 2010;85:413-8.
- Yazigi A, De Pecoulas AE, Vauloup-Fellous C, Grangeot-Keros L, Ayoubi JM and Picone O. Fetal and neonatal abnormalities due to congenital rubella syndrome: a review of literature. J Matern Fetal Neonatal Med 2017;30:274-8.
- Yoon HK,Song PJ, Choi KC, Chu CH, Cho BS, Chung SJ. A case of neonatal Group B streptococcal meningitis. J Korean Pediatr Soc 1984;27:1011-7.
- Zangwill KM, Schuchat A and Wenger JD. Group B streptococcal disease in the United States, 1990: report from a multistate active surveillance system. MMWR CDC Surveill Summ 1992;41:25-32.
- Zanluca C and Dos Santos CN. Zika virus - an overview. Microbes Infect 2016;18:295-301.
- Zhang HJ, Patenaude V and Abenhaim HA. Maternal outcomes in pregnancies affected by varicella zoster virus infections: population-based study on 7.7 million pregnancy admissions. J Obstet Gynaecol Res 2015;41:62-8.

제49장

성매개질환

Sexually Transmitted Infection

이정헌 | 전북의대

성접촉에 의해 유발되는 성매개감염은 임신한 여성에서 흔히 볼 수 있고, 잠재적으로 태아를 감염시킬 수 있다. 산전진찰 과정에서 모체감염 여부에 대한 선별검사는 필수항목으로, 검사 결과가 양성인 경우에는 임신 중 적절한 치료가 시행되어야 태아와 신생아의 주산기 이환율과 사망률을 줄일 수 있다.

1. 매독(Syphillis)

최근 3년간 연간 매독 환자 발생수는 2016년에 1,548명, 2017년에 2,138명, 2018년에 2,241명이었고, 각 해의 선천성매독 발생수는 각각 21, 10, 29건으로 해마다 꾸준히 보고되고 있어(질병관리본부. 감염병감시 웹통계, 2019) 지속적인 관리가 필요하다.

1) 원인 및 병인

원인균은 Treponema pallidum이라는 스파이로헤타(spirochetes)이다. 이 균은 인공배지에서는 배양이 되지 않는다. 매독의 흔한 전파경로는 성접촉에 의한 것으로 매독 병변과의 직접적인 접촉을 통해 외음부, 질, 항문, 직장, 입술 등에 병변이 나타날 수 있다. 매독의 수직감염 경로는 주로 스파이로헤타가 태반을 통과하여 태아를 감염시키는 것이며, 분만 당시 신생아가 모체의 매독병변과 접촉하여 감염될 수도 있다. 드물게 오염된 혈액을 통해 감염될 수 있다. 스파이로헤타는 피부 또는 점막의 상처를 통해 체내로 들어간 후 수 시간 내에 림프절과 내부장기로 퍼지게 된다. 조기매독 환자는 주입되는 균의 양이 많기 때문에 감염성이 높아서 접촉한 사람의 30-51%가 감염되지만, 만기매독의 감염성은 낮다.

2) 임상양상

(1) 매독의 단계

모체 매독은 병의 경과기간과 임상적 특징에 따라 조기매독과 만기매독 그리고 증상기(1, 2, 3기 매독)와 잠복기로 분류한다(그림 49-1).

1기 매독은 통증이 없는 굳은궤양(chancre)이 특징으로 궤양은 경계가 명확하고 주변부가 약간 융기되어 있다. 보

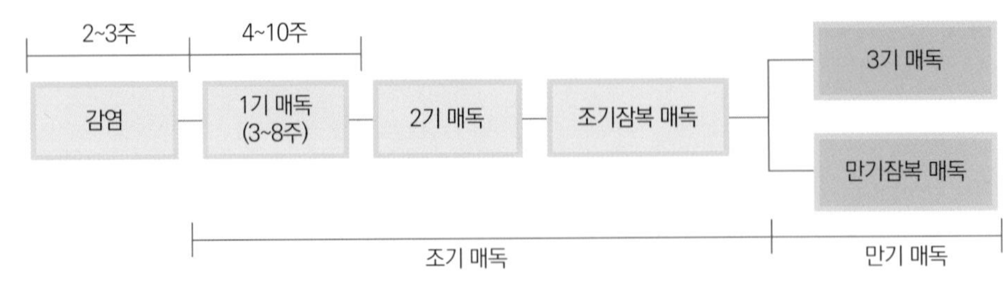

그림 49-1. 매독의 분류 및 자연경과

통 한 개의 궤양이 발생하는데 동반된 일측 비화농성 고샅부림프절병과 함께 2~8주 후에 자연히 소실된다. 다양한 성생활 등으로 인해 다발성으로 존재하거나 성기외 부위에 발생하는 경우도 있다.

2기 매독에서는 혈행성과 림프성 전파를 통해 몸 전체에 퍼져 여러 형태의 피부증상과 전신증상이 나타난다. 전구증상으로는 발열, 쇠약감, 림프절병, 인후통, 식욕부진, 체중감소, 두통, 근육통, 관절통 등이 있고, 여러 장기를 침범하여 간염, 신장병, 뇌수막염 등이 나타날 수 있다. 환자의 90% 이상에서 피부발진을 보이는데, 매독진(syphilid)은 1~20 mm 크기로 분홍색 및 자주색의 반점, 반구진, 구진, 결절, 고름물집 등 다양한 모양을 보인다. 좀먹은 모양의 머리 탈모반은 머리의 여러 부위에 발생하나 반흔을 남기지는 않는다. 편평콘딜로마는 주로 성기와 항문 주위에 발생하며 수개월 동안 표면이 편평하고 매끈한 양배추모양을 보인다. 구강 점막에서 무통성 원형 미란이 보일 수 있다(대한피부과학회 교과서 편찬위원회 편저, 2008).

3기 매독은 첫 감염으로부터 5~20년 이후에 발생하기 때문에 가임기 연령에서는 드물다. 임상증상으로는 흔히 피부, 간, 뼈 등에 발생하는 고무종(gumma)이 소실과 재발을 반복하고, 신경매독과 심장혈관매독 증상이 나타날 수 있다.

잠복매독은 매독 혈청검사는 양성반응이고 임상증상은 없는 경우로서 감염 후 1년 이내의 조기잠복매독과 1년 이상 경과한 만기잠복매독으로 분류한다. 매독의 경과 기간을 모르는 경우는 만기잠복매독으로 분류한다.

(2) 태아와 신생아감염

태아 감염은 임신부 매독의 어느 병기에서라도 일어날 수 있고 만기매독보다 조기매독에서 감염률이 더 높다. 태아는 임신 중반기까지는 면역능력이 없으므로 18주 이전에 감염된 경우 증상이 나타나지 않는다. 매독감염의 산과적 합병증으로 태아에서는 조기진통, 태아성장지연, 간 이상, 빈혈, 혈소판감소증, 복수, 태아수종, 태아사망 등이 발생할 수 있고, 태반과 양수에서는 태반비대, 말단동맥염, 태반혈관감소, 괴사성탯줄염, 혈관저항증가, 양수과다증이 발생할 수 있다. 신생아가 감염되면 간비장비대, 황달, 저혈소판증, 점상출혈, 피부점막이상, 폐렴, 심근염, 비염, 안장코, 림프절병, 뼈 이상 등이 발생할 수 있다(강중민, 1986; Hollier, 2001; Sheffield, 2002).

3) 진단

매독의 선천성 감염 예방과 치료를 위해 모든 임신한 여성이 산전진찰을 위해 첫 방문 시 매독선별검사를 시행하며, 고위험산모에 대해서는 임신 제3삼분기와 분만 당시에 혈청학적 검사를 다시 시행해야 한다(Workowski, 2015). 모든 매독환자에서 HIV, HBV, 그리고 다른 성매개감염에 대한 검사가 권장된다.

① T pallidum의 직접관찰: 병소의 바닥을 천천히 짜서 나온 장액성 삼출액을 유리슬라이드 위에서 식염액과 섞은 후 암시야검경법과 직접형광항체검사를 통해 관찰한다.

② 매독균비특이항체검사(nontreponemal test): 비특이성 항원인 카디오리핀(cardiolipin)에 반응하는 항체를 검출하는 검사로는 VDRL과 RPR (rapid plasma reagin)이 있다. 항체역가는 매독의 활성도와 서로 연관성이 있기 때문에 선별검사, 증상이 없는 환자의 진단, 치료효과의 판정에 유용하다. 1기와 2기 매독이 치료되면 12개월 이내로 역가가 4배 이하(2회 희석)로 감소하게 된다. 위양성결과를 보일 수 있는 경우는 자가면역질환, 약물오용, 림프종, 감염질환, 간경화, 항인지질항체증후군 등이다.

③ 매독균특이항체검사(treponemal test): T pallidum에 직접 반응하는 항체를 검출하는 방법들로 FTA-ABS, MHA-TP (microhemagglutination assay for antibodies to T pallidum), TP-PA (T pallidum passive particle agglutination test)가 있다. 일반적으로 매독균비특이항체검사의 낮은 특이도 때문에 매독균특이항체검사를 추가로 실시하여 양성임을 확정하였는데, 최근 특이항체검사를 먼저하고, 결과에 따라 비특이항체검사로 항체의 역가를 추적하는 새로운 선별검사를 시행하기도 한다(Centers for Disease Control and Prevention, 2011). 매독에 감염되면 매독균특이항체검사는 일생동안 양성으로 나오게 된다.

④ 태아감염진단: 초음파검사를 통해 감염된 태아에서 보일 수 있는 이상소견을 주의 깊게 관찰해야 한다. 임신 18주 이후 매독 감염이 진단된 31%의 산모에서 간비대, 태반비대, 양수과다증, 복수, 태아수종, 중뇌동맥의 도플러 혈류속도 증가 등의 초음파 이상소견을 보인다(Rac, 2014). 임신 20주 이전에 치료가 성공적이라면 초음파 이상소견은 드물다(Nathan, 1997). 양수천자를 시행하여 양수 PCR을 이용하면 트레포네말 DNA를 검증할 수 있고(Wendel, 1991), 양수의 암시야검경법을 시행할 수도 있다.

4) 치료

우리나라 질병관리본부의 임신부 매독 치료 권장 지침은 다음과 같다(표 49-1).

표 49-1. 임신부 매독의 치료

조기매독	
Benzathine 페니실린 G	240만 단위 근육주사 1회 (약물역동학의 변화가 예상되는 임신 20주 이상의 제태 연령은 1주일 간격으로 2회 요법)
만기매독 (신경매독 제외)	
Benzathine 페니실린 G	240만 단위 근육주사 1주 간격 3회 요법
신경매독	
Potassium crystalline 페니실린 G	300~400만 단위 정맥주사* 6회/일 (18-21일)

*페니실린 정맥주사는 하루라도 빠지면 처음부터 다시 시작한다.
질병관리본부, 대한민국 성매개감염병 진료지침, 2016.

임신부 매독 감염을 Benzathine 페니실린 G로 치료하면서 태아사망과 선천성감염이 현저하게 줄었다. 김흥기 등(1992)은 단일기관에서 10년 동안 발생한 선천성 매독 반응을 보인 신생아 35명에서 임신 중에 치료를 받지 않은 경우는 28건, 치료를 받은 경우는 7건이라고 보고하였다. 임신 중 에리스로마이신(erythromycin)과 아지스로마이신(azithromycin)으로 모체매독을 치료했음에도 선천성매독이 발생했던 많은 사례들을 통해서, 이 약제들의 선천성 매독에 대한 예방효과는 매우 불량하다고 알려졌다(Hashisaki, 1983; Zhou, 2007). 임신부에서는 페니실린 외 대체 치료가 없기 때문에 페니실린에 알레르기가 있는 것으로 확인되면 탈감작 후 치료를 실시한다. 페니실린 탈감작 방법은 처음에 페니실린 100 단위를 30 mL의 물에 희석하여 경구복용 한 후 15분마다 페니실린의 단위를 두 배씩 증가시켜 동일한 방법으로 물에 희석하여 경구복용 한다. 최종 복용 횟수는 14회로, 이 때 복용량은 640,000 단위이고 전체 누적량은 1,296,700 단위가 된다. 경구 페니실린 탈감작 과정을 마친 후 Benzathine 페니실린 G 치료를 시작한다.

Jarisch-Herxheimer 반응은 감염성 질환에 대한 항생제 치료 후 발생할 수 있는, 저절로 호전되는 일시적인 면역반응으로 임신부 매독을 페니실린으로 치료했을 때 약 40% 정도 발생한다(Myles, 1998). 주로 1기, 2기 매독에서 발생하고 잠복매독과 만기매독에서는 거의 발생하지 않는다. 이 반응과 관련하여 태아와 모체에 발열, 빈맥, 두통, 근육통, 자궁수축, 태동감소, 태아심박동감속 등이 10시간 이내에 발생할 수 있으므로 항생제 치료 후 집중적인 관찰이 요구되며 증상에 따라 대증치료를 시행한다.

치료 판정과 추적검사는 VDRL 또는 RPR 검사결과를 따른다. 조기 매독은 치료 후 1, 3, 6개월에 추적검사를 시행하고 치료 후 2년까지 6개월 간격으로 검사한다.

2. 임질

우리나라에서 연령별 임질의 발생현황을 보면 20~29세가 57%로 가장 높고, 그 다음으로 30~39세가 26%, 10~19세가 8%의 발생률을 보이고 있다(국립보건원. 전염병통계연보, 2002). 우리나라에서 2013년부터 2015년까지 보고된 임질의 발생 건수는 총 5,642건으로 2013년도에 1,613건, 2014년 1,698건, 2015년에는 2,331건이 보고되었다(김설희, 2016). 가임기 여성에서의 유병률이 높으나 남자와 달리 여성 환자의 60%에서는 증상이 없는 경우가 많아 질환 확산의 큰 요인이 된다.

1) 원인 및 병인

원인균은 Neisseria gonorrhoeae라는 그램음성 쌍구균으로 인간이 유일한 숙주이며 주로 점막과 샘의 원주상피를 침범한다. 임질 감염의 위험인자로는 저소득층, 다수의 성 배우자, 매춘, 독신, 이른 나이의 성경험, 가출 청소년, 약물 남용, 산전진찰을 받지 않은 경우, 다른 성병에 감염된 경우 등이 알려져 있다.

2) 임상양상

임신한 여성의 임질 감염은 골반염증성 질환과 같은 상부 생식기 감염이 드물고, 주로 하부생식기에 국한된 자궁경부와 요도, 바톨린샘, 스킨샘(Skene's gland) 등에 감염을 일으킨다. 임질 감염의 산과적 합병증으로는 임신 초반기 패혈성 유산, 인공유산 후 자궁감염, 임신 중반기 이후 조산, 조기양막파수, 융모양막염과 분만후 산후감염 등이다. 파종임균감염(disseminated gonococcal infection, DGI)은 발생률이 임질 환자의 0.5~1% 정도이고, 대부분은 여성의 생리나 임신 중에 증상이 발생한다. DGI는 임균의 혈행성 파급으로 생기며 주증상으로는 발열, 출혈성 물집, 고름물집, 관절통 등이고 치명적인 심내막염과 수막염의 발생은 드문 편이다. 임신 중 DGI의 증상은 비임신 시와 유사하고, DGI로 사산된 일례가 있었지만 대체로 항생제 치료에 잘 반응하였다고 보고되었다(Bleich, 2012). 분만 시 수직감염이 되면 신생아 임균성 안질환이 발생할 수 있으며, 각막반흔, 안구천공, 시력상실 등의 합병증이 생길 수 있다. 감염률은 약 40% 정도로 신생아 안구의 예방적 처치를 해야 한다(Mabry-Hernandez, 2010).

3) 선별검사

만약 임질 감염의 위험군이라면 산모가 처음 산전진찰을 시작할 때 임질의 선별검사를 시행하고 임신 제3삼분기 때 다시 한 번 검사를 시행한다. 여성의 경우 질내 상주균이 복잡하기 때문에 직접도말 그램염색만으로는 진단이 어렵기 때문에 꼭 배양검사가 필요하다. 배양법에서는 Thayer-Martin 배지를 주로 사용하며 감수성은 80~95%로 좋으나 배양기간이 약 48시간 걸린다. 배양을 하지 않고 진단하는 방법으로는 PCR 등의 핵산증폭검사(nucleic acid amplification test, NAAT)가 있다. 임질 진단에 있어서 항상 다른 성매개감염이 공존할 수 있다는 것을 염두에 두어야 하며 매독, 클라미디아, HIV에 대한 선별검사를 동시에 시행해야 한다.

4) 치료

세계보건기구에 따르면 최근 호주, 프랑스, 영국, 일본 등 세계 각국에서 임질치료에 유일하게 추천되던 세팔로스포린(cephalosporin)계 항생제 내성보고가 증가되고 있다고 하였다. 국내에서 분리되는 임균 중에는 다약제 내성균주가 흔하며, 특히 퀴놀론(quinolone) 내성 균주가 매우 흔해서 더 이상 임균감염증의 치료를 위해 이 약제를 사용하지 않는다. 우리나라에서도 국내외 전문가의 검토를 거쳐「대한민국 성매개감염병 진료지침 2016」을 개정 발표하였고 그 내용을 임신 중 상황에 맞게 정리하면 다음과 같다.

① 클라미디아 등 동반감염의 우려가 있는 질병을 치료해야 한다. 임신부의 생식기 및 인두 임균감염에서는 세프트리악손(ceftriaxone) 500 mg 또는 1 g을 1회 정맥 또는 근육주사하며 아지스로마이신 1 g을 경구로 1회 병합 사용한다.

② 세팔로스포린에 과민반응을 보이거나 내성을 보여 사용할 수 없을 때는 스펙티노마이신 (spectinomycin) 2g을 1회 근육주사하고 아지스로마이신 1g을 경구로 1회 병합 사용한다.

③ 세픽심(cefixime)은 이미 내성률이 높아져 권장되지 않는다.

환자에게 상대편 성접촉자에게도 감염 사실을 알리도록 권고하며 동일한 치료를 받도록 한다. 임질은 재감염이 흔하기 때문에 치료 후 3~6개월에 반복검사를 하고, 임신 초기 임질을 치료한 병력이 있는 경우에는 임신 후반기에 2차 선별검사를 할 수도 있다.

DGI가 의심되는 경우는 환자를 입원시켜서 빠른 진단과 심내막염이나 수막염 등의 합병증 발생여부를 파악하고, 적합한 항생제 치료를 시작한다. 초기에 세프트리악손 1 g을 매일 1회 근육 또는 정맥주사를 투여하고 아지스로마이신 1 g을 경구로 1회 병합사용 한다(Workowski, 2015). 증상이 호전된 후에도 1~2일간 같은 치료를 지속한다. 뇌수막염 치료는 세프트리악손 1~2 g을 12시간마다 최소한 10~14일간 정맥투여하고, 임질 심내막염은 같은 용법으로 최소한 4주간 치료한다.

3. 클라미디아 감염

우리나라에서 성매개감염 중 가장 흔하게 보고되는 질환으로 표본조사에서 2014년에 3,955명, 2015년에 6,602명, 2016년에 8,438명, 2017년에 5,583명, 2018년에 10,250명으로 꾸준히 증가 추세에 있으며(질병관리본부. 감염병감시 웹통계, 2019), 이는 단지 질병관리본부에 보고된 숫자에 불과하여 실제 감염자는 훨씬 많을 것으로 추정된다. 위험인자는 임질과 동일하다. 일반인구집단을 대상으로 한 클라미디아 유병률 조사에서는 남자 2.2%, 여자 4.7%의 결과를 보였고, 연령별로는 남자는 30대, 여자는 20대에서 가장 높은 이환율을 보였다(박종구, 2007).

1) 원인 및 병인

원인균은 클라미디아 트라코마티스(chlamydia trachomatis)로 혈청형 D부터 K형은 성매개질환을 일으킨다.

2) 임상양상

보통 잠복기간은 2~3주이다. 임신한 여성의 70~80%는 증상이 나타나지 않지만, 약 1/3에서는 화농성 자궁경부염, 하복부 통증, 요도염, 바톨린샘염 등을 보일 수 있다. 임질과 마찬가지로 드물게 골반염, 관절염, 라이터(Reiter) 증후군 등이 발생할 수 있다. 클라미디아에 감염된 산모의 질식분만 과정 중 신생아로 전파율은 30~50% 이다. 수직감염은 신생아 결막염의 흔한 감염성 원인이며, 생후 6개월 이내 영아 폐렴의 원인이 되기도 한다. 임신 중 클라미디아에 감염된 경우 저체중출생아의 발생이 2배 높다고 하였지만(Johnson, 2011), 그 외 유산, 조산, 조기양막파수, 주산기 사망률 등의 산과적 합병증과의 관련성에 대해서는 연구자마다 견해가 다르다. 클라미디아에 감염된 산모에서 융모양막염이나 제왕절개분만 직후 골반감염이 높아지는 것은 아니라고 알려졌고, 질식분만 후 클라미디아가 검출되는 자궁내막염은 분만 후 수주가 지난 뒤에 늦게 발생하는 특징이 있다(Ismail, 1987). 임신부에서 무증상의 클라미디아 자궁경부 감염은 44%가 자발적으로 소실된다고 하였다(Sheffield, 2005).

성병림프육아종(lymphogranuloma venereum, LGV)은 클라미디아 계열의 균 중 혈청형 L1, L2, L2a, L3에 의해 발병하며 샅고랑 림프절의 화농 및 궤양과 발열, 관절통, 전신 무력감 등 전신증상이 특징이다. 초기 균에 노출된 부위인 성기나 항문에 수포나 미란 등이 나타나지만 3~4일 후 흉터 없이 소실되기 때문에 쉽게 인지되지 않다가, 1~2주 후 샅고랑 림프절의 동통성 종창이 나타나고 이들이 융합하여 종괴를 형성하고 천공되면 여러 개의 고름샛길이 형성된다. 여성에서는 질내 감염 시 림프선이 샅고랑보다 직장항문계로 연결되어 있어 급성 직장염 증상이 흔히 나타난다. 경화증과 섬유화는 외음부상피병(elephantiasis)을 유발할 수 있다.

3) 선별검사

최근에 미국 산부인과 학회와 소아과 학회에서는 모든 임신부는 첫 방문 시 클라미디아 선별검사를 시행하고, 임신 제1분기에 치료를 했어도 25세 이하이거나, 감염 위험 요소가 지속되는 임신부의 경우 임신 제3삼분기에 재검사를 권고하고 있다(AAP and ACOG, 2017). 진단법은 주로 상업적으로 제품화된 NAAT를 이용하고 대부분은 클라미디아와 임균을 하나의 검체로 동시에 진단한다. 배양법은 NAAT보다 특이도는 높지만, 민감도가 낮고 가격이 더 비싸다. 검체로는 자궁경부 분비물이나 소변을 채취한다.

4) 치료

임신 중 클라미디아감염 치료는 아지스로마이신 1 g을 1회 경구투여하는 방법이 가장 선호되고, 아목시실린(amoxicillin) 500 mg을 하루 3회 7일간 복용하는 방법도 이용된다. 다른 대체약제로는 에리스로마이신 base 500 mg을 하루 4회 7일간 복용하거나, 에리스로마이신 ethylsuccinate 800mg을 하루 4회 7일간 복용하는 방법이 있다. 퀴놀론, 독시사이클린(doxycycline), 에리스로마이신 estolate는 임신 중에 사용을 피한다. 여성에서 클라미디아감염 치료 후 재감염율은 13.9%로 보고되었고(Hosenfeld, 2009), 치료가 끝난 후 한 달 뒤에 클라미디아감염에 대한 반복검사가 권고된다. 상대편 성적 파트너에게도 치료를 권장한다. 임신 중 LGV의 치료를 위해서는 에리스로마이신 base 500 mg을 하루 4회 21일간 복용한다.

성매개 질환의 전파를 막기 위하여, 현재 성병이 진단된 환자의 성적 파트너에 대한 의학적 진단이나 전문적인 상담 없이 현재 성병환자에게 성적 파트너에 대한 처방까지 제공하는 것을 신속한 파트너 치료(expedited partner therapy, EPT)라고 한다(CDC, 2006a; ACOG, 2015). EPT는 특히 클라미디아 또는 임질에 감염된 여성 환자의 남성 파트너를 치료하는 데 유용하다. EPT는 매독에는 추천되지 않는다(Workowski, 2015).

4. 무른궤양

열대지역 저개발국가에서 흔하게 관찰되는 성매개질환으로 HIV 유병률이 높은 지역에서 많이 발생하고, HIV와 동시에 감염된 사람과 성접촉이 있는 경우 HIV전파 위험은 10~50배 정도 증가한다. 우리나라에서는 발병률이 높지 않고 해마다 1~2건씩 보고되고 있으며 2018년에는 5건이 보고되었다(질병관리본부. 감염병감시 웹통계, 2019).

1) 원인 및 병인

원인균은 Haemophilus ducreyi로 그램음성 막대균이다.

2) 임상양상

성관계 후 약 10일(보통 3~7일) 내의 잠복기를 거친 후 성기 및 샅에 작은 구진으로 시작하여 1~2일 만에 급성으로 도려낸 듯한 통증성 비결절 궤양을 형성하고, 고샅부의 화농성 림프절병을 동반하는 때가 있다.

3) 진단

도말염색 및 배양검사로 균을 증명해야만 확진할 수 있는데, 도말검사를 하면 단지 50% 정도에서 균을 관찰할 수 있고, 또한 적당한 배양배지를 이용하기가 쉽지 않아 배양을 통한 진단도 어려운 경우가 있다. 따라서 다른 성기궤양을 일으키는 질환을 감별하여, 암시야검사에서 스피로헤타가 없고 헤르피스 바이러스 검사에서 음성일 때 추정 진단할 수 있다.

4) 치료

치료법으로는 아지스로마이신 1 g 1회 복용, 에리스로마이신 base 500 mg 하루 3회 7일간 복용 또는 세프트리악손 250 mg 1회 근육주사가 추천된다(Workowski, 2015).

5. 단순포진

우리나라에서 성매개감염 중 두 번째로 흔하게 보고되는 질환으로 2014년에 3,550명, 2015년에 5,019명, 2016년에 6,702명, 2017년에 4,181명, 2018년에 10,035명으로 꾸준히 증가 추세에 있다(질병관리본부. 감염병감시 웹통계, 2019). 대부분의 여성들은 헤르피스 감염을 인지하지 못하지만 가임기 여성 30%가 HSV-2 항체를 가지고 있다는 것을 감안하면 실제 감염자는 훨씬 많을 것으로 추정된다. 국내에서 비뇨기과와 산부인과 내원환자를 대상으로 한 역학조사에서 성기단순포진 감염증의 유병률은 0.58%였다(이승주, 2009).

1) 원인과 병인론

단순포진바이러스(herpes simplex visrus, HSV)는 DNA바이러스이다. 입술포진의 대부분은 HSV-1형이 유발하고, 생식기계감염의 85%는 HSV-2형이 유발하지만 두 유형 모두 입과 생식기계 감염의 원인이 될 수 있다. 특히 젊은 성인들에서는 구강성교의 행위가 증가되기 때문에 HSV-1이 흔한 생식기 감염원이 되고 있다(Roberts, 2005). 입이나 성기의 점막에 감염되어 증식된 HSV는 감각신경을 따라 올라가 HSV-1은 주로 삼차 신경절에 HSV-2는 주로 천골 신경절에 잠복하여 재활성화된다. 한 가지 유형이 먼저 감염된 경우 다른 유형의 감염을 약화 시키는데 일부 연구에서 HSV-1 혈청반응 양성인 여성의 경우에서 증상이 있는 성기 HSV-2 감염이 55~74% 감소하는 경향이 관찰되었다(Bryson, 1993).

산모의 약 22%는 HSV-2에 감염되어 있고, 임신 중 HSV에 대한 음성에서 양성으로 혈청변환은 3.7%라고 보고되었다(Brown, 1997). 신생아 감염경로는 분만 중 감염이 85%로 제일 흔하고, 산후 감염이 10%, 자궁내 감염은 5%이다(James, 2015). 임신 초기에 선천성 헤르피스 감염이 되는 경우는 드물고, 분만 즈음에 HSV 생식기 감염이 있으면 바이러스 노출량이 많고 모체 예방항체의 태반으로의 전달이 부족하기 때문에 신생아 감염이 많이 발생하게 된다. 신생아 감염은 임신 중 처음 HSV생식기 감염되었을 때 33%로 흔히 발생하며, 모체 감염이 재발한 경우는 3% 정도로 드물게 발생한다(Brown, 1991).

2) 임상양상

첫발현(first episode)감염이란 HSV 항체 존재 여부에 상관없이 증상을 처음 인지한 경우를 말한다. 원발성(primary) 감염이란 HSV에 처음으로 감염된 것으로 HSV-1 또는 HSV-2에 대한 항체가 음성인 사람의 병소에서 HSV가 분리되며 대부분은 증상이 없다. 원발성 생식기 HSV-2 감염으로 증상이 나타나는 경우는 단지 1/3 정도로 이는 첫발현 원발성(first episode primary) 감염이라 부른다. 첫발현 비원발성(first episode nonprimary) 감염이란 이미 HSV 이종항체를 가진 사람이 다른 유형의 HSV에 감염되어 증상이 나타나는 경우이다. 예를 들면 HSV-1 항체가 이미 존재하는 여성의 생식기 분비물에서 HSV-2가 분리되는 경우로 이때는 원발감염 후 교차반응 항체의 면역능력을 가지게 되어 증상이 약하다. 재발(recurrent)감염이란 임상적으로 증상이 확인된 것은 처음이지만 이미 존재하는 동종항체를 가진 사람에게서 신경절에 잠복해 있던 바이러스들이 재활성화(reactivation)되어 증상이 나타나는 경우이다. 예를 들면 HSV-2 항체가 이미 존재하는 여성의 성기 단순포진 병변에서 HSV-2가 분리되는 경우이다. 재발감염은 평생 동안 반복적으로 나타나고 나이가 들면서 발생 빈도는 감소한다. 무증상바이러스흘림(asymptomatic viral shedding)이란 임상증상 없이 바이러스가 만들어지는 경우로 주로 이 시기에 성접촉을 통해 HSV가 전파된다. HSV 감염의 세 가지 형태에 따른 증상 및 징후는 다음과 같다(표 49-2).

태아 감염으로 피부물집, 소두증, 소안구증, 뇌염, 맥락망막염 등이 발생할 수 있다. 임신 초반기 원발감염과 유산과의 관련성은 적다고 알려졌고, 분만진통 시작 전 무증상흘림은 조기진통과 관련이 있다고 하였다(Brown, 1996).

신생아 감염은 피부와 눈 그리고 입 침범 40%, 중추신경계 질환 30%, 파종 질환 32% 정도로 나타날 수 있다. 다른 감염보다 내부장기나 중추신경계 감염이 훨씬 많이 발생하여 항바이러스제 치료에도 불구하고 치명률이 높다. 치료하지 않으면 신생아단순포진의 사망률은 65%에 이른다. 중추신경계감염이 발생한 생존 신생아 중 정상적인 성장이 가능한 경우는 단지 10% 미만이다.

3) 진단

병변이 비전형적인 경우에는 임상적 진단을 피하고, 실험실 검사를 통한 진단이 권장된다.

바이러스 배양검사는 확진검사로서 민감도가 높고 HSV의 아형도 알 수 있으나 검체를 다루기가 어렵고 바이러스 분리 기간이 1~2주 걸리기도 한다. PCR은 민감도가 가장 높은 검사로 아형확인이 가능하고 중추신경계나 뇌척수액의 감염 진단에 적합하고 1~2일 이내 결과를 알 수 있다. Gardella 등(2010)은 검사과정이 단지 2시간 걸리는 실시간 정량 PCR을 개발하였는데, 분만진통 중이라도 빠르게 결과를 알 수 있어 이에 따라 치료 방향을 결정할 수 있게 되었다. 배양과 PCR 검사 모두 특이도가 높은 검사이지만 그 결과가 음성이라고 해서 감염이 되지 않았다고 말할 수는 없다.

혈청학적 검사는 Western blot이나 ELISA를 이용하여 HSV의 당단백질인 G1, G2에 대한 항체를 검출하는 것으로 민감도와 특이도가 매우 높다. 원발감염 직후 급성기 검체에서는 항체가 검출되지 않으며, 대부분의 환자에서 3주 이내에 항체가 검출되고 12주에는 70% 이상에서 항체가 검출된다. IgM 항체는 감염 후 수개월 내에 소실된다.

임신한 모든 산모를 대상으로 시행하는 혈청학적 헤르피스 선별검사에 대하여 비용대비 효과 논란이 지속되고 있으므로, 명백한 장점이 증명될 때까지 일상적인 선별검사는 권고되지 않는다.

표 49-2. HSV 감염 형태에 따른 증상 및 징후

첫발현 원발성감염	첫발현 비원발성감염	재발감염
• 잠복기간 6~8일(1~26일) • 가렵고 따끔거리는 홍반판 • 광범위 통증성 물집 및 궤양 • 사타구니 샘염증 • 자궁경부염 • 전신증상(발열, 근육통 등) • 파종성(간염, 뇌염, 폐렴 등) • 임상경과(3~4주)	• 약한 통증 • 국소 병변 • 경미하고 드문 전신증상 • 드문 합병증 • 짧은 임상경과(평균 16일)	• 약한 통증 • 국소적이고 적은 수의 병변(원발 병변의 10% 정도) • 드문 전신증상 • 짧은 바이러스 확산(2~5일) • 짧은 임상경과(평균 10일)

4) 치료

항바이러스요법이 치료의 근간이며 분만 전후 바이러스흘림을 최소화하여 신생아 감염을 예방하는 데 중점을 두어야 한다. 증상이 심한 경우 진통제, 국소도포마취제, 변비약을 사용하고, 배뇨신경 침범으로 요정체가 발생한 경우는 도뇨관 거치와 입원치료가 필요하다.

(1) 항바이러스요법

항바이러스요법은 증상을 경감하고 부작용을 예방하고 바이러스의 확산을 막는 데 효과적이므로 임상적 진단만으로도 치료를 시작할 수 있다. 그러나 바르는 국소항바이러스요법은 효과가 증명되지 않아 권장되지 않는다. 현재 사용할 수 있는 항바이러스제는 아시클로버(acyclovir), 발라시클로버(valacyclovir), 팜시클로버(famciclovir) 등이다. 발라시클로버는 경구복용 시 약물흡수를 개선시킨 전구약물로 체내에서는 아시클로버로 바뀌어 작용한다. 임신 중에 아시클로버에 노출되었던 1,200명 이상의 신생아를 상대로 한 연구에서는 기형 발생률이 높지 않았다(Stone, 2004). 임신 중 사용된 팜시클로버에 대한 자료는 아직까지 제한적이다.

억제요법이란 HSV에 감염된 사람의 재발을 억제하기 위해 항바이러스제를 장기간 투여하는 것이다. 임신 전부터 HSV 감염되었던 경우 억제요법이 효과가 있는지 알 수 없지만, 임신 중에 HSV감염이 있던 산모에게 임신 36주부터 억제요법을 실시했을 때 임상적 재발, HSV 출현에 따른 제왕절개율, 무증상흘림이 현저하게 감소하였다(Sheffield, 2006; Scott, 2002). 억제요법을 실시하여도 신생아 감염을 모두 예방할 수 없다고 한다(Pinninti, 2012).

한국과 미국 질병관리본부의 단순포진 치료지침을 임신 중 상황에 맞게 정리하면 다음과 같다(표 49-3).

표 49-3. 임신 중 HSV 감염 치료

원발감염, 첫발현감염[1]	
아시클로버	400 mg 3회/일 경구(7~10일)
발라시클로버	1 g 2회/일 경구(7~10일)
재발감염[1]	
아시클로버	400 mg 3회/일 경구 (5일) 또는 800 mg 2회/일 경구 (5일) 또는 800 mg 3회/일 경구(2일)
발라시클로버	500 mg 2회/일 경구(3일) 또는 1 g 1회/일 경구(5일)
억제요법[2](임신 36주부터 분만할 때까지 치료)	
아시클로버	400 mg 3회/일 경구
발라시클로버	500 mg 2회/일 경구

증상 발생 후 가급적 빨리 항바이러스요법을 시작해야 효과적이다.
1: 질병관리본부, 대한민국 성매개감염병 진료지침, 2016.
2: American College of Obstetricians and Gynecologists, 2016b.

(2) 분만

전에 HSV에 감염되었던 산모가 분만에 임박하면 가렵고 따끔거리는 전구증상이 있는지 확인하고, 외음부, 질, 자궁경부를 주의 깊게 관찰하며 의심병변이 있으면 바이러스 검사를 시행한다. 생식기에 활성적인 병변이 있거나 전구증상이 있는 산모는 제왕절개술을 시행한다(ACOG, 2012). 활성적인 생식기병변이 없거나, 활성병변이라도 생식기 외에 있을 때는 병소를 잘 밀폐한 상태로 질식분만을 시행한다. 조기양막파수 되었을 때 헤르피스 병변으로부터 태아로의 상행감염은 발생하지 않는다고 알려졌다. 현재까지 양막파수 경과기간과 제왕절개술의 신생아감염 예방효과 감소의 상관관계는 알려지지 않았다.

(3) 모유수유

유방에 HSV 병변이 없다면 수유가 가능하다. 수유 전후 철저하게 손을 씻어야하고 병변부위가 신생아에 닿지 않도록 주의한다. 아시클로버나 발라시클로버는 수유 중에 사용 가능하며 유즙으로는 소량 분비된다.

(4) HIV 동시 감염과 파종성 감염

HSV 감염인이 HIV와 동시에 감염되었을 때 타인에게 HIV 전파의 위험이 더 높아진다. HIV 동시 감염되었거나 파종성 감염의 경우 증상이 완화될 때까지 아시클로버 5~10 mg/kg 하루 3회 2~7일간 정맥투여한 후 전체 치료

기간이 10일 이상 될 때까지 경구용 제제를 추가 투여한다 (Workowski, 2015).

6. 인간면역결핍바이러스 감염증

UNAIDS 2018년도 국제통계에 의하면, 2017년 세계 HIV 신규 감염인 수는 약 180만 명이며 이 중 15세 이상 감염인이 약 160만 명으로 2010년 약 190만 명에 비해 16% 감소되었다. AIDS로 인한 사망은 2017년 약 94만 명으로 2005년 190만 명에 비해 49% 감소되었다. 현재 전 세계적으로 생존하고 있는 HIV 감염인은 약 3,690만 명으로 추정된다. 우리나라는 아직까지 세계적 차원에서는 HIV 감염률이 낮은 수준으로 유지되고 있으나, 1985년 인체면역결핍바이러스 감염인이 보고된 이후 최근에는 매년 1,000여 명이 새롭게 신고 되고 있어 증가 추세를 보이고 있다. 2017년에는 1,191명의 신규 HIV/AIDS 감염인이 신고 되어 2015년 대비 39명(4%)이 증가하였다. 신규 감염인의 성별 분포를 살펴보면, 남성 1,089명, 여성 102명으로 11.8:1의 성비를 보였고, 내국인은 남성 959명, 여성 50명으로 남성이 여성보다 19.2배 더 높았으며 외국인은 남성 130명, 여성 52명으로 남성에서 2.5배 높은 것으로 나타났다. 연령대는 20대가 394명(33.1%)으로 가장 많았으며, 30대 290명(24.3%), 40대 212명(17.8%)순이었다. 2017년 현재 HIV/AIDS 감염 내국인은 12,320명으로 남성 11,458명(93.0%), 여성 862명(7.0%)이다(질병관리본부, HIV/AIDS 신고현황연보, 2018).

HIV 감염은 규칙적이고 적극적인 항레트로바이러스제 복용 등 올바른 치료와 건강관리를 지속한다면 감염상태로 30년 이상 생존 가능한 만성질환으로 여겨지고 있다.

1) 원인과 병인론

(1) 병원체

HIV는 RNA 레트로바이러스(retroviruses)이다. HIV-1과 HIV-2는 인체의 림프구 친화성 바이러스로 CD4+ T세포와 CD4+ 단핵구에 감염을 일으킨다. HIV 감염자 대부분은 HIV-1에 감염된 상태이다. HIV는 인체를 벗어나서는 바로 비활성화 되거나 사멸하게 된다.

성접촉 시 점막의 수지상세포(dendritic cells)가 HIV의 외피 당단백에 부착하여 HIV를 T 림프구에 인도하고, 림프구의 CD4 당단백 표면수용체는 바이러스의 세포진입을 위한 수용체로 작용한다. 한번 감염된 HIV는 인간의 면역체계에 의해서 제거되지 않으며, 시간이 지나면서 T 세포가 점차 감소하고 결국 심각한 면역결핍상태가 된다(Fauci, 2005). HIV 감염 고위험 인자로는 주사제 마약사용과 매춘 그리고 다수의 성접촉자, HIV에 감염되어 있거나 감염이 의심되는 배우자, 다른 성매개감염을 가지고 있는 경우 등이다.

(2) 감염경로와 주산기 전파

HIV 감염은 주로 성접촉에 의해 발생하고 그 외 감염된 혈액과 혈액 오염물질, 모자간 수직감염에 의해 발생한다. 감염인과 한 번의 성접촉으로 HIV에 감염될 확률은 0.1% 이하로 낮은 편이다. 2012년도 보건복지부 통계에 의하면 국내 HIV 감염인의 감염경로가 확인된 6,213명 중 성접촉에 의한 감염이 6,158명(99%), 수혈/혈액제제에 의한 감염이 46명(0.8%), 수직감염이 7명(0.1%), 마약주사기 공동사용으로 인한 감염이 2명으로 알려졌다. 우리나라의 후천성면역결핍증예방법에 의하면 감염인이 자신의 질병사실을 의료진에게 알릴 의무는 없지만 HIV 전파가 우려되는 성관계에 대해서는 질병사실을 고지하도록 규정하고 있다.

수직감염은 임신 중 태반을 통해 감염되거나, 분만과정에서 발생하거나, 모유수유를 통해서 발생한다. 세계적으로 신생아 및 소아에서의 HIV 감염 중 90%가 수직감염에 의한 것이다. 예방조치를 하지 않았을 때는 20%에서 HIV 수직감염이 발생한다고 알려졌고(Cooper, 2002), 적절할 예방조치를 시행한 경우는 수직감염율을 1%이하로 낮출 수 있다고 하였다(Forbes, 2012). 조산아와 조기양막파수된 경우에 수직감염율이 더 높다고 알려졌는데, 항바이러스제 치료로 HIV 부하량을 1,000copies/mL 이하로 낮추면

4시간 이상의 양막파수 동안에도 수직전파의 위험이 더 높아지지는 않는다고 한다(Cotter, 2012). 대부분 모유수유에 의한 HIV감염은 6개월 이내 발생한다(Nduati, 2000). 분만 당시 태반 혈장에서 감염의 지표인 싸이토카인이나 케모카인이 증가한 경우는 분만과정 중 감염보다는 이미 자궁 내에서의 감염과 관련이 있다고 하였다(Kumar, 2012).

임신 중 적절한 항레트로바이러스제로 치료 받고 있는 산모는 양수천자나 침습적 검사로 인해 수직감염이 증가하지 않는다(Florida, 2017). 양수천자를 시행할 때 태반을 통과하지 않도록 주의해야 한다(Panel on Treatment of HIV-Infected Pregnant Women and Prevention of Perinatal Transmission, 2016).

주산기 HIV의 전파위험은 모체 혈장의 HIV RNA의 양과 비례하는데 400 copies/mL 이하이면 1%, 400~3,500 copies/mL이면 5%, 3,500~10,000 copies/mL이면 9%, 10,000~30,000 copies/mL이면 15%, 30,000 copies/mL 이상이면 23%의 신생아 감염 위험이 있다(Cooper, 2002). 하지만 HIV에 감염된 경우 전파 여부를 결정하는 것은 혈중 바이러스 유무 그 자체이므로, HIV RNA의 양이 적거나 심지어 현행 검사에서 검출되지 않더라도 HIV는 전파될 수 있음을 주지해야 한다(질병관리본부. 감염병관리, 2012).

임신 시에 다른 성매개감염과 HIV 감염이 동시에 있을 때 HIV의 수직감염을 줄이기 위한 일환으로 동시 존재하는 성매개감염에 대한 치료의 전략을 세울 수 있을 것이다. 그러나 Chen 등(2008)은 HSV-2 감염과 HIV 수직감염의 위험과는 관련이 없다고 하고, Bollen 등(2008)은 HSV-2와 동시 감염이 되었을 때 분만과정 중 HIV 수직감염의 위험이 높다는 상반된 결과를 보여주고 있어, 다른 성병을 치료하는 것이 HIV 전파를 막는 효과적인 전략인지 더 많은 연구가 필요하다.

(3) 임신의 영향

항레트로바이러스제 치료가 가능한 경우 임신과 임신의 횟수가 HIV 감염인의 면역학적 과정에 크게 영향을 주지 않는 것으로 보인다(Calvert, 2015).

2) 임상양상

(1) 임상증상

① 급성 감염기

HIV에 감염된 후 1개월 내외에 약 30~50% 환자에서 체중 감소, 열, 야간 발한, 전신피로, 발진, 두통, 림프절병, 인후염, 근육통, 관절통, 오심, 구토, 설사 등 다른 바이러스 감염에서도 나타날 수 있는 증상이 10일 이내로 지속될 수 있다. 급성 감염기의 증상은 비특이적이거나 증상이 없을 수도 있기 때문에 HIV 감염여부가 의심스럽다면 반드시 검사를 통해 확인해야 한다.

② 무증상기

초기 증상이 약화된 후에 바이러스혈증은 점차 감소하다가 특정 지점에서 만성적인 상태로 유지된다(Fauci, 2007). 이 시기에는 특별한 증상이 없으며 본인이 검사를 받지 않으면 자신도 감염사실을 모른 채 다른 사람에게 성접촉 등을 통해 감염시킬 수 있다. 무증상의 바이러스혈증이 AIDS로 진행하는 데는 대략 10년으로 알려져 있으며 이 기간 동안 서서히 면역기능이 감소한다.

③ 발병기

무증상기를 거치면서 면역저하가 심해져 한계점에 도달하게 되면 AIDS가 발병한다. AIDS란 CD4+ 림프구의 수가 200/mm^3 미만이거나 여러 종류의 기회감염이나 종양이 발생할 수 있는 심한 면역결핍의 병적 상태에 있는 것을 말한다. 흔한 증상으로는 전반적인 림프절병, 입안털백색판증, 아프타성 궤양, 혈소판 감소증, 빈혈 등이 있다. 기회감염으로는 식도와 폐 칸디다증, 지속되는 단순포진과 대상포진, 뾰족콘딜로마, 폐결핵, 거대세포바이러스 폐렴, 망막염, 위장관 질환, 전염성연속종, 뉴모시스트폐렴, 톡소플라즈마증 등이 있는데 우리나라에서 제일 흔한 기회감염은 결핵과 폐렴이다. 발생할 수 있는 종양으로는 자궁경부암, 카포시육종, 버킷림프종 등이 있다. 신경학적 증상도 흔하여 절반이상이 증상을 보이는데 치매, 말초신경병, 만성뇌수막염, 길랑-바레증후군 등이 발생할 수 있다. 그 외 전신질환으로 심근병증, 근병증, 콩팥병 등이 발생할 수 있다.

(2) 주산기 합병증

HIV에 감염된 산모에서 정상 산모보다 임신성 당뇨, 전자간증, 조기자궁수축, 조기양막파수 등의 산과적 합병증이 더 많다고 보고되었다(Reitter, 2014). Ndirangu 등(2012)은 산모의 HIV감염이 자궁내성장지연의 위험을 높이지만 조산과는 관련이 없다고 하였다.

3) 임신 전 상담과 HIV 선별검사

(1) 임신 전 상담

HIV 감염인에게 임신 중 항레트로바이러스 치료의 위험과 이득에 대해 설명을 하고 동의를 구해야 한다. 특히 비임신 시라면 항레트로바이러스 치료의 적응증에 해당하지 않는 HIV 감염인이라도 임신 중에는 치료를 빨리 시작해야 주산기 감염을 예방하는 데 더 효과적이라는 사실을 이해시킨다. Efavirenz는 태아의 신경관결손의 위험이 있기 때문에 임신 중 제1삼분기에는 이 약을 사용하지 말아야 한다. 임신을 원하지 않는 경우 효과적인 피임을 해야 한다. 만약 임신 전 HIV 감염 여부를 알고 싶다면 보건소에서 시행하는 HIV 무료 익명검사를 이용하면 감염 사실에 대한 비밀을 보장받을 수 있다.

(2) 선별검사

국내의 거의 모든 산부인과 병·의원에서는 임신부가 산부인과를 처음 방문할 때 HIV 선별검사를 실시하고 있으며, 분만 당시에 HIV 반복 검사를 시행하고 있다. 미국산부인과학회에서는 HIV나 AIDS의 유병률이 1명/1000인년 이상인 지역에 거주하거나 HIV 감염 고위험 인자를 가진 여성은 임신 제3삼분기에 HIV 반복 검사를 권고하고 있다(ACOG, 2011).

① 선별검사

선별검사는 민감도가 높은 효소면역분석법(enzyme immunoassay, EIA)을 이용하여 HIV 항체를 검출한다. 선별검사에서 양성이 나오면 재검을 시행한 후 다시 양성이면 확진을 위하여 특이도가 높은 Western blot이나 면역형광분석(immunofluorescence assay, IFA)을 시행한다. 확진검사의 위양성은 드물다(CDC, 2010). 초기 감염 후 항체 생성까지는 약 3~6주의 항체미검출기간이 있는데, 이 시기에 항체 검출이 되지 않았다고 해서 초기 감염을 배제할 수는 없다. 이 시기에 HIV감염 확인을 위해서는 HIV의 p24 중심 항원을 검출하는 항원검사법을 이용하거나, NAAT를 이용하여 RNA를 검출하는 것이 도움이 된다. 최근에는 항체미형성기의 감염 확인 소요시간을 단축하기 위하여 항원과 항체를 동시에 검출할 수 있도록 EIA 선별검사가 개발되었다.

② 신속 HIV 검사

신속 HIV 검사란 HIV 항체를 정성적으로 검출하는 면역분석기법으로 여러 종류의 키트형태의 제품이 상용화되고 있으며, 검사 결과는 15~30분 이내에 알 수 있다. HIV에 감염되었어도 항체미검출기간에는 음성으로 나올 수 있다. HIV에 감염여부에 대한 정보를 전혀 알 수 없는 산모가 분만과정에 있는 경우, 신속 HIV 검사 결과에 따라 주산기 수직감염을 막기 위한 조치를 실행할지 판단할 수 있다.

③ 검사결과에 따른 조치

선별검사와 확진검사에서 양성으로 나온 산모의 경우는 HIV 분야 전문가와 함께 협진한다. 초기에 HIV RNA 부하량, CD4+ T 세포의 수, 항바이러스제 내성검사를 시행하고, HSV, CMV, HCV, toxoplasmosis 등과 공동감염이 있는지 확인하고, 흉부 X선과 결핵피부반응검사를 시행하여 결핵과 폐렴 유무를 확인한다. 필요에 따라 폐렴구균, 인플루엔자, HBV, HAV, TdaP에 대한 예방접종을 시행할 수 있다. 확진검사의 결과가 나오기 전 선별검사에서 양성인 경우에는 산모와 신생아의 HIV 감염 가능성과 동시에 검사의 위양성 가능성도 환자에게 설명하며, 확진을 위한 Western blot이나 IFA를 시행한 후 검사 결과가 나오기 전이라도 즉각적으로 분만 중 항바이러스제로 예방적 치료를 시작한다. 소아과 의사에게 산모의 검사 결과를 알려 분만 후 신생아에 대한 적절한 예방 조치가 이루어질 수 있도록 한다. 분만 후 산모는 확진 검사가 나올 때까지 모유수유는 시도하지 않는다. 선별검사 결과가 음성이면 향후 확진 검사는 필요 없지만, 최근 수개월 이내에 HIV에 노출이 되었던 산모라면 반복검사를 시행하여 감염 여부를 확실히 해야 한다.

4) 치료

(1) 항바이러스제 치료

바이러스 부하량과 CD4+ T 세포수에 관계없이 HIV에 감염된 모든 임신 여성은 가급적 빨리 치료를 받아야 한다. 임신 중 항레트로바이러스제 치료와 분만진통 중에 투여하는 zidovudine 정맥주사 예방요법으로 주산기 HIV 전파는 1~2% 이하로 현격하게 감소하였다. HIV에 감염된 임신 여성의 치료에 선호되는 항바이러스제로서 뉴클레오시드 역전사효소 길항제(nucleoside reverse transcriptase inhibitors, NRTI), protease 길항제(PI), integrase 길항제가 있다.

Panel on Treatment of HIV-Infected Pregnant Women and Prevention of Perinatal Transmission (2016)에서 권장하는 임신 중 항바이러스제 치료 지침을 정리하면 다음과 같다.

① 항레트로바이러스 치료를 받지 않은 HIV에 감염된 산모의 경우는 임신의 주기와 상관없이 ART (antiretroviral therapy)를 시작한다. 일반적인 ART 용법은 두 종류의 NRTI에 한 종류의 PI나 integrase 길항제를 병용하는 것이다. 선호되는 NRTI 두 종류의 조합은 abacavir/lamivudine, tenofovir disoproxil fumarate (TDF)/emtricitabine, or TDF/lamivudine이다. Abacavir는 과민반응을 일으킬 수 있기 때문에 약물 사용 전 HLA-B*5701검사를 하고 그 결과가 양성인 경우에는 사용하지 말아야 한다. 선호되는 PI는 atazanavir/ritonavir 또는 darunavir/ritonavir이고 integrase 길항제는 raltegravir이다. 임신 초반기부터 ART를 시작한 HIV에 감염된 산모의 경우 효과적으로 바이러스를 억제하고 있다면 현행 치료를 지속한다. 어떤 약으로 시작했건 충실한 복용이 약물의 내성을 줄이는 데 중요하다.

② 임신 전부터 항레트로바이러스제를 꾸준히 투여 받다가 임신한 산모의 경우는 적절하게 바이러스혈증이 억제되고 있다면 현행 치료를 지속하지만 만약 바이러스가 검출되면 항바이러스제 내성검사를 보낸다. Didanosine, stavudine, full-dose ritonavir는 태아기형을 유발하기 때문이 아니라 임신 독성 때문에 임신 중 쓰지 않는다.

③ 예전에 항레트로바이러스제를 투여 받았다가 중단한 상태에서 임신한 산모의 경우는 예전의 항바이러스치료가 약물저항을 증가시키므로 항바이러스제 내성검사를 받아야 한다. 약물 내성검사 결과가 나오기 전이라도 이전 약물의 저항성과 과거 사용했던 용법에 기초하여 용법을 재구성하고 ART를 시작한다.

④ 분만 전 경구 ART를 투여하던 사람들은 진통 중에도 소량의 물과 함께 복용한다. 분만에 임박하여 HIV RNA 부하량이 1,000copies/mL 이상이거나 부하량을 알 수 없을 때는 정맥 내로 zidovudine 2 mg/kg을 1시간 이상에 걸쳐 정맥부하 후 분만이 끝날 때까지 1 mg/kg/hr의 투여를 유지한다. HIV에 감염된 산모의 제왕절개술 때 3시간 전부터 zidovudine을 정맥 투여를 시작한다.

⑤ HIV RNA 부하량이 500~1,000copies/mL 이상인 경우에는 항바이러스제 내성검사를 보내고 결과가 나오기 전이라도 ART를 시작해야 한다. 새롭게 치료를 시작했거나 기존 치료를 변경한지 2~4주가 지나면 HIV RNA가 발견되지 않을 때까지 매달 검사를 진행하고 그 후 3개월마다 검사를 진행한다. 대부분의 환자가 적절한 반응을 보인다면 치료 시작 1~4주 이내 최소 1-log 바이러스 부하량이 감소한다. CD4+T 세포수도 처음 방문 때 검사한 후

3~6개월마다 모니터링 해야 한다. 만약 HIV RNA 부하량이 감소하지 않거나 오히려 증가한다면 약제 내성과 약물 순응도를 살펴본다. 흔한 문제는 환자들이 임신 중 충실하게 약물을 복용하지 않는다는 것이다.

(2) 주산기 HIV 전파예방을 위한 산과적 처치

HIV에 감염된 산모가 HIV RNA 부하량이 1,000copies/mL 이상인 경우에는 자발적인 진통의 시작이나 양막파수가 되기 전 임신 38주에 계획된 제왕절개분만이 권장된다(ACOG, 2017b). 만약 RNA 부하량이 1,000copies/mL 이상에서 자발적인 진통의 시작했거나 양막파수가 된 후에 제왕절개를 시행하여도 효과가 있는지는 확실하지 않고, RNA 부하량이 1,000copies/mL 이하인 경우에는 제왕절개술이 일상적으로 권고되지는 않는다(Panel on Treatment of HIV-Infected Women and Prevention of Perinatal Transmission, 2016). 제왕절개술이 예정된 HIV 감염 여성의 수술 전 1시간 동안 zidovudine을 정맥부하하고, 2시간 이상 유지요법을 실시하여 총 3시간 이상 투여가 지속되도록 한다.

분만 진통을 하는 경우에 양막이 온전한 상태라면 인위적인 양막파수와 침습적인 태아감시장치는 피하고 겸자분만이나 흡입분만도 가능한 피한다. 전파의 위험을 줄이기 위해 분만 시간을 단축할 필요가 있다면 옥시토신으로 자궁수축 증강요법을 시행한다. 미숙아의 경우 탯줄결찰 시기를 늦춰 태반 수혈을 할 수 있다. 산후출혈 조절목적으로 사용하는 메덜진(methergine)이나 에르고트 알칼로이드는 NRTI나 PI와 반응하여 심각한 혈관의 수축을 초래할 수 있다.

(3) 항바이러스 치료제의 태아와 신생아에 대한 약물독성

자궁내에서 zidovudine에 노출된 경우 심장결함과의 관련성이 보고되었다(Sibiude, 2014). 자궁내에서 ART에 노출되었던 신생아의 경우 심각한 빈혈(Dryden-Peterson, 2011)이 발생한 보고가 있었다.

5) 산후관리

분만 후에도 항레트로바이러스제 치료를 중단하지 않고 치료를 지속해야 한다(Panel on Treatment of HIV-Infected Pregnant Women and Prevention of Perinatal Transmission. 2016). 임신 전과 임신 중 항레트로바이러스제를 복용한 산모의 바이러스 부하량이 50copies/mL이하인 경우 신생아의 수직감염은 보고되지 않았기 때문에(Mandelbrot, 2015) 임신을 계획하는 사람은 항레트로바이러스제 치료로 수정 전 바이러스 부하량을 낮추는 것이 이상적이다. 임신과 임신 사이 바이러스 부하량이 낮으면 다음 임신의 수직감염 위험이 줄어든다고 한다(Stewart, 2014).

HIV에 감염된 경우 모유수유는 권장되지 않는다(Panel on Treatment of HIV-Infected Women and Prevention of Perinatal Transmission, 2016). 모유수유 중 감염률은 30~40%이고 바이러스 부하량이 증가할수록 높아진다(Slyker, 2012). WHO의 2016년 지침에 의하면 영아로의 HIV전파를 막기 위한 항바이러스제를 이용할 수 없는 상황일지라도, 감염성 질환과 기아 상태가 영아 사망의 주요 원인이 되는 영양 결핍 국가에서는 처음 6~12개월간 제한된 모유수유를 하도록 권하고 있다.

성적 상대남자가 HIV에 감염되어 있지 않다면 콘돔이 가장 효과적인 피임방법이다. 어떤 피임법을 사용하든지 성매개감염 예방을 위해 추가로 콘돔을 사용하도록 권장하고 있다. 성적 파트너가 HIV에 감염되어 있고 여성은 감염되어 있지 않다면 성적 파트너는 ART를 적용하고 여성도 예방적 차원의 항레트로바이러스제 치료를 시작한다. 임신을 원하는 경우 충분한 상담을 거친 부부는 콘돔 없이 성교를 하거나 정자를 세척 후 인공수정 또는 시험관시술을 시행할 수 있다(Kawwass, 2017).

7. 인간유두종바이러스 감염증

흔한 성매개감염 중 하나로 성적활동이 왕성해지는 시기인

청소년기와 젊은 성인기에 감염되기 시작한다. 국내의 연구에서 18~79세 일반 인구 집단의 여성에서 인간유두종바이러스(human papilloma virus, HPV) 유병률은 34%로 보고되었다(Lee, 2012).

1) 원인과 병인론

HPV의 유형은 100가지가 넘는데 그 중 30가지 이상의 유형이 생식기 감염을 유발한다. 자궁경부형성이상과 암을 일으킬 수 있는 고위험 HPV 중 62% 이상이 16, 18형과 관련이 있다. 저위험 HPV 6, 11형은 주로 성기의 피부점막에 발생하는 사마귀인 뾰족콘딜로마(condyloma accuminata)의 원인이 된다.

2) 임상양상

대부분 자각증상이 없고 무증상이다. 바깥으로 자라는 성기사마귀의 잠복기는 1~8개월이고, 전염력이 매우 강하여 한 번의 성접촉으로 약 50%가 감염될 수 있다. 뾰족콘딜로마는 주로 저위험 HPV에 의해 발생하지만 중등도 또는 고위험 HPV에 의해 발생하기도 한다. 임신 중에는 더 흔하게 발생하고 여러 군데에 발생하며 크게 자라는 경우가 많다. 외음부, 자궁경부, 질, 샅, 항문 등과 같이 털이 없으며 불완전하게 각화된 부위에서 산딸기나 닭볏 모양처럼 자라나와 덩어리져서 질식분만을 어렵게 하거나 회음절개벌어짐의 원인이 될 수 있다. 고위험 HPV의 감염은 조기양막파수와 관련이 있다고 하였다(Cho, 2013).

소아기에 후두에 발생한 양성 종양인 후두유두종증을 드물게 볼 수 있는데, 이는 분만 당시 신생아가 주로 HPV 6, 11형에 감염된 물질을 흡입하여 발생한 것이다. Smith 등(2004)은 부모와 신생아의 HPV 유형 일치성에 대한 연구를 통해 신생아 수직전파는 매우 드물다고 보고한 반면, Hahn 등(2013)은 수직전파율이 21%라고 보고하는 등 연구자마다 다른 결과로 혼란스러운 상태이다.

3) 진단

외음부와 항문 주변에 뾰족콘딜로마가 관찰될 때 반드시 질경검사를 시행하여 질 내부와 자궁경부를 철저하게 살펴봐야 한다. 외음부에 새롭게 생긴 뾰족콘딜로마는 반드시 생검이 필요한 것은 아니지만, 자궁경부에 발생하였거나 비전형적인 형태의 사마귀는 감별진단을 위하여 조직검사가 필요하다.

4) 치료

HPV의 박멸을 보장하는 치료법은 없는 실정이지만 세포면역반응에 의해 자연히 소실될 수도 있다. 생식기사마귀는 치료에 상관없이 대부분 2년 이내에 완전히 사라지고 임신 중에 있었던 것들도 분만 후 3개월 이내에 퇴화하나 이것이 HPV가 박멸되었음을 의미하지는 않는다. 임신 중 눈에 보이는 뾰족콘딜로마의 치료 목표는 모체와 태아에 해를 주지 않으면서 사마귀 덩어리를 제거하는 것이지 HPV를 완전히 박멸하기 위한 것은 아니다.

임신 중 뾰족콘딜로마의 치료법으로는 삼염화 또는 이염화아세트산(trichloroacetic or bichloroacetic acid) 80~90% 용액을 일주일에 한 번 국소도포, 냉동치료, 전기지짐, 레이저절제술, 수술적 절제법이 있다. 전기지짐이나 레이저절제술 시 발생하는 연기에 HPV 입자가 포함되어 있어 시술자에게 후두유두종증이 발생할 수 있다고 알려져 있으므로 이런 시술을 시행할 때는 필터를 갖춘 연기흡입장치를 갖추고, 시술자는 특수 마스크를 착용하여야 한다. 포도필린, 포도필록스, 5-플루로우라실, 인터페론, 이미퀴모드, 사인카테킨(sinecatechins)은 모체와 태아에 대한 독성 때문에 임신 중 사용하지 않는다.

현재로서는 제왕절개분만이 수직감염을 낮추는지 확실하지 않기 때문에 뾰족콘딜로마가 산도를 막아 질식분만이 불가능한 경우를 제외하고는 HPV 신생아전파를 예방하기 위해 제왕절개를 시행하는 것은 추천되지 않는다(CDC, 2010).

현재 장기적인 예방을 위해 상용화된 백신은 3가지가 있다. 가다실(Gardasil)은 HPV 6, 11, 16, 18에 대한 4가 백신인데 여기에 더해 HPV 31, 33, 45, 52, 58까지 예방해주는 가다실 9로 대체되고 있다. 써바릭스(Cervarix)는 HPV 16, 18에 대한 2가 백신이다. 이들 백신은 15~26세에 첫 회 접종 후 1~2개월, 6개월 일정으로 3회 접종한다. 최근 9~14세 소녀에게는 첫 회 접종 후 6~12개월 일정으로 2회 접종이 권고된다(Meites, 2016). HPV 백신은 9~26세 여성에게 허가되었고, 예방접종 집중 대상 연령은 11~12세이다. 이들 예방접종은 임신 중에 시행하지 않는 것이 원칙이지만 부주의하게 노출된 예에서 유산 등의 임신의 합병증은 보고되지 않았다(Moreira, 2016). 만약 예방접종을 시작한 후 임신이 된 경우라면 투여를 중단하고 분만 후 남은 접종을 재개한다(ACOG, 2017a). 수유 중인 산모에게 HPV 예방접종은 가능하다.

참고문헌

- 강중민, 한혁동, 김영민, 하태윤, 김대현. 임산부 매독의 임상적 연구. 대한산부인과학회. Obstetrics & Gynecology Science 1986;29:1087-93.
- 국립보건원, 전염병통계연보; 2002.
- 김흥기, 홍승덕, 신종철, 이종건, 김창이, 김수평, et al. 임신중 매독반응 양성산모의 신생아에 대한 고찰. 대한산부인과학회 학술발표논문집 1992;69:45.
- 대한피부과학회 교과서 편찬위원회 편저. 피부과학 5판. 여문각; 2008. p402-3.
- 박종구 등. 제1차 일반 인구집단의 성병 유병률 조사. 질병관리본부. 전염병대응센터 전염병감시팀; 2007.
- 이승주, 조용현. 바이러스성 성병 유병률 및 역학적 특성 연구. 질병관리본부; 2009.
- 김설희, 김일환, 이광준, 박찬. 국내 임질 발생 및 항생제 감수성 현황. 주간 건강과 질병 2016;9:1060-63.
- 질병관리본부. 감염병관리. 감염병. 에이즈바로알기. 2012.
- 질병관리본부. 대한민국 성매개감염병 진료지침; 2016.
- 질병관리본부. 2018. HIV/AIDS 신고현황연보.
- 질병관리본부. 감염병감시 웹통계. 표본감시 통계; 2019. Available from: http://stat.cdc.go.kr/
- American Academy of Pediatrics and American College of Obstetricians and Gynecologists. Guidelines for Perinatal Care, 8th ed. Washington, 2017.
- American College of Obstetricians and Gynecologists: Prenatal and perinatal human immunodeficiency virus testing: expanded recommendations. Committee Opinion No. 418, September 2008, Reaffirmed 2011.
- American College of Obstetricians and Gynecologists: Management of herpes in pregnancy. Practice Bulletin No. 82, June 2007, Reaffirmed 2012.
- American College of Obstetricians and Gynecologists: Expedited partner therapy in the management of gonorrhea and chlamydial infection. Committee Opinion No. 632, June 2015.
- American College of Obstetricians and Gynecologists: Management of herpes in pregnancy. Practice Bulletin No. 82, June 2007, Reaffirmed 2016b.
- American College of Obstetricians and Gynecologists: Human papillomavirus vaccination. Committee Opinion No. 704, June 2017a.
- American College of Obstetricians and Gynecologists: Scheduled cesarean delivery and the prevention of vertical transmission of HIV infection. Committee Opinion No. 234, May 2000, Reaffirmed 2017b.
- Bleich AT, Sheffield JS, Wendel GD Jr, Sigman A, Cunningham FG. Disseminated gonococcal infection in women. Obstet Gynecol 2012;119:597-602.
- Bollen LJ, Whitehead SJ, Mock PA, Leelawiwat W, Asavapiriyanont S, Chalermchockchareonkit A, et al. Maternal herpes simplex virus type 2 coinfection increases the risk of perinatal HIV transmission: possibility to further decrease transmission? AIDS 2008;22:1169-76.
- Brown ZA, Benedetti J, Ashley R, Burchett S, Selke S, Berry S, et al. Neonatal herpes simplex virus infection in relation to asymptomatic maternal infection at the time of labor. N Engl J Med 1991;324:1247-52.
- Brown ZA, Benedetti J, Selke S, Ashley R, Watts DH, Corey L. Asymptomatic maternal shedding of herpes simplex virus at the onset of labor: relationship to preterm labor. Obstet Gynecol 1996;87:483-8.
- Brown ZA, Selke S, Zeh J, Kopelman J, Maslow A, Ashley RL, et al. The acquisition of herpes simplex virus during pregnancy. N Engl J Med 1997;337:509-15.
- Bryson Y, Dillon M, Bernstein DI, Radolf J, Zakowski P, Garratty E. Risk of acquisition of genital herpes simplex virus type 2 in sex partners of persons with genital herpes: a prospective couple study. J Infect Dis 1993;167:942-946.
- Calvert C, Ronsmans C: Pregnancy and HIV disease progression: a systematic review and meta-analysis. Trop Med Int Health 2015;20:122.

- Centers for Disease Control and Prevention: Expedited partner therapy in the management of sexually transmitted diseases. Atlanta, U.S. Department of Health and Human Services, 2006a.
- Centers for Disease Control and Prevention: Sexually transmitted disease treatment guidelines, MMWR 2010;59(12):12.
- Centers for Disease Control and Prevention: Discordant results from reverse sequence syphilis screening-five laboratories, United States, 2006-2010. MMWR 2011;60(5):133.
- Chen KT, Tuomala RE, Chu C, Huang ML, Watts DH, Zorrilla CD, et al. No association between antepartum serologic and genital tract evidence of herpes simplex virus-2 coinfection and perinatal HIV-1 transmission. Am J Obstet Gynecol 2008;198:399.e1-5.
- Cho G, Min KJ, Hong HR, Kim S, Hong JH, Lee JK, et al. High-risk human papillomavirus infection is associated with premature rupture of membranes. BMC Pregnancy Childbirth 2013;13:173.
- Cooper ER, Charurat M, Mofenson L, Hanson IC, Pitt J, Diaz C, et al; Women and Infants' Transmission Study Group. Combination antiretroviral strategies for the treatment of pregnant HIV-1-infected women and prevention of perinatal HIV-1 transmission. J Acquir Immune Defic Syndr 2002;29:484-94.
- Cotter AM, Brookfield KF, Duthely LM, Gonzalez Quintero VH, Potter JE, O'Sullivan MJ. Duration of membrane rupture and risk of perinatal transmission of HIV-1 in the era of combination antiretroviral therapy. Am J Obstet Gynecol 2012;207:482.e1-5.
- Dryden-Peterson S, Shapiro RL, Hughes MD, Powis K, Ogwu A, Moffat C, et al. Increased risk of severe infant anemia after exposure to maternal HAART, Botswana. J Acquir Immune Defic Syndr 2011;56:428-36.
- Fauci AS, Lane HC. Human immunodeficiency virus (HIV) disease: AIDS and related disorders. In: Kasper DL, Braunwald E, Fauci AS, Hauser SL, Longo DL, Jameson JL, editors. Harrison's principles of internal medicine. 16th ed. New York, NY: McGraw Hill; 2005. p. 1076-139.
- Fauci AS. Pathogenesis of HIV disease: opportunities for new prevention interventions. Clin Infect Dis 2007;45 Suppl 4:S206-12.
- Floridia M, Masuelli G, Meloni A, et al: Amniocentesis and chorionic villus sampling in HIV-infected pregnant women: a multicentre case series. BJOG 2017;124:1218.
- Forbes JC, Alimenti AM, Singer J, Brophy JC, Bitnun A, Samson LM, et al; Canadian Pediatric AIDS Research Group (CPARG). A national review of vertical HIV transmission. AIDS 2012;26:757-63.
- Gardella C, Huang ML, Wald A, Magaret A, Selke S, Morrow R, et al. Rapid polymerase chain reaction assay to detect herpes simplex virus in the genital tract of women in labor. Obstet Gynecol 2010;115:1209-16.
- Hahn HS, Kee MK, Kim HJ, Kim MY, Kang YS, Park JS, et al. Distribution of maternal and infant human papillomavirus: risk factors associated with vertical transmission. Eur J Obstet Gynecol Reprod Biol 2013;169:202-6.
- Hashisaki P, Wertzberger GG, Conrad GL, Nichols CR. Erythromycin failure in the treatment of syphilis in a pregnant woman. Sex Transm Dis 1983;10:36-8.
- Hollier LM, Harstad TW, Sanchez PJ, Twickler DM, Wendel GD Jr. Fetal syphilis: clinical and laboratory characteristics. Obstet Gynecol 2001;97:947-53.
- Hosenfeld CB, Workowski KA, Berman S, Zaidi A, Dyson J, Mosure D, et al. Repeat infection with Chlamydia and gonorrhea among females: a systematic review of the literature. Sex Transm Dis 2009;36:478-89.
- Ismail MA, Moawad AH, Poon E, Henderson C. Role of Chlamydia trachomatis in postpartum endometritis. J Reprod Med 1987;32:280-4.
- James SH, Kimberlin DW: Neonatal herpes simplex virus infection: epidemiology and treatment. Clin Perinatol 2015;42:47.
- Johnson HL, Ghanem KG, Zenilman JM, Erbelding EJ. Sexually transmitted infections and adverse pregnancy outcomes among women attending inner city public sexually transmitted diseases clinics. Sex Transm Dis 2011;38:167-71.
- Kawwass JF, Smith DK, Kissin DM, et al: Strategies for preventing HIV infection among HIV-uninfected women attempting conception with HIV-infected men-United States. MMWR 2017;66:554.
- Kumar SB, Rice CE, Milner DA Jr, Ramirez NC, Ackerman WE 4th, Mwapasa V, et al. Elevated cytokine and chemokine levels in the placenta are associated with in-utero HIV-1 mother-to-child transmission. AIDS 2012;26:685-94.
- Lee EH, Um TH, Chi HS, Hong YJ, Cha YJ. Prevalence and distribution of human papillomavirus infection in Korean women as determined by restriction fragment mass polymorphism assay. J Korean Med Sci 2012;27:1091-7.
- Mabry-Hernandez I, Oliverio-Hoffman R: Ocular prophylaxis for gonococcal ophthalmia neonatorum: evidence update for the U.S. Preventive Services Task Force reaffirmation recommendation statement. AHRQ Publication No. 10-05146. Rockville, Agency for Healthcare Research and Quality, 2010.
- Mandelbrot L, Tubiana R, Le Chenadec J, et al: No perinatal HIV-1 transmissions from women with elective ART starting before conception. Clin Infect Dis 2015;61:1715.
- Meites E, Kempe A, Markowitz LE: Use of a 2-dose schedule

for human papillomavirus vaccination-updated recommendations of the Advisory Committee on Immunization Practices. MMWR 2016;65:1405.

- Moreira ED Jr, Block SL, Ferris D, et al: Safety profile of the 9-valent HPV vaccine: a combined analysis of 7 phase III clinical trials. Pediatrics 2016;138: pii:e20154387.
- Myles TD, Elam G, Park-Hwang E, Nguyen T. The Jarisch-Herxheimer reaction and fetal monitoring changes in pregnant women treated for syphilis. Obstet Gynecol 1998;92: 859-64.
- Nathan L, Bohman VR, Sanchez PJ, et al: In utero infection with Treponema pallidum in early pregnancy. Prenat Diagn 1997;17:119.
- Ndirangu J, Newell ML, Bland RM, Thorne C. Maternal HIV infection associated with small-for-gestational age infants but not preterm births: evidence from rural South Africa. Hum Reprod 2012;27:1846-56.
- Nduati R, John G, Mbori-Ngacha D, Richardson B, Overbaugh J, Mwatha A, et al. Effect of breastfeeding and formula feeding on transmission of HIV-1: a randomized clinical trial. JAMA 2000;283:1167-74.
- Panel on Treatment of HIV-Infected Pregnant Women and Prevention of Perinatal Transmission: Recommendations for use of antiretroviral drugs in pregnant HIV-1-infected women for maternal health and interventions to reduce perinatal HIV transmission in the United States. 2016.
- Pinninti SG, Angara R, Feja KN, Kimberlin DW, Leach CT, Conrad DA, et al. Neonatal herpes disease following maternal antenatal antiviral suppressive therapy: a multicenter case series. J Pediatr 2012;161:134-8.
- Rac M, Bryant S, McIntire DD, et al: Progression of ultrasound findings of fetal syphilis following maternal treatment. Am J Obstet Gynecol 2014b;210:S26.
- Reitter A, Stücker A, Linde R, Königs C, Knecht G, Herrmann E, et al. Pregnancy complications in HIV-positive women: 11-year data from the Frankfurt HIV Cohort. HIV Med 2014 Mar 6.
- Roberts C. Genital herpes in young adults: changing sexual behaviours, epidemiology and management. Herpes 2005;12: 10-4.
- Scott LL, Hollier LM, McIntire D, Sanchez PJ, Jackson GL, Wendel GD Jr. Acyclovir suppression to prevent recurrent genital herpes at delivery. Infect Dis Obstet Gynecol 2002;10: 71-7.
- Sheffield JS, Andrews WW, Klebanoff MA, Macpherson C, Carey JC, Ernest JM, et al; National Institute for Child Health and Human Development Maternal-Fetal Medicine Units Network. Spontaneous resolution of asymptomatic Chlamydia trachomatis in pregnancy. Obstet Gynecol 2005;105:557-62.
- Sheffield JS, Hill JB, Hollier LM, Laibl VR, Roberts SW, Sanchez PJ, et al. Valacyclovir prophylaxis to prevent recurrent herpes at delivery: a randomized clinical trial. Obstet Gynecol 2006;108:141-7.
- Sheffield JS, Sánchez PJ, Wendel GD Jr, Fong DW, Margraf LR, Zeray F, et al. Placental histopathology of congenital syphilis. Obstet Gynecol 2002;100:126-33.
- 66. Sibiude J, Mandelbrot L, Blanche S, Le Chenadec J, Boullag-Bonnet N, Faye A, et al. Association between prenatal exposure to antiretroviral therapy and birth defects: an analysis of the French perinatal cohort study (ANRS CO1/CO11). PLoS Med 2014;11:e1001635.
- Slyker JA, Chung MH, Lehman DA, et al: Incidence and correlates of HIV-1 RNA detection in the breast milk of women receiving HAART for the prevention of HIV-1 transmission. PLoS One 2012;7:e29777.
- Smith EM, Ritchie JM, Yankowitz J, Swarnavel S, Wang D, Haugen TH, et al. Human papillomavirus prevalence and types in newborns and parents: concordance and modes of transmission. Sex Transm Dis 2004;31:57-62.
- Stewart RD, Wells CE, Roberts SW, Rogers VL, McElwee BS, McIntire DD, et al. Benefit of interpregnancy HIV viral load suppression on subsequent maternal and infant outcomes. Am J Obstet Gynecol 2014 pii: S0002-9378(14)00380-9.
- Stone KM, Reiff-Eldridge R, White AD, Cordero JF, Brown Z, Alexander ER, et al. Pregnancy outcomes following systemic prenatal acyclovir exposure: Conclusions from the international acyclovir pregnancy registry, 1984-1999. Birth Defects Res A Clin Mol Teratol 2004;70:201-7.
- UNAIDS data 2018.
- Wendel GD Jr, Sánchez PJ, Peters MT, Harstad TW, Potter LL, Norgard MV. Identification of Treponema pallidum in amniotic fluid and fetal blood from pregnancies complicated by congenital syphilis. Obstet Gynecol 1991;78:890-5.
- Workowski KA, Bolan GA, Centers for Disease Control and Prevention: Sexually transmitted diseases treatment guidelines, 2015. MMWR 2015:64(3):1.
- World Health Organization, United Nations Children's Fund: Guideline: updates on HIV and infant feeding: the duration of breastfeeding, and support from health services to improve feeding practices among mothers living with HIV. Geneva, WHO, 2016.
- Zhou P, Qian Y, Xu J, Gu Z, Liao K., Occurrence of congenital syphilis after maternal treatment with azithromycin during pregnancy. Sex Transm Dis 2007;34:472-4.

제50장

악성 신생물

Neoplastic Diseases

김용범 | 서울의대
김미선 | 차의과학의대
최진영 | 충북의대

1. 임신 중 종양의 발생

임신 중에는 양성종양과 악성종양이 모두 발생할 수 있다. 임신 중에 흔히 발견되는 양성종양으로는 자궁근종과 난소낭종 등이 있다. 임신 중에 진단되는 악성종양에는 악성흑색종, 자궁경부암, 림프선종, 유방암, 난소암 및 백혈병 등이 있고, 대장암 및 갑상선암 등도 보고된 바가 있다. 악성종양은 가임기 여성의 중요한 사망원인 중의 하나이지만 모성 사망의 원인으로는 드문 편으로 임신 중 악성종양은 여성 1,000명당 약 1명의 비율로 발생한다(Brewer et al., 2011).

대부분의 임신 관련 악성종양의 예후는 임신 중의 호르몬과 면역체계의 변화에 의해 비임신 시기와 비교하여 나쁜 것으로 보고되었으나 근래의 연구에 의하면 임신 자체가 악성종양의 예후를 더 악화시키는 요인으로 볼 수는 없다고 하였다. 그러나, 임신 중 악성종양의 진단이 늦어질 수 있는데, 악성종양으로 인한 증상들이 임신 때문인 것으로 생각되어 적극적인 검사가 지연되거나, 진단을 위한 영상검사 혹은 기타 침습적 검사의 시행에 있어서 어려움이 있기 때문이다. 또한 임신 중에 베타-인간융모생식샘자극호르몬, 알파태아단백, CA125 등의 혈중 종양표지물이 증가하는 것처럼 임신으로 인한 다양한 생리적, 생화학적 변화들이 정확한 진단에 방해가 될 수 있기 때문이다. 한편 치료에 있어서도 모체와 태아의 양면을 생각하여야 하는 어려움과 이로 인하여 치료가 지연될 수 있기 때문에 비임신 시기에 비하여 치료의 결과가 좋지 못할 수 있다.

임신과 연관된 악성종양의 적절한 치료를 위해서는 임신부는 물론이거니와 태아 및 신생아의 건강을 위하여 종양학, 주산기학, 신생아학 전문가들과의 적극적인 협진이 필요하다. 진단 및 치료가 환자와 태아에게 줄 수 있는 위험성을 주의 깊게 고려하여야 하고, 치료 위험성을 평가할 때 태아의 재태연령을 고려하여 수술, 화학요법 및 방사선치료 등의 표준치료 방향을 설정하고 임신부와 태아에게 미칠 수 있는 영향을 환자와 배우자 그리고 가족과 함께 상담하여야 한다.

2. 임신 중 악성종양의 치료 방향

임신부의 악성종양의 진단 및 치료는 비임신부의 경우와 비슷한 원칙하에 이루어지지만 임신부와 태아를 함께 고려해야 하는 어려움이 있다. 임신 중 악성종양의 치료에서 무엇보다 유념해야 할 중요한 사항은 임신 때문에 환자를 불리한 입장에 두면 안 된다는 것이다. 종양의 치료는 종양의 종류와 병기, 태아 생존 가능성 및 태아 성장과 발날, 환자가 임신 유지를 원하는지에 따라 개별화하여 배우자와 가족과 상담하여 이루어져야 한다. 또한 치료의 연기 또는 치료 방법의 변형 때문에 향후 좋지 않은 결과가 발생하지 않도록 심사숙고하여야 한다.

1) 방사선치료

난소는 인체에서 방사선치료에 가장 취약한 장기로 1,000~1,500 cGy 이상의 방사선에 난소가 노출된 여성은 심한 호르몬 변화는 물론 영구적인 무월경이 발생할 수 있다. 이러한 결과는 나이와 연관이 있어서 나이가 증가할수록 적은 양의 방사선에도 난소 기능부전이 생길 수 있다. 40세 이상에서는 600 cGy 의 낮은 용량에서도 폐경이 되지만 젊은 여성 특히 사춘기 전에는 2,000 cGy의 용량에 노출되어도 난소 기능이 유지된 사례가 보고되었다(Wallace et al., 2005). 임신 중이 아닌 부인과 악성종양 환자에서 질강내조사(brachytherapy)뿐 아니라 전체 골반에 4,000~4,500 cGy 이상의 고용량 방사선치료를 해야 하는 경우는 생식능력의 소실과 자궁내막박리, 자궁탄력성 소실 및 자궁 경부협착, 질협착 등의 발생에 대해서 치료 전에 상담하여야 한다. 방사선치료나 항암화학치료 등을 종료한 지 1년 이내에 임신할 경우 자연유산이나 저체중아의 빈도가 증가할 수 있으므로 방사선치료 종료 후 6~12개월 동안에는 피임을 하도록 권한다(Fering et al., 2001).

방사선치료는 태아 또는 배아의 사망, 기형, 정신지체, 성장지체, 발암작용 및 유전자의 이상 등을 초래할 수 있으며 방사선 노출량 및 노출 시기에 따라 그 위험성에 차이가 있다. 임신 전 기간 동안 5 cGy 미만의 방사선에 노출되었을 경우 태아 부작용의 발생 위험은 거의 없다. 착상 전과 착상 직후는 방사선에 매우 민감한 시기로 배아와 태아는 보통 10 cGy의 방사선에만 노출되어도 배아 또는 태아의 사망이 나타난다. 또한 이 시기에는 all-or-none 효과를 보여 배아 또는 태아 사망이 되지 않으면 이후 정상적인 발달 과정을 거치게 된다(Lowe, 2004). 임신 8주에서 15주까지는 방사선 치료에 의한 정신지체의 발생과 두뇌 손상의 위험성이 가장 큰 결정적인 시기이다. 이 시기에는 5~50 cGy에만 노출되어도 정신지체, 발육부전이 생길 수 있으며 심한 정신 지체가 20%에서까지 나타날 수 있는 것으로 보고되었다(Streffer et al., 2003). 그러나 임신 16주에서 분만 시까지 50 cGy 미만의 방사선에 노출 시에는 태아에게 큰 영향을 끼치지 않는 것으로 밝혀졌다. 전리방사선이 사용되는 천장의 두개골, 치아, 흉부 및 사지의 단순 촬영은 5 cGy에 해당 되는 반면, 정맥신우조영술, 복부컴퓨터단층촬영 및 바륨관장과 같은 방사선 검사는 쉽게 한계수치에 도달하게 되므로 이를 유념하여 촬영해야 한다.

결론적으로 치료적 방사선노출에 안전하다고 생각되는 임신 시기는 없지만, 진단적 방사선검사가 필요하고 얻어진 정보가 치료에 영향을 준다면 연기하지 않아야 한다. 임신 중에도 필요하면 방사선치료를 시행해야 하지만, 예상되는 부작용에 대하여 환자와 가족에게 충분히 설명하고 부가적인 태아보호막을 사용하면 태아에게 방사선이 노출되는 것을 20~60% 막을 수 있다(ACOG, 2009).

2) 항암화학치료

항암화학치료의 치료는 난소암, 유방암, 림프종 등 여러 악성종양에서 중요한 치료 방법 중 하나로 알려져 있다. 임신 중 악성종양의 항암화학치료는 생존률과 관해율은 높일 수 있으나 태아의 기형, 발육지연 등의 주산기적 문제점, 생후 성장하면서 미칠 수 있는 위험성으로 인하여 치료를 꺼리게 된다. 약제의 기형유발은 약제에 노출된 시기, 약제의 종류, 복합약제의 정도, 용량, 태반을 통한 운반에 있어서의 약제의 특성, 유전적 차이 등에 따라 달라진다.

1979년 FDA에 의해 발표된 약물의 분류에서 항암제의 대부분은 태아에게 기형을 유발할 수 있는 약물로, 분류상 C, D, 그리고 X에 속한다. 함암제 투여 후 기형의 발생은 항암제에 노출된 시기와 항암제의 종류에 따라 다르게 나타난다. 즉 항암제에 노출되는 시기에 따라 기관의 기형 발생이 다양하게 나타나는데, 기관형성이 시작되는 수태 후 2~8주 사이가 가장 위험하고, 심장, 신경계, 사지 등은 구개 및 귀보다 빠른 시기에 영향을 받는 것으로 알려져 있다(Cardonick et al., 2004). 기관 형성 후에도 눈, 생식기, 조혈기관, 중추신경계 등은 계속 노출이 되면 영향을 받기 쉬운 기관이다. 임신 제1삼분기에 단독제재를 사용하는 경우에 태아기형의 위험도는 7.5~17%이고 복합제재를 사용하는 경우에는 그 위험도가 더 증가한다. 따라서 가능하다면 임신 제1삼분기 동안은 항암화학치료는 피하여야 한다(Doll et al., 1988; Ebert et al., 1997). 임신 제2삼분기와 3삼분기 동안 항암화학치료를 시행하는 경우는 태아 기형을 유발하지는 않으나 태아발육부전, 저체중아, 조산의 위험성이 증가한다(Doll et al., 1988; Malfetano et al., 1985). 이러한 결과는 종양 자체 또는 항암화학치료에 의한 식욕감퇴와 영양결핍에 기인할 수 있다. 그러나 장기간의 추적연구에 의하면 학습 능력의 부전, 혈액학적 또는 면역학적 이상은 관찰되지는 않았다. 따라서 이 시기의 항암화학치료의 지연은 태아에게 미치는 영향보다 오히려 모체의 치료효과를 감소시킬 수 있다.

임신부를 대상으로 한 항암화학치료의 약물역동학적 연구가 없어서, 임신하지 않은 여성의 체중에 근거를 두어 용량을 결정하지만 임신 중의 증가된 혈액의 용적과 신장 배설의 증가로 인해 동일 체중의 비임신 여성보다 약제의 농도가 감소된다. 간의 산화효소체계의 변화, 위장관 기능의 변화 등도 약제의 흡수에 영향을 미치며 약의 분포 용적, 최고치에서의 약의 농도, 반감기도 변화될 수 있다. 혈장 단백질의 저하로 결합되지 않는 활성상태의 약제 농도가 증가될 수도 있으나 에스트로겐의 영향으로 다른 혈장단백질을 증가시켜서 활성화된 약제의 분포를 감소시킬 수도 있다. 다행히 이러한 기전들이 악성질환을 앓고 있는 임신부에서 약의 효과를 감소시키지는 않는다. 지용성의 성질이 높은 약제, 저분자물질의 약제, 혈장단백질과의 결합이 느슨한 약제인 경우는 모체에서 태아에게 쉽게 운반이 될 수 있다(Doll et al., 1988). 항암화학치료에 의한 호중구감소증과 임신 중 면역기능의 저하상태는 모체와 태아에서 감염의 위험성을 증가시킬 수 있다.

분만 시기는 태반을 통해서 태아에게 축적되었을 약제가 배설될 수 있는 시기를 고려하고, 모체의 골수기능이 가장 저하된 시기인 항암화학치료 후 2~3주는 피하기 위하여 항암화학치료 후 3주 후로 분만의 시기를 조절한다. 자연진통이 유발될 수 있는 35주 이후에는 시행하지 않도록 하며 조산아의 경우는 간과 신장의 미숙으로 인하여 약제의 배설기능이 감소되어 있으므로 조기 진통이 발생할 경우 조기진통을 치료하도록 한다. 수유기간 동안 항암화학치료가 신생아에 미치는 영향에 대한 연구결과가 명확하지 않으므로 항암화학치료를 하는 동안은 수유는 금기로 한다.

항암화학치료가 태아의 출생 후에 미치는 영향에 대한 연구는 제한적이어서 결론지어 언급할 수는 없으나 지금가지 보고된 연구결과에 의하면 신경계 발달과 인지능력의 발달에 중요한 영향을 미치지는 않으며 출생 후 악성 종양의 위험도를 증가시키지는 않는다고 하였다.

(1) 항대사약제

항대사약제는 약한 산성을 띤 작은 분자 물질로 백혈병, 림프종, 유방암의 치료에 사용되고, methotrexate, 5-fluorouracil, aminopterin, cytarabine, tioguanine, mercaptopurine 등이 이에 속한다. 작용기전은 DNA 또는 RNA의 합성 동안 가성물질(false substrate)로 작용하여 세포대사를 억제한다. 현재는 사용되지 않는 aminopterin은 두개골의 골화지연을 동반한 두개골이골증(cranial dysostosis), 두눈먼거리증(hypertelorism), 넓은 콧등(wide nasal bridge), 소하악증(micrognathia), 귀의 기형 등을 일으킬 수 있고, 이를 aminopterin 증후군이라고 명명하기도 한다. methotrexate를 임신 제1삼분기 동안 주당 10 mg 이상의 용량으로 투여하면 aminopterin 증후군과 유사한 기형이 유발될 수 있다. 항대사약제의 사용 시 기형 외에 자연유산, 저체중, 자궁내태아사망, 범혈구감소증, 패혈증 및 위장염으로 인한 신생아사망 등이 보고되었다(Ebert et al.,

1997; Greenlund et al., 2001; Peres et al., 2001).

(2) 알킬화약제

알킬화약제로는 cyclophosphamide, busulfan, iphosphamide, chlorambucil, camustine, dacabazine 등이 있다. cyclophosphamide는 유방암, 난소암 및 비호치킨 림프종에 널리 사용되는 약제로서 무발가락, 손톱의 기형, 눈의 기형, 낮게 위치한 귀, 구개열 등의 안면기형, 제대탈장, 혈관종, 항문폐쇄, 소두증 등을 유발한다고 보고되었다(Doll et al., 1989). 임신 제1삼분기에 투여 시 13%의 태아기형의 위험이 따르고 그 이후의 위험률은 4%로 임신 제2삼분기와 3삼분기의 사용은 비교적 안전한 것으로 알려져 있다(Williams et al., 2000). 복합제재로 사용할 경우 저체중아, 태아사망, 출생 후 범혈구감소증과 패혈증으로 인한 사망도 보고되었다(Avilé et al., 1988).

(3) Anthracycline 항생제

DNA사이에 끼어드는 작용을 하는 약제로 doxorubicin, daunorubicin, adriamycin, idarubicin, epirubicin, dactinomycin, bleomycin, mitosantrone 등이 있다. 알킬화약제보다는 임신 중에 더 안전하다고 알려져 있다. doxorubicin을 임신 제1삼분기에 투여하였을 경우 기형발생이 보고되었고, 그 이후에 투여된 경우에도 자연 유산, 일시적 신생아 중성구감소증, 패혈증, 자궁내태아발육부전, 태아 사망 등이 보고되었다(Ebert et al, 1997). anthracycline 항생제는 어린이와 성인에서 심장독성이 있지만 태아의 심장에 영향이 있는지는 밝혀지지 않았다. idarubicin은 다른 anthracycline에 비하여 지용성의 성질이 높아서 태반을 통한 운반력이 증가되고 DNA에 대한 친화력도 높아서 태아에게 일어날 수 있는 부작용은 증가할 수 있다(Reynoso et al., 1994).

(4) Vinca 알칼로이드(식물 알칼로이드)

Vinca 알칼로이드는 단백질결합이 강하여 다른 항대사 물질보다는 기형 발생이 덜한 것으로 알려져 있으나 복합제제로 사용되었을 때는 태아기형, 자궁내 태아발육부전, 조산, 태아사망, 신생아사망의 발생이 보고되었다(Caligiuri et al., 1989; Doll et al., 1989).

(5) Taxanes

Paclitaxel은 microtubule의 분해를 억제하는 화학요법제로 동물 실험에서 배아에게 치사적인 결과를 보였고, 기형의 발생은 거의 없다고 보고되었다(Sciallj, 1994). 그러나 임신 중 taxane의 사용에 대한 인체의 연구는 거의 없고 작용기전이 독특하므로 임신 중의 사용은 권장되지 않고 있다.

감각신경성 청각장애, 대뇌위축, 거대뇌실, 성장장애, 태아사망 등이 보고되었다. carboplatin이 골대사 억제가 더 강하고 태반 통과가 더 많이 되어 일부에서는 임신 중 cisplatin의 사용을 더 선호한다는 보고가 있다(Elit et al., 1999; Arango et al., 1994).

3) 수술적 치료

악성종양의 수술적 치료는 종양 제거에 의한 치료목적 외에 종양종류에 대한 확진과 병기의 결정에 중요하고, 결과적으로 정확한 진단에 의한 수술 후 치료계획과 예후의 판정에 중요하다. 임신 8주 이전에는 프로게스테론 생성이 난소에 의존적이므로 프로게스테론 투여로 유산을 방지할 수 있다. 유산의 위험성을 감소시키기 위해서는 임신 제2삼분기까지 기다리기도 하지만 악성이 의심될 경우에는 임신 주수에 관계없이 수술을 시행하여야 한다. 수술로 인해 자궁내 태아 사망 또는 선천성 기형의 빈도가 증가하지는 않으나 조산과 저체중아의 빈도는 증가하는 것으로 나타났다. 특히 이는 임신 제1삼분기에 더 많은 빈도로 나타나므로 임신 제2삼분기에 수술하는 것이 더 안전하다(Kort et al., 1993). 복강경수술은 임신 중 비교적 안전하다. 복강경수술은 수술 후 통증이 적어 진통제와 자궁수축억제제의 사용을 줄일 수 있으며 입원 기간이 짧아진다. 하지만 임신 제2삼분기 후반부터는 복강 내 공간의 압박이 일어나므로 복강경수술은 되도록 피해야 한다(Al-Frozan et al., 2002). 수술 중 가능하면 연속태아심박동수 모니터링을 하는 것이 자궁 내 혈류 감소를 감시하는 데 도움이 된다. 태아 심박동의 감소가 일어나게 되면 대동정맥 혈류의 감소를 최소화시켜야 한다. 임신 제2삼분기 수술 후 자궁수축억제제는 조기진통 및 조산의 빈도를 줄이지는 못하지만 임신 제3삼분기에는 임신연장에 도움이 된다(Kort et al., 1993).

3. 악성종양의 치료가 난소 기능과 임신에 미치는 영향

수술적 치료, 방사선치료 및 항암화학치료는 의인성 불임의 원인이 될 수 있다. 그러나 최근 10년간 악성종양의 수술, 방사선치료 및 항암화학치료 등 치료방법의 발전에 의해 생존율이 높아졌고 악성종양 환자의 약 60% 이상은 최소 5년을 생존할 수 있게 되어 치료 후 삶의 질에 대한 기대가 증가하였을 뿐 아니라 임신에 대한 기대도 증가되었다. 또한 아동기와 청소년기 악성종양의 치료성적이 개선되었으므로 이러한 환자를 치료할 때에는 치료 후의 생식능력에 대하여 치료 이전에 환자 및 환자의 가족과 충분한 상담을 해야 한다.

조기난소기능부전은 방사선치료와 항암화학치료의 잘 알려진 장기적인 부작용이다. 골수, 소화기계, 가슴샘 등과 같이 빠르게 분화하는 세포에서는 세포독성에 의한 해가 가역적이지만 태아기 이후 배아세포의 수가 고정되어 있는 난소의 경우 세포독성은 계속 진행하거나 비가역적이다. 항암화학치료에 의한 난소기능부전의 정도는 환자의 연령, 사용 약제의 종류와 양, 사용기간 등에 의해 달라질 수 있다. 림프종으로 항암화학치료를 받은 여성의 48-77%는 생식샘자극호르몬 과다무월경(hypergonodotropic amenorrhea)과 난소기능부전이 발생하였고 15세 이하의 호지킨병을 가진 어린이에서 항암화학치료를 시행한 경우 13%에서 난소기능부전을 보였다(Blumenfeld et al., 1999).

따라서 암 치료 후 발생할 수 있는 생식 능력의 상실을 고려하여 생식능력의 보존 방법을 강구하여야 한다. 가임기 여성에게 골반 방사선치료를 계획할 때는 난소의 방사선조사량을 최소화할 수 있도록 방사선영역 밖으로 난소를 전위시키는 수술(ovarian transposition)을 고려할 수 있다. 환자의 연령, 배우자의 유무, 질환의 종류, 치료약제의 종류, 치료에 임하기까지의 시간적 여유 등에 따라 배아냉동보존(embryo cryopreservation), 난모세포냉동보존(oocyte cryopreservation), 난소조직냉동보존(ovarian tissue cryopreservation) 등을 암 치료 후 발생할 수 있는 불임에 대한 대비책으로 고려해 볼 수 있을 것이다. 또한 생식샘자극호르몬방출 호르몬작용제(gonadotropin-releasing hormone agonist)를 사용하여 항암치료 중 일시적인 난소기능 억제를 유도하여 항암치료 후의 난소기능 회복을 기대해 볼 수 있지만, 가임력 보존으로 입증된 방법은 아니다(Woodruff, 2010, Oktay et al., 2018).

아동기 또는 청소년기에서 방사선치료를 시행한 경우 추후 임신 시 선천성기형의 빈도는 증가하지 않았으나 복부 및 골반 방사선치료를 받았을 경우 자연유산, 조산, 저체중아, 사산, 신생아사망, 산후출혈의 위험도가 증가하는 것으로 보고되었다(Green et al., 1997; Green et al., 2002; Wo et al., 2009; Robison et al., 2005; Clark et al., 2007; Signorello et al., 2007; Lawrenz et al., 2012; Winther et al., 2009).

4. 악성종양의 태아 및 태반으로의 전이

종양세포는 드물게 태반으로 전이가 된다. 태반으로 전이가 되는 종양들 중에서는 악성흑색종이 가장 흔하고, 그 외에 혈액종양, 림프선종 그리고 유방암 등이 있다(Al-Adnani et al., 2007). 태아와 태반으로의 전이가 드문 이유는 모체의 악성 세포가 침윤하지 못하게 하는 태반의 방어적인 기능과 태아의 면역체계가 종양세포를 제거할 수 있어서 태아에서 종양세포의 증식이 거의 일어날 수 없기 때문으로 생각되고 있다(Walker et al., 2002). 그러나 human leukocyte antigen (HLA)의 동질성(ho-mozygosity)이 있거나, 태아에서 면역결핍이 있는 경우 또는 임신초기에 악성 세포가 전이된 경우에는 태아로의 전이가 일어날 수 있다(Catlin et al., 1999).

태반으로의 악성 세포의 전이는 융모막에 심한 손상을 일으켜서 태반의 혈액흐름에 장애를 일으키고 제대를 통한 태아 혈류를 감소시켜서 태아의 발육저하, 태아 산혈증 및 두뇌손상을 일으킬 수 있다. 태반관류의 저하로 인한 결과는 전자태아심박동장치에서 태아심박동의 감소 등과 같은 태아 생태의 악화로 나타날 수 있다(Maruko et al., 2004). 악성종양이 있는 산모의 태반은 반드시 조직검사를 해야 한다.

5. 자궁경부암

1) 발생율

우리나라의 자궁경부암 발생률은 1999년 100,000 여성당 16.3명에서 2015년도에는 100,000 여성당 9.1명으로 감소하였다(Jung et al., 2018). 임신 중 자궁경부암의 발생은 드물어, 매년 진단되는 자궁경부암의 약 1%만이 임신 중 발생하는 것으로 알려져 있다. 우리나라에서는 임신 초기 첫 병원 방문 시 자궁경부세포검사를 거의 시행하기 때문에, 자궁경부암은 임신 중 진단되는 흔한 암 중 하나이고, 부인암 중에서는 가장 흔하게 진단된다. 정기적인 자궁경부세포검사의 확대 시행에 의한 자궁경부암 발생 빈도의 감소에 따라, 임신 중 진단되는 자궁경부암의 발생 빈도도 최근 점차 감소 추세를 보이고 있다. 국내의 한 보고에 따르면, 자궁경부 상피내암을 포함하여 임신 중 자궁경부암의 발생 빈도는 약 0.05%이다(김종수 등, 2004).

2) 자궁경부 상피내종양(Cervical intraepithelial neoplasia, CIN)

임신부의 약 5%에서 자궁경부세포검사 이상소견을 보인다(Campion et al., 1993). 자궁경관 내 브러시 사용 후 출혈 빈도가 증가할 수는 있으나 임신 관련 중대한 악영향 위험은 없기 때문에 자궁경부세포검사 시행 시 자궁경관 내 브러시는 비임신 여성에서와 동일하게 사용하는 것으로 권고되고 있지만, 임신 중 자궁경관내소파술(endocervical curettage, ECC)은 금기이다. 임신 중 비정상 자궁경부세포검사의 관리 목적은 침윤성 암을 배제하고, 자궁경부 상피내종양의 중증도를 평가하여 분만 이후까지 치료를 미루어도 괜찮은지를 확인하는 것이다.

ASCCP 2012년 지침에서는 자궁경부세포검사의 결과에 따라 임신부에서의 지침을 별도로 구분하여 언급하고 있다(Massad et al., 2013). 비정형편평세포(atypical squamous cells of undetermined significance, ASC-US) 경우에는, 비임신 여성과 동일하게 인유두종바이러스 검사를 시행하여, 고위험군 양성인 경우 질확대경검사를 시행하고 고위험군 음성인 경우 3년 후 세포 검사와 바이러스 검사를 같이 시행하는 것이 권장된다. 하지만, 바이러스 검사를 시행하지 않고 1년 이후 세포검사를 반복하는 것도 하나의 옵션이 될 수 있다. 임신부 에서 비임신 여성과 다른 점은 질확대경검사를 분만 6주 이후로 미룰 수 있다는 점이다. 자궁경부세포검사가 저등급편평상피내병변(low-grade squamous intraepithelial lesions, LSIL)인 경우에는 질확대경검사가 권장된다. 그 외, 고등급편평상피내병변(high-grade squamous intraepithelial lesions, HSIL), 고등급편평상피내병변을 배제할 수 없는 비정형편평세포(atypical squamous cells cannot exclude HSIL, ASC-H), 비정형샘세포(atypical glandular cells, AGC)인 경우에도 질확대경검사가 권장된다.

비임신 여성에서 AGC는 추가 검사를 시행하면 최대 25%에서 악성 병변이 발견되는 것에 비해서, 임신부에서 AGC는 악성병변과의 연관성이 낮은 것으로 보고되고 있다. 자궁경부세포검사 결과와 무관하게, 임신부에서 질확대경검사 이후 저등급상피내종양이라면 치료 없이 분만 6주 후 추적 관찰하고, 고등급상피내종양이라면 3개월마다 추적 관찰하되 병변 악화 소견이 있거나 자궁경부세포검사 결과 침윤성 암의 소견이 있을 때에 한하여 조직 검사를 반복하여 시행한다. 질확대경검사에서 침윤성 암이 의심될 때에 한하여 자궁경부 원추절제술(cervical conization)의 시행이 허용되고, 침윤성 암이 확인되었을 때에 한하여 임신 중 치료가 허용된다. 그렇지 않다면 분만 6주 이후에 추적 관찰하면 된다. 임신 제1삼분기에 자궁경부 원추절제술을 시행하는 경우 출혈, 수혈, 자궁경부 봉합, 유산 등의 위험이 증가한다. 주산기 사망률은 4.7%로 보고되고 있으며, 자궁경부원추절제술 시행 수 주 후 사망하는 경우 주로 양막염이 그 원인으로 알려져 있다(Hannigan et al., 1990).

3) 침윤성 자궁경부암

(1) 임신 중 자궁경부암의 진단

임신부에서 병리학적으로 침윤성 자궁경부암이 확인되었다면, 병기설정을 위한 검사를 시행한다. 하지만, 태아의 안전을 고려하여 가급적 X-선 조사를 피해야 하며, 임신 중 변화인 자궁경부의 부종 및 개대, 골반내진 시 자궁방조직 평가의 어려움 등으로 정확한 병기 설정이 어려울 수 있다. 이러한 경우 종양의 부피 평가, 자궁 주변 조직으로의 침윤 평가, 림프절 비대등의 평가를 위하여 자기공명영상을 시행하는 것이 도움이 될 수 있다(Balleyguier et al., 2013). 임신 중 자궁경부암 종양의 특성이나 환자의 생존율은 비임신 시와 다르지 않은 것으로 보고되고 있다(Hannigan et al., 1990; Hopkins et al., 1992).

(2) 임신 중 자궁경부암의 치료

임신 중 자궁경부암의 치료는 환자에 따라 개별화하여 자궁경부암의 병기, 태아 상태, 임신 주수, 환자의 임신 유지에 대한 생각 등을 종합적으로 고려하여 결정해야 한다. 태아에 잠재적인 치명적 영향을 감수하고서라도 치료를 진행해야 하는 경우도 있고, 분만이나 태아에게 분만이 심각한 영향이 없을 시기까지 기다렸다가 치료를 시작할 수도 있다. 임신 중 자궁경부원추절제술은 유산, 조산, 양막파열, 출혈 등의 위험성이 있으므로 피할 수 있으면 피해야하지만 조직검사 결과 미세침윤암이거나 미세침윤암이 의심되는 경우에는(3 mm 미만 침윤 깊이) 정확한 진단을 위해서 자궁경부원추절제술을 시행해야 한다.

자궁경부원추절제술의 시기는 아직 논란이 있지만, 임신 제1삼분기에 시행했을 때 태아소실율을 약 25%까지 보고한 연구결과도 있다(Averette et al., 1970). 하지만, 대부분의 연구에서 임신 제2삼분기에는 10% 미만의 태아소실율을 일관되게 보고하고 있고, 제3삼분기에서는 태아소실 없이 원추생검을 시행할 수 있는 것으로 알려져 있다. 자궁경부원추절제술 결과 변연부 침범이 없다면 만삭까지 추적 관찰 후 질식 분만을 시도할 수 있고, 그 이외의 경우에는 모두 제왕절개를 권장하고 있다. 자궁경부에 종양이 존재하는 임신부의 질식분만과 생존율 및 예후와의 상관관계에 대해서는 아직 논란이 있지만, 현재까지는 종양이 크고 잘 부서지는 경우에 질식 분만 중 출혈이 발생하기 쉽고, 회음절개술 시행 부위에 종양의 재발이 있었다는 보고들이 있다(Cliby et al., 1994; Goldman et al., 2003).

FIGO IA2 이상의 병기에서는 병기와 진단 시기에 따라 치료 방법이 달라진다. 임신 20주 이전에 자궁경부암이 진단된 경우 치료의 지연 없이 바로 적극적인 치료가 권장되는 반면, 임신 28주 이후에 진단되었다면 환자가 원할 경우 태아 생존 가능성이 높아지는 시점까지 치료를 지연시킬 수 있다. 이때에는 태아 성숙이 확인되는 시점에 제왕절개를 시행하면서 동시에 근치적자궁절제술 및 골반림프절절제술을 시행한다. 필요한 경우 분만이 가능한 시기까지 항암화학치료를 시행하면서 분만과 최종 치료를 지연시킬 수도 있다. 환자가 치료의 지연 없이 바로 즉각적인 치료를 선택하는 경우, FIGO IA2-IB에서는 수술적 치료 또는 방사선치료를 일차 치료로서 선택할 수 있는데, 이런 경우에 모두 젊은 연령이기 때문에 대부분 치료 후 난소와 질의 기능

보존을 위해서 수술적 치료를 선호하는 경향이 있다. 방사선치료를 선택하는 경우 자궁 내 태아가 존재하는 상태에서 외부 방사선조사가 이루어지기도 하는데 이 때 자연유산이 일어나지 않는다면 때에 따라서는 자궁절개를 통해 태아만출을 시행해야 하는 경우도 있다.

6. 난소암

1) 임신 중 자궁부속기 종양의 처치

임신 중 자궁부속기 종양의 발생률은 종양의 크기 및 지속기간 등에 따라 매우 다양하다. 전체적으로 보면, 임신 중 자궁부속기 종양이 발견되는 빈도는 0.2~2% 정도이고, 이중 1~3% 정도가 악성으로 알려져 있다(Leiserowitz et al., 2006; Agarwal et al., 2003). 악성 난소종양은 임신부 18,000명당 1명에서 발견되는 것으로 보고되고 있다(Creasman et al., 1971; Zhao et al., 2006). 우리나라에서 보고된 연구 결과에 따르면 자궁부속기 종양의 발생 빈도는 약 0.5%이며, 이 중 악성 종양은 약 5~12%이다(최준식 등, 2003; 장정호 등, 2003). 앞서 언급한 바와 같이 임신 중 발견되는 자궁부속기 종양의 98% 이상은 양성(Pentheroudakis and Pavlidis., 2006)이고, 임신 중 악성종양의 발생률은 56,000분만 당 1건으로 매우 드물다고 하다고 알려져 있으나(Leiserowitz et al., 2006) 임신부의 연령이 고령화되고 난소암의 발생 연령이 낮아지고 있어 그 발생 빈도가 높아지는 추세이다.

악성 난소종양은 조기진단 및 치료가 예후에 중요한 요인이 되므로 임신 중이라도 자궁 부속기 종양의 악성 가능성을 평가하는 것은 매우 중요하다. 자궁부속기 종양의 악성 가능성을 예측할 수 있는 검사로는 이학적 검사, 종양표지물질검사, 그리고 종양의 모양과 크기, 종양의 성장속도 등을 알 수 있는 초음파검와 자기공명영상검사 등이 있다. 골반 진찰 시 부동성인 불규칙적인 표면을 가진 종괴가 촉지되거나, 초음파검사상 충실성 부위, 유두상 돌출물, 내부의 격막, 양측성, 불규칙적인 경계, 결절, 혈관의 증가, 혈류저항의 감소, 복수 등이 보이는 경우는 악성의 가능성이 높다(Chiang et al., 2004). 자기공명영상은 전산화단층촬영(computed tomography, CT)과는 달리 임신 중에 안전하게 사용될 수 있으므로, 초음파상 악성유무가 불분명한 경우 자기공명영상을 시행함으로써 자궁 부속기 종양의 악성 유무 감별력을 20% 정도 향상시킬 수 있다(Adusumilli et al., 2006). 악성 상피성 난소종양의 종양표지물질로 널리 이용되고 있는 CA125는 대개 임신 초기에 다양한 범위로 증가하고(6.9~251.2 U/mL), 임신 중 계속 증가된 상태로 유지되기 때문에 임신 중 혈청 CA125 측정은 악성 난소종양의 진단에 있어서 믿을 만한 지표가 되지 못한다.

임신 중에 발생되는 난소종양의 대부분은 임신과 연관된 황체낭종 혹은 포막황체낭종으로 임신 16주 경에 소실된다, 그러나 난소종양이 지속적으로 관찰되는 경우, 특히 크기가 8 cm 이상으로 큰 경우에는 종양의 염전, 파열 등의 잠재적 위험성이 증가하는 것으로 알려져 있고, 악성 난소종양과의 감별을 위하여 수술적 치료를 선호하고 있다. 10,000명의 임신부를 대상으로 한 보고에 의하면 임신 제1삼분기에 3 cm 이상의 단순낭종의 발생빈도는 5.3%였고 전체 임신부의 1.5%에서 임신 14주 이후에도 소실되지 않고 지속되었다(Glanc et al., 2007). 전통적으로 자궁부속기 종양의 수술적 처치는 임신 16~20주를 지나서 개복수술로 시행되어 왔다. 이 시기에 수술을 시행하는 이유는 자궁부속기 종양이 저절로 소실된다면 대부분 이 시기 이전에 소실되기 때문이다 또한 이 시기가 태반에서 분비되는 프로게스테론의 양이 난소의 황체에서 분비되는 양을 대신할 수 있어서 난소가 없어도 임신을 유지할 수 있을 만큼 증가되는 시기이기 때문이다. 최근 들어 개복하지 않고 임신 중 복강경하 난소낭종제거술의 성공적인 사례의 보고가 크게 증가하고 있어(Mathevet et al. 2003), 선택적으로 적절한 적응증의 경우 적극적으로 복강경적 접근을 고려해볼 수 있겠다.

2) 임신 중 난소암의 치료

임신 중에 난소의 종양이 악성으로 의심되면 확진과 치료를 위해서 수술적 처치가 필요하다. 수술 도중에 시행한 동결절편 조직검사에서 난소의 악성종양이 발견되면 복수 채취에 의한 세포학적 검사, 복막 및 횡경막의 조직 생검, 골반 및 대동맥림프절절제술, 대망절제술, 반대편 난소의 생검 등의 병기설정술을 시행한다(Horowitz et al., 2011). 태아가 분만을 할 수 있을 만큼 성숙했거나 환자가 임신의 유지를 원치 않을 경우에는, 비임신 여성에서의 난소암 치료와 동일하게 최대종양감축술을 포함한 병기설정술 시행 후 적절한 항암화학치료를 시행한다. 하지만, 태아가 미성숙 상태이고 환자가 임신의 지속을 원하는 경우, 임신 주수, 향후 가임력의 유지, 종양의 진행 정도 등을 종합적으로 고려하여 개개인 별로 치료를 결정해야 한다. 태아의 성숙 정도에 따라 종양제거 후 태아 폐성숙이 이루어질 때까지 항암화학치료를 시행할 수도 있으나, 병기가 진행된 경우는 자궁 및 양측부속기 절제술을 바로 시행할 수도 있다. 따라서 수술에 임하기 전에 환자, 배우자 및 가족에게 병기진행 정도에 따른 치료결정을 상담하여야 한다. 항암화학치료는 임신 주수에 따라 태아독성을 유발할 수 있다. 따라서 항암화학치료는 기관형성기(임신 4주에서 12주 사이)를 피해 임신 제2삼분기 및 제3삼분기 동안 시행할 수 있다. 그러나 이 시기에도 낮은 빈도에서 태아성장지연 및 미숙아를 유발할 수 있다(Goh et al., 2014; Brewer et al., 2011).

3) 예후

임신 중 발생하는 악성 난소종양의 조직학적 형태는 발생 빈도에 따라 생식세포종양(germ cell tumor)이 45%로 가장 흔하게 보고되고 있고, 상피세포종양(37%), 기질종양(stromal tumor, 10%) 순으로 발생하는 것으로 알려져 있다(Sayar et al., 2005). 또한 임신 중 발생하는 상피세포종양의 많은 부분은 경계성 종양이다(Palmer et al., 2009). 임신 중 난소암 환자의 대부분은 가임기의 젊은 여성이고 산전검사 중에 받게 되는 초음파 검사를 통하여 무증상인 상태에서 조기에 발견되기 때문에 대부분 낮은 병기에 진단된다(Goh et al., 2014). 따라서 임신 중 발생하는 난소암은 좋은 예후와 연관되어 있다고 할 수 있다(Palmer et al., 2009). 임신이 난소암의 예후를 변화시키지는 않으나 염전 또는 합병증에 의해 자연 유산이나 조산의 빈도를 증가시킬 수 있다.

4) 임신과 난소암의 관련성

여러 실험 연구들은 프로게스테론이 세포증식을 억제하고 인간의 난소암세포의 아포프토시스를 유도하는 것으로 보고해왔다(Bu et al., 1997; Yu et al., 2001). 또한 임신 동안 증가되는 프로게스테론이 난소암 발생의 위험으로부터 보호 역할을 수행하는 것으로 여겨지고 있다(Risch et al., 1998). 난소암 발생은 '지속적인 배란'이 그 원인이 될 수 있다. 배란이 일어나면서 난소상피세포에 손상이 발생하면 이를 복구하는 과정이 매달 반복되고, 이는 암세포의 성장 촉진을 일으키는 이상적인 환경이 된다고 알려져 있다(Fathalla et al., 1971). 반면에 임신은 지속적인 배란을 중지시키고 고농도의 프로게스테론은 난소의 전암상피세포(pre-malignant epithelial cells)를 제거하여 난소암의 발생을 방지할 수 있는 효과가 있다(Adami et al., 1994). 따라서, 출산력이 많을수록 그리고 마지막 출산 연령이 높을수록 난소암의 발생 위험도는 감소하는 것으로 알려져 있다(Titus-Ernstoff et al., 2001).

7. 자궁내막암

자궁내막암은 일반적으로 폐경 전후에 호발하기 때문에 분만 후 5년 이내에는 거의 발생하지 않는 것으로 알려져 있으며 불임이나 다낭성 난소증후군과 같은 난임 위험인자가 자궁내막암의 위험인자로 알려져 있기 때문에 자궁내막암이 임신과 동반되는 경우는 매우 드물다. 더구나 배아의 착상과 성장이 이루어지는 자궁내막에서 발생하는 암이므로, 임신을 유지하면서 자궁내막암의 진단을 위한 자궁내막 조직 채취는 현실적으로 생각하기 힘들다. Itoh 등의 보고에 의하면 총 29례 임신과 동반된 자궁내막암 환자 중, 절반 이상이 임신 제1삼분기에 자연유산 또는 인공 유산 후 진단되었다(Itoh et al., 2004). 대개 임신과 동반된 자궁내막암은 분화가 좋은 종양이며 자궁근층으로의 침윤이 없거나 미세하여 예후가 좋은 것으로 알려져 있다. 이는 임신 중 프로게스테론의 상승이 자궁내막의 악성세포 성장을 억제하기 때문으로 여겨지고 있다.

치료는 주로 임신의 종결 또는 분만 후에 비임신 여성과 마찬가지로 자궁절제술과 양측 부속기절제술을 시행하고 병기에 따라서 방사선치료 또는 항암화학치료를 시행한다. FIGO 병기 IA의 분화도가 좋은 자궁내막양(endometrioid) 자궁내막암의 경우에는 향후 추가 임신계획에 따라 호르몬 치료와 같은 보존적인 치료를 시도해 볼 수 있다(Ilancheran et al., 2012). 임신과 동반된 자궁내막암의 빈도가 매우 낮기는 하지만, 임신 중 다른 원인으로 설명할 수 없는 질 출혈이 지속될 경우에는 분만 후에도 주의 깊은 추적 관찰 및 검사를 통한 확인이 필요하다.

8. 유방암

1) 발생률

임신 관련 유방암(pregnancy-associated breast cancer)은 임신 중 또는 분만 후 1년 이내 유방암이 진단된 경우로 정의한다(Krishna et al., 2013). 임신 관련 유방암의 발생 빈도는 임신부 3,000~10,000명당 1명 정도로 알려져 있으며(Anderson et al., 1996), 전체 유방암의 0.2~3.8%로 드물게 보고된다(Wallack et al., 1983). 임신 관련 유방암의 평균 발생 연령은 32~38세이며, 출산 연령이 점차 높아지는 사회적 추세를 고려할 할 때 향후 임신 관련 유방암의 발생률은 이보다 더 증가할 것으로 예상된다. 미국의 경우 30세 이하 임산부에서의 유방암 발생률이 20%까지도 보고되었으나(Anderson et al., 1996), 우리나라의 경우에는 아직 많은 증례가 보고되지 않아 정확한 발생률을 추정하기는 어렵다.

BRCA1과 BRCA2 유전자 돌연변이가 임신 관련 유방암을 증가시킨다는 보고가 있다(Wohlfahrt et al., 2002). 이러한 유전적 소인에 따른 발생 위험은 출산으로 인해 감소될 수 있으며, 실제 출산 경험이 있는 40세 이상의 여성에서 출산 경험이 없는 여성에 비해 유의하게 낮은 발생률이 보고되었다(Andrieu et al,, 2006; Antoniou et al,, 2006).

2) 증상과 진단

임신 관련 유방암은 임신 중 일어나는 유방의 생리적 변화 때문에 그 진단이 쉽지 않다. 임신 중 유방은 정상적으로 비대, 울혈, 결절 등의 변화를 보이기 때문에, 종종 진단이 늦어지기도 한다. 임신 관련 유방암의 거의 대부분의 경우에서 만져지는 유방 종괴가 주된 증상이다.

임신 중의 유방 종괴에 대한 검사는 비임신 여성에서와 크게 다르지 않다. 조직검사가 이루어지기 전 병변에 대한 영상학적 검사가 선행될 수 있으며, 고형 병변과 낭성 병변을 감별하는 데 있어 유방 초음파가 높은 민감도와 특이도를 가지는 것으로 보고되었다(Navrozoglou et al., 2008; 변영지 등, 2004). 유방 초음파 검사에서 악성 병변은 불규칙한 모양과 경계를 가지는 저에코 종괴로 관찰되며, 후방 음향 증강과 낭성 병변을 포함하는 소견을 보이는 경우가 많다(Ahn et al., 2003). 유방촬영술(mammography) 역시 진단을 위한 검사로 적용될 수 있다. 환자들은 방사선 노출에 대한 걱정으로 유방촬영술을 꺼려할 수 있지만, 적절한 복부 차폐 시 방사선노출은 0.04 mGy로 태아 기형과 연관된 50 mGy에 비해 매우 미미한 수준이다. 유방촬영술은 유방 초음파에서 보이지 않는 미세석회화 소견이나 유방암 병변의 범위를 파악하는 데 도움이 되므로, 유방 초음파와 상호보완적으로 진단에 활용하는 것이 필요하다(Yang et al., 2006). 일반적으로 유방암을 진단받은 비임신부 환자에서 유방 자기공명영상검사는 유방암의 범위를 평가하거나 선행항암화학치료의 효과 판정을 위해 시행된다. 그러나 가돌리늄 조영제가 태아에 미치는 영향에 대해서는 현재까지 임상학적 근거가 부족하기 때문에, 임신부에서의 유방 자기공명영상검사는 그 시행에 있어 주의를 요한다.

영상학적 검사로 유방의 악성 의심 병변이 확인되면, 세침흡인술(fine-needle aspiration)이나 중심부바늘생검(core-needle biopsy)을 통해 확진해야 한다. 임신 중 유방 조직에서는 흔히 비정형 세포 양상(atypical cytological features)이 관찰되기 때문에, 임신 관련 유방암을 위해서는 중심부바늘생검이 추천된다. 이러한 이유로 검체를 얻은 환자가 임신부라는 사실을 병리의사에게 반드시 알려서 판독에 참고하도록 해야 한다(Krishna et al., 2013). 중심부바늘생검은 산모와 태아에 미치는 영향은 거의 없다. 단, 수유 중인 경우 조직생검시 수유 누공(milk fistula) 위험을 줄이기 위해 bromocriptin을 사용하여 수유를 중단시키는 것이 바람직하다.

원발 병소의 확진 이후에는 병기 설정을 위한 검사를 시행하게 되는데, 이 때 태아에게 방사선 노출이 최소화될 수 있도록 세심한 주의를 기울여야 한다. 유방암은 폐, 간, 뼈로 가장 흔하게 전이하는 것으로 알려져 있으므로, 복부 차폐 후 흉부방사선 촬영, 간 초음파, 비조영증강 골격계 자기공명영상을 시행한다. 전산화단층촬영과 뼈 스캔은 태아 방사선 노출 우려 때문에 권장되지 않는다.

3) 치료

임신 관련 유방암에서 가장 흔한 조직학적 소견은 비임신 시 유방암과 마찬가지로 침윤성 관암종(invasive ductal carcinoma)이다. 임신 관련 유방암 조직에서 에스트로겐 수용체(estrogen receptor, ER), 프로게스테론 수용체(progesterone receptor, PR), HER2 수용체 발현 빈도는 대체적으로 비임신 시 유방암의 경우와 유사한 것으로 알려져 있다(Middleton et al., 2003). 임신 관련 유방암의 치료는 비임신 여성에서 권장되는 치료지침을 충실히 따르되, 임신 주수, 유방암의 병기, 환자와 보호자의 선택을 종합적으로 고려하여 개별화되어야 한다. 그림 50-1, 2, 3은 임신 관련 유방암의 개괄적인 치료 방침을 임신 삼분기 별로 요약한 것이다(그림 50-1: 임신 제1삼분기, 그림 50-2: 임신 제2삼분기~3삼분기 초기, 그림 50-3: 임신 제3삼분기 후기).

임신 중절이 생존율을 개선시키지는 못하므로 치료적 유산의 적응증이 되지는 못한다(Nugent et al., 1985). 하지만, 급격하게 자라는 유방암이나 진행된 병기인 경우 신속한 치료가 요구되므로 임신 제1삼분기와 2삼분기인 경우는 치료적 유산을 고려할 수 있다.

(1) 수술적 치료

수술은 임신 관련 유방암의 일차적 치료법이다. 대개 임신 제1삼분기는 자연유산의 위험이 높기 때문에 임신 제1삼분기 이후에 수술을 시행하지만, 한 연구에 따르면 임신 제1삼분기에 유방암 수술을 받은 여성이 일반 인구 집단과 비교했을 때 자연유산율이 더 높지는 않았다(Cardonick et al., 2010). 수술 전 환자에게 유방보존수술과 유방절제술 중 어떤 수술이 더 적합한지에 대한 충분한 설명이 제공되어야 한다. 원칙적으로 변형근치적 유방절제술이 선호되는 수술법이며, 유방보존수술은 수술 후 많은 조사량의 방사선치료가 시행되어 태아에게 위험성이 많이 따르므로 임신 말기에 진단이 내려져서 분만 후 방사선치료가 가능한 환자에 한하여 시행하는 것이 좋다. 유방의 재건을 원하는 경우, 임신으로 인한 유방의 변화 때문에 분만 후 시행하는 것이 좋다.

병기에 관한 정보 획득과 액와 림프절절제술 여부의 결정을 위해서 시행하는 감시림프절생검(sentinel lymph node biopsy)은 임신 관련 유방암에서는 그 안전성과 효과에 대한 연구가 미진하다. Keleher 등(2004)의 연구에 의하면, 테크네슘(Tc 99m sulfur colloid)을 이용한 감시림프절생검 중에 태아에게 노출되는 최대방사선량은 약 4.3 mGy로, 이 정도는 환기-관류 폐 스캔 시행 시 노출되는 방사선량보다 훨씬 적은 양이다. 이에 반하여, Cardonick 등

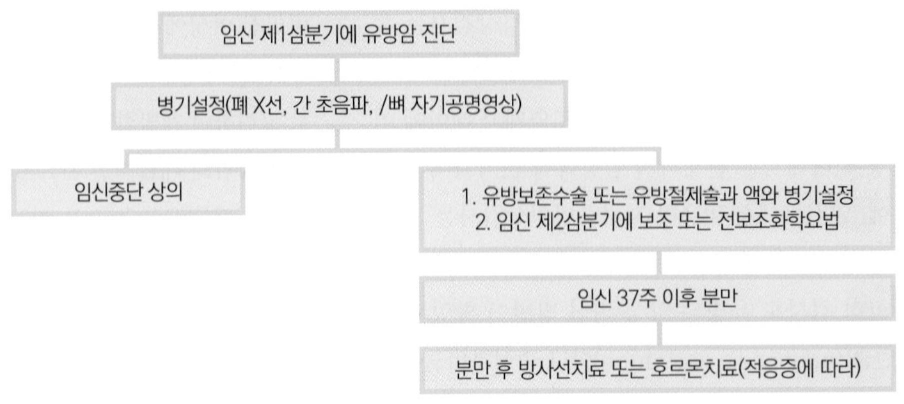

그림 50-1. **임신 제1삼분기에 진단된 유방암의 치료(Krishna et al., 2013)**

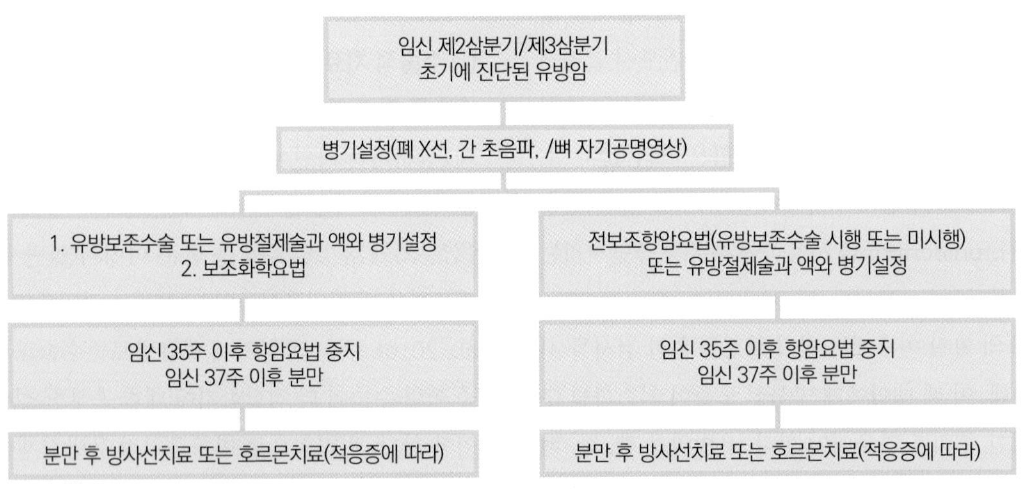

그림 50-2. **임신 제2삼분기 또는 제3삼분기 초기에 진단된 유방암의 치료(Krishna et al., 2013)**

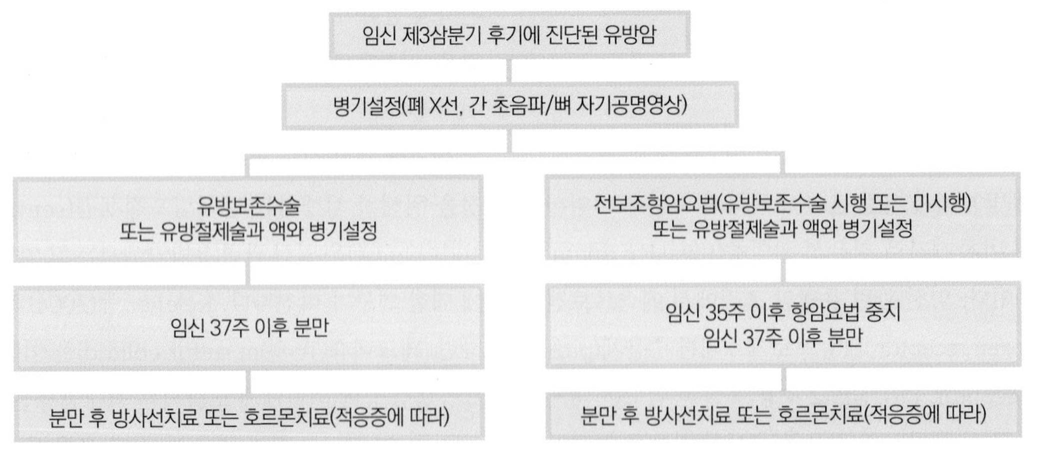

그림 50-3. **임신 제3삼분기 후기에 진단된 유방암의 치료 (Krishna et al., 2013)**

(2010)의 연구에 의하면, 감시림프절생검을 받은 임신 관련 유방암 환자 30명 중(17명이 임신 제1삼분기) 30%에서 유산, 저출생체중아, 조산, 기형 등 나쁜 임신 관련 결과가 보고되었다. 아직 임신부에서 감시림프절생검에 대한 데이터는 제한적임을 감안하여, 감시림프절생검의 시행은 이득이 손실보다 클 것으로 예상되는 환자에 한해 신중하게 시행되어야 한다.

(2) 항암화학치료

림프절 전이가 확인된 경우이거나 림프절 전이는 없지만 1 cm 이상 크기의 유방 종괴를 가진 환자의 경우에는 임신 제1삼분기 이후에 항암화학치료를 시행한다. 임신 제1삼분기는 기관 형성기로서 이 시기에 태아가 항암제에 노출되면 자연유산, 염색체 이상으로 인한 태아 사망과 선천성 기형의 위험이 가장 높기 때문이다. 대부분의 항암제는 미국 식약청 분류상 D 또는 X에 속하며, 제1삼분기 때의 항암화학치료로 인한 선천성 기형은 14%까지 보고된 바 있다(Beadle et al., 2009). 이 분류의 약물들은 태아 기형발생의 위험이 있으나, 그 위험보다 큰 이득이 예상되는 상황에서는 사용이 받아들여질 수 있다(Krishna et al., 2013). 임신 제2삼분기 이후에 항암제를 사용했을 때에는 태아기형 발생률은 약 3% 정도로, 이는 일반 인구에서의 비율보다 더 높지 않은 수준이므로 항암제는 사용 지연이 환자의 예후를 크게 해치지 않는 범위 내에서 대부분 임신 제1삼분기를 지나서 시작하도록 한다(Cardonick et al., 2010).

임신 관련 유방암에서 가장 흔하게 사용되는 항암화학치료는 doxorubicin, cyclophosphamide, 5-flurouracil을 병합하여 사용하는 복합 항암화학치료이다(FAC 요법). 24명의 임신 관련 유방암 환자를 대상으로 임신 제1삼분기를 지나서 비임신 여성에서와 동일한 용량의 FAC 요법을 사용한 전향적 연구에서는 평균 38주의 연구 기간 동안 단 한 명의 태아 사망도 없었다(Berry et al., 1999). 비임신 여성의 유방암에서 흔하게 사용되는 항암제 중 하나인 doxorubicin 같은 anthracyclines 제제가 자궁 내 태아에게 노출되었을 때, 태아에게 심장독성이 있는지 여부는 아직 밝혀진 바가 없다. 하지만 이러한 보고들이 대부분 증례보고 또는 소규모 후향적 연구를 바탕으로 한 제한된 수준의 자료들이므로, 아직까지 항암제의 태아와 모체에 미치는 영향에 대한 확실한 결론을 내리기 어렵다. 따라서, 항암제의 투여가 필요하다고 판단될 때에는 임신 제1삼분기를 피하고 환자에게 의학적으로 충분히 설명한 후 환자의 자발적 동의하에 사용하는 것이 권장된다.

임신 중에는 체내 혈장량이 40~60% 증가하여 단백질결합 약물의 혈중 농도가 떨어지고, 동시에 신장과 간을 통한 약물의 배출은 증가한다(Loibl et al., 2006). 이러한 생리학적인 변화를 고려하여 임신부에서의 항암제 용량은 실제 체중을 바탕으로 정확하게 계산되어야 한다.

(3) 호르몬치료

일반적으로 호르몬 수용체 양성인 유방암 환자에서는 타목시펜(tamoxifen)이나 다른 선택적 에스트로겐 수용체 조절제(selective ER modulators, SERMs)의 사용을 고려하게 되는데, 임신 관련 유방암에서는 이들의 사용은 분만 이후로 미루는 것이 권고된다(Krishna et al., 2013). 타목시펜의 복용은 태아의 안면기형이나 모호생식기(ambiguous genitalia)와 같은 선천성 기형과의 연관성이 보고되었으며, 호르몬 환경을 변화로 인한 질 출혈, 자연유산 및 태아 사망의 가능성이 높인다.

(4) 표적치료

HER2 과발현 유방암 환자에서 항암제와 함께 trastuzumab을 사용하는 것이 환자의 생존율을 향상시키는 것으로 알려져 있어 비임신 유방암 환자에서는 널리 사용되고 있다. 하지만, trastuzumab의 사용과 양수감소증 발생과의 연관성이 확인되어 임신 관련 유방암에서의 사용은 상대적인 금기사항에 해당한다(Zagouri et al., 2013).

4) 임신과 태아에의 영향

에스트로겐은 유방암의 위험을 증가시킬 수 있다는 몇 가지 증거가 있다. 임신 중에 합성 에스트로겐인 diethylstilbestrol (DES)에 노출된 여성(Titus-Ernstoff et al., 2001), 임신 성 구토가 심한 여성(Enger et al., 1997), 거대아를 분만한 여성(Wohlfart et al., 1999)은 유방암의 위험도가 증가하는 것으로 알려져 있다. 그러나 이와 반대로 알파태아단백질(α-fetoprotein)은 에스트로겐과 결합하여 에스트로겐의 생물학적 작용을 감소시키는 항에스트로겐의 역할을 하므로, 임신 중 알파태아단백질이 높은 경우는 유방암의 발생위험이 오히려 감소한다(Melbye et al., 2000). 임신 중 고혈압이 있는 환자의 경우 에스트로겐 수치는 낮고 테스토스테론은 증가되어 있다. 따라서, 임신성 고혈압 환자 또는 자간증이 있었던 환자는 이후 유방암 발생의 위험이 낮다(Richardson et al., 2000). 분만의 경험이 없는 여성보다 1회 이상 분만의 경험이 있는 여성이, 분만의 경험이 많은 여성일수록, 첫 분만 시의 연령이 어릴수록 유방암의 발생위험의 감소한다.

5) 예후 및 치료 후 임신

이전에는 임신 중 발생한 유방암은 호르몬의 영향으로 진행이 빠르며 예후가 나쁘다고 생각되었으나(Bonnier et al., 1997), 최근에는 나이와 병기를 짝지어 비교한 연구 결과 임신 중 유방암이 비임신 여성에서의 유방암과 비교하여 생존율에 큰 차이가 없다는 보고가 많다(Ibrahim et al., 2000; Reed et al., 2003). 치료적 유산이 예후에 영향을 미치지 않는다는 사실도 이러한 결과를 뒷받침한다. 임신과 동반된 유방암의 5년 생존율은 진단될 당시의 병기에 따르며 임신을 중단한다고 해도 질환의 경과에 영향을 주지 않으므로 임신한 여성의 생존은 비임신 여성의 병기별 생존율과 다르지 않다. 액와 림프절 전이가 있는 경우 임신 관련 유방암 대 비임신 유방암의 5년 생존율은 47% 대 59%, 10년 생존율은 28% 대 41%로 비임신의 경우 생존율이 높은 경향을 보이기는 하지만, 통계적 유의성은 없다(Petrek et al., 1991). 하지만, 임신에 의한 호르몬의 영향으로 진단을 지연시켜 생존율에 나쁜 영향을 줄 수 있는 가능성이 있고, 실제로 비임신 환자에 비해서 임신 시 발생하는 유방암 환자는 더 진행된 병기를 보이는데, 이것이 임신 중 유방암이 더 침윤성이 높기 때문인지, 진단의 지연으로 인한 것인지, 또는 이 두 가지가 모두 원인인지에 대해서는 아직 논란이 있다.

항암화학치료는 무월경을 유발할 수 있으며, 특히 cyclophosphamide 같은 알킬화제제는 난소독성으로 인하여 조기폐경을 유발할 수 있으므로, 항암제 선택에 있어서 향후 임신 가능성 여부에 대하여 신중하게 고려해야 한다. 35세 미만 여성의 50~60%는 항암 치료 후 다시 월경을 하므로 다음에 임신이 가능하지만, 2년 내에는 재발할 가능성이 있으므로 이 기간 동안은 임신을 피하는 것이 좋다. 또한, 병기 II, III기 환자는 예후가 좋지 않기 때문에 치료 후 임신을 하지 않는 것이 좋다.

9. 외음부암

외음부암은 폐경기 이전의 여성에서는 드물다. 40세 이하의 여성에서 약 15%까지 보고되고 있지만 임신과 동반되는 경우는 아주 드물다(Regan et al., 1993). 외음에 의심이 되는 병변이 있으면 임신 중이라고 하여도 반드시 생검을 하여야 한다. 임신 중에도 비임신에서와 같은 치료법들이 시행될 수 있는데 수술적 치료는 36주 이전의 어느 시기에라도 시행해도 되며(Bakour et al., 2002) 임신 중 재발한 경우가 보고되었으므로 수술 후 경과 관찰을 하여야 한다(Ogunleye et al., 2004).

분만의 방법은 만일 수술적 창상이 잘 치유되었고 질식분만의 비적응증에 해당되지 않는다면 질식분만을 시도할 수 있다(Amant et al., 2010). 외음부상피내암은 젊은 여성에서 보다 흔하게 볼 수 있고 인유두종바이러스와 관련이 있다.

10. 기타

1) 백혈병

급성 백혈병은 75,000 임신 당 1명의 비율로, 임신 중 발생하는 경우는 매우 드물다(Chelghoum et al., 2005). 임신 중에 가장 흔하게 발생하는 타입은 급성 골수성백혈병(acute myeloid leukemia, AML), 급성 전골수구성백혈병(acute promyelocytic leukemia, APL), 급성 림프구성백혈병(acute lymphoid leukemia, ALL)이다. 환자는 백혈구 수 증가, 호중구 감소, 빈혈, 혈소판 감소, 출혈이나 혈전과 연관되어 파종혈관내응고(disseminated intravascular coagulation, DIC) 등으로 발현한다.

(1) 임신에 의한 영향

임신과 급성 백혈병의 발생, 혹은 치료에 대한 반응률 및 생존율과의 연관성은 없는 것으로 알려져 있다. 비임신 시와 거의 동일하게 76~77%의 완전관해율을 보이지만, 분만 전 치료를 받지 않을 경우 또는 치료에 반응이 없는 경우 약 60%의 주산기 사망률을 보일 정도로 치명적이며 감염과 출혈로 인하여 모체의 생존기간은 2~3주 정도로 짧을 수 있다(Greenlund et al., 2001). 따라서, 급성 백혈병은 진단이 확인되는 즉시 치료를 시작해야 완전관해의 가능성을 높일 수 있다. 이에 반해, 만성 백혈병은 때때로 질환의 증상과 징후에 따라 신속한 치료가 요구되기도 하지만, 대개는 급성 백혈병과는 달리 신속한 치료를 요하지 않으므로 임신부가 합병증 없이 임신을 유지할 수 있다. 환자가 만성기에 있으면, 항암화학치료는 분만 이후로 지연시킬 수 있고 만약 가속화기의 만성 골수성 백혈병인 경우 즉시 동종이형(allogenic)골수 이식을 시행하기도 한다. 만성 림프구성 백혈병은 가임 여성에서는 매우 드물기 때문에, 임신과 합병된 예는 더욱 드물다.

(2) 치료 및 치료가 태아에 미치는 영향

급성 골수성백혈병의 경우, 제1삼분기 때에는 치료적 유산이 권고된다. 제2삼분기 또는 3삼분기 때 진단된 경우에는 anthracycline과 cytarabine와 같은 항암제 사용이 고려될 수 있으나, 두 약제 모두 태아 기형에 대한 보고가 있어 사용에 신중을 기해야 한다(Germann et al., 2004; Azim et al., 2010). 급성 전골수성백혈병에서는 anthracycline과 ATRA의 병합 사용이 표준 요법으로 간주된다. 그러나 ATRA의 경우 제1삼분기에서의 사용이 태아의 선천성 기형을 증가시키는 것으로 보고되어 제2삼분기 이후의 투여가 권고된다(Yang et al. 2009). 급성 림프구성백혈병의 경우 치료에 대한 근거 자료가 매우 드물어 표준 지침이 마련되어 있지 않다. 고용량의 methotrexate가 중요한 치료적 역할을 할 것으로 생각되나 aminopterin 증후군과의 연관성이 보고되어 사용에 유의하여야 한다(Hyoun et al., 2012).

만성 백혈병의 치료는 드물게 hydroxyurea, interferon-alpha 등의 약제가 사용된다. Hydroxyurea 또는 interferon-alpha를 사용한 소규모 증례 보고에서 대부분의 태아에서는 이상이 없었다(Haggstrom et al., 1996; Delmer et al., 1992).

(3) 백혈병을 가진 임신부의 분만

백혈병을 가진 임신부에서 분만의 시기와 방법을 결정해야 할 경우, 질환의 상태, 동반 합병증 유무, 태아 상태, 과거 분만력, 골반 상태, 진통과 양막파수 유무를 고려해야 한다. 출혈과 감염증이 수술과 동반하여 나타날 수 있으므로 제왕절개술의 적응증이 아니라면 가급적 질식 분만을 하는 것이 선호된다. 백혈병을 가진 임신부의 분만 후 우려되는 합병증은 산후 출혈과 산욕기 감염이므로 항암제의 사용으로 범혈구감소증이 있을 경우에는 분만을 피하는 것이 좋다. 하지만, 불가피하게 분만을 시행해야 할 경우에는 적절한 성분 수혈과 예방적 항생제의 투여를 통한 세심한 보존적 치료가 요구된다.

2) 림프종

호지킨림프종은 호발 평균 연령 32세로 가임 연령에 해당되고 그 빈도는 1,000~6,000분만 중 1명 정도이다. 반면, 비호지킨림프종의 호발 연령은 평균 42세로 임신과의 관련성은 낮다(Woo et al., 1992; Ward et al., 1989).

(1) 호지킨림프종

호지킨림프종은 통증이 없는 말초선병증(peripheral lymphadenopathy)을 보이거나 열, 야간 발한, 무력감, 체중감소, 소양감 등의 증상이 있을 수 있고, 진단을 위해서는 생검이 필수적이다. 병기 설정을 위해, 흉부, 복부, 골반 및 하지에 걸쳐 광범위한 영상검사가 필요한데, 임신 중에는 흉부방사선, 복부초음파 또는 자기공명영상, 골수생검을 시행한다. 치료는 병기, 임신 주수에 따라서 결정되며 방사선치료는 국한된 경부 선병증이 있는 경우 선호되지만, 대부분의 경우 항암화학치료를 시행한다.

임신 제1삼분기에서는 방사선치료와 항암제의 사용에 따른 기형 발생 위험 때문에 치료적 유산을 고려할 수 있다. 병기가 진행되어 치료의 지연이 환자의 생존에 악영향을 미칠 것으로 생각된다면, 골반 방사선치료가 필요한 골반횡경막 부위 질환의 경우 치료적 유산을 시행한다. 환자가 치료적 유산을 거부할 경우 임신 제2삼분기가 될 때까지 항암제 단독 치료를 하거나 기형형성 위험 한계량인 10 rad를 넘지 않는 범위에서 방사선치료를 상부 횡경막 부위에 시행한다. 임신 제2삼분기 또는 임신 제3삼분기에 진단된 경우는 복합 항암화학치료를 시행할 수 있다. 특히, 하부 횡경막 부위의 경우 방사선치료는 분만 후로 지연시킨다. 진통 시에는 골수저하가 되지 않도록 세포독성약제 사용을 피한다.

림프종 치료를 위해 항암화학치료를 시행받았던 환자는 향후 백혈병으로 이환될 위험성이 증가한다는 보고가 있다(Travis et al., 2003).

(2) 비호지킨림프종

비호지킨림프종 임신 중에 대부분 임파선염 증상을 보이지만, 종종 유방, 난소 또는 자궁에 병변이 발생하기도 한다. 임신 관련 비호지킨림프종은 드물지만, 임신 시 발견되는 비호지킨림프종은 더 빨리 성장하는 경향이 있다. 이는 임신동안 약화된 면역반응으로 인하여 종양조직이 더 잘 자랄 수 있는 환경이 되기 때문이라는 견해도 있으나, 임신의 종결이 이 질환의 진행에 변화를 가져오지는 않는 것으로 알려져 있다(Mavrommatis et al., 1998). 만삭으로 정상적인 신생아를 분만하고 환자가 건강하게 생존한 경우는 드물지만, 가능하면 빨리 항암화학요법을 시행하면 관해가 되고 임신을 유지시킬 수 있으므로 가능한 빠른 진단과 치료가 시작되어야 한다.

임신 제1삼분기에 조직검사 결과가 좋지 않은 예후를 시사한다면, 치료적 유산을 고려해야 하고, 환자가 치료적 유산을 거부한다면 적극적인 항암화학치료를 시작해야 한다. 비호지킨림프종 환자에서 태아와 태반으로 전이가능성이 있으므로, 출생 후에도 신생아에 대한 주의 깊은 관찰이 필요하다.

3) 대장암

임신 중 대장암의 발병에 관한 보고는 드물어, 13,000 임신부당 1명 꼴로 보고된다(Salani et al., 2014). 우리나라의 경우 아직 보고된 통계는 없다. 최근 대장암 발생의 증가와 임신 고령화 및 진단법의 향상으로 임산부에서도 대장암의 발생이 증가하는 추세이다. 가족성 용종증, 유전성 비용종증 대장암, 린치증후군, 가드너 증후군 등의 유전증후군성 대장암은 젊은 여성에서도 발생할 수 있으므로 임신 중에도 가족력이 있는 경우는 발생 가능성이 높다.

(1) 진단

증상은 복부통증, 복부팽만감, 오심, 구토, 빈혈, 체중감소, 직장출혈 등이 있으나 임신 중의 비특이적 증상으로 생각하여 진단이 늦어지기 쉽다. 일단, 증상이 결장 혹은 직장의 병변을 의심하게 하면 대변잠혈검사, 직장수지검사, 결장내시경을 시행하고 간 전이 여부를 확인하기 위해서 복부초음파를 시행한다. 비임신 환자에서 대장암 발생부위는 약 20~25%가 직장인 반면에, 임신과 동반된 대장암의 경우는 65% 이상이 직장암으로 나타나고 86%가 복막반사

부위 이하에서 발생하므로, 이는 임산부의 경우 직장수지 검사가 더욱 중요함을 시사하는 소견이다(Ochshorn et al., 2000). 경과의 추적 관찰을 위해서 임신의 영향을 받지 않는 것으로 알려진 혈청 CEA (carcinoembryonic antigen)가 유용한 종양지표이다.

(2) 치료

임신 중 대장암의 치료는 임신 주수, 병기, 환자의 임신 유지에 대한 희망, 장폐쇄, 장천공, 장출혈과 같은 합병증의 유무에 따라 결정된다. 임신 20주 이전에 발견된 경우에는 즉시 수술을 하는 것이 원칙이고, 자궁에 전이가 있는 경우 또는 직장의 병변에 접근하기 어려운 경우에 자궁적출이 필요할 수 있다(Ochshorn et al., 2000). 수술 후 방사선 치료 또는 항암화학치료를 위해 임신의 종결을 고려할 수도 있다. 임신 20주 이후 진단된 경우와 전이가 있는 경우에는 태아의 폐성숙이 이루어지는 시간까지 치료를 지연시키기도 하지만, 장기간의 치료 지연은 환자의 예후를 악화시킬 수도 있으므로 신중한 판단이 요구된다. 분만의 시점이 결정되었다면, 분만은 질식 분만이 시도될 수 있으나, 하부 직장에 산도를 막을 정도의 큰 종괴가 있을 경우에는 난산의 위험성이 있고 종양의 위치가 직장 전면에 위치하여 회음절개시 노출의 위험성이 있으므로 제왕절개술이 권장된다. 제왕절개 시행 시 대장암에 대한 수술적 치료를 동시에 시행할 수 있다. 난소전이는 임신 시(25%)에 비임신 시(3-8%)보다 더 흔하다고 알려져 있으나(Mason et al., 1981), 육안적 난소전이가 없는 상황에서 예방적 양측자궁부속기절제술 시행 여부는 향후 환자의 임신 유지와 가임력 보존에 대한 생각에 따라서 결정해야 한다(Minter et al., 2005). 아직까지 대장암이 태아에 전이되었다는 보고는 없으나, 태반으로의 전이 보고는 있었으므로(Rothman et al., 1973), 분만 시 태아와 태반으로의 전이여부 파악을 위한 태반 조직검사가 권장된다.

(3) 예후

임신이 대장암의 예후에 영향을 미친다는 증거는 없지만, 임신부에서는 진단이 늦어져 진행된 병기에서 발견되는 경우가 많아 발견 당시 60% 이상에서 병기 C형 이상인 것으로 보고되고 있다(Bernstein et al., 1993). 따라서 임신 중 대장암의 생존율을 높이기 위해서는 조기 진단이 중요하며, 임신 때문에 간과될 수 있는 임산부의 증상에 대한 세심한 주의가 필요하다.

참고문헌

- 김종수, 김윤숙, 최승도, 선우재근, 배동한. 임신과 합병된 자궁 경부 상피내암과 침윤성 자궁경부암의 임상적 고찰. 대한산부인과학회지 2004;47:1706-13.
- 장정호, 최현일, 이흥순, 황명순, 한혁동, 차동수 등. 임신과 동반된 난소 종양의 임상적 고찰. 대한산부인과학회지 2003;46:1970-7.
- 최준식, 양재혁, 류현미, 정상희, 문명진, 김연주 등. 임신과 동반된 자궁 부속기 종양에 대한 고찰. 대한산부인과학회지 2003;46:66-71.
- Adami HO, Hsieh CC, Lambe M, Trichopoulos D, Leon D, Persson I, et al. Parity, age at first childbirth, and risk of ovarian cancer. Lancet 1994;344:1250-4.
- Agarwal N, Parul, Kriplani A, Bhatla N, Gupta A. Management and outcome of pregnancies complicated with adnexal masses. Arch Gynecol Obstet 2003;267:148-52.
- Ahn BY, Kim HH, Moon WK, Pisano ED, Kim HS, Cha ES, et al. Pregnancy- and lactation-associated breast cancer: mammographic and sonographic findings. J Ultrasound Med 2003;22:491-497;quiz 498-499.
- Al-Adnani M, Kiho L, Scheimberg I. Maternal pancreatic carcinoma metastatic to the placenta: a case report and literature review. Pediatr Dev Pathol 2007;10:61-5.
- Amant F, Brepoels L, Halaska MJ, Gziri MM, Calsteren KV. Gynaecologic cancer complicating pregnancy: an overview. Best Pract Res Clin Obstet Gynaecol 2010;24:61-79.
- American College of Obstetricians and Gynecologists. ACOG Committee Opinion. Number 299, September 2004, reaffirmed 2009. Guidelines for diagnostic imaging during pregnancy.
- Anderson BO, Petrek JA, Byrd DR, Senie RT, Borgen PI. Pregnancy influences breast cancer stage at diagnosis in women 30 years of age and younger. Ann Surg Oncol 1996;3:204-11.
- Andrieu N, Easton DF, Chang-Claude J, Rookus MA, Brohet R, Cardis E, et al. Effect of chest X-rays on the risk of breast cancer among BRCA1/2 mutation carriers in the international BRCA1/2 carrier cohort study: a report from the EMBRACE, GENEPSO, GEO-HEBON, and IBCCS Collaborators' Group. J

Clin Oncol 2006;24(21):3361-6.

- Antoniou AC, Shenton A, Maher ER, Watson E, Woodward E, Lalloo F, Easton DF, Evans DG. Parity and breast cancer risk among BRCA1 and BRCA2 mutation carriers. Breast Cancer Res 2006;8(6):R72.
- Arango HA, Kalter CS, Decesare SL, Fiorica JV, Lyman GH, Spellacy WN. Management of chemotherapy in a pregnancy complicated by a large neuroblastoma. Obstet Gynecol 1994;84:665-8.
- Azim HA Jr, Peccatori FA, Pavlidis N. Treatment of the pregnant mother with cancer: a systematic review on the use of cytotoxic, endocrine, targeted agents and immunotherapy during pregnancy. Part I: Solid tumors. Cancer Treat Rev 2010;36(2):101-109.
- Bakour SH, Jaleel H, Weaver JB, Kehoe S, Radcliffe KW. Vulvar carcinoma presenting during pregnancy, associated with recurrent bone marrow hypoplasia: a case report and literature review. Gynecol Oncol 2002;87:207-9.
- Balleyguier C, Fournet C, Ben Hassen W, Zareski E, Morice P, Haie-Meder C, et al. Management of cervical cancer detected during pregnancy: role of magnetic resonance imaging. Clin imaging 2013;37:70-6.
- Beadle BM, Woodward WA, Middleton LP, et al. The impact of pregnancy on breast cancer outcomes in women ≤35 years. Cancer 2009;115:1174-1184.
- Bernstein MA, Madoff RD, Caushaj PF. Colon and rectal cancer in pregnancy. Dis Colon Rectum 1993;36:172-8.
- Berry DL, Theriault RL, Holmes FA, Parisi VM, Booser DJ, Singletary SE, et al. Management of breast cancer during pregnancy using a standardized protocol. J Clin Oncol 1999;17:855-61.
- Blumenfeld Z, Avivi I, Ritter M, Rowe JM. Preservation of fertility and ovarian function and minimizing chemotherapy-induced gonadotoxicity in young women. J Soc Gynecol Investig 1999;6:229-39.
- Brewer M, Kueck A, Runowicz CD. Chemotherapy in pregnancy. Clin Obstet Gynecol 2011;54:602-18.
- Campion MJ, Sedlacek TV. Colposcopy in pregnancy. Obstet Gynecol Clin North Am 1993;20:153-63.
- Cardonick E, Dougherty R, Grana G, Gilmandyar D, Ghaffar S, Usmani A. Breast cancer during pregnancy: maternal and fetal outcomes. Cancer J 2010;16:76-82.
- Cardonick E, Iacobucci A. Use of chemotherapy during human pregnancy. Lancet Oncol 2004;5:283-91.
- Catlin EA, Roberts JD Jr., Erana R, Preffer FI, Ferry JA, Kelliher AS, et al. Transplacental transmission of natural-killer-cell lymphoma. N Engl J Med 1999;16:85-91.
- Chelghoum Y, Vey N, Raffoux E, Huguet F, Pigneux A, Witz B, et al. Acute leukemia during pregnancy: a report on 37 patients and a review of the literature. Cancer 2005;104:110-7.
- Delmer A, Rio B, Bauduer F, Ajchenbaum F, Marie JP, Zittoun R. Pregnancy during myelosuppressive treatment for chronic myelogenous leukemia. British journal of haematology 1992;82:783-4.
- Doll DC, Ringenberg QS, Yarbro JW Management of cancer during pregnancy. Arch Intern Med 1988;148:2058-64.
- Ebert U, Löfler H, Kirch W. Cytotoxic therapy and pregnancy. Pharmacol Ther 1997;74:207-20.
- Enger SM, Ross RK, Henderson B, Bernstein L. Breast feeding history, pregnancy experience and risk of breast cancer. Br J Cancer 1997;76:118-23.
- Germann N, Goffinet F, Goldwasser F. Anthracyclines during pregnancy: embryo-fetal outcome in 160 patients. Ann Oncol 2004;15(1):146-150.
- Goh W, Bohrer J, Zalud I. Management of the adnexal mass in pregnancy. Curr Opin Obstet Gynecol 2014;26:49-53.
- Greenlund LJ, Letendre L, Tefferi A. Acute leukemia during pregnancy: a single institutional experience with 17 cases. Leuk Lymphoma 2001;41:571-7.
- Hopkins MP, Morley GW. The prognosis and management of cervical cancer associated with pregnancy. Obstet Gynecol 1992;80:9-13.
- Hyoun SC, Obi–an SG, Scialli AR. Teratogen update: methotrexate. Birth Defects Res A Clin Mol Teratol 2012;94(4):187-207.
- Ilancheran A, Low J, Ng JS. Gynaecological cancer in pregnancy. Best Pract Res Clin Obstet Gynaecol 2012;26(3):371-7.
- Jung KW, Won YJ, Kong HJ, Lee ES, Cancer Statistics in Korea: Incidence, Mortality, Survival, and Prevalence in 2015. Cancer Res Treat 2018;50:303-16.
- Krishna I, Lindsay M. Breast cancer in pregnancy. Obstet Gynecol Clin North Am 2013;40:559-71.
- Lawrenz B, Henes M, Neunhoeffer E, Fehm T, Huebner S, Kanz L, et al. Pregnancy after successful cancer treatment: what needs to be considered? Onkologie 2012;35:128.
- Leiserowitz G, Xing G, Cress R, Brahmbhatt B, Dalrymple JL, Smith LH. Adnexal masses in pregnancy: how often are they malignant? Gynecol Oncol 2006;101:315-21.
- Loibl S, von Minckwitz G, Gwyn K, et al. Breast carcinoma during pregnancy. International recommendations from an expert meeting. Cancer 2006;106:237-246.
- Lowe SA. Diagnostic radiography in pregnancy: risks and reality. Aust N Z J Obstet Gynaecol 2004;44:191-6.
- Maruko K, Maeda T, Kamitomo M, Hatae M, Sueyoshi K. Transplacental transmission of maternal B-cell lymphoma. Am J Obstet Gynecol 2004;191:380-1.

- Massad LS, Einstein MH, Huh WK, Katki HA, Kinney WK, Schiffman M, et al. 2012 updated consensus guidelines for the management of abnormal cervical cancer screening tests and cancer precursors. Obstet Gynecol 2013;121:829-46.
- Mathevet P, Nessah K, Dargent D, Mellier G. Laparoscopic management of adnexal masses in pregnancy: a case series. Eur J Obstet Gynecol Reprod Biol 2003;108:217-22.
- Mavrommatis CG, Daskalakis GJ, Papageorgiou IS, Antsaklis AJ, Michalas SK. Non-Hodgkin's lymphoma during pregnancy-case report. Eur J Obstet Gynecol Reprod Biol 1998;79:95-7.
- Melbye M, Wohlfahrt J, Lei U, Norgaard-Pedersen B, Mouridsen HT, Lambe M, et al. alpha-fetoprotein levels in maternal serum during pregnancy and maternal breast cancer incidence. J Natl Cancer Inst 2000;92:1001-5.
- Minter A, Malik R, Ledbetter L, Winokur TS, Hawn MT, Saif MW. Colon cancer in pregnancy. Cancer Control 2005;12:196-202.
- Ochshorn Y, Kupferminc MJ, Lessing JB, Pausner D, Geva E, Daniel Y. Rectal carcinoma during pregnancy: a reminder and updated treatment protocols. Eur J Obstet Gynecol Reprod Biol.
- Oktay K, Harvey BE, Partridge AH, Quinn GP, Reinecke J, Taylor HS et al., Fertility preservation in patients with cancer: ASCO clinical practice guideline update. J Clin Oncol 2018; 36:1994-2001.
- Palmer J, Vatish M, Tidy J. Epithelial ovarian cancer in pregnancy: a review of the literature. BJOG 2009;116:480-91.
- Peres RM, Sanseverino MT, Guimarãs JL, Coser V, Giuliani L, Moreira RK, et al. Assessment of fetal risk associated with exposure to cancer chemotherapy during pregnancy: a multicenter study. Braz J Med Biol Res 2001;34:1551-9.
- Reed W, Sandstad B, Holm R, Nesland JM. The prognostic impact of hormone receptors and c-erbB-2 in pregnancy-associated breast cancer and their correlation with BRCA1 and cell cycle modulators. Int J Surg Pathol 2003;11:65-74.
- Regan MA, Rosenzweig BA. Vulva carcinoma in pregnancy: a case report and literature review. Am J perinatol 1993;10:334-5.
- Risch HA. Hormonal etiology of epithelial ovarian cancer, with a hypothesis concerning the role of androgens and progesterone. J Natl Cancer Inst 1998;90:1774-86.
- Salani R, Billingsley CC, Crafton SM. Cancer and pregnancy: an overview for obstetricians and gynecologists. Am J Obstet Gynecol 2014;211:714.
- Sayar H, Lhomme C, Verschraegen CF. Malignant adnexal masses in pregnancy. Obstet Gynecol Clin North Am 2005;32:569-93.
- Signorello LB, Mulvihill JJ, Green DM, Munro HM, Stovall M, Weathers RE, et al. Stillbirth and neonatal death in relation to radiaton exposure before conception: a retrospective cohort study. Lancet 2010;376:624-30.
- Titus-Ernstoff L, Perez K, Cramer DW, Harlow BL, Baron JA, Greenberg ER. Menstrual and reproductive factors in relation to ovarian cancer risk. Br J Cancer 2001;84:714-21.
- Walker JW, Renisch JF, Monforte HL. Maternal pulmonary adenocarcinoma metastatic to the fetus, first recorded case report and literature review. Pediatr Pathol Mol Med 2002; 21:57-69.
- Wallace WH, Thomson AB, Saran F, Kelsey TW. Predicting age of ovarian failure after radiation to a field that includes the ovaries. Int J Radiat Oncol Biol Phys 2005;62:738-44.
- Wallack MK, Wolf JA Jr, Bedwinek J, Denes AE, Glasgow G, Kumar B, et al. Gestational carcinoma of the female breast. Curr Probl Cancer 1983;7:1-58.
- Williams SF, Schilsky RL. Antineoplastic drugs administered during pregnancy. Semin Oncol 2000;27:618-22.
- Wo JY, Viswanathan AN. Impact of radiotherapy on fertility, pregnancy, and neonatal outcome in female cancer patients. Int J Radiat Oncol Biol Phys 2009;73:1304-12.
- Wohlfahrt J, Olsen JH, Melby M. Breast cancer risk after childbirth in young women with family history (Denmark). Cancer Control 2002;13(2):169-74.
- Woo SY, Fuller LM, Cundiff JH, Bondy ML, Hagemeister FB, McLaughlin P, et al. Radiotherapy during pregnancy for clinical stages IA-IIA Hodgkin's disease. Int J Radiat Oncol Biol Phys 1992;23:407-12.
- Woodruff TK. The Oncofertility Consortium-addressing fertility in young people with cancer. Nat Rev Clin Oncol 2010; 7:466-75.
- Yang D, Hladnik L. Treatment of acute promyelocytic leukemia during pregnancy. Pharmacotherapy 2009;29(6):709-724.
- Yang WT, Dryden MJ, Gwyn K, Whitman GJ, Theriault R. Imaging of breast cancer diagnosed and treated with chemotherapy during pregnancy. Radiology 2006;239:52-60.
- Zagouri F, Sergentanis TN, Chrysikos D, Papadimitriou CA, Dimopoulos MA, Bartsch R. Trastuzumab administration during pregnancy: a systematic review and meta-analysis. Breast cancer Res Treat 2013;137:349-57.
- Zhao XY, Huang HF, Lian LJ, Lang JH. Ovarian cancer in pregnancy: a clinicopathologic analysis of 22 cases and review of the literature. Int J Gynecol Cancer 2006;16:8-15.

제51장

임신 중 중환자 관리

Critical Care during Pregnancy

박인양 | 가톨릭의대
권지영 | 가톨릭의대
김연희 | 가톨릭의대

1. 급성폐부종

임신 중 발생하는 폐부종은 드문 질환이기는 하지만 발생한 경우 생명을 위협하는 위중한 질환으로 산모 이환원인 중 네 번째로 많은 것으로 알려져 있다. 발생되는 기전은 폐의 간질 조직 내로 과량의 물성분이 침윤되어 폐기능이 급격히 감소됨으로써 폐포 내에서 산소와 이산화탄소 교환이 저하되어 발생하게 된다. 폐부종은 심장에서 기인하는 경우와 그렇지 않은 경우로 원인을 나누어 볼 수 있는데 원인에 상관없이 급작스런 숨참과 동반한 흥분상태가 나타나게 되는 질환이다. 일단 진단된 경우 일반적으로 중환자실에 입원하여 치료하게 되므로 산모 자신과 가족들에게 많은 불안감을 주는 중요한 질환으로 인식되고 있으며 발생 시기는 임신 중, 분만 중, 출산 후 등 다양한 시기에 발생할 수 있다. 발생 빈도는 0.1~0.5% 정도로 보고되고 있다(Lewis et al., 2007). 임신하지 않은 성인 여성의 순환기계 생리와 병적인 질환에 대하여는 많은 의학적 발전이 이루어졌고 효과적인 치료 방법이 정립되어 있다. 하지만 임신한 여성의 경우에는 임신에 의한 생리적 변화에 대한 충분한 이해가 이루어지지 못하고 있으며 출산 전 치료를 시행하는 경우 태아의 상태를 고려하며 치료를 시행하여야 하므로 아직 많은 어려움이 존 재한다. 또한 전자간증과 같이 산모에게 폐부종을 일으키는 원인에 대하여 아직 많은 연구가 이루어지지 못하고 있어 치료에 어려움을 겪고 있는 것이 현실이다(Pollock et al., 2010). 이 장에서는 이러한 폐부종의 병리학적 원인에 대하여 고찰하고 발생 원인별로 적절한 치료 방법에 대하여 알아보고자 한다.

1) 임신 중 심폐기능 변화

심기능은 임신 중 많은 변화를 겪게 되는데 이러한 원인으로는 태반 순환의 발달, 호르몬계의 변화, 대사량의 증가 등이 있다. 이에 더하여 분만이 일어나는 경우 자궁수축, 통증, 산모의 자세변화, 복압의 증가 등이 추가적인 영향을 미치게 되며 분만 후 급작스런 혈역학적 변화 또한 심기능에 영향을 주게 된다(Sciscione et al., 2003). 임신 중 순환기계는 심박출량의 증가, 심박수의 증가, 혈액량의 증가, 생리적인 빈혈, 혈압 감소 등의 변화를 겪게 된다. 임신 32주경 전체 혈액량은 45~50%까지 증가하게 되는데 이 중 혈장의 증가가 우선적으로 이루어지게 되어 혈액 내 알부민, 피브리노젠 등에 의해 유지되는 삼투압을 낮추게 된다. 이러한 생리적 변화가 임신 중 폐부종을 일으키는 원인으로 작용하게 된다. 심박출량의 증가는 임신 28~38주경에 최대치를 이루게 되며 분당 4.4~8리터 정도이다. 임신 중 시행하는 심기능 검사는 심초음파가 가장 좋은 방법이며 필요한 경우 식도를 통한 심초음파 방법도 사용할 수 있다 (Dunne et al., 2009).

2) 폐부종의 위험요인

(1) 임신 전 위험요인

고혈압, 허혈성 심질환, 선천성 심기형, 판막질환, 부정맥, 심근병, 비만, 고령, 갑상선기능항진 등 내분비 이상 등이 원인이 될 수 있다(Vigil-De Gracia et al., 2004).

(2) 임신 중 발생하는 질환

자간전증, 심근증, 패혈증, 양수색전증, 폐색전증 등에 의하여 폐부종이 발생할 수 있다.

(3) 약물의 사용

자궁수축 억제제, 스테로이드제제, 황산마그네슘, 코카인 등 마약류 등의 사용이 원인이 될 수 있다(Altman et al., 2002).

3) 진단

임상적으로 폐부종을 의심할 수 있는 증상은 숨참, 기좌호흡, 불안감, 기침 등이 있으며 이학적 검사 소견으로는 빈맥, 빈호흡, 청진 시 쌕쌕거림, 심잡음, 산호포화도 감소 등이 있다. 가슴 사진에서는 Kerley B 선이 나타나거나 전체적으로 증가한 음영 소견을 나타내게 된다(그림 51-1). 폐부종이 의심되는 경우 동맥혈 산소포화도 검사, 심전도, 심초음파 등이 추가적으로 도움을 줄 수 있는 검사 방법이다. 나트리유레틱 펩타이드(natriuretic peptide)에 의한 심장 기능 이상 검사는 임신 중에는 정확도가 감소하여 적절한 진단 방법이 아니다. 심초음파검사가 진단에 있어 추가적 도움을 줄 수 있다(Thornton et al., 2011).

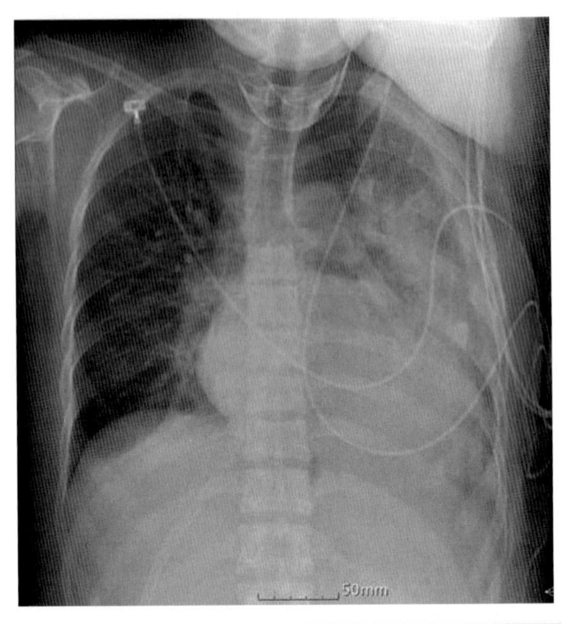

그림 51-1. 제왕절개 직후 폐부종 발생 산모의 흉부 방사선 사진

4) 고혈압이 동반되지 않은 급성폐부종

가장 흔한 원인은 표 51-1과 같이 알려져 있으며 발병 시 혈압은 평균치이거나 낮을 수 있다.

폐부종 발생의 위험도를 낮추기 위해서는 발병 가능성이 있는 산모를 예측하여 위험도를 낮추기 위하여 노력해야 하며 가장 먼저 고려해야 할 사항은 수액투여량이다 (Gao and Raj, 2005). 혈압이 정상인 경우 폐부종의 발생은 폐간질 조직 내의 유체압력, 삼투압, 모세혈관 투과성의 불균형에 의하여 발생하게 되는데 이는 비임신의 경우와 같은 이유로 발생하게 되는 것이나 임신한 여성의 경우에는 보다 쉽게 발생할 수 있다. 수축억제제의 사용에 의하여 발생하는 폐부종의 경우 아드레날린 길항제인 터뷰탈린 (terbutalne), 설부타몰(sulbutamol) 등의 사용에 의하여 폐간질내의 모세혈관의 투과성이 증가되고 이에 의하여 부종

표 51-1. 고혈압이 동반되지 않은 급성폐부종의 원인

수축억제제
폐혈증
심질환(심근증, 허혈성 심질환)
양수색전증
과다한 수액요법

이 발생하게 된다. 조기진통억제를 위하여 아드레날린 길항제를 사용하는 경우 모세혈관 투과성이 증가된 상태에서 많은 양의 수액을 공급하게 되고 또 심장 근육의 수축력이 저하되므로 폐부종이 생길 가능성이 있으므로 사용 시 이에 대한 고려가 필요하다. 경구로 투여하는 칼슘채널 차단제(calcium channel blocker)인 니페디핀(nifedipine)의 경우 이러한 폐부종의 발생이 비교적 적은 것으로 알려져 있으나 태아 신경계를 보호하기 위해 사용되는 마그네슘 제제와 폐성숙 촉진을 위해 사용되는 스테로이드 제제는 폐부종을 일으킬 수 있으므로 사용 시 산모의 상태를 주의 깊게 관찰하여야 하며 수액 사용량을 기록하고 배출량을 확인하여 한다(Katz et al., 2002).

5) 고혈압이 동반된 급성폐부종

임신 중에는 생리적으로 혈압이 일부 감소하게 되는데 이러한 변화에도 불구하고 수축기 혈압이 140 mmHg 이상 이완기 혈압이 90 mmHg를 넘는 경우 고혈압을 의심하여야 한다. 전체 임신 여성의 10~15% 정도가 이러한 고혈압을 나타내게 되며 최근 고령임신이 증가함에 따라 이 확률은 점차 증가하고 있다. 만성고혈압, 전자간증, 만성고혈압에 합병된 전자간증, 갑상선기능항진증 등이 임신 중 혈압 증가를 나타내는 주된 원인으로 알려져 있다. 자간전증은 고혈압에 동반하여 다기관 기능 부전을 일으키며 이중 폐부종이 중환자실 입원의 가장 많은 원인이 되며 또한 모성 사망의 주된 원인으로 알려져 있다. 전자간증 환자의 3~5%가 폐부종을 일으키게 되며 이중 70%는 분만 후에 발생하게 된다(Cotter et al., 2008). 발생원인은 과다한 수액 사용, 중증 자간전증, 용혈증가, 간기능 감소, 혈소판 감소 등에 의하여 발생하게 된다. 이러한 원인이 발견되며 출산 전이라면 가능한 분만을 우선 고려하여야 한다. 일반적인 임신 여성과 비교할 때 자간전증 산모는 심박출량이 높고 혈관 저항성이 증가되어있어 폐부종 발생의 위험도가 증가하게 된다. 또한 단백뇨 등에 의하여 삼투압이 낮아지게 되어 이 또한 폐부종의 발생을 촉진하게 된다. 일반적으로 심혈관계 기능이 감소된 경우 수액 공급이 이를 호전 시키는 것으로 알려져 있으나 전자간증의 경우 오히려 많은 양의 수액 공급이 이루어진 경우 호흡곤란을 악화시키게 되며 기도 내 압력을 상승시켜 기계호흡에도 나쁜 영향을 미치게 된다. 그림 51-2는 고혈압이 발생한 산모에서 폐부종이 의심되는 경우 대처 방법에 대한 단계별 모식도이다(Picano et al., 2010). 폐부종이 나타날 수 있는 위험 요소를 갖고 있는 임부가 숨참을 호소하는 경우 생체 징후 확인 간격을 일반적인 4시간 간격에서 매 시간 또는 그보다 자주 확인하여야 한다. 만약 숨참을 호소하거나 의식의 감소 등이 관찰되는 경우 매 15분마다 생체 징후를 확인하여야 하며 혈액검사와 소변검사를 시행하여야 한다. 또한 사용되는 수액의 양과 배설량을 기록하여야 한다. 검사 소견에서 산소포화도 감소나 단백뇨의 증가 소견 등이 나타나는 경우 수액 사용을 24시간에 2,000 ml 이하로 낮추도록 노력하여야 하며 산모의 간질발작을 예방하고 태아의 신경학적 발달을 고려하여 마그네슘 제제를 사용하고 있는 경우 이를 중단하여야 한다. 이후 이뇨제의 사용을 시작하며 항고혈압제도 필요한 경우 사용하여야 한다.

분만 중, 제왕절개 중, 분만 직후 과다한 수액 요법이 폐부종 발생을 증가시키는데 이 기간 동안 사용된 수액의 양이 5,000 ml, 10,000 ml, 15,000 ml를 넘는 경우 폐부종 발생 비도는 각각 2배, 4배, 10배 증가하게 된다. 또한 투여량과 배설량 비교에 있어서는 투여량이 5,500 ml 이상 많은 경우 폐부종이 증가하게 되며 수액제한을 시행하여 2,000 ml 이하로 수액 투여량이 조절된 경우 폐부종이 감소하는 것으로 보고되고 있다(Colmenero Ruiz et al., 2006).

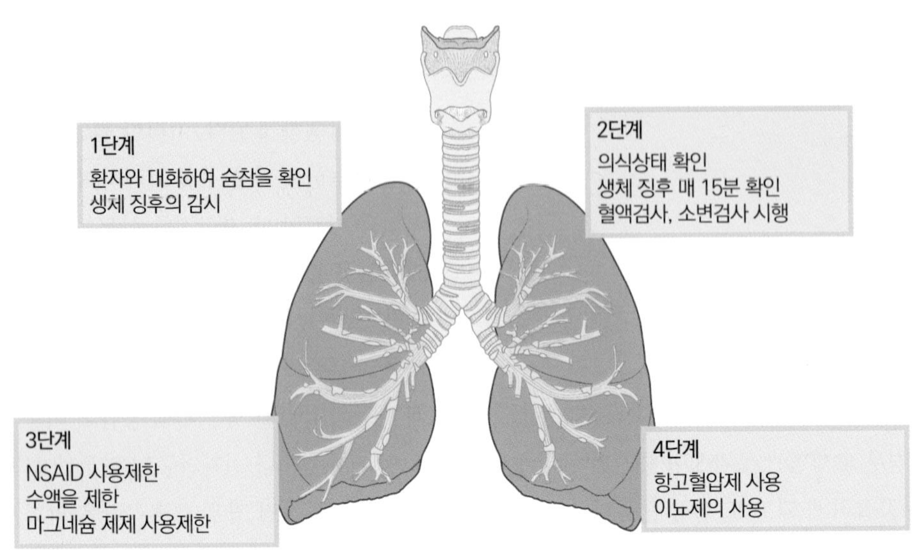

1단계
환자와 대화하여 숨참을 확인
생체 징후의 감시
2단계
의식상태 확인
생체 징후 매 15분 확인
혈액검사, 소변검사 시행
3단계
NSAID 사용제한
수액을 제한
마그네슘 제제 사용제한
4단계
항고혈압제 사용
이뇨제의 사용

그림 51-2. 임신 여성에서 폐부종을 예방하기 위한 단계별 접근

6) 고혈압이 동반된 급성폐부종 치료

(1) 급성기 치료

치료원칙은 ① 좌심실의 전부하 감소, ② 좌심실의 후부하 감소, ③ 심근의 허혈상태 예방, ④ 산소 포화도 유지 등이다. 임신한 여성의 폐부종은 응급상황이며 대처가 적절하지 못한 경우 심정지 등 위중한 상황을 유발할 수 있어 산부인과의사 외에 응급의학과, 호흡기 내과, 순환기 내과, 마취통증의학과 등 다각적 측면에서 동시에 신속히 치료를 시행하여야 하며 출산 전에 발생이 의심되는 경우 즉각적인 제왕절개 수술의 준비도 이루어져야 한다. 특히 폐부종이 사망에 이르는 가장 위험한 상황은 심기능 저하에 의하므로 임신부의 심초음파 검사를 자주 시행하여 심기능을 확인하여야 한다(Nassar et al., 2011).

환자의 상태를 파악하기 위하여 혈압, 맥박, 호흡수, 체온 등 생체 징후 외에도 심전도, 흉부방사선촬영, 산소포화도확인 등은 반드시 필요하며 중심 정맥압 측정은 일반적으로는 시행하지 않는다. 일차적으로는 기관 삽관 없이 사용하는 호흡기를 고려하여야 하며 이 경우 흡인성 폐렴 예방에 주의를 기울여야 한다. 기계호흡이 성공적으로 이루어지면 폐포 주변의 물성분이 밀려나가게 되어 호흡 곤란 증상이 호전되며 말초혈액 산소 포화도가 증가하게 된다. 기관 삽관 없이 사용할 수 있는 호흡기는 특히 고혈압이 있는 산모에서 기관 삽관에 의해 유발되는 혈압상승을 피할 수 있어 보다 안전하게 사용할 수 있다(Sibai, 1987).

호흡기계의 안정적 유지와 동시에 혈압 조절도 시행하여야 하는데 자간전증에 의해 폐부종이 발생한 산모에게서 가장 먼저 고려하여야 하는 약제는 나이트로글라이세린(nitroglycerin)이다(Mun et al., 2003). 나이트로글라이세린은 정맥주사로 사용하며 분당 5 μg으로 시작하여 매 3~5분마다 증량하여 안정적 혈압이 확보될 때까지 100 μg까지 증량할 수 있다. 설하에 분무하는 형태의 제제도 사용가능 한데 이 경우 매 5~10분마다 2번의 분사를 시행한다. 심기능 부전이 발생하거나 나이트로글라이세린제제로 혈압이 조절되지 않는 경우 나이트로프러사이드제제(nitriprusside)를 사용하는데 이 경우는 순환기계 전문의와 그 필요성과 사용량에 대하여 상의를 하여야 한다(Jessup et al., 2009).

퓨로세마이드(furosemide) 정맥주사제가 수분량 감소를 위하여 우선적으로 사용을 고려해야 하는 이뇨제이다. 사용량은 2분에 걸쳐 20~40 mg을 정맥주사하며 이뇨작용이 불충분한 경우 30분마다 주사하며 최대 시간당 120 mg까지 사용할 수 있다(Aurigemma and Gaasch, 2004).

위에 열거한 나이트로글라이세린, 나이트로프로사이드, 퓨로세마이드의 사용에도 혈압이 조절되지 않는 경우 니카디핀(nicardipin), 니페디핀 등 칼슘채널 길항제의 사용을 고려하여야 하며 이 경우 프라조신(prazocin)과 하이드랄라진(hydralazine)을 겸용하여 사용하기도 한다. 몰핀을 2~3 mg 정주하는 것도 혈압조절과 호흡을 안정시키기 위하여 도움이 될 수 있다(Kindermann et al., 2008).

(2) 추적관리

중증자간전증과 동반하여 폐부종을 보인 여성은 추후에 고혈압, 허혈성 심질환, 뇌혈관 장애, 신장질환 등의 발병이 증가하는 것으로 알려져 있어 치료가 이루어진 이후에도 지속적 관리가 이루어져야 한다. 안지오텐신전환효소억제제(angiotensin converting enzyme inhibitor)는 임신 중 금기로 알려져 있으나 출산 후에는 효과적으로 혈압을 관리할 수 있는 약재로 우선적으로 사용을 고려하여야 한다. 생활 관리는 체중감소, 금연, 식단조절, 정기적 운동을 통하여 혈압을 조절하고 혈관장애를 예방하도록 하여야 한다.

2. 임신 중 외상

임신 중 외상은 총 임신 기간 중 임신부의 약 6~8%에서 발생하며, 모성 사망의 비산과적 원인 중 가장 빈도가 높다(Connolly et al., 1997; Romero et al., 2012). 전체 임신부 외상의 원인으로 자동차 사고가 가장 많으며 이외 가정폭력, 폭행, 낙상, 자살 등이 주요 원인이다(Weiss et al., 2001; Crosby, 1983). 임신부 나이가 20세 미만인 경우, 유색인종, 낮은 사회경제적 수준, 향정신성 약물 복용, 임신 중 음주를 하는 경우에 임신 중 외상 발생의 위험이 증가하였다(Mirza et al., 2010; Brown et al., 2013).

임신 중 외상 시 모성 사망률이나 이환율이 증가하며, 산과적으로 태아사망, 조기분만, 태반조기박리 등의 합병증이 증가하게 된다(Crosby WM, 1983; ACOG, 2013). 임신 중 외상에 대한 대규모 연구에서 외상으로 병원에 입원 중에 분만한 경우가 퇴원 후 나중에 분만한 환자와 비교하여 태반조기박리, 자궁파열, 모성사망이나 태아사망의 위험이 높았다(El-kady D et al., 2004). 외상으로 내원한 임신부의 처치 시 우선 고려되어야 할 것은 임신부 상태에 대한 면밀한 검사와 치료이고, 다음으로 태아상태를 살피고 이에 대한 적절한 처치가 되어야 할 것이다. 따라서 임신부에 대한 적절한 영상검사와 응급처치가 가능하며, 태아 상태를 감시할 수 있고 필요시 응급제왕절개 분만이 가능한 의료기관으로 신속히 후송하는 것이 중요하겠다.

1) 둔상

둔상에는 둔탁한 물건이나 주먹, 발에 의한 폭행, 성폭행, 교통사고, 낙상 등이 있다. 임신 중 외상 시 태반조기박리, 자궁파열, 모성사망 및 태아 사망 등에 대한 대규모 연구에 따르면 비교적 두껍고 단단한 장기에 가장 손상이 많으며, 복부에 직접 타격을 가하거나 반작용에 의해 손상을 입는다(Goodwin et al., 1990; Kuhlmann et al., 1994). 임신부는 비장의 손상이 제일 많고 다음이 간, 신장의 순서이며 장은 대부분 움직이는 기관이라 손상이 덜하다. 또한 임신으로 증가한 골반복강혈관과 관련하여 비임신 시보다 후복막 출혈의 위험이 증가한다(Pearlman et al., 1990).

임신 중 골반 골절이 발생한 경우에는 임신으로 인해 골반으로 유입되는 혈액양이 증가하게 되어 임상증상이나 징후로 예측하는 것보다 실제 실혈양은 더 많을 수 있음을 유의해야 한다. 이 외에 골반 골절 시 약 10~15%에서 비뇨기 손상을 동반하며, 분만방법을 결정 시 여러 가지를 고려해야 하지만 산도를 막지 않으면서 골반이 불안정하지 않다면 골반 엑스 선 검사 후 질식 분만을 시도할 수 있다.

(1) 교통사고

임신 중 외상의 가장 많은 원인은 자동차 사고이다(ACOG, 2013; Pearlman et al., 1996; Moorcroft et al., 2003). 임신부의 교통사고와 태아사망에 관련된 요인으로 임신부 사망, 임신부 빈맥, 비정상적인 태아 심박동 양상, 안전벨트 미착용, 높은 Injury Severity Score (5점 이상) 등이 있으며 이외에 다른 위험요인으로 임신부 저혈압이나 저산소증, 태반조기박리, 자궁파열 등이 있다(Connolly et al., 1997).

임신부가 안전벨트 착용하지 않은 경우에 착용한 여성에 비해 교통사고 시 조산과 태아 사망의 위험이 더 높았다(Moorcorf et al., 2003; Metz et al., 2006). 김 등에 의한 국내 보고에 의하면 교통사고를 수상한 임신부 연구에서 전체 임신부의 약 57%만이 안전벨트를 착용하였으며, 외국에서도 임신부 외상환자의 약 3분의 1이 안전벨트를 착용하지 않은 것으로 조사되었다(김덕환 등, 2012; Pearlman et al., 1996). 이는 벨트 착용 시 불편감과 오히려 벨트 착용이 태아에 해롭지 않을까 걱정하기 때문이다. 또한 임신 중 부적절한 안전벨트 착용은 오히려 자궁파열과 같은 심각한 손상의 위험이 있으므로 안전벨트의 올바른 착용이 중요하겠다. 미국 산부인과 학회에서는 자동차사고 시 심각한 태아와 임신부 손상을 줄이기 위해서 삼점식 안전벨트(three-point restraint seatbelts) 사용을 권고하였다(ACOG, 2013)(그림 51-3). 차량용 에어백이 임신 중 교통사고에 미치는 효과에 대하여 아직까지 알려지지 않았다.

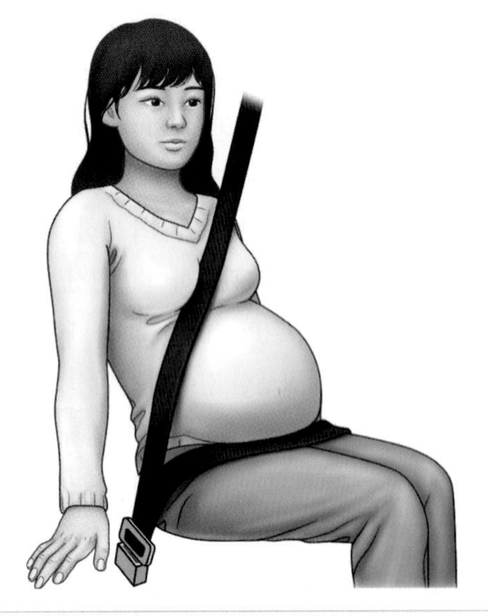

그림 51-3. 삼점식 안전벨트 착용
위쪽 벨트는 자궁 위로, 아래쪽 벨트는 자궁아래쪽에 허벅지 위로 지나가게 착용한다.

(2) 가정폭력 및 성폭행

미국 산부인과 학회의 보고에 따르면 해마다 약 324,000명이 임신 중 가정폭력이나 성폭행을 경험하였으며, 임신기간 중 약 20% 임신부가 가정폭력을 겪는다(ACOG, 2012; Gazmararian JA et al., 1996). 임신 중 가정폭력이 일어난 경우 산전진찰 시기가 늦어진다거나 흡연, 음주, 불법 약물 복용 등의 빈도가 높다고 보고 된다. 이러한 폭행에 의한 급성 합병증으로 자궁파열, 조산, 산모사망, 태아사망 등의 위험이 증가하며, 만성적으로 노출 시 태반박리, 조산, 저출생 체중아 등의 발생이 증가한다(Silverman et al., 2006).

임신 중 가정폭력은 타살에 의한 모성사망의 주요 요인이며(Campbell et al., 2007) 임신중절을 원하는 빈도가 증가하므로(Bourassa et al., 2007), 이에 대한 조기 발견과 지속적 관심이 중요하겠다. 미국산부인과학회에서는 산전 진찰을 위한 첫 내원 시, 각 삼분기마다 분만 후 외래 방문 시 가정 내 폭력에 대한 진료를 시행할 것을 권고하였다(ACOG, 2012).

임신 중 성폭행을 경험하였다면 피해자 여성과 가족의 신체적, 정신적 충격에 대한 치료와 상담이 중요하다. 또한 성병매개질환에 대한 예방을 적절하게 시행하며(표 51-2), 피해자 여성이 비임신부였다면 응급 피임법을 시행해야 한다.

(3) 태아에 미치는 영향

임신초기에는 자궁이 골반 내에 위치하여 외상으로 보호받으나 임신이 진행되면서 자궁내 태아 측 합병증의 위험이 증가하게 된다. 자궁이 커지면서 장을 위쪽으로 밀어내게 되며 상대적으로 복부 둔상으로부터 산모의 장은 보호를 받는 반면에 자궁 및 태아와 태반은 둔상이나 관통상에 의

표 51-2. 성폭행 후 성병에 대한 예방적 항생제 요법(CDC, 2010, 2012)

예방 균주	표준요법	대체요법
Neisseria gonorrhoeae	Ceftriaxone 125 mg 1회 근주	Cefixime 400 mg 경구 1회 혹은 Ciprofloxacin 500 mg 경구 1회
Chlamydia trachomatis	Azithromycin 1 g 1회 경구 혹은 Amoxicilin 500 mg 씩 경구 하루 3회, 7일	Erythromycin-base 500 mg씩 하루 4회, 7일 요법 혹은 Ofloxacin 300 mg, 하루 2회 경구, 7일
세균성 질염 (Bacterial vaginosis)	Metronidazole 2 g 경구 1회 혹은 Metronidazole 500 mg 경구 하루 2회, 7일	Metronidazole gel, 0.75% 5 g 질 내 도포, 5일 혹은 Clindamycin cream, 2%, 5 g 질 내 도포, 7일
Trichomonas vaginalis	Metronidazole 2 g 경구 1회 혹은 Tinidazole 2 g 경구 1회	Metronidazole 500 mg 경구 하루 2회, 7일
B형 간염 (Hepatitis B, HBV)	전에 백신 주사를 맞지 않았다면 1차 접종 시행 1~2개월 후 2차 접종 4~6개월 후 3차 접종	
사람면역결핍바이러스 (Human immunodeficiency virus, HIV)	HIV 감염의 위험이 높은 경우, 항바이러스 예방요법 시작(retroviral prophlaxis)	

해 손상을 받을 수 있다(Brown et al., 2009). 임신 중 둔상에 의해 3~38% 정도 태아 사망이 발생할 수 있고 이는 외상의 중증여부에 관계없이 일어날 수 있다. 따라서 모든 외상을 입은 산모들은 미미한 사고인 경우에도 태아의 상태에 대한 진료를 받아야 한다(Fischer et al., 2011).

외상에 의한 태반손상, 산모 쇼크, 골반골절, 산모의 두부손상 시 발생한 저산소증에 의하여 태아사망의 위험이 증가한다(kissinger et al., 1991). 자궁 내 태아골절은 두개골절이 가장 흔하며, 대개 산모의 천골갑각에 두정골이 압박되어 골절이 생긴다. 태아 두개골 골절 시 뇌출혈이 흔히 합병되며 골절이 없이도 뇌출혈이 동반될 수 있다(이근영, 1995; ACOG, 1999).

(4) 산과적 합병증

① 태반조기박리

임신 중 외상 시 약 7%에서 태반조기박리가 발생하며 이는 전체 태반조기박리 중 약 1%에 해당된다. 외상 후 태반조기박리 시 조기 진통이나 조기 분만, 내출혈(concealed hemorrhage), 소모성 응고장애(consumptive coagulopathy), 태아모체성 출혈의 위험이 증가하며 실제로 외상에 의한 태아사망의 50~70%가 태반조기박리에 의해 발생하게 된다(Brown et al., 2013; Dahmus et al., 1993). 외상의 중증도와 태반조기박리 발생 빈도에 관련성이 적어서 경미한 외상에도 발생하는 것으로 보고되고 있다(Connolly et al., 1997; Pearlman et al., 1990). 발생기전으로는 외상 시 비탄성인 태반과 탄성이 자궁근육 사이에 차이로 인해 발생한다고 알려져 있다(Crosby et al., 1968)

증상은 태반조기박리 시와 비슷하지만, 외상에 의한 태반조기박리 시 비외상성에 비해 심한 혈액응고장애를 보일 수 있다. 그러나 외상 후 태반조기박리가 발생하여도 자궁의 통증, 압통, 질출혈과 같은 전형적인 증상이나 징후가 없을 수 있다. 중증 외상 시 약 반수에서 태반박리가 동반되지만 경한 외상에서도 1~6% 정도에서 태반박리가 진단되므로 이에 대한 면밀한 관찰이 필요하다(Crosby et al., 1974; Goodwin et al., 1990).

태반조기박리에 대한 진단은 전자태아감시장치를 시행하여 태아 심박수와 자궁수축 여부를 확인할 수 있는데 자궁수축, 태아빈맥, 혹은 후기심장박동감소(late deceleration) 등이 보이는 경우 태반박리를 의심할 수 있다.

Pearlman 등(1990)은 외상으로 내원한 임신부에 대한 전향적 연구에서 4시간 동안 전자태아감시를 시행하여 10분에 한 번보다 드물게 자궁수축이 보이는 경우 태반조기박리가 발견되는 산모는 없었다고 보고하였다. 여러 문헌들에서 임신부의 외상 시 자궁수축이나 압통, 질출혈 태아심음 감시의 이상이 없다면 외상의 중증도와 상관없이 최소 4시간 동안 전자태아감시장치를 이용하여 태아심박수와 자궁수축여부를 관찰하라고 권고하고 있다(Connolly et al., 1997; Dahmus et al., 1993). 그러나 지속적으로 자궁수축이 보이거나 질출혈, 자궁압통이나 복막자극징후, 모체에 심각한 외상이 있다면 일반적으로 최소 24시간 동안 태아 감시를 권고하고 있다(이근영, 1995).

초음파 검사는 외상 시 태아 상태를 간편하게 진단할 수 있으며 임신주수를 확인하고 태반의 위치를 파악하고 양수양을 측정하고 생물리학 계수 측정, 태아 손상 및 태아사망을 영상학적으로 진단할 수 있다. 하지만 태반뒤출혈을 진단하는 데 약 40~50% 정도의 민감성만을 보여서 태반조기박리의 진단검사로서 신뢰성이 떨어진다(Dahmus et al., 1993; Pearlman et al., 1990).

② 자궁파열

둔상에 의한 자궁파열은 임신 시 0.07% 정도로 드물며 모든 임신주수에 발생할 수 있고 외상 정도가 심할수록 발생 위험이 증가한다(El-Kady et al., 2004; Mirza et al., 2010). 자궁 파열에 관련된 위험 요인으로 이전 제왕절개수술, 이전 자궁수술력, 선천성 자궁기형, 자궁수축제 및 외상이 있다. 증상은 자궁압통이나 태아 심박수 이상과 같은 경한 소견부터 임신부의 저혈량성 쇼크과 같이 급성으로 진행하는 중증까지 다양하다. 외상에 의한 자궁파열의 빈도는 드물지만 발생 시 태아 사망률은 100%까지 이른다(Williams et al., 1990). 신체검사에서 복부에 guarding이나 팽만감과 같은 복막자극징후가 전형적인 소견이다. 분만 진행 중 자궁파열은 이전 제왕절개흉터 부위에서 잘 발생하는 반면 외상에 의한 자궁파열은 주로 자궁저부나 후방에서 호발한다(Murphy, 2006). 임상소견은 태반조기박리와 유사하며, 분만 중 파열보다 출혈량도 적고 예후도 비교적 양호한 편이다. 외상에 의한 자궁파열은 파열 부위에 자궁근육의 수축력이 높아서 출혈량이 상대적으로 적기 때문이다.

③ 태아-모체 출혈

태반박리 시 자궁출혈은 태반과 자궁 탈락막 층의 분리에 의한 모체측 출혈이 대부분이지만, 외상에 의한 태반의 열상에 의한 태반조기박리 시 태아모체성 출혈이 상대적으로 많게 된다. 태아모체성 출혈의 진단은 모체혈액의 Kleihauer-Betke 염색을 통하여 출혈량을 추정할 수 있다. Kleihauer-Betke 염색의 원리는 모체 혈액 내 태아 혈색소의 양을 측정하여 간접적으로 태아모체성 출혈양을 계산할 수 있다. 만일 Kleihauer-Betke 염색에 양성인 환자는 24시간 후 검사를 반복하여 출혈양의 변화를 확인한다. 또한 임신부가 Rh 음성인 경우 소량의 출혈에도 감작될 수 있으므로 모든 외상 환자는 위험성을 고려하여 300 μg 항-D 면역글로불린(anti-D immunoglobulin)을 주는 것이 권고된다(ACOG, 2013). Muench 등은 임신부 둔상 시 태아모체성 출혈 검사에서 양성을 보인 경우에 자궁수축이나 조기분만의 위험은 20배 정도 증가한다고 보고하였다(Muench et al., 2004). 그러나 다른 연구에서 임신 중 외상환자와 외상을 겪지 않은 임신부 사이에 Kleihauer Betke 염색에 양성을 보이는 빈도가 유사하여 검사 시행과 의미에 대하여 아직 논란이 있다(Dhanraj et al., 2004).

2) 관통상

임신부에서 자창이나 총상에 의한 복부 관통상 시 임신자궁이 흔히 손상을 받게 되며 모성 사망률과 이환율은 비임신부보다 양호한 반면에 태아측 예후가 불량하여 태아사망이 약 60%까지 발생한다(Lavery et al., 1995; Hill et al., 1996). 총상의 경우 손상의 정도를 파악하기가 어렵고 손상의 범위가 다양하다. 임신부의 자상은 주로 상복부에서 발생하며 이러한 경우 장 손상을 고려해야 한다(Lavery et al., 1995; Esoisuti, 1994).

임신부 관통상 시 초음파 검사나 컴퓨터 단층촬영을 시행하고 복강내 출혈이나 장손상이 의심시 시험적 개복을 시행한다. 이때 제왕절개를 꼭 시행할 필요는 없다. 또한 파상풍 예방접종도 비 임신부 시와 같은 기준으로 주사해야 한다.

3) 임신 중 화상

임신 중 화상에 대한 환자의 보고는 많이 알려진 바는 없지만, 대체로 수일에서 수주 후 자연 진통이 발생하는 경우가 많다. 치료와 전반적인 예후는 비임신주와 유사하다(Akhtar et al., 1994; Maghsoudi et al., 2006). 태아 생존이 가능한 임신주수라면, 태아 상태에 대한 검사와 지속적 태아 심박수 관찰이 필요하겠다. 태아의 예후는 화상에 의한 모체의 탈수, 혈관 내 체액 감소(intravascular depletion), 감염, 저산소증, 대사항진 등에 영향을 받는다(Creasy RK et al., 2009). 만일 복부 화상이 심하다면 태아 심박수 관찰이 제한될 수 있고 자칫 감염의 우려가 있으므로 화상부위에서 검사 시 태아심박수 탐지자에 무균 커버를 씌우거나, 질식초음파를 통해 태아심박수를 관찰할 수 있다. 분만 방법은 일반적으로 산과적 기준에 따라 결정할 것을 권고하고 있으며 실제로 복부화상 환자에서 제왕절개나 회음부 화상 환자의 성공적인 질식 분만이 보고되었다(Guo et al., 2001; Polko et al., 1998). 임신 중 화상에 대한 대규모 연구에서 모성 사망률은 39%, 태아 사망률은 49%였으며, 화상을 입은 평균 체표면적이 전체의 40%를 넘거나, 흡인성 기관지 손상이 동반 시 예후가 더욱 불량하였다(Akhtar et al., 1994).

4) 임신 중 외상환자의 처치

임신부 외상 환자 치료 시 일차적 목표는 비임신부와 동일하게 임신부의 외상 정도를 평가하고 치료하는 것이다. 다음으로 임신주수를 확인하고 임신부에 적절한 치료와 함께 태아의 상태를 평가해야겠다.

임신부의 처치 시 임신 중 생리적 변화를 고려해야 한다. 임신으로 커진 자궁에 의하여 모체측 대동맥과 하대정맥이 눌려 심박출양이 감소한다. 또한 임신 후 혈액량이 증가하여 임신 막달에는 혈액량이 임신 전보다 약 40~45%까지 증가하므로 총 혈액량의 30~35%가 감소하여도 생체징후에 이상소견을 보이지 않을 수 있다(Creasy et al., 2009). 따라서 급성 심폐소생술이나 쇼크 상태 시 산모의 체위를 장시간 앙와위로 유지하지 말고 좌측와위로 변경하거나 오른쪽 둔부 밑에 쿠션을 삽입하여 혈액순환을 원활하게 해야 한다(Brown et al., 2013). 산모의 저혈압 시 자궁혈류의 감소로 인해 태아에 저산소증 상태를 초래할 수 있다. 따라서 태아생존이 가능한 임신주수에서 태아심박수가 이상소견을 보이지 않는다면 적절한 자궁관류가 되고 있음을 예측할 수 있다. 급성 심폐소생술 후에는 산모측 골절, 내부손상, 출혈 부위, 자궁이나 태아의 손상 여부를 파악해야 한다.

임신부의 외상을 평가 시 임상적으로 영상검사가 필요한데 임신으로 인해 적절한 검사를 시행하지 않으면 안 된다(ACOG, 1995). 자궁내 태아에 방사선 피폭량이 5 rad를 넘지 않는다면 태아에게 발암이나 방사선에 의한 유해한 영향을 일으키지 않는다. 골반이나 복부 컴퓨터단층촬영이나 자기공명영상의 경우 단일 검사에서 이러한 기준치를 넘기지 않으므로, 임상적으로 검사가 필요하다고 판단된다면 적절한 방사선 영상검사를 시행해야 한다(표 51-3). 그러나 미국 산부인과학회에서는 초기 임신에서는 이러한 방사선 영상검사를 가급적 피하는 것이 좋겠다고 제안하였다.

임신 중 복막세정(peritoneal lavage)은 둔상이나 관통

표 51-3. 방사선 검사별 태아에 미치는 방사선 피폭량

방사선 검사	태아 방사선 피폭량(cGy)
단순 흉부 촬영	≪0.1
복부 촬영	0.15~0.26
골반 촬영	0.2~0.35
둔부 촬영	0.13~0.2
두부 컴퓨터단층촬영	≪0.1
복부 컴퓨터단층촬영	0.04
골반 컴퓨터단층촬영	2.5

상 시 영상검사 결과가 불분명하고 복강 내 출혈이나 장손상이 의심되는 경우 시행해볼 수 있다. 복부절개를 작게 하여 이를 통해 생리식염수로 복강 내 주입 및 세척 후 다시 채취한 검체에서 혈액이 관찰되는 경우 복강내 출혈이 의심되어 시험적 개복이 필요하다(Creasy et al., 2009).

3. 심폐소생술(cardiopulmonary resuscitation)

미국에서 임신부 중 심정지는 12,000명 중 1명에서 발생하며, 출혈, 심부전(cardiac failure), 양수색전증(amniotic fluid embolism), 패혈증이 주요한 원인이었다. 미국 American Heart Association 2010 가이드라인에서 임신부의 심폐소생술 시행 시 기본적으로 지켜야 할 기준에 대하여 다음과 같은 원칙을 제시하였다(Jeejeebhoy et al., 2015).

1) 임신부를 좌측위로 체위를 변경한다.
2) 100% 산소를 투여한다.
3) 횡경막 위로 정맥주사를 설치한다.
4) 수축기 혈압이 100 mmHg 미만이거나, 저혈압이 있다면 교정한다.
5) 원인 질환이나 주요 요인을 찾고 치료한다.

심폐소생술의 가슴압박 시 심박출량은 정상의 약 30% 정도이지만 임산부는 이보다 적다. 특히 임신 후반기에는 똑바로 누운 자세에서 임신으로 커진 자궁에 의해 대동맥과 하대정맥이 눌리게 되어 심장의 혈액 순환을 방해하게 되며 이는 효과적인 가슴압박을 저해할 수 있다. 따라서 임산부의 심폐소생술 시 손으로 자궁을 우측에서 좌측으로 밀어주거나 딱딱한 판을 이용하여 30도 정도 좌측으로 몸이 기울어질 수 있도록 체위를 변경한다. 가슴압박의 위치에 대하여 논란이 있으며, 일반 성인과 동일한 위치인 가슴 중앙 부위를 권장하고 있다(Jeejeebhoy et al., 2015; Holmes et al., 2015).

심폐소생술 상황에서 제왕절개술

심폐소생술 중의 응급 제왕절개술은 생존아의 분만과 임신부의 심폐소생술을 효율적으로 하기 위해 고려할 수 있다. 이때 신경학적인 손상 없는 신생아 분만율은 임신부 심정지 후 제왕절개 분만까지의 시간에 따르기에 심정지 후 5분 이내로 분만된다면 신경학적 손상 없는 신생아를 98% 분만할 수 있으나 16분이 넘어가면 이 확률은 33% 이내로 낮아진다(Clark et al., 1997). 따라서 미국산부인과학회(2017)에서는 심정지후 4분 이내인 경우에는 제왕절개를 고려할 것을 추천하였다. 하지만 임상에서 이러한 지침을 수행하기가 어려운데 이유는 심정지 후 4분은 심폐소생술을 제대로 시작도 못했을 시간이기 때문이다. 또한 제대로 된 마취와 수술설비 없이 하는 제왕절개는 임신부에게 더 무리가 갈 수 있기 때문에 모체와 태아의 생명 중 누구를 더 우선하냐는 윤리적인 논쟁을 수반하게 된다.

참고문헌

- 이근영. 임신중 중환가료와 외상. 대한산부인과학회. 1995;26:21-32.
- ACOG Committee Opinion No. 518: Intimate partner violence. Obstet Gynecol 2012;119:412-7.
- ACOG Educational Bulletin No. 251: obstetric aspects of trauma management (Obstet Gynecol Vol. 92, No. 3). Obstet Gynecol 2013;121:695.
- ACOG educational bulletin. Obstetric aspects of trauma management. Number 251, September 1998 (replaces Number 151, January 1991, and Number 161, November 1991). American College of Obstetricians and Gynecologists. Int J Gynaecol Obstet 1999;64:87-94.
- Akhtar MA, Mulawkar PM, Kulkarni HR. Burns in pregnancy: effect on maternal and fetal outcomes. Burns 1994;20:351-5.
- Altman D, Carroli G, Duley L, et al. Do women with pre-eclampsia, and their babies, benefit from magnesium sulphate? The Magpie Trial: a randomised placebo-controlled trial. Lancet 2002;359:188-90.
- Aurigemma GP, Gaasch WH. Clinical practice. Diastolic heart failure. N Engl J Med 2004;351:1097-105.

- Bourassa D, Berube J. The prevalence of intimate partner violence among women and teenagers seeking abortion compared with those continuing pregnancy. Journal of obstetrics and gynaecology J Obstet Gynaecol Can 2007;29:415-23.
- Brown HL. Trauma in pregnancy. Obstetrics and gynecology 2009;114:147-60.
- Brown S, Mozurkewich E. Trauma during pregnancy. Obstet Gynecol Clin North Am 2013;40:47-57.
- Campbell JC, Glass N, Sharps PW, Laughon K, Bloom T. Intimate partner homicide: review and implications of research and policy. Trauma Violence Abuse 2007;8:246-69.
- Clark SL, Cotton DB, Hankins GDV, et al. Critical care obstetrics, 3rd ed. Boston, Blackwell Science, 1997.
- Colmenero Ruiz M, Fernandez Mondejar E, Garcia Delgado M, et al. Current concepts of pathophysiology, monitoring and resolution of pulmonary edema. Med Inten 2006;30:322.
- Connolly AM, Katz VL, Bash KL, McMahon MJ, Hansen WF. Trauma and pregnancy. American journal of perinatology 1997;14:331-6.
- Cotter G, Metra M, Milo-Cotter O, Dittrich HC, Gheorghiade M. Fluid overload in acute heart failure-re-distribution and other mechanisms beyond fluid accumulation. Eur J Heart Fail 2008;10:165-9.
- Creasy & Resnik's maternal -fetal medicine: principles and practice. Creasy RK, Resnik R, Iams JD, Moore TR, Lockwood CJ. 6th ed. Philadelphia (PA): Saunders; 2009.
- Crosby WM. Trauma during pregnancy: maternal and fetal injury. Obstet Gynecol Surv 1974;29:683-99.
- Crosby WM. Traumatic injuries during pregnancy. Clin Obstet Gynecol 1983;26:902-12.
- Dahmus MA, Sibai BM. Blunt abdominal trauma: are there any predictive factors for abruptio placentae or maternal-fetal distress? Am J Obstet Gynecol 1993;169:1054-9.
- Dhanraj D, Lambers D. The incidences of positive Kleihauer-Betke test in low-risk pregnancies and maternal trauma patients. Am J Obstet Gynecol 2004;190:1461-3.
- Dunne C, Meriano A. Acute postpartum pulmonary edema in a 23-year-old woman 5 days after cesarean delivery. CJEM 2009;11:178-81.
- El-Kady D, Gilbert WM, Anderson J, Danielsen B, Towner D, Smith LH. Trauma during pregnancy: an analysis of maternal and fetal outcomes in a large population. Am J Obstet Gynecol 2004;190:1661-8.
- Esposito TJ. Trauma during pregnancy. Emerg Med Clin North Am 1994;12:167-99.
- Fischer PE, Zarzaur BL, Fabian TC, Magnotti LJ, Croce MA. Minor trauma is an unrecognized contributor to poor fetal outcomes: a population-based study of 78,552 pregnancies. J Trauma 2011;71:90-3.
- Gao Y, Raj JU. Role of veins in regulation of pulmonary circulation. Am J Physiol Lung Cell Mol Physiol 2005;288:213-26.
- Gazmararian JA, Lazorick S, Spitz AM, Ballard TJ, Saltzman LE, Marks JS. Prevalence of violence against pregnant women. JAMA 1996;275:1915-20.
- Goodwin TM, Breen MT. Pregnancy outcome and fetomaternal hemorrhage after noncatastrophic trauma. Am J Obstet Gynecol 1990;162:665-71.
- Guo SS, Greenspoon JS, Kahn AM. Management of burn injuries during pregnancy. Burns 2001;27:394-7.
- Hill DA, Lense JJ. Abdominal trauma in the pregnant patient. Am Fam Physician 1996;53:1269-74.
- Jeejeebhoy FM, Zelop CM, Lipman S, et al: Cardiac arrest in pregnancy. AHA J 132:1747, 2015.
- Holmes S, Kirkpatrick IDC, Zelop CM, et al: MRI evaluation of maternal cardiac displacement in pregnancy: implications for cardiopulmonary resuscitation. Am J Obstet Gynecol 213: 401.e1, 2015.
- Jessup M, Abraham WT, Casey DE, et al. ACCF / AHA guidelines for the diagnosis and management of heart failure in adults: a report of the American College of Cardiology Foundation / American Heart Association Task Force on practice guidelines, developed in collaboration with the International Society for Heart and Lung Transplantation. Circulation 2009;119:1977-2016.
- Katz AM. Ernest Henry Starling, his predecessors, and the "Law of the Heart". Circulation 2002;106:2986-92.
- Kindermann M, Reil JC, Pieske B, van Veldhuisen DJ, Bohm M. Heart failure with normal left ventricular ejection fraction: what is the evidence? Trends Cardiovasc Med 2008;18:280-92.
- Kissinger DP, Rozycki GS, Morris JA Jr., Knudson MM, Copes WS, Bass SM, et al. Trauma in pregnancy. Predicting pregnancy outcome. Arch Surg 1991;126:1079-86.
- Kuhlmann RS, Cruikshank DP. Maternal trauma during pregnancy. Clin Obstet Gynecol 1994;37:274-93.
- Lavery JP, Staten-McCormick M. Management of moderate to severe trauma in pregnancy. Obstet Gynecol Clin North Am 1995;22:69-90.
- Lewis G. The confidential enquiry into maternal and child health(CEMACH). Saving mothers'lives:reviewing maternal deaths to make motherhood safer-2003-2005. The Seventh report on Confidential Enquiries into Maternal Deaths in the United Kingdom. London: CEMACH; 2007.
- Metz TD, Abbott JT. Uterine trauma in pregnancy after motor vehicle crashes with airbag deployment: A 30-case series. J Trauma 2006;61:658-61.
- Mirza FG, Devine PC, Gaddipati S. Trauma in pregnancy: a

systematic approach. Am J Perinatol 2010;27:579-86.

- Moorcroft DM, Stitzel JD, Duma GG, Duma SM. Computational model of the pregnant occupant: predicting the risk of injury in automobile crashes. Am J Obstet Gynecol 2003;189:540-4.
- Muench MV, Baschat AA, Reddy UM, Mighty HE, Weiner CP, Scalea TM, et al. Kleihauer-betke testing is important in all cases of maternal trauma. J Trauma 2004;57:1094-8.
- Mun ST, Lee HH, Kim TH, Koo DH, Lee KH, Shim YK, et al. A Case of Normal Vaginal Delivery in the Pregnant Woman after Treatment of Pulmonary Edema During Dextran Therapy of the Sudden Deafness. Obstet Gynecol Sci 2003;10:2088-91.
- Murphy DJ. Uterine rupture. Curr Opin Obstet Gynecol 2006;18:135-40.
- Nassar AH, Aoun J, Usta IM. Calcium channel blockers for the management of preterm birth: a review. Am J Perinatol 2011;28:57-66.
- Pearlman MD, Phillips ME. Safety belt use during pregnancy. Obstet Gynecol 1996;88:1026-9.
- Pearlman MD, Tintinallli JE, Lorenz RP. A prospective controlled study of outcome after trauma during pregnancy. Am J Obstet Gynecol 1990;162:1502-7; discussion 7-10.
- Pearlman MD, Viano D. Automobile crash simulation with the first pregnant crash test dummy. Am J Obstet Gynecol 1996;175:977-81.
- Picano E, Gargani L, Gheorghiade M. Why, when, and how to assess pulmonary congestion in heart failure: pathophysiological, clinical, and methodological implications. Heart Fail Rev 2010;15:63-72.
- Polko LE, McMahon MJ. Burns in pregnancy. Obstet Gynecol Surv 1998;53:50-6.
- Pollock W, Rose LN, Dennis CL. Pregnant and postpartum admissions to the intensive care unit: a systematic review. Intensive Care Med 2010;36:1465.
- Romero VC, Pearlman M. Maternal mortality due to trauma. Semin Perinatol 2012;36:60-7.
- Sciscione AC, Ivester T, Largoza M, Manley J, Shlossman P, Colmorgen GH. Acute pulmonary edema in pregnancy. Obstet Gynecol 2003;101:511-5.
- Sibai BM, Mabie BC, Harvey CJ, Gonzalez AR. Pulmonary edema in severe preeclampsia-eclampsia: analysis of thirty-seven consecutive cases. Am J Obstet Gynecol 1987;156:1174-9.
- Silverman JG, Decker MR, Reed E, Raj A. Intimate partner violence around the time of pregnancy: association with breastfeeding behavior. J Womens Health (Larchmt) 2006;15:934-40.
- Thornton CE, von Dadelszen P, Makris A, Tooher JM, Ogle RF, Hennessy A. Acute pulmonary oedema as a complication of hypertension during pregnancy. Hypertens Pregnancy 2011;30:169-79.
- Update to CDC's Sexually transmitted diseases treatment guidelines, 2010: oral cephalosporins no longer a recommended treatment for gonococcal infections. MMWR Morb Mortal Wkly Rep 2012;61:590-4.
- Vigil-De Gracia P, Montufar-Rueda C, Smith A. Pregnancy and severe chronic hypertension: maternal outcome. Hypertens Pregnancy 2004;23:285.
- Weiss HB, Songer TJ, Fabio A. Fetal deaths related to maternal injury. JAMA 2001;286:1863-8.
- Williams JK, McClain L, Rosemurgy AS, Colorado NM. Evaluation of blunt abdominal trauma in the third trimester of pregnancy: maternal and fetal considerations. Obstet Gynecol 1990;75:33-7.

VIII
윤리적, 법적 문제

제52장

산과영역에서의 윤리적, 법적 문제

Ethical and Medico-legal Issues in Obstetrics

전종관 | 서울의대
오관영 | 을지의대

의료윤리는 의료 행위를 할 때, 의료인으로서 마땅히 지켜야 할 도리로 정의할 수 있다. 현대사회에서는 의학지식 및 기술의 발달과 정보통신의 발전으로 의료 정보가 공유되고, 자유민주주의의 발전은 의사와 환자의 관계도 환자의 자율성이 강조되는 구조로 변모되었다(한국의료윤리학회, 2011). 이런 변화는 의료 윤리를 2가지 방향으로 분화 발전시켰다. 첫번째 방향은 의학지식과 기술을 어떤 방향으로 사용하는 것이 인간의 복지 증진에 합당하고 윤리적인 것인가이다. 현대 의학은 신의 영역으로 여겨졌던 생명의 생성과 조작이 생식의학 및 유전공학의 발달로 실험관 내 수정, 유전자 조작, 동물 복제 및 인간 복제도 가능한 수준에 이르렀다. 이는 생명에 대한 치열한 윤리적, 종교적 논쟁을 불러왔다. 결국 이런 첨단 의학기술의 사용이 윤리적인가 그리고 인간의 복지증진을 위해 사용해야 한다면 어떤 방향으로 허용할 것인가에 초점이 맞추어 윤리적 법률적 논쟁이 진행되고 있다. 두번째 방향은 진료의 대상인 환자의 권익에 대한 것이다. 사회. 경제적 발달은 개인의 권리의식의 신장을 가져왔으며 자유민주주의 사상에 입각한 자율성이 주요한 사회적 이슈가 되었다. 또한 정보 통신 매체의 발달로, 환자들은 많은 의학적 지식들을 공유하게 되면서 기존의 의사에게 의존적이었던 입장에서, 의료서비스의 선택과 치료방법의 결정에 이르기까지 자신의 권리를 행사하고자 하는 주도적 입장으로 변모하였다. 이로 인해 과거의 가부장적 성격을 가졌던 환자와 의사 간 관계는 환자의 자율성 존중이 강조되어 보다 수평적 관계로 변화하고 있다. 이런 흐름에서 환자의 자율성 즉 자기결정권 보장에 대한 의사들의 윤리적 책임은 윤리의 범주를 넘어 '설명의 의무'를 다했는가로 의사들에게 법률적 책임을 묻고 있다. 이런 상황은 의사들에게 의료윤리에 대해 심도 깊게 고민할 것을 요구하고 있다. 더욱이 제3 지불자로서 의료 보험의 등장은 효율적인 의료자원 분배라는 개념을 도입하여 의사들의 자율성을 통제하고자 한다. 이는 의료윤리 및 법률적 문제가 환자와 의사라는 양자구도에서 환자, 의사 그리고 제3 지불자라는 삼각구도로 변형되었음을 의미하여, 이에 대한 의료윤리의 재정립을 요구하고 있는 상황이다(김도경, 2013). 이에 본장에서는 기본적인 의료윤리의 원칙을 고찰하고, 이를 토대로 산과학에서 의료윤리의 실제적인 문제와 법률적인 문제를 고찰하고자 한다.

1. 의료윤리의 원칙

대한의사협회의 의사윤리지침에서 의사는 세상에서 가장 고귀한 사람의 생명과 건강을 보전하고 증진하는 숭고한 사명의 수행을 삶의 본분으로 삼아야 하며, 이런 숭고하고 명예로운 사명을 인류와 국민으로부터 부여 받았음을 명심하고 모든 의학지식과 기술을 오직 인류와 국민의 복리증진을 위하여 사용하여야 한다고 하였다. 또한 의사는 주어진 상황에서 최선의 의학실력과 윤리 수준으로 의술을 시행하여야 한다. 이를 위해 새로운 의학 지식과 기술을 끊임없이 습득하고 연마하며, 의학지식과 기술의 발전 등에 따르는 윤리적 문제와 그 해결방법을 숙지하여야 한다고 규정하고 있다. 의료서비스 제공에는 모든 사람에게 공정하게 제공하며 환자의 이익과 자율적인 의사를 최대한 존중하고 환자의 이익과 의사가 보장될 수 있도록 최선의 노력을 다하여야 한다고 규정하고 있다(대한의사협회, 2001). 이런 의사 윤리지침은 의사의 사명과 사회적 책무의 엄중함을 명확히 하고 있다. 그리고 이의 수행을 위해 지속적인 의학지식과 기술 연마뿐 아니라 의학윤리에 대해 연구하고, 숙고하여 환자 진료에 임해야 함을 말하고 있다. 의료윤리는 히포크라테스의 선서 이후 2,000여 년 동안 지속적인 변화를 하여 왔고, 1948년 스위스 제네바에서 개최된 제22차 세계의사 협회(World Medical Association, WMA)에서 개정된 제네바 선언을 통해 구체화되었다. 보편적으로 받아들여지고 있는 의료 윤리는 Beauchamp와 Childress의 저서 '의료 윤리의 원칙(Principles of Biomedical Ethics)'에서 제시한 의료 윤리의 4가지 원칙 즉 자율성 존중의 원칙, 악행금지 원칙, 선행의 원칙과 정의의 원칙에 근거를 두고 있다.

1) 자율성 존중의 원칙

자율성이란 스스로의 의지로 결정하고 행동하는 것이다. 모든 인간은 '자율적인 자기결정권'을 갖고 있으며, 타인에게 침해받지 않을 권리를 가지고 있으므로 타인은 이를 존중해줘야 한다. 그러므로 개인의 자율성을 존중하는 자유민주주의 사회에서 의사의 진단과 치료 행위 역시 환자의 자율성을 최대한 존중해줘야 한다는 것이 자율성 존중원칙이다(한국의료윤리교육학회, 2011). 의사와 환자의 관계에서 의사는 의학지식과 기술을 가진 자이고 환자는 자신의 신체를 의사에게 위임하여 치료를 받은 입장이므로 불평등한 관계이다. 그러므로 환자의 자율성이 보장받기 위해서는 '충분한 설명에 근거한 동의(informed consent)'가 필수적이다. 충분한 설명에 근거한 동의란 환자가 치료의 내용을 실질적으로 이해하고 외적 강요없이 자신의 선호와 가치에 근거하여 의사에게 무엇인가를 하도록 위임하는 것이다라고 할 수 있다(홍소연, 2005). 이와 같은 동의를 얻기 위해서는 환자가 의사결정능력이 있어야 하며 자발성이 확보되어야 한다. 충분한 설명에 근거한 동의를 위해 의사는 환자에게 환자의 임상징후, 치료를 위한 진단 방법 및 치료법, 치료 대안, 진단방법 및 치료에 따른 부작용 및 진료 후 예상되는 소견들을 설명하여 환자가 자신의 상태를 충분히 인지하고 의학적 결정을 내릴 수 있도록 해야 한다(한국의료윤리교육학회, 2011). 이와 같이 자율성의 원칙은 의사의 전문적 지식을 환자에게 제공하여 환자에게 판단할 수 있는 근거를 제시하고, 이를 통해 환자의 자율적인 자기결정권을 행사하게 하는 것이다. 환자의 자율성이 존중되어야 하는 윤리적인 이유는, 환자가 진료현장 및 임상연구에서 그들의 권익이 침해당할 수 있으며, 진료과정이나 실험과정에서 초래될 수 있는 사망을 포함한 부작용의 위험에서 환자를 보호할 필요가 있기 때문이다(유호종, 2001; 한국의료윤리교육학회, 2011). 그러므로 의사는 환자의 자율성 즉 '자기결정권'의 올바른 사용을 보장하기 위해 환자가 이해할 수 있는 언어로 충분히 설명해야 하며, 이를 근거로 동의를 얻어야 진료 행위를 할 수 있게 된다(한국의료윤리교육학회, 2011).

그러나 이런 자율성 원칙은 환자가 의학적. 윤리적으로 합당하지 않은 판단을 할 때 의사는 진료에 어려움을 겪는다. 즉 환자는 자신의 가족, 사회. 경제적 상황, 종교적 신념 그리고 잘못된 의학정보에 따라 자신의 이익에 위배되는 결정을 내리기도 한다. 이때 의사는 의학지식, 의료 윤리 그리고 법률적인 문제 등을 고려하여야 하며, 객관적으로 환자의 이익에 최선이 되는 판단을 하여야 한다. 그러나 단독 의사의 판단만으로는 현실적인 어려움이 있으므로, 동료 의사들이나 병원 윤리위원회와 상의하는 것이 바람직하다(박석건 등, 1999, 대한의협 의사윤리지침 제29조).

환자 중에는 자율적으로 의견을 표시할 수 어려운 경우도 있다. 즉 미성년자, 의식불명환자, 정신질환자처럼 자기결정 능력이 상실하였거나 저하된 경우에는 환자의 자율성을 인정하기 어렵거나 불가능하다. 이런 경우 의사는 환자의 이익을 가장 대변할 수 있는 대리인에게 동의를 구해야 한다. 대리인을 결정하는 기준은 대리 판단 표준, 순수자율성 표준과 최선 이익 표준들이 있다(한국의료윤리교육학회, 2011; Gilon, 1986). 첫째, 대리 판단 표준은 환자의 이익을 가장 잘 대변할 수 있는 대리인을 선정하는 것이다. 대리인의 선정은 환자가 자신의 의사를 표시할 수 있을 때 정해질 수도 있고, 그렇지 못한 경우 환자의 가족이나 지인, 성직자 등도 대리인으로 선정될 수 있다. 대리인이 선정되었다면, 그 대리인의 결정을 환자 자신의 결정으로 간주함으로써 문제를 해결할 수 있다. 그러나 대리인이 환자의 이익에 어긋난 결정을 내린다면 의사는 심한 윤리적, 법률적 부담을 느낄 수 있다. 실제로 지난 1998년 서울의 모병원에서 중환자가 보호자에 의해 자의로 퇴원한 뒤에 사망하여 담당의사와 대리인이 살인죄로 기소된 일이 있었다. 이 사건은 환자의 대리인이 자신의 이익을 위해 환자의 이익을 대변하지 못하였고, 이에 응한 의료인은 윤리적. 법률적 책임이 있다는 점을 시사한다. 그러므로 대리인 선정은 환자의 이익에 부합하게 선정하여야 하며 판단이 어려울 경우 병원 윤리위원회 등과 상의 후 결정하는 것이 바람직하다(박석건 등, 1999; 대한의사협회, 2001; 한국의료윤리 교육학회, 2011). 둘째, 순수 자율성 표준은 생명에 관한 생각은 환자 자신의 의견이 가장 중요하다고 본다. 즉 환자가 미리 특정 상황에 대해 미리 유언을 남겼을 경우에는 그 유언을 준수해야 한다. 유언은 사전의사결정 증거를 가지고, 이를 생명에 관한 유언(living will)이라 한다. 심폐소생술 금지 지시, 안락사, 장기기증 등이 이에 해당한다. 셋째는 환자의 최선이익 표준으로, 모든 상황을 고려하였을 때 환자에게 최선의 이익을 남겨주는 방향으로 시술 여부를 결정해야 한다는 것이다(한국의료윤리교 육학회, 2011).

2) 악행금지의 원칙

의료 행위에서 환자에게 해악을 주는 어떤 행위도 금하는 악행금지의 원칙은 가장 기초적이고 근본적인 것이다. 모든 의료인은 이 원칙을 항상 기억하고 혹 실수에 의해서라도 해로운 결과가 발생하지 않도록 최선의 노력을 기울여야 한다. 악행금지의 원칙은 진료현장에서 의사는 환자에게 해악을 주는 진료행위나 연구를 위한 실험을 해서는 아니된다는 것이다. 즉 환자에게 피해와 악행을 가하는 적극적 행위를 하지 말아야 하며 의사가 해야만 하는 행위를 보류 또는 중단함으로써 환자에게 해악을 끼치는 것을 금지한다는 것이다(한국의료윤리교육 학회, 2011; Gilon, 1986). 1947년 독일 뉘른베르크에서 열린 나치스의 전쟁범죄자 재판에서 의학실험에 대한 도덕적, 사회적, 법적인 개념들을 만족시키기 위해 준수해야하는 원칙을 10개를 제시하였고, 이는 뉘른베르크 강령(Nuremberg Code)으로 알려져 있다. 이 강령 제4조에서 "생명의료적 실험은 모든 불필요한 신체적 정신적 고통과 해악을 피할 수 있도록 수행되어야 한다"고 명시하고 있다. 또한 이런 정신을 토대로 세계의사협회에서는 1964년 헬싱키 선언을 발표하여 의사들의 의료 행위 및 의학연구의 규범을 제시하였다(Johnson, 2000). 이런 의도적인 악행이 아니더라도 의료행위는 일정도의 피할 수 없는 환자의 피해를 내포하고 있어, 악행을 판단 하는 것을 간단하지 않다. 예를 들어 임산부에서 난소암이 발견될 때 의료진은 난소암 치료를 위해 생존 불가능한 임신주수의 태아를 희생시킬 수밖에 없다. 또한 제왕 절개술시행 후 과다출혈이 발생할 경우 자궁적출술을 시행하기도 한다. 이와 같이 의료행위는 많은 경우 2가지 결과를 가져온다. 즉 하나는 의도된 긍정적 결과이고 다른 하나는 의도하지 않은 부정적 결과인데 이는 전자와 분리될 수 없다. 이를 해석하는 대표적인 철학적 이론은 이중효과원리이다(한국의료윤리교육학회, 2011; Gilon, 1986). 이중효과원리의 지지자들은 치료행위에 의해 불가피하게 부정적 결과가 발생하더라도 의사는 이 악행에 대해 책임이 없다라고 주장한다. 치료 행위의 본래적 성질이 선하고 의료진의 의도가 나쁜 결과가 아닌 좋은 결과에 있을 때, 비록 나쁜 결과가 발생해도 그 행위는 도덕적으로 정당화된다고 하였다. 그러나 의사들이 그들이 선택한 의료행위에 대한 모든 결과를 고려하지 못한 '의료과오'에 대해서 이중효과원리를 통하여 책임을 피하기는 어렵다. 의료인은 의도된 결과뿐아니라 모든 객관적으로 예측 가능한 결과에 대해서도 책임을 져야만 한다. 그러나 이러한 예견하지 못한 결과에 대해 합당한 진료를 위해 최선을 다했다면 면책받을 수 있다(한국의료 윤리교육학회, 2011; Gilon, 1986). 일부 학자들은 이중 효과원리를 거부하고 선택적 치료와 의무적 치료를 구분하여 악행금지 기준을 세우려 했다. 그러나 의학 기술의 발전은 선택적 치료를 언제든지 의무적 치료로 승격시킬 수 있어, 이런 치료적 기준을 모호한다. 그러므로 진료 현장에서 환자의 피해를 예방하기 위해서는 진료현장에서 구체적으로 적용할 수 있는 합당한 진료 기준이 필요하다(한국의료윤리교육학회, 2011). 이런 진료기준은 의료인의 치료 방침을 교육하는 지침이 될 수도 있고 '의료과오'를 결정하는 기준이 될 수 있다. 또한 의료분쟁 시 발생한 피해가 불가피한 것임을 입증하는 기준이 되며 도덕적 법적 책임 소재를 밝히는 데 유용할 것이다(한 국의료윤리교육학회, 2011). 그러나 이런 진료 기준의 설정은 급격히 발전하는 의료지식과 기술을 고려할 때 어려운 점이 있다. 또한 이 진료 기준 설정에는 의료기술의 수준뿐 아니라 사회·경제적 고려와 의료정책 등에 대한 의료 현실이 반영되어야겠다. 이와 같이 환자를 치료하는 과정에서 불가피하게 부정적 결과가 동반되어 의사가 악행금지를 위해 최선을 다해 진료에 임하였더라도, 부정적 결과는 환자에게 피해를 준다. 그러므로 치료에 앞서 환자에게 충분한 설명을 제공하고, 환자의 자발적 동의를 근거로 의료행위를 시행해야 한다. 그리고 치료과정에서 환자에게 피해가 발생했을 때 우선 환자와 보호자에게 있는 사실을 정확하게 알리고 합당한 치료를 위해 최선을 다해야 할 것이다.

3) 선행의 원칙

의사에게 요구되는 선행은 타인의 이익을 도와주는 적극적 선행이다. 의사는 환자의 복지 증진을 위해 환자에게 정보를 요구하고, 과학적 근거를 바탕으로 진단하여, 환자의 동의 하에 치료과정에 적극적으로 임하여야 한다(한국의료윤리교육학회, 2011). 이런 선행의 원칙을 이행 하는 과정에서 악행금지의 원칙을 위반할 소지가 있다.

그러므로 의사는 진료 과정에서 알게 된 개인정보를 보호하며 의료과정에서 환자에게 해악을 끼칠 수 있는 악행을 최대한 피하면서, 환자의 이익을 증진시켜야 할 선행의 의무를 지켜야 한다. 또한 선행 원칙의 적극적 준수는 자율성 존중 원칙을 위배하기도 한다. 의료진은 과학적 근거를 바탕으로 한 의학지식과 기술을 이용하여 환자의 질병 치료를 목적으로 판단하는 것에 반해, 환자는 자신의 질병의 치료과정을 의료진의 판단에만 의존하지 않는다. 즉 가족관계, 사회. 경제적 상황, 종교적 신념 그리고 잘못된 의학정보에 따라 자신의 이익에 위배되는 결정을 내리기도 한다(이상목, 2009). 이런 경우에도 의사에게는 적극적인 선행의 원칙을 실행할 것이 요구된다. 이를 '온정적 간섭주의'라고 한다. 온정적 간섭주의는 적극적인 온정적 간섭주의와 소극적 온정적 간섭주의로 구별된다(한국의료윤리교육학회, 2011). 적극적 온정적 간섭주의는 환자가 반대하더라도 환자의 이익을 위해 간섭할 수 있다는 것이고, 소극적 온정적 간섭주의는 환자가 반대하지 않으면 환자의 이익을 위해 간섭해야 한다는 것이다. 적극적인 온정적 간섭주의는 환자의 의견과 관계없이 선을 증진시키기 위해 환자의 자율을 무시하고 간섭하는 것으로 이는 환자의 자율성 존중의 원칙에 위배된다(한국의료윤리교육학회, 2011; Gilon, 1986). 그러나 전문적인 의학 지식과 기술을 가진 것은 의사이므로 이런 경우 환자의 이익을 위해 충분한 근거를 바탕으로 설명에 임해야 한다. 그럼에도 불구하고 의료진의 의견을 받아들이지 않는 경우, 환자가 자율성에 장애가 없는 경우라면 환자의 자율성은 존중되어야 한다. 그러나 환자가 자율성이 확보되지 않은 경우는 판단이 쉽지 않다. 이런 경우 의사는 환자의 복지 증진을 목적으로 선행의 원칙을 지키려 최선의 노력을 기울여야 한다.

4) 정의의 원칙

의사는 환자의 진료를 위해 의료자원을 이용한다. 그러나 특정 의료자원이 한정적일 때 어떤 환자에게 의료자원을 쓰는 것이 기장 올바른가라는 윤리적 문제에 마주하게 된다. 중환자실의 이용, 특수 장비의 사용, 신생아 중환자실의 자리와 인공호흡기 및 특수 장비 사용 등은 산부인과 진료 시 오랜 숙제였다. 특히 의료 자원의 활용이 환자의 생사와 연관된 경우가 많아 의료진의 결정을 어렵게 한다. 이런 경우 의사는 의료자원의 사용에 따른 환자가 받을 수 있는 혜택의 가능성, 필요의 긴급함, 치료 후 환자의 삶의 질의 변화, 혜택의 지속성 그리고 치료에 요구되는 총량 등을 기준으로 판단하여 최대의 효과를 얻을 수 있는 순서에 따라 판단해야 하는데 이를 정의의 원칙이라 한다(한국의료윤리교육학회, 2011; Gilon, 1986). 이런 기준은 급박한 진료 현실에서 일어나며 처해진 환경에 따라 다양한 형태로 나타날 수 있으며, 대부분 신속한 판단을 요구한다. 그러므로 의사는 최신의 의학지식과 기술을 지속적으로 습득하여 과학적 근거에 의거한 판단을 하여 효과적인 의료자원 분배를 결정하여야 한다. 또한 이런 결정을 하게 된 근거와 기준은 공개되어야 하며 의료자원의 혜택을 받지 못하는 환자에게 충분히 설명을 통해 이해를 구해야 것이 바람직하다(한국의료윤리교육학회, 2011; Gilon, 1986; 김옥주, 1999).

의료행위는 국가 또는 사회라는 하나의 틀 안에서 행해지는 사회적 성격을 지니고 있다. 한 국가에서 의료자원은 한정되어 있어, 이를 어떻게 배분하는 것이 올바른가라는 배분적 정의를 파생시킨다. 의료 자원의 사회적 배분의 정의를 실현하고자 국가보험이 독일을 위시하여 많은 서구 선진국에서 도입되었다(한국의료윤리교육학회, 2011). 이는 전 국민에게 효율적인 의료 혜택을 공급할 수 있다는 장점이 있으나, 국가가 의료비를 책임짐에 따라 국가 재정을 악화를 가져오게 된다. 현대 의학 기술의 발전은 고가의 의료 장비 및 약물을 포함하고 있고 환자들의 권리의식 확대되어 의료비는 예상을 초월하여 증가하고 있다. 재정 부담을 덜기 위해 국가는 의료비 적정성 평가를 시행하여 의료비 통제에 나서게 되었다. 이는 의사의 전문성에 의거한 진료의 자율성의 훼손을 가져왔으며 양질의 진료를 요구하는 환자의 이익에 반하는 결과를 가져와 갈등을 초래하고 있다. 이는 기존의 환자와 의사와의 관계가 환자와 의사 그리고 제3지불자 즉 의료보험을 포함한 국가기관의 3체제로 전환한 것으로 의사로서의 역할이 치료자로서만이 아닌 환자와 제3지불자의 이해관계를 조절하는 조정자로서의 역할을 요구하고 있다(김도경 등, 2013).

우리나라의 경우도 1970년대 이래 전국민 의료보험 제도를 시행하고 있다. 우리나라의 현실도 의료가 환자, 의사, 제3지불자의 계약 관계로 구성되어 있고, 환자와 제3지불자의 권한은 증가하고 있고 기존의 의사의 자율성은 규제받고 있다. 현재의 의료 현실은 한정된 의료자원을 어떻게 정의의 원칙에 맞게 배분할 것인가의 관점에서 볼 때 기존의 의사의 치료자로서의 역할 외에 조정자로서의 역할이 요구됨을 알 수 있다. 기존의 의사는 환자와의 관계에서 환자의 복지 증진에 초점을 두고 진료를 해왔고 환자는 양질의 진료를 추구했다. 그러나 의료계의 3자 체계의 구조적 변화는 환자 및 제3지불자 모두 의사를 통해 연계되어 있고 직접 대면하지 않는다. 두 당사자의 불만은 의사를 향하고 있고, 환자와 제3 지불자의 갈등은 환자와 의사와의 갈등으로 전환되어 나타난다. 그러므로 이 둘의 이해 관계를 가장 조절할 수 있는 조정자는 의사일 수밖에 없다. 이에 의사의 변화된 역할에 대한 의료윤리의 필요성을 강조되었다. 즉 의사는 환자의 입장에서 자율성 존중과 선행의 의무, 제3지불자 입장의 분배 정의 원칙들이 진료 과정에서 잘 반영할 수 있도록 노력해야 한다(김도경 등, 2013).

2. 산과영역에서의 윤리적 문제

산과영역에서의 윤리적 문제는 산모, 배아 또는 태아, 그리고 남편(배아 및 태아의 아버지) 등 3자 사이의 갈등에서 일어난다. 특히, 산모와 배아 및 태아의 관계는 한 측에서 이로운 일이 다른 이에게는 불이익으로 심지어는 악행으로 이어질 수도 있다. 그러나 당사자인 배아 또는 태아는 스스로 자기 결정권을 행사할 수 없다는 특징을 갖고 있어, 태아의 생명권과 산모의 자기결정권 사이에 무엇을 우선으로 해야 하는가에 대하여 오랜 기간 논란이 되어 왔다.

1) 인공임신중절술(낙태)

인공임신중절술은 오랜 시간 동안 의료윤리 논쟁에서 뜨거운 감자였다. 초기의 윤리적 논쟁은 인간 생명의 시작을 어디서 볼 것인가의 문제와 태아의 생명권과 여성의 신체적 자율권 즉 자기결정권 중 무엇을 우위에 둘 것인가라는 문제였다. 보수주의 학자의 경우 존엄한 가치를 지니는 인간 생명의 시작을 수정 이후부터이며 어떤 이유로든 그리고 부모라 할지라도 생명을 해치거나 부정해서는 안 된다고 주장한다. 그러므로 배아나 태아는 신생아에 준하여 사회적으로 보호받아야 하며, 인공유산은 어떤 조건하에서도 금지되어야 한다고 주장해왔다(한국의료윤리 교육학회, 2011).

한편 여성의 신체적 자율권을 주장하는 자유주의적 입장을 가진 학자들은 여성은 자신의 신체에 관련된 문제를 결정할 수 있는 권리가 있고, 어머니가 될 것인지 그리고 언제 될 것인지를 결정할 권리가 있다고 주장해 왔다. Gillagan (1982)은 인공임신중절은 태아의 생명권과 여성의 신체적 자율권의 충돌이 아니라, 임산부의 삶과 태아의 삶 간에 계속되는 인간 관계의 문제로 인식했다. 즉 태아의 생명권 존중만이 아니라, 그들을 둘러싼 인간관계의 변화를 고려하여 양육의 책임을 수행할 수 있는지에 대한 책임의 문제로 볼 것을 주장했다. 이형민(1990) 등은 임신 수행의 의무와 자신을 둘러싼 주변요인과 정서적, 심리적, 물리적 능력이 출산과 양육을 수행할 수 있는지에 대한 숙고의 의무와의 갈등으로 보았다. 이 견해에 대한 지지자들은 임신 수행의 의무 보다 숙고의 의무가 우위에 있다고 주장한다(엄영란, 1996). 이런 주장에도 불구하고 의사에게는 생명 중시 사상은 포기할 수 없는 절대 가치임을 부인할 수 없다.

미국을 위시하여 50여개 국가에서 인공임신중절을 합법화하고 여성의 자유로운 선택의 폭을 넓혀가는 추세이다(UN, 2007). 이런 배경은 여성 권리 신장과도 연관이 있지만 더욱 중요한 것은 인공임신중절의 금지가 여성 건강에 심대한 악영향을 미치는 것과 연관관계가 있다. 과거에 미국 등 외국에서 태아생명권 수호를 위해 인공임신중절을 불법화하여 엄격히 규제하였다. 그 결과 불법시술소의 비의학적인 방법에 의한 유산 방법 및 시술로 인해 여성들은 감염, 출혈, 불임 그리고 모성 사망률의 증가로 나타났다. 잠재적 인격성을 가진 태아의 보호를 위해 많은 여성들이 희생되는 결과를 낳은 것이다. 이런 결과는 무엇이 윤리적인가라는 사회적 논쟁을 불러왔고 미국을 위시한 여러 나라에서 인공임신중절의 합법화로 이어졌다.

의사는 생명중시 사상의 포기가 아닌 여성의 자율성과 건강을 포함한 보다 포괄적이고 심화된 의료윤리학적 입장을 가져야 된다. 즉 생명경시를 기저에 둔 무분별한 인공임신중절의 허용이 아닌 의학적으로 윤리적으로 산모와 태아 모두의 복지 증진이 되는 합의점을 찾는 것이 중요할 것이다.

(1) 우리나라의 인공임신중절의 실태

우리나라의 법률은 인공임신중절에 대해 태아의 생명권을 중시하는 보수적인 입장을 표명하였으나, 현실과는 괴리가 있다. 1960년 이후의 폭발적인 인구증가는 정부로 하여금 산아제한 정책을 이끌어냈고, 인공임신중절은 산아제한의 한 방법으로 인식되었다. 따라서 인공임신중절에 대한 엄격한 법규범에도 불구하여 관례적으로 용인되어, 별다른 윤리적 고민없이 진료 현장에서 이루어진 역사를 갖고 있다. 2010년 한국보건사회연구의 보고에 의하면 연간 34만여 건의 인공임신중절이 시행되고 있고 90% 이상이 불법 인공임신중절이라고 한다(최정수 등, 2010). 그러나 최근 출산율의 급격한 감소와 맞물려, 일부 의사들과 종교학자들은 인공유산에 대한 엄격한 법규정을 적용할 것을 요구하기에 이르렀다(진정으로 산부인과를 걱정하는 의사들 모임(진오비) 사태; 2008년 12월 출범). 이는 산부인과 의사들에게 태아의 생명권에 대한 윤리의식을 재교육받는 계기가 되었다. 그러나 인공임신 중절이 34만 건에 이르는 현실을 무시하고 태아의 생명권이라는 하나의 잣대를 적용하는 것이 의료윤리에 맞는가라는 의문이 든다. 우리의 현실에 제기되는 의료윤리적 문제는 인공임신중절술이 너무 쉽게 이루어져왔다는 것이다. 정부정책과 맞물린 산아제한정책의 일환이었으나, 임산부의 복지 증진 및 태아의 생명권을 지켜야 할 의사의 사회적 책무의 관점에서 이에 대한 진지한 성찰이 요구된다 하겠다.

(2) 인공임신중절에 대한 의료 윤리적 책임

인공임신중절의 부작용은 출혈 및 감염 그리고 자궁내막 유착 등을 유발시키며 불임으로 이어질 수도 있으며 모성사망에 이를 수도 있다. 그러나 임신 자체에 대한 불안으로 여성들은 인공유산을 성급히 결정하는 경향이 있다. 이는 임신으로 야기되는 사회 경제적 파급효과에 더 집중하기 때문이다. 즉 여성은 임신을 하게 되면 인간관계에 집중하여 양육의 의무를 수행하는 것에 숙고하게 된다(이형민, 1990). 2010년 한국보건사회연구원의 보고에 의하면 기혼여성의 인공임신중절은 건강문제 등 어쩔 수 없는 경우를 제외하고 대부분 원치 않는 임신, 단산, 터울 조절과 피임 실패 등이다. 미혼여성의 경우 강간 등의 경우를 제외하고 결혼과 연계한 차별적 사회적 시선에 대한 두려움과 피임의 실패가 주 원인이다. 그러므로 이런 인공유산을 줄이는 방법은 여성들이 처한 사회경제적인 여건 개선과 자녀를 양육할 수 있는 조건 마련이 우선임을 알 수 있다라고 이 보고서는 결론짓고 있다(최정수 등, 2010). 그리고 가장 많은 이유가 원치 않는 임신과 피임의 실패와 연관되어 있다고 할 때 효과적인 피임 교육의 중요할 것으로 판단된다. 우리나라에서는 베이비 붐이란 특수한 시대적 상황으로 인공임신중절에 대한 별다른 사회적 논쟁 없이 관례화되었다. 그러나 최근 출산율 저하와 태아생명권 수호에 대한 사회적 요구로 인해 인공임신중절에 대한 논란이 지속되었고, 이는 태아의 생명권의 중요성을 다시 한 번 각인하는 계기가 되었다.

(3) 인공임신중절에 대한 법적 책임

2007년 국제연합(UN)의 보고에 의하면 인공임신 중절에 대한 법률적 적용은 나라마다 차이를 보이지만, 허용하는 이유는 임산부의 생명에 대한 위협, 신체적 건강의 위협, 정신적 건강의 위협, 강간 및 근친상간, 태아 이상, 사회경제적 이유과 본인 요청 등으로 요약되었다. 우리나라 모자보건법에서는 임산부의 건강을 위협하는 경우와 부모의 정신적 질환 및 유전적 질환에 대해서만 인공임신중절을 허용하고 있고, 실제 불법적 인공유산은 형법에 준하여 중형으로 규제하고 있다. 보건복지부는 2018년 불법 인공임신중절술을 비도덕 진료 행위로 규정하여 행정처벌을 시행하려 하였으나 산부인과와 여성계의 반발에 부딪쳤다. 이는 헌법 소원으로 이어져 2019년 4월 낙태죄에 대한 헌법불일치로 판정되었다. 이로 인해 우리나라 현실에 적합한 인공임신중절의 적응증에 대한 사회적 합의를 도출하는 계기가 될 것이다.

① 형법

형법에서 인공임신중절을 낙태죄로 규정하고 있다. 형법 제269조(낙태)와 270조(의사 등의 낙태, 부동의 낙태)는 낙태죄의 법정형을 엄격하게 규정하고 있다. 임신한 부녀가 스스로 낙태한 때에는 1년 이하의 징역 또는 200만 원 이하의 벌금, 부녀의 촉탁을 받거나 또는 그 승낙을 받아 낙태하게 한 사람도 같은 형벌을 받게 된다. 이로 인하여 부녀를 치상한 때에는 3년 이하의 징역, 치사한 때에는 7년 이하의 징역에 처한다. 또 의사·한의사·조산사·약제사 또는 약종상이 부녀의 촉탁이나 승낙을 받아 낙태하게 한 때에는 2년 이하의 징역에 처한다. 이와 같이 우리나라 형법은 태아의 생명권 존중을 위해 엄격하게 인공임신중절술을 금지하고 있다.

② 모자보건법

우리나라의 모자보건법은 1973년 제정되었고 모자보건법 14조에 인공임신중절의 허용기준을 제시하였다. 본인과 배우자가 동의가 있는 경우 ① 본인 또는 배우자가 대통령령이 정하는 우생학적 또는 유전학적 정신장애나 신체질환 또는 전염성 질환이 있는 경우, ② 강간 또는 준강간에 의하여 임신된 경우, ③ 법률상 혼인할 수 없는 혈족 또는 인척간에 임신된 경우, ④ 임신의 지속이 보건 의학적 이유로 모체의 건강을 심히 해하고 있거나 해할 우려가 있는 경우에 임신 28주 이내에 한하여 낙태를 허용하였다. 모자보건법 시행령 15조에는 인공임신중절 수술이 가능한 우생학적 또는 유전적 정신장애나 신체 질환은 유전성 정신분열증, 유전성 조울증, 유전성 간질증, 유전성 정신박약, 유전성 운동 신경원 질환, 혈우병, 현저한 범죄 경향이 있는 유전성 정신장애 기타 유전성 질환으로 그 질환이 태아에 미치는 위험성이 현저한 질환으로 규정하였다. 인공임신중절 수술이 허용되는 전염성 질환은 태아에 미치는 위험성이 높은 풍진, 수두, 간염, 후천성 면역결핍증 등 전염병으로 규정하고 있었다. 그러나 이런 허용기준은 끊임없이 논란을 가져왔으며 의학의 발달과 질환의 치료가능성 등을 토대로 2009년 수정 되었다. 개정된 모자보건법 15조에서는 본인과 배우자의 동의를 얻어 시행할 수 있으나, 배우자의 사망, 실종, 행방불명 등으로 동의 불가능한 경우에는 본인의 동의만으로 시술 가능하며, 본인, 배우자가 심신장애로 의사표현 할 수 없는 경우, 친권자 또는 후견인의 동의로 시술 가능하다고 규정하였다. 허용 임신 주수는 의학기술의 발달로 임신 24주 이내에 한해서 허용한다. 허용사유는 ① 우생학적 또는 유전학적 정신장애나 신체질환은 연골무형성증, 낭성섬유증 및 그 밖의 유전성 질환, ② 풍진, 톡소플라즈마증 및 그 밖에 의학적으로 태아에 미치는 위험성이 높은 전염성 질환을 가진 경우로 축소되었다. 인공임신중절이 가능한 시기를 앞당겼고 일부 비현실적인 허용 사유의 폐지가 있었지만 허용사유에 대한산부인과학회에서 주장했던 심각한 태아 이상과 여성 인권단체 측에서 주장하는 사회경제적 이유 등이 전혀 고려되지 않아 현실적으로 별 영향력이 없는 개정이 되었다.

③ 헌법 불일치 판정

2019년 4월 헌법재판소에서 심판대상조문인 형법 제269조 제1항, 제270조 제1항 중 '의사'에 관한 부분에 대하여 헌법 불일치 판정을 내렸다. 이에 2020년까지 관련 법규를 개정하도록 권고하였다. 위헌 여부에 대한 심판대상은 임신한 여성의 자기낙태를 처벌하는 형법(1995. 12. 29. 법률 제5057호로 개정된 것) 제269조 제1항(이하 '자기낙태죄 조항'이라 한다)과, 의사가 임신한 여성의 촉탁 또는 승낙을 받아 낙태하게 한 경우를 처벌하는 같은 법 제270조 제1항 중 '의사'에 관한 부분(이하 '의사낙태죄 조항'이라 한다)이 각각 임신한 여성의 자기결정권을 침해하는지 여부(적극)였다. 헌법재판소는 "자기낙태죄 조항은 입법목적을 달성하기 위하여 필요한 최소한의 정도를 넘어 임신한 여성의 자기결정권을 제한하고 있어 침해의 최소성을 갖추지 못하였고, 태아의 생명 보호라는 공익에 대하여만 일방적이고 절대적인 우위를 부여함으로써 법익균형성의 원칙도 위반하였으므로, 과잉금지원칙을 위반하여 임신한 여성의 자기결정권을 침해한다."고 판단하였다.

향후 낙태죄의 헌법불일치 판정을 계기로 관련 법규가 개정될 예정이다. 의료계를 포함한 각계의 의견을 수렴하는 사회적 합의 과정을 통해 여성과 태아의 복지 증진을 시키는 방향으로 개정하여야 할 것이다.

헌법재판소의 판결은 낙태에 관하여 엄청난 변화를 의미한다. 산부인과 의사들은 태아 이상이 있을 경우 어느 정도까지 낙태를 허용할 것인가에 관심이 있었지만 이번 판결은 사회-경제적인 이유에 의한 낙태에 대하여도 여성의 입장에서 전면 허용하는 취지이기 때문이다. 앞으로 낙태

허용 최대 임신 주수에 대한 논의와 임신 주수에 따라 낙태를 위하여 필요한 과정을 어떻게 할 것인지 등에 대한 합의가 이루어져야 할 것이다. 헌법재판소 판단에 임신 22주가 명시되어 있어 이 부분에 대한 실질적인 토의도 필요할 것으로 생각된다. 일본을 제외하고 많은 나라에서 24주를 기준으로 채택하고 있다.

또한 산전진단과 관련한 다툼도 더 많이 일어날 것으로 생각된다. 지금까지는 태아의 이상이 인공임신중절의 이유가 되지 않았기 때문에 태아의 심각한 이상을 산전에 진단하지 못했다고 하더라도 의사의 책임을 무겁게 보지 않았지만 앞으로는 변할 것으로 생각된다. 또한 인공임신중절을 하지 않을 의사의 권리에 대하여도 분명히 조문화가 되어야 할 것이다.

이로 인해 우리나라 현실에 적합한 인공임신중절의 적응증에 대한 사회적 합의를 도출하는 계기가 될 것이다.

2) 산전 진단

출생 시 신생아에서 선천성 기형은 2~3% 정도이며 이는 신생아 이환 및 사망으로 이어지며, 이 중 1/4이 유전 질환으로 보고되었다(Cunningham et al., 2014). 초음파 및 영상의학 기술의 발달은 태아의 구조적 기형 진단을 가능하게 하였으며, 유전진단 기술의 발달은 산전에 염색체 이상 및 유전질환 진단이 가능하게 하였다. 산전진단의 방법은 침습적 방법인 융모막융모생검, 양수천자술과 제대천자술 그리고 착상전 유전검사(preimplantation genetic diagnosis) 등이 있고 비침습적인 방법으로 모체 혈액을 이용한 기형아 선별검사 및 유전자 검사 그리고 초음파 검사 등과 같은 영상의학 검사 등이 있다.

(1) 산전선별검사

발생 빈도가 높고 위험인자가 명확치 않은 다운증후군이나 신경관결손 등과 같은 질환을 모든 산모를 대상으로 검사하여 고위험군을 찾아내는 검사이다. 대표적인 선별검사는 모체 혈청을 이용한 기형아 선별검사와 임신 제1삼분기에 시행하는 목덜미 투명대 검사가 있다.

① 모체 혈청을 이용한 기형아 선별검사

모체 혈청을 이용한 기형아 선별검사는 다운증후군(trisomy 21), 에드워드 증후군(trisomy 18), 파타우 증후군(trisomy 13) 그리고 신경관결손의 선별 진단을 목적으로 하고 있다. 삼중검사의 다운증후군 등의 진단율은 60% 정도, 사중검사의 진단률은 76~80%이고 최근 광범위하게 사용하고 있는 Integrated test는 제1삼분기와 제2삼분기에 2차례 검사를 시행하여 다운증후군의 경우 진단률을 90%까지 높여 불필요한 침습적인 산전검사 비율을 감소시켰다. 신경관 결손의 진단률은 80%로 보고되고 있다(Cunningham et al., 2014). 그러나 모체혈청검사에서 양성이 나온 임산부에서 양수천자술 등을 통한 확진검사에 진단되는 비율은 2.5~3% 정도로 보고되고 있다. 그러므로 이 검사에서 양성 소견의 의미를 충분히 설명하여 산모와 보호자의 불필요한 불안감을 줄여줘야 한다. 그리고 산전 선별검사를 원하지 않는 부부에게도 이 검사의 의의를 설명하고 충분한 정보에 근거한 자기결정권을 행사할 수 있도록 도와주는 것이 바람직하다.

② 태아 목덜미투명대검사(Nuchal translucency)

임신 11주에서 13주 5일 사이에 태아 목덜미 투명대가 임신 주수 및 태아크기에 따라 95 percentile 이상이면 증가하였다고 판독한다. 이는 다운증후군(trisomy 21), 에드워드 증후군(trisomy 18), 파타우 증후군(trisomy 13)과 터너 증후군의 가능성이 증가하며 선천성 심장 질환의 가능성과도 연관될 수 있다고 보고되고 있다. 현재 임신 제1삼분기 모체혈청검사와 태아의 목덜미투명대 검사를 합쳐 임신 제1삼분기 integrated test로 이용하고 있다.

(2) 산전진단

① 비침습적인 산전검사

과거에는 모체혈청검사에서 양성이 소견이 보이면, 침습적인 검사 즉 양수검사, 융모막 생검과 제대천자술 등의 확진 검사를 통해 진단하였다. 그러나 최근 유전학의 발전과 더불어 비침습적인 산전진단(noninvasive prenatal diagnosis, NIPT) 검사가 도입되어 산모의 혈청에 존재하는 태반 세포로부터 유래된 세포질 밖으로 유리된 DNA을 가지고 다운증후군(trisomy 21), 에드워드 증후군(trisomy 18), 파타우 증후군(trisomy 13)을 진단하게 되었다. 진단률은 98%로 매우 높다. 그러나 양성이 나온 경우라면 침습적인 방법을 통해 다시 확인하는 것이 바람직하다. 또한 음성 소견을 보인 산모에서도 위음성의 가능성이 여전히 존재하게 된다. 그러므로 의사는 이 검사가 지니는 한계를 정확히 설명하여야 한다. 특히 초음파에서 구조적인 문제가 진단된다면 진단적 한계로 침습적인 산전검사를 권유해야 한다.

비침습적인 산전검사의 대표적인 것은 초음파를 이용한 산전진단이다. 2차원 초음파인 B 모드 초음파는 태아에게 해로운 영향이 거의 미치지 않은 것으로 보고되어 안전하게 사용할 수 있고 해상력도 매우 좋아졌다. 산전 초음파로 태아의 구조적 기형이 진단된 경우 산모와 가족들은 매우 당황하여 혼란에 빠지기 쉬우므로, 산과의는 보다 정확한 의학적 정보를 주어야 한다.

② 침습적인 산전검사

침습적 산전검사방법으로 융모막융모 생검, 양수천자술과 제대천자술 등이 있다. 침습적인 산전진단 방법은 조기 양막 파수, 조기진통, 감염 및 유산 등의 부작용 있음으로 합당한 적응증에서 시행하여야 한다(Cunningham et al., 2014). 그 침습적인 산전진단을 시행 시에는 반드시 태아 상태에 대한 충분한 설명과 시술의 필요성과 부작용에 대해 설명하고 산모와 배우자의 자율적인 자기결정권에 의해 시술에 대한 동의를 얻어야 한다. 충분한 설명에 근거한 동의는 동의서 서식을 이용하여 받는 것이 바람직하다.

(3) 산전진단 후 윤리적인 문제

산전진단의 목적은 태아 기형을 진단하고 그 질환의 예후를 예측하여 적정 시간에 적정한 치료를 제공하고자 함이다. 그러나 별다른 치료가 없는 상황에서는 임신종결이 최종 목표가 되기도 하여 윤리적 문제를 유발시킨다. 산전 진단 후 의사는 진단 검사의 정확도와 각 질환에 대한 예후에 대해 부모에게 정확한 의료정보를 제공하여 부모의 올바른 판단을 할 수 있는 충분한 정보를 제공해야한다.

생존 불가능한 태아의 인공임신중절술에 대한 논란은 종교계의 태아의 생명권에 대한 주장에도 불구하고 지속되고 있다. 출생 후 수 일 내 대부분 사망하는 염색체 이상, 중증의 신경관결손과 중대한 신체적 장애를 갖고 태어날 태아에 대한 판단은 쉽지 않은 문제이다. 2009년 모자보건법 개정 시 공청회 등을 통해 태아의 보건의학적 사유에 인공임신중절술의 적응증에 포함시키려는 노력이 있었으나 이루어지지 못했다. 2010년 대한산부인과학회를 주축으로 생존 불가능한 태아기형을 모자보건법 상 합법적인 인공임신중절의 적응증으로 인정해야 한다는 논의가 있었으나 관철되지 않았다. 2019년 4월 낙태죄에 대한 헌법 불일치 판정을 계기로 이에 대한 논의가 활발해 질 것이다. 이런 논의는 임산부와 배우자 및 태아 모두의 복지증진에 기여하는 방향으로 결론지어야 할 것이다.

3) 증가하는 제왕절개술의 윤리적 문제

제왕절개술은 진통에 의한 질식분만을 하지 못하는 경우 복부 절개를 통해 신생아를 출산하는 방법이다. 질식분만에 비해 출혈량이 2배 정도 증가하고 감염, 주변 장기의 손상 등이 올 수 있어 의학적 적응증에 국한되어 시행해야 한다. 의학적 적응증이 아닌 제왕절개술의 시행은 임산부에게 질식분만에 비해 더 많은 합병증을 유발하기 때문에 악행금지의 원칙에 위배되며, 의료자원의 효율적 분배라는 정의 원칙에도 맞지 않는다. 그러나 우리나라뿐 아니라 세계적으로도 제왕절개술은 증가 추세에 있다. 우리나라의 제왕절개술은 36%로 다른 나라에 비해 높은 비율로 사회적 비판의 대상이 되었다. 이 현상의 원인을 전자감시 장치의 사용, 분만비의 저수가, 의료분쟁 시 원인으로 제왕절개술을 하지 않은 것에 대한 의료인의 책임을 묻는 판결 등을 지적하였다(박문일, 2001).

정부는 제왕절개술율 감소를 위해 분만수가를 인상하였으나 별다른 감소 효과가 없음이 판명되었다. 전자감시 장치가 제왕절개술을 높인다는 것은 공인된 사실이다(Cunningham et al., 2014). 태아심음의 하강은 태아 곤란증을 의미하지는 않는다. 태아곤란증을 어떻게 진단할 것인가는 산과영역의 오래된 숙제이다. 그러나 이 문제를 해결하기는 쉽지 않아 보인다. 임상에서 태아곤란증은 태아의 뇌의 저산소증을 가져올 수 있고 결과적으로 뇌기능 이상과 태아사망으로 진행될 수 있다. 그러므로 산과의에게 태아곤란증 소견은 무시할 수 없는 태아뇌손상의 경고로 받아들여질 수 밖에 없는 상황이다. 그러나 지금의 전자감시 장치는 태아의 상태를 정확히 반영하지 못하는 한계가 있어 제왕절개술율을 높히는 결과를 가져왔고 이 문제는 단지 우리나라만의 문제는 아니다. 그럼에도 우리나라에서 제왕절개술 비율이 다른 나라보다 높은 이유는 질식분만으로 출산한 신생아가 손상을 받은 경우 이제까지의 판례에서 의사의 책임을 추궁하는 것과 관련이 있어 보인다(Daylimedi, 2011). 이런 법적 판단은 의사에게 사회, 경제적으로 치명적인 손실로 이어지며, 소신 진료보다 방어진료를 택하게 하는 요인으로 작용한다. 그러므로 대한 산부인과 학회는 제왕절개술율을 감소시키기 위해서는 소신진료 할 수 있는 의료 환경 개선, 분만감시 등에 대한 의료인의 노력에 대한 적정 보상과 의료사고 위험수당 반영 등을 필요하다고 제시하고 있다(대한산부인과학회, 2009).

4) 의학연구

의사는 환자의 치료자이며 질병의 원인과 경과 그리고 진단법과 치료법에 대해 연구하는 의학연구자이다. 의학 연구는 치료를 위한 임상연구와 과학적 지식축적을 위한 임상연구로 구분된다. 치료를 위한 임상연구는 환자가 피험자가 되며 새로운 약, 백신, 진단기술 및 치료법 등으로 의학적 혜택을 받을 수 있다. 그러나 검증되지 않은 방법이므로 연구에 참여시 환자가 입게 될 가능성이 있는 피해에 대해 자세히 설명하고 동의를 얻어야 한다. 과학적 지식축적을 위한 임상 연구의 경우 환자인 피험자에게 직접적인 혜택을 줄 수 없으므로 더 신중해야 한다. 임상 연구는 사람의 생명과 건강을 보전하고 증진하는 목적으로 수행될 때만 비로소 정당화 될 수 있다. 특히 인체를 대상으로 하는 연구에는 피험자의 권리와 안전이 가장 먼저 고려되어야 한다. 그러나 임상 연구는 검증되지 않은 방법을 실험하는 것으로 피험자에게 어쩔 수 없이 위험요소를 갖고 있다. 그러므로 피험자에게 연구취지를 자세히 설명하고 이해를 바탕으로 동의를 얻는 과정이 매우 중요하다. 산과 영역에서는 취약집단에 해당하는 임산부를 대상으로 하는 경우가 많으므로 특별한 주의가 요한다. 더욱이 임산부, 취약집단 보호 환자, 미성년자, 정신적으로 장애를 가진 자, 소수민족이나 집단, 시설수용자 등 사회적 약자들에 대한 연구는 더욱 위험이 증가하므로 특별한 주의가 필요하다(한국의료윤리학회, 2011).

(1) 의학연구에서의 윤리적 문제

임상연구는 궁극적으로 환자의 복지 증진을 목적으로 하나 직접적인 혜택이 실험 대상자에게 가지 않을 수도 있고 위험을 내포하기 때문에 실험대상자의 자율적인 동의가 매우 중요하다. 연구자에 의해 임상연구의 취지를 충분히 설명받고 이에 동의한 경우에 대상자로 등록되어야 한다. 피험자의 결정에는 그 어떤 억압적인 환경 즉 외압도 없어야 하며 연구취지에 대한 충분한 이해를 근거로 동의하는 대상자만 연구에 참여할 수 있다. 이는 예상되는 피해 가능성을 피험자가 감수하겠다는 것으로 연구자의 부담을 덜어주고 스스로 인류복지 증진에 헌신한다는 만족감을 줄 수 있을 것이다. 그러므로 충분한 정보를 제공하는 것이 매우 중요하다(한국의료윤리학회, 2011). 2002년 WHO에서는 인간을 대상으로 하는 연구에 대한 가이드라인을 제시하였다. 이를 토대로 볼 때 연구에 대한 동의를 얻기 위해 제공되어야 내용은 ① 연구의 목적과 성격, ② 피험자가 연구참여 기간 중 받게되는 처치나 시술, ③ 연구에 참여하면서 입게되는 피해의 가능성, ④ 연구로부터 얻게되는 이득, ⑤ 연구에 참여하지 않을 때 할수 있는 대안적 치료법, ⑥ 어떤 불이익도 받지 않고 어느시기라도 연구 참여을 중단할 수 있는 권리, ⑦ 피험자의 비밀준수 방법, ⑧ 예상되는 보상 또는 예상되는 피험자의 비용, ⑨ 연구에서 발생가능한 손해에 대한 보상, ⑩ 연구에 의문이 있을 때 만날 수 있는 사람의 신원, ⑪ 연구 진행 중에서 연구결과를 제공받을 수 있는 권리, ⑫ 연구의 재정적 후원자와 상업적인 권리의 소유자 등이다.

(2) 연구윤리심의 위원회

2차 세계대전 이전까지만 해도 의학연구는 의사 개개인의 도덕성의 문제였으며 국제적 연구윤리지침이 존재하지 않았다. 나치독일정부의 지원하에 유태인 및 소수민족들을 대상으로 한 비인도적인 인체 실험은 1947년 뉘른베르크 강령을 만들게 하였으며, 세계의사회에서는 의학연구의 전문지침으로 오늘 1964년 세계의사회에 의해 제정된 헬싱키 선언을 하게 된다. 그러나 탈리도마이드 약화사고와 '터스키기 매독연구' 사건은 의학연구의 강력한 제재가 요구됨을 각인시켰다. 미국에서 이를 계기로 연구윤리에 관한 법률과 지침을 만들고 모든 인체 관련 연구는 각 병원 또는 연구기관에 연구윤리심의위원회(Institutional Review Board, IRB)를 두고 연구계획을 사전심의 받을 것을 의무화하였다(한국의료윤리학회 2011). 우리나라에도 임상연구가 활발해짐에 따라 각 병원의 연구윤리 심의위원회 설치가 의무화되었으며 모든 의학실험에서 사전 심의가 의무화되었다.

3. 산과영역에서의 법적문제

1992년 스페인 마르벨라(Marbella)에서 개최되었던 제44회 세계의사협회 학회에서는 의료과오(medical malpractice) 대한 정의를 "의료인이 의료행위를 수행함에 있어서 당시의 표준화된 의학지식 또는 의료기술를 행하지 않음으로써 환자에게 적절치 못한 결과 내지 손상을 초래한 경우"로 기술하고 따라서 의료행위 중 환자에게 발생된 손상이 예측되지 못했고 담당 의사의 의학기술이나, 지식의 부족의 결과가 아니라면 그 의사는 어떠한 책임도 부여되지 않는다고 하였다(World Medical Assembly, 1992). 의료분쟁은 이러한 의료행위를 받은 과정에서 피해를 입었다고 생각하는 환자와 의사 사이의 소송을 말한다. 세계적으로 의료분쟁은 증가되는 추세이며 그 요인으로는 인간의 수명과 삶의 질을 향상시킬 수 있을 것이라는 현대의학에 대한 기대감의 증대와 함께 시민 권리의식의 향상, 의료사고 관련 시민단체의 증가, 의료사고 전문 법조인의 증가, 대중매체나, 인터넷에서의 무분별한 다량의 의학정보의 제공 등으로 설명될 수 있다. 외국의 경우 미국내 산부인과 의료소송은 계속 증가하고(Rosenblatt et al., 1989) 그 건수는 1985년 미국최대 의료사고 보험회사인 St. Paul Company의 자료에 의하면 전체 의료과오 사고의 44%를 차지한다고 보고되었다(Quam et al., 1988). 또한 미국산부인과학회(American College of Obstetricians and Gynecologists, ACOG)가 2012년 주관한 의료소송에 관한 설문조사에서 산부인과 의사의 77%는 적어도 한 번 이상의 소송을, 산과전문의사당 평균 2.6건의 소송을 경험한 것으로 답변되었다. 영국의 경우도 의료 사고의 29%가 산부인과 관련 사고이며(Brown, 1993) 오스트레일리아에서는 전체 의사의 2%인 산부인과 의사가 전체의료소송 배상액의 18% 차지한다고 각각 보고된 바 있다(MacLenman et al., 2002). 국내의 경우 대한민국 대법원의 통계에 따르면, 2013년 의료사고로 제기된 손해배상청구 소송은 1,100건으로 2002년 665건에 불과하던 소송건수가, 2008년 758건, 2011년 879건으로 꾸준히 증가됨을 알 수 있다. 이 중 산부인과 관련 의료분쟁소송에 관한 건수는 건강보험심사평가원 용역으로 연세대학교 의료법윤리학연구원에서 최근 5년간의 자료를 통해 수행한 연구 결과 전체 건수의 13%로 가장 높았고 평균 배상 금액도 타과에 비하여 높은 것으로 집계되었다.

그러면 특히 산과는 왜 이렇게 의료사고(소송)에 취약할까에 대한 그 원인적 요소로는 첫째, 임신과 출산은 자연현상으로 인식하고 예기치 못한 나쁜 결과는 의료과실이라고 판단하는 사회 일반적 시각, 둘째, 실제 산과학의 기술발달 수준보다 건강한 아이를 출산하고자 하는 욕망과 기대감이 너무 큰 현실, 셋째, 분만진통의 기전은 아직 현대의학에서조차 명확히 밝혀있지 않을 뿐 아니라, 흔히 임상에서 잘못 이해되고 있는 점, 넷째, 고령 임신부 및 내과 외과적 문제를 갖고 있는 임신부가 증가하여, 이는 여러 분야의 전문가와 협진이 요구되므로 산과의는 효율적인 소통과 팀웍이 필요한 상황, 다섯째, 임신부의 건강을 유지함에 있어 태아에게 최대로 해가 없는 치료를 해야 하므로 치료결정의 어려움과 치료의 지연 혹은 불충분한 치료로 만족하지 못한 결과를 낳을 수 있다는 점, 여섯째, 산후출혈이나, 견갑난산과 같은 전혀 예측할 수 없는 상황의 발생, 일곱째, 임신부, 태아(신생아) 등을 포함하는 높은 손해배상금 판정 등으로 설명할 수 있다(Chandraharan et al., 2006; Büken et al., 2004). 실제 산과에서 의료과실소송의 46%는 환자 측의 잘못 이해된 억지 주장에 의한 소송이었다는 지적이 있다(B-Linch et al., 1996). 이러한 산과영역에서의 높은 의료소송 빈도와 의료배상액은 역량있고 양심적인 산과의사의 진료를 위축 내지 포기하게끔 내몰고 있고 이런 사회적 풍토는 앞으로 국민 건강을 담당해야 할 의과대학 졸업생들의 산부인과 전공의 지원율을 감소시키는 요인이 되고 있다.

대한산부인과학회 자료에 따르면 산부인과 전공의 수는 2006년 이래로 그 정원을 채우지 못해 50% 미만의 수준에 머무르며 전국 병원의 전문의 확보율도 20%에 그치고 있는 것으로 조사되었다. 아울러 개업 대비 폐업률 역시 산부인과가 가장 높으며, 전국적으로 실제 분만 병원 수는 2000년 1,570개에서 2011년 808개로 감소했으며 따라서 분만 취약지역은 점차 증가되는 추세이다. 이런 상황이 지속된다면 산과학의 전망은 암울하며 인간의 일생 건강은 자궁내 태아 때부터 결정된다는 현대 산과학적 관점에서 국민건강 유지에 심각한 문제가 생길 수 있다고 우려된다.

법률적으로 의료과오가 성립하기 위하여서는 의사는 환자에게 그 상황에 적절한 표준(적정)진료를 수행하여야 하는 의무(duty)가 있고, 이 의무의 위반이나 불이행(breach)된 상황이 있으며, 환자에게 손상(injury)이 발생되고, 의무 위반과 손상 사이에 인과관계(causation)가 성립되어야 된다. 즉 원고 측은 위의 4가지 요소를 증명하여야 의료소송이 진행된다(Phelan et al., 2007). 이 과정에서 의무에 관련된 표준(적정)진료는 의학지식, 기술, 태도 등이 포함될 것이며 이를 유지하기 위하여 의료인은 지속적으로 교육받고 숙지하여야 할 것이다. 의료과오 판정에 있어서 발생된 손상과 의무의 위반과의 인과 관계를 증명하는 것이 의료법률적으로 중요하며 각 분야의 전문가의 의견이 매우 중요하다. 이에 본문에서는 산과영역에서 의료소송에 흔한 원인이 되는 문제들을 살펴 보고자 한다.

1) 산과영역에서 흔한 의료소송 문제

(1) 산전진단

산전진단은 심한 장애가 동반된 염색체 혹은 유전자 및 비유전자 질환을 가진 태아를 미리 진단하여 ① 부모에게 출산의 고통을 피할 수 있는 선택권을, ② 장애아의 분만에 대한 준비를, ③ 태아치료의 기회 등을 제공하는 데 그 의의가 있으며, 유전적, 비유전적 상태의 광범위한 영역의 진단검사를 포함하고 있다(Klein et al., 2007).

2009년 미국산부인과학회는 홀배수체와 같은 염색체 이상의 산전진단법은 양수, 제대혈, 융모조직을 이용한 고식적인 세포유전학방법을 표준검사로 인정하는 위원회 의견을 내놓았으나, 태아 DNA에 근거한 유전자 검사의 영역은 점차 확대되고 있다. 최근 array비교 유전체 보합법(Comparative genomic hybridization technique)에 의해 염색체 이상에 의한 유전자의 양적변화를 정확히 알 수 있게 되어(김혜원 등, 2013), 산전진단 방법과 상담과 관련된 윤리적, 법적, 사회적 문제가 복잡해져 의료인은 산전진단의 이용에 관련된 법에 대하여 점차 더 이해해야 할 필요가 있다. 이에 의료인은 환자로부터 충분한 설명에 대한 동의서(informed consent)를 얻어야 되고, 환자에게 산전 유전상담을 제공하여야 하며, 산전 진단되지 못한 장애아 출생에 대한 의료과실의 영역을 인지하여야 하고 얻어진 검사결과 정보는 개인 유전 정보로서 취급해야 한다(Klein et al., 2007).

초음파검사는 지난 한 세대 동안 산부인과 진료에서 혁명적인 기술혁신을 이루었으나 태아 기형 내지 장애가 미리 진단되지 못하여 원치 않은 출산이 되었다고 주장하는 의료과실 소송에 초점이 되고 있다. 특히 장애를 가진 아이의 원치 않은 출산에 대하여 임신과 출산 및 양육비까지 포함되는 상당 액수의 손해배상 청구가 법적으로 윤리적으로 많은 논쟁이 되고 있다(Chervenak et al., 2007). 초음파검사 관련 의료 소송의 흔한 원인으로는 ① 초음파 소견을 놓친 경우, ② 초음파 소견을 잘못 판독한 경우, ③ 이전 초음파 소견과 비교를 하지 못한 경우, ④ 초음파검사 결과에 대하여 의사, 초음파 검사자 및 환자 사이의 의사소통이 안 된 경우, ⑤ 환자의 문진이나 신체검사 제대로 안 된 경우, ⑥ 초음파검사의 접근법이 잘못된 경우, ⑦ 불완전 검사, ⑧ 영상필름의 질이 부적당한 경우, ⑨ 검사 중 넘어지거나, 낙상 등이었으며 이 중 태아기형을 진단 못한 경우가 반을 차지한다(Sander, 1993). 의료과실의 관점에서 이런 소송문제를 피해가기 위해서는 미국의학초음파학회의 산전초음파 검사 권장 지침(2013), 국제산부인과 초음파학회 임신중기 초음파 수행지침(2011) 등을 참고하여 산전초음파검사의 시행지침을 지키는 것이 바람직하며 앞으로 우리나라 의료실정에 적합한 초음파 시행지침서의 개발과 공급이 시급하다고 생각된다.

지금까지는 산전에 태아 기형을 발견하지 못하였다고 하더라도 형법과 모자보건법에서 허용하고 있지 않아 문제가 없었으나 최근 헌법재판소의 헌법 불일치 판정으로 인해 법적인 문제가 될 가능성이 높아졌다.

(2) 뇌성마비

뇌성마비(cerebral palsy) 혹은 신생아 뇌병증(neonatal encephalopathy)은 분만 질식(asphyxia)에 의한 저산소성-허혈성 뇌병변을 모두 포함하며(Flidel-Rimon et al., 2007), MacLenman(1999)은 이런 뇌병증의 많은 예에서 저산소증과 허혈성을 증명할 수 없었기 때문에 저산소성 허혈성 뇌병번이라는 용어 대신 신생아 뇌병변이라는 용어를 제시했다. 전체 뇌성마비의 빈도는 1,000출생당 1~2명 정도로 추정하고(Torf et al., 1990), 이 중 만삭 단태아에서의 빈도는 10,000출생당 0.8~1.6명으로 알려져 있다(Badawi et al., 1998; Smith et al., 2000).

실험적 연구들은 태아 또는 신생아 질식과 그 결과로 생길 수 있는 뇌손상과의 관계는 복잡하다는 것을 보여주었으며 질식의 정도, 기간 및 성격 등과 태아의 심혈관에서 대상적 반응의 성향에 따라 그 손상은 다양하게 나타난다. 질식이란 혈액 가스 교환의 장애로 이것이 지속되면, 점차적인 저산소혈증과 고탄산혈증을 일으키는 것을 말한다(Bax, 1993). 만삭아에서 분만 시 질식의 빈도는 1,000출생당 25명으로 보고되어 있으나(Low, 2004), 이 중 저산소증에 기인한 신생아 뇌병증의 발생은 앞에서 언급한 바와 같이 매우 드물며 일본에서의 연구결과를 보면 10,030 유아 중 생후 1년에 뇌성마비의 발생은 9예였고 이 중 6예는 산전에 이미 질식이 있었으며 분만 진통 중 발생은 3예로 이 연구자들은 저위험 임신부에서 분만 진통 중 질식에 의한 뇌성마비는 매우 희귀하며 있다고 하여도 피할 수 없는 분만 중 사고에 국한되었다고 보고하였다(Smeshima et al., 2004). 이러한 분만 중 질식에 의한 뇌성마비는 전체 뇌성마비 환자의 10% 미만으로 제시되고 있으며(Blair et al., 1988), 뇌성마비의 산전 위험요인으로 바이러스 감염, 태아 혈전성향증(thrombophilia), 감염조절 유전자의 다형태(polymorphisms), 응고 및 내피의 활성화, 융모양막염, 일융모 태아에서 일쌍태아 사망, 태아나 신생아의 동맥 허혈성 중풍, 조산, 등이 제시되었다(Gibson et al., 2003; Nelson et al., 2005; Gibbs. 2004). 또한 자궁 내 질식이 태아뇌손상의 발생에 영향을 미치는 요인으로는 뇌손상 이전의 태아심음양상, 태아의 발육상태, 혈류 재분배의 정도(양수과소증), 정상태반 여부 등이 있다(Phelan, 2005).

저산소성-허혈성의 뇌성마비를 갖는 신생아를 만났다면 의료법률학적 관점뿐만 아니라 학문적으로도 이 뇌손상의 시기와 예방 여부가 관심의 대상이 된다. 즉 그 질식의 상황이 언제 시작되었을 것인가? 그 질식의 원인은 무엇인가? 뇌손상은 언제 발생되었을 것인가 등에 대하여 의무기록을 상세히 분석하여 가능한 이 질문에 답을 해 보아야 한다. 자궁 내 태아의 뇌손상의 시기를 가름하기 전에 우선 이 임신부를 외래나 분만장에 입원할 당시 그 태아의 상태를 전자 태아감시장치에 기록된 태아 심박동 양상과 문진에 의한 근자 태동 변화 등을 확인한다. 즉 당시 자궁내 태아는 모든 의학적 가능성과 확실성을 가지고 신경학적으로 정상일 가능성이 있었는지 아니면 신경학적으로 비정상의 가능성을 보이는지를 유추 판단해 보아야 한다. 임산부가 입원하여 120분 이상 지속적으로 태아 심박동이 비반응성(non reactive)을 보였다면, 이 태아는 모든 의학적 가능성과 확신성을 가지고 입원 시 이미 신경학적 장애가 있었을 것으로 유추되며, 이 경우 산과의료진은 병원 입원 후 태아 뇌손상을 방지할 수 없었다는 것을 알 수 있다(Phelan et al., 2007). 한편 분만장 입원 당시 의학적 가능성과 확실성을 가지고 자궁내 태아가 신경학적으로 정상이라고 유추되고 분만진통 중 자궁파열, 제대탈출, 태반조기박리와 같은 예측하지 못한 돌발적 사고로 태아 심장으로의 관류 장애로 인한 주산기 뇌손상이 발생된 경우라면 돌발적 응급의료상황에 대처 여부가 의료소송의 주요 쟁점이 될 것으로 사료된다. 또한 입원 전 신경손상이 의심되고 분만진통 중 태아질식 상황이 더 가해져 태아 뇌손상이 발생된 경우 그 인과관계 또는 예방가능성 등을 유추하는 것은 매우 복잡하고 어려운 문제이나 뇌성마비 환자의 신경 영상학적, 소아신경학적 소견의 전문적 관찰 분석이 도움이 될 것이다. 2014년 미국산부인과학회의 신생아뇌병증위원회와 미국소아과학술원에서는 분만 진통 중에 발생된 저산소성-허혈성 뇌병증(hypoxicischemic encephalopathy, HIE)의 진단 기준으로 출생 시 제대 동맥혈의 대사산증(pH 7.0 미만, 염기 부족 -12 mMol/l 이하), 35주 이상의 제태연령 신생아에서 조기 발생된 뇌병증, 경직성의 사지마비형(spastic quadriplegic type)의 뇌성마비 등을 강조하면서 환아가 뇌병증으로 의심 또는 확인되면 임산부의 기왕력, 산과력, 분만진통 요인, 태반병리검사, 신생아의 경과와 아울러 진단검사 및 진단영상학적 검사들을 할 것을 제시하였다.

(3) 견갑난산

견갑난산(shoulder dystocia)으로 인한 팔신경얼기(brachial plexus) 손상은 산과 영역의 의료소송 중 비교적 흔한 원인으로(Mavroforou et al., 2005) 의사나 환자들에게 당혹감, 거부감, 분노, 죄책감 등의 괴로운 경험을 주게 된다. 견갑난산으로 신생아에서 손상이 발생된 경우 의사와 환자 사이에는 시종일관 지속적으로 정직하고, 신중하고도 교감되는 대화가 필요하며 이러한 대화는 의사와 환자, 의사와 의사, 의사와 병원경영진 사이에서도 필수적이며 이는 치료적 목표와 대기 요법을 이해하는데 그리고, 위기관리를 증진시키고, 의료소송를 최소화할 수 있는 방법이다. 특히 거대아, 임신부 비만, 당뇨병, 과숙 임신, 분만진통 2기의 지연, 기계분만 등과 같은 위험요인이 동반되어 견갑난산과 관련된 분만손상이 발생되면 원고측은 신생아 출생 전에 미리 예측해서 제왕절개수술을 하였다면 손상을 피할 수 있었다고 주장하며 의료소송을 제기하지만 다음과 같은 증거나 설명으로 예측불가능성을 설명하고 있다. 첫째, 연구 결과 견갑 난산의 위험요인들의 양성예측도가 낮으며, 팔신경얼기 손상을 보인 신생아의 40% 이상이 출생체중 4 kg 이하였고(Graham et al., 1997), 4 kg 이상의 출생체중아에서 견갑난산의 빈도는 4% 이하였다(Benedetti et al., 2007). 따라서 전문가의 관점에서 견갑난산을 미리 예견하는 것은 불가능하다라고 하였다(Gurewitsch et al., 1978). 둘째, 견갑난산의 위험요소인 비만이나, 당뇨병은 수술의 합병증인 폐전식, 상처벌어짐, 마취합병증에 대하여서도 위험도가 있으며 이는 각각 질식분만을 피하여 수술을 선택함으로써 발생 가능성이 있는 태아 측 이환과 모체측 이환의 중요도를 교환할 수 없다는 것이다. 또한 위험도가 있는 임신부에서 견갑난산으로부터 드물게 발생하는 팔신경얼기 손상을 피하기 위하여 무조건적이고 경험적으로만 제왕절개술을 실시하는 것은 의학적으로도 신중하지 못하고 재정적 손실도 크다. 그러나 거대아가 의심되거나 실제 거대아에서 분만 전 분만방법에 대하여 환자에게 설명하는 것은 중요하다. 견갑난산을 예방하기 위한 거대아 의심 시 선택적 유도분만이나, 분만 중 견갑난산의 다양한 처치법들에 대한 후향적 환자-대조군 연구(case-control study), 후향적-코호르트 연구, 무작위 임상시험(randomized control trial) 등의 연구 결과 아직 견갑 난산의 적정 진료로 어떤 방법이 우수하다는 결과는 얻지 못한 실정이다. 이에 견갑난산으로 팔신경얼기 손상에 대한 의료소송를 최소화하기 위한 다음과 같은 접근 방식이 제시되고 있다(Gurewitsch et al., 2007). ① 산모와 정직하고 현실성 있는 기대감을 유지한다. 분만 시의 어려움이나, 손상의 기대요법에 의한 치유와 같은 예후를 서로 인식하여 소송으로 가지 않도록 노력한다. ② 견갑난산의 이미 존재하는 위험요인 등을 기록하고, 분만 방법에 대하여 미리 환자와 의논한다. 실제적으로 견갑난산을 예측하거나, 피해 갈 수 있는 방법이 없음을 미리 설명하고 이에 대한 동의서를 받는다. ③ 분만에 관여하는 모든 의료진에게 견갑난산과 같은 손상의 소아과적 치료나, 추후관찰 등에 대하여 교육시켜 이 문제에 친숙하도록 한다. 또한 임산부에게도 팔신경얼기 손상대한 평가나 치료에 대하여 선행학습을 제공한다. ④ 의료소송 동안 적정치료와 태아손상과의 인과관계는 서로 연관되지 않음을 이해시킨다.

(4) 분만진통에 관련된 의료소송

산과관련 의료소송의 60%가 분만 진통 동안에 발생되었다고 하며(American College of Obstetricians and Gynecologists, 2005), 그 의료과실의 내용은 분만 진통 중 태아감시를 잘못하여 나쁜 결과를 가져왔다고 주장하는 것이다. 뇌성마비로 소송된 110예를 조사하여 본 결과 70%의 예에서 전자태아심음 감시장치에서 비정상 양상 및 비정상 판독에 근거하여 소송하였다고 한다. 나머지 25%는 사산과 유아사망이었다(Chandraharan et al., 2006). 이러한 의료소송에 연관된 요인으로는 전자태아심음 결과의 잘못된 판독, 부적절한 혹은 지체된 처치, 기술이나 기계 문제, 부적절하게 사용된 옥시토신, 대화 소통의 문제, 감독지휘에 문제 등이 있다. 분만 진통 중 의료소송을 피하기 위하여 다음과 같은 제안들이 권고된다(Cohen et al., 2007). ① 환자와 상세하고도 명확한 소통을 유지한다. ② 분만진행 상황을 객관적 그라프를 사용하도록 권하고 표준화된 용어를 사용한다. ③ 분만 진통의 기능장애를 신속히 인지하고 신속하고도 적절하게 평가, 치료하며 환자와 소통을 유지한다. ④ 의료기관별 옥시토신 투여의 지침을 따르고 특히 과자극을 피한다. ⑤ 이미 규칙적 자궁수축이 있는 환자에서는 자궁경부를 숙화하기 위한 약제는 피한다. ⑥ 태아심음 양상에 관계 없이 자궁의 과자극을 피한다. ⑦ 환자가 진통 중이라면 환자 가까이에 있는다. ⑧ 진료과정 중 태아 상태에 의구심이 있으면 언제나 경험 있는 의사에게 의견을 구한다. ⑨ 간호사나 전공의 요청에는 언제든지 응한다. ⑩ 환자의 진료 상황을 기록한다. ⑪ 어떤 중재(옥시토신, 흡입분만, 제왕절개술 등)가 계획되면 동의서를 받는다.

2) 의료소송의 문제 해결 권고안

산과영역에서 의료소송을 최소화하거나 또는 문제를 해결하기 위하여 Chandraharan 등(2006)이 제시한 대화소통, 의무기록, 교육 및 위기관리 등에 대한 방법을 소개하고자 한다.

(1) 대화소통

환자와 의사 사이의 관계를 처음부터 잘 형성하는 것은 무엇보다 중요하다. 이는 환자의 문진이나 동의를 받는 과정에 긍정적 효과를 끼친다. 치료 과정에 관여하는 환자에게 상담 서비스는 유용하다. 산모 요청이나, 질식분만에 대한 두려움과 같은 정신신경학적 이유에 의한 제왕절개수술의 요청에 대하여서 명확한 정책을 가지고 있어야 된다. 필요하다면 다른 산과의사의 의견을 취합 하는 것도 도움이 된다. 예측하지 못한 결과가 생겼다면 환자에게 무엇이 잘못된 것인지 솔직히 설명할 필요가 있다. 의료과실의 경우이면 내부 조사팀을 가동시키고 다음에 이런 유사사건을 방지할 대책을 새우고 환자와도 대화를 해야 한다. 환자는 재정적 보상 이외에 무엇이 생겼고 왜 일어났는지에 대하여 알고자 소송을 택할 수 있다. 따라서 솔직함, 적시의 설명, 예상치 못한 결과에 대한 공감, 무엇이 잘못되었는지를 알아보려는 노력 등은 소송으로 가는 것을 방지 할 수 있다. 응급상황에서의 대화 소통은 명확해야 되고 효과적이어야 된다.

(2) 의무기록

의료소송의 관점에서 "양질의 기록은 양질의 방어이고, 빈약한 기록은 빈약한 방어이며, 아무 기록이 없으면 아무 방어도 할 수 없다"라고 인급된다. 환지와 상의된 내용, 처치계획, 분만진통 동안 전자태아심음 양상, 내진소견 및 환자의 임상 특징 등을 기록한다. 견갑난산 같은 경우 발생시간, 시간대별 처치내용, 제대혈 가스 분석결과 등을 가능한 자세히 기록하도록 한다.

(3) 교육과 훈련

산과초음파, 전자태아심음 검사의 판독, 흡인분만술, 제왕절개술, 견갑난산과 같은 산과 응급처치술 등은 안전한 산과 진료를 위하여 필수적이다. 전자태아심음 장치, 제왕절개술 회의, 필요한 술기와 훈련, 모의 훈련 등은 실수를 감소시키고 결국 소송를 감소시키는 데 도움이 된다. 전공의 요구에 부응하는 맞춤형 프로그램 교육과 목표지향적 수련을 제공하여 그들의 역할을 최적으로 수행할 수 있도록 한다.

(4) 위기 관리

'남 탓 하지 않기(no blame)'의 풍토를 함양하여 모든 스탭진들이 실수로부터 긍정적으로 배우고 향후 유사한 실수를 피할 수 있는 분위를 만들어 간다. 수련과 도움 그리고 멘토링이 필요할 때는 언제나 용이하게 제공되어야 한다. 근거중심의 지침서와 프로토콜 등을 이용하여 임상효율성을 증대시켜야 한다. 임상지침서는 근자 근거를 중심으로 최신의 내용으로 수정한다. 임상감사제도를 도입하여, 진료의 질과 부족함을 평가하여 진료의 질을 증대시키고자 한다.

본 장의 산과영역에서 윤리적 법적문제를 요약하여 보면 의료윤리는 환자 자율성의 존중, 악행금지, 선행 및 정의 등의 4대원칙을 숙지하고 실천하는 것이 기본 원칙이다. 법적문제에 있어 산과진료는 의료소송의 위험이 매우 높은 분야로 인지되고 있고, 이로 인하여 산과학 분야의 축소 내지 전문인력난이 심히 우려되는 상황이다.

그럼에도 의료인은 어떠한 재정적 보상도 산과적 비극을 겪은 환자와 가족의 고통과 괴로움과 걱정을 경감시킬 수는 없다는 사실을 인식하며, 가능성 있는 의료과실의 주장을 이해하도록 한다. 의료소송의 가능성이 높게 내재한 요인들을 미리 확인하고 진료에 대한 환자의 자율성을 존중하면서 양질의 적정 진료수준을 유지하는 것이 산과적 비극과 소송을 피할 수 있는 방법이라 사료된다. 한편 산과진료 중 예기치 못하게 또 불가피적으로 발생된 부정적 결과로 환자 측에 생긴 손해로 인한 배상 문제는 합리적이고 적정한 보상제도가 도입되어야 될 것으로 생각한다.

참고문헌

- 경향신문. 장은교. 의료소송 작년 1100건 역대 최다; 2014. from: http://news.khan.co.kr/kh_news/ khan_art_view.html?artid=201401122130565&co de=940601.
- 김도경, 권복규. 의료전문직의 자율성과 자율성 확보를 위한 실천방안. Korean J Med Ethics 2013;16:159-73.
- 김옥주, 구영모, 황상익. 하버드 의과대학 의료윤리교육. Korean J Med Ethics 1999;2:1-25.
- 김혜원, 서을주, 이진옥, 홍마리아, 심재윤, 이법희. Arrary Comparative Genonomic Hybridization을 이용한 남성태아 der(X)t(X;Y)(p22.31;q11.22)의 산전진단. Lab Med Online 2013;3:50-5.
- 대한의사협회. 의사윤리지침;2001.
- 라포르시안. 산부인과 분만기피 이유 있다…"의료사고 배상액 최고"; 2012. from: http://www.rapportian.com/n_news/news/view.html?no=4799.
- 박문일. 제왕절개술 분만율 40% 이대로는 안된다. 제왕절개 분만율을 통해 본 의료개혁과제;2001.

- 박석건, 정유석. 병원의료윤리위원회 운영의 경험과 교훈. Korean J Med Ethics Educ 1999;2;79-93.
- 엄영란. 인공임신중절과 관련된 윤리학적 논쟁과 문제 분석;1996. 보건연구정보센터; www.richis.org.
- 유호종. 의사의 설명동의 의무와 설명동의서의 구비요 건. Korean J Med Ethics Educ 2001;5(1).
- 이대교육원 병원코디네이터 수료과정. 의료사고 소송, 최고 금액 '흉부외과'·최다 사고 '산부인과'. from:http://cafe.daum.net/codilove1/76UD/804?q=
- 이상목. 의학적 의사결정에서 환자의 결정과 가족의 결정. Korean J Med Ethics Educ 2009;12:323-334.
- 이형민(1990). 인공유산의 윤리문제: 여성의 책임을 중심으로, 고려대학교 교육대학원, 윤리교육전공 석사학위 논문.
- 이화여자대학교 생명의료법연구소 편. 현대생명윤리의 쟁점들: 자율성과 몸의 지위; 2011.
- 임복희. 한국콘텐츠학회논문지 2010;10(11)294-303 http://www.koreacontents.or.kr.
- 임상윤리학. 서울대학교의과대학인문의학교실엮음. 제 3판; 2014
- 중앙일보헬스미디어. 배지영. [FOCUS] 산부인과 의사, 그들은 왜 자살을 선택했나; 2012. from:http://jhealthmedia.joins.com/news/articleView.html?idxno=3660.
- 최정수, 원종욱, 채수미, 박은자, 서경. 한국보건사회 연구원 인공임신중절 실태와 정책과제 연구보고서. 2010-30-12.
- 한국의료윤리교육학회 편. 의료윤리학 2판 계축문화 사;2011.
- 한국의료윤리학회. 전공의를 위한 의료 윤리. 군자출판사;2011.
- 형법 제269조 제1항 등 위헌소원 (낙태죄 사건) 헌법재판소 결정례 법제소식 6월호, 2019.
- 홍소연. 충분한 설명에 근거한 동의에서 환자의 의가 결정능력 판단의 기준. Korean J Med Ethics Educ, 2005.
- American College of Obstetricians and Gynecologists. Professional liability and risk management: an essential for obstetrician-gynecologist. Washington. DC: ACOG 2005.
- ACOG. Overview of the 2012 ACOG survey on professiional liability. available at www.acog org. acessed Aug.13.2014.
- ACOG Committee Opinion No446: array comparative genomic hybridization in prenatal diagnosis. Obstet Gynecol 2009;114:1161-3.
- American College of Obstetricians and gynecologists and Americamn Acadamy of Pediatrics: Neonatal encephalopathy and neurologic outcome. 2nd ed. Washington, March 2014.
- American College of Obstetricians and gynecologists. Umbilical cord blood gas and acid-base aanlysis. Commitee Opinion No348, November 2006.
- AIUM Practice Guideline for the Performance of Obstetric Ultrasound examinations. J Ultrasound Med 2013;32:1083-1101.
- Badawi N, Kurinczuk JJ, Keogh JM, Alessandri LM, O'Sulivan F, Burton PR et al. Antepartum risk factors for newborn encephalopathy: the Western Australian case-control study. BMJ 1998;317:1549-53.
- Bax M, Nelson KB. Birth asphyxia: a statement. World Federation of Neruology group. Dev Med Child Neruol 1993;35:1022-4.
- Beauchamp TL. Children JF. Principles of Biomedical Ethics, Oxford University of Press, 1994.
- Benedetti TJ, Gabbe SG. Shoulder dystocia. Obstet Gynecol 1978;52:526-9.
- B-Linch C, Coker A. Dua JA. A clinical analysis of 500 medico-legal claims evaluating the causes and assessing the potential benefit of alternative dispute resolution. Br. J obstet Gynecol 1996;103:1236-42.
- Blair E, Stanley FJ. Intrapartum asphyxia: a rare cause of cerebral palsy. J Pediatr 1988;112:515-9.
- Brown ADG. Legal issue so flabour ward management. In Spencer JAD, Ward RHT, editors, Intrapartum fetal surveillance London:RCOG Press, 1993. p.371.
- Büken E, Büken NO, Büken B. Obstetric and gynecologic malproactice in Turkey: incidence, impact, causes and prevention. Journal of clinical forensic medicine 2004;11:233-47.
- Caselberry E. Forum on malpractice issues in childbirth. Public Health Rep 1985;100:629-33.
- Chandraharan E, Arulkumaran S. Medico-legal problems in obstetrics. Current Obstetrics Gynecology 2006;16:206-10.
- Chervenak FA, Chervenak JL. Medical legal issues in obstetric ultrasound. Clin Perintol 2007;34:299-308.
- CIOMS(Council for International Organizations of Medical Sciences), International Ethical Guidelines for Biomedical Research Involving Human Subjects.(2002).
- Cohen WR. Schifrin BS. Medical negligence lawsuits relating to labor and delivery. Clin Perinatol 2007;34:345-360.
- Cuningham FG, Leveno KJ, Bloom SL, Spong CY. Dashe JS, Hofmann BL, et al. Williams obstetrics 24th edition;2014.
- Flidel-Rimon O, Shinwell ES,. Neonatal aspects of the relationship between intrapartum events and cerebral palsy. Clin Perinatol 2007;34:439-449.
- Gibbs RS. Mangement of clinical chorioamnionitis at term. Am J Obstet Gynecol 2004;191:1-2.
- Gibson CS, MacLenman A, Goldwater PN, Dekker GA. Antenatal causes of cerebral palsy: associations between inherited thrombophilias, viral and bacterial infection, and inherited susceptibility to infection. Obstet Gynenecol Surv. 2003;58:209-220.
- Gilligan, C(1982). In a different Voice(심리이론과 여성의 발달: 허란주역, 서울: 철학과 현실사).
- Gilon R. Philosophical medical ethics, The British medical journal, 1986.
- Graham EM, Forouzan I. Morgan MA. A retropective

ananlysis of Erb's palsy cases and their relation to birth weight and trauma at delivery J Matern Fetal Med 1997;6:1-5.
- Gurewitsch ED, Allen RH. Soulder dystocia Clin Perinatol 2007;34:365-85.
- Johnson A. A short history of medical ethics Oxford university press;2000.
- Klein RD, Mahoney MJ. Medical legal issues in prenatal diagnosis. Clin Perinatol 2007;34:287-97.
- KSOG Newsletter "제왕절개분만 평가사업과 관련한 대한 산부인과학회의 입장" 2009 (11) 2009.12.15.
- Low JA, Determining the contribution of asphyxia to brain damage in the neonate. J Obstet Gynecol Res 2004;30:276-86.
- MacLenman AH, Spencer MK. Projections of Australian obstetricians ceasing practice and the reasons. Med J Aust 2002;176:425-428.
- MacLenman A. A template for defining a causal relation between acute intrapartum events and cerebral palsy: international consensus statement. BMJ 1999;319:101-6.
- Mavroforou A, KoumantakisE, Michalodimintrakis E. Physicians'laibility in obstetrics and gynecology practice. Med Law 2005;23:1-9.
- Nelson KB, Dambrosia JM, Iovannisa DM, Cheng S, Grether JK, Lammer E, Genetic polymorphisms and cerebral palsy in very perterm infants. Pediatr Res 2005;57:494-9.
- Phelan JP, Korst LM, Martin GI. Causation-fetal brain injury and uterine rupture. Clin Perinatol 2007;334:409-38.
- Phelan JP. Perinatal risk management :obstetric method stop rvent asphyxia. Clin Perinatol 2005;332:1-17.
- Quam L. Dingwall R., Fenn P. Medical malpractice claims in obstetrics and gynecology: Comparisons between the United States and Britain. Br J Obstet Gynecol 1988;95:454-61.
- Richard BC, Thomasson G. Closed liability claims analysis and the medical record. Obstet Gynecol 1992:80:313-6.
- Rosenblatt RA, Hurst A. An annlysis of closed obstetrics malpractice claims. Obstet Gynecol 1989;74;710-4.
- Royal Australian and New Zeal and College of Obstetricians and Gynecologists ; United Medical Protection Limited. Obstetrics Claims Review. Melbourm, Australia:Royal Australian and New Zealand College of Obstetricians and Gynaecologists;2004.
- SalomonLJ, Alfirevic Z, Berghella V, Bilardo C, Hernandez-Andrad E, Johson SL et al. Practice guidelines for performance of the routine midtrimester fetal ultrasond scan. Ultrasound Obstet Gynecol 2011;37:116-26.
- Sander RC. the effect of the malpractice crisis on obstetrics and gynecologi ultrasound. In: Chervenak FA, Issason GC, Campbell S. editors Ultrasound in obstetrics and gynecology. Boston: Little Brown and Company: 1993. p263-7.
- Smeshima H, Ikenoue T, Ikeda T, Kamitomo N, Ibara S. Unselected low-risk pregnacies and the effect of coninuous intrapartum fetal heart rate monitoring on umbilical blood gases and cerebral palsy. Am J Obstet Gynecol 2004;190;118-23.
- Smith J, Wells L, Dodd K. The continuing fall in incidence of hypoxic-shchemic encephalopathy in term infants. Br J Obstet Gynecol 2000;107:461-6.
- Torf SC, Van den Berg BJ, Oeschsli FW et al. Prenatal and perinatal factors in etiology of cerebral palsy. J Pediatr 1990; 116:615-9.
- UN.(2007). World abortion policies 2007. www.unpopulation.org.
- WHO. (1995). Complications of abortion. Geneva:World Health Organization.
- WHO.(2004). Unsafe abortion: global and regional estimates of the incidence of unsafe abortion and assoicated mortality in 2000. 4th edition. Geneva: World Health Organization.
- WHO.(2007). Facts on induced abortion worldwide. Geneva: World Health Organization.
- World Medical Association. World Medical Association Statment on Medical Malpractice cited 2014. Aug.10 Avaiable from http://www.wma.net/en /30publications/10policies/20 archives/m2/.

A

B

C

D

E

F

N

O

P

Q

R

S

T

색인

ㄴ

ㄷ

ㄹ

ㅁ

ㅂ

ㅅ

ㅇ

ㅍ

ㅎ